Microsurgical Management of Middle Ear and Petrous Bone Cholesteatoma

中耳与岩骨胆脂瘤显微外科学

主　编　[意] Mario Sanna
[日] Hiroshi Sunose
[意] Fernando Mancini
[意] Alessandra Russo
[意] Abdelkader Taibah

编　者　[意] Enrico Piccirillo
[意] Antonio Caruso
[意] Lorenzo Lauda
[意] Anna Lisa Giannuzzi
[意] Gianluca Piras

主　审　王锦玲　邱建华

主　译　查定军　陈　阳

副主译　陈　俊　林　颖　韩　宇　宋勇莉

译　者　丁忠家　王朝霞　田克勇　朱卿文
乔　燕　齐美浩　孙　菲　杨　春
杨润琴　张昌明　张域开　张婵娟
张鑫雨　陆　菲　陈晓栋　岳　波
周　敏　徐　卓　郭富强　梁　昆

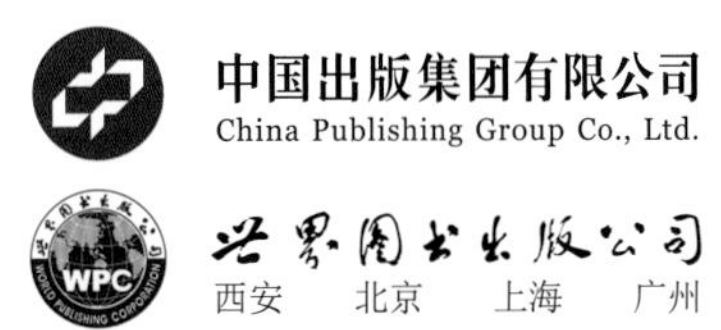

中国出版集团有限公司
China Publishing Group Co., Ltd.
世界图书出版公司
西安　北京　上海　广州

图书在版编目（CIP）数据

中耳与岩骨胆脂瘤显微外科学 /（意）马里奥·桑纳（Mario Sanna）等主编；查定军，陈阳主译．—西安：世界图书出版西安有限公司，2023.3

书名原文：Microsurgical Management of Middle Ear and Petrous Bone Cholesteatoma

ISBN 978-7-5192-8728-3

Ⅰ．①中…　Ⅱ．①马…　②查…　③陈…　Ⅲ．①胆脂肿瘤—显微外科学　Ⅳ．① R735.8

中国版本图书馆 CIP 数据核字（2022）第 224948 号

Original title（原书名）：
Microsurgical Management of Middle Ear and Petrous Bone Cholesteatoma
By（主编） Mario Sanna/Hiroshi Sunose/Fernando Mancini/ Alessandra Russo/Abdelkader Taibah
With the collaboration of（编者）
Enrico Piccirillo/Antonio Caruso/Lorenzo Lauda/Anna Lisa Giannuzzi/Gianluca Piras
封面图片引自原著正文第 2 章（P_{35}），第 6 章（P_{74}，P_{75}），第 14 章（P_{454}，P_{484}）

书　　名　**中耳与岩骨胆脂瘤显微外科学**
ZHONGER YU YANGU DANZHILIU XIANWEI WAIKEXUE
主　　编　［意］Mario Sanna　［日］Hiroshi Sunose　［意］Fernando Mancini
［意］Alessandra Russo　［意］Abdelkader Taibah
主　　译　查定军　陈　阳
责任编辑　张　丹
装帧设计　新纪元文化传播
出版发行　**世界图书出版西安有限公司**
地　　址　西安市雁塔区曲江新区汇新路 355 号
邮　　编　710061
电　　话　029-87214941　029-87233647（市场营销部）
029-87234767（总编室）
网　　址　http://www.wpcxa.com
邮　　箱　xast@wpcxa.com
经　　销　新华书店
印　　刷　西安雁展印务有限公司
开　　本　889mm × 1194mm　1/16
印　　张　45.5
字　　数　750 千字
版　　次　2023 年 3 月第 1 版
印　　次　2023 年 3 月第 1 次印刷
版权登记　25-2021-155
国际书号　ISBN 978-7-5192-8728-3
定　　价　580.00 元

医学投稿　xastyx@163.com ‖ 029-87279745　029-87279675

Mario Sanna, MD
Professor of Otolaryngology
Director, Gruppo Otologico
Founder, Mario Sanna Foundation
Piacenza and Rome, Italy

Hiroshi Sunose, MD
Professor of Otolaryngology
Director, Department of Otolaryngology
Medical Center East
Tokyo Women's Medical University
Tokyo, Japan

Fernando Mancini, MD
Otologist and Skull Base Surgeon
Gruppo Otologico
Piacenza and Turin, Italy

Alessandra Russo, MD
Otologist and Skull Base Surgeon
Gruppo Otologico
Piacenza and Rome, Italy

Abdelkader Taibah, MD
Neurosurgeon, Otologist, and Skull Base Surgeon
Gruppo Otologico
Piacenza and Rome, Italy

With the collaboration of
Enrico Piccirillo, Antonio Caruso, Lorenzo Lauda, Anna Lisa Giannuzzi, Gianluca Piras

原著作者

Contributors

Antonio Caruso, MD
Otologist and Skull Base Surgeon
Gruppo Otologico
Piacenza and Rome, Italy

Annalisa Giannuzzi, MD, PhD
Otologist and Skull Base Surgeon
Gruppo Otologico
Piacenza and Rome, Italy

Lorenzo Lauda, MD
ENT and Skull Base Surgeon
Gruppo Otologico
Piacenza and Rome, Italy

Fernando Mancini, MD
Otologist and Skull Base Surgeon
Gruppo Otologico
Piacenza and Turin, Italy

Enrico Piccirillo, MD
ENT and Skull Base Surgeon
Gruppo Otologico
Piacenza and Rome, Italy

Gianluca Piras, MD
Otologist and Skull Base Surgeon
Gruppo Otologico
Piacenza and Rome, Italy

Alessandra Russo, MD
Otologist and Skull Base Surgeon
Gruppo Otologico
Piacenza and Rome, Italy

Mario Sanna, MD
Professor of Otolaryngology
Director, Gruppo Otologico
Founder, Mario Sanna Foundation
Piacenza and Rome, Italy

Hiroshi Sunose, MD
Professor of Otolaryngology
Director, Department of Otolaryngology
Medical Center East
Tokyo Women's Medical University
Tokyo, Japan

Abdelkader Taibah, MD
Neurosurgeon, Otologist, and Skull Base Surgeon
Gruppo Otologico
Piacenza and Rome, Italy

序　一

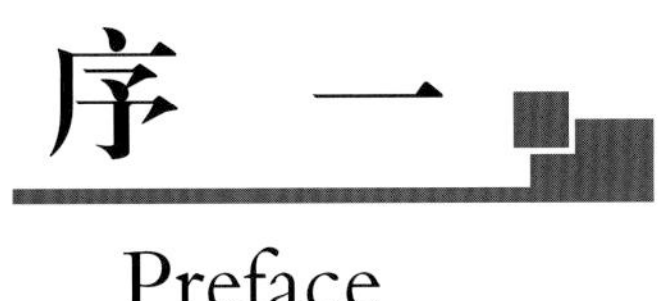

Preface

胆脂瘤因其外观曾被称为“珍珠瘤”，而其在组织病理学类型上并不属于肿瘤，但其具有类似恶性肿瘤的侵袭性和破坏性生长方式，既能引起严重并发症，有时有致死性。时至今日，彻底清除病变同时保留听力，以及面神经等中耳和颞骨周围解剖结构的重要功能仍是业界面临的严峻挑战。

Gruppo 耳科（The Gruppo Otologico）是意大利成立最早的致力于耳科和颅底外科的医学中心之一。在 Sanna 教授带领下，经过 3 年努力，Gruppo 耳科已经发展成为欧洲高级耳科和颅底疾病最大最负盛名的临床诊疗机构，并出版了数十本相关领域的专著。迄今为止，已有来自全球 35 个国家的 200 余名研究人员和超过 1000 余名专科医生来此进修、培训，其中也有我国的耳科医生。

Sanna 教授编写的 *Microsurgical Management of Middle Ear and Petrous Bone Cholesteatoma*（Georg Thieme Verlag）一书 2019 年出版，是病变评估、手术治疗、术后随访、复发治疗等胆脂瘤诊断治疗方面的重要指南。

空军军医大学（第四军医大学）西京医院耳鼻咽喉头颈外科是中国现代耳鼻咽喉科学奠基人之一姜泗长院士亲自创建并工作过的地方。它是国内耳科学领域中心之一，特别是在颞骨手术及颅底外科领域享有盛誉。查定军教授及其团队引进并翻译这部著作，内容忠于原著，文字严谨流畅，让我们有机会感受 Sanna 教授在耳神经外科领域的技巧和对耳科学教学的激情。

非常荣幸为此书中文版作序，相信该书的引进和出版必将开拓国内耳科医生的视野，成为耳外科和颅底外科医生案头一本重要的参考书。

杨仕明

解放军总医院耳鼻咽喉头颈外科医学部

国家耳鼻咽喉疾病临床医学研究中心

2022 年 10 月

序　二

Preface

耳外科理论、技术的进步及临床经验的积累，带动了大家对耳部胆脂瘤的认识和理解。现今在中耳和颞骨岩部胆脂瘤的外科处置方面，融合了现代影像技术、微创外科、内镜外科以及功能外科的新理论和新技术。

意大利 Sanna 教授是著名的耳外科和颅底外科专家。这本专著从中耳的应用解剖、影像技术、岩部胆脂瘤的分类、手术径路的选择、手术操作及功能保护等方面详尽地阐述了对中耳和颞骨岩部胆脂瘤的诊治技术和理念，对专业医生有重要的指导和参考价值。

感谢主译查定军教授及其团队为本书的翻译所付出的辛勤劳动及为中国耳科学事业的发展做出的贡献。能为本书作序，我深感荣幸。衷心希望本译著能为耳科专业医生在中耳和颞骨岩部胆脂瘤的诊断和治疗方面提供帮助，并使更多的患者从中受益。

邱建华

空军军医大学西京医院耳鼻咽喉头颈外科

全军耳鼻咽喉头颈外科中心

2022 年 2 月

译者序

Preface

中耳及岩部胆脂瘤是临床常见的耳科疾病，外科手术是唯一的根治方法。胆脂瘤手术被认为是耳科最难的手术之一，其手术方式多样。随着影像学诊断技术及术中监测技术的提高，显微镜外科技术和手术器械的不断更新，胆脂瘤的诊断和治疗理念也得到快速发展。

Mario Sanna 教授是意大利著名的耳外科和颅底外科教授，具有丰富的耳科临床经验，在耳科领域有卓越的成就，已出版了多部耳科著作。《中耳与岩骨胆脂瘤显微外科学》是在《中耳显微外科学》的基础上针对胆脂瘤病变的诊断和治疗进行了详细系统的介绍。书中凝结了 Sanna 教授及其团队 30 多年的中耳及岩骨胆脂瘤的临床经验和成果，除介绍了包括完壁式鼓室成形术、开放式鼓室成形术、乳突根治术或改良乳突根治术、改良 Bondy 手术等多种传统手术技术外，还详细介绍了岩骨次全切除术以及同期人工耳蜗植入等岩部胆脂瘤手术的适应证、禁忌证、手术要点、注意事项及术后处理等。书中展示了大量的典型临床病例，图文并茂，深入浅出，对耳科医生开展胆脂瘤手术有重要的指导和参考价值。

本团队非常荣幸能够翻译此书，希望此书能为国内年轻耳科医生指引正确的方向，让有经验的医生知识技术日臻完美。虽然参与本书翻译者均在西京医院耳科临床工作多年，但仍有可能对原文理解不够透彻，未能准确表达作者原意，望读者不吝指正。

查定军

空军军医大学西京医院耳鼻喉头颈外科

全军耳鼻喉头颈外科中心

2022 年 9 月

原书序

Preface

时间过得真快。17年前，我对中耳和侧颅底手术知之甚少，当敲开Gruppo Otologico中心门时，我想知道自己能否成为一名好医生。幸运的是，我敲开了正确的门，遇到了这所伟大学校里的杰出老师——Sanna教授。Sanna教授不仅教给了我外科手术技巧，而且还告诉我这些珍贵的话语——“中耳外科手术绝非易事”“最佳的学习方法是教授他人”。17年来，这些话语的意义并没有随着时间的流逝而削弱，反而变得越来越有意义。通过写作，我学到了很多东西，并且不断地修改自己的手术策略和技术。Sanna教授让我感到惊讶的是，总可以向他学到一些新的东西。中耳手术绝非易事。

通过写这本书，如果我能传授知识并提高所有读者的手术技能来帮助世界各地的患者，我会感到非常高兴。

Hiroshi Sunose，MD

前　言

Foreword

本书是我们关于胆脂瘤显微外科手术的第三本书。前两本书 *Middle Ear Microsurgery*（1st ed., 2ed. ed.）专注于中耳手术的全部领域，仅其中一部分内容涉及胆脂瘤手术。胆脂瘤手术作为最具有难度的耳科手术之一，需要介绍许多技术，因此我们认为前两本书未能充分记录我们的经验。因此，我们决定这一阶段任务专注于“胆脂瘤”这一疾病。

有关中耳胆脂瘤的治疗策略，其范围从保守随访到手术根除。然而，所有耳鼻喉科医生都需要谨记于心：真正治疗胆脂瘤的唯一方法是手术，而疏忽的保守治疗可能会降低患者治愈的可能性。健康状况极差的老年人可能是例外，但即使对于此类患者，如果耳鼻喉外科医生有信心在两小时内完成所有手术，也可以在局部麻醉下开展手术。我们认为，外科医生在其掌握的外科技能中至少必须具备局部麻醉的能力。

在本书中，我们尝试提供治疗该疾病所需的完整信息。大多数情况下是通过耳镜检查进行临床诊断，而放射学诊断对于评估疾病范围是必不可少的。在少数情况下，仅有神经功能障碍提供了诊断线索，需要高度怀疑并随后完善细致的放射学检查。本书的每一章节都描述了不同的方法。传统的外科手术方法包括耳后经外耳道入路、一期或两期的完壁式和开放式鼓室成形术、乳突根治术和保守性乳突切除术以及 Bondy 改良乳突根治术。根据我们 30 多年的临床经验，如果将治疗规则适当地应用于该疾病，可以证明这些方法是非常有效的。许多外科医生坚持使用单一术式，例如完壁式或开放式鼓室成形术，但我们认为这样是不合理的。由于每个患者的病理和发病机制不同，因此治疗方法也应有所不同。术者不仅要完善疾病诊断，而且还需要考虑许多其他因素，例如年龄、耳蜗和前庭功能、咽鼓管的功能以及对侧听力。因此，即使胆脂瘤是外科疾病，其治疗策略仍然是最为重要的。我们坚信应当使治疗术式适合患者，而不是让患者适应该术式。书中通过带有描述性文字的外科手术图片逐步展示的手术过程，将帮助读者理解我们的策略。

本书包含一个专门章节介绍我们的新疗法——岩部次全切除术。该技术包括外耳道（盲囊）封闭，切除中耳以及周围骨质的所有病理。在术腔内填充腹部脂肪，保留内耳功能。在采用这种术式之前，患者通常要进行多次手术，但任何一种疗法对这种疾病都似乎没有效果，最终导致无法手术。这类患者被迫禁止任何水上运动，并且必须始终小心避免耳腔内进水。但是，在进行岩部次全切除术之后，他们可以正常生活，并且可以参与水上运动，且没有任何有害后果。这些患者的唯一问题是需要进行MRI随访，采用弥散加权模式以检测闭塞腔内微小残留的胆脂瘤。如果检测到少量残留物，通常可以在局部麻醉下通过耳后切口完成清除。本书还有一章讲述我们的另一种新疗法，即胆脂瘤手术的人工耳蜗植入。在极少数情况下，胆脂瘤会严重侵犯双侧内耳或唯一有听力侧内耳。根据当前的先进技术，如果在手术过程中植入人工耳蜗，我们就有可能挽救听力。该技术应为耳神经外科医生所熟知。

另有一个新的章节描述了少见的岩部胆脂瘤，其发生率较低，但更难以诊断和治疗。到目前为止，还有其他术语，例如用岩尖胆脂瘤来描述该疾病。但在我们看来，岩部胆脂瘤是正确的命名，因为该疾病可能累及整个而不是仅一部分岩骨。术语“岩部胆脂瘤”是在出版物中使用的正确名称。该章节尤为重要，因为据我们所知，目前没有一本书描述去除这种高度侵袭性疾病的所有治疗方法。

岩部胆脂瘤，也就是颅骨外侧基底的病变。该疾病需要比中耳胆脂瘤更多的诊断工作，因为它需要高分辨率的CT扫描，钆造影剂增强MRI T1和T2扫描，以及有时需要血管MRI才能了解静脉功能以及胆脂瘤和颈动脉之间的关系。手术需要处理的重要结构，包括颅中窝和颅后窝硬脑膜、乙状窦、颈静脉球、颈动脉，有时还需要处理颈部静脉。在更多情况下，我们必须处理到达蝶窦和硬膜内间隙。外科医生需要了解所有术式和颅－颞－颈解剖结构，并且需要有耳科、神经科、耳神经外科和头颈外科医生的经验。为了使手术术式适用于患者，而不是使患者适应术式，我们根据经验采用Fisch分类法并作以修改。根据我们的分类法，可以选择合适的手术术式。Mancini博士制作的精美计算机绘图使本章尤为引人注目。借助这些绘图和X线照片，读者可以了解病变和重要结构之间的三维关系，并找出在手术中选择必要的路径。

特别要感谢东京女子医科大学东部医学中心系主任Hiroshi Sunose教授。他几乎完成了本书所有工作。没有他的贡献，我们在Gruppo Otologico耳科中心（意大利皮亚琴察）不可能完成这本出色的著作，就像前两本关于中耳的书一样。我也感谢Fernando Mancini博士制作了所有精彩的绘图。在获得最佳方案之前，我们在手术室中不断进行图纸创意交流。我还要感谢Taibah博士和Russo博士为患者进行手术并治愈他们。在我们的临床工作中，所有合著者提供了很多帮助。我还要特别感谢我杰出的老师：Carlo Zini，Jim Sheehy和William House。我还要感谢Thieme出版公司Stephan Konnry的大力帮助。

Mario Sanna，MD

目　录

Contents

视频目录

Videos

6.1 完壁式鼓室成形术，胆脂瘤局限于中上鼓室，砧镫关节被侵蚀

Canal wall up tympanoplasty for a meso-epitympanic cholesteatoma with erosion of the incudostapedial joint（https://www.thieme.de/de/q.htm?p=opn/cs/19/7/9703382-4f2fd3ec）

6.2 完壁式鼓室成形术，胆脂瘤局限于前上鼓室，听骨链完整

Canal wall up tympanoplasty for an anterior epitympanic cholesteatoma with intact ossicular chain（https://www.thieme.de/de/q.htm?p=opn/cs/19/7/9703383-ab673e13）

6.3 完壁式鼓室成形术，自体砧骨塑形重建听骨链

Canal wall up tympanoplasty （ossiculoplasty with a molded incus）（https://www.thieme.de/de/q.htm?p=opn/cs/19/7/9703384-1b305599）

7.1 完壁式鼓室成形术后胆脂瘤复发，行开放式手术

Canal wall down tympanoplasty for recurrent cholesteatoma after a canal wall up procedure（https://www.thieme.de/de/q.htm?p=opn/cs/19/7/9703385-934b16db）

7.2 二期手术发现胆脂瘤，行开放式鼓室成形术

Second stage canal wall down tympanoplasty for a residual cholesteatoma（https://www.thieme.de/de/q.htm?p=opn/cs/19/7/9703386-3b0b6882）

7.3 二期手术开放式鼓室成形术（含听骨链重建）

Second stage canal wall down tympanoplasty （ossiculoplasty）（https://www.thieme.de/de/q.htm?p=opn/cs/19/7/9703387-1dea3059）

7.4 上鼓室胆脂瘤行改良 Bondy 手术

Modified Bondy canal wall down tympanoplasty for attic cholesteatoma（https://www.thieme.de/de/q.htm?p=opn/cs/19/7/9703388-92e72815）

11.1 胆脂瘤复发累及迷路，行颞骨次全切除术
Subtotal petrosectomy for a recurrent cholesteatoma involving the labyrinth（https://www.thieme.de/de/q.htm?p=opn/cs/19/7/9703389-77af8aca）

12.1 中耳胆脂瘤伴全聋的患者，行颞骨次全切除术及同期耳蜗植入术
Subtotal petrosectomy and cochlear implantation for a tympanomastoid cholesteatoma with anacusis（https://www.thieme.de/de/q.htm?p=opn/cs/19/7/9703390-0fe2fc9d）

14.1 岩部胆脂瘤经耳囊入路手术
Transotic approach for a petrous bone cholesteatoma（https://www.thieme.de/de/q.htm?p=opn/cs/19/7/9703391-23f5109a）

14.2 累及蝶窦的岩部胆脂瘤，行颞下窝 A 型入路手术
Infratemporal fossa type A approach for a petrous bone cholesteatoma extended to the sphenoid sinus（https://www.thieme.de/de/q.htm?p=opn/cs/19/7/9703392-94481c60）

郑重声明

本书提供了相关主题准确及权威的信息。由于医学是不断更新并拓展的领域，因此相关实践操作、治疗方法及药物都有可能会改变，建议读者审查相关主题的最新信息，包括产品的制造商、建议剂量、配方、方法和疗程、不良反应及相关措施。作者、编辑、出版者或经销商不对书中的错误或疏漏以及应用其中信息产生的任何后果负责，关于出版物的内容不作任何明确或暗示的保证。作者、编辑、出版者和经销商不承担由本出版物所造成的人身或财产损害任何责任。

1 正常颞骨的解剖与影像

本章描述了中耳手术中相关的重要基础解剖知识。中耳的 3D 解剖结构很复杂，通过平面图像无法显示其整体。因而强化颞骨解剖的培训工作是必须的。更多深层结构的详细解剖内容将在第 14 章进行介绍。

1.1 外耳道

骨性部分占外耳道内侧的 1/3。覆盖在骨部表面的皮肤极薄，厚度约为 0.2mm，在解剖时需特别小心。外耳道内有颞骨不同部分间的裂隙包括鼓鳞裂位于前上方，鼓乳裂位于后下方。结缔组织附着于此，因而在翻起此处皮肤时需要进行锐性分离。包裹着下颌髁突的关节窝形成颞下颌关节，位于外耳道前方，与耳道只隔着薄的骨壁。

1.2 鼓 膜

圆锥形的鼓膜向前下倾斜，因而外耳道的前壁比后壁长，前方的耳道鼓膜角较之后方更小。耳道前鼓膜角常被突出的耳道前壁阻挡。此角处的充分暴露是鼓膜成功重建的关键。鼓膜由三层结构构成，外层为表皮层附着，内侧为黏膜层，两层中间为纤维层，即固有层。固有层在萎缩的鼓膜中可能会消失，而在鼓膜硬化斑块中会增厚。鼓膜分成两部分，紧张部位于锤骨短突外侧、锤骨前襞、锤骨后襞的下方，占据鼓膜的大部分。固有层在紧张部的周围增厚形成鼓环。鼓环黏附于鼓膜沟的骨管内。松弛部位于锤骨短突外侧的上方，其上为耳道上壁的骨性切迹，称为 Rivinus 切迹。蒲氏间隙位于松弛部内侧及锤骨颈内侧，上鼓室胆脂瘤源于松弛部，由此处内陷形成。

1.3 听骨链

1.3.1 锤 骨

锤骨柄紧贴于鼓膜，其尖端形成鼓膜脐部，为圆锥形鼓膜最凹陷处。锤骨短突位于锤骨柄的上外侧末端。因其邻近耳道壁的外上方，在进行外耳道成形术时，应避免碰到锤骨短突。锤骨头位于上鼓室，锤骨颈连接锤骨头与锤骨柄。鼓膜张肌腱附着于锤骨颈内侧。鼓膜张肌的收缩将听骨向内侧牵拉，所形成的阻力某种程度上限制了向内耳传递的声音，锤骨头由锤前韧带与锤上韧带固定支撑。

1.3.2 砧 骨

砧骨体向前与锤骨头形成锤砧关节。砧骨短脚向后延伸，位于外半规管隆突前方的砧骨窝内，记住这一点很重要。砧骨长脚位于鼓室腔，末端的豆状突与镫骨形成砧镫关节。砧骨由前方的锤骨及后方的砧骨后韧带支撑。

1.3.3 镫 骨

人体最小的骨头镫骨借镫骨底板嵌于卵圆窗。后文会有提及。镫骨头与砧骨形成砧镫关节。镫骨肌止于镫骨头和镫骨后弓。镫骨底板位于卵圆窗，卵圆窗是前庭和耳蜗前庭阶的开口。位于镫骨底板和卵圆窗边缘的结缔组织为环状韧带。镫骨肌的收缩使镫骨及其底板倾斜，增加环状韧带的张力，使声音向内耳的传递在一定范围内受限。

1.4 鼓 室

中鼓室位于鼓膜的内侧。以鼓室段面神经为界,上方为上鼓室。位于鼓膜下隐窝为下鼓室。前鼓室位于鼓膜的前方，内有咽鼓管的鼓口，位于鼓膜张肌半管的下方。鼓索神经为面神经的一个分支，从后壁显露之后走行至砧骨长脚的外侧及锤骨柄的内侧。鼓索神经包含味觉的感觉纤维及支配下颌下腺和舌下腺分泌的副交感神经纤维。

1.4.1 鼓室内壁

面神经

鼓室段面神经倾斜延伸至鼓室内壁，从咽鼓管上方至卵圆窗的上方区域。约 1/3 病例此段面神经会裸露，在手术时需格外小心。在卵圆窗上方，面神经形成隆起，可能会覆盖镫骨底板区域。在卵圆窗后缘周围，面神经转而向外下，从内壁转至后壁。在转折部分，面神经位于外半规管的内下方，走行几乎与其平行。砧骨短脚位于面神经的外侧（见第 1.8 章）。

匙 突

匙突位于鼓膜张肌半管的后端，锤骨颈的内侧，卵圆窗的前上方及面神经鼓室段的下外侧。在这个骨性突起处，鼓膜张肌腱几乎走行形成一个直角，向外侧附着于锤骨颈。

鼓 岬

鼓岬是位于卵圆窗前下方、圆窗前方的隆起，其对应于耳蜗的底转。耳蜗蜗轴朝向前外侧。

卵圆窗

镫骨底板嵌于卵圆窗中，将机械信号传递至耳蜗前庭阶中。卵圆窗位于周围有隆起包绕的低凹处，鼓岬位于其下，面神经管位于其上，匙突位于前方，锥隆起位于后方。卵圆窗边缘及镫骨底板由结缔组织包绕，称为环韧带。鼓室段面神经走行于卵圆窗上方，在靠近其后缘处，面神经向下走行直至茎乳孔。

圆 窗

圆窗位于圆窗龛，卵圆窗的前下方。圆窗是迷路在中耳的另外一个开口。此窗使位于骨性结构耳蜗内的液体易受机械振动的影响。圆窗膜嵌于圆窗龛上侧面，多数位于水平面。因而，不去除圆窗龛上方的组织很难直接观察到圆窗膜。

1.4.2 鼓室后壁

后鼓室包含很深的隐窝。中部走行的面神经将其分为内侧的鼓室窦和外侧的面神经隐窝。这些隐窝被两个连接面神经管锥隆起的骨嵴细分。该隆起包括附着于镫骨头的镫骨肌。

鼓室窦

鼓室窦位于面神经内侧。鼓室窦向后延伸区域范围变异,甚至可以超过神经越至后内方。大多情况下不能经耳道直接窥探其底部，鼓室窦病变的清理需要丰富的经验。鼓室窦被连接锥隆起和鼓岬的岬小桥分为上、下两个区域。鼓室窦的下界为岬下脚，是位于下壁及圆窗龛之间的骨桥。

面神经隐窝

面神经隐窝外侧界为鼓环，内侧界为面神经管。此处是完壁式鼓室成形术进行后鼓室探查时需磨除的部位。面隐窝由连接锥隆起和鼓索隆起的鼓索嵴分为两部分。面隐窝向下的延伸区域范围存在变异，取决于鼓索神经在面神经分出的位置。

1.4.3 上鼓室

齿突从鼓室天盖于锤骨头前方垂直向下。将上鼓室分为后部和被称为咽鼓管上隐窝的前部。胆脂瘤通常侵及此处，术中若不能充分暴露该隐窝会造成病变残留。由于齿突位于面神经的上方，且尖端指向面神经，可以作为定位面神经的标志之一。上鼓室前隐窝底部包括面神经的膝状神经节前部。上鼓室的后部，有窦腔的开口，称为鼓窦入口。

1.4.4 鼓窦

鼓窦连接乳突气房与鼓室，位于鼓室上隐窝后方，中颅窝脑板的下方，迷路的外侧。由于鼓窦位置恒定且外侧无重要结构，鼓窦可作为乳突切除术初期的重要标志之一。外半规管隆突是面神经的重要标志之一。

1.5 迷路

鼓窦内侧壁的外半规管隆突倾斜约 30°，从前上向后下延伸。骨迷路紧致且坚硬，可更好地抵抗对骨的侵蚀。然而，由于外半规管邻近鼓窦，最易受鼓窦内壁胆脂瘤的病变侵袭。外半规管的前端为壶腹，此处有感觉细胞，开口于椭圆囊。壶腹位于后上鼓室的内侧壁。

另外两个半规管位置与外半规管垂直。后半规管在外半规管的后方，外半规管的后脚指向后半规管的中部。后半规管的走行几乎与后颅窝硬脑膜平行。后半规管壶腹位于其下端，正好在面神经内侧。后半规管上端与上半规管形成总脚。

上半规管位于中颅窝脑板的下方，其壶腹位于前端，恰好在外半规管壶腹的上内侧。上半规管走行几乎与颞骨岩部的长轴平行，上半规管在鼓窦后方较深处。因此，后半规管在大多数情况下不可见，在有些情况下完整暴露需要去除大量迷路周围气房，如岩部胆脂瘤。在极少情况下，后半规管有裂隙与中颅窝硬脑膜直接接触。

上及外半规管壶腹位于后上鼓室内侧壁。从后鼓室观察，这两个壶腹的前壁与显微镜光轴平行。因此，如需更深地磨除上鼓室内侧壁，应特别小心，避免磨开这两个壶腹。迷路中壶腹比半规管更容易损伤。

1.6 颈静脉球

颈静脉球位于颈静脉孔，连接横窦与颈内静脉。颈静脉球位于乳突段面神经的内侧及半规管的下方。与面神经及迷路的距离是多变的，且球体在下鼓室的位置亦是多变的。需要记住的是第Ⅸ ~ Ⅺ对后组脑神经与此静脉系统伴行穿出颅底。

1.7 颈内动脉

颈内动脉经颈动脉孔入颞骨。之后垂直向上，在位于耳蜗下方区域（下鼓室内侧壁）走行，然后以直角转而向前内行至岩尖形成水平段，位于咽鼓管后下及耳蜗前下方。在 2% 的病例中，颈内动脉和咽鼓管之间的骨壁缺失。耳蜗和颈内动脉的距离范围为 1~5mm。

1.8 面神经

颞骨内段面神经长约 30mm。在颞骨内，面神经分为三段。迷路段沿内听道底向外侧延伸，到达膝状神经节汇入感受味觉的感觉躯体神经。膝状神经节紧邻耳蜗上方，中颅窝脑板下方。如前所述，膝状神经节在前上方与颅中窝可能无骨壁相隔。在膝状神经节处，面神经急转向后。鼓室段起于膝状神经节，沿后下走行至卵圆窗周围区域。面神经此段骨管可能缺失，致使面神经可暴露鼓室内。在卵圆窗的后缘、砧骨短脚内侧附近，面神经弯曲向下走行。此弯折处为面神经第二膝，位于外半规管的内下方。乳突段面神经近乎垂直向下走行至二腹肌嵴的前方茎乳孔。因此，面神经乳突段于鼓室后壁的砧骨短脚及二腹肌嵴的连线附近走行。面神经镫骨肌支于乳突段前方发出支配镫骨肌。

通常在面神经出茎乳孔前，鼓索神经最后从面神经分支出来，其在鼓索小管沿鼓室后壁上升，靠近鼓索嵴处进入鼓室腔。鼓索神经沿砧骨长脚外侧及锤骨颈内侧走行，由岩鼓裂穿出鼓室。

中耳手术最严重的并发症之一即面神经的损伤。手术医生必须完全掌握面神经与周围结构的解剖关系。在术野中对面神经的正确识别可极大降低损伤的风险。因此，手术医生应随时利用可用的标志识别各段的面神经。面神经的变异也应熟记于心。面神经可能位于卵圆窗下方，也可能会有分支。

1.8.1 正确识别的标志

- ［二腹肌嵴］指向在茎乳孔的面神经，面神经垂直段走行与二腹肌嵴垂直。
- ［外半规管］面神经走行于外半规管前方，位于其水平面的内侧。砧骨短脚位于面神经外侧。
- ［卵圆窗龛］面神经位于上方。应特别小心避免将鼓膜张肌管误认为面神经鼓室段。鼓膜张肌管水平走行，止于匙突，而面神经在鼓室斜向走行。
- ［匙突］面神经走行于其上方，由于匙突对胆脂瘤的耐受性，常常在术野中可辨识，匙突是极其重要且恒定的标志。
- ［齿突］指向在前上鼓室隐窝底部指向面神经。
- ［出血］神经鞘暴露时通常会发生。任何管状结构的出血应当怀疑是否为面神经，除非有其他证据可排除。用一个钝性器械小心探查可疑结构是很好的方法。面神经被器械移动后能够回归至原位。
- 局部麻醉后鼓索神经受到损伤时，患者通常感到不适。在削低面神经时这是有用的信号。
- 面神经第三段沿外下走行，其走行更加靠外侧，毗邻鼓环的下方。鼓索神经与鼓环的距离仅 2~3mm。神经如果偏外走行，即位于鼓环下方。在耳道成形术中，这个走行关系尤为重要。

参见图 1.1 ~图 1.21。

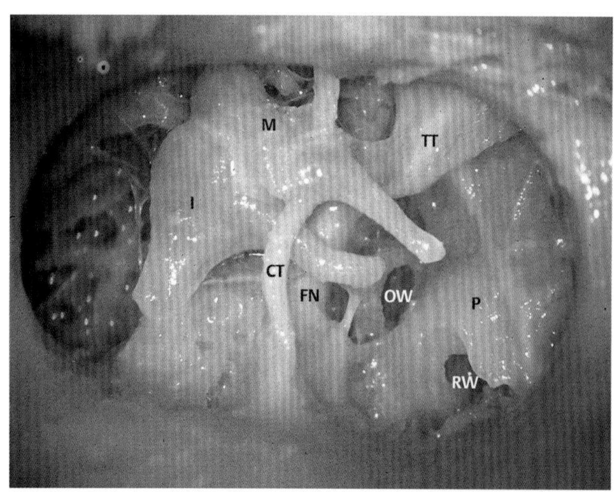

图 1.1 上鼓室切开及耳道后壁去除后，显示右侧鼓室的结构。颞骨的位置与手术中类似。显示中耳内侧壁的重要结构。CT：鼓索神经；FN：面神经；I：砧骨；M：锤骨；OW：卵圆窗；P：鼓岬；RW：圆窗龛；TT：鼓膜张肌

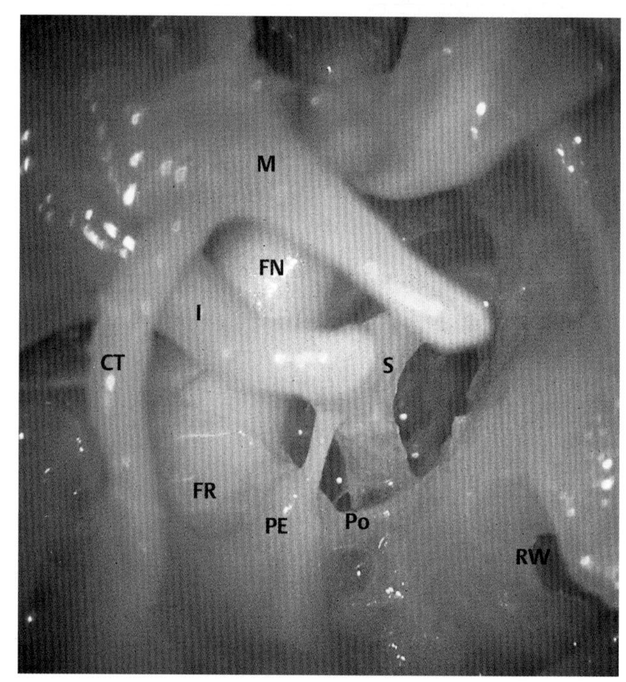

图 1.2 将图 1.1 放大更高倍数。CT：鼓索神经；FN：面神经；I：砧骨；M：锤骨；PE：锥隆起；Po：岬小桥；RW：圆窗龛；S：镫骨

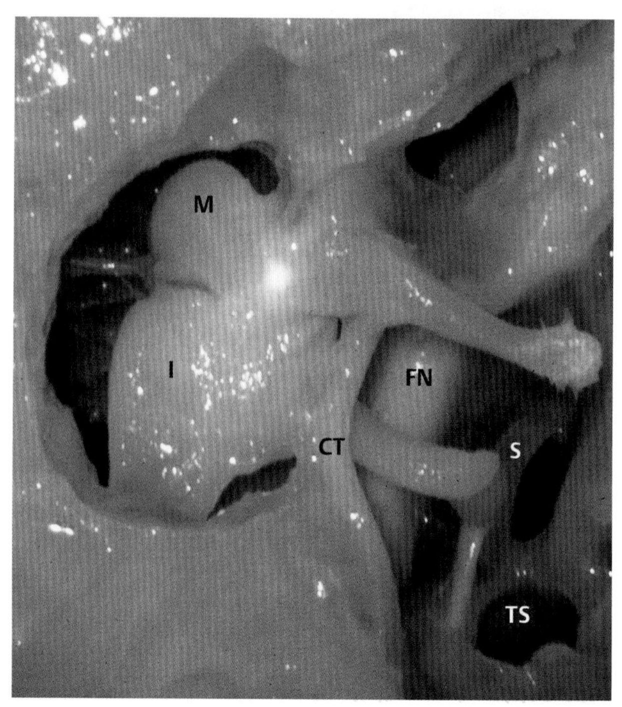

图 1.3 局部上鼓室切开术后的结构展示。CT：鼓索神经；FN：面神经；I：砧骨；M：锤骨；S：镫骨；TS：鼓室窦

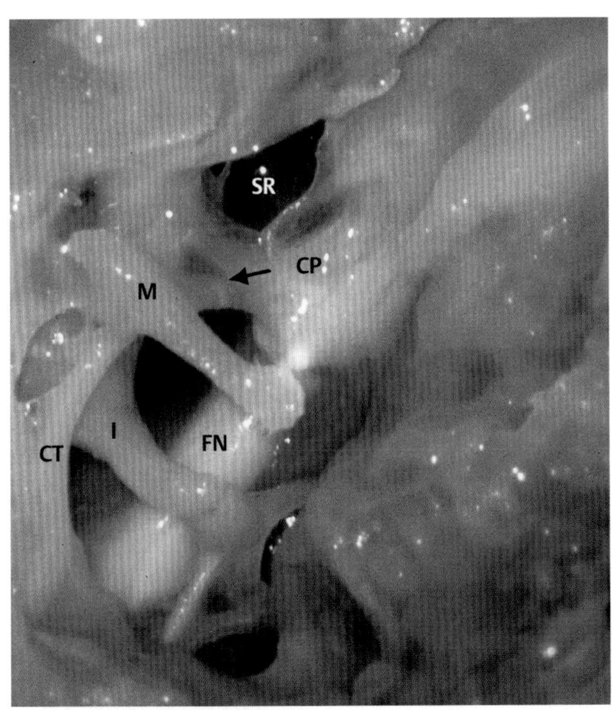

图 1.4 前下方视角观察中鼓室内侧壁的结构，可以看到鼓膜张肌腱（箭头）。注意面神经突起及与圆窗的毗邻关系。CP：匙突；CT：鼓索神经；FN：面神经；I：砧骨长脚；M：锤骨柄；SR：管上隐窝

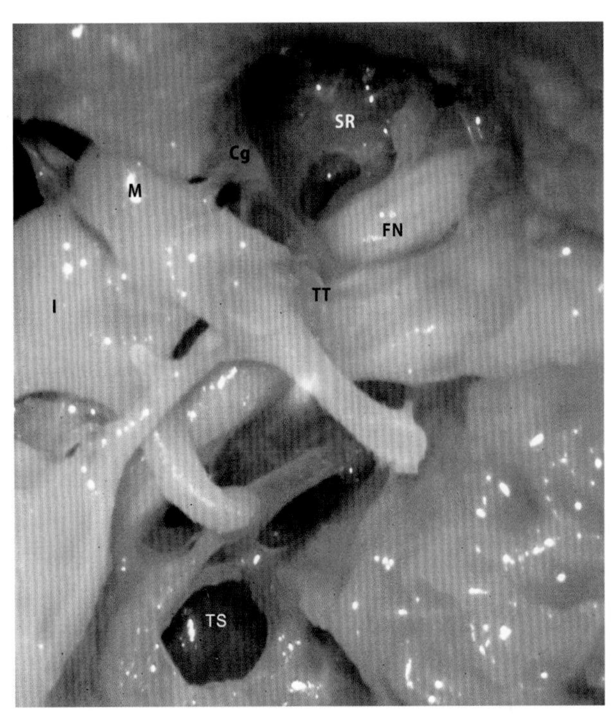

图 1.5 打开管上隐窝外侧壁，从前外视角观察内侧壁。齿突：位于锤骨头前方，将管上隐窝从上鼓室划分。在隐窝底部，可以看到面神经前膝部分。面神经随即走行于鼓膜张肌的上方。Cg：齿突；FN：面神经；I：砧骨；M：锤骨；SR：管上隐窝；TS：鼓室窦；TT：鼓膜张肌

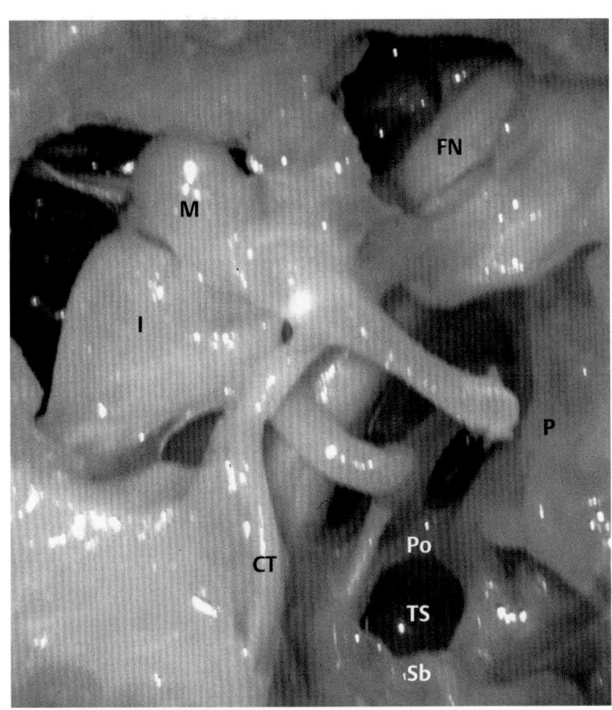

图 1.6 同一标本的另一个视角。鼓室窦位于面神经的前下方，面隐窝位于面神经外侧。深面的鼓室窦及较大的前上鼓室隐窝展示。岬小桥将鼓室窦分为两部分。鼓室窦的下界为岬下脚。CT：鼓索神经；FN：面神经；I：砧骨；M：锤骨；P：鼓岬；Po：岬小桥；Sb：岬下脚；TS：鼓室窦

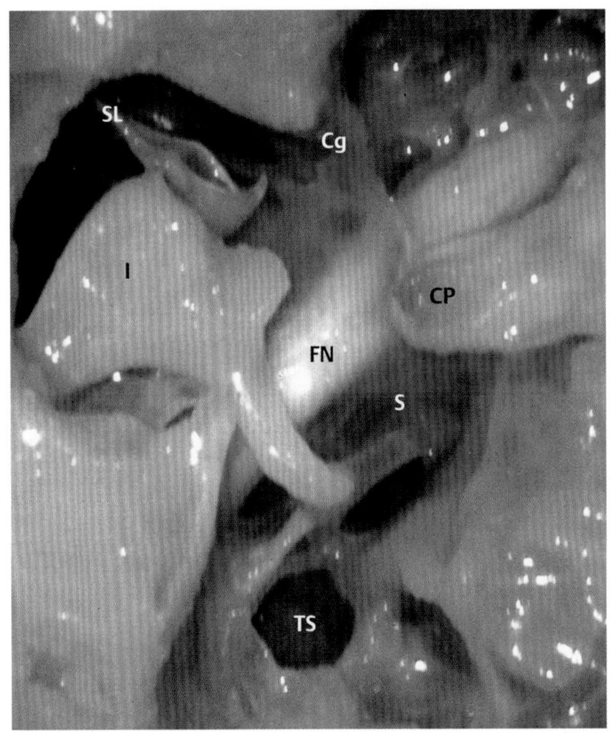

图 1.7 锤骨去除并且开放管上隐窝的外侧，清楚显示齿突将隐窝从上鼓室划分。面神经的膝前部分位于锤骨前方的管上隐窝底部，走行于齿突及匙突之间。Cg：齿突；CP：匙突；FN：面神经；I：砧骨；S：镫骨；SL：上悬韧带（锤上韧带）；TS：鼓室窦

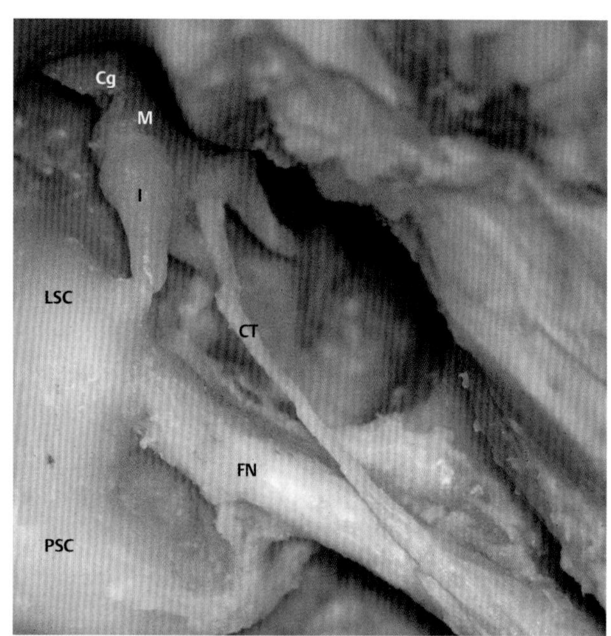

图 1.8　去除耳道后壁及鼓膜。半规管轮廓化。鼓索神经通过后壁进入鼓室，走行于砧骨长脚及锤骨颈内侧。Cg：齿突；CT：鼓索神经；FN：面神经；I：砧骨；LSC：外半规管；M：锤骨；PSC：后半规管

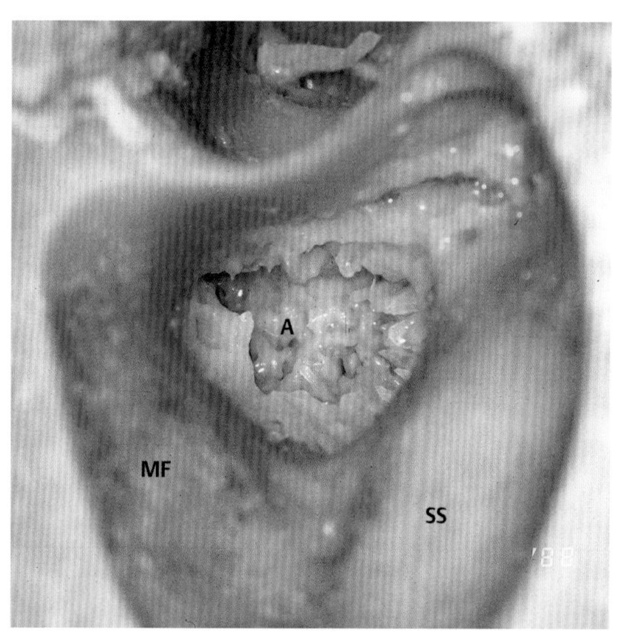

图 1.9　乳突切开，开放鼓窦，可以很清晰地辨认磨薄的中颅窝脑板及乙状窦板。A：鼓窦；MF：中颅窝脑板；SS：乙状窦

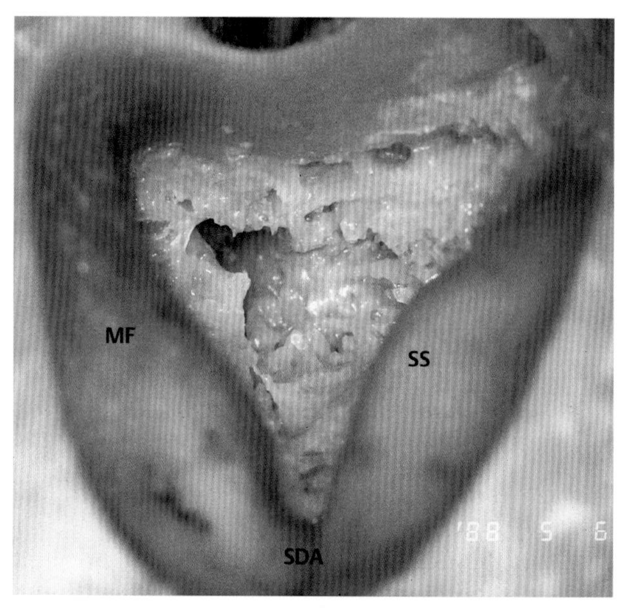

图 1.10　充分打开窦脑膜角，逐步去除覆盖鼓窦的骨质。在这个病例中，中颅窝硬脑膜低位，乙状窦前置，使窦脑膜角狭小。去除鼓窦外侧壁悬挂骨质时若不小心，会导致钻头触碰听骨链引起感音神经性耳聋。MF：中颅窝脑板；SDA：窦脑膜角；SS：乙状窦

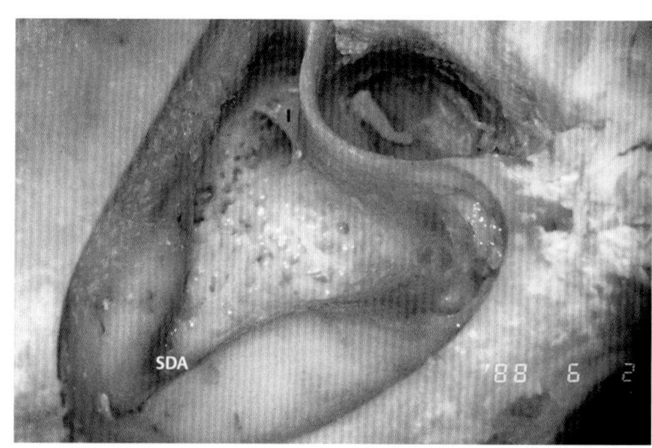

图 1.11　开放上鼓室，可见锤骨和砧骨。这个标本中鼓膜及耳道皮肤已去除。I：砧骨；SDA：窦脑膜角

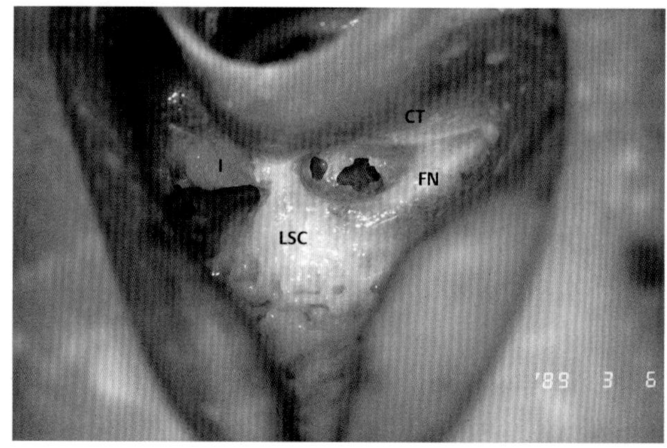

图 1.12　轮廓化面神经及鼓索神经。去除神经间的骨质后鼓室部分显现。CT：鼓索神经；FN：面神经；I：砧骨；LSC：外半规管

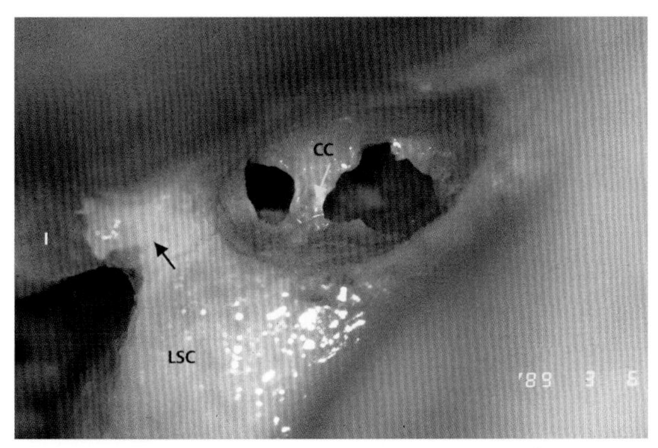

图 1.13 更高倍数下显示后鼓室切开。横跨切开鼓室的骨嵴即鼓索嵴（黄箭头）。砧骨被遗留的对应于后方砧骨窝的小骨桥所保护。砧骨短脚被砧骨后韧带固定于此桥（黑箭头）。CC：鼓索嵴；I：砧骨；LSC：外半规管

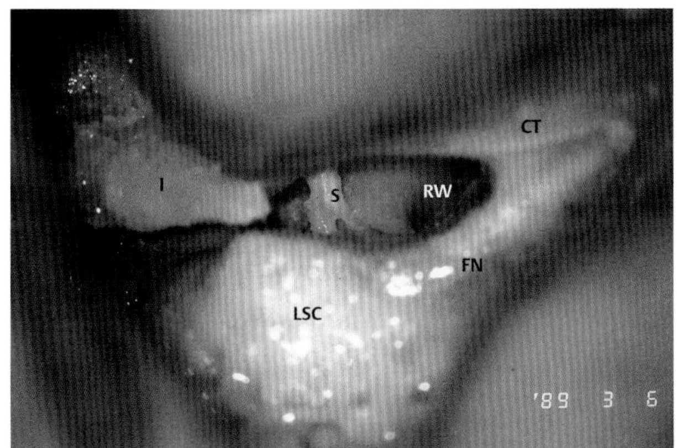

图 1.14 完整的后鼓室切开术。去除鼓索嵴及砧骨后方的骨桥。此时可显示镫骨上结构及圆窗龛。CT：鼓索神经；FN：面神经；I：砧骨；LSC：外半规管；RW：圆窗龛；S：镫骨

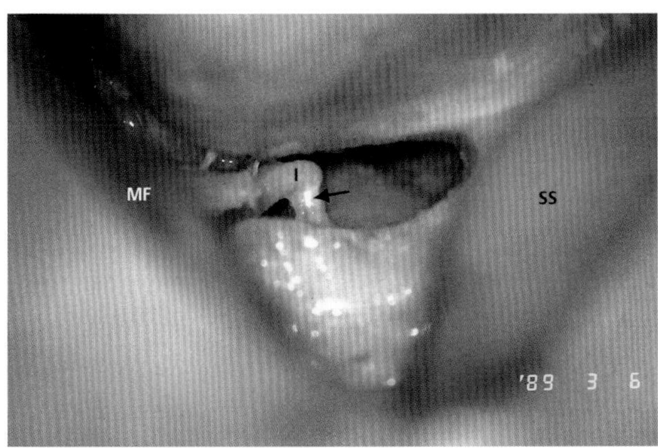

图 1.15 通过窦脑膜角观察后鼓室，可观察到砧镫关节。因中颅窝脑板低位及窦脑膜角狭小，二者之间进入后鼓室会受限。若需要从后鼓室进行深度的操作，这会是个棘手的问题。I：砧骨长脚；MF：中颅窝脑板；SS：乙状窦

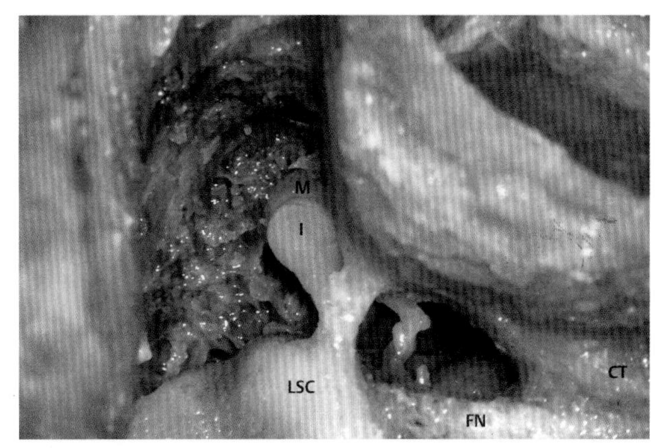

图 1.16 另外一个颞骨标本展示完壁式技术。后上鼓室及后鼓室切开已完成。半规管前方的上鼓室内侧壁已磨除。听骨链及卵圆窗可见。CT：鼓索神经；FN：面神经；I：砧骨；LSC：外半规管；M：锤骨

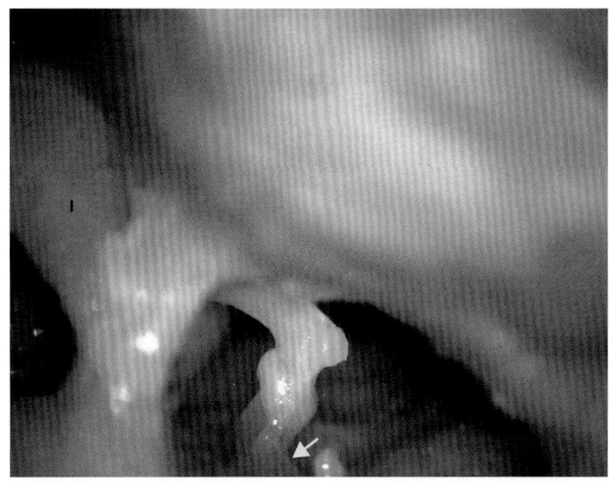

图 1.17 将上图放大更高倍数，通过上鼓室及后鼓室切开可看到砧骨。通过后鼓室切开可看到此区域的卵圆窗。I：砧骨

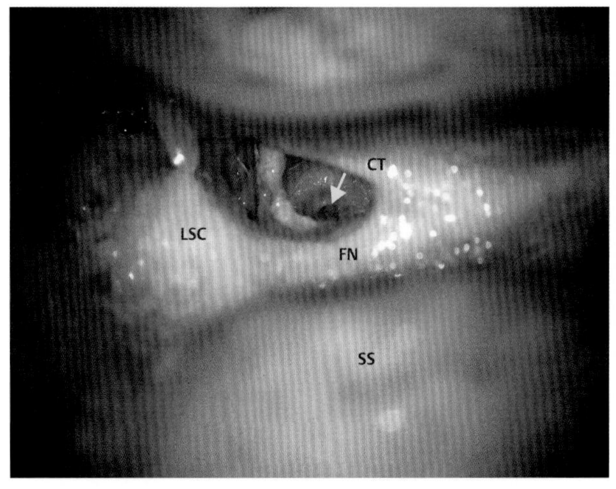

图 1.18 另一个颞骨展示后鼓室切开术。通过后鼓室切开术可看到圆窗（箭头）。CT：鼓索神经；FN：面神经；LSC：外半规管；SS：乙状窦

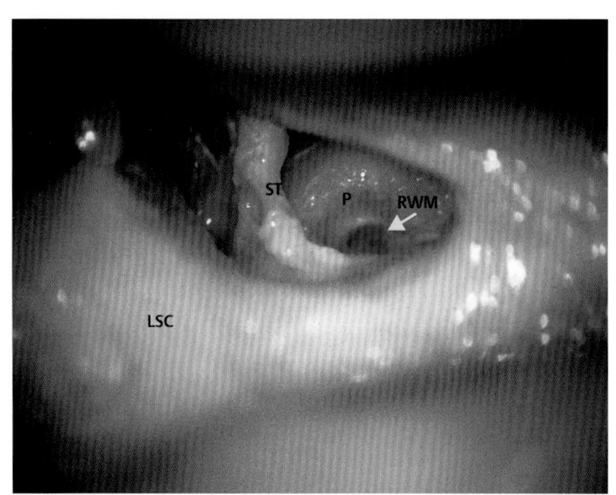

图 1.19 将上图放大更高倍数，可见在鼓室内的走行面神经的鼓室段。通过后鼓室切开术可清晰显示圆窗位于卵圆窗下方及鼓岬后下方。有些病例中可直接看到圆窗膜（箭头）。LSC：外半规管；P：鼓岬；RWM：圆窗膜；ST：镫骨肌腱

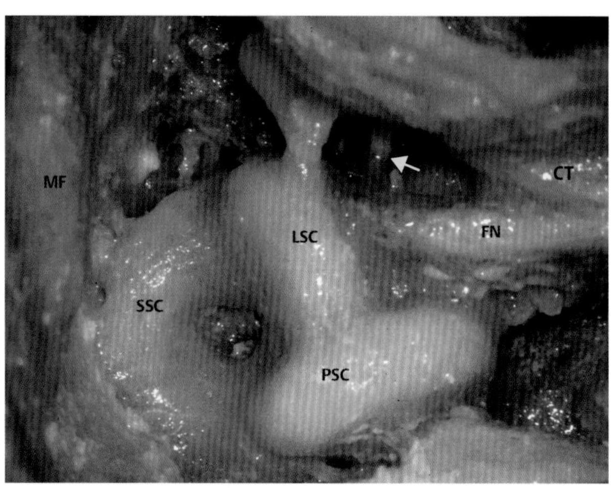

图 1.21 显示镫骨上结构及砧镫关节。面神经第二膝恰好位于外半规管内下方及砧骨短脚的内侧。三个半规管互相垂直。上半规管位于中颅窝硬脑膜下方。CT：鼓索神经；FN：面神经；LSC：外半规管；MF：中颅窝脑板；PSC：后半规管；SSC：上半规管

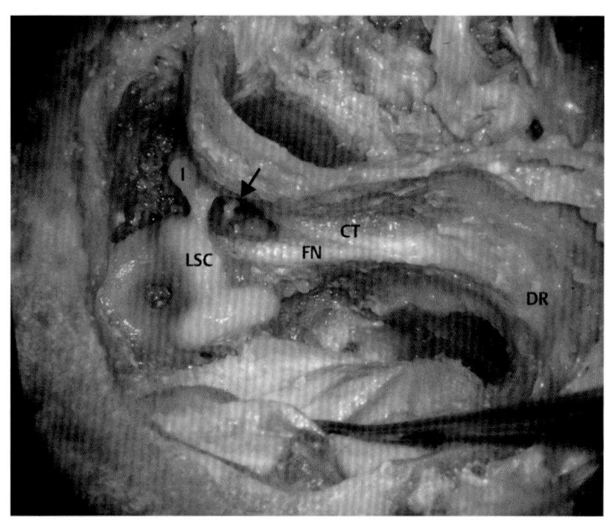

图 1.20 去除迷路后方骨质，暴露面神经乳突段，显示后颅窝硬脑膜。应注意面神经走行于二腹肌嵴前方，外半规管前下方。CT：鼓索神经；DR：二腹肌嵴；FN：面神经；I：砧骨；LSC：外半规管

1.9 颞骨及相关解剖的 CT 影像

耳外科医生应当了解 MRI 及 CT 的优势及缺点，根据病理的性质和状态选择适合的检查。

CT 在骨、软组织及气体的空间分辨率和对比优于 MRI。薄层高分辨率 CT 对中耳精细结构如听骨链可进行准确辨识，能在短时间内进行层厚小于 1mm 扫描。术前对病理状态的确认如听骨链侵蚀、迷路瘘、硬脑膜暴露、面神经裸露、听骨链周围骨化、骨化遮盖胆脂瘤有助于制定相应的手术策略以减少手术风险。CT 也可以帮助手术医生辨认解剖变异如中颅窝硬脑膜低位、乙状窦前置、颈静脉球高位及高度气化乳突。对大多数术前已知的中耳病变，术前高分辨率 CT 尤其对于胆脂瘤手术，是基本的选择。例如：某些胆脂瘤病例病变范围远超于耳科查体所见。在这些病例中，告知患者个性化的手术风险很重要，建议咨询合适的有经验手术医生很有必要。

MRI 对于骨及气体缺失信号及缺乏空间分辨率，不能分辨中耳结构，限制了其在中耳手术中的应用。另一方面，MRI 擅于分辨各种软组织，对于鉴别诊断及肿瘤，岩尖、颅内病变的分期很有必要。MRI 设备更新快速，或许将使其在中耳手术中发挥重要作用。例如胆脂瘤术后，CT 并不能及时查及残留胆指瘤，手术医生只能根据对病变的怀疑程度选择密切的影像学随访或手术。据报道无回声平面扩散加权成像 MRI（快速自旋回波扩散加权成像 MRI）鉴别胆脂瘤及其他组织的潜力，这种新技术在不久的将来可取代非必要的

二次探查手术及重复的放射暴露。

了解放射诊断的局限性很重要。由于对颞骨解剖和病理充分掌握的影像科医生少之又少，绝不能盲目信任放射诊断报告。为了避免误诊，手术医生应当亲自解读影像。即使有详细的CT扫描，每个胆脂瘤病例都应当怀疑有迷路瘘，因为有些病例影像上未显示瘘口，或者存在但未被特别的留意的非外半规处的迷路瘘。

CT和MRI这两种检查目前是互补的，为了更好的治疗，手术医生需要选择一种合适的检查，或同时进行两种检查。当然也应当考虑MRI的可行性和花费。无论有无病理报告，细致和定期复查CT可以提供常规中耳术中未见的重要结构间毗邻关系，有助于理解颞骨的立体结构。

1.9.1 轴位切面

参见图1.22~图1.25。

层面1：为了避免遗漏病理改变，观察整个颞骨非常重要。在水平位的CT扫描，首先可见上半规管顶端，在密质骨中显示为一直线，由前外向指向后内方。

层面2：上半规管为环形，分为两脚位于前外及后内。

层面3：弓下动脉出现于后颅窝，穿行于上半规管。

层面4：后半规管的上末端起始于上半规管的后末端。注意在水平位，后半规管垂直于上半规管，开角于外侧。

层面5：上半规管的壶腹位于其前端，上半规管后端与后半规管形成总脚。该层面显示内听道的上方，此处面神经穿出内听道底移行为迷路段，沿前外侧走行至膝状神经节。由于迷路段穿行于密质骨（耳囊）及其特征性的表现，在影像上较易鉴别，可作为CT上追踪面神经的理想起点。后半规管显示为与总脚分离的一个点。在下一个层面清晰可见垂直嵴起始于迷路段后方。

层面6：显示外半规管的环形结构，其壶腹前末端，恰好在上半规管壶腹的下方。听骨链开始显示，锤骨头位于前方，砧骨体位于后方。膝状神经节位于听骨链前内侧。鼓窦口连接上鼓室与鼓窦。Korner隔将浅层乳突气房与深层乳突气房包括鼓窦分开。此间隔并不出现在所有病例中，其实为岩鳞裂，位于其外侧的气房属于颞骨鳞部。新手若是错将Korner隔误认为鼓窦内侧壁可能会浪费时间。横嵴将内听道底分为上部和下部（见层面25）。底的上半部分由垂直嵴分为两部分。面神经走行于前部，后部分包括支配上半规管和外半规管的前庭上神经及椭圆囊。前庭导水管走行于后半规管后方直达位于后颅窝硬脑膜后方。

层面7：该层面显示锤砧复合体的典型“冰激凌蛋筒”样结构，位于面神经鼓室段外侧。神经走行于外半规管的内下方。前庭位于外半规管内侧。耳蜗上端开始在密质的耳囊中显示。应注意前庭位置相对于耳蜗较高。位于外半规管下外方容纳砧骨短脚的间隙为砧骨窝。由于砧骨短脚的末端位于手术医生一侧，距离砧骨窝外侧壁很近，若操作不小心，钻头很容易会碰到砧骨短脚末端。

层面8：层面8展示的匙突位于鼓膜张肌腱起始部位匙突层面结构的下方。鼓膜张肌在匙突前方，面神经恰好经过匙突上方移行至鼓室后壁。

层面9：该层面主要展示镫骨及其周围重要结构。砧骨长脚与镫骨相连。位于半管内的鼓膜张肌形成咽鼓管顶部，其肌腱移行至匙突外侧达锤骨颈，匙突位于镫骨底板前方。镫骨肌起始部附着的锥隆起位于面神经前方。位于锥隆起下方及镫骨后方的凹陷为鼓室窦。后半规管的下末端及其壶腹靠近鼓室窦底部。从前庭下神经内侧分出的单孔神经支配后半规管壶腹。

层面10：由于镫骨向下倾斜，砧镫关节连接镫骨头与砧骨长脚的豆状突，位于该层面结构的下方。如图所示，鼓室窦底部由面神经完整覆盖，从外侧无法直接接触。蜗轴指向前下方，耳蜗底转与顶端的两转以厚骨质相隔。

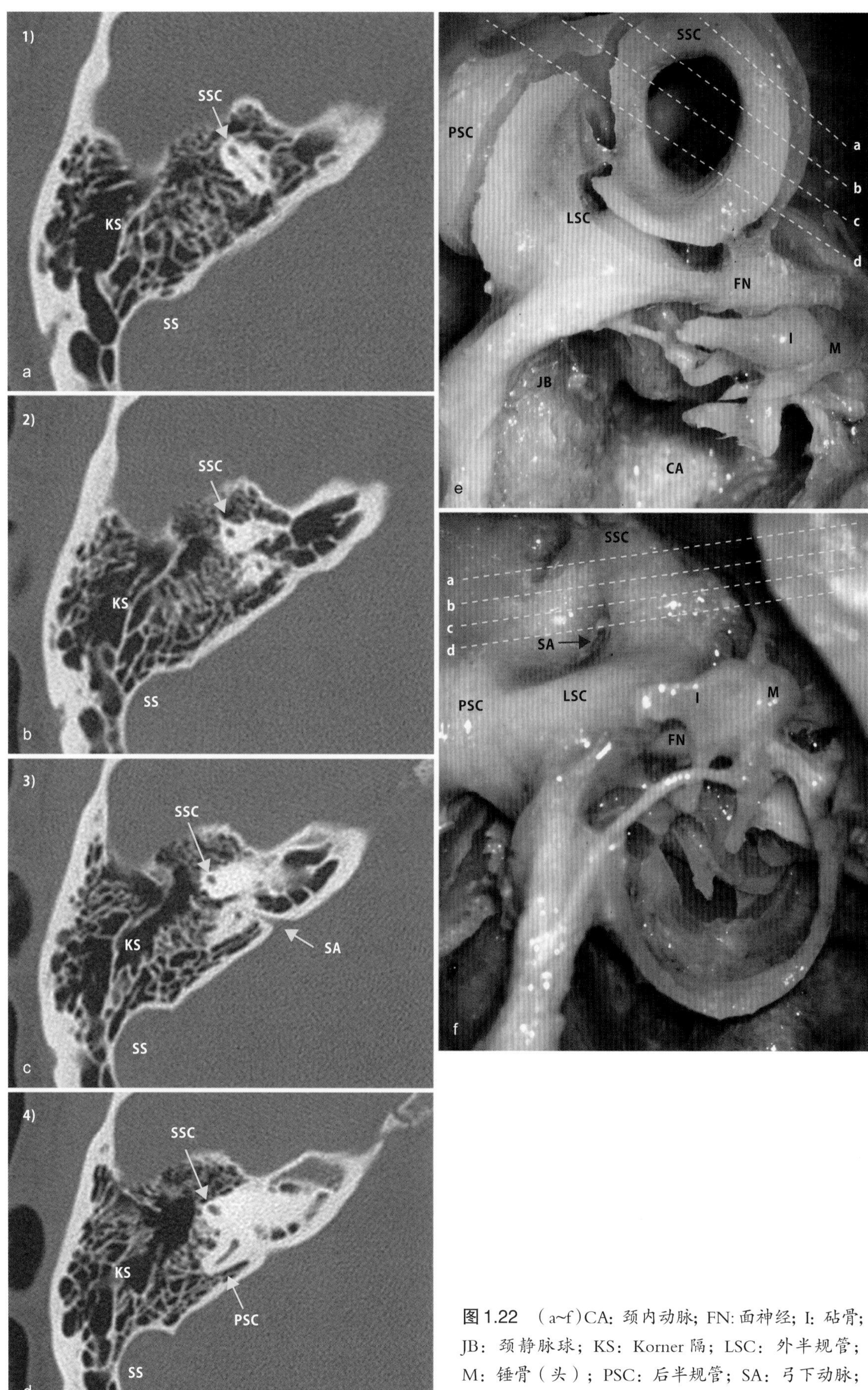

图 1.22 （a~f）CA：颈内动脉；FN：面神经；I：砧骨；JB：颈静脉球；KS：Korner 隔；LSC：外半规管；M：锤骨（头）；PSC：后半规管；SA：弓下动脉；SS：乙状窦；SSC：上半规管

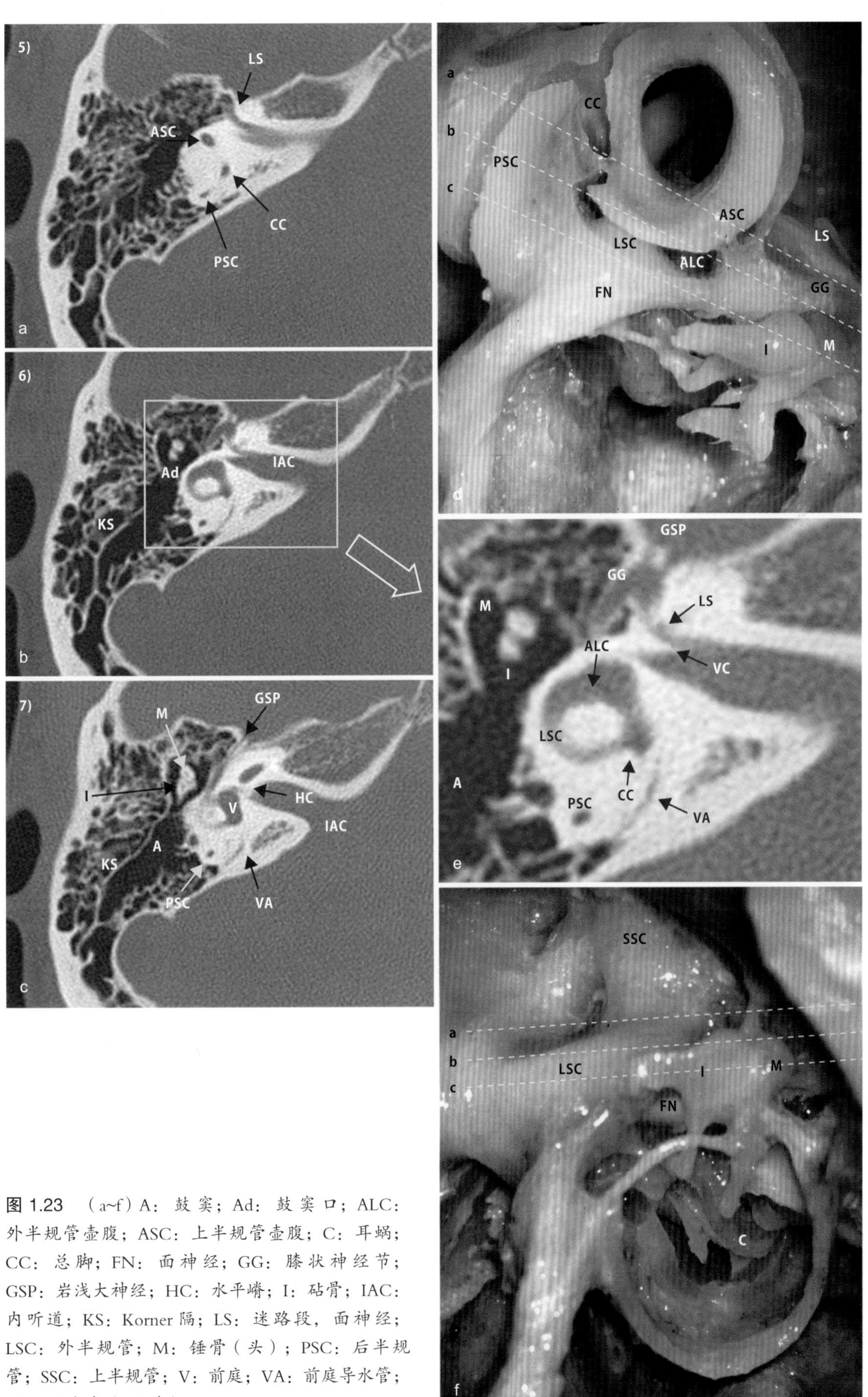

图 1.23 （a~f）A：鼓窦；Ad：鼓窦口；ALC：外半规管壶腹；ASC：上半规管壶腹；C：耳蜗；CC：总脚；FN：面神经；GG：膝状神经节；GSP：岩浅大神经；HC：水平嵴；I：砧骨；IAC：内听道；KS：Korner 隔；LS：迷路段，面神经；LSC：外半规管；M：锤骨（头）；PSC：后半规管；SSC：上半规管；V：前庭；VA：前庭导水管；VC：垂直嵴（Bill 嵴）

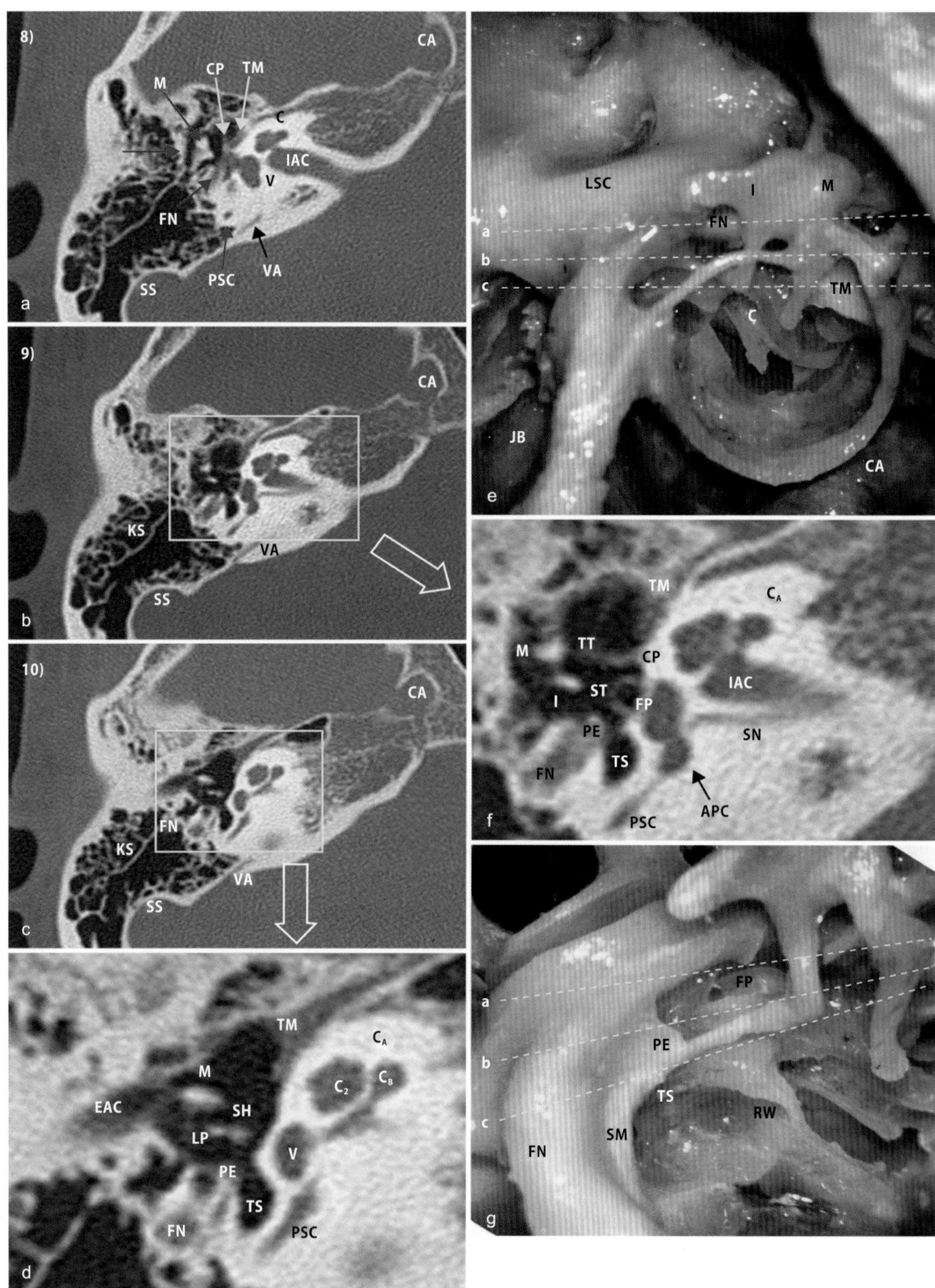

图 1.24 （a~l）APC：后半规管壶腹；C：耳蜗；CA：颈内动脉；CAq：耳蜗导水管；C_A：耳蜗顶转；C_B：耳蜗底转；C_2：耳蜗第二转；CP：匙突；EAC：外耳道；EV：导静脉；FN：面神经；FP：镫骨底板；FR：圆孔；I：砧骨；IAC：内听道；JB：颈静脉球；KS：Korner 隔；LP：砧骨豆状突；LSC：外半规管；M：锤骨；P：鼓岬；PE：锥隆起；PSC：后半规管；RW：圆窗；SH：镫骨头；SL：螺旋板；SM：镫骨肌；SN：单孔神经管；SS：乙状窦；ST：镫骨；TM：鼓膜张肌；TMJ：颞下颌关节；TS：鼓室窦；TT：鼓膜张肌腱；V：前庭；VA：前庭导水管

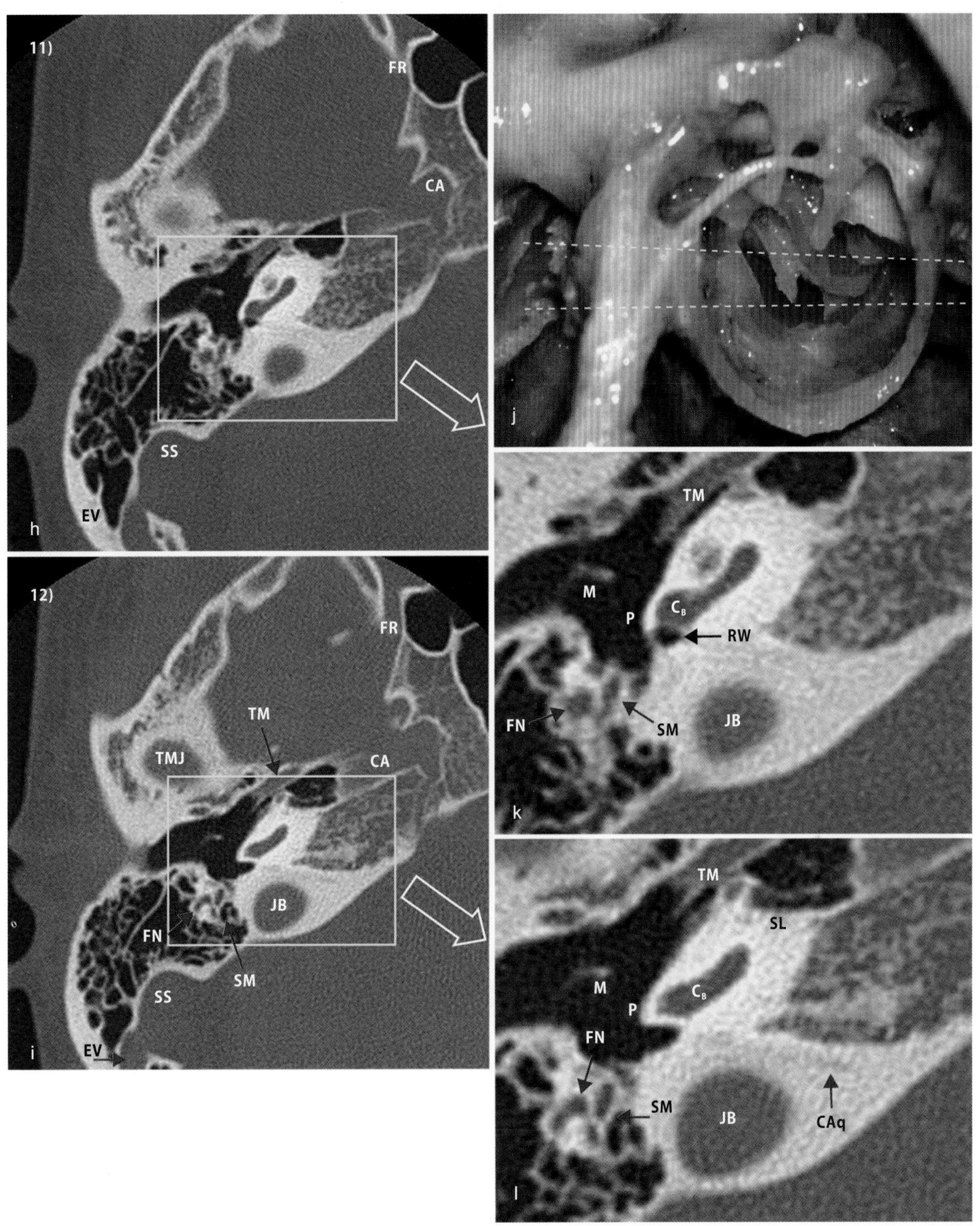

图 1.24（续） （a~l）APC：后半规管壶腹；C：耳蜗；CA：颈内动脉；CAq：耳蜗导水管；CA：耳蜗顶转；CB：耳蜗底转；C2：耳蜗第二转；CP：匙突；EAC：外耳道；EV：导静脉；FN：面神经；FP：镫骨底板；FR：圆孔；I：砧骨；IAC：内听道；JB：颈静脉球；KS：Korner 隔；LP：砧骨豆状突；LSC：外半规管；M：锤骨；P：鼓岬；PE：锥隆起；PSC：后半规管；RW：圆窗；SH：镫骨头；SL：螺旋板；SM：镫骨肌；SN：单孔神经管；SS：乙状窦；ST：镫骨；TM：鼓膜张肌；TMJ：颞下颌关节；TS：鼓室窦；TT：鼓膜张肌腱；V：前庭；VA：前庭导水管

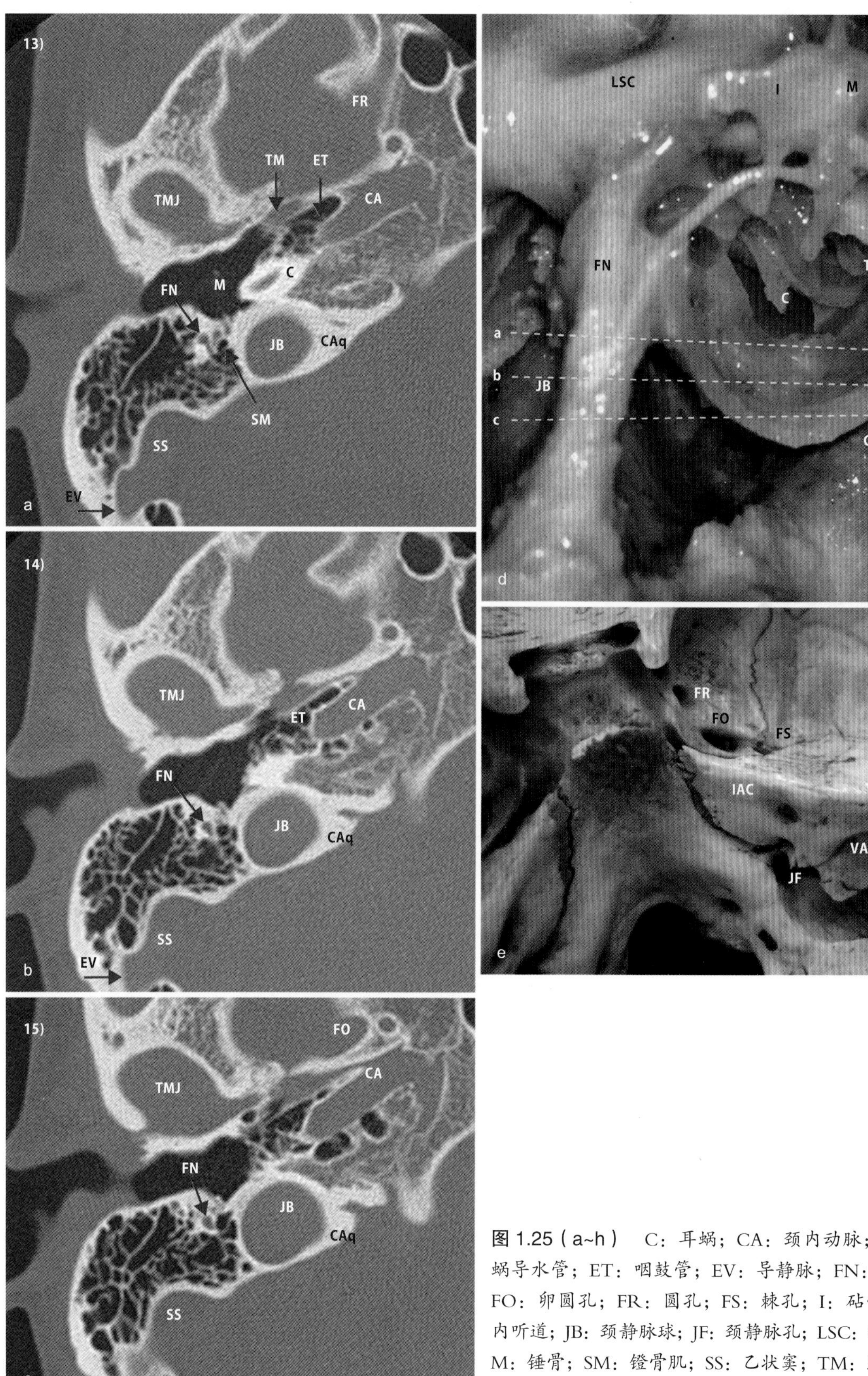

图 1.25（a~h） C：耳蜗；CA：颈内动脉；CAq：耳蜗导水管；ET：咽鼓管；EV：导静脉；FN：面神经；FO：卵圆孔；FR：圆孔；FS：棘孔；I：砧骨；IAC：内听道；JB：颈静脉球；JF：颈静脉孔；LSC：外半规管；M：锤骨；SM：镫骨肌；SS：乙状窦；TM：鼓膜张肌；TMJ：颞下颌关节；VA：前庭导水管

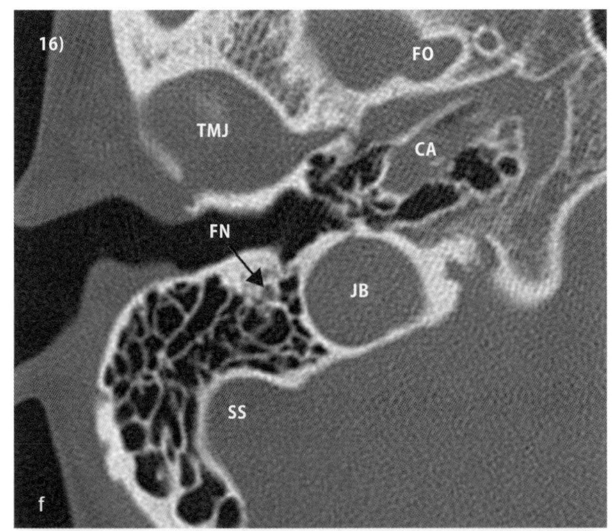

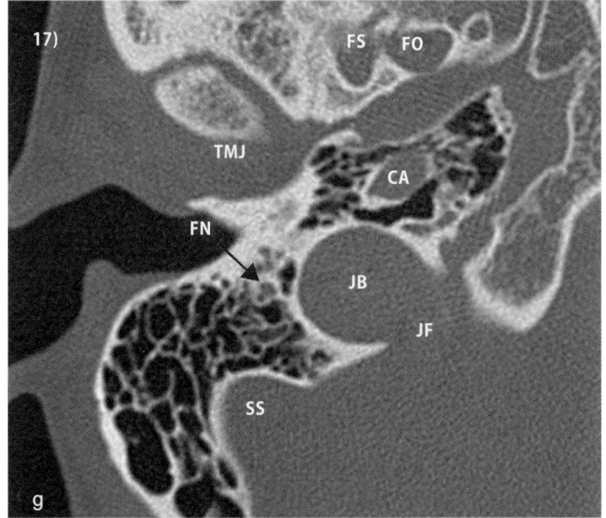

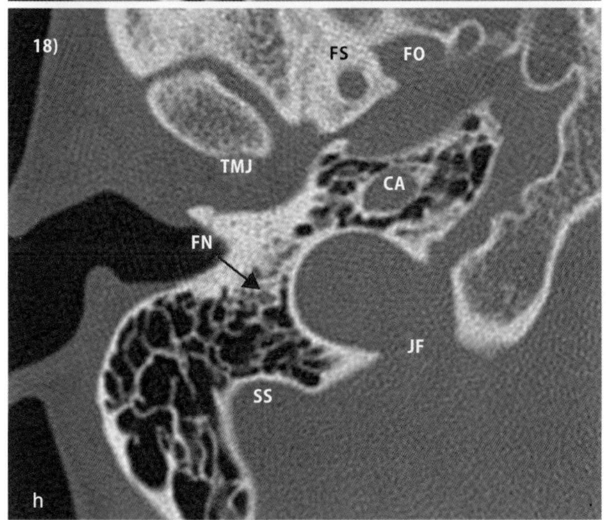

图 1.25（续）（a~h） C：耳蜗；CA：颈内动脉；CAq：耳蜗导水管；ET：咽鼓管；EV：导静脉；FN：面神经；FO：卵圆孔；FR：圆孔；FS：棘孔；I：砧骨；IAC：内听道；JB：颈静脉球；JF：颈静脉孔；LSC：外半规管；M：锤骨；SM：镫骨肌；SS：乙状窦；TM：鼓膜张肌；TMJ：颞下颌关节；VA：前庭导水管

层面 11：该层面展示圆窗龛。底转中的内耳淋巴液与圆窗龛的空气间的间隔为圆窗膜。鼓岬对应耳蜗底转。镫骨肌走行于面神经的内侧受其支配。两个软组织相邻。因此，无论何时在鼓室后壁，辨认这两个软组织束，外侧软组织对应面神经，内侧对应镫骨肌。可看到颈静脉球顶部。

层面 12 至 18：位于颈静脉球与耳蜗之间的骨管对应于耳蜗导水管，连接蛛网膜下腔与靠近圆窗的耳蜗底转。导水管起于颈静脉孔前方部分。颈内动脉穿出位于颈静脉孔前内侧的颈动脉管入颅，沿着鼓室前壁上行；在耳蜗前下方以直角转向前内侧走行，途经咽鼓管后壁，到达岩尖（水平段）。位于颈内动脉、颈静脉球及耳蜗间的下鼓室气房可以到达岩尖。在岩尖前方，可以确认识别中颅窝的几个孔。三叉神经第三支（下颌神经）穿过卵圆孔。第二支（上颌神经）穿过圆孔，脑膜中动脉穿行于棘孔。

1.9.2 冠状位切面

参见图 1.26~ 图 1.28。

层面 19 和 20：由于外耳道的骨部朝向前方，耳道前鼓膜角在第一个层面可显示。岩浅大神经从膝状神经节发出。鼓膜张肌覆盖蜗顶。颈内动脉垂直段在靠近耳蜗处转向形成水平段。

层面 21 至 23：离开内听道底后，面神经迷路段穿入密质耳囊，在靠近匙突水平加入膝状神经节。鼓膜张肌腱出现于鼓室，止于锤骨。由于迷路段面神经在急转至膝状神经节前向前外侧走行，因而在迷路段出现的同一层面上显示两部分面神经。应当注意面神经与匙突的毗邻关系。面神经走行于匙突的前方。这些层面显示与匙突的关系，如图所示：砧骨从外侧覆盖锤骨头。

层面 24 和 25：面神经与鼓岬之间底部凹陷的薄骨板为镫骨底板。镫骨底板构成前庭的外侧壁。镫骨头在空气中可显示。砧骨短脚位于砧骨窝，恰好为外半规管隆突的外下方。应注意前庭外侧壁与砧骨短脚的毗邻关系。上半规管壶腹位于外半规管的上方。上述软组织与圆窗龛顶部空气的间隔为圆窗膜。水平嵴划分内听道底。面神经及前庭上神经走行于上半部分，蜗神经走行于下半部分。

层面 26 至 29：面神经走行于外半规管内下方。镫骨肌位于面神经内侧，鼓室窦位于锥隆起及镫骨肌的内侧。后半规管壶腹位于鼓室窦底部。

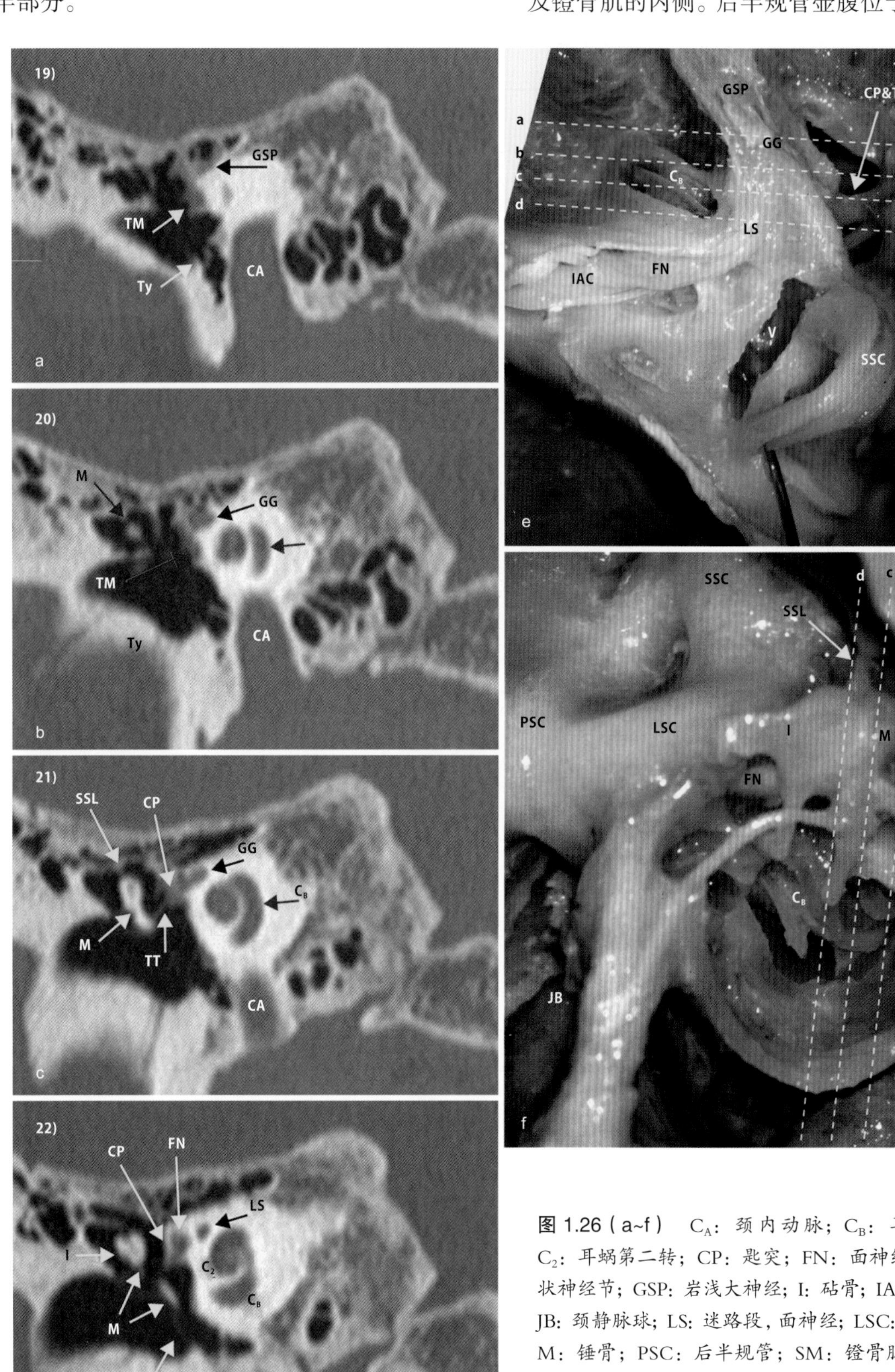

图 1.26（a~f） C_A：颈内动脉；C_B：耳蜗底转；C_2：耳蜗第二转；CP：匙突；FN：面神经；GG：膝状神经节；GSP：岩浅大神经；I：砧骨；IAC：内听道；JB：颈静脉球；LS：迷路段，面神经；LSC：外半规管；M：锤骨；PSC：后半规管；SM：镫骨肌；SSL：上悬韧带；SSC：上半规管；TM：鼓膜张肌；TT：鼓膜张肌腱；Ty：鼓膜；V：前庭。（e）右侧颞骨上面观，显示面神经迷路段

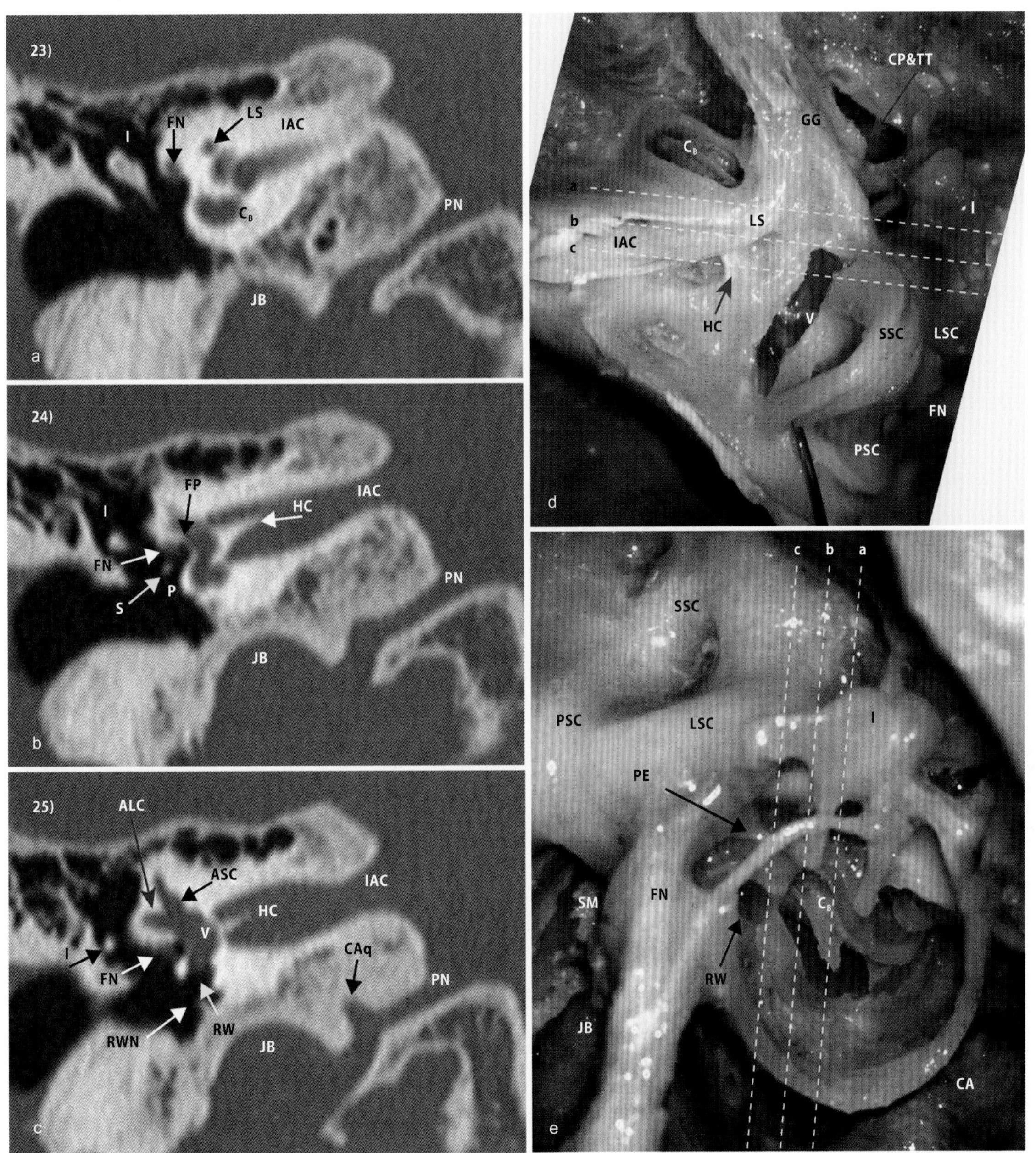

图 1.27（a~e） ALC：外半规管壶腹；ASC：上半规管壶腹；CA：颈内动脉；CAq：耳蜗导水管；C_B：耳蜗底转；FN：面神经；FP：镫骨底板；GG：膝状神经节；HC：水平嵴；I：砧骨；IAC：内听道；JB：颈静脉球；LSC：外半规管；P：鼓岬；PN：颈静脉孔神经部；PSC：后半规管；RW：圆窗；RWN：圆窗龛；S：镫骨；SM：镫骨肌；SSC：上半规管

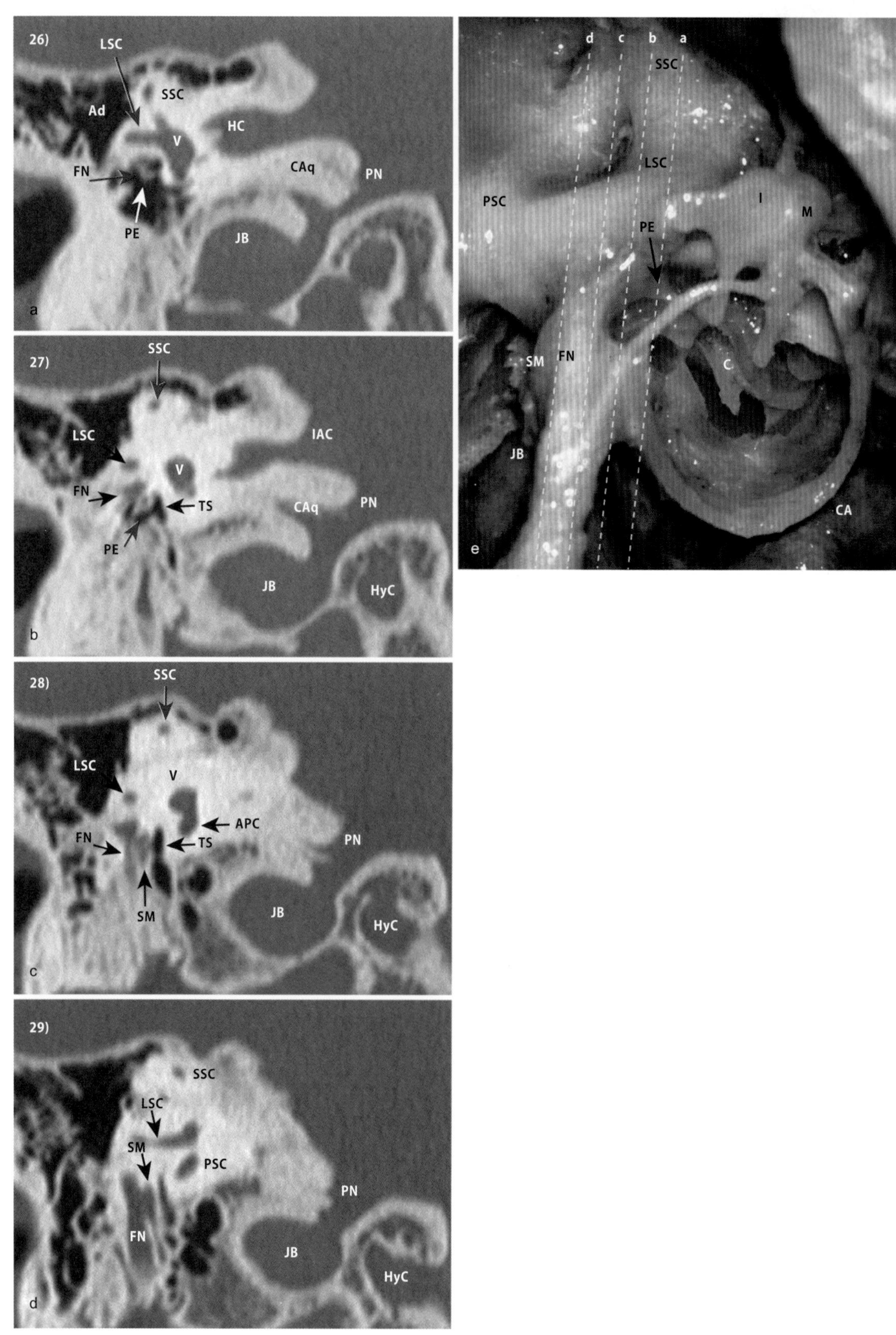

图 1.28（a~e） Ad：鼓窦口；APC：后半规管壶腹；ASC：上半规管壶腹；C：耳蜗；CA：颈内动脉；CAq：耳蜗导水管；FN：面神经；HC：水平嵴；Hyc：舌下神经管；I：砧骨；IAC：内听道；JB：颈静脉球；LSC：外半规管；M：锤骨；PE：锥隆起；PN：颈静脉孔神经部；PSC：后半规管；SM：镫骨肌；SSC：上半规管；TS：鼓室窦；V：前庭

2 胆脂瘤的诊断

中耳胆脂瘤是中耳的表皮包含囊肿，其囊壁和基质由分层的鳞状上皮形成。脱落的碎屑包括角蛋白的珍珠样白色薄片，呈同心圆样聚集，形成胆脂瘤肿块。胆脂瘤实际上是一个误称。它源自希腊语“chole”或 bile（胆汁），“steatos”或 fat（脂肪）以及“oma”或 tumor（肿瘤）。但是，后缀的使用“oma”（肿瘤）更合适，因为胆脂瘤可以被认为是在耳部形成肿瘤的表皮包含囊肿。恶臭性耳漏和耳聋是大多数胆脂瘤患者主要的症状。此外，复杂病例可表现为眩晕和（或）面神经麻痹。眩晕是由于迷路瘘引起的，最常见于外侧半规管。胆脂瘤囊的压迫或神经炎可引起面部麻痹。

诊断胆脂瘤通常需借助门诊的显微耳镜检查。用以诊断的线索可能很少，例如鼓膜松弛部非常小的糜烂，或鼓膜后的白色小肿物。因此，如果患者因某些耳科疾病来访，则必须使用显微镜或内镜仔细检查整个鼓膜。我们推荐在门诊使用内镜检查，因为即使外耳道弯曲时，也可以显示整个鼓膜的图像。如果诊断或推测存在胆脂瘤，则需要进行高分辨率 X 线断层扫描（CT）的放射学检查。每个 CT 扫描切片的厚度应小于 1mm，以便更好地显示中耳结构。即使 CT 不能将胆脂瘤与其他软组织和积液区分开，它也提供了有关病变范围和骨破坏 / 侵蚀的大量信息，有助于外科手术。如果怀疑脑膜脑膨出或病变波及岩尖部，则应进行磁共振成像（MRI）检查。当应用适当方法时，MRI 可在胆脂瘤和其他软组织之间提供出色的对比度。由于弥散加权模式为胆脂瘤成像提供了较高的信号，因此其对于鼓膜成形术和次全切除术之后的残留病变的检测也十分有用。在岩部胆脂瘤病例中，耳镜检查结果可能与病情无关，或仅表现为鼓膜松弛部穿孔或乳突腔开放并伴有耳漏。当患者出现听力损伤（感音神经性或混合性）和（或）面神经麻痹并伴或不伴有鼓膜后肿物时，应考虑岩部胆脂瘤（petrous bone cholesteatoma, PBC）的可能性。MRI 对于评估此类病例至关重要。一旦确定了岩部胆脂瘤，就必须对颞骨进行高分辨率的 CT 扫描以评估胆脂瘤的范围。

岩部胆脂瘤具有局部侵袭性，可侵及斜坡、鼻咽、蝶窦、颞下窝和硬膜腔室。

基于鳞状上皮的来源，胆脂瘤可分为两型：后天性和先天性（表 2.1）；后天性疾病比先天性疾病更为常见，后者占手术病例的大多数。

在后天性胆脂瘤中，鳞状上皮起源于覆盖鼓膜或外耳道的皮肤。后天性胆脂瘤可以分为两类：原发性或继发性。原发性胆脂瘤由内陷囊袋形成，内陷囊袋变深以致角蛋白碎片不能排出，导致其积聚并随后形成胆脂瘤。这种内陷囊袋的成因尚不完全清楚，但某些感染性疾病（如鼻窦炎、过敏和中耳炎）有关的咽鼓管功能障碍似乎起着关键作用。这种内陷囊袋通常没有症状，直到发生感染，导致耳漏和听力下降。在某些情况中，唯一的症状可能是由于听骨链的破坏引起的进行性听力损失。原发性胆脂瘤根据其最初的位置进行分类。松弛部（或上鼓室）型起源于鼓膜松弛部，其易受中耳负压的影响。紧张部（中鼓室）型较少见，起源于鼓膜紧张部，通常是后上象限；由于胆脂瘤从一开始就侵蚀了砧镫关节，因此患者很可能会出现相当严重的听力损失。外耳道胆脂瘤的颞骨破坏从外耳道开始，然后发炎的皮肤和上皮侵入中耳。与前两种类型不同，推测骨组织的缺血状态起关键作用。继发性胆脂瘤是鼓膜外

表 2.1　胆脂瘤的分类

皮肤来源	子分类	定位或病因	命名
后天性	原发性	鼓膜松弛部（上鼓室）	
		鼓膜紧张部（中鼓室）	
		外耳道	
	继发性	慢性中耳炎	
		医源性	
		创伤性	
	原发性或继发性	迷路内侧	岩部胆脂瘤
先天性			
		中耳	（先天性）

耳道皮肤屏障受破坏，皮肤侵入中耳而形成。破坏发生于鼓膜的慢性穿孔，即慢性中耳炎。鼓膜边缘性穿孔和鼓膜硬化增加了皮肤越过边界的风险。某些医疗干预措施可误将鳞状上皮带入中耳。这些措施包括开颅手术、鼓室置管插入和鼓室成形术。皮肤的进入也可发生在创伤性鼓膜穿孔和颞骨骨折时。

据推测，先天性胆脂瘤源于胚胎发育过程中遗留的外胚层细胞上皮。当这些上皮累及中耳时，表现为白色的鼓膜后肿物，可能位于锤骨的前部或后部。在极少数情况下，胆脂瘤可能在远离鼓膜的颞骨某些部位出现。在这种情况下，鼓膜看起来完整，中耳积液是唯一体征。这些病例可以在出现某些神经系统症状后或仅偶然地通过放射学检查发现病变。

当胆脂瘤累及迷路内侧的颞骨岩部时，它被称为岩部胆脂瘤。由于病变的进展，皮肤来源可以是先天性的或后天性的。由于其定位特殊，岩部胆脂瘤可侵袭迷路、耳蜗、后颅窝与中颅窝硬脑膜、内听道和岩尖部，并可能引起各种神经系统症状和危及生命。

2.1　上鼓室内陷囊袋

上鼓室或后上内陷囊袋与胆脂瘤，并不容易区分（图 2.1，图 2.2）。笔者希望通过耳镜和内镜随访这些患者。30° 内镜有助于清晰地看到内陷囊袋的底部。使用高分辨率 CT 进行放射学检查可提供有关内陷囊袋安全性的额外信息。如果内陷囊袋变深，或出现上皮堆积，则有鼓室成形术的指征。由于疾病处于早期阶段，可通过（单）一期外科手术完成治疗。

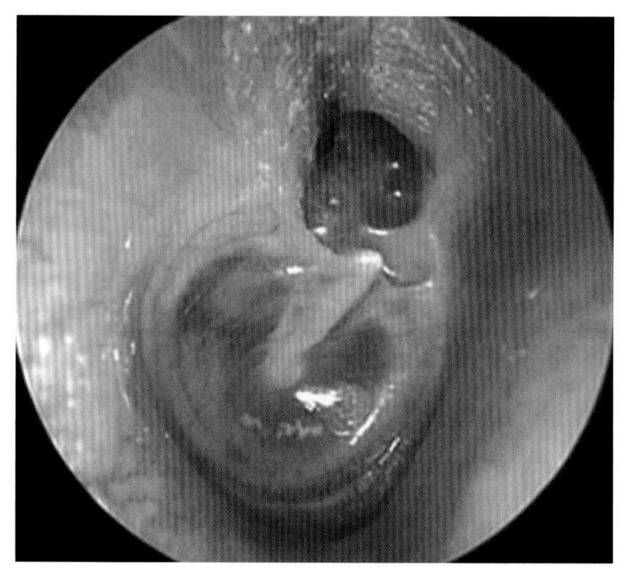

图 2.1　右耳。在鼓膜松弛部发现了一个内陷囊袋。即使 CT 扫描未显示出明显的胆脂瘤，偶尔的耳漏也迫使患者进行手术（完壁式鼓膜成形术，并用软骨和骨粉重建鼓室上隐窝）。在乳突中未发现胆脂瘤

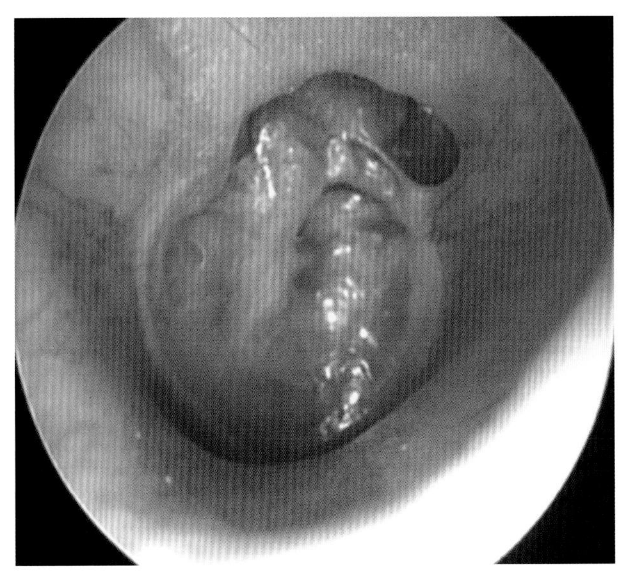

图 2.2 左耳。上鼓室深部侵蚀延伸至后上鼓室。图中可观察到锤骨颈和砧骨体。鼓索也很明显。患者没有耳漏或听力损失，但应评估，进行严格的随访以避免胆脂瘤的进一步发展

2.2 上鼓室胆脂瘤

上鼓室胆脂瘤是后天性胆脂瘤最常见的类型。如上文所述，胆脂瘤起源于上鼓室内陷囊袋，通常不会引起任何症状，直到发生感染、破坏听骨链，侵蚀迷路或损伤面神经（图 2.3 ~ 图 2.18）。大多数胆脂瘤可以通过耳镜仔细检查来诊断。因此，绝对避免在只查看那些耳部不适主诉的患者容易查见的鼓膜紧张部后对他们说“你没问题”。在极少数情况下，胆脂瘤的外口可能会被覆盖在鼓膜松弛部的重新上皮化的肉芽组织所遮蔽。由于只有放射学检查才能提供明确的线索，因此诊断此类病例需要。

在某些情况下，同时存在鼓膜松弛部和紧张部的皮肤内陷，或彼此延伸，将这种原发性胆脂瘤分为单纯的两种类型是不合适的。这种情况可以称为中上鼓室胆脂瘤（epimesotympanic cholesteatoma）。

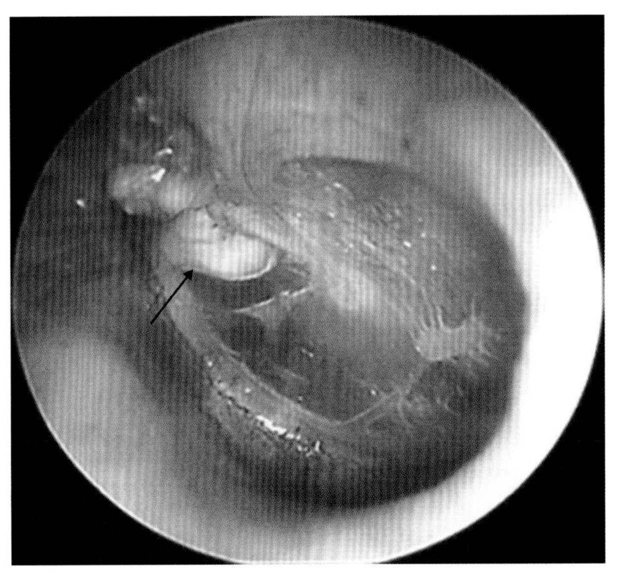

图 2.3 左耳。发生在一例仅 20 岁男性唯一有听觉侧耳的上鼓室胆脂瘤。在锤骨前部可见白色的胆脂瘤肿块（箭头）。这是一个关于鼓室内陷囊袋逐渐进展为胆脂瘤的例子。该患者在 5 年之前接受了经耳囊入路的右侧岩部巨大胆脂瘤（定义和分类，请参阅第 10 章）切除术。左上鼓室缩回袋（图 8.9）经随访，直到发现胆脂瘤。患者未诉左耳的症状，听力功能正常。考虑到胆脂瘤较小，在保留整个听骨链的情况下进行了左侧完壁式鼓室成形术（图 8.12 ~ 图 8.16）。后文将详细介绍开放式和完壁式鼓室成形术的步骤

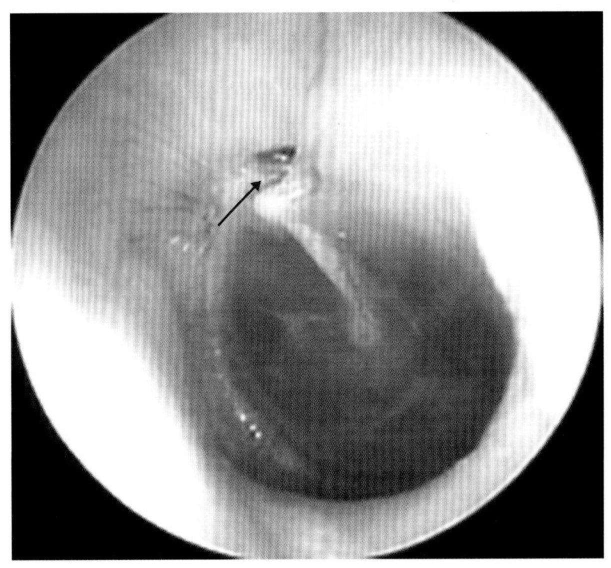

图 2.4 病例同上。图 2.3 之前 1 年的耳镜检查，可见一个可控的锤骨前部鼓膜内陷囊袋（箭头）。考虑到是唯一听力耳，立即行手术存在一定问题；但保守治疗时必须严格随访，因为早期发现胆脂瘤对于正确的治疗和预后至关重要

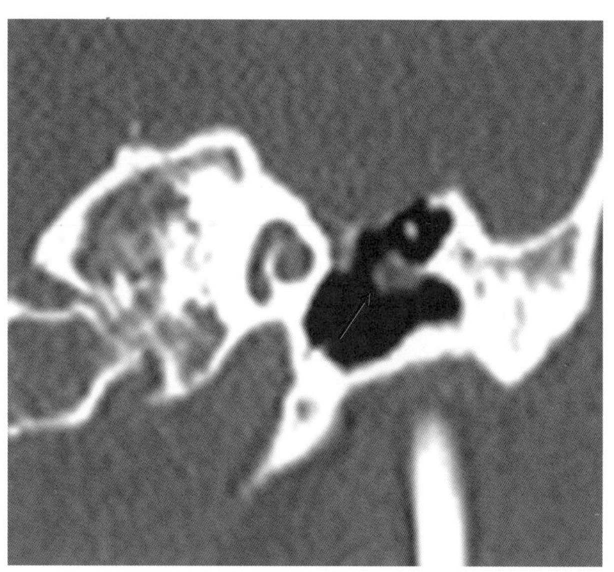

图 2.5　相同病例的 CT 扫描，冠状位视图上可见一个较小的上鼓室胆脂瘤（箭头）

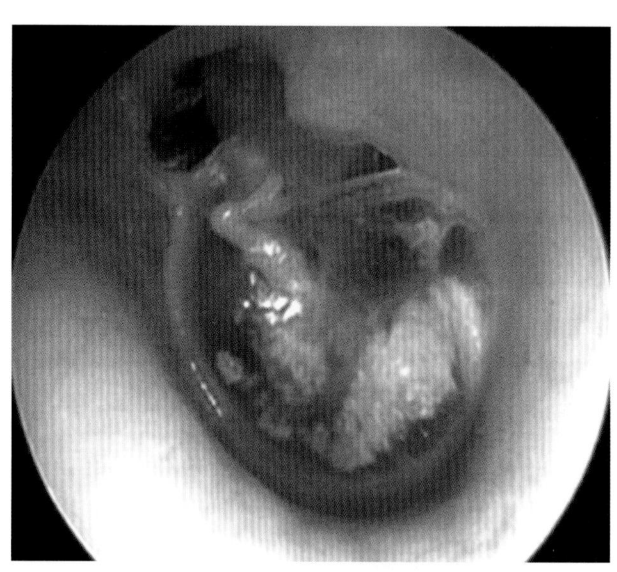

图 2.6　左耳。上鼓室胆脂瘤。可见锤骨头部和砧骨体部。鼓膜下、后象限有鼓膜硬化。胆脂瘤位于听骨链的外侧（图 2.10）。听力功能正常。进行 Bondy 改良开放式鼓室成形术，随访期间胆脂瘤未再复发

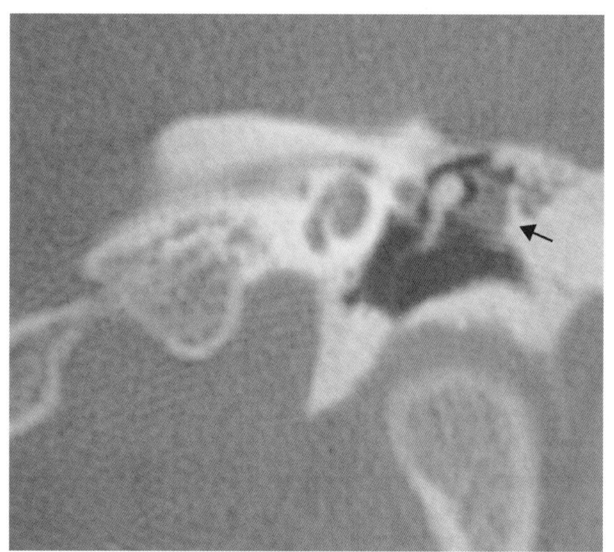

图 2.7　相同病例的 CT 扫描，冠状位视图。胆脂瘤局限于锤骨头部外侧的上鼓膜区域（箭头），没有累及中鼓室。这种情况完全符合 Bondy 改良术式的指征

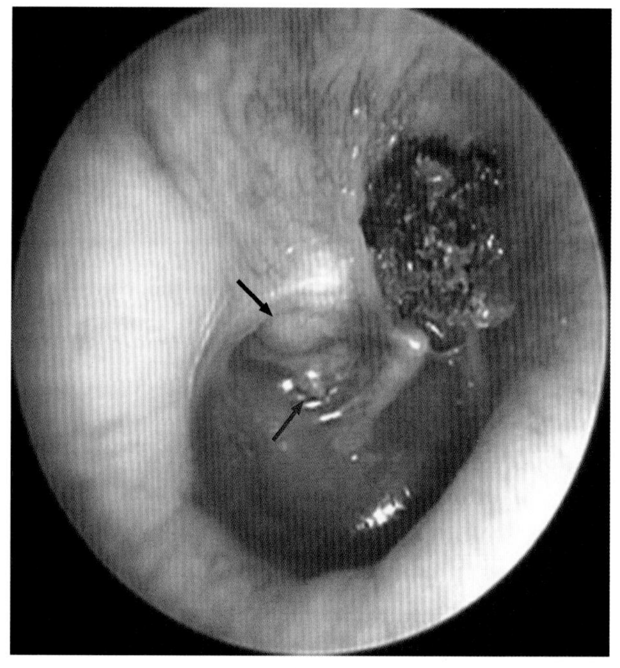

图 2.8　上鼓室胆脂瘤，伴有锤骨头和砧骨的破坏。胆脂瘤延伸到鼓室（黑色箭头）与锤骨接触。锤骨头部附着在鼓膜上（红色箭头：鼓膜修复），听力正常。由于咽鼓管阻塞，鼓膜的其余部分略微回缩。必须在手术前告知患者出现术后听力下降的可能性

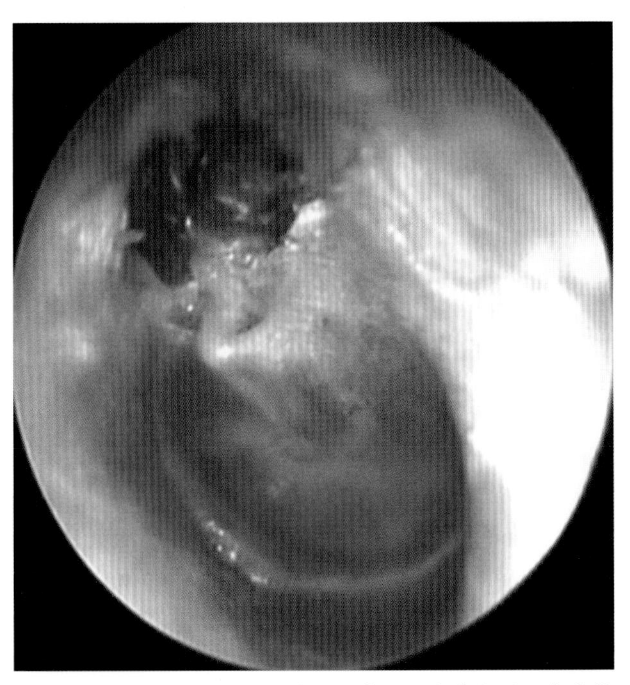

图 2.9　巨大的上鼓室破坏伴胆脂瘤。听力学检测示中度传导性听力损失

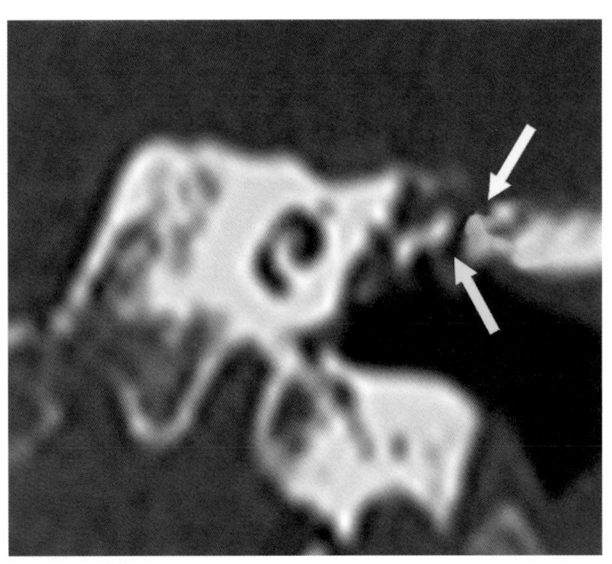

图 2.10　相同病例的 CT 扫描，冠状位视图。上鼓室胆脂瘤，伴有锤骨头破坏（黄色箭头）和鼓室盖（白色箭头）变薄

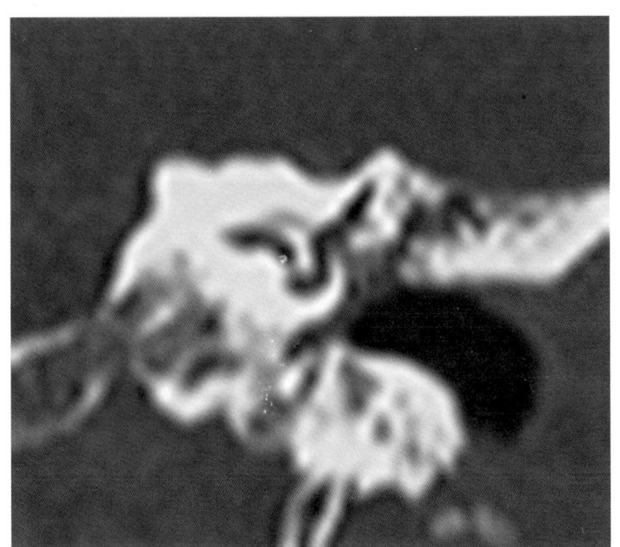

图 2.11　相同病例的 CT 扫描，冠状位视图。砧骨长突和锤骨上部结构受到胆脂瘤破坏

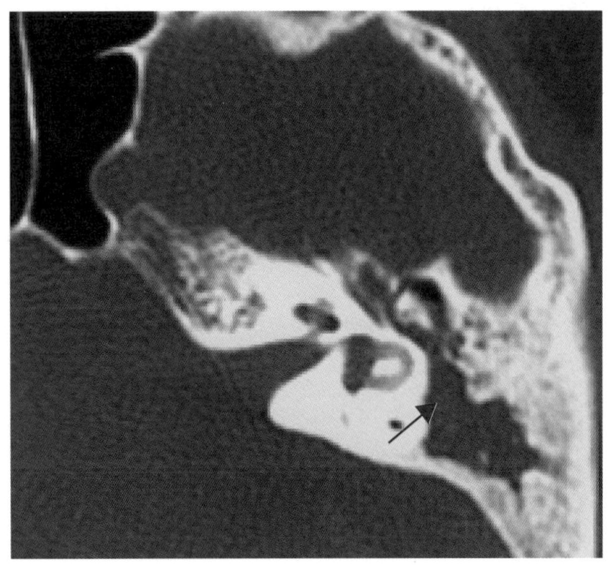

图 2.12　相同病例的 CT 扫描，轴位视图。胆脂瘤向后延伸至窦腔和乳突（箭头）。某些混浊影可能是渗出和瘢痕组织。无法区分软组织是 CT 检查的缺点之一

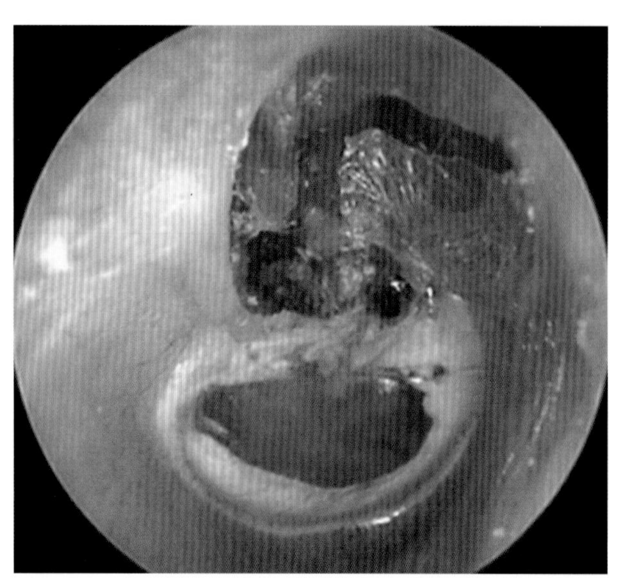

图 2.13　另一例上鼓室胆脂瘤。鼓室上隐窝存在巨大缺损伴碎片，累及锤骨头和砧骨体

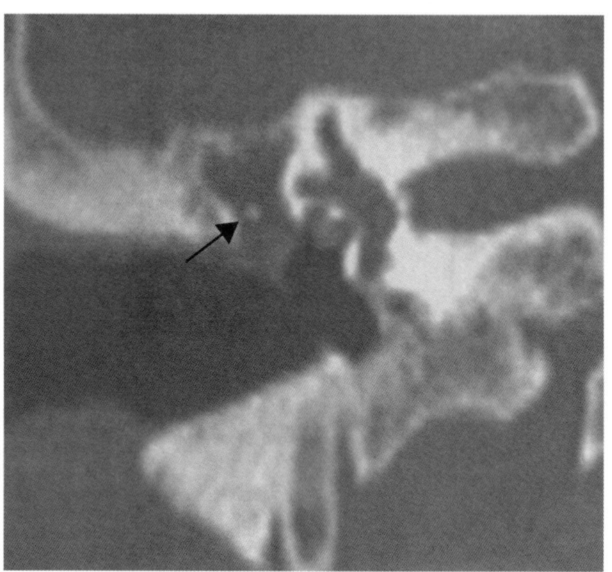

图 2.14　相同病例的 CT 扫描，冠状位视图。砧骨短突遭到上鼓室胆脂瘤的严重破坏

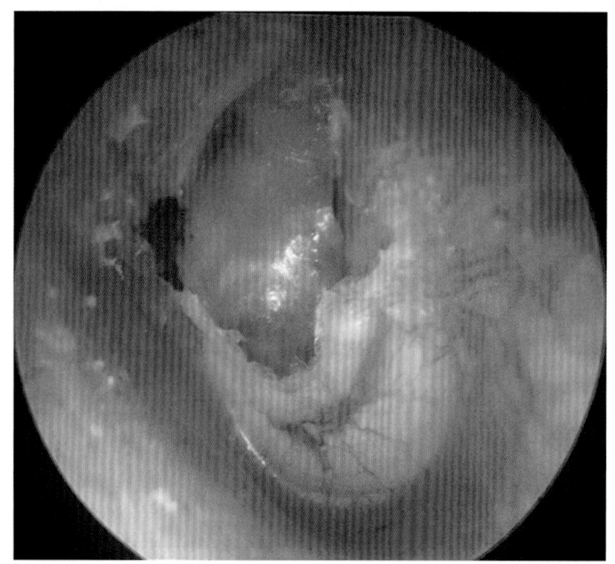

图 2.15　相同患者的左耳。胆脂瘤伴有明显的盾板(鼓膜嵴)破坏和鼓室上隐窝、中鼓室区的表皮化。部分胆脂瘤碎片被清除。残余的鼓膜紧张部有硬化。术中发现听骨链缺如。耳镜观察到左耳病变的进展程度显然快于右耳。但是，术中情况并非如此，因为此处指出的明显上鼓室破坏引发了胆脂瘤碎片自清洁（见 CT 扫描，图 2.16）。由于听骨链完全被破坏，二期手术主要用于功能重建

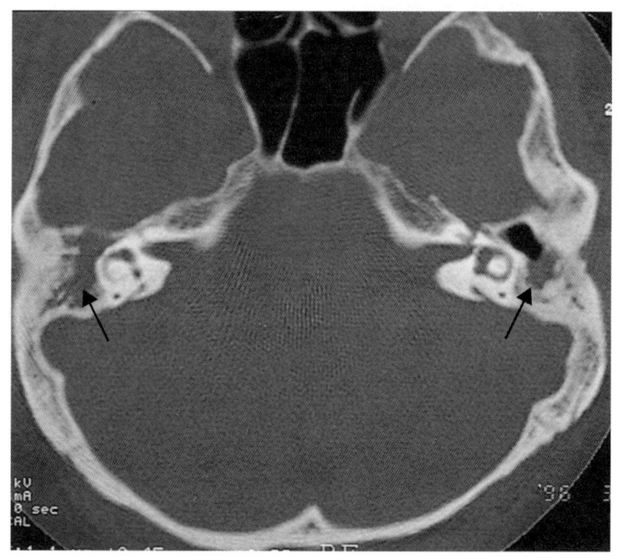

图 2.16　相同病例的 CT 结果显示发展到右耳乳突的胆脂瘤，以及左耳胆脂瘤碎片的自清洁（箭头）

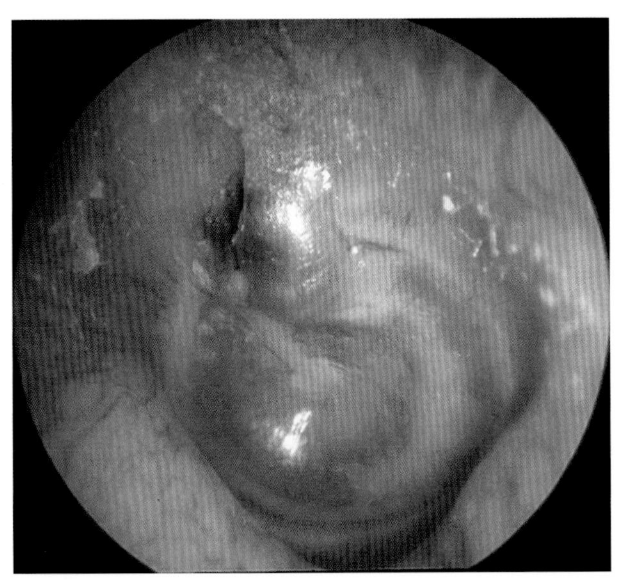

图 2.17　左耳。位于锤骨后方的囊性后鼓室胆脂瘤。鼓膜在松弛部水平上膨出，后象限鼓膜硬化并轻微内陷。由于碎片被遮盖，因此不细致观察可能会忽略胆脂瘤的存在

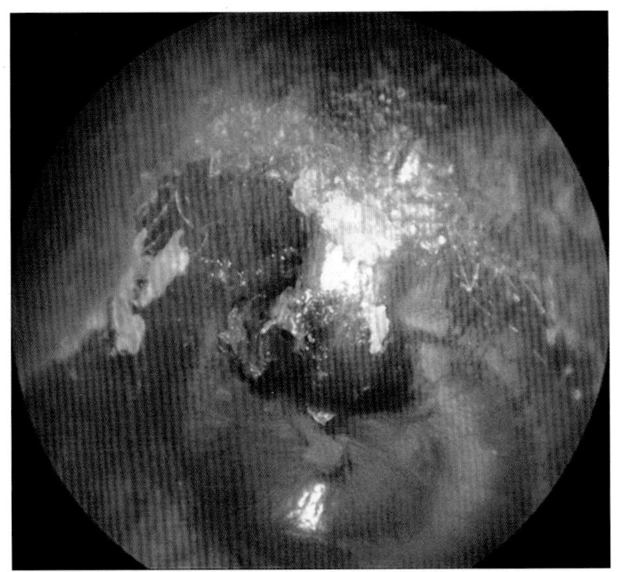

图 2.18　与图 2.17 相同的病例，急性炎症发作期间。注意胆脂瘤增大

2.3　中鼓室与上鼓室胆脂瘤

中鼓室胆脂瘤可能来源于鼓膜紧张部的内陷囊袋或鼓膜的穿孔（图 2.19 ~ 图 2.28）。后中鼓室内陷囊袋的病变进展通常伴有听骨链破坏。内陷囊袋常常覆盖外侧半规管，引发迷路瘘。对于早期局限性胆脂瘤病例，进行一期手术时，可以使用较厚的软骨作为骨小柱，并同时增强鼓膜上后象限。对于进展期病例，应该进行分期手术。当存在后壁的广泛破坏时，建议对老年人进行改良乳突根治术，而对年轻患者可进行分期的开放式鼓室成形术。双侧胆脂瘤患者也采用相同的策略。

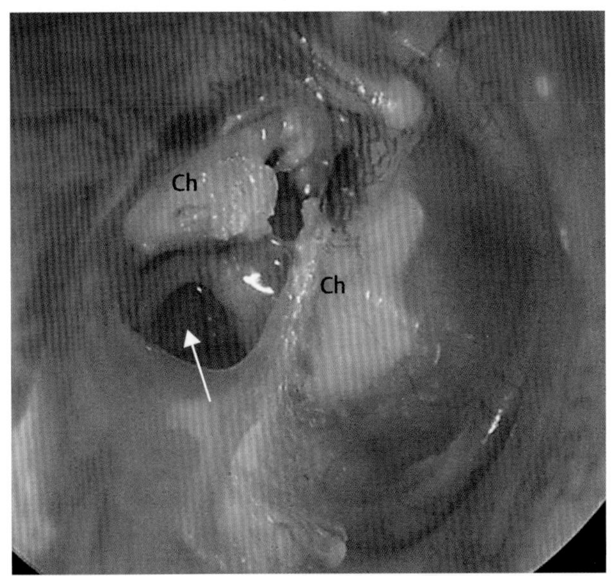

图 2.19　右耳。一例在鼓膜后部穿孔内侧形成继发性胆脂瘤。胆脂瘤覆盖卵圆窗，向鼓室上隐窝延伸，向前发展并覆盖锤骨柄内侧面。通过穿孔可以看到鼓岬和卵圆窗（箭头）。Ch：胆脂瘤

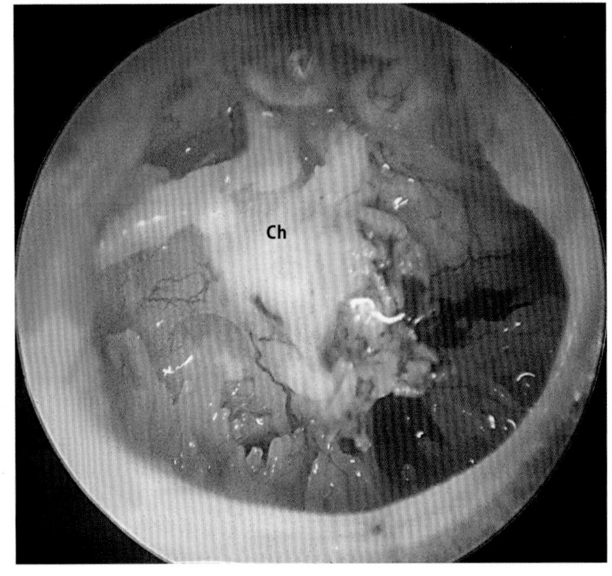

图 2.20　右耳。一例继发性胆脂瘤伴鼓膜完全穿孔。锤骨柄缺失。胆脂瘤覆盖砧骨长突和部分锤骨，也累及鼓岬。卵圆窗、下鼓室气房和咽鼓管口未见病变。Ch：胆脂瘤

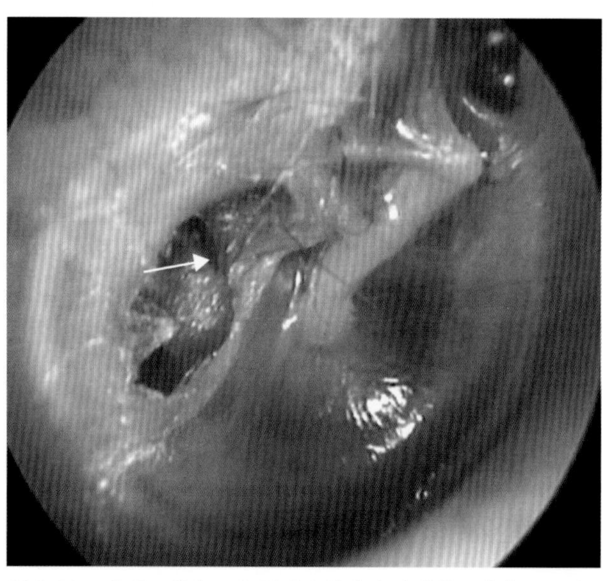

图2.21　右耳，存在一个深的中鼓室内陷囊袋，伴有胆脂瘤，也可见上鼓室内陷。砧镫关节（箭头）和鼓岬已完全上皮化

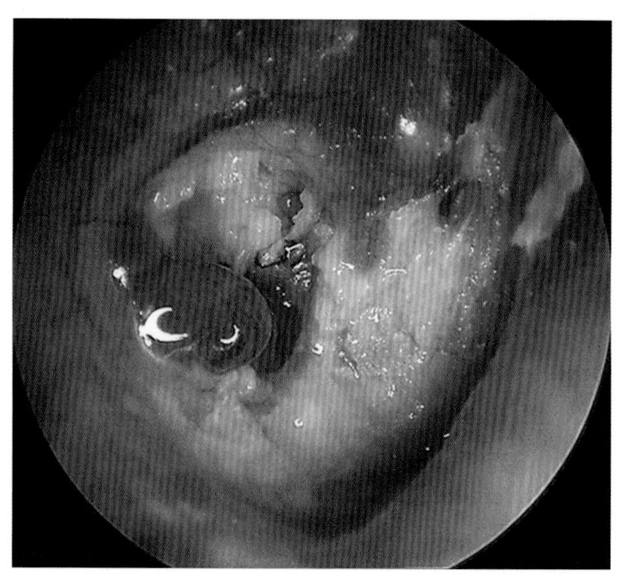

图2.22　右耳。卵圆窗水平可观察到中鼓室后部胆脂瘤伴息肉

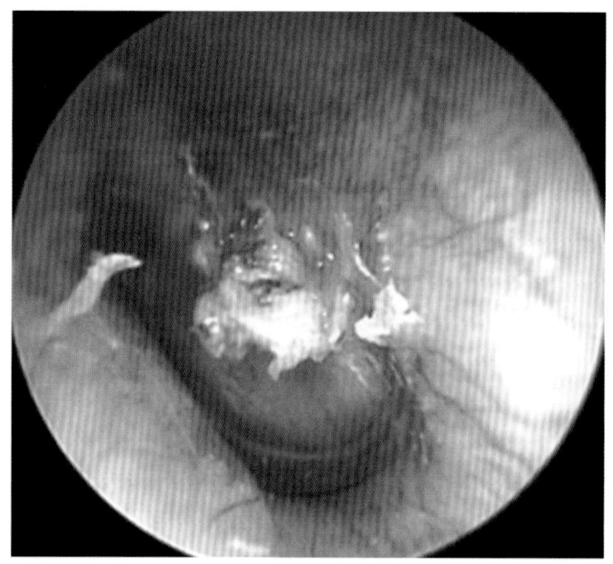

图2.23　左耳的中鼓室胆脂瘤。砧镫关节区域完全被胆脂瘤占据

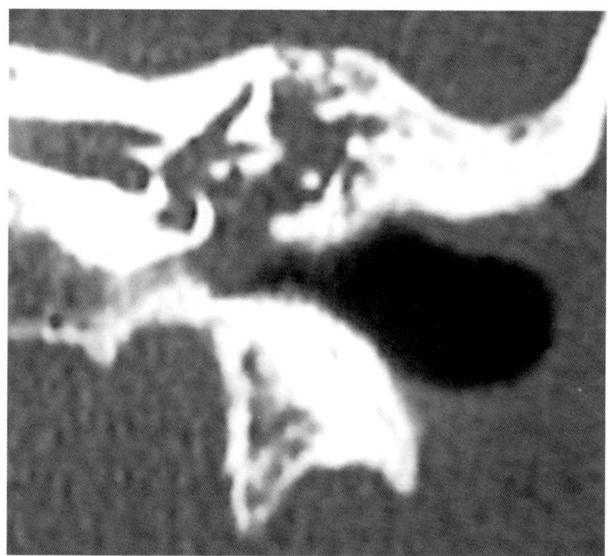

图2.24　相同病例的CT扫描，冠状位视图。胆脂瘤充满了中耳，并破坏砧骨长突和锤骨上部结构

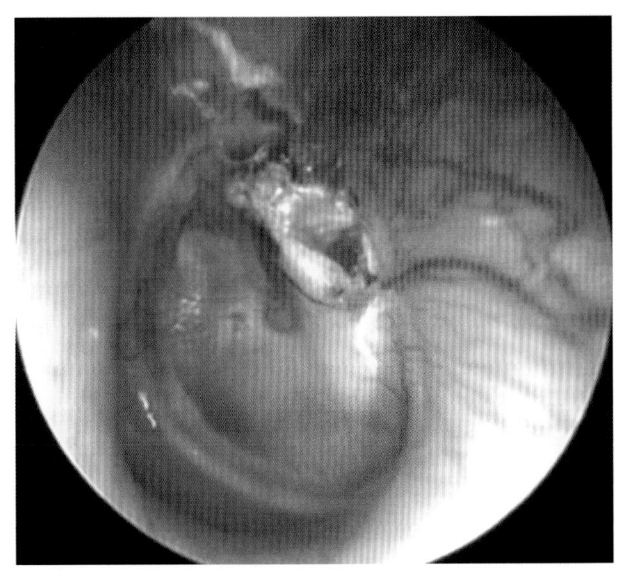

图 2.25 中上鼓室胆脂瘤。即使在这种情况下，砧骨长突也会被病变破坏。可见鼓膜硬化

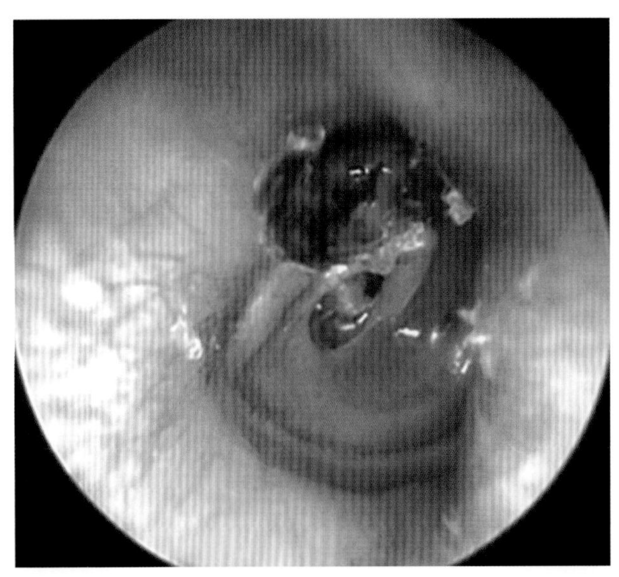

图 2.26 右耳。中上鼓室胆脂瘤。存在较深的上鼓室缺损和中鼓室内陷囊袋。砧镫关节似乎没有破坏，导致轻度的传导性听力损失。但是，在这种情况下，整个上鼓室区域和乳突腔的受累，需要进行分期的开放式鼓室成形术

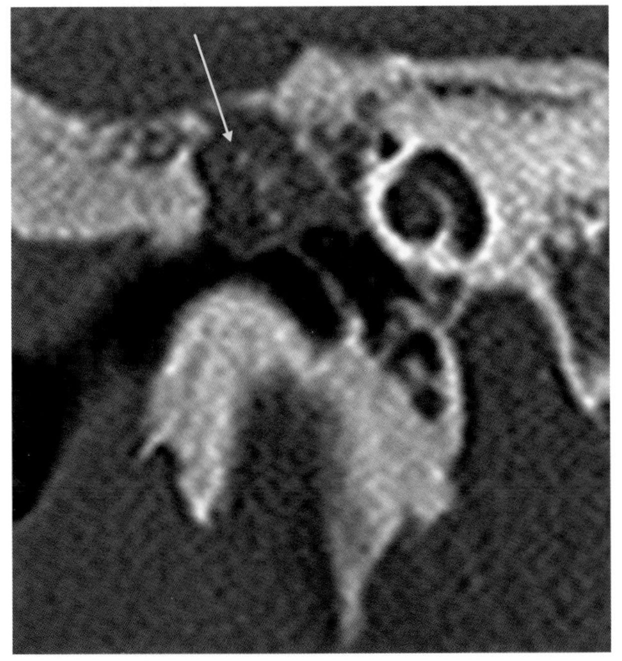

图2.27 相同病例的CT扫描，冠状位视图。锤骨头部被病变破坏侵蚀并吞没（箭头）

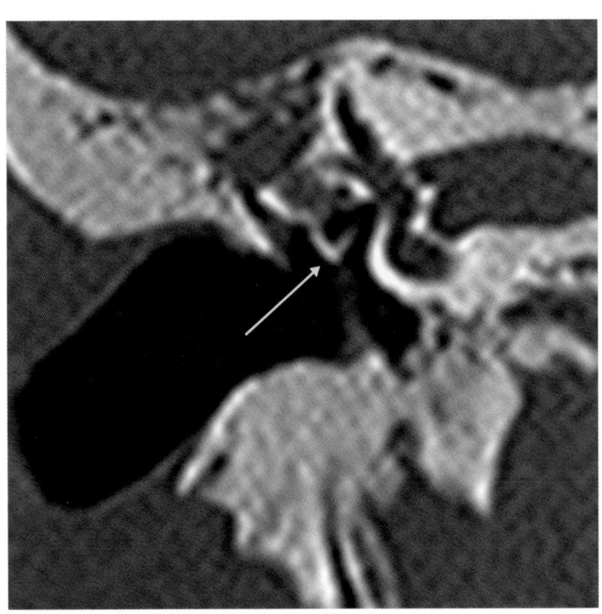

图 2.28 相同病例的 CT 扫描，冠状位视图。砧镫关节没有被破坏

2.4 胆脂瘤合并鼓膜不张

后天性胆脂瘤，特别是中鼓室胆脂瘤，通常伴有鼓室腔的鼓膜不张。在所有术前听力正常的自发性鼓膜修复（myringostapediopexy）病例或对侧听力正常的老年患者中，我们首选在确认不存在任何中耳胆脂瘤后，不破坏不张的鼓膜。在严重病例中，鼓室内健康的黏膜缺失，提示有分期手术的指征。某些病例可能需要鼓膜置管以防止再次粘连。参见图 2.29 ~ 图 2.31。

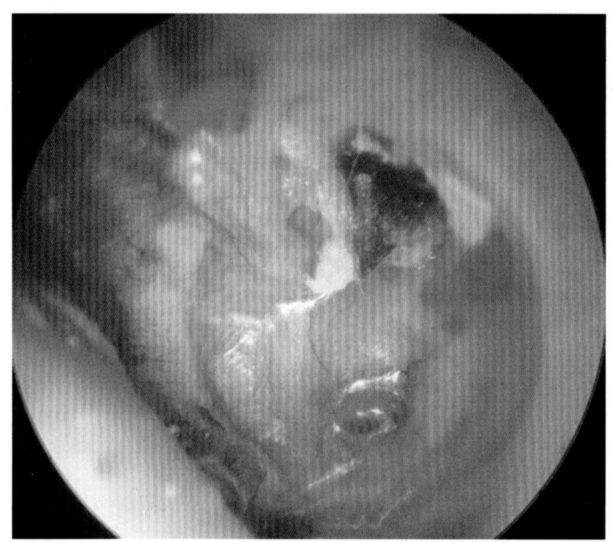

图 2.29 左耳。Ⅳ级鼓膜不张并伴有后上中鼓室内陷，形成胆脂瘤。由于没有上皮层，因此可以看到中耳黏膜

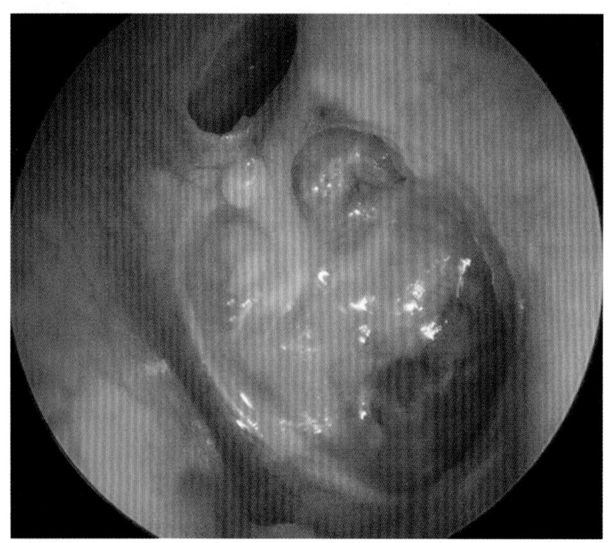

图 2.30 左耳。可通过上鼓室缺损看见胆脂瘤，其充满鼓室上隐窝并破坏锤骨头。紧张部可见Ⅳ级鼓膜不张，在中耳形成了息肉状肉芽组织。在锤骨后部区域，胆脂瘤吞噬了听骨链

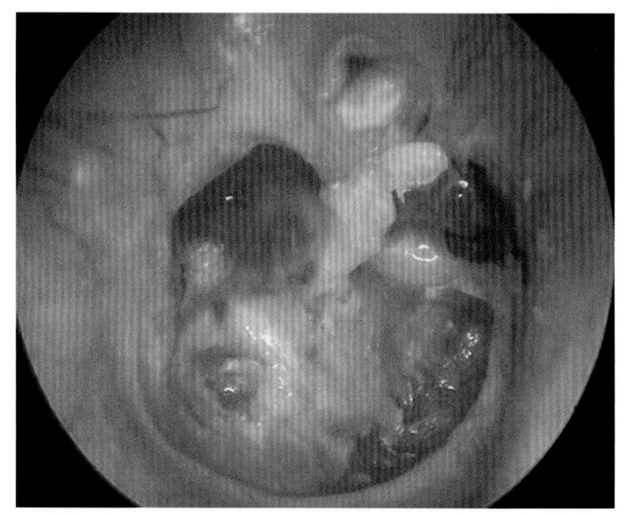

图 2.31 右耳。上鼓室胆脂瘤伴有完全性鼓膜不张。这位 45 岁的女性患者接受了改良乳突根治术，鼓室腔保持原状

2.5 胆脂瘤伴发合并症

目前，借助现有的诊断方法和改善的医疗服务，很少发现伴有颅内并发症（例如脑膜炎、脑脓肿、侧窦血栓性静脉炎等）的胆脂瘤。但是，伴有严重骨破坏、迷路瘘、造成耳聋的严重感音神经性听力损失和面神经麻痹的胆脂瘤病例并不罕见。通常，诊断胆脂瘤无需申请 CT 扫描检查。但是，当出现头痛、眩晕、面神经麻痹、严重的感音神经性听力损失或突发性耳聋，颞骨高分辨率 CT 扫描变得尤为重要。当怀疑颅内并发症时，还需要注射造影剂和 MRI 检查。参见图 2.32 ~ 图 2.41。

2.6 先天性中耳胆脂瘤

中耳的先天性胆脂瘤是婴儿期和儿童期的罕见疾病，其位于完整的鼓膜后方，锤骨柄的前部或后部。参见图 2.42 ~ 图 2.59。

前上部胆脂瘤可通过扩大的鼓室切开术去除，从而保留鼓膜和听小骨链完整性。但是，后部胆脂瘤需要分期的闭合式鼓室成形术。二期手术用于探查是否有残留的胆脂瘤。通常后部胆脂瘤破坏的听骨链可在该期手术中重建。

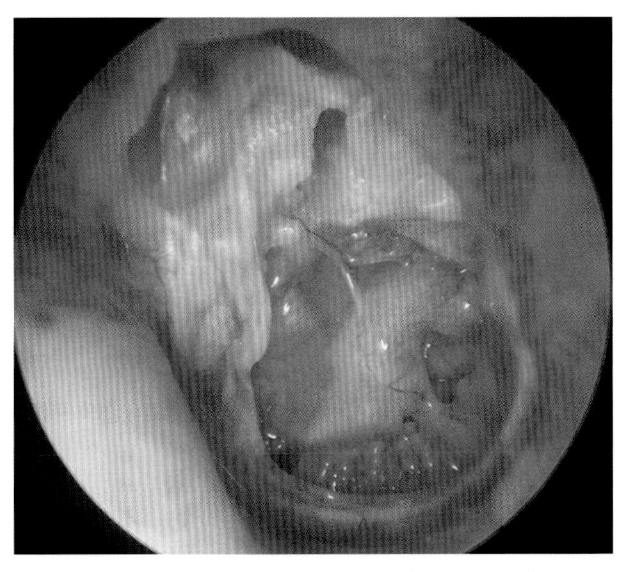

图 2.32 左耳。巨大上鼓室胆脂瘤伴鼓膜紧张部穿孔。鼓室上隐窝和中鼓室区存在胆脂瘤鳞屑。锤骨柄存在，鼓膜环完整。术前 CT 扫描（图 8.59）显示可疑的外侧半规管瘘，并在手术中被发现（图 8.60）。在这种情况下，由于存在明显的上鼓室破坏和瘘管，提示有开放性鼓室成形术指征

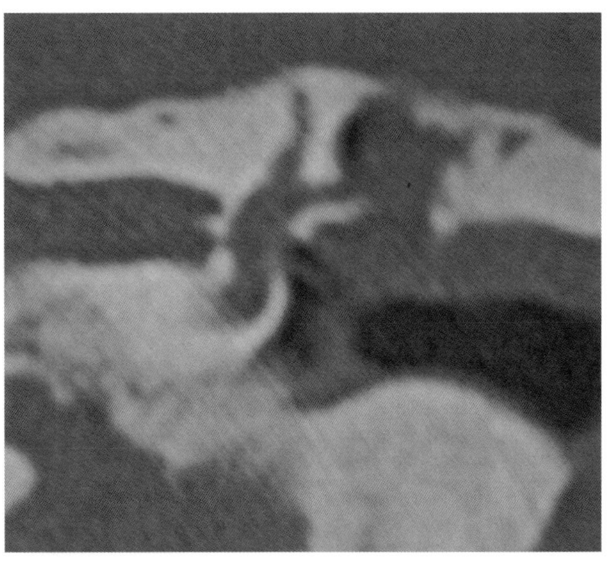

图 2.33 相同病例的 CT 扫描，冠状位视图。术前 3 个月进行的 CT 扫描显示，中耳病变与胆脂瘤和疑似的外侧半规管瘘相符。患者耳漏并诉有眩晕，同时内耳功能正常

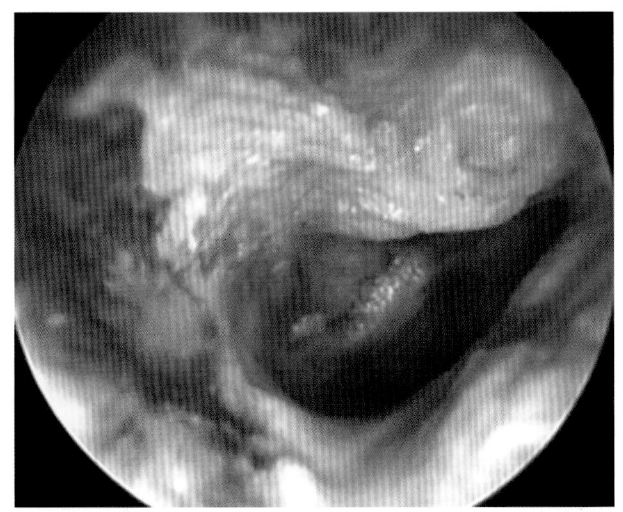

图 2.34 右耳。整个上鼓室区隆起，疑似上鼓室胆脂瘤并伴有脑膜脑膨出。CT 扫描（图 2.35）显示巨大中耳的鼓室天盖骨板缺损伴软组织影。术中在中耳和乳突区发现由胆脂瘤包裹的脑膜脑膨出

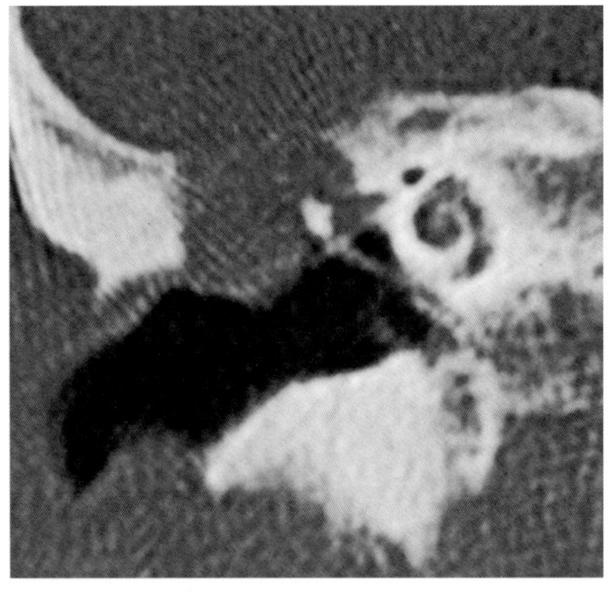

图 2.35 相同病例的 CT 扫描，冠状位视图。巨大鼓室天盖骨板缺损，软组织进入中耳

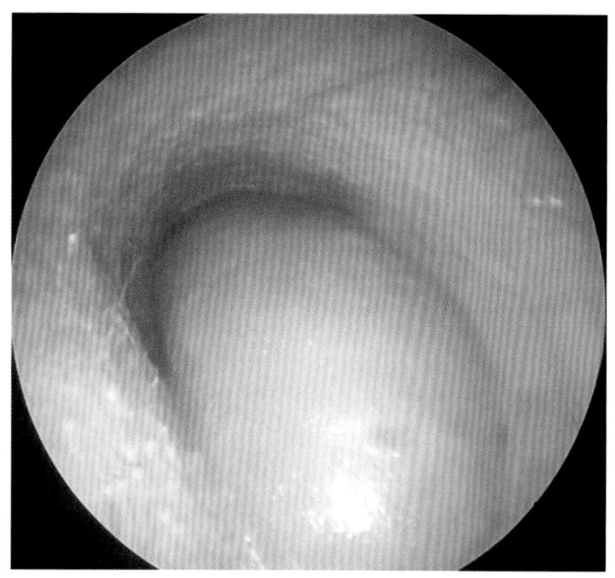

图 2.36 左耳。巨大息肉阻塞外耳道。该患者主诉恶臭性耳漏、听力下降和眩晕。申请进行颞骨高分辨率 CT 扫描（图 8.68）。诉眩晕和（或）姿势不稳定的慢性化脓性中耳炎患者必须进行颞骨 CT 扫描

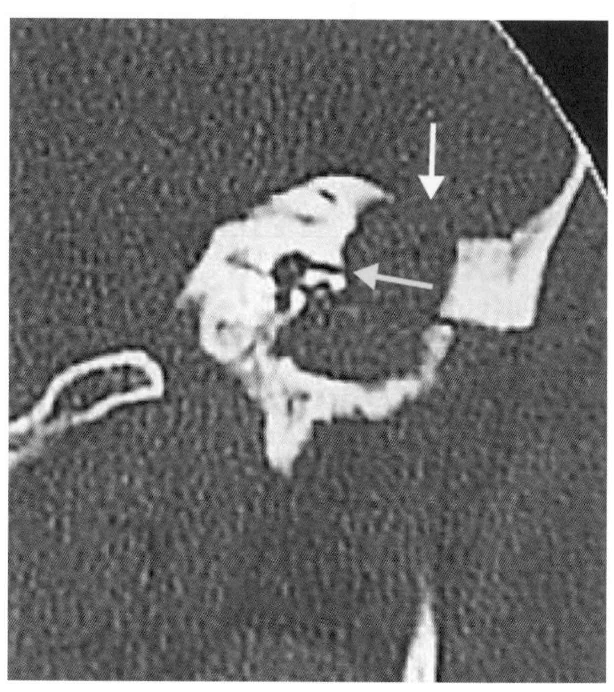

图 2.37 前述病例的 CT 扫描。可见巨大的胆脂瘤，引发外侧半规管瘘（黄色箭头）和鼓室天盖的破坏（白色箭头）

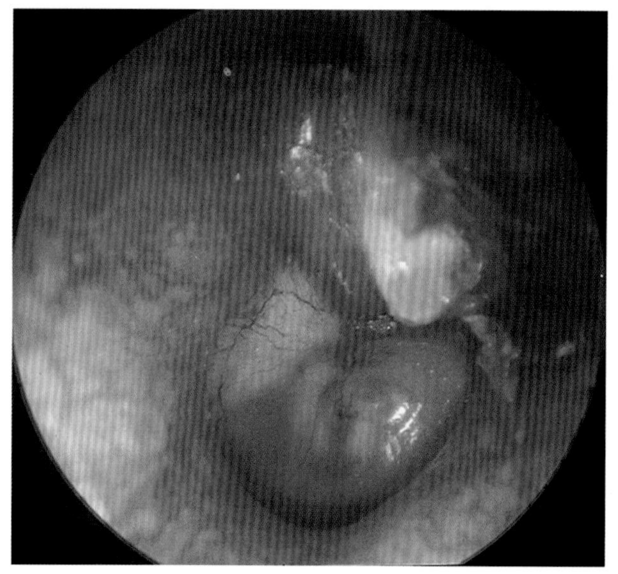

图 2.38 右耳。上、中鼓室胆脂瘤。胆脂瘤碎片通过上鼓室缺损处凸出。在鼓膜上后象限中，可见透明的胆脂瘤囊，导致鼓膜隆起。受侵蚀的鼓室上隐窝周围皮肤充血。鼓膜紧张部完整。该患者主诉频繁发作的眩晕

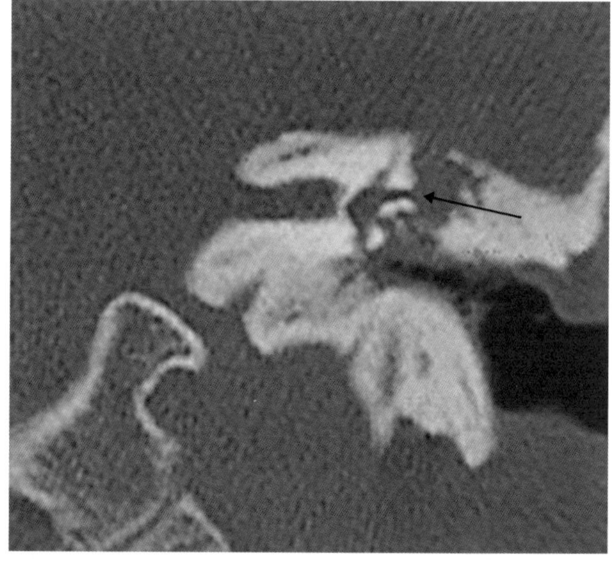

图 2.39 前述病例的 CT 扫描。胆脂瘤引起的外侧半规管明显中断（箭头）

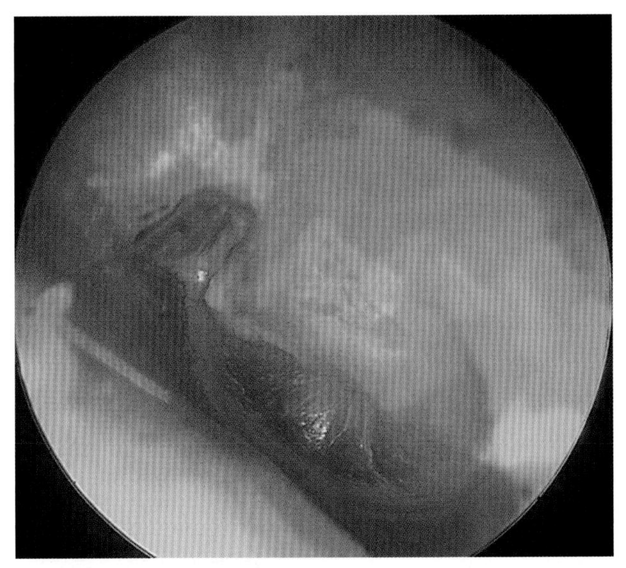

图 2.40　左耳。一位出现听力下降、耳鸣和中耳炎反复发作并伴有积液的患者的上鼓膜缩回小袋。患者对侧耳已在其他医院进行开放式鼓室成形术，造成完全听力损失和面神经麻痹。颞骨 CT 扫描显示存在上鼓室胆脂瘤，引起上半规管瘘和鼓室天盖的破坏。患者接受了开放性鼓室成形术。作为唯一听力耳，术中将胆脂瘤基质保留在瘘管上，而通过软骨修复鼓室天盖缺损，避免脑膜脑膨出（见第 12 章）

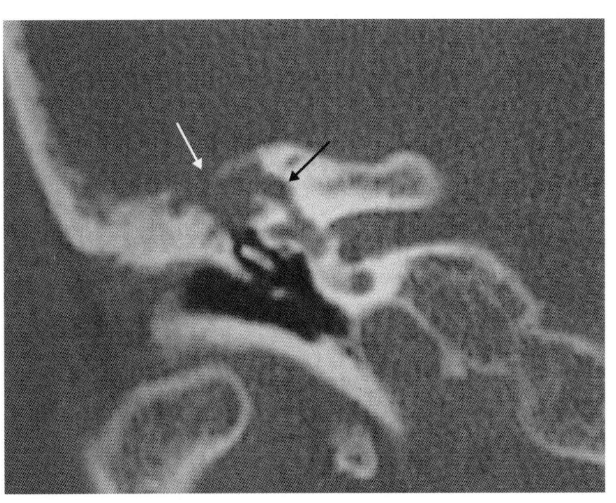

图 2.41　前述病例的 CT 扫描。胆脂瘤引起的上半规管瘘（黑色箭头）和鼓室天盖的破坏（白色箭头）

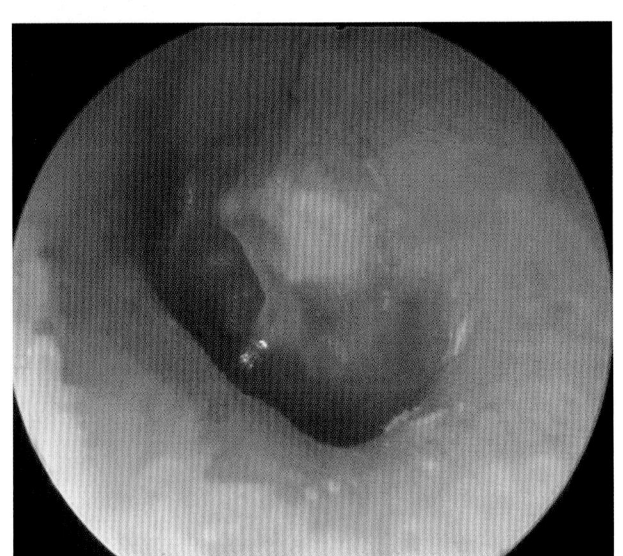

图 2.42　左耳。先天性胆脂瘤（A2 型，见第 8 章），见鼓膜后白色肿块，导致鼓膜的后上象限膨出。未发现鼓膜穿孔和骨破坏。在这种情况下，胆脂瘤引起砧骨长突的破坏，可导致传导性听力损失

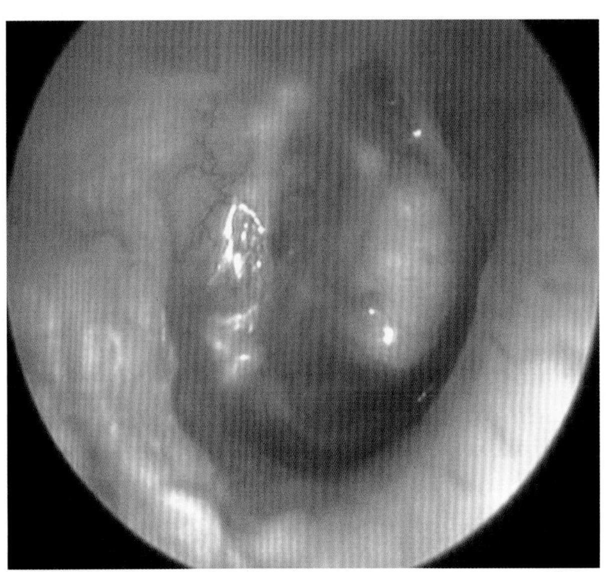

图 2.43　右耳。A1 型先天性胆脂瘤（见第 8 章）。胆脂瘤位于锤骨周围区。鼓膜略微回缩，听力学检测显示轻度的传导性听力损失

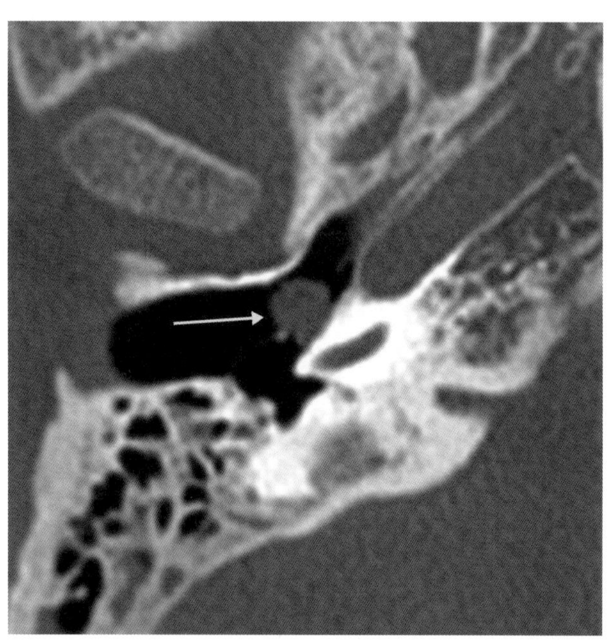

图 2.44　相同患者右耳的 CT 扫描，轴位视图。胆脂瘤与鼓岬接触（箭头）

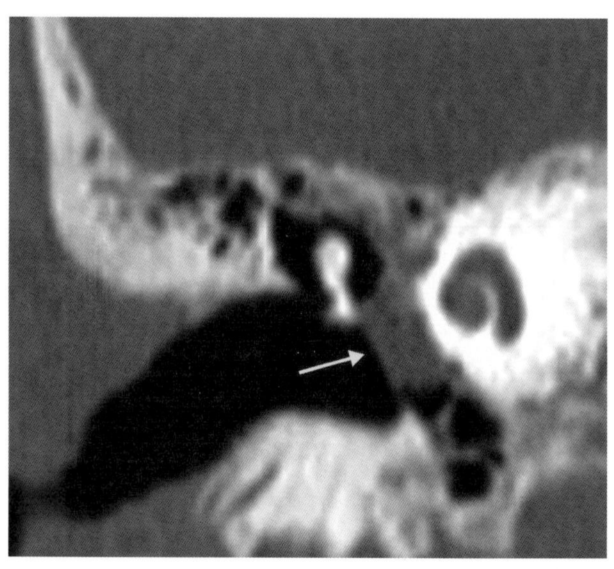

图 2.45　相同患者右耳的 CT 扫描，冠状位视图。锤骨内侧清晰可见珍珠状胆脂瘤（箭头）

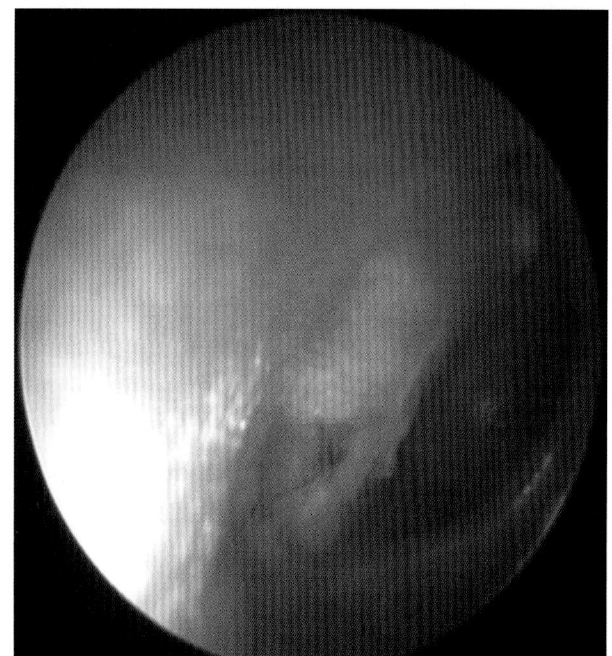

图 2.46　一例 18 岁女性患者的先天性胆脂瘤，最近 2 个月开始出现右耳听力下降。患者未提及慢性中耳炎的病史。在中鼓室区清晰可见白色肿物。CT 扫描显示胆脂瘤同时累及上鼓室区和中鼓室区（A/B 型，见第 8 章）。听力学检测显示右侧耳中度传导性听力损失（图 9.10 为手术图片）

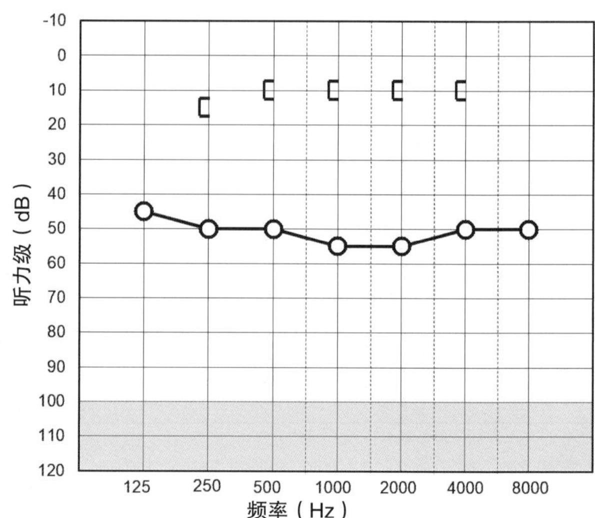

图 2.47　前述病例的听力学检测显示右侧耳传导性听力损失

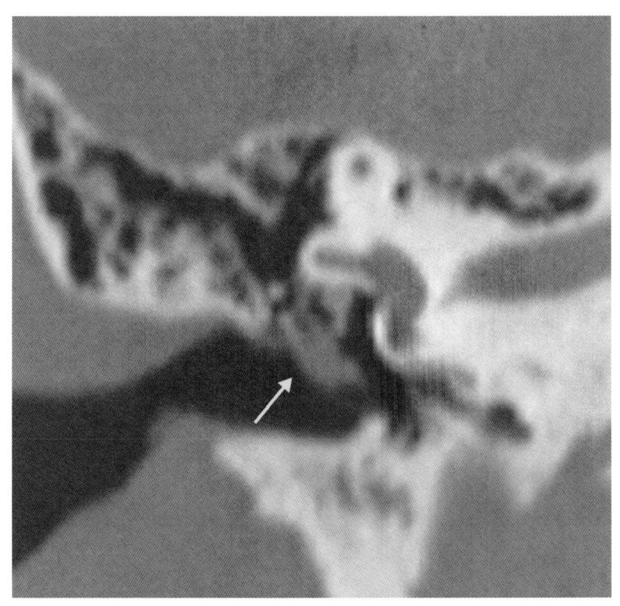

图2.48 相同病例的CT扫描，冠状位视图。胆脂瘤肿物（箭头）破坏了砧骨长突。镫骨的上部结构缺失

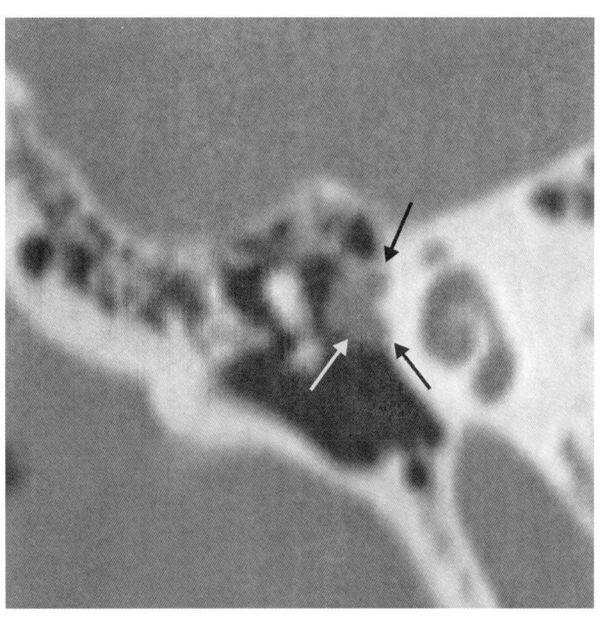

图2.49 相同病例的CT扫描，冠状位视图。胆脂瘤肿物延伸至上鼓室区前部锤骨内侧（黄色箭头），覆盖面神经鼓室段（黑色箭头）和鼓膜张肌（红色箭头）

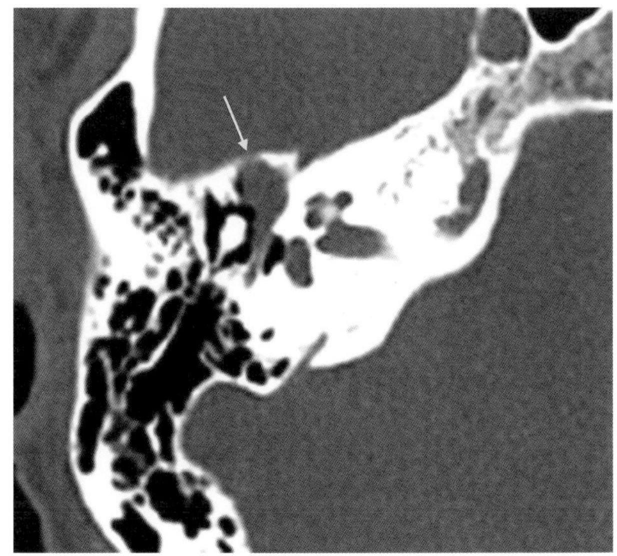

图2.50 相同病例的CT扫描，轴位视图。胆脂瘤累及咽鼓管上隐窝（箭头）。乳突没有病变

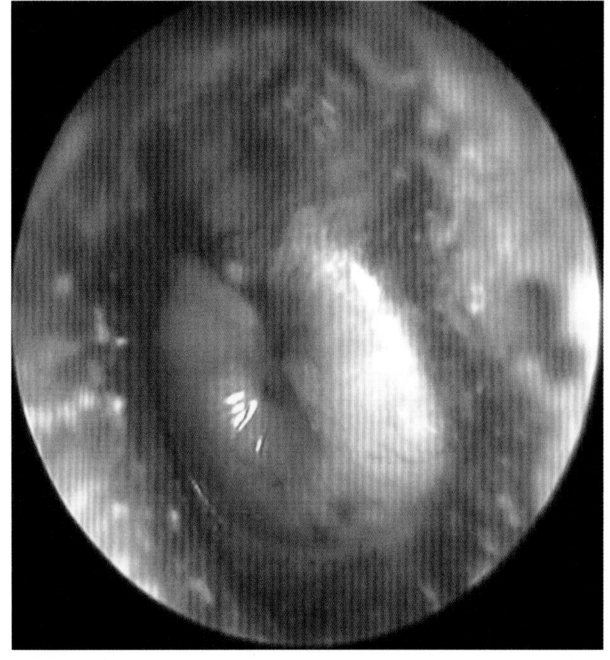

图2.51 另一例先天性胆脂瘤，发展缓慢，无中耳炎病史的40岁女性患者（A/B型）。该患者因左耳听力恶化而被介绍至我们中心治疗。发白的肿物推起整个鼓膜

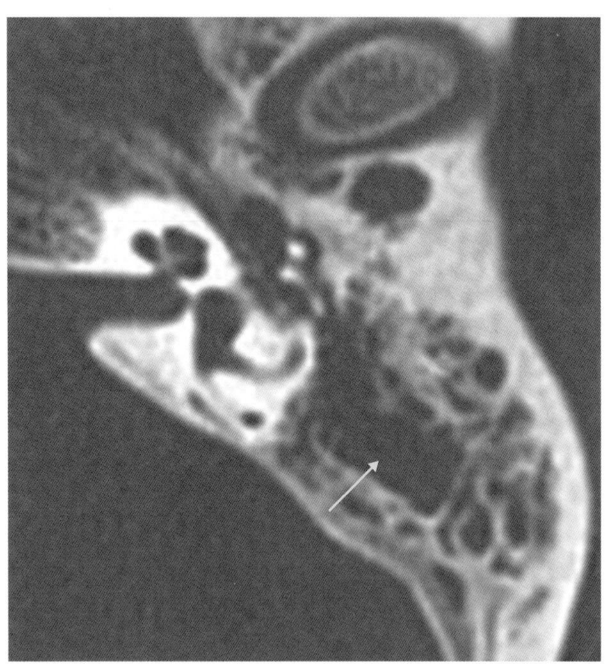

图 2.52　相同患者的 CT 扫描，轴位视图，可见乳突充满浑浊影（箭头）。在 CT 中无法区分胆脂瘤和积液。手术时证实乳突中存在胆脂瘤

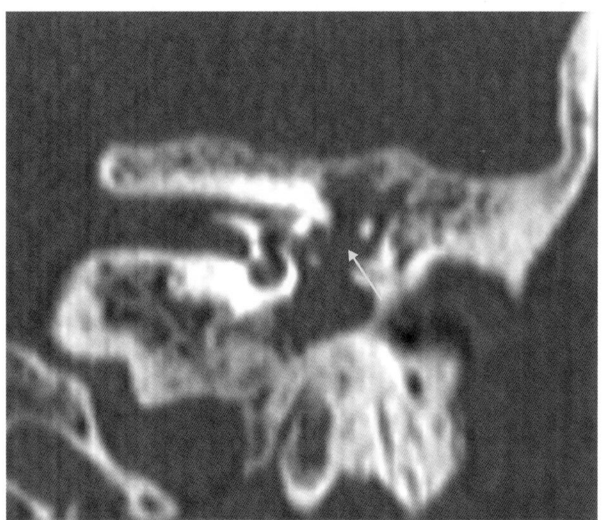

图 2.53　相同病例的 CT 扫描，冠状位视图。胆脂瘤破坏了砧镫关节（箭头），导致进行性听力损失

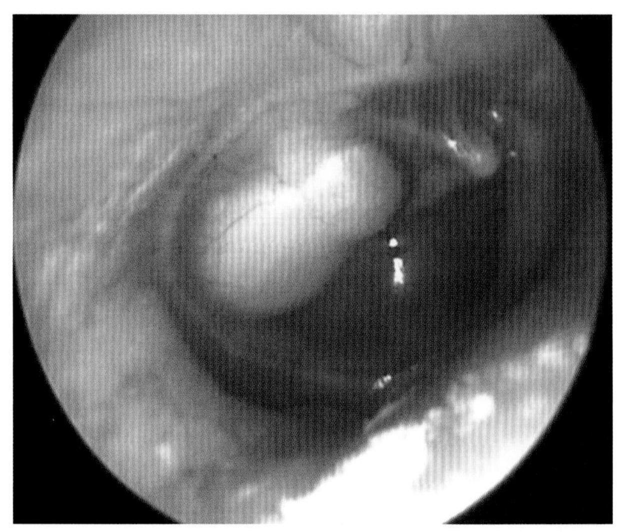

图 2.54　一例左侧先天性胆脂瘤（A/B 型），进展缓慢无中耳炎病史的 36 岁男性患者。患者诉耳闷胀感和听力下降。在鼓膜后上象限可见白色隆起。听力学检测显示有轻度传导性听力损失（10~15dB 气骨导差）

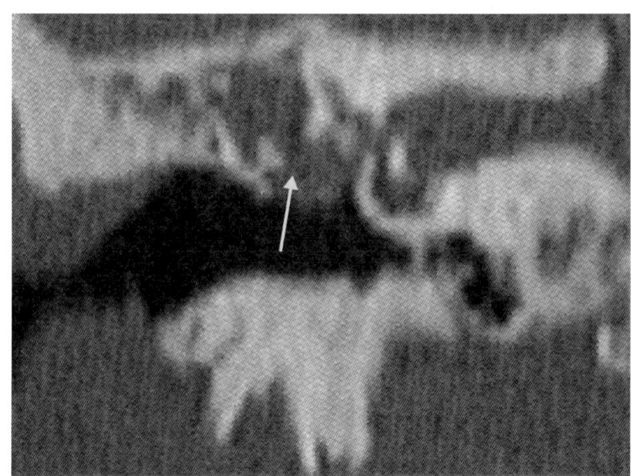

图 2.55　相同病例的 CT 扫描，冠状位视图。胆脂瘤（箭头）累及后上鼓室和中鼓室区。下鼓室没有病变

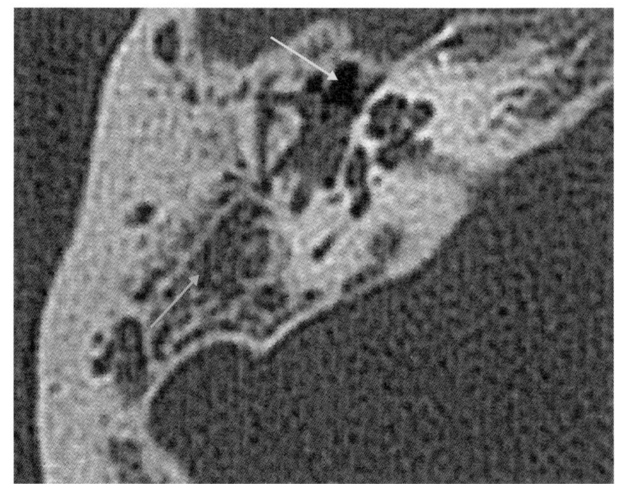

图 2.56　相同病例的 CT 扫描，轴位视图。前上鼓室无病变（黄色箭头），乳突（气化不良）混浊（绿色箭头）。在手术时证实了胆脂瘤的存在

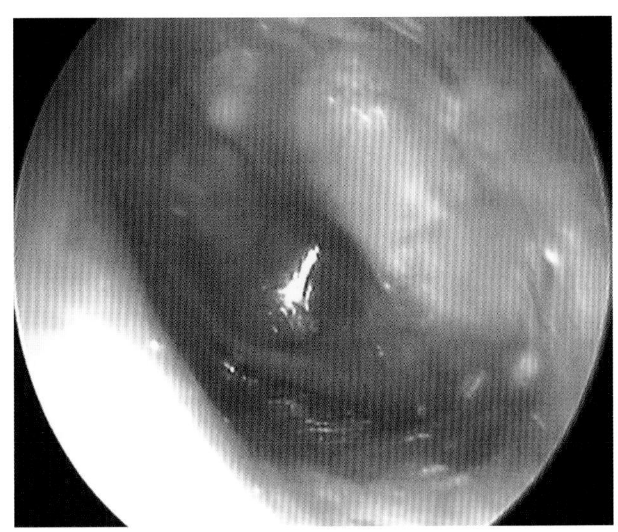

图 2.57 一例以左耳听力下降为表现的 7 岁男孩的先天性胆脂瘤。耳镜检查显示经典的白色鼓膜后肿物

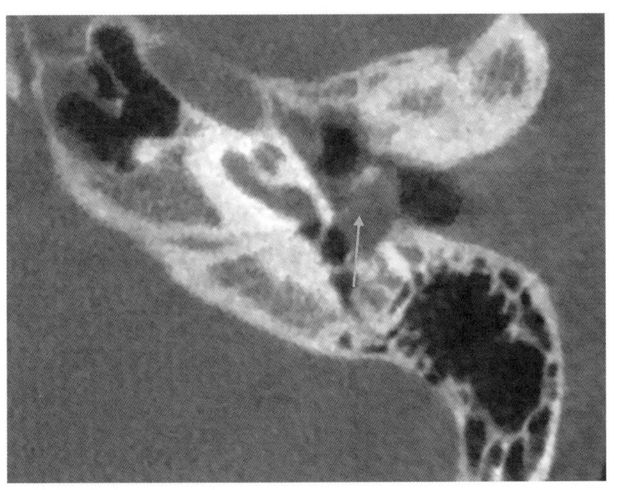

图 2.58 相同病例的锥型束 CT 扫描，轴位视图。证实存在侵蚀砧镫关节的中鼓室锤骨后胆脂瘤（A2 型）。需要进行分期的完壁式鼓室成形术

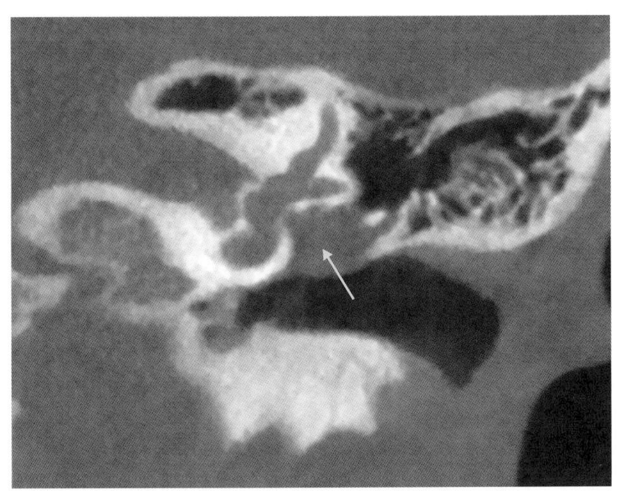

图 2.59 相同病例的锥型束 CT 扫描，冠状位视图。胆脂瘤累及中鼓室区，破坏砧镫关节（箭头）

2.7 岩部胆脂瘤

岩部胆脂瘤(PBC)是生长缓慢的表皮样病变，发生在颞骨岩部，占所有岩锥病变的 4% ~9%。这些可能是先天性、后天性或医源性的。先天性岩部胆脂瘤的首发症状可能是面神经麻痹、眩晕和耳聋。这些患者通常会发生恶臭性耳漏、进行性面神经麻痹、眩晕和任何类型的听力损失（传导性、感音神经性、混合性）。参见图 2.60 ~ 图 2.73。

如前所述，耳镜检查结果可能与岩部胆脂瘤无关。在这种情况下，需要高度怀疑，并且当患者表现为某些神经功能障碍（可以通过某些颞骨病变来解释）时，应考虑岩部胆脂瘤的可能性。MRI 是诊断此类疾病的基本方法，而 CT 可提供额外信息以评估疾病的范围。

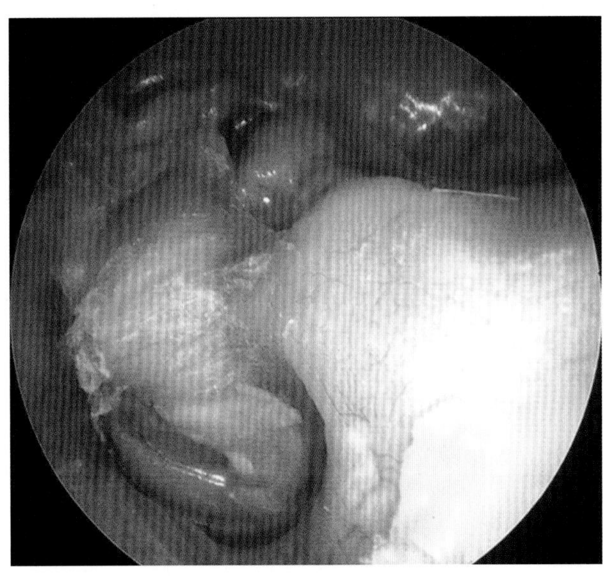

图 2.60 左侧根治术腔内后天性或医源性迷路上岩部胆脂瘤。在面神经第二部分水平可见发白的鼓膜后肿物。该患者表现为进行性面神经麻痹和全部听力丧失。正确的诊断不仅取决于耳镜检查，还取决于症状学（面瘫、全聋）和高分辨率 CT 扫描

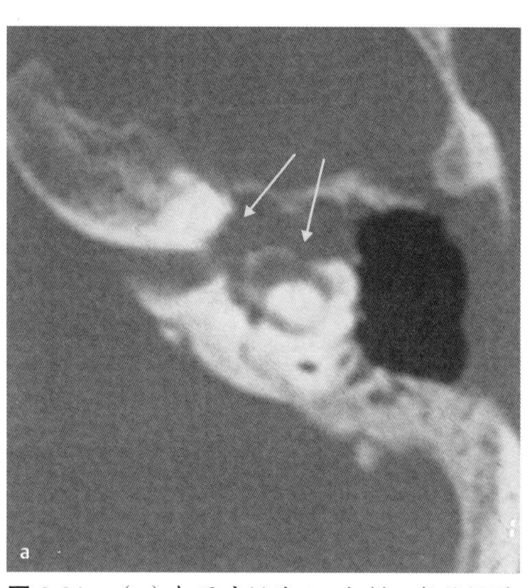

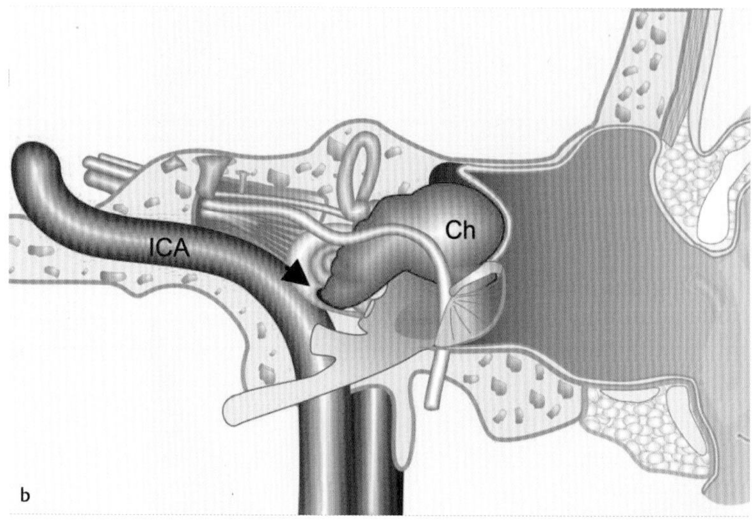

图 2.61 （a）相同病例的 CT 扫描，轴位视图。外侧半规管和前庭的受累（箭头）清晰可见。（b）胆脂瘤向前侵入耳蜗，内侧到达内耳道的基底部。未侵及后半规管。ICA: 颈内动脉，Ch: 胆脂瘤

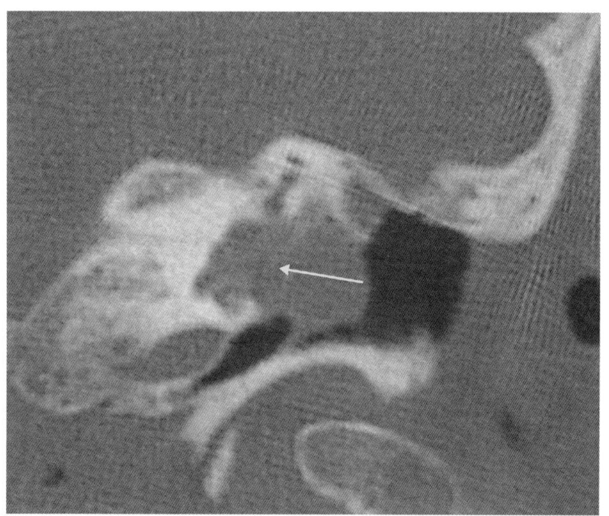

图 2.62 相同病例的 CT 扫描，冠状位视图。胆脂瘤的内侧延伸严重破坏耳蜗，这值得一见（箭头）

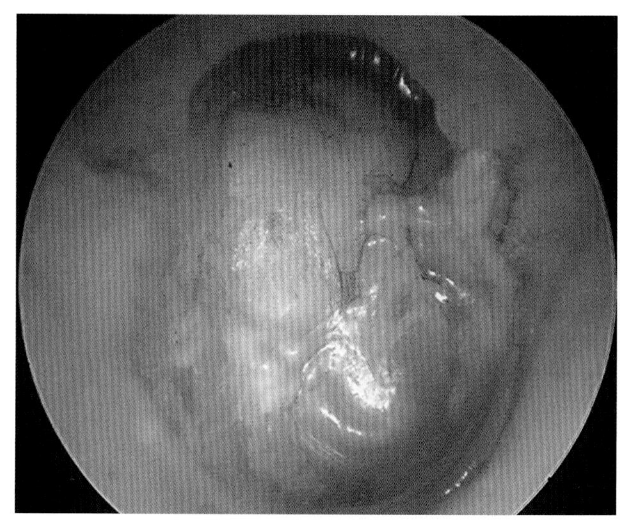

图 2.63 右侧后天性迷路上岩部胆脂瘤。开放性鼓膜成形术的乳突腔中存在白色肿物。肿物占据整个上鼓室并在鼓膜后内侧延伸。患者出现同侧面瘫和传导性听力损失

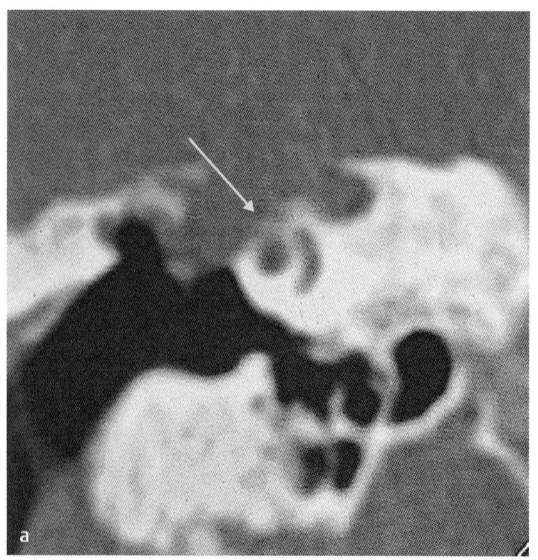

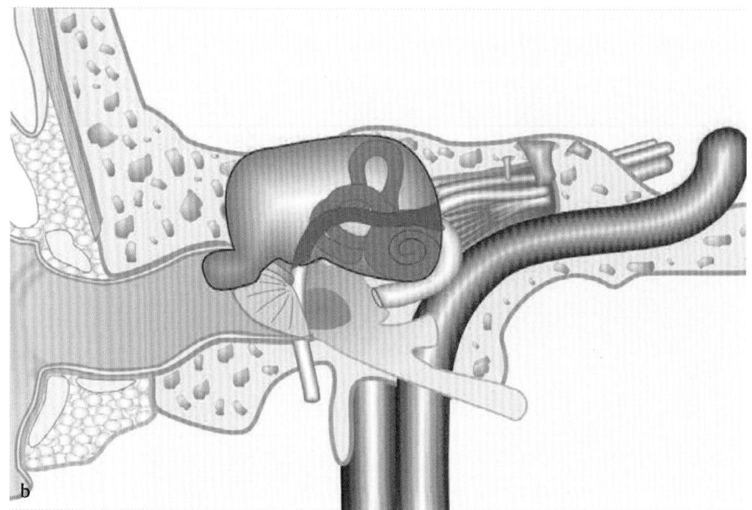

图 2.64 （a）图 2.63 中所示病例的 CT 扫描和相对图示（b）。胆脂瘤侵入耳蜗（箭头）。通过经耳蜗手术入路彻底清除病变，并使用腹部脂肪填充手术缺损。外耳道封闭为盲囊。病变侵犯膝状神经节水平的面神经，使用腓肠神经移植物修复

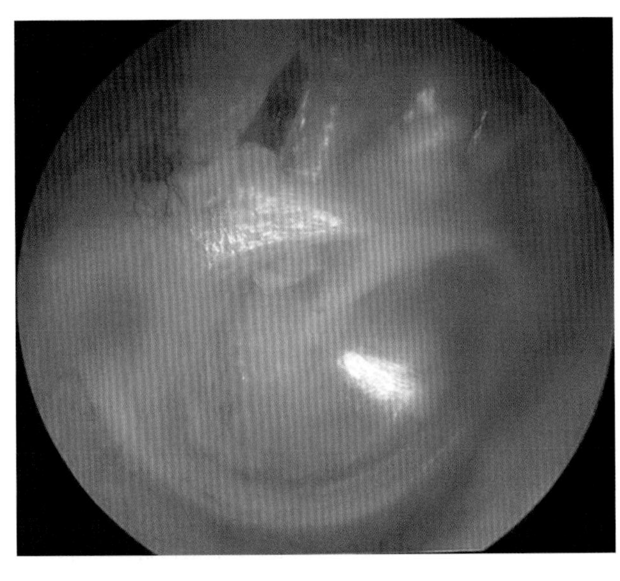

图 2.65　右耳。另一例后天性迷路上岩部胆脂瘤。患者出现右面神经麻痹。耳镜检查显示右上鼓室缺损

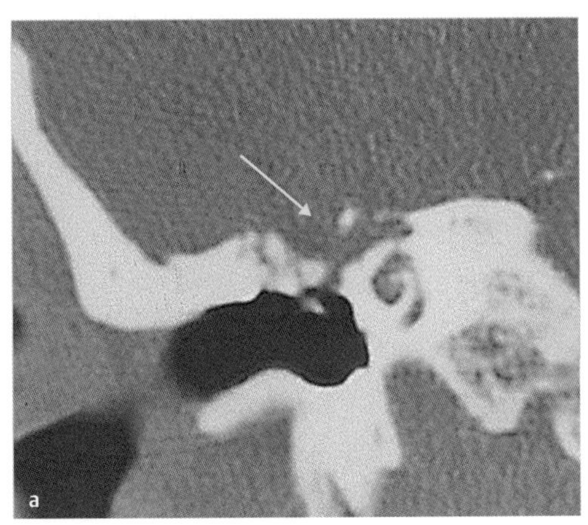

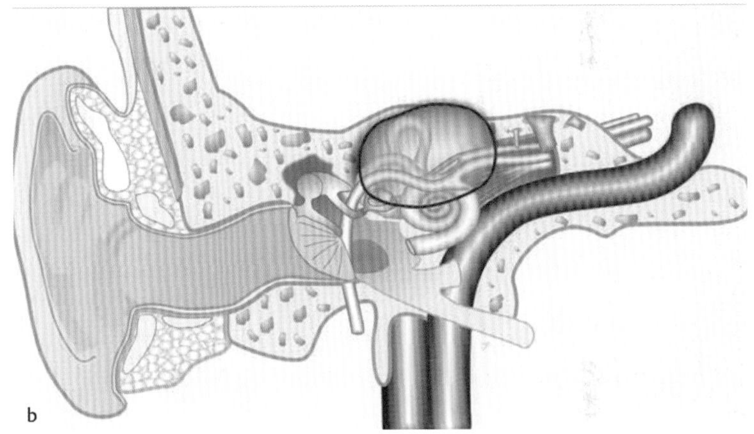

图 2.66　（a）相同病例的 CT 扫描，冠状位视图，以及相对图示（b）。小的后天性迷路上岩部胆脂瘤的典型位置和病损（箭头）

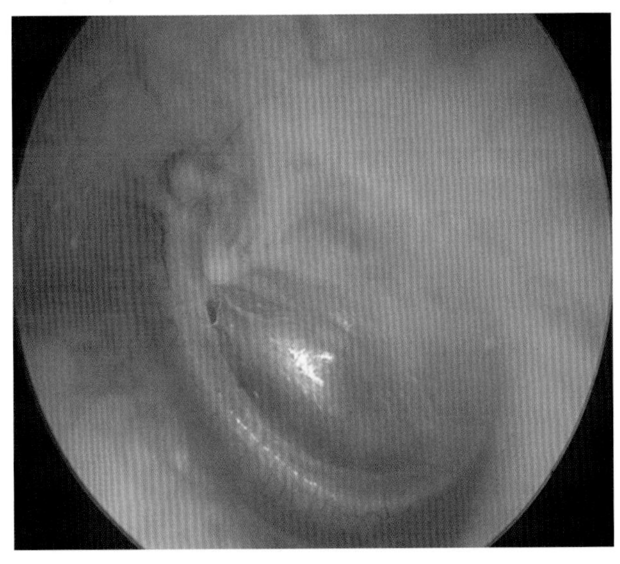

图 2.67　左侧先天性迷路上岩部胆脂瘤，向顶部延伸。耳镜检查为阴性。患者诉持续 5 年的进行性面神经麻痹以及传导性听力损失

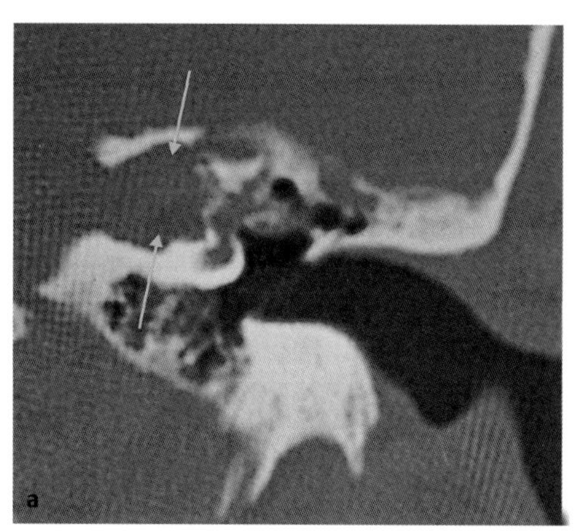

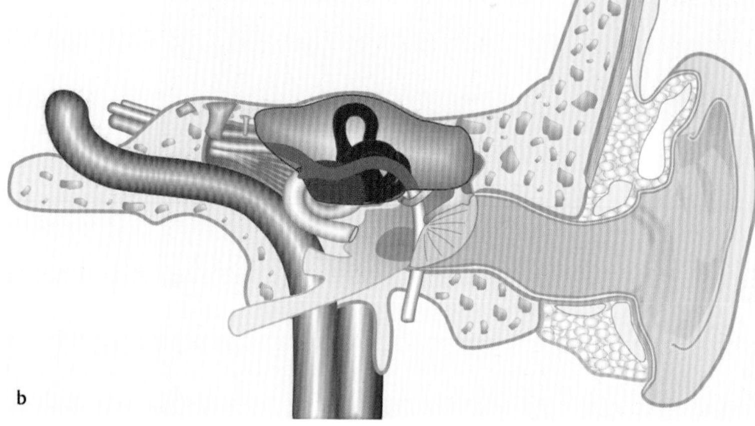

图 2.68 （a）相同病例的 CT 扫描，以及相对图示（b）。冠状位视图示胆脂瘤延伸至内耳道（箭头）

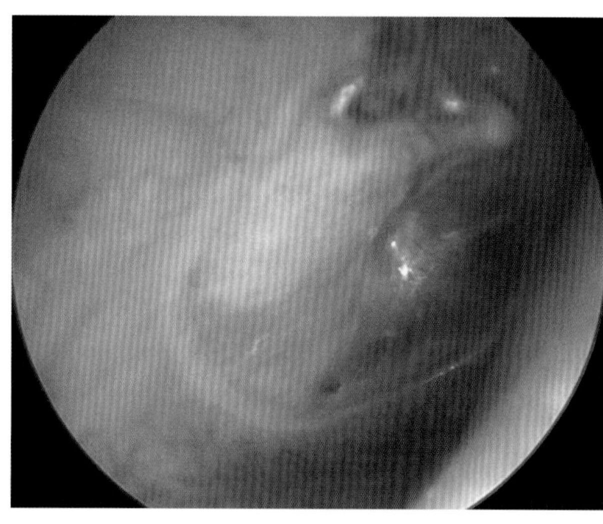

图 2.69 一例 30 岁女性患者的右侧先天性迷路下岩尖胆脂瘤，可见鼓膜后上象限白色的部分。该患者自童年以来就诉右侧耳聋。面神经正常

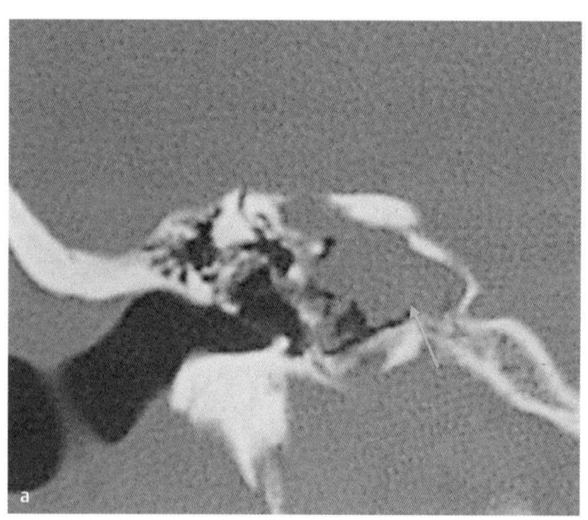

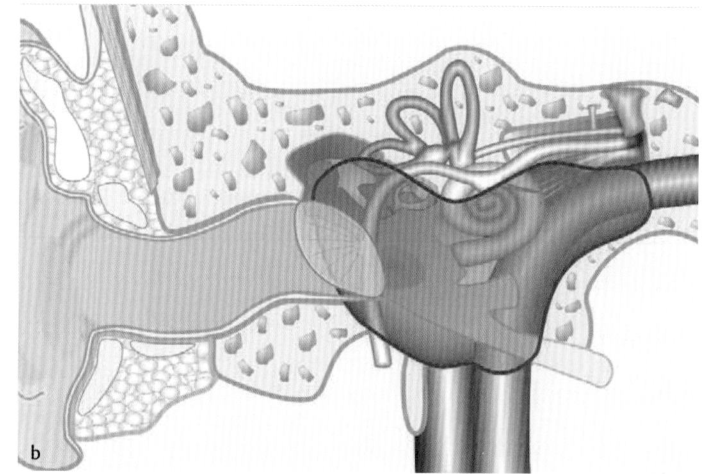

图 2.70 （a）相同病例的 CT 扫描，以及相对图示（b）。冠状位视图示胆脂瘤累及迷路下岩尖部（箭头）

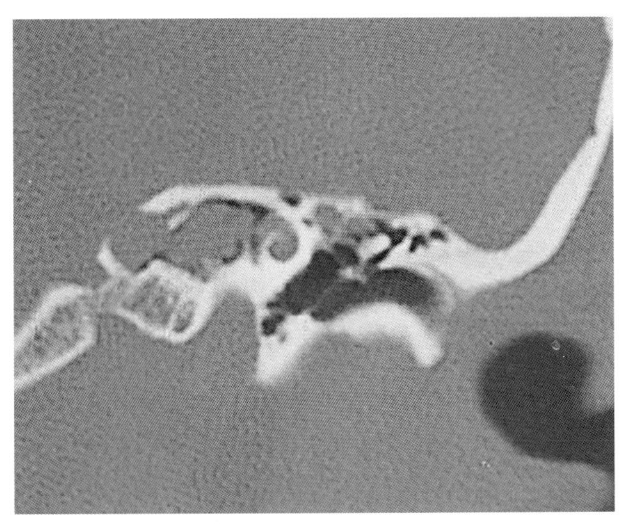

图 2.71 位于耳蜗水平稍前部的 CT 扫描。内耳道被完全侵犯

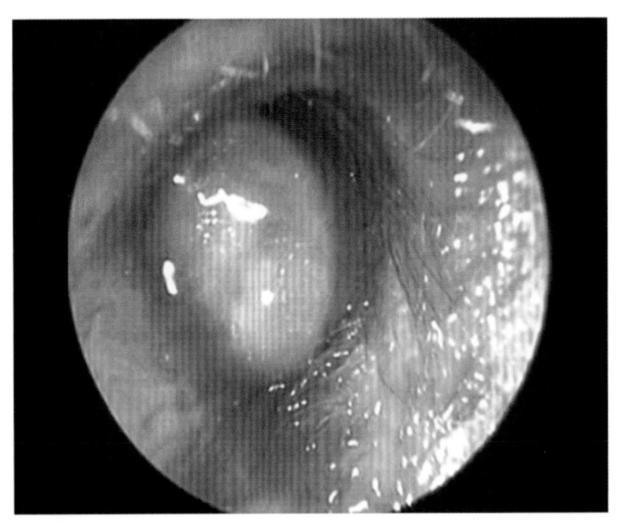

图 2.72 左耳。耳漏和感音神经性听力损失患者的外耳道息肉。该患者之前接受过鼓膜成形术

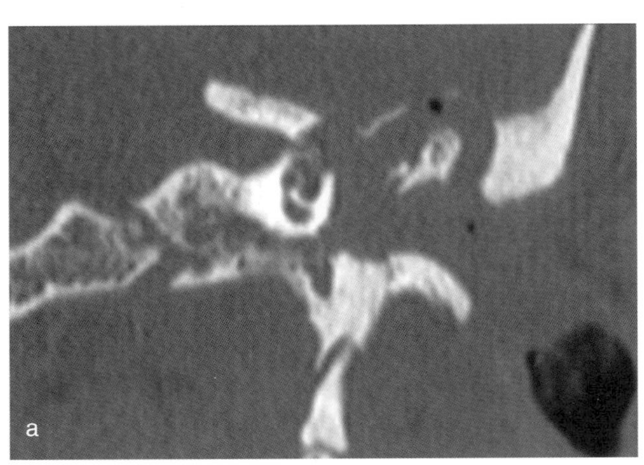

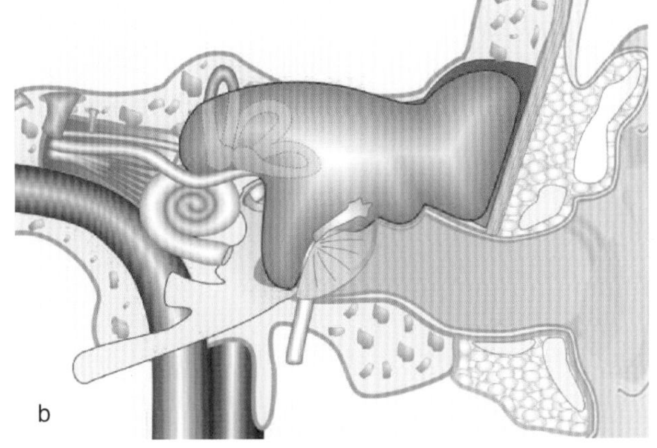

图 2.73 （a）相同病例的 CT 扫描的冠状位视图，以及相对图示（b），可见累及耳蜗底转的胆脂瘤（箭头）

2.7.1 鉴别诊断

岩尖病变可以是原发性的，起源于岩尖部，也可以是继发性的，从邻近区域转移或直接蔓延。原发性病变包括胆固醇肉芽肿、岩部胆脂瘤、岩尖积液、颈内动脉瘤和软骨肉瘤。继发性病变包括脊索瘤、神经节旁瘤、神经瘤、脑膜瘤、颞骨骨髓炎和转移瘤。

在 MRI 成像中，颞骨的大多数肿瘤通常以破坏性方式侵犯颞骨。病变可经钆剂增强，但是，胆脂瘤、胆固醇肉芽肿、气房积液和骨髓之间的鉴别诊断仍需进一步放射学检查。胆脂瘤在 CT 中的典型表现是扩张样生长，边缘清晰呈圆形。在 MRI 中，T1 成像为低信号，而 T2 成像为中等高信号。胆脂瘤内部无法观察到钆剂的增强作用。在弥散加权模式中可获得可分辨的外观，即胆脂瘤显示出非常高的信号。

胆固醇肉芽肿是迄今为止最常见的岩尖部病变。在 CT 扫描时，其表现为边缘平滑的扩张性病变，无造影剂增强时与脑组织密度相等。在 CT 扫描下通常很难将这些病变与岩部胆脂瘤相鉴别。但在 MRI 中通常可以区分，因为胆固醇肉芽肿在 T1 成像中显示出典型的高强度信号（图 2.28 为 CT 回像）。

气化的岩尖部积液可能既往患中耳炎时遗留的液体。浑浊的气房显示高 T2 信号。在 T1 成像中，信号通常是低强度，钆剂造影出现边缘增强，反映周围的黏膜充血。在 CT 扫描中，其表现为充填气房的软组织密度影，而没有造成骨质破坏（图 2.78）。某些蛋白质含量高的病变会在 T1 成像中出现中等甚至较高的信号，与胆固醇肉芽肿相似。而后者无骨质破坏和扩张性病变。

如果岩尖的气化不对称，岩尖的正常骨髓则可能会与某些病变的 MRI 表现相似。与其他非增强性病变不同，T2 成像中的骨髓通常呈低信号状态，而在 CT 中，保留了岩尖的骨间隔而没有扩张样生长。

所有放射学检查，都会有例外和异常发现。不要仅根据一种检查诊断病变。MRI 和 CT 相辅相成，对所有可用方法谨慎解释，对于诊断颅底病变是必不可少的。

参见图 2.74 ~ 图 2.78。

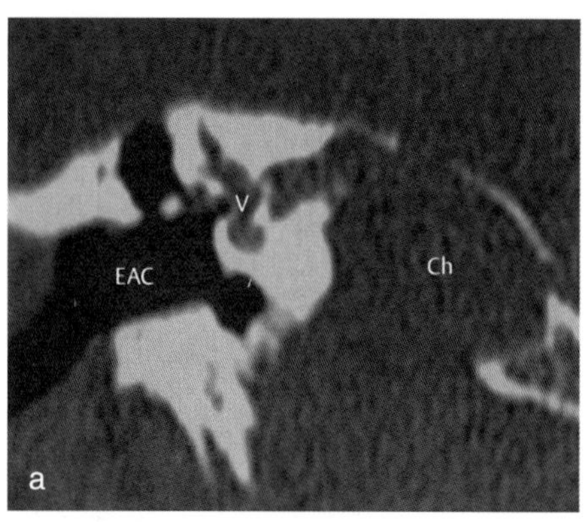

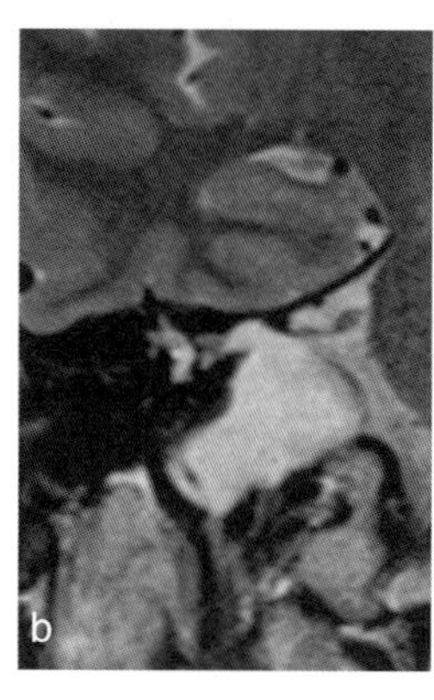

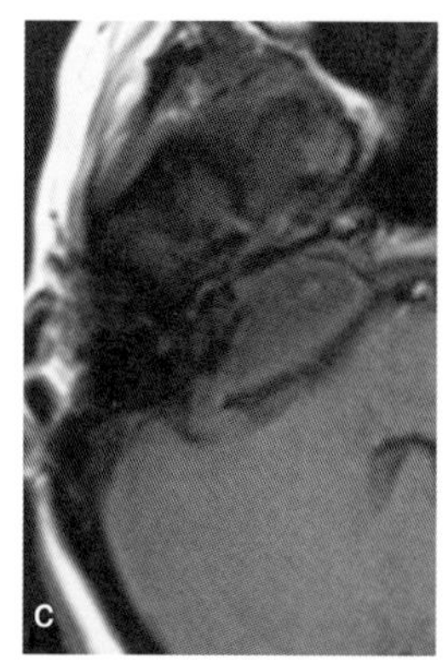

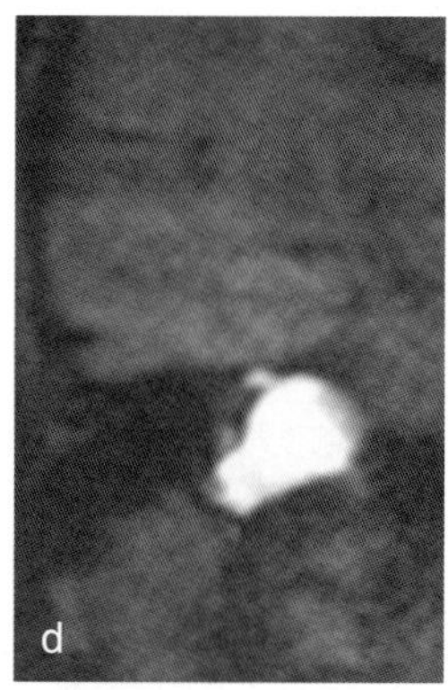

图 2.74 如第 14 章中的病例 14.19 所示的迷路下岩尖胆脂瘤。（a）冠状位 CT 显示在岩尖部巨大圆形病变的扩张生长。（b）病变在 T2 图像中显示为高信号，（c）而在 T1 图像中，显示为低信号。（d）在弥散加权图像中，识别出与胆脂瘤相一致的非常高的信号。Ch：胆脂瘤；EAC：外耳道；V：前庭

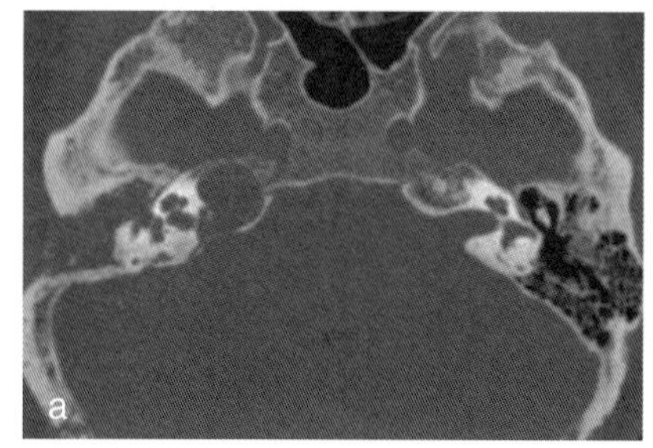

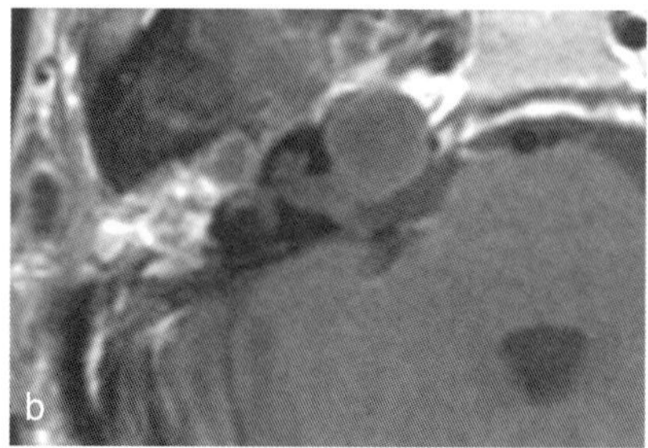

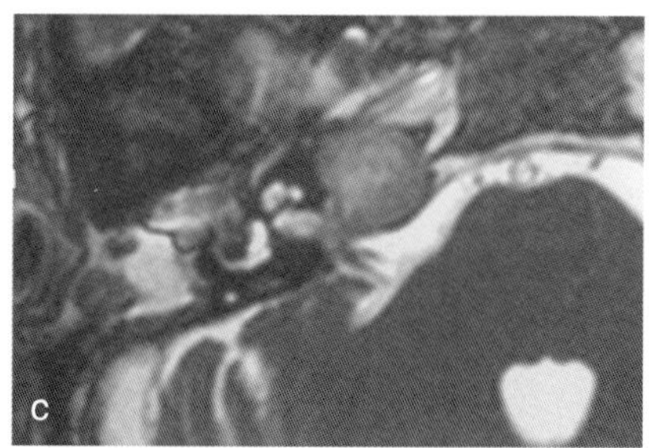

图 2.75 右侧岩尖胆脂瘤。（a）CT 显示在具有先前开放术腔的颞骨岩尖部存在圆形病变的扩张生长。（b）病变在钆剂增强的 T1 图像中显示稍低的信号，（c）在 T2 中显示稍高的信号。注意病变边缘有微弱增强，内部无增强，发炎的开放术腔明显增强

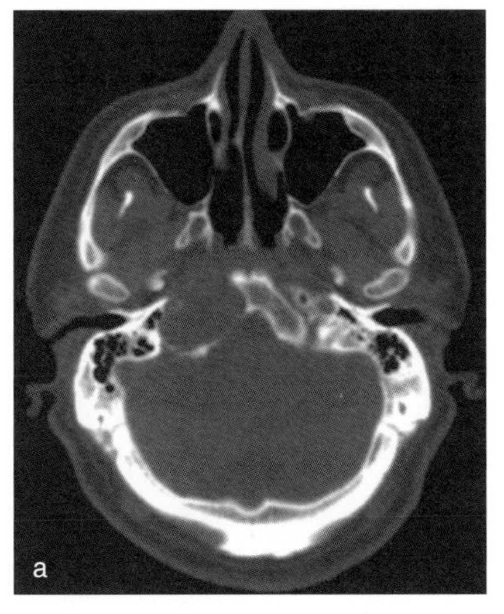

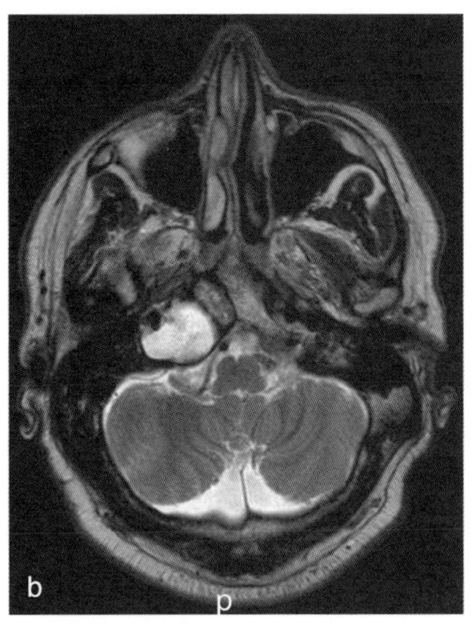

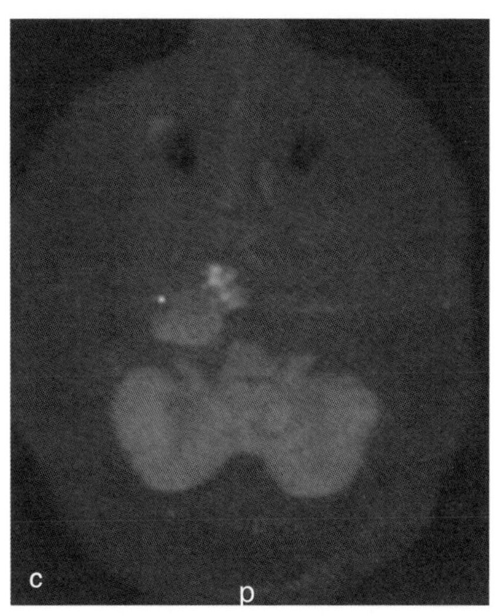

图 2.76 右侧岩尖胆固醇肉芽肿。（a）CT 显示在右侧岩尖部存在圆形病变的扩张生长。（b）病变在 T1 图像中显示很高的信号强度。（c）与胆脂瘤相比，弥散加权图像显示病变中信号较低。肉芽肿内侧的高信号并不意味着胆脂瘤并存，可能提示骨髓有一些病理改变（另请参见图 11.15）

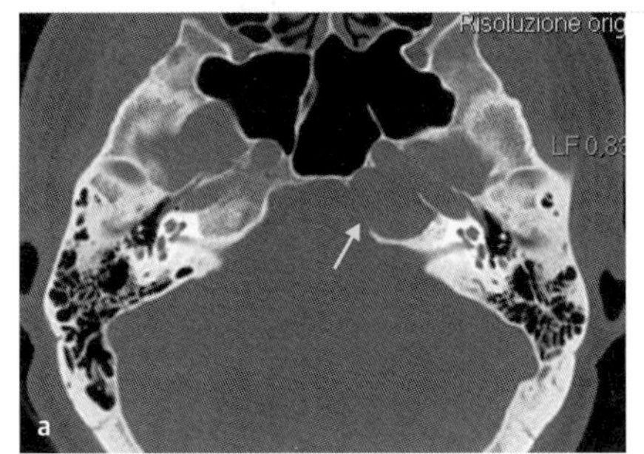

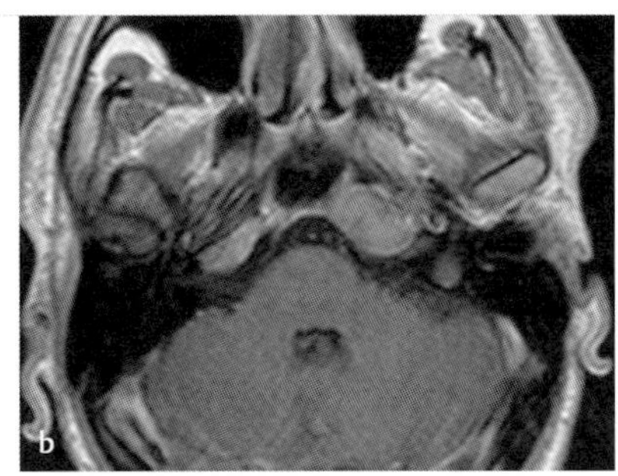

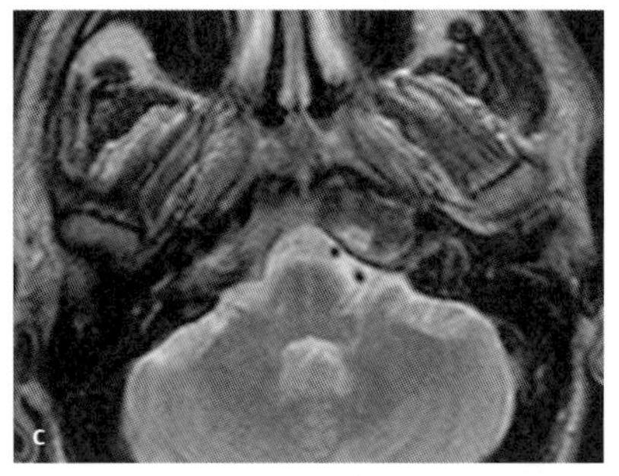

图 2.77 左侧岩尖胆固醇肉芽。（a）CT 显示左侧岩尖（箭头）的圆形病变扩大生长。（b）病变在 T1 图像中显示出高信号强度，并且其薄壁内为钆剂略微增强。（c）与普通的胆固醇肉芽肿不同，病变的内容物在 T2 成像中显示低信号。由于其靠近蝶窦，因此采用了鼻内镜经鼻入路，并证实存在胆固醇肉芽肿

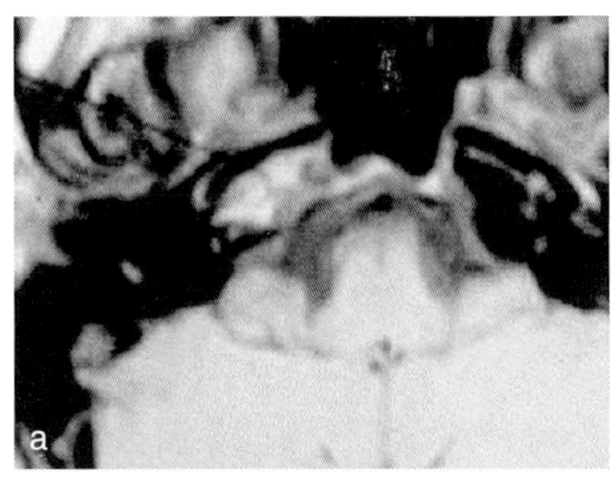

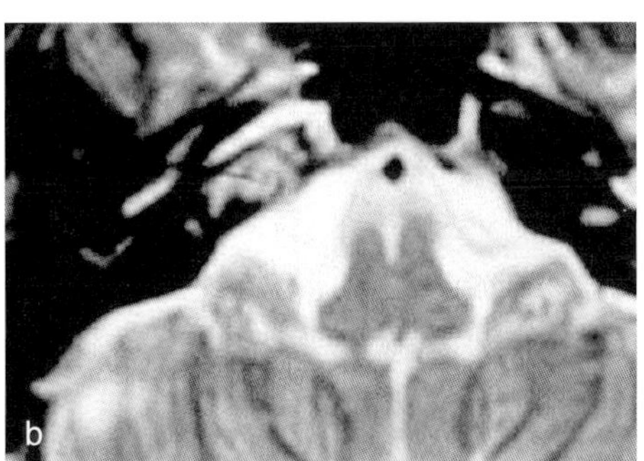

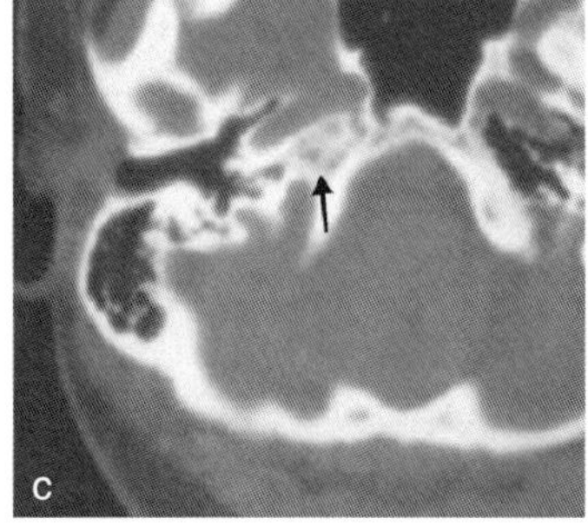

图 2.78 右侧岩尖积液病例的影像学检查。在没有钆剂增强的 T1（a）和（b）T2 图像上均可见累及岩尖的高强度信号病变。注意到病变没有侵犯岩顶。（c）CT 扫描显示保留了顶端气房之间的骨间隔

3 中耳胆脂瘤手术的手术室设置及麻醉

3.1 手术室设置

3.1.1 手术间布置

手术室设置如图 3.1 ~ 图 3.3 所示。手术医生坐在术耳一侧的手术床旁。器械护士位于手术医生的对面。器械台摆放在器械护士前面。这种设置可以使护士使用双手将所需器械递给手术医生，并在不影响手术医生操作手的情况下向术野内递送所需材料。这样，护士和手术医生之间的传递可以不影响显微镜下的术野（图 3.2）。

将显微镜放置在患者的头端，这样可以最大限度地进行调整。麻醉医生的位置应该远离患者的头部，在患者腿旁。输液架置于同侧，于麻醉医生前方。器械护士控制电钻脚踏、双极 / 单极电凝和冲洗。手术器械均由手术医生口述取用。这样，手术医生才能专注于术野操作。显示器放置在器械护士能舒适观看的地方，显示器可以帮助护士了解手术的过程，使配合更加默契，包括器械的选择、转换时机和冲洗速度的控制等。

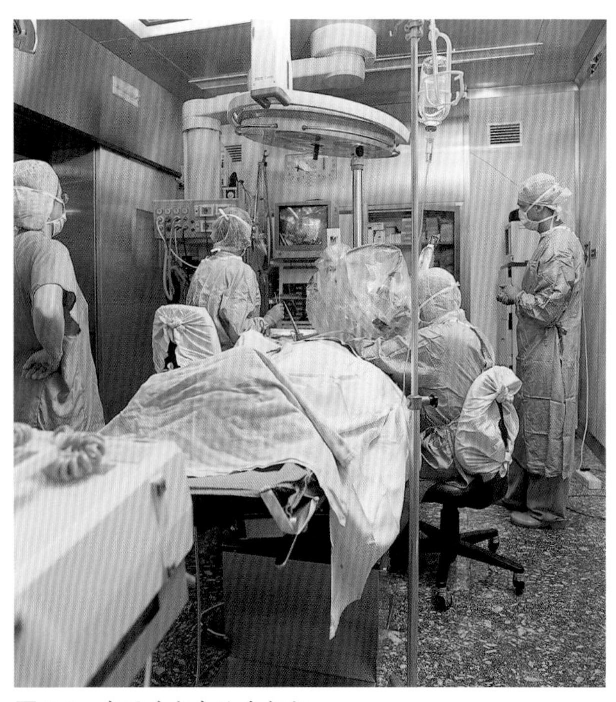

图 3.1　中耳手术中的手术室

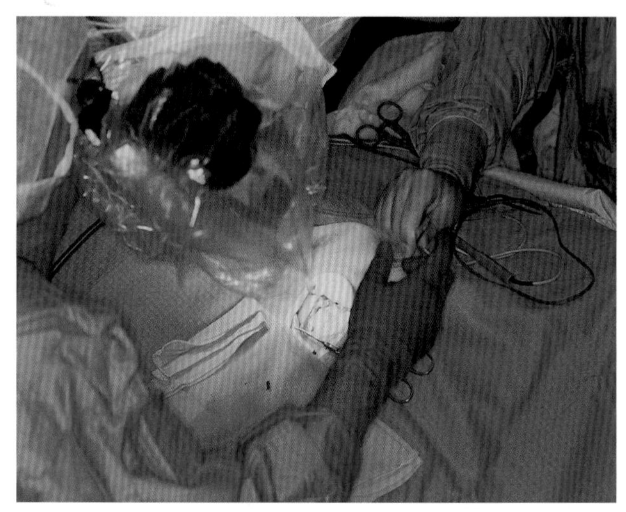

图 3.2　器械护士传递器械给手术医生

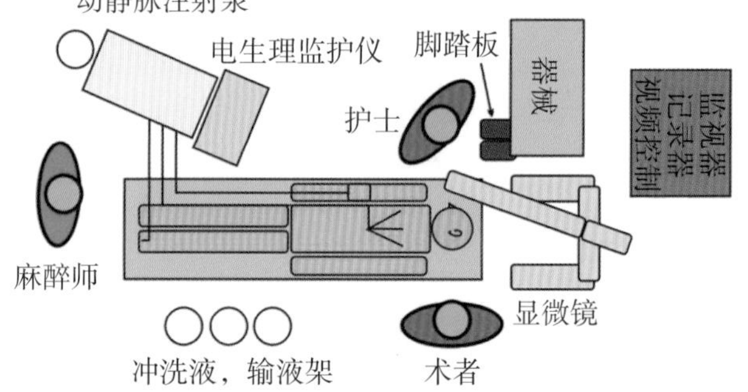

图 3.3　手术室的布置

3.1.2 患者体位

患者仰卧位躺在可前后倾斜的手术床上，头部可以抬高或降低。患者的头部朝向对侧。通常，在患者感到舒适的情况下，可不使用枕头。然而，在肥胖患者和颈短的患者中，患者的胸部有时会干扰手术医生肘部的活动。当术侧耳和手术医生利于操作的手臂在同一侧时，这个问题尤为明显。在这种情况下以及患者有颈部疾患的情况下，可通过垫一个薄枕头来获取舒适的体位。

由于中耳手术涉及复杂的三维解剖结构，手术需要频繁调整显微镜与术野之间的角度。另一方面，在局部麻醉下，要求患者了解在手术全程中保持头位固定不变的重要性，频繁的要求患者改变头部位置是危险的。此时，调整手术床而不是显微镜，使手术床向适当的方向倾斜（图 3.4）。这样，手术医生就可以处于一个符合人体工程学的舒适体位，以保证高效率的工作。为此，要用约束带固定患者的手腕和大腿在手术床上。

如果手术需要处理中后鼓室，手术床应向手术医生侧倾斜。例如，在听骨链成形术的二期手术中，患者大部分时间处于图 3.5 所示的体位。如果要处理前鼓室或咽鼓管，则将手术床倾斜到手术医生的对侧（图 3.6）。

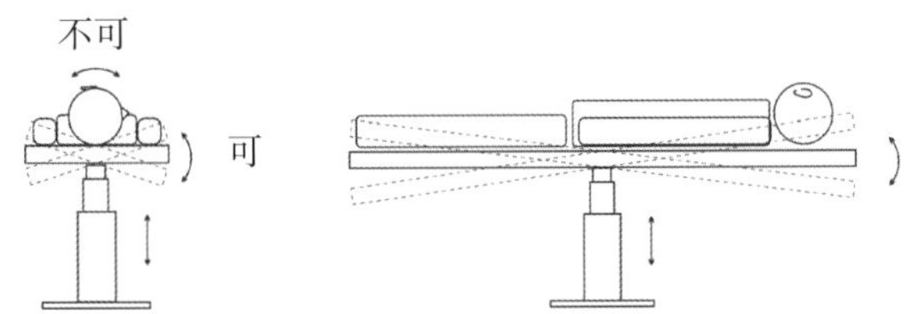

图 3.4　患者体位的调整

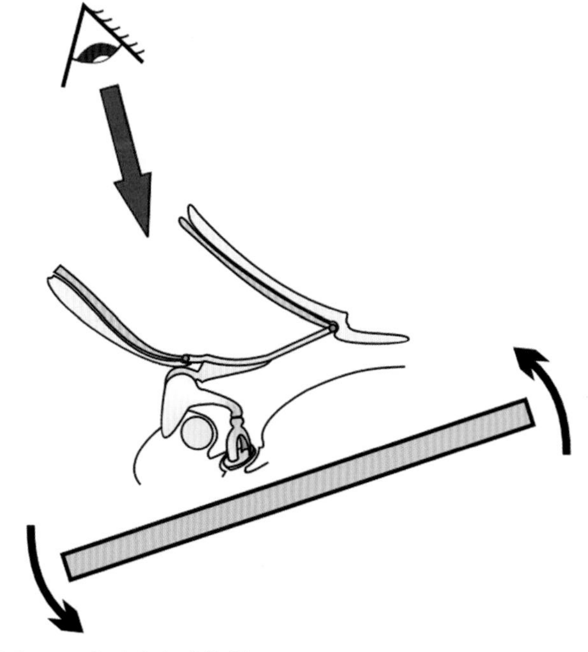

图 3.5　中后鼓室的控制

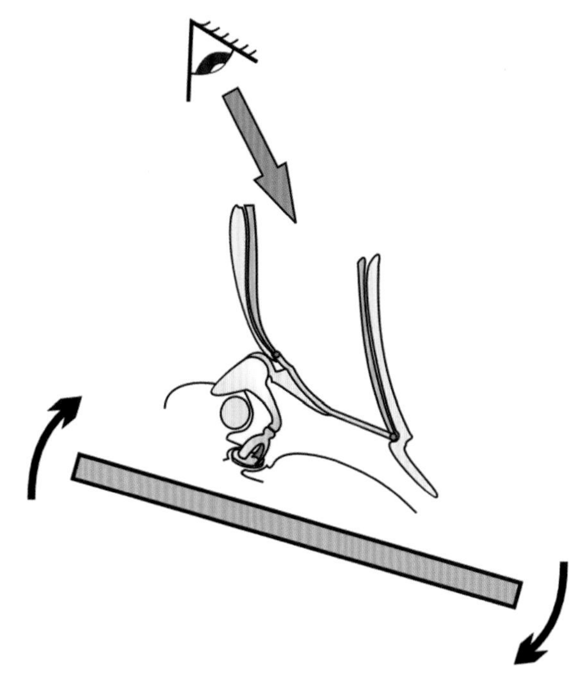

图 3.6　对前鼓室和咽鼓管进行控制

术中大多数时候患者的头位都需要降低，这个体位的好处是便于手术医生处理大部分重要的结构，如面神经、卵圆窗、听骨链和上鼓室，它们都位于中耳的上半部（图 3.4）。该体位会轻微提高术野的静脉压，可适当采用止血技术来止血（见 4.1.3 章）。

3.1.3　手术区域的准备

如果要行耳后切口，需在耳廓附着处剃去患者约两指的毛发（图 3.7）。如果经耳内入路，则不需要理发，可以用胶带固定残余的毛发（图 3.8）。

将局麻药溶液按以下方法注射于手术部位（见 3.2.1 章）。然后，用含有 70% 乙醇和 0.25% 苯扎氯铵（Citrosil，葛兰素史克，意大利）的溶液消毒。用有粘性的无菌单数层铺置。最后铺置洞巾将术耳暴露在手术中心区域（图 3.9）。最后，用含有苯扎氯铵、70% 乙醇和水的溶液对外耳道进行彻底冲洗。

3.1.4　术者的坐姿

坐姿对于手术医生而言就像体位对于战斗机

飞行员。术者需要在限定的狭小空间里待上较长时间，必须保持舒适以便长时间精确操作。手术医生的椅子应该有滚轮以便自由移动，地板上不能有任何障碍。椅子的高度可以调节。手术医生应该舒服地坐在有靠背的椅子上，靠背也需要铺巾。术者和术耳的距离应合理，保证双肘舒适，术者可以轻松，这种体位可以使手术医生在整个手术过程中全神贯注于术野。手术医生的腿应该覆盖无菌单，以保证术野的无菌范围，保证器械从手术区域滑落也可以再拾回来。正确和极为错误的坐姿如图所示（图 3.10，图 3.11）。

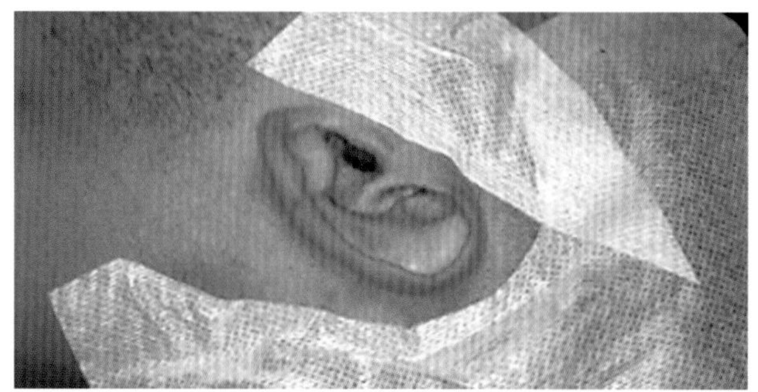

图 3.7　耳后入路准备

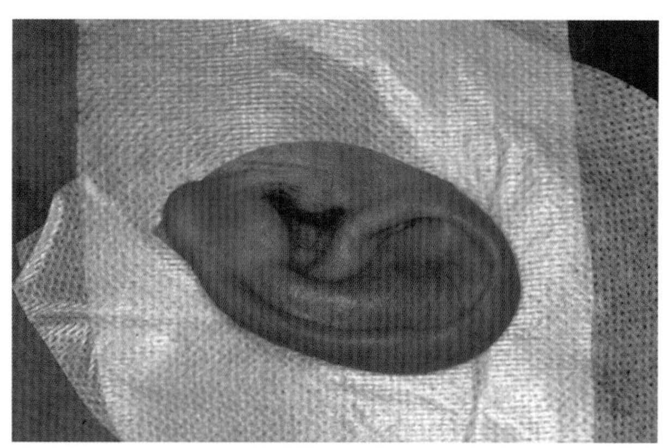

图 3.8　耳内入路准备

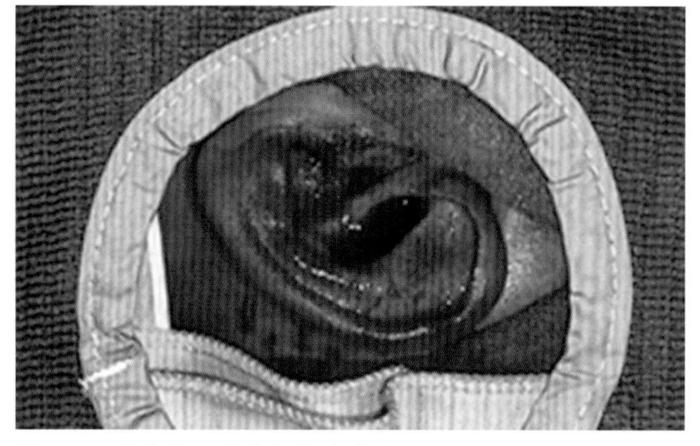

图 3.9　铺单并用苯扎氯铵消毒后

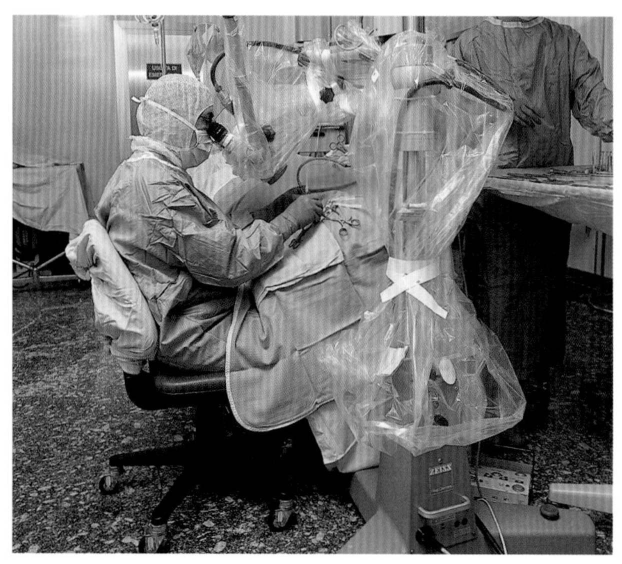

图 3.10　正确的坐姿

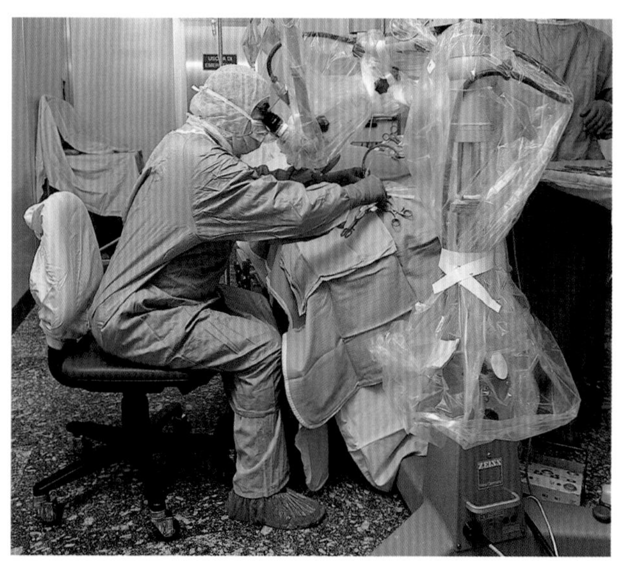

图 3.11　错误的坐姿

3.1.5　手术医生双手的位置

手术全程中，手术医生双手的位置对于保持精确和精细的操作是非常重要的。双手置于患者头部，手腕伸直，但不僵硬，不妨碍术野。手术医生手术侧的手臂放在患者的肩膀上。持用绝大多数手术器械都像握笔一样，上方最好不要被手指遮挡，以获得最大的视野。要确保手术医生的手有一个稳定的支撑，特别是在接近精细结构时。这样可以避免术者精细操作时出现震颤，也避免了长时间手术过程中术者背部、颈部和双臂的肌肉紧张。

在采取不同径路时，双手的位置也有一些差异。行耳后切口可以获得更宽阔的径路时，手术医生可以将其双手完全放在患者的头和身体上获得支撑，处于更放松的姿势，并保持双手和手腕之间合适的距离（图 3.12，图 3.13）。

另一方面，在耳内和经耳道径路时会使用耳镜来建立进入中耳的路径，但同时手术角度又受到耳镜的限制。双手尽可能靠近，而保持患者头部表面与术者握持器械的手指之间必要的距离，以避免手指阻挡术野。术者惯用手的中指放在耳镜的边缘上以获得最佳的支撑（图 3.14，图 3.15）。

3.1.6 吸引和冲洗

当需要大范围磨除骨质，如行乳突根治术时，可使用带有特殊吸引管的吸引 / 冲洗器。如果磨除骨质较少，如行镫骨手术、鼓膜成形术或二期听骨链成形术时，采用不带冲洗管的但带有指端可控制的吸引器头。使用注射器间歇冲洗即足以保证术野的清洁。细的吸引器头适用于处理狭窄区域和精密结构周围。Blackman 型吸力 / 冲洗器在靠近尖端的部位有小孔，可以避免过度吸引，用于处理非常精细的结构，如用于迷路瘘管的处理（图 3.16）。

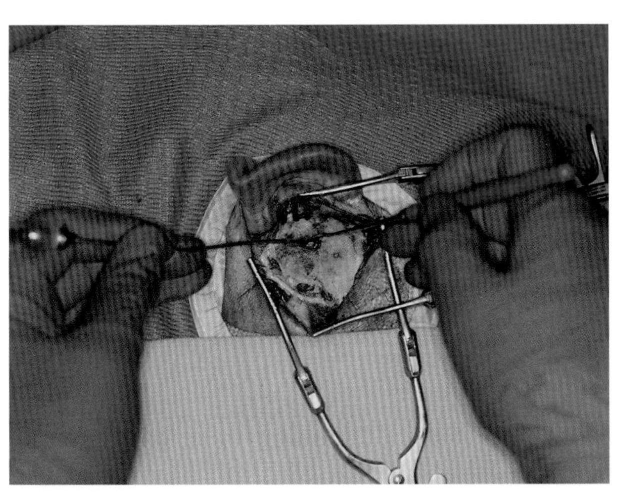

图 3.12　鼓膜成形术中正在使用刮匙和吸引管

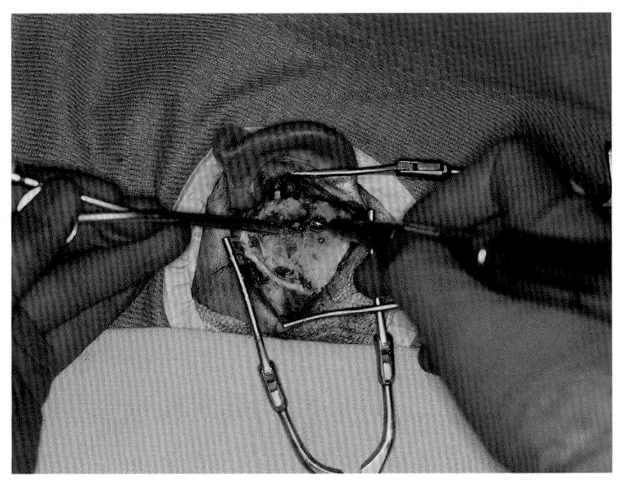

图 3.13　鼓室成形术中正在使用电钻和冲洗 / 吸引器

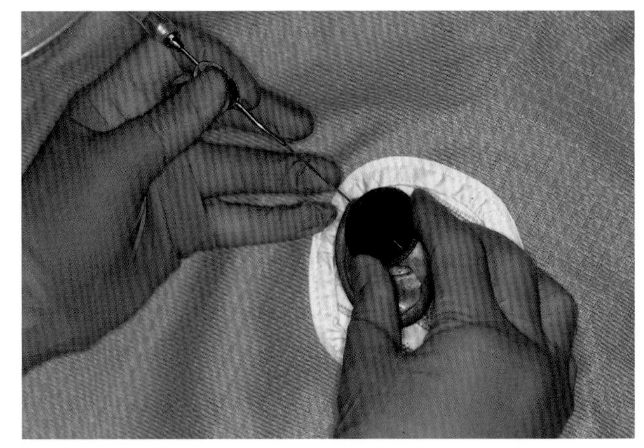

图 3.14　二期镫骨手术中正在使用一个吸引管

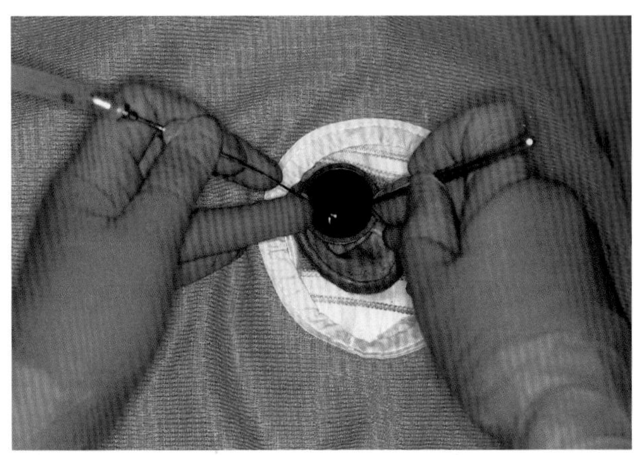

图 3.15　二期镫骨手术中正在使用一个手术器械和一个吸引管

3.1.7 单极和双极电凝

单极电凝不但能电凝，还可以切割软组织，所以主要用于手术开始时皮肤和皮下软组织止血。由于双极电凝可以精确止血，而且电流和热传递到周围结构的风险非常小，多用于对精细中耳结构的操作中，如面神经、乙状窦、硬脑膜。

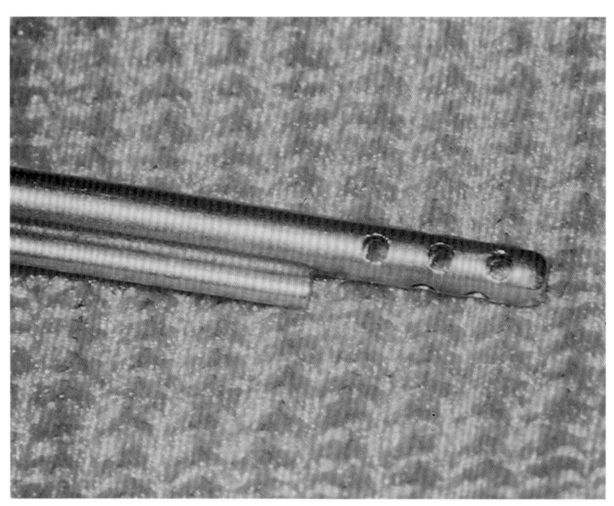

图 3.16 Brackman 型吸引 / 冲洗器（改良版）在处理迷路瘘管操作时是一个安全的选择

3.1.8 显微镜

中耳手术用显微镜（Zeiss S21）物镜焦距为 250mm（图 3.17）。目镜安装在光轴同一直线上，以保证手术医生的双手和术野在同一水平。一台静态照相机和一台 3CCD 相机安装在显微镜上。3CCD 摄像头与显示器、录像机和数码打印机相连。手术时显微镜用无菌塑料覆盖。

3.1.9 面神经监测

一般来说，面神经监测在中耳手术中并不常用。事实上，我们认为面神经监测甚至会给初学者带来风险。因为如果手术医生认为其有了监测就是安全的话，可能在报警前就会因为一次粗暴的动作损伤面神经。保护面神经最安全的办法就是充分了解其解剖。另一方面，畸形中耳施行手术时，因为面神经可能异常走行，监测就是必不可少的。

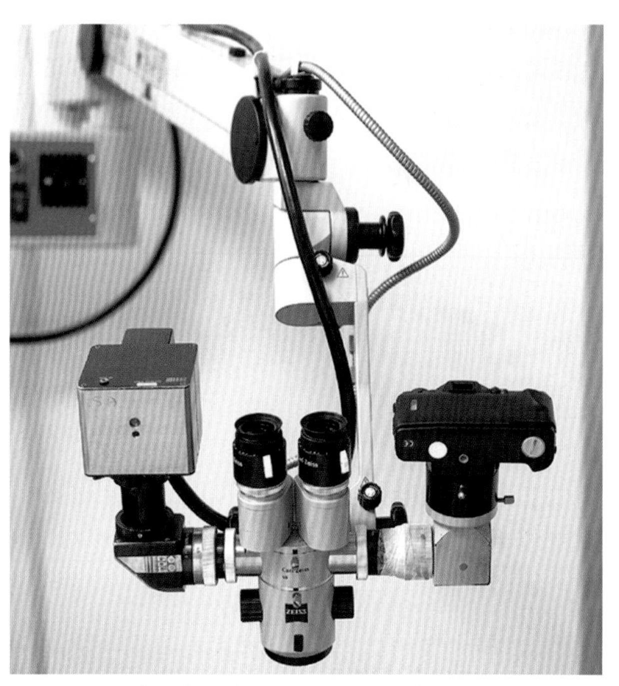

图 3.17 安装静态摄像头和一个 3CCD 相机的显微镜

3.1.10 手术器械

使用手术器械的数量应尽可能少。器械越少，器械护士更容易迅速找到所需的器械。此外，每次手术器械都应该按相同的顺序整齐摆放在器械台上，以便于器械护士拿取，术前计划好如何摆放器械台可能会有所裨益。混乱的器械台常常会打断手术过程，分散手术医生的注意力。不同类型的手术所用器械如图所示（图 3.18~ 图 3.34）。

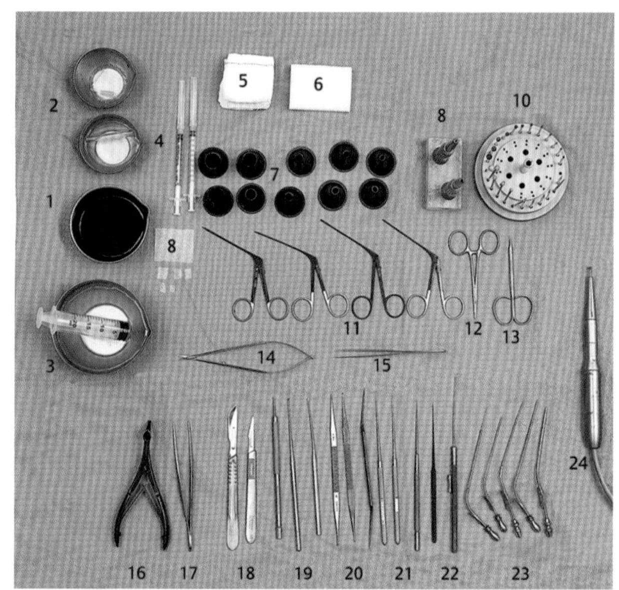

图 3.18 听骨链成形术和二期手术的手术台摆放。1：盛有 citrosil 的金属杯；2：盛有麻醉药的金属杯；3：盛有 0.9% 氯化钠溶液的金属杯；4：注射器；5：方纱；6：明胶海绵；7：耳镜；8：棉片；9：手柄；10：碳化钨和金刚钻；11：显微镊和显微剪；12：镊子（用于砧骨）；13：鼓膜成型剪；14：弹簧剪；15：制表镊；16：鼻镜；17：组织镊，带齿；18：手术刀；19：显微分离器；20：刮匙、双头；21：钩针和直针；22：显微度量子（测量杆）；23：吸引管；24：带手柄的手术电钻

与带角度的器械相比，我们通常更喜欢直的器械，包括电钻的手柄，因为直器械更方便精细操作。

3.1.11 手术室布置中的提示与误区

· 为中耳手术布置的手术室。显微镜和麻醉医师的位置安排十分关键。为了保证中耳手术的顺畅进行，洗手护士应在术者的对面。

· 尽可能让患者处于舒适的体位。

· 鼓室的后上有两窗及面神经突出的部位，为了更好地在此区域操作，将床向术者方向倾斜，并降低患者的头位。

· 头位太高会使此区域操作十分困难，特别是经耳内径路时。

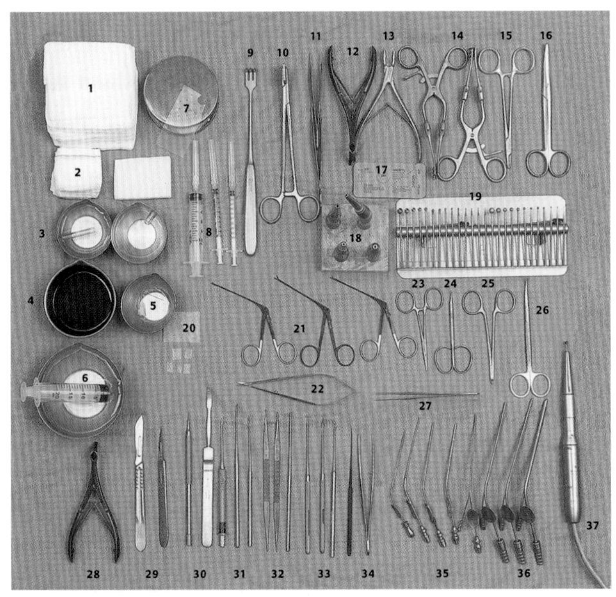

图 3.19 乳突手术的手术台摆放。1：方纱（大）；2：方纱（小）；3：盛有麻醉药的金属杯；4：盛有 citrosil 的金属杯；5：盛有乙醇的金属杯；6：盛有 0.9% 氯化钠溶液的金属杯；7：硅胶片；8：注射器；9：皮肤牵开器；10：筋膜夹；11：镊子（带钩的）；12：鼻镜；13：咬骨钳；14：可调式乳突牵开器；15：针持；16：剪刀；17：薇乔线；18：手柄，直的和弯的；19：碳化钨和金刚钻；20：棉片；21：显微镊和显微剪；22：弹簧剪；23：镊子（砧骨用）；24：眼科剪；25：锤骨镊；26：剪刀；27：镊子（细尖）；28：鼻镜；29：手术刀；30：lempert 骨膜剥离子；31：显微分离器；32：刮匙，双头；33：钩针和直针；34：齿镊；35：吸引管；36：吸引 / 冲洗器；37：带手柄的手术电钻。这台 BASCH 微电机（Bien-Air，瑞士）和手柄最近被同一公司生产的 NANO 和 RAPIDO 微电机和 PM2 手柄所取代

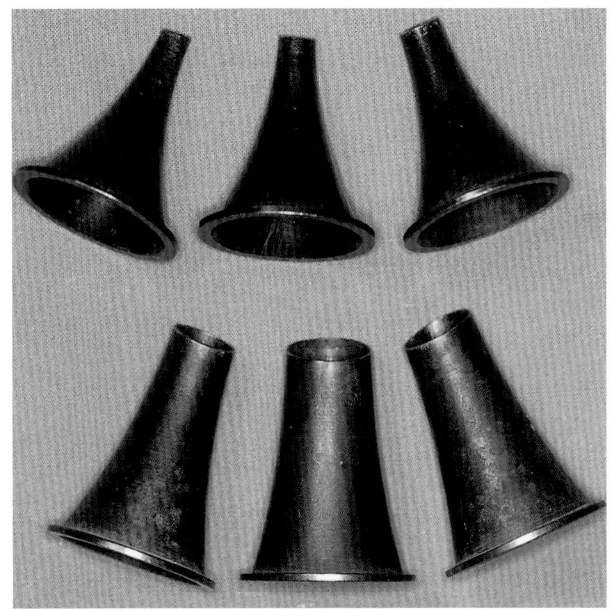

图 3.20 耳镜。上排：用于经耳内径路（斜面）。下排：用于外耳道成形术后经耳道径路

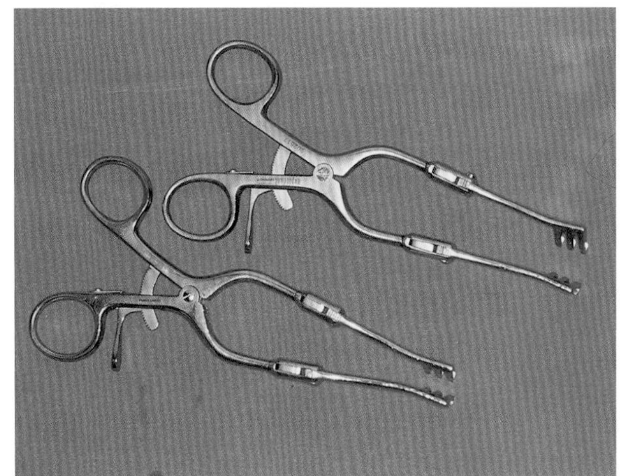

图 3.21 可调式乳突牵开器

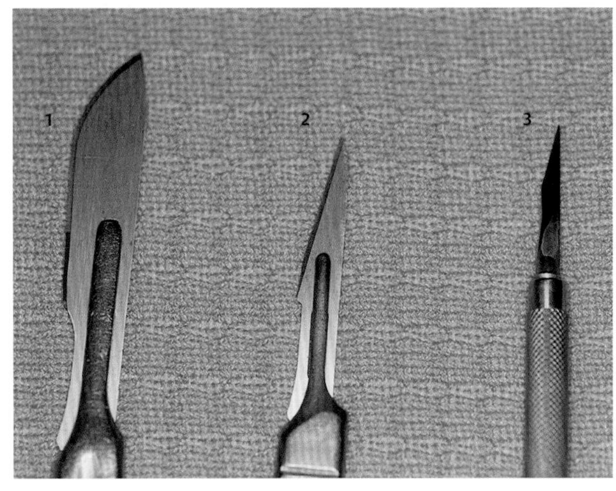

图 3.22 手术刀 。1：大圆刀；2：小尖刀；3：Beaver 刀

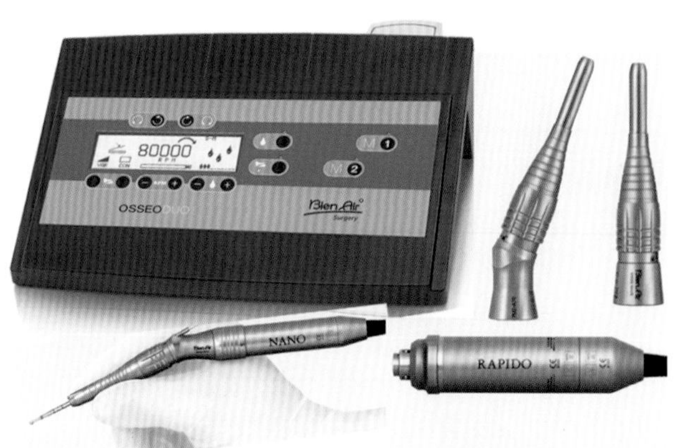

图 3.23　带弯手柄和直手柄的 NANO 和 RAPIDO 手术电钻（Bien-Air，瑞士）。基于人体工程学的设计，增强的功率及最高 80 000 转 / 分的转速能更加精确地进行磨骨操作

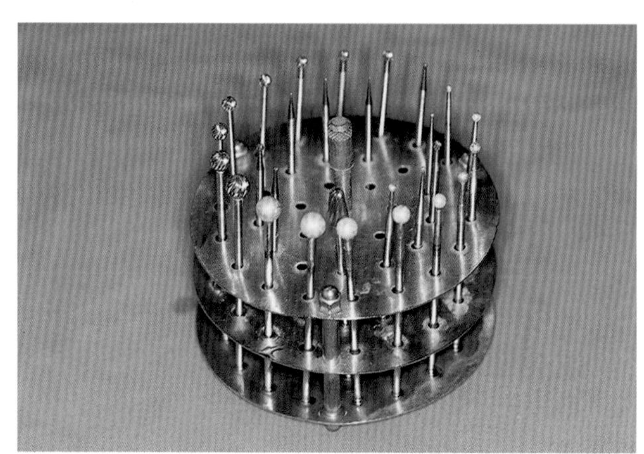

图 3.24　不同的钻头及钻头支架

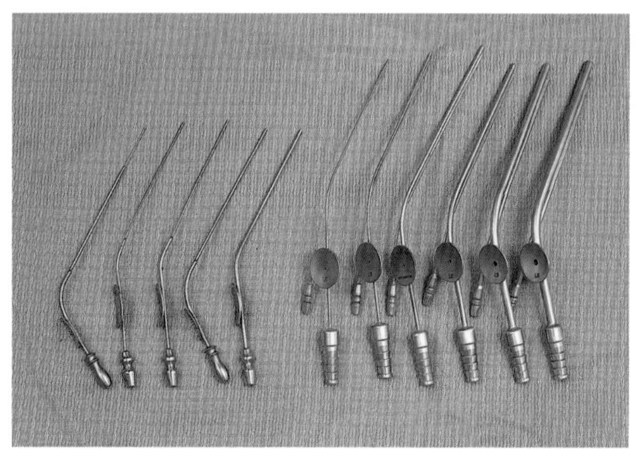

图 3.25　带指端控制的吸引器（右）和带指端控制的吸引 / 冲洗器

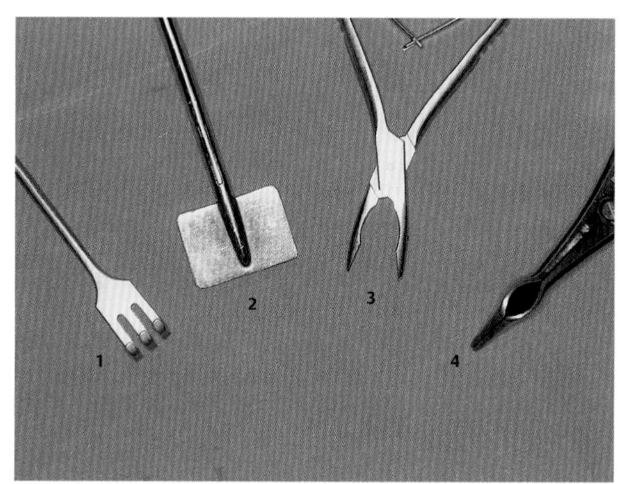

图 3.26　通用器械。1：皮肤拉钩；2：筋膜夹；3：咬骨钳；4：鼻镜

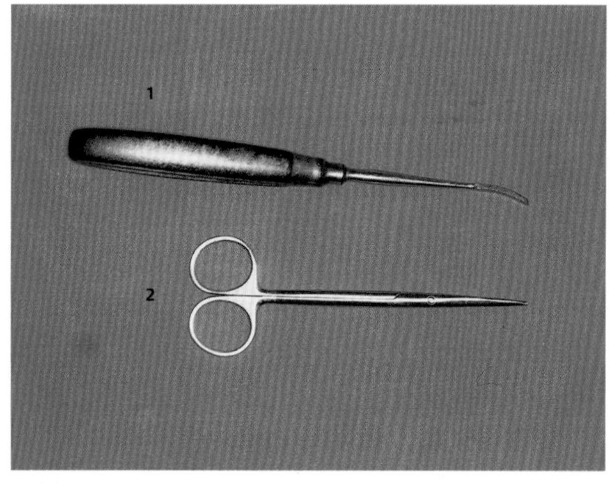

图 3.27　1：Lempert 鼓膜剥离子；2：取移植物时所用的剪刀

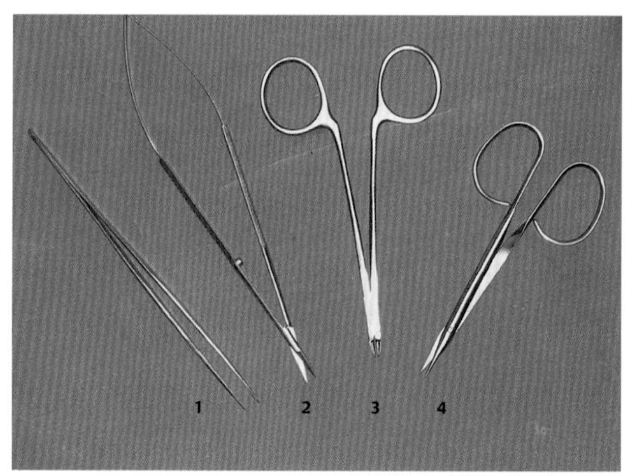

图 3.28　1：尖镊；2：弹簧剪；3：锤骨镊；4：眼科剪

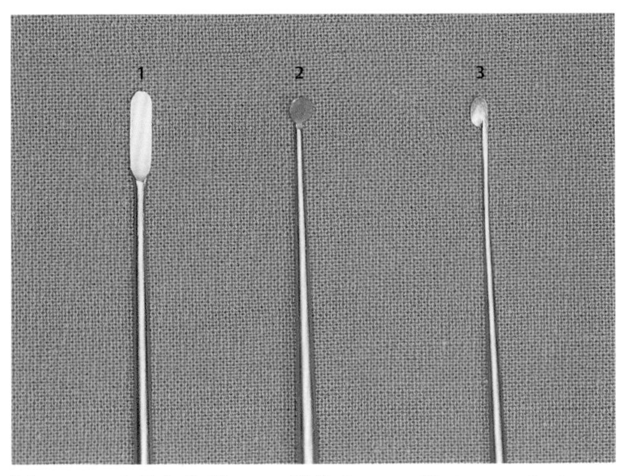

图 3.29　显微分离器。1：剥离子；2：圆刀；3：扁刀

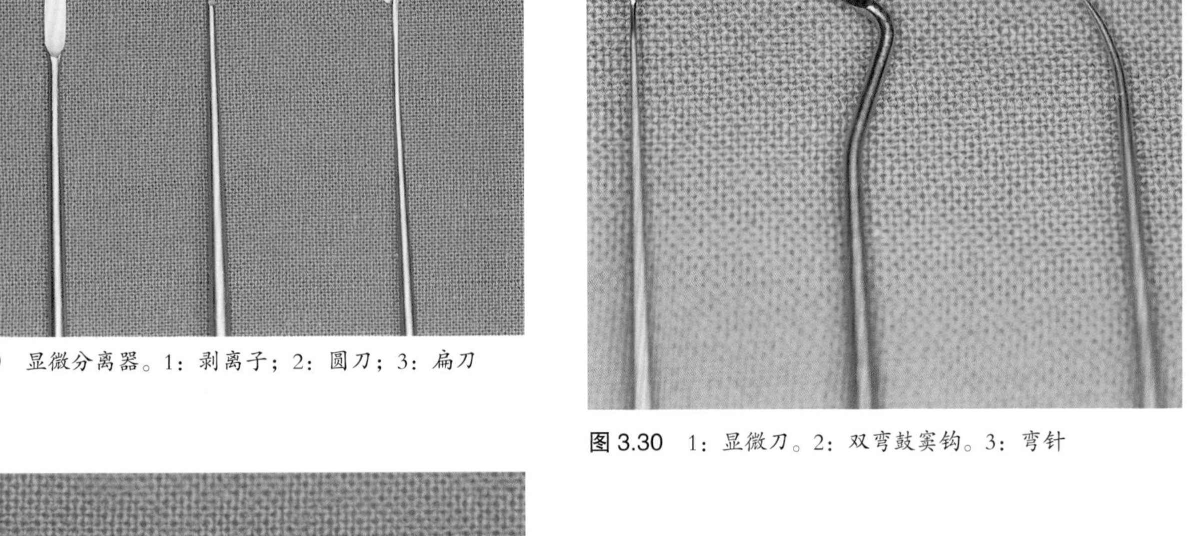

图 3.30　1：显微刀。2：双弯鼓窦钩。3：弯针

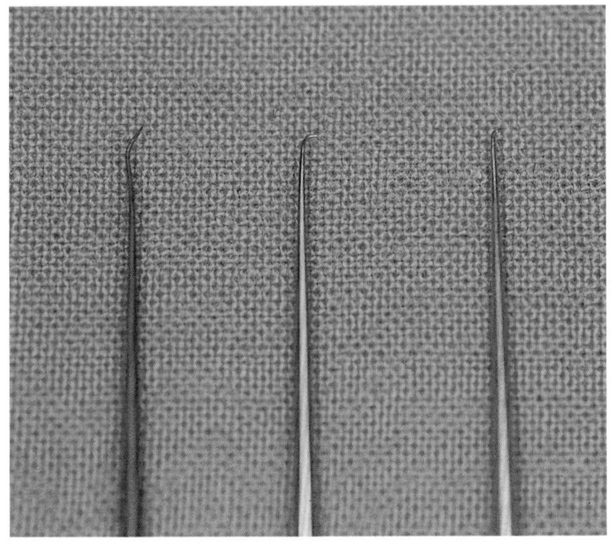

图 3.31　钩针

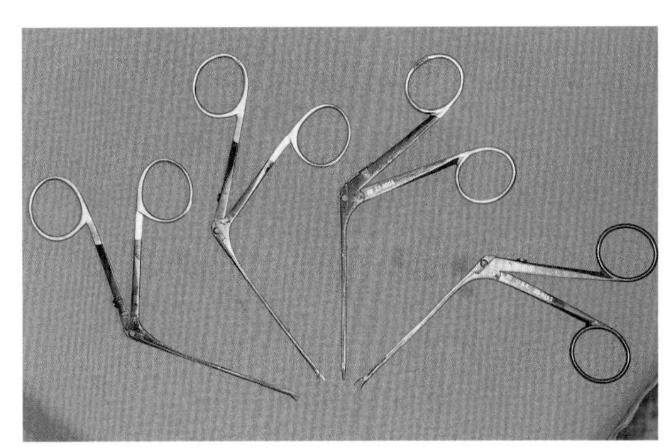

图 3.32　显微镊和显微剪

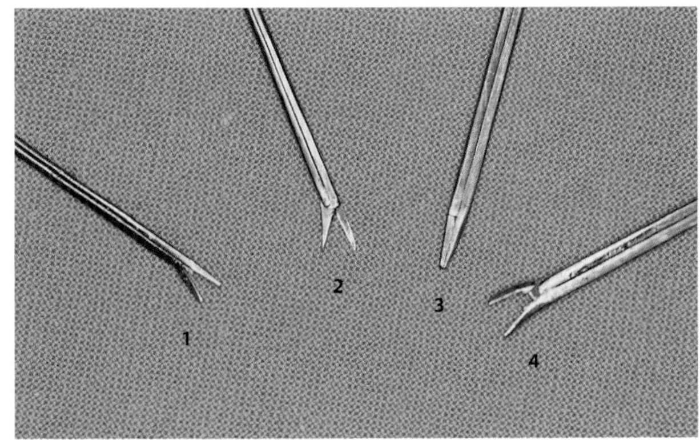

图 3.33　显微器械头端。1：显微镊；2：显微剪 ；3：自持式镊子； 4：线镊 ；5：刮匙

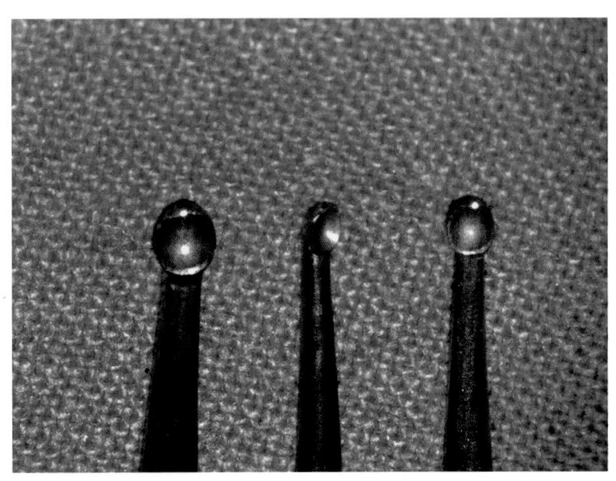

图 3.34　刮匙

·术者应当有舒适的体位及支撑，以便于完成精细的操作。

·术者的双手尽可能放在解剖的舒适位。

·在任何阶段都要为握持器械的双手取得最大支撑。周围的物体及患者的身体都可以用作支撑。如果没有支撑，术者的手和手指会震颤。

·选用一定数目的器械，并将其按照顺序摆放在固定的位置上。

·为了让术者专注于手术术野，洗手护士需要控制电钻的脚踏及电凝。参与中耳手术的护士要确保受到训练，且不需要太多。

·无菌巾要覆盖术者的双腿。

·非异常解剖的中耳手术就不要使用面神经监护。术者应充分了解面神经的解剖，而非依赖设备。

3.2 麻 醉

中耳胆脂瘤的手术，麻醉方式的选择取决于几个因素，如患者的年龄、性格、一般状况、精神状况及手术类型。在中耳手术中，即使是在耳后切口的开放式或完壁式鼓室成形术中，笔者在超过 95%14 岁及以上患者中使用局部麻醉（图 3.35~ 图 3.39）。对于年龄小于 14 岁的儿童、中耳广泛瘢痕的成人、精神不稳定的患者以及要求全麻的患者，才使用全身麻醉。在二期微创手术中，局部麻醉也能应用于 14 岁以下的儿童。

3.2.1 局部麻醉

局部麻醉对于中耳手术而言有许多优点，它能有效节约成本及手术时间，可以将出血减少到最少，甚至不出血。如果需要的话，术中可检查听力和（或）面神经功能。此外，局部麻醉可以避免麻醉致死风险。另一方面，局麻的风险如高血压、神经源性休克及过敏性休克的确存在，手术医生需要对这些情况做好充分准备。笔者认为，即便在局部麻醉，麻醉医生也有必要在场，其作用不仅仅是控制疼痛，还包括应对可能出现的不

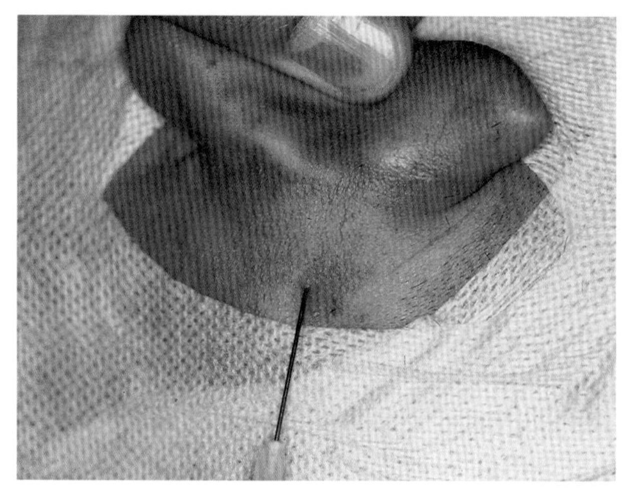

图 3.35 局部麻醉应该在铺单之前，至少在术前 10min 进行。首先，将局部麻醉药注射入耳后切口的中央位置。然后针头向前推进，将数毫升的局部麻醉药物注入到外耳道后壁的皮下组织

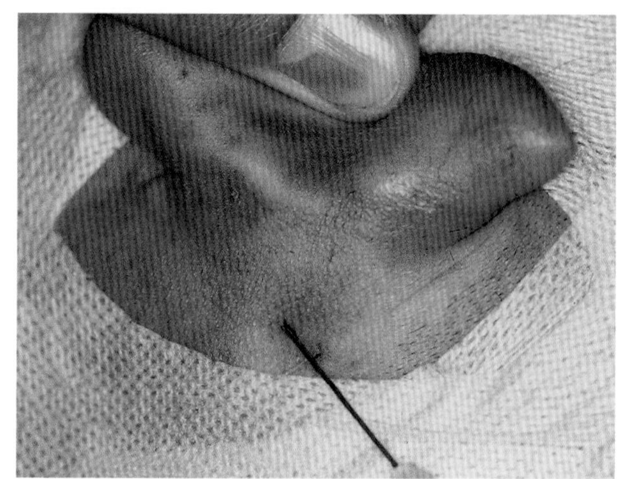

图 3.36 将针头从最初的注射部位但非全部抽出，然后向下方推进，将麻醉药注射入下方的区域

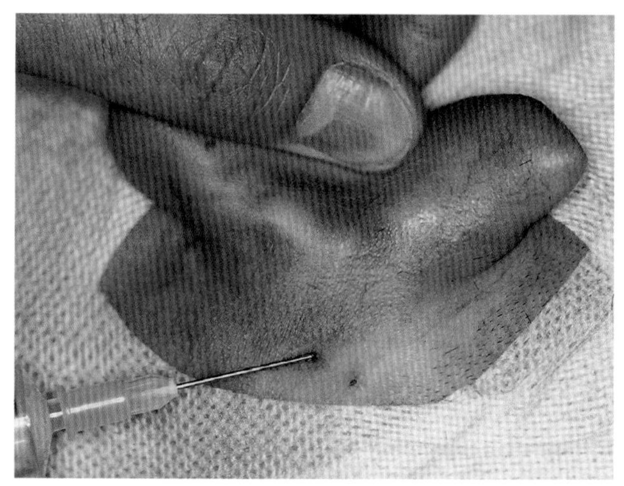

图 3.37 针头向上方推进，将局部麻醉药注入到上方区域。重要的是浸润颞下颌关节上方走行的耳颞神经，即完成耳后区域的局部麻醉

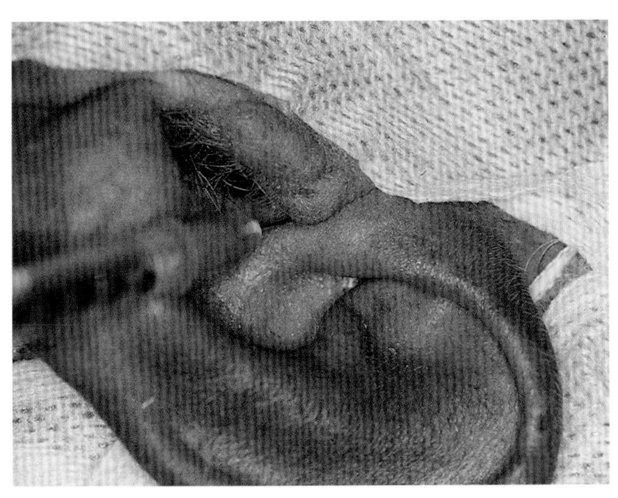

图 3.38 向外耳道上壁的骨膜下注入比耳后区域更高浓度的麻醉药物约 1mL。同法在耳道前、后上及后下壁注射麻醉药

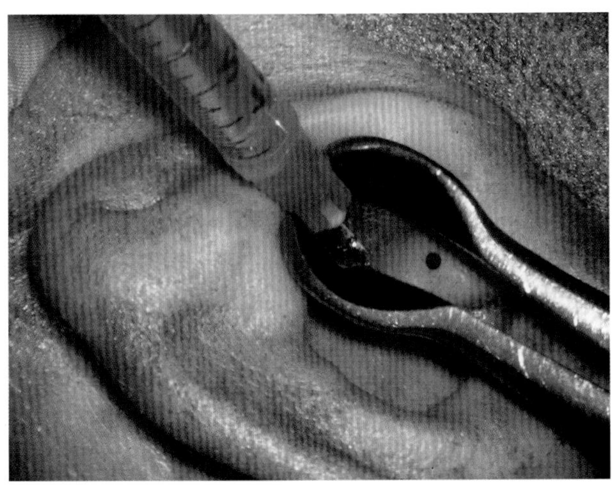

图 3.39 铺单后，在显微镜下近鼓膜处再注射麻醉药物。使用前鼻镜以扩大外耳道

良事件。

对于体重 50~70kg 的成年人，麻醉医生通常会采用 10mg 吗啡和 50mg 异丙嗪。此外，静脉使用 2.5mg 的咪达唑仑用于术前镇静。

为了节约时间，同时使麻醉药物达到最大效力，可在术前 10~15min，消毒铺单之前就注射局部麻醉药。若采用耳后切口，则沿着耳后沟注射 10mL 局麻麻醉药，在相同区域向前推进针头，在外耳道皮肤下再注射数毫升的麻醉药物。然后，从 4 个方向在外耳道皮肤骨膜下注入麻醉药，向前、上、后上及后下各注入约 1mL。如采用耳道内切口，只需要在外耳道内注射麻醉药。

耳后区域局部麻醉药包括：

2% 利多卡因 30mL

蒸馏水 30mL

0.1% 肾上腺素 2mL

如果患者有禁忌证，局部麻醉药中就不要加入肾上腺素。

外耳道局部麻醉药的浓度稍高，麻醉药物包括：

2% 利多卡因 10mL

0.1% 肾上腺素 1mL

铺单后，使用前鼻镜扩大外耳道，在显微镜直视下在更为靠近鼓膜处再注射 1~2mL 局部麻醉药。这样可以确保完全缓解疼痛，减少切口出血。

术中需要全程监测患者的生命体征，如心电、血氧饱和度以及血压。

3.2.2 全身麻醉

全麻插管后，与前述的局部麻醉方式一样，进行局部麻醉药的皮下注射以及消毒，铺单。唯一的区别是用于外耳道的局部麻醉药和用于耳后切口的局部麻醉药成分相同。

麻醉医生通常使用 2~2.5mg/kg 异丙酚与 0.5mg/kg 卡肌宁（苯磺酸阿曲库铵）进行诱导麻醉。麻醉维持过程使用氧气（40%）和空气（60%）。异氟烷（2.6%）或异丙酚 [6~9 mg/（kg・h）]，以及雷米芬太尼 [12μg/（kg/min）]。在手术台上进行拔管。

在一些情况下，除了使用一氧化二氮（N_2O）外别无选择。一氧化二氮会通过中耳黏膜扩散至中耳腔内，并使之膨胀，使移植片或移植皮肤脱离底层骨。由于这个原因，应在干扰移植之前停止一氧化二氮的使用。

3.2.3 麻醉要点及注意事项

・局部麻醉有许多优点，尤其是出血少可以保证术野清晰，便于处理移植材料。

・使用适当浓度的局部麻醉药。

・局部麻醉的注射位点十分重要。

·为保证完全浸润，应在术前 10min 注射局部麻醉药。

·不充分的或不成功的局部麻醉会导致患者术中疼痛，使患者在手术期间紧张不安。

经耳道径路

·首先在耳道内 4 个方向进行局部麻醉注射，然后使用前鼻镜扩张耳道，在显微镜下于骨性外耳道的内侧进行补充麻醉注射。

·成功的浸润麻醉表现是皮肤因麻醉药的血管收缩作用变白。

·中耳黏膜可使用浸有麻醉药的棉片，在相应区域放置片刻。

耳后入路手术

·在适当的部位注射麻醉药。在耳后沟后方的 3 个部位注射较低浓度的麻醉药，然后针头向深部耳道后壁皮下推进，进行麻醉。成功的浸润麻醉表现是耳道后壁皮肤变白。

如上文描述，补充耳道内注射麻醉药。

除了儿童外，对大多数患者均在局部麻醉下进行手术。

4 中耳胆脂瘤手术基本技术和策略

4.1 胆脂瘤手术基本技术

因为中耳胆脂瘤手术是在复杂的颞骨中进行的“一个人操作的外科手术”，在患者身上进行手术操作之前，必须在颞骨解剖实验室进行颞骨解剖训练。颞骨解剖训练可以使耳科医生了解整个颞骨精准的三维解剖。练习时，最好采用与手术操作同样的电钻、钻头、吸引器以及其他手术设备，这样便于耳科医生更加熟练。

在胆脂瘤手术中，磨骨是关键。保持术野直视、清晰至关重要。尽最大努力获得适当的手术视角，并保持术腔内尽可能的无血。当器械尖端不在视野中时，尽量不要使用尖锐的器械，特别是切割钻。如果术中有任何疑问，花点时间仔细检查术腔及解剖标志。

经验丰富的外科医生通常能在特殊情况下预判可能的危险，并下意识地将这种风险降至最低。初学者很难事先估计预判这些风险。有关手术安全的技术要点，请参见下文。

4.1.1 钻

· 应用刮匙或电钻磨除骨质。

· 尽可能垂直观察要被磨除的区域。如果暴露不佳，重要的结构就会不能被识别或被损伤（图 4.1）。

· 握持手柄应采用握笔式，注意不要遮挡器械上部（图 4.2）。直手柄比弯手柄更易掌握。当操作区域狭窄且直手柄会遮挡视野时才会采用弯手柄（见章节 3.1.5）。

· 小指和无名指应当有牢固的支撑，如患者的头部。这样用钻头进行精细操作不易抖动。

· 钻头应在钻磨的区域启动，并且完成钻磨后立即关闭。不要在钻头未到钻磨区域之前就启动，不要在钻头停下来之前就移动位置，尤其是

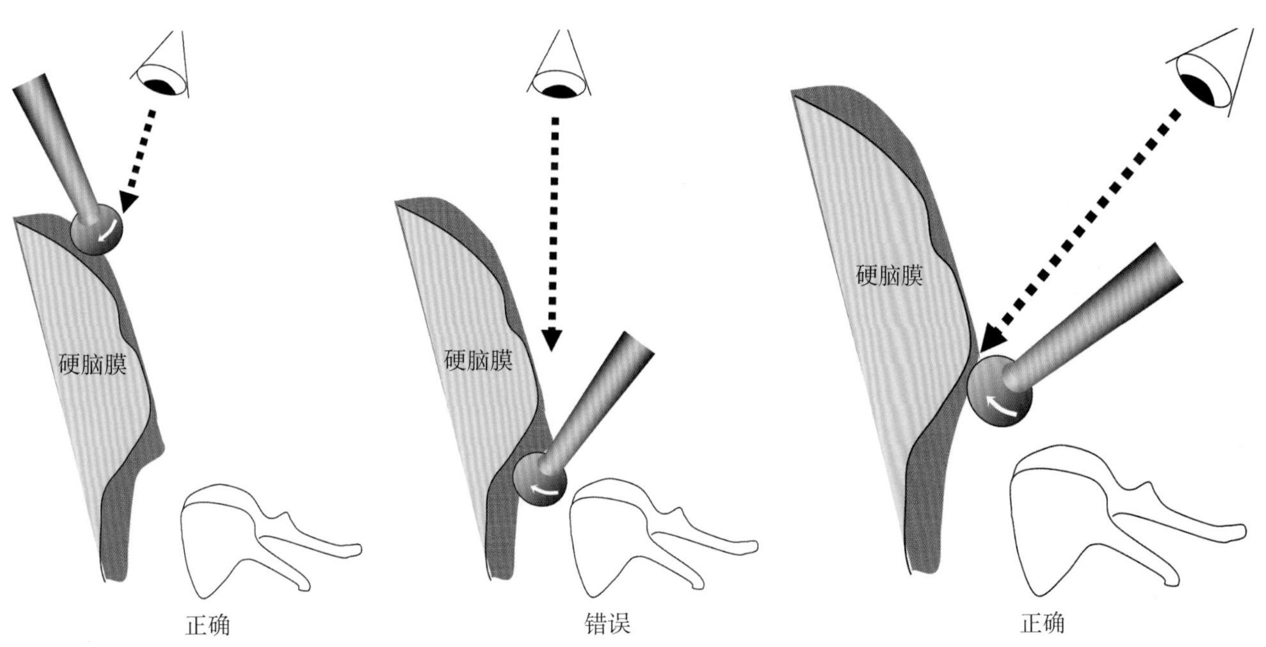

图 4.1 正确的视轴观察硬脑膜。观察磨除区域应当尽可能垂直

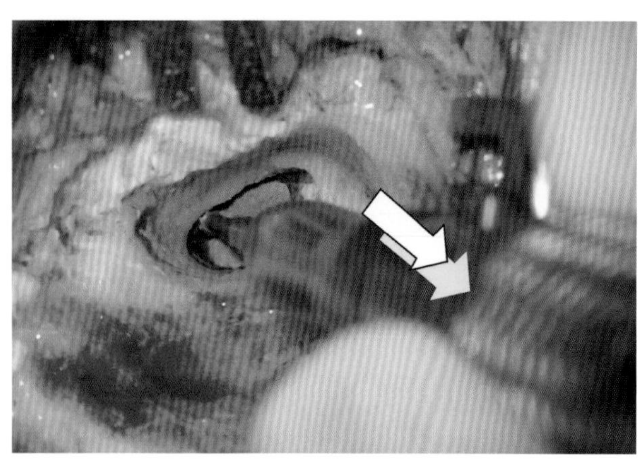

图 4.2　钻柄的上部应当无遮挡（箭头处），为了更好看清钻头

钻头尖端不在视野内时更加重要。

· 对钻头尽量不要施加压力，尤其在重要的结构周围。使用钻头腹部而不是钻头尖，在视野清晰情况下可更快磨骨。

· 使用大钻头。大钻头与小钻头相比可以逐渐显露更大的空间，有利于重要结构的识别。在找到磨除区域及识别重要的解剖三维结构后再使用小钻头。

· 小钻头，尤其是切削钻，可能会滑到骨质缺损中，比如开放的喇叭管样结构（图 4.3），这样会造成损伤，特别是钻头有一定压力的时尤易发生。

· 要注意不仅仅是钻头，而且电钻的杆部也会造成结构的严重损伤。一些细小的结缔组织被钻头或钻杆卷入后会造成相邻的结构组织严重受损。在外耳道皮肤、面神经和鼓索神经附近进行操作时这些问题容易发生（图 4.4）。

· 根据磨除区域的深度来调整钻头的长度。短钻头相比长钻头更易掌控。

· 大部分的磨骨过程需要使用切削钻，因为这样磨骨效率更高。金刚石钻头适用于精细结构周围区域的操作，如面神经、硬脑膜、乙状窦、颈静脉球和半规管。如果不需要把钻头朝向这些结构时也可以使用切削钻。

· 通过金刚石钻头压迫出血点可以来进行骨质的止血而无需冲水。该技术对于需要无血术野的中耳手术非常重要。金刚石钻头产生的热量足

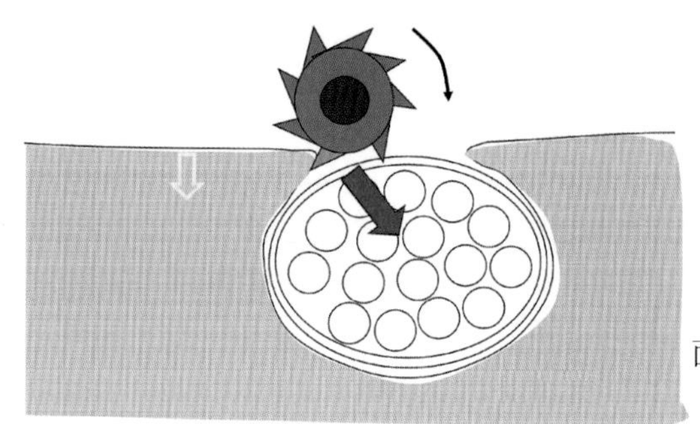

图 4.3　小钻头可能会滑进重要的结构，例如伴有分叉或气房的面神经管

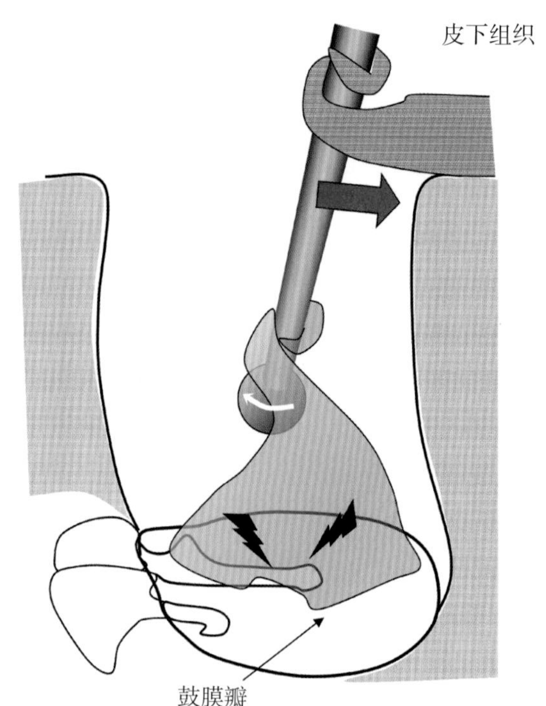

图 4.4　软组织能被卷入钻头，也许会损伤重要结构

以止血。当术腔出血时可使用金刚石钻止血。然后，使用切削钻来磨骨的风险会降到最低。在磨除骨质的最后阶段，金刚石钻头不仅可以磨平创面，还可以用来止血。

· 用钻应当从危险区域向安全区域进行。磨除轨迹的起点相较于终点而言更容易控制（图 4.5）。例如，在外耳道内或者听骨链上方隐窝应该由内向外操作。

· 钻头应该沿着重要结构平行方向移动，例如面神经、乙状窦和外半规管（图 4.6）。这样能够逐渐地轮廓化这些结构，从而及时识别并避免损伤这些重要结构。

· 当在精细的结构（如听骨链）周围操作，

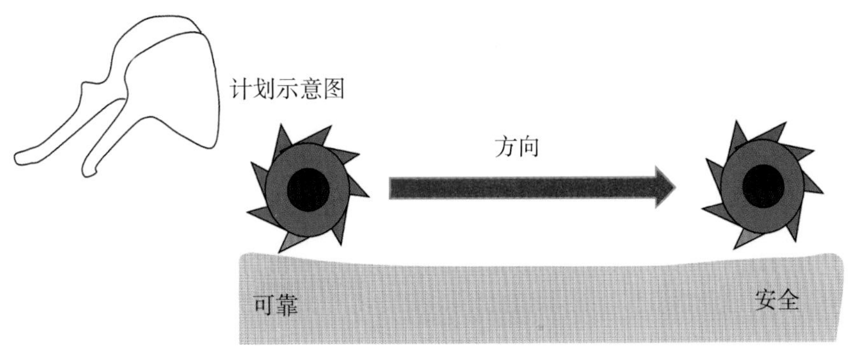

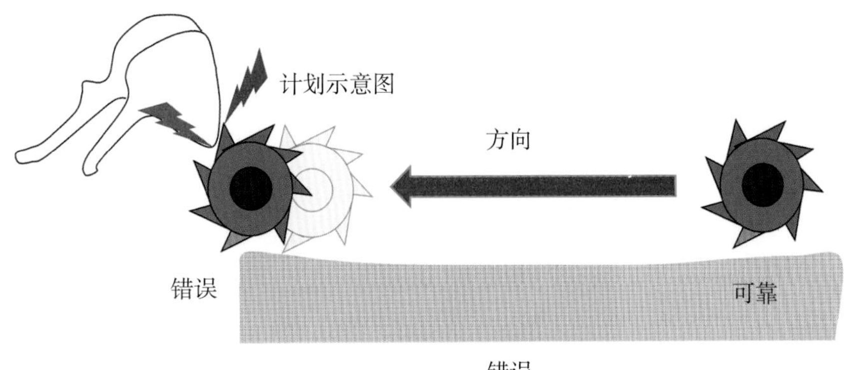

图 4.5 钻的起点可以是精确的（a），但是终点不是完全可控的（b）

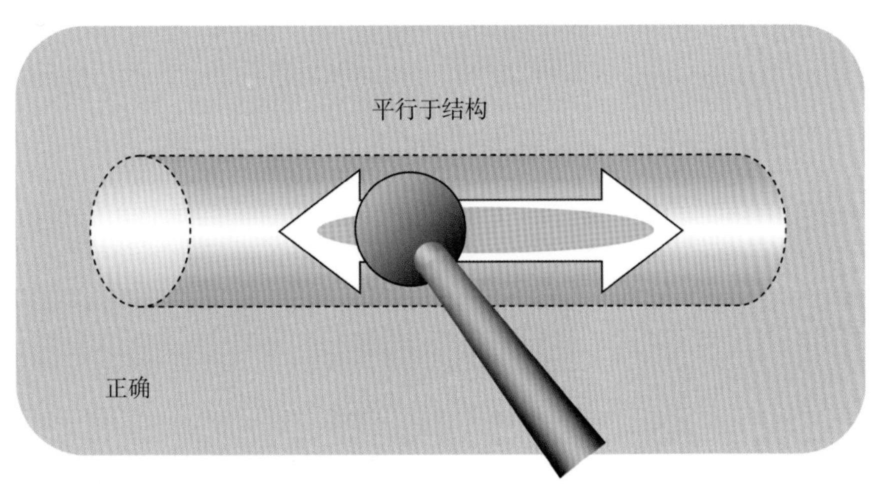

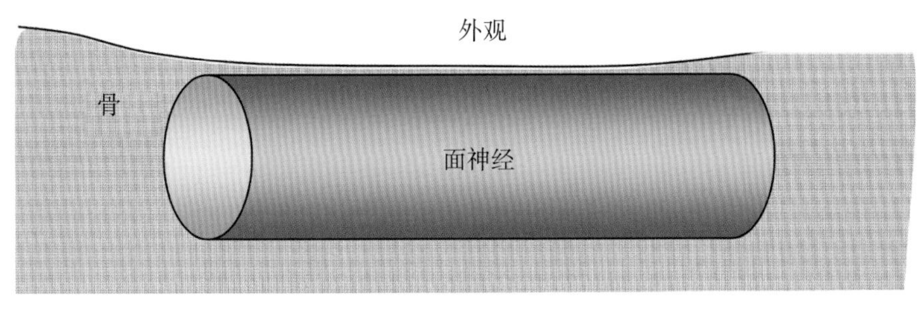

图 4.6 钻头应平行于重要结构移动，以便明确辨认。钻头垂直于重要结构会导致点状显露，难以辨认结构

使用刮匙能更安全地避免潜在的内耳损伤。

· 在手术结束后，集中冲洗中耳腔来彻底清除骨粉。残留的骨粉会导致听骨链固定于周围的骨结构。

· 当在非常深的区域操作时，钻头的精准控制变得更加困难，因为钻的支撑点远离钻头。

· 使用大金刚钻会让磨骨相对稳定，适用于在深部危险结构周围操作，例如内听道和颈动脉水平段。需要足够的冲水以避免热损伤。

钻移动轨迹方向（图 4.7，图 4.8）

平行于重要结构

1. 颅中窝硬脑膜
2. 乙状窦
3. 面神经

由内向外

4. 窦脑膜角
5. 上鼓室（听骨链周围）

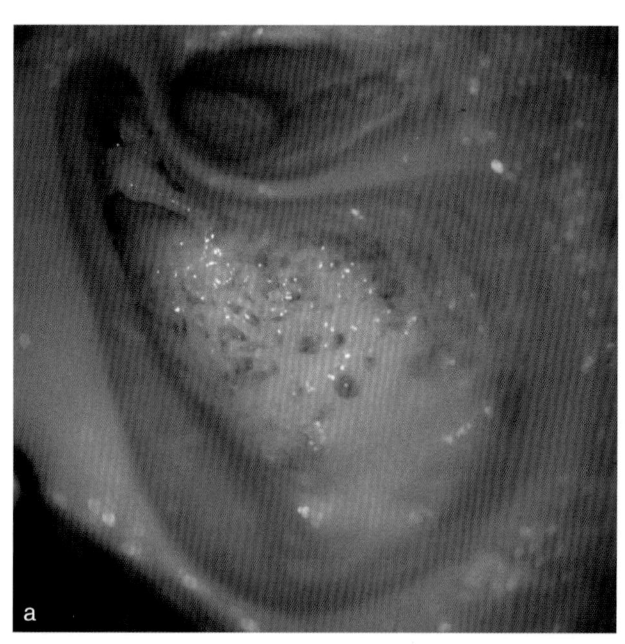

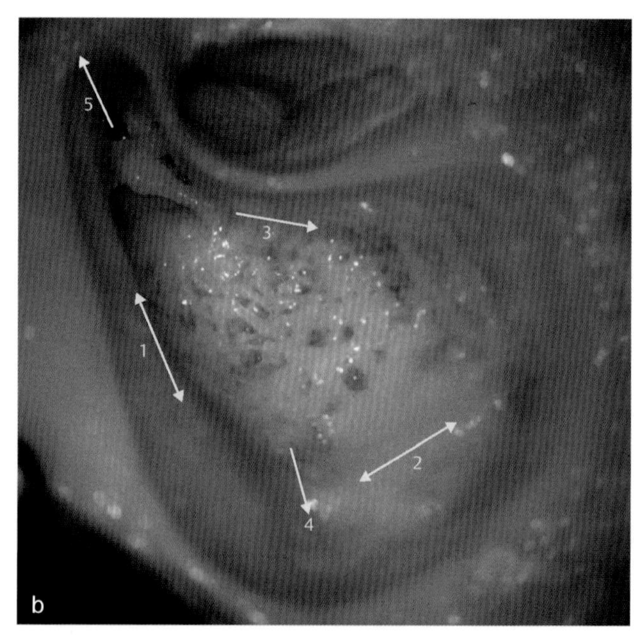

图 4.7（a，b） 颞骨标本完壁氏术腔。在这里，术者需要在一些精细结构附近操作。在外耳道，为了避免损伤鼓膜和外耳道顶的听骨链，钻头应在鼓膜旁由内向外移动，或与鼓膜平行移动。注意钻头不要碰到锤骨后隐窝。在颅中窝板和乙状窦板上，钻头应平行于结构移动。然而，为了开放窦脑膜角，钻头应从内侧向外侧移动。在听骨链上方，钻头应从内侧向外侧移动，从而避开听骨链。为了磨薄面神经周围骨质，钻头应沿着面神经平行方向移动，到达听骨链上方时，沿听骨链向下

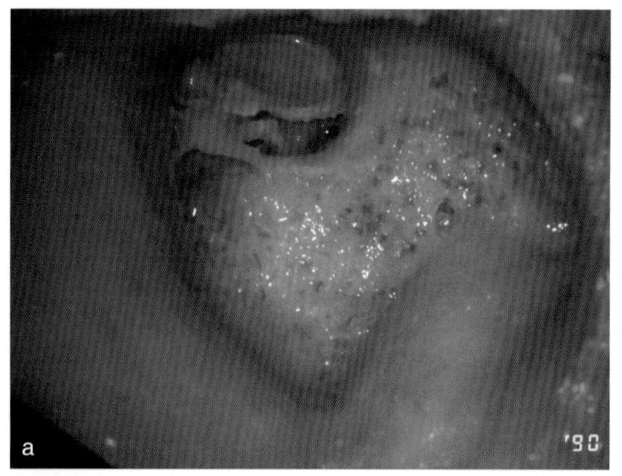

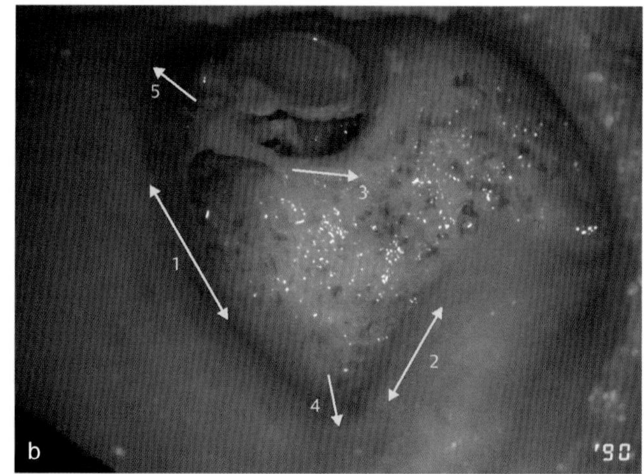

图 4.8（a，b） 颞骨标本开放式术腔。与开放式手术的原则相同，不同的是，术者必须尽量轮廓化重要结构来获得一个碟形术腔

4.1.2 吸引和冲洗

· 吸引和冲洗是中耳手术进行磨骨操作不可缺少的步骤。适当的吸引和冲洗可以保持术腔良好的视野，减少对面神经、迷路等重要结构的热损伤，避免骨粉黏附在切削钻锋利的钻头上。

· 可以间断使用 20mL 注射器清理聚集在术腔内及周围的骨粉及血液。

· 充分的冲洗可以清除骨粉及血液，保持钻磨术腔干净，这对于识别面神经等重要结构及寻找半规管蓝线是必不可少的。

· 冲洗所需要的水量应该视情况而改变。在进行乳突密质骨磨除时需要大量的冲洗水。在精细结构周围或狭窄空间冲洗时水量应适当减少。术者使用装有调节阀的冲洗水导管，洗手护士可以迅速而准确地控制水量。

· 钻头周围应充分的冲洗。

· 可以将吸引器放在软组织和钻头之间，这样可以避免软组织结构不被钻头误伤。同时可以起到小牵引器作用，从而在要磨除组织旁拉开软组织，例如外耳道皮肤、乙状窦和颅中窝硬脑膜。

· 在精细结构周围进行吸引操作需更加小心。这些结构包括外耳道皮瓣、鼓索神经、暴露的面神经和迷路瘘管，可以在附近、剥离子或棉球上轻轻吸引。

· 在桥小脑脚手术中使用的 Brackman 吸引冲洗头（图 3.16 ）。

4.1.3 止 血

· 硬脑膜打开后不要使用血管收缩药。

· 在任何手术中，清晰的术野有利于避免手术并发症。中耳手术是在显微镜下狭窄的空间操作，周围有一些非常精细且易损伤的结构，少量的出血也会妨碍术者的视野，造成不良后果。

· 皮肤和肌肉等软组织的止血对于保持一个无血的术腔具有极其重要的意义，止血可以通过单极或双极电凝来完成。耳窥器或牵开器也可以起到止血的效果。电凝后出现的渗出可以用氧化纤维素（速即纱）来处理。

· 骨面出血通常可以使用金刚石钻头控制。如果出血严重而不能止血时，可以使用骨蜡止血，之后用棉球在骨蜡上加压。

· 鼓室和皮瓣出血可以用含肾上腺素和利多卡因（与局部麻醉同样浓度）的生理盐水明胶海绵或棉球来处理。将其放在出血点上，通常过一段时间后就能止血。同时在鼓室腔的开口处放置这些材料进行堵塞，可以防止血液流入鼓室。这项技术在重建之前非常有用，因为重建术中要求鼓室和鼓膜彻底止血。此时术者可以进行其他操作，比如准备植入假体、骨小柱或仿膜，从而节省宝贵的手术时间。尽量避免在鼓室内使用双凝电极，因为会导致周围的精细结构热损伤。

· 颅中窝、颅后窝和乙状窦在手术中可能会暴露，或者由于病变侵犯已经暴露。这些区域的止血通常通过双极电凝来完成。切忌使用单极电凝，因为可能会造成穿孔。在颈静脉球区域可以使用很小能量的双极电凝，因为这里的结构非常脆弱。如果这些方法不能止血，可以使用速即纱，把速即纱放在合适的位置（见第 13 章）。

· 在硬脑膜内工作时，双极电凝是止血必备的工具。充分的冲洗可以防止尖端粘上凝固的组织。双极的尖端应保持清洁。

· 明胶海绵用于控制毛细血管和小动脉出血，尤其是那些双极可能造成损伤的部位。即便在桥小脑角明胶海绵也可以放置。

· 速即纱能起到人工凝块的作用，主要用于阻止桥小脑角处毛细血管渗出。这对在小脑水平可能发生的弥漫性静脉出血有用。

· 速即纱可用于控制脑干出血。在脑干上使用双极有可能使动脉凝固而导致梗死。

4.1.4 剥 离

· 骨面和残留气房的精细钝性分离，可以用小剥离子沿着病变和骨之间的缝隙小心剥离，旁边可以放一块小棉球。棉球可以用小吸引器或吸引器头压进去。这种技术可以同时吸血且不把病变弄碎，又能减少出血。在棉球上的间接吸引可以清理视野。这种技术在胆脂瘤的剥离时格外有用，从骨性外耳道翻起皮瓣也可以使用。

· 在听骨链、圆窗、面神经及迷路瘘管等重要结构周围应采用锐性分离和分块切除病变。分块切除病变可以增加手术角度，保持术腔干净，帮助形成分离间隙。如果重要结构周围有粘连，而试图一次将病变完整切除可能会造成严重的损伤。

· 禁止随意地掀起骨组织表面病变。对于胆脂瘤病变，要注意有无迷路瘘，特别是在外半规管周围。在一些病例中，要保留瘘口处的上皮以避免迷路的开放。炎症状态下的面神经看起来和肉芽组织差不多。

· 剥离镫骨结构上病变需要特别小心。手术器械应与镫骨肌腱平行操作，沿着自后向前方向，特别是当砧镫关节脱位时。肌腱的支撑作用使板上结构可能更牢固。锐性分离比钝性分离更好。垂直于镫骨底板长轴方向的过度用力可能会造成镫骨的骨折或关节脱位。

· 清理面神经表面病变时，应平行于面神经操作。不要使用牵拉器，会损伤到神经。

4.2 中耳胆脂瘤手术的术中决策

4.2.1 患者的选择

胆脂瘤的治疗应考虑其侵袭性和进展性。只有少数老年患者可以择期手术，比如胆酯瘤囊袋无脱落上皮、患者可以密切随访。胆脂瘤碎屑在无法进入的区域，活动性炎症进展明显，有潜在威胁生命的危险，应立即进行手术治疗。在这种情况下，乐观地进行随访，并简单地清理胆脂瘤口周围的碎屑通常会造成耳部的危险，从而导致更大范围的手术及更高概率的手术并发症。当然，患者的意愿、年龄和健康状况也是需要考虑的因素。外科医生应充分了解每种疾病的自然过程及在这种情况下手术干预的有效性。在充分考虑所有这些因素后，手术医生应取得患者充分的知情同意。

4.2.2 唯一听力耳策略

通常来说，只有当疾病造成听力损失的风险高于手术时才应考虑手术。胆脂瘤最终会导致迷路瘘，进而导致不可逆的迷路炎和听力损失，在没有进行正确评估胆脂瘤的状态下进行随访是绝对禁止的。如果需要手术，术者必需要是经验丰富的外科医生。任何一种手术干预都可能会造成感音神经性耳聋，而手术失败只会增加风险。尽可能避免使用钻。使用刮匙来清除听骨链周围的病变对于减少内耳损伤风险是一种更安全的选择。

一般建议采用开放术式。原因是这种技术如果操作顺利，在不引起特殊并发症的前提下可以更好地清除病变，因此可以减少术后复发的风险。其他手术方式，即使是经验丰富的术者操作，也应该尽量避免。如果中鼓室和下鼓室没有病变，可以采用改良的 Bondy 术，不会损伤到听骨链。如果圆窗和卵圆窗有胆脂瘤上皮，应采用乳突根治术来清理病变，来避免开放内耳的风险。在这类患者中，需要阻塞咽鼓管来避免慢性炎症，以免造成进一步的感音神经性听力下降。

4.2.3 分期策略

在正确评估胆脂瘤的状况并预判其临床病程后，外科医生需要预先设计手术。需要在第一次手术之前与患者讨论二期手术的可能性及必要性。对于胆脂瘤的病例，无论是开放式还是完壁式，我们通常会选择二期手术。二期手术通常在一年内完成，来检查胆脂瘤是否彻底切除，并重建听力传导系统。在有限的使用改良 Bondy 技术的病例中，考虑到复发及残留胆脂瘤上皮的风险非常小，我们并不采取分期手术。如果有胆脂瘤黏附在精细的结构上，如镫骨（底板或上结构）、圆窗和面神经，我们通常并不清理这些结构上的胆脂瘤上皮。在镫骨或圆窗上的过度操作可能会导致迷路瘘，或会损伤面神经。在二期无菌状态下清理上皮更安全、更容易。二期手术中，胆脂瘤上皮看起来像珍珠。在封闭术腔中应用相同的原则来处理迷路瘘上遗留的胆脂瘤上皮。

如果我们有意在鼓室腔内遗留部分未处理的胆脂瘤上皮，例如两窗周围，那么二期手术一般在术后 6 个月内进行。如果担心中耳内的胆脂瘤没有完全清除，二期手术在术后 1 年内，通常在 8~10 个月进行。二期手术通常损伤更小，可以在更短的时间内完成。如果胆脂瘤未累及乳突，绝大多数可以通过耳镜由耳内径路完成。如果有必要住院，住院时间应尽可能缩短。如果患者被告知分期手术的益处和（或）疾病的危害，通常会接受分期手术。

4.2.4 修正手术的策略

胆脂瘤复发，重建听骨链和（或）鼓膜出现功能性问题，鼓室成形术后炎症持续都需要行修正手术。修正手术通常比第一次手术困难的多。中耳的解剖结构已经改变，一些重要的解剖标志可能已经消失，而且脆弱的结构可能已经被暴露。中耳的结构已经瘢痕化，或由于之前的操作变得更加脆弱。在这种情况下要想进行适当的修正，需要对个体化情况进行具体分析，对术者的知识和技术提出了更高的要求。

修正手术的主要原因包括手术技术不够熟练或手术方式错误。然而，在一些案例中，病变复发是潜在功能丧失的表现，可能说明上次手术径路不正确，或者手术干预原本就是无效的。换一种相似的手术可能还会得到相同的结果，要处理这类病例，术者需要良好的心理素质，全面的知识以及熟练的手术技巧。

如果完壁式鼓室成形术后发现胆脂瘤复发或残留，一般需要开放术腔。如果在完壁式鼓室成形术后需要再次行听骨链成形，需要检查确保术腔没有胆脂瘤残留。开放式术腔反复或持续的炎症是进行修正手术的指征。手术需要轮廓化中耳腔，清理气房，并行耳道成形术。

5 耳后切口经耳道入路

根据笔者的策略，耳后切口经耳道入路只能适用于有限的胆脂瘤案例。为了防止胆脂瘤的复发，当不使用开放式鼓室成形术式时，术者认为尽可能地保留骨壁是很重要的。因此，不能通过广泛切除骨性耳道后壁来寻求清除胆脂瘤。因此，这种方式在术者团队中使用很有限，仅应用于一些小的伴轻度内陷到上鼓室和面隐窝的鼓膜紧张部胆脂瘤，或主要局限于鼓室的先天性胆脂瘤。宽阔的外耳道是安全手术的先决条件，使用合适的外耳道成形术是十分重要的。扩大显露胆脂瘤而进行的去骨应安全地使用足够的软骨片进行封闭。如果有必要去扩大径路，或者上鼓室切开术后胆脂瘤基质不能充分显露，我们应该转为完壁式手术，以在保留外耳道壁的情况下彻底清除病变（见图 5.1~ 图 5.17）。其他情况详见第 8 章。

病例 5.1　右耳

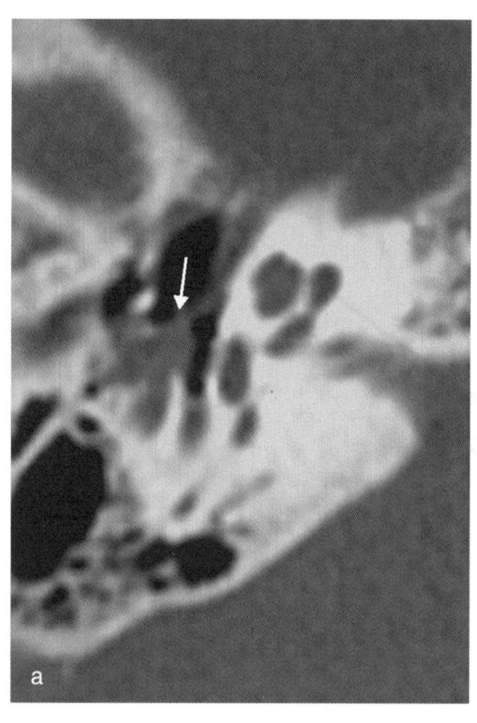

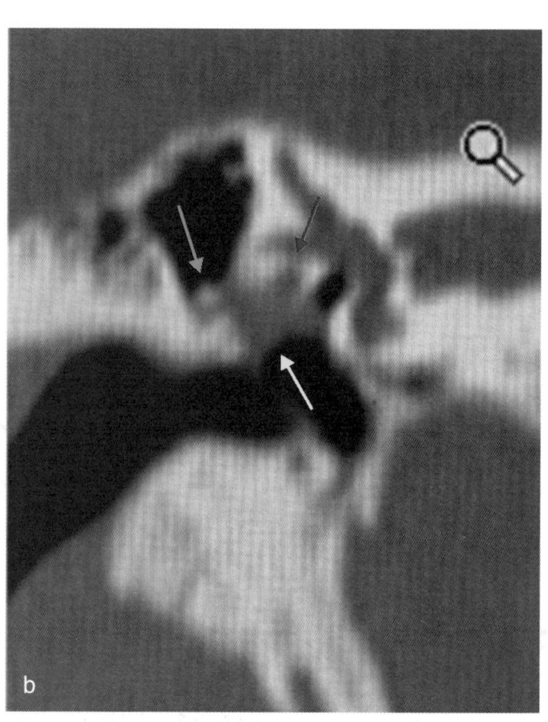

图 5.1　轴位 CT（a）显示胆脂瘤有限侵犯后上鼓室。砧镫关节被侵犯（箭头）。冠状位 CT（b）显示胆脂瘤向上延至面神经的鼓室段（红色箭头），但其不超过砧骨短突（蓝色箭头）

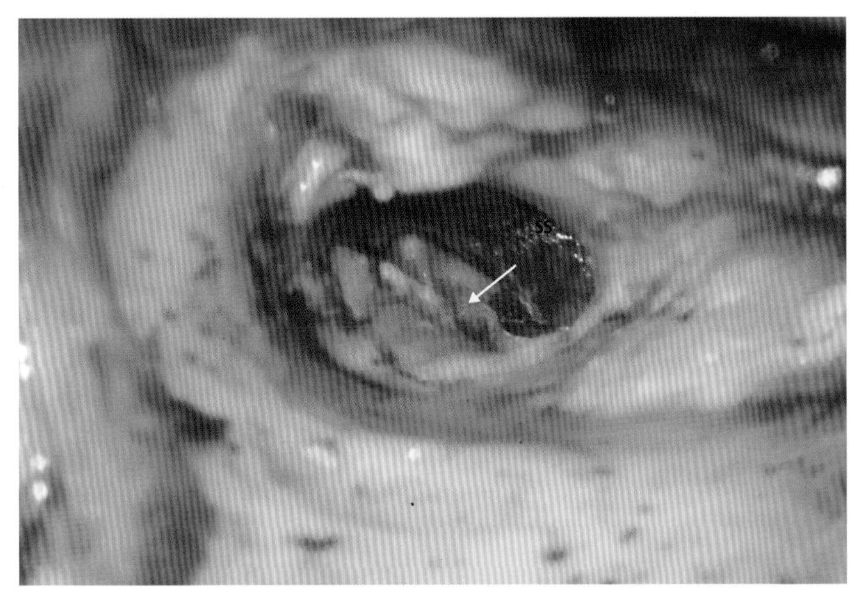

图 5.2 通过耳后切口进入外耳道。紧张部胆脂瘤位于鼓膜后上象限。鼓膜的显露受到前壁和下壁骨突的限制。SS：乙状窦

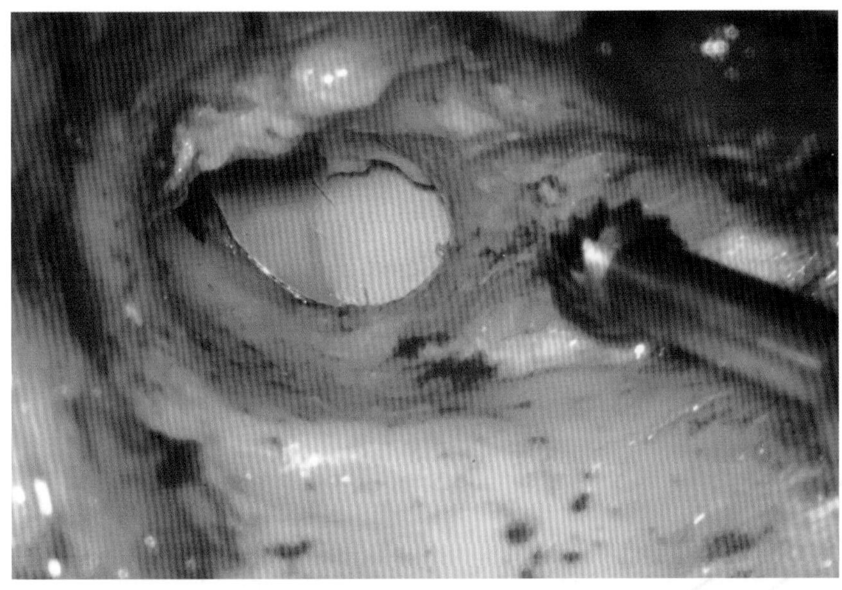

图 5.3 外耳道的皮肤从内侧分离，已准备对骨性外耳道进行外耳道成形术。为了节省时间，尽可能使用大的钻头。由于切割钻很容易卷起鼓室耳道瓣，应使用手术线包装制成的铝片保护鼓室耳道瓣

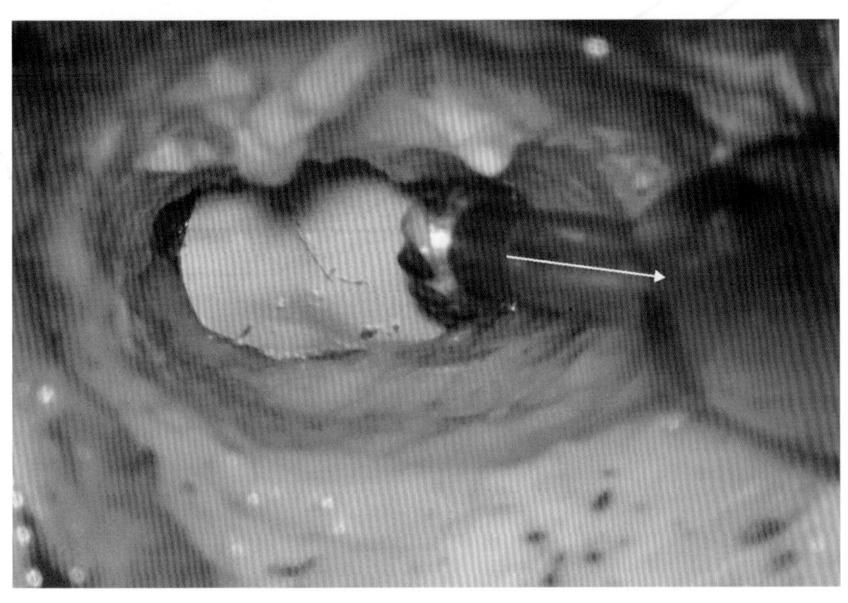

图 5.4 正在进行的外耳道成形术。在外耳道成形术中，不要将钻头从外侧移到内侧。钻头应从内到外在上壁（箭头）和下壁，平行于前壁和后壁

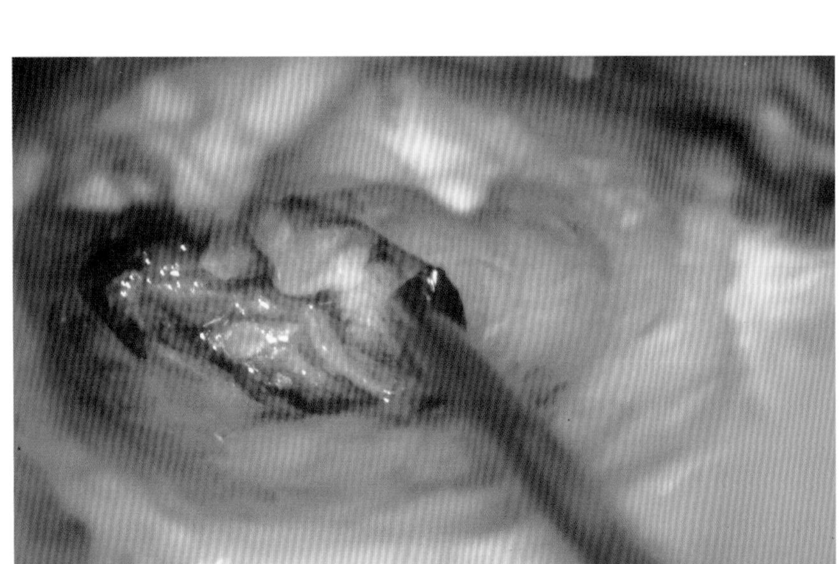

图 5.5　骨性突起的去除在一定程度上可以分离与骨面连接到磨除区域的外耳道皮肤。通过重复这样的过程，外耳道磨除逐渐向内部推进

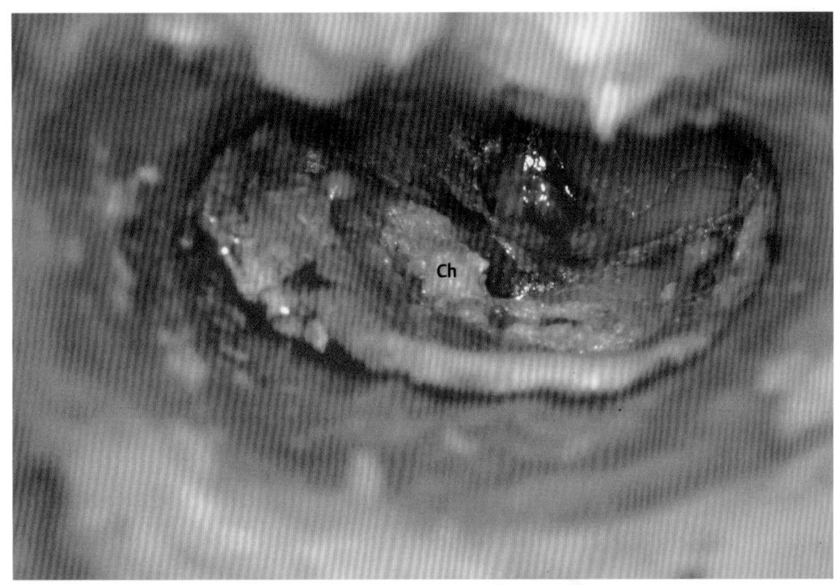

图 5.6　外耳道成形术已完成。注意，整个鼓膜已经显露。Ch：胆脂瘤

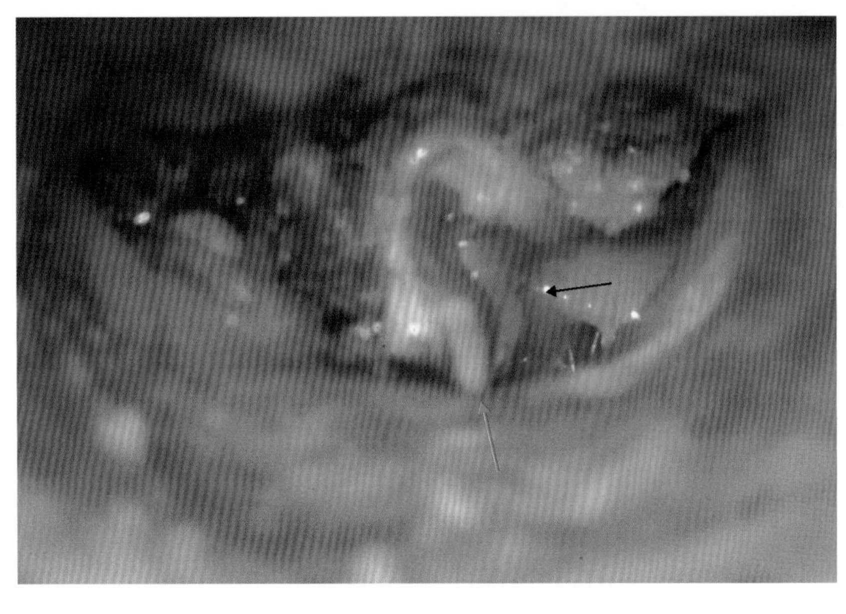

图 5.7　鼓室由下壁进入，从而不损伤胆脂瘤基质。胆脂瘤的下极可见（黑色箭头）。胆脂瘤累及鼓索神经（蓝色箭头）

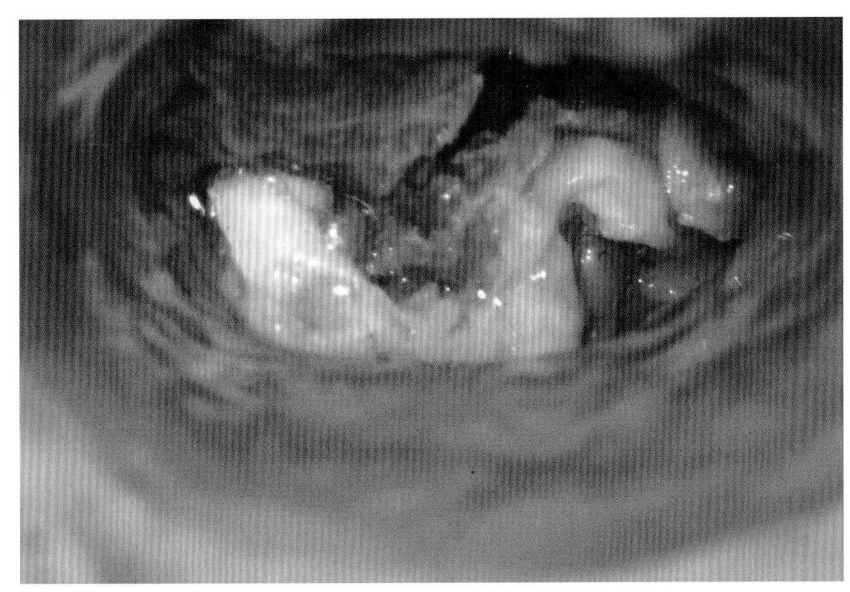

图 5.8 鼓索神经已经离断，仔细地将胆脂瘤基质从周围骨质上剥离

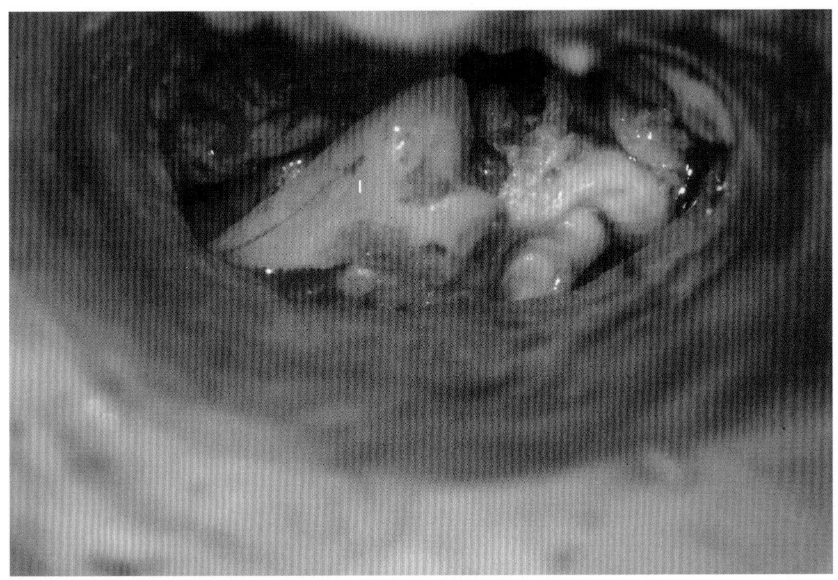

图 5.9 去除覆盖胆脂瘤的砧骨残体。注意侵蚀的长脚。I：砧骨

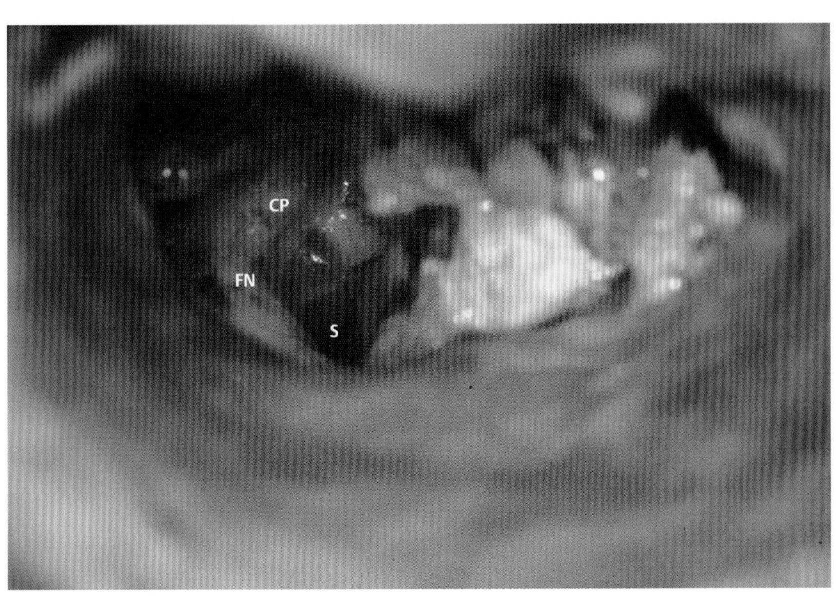

图 5.10 胆脂瘤侵蚀了骨环的后上部分，切除砧骨可看到胆脂瘤的上极。CP：匙突；FN：面神经；S：镫骨

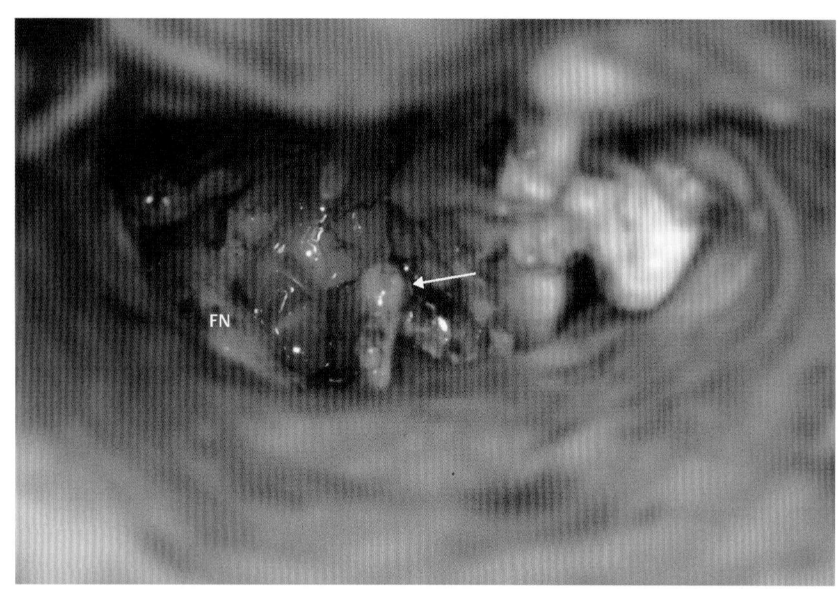

图 5.11 胆脂瘤从镫骨上结构分离（箭头）。FN：面神经

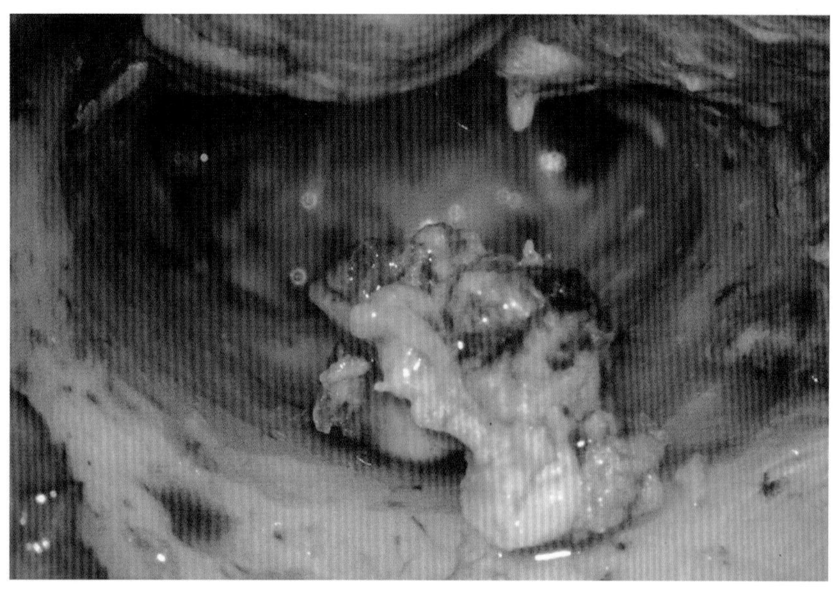

图 5.12 胆脂瘤从中耳被去除。胆脂瘤基质被完整保留

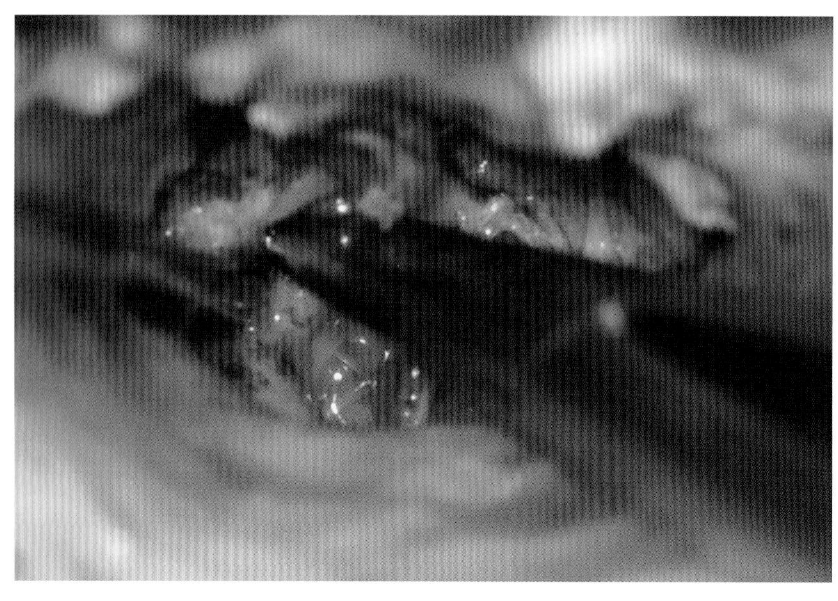

图 5.13 切开鼓膜张肌腱，使鼓膜能活动

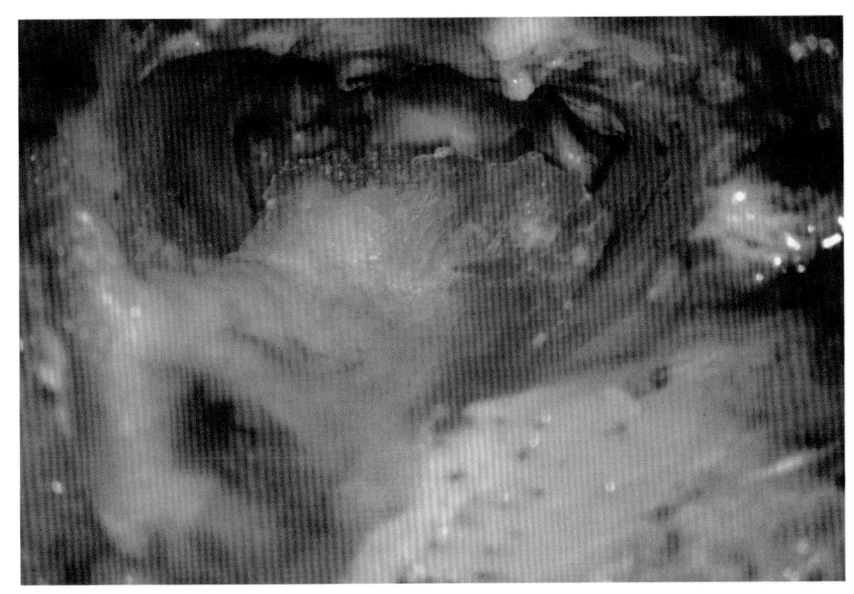

图 5.14 将一片颞肌筋膜铺到耳道

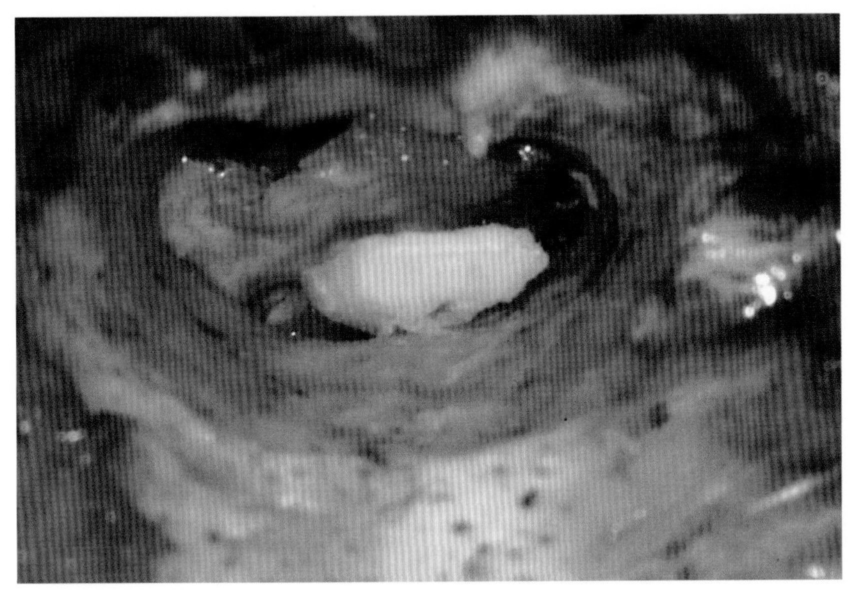

图 5.15 筋膜衬于底部。在用明胶海绵填充鼓室后，一块厚的耳屏软骨用于加强鼓膜的后上象限，作为小柱

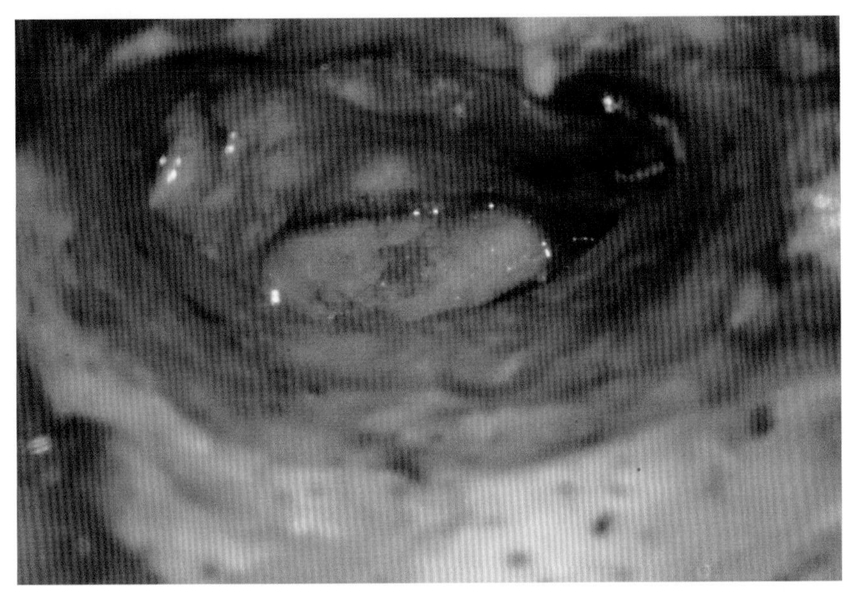

图 5.16 将软骨置于镫骨上方

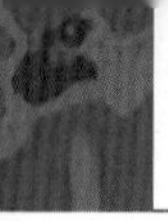

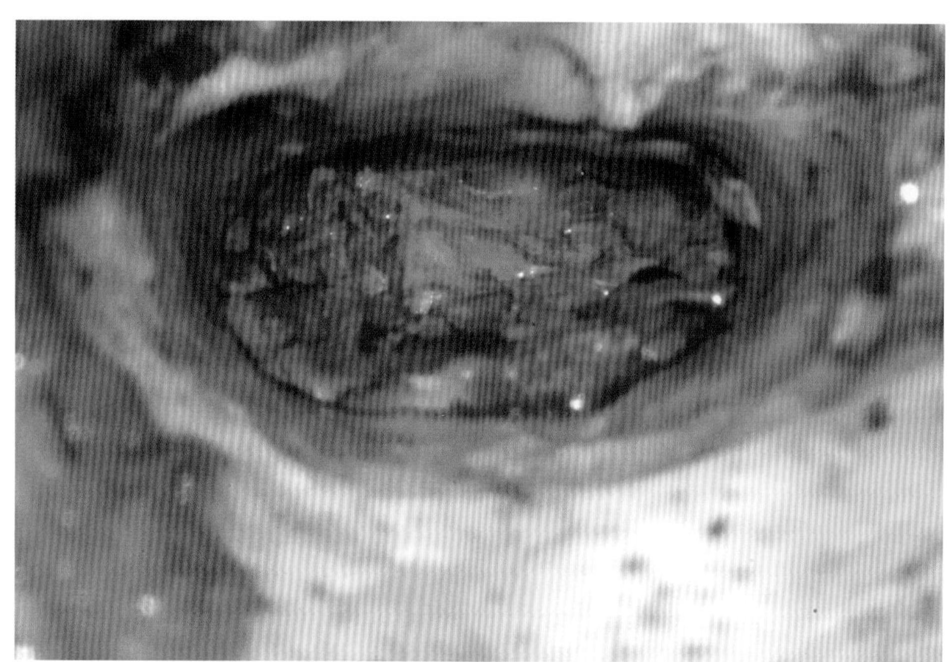

图 5.17　在筋膜上铺上鼓膜瓣，完成鼓膜成形术

6 完壁式鼓室成形术

完壁式鼓室成形术的适应证
· 儿童胆脂瘤或者高度气化型乳突的成人胆脂瘤
· 上鼓室破坏范围小的胆脂瘤
· 中鼓室胆脂瘤

目前，尚无一种术式可以用于治疗所有的胆脂瘤。手术医生需要具有足够的灵活性和能力针对每个患者的具体病情选择术式。针对上鼓室破坏局限的胆脂瘤，我们采用完壁式鼓室成形术（CWU），同时用骨粉和软骨修复盾板。对于大多数胆脂瘤，我们都会采用开放式鼓室成形术（CWD），因为胆脂瘤残留率（图 6.1）和复发率（图 6.2）都比完壁式鼓室成形术要低。完壁式鼓室成形术常需要分期完成，二期手术不但要重建传声结构，还要清除可能存在的残留胆脂瘤。目前，我们只对符合适应证的病例采取完壁式手术。

乳突高度气化的成人胆脂瘤是完壁式鼓室成形术的适应证，该技术可以避免术后形成巨大的开放术腔。对于儿童胆脂瘤我们会尽量采用分期完壁式技术，因为儿童的乳突常常气化良好，同时也争取保持外中耳的解剖结构。然而，即使在这些病例中，如果上鼓室破坏严重或者术中发现病变广泛累及中耳，我们就会改用开放式手术。开放式鼓室成形术也通常应用于唯一听力耳的胆脂瘤患者。针对中鼓室胆脂瘤，尤其是年轻患者，我们会采取完壁式手术。一期手术行完壁式鼓室成形手术，重建鼓膜，将硅胶片由开放的后鼓室向咽鼓管方向放置，覆盖鼓室腔和乳突腔。硅胶片有助于鼓室黏膜再生，预防粘连。但如果后壁影响胆脂瘤基质的暴露，如胆脂瘤基质向咽鼓管延伸，尤其是在老年患者，则需转向开放式手术。

如果手术医生一开始不确定是否要切除外耳道后壁，可以先按照完壁式手术操作进行。当明确有开放式鼓室成形术指征时再转变术式，切除外耳道后壁这一过程并不费力。对患者而言，花费时间进行耳道成形以及鼓室切开是值得的。

完壁式鼓室成形术二期手术通常在一期手术后 8 ~ 12 个月进行，术中需检查中耳腔以确保

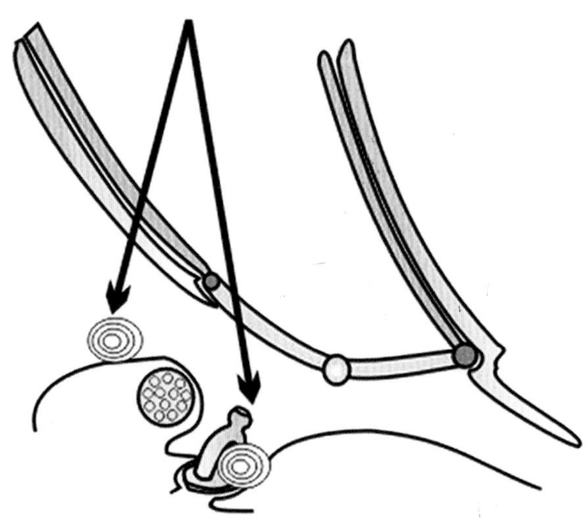

图 6.1　残留的胆脂瘤

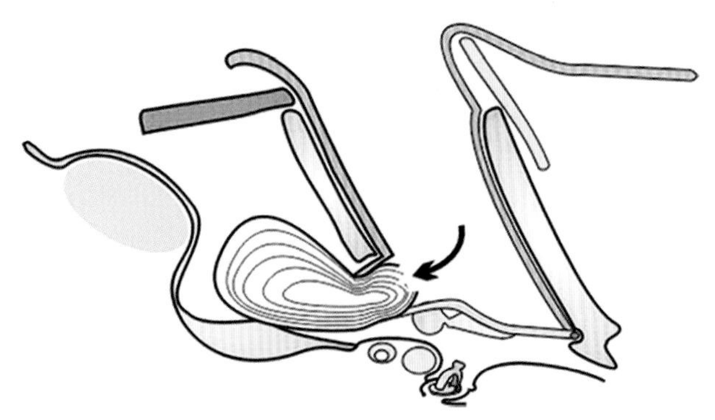

图 6.2　复发的胆脂瘤

清除所有残留胆脂瘤。二期手术可以采用经耳甲腔、耳道或乳突径路，取决于第一次手术的径路和胆脂瘤的位置。如果出现复发性胆脂瘤或者耳道后壁吸收破坏，我们会毫不犹豫地改为开放式手术。

完壁式手术后需定期复查耳镜，至少坚持 10 年，这是发现术后内陷囊袋形成和胆脂瘤复发所必需的。一旦发现上述情况，即使是完壁式鼓室成形术后早期，我们也会立刻实施开放式鼓室成形术，因为这种情况提示存在持续性的潜在病理状态。

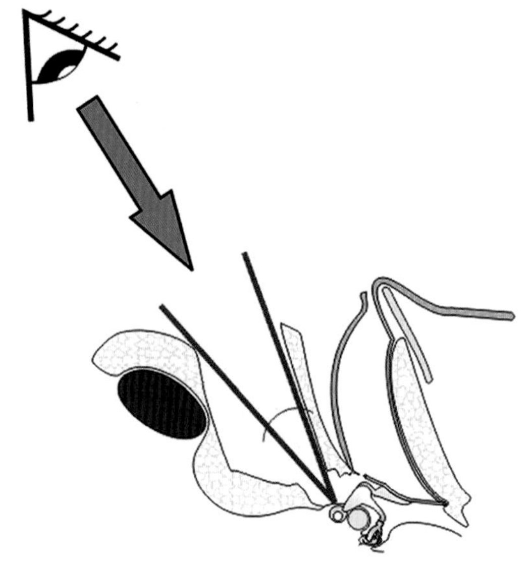

图 6.3　轮廓化不充分的术腔

6.1　手术步骤

6.1.1　单纯乳突切开术

1. 除保留外耳道后壁外，完壁式鼓室成形乳突切开术的其他技术要求与开放式鼓室成形术是一样的。首先都是切除乳突气房，充分地乳突轮廓化，包括窦脑膜角和乳突腔边缘的悬垂骨质，然后才完成后方的上鼓室切开术和后鼓室切开术。碟形术腔可以提供最佳视野和最大视角 (图 6.3, 图 6.4)。耳道成形术也是手术的必须步骤，无论耳道壁是否有遮挡，以求完整地观察鼓膜。所以，在开始做乳突切开术的时候，不要着急磨薄外耳道后壁。

2. 向内翻起外耳道皮瓣，行耳道成形，为了利于病变切除和结构重建，耳道成形要求做到不移动显微镜能完整看到整个鼓环。

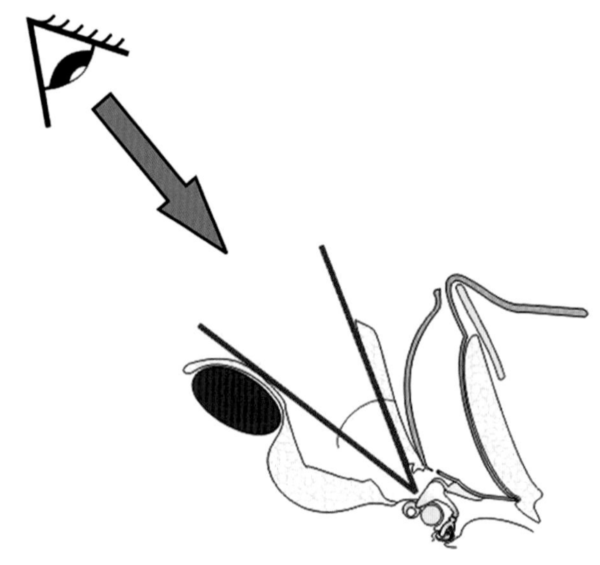

图 6.4　碟形术腔

6.1.2　从后开放上鼓室

1. 从后方开放上鼓室，并保持外耳道上壁完整。钻磨方向应从内向外（图 6.5, 图 6.6）。随意钻磨容易伤到深面的砧骨（图 6.7）。需注意砧骨的短突比砧骨体更靠近术者方向，其与覆盖它的骨质距离非常近 （图 6.8）。从后方切开上鼓室需向前做足够的延伸以达到控制整个上鼓室。可采用刮匙去除覆盖砧骨表面最后的骨质（图 6.9）。为了更早辨识确认砧骨，很重要的一点是

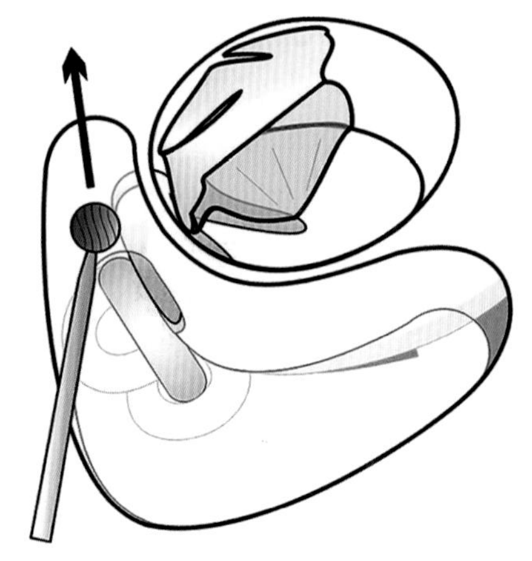

图 6.5　后上鼓室开放

在充分轮廓化窦脑膜角后，将手术床向术者对侧旋转，从而获得更靠后方的视角。

2. 该区域的上界为中颅窝硬脑膜，下界为外耳道上壁，内侧为听骨链。当听骨链完整时，钻磨时要特别注意避免触碰听骨链。如果存在损伤风险，需先行砧镫关节脱位，同时在手术结束前需根据病变情况决定同期或二期重建听骨链。

3. 注意避免穿透外耳道上壁，如果穿透，则需用软骨和骨粉重建。注意避免损伤颅中窝硬脑膜。硬脑膜非常脆弱，尤其是在老年人中，损伤后可导致脑脊液漏（CSF）。此外，颅中窝硬脑膜暴露可能引起脑膜脑膨出。为避免切除过多骨质，在该区域钻磨时，需避免钻头向上（中颅窝脑板）和向内（外耳道上壁）并施加压力。

4. 上鼓室内陷囊袋形成伴上鼓室局限侵蚀时，可用小棉球将其向外耳道方向进行剥离和切除(图6.10)。去除锤骨头后用刮匙或电钻去除齿突骨质，从而使上鼓室获得前上鼓室通气径路。

5. 如果胆脂瘤累及前上鼓室，则需取出砧骨，切除锤骨头，用刮匙或电钻切除齿突骨质，从而开放前上鼓室。

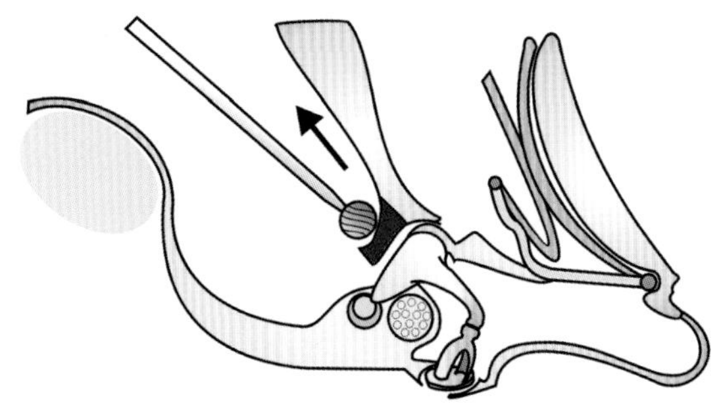

图 6.6　开放后上鼓室时磨钻由内向外移动

错误

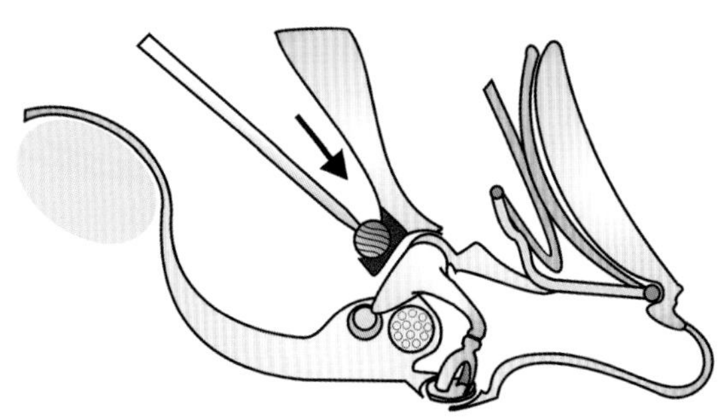

图 6.7　磨钻的随意移动会使听骨链受到严重损伤

错误

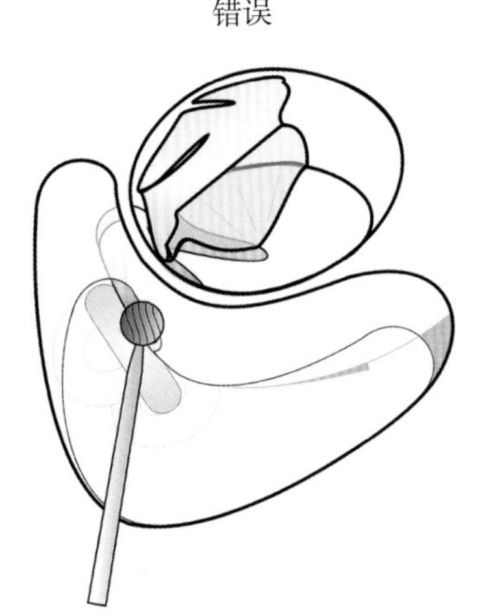

图 6.8　砧骨短突在鼓窦入口靠外的位置，而且离它周围的骨质很近，容易发生损伤

正确

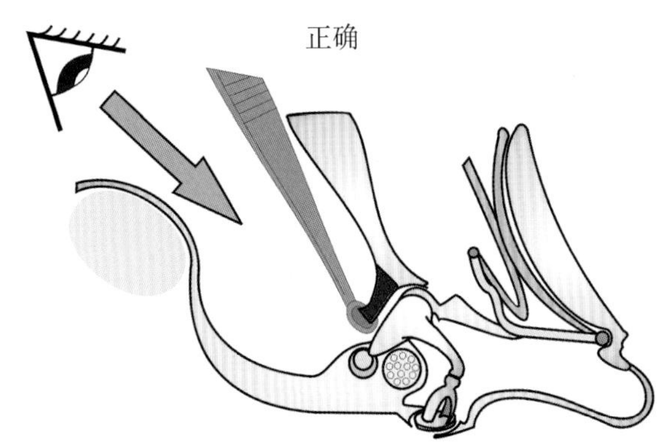

图 6.9　尽早识别砧骨才能避免损伤

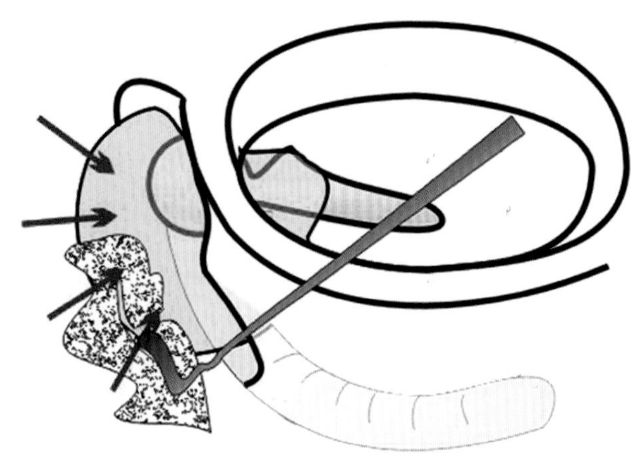

图 6.10　将内陷囊袋从上鼓室内剥离

6. 如果同时存在内陷囊袋形成和上鼓室胆脂瘤，则充分去除上鼓室外侧壁，开放上鼓室对于避免胆脂瘤上皮残留非常重要。但是须避免大范围的上鼓室切开以减少术后胆脂瘤复发。

6.1.3 开放后鼓室

1. 磨薄外耳道后壁。最后一步可使用大金刚钻来完成。注意不能将外耳道后壁打磨得过薄，否则因疏忽导致外耳道后壁开窗或术后外耳道后壁萎缩，如果出现咽鼓管功能障碍，即使经过相当长的时间，也可导致胆脂瘤复发。

2. 主动识别面神经是避免损伤的好方法。识别面神经乳突段时，采用大号切割钻沿平行面神经走形方向移动，保持持续抽吸和冲洗。面神经轮廓化即可，避免裸露。需注意避免损伤位于面神经后外侧的外半规管，鼓索神经也需识别。

3. 采用金刚钻或刮匙开放位于面神经和鼓索神经之间的面神经隐窝（图 6.11）， 在这个步骤中可以看到鼓索嵴（见图 1.13）。如果听骨链完整，在砧骨短突的后面要保留下一小片骨质，以免磨钻损伤听骨链。

4. 后鼓室开放的范围取决于病变累及面隐窝和鼓室窦的范围。通常开放面隐窝足以控制砧镫关节和卵圆窗区域 （图 6.12）。如果需要处理圆窗和（或）下鼓室区域病变，则需切断鼓索神经，将后鼓室切开向下方扩展（图 6.13，图 6.14）。

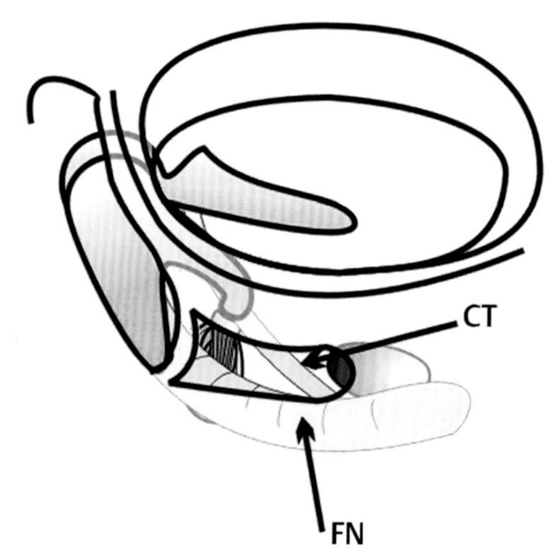

图 6.11 面隐窝。CT：鼓索神经；FN：面神经

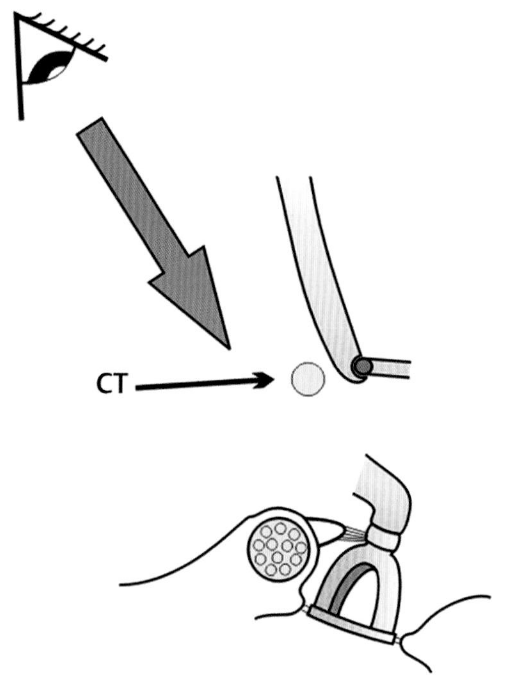

图 6.12 通过后鼓室开放可控制砧镫关节和卵圆窗。CT：鼓索神经

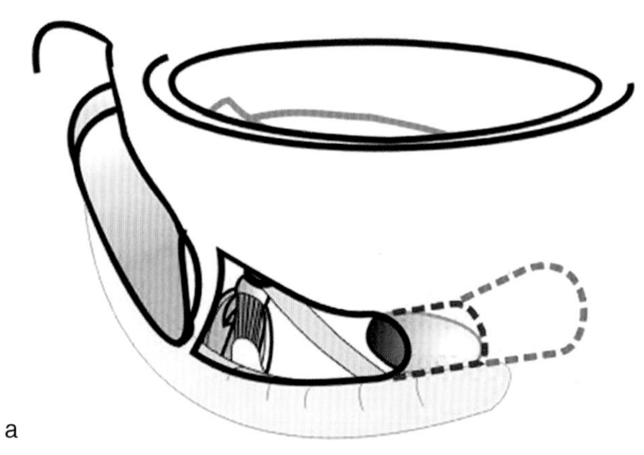

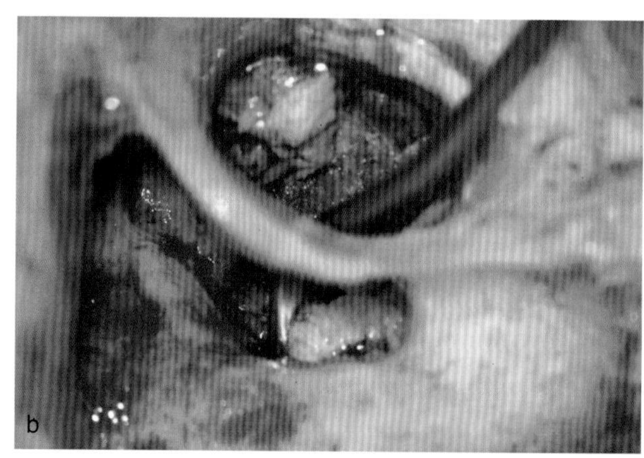

图 6.13 （a）后鼓室开放延伸至圆窗区（红色虚线）和下鼓室区（绿色虚线）。（b）扩大后鼓室切开术处理下鼓室胆脂瘤

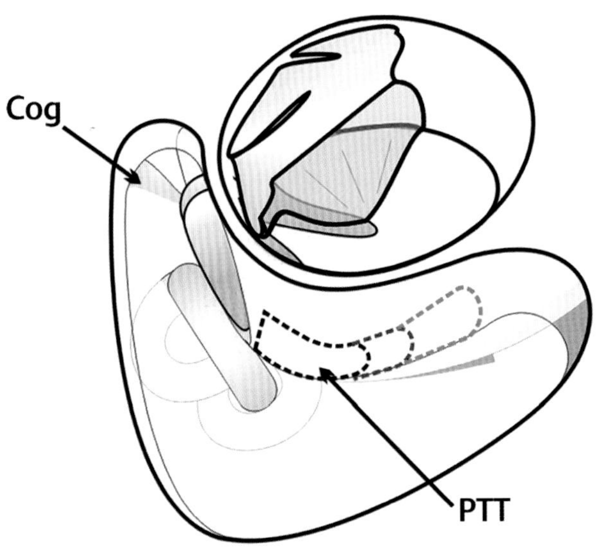

图 6.14 后鼓室开放术（PTT）和外耳道联合观察。Cog：齿突

6.1.4 中耳腔的处理

总体思路

1. 将耳道鼓膜瓣连同后半部的鼓环向前掀起，同时经外耳道和后鼓室两条径路进行中耳探查。

2. 中耳的处理越快完成越好。重建之前要彻底止血。此外，在结束所有磨骨工作后，再进行卵圆窗和圆窗区域的处理。外科医生在每一台手术过程中都需要把握处理中耳腔的正确时机。

3. 切除中耳病变的时候，要特别注意避免损伤那些脆弱的结构。

4. 将鼓室内病变从脆弱结构上分离时，常采用联合径路，一只器械经外耳道，一只器械经后鼓室进行操作（图 6.15）。这样，通过开放式的鼓室或外耳道，即便是两个器械同时在狭窄的区域内操作，也不会阻挡狭窄视野中的精细结构。

5. 根据病变必要时可切除鼓膜和听小骨，如果鼓膜有穿孔或破损，需用颞肌筋膜进行修补。

胆脂瘤切除

1. 胆脂瘤切除首先清除囊内的上皮，保留完整的胆脂瘤基质（图 6.16）。这样在完整掀起胆脂瘤基质后，可以直接显露其包裹或位于其深面的结构，从而使清除胆脂瘤的过程更安全。

2. 尽可能保持胆脂瘤基质的完整性，可采用小棉球和吸引器头辅助进行钝性分离（图 6.17）。

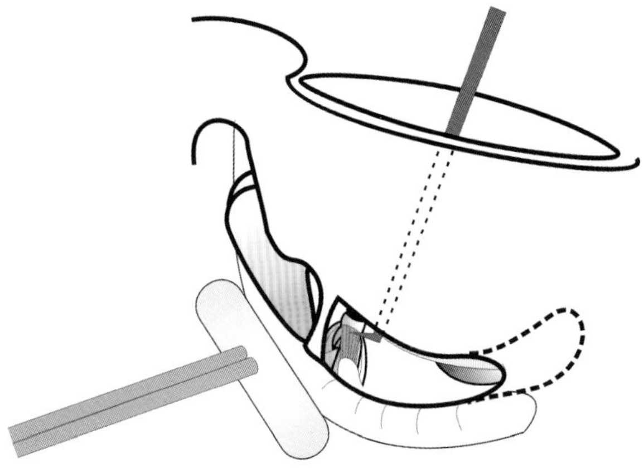

图 6.15 联合径路。两个器械同时经外耳道和后鼓室进入

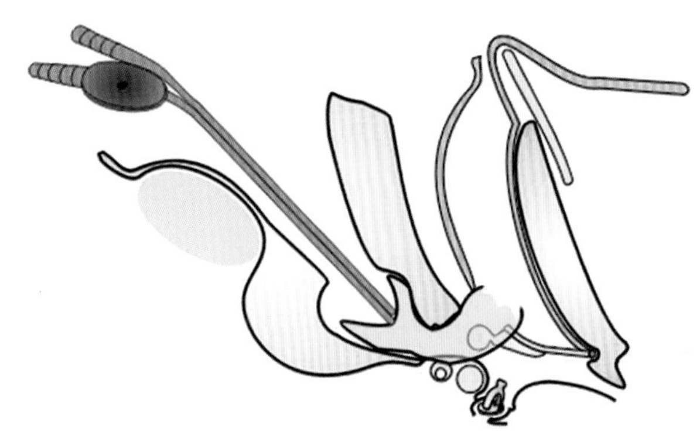

图 6.16 胆脂瘤切除的第一步，先清除囊内的胆脂瘤上皮，保留完整的胆脂瘤基质

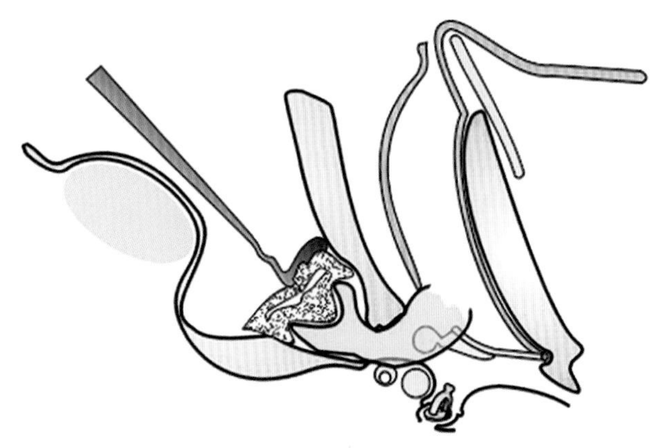

图 6.17 用小棉球辅助钝性分离胆脂瘤基质

鼓窦和上鼓室

1. 在外半规管区域操作要仔细检查排除迷路瘘（图 6.18），透过薄薄的胆脂瘤基质，外半规管瘘表现为蓝色的点或线。一旦确定存在迷路瘘，或高度怀疑的区域但覆盖较厚软组织，这些区域需等到手术结束前再处理（见第 10 章）。

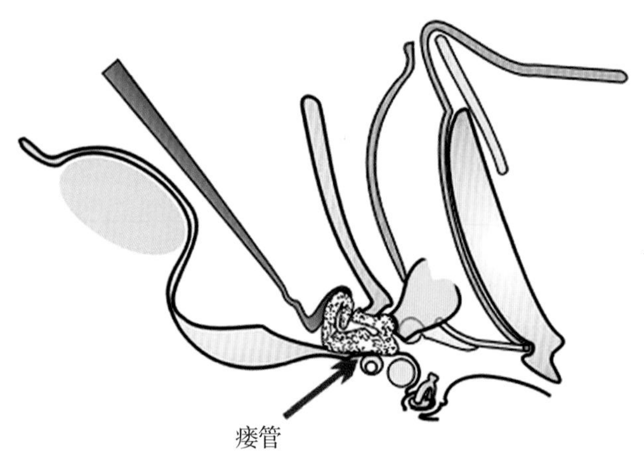

图 6.18　在迷路区域分离病变时，要考虑到半规管瘘的存在

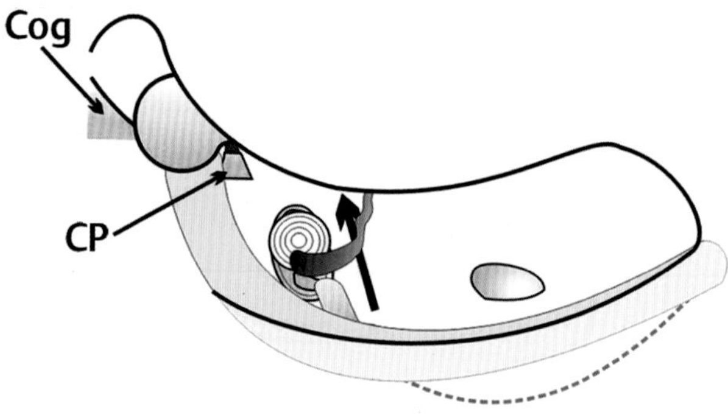

图 6.19　卵圆窗区域的胆脂瘤要从后向前切除。CP：匙突；Cog：齿突

2. 剥离鼓窦和上鼓室内的胆脂瘤需辅助使用棉球、吸引器头及显微剥离子（见图 3.29 的 # 1 或 #2）。将胆脂瘤的基质轻柔地掀起，并推向上鼓室和鼓室方向。

卵圆窗

1. 在一期手术中，过度追求彻底清除卵圆窗区的胆脂瘤是不允许的。如果存在开放前庭的风险，则保留镫骨周围的胆脂瘤基质。这些病例需在术后 6 个月内进行计划性二期手术。

2. 需在完成所有磨骨工作后，再开始清除卵圆窗区的胆脂瘤。所有针对镫骨上结构的操作都必须非常小心。胆脂瘤清除动作需要沿着镫骨足板长轴的方向进行，杜绝沿垂直方向操作。

3. 如果胆脂瘤基质覆盖镫骨肌腱，则需剪断肌腱。如果基质与镫骨足弓粘连，需用长而直的弹簧剪切除底板上结构，注意避免底板骨折。不要用足弓剪，它可能会损伤底板。

4. 如果板上结构缺失，底板上的胆脂瘤基质可经耳道清除。充分暴露该区域是保证手术安全的关键。因此，患者的体位非常重要。手术床需转向术者，并且保持头低位。通常需磨除部分外耳道后壁。有时，也需用刮匙或小的金刚钻去除锥隆起。需由后向前去除底板上的胆脂瘤基质（图 6.19，图 6.20）。

圆 窗

1. 如果胆脂瘤基质覆盖圆窗龛，可经耳道从鼓岬或下鼓室开始清除，有时还需磨除圆窗龛上缘部分悬骨质。

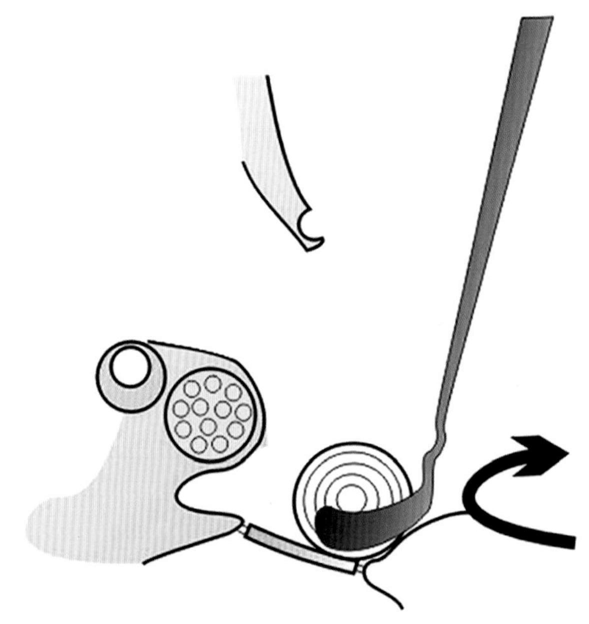

图 6.20　图 6.19 的放大观

下鼓室

1. 下鼓室气房很少被胆脂瘤基质累及（图 6.21）。在这些病例中，需小心钻磨颈静脉球和颈内动脉之间的区域。建议开始用尽可能大的切割钻，因为切割钻不容易将基质埋入深面气房中（见第 4 章）。但在接近大血管时就须更换为金刚钻，需注意避免损伤颈内静脉，颈内静脉非常脆弱。

2. 如果没有把握完全去除胆脂瘤，应采用分期手术或者改为开放式手术，开放下鼓室。

鼓室窦和中后鼓室

1. 采用经乳突和外耳道联合入路清除鼓室窦

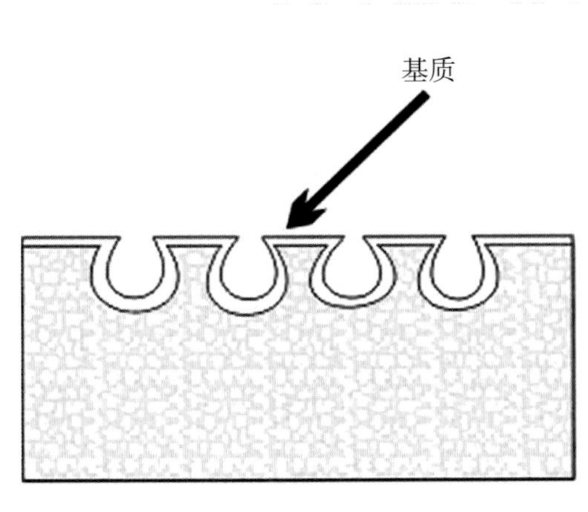

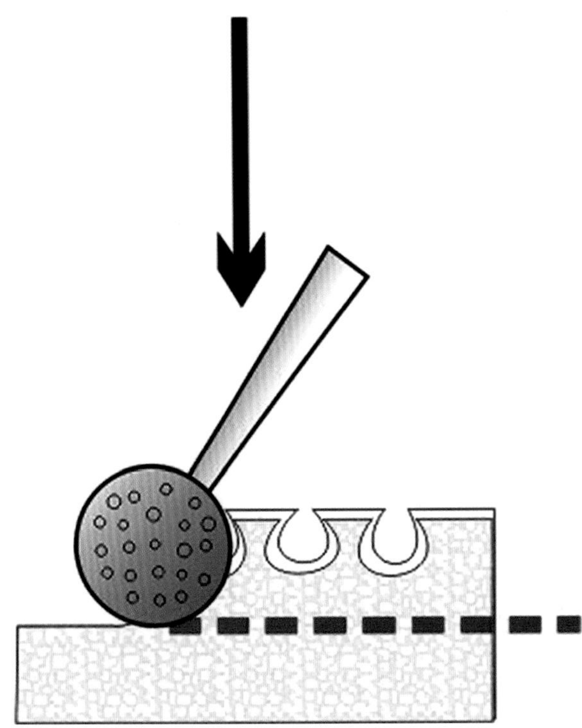

图 6.21 当下鼓室气房受累，必须用电钻磨除，直磨到正常的骨质

和中后鼓室的胆脂瘤基质，一手持吸引器，一手持鼓室窦钩两手配合（图 6.22）。将手术床尽量转向术者方向，以经耳道获得鼓室窦底的最大视野。即便如此，对于面神经内侧的病变，医生还是需要盲刮。将一个小的棉球置于胆脂瘤基质和骨质之间，将胆脂瘤基质小心从骨质表面分离，分离时尽可能保持其完整性（图 6.23）。

6.1.5 重 建

1. 任何外耳道后壁和上壁的骨质缺损都须及时修复。局限的上壁鼓环受侵蚀可经后鼓室植入

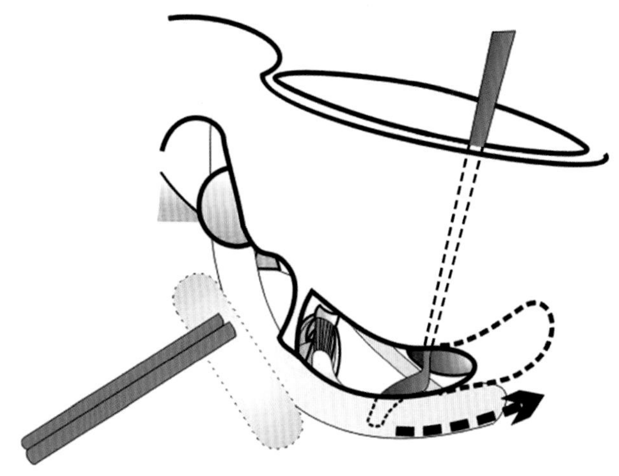

图 6.22 联合径路清除鼓室窦区域的病变

一大块软骨修复，必要时用骨粉加强。如果锤骨柄保留，可在软骨下缘剪一个缺口并将其置于锤骨柄上（图 6.24）。

2. 在软骨的耳道面上覆盖混合血液的骨粉。单独用自体或异体软骨修复后常出现耳道后壁塌陷，最终导致胆脂瘤复发。因此，我们经常用骨粉来加强软骨修复。在骨粉外面耳道一侧再加一层薄软骨片（“三明治技术”）（图 6.25）。

3. 如果鼓膜紧张部后上内陷袋形成，可用薄软骨片加强鼓膜后份。

4. 如果胆脂瘤合并鼓室不张，伴鼓室内侧壁黏膜广泛缺失，需植入中厚硅胶片。经乳突腔放入硅胶片，硅胶片需足够大以能覆盖咽鼓管口、鼓室、上鼓室、面隐窝和乳突腔（图 6.26）。硅胶片可以避免鼓膜移植物和鼓室内壁发生粘连，促进黏膜再生。

5. 在咽鼓管和鼓室腔的硅胶片外侧填入明胶海绵颗粒，然后再用颞肌筋膜修补鼓膜。

6. 如果判断咽鼓管功能障碍，最后在鼓膜前上象限植入通气管。

6.1.6 关闭术腔

1. 外耳道填塞明胶海绵块，先填前面，然后填上面和下面，耳道后壁暂时不填。取下撑开器，耳后切口覆盖折叠纱布。将耳廓复位。用前鼻镜撑开外耳道口，确定外耳道皮瓣边缘后，用镊子

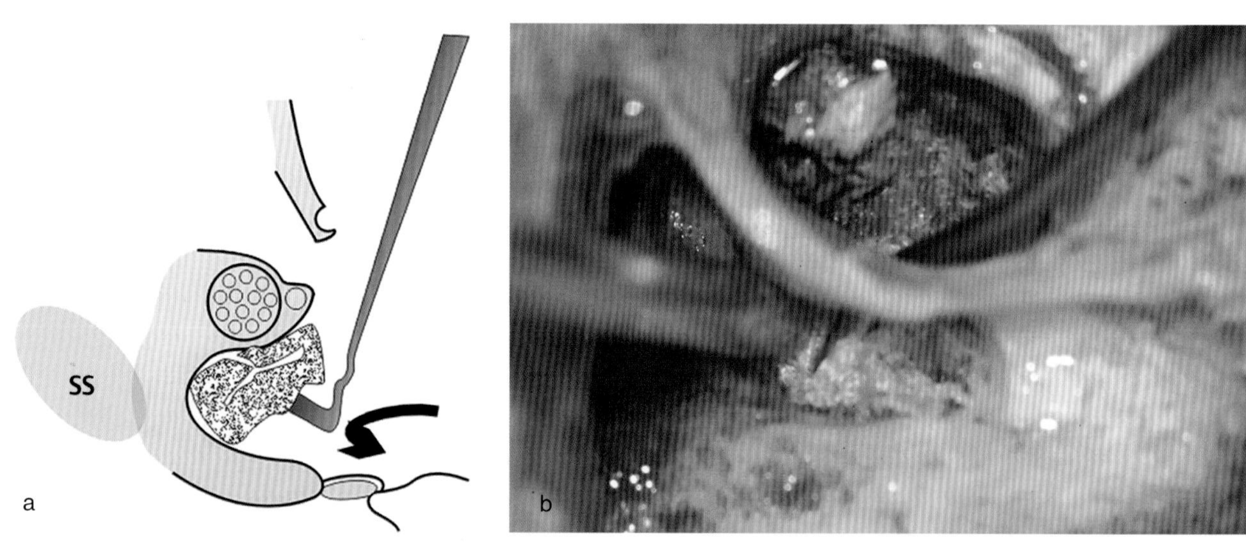

图 6.23 （a）用鼓室窦钩和一个小棉球剥离鼓室窦胆脂瘤。SS: 乙状窦。（b）用小棉球辅助清除鼓室窦胆脂瘤。采用联合入路清除鼓室窦内胆脂瘤，鼓室窦钩从外耳道进入，吸引器从上鼓室进入

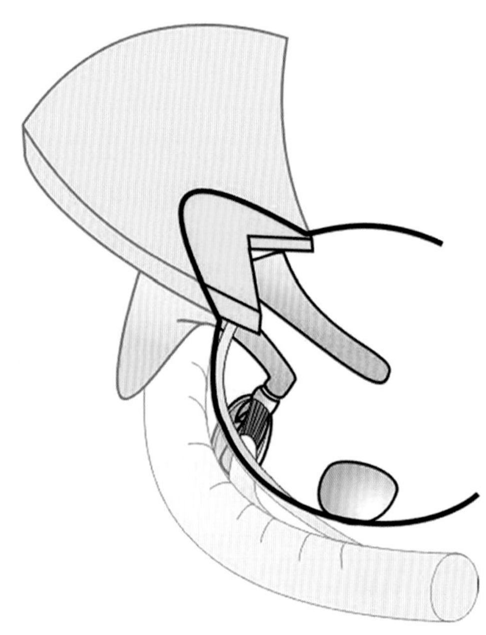

图 6.24 如果锤骨柄保留，可在修复盾板的软骨片下缘剪一个缺口

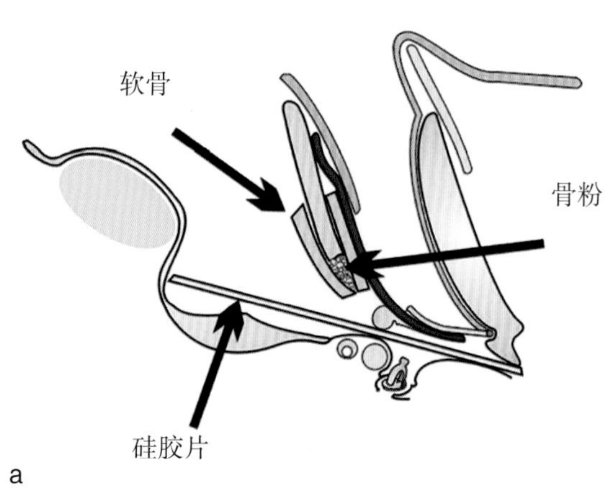

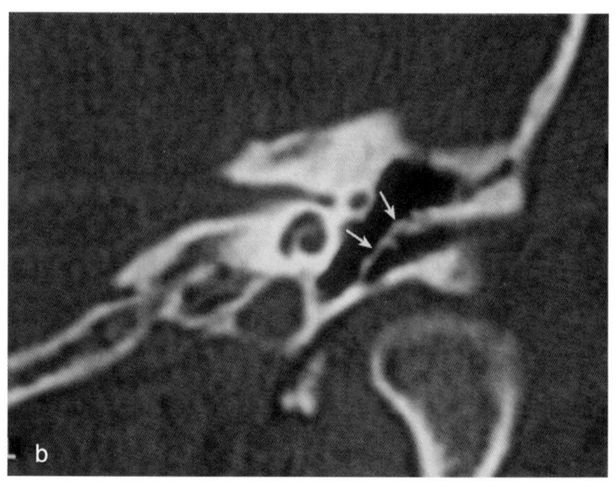

图 6.25 （a）三明治法重建盾板。（b）术后 CT 显示三明治法修复的骨性外侧壁（箭头所指）和气化的中耳腔

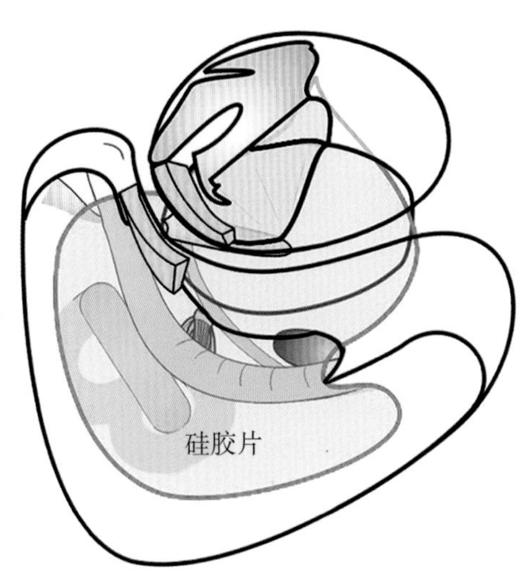

图 6.26 覆盖内侧壁的硅胶片，注意其形状和大小

提起耳道后壁的皮瓣准确地铺平在外耳道后壁，然后用明胶海绵将外耳道后壁及整个外耳道填满。

2. 在完壁式鼓室成形术，由于外耳道的后方是开放的乳突腔，蒂在外侧的耳道后壁皮瓣有可能会滑入乳突腔，尤其是在做了外耳道成形的时候。要确定外耳道后壁皮瓣足够长，才能保证它固定在外耳道内（图 6.27）。外耳道皮瓣太短可能引起医源性胆脂瘤（图 6.28，图 6.29）。如果皮瓣太短，应当充分地游离耳后皮下肌骨膜瓣使其延长，然后在外耳道后方制备一个皮下组织瓣（图 6.30）。将皮下组织瓣置于骨性外耳道后壁和外耳道皮瓣之间，从后面支撑外耳道皮瓣（图 6.31）。另一个办法是在外耳道后壁磨一个小孔，

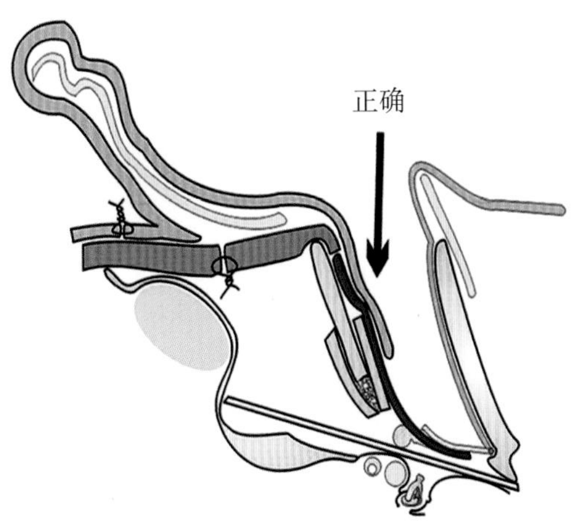

图 6.27 外耳道后壁皮瓣需足够长，才能保证它固定在外耳道内

将后壁皮瓣缝合固定在骨性外耳道，再或者用一块薄片软骨覆盖外耳道后壁。

3. 肌骨膜瓣用缝线固定，皮肤缝两层封闭术腔。我们从不使用经乳突引流管，因为这是不需要的，并可能成为感染源。

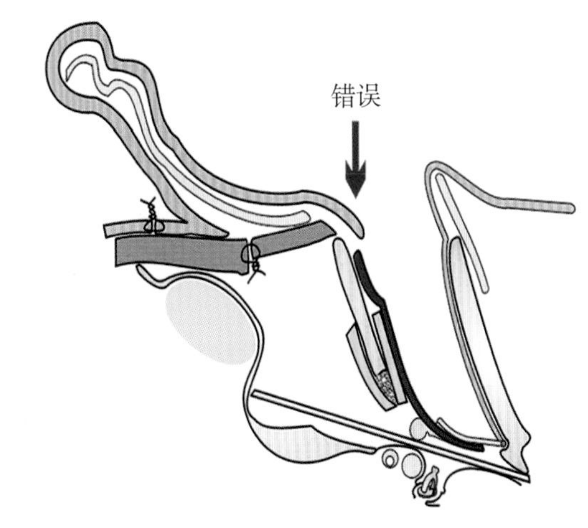

图 6.28 一个短的外耳道后壁皮瓣可能会落入到乳突腔

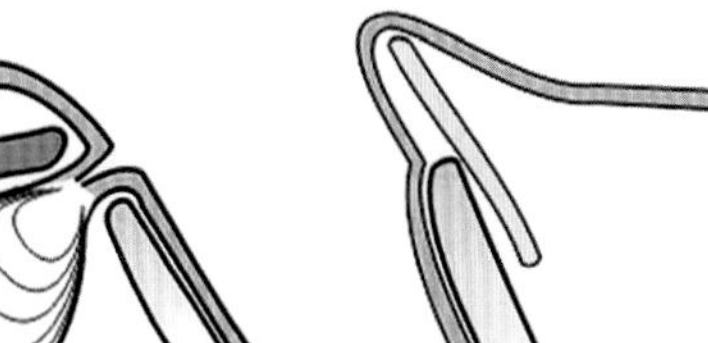

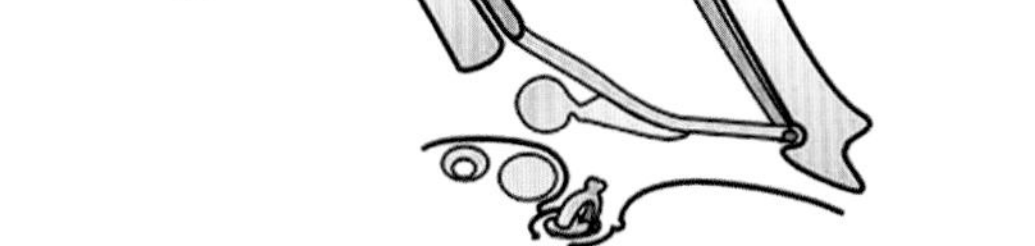

图 6.29 较短的皮瓣落入乳突腔可导致医源性胆脂瘤

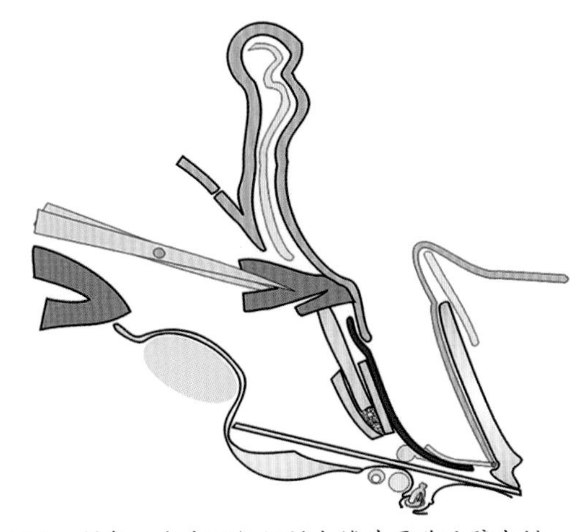

图 6.30 制备一个皮下组织瓣支撑外耳道后壁皮瓣

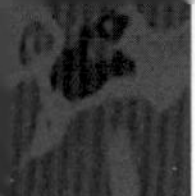

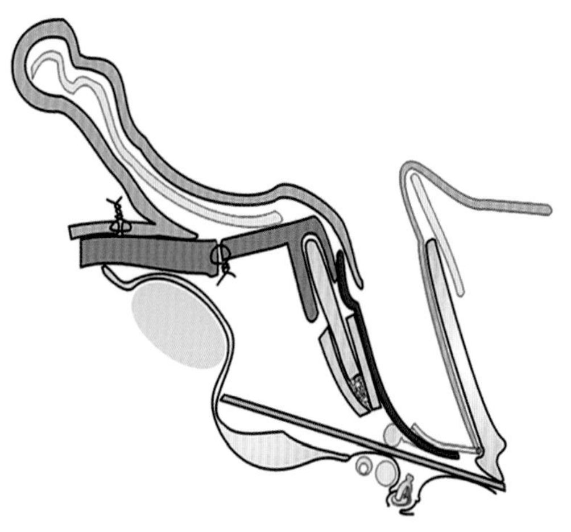

图 6.31　皮下组织瓣的位置

病例 6.1（右耳）

参见图 6.32~ 图 6.52。

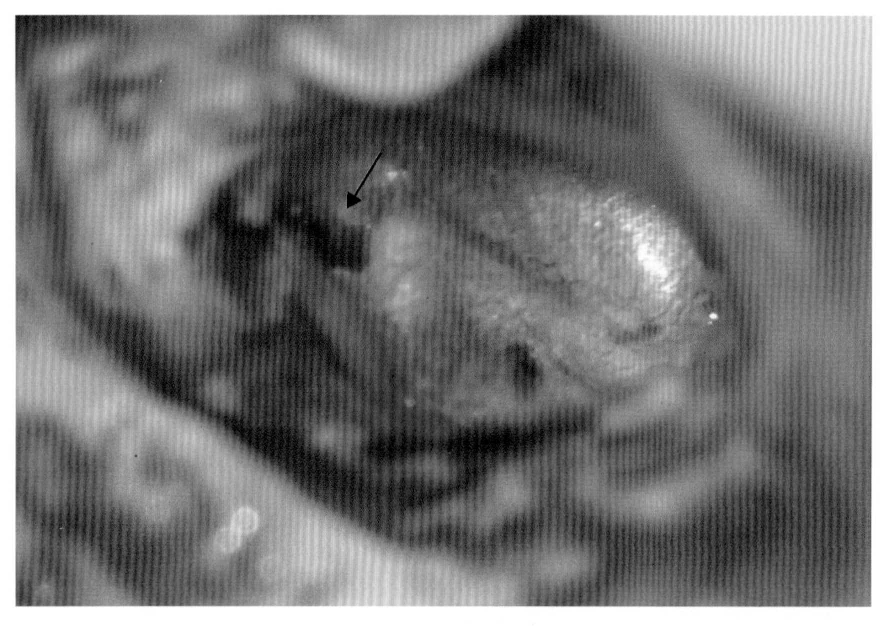

图 6.32　患者主诉左耳听力下降伴耳鸣数年。影像学检查提示左侧前庭神经鞘膜瘤，同时发现右侧无症状的胆脂瘤。为控制进行性的胆脂瘤伴炎症决定实施鼓室成形术。影像学检查提示乳突高度气化，听骨链未受累，计划施行完壁式手术。耳镜检查可见松弛部小范围侵蚀（箭头）

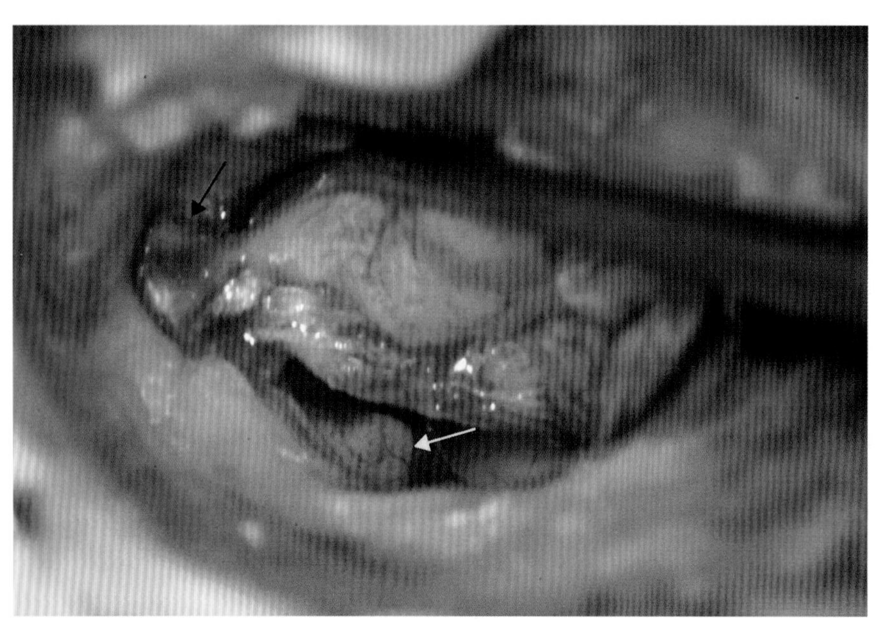

图 6.33　鼓室腔开放后可见砧镫关节（黄色箭头），中鼓室未见胆脂瘤。松弛部可见一个小的胆脂瘤囊袋口（黑色箭头）

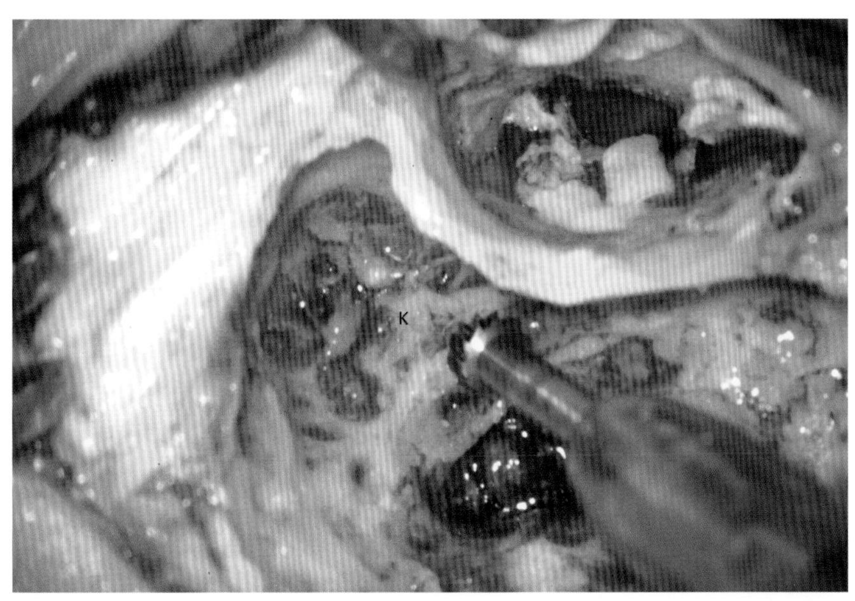

图 6.34 乳突已切开，高度气化，有明显的 Körner 氏隔分隔鼓窦和外侧气房。K：Körner 氏隔

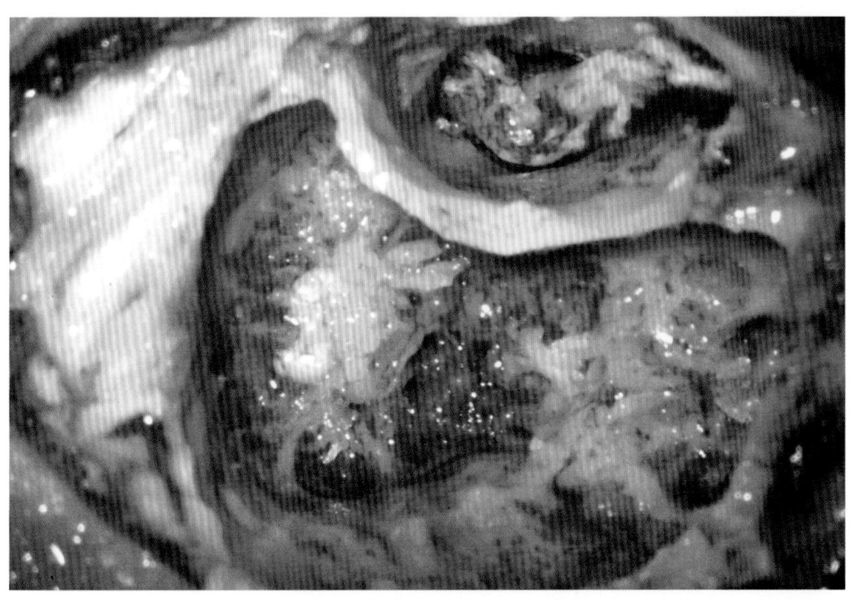

图 6.35 切除 Körner 氏隔后可见胆脂瘤末端已到鼓窦

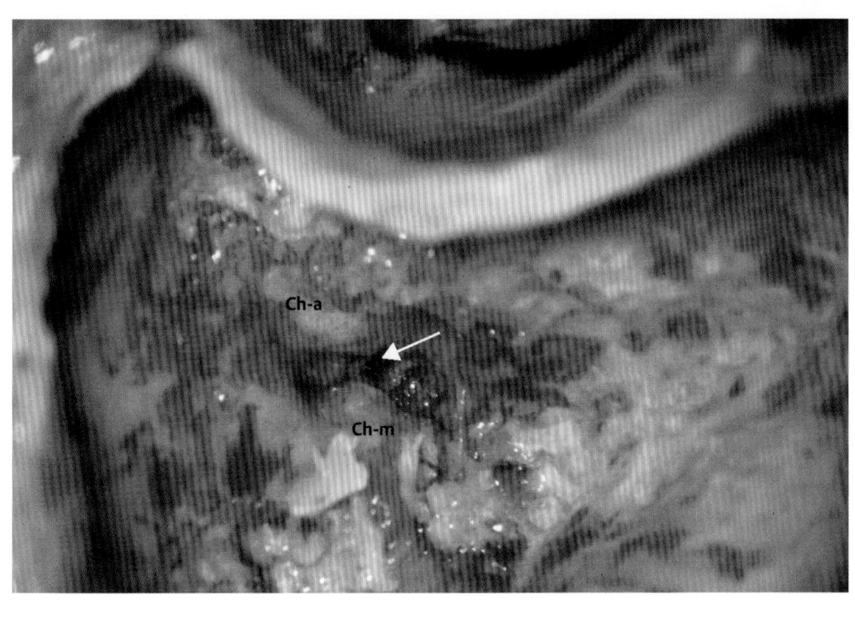

图 6.36 切除乳突胆脂瘤的过程中见胆脂瘤分为两个独立部分，两者间有明确的间隔（箭头所示）。乳突腔胆脂瘤（Ch-m）与上鼓室胆脂瘤（Ch-a）并不连续

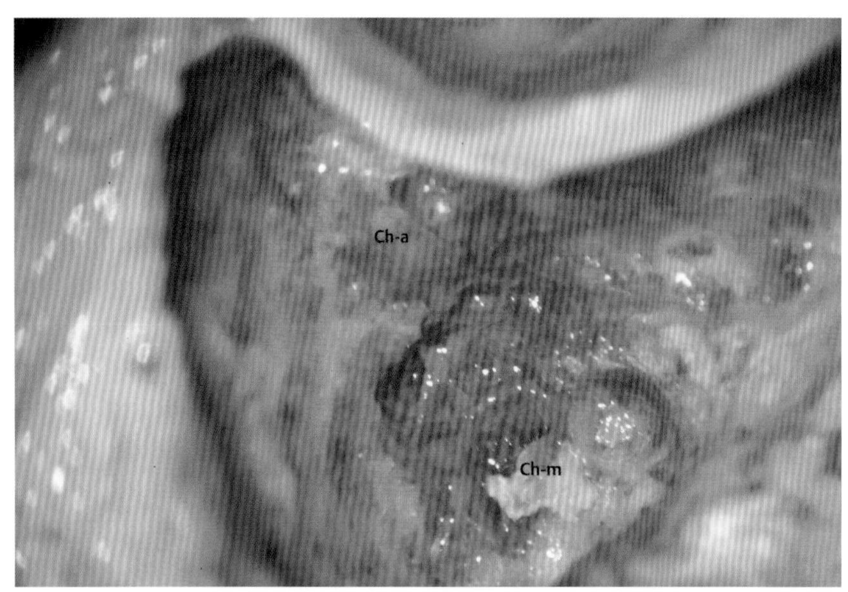

图 6.37 这种两部分胆脂瘤完全分离的情况非常少见。如果仅仅从上鼓室追踪胆脂瘤就可能遗留后面的乳突部胆脂瘤。Ch-a：上鼓室的胆脂瘤；Ch-m：乳突的胆脂瘤

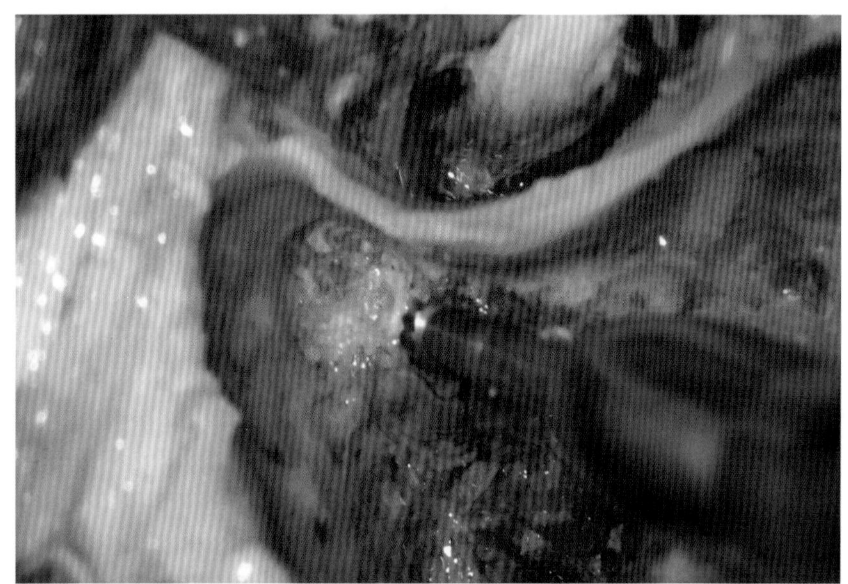

图 6.38 乳突的胆脂瘤切除完毕后，再向前钻磨，处理上鼓室的胆脂瘤

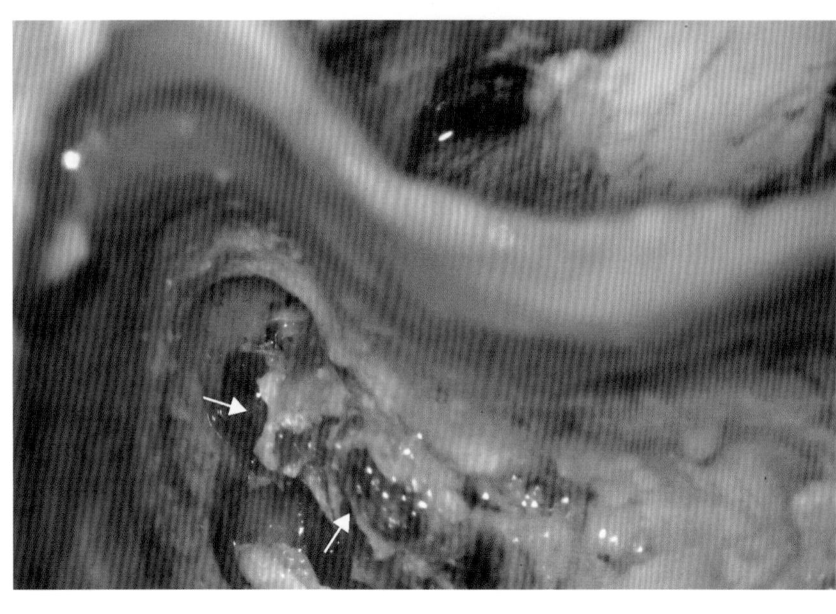

图 6.39 开放上鼓室，逐步切除胆脂瘤。小心不要碰到听骨链，箭头所示的正是覆盖在听骨链上面的胆脂瘤基质

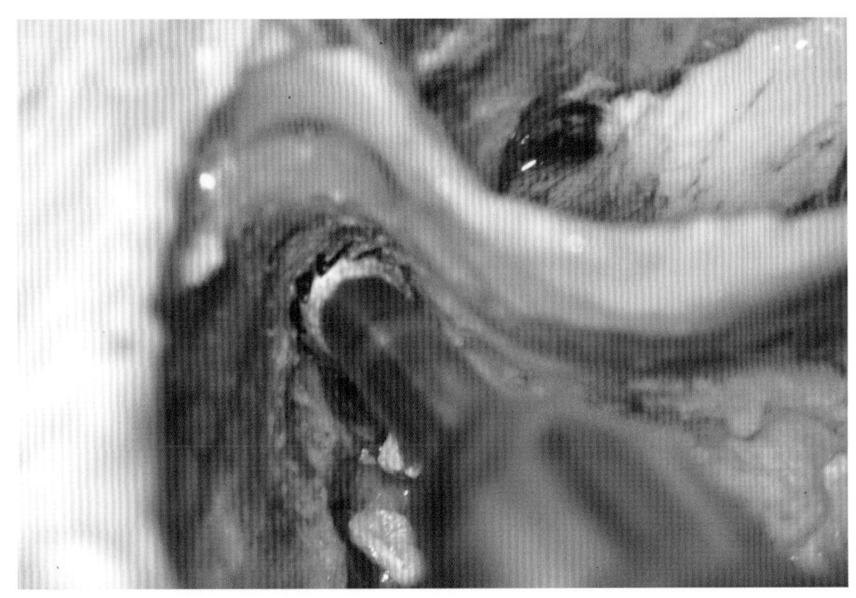

图 6.40 用小切割钻逐步扩大开放上鼓室。钻要从内向外运动，平行于听骨链方向，避免碰触听骨链。覆盖在听骨链上方的最后的悬骨用刮匙切除

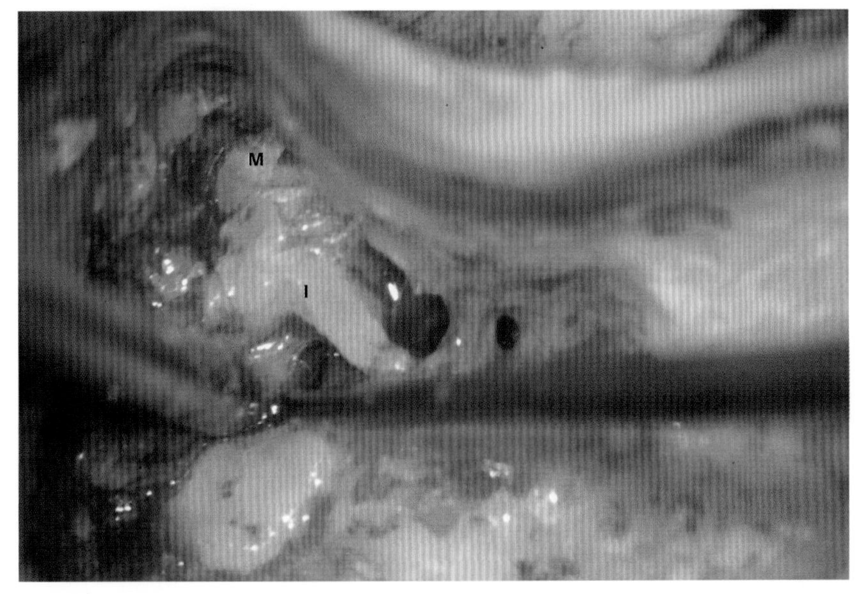

图 6.41 听骨链内侧的这部分胆脂瘤要非常细致地剥离，保持基质完整。不要残留下覆盖听骨链内侧面的基质。I：砧骨；M：锤骨

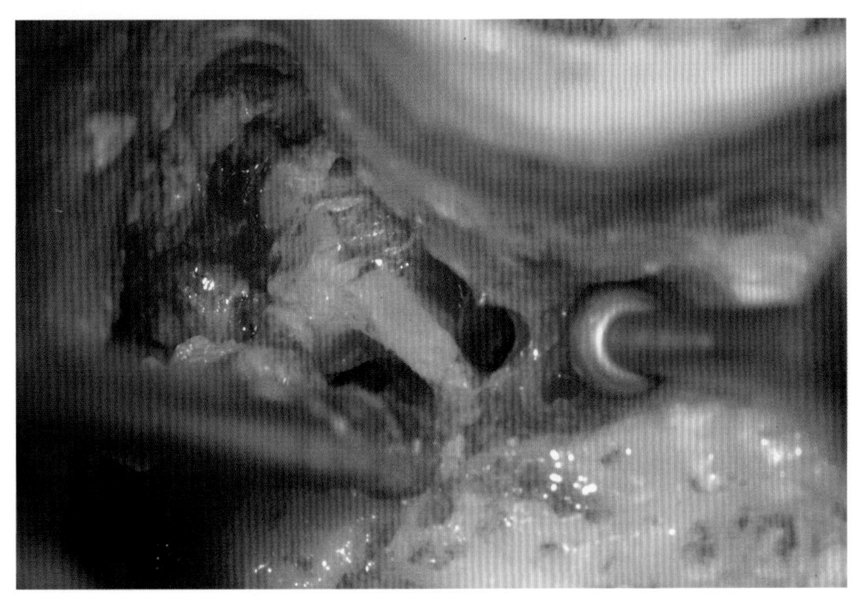

图 6.42 为了完整地暴露听骨链，也为了术后乳突更好地通气，行后鼓室切开术

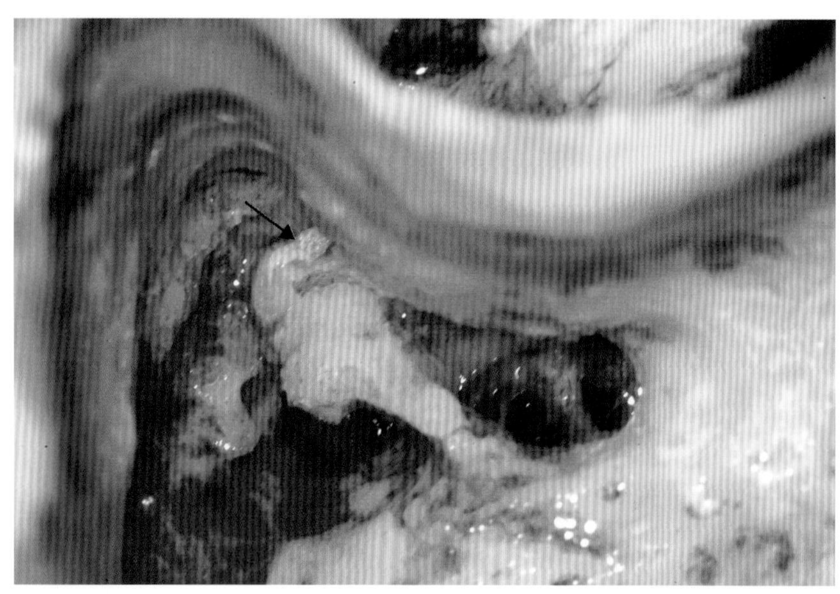

图 6.43 听骨链内侧的胆脂瘤已经切除完毕。胆脂瘤向前扩展的不多，所以能保留听骨链。图中箭头所示为听骨链外侧的残余基质

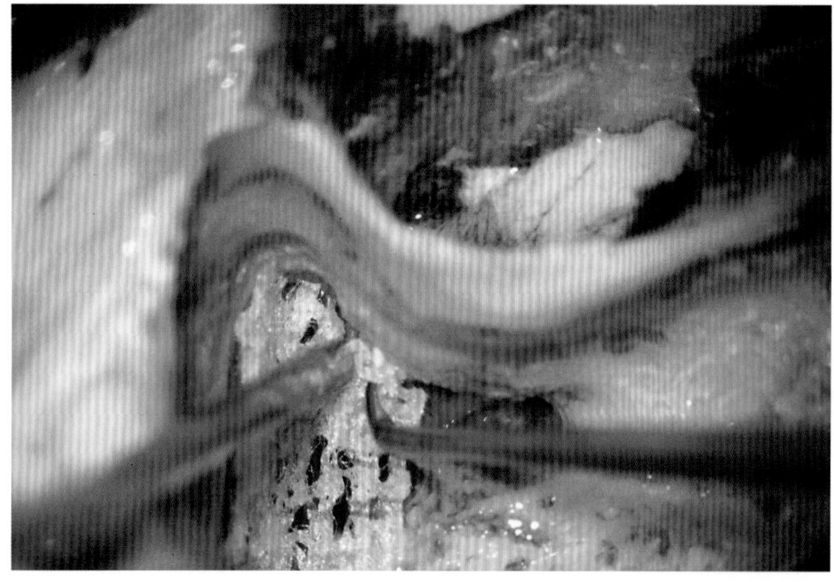

图 6.44 用棉球反复擦拭，确保听骨链上的基质清除干净

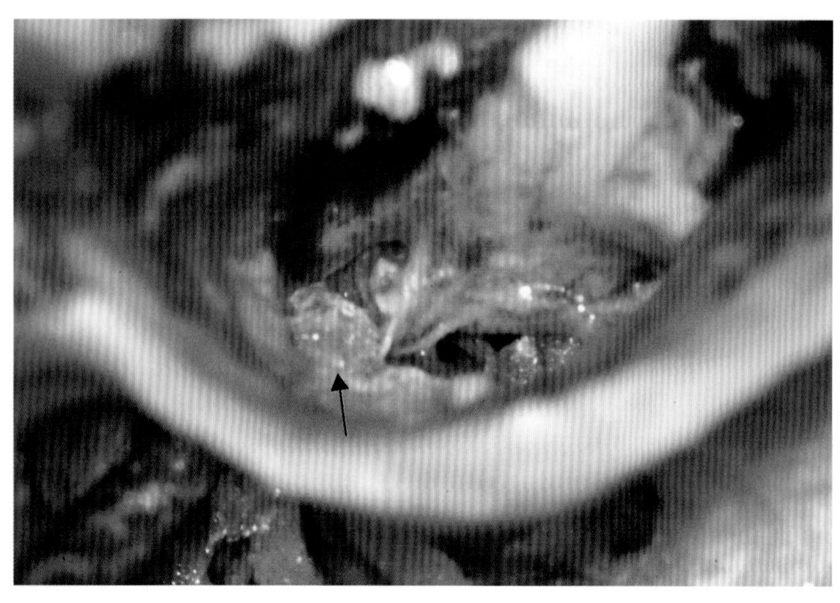

图 6.45 用棉球（箭头）将胆脂瘤基质从上鼓室推到外耳道，切除干净

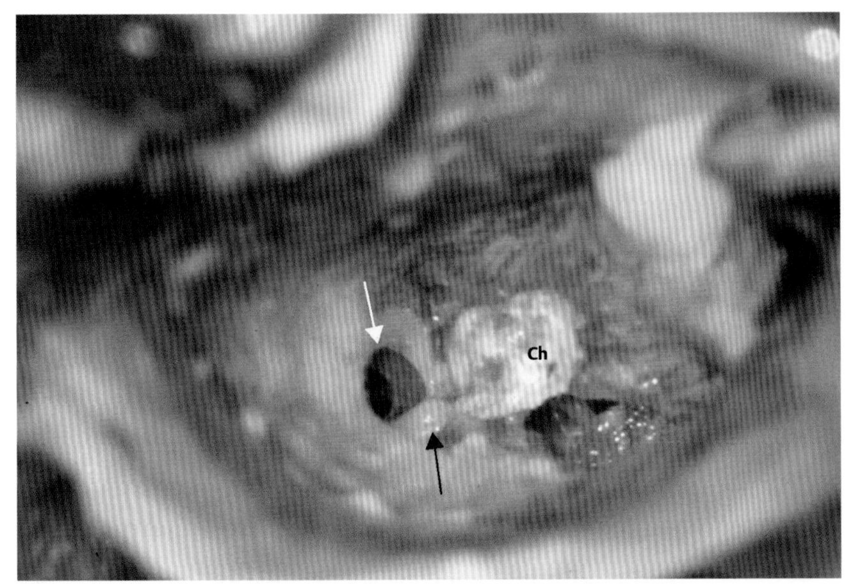

图 6.46 松弛部骨质侵蚀很有限，胆脂瘤在此处形成一个囊袋口（白色箭头）。锤骨短突（黑色箭头）在囊袋口的下方，上鼓室的胆脂瘤基质已经被棉球从这个袋口推出。这个唯一听力耳的胆脂瘤被切除并且保留了完整的听骨链。Ch：胆脂瘤

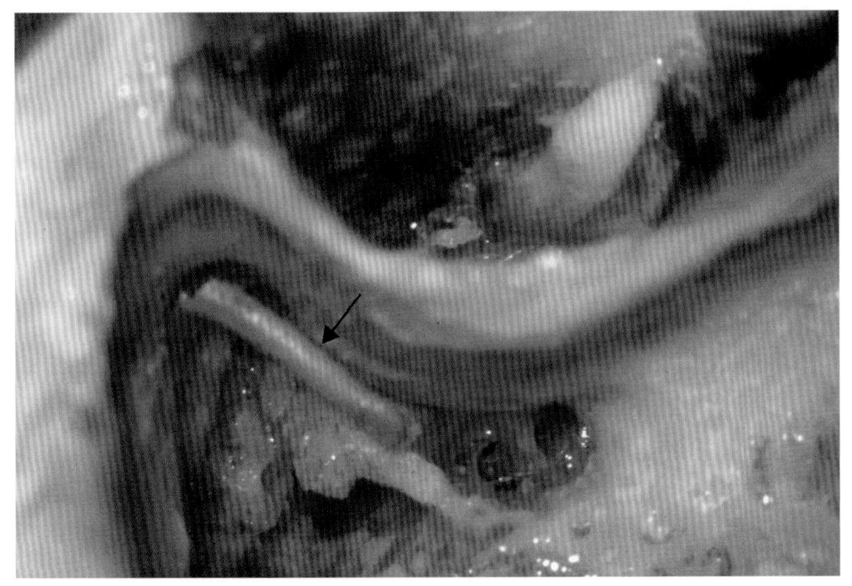

图 6.47 用薄软骨片（箭头）修复被侵蚀的盾板

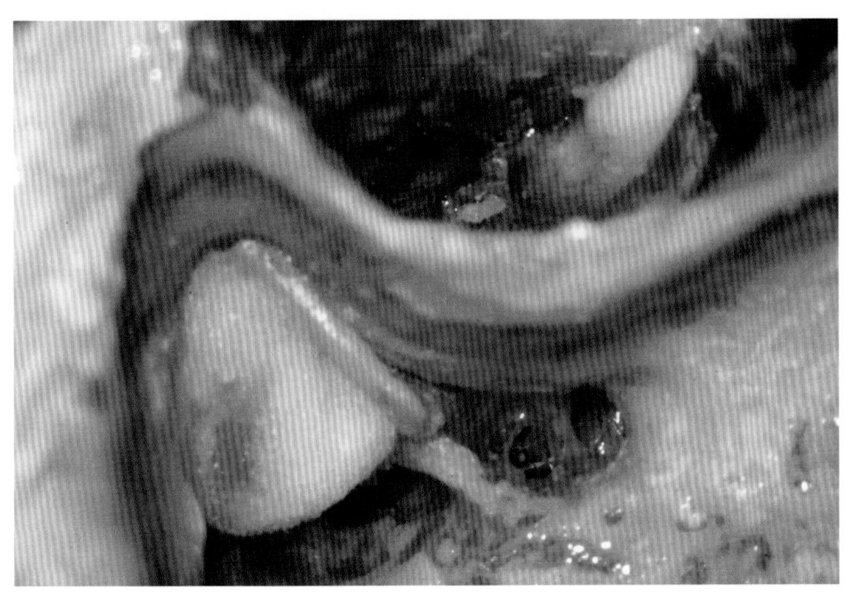

图 6.48 软骨片内侧用大块明胶海绵支撑

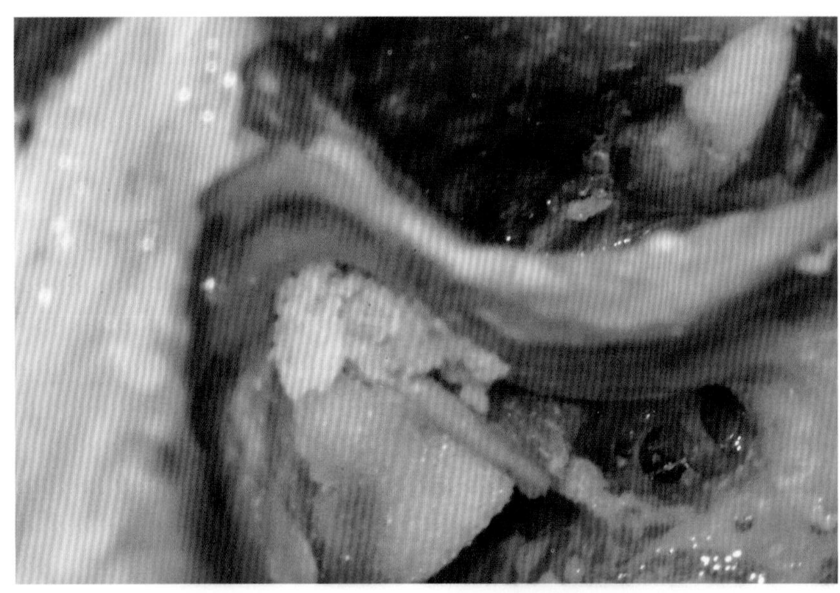

图 6.49 软骨和外耳道后壁之间加上一些骨粉

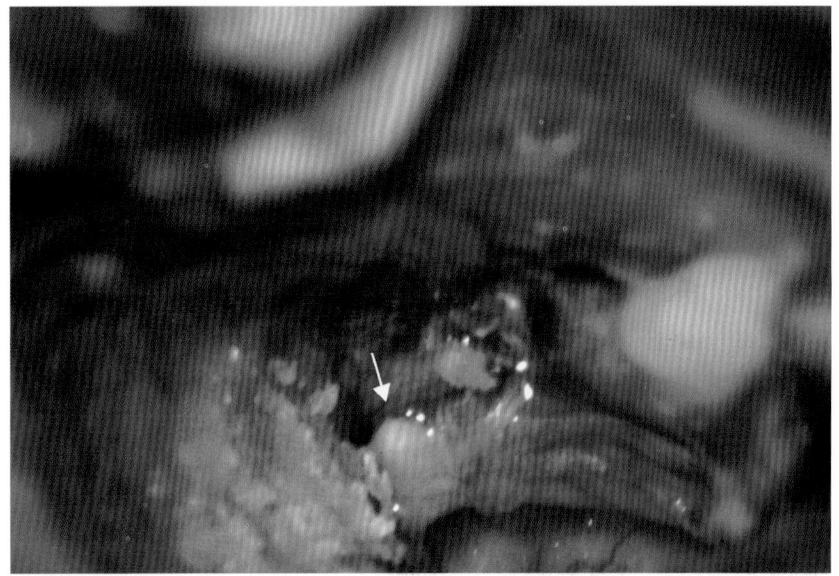

图6.50 从耳道观察骨粉重建的盾板。白色箭头所示为锤骨的外侧突

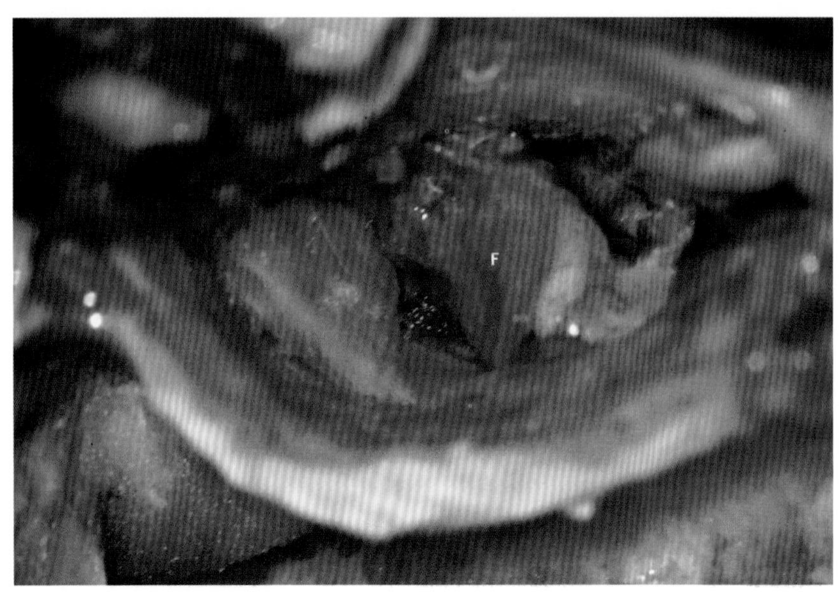

图 6.51 耳道鼓膜瓣向下翻，颞肌筋膜内植。在骨粉外侧再加一层很薄的软骨片，完成了盾板的重建。F：筋膜

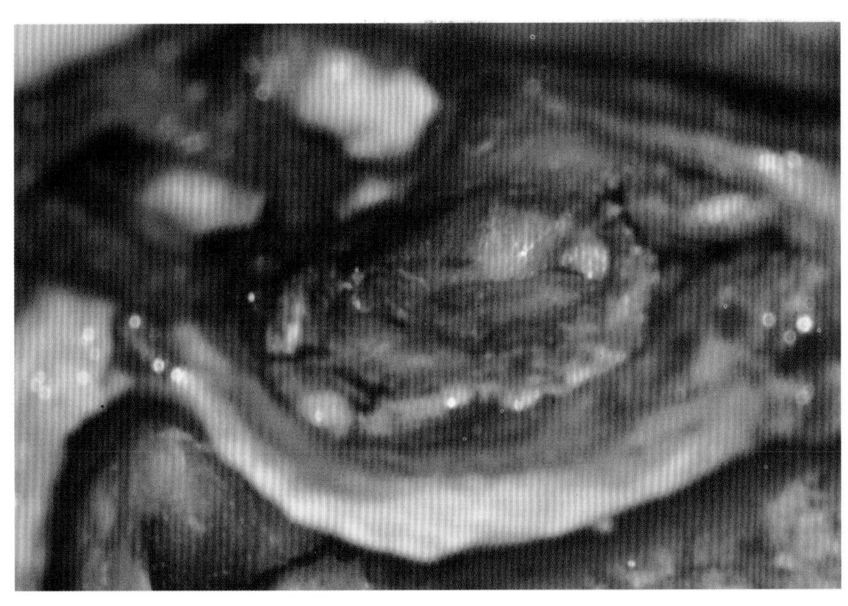

图 6.52 将耳道鼓膜瓣复位，用明胶海绵填塞外耳道

病例 6.2（右耳）

参见图 6.53 ~图 6.69。

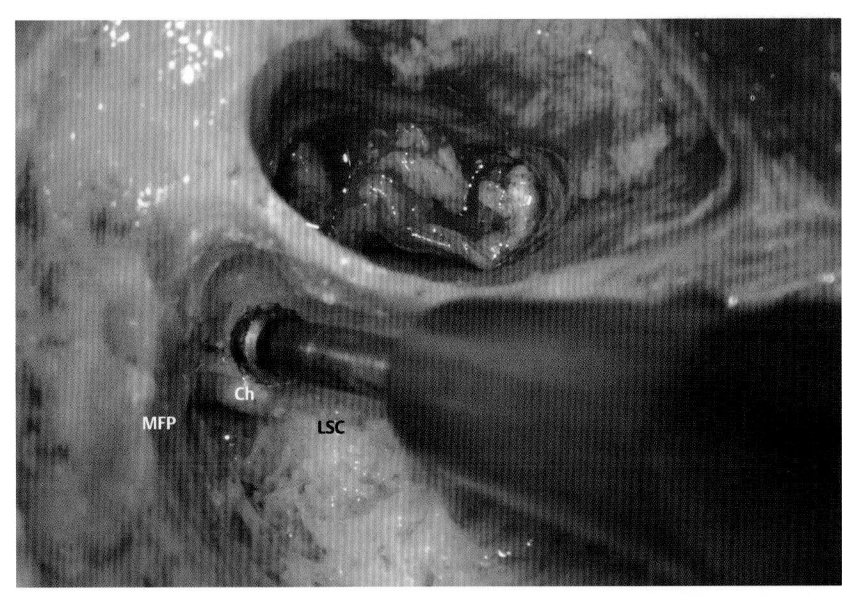

图 6.53 儿童气化型乳突的上中鼓室小胆脂瘤。计划行一期完壁式鼓室成形术。为了更好地显露鼓膜，已将耳道前壁皮肤内翻，扩大骨性外耳道。乳突切开后在上鼓室可见胆脂瘤的后界。Ch：胆脂瘤；LSC：外半规管；MFP：中颅窝脑板

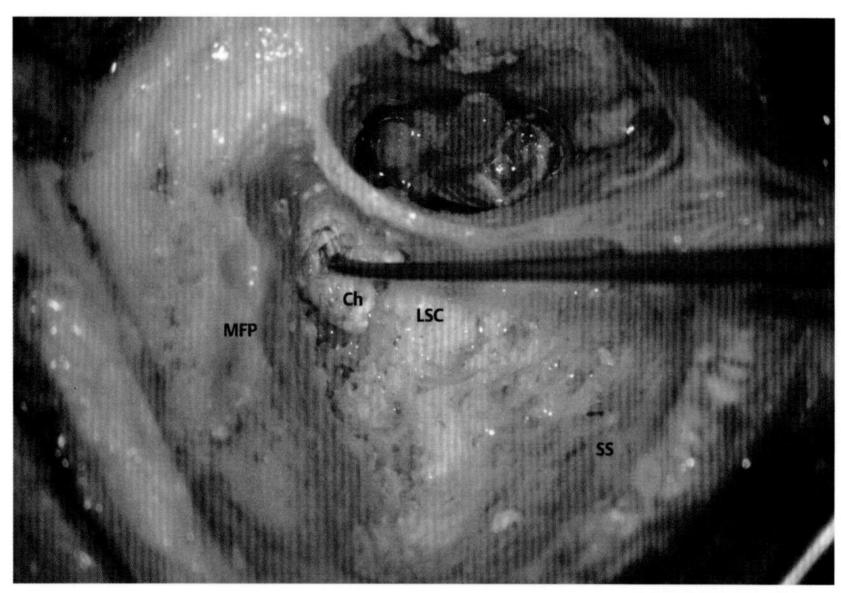

图 6.54　进一步开放上鼓室，切除上鼓室胆脂瘤。Ch：胆脂瘤；LSC：外半规管；MFP：中颅窝脑板；SS：乙状窦

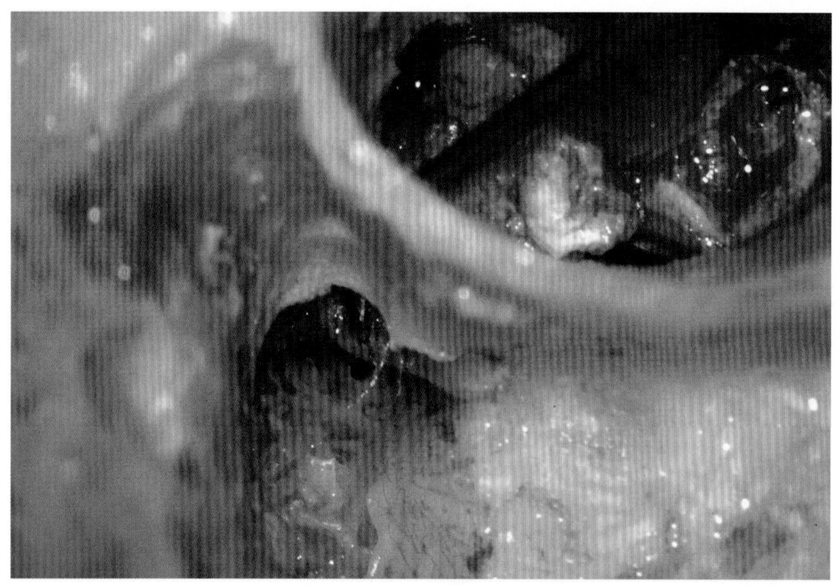

图 6.55　大部分胆脂瘤已从上鼓室切除。图中的器械经耳道，上鼓室的骨质缺损处导入。因胆脂瘤没有累及听骨链的内侧和前方，提示可以保留听骨链

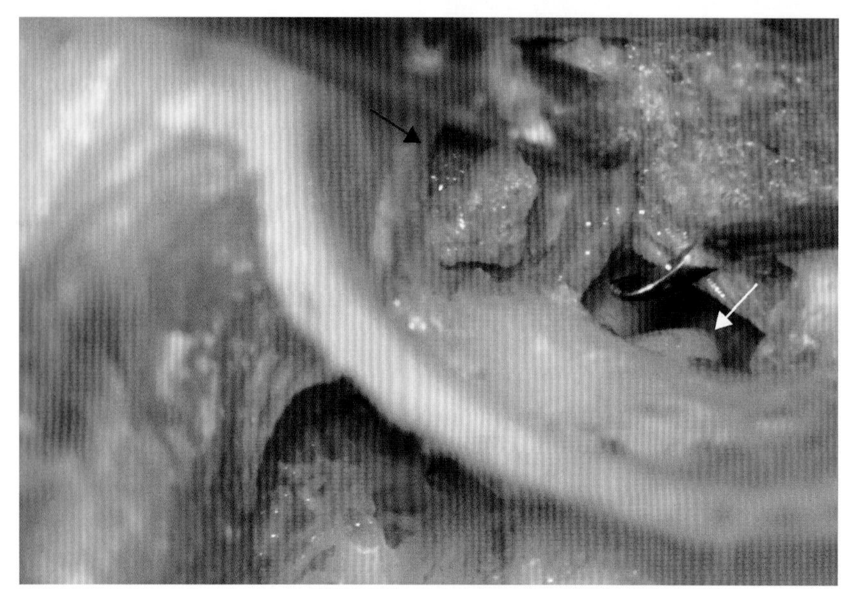

图 6.56　耳道鼓膜瓣向前翻转，可见砧镫关节（白色箭头）完好。上鼓室缺损（黑色箭头）处就是胆脂瘤的囊袋口

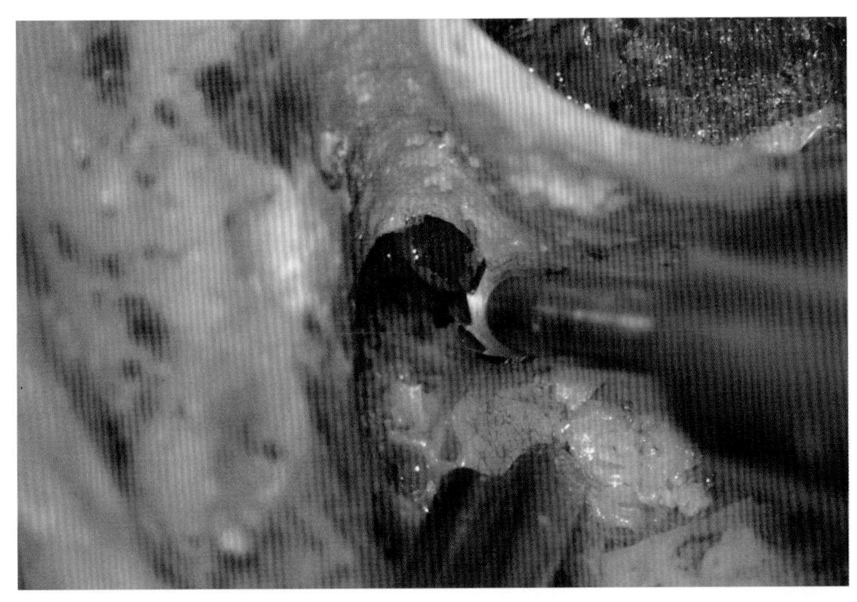

图 6.57　进一步开发上鼓室，注意禁止触碰听骨链

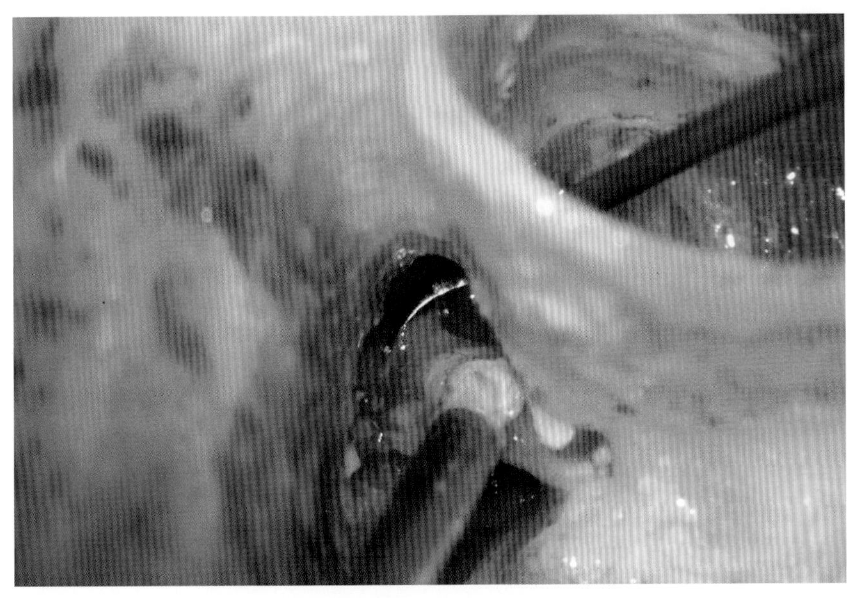

图 6.58　联合径路切除上鼓室听骨链外侧的胆脂瘤，显微剥离子经耳道进入，吸引器经乳突进入

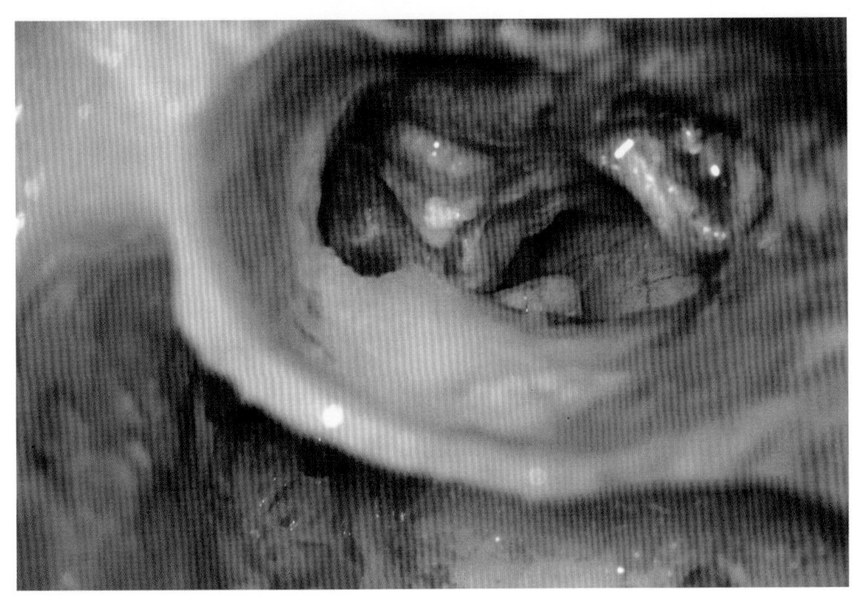

图 6.59　大部分胆脂瘤已经切除，剩下一小部分沿砧骨长突向后延伸

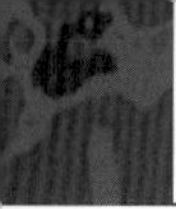

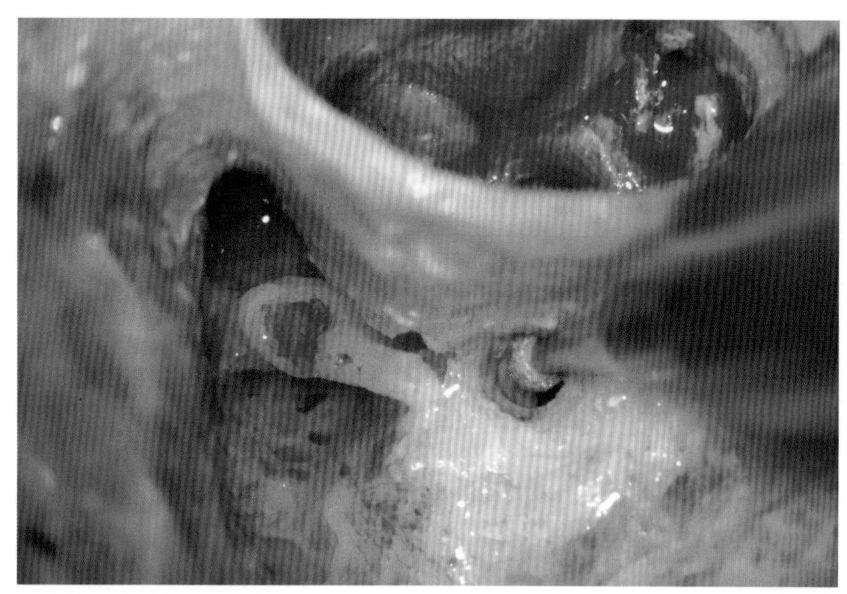

图 6.60　为了控制鼓膜后上区域的胆脂瘤，行后鼓室切开术，注意避免触碰砧骨短突，避免损伤面神经。图中可见砧骨体被侵蚀

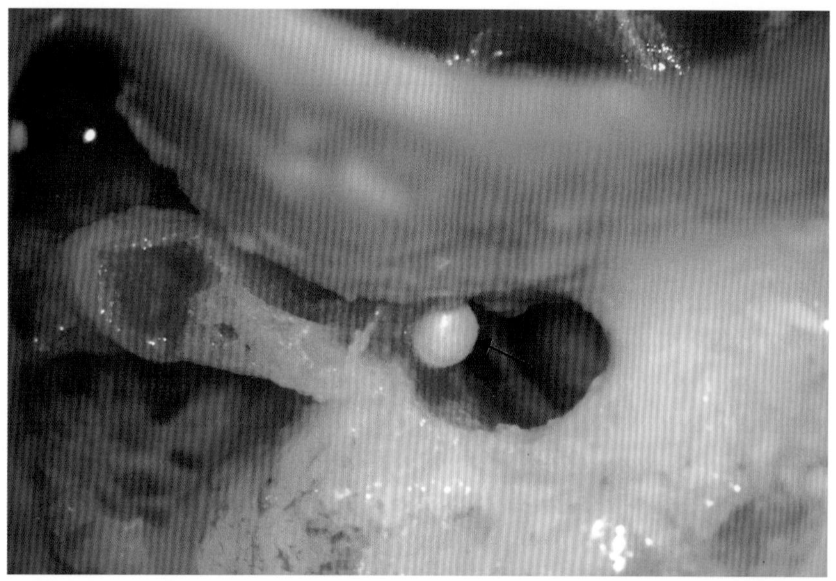

图 6.61　箭头所示为砧骨长突后方的胆脂瘤，延伸至面隐窝

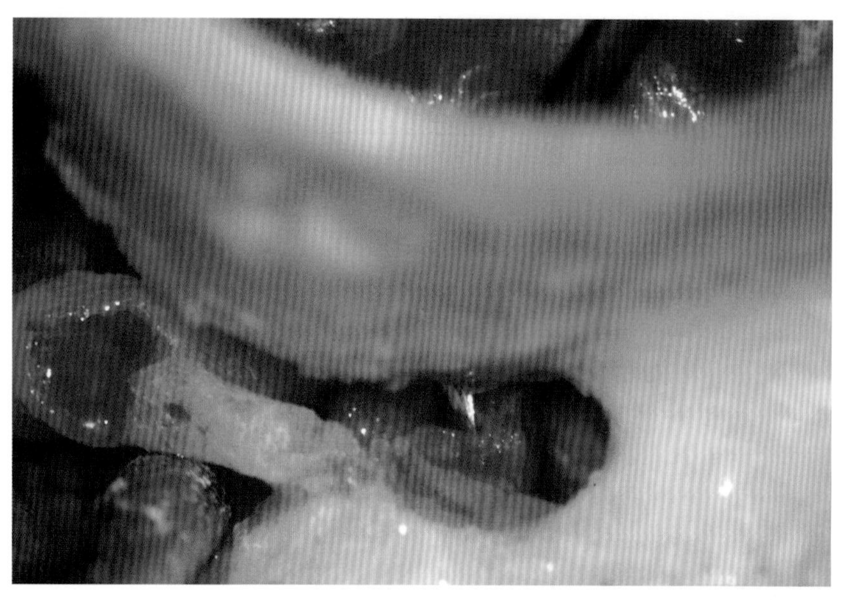

图 6.62　用显微剥离子经耳道切除覆盖在镫骨后弓上的胆脂瘤基质

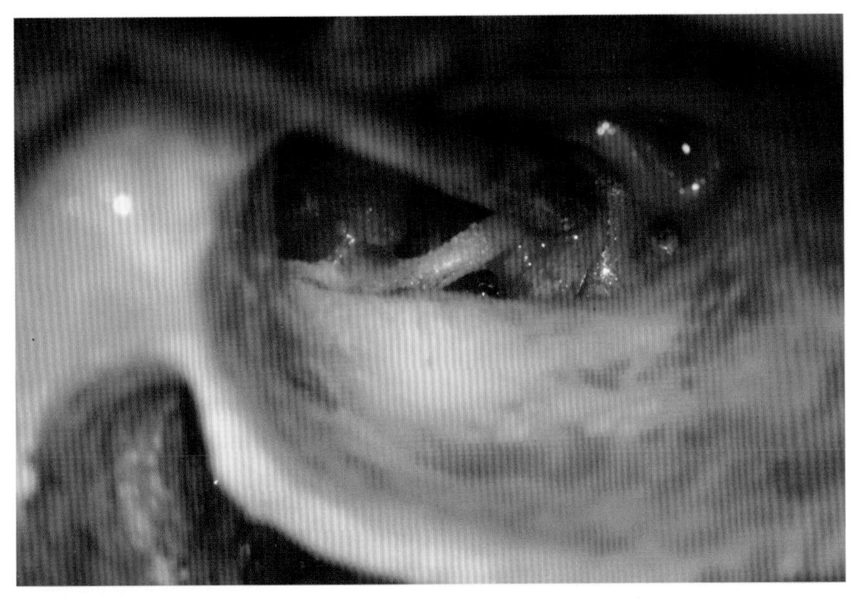

图 6.63 经耳道清除镫骨上最后的胆脂瘤基质

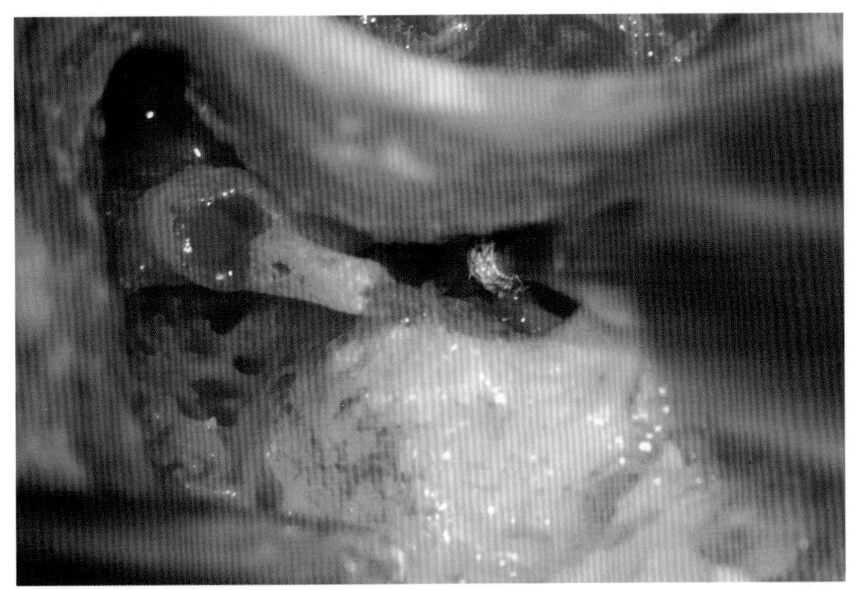

图6.64 用小金刚钻扩大切开后鼓室，确保没有病变残留

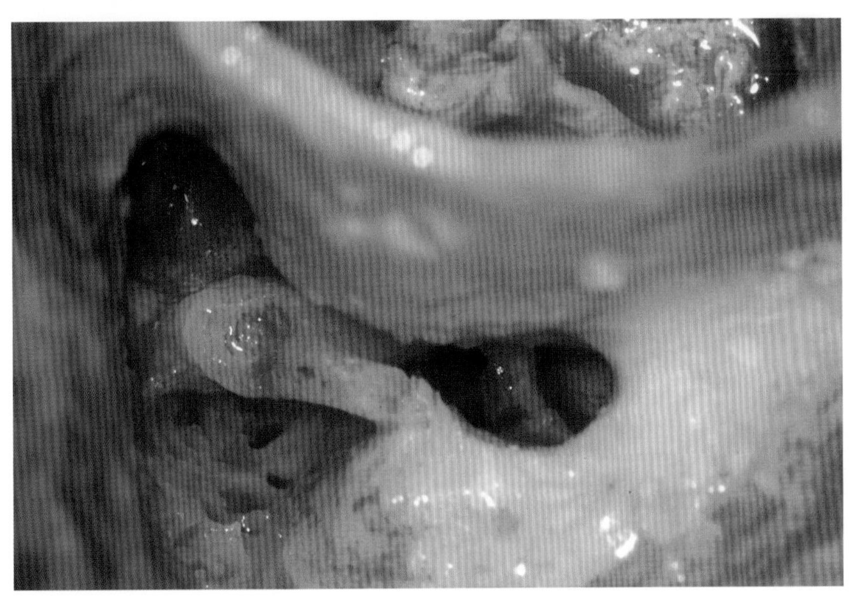

图 6.65 检查中耳腔，明确胆脂瘤已经彻底清除

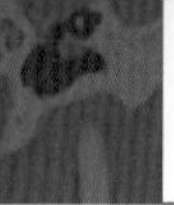

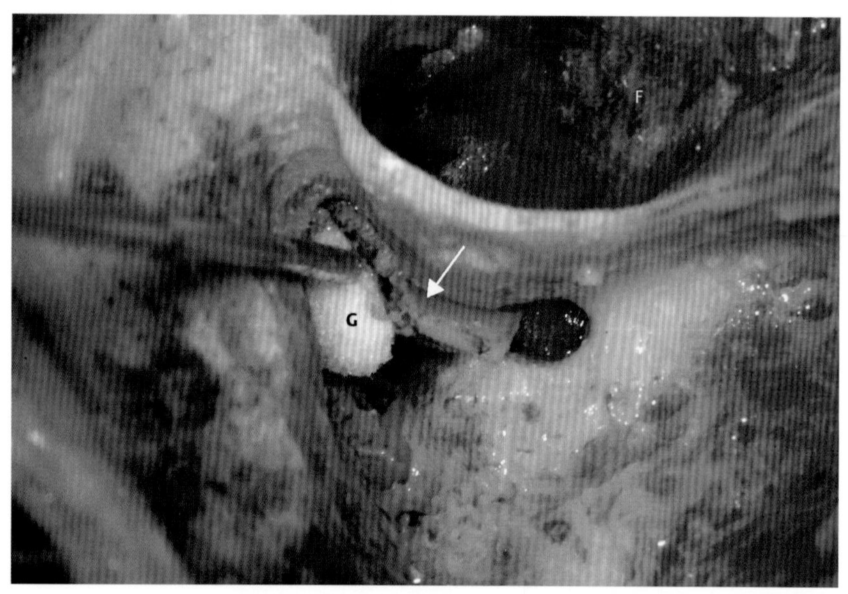

图 6.66　内植颞肌筋膜并向前翻，用软骨片（箭头）从乳突修复上鼓室盾板缺损，同时加强鼓膜的后上象限。用一大块明胶海绵从内侧支撑软骨片。F：筋膜；G：明胶海绵

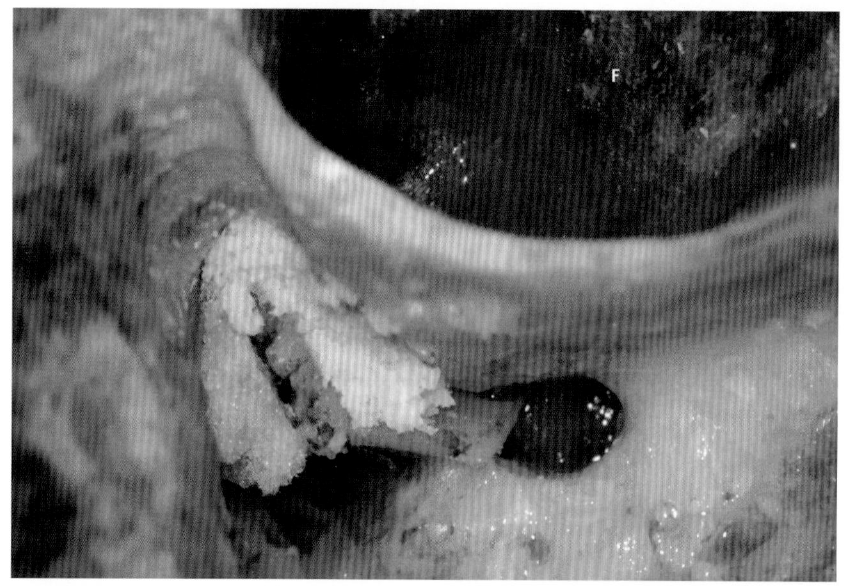

图 6.67　从乳突一侧，在软骨片上方加上骨粉强化修复上鼓室的缺损。F：筋膜

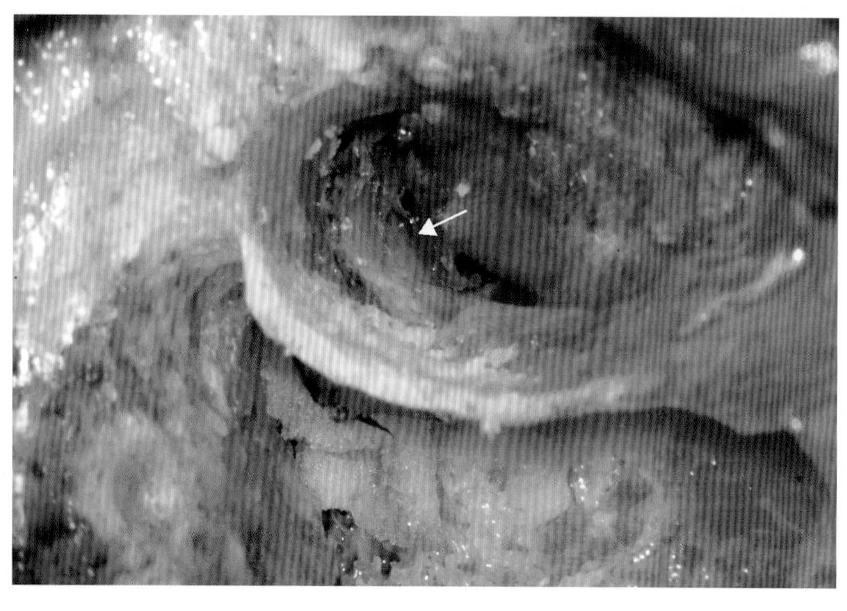

图 6.68　从耳道一侧在修复上鼓室缺损的骨粉外侧再加上一层薄软骨片（箭头）

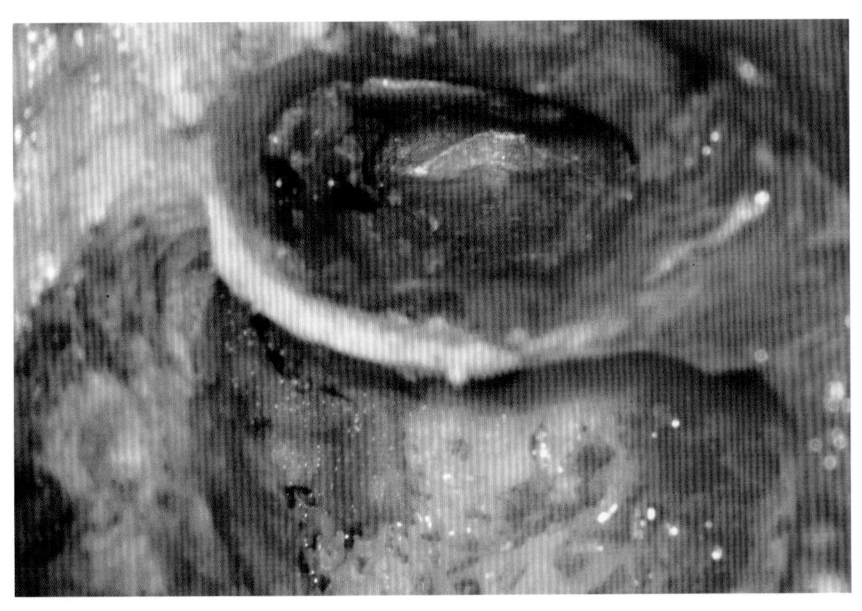

图 6.69 将颞肌筋膜和耳道鼓膜瓣复位，完成完壁式鼓室成形术

病例 6.3（右耳）

参见图 6.70~6.107。

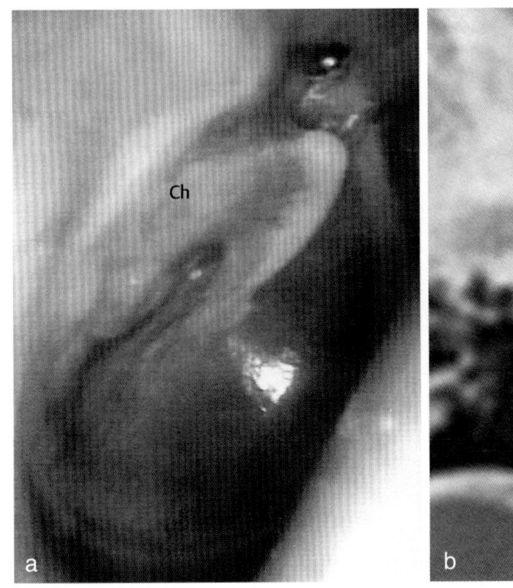

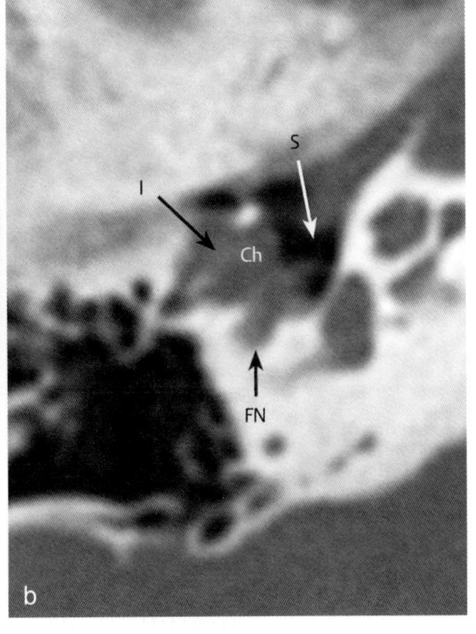

图 6.70 （a, b）一例局限的中鼓室胆脂瘤行一期完壁式鼓室成形术。术前耳镜可见鼓膜后上的胆脂瘤，CT 显示胆脂瘤局限于鼓室后上区域，乳突气化良好且未被累及。砧骨长突被侵蚀，可以解释术前的传导性聋。Ch：胆脂瘤；FN：面神经；I：砧骨；S：镫骨

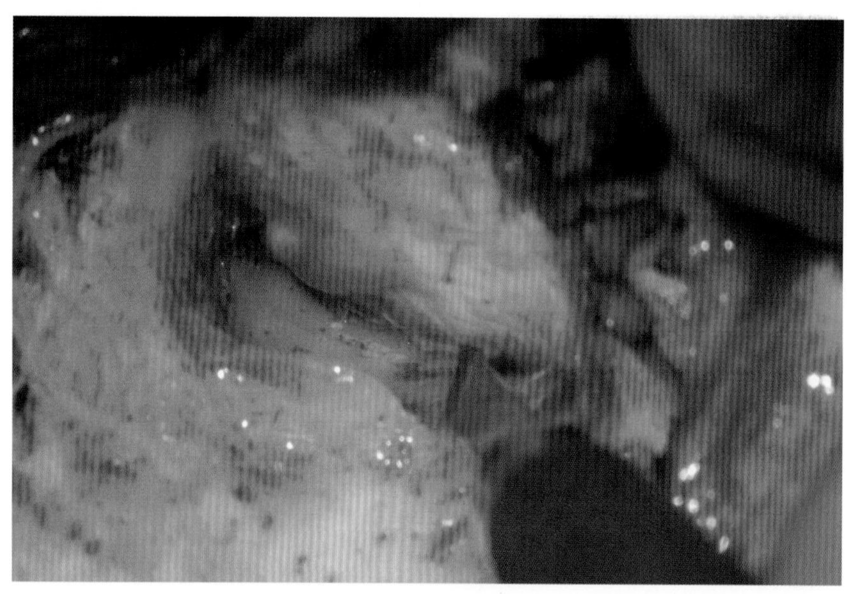

图 6.71 耳后切口，掀起外耳道后壁皮肤，半环形切开皮肤，进入外耳道

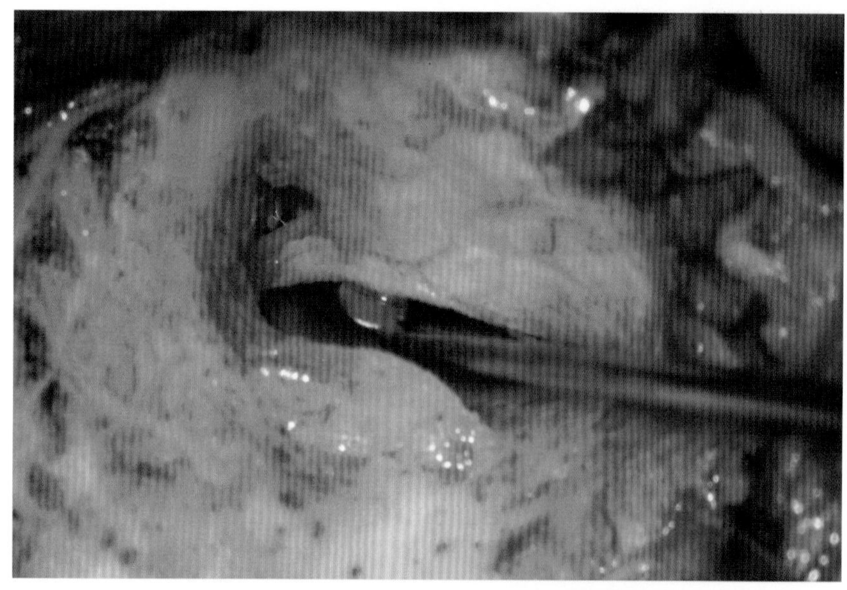

图 6.72 在外耳道顶和底向外侧纵形切开，用显微圆刀将蒂在外的外耳道皮瓣抬起

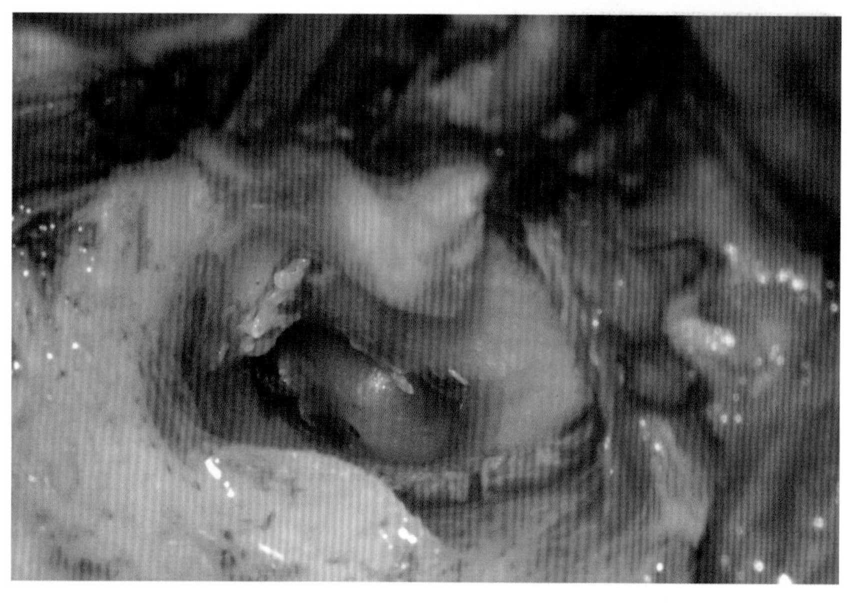

图 6.73 用自动牵开器固定皮瓣，此时外耳道显露良好

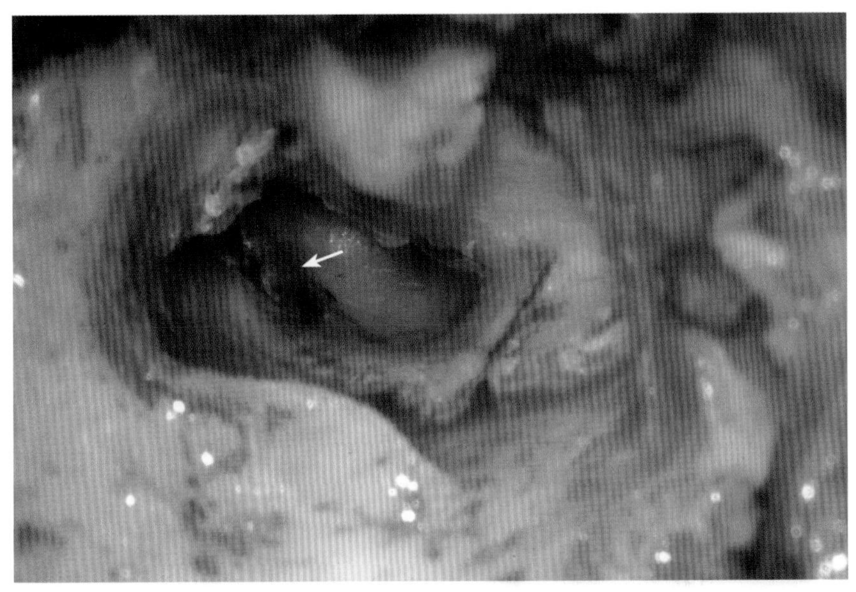

图 6.74 为了充分将耳道鼓膜瓣向前翻，在外耳道下壁再做一个切口。鼓膜后上可见胆脂瘤的囊袋口（箭头）

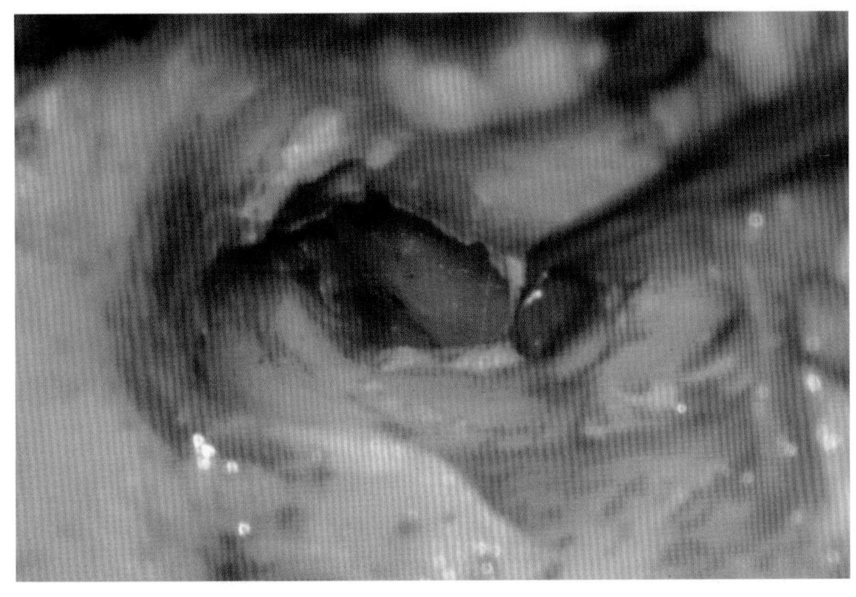

图 6.75 用圆刀掀起耳道瓣，小心不要撕破皮瓣。圆刀要紧贴着耳道骨面，不能着力在皮肤上，这样才能保持皮瓣的完整

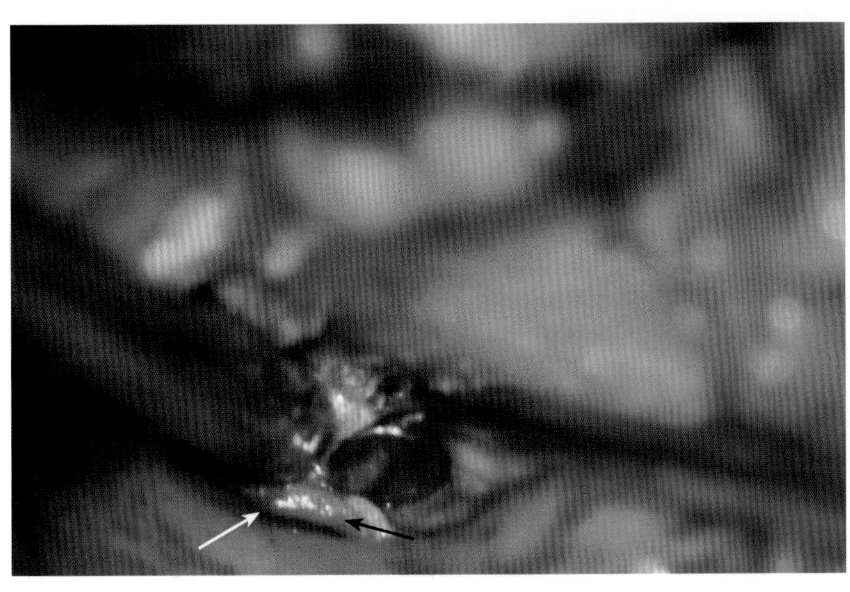

图 6.76 辨认出鼓环（黑色箭头）后将其一并掀起，切开鼓环内侧的鼓室黏膜就进入鼓室腔。鼓膜下方可见鼓索神经（白色箭头）

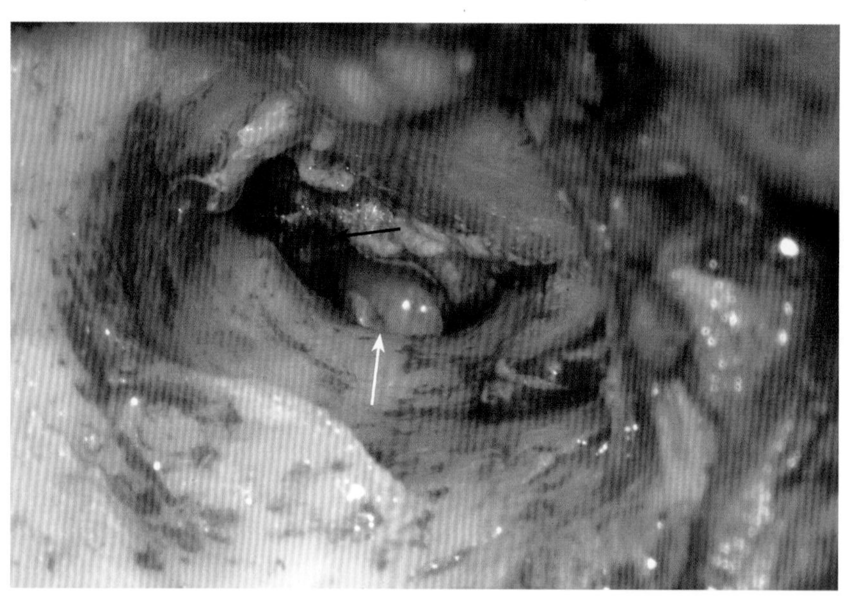

图 6.77 显露鼓室后可见后上方的胆脂瘤（黑色箭头），在其下方可见砧镫关节（白色箭头）

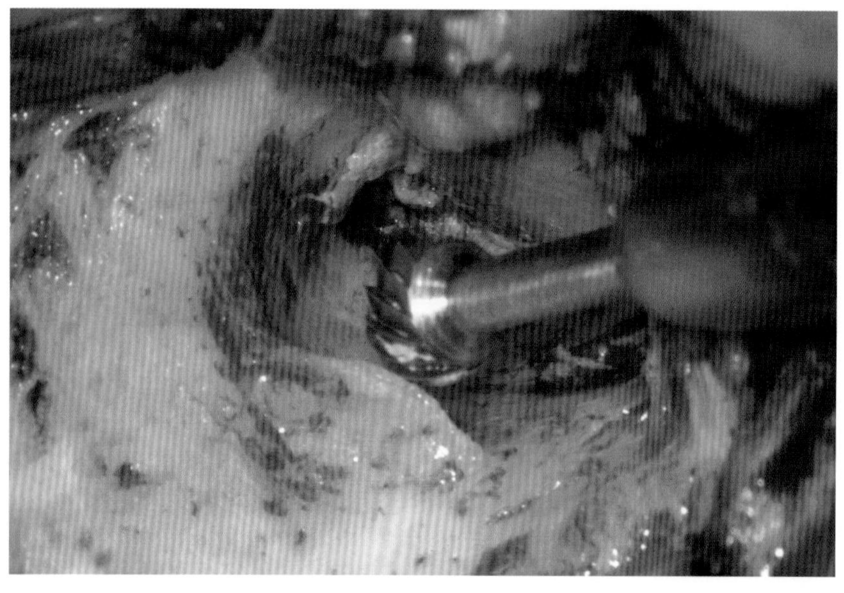

图 6.78 用大号切割钻磨除突出的耳道后上棘

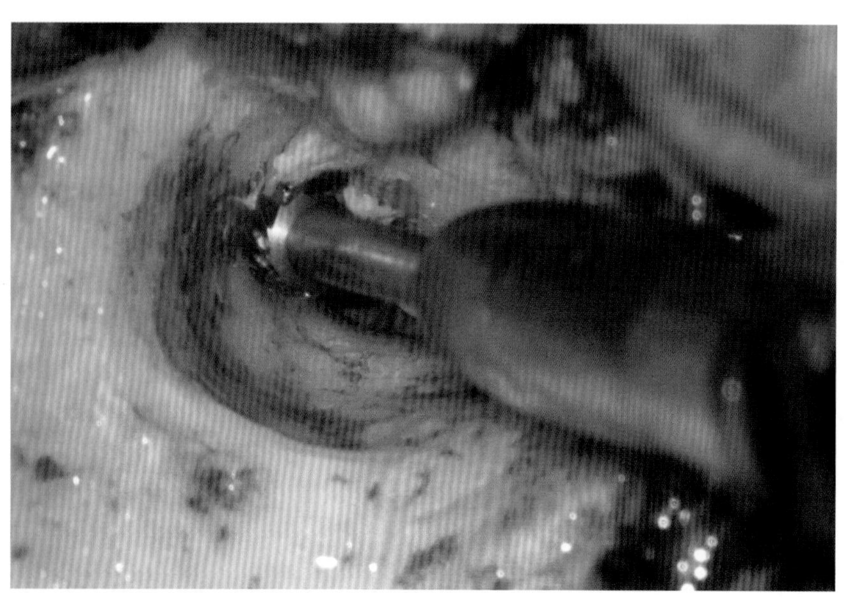

图 6.79 为了充分显露鼓膜，进一步向内侧完成耳道成形术

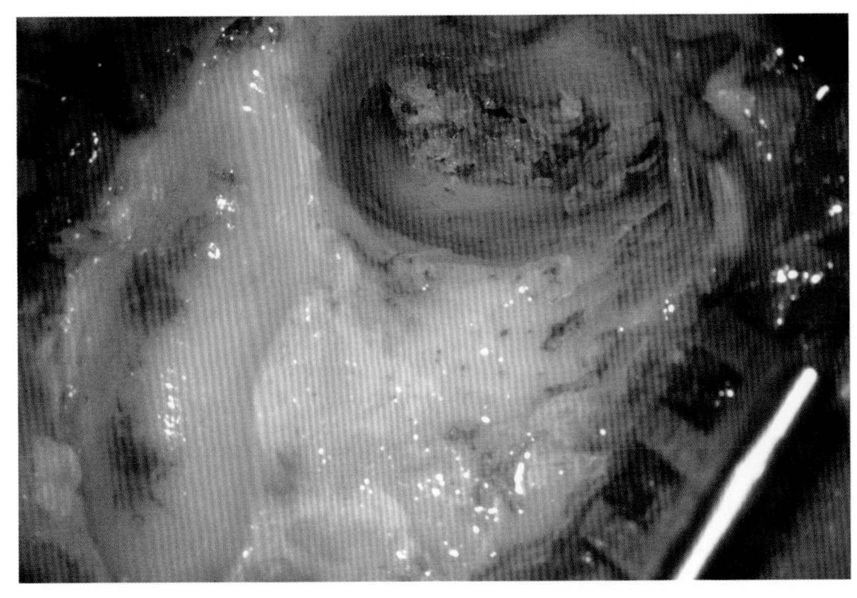

图 6.80 用棉球填塞耳道止血。再用一把自动牵开器充分显露乳突，从上而下切开乳突，上界为中颅窝脑板，当泛粉色时即为钻磨上界，钻磨要平行于中颅窝脑板

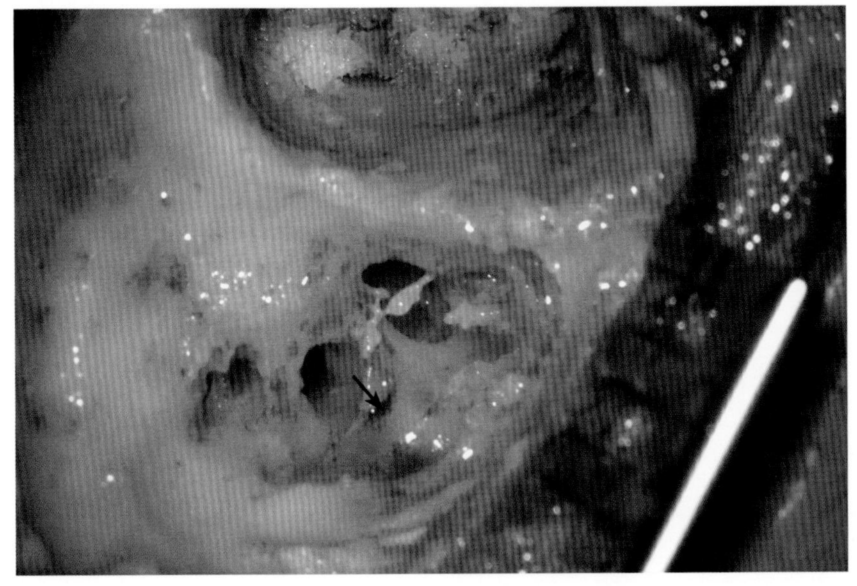

图 6.81 透过半透明的骨板可以辨识出深蓝色的乙状窦（箭头）。除了高度气化型乳突会存在乙状窦后气房，通常乙状窦构成了乳突切开的后界，外耳道后壁为乳突切开的前界

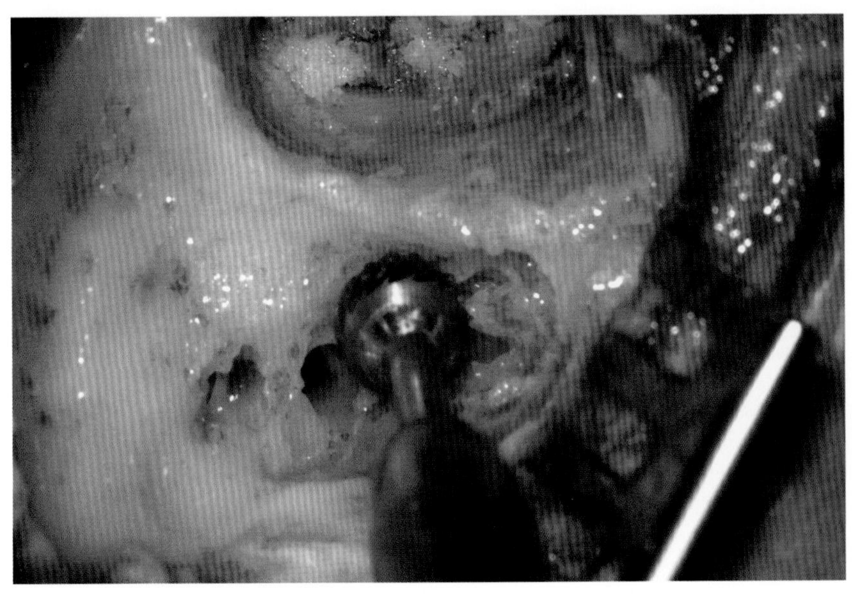

图 6.82 乳突切开，一开始用大号切割钻，切除更快、也更容易显露出三角形的切除区域。三角形的上界为中颅窝脑板，后界为乙状窦，前界为外耳道后壁。为了避免损伤，应该平行于这三个结构进行钻磨

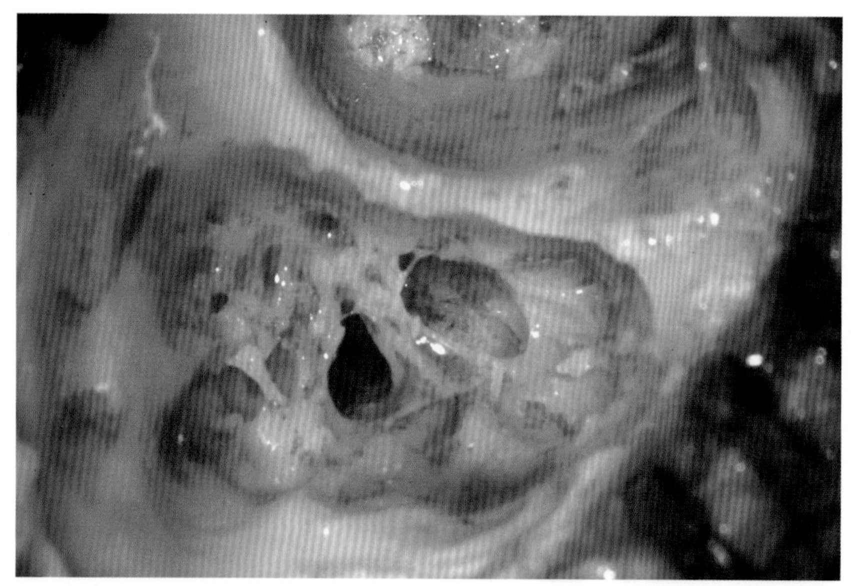

图 6.83　切开乳突表面的骨质后逐渐向内、向鼓窦方向扩展，注意要磨除术腔边缘的悬骨，使术腔呈碟形，这样的切开更安全

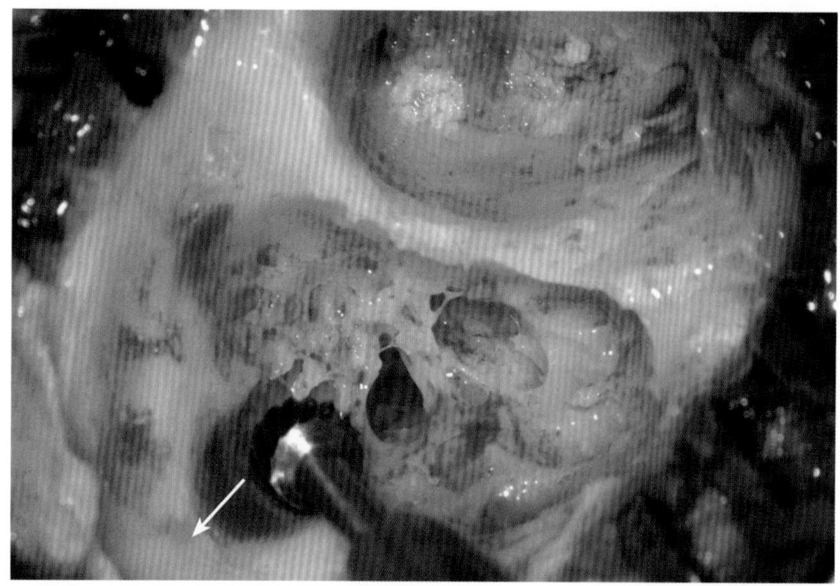

图 6.84　开放窦脑膜角的过程要从内向外钻磨（箭头）

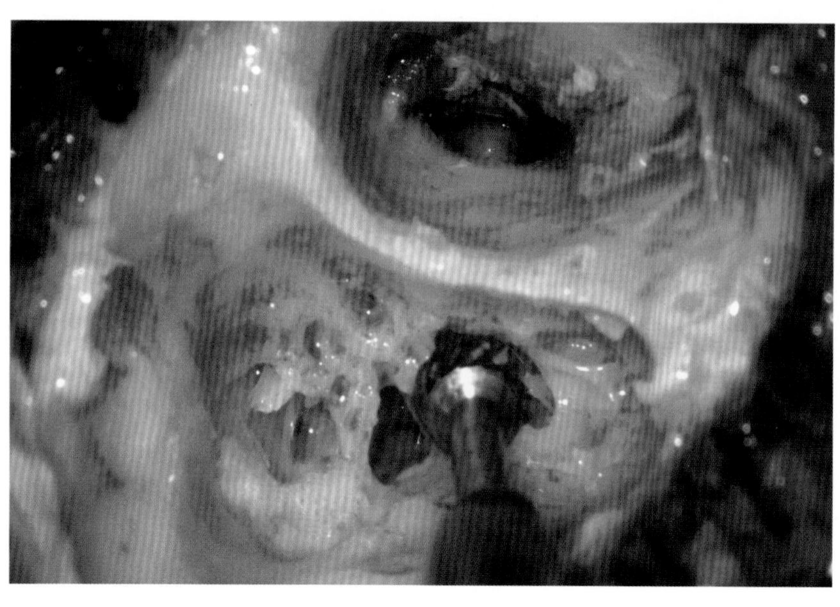

图 6.85　使用大号切割钻磨除乳突尖

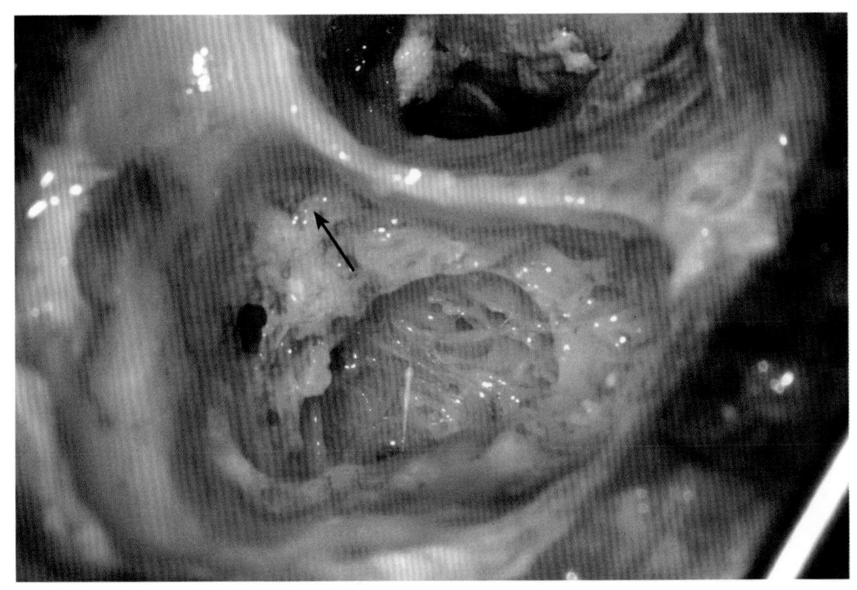

图 6.86　鼓窦的下面部分已经开放，注意碟形的术腔。下一步继续向内侧钻磨，但不要磨成一个狭窄的洞，要从内向外（箭头）磨除鼓窦入口外侧的骨质，避免无意中碰触到听骨链

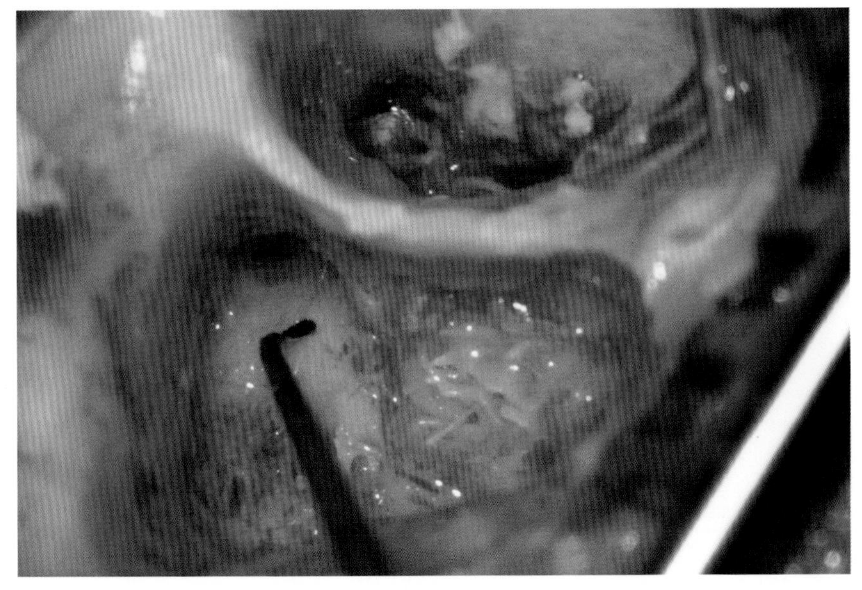

图 6.87　鼓窦上方的骨质切除后，外半规管显露出来，在图中用器械指示的部位。鼓窦未见胆脂瘤侵犯

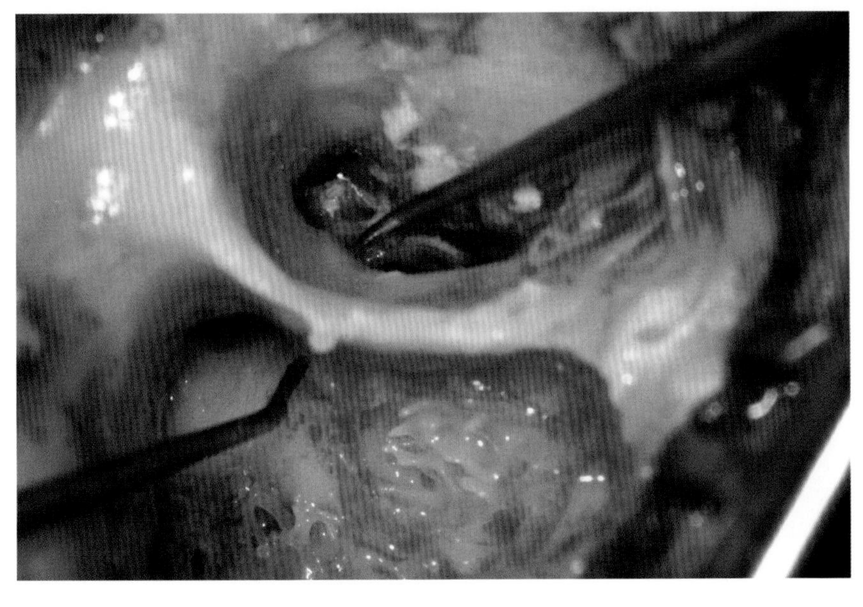

图 6.88　图中用两把器械展示外耳道后壁的厚度，要想显露鼓室后上区域的胆脂瘤，必须充分地磨薄耳道后壁

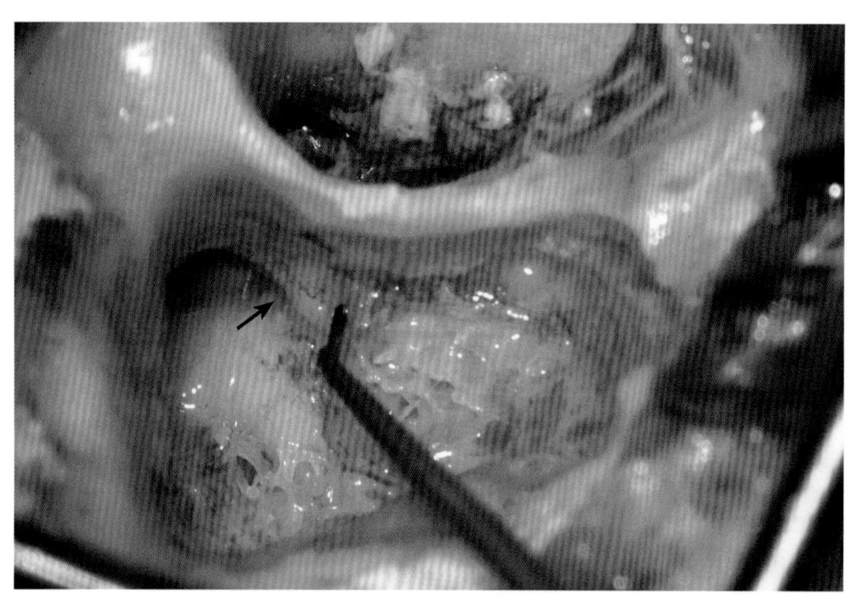

图6.89 砧骨窝（箭头）容纳砧骨短突，磨除其后下方的骨质才能开放面隐窝

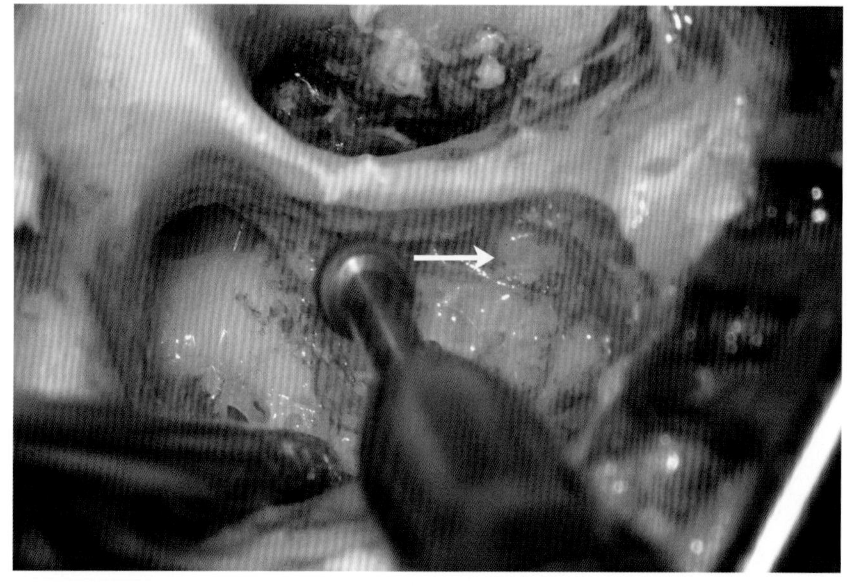

图6.90 这个病例因为砧镫关节被侵蚀，即使电钻碰到砧骨，也不用太担心。但如果医生不确定听骨链是否连续，还是避免碰触到砧骨，钻头应该从上向下钻磨（箭头所示方向）。这个方向与面神经平行，也可以减少损伤面神经的概率

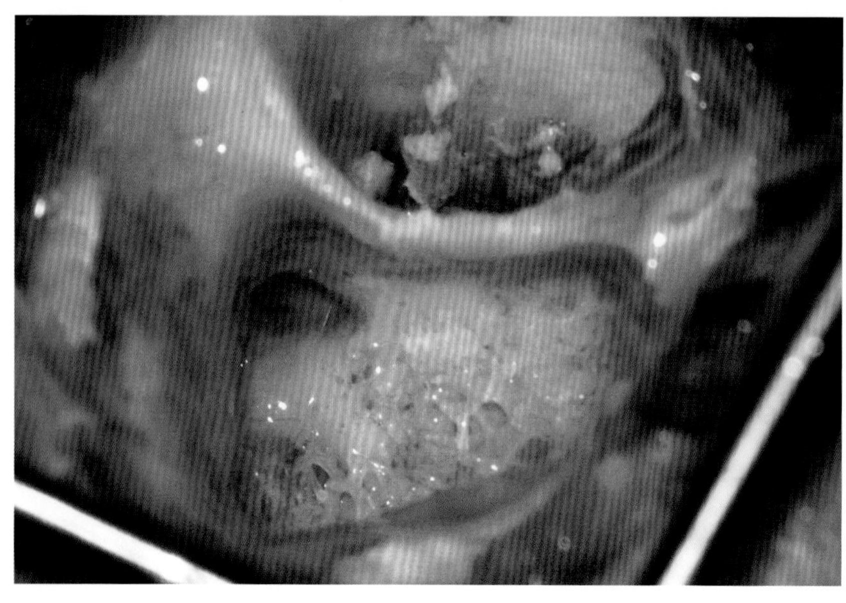

图6.91 外耳道后壁中段已磨薄

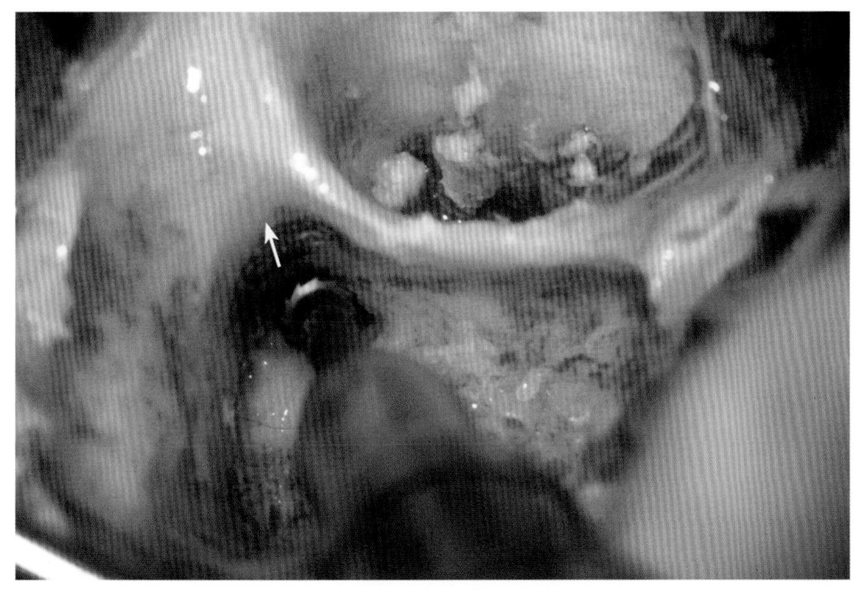

图6.92 进一步向前开放上鼓室，小心不要碰触听骨链。钻磨要从内向外（箭头所示方向）。开放鼓窦入口的时候，要先沿着天盖一侧，不要沿着外耳道后壁磨，因为砧骨短突在鼓窦入口的下方位置

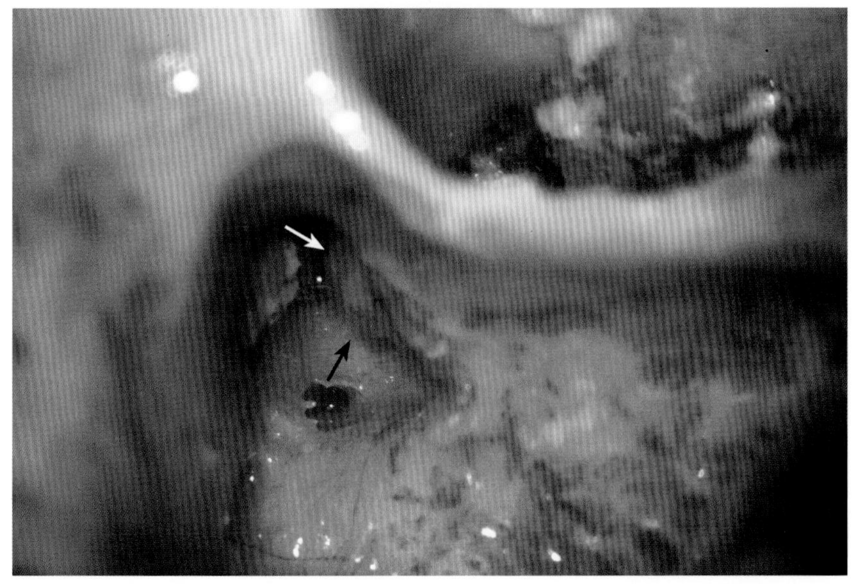

图6.93 为了避免损伤，更早显露和辨识听骨链非常重要。这时，将手术床向术者对侧旋转，更有利于暴露后方视野。图中锤骨头（白色箭头）和砧骨体（黑色箭头）已显露。听骨链上方最后一部分骨质可以用小钻头平行于听骨链方向磨除，也可以用刮匙从内向外刮除

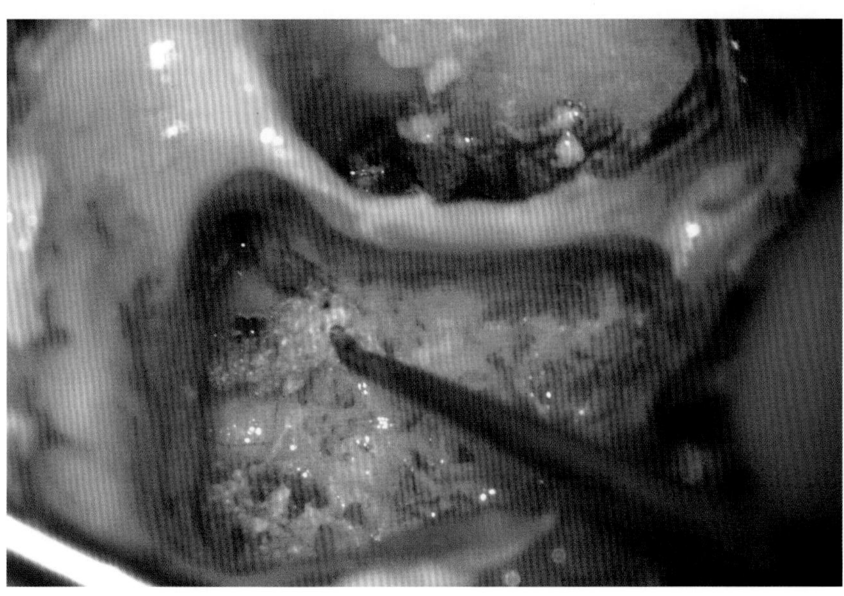

图 6.94 砧骨外侧的胆脂瘤用小棉球向下朝鼓膜推到耳道

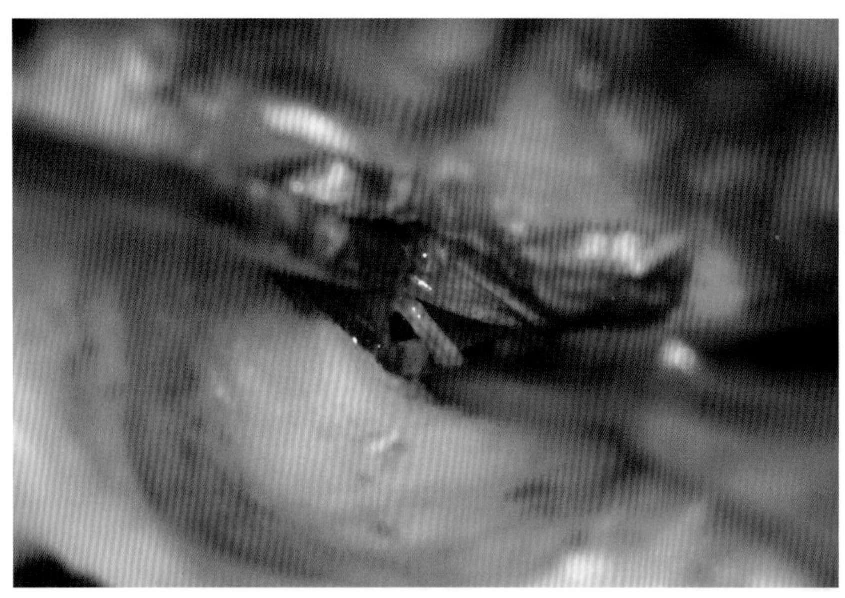

图 6.95　从外耳道观察鼓索神经被胆脂瘤包裹，予以切除

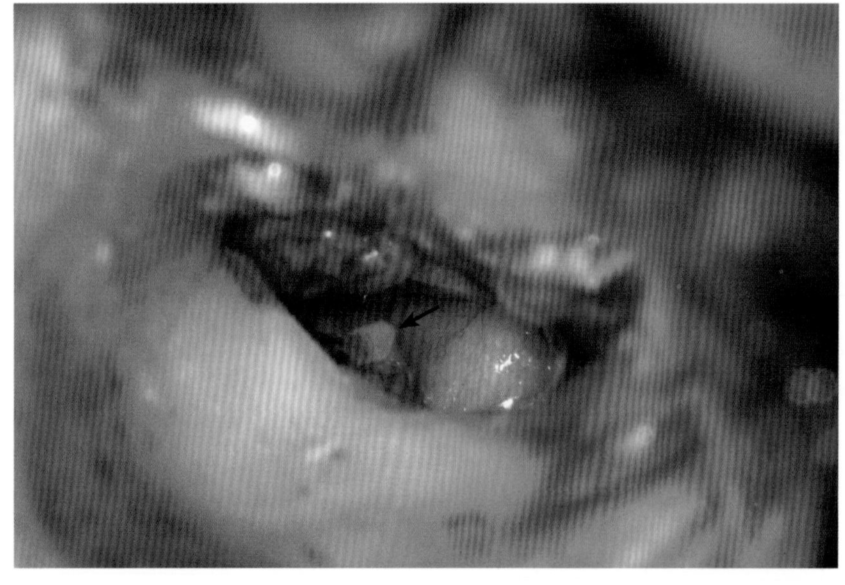

图 6.96　砧骨表面的胆脂瘤已切除，砧镫关节清晰可见（箭头）。砧骨长突侵蚀，豆状突与砧骨体之间为瘢痕组织

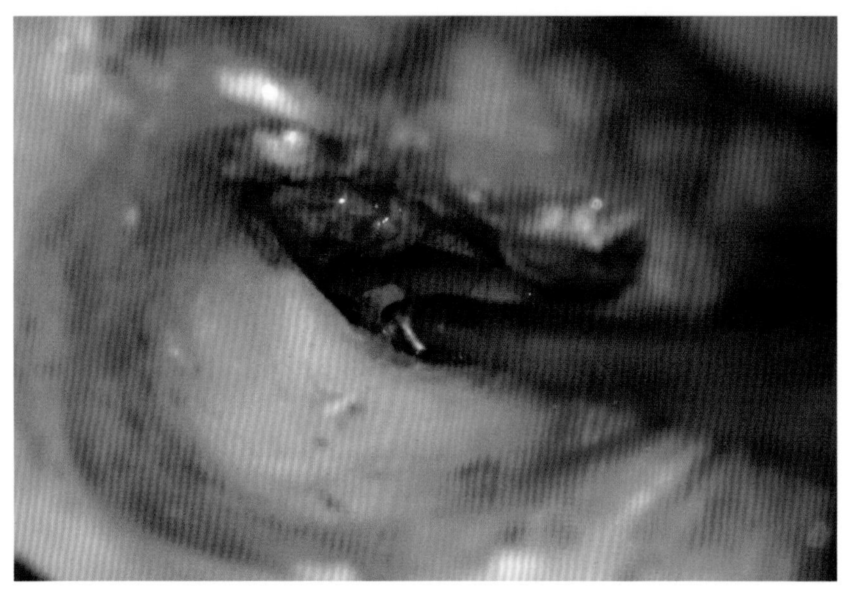

图 6.97　为了更好地检查镫骨，用刮匙做小范围的盾板切除术

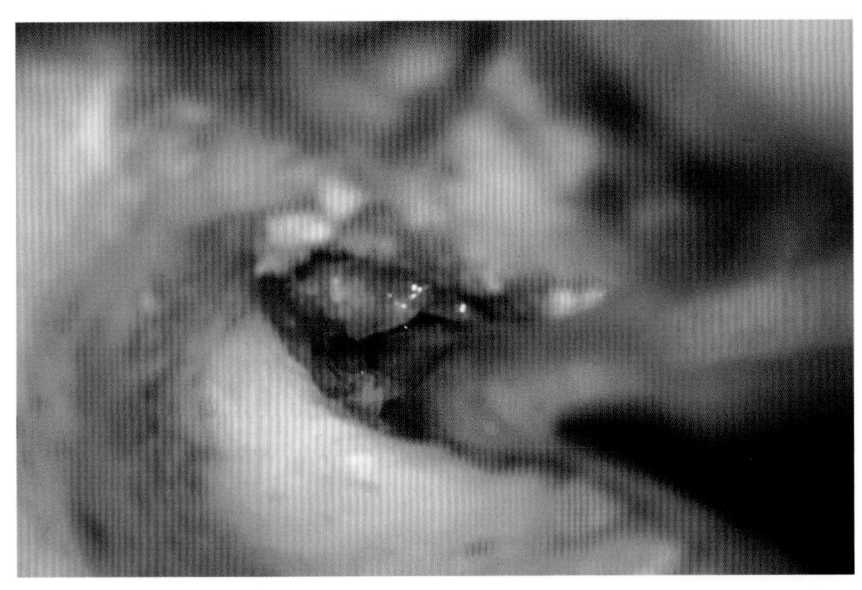

图 6.98 用显微剪剪断豆状突与砧骨体之间的结缔组织

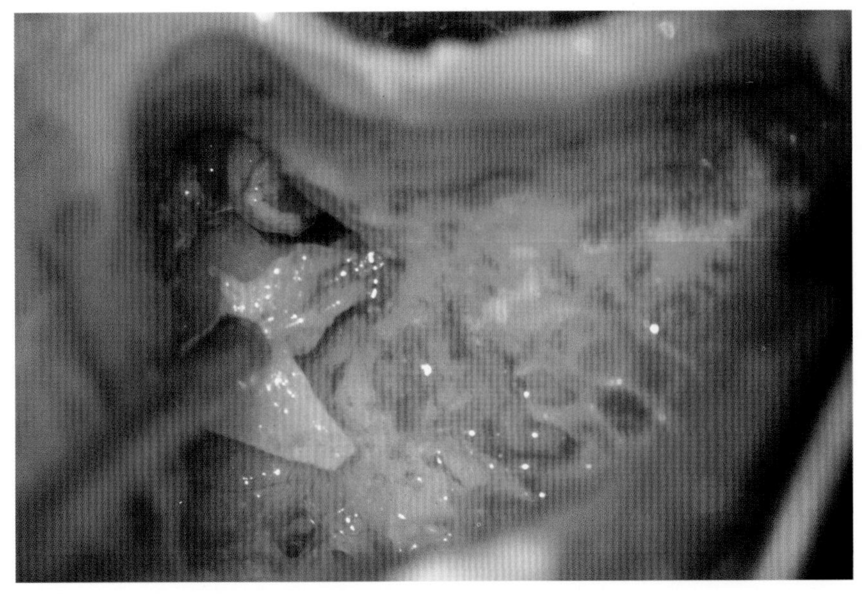

图 6.99 从乳突取出砧骨体及与长突相连的软组织

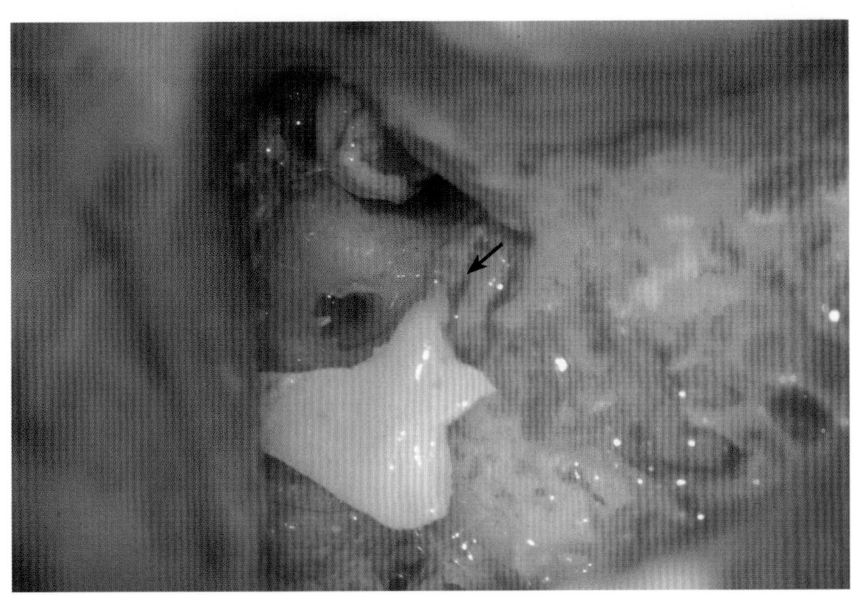

图 6.100 取出的砧骨，长突受侵蚀（箭头）

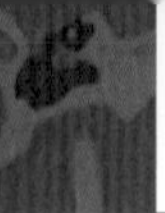

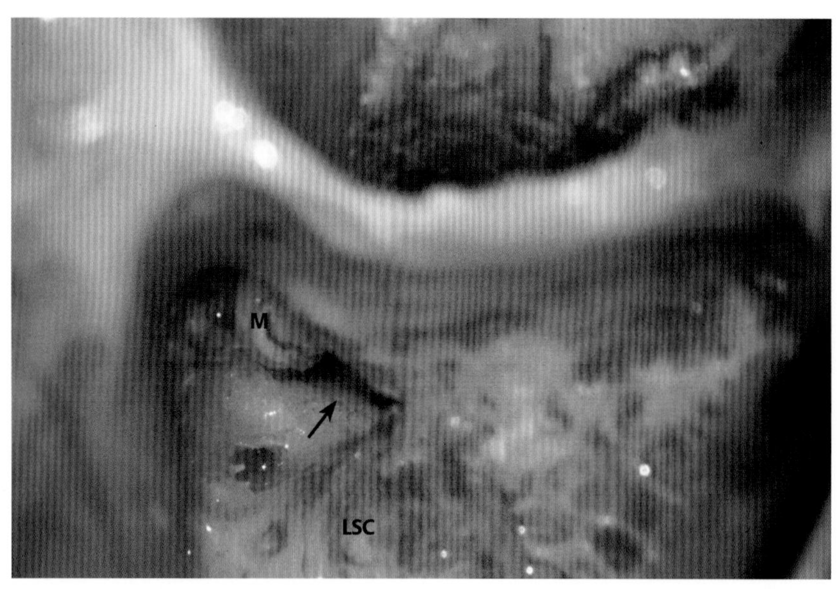

图 6.101 通过后方的上鼓室鼓窦切开，可见锤骨头（M）和面神经水平段（箭头）。LSC：外半规管

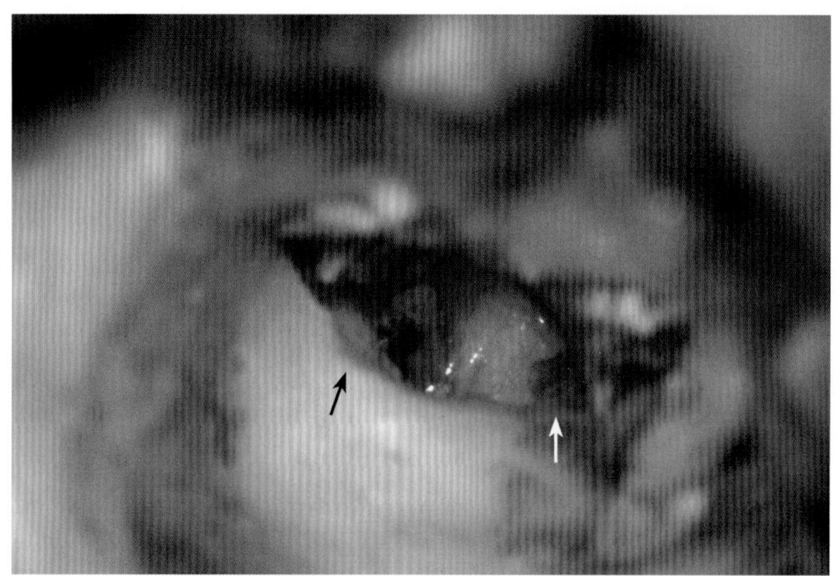

图 6.102 从耳道观察，镫骨后下可见圆窗膜（白色箭头），镫骨上方为面神经水平段（黑色箭头）

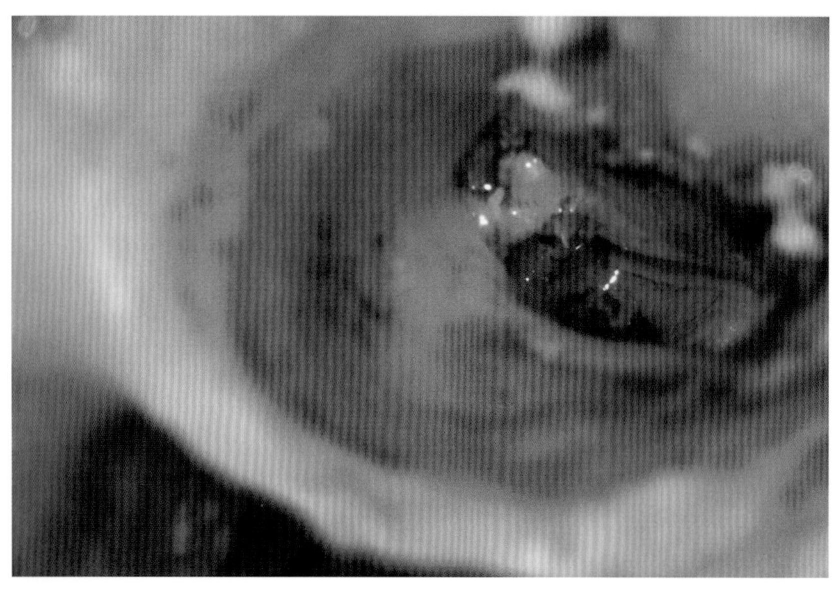

图 6.103 图中展示了锤骨和镫骨的位置关系，一同切除鼓膜的后上部与胆脂瘤

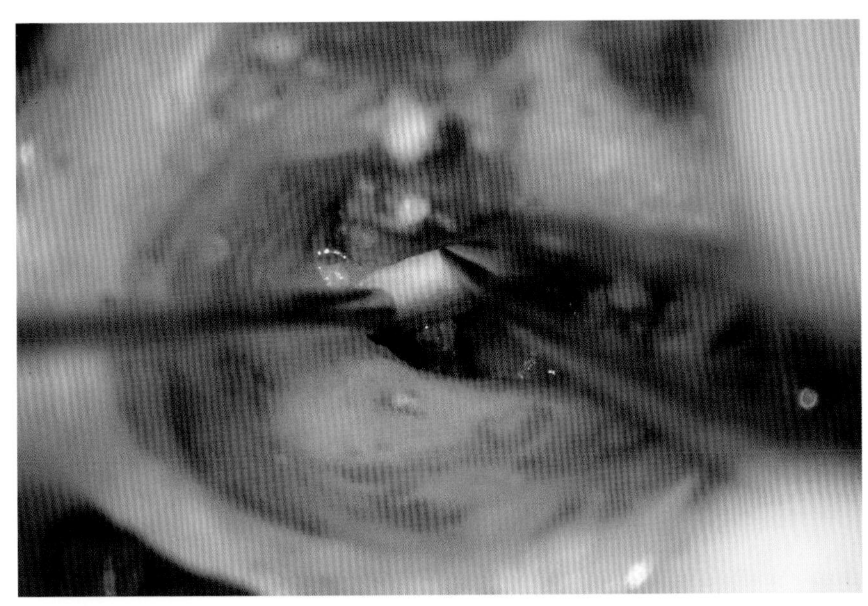

图 6.104 将一块厚软骨植入鼓室，放在镫骨头上

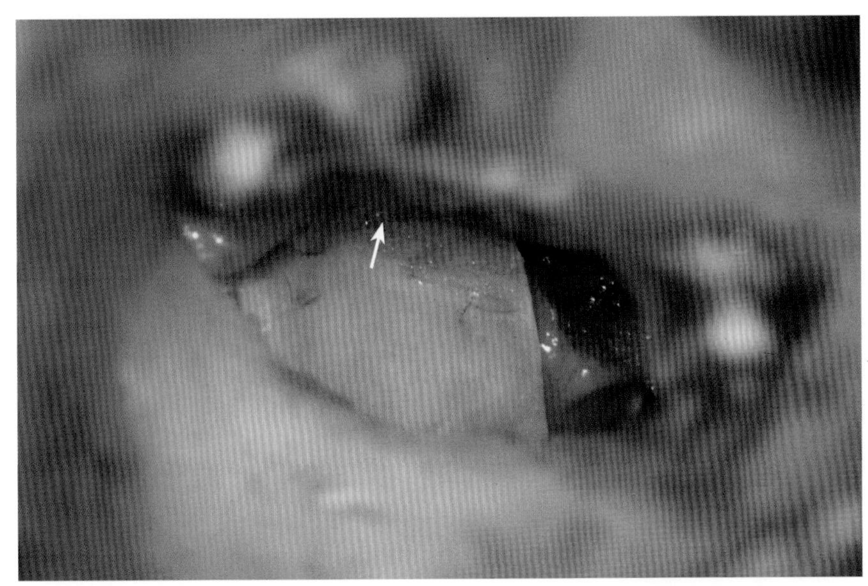

图 6.105 这块软骨的前面部分刚好在锤骨柄（箭头）下方，达到传声的目的。鼓室填塞少量明胶海绵以共同支撑软骨。如果术后听力良好，则不需要进行二期手术

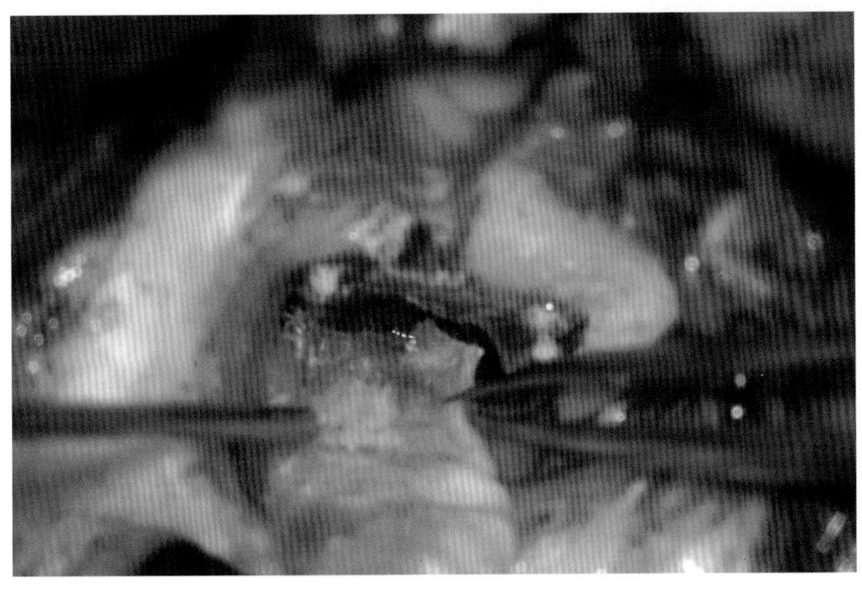

图 6.106 用颞肌筋膜覆盖软骨并同时完成鼓膜的修补

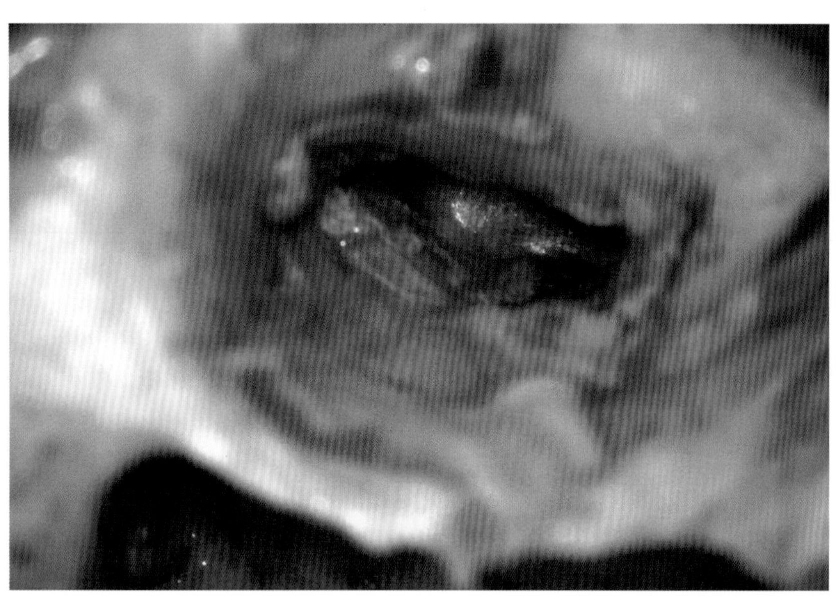

图6.107　将耳道鼓膜瓣复位到筋膜上。耳道填塞明胶海绵颗粒，分三层缝合耳后切口。因为鼓室黏膜大部分都得以保存，则不需要硅胶片

病例 6.4（右耳）

参见图 6.108 ~ 6.129。

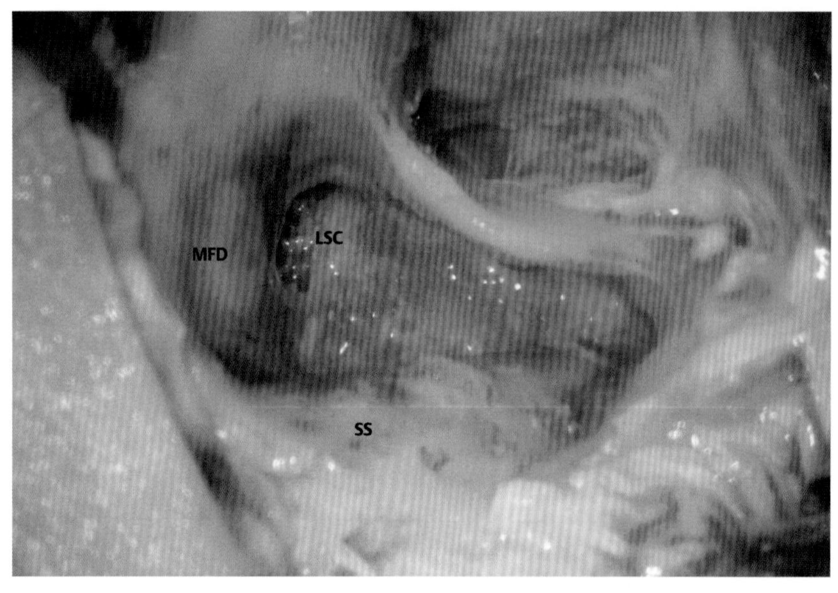

图 6.108　这是另一例后上象限的局限性胆脂瘤，砧骨长突已被侵蚀。拟行分期完壁式鼓室成形术。为了最大限度地显露乳突，外耳道后壁已磨薄，中颅窝脑膜和乙状窦已轮廓化，可见外半规管突起。LSC：外半规管；MFD：中颅窝脑膜；SS：乙状窦

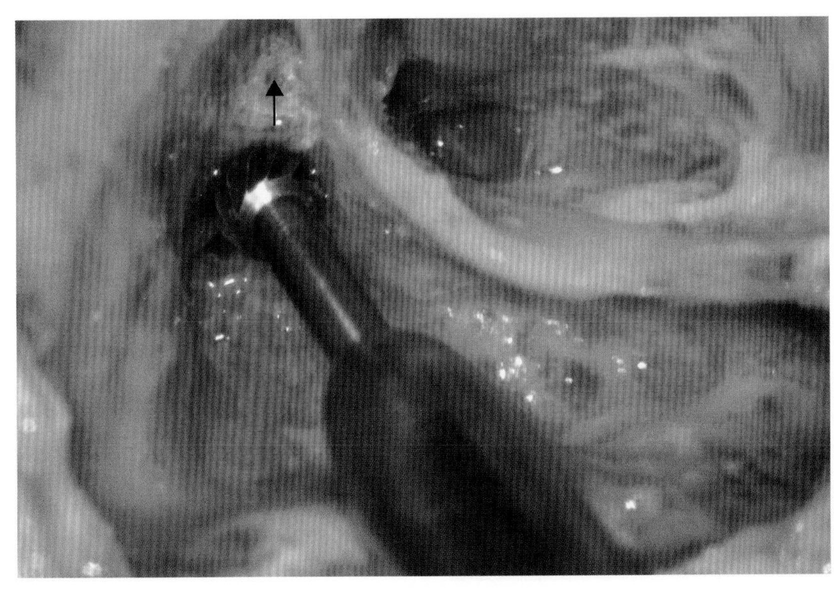

图 6.109 用小切割钻进一步向前开放上鼓室。当听骨链完整或者不确定是否完整时，要小心钻头不能碰到听骨。这个位置的钻磨要从内向外（箭头所示方向）

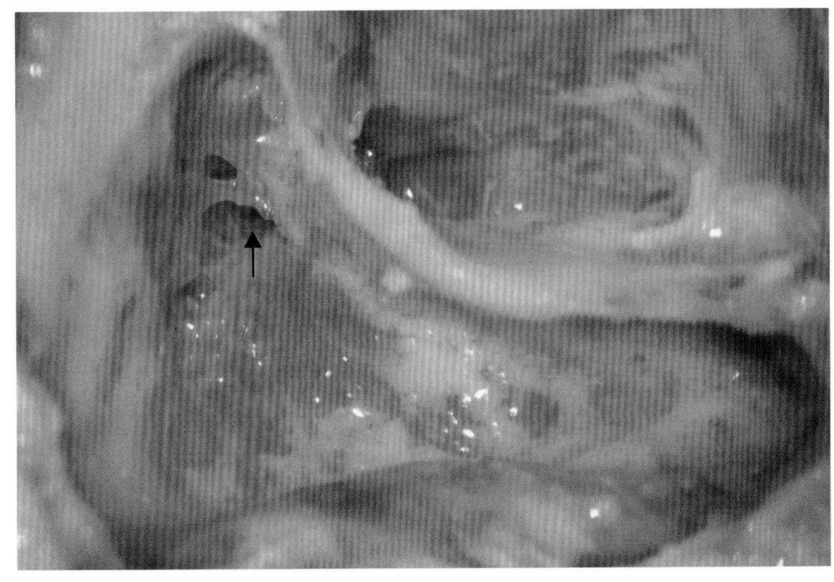

图 6.110 听骨链的顶部已可见（箭头）

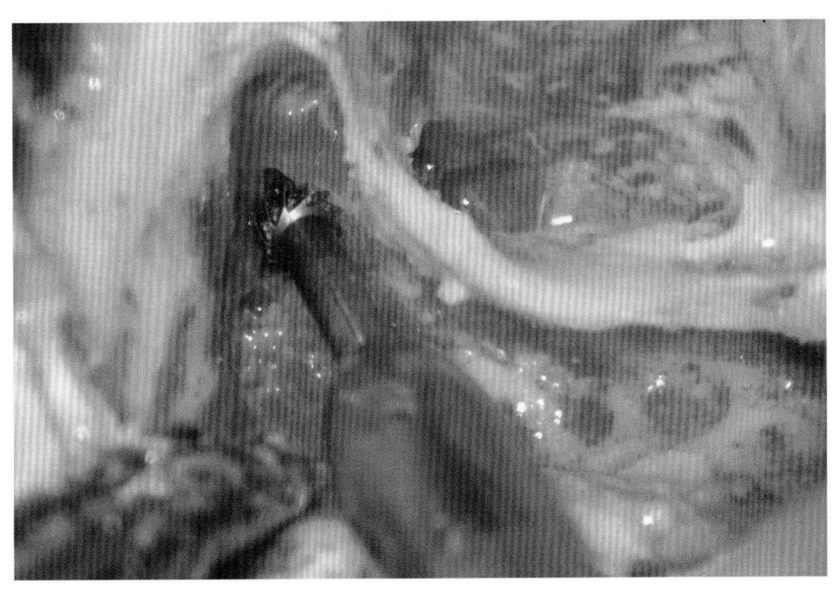

图 6.111 为了避免碰触听骨，更换了更小的钻头。这时钻头只能从内向外，或者平行于听骨链钻磨，决不能朝内侧用力

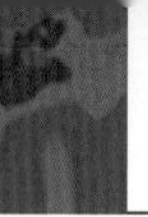

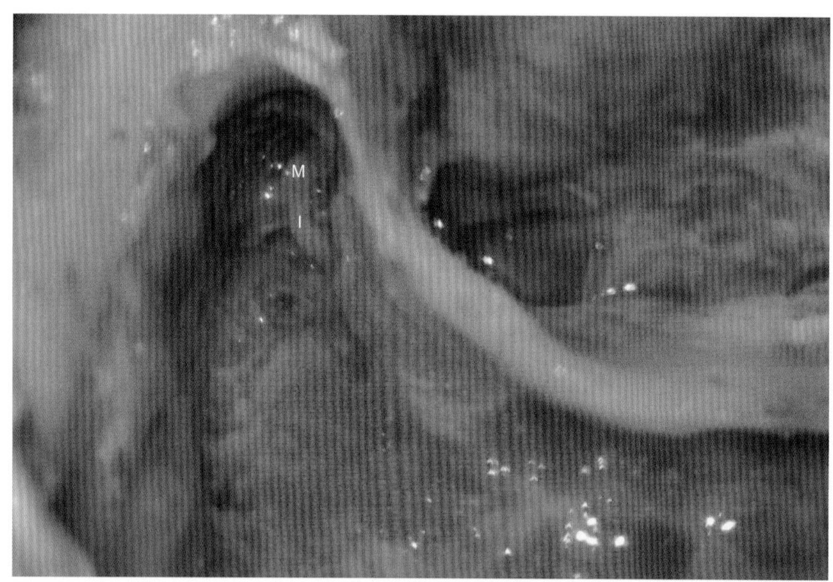

图 6.112 上鼓室的听骨链已经显露，未见胆脂瘤。I：砧骨；M：锤骨

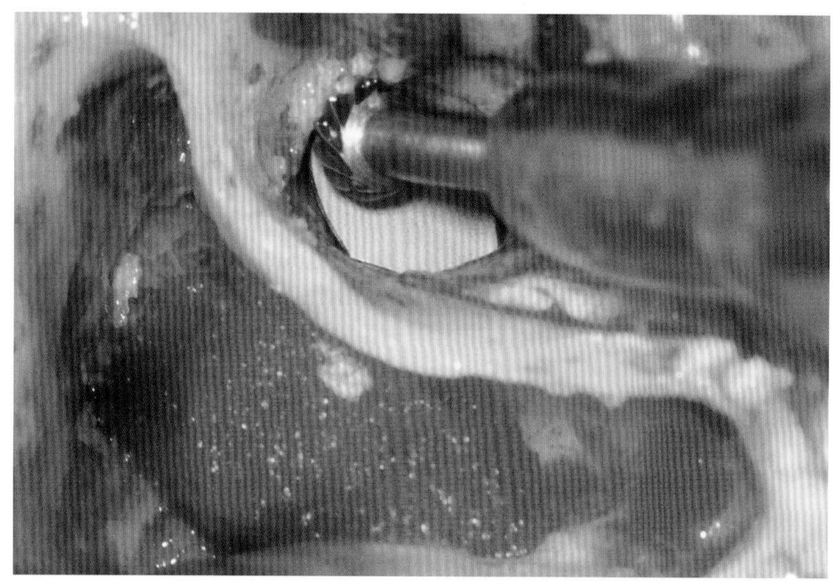

图 6.113 将耳道皮瓣向内侧翻，用铝箔片保护之后再用钻扩大骨性耳道，以暴露整个鼓膜

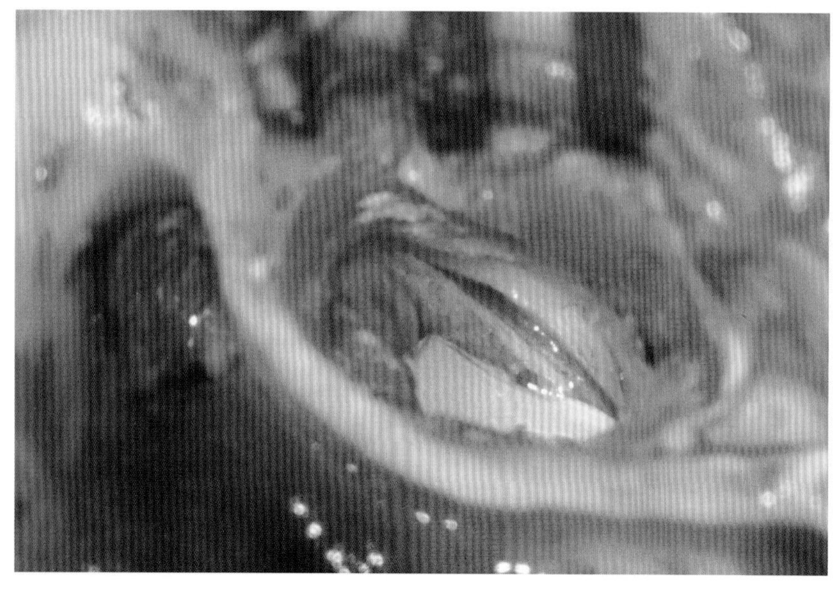

图 6.114 理想的耳道成形术不但利于胆脂瘤切除，也利于术后护理。这时无需移动显微镜就可观察整个鼓膜，前份的鼓环也已显露

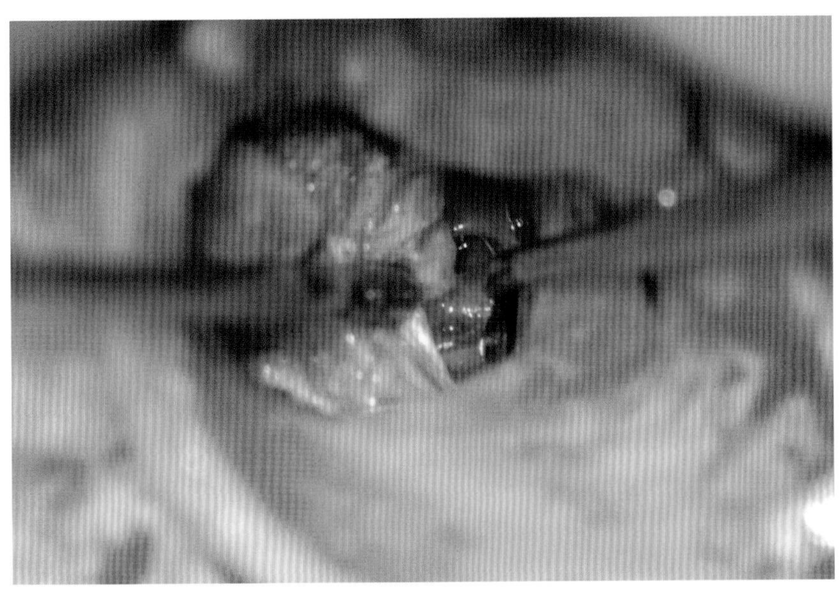

图 6.115 剥离纤维鼓环，从下方开放鼓室

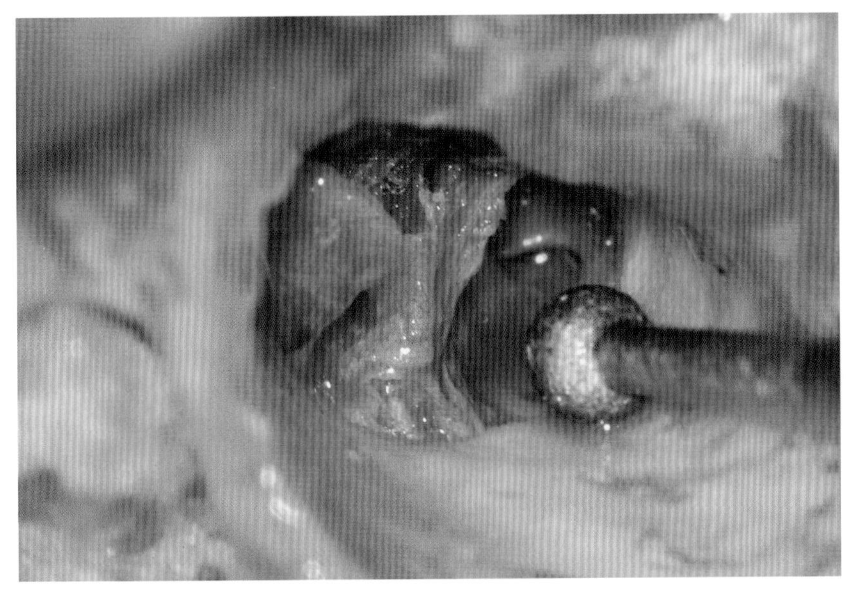

图 6.116 为了更好地控制后上区域的胆脂瘤，外耳道的后下还需磨除一部分。面神经乳突段接近耳道后壁，注意不要损伤

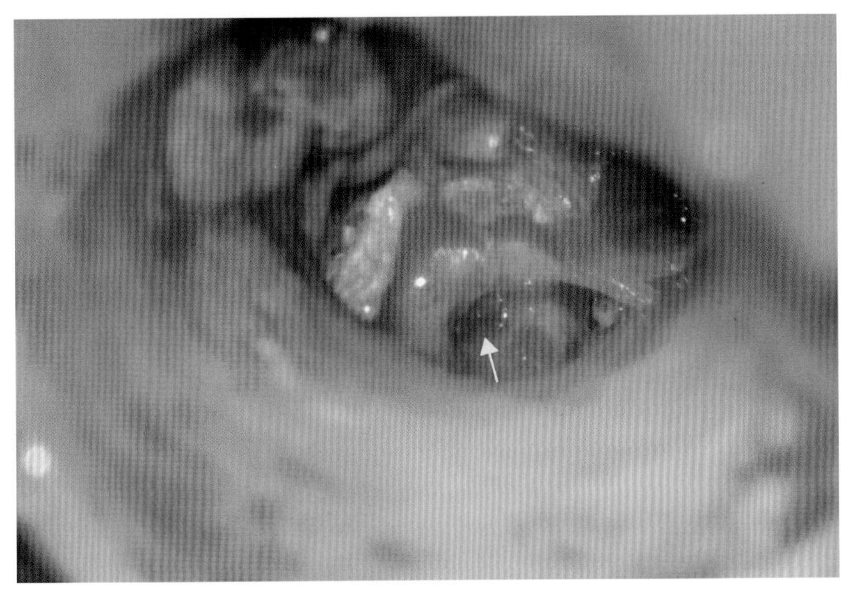

图 6.117 可见鼓膜与鼓岬粘连，圆窗龛无病变，圆窗膜位于圆窗龛的前上方（箭头）

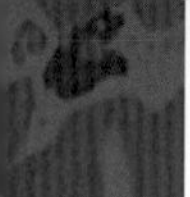

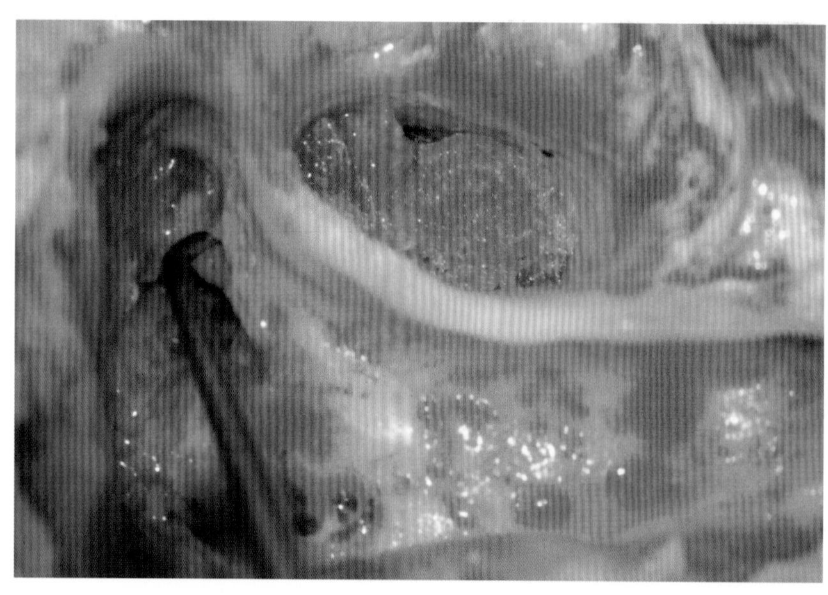

图 6.118　确定砧骨长突侵蚀后，从乳突用剥离子将锤砧关节脱位，同时用小棉球填塞鼓室止血

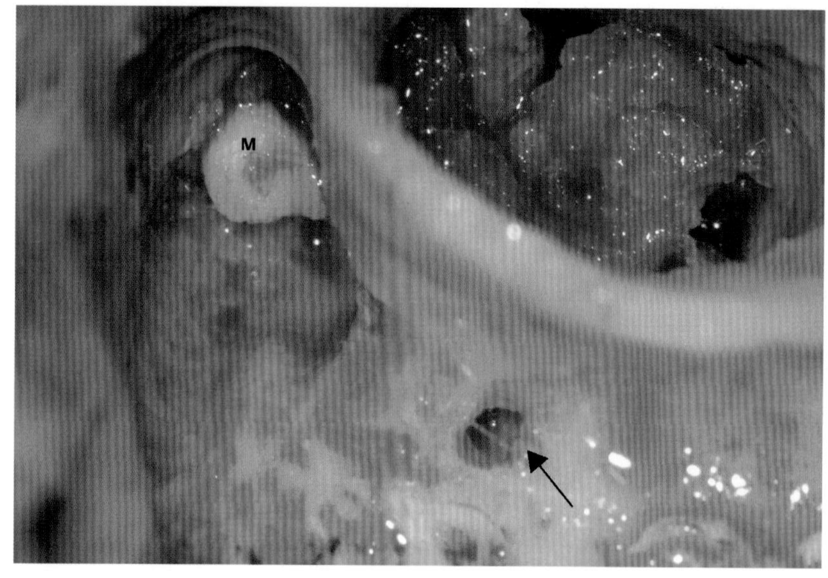

图 6.119　取出砧骨，磨除外半规管外侧、砧骨短突下方的骨质，开放后鼓室。面神经隐窝已经开了一个小窗（箭头）。M：锤骨

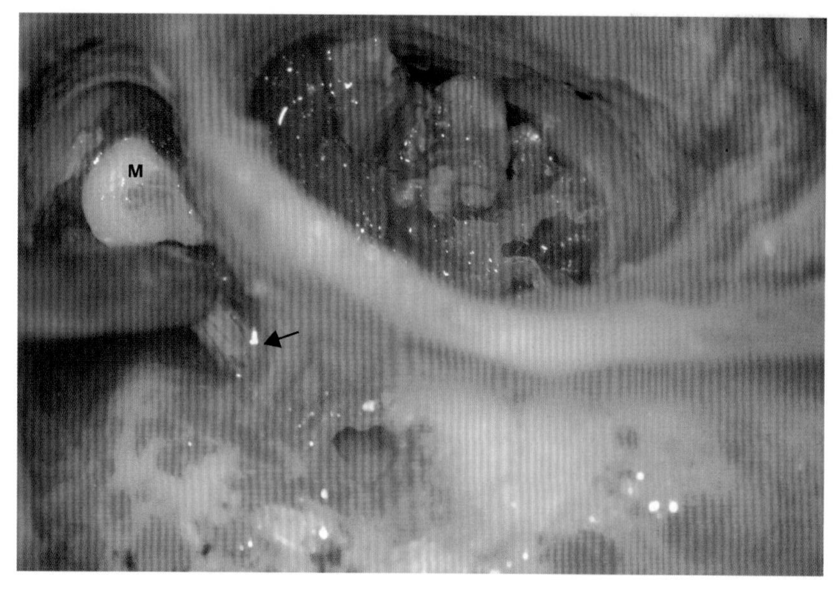

图 6.120　后鼓室切开进行中，可见面隐窝有胆脂瘤基质（箭头）。M：锤骨

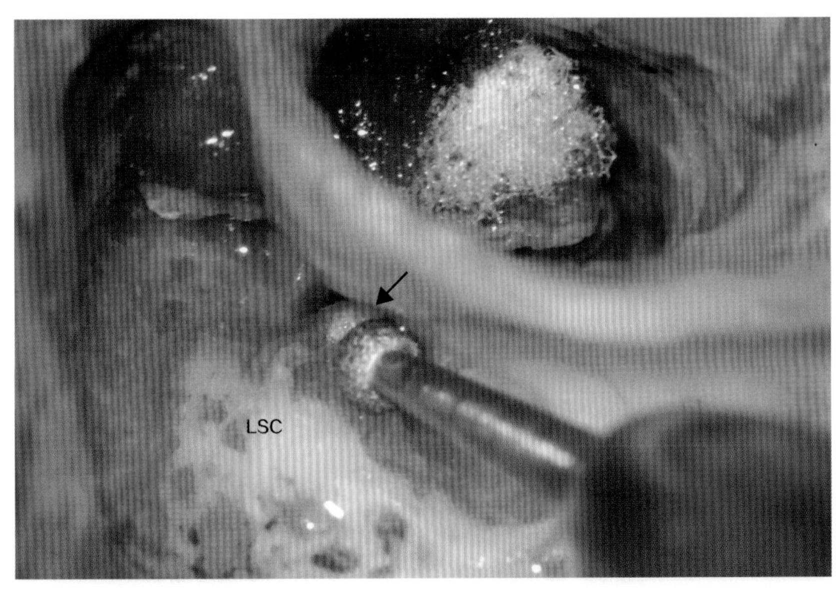

图 6.121 后鼓室切开进一步开放面隐窝，可见胆脂瘤基质覆盖在镫骨区域（箭头）。LSC：后半规管

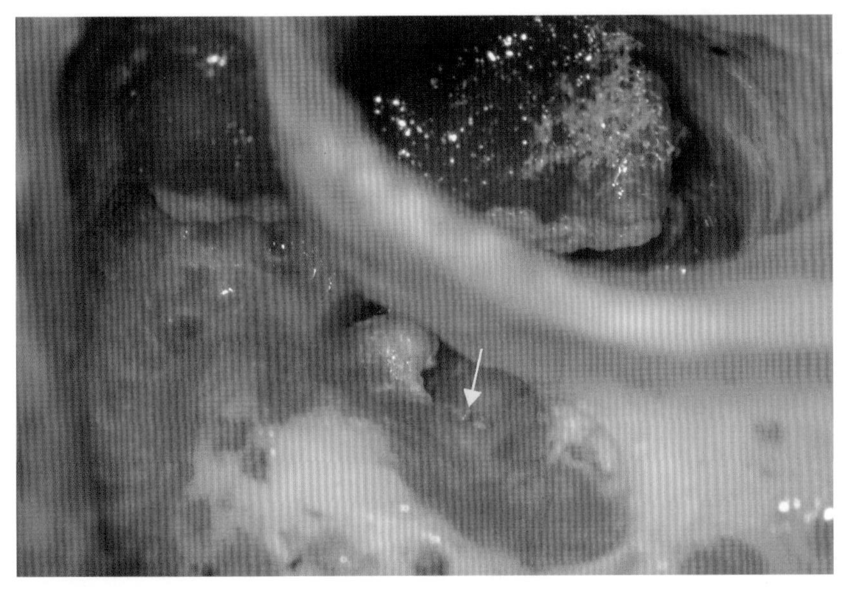

图 6.122 通过后鼓室切开显露镫骨区的胆脂瘤基质，要清除侵入鼓室窦（箭头）的基质，需要切除锥隆起

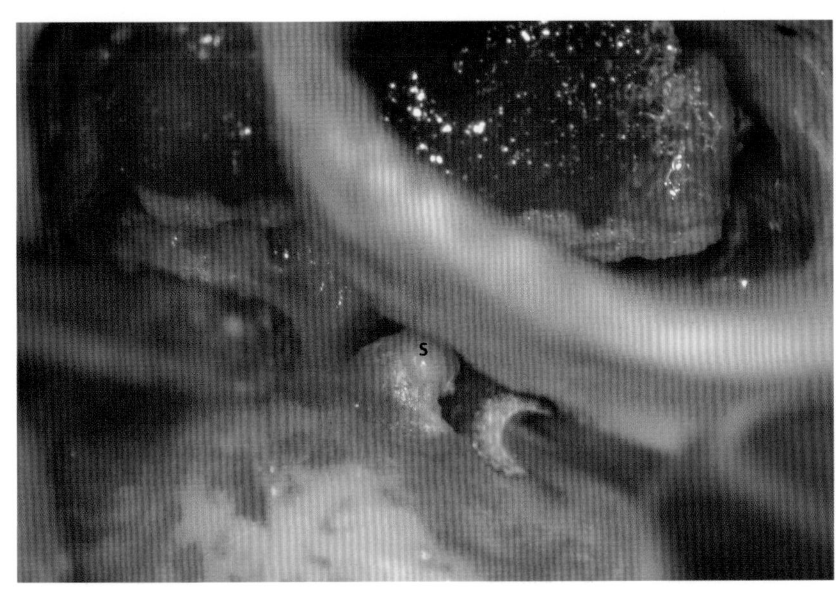

图 6.123 用小金刚钻磨除阻碍显露鼓室窦的锥隆起。S：镫骨

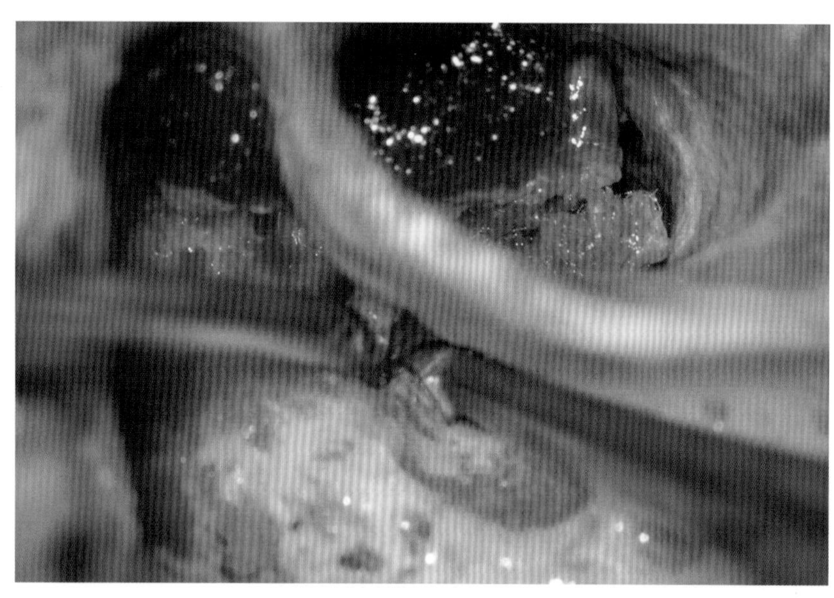

图 6.124 去除最后剩余骨质时，可以先剪断镫骨肌腱，再用刮匙去除。操作时需小心不要损伤面神经

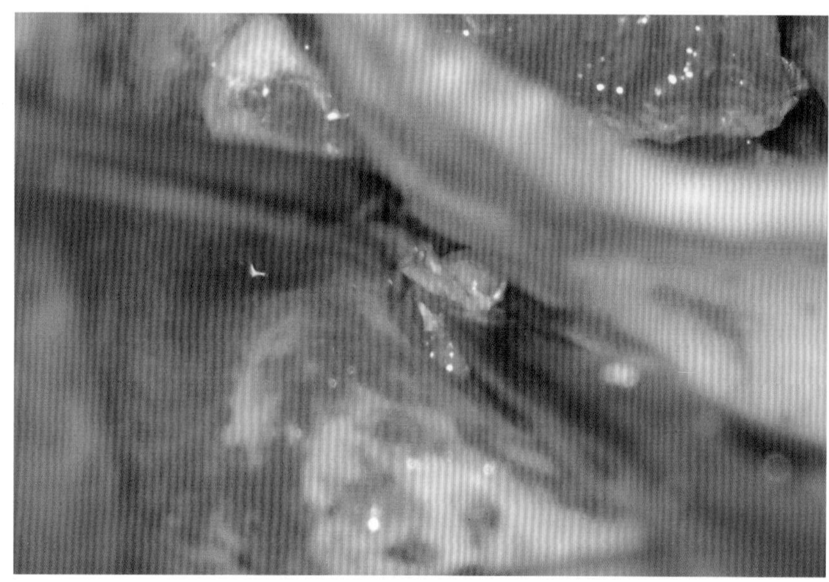

图 6.125 经后鼓室切开，用显微剪锐性分离镫骨板上结构附着的胆脂瘤基质

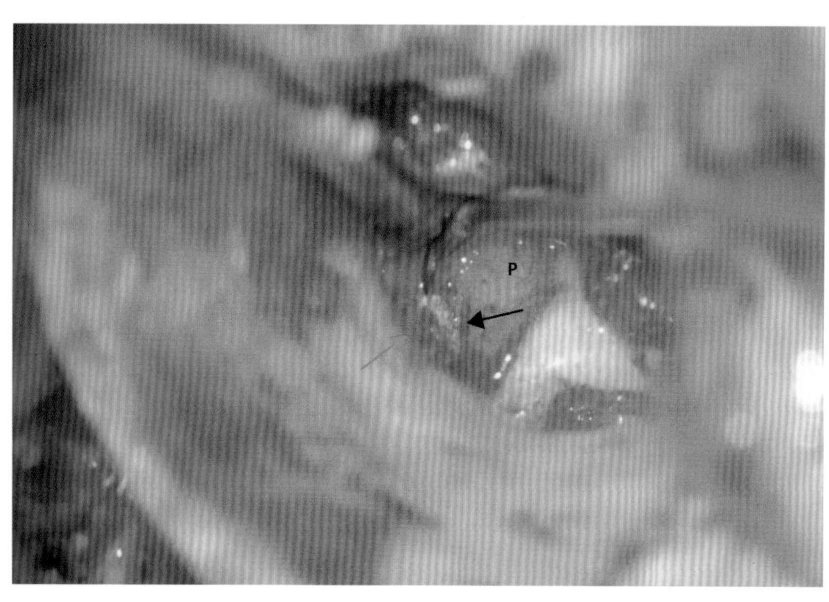

图 6.126 最后从耳道仔细清除位于鼓岬和镫骨（蓝色箭头）之间的胆脂瘤基质（黑色箭头）。P：鼓岬

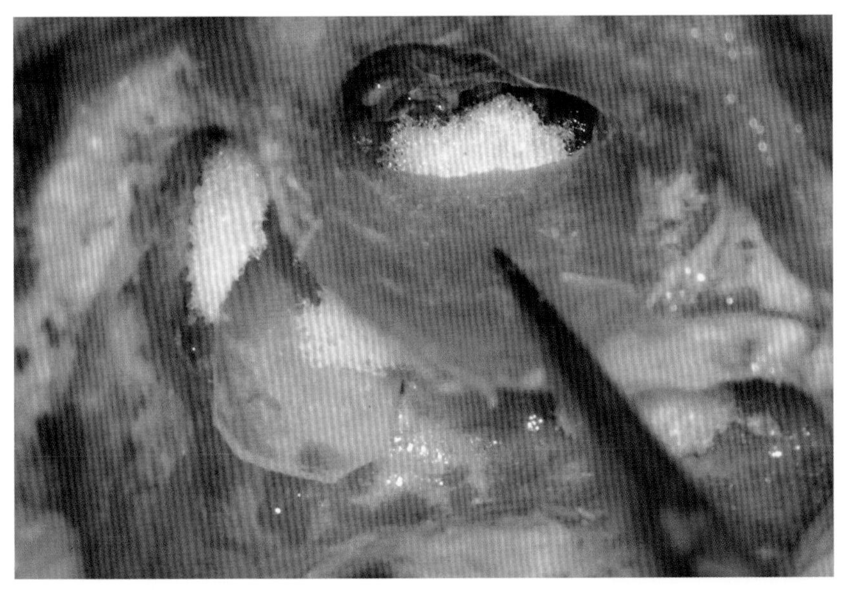

图6.127 植入硅胶片覆盖鼓室和鼓窦，再填入明胶海绵，最后从耳道用颞肌筋膜修补鼓膜

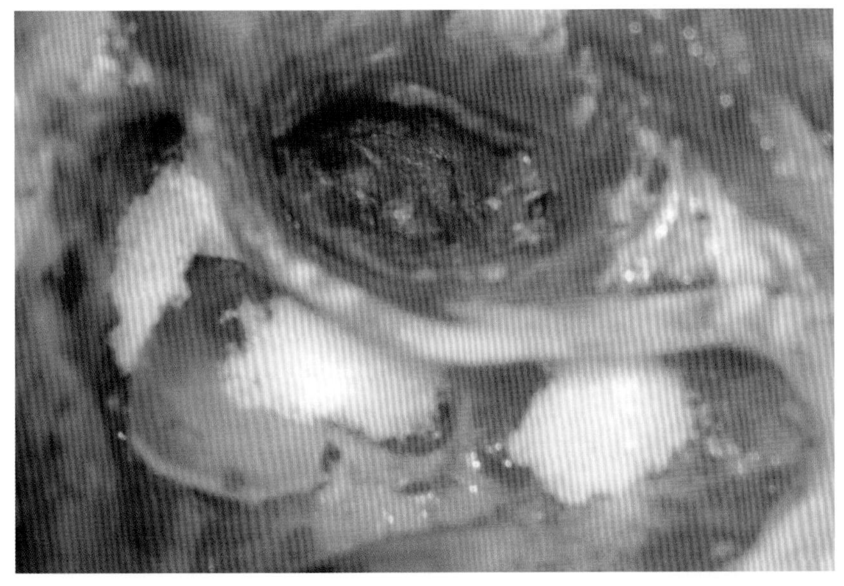

图6.128 内植筋膜后将耳道鼓膜瓣复位

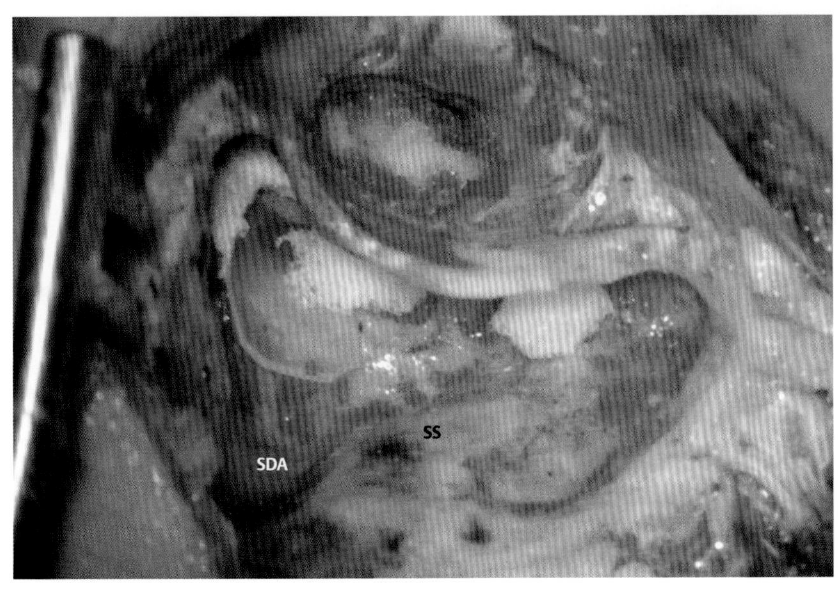

图6.129 关闭前的状态。注意碟形的术腔、乙状窦轮廓化、充分开放的窦脑膜角有利于从乳突最好地显露和清除胆脂瘤。SDA：窦脑膜角；SS：乙状窦

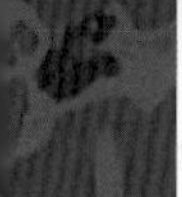

病例 6.5（左耳）

参见图 6.130~6.143。

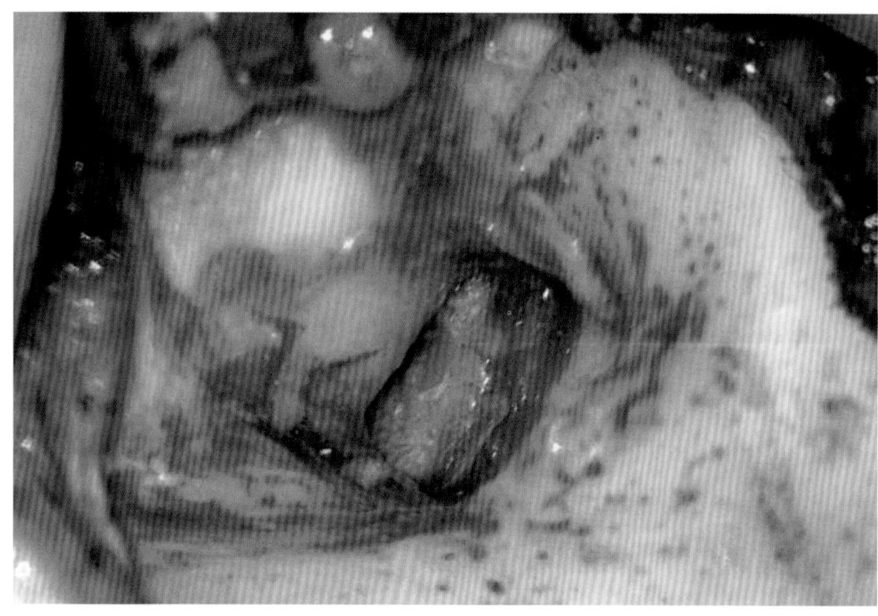

图 6.130　儿童上鼓室胆脂瘤，气化型乳突，可见耳道下壁和前壁悬骨遮挡了部分鼓膜

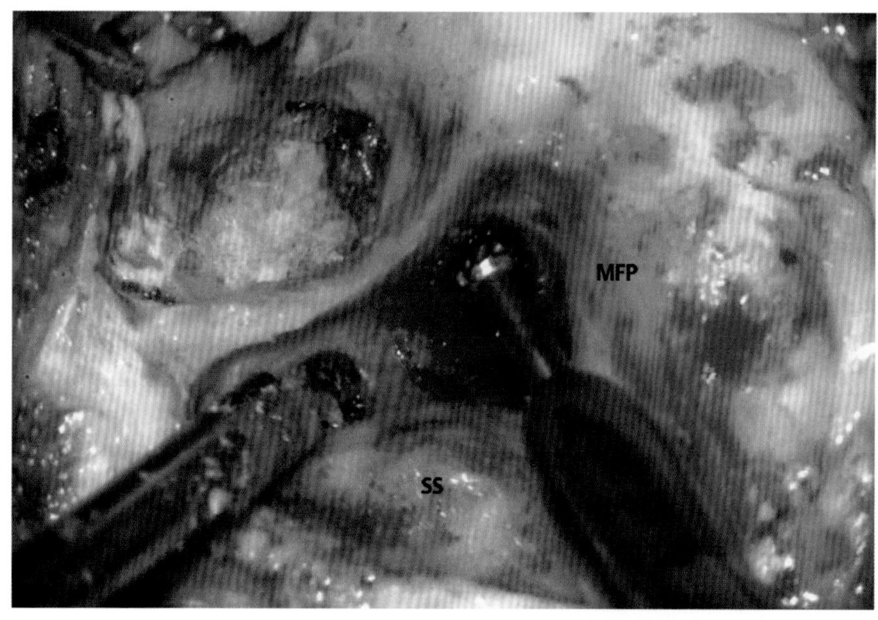

图 6.131　行完壁式鼓室成形术，中颅窝脑板和乙状窦已轮廓化。MFP：中颅窝脑板；SS：乙状窦

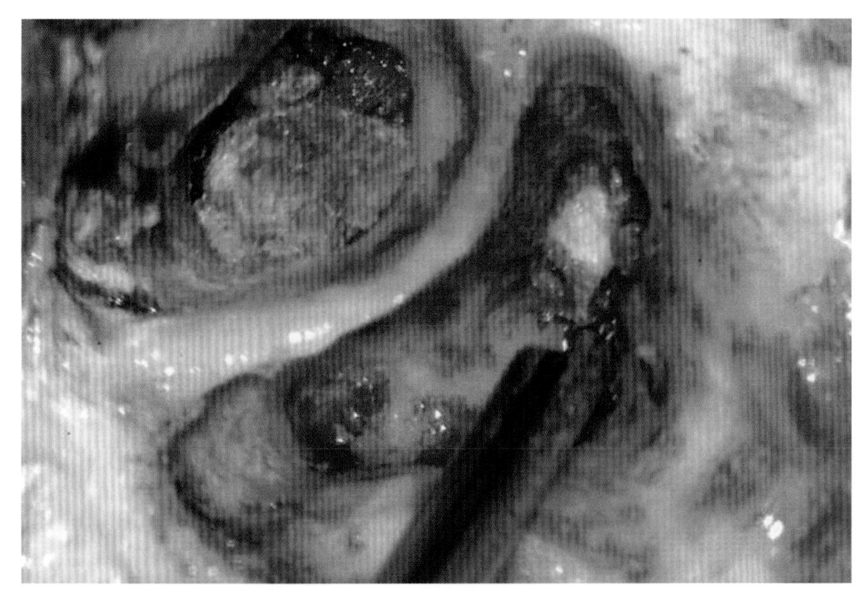

图 6.132　中颅窝脑板和乙状窦轮廓化后进一步开放鼓窦，可见其中充满胆脂瘤

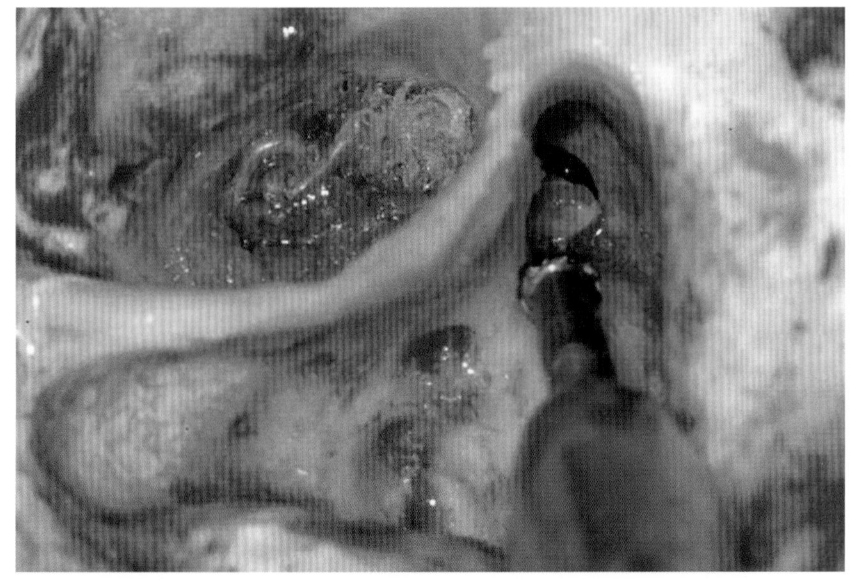

图 6.133　进一步从乳突开放上鼓室，在磨薄耳道壁时小心防止磨穿

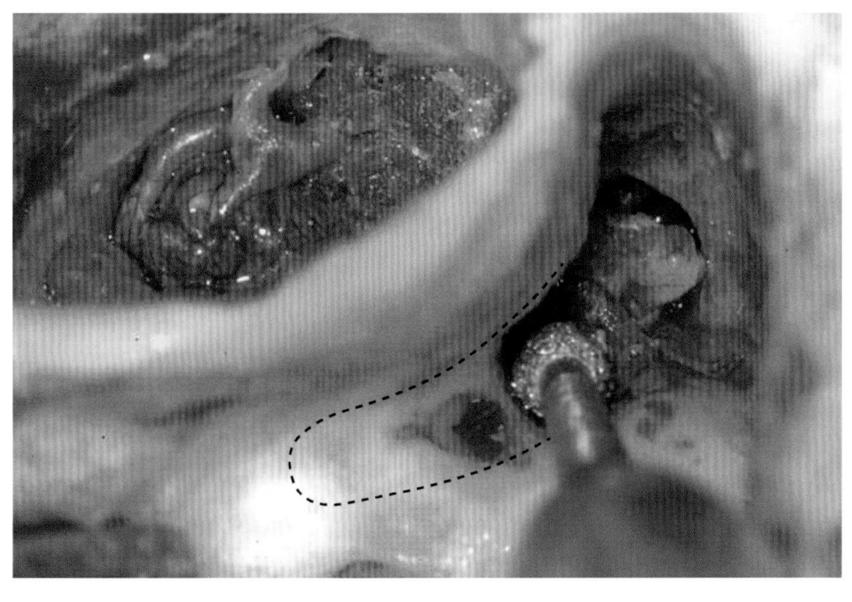

图 6.134　由于砧骨已被侵蚀破坏，用金刚钻沿砧骨窝向下开放后鼓室，不会碰触到听骨链。磨的区域在图中用虚线表示。如果需要从乳突处理下鼓室的病变，可从后鼓室切开，牺牲鼓索神经继续向下延伸

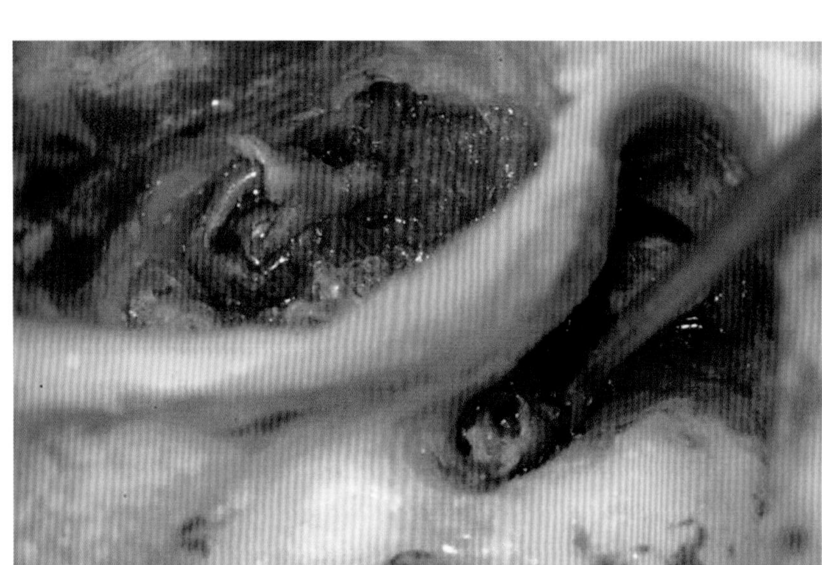

图 6.135 面隐窝可见胆脂瘤

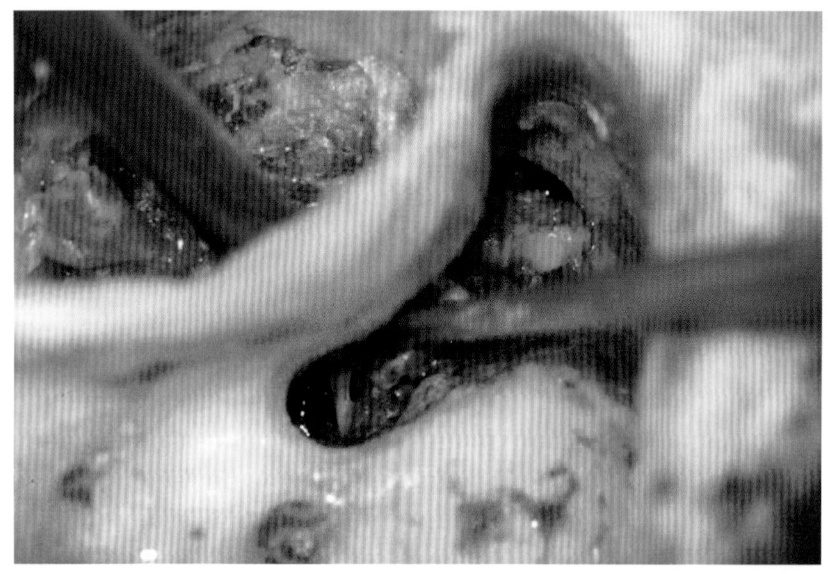

图 6.136 联合径路切除镫骨区域的胆脂瘤。从耳道伸入吸引器，同时从后鼓室切开伸入显微剥离子，可以获得更好的显露视野。清除镫骨周围胆脂瘤基质的时候需特别小心

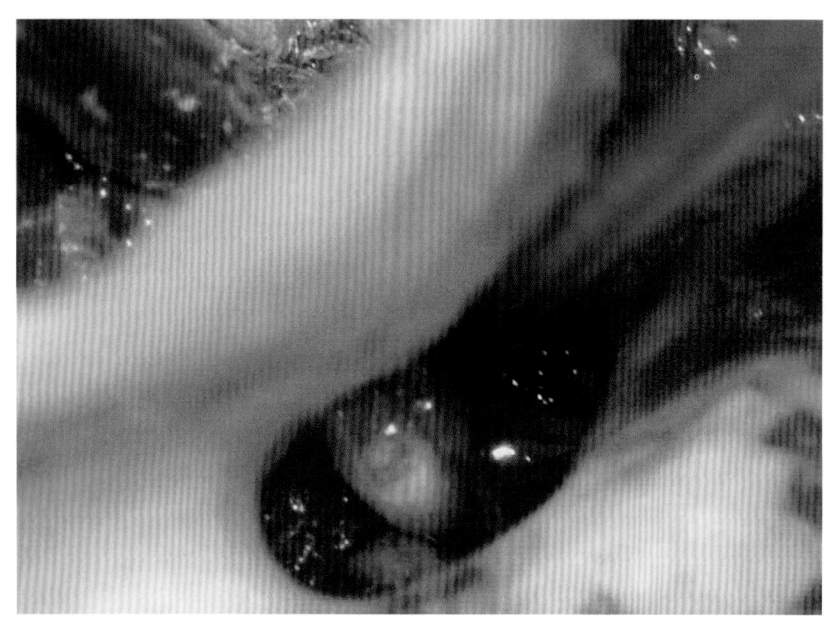

图 6.137 切除粘附于镫骨板上结构的胆脂瘤基质，要平行于底板长轴操作

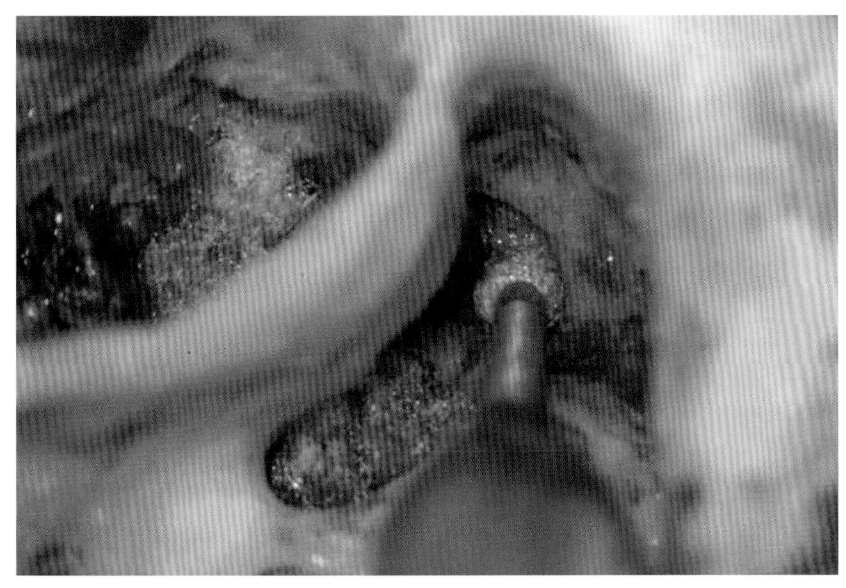

图 6.138 为了清除咽鼓管上隐窝的胆脂瘤，不仅要切除锤骨，还要用金刚钻磨除分隔管上隐窝和后上鼓室的齿突

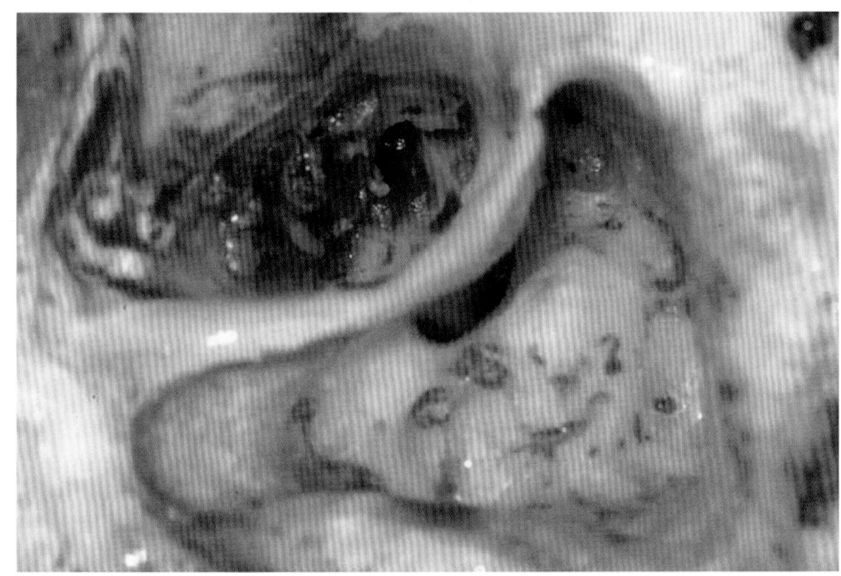

图 6.139 中耳胆脂瘤已经被清除干净。注意中颅窝脑板和乙状窦已轮廓化，窦脑膜角已开放

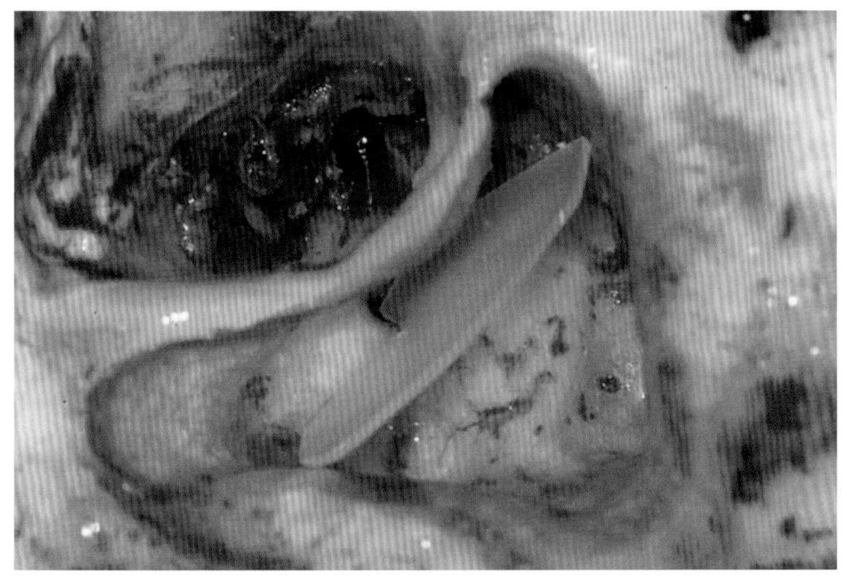

图 6.140 为预防术后鼓室粘连，放置硅胶片

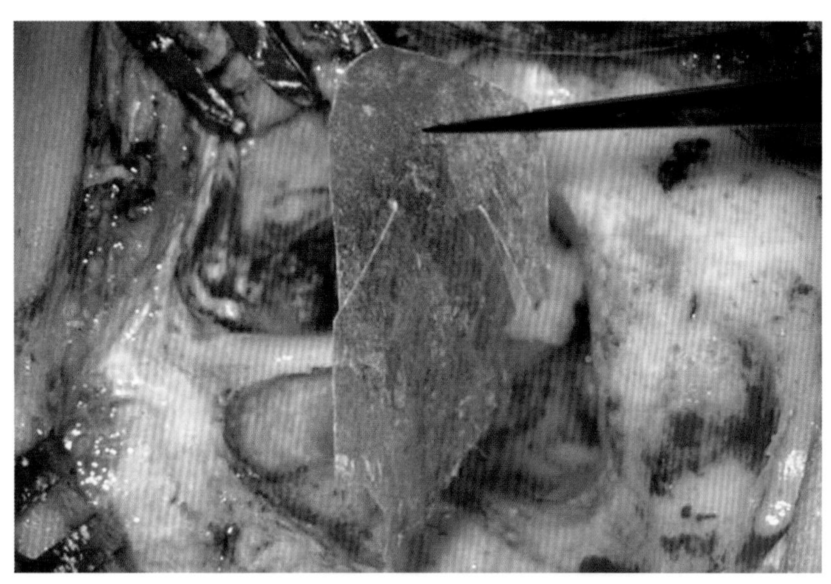

图 6.141　鼓室填塞明胶海绵后，取颞肌筋膜修补鼓膜。为了利于筋膜与移植床紧密贴合，在筋膜上剪两个小口，形成两个小舌头，一个置于鼓环下方，另一个置于上鼓室外侧壁下方

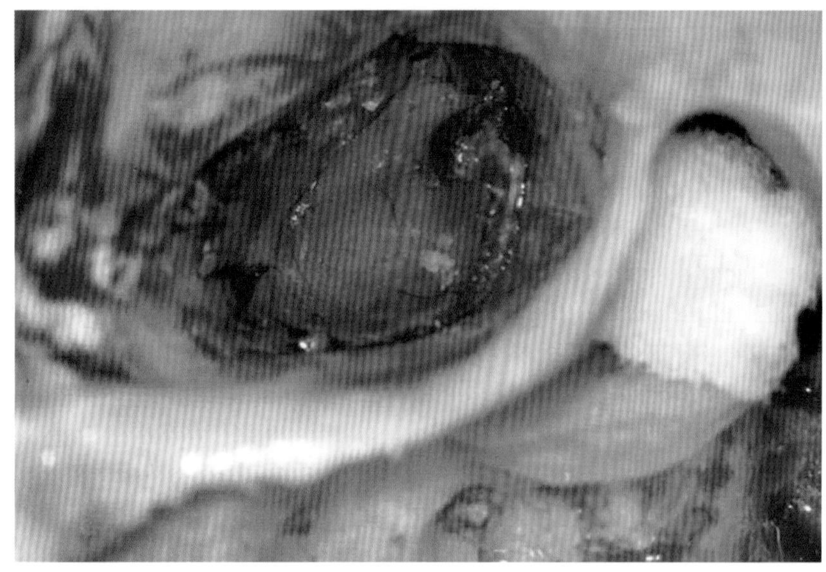

图 6.142　颞肌筋膜内植法修补，复位耳道鼓膜瓣

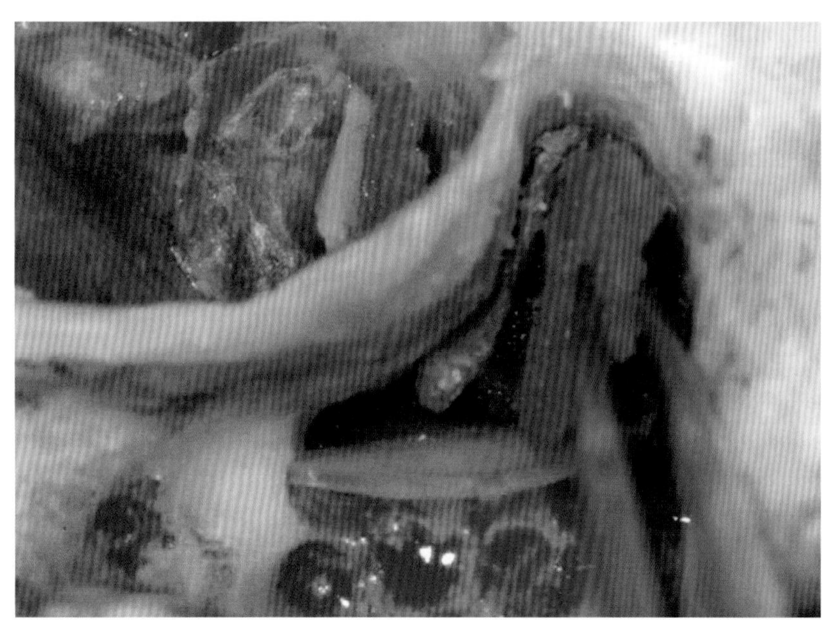

图 6.143　上鼓室外侧壁的缺损用三明治法修补，两层软骨片夹骨粉

6.2 二期手术和完壁式术后的修复手术

胆脂瘤的二期手术应该在一期手术后的 1 年内完成。手术的目的是将可能残留的胆脂瘤在其发展到疾病状态之前清除掉，同时完成听骨链的重建。如在一期手术中因为可能导致严重并发症而故意留下一些胆脂瘤基质，这时的二期手术就要在半年内完成。

二期手术的径路选择取决于一期手术时胆脂瘤的位置分布。图 6.144 就是我们常用的中耳胆脂瘤位置分布示意图。

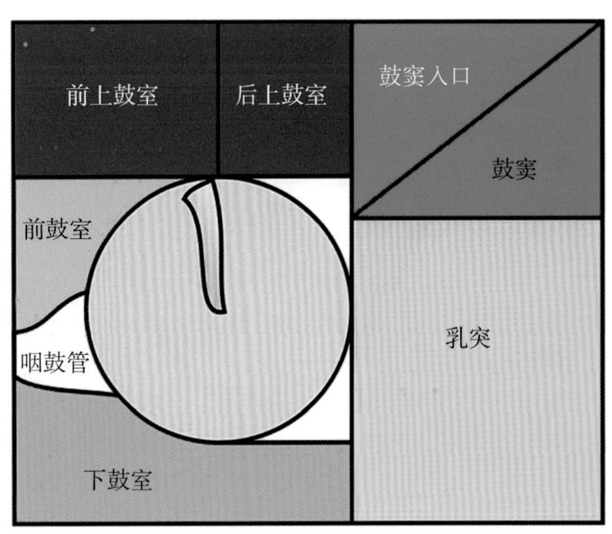

图 6.144 胆脂瘤位置分布示意图

· 如果一期手术时的胆脂瘤位于上鼓室和或鼓窦，又或者外半规管表面有故意留下胆脂瘤基质，二期手术应该选择耳后经乳突径路，以检查整个中耳（图 6.145）。

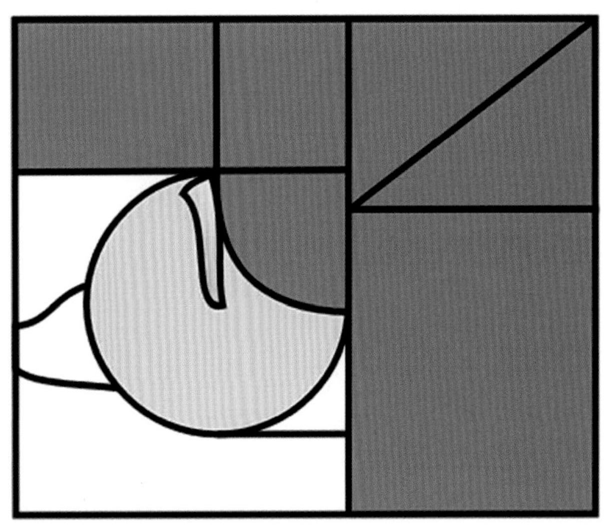

图 6.145 耳后乳突径路可控制的区域（灰色）

· 如果一期手术时的胆脂瘤仅位于鼓室，包括中后鼓室，或者一期手术的病变不是胆脂瘤，二期手术应该选择经耳道径路，和听骨链重建术的径路相同（图 6.146）。

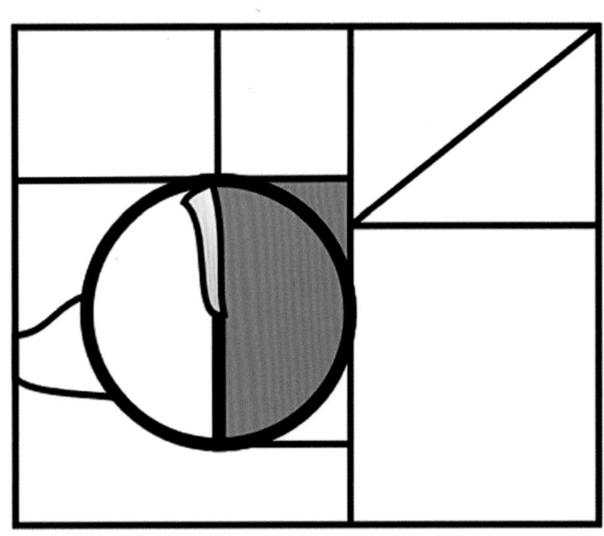

图 6.146 经耳道径路可控制的区域（灰色）

即使用了两层软骨夹骨粉来重建耳道，有些还是会出现复发性胆脂瘤。只要发现胆脂瘤或者内陷囊袋，或者重建的耳道萎缩内陷，二期手术都应该选择开放术式，不管是儿童还是成人（见章节 7.1.4）。

6.2.1 手术步骤

1. 耳后切口完成后，取颞肌筋膜或者瘢痕组织备用。切开皮下组织瓣以前先触摸一下有没有重要结构已经暴露在皮下组织，比如乙状窦和中颅窝脑膜。通常要在骨面切开皮下组织，做一个蒂在前的，比乳突腔更高、更后、更低的位置切开（图 6.147）。

2. 将皮下组织瓣从骨面和术腔剥离，然后用自动牵开器将耳廓翻向前，注意不要撕破外耳道后壁的皮肤（图 6.148, 图 6.149）。

3. 有时候，尤其是儿童，一期手术后的新生骨质可能将乳突腔封闭或部分封闭。

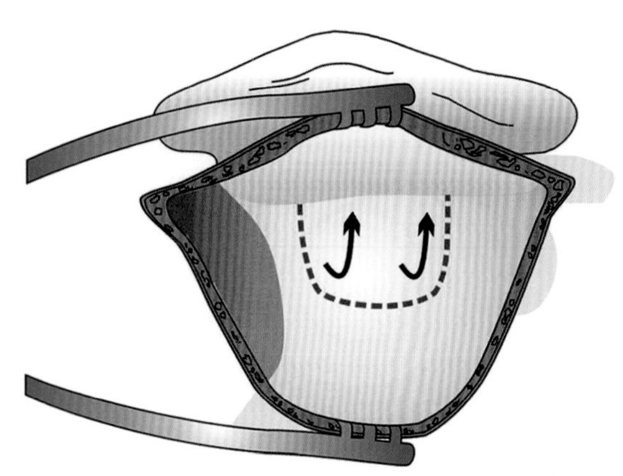

图 6.147 做一个蒂在前的矩形瓣

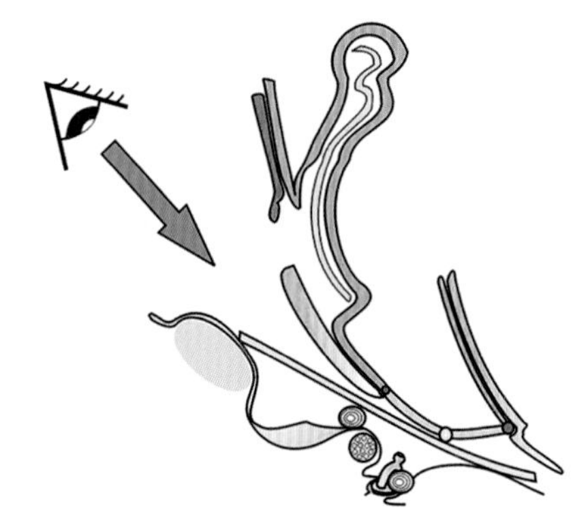

图 6.148 切开皮下组织显露术腔

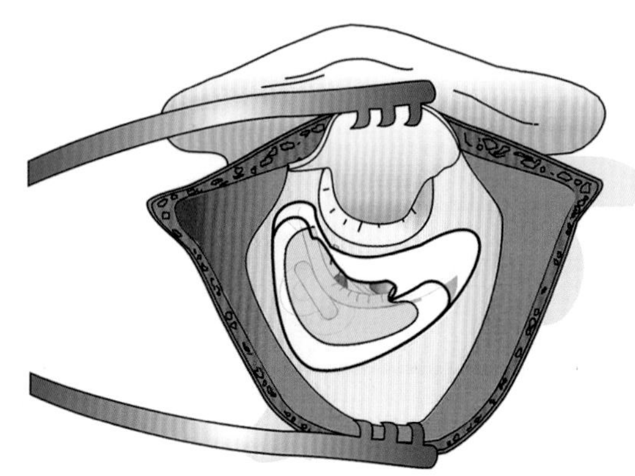

图 6.149 向前翻起耳廓并用自动牵开器固定，保持耳道皮瓣完整

4. 如果经乳突不足以完成听骨链重建或者病变切除，就采用联合径路。掀起耳道皮瓣，但是要注意二期手术时的耳道皮肤都很薄。如果一期手术进行耳道成形，耳道皮瓣还是有可能保持完整。用自动牵开器显露术腔后，将阻碍视野的新生骨磨除，从乳突取出硅胶片（图 6.150，图 6.151）。

5. 进一步分离外耳道皮瓣到鼓环，切开中耳黏膜，掀起耳道鼓膜瓣进入鼓室。在暴露镫骨或者上鼓室时可以切除部分重建的软骨盾板。手术结束时再重新植入软骨。

6. 仔细检查术腔，若发现残留的胆脂瘤应小心彻底清除。

7. 有时候，硅胶片上会覆盖一层厚厚的黏膜，有可能遮掩小的胆脂瘤，应该将其全部切除，以便检查整个鼓室。

8. 如果残留的胆脂瘤位于乳突、鼓窦或者迷路周围气房，在切除胆脂瘤后还应该将这些气房磨除，减少遗留上皮的概率。

9. 如果胆脂瘤在中后鼓室，切除的时候尽量保持基质完整，完了再用鼓室窦钩和小棉球仔细清除基质。

10. 清除胆脂瘤的同时，鼓室和听骨链周围的粘连皱襞及瘢痕组织也要切除，以保持鼓峡通畅，有时可用自体或异体软骨加强耳道后壁。

11. 通常可用自体或异体砧骨塑形后重建听骨链。鼓室填塞明胶海绵颗粒，复位耳道鼓膜瓣。外耳道也填塞明胶海绵。

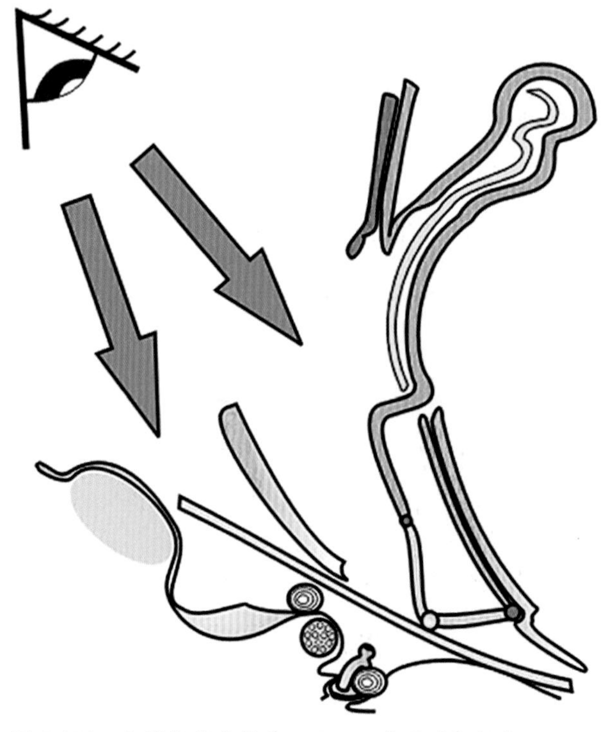

图 6.150 如果经乳突暴露不足，可采用联合径路

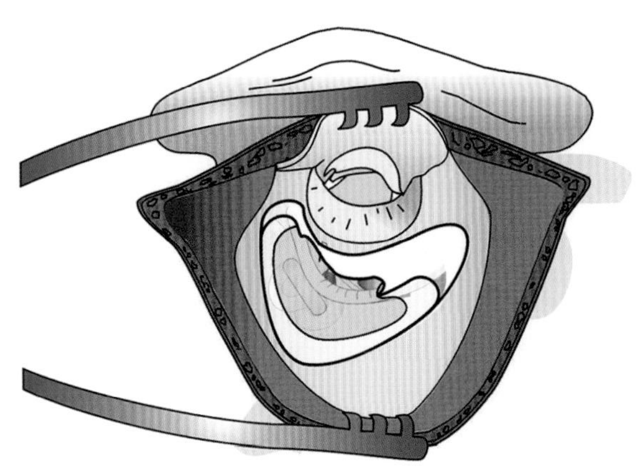

图 6.151　耳道皮瓣和耳廓用自动牵开器固定，将乳突新生骨磨除

病例 6.6（左耳）

参见图 6.152 ~ 图 6.158。

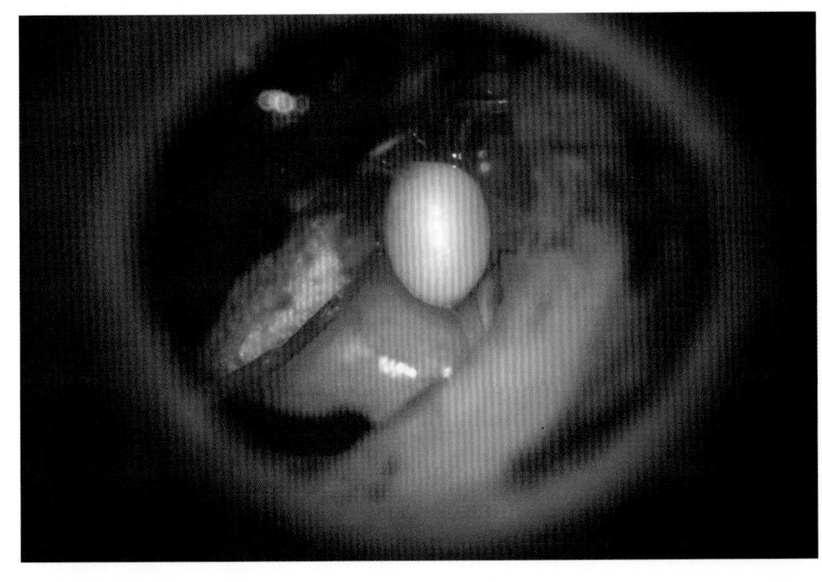

图 6.152　中鼓室胆脂瘤行完壁式鼓室成形术的二期手术。因为一期手术中胆脂瘤局限于鼓室，二期手术经耳道耳镜下完成。耳道 U 型皮肤鼓膜瓣掀起后显露出镫骨头上一个小的残留胆脂瘤珠，其下方可见一期手术植入的硅胶片

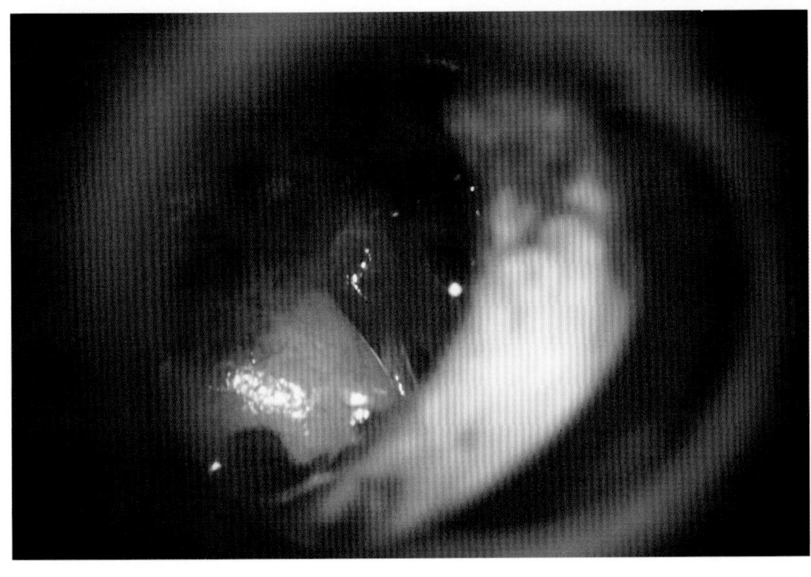

图 6.153　取出硅胶片，去除胆脂瘤珠

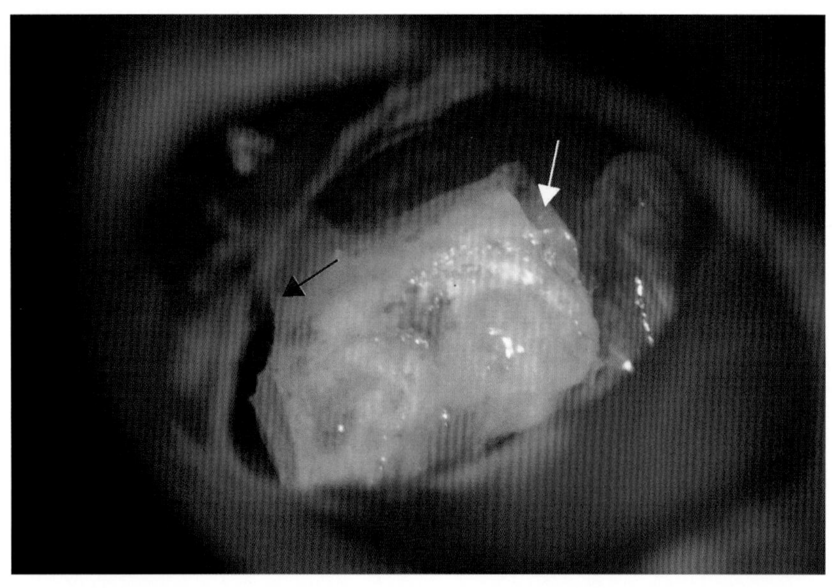

图 6.154　一期手术取出和保存的砧骨塑形成一骨小柱。图中小柱放在镫骨旁边，有一个小凹（白色箭头）用来容纳镫骨头，对面有一个小沟（黑色箭头）用来容纳锤骨柄

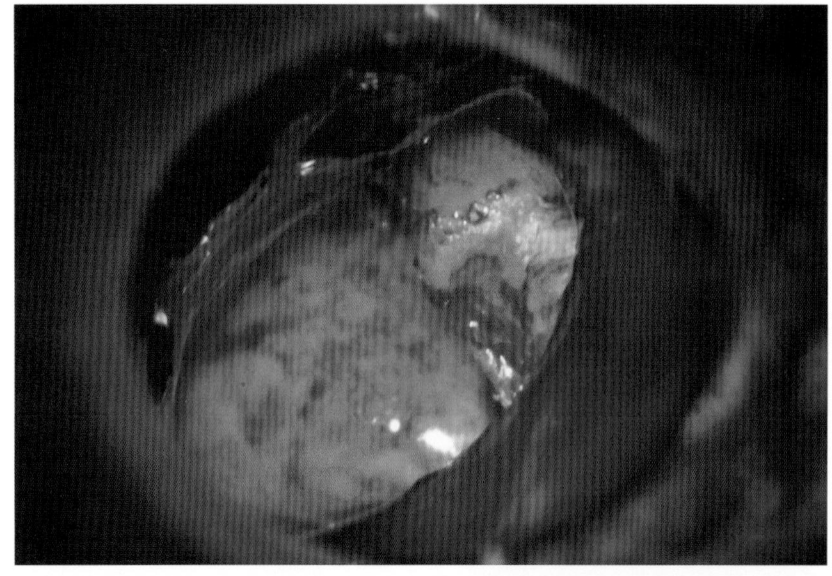

图 6.155　砧骨小柱已置于镫骨头和锤骨柄之间

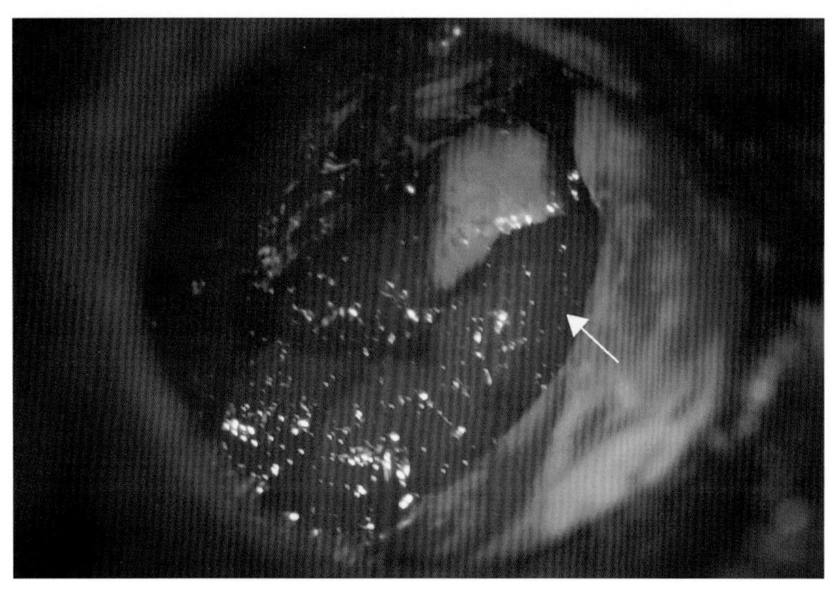

图 6.156　鼓室填塞明胶海绵。砧骨小柱后面要特别放一小块海绵（箭头），预防其与鼓室后壁发生粘连

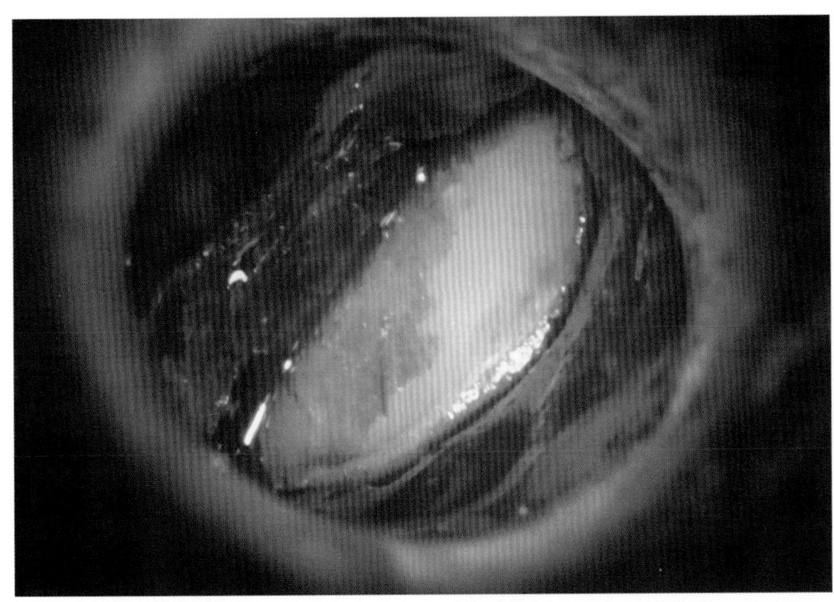

图 6.157　砧骨小柱上再加一块软骨，加强鼓膜的后上象限

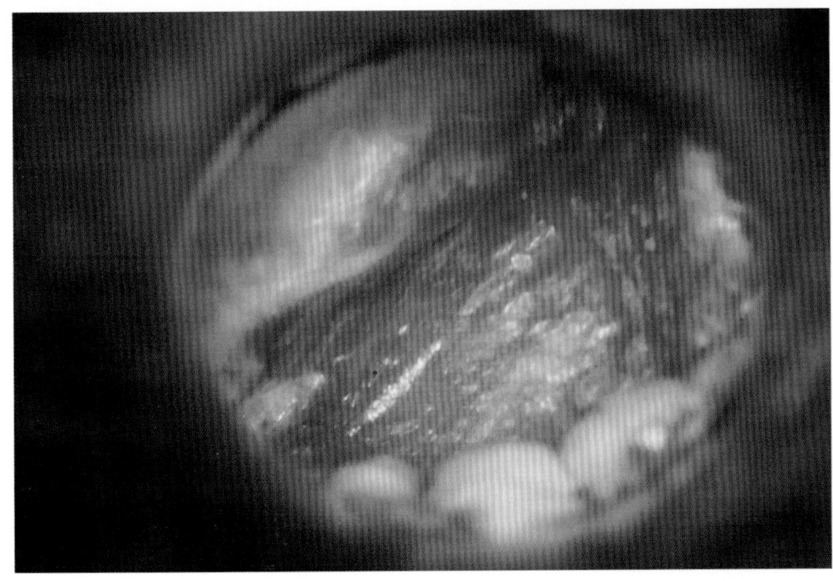

图 6.158　复位耳道鼓膜瓣关闭鼓室，外耳道填塞明胶海绵

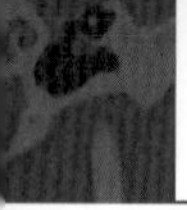

病例 6.7（右耳）

参见图 6.159 ~ 图 6.171。

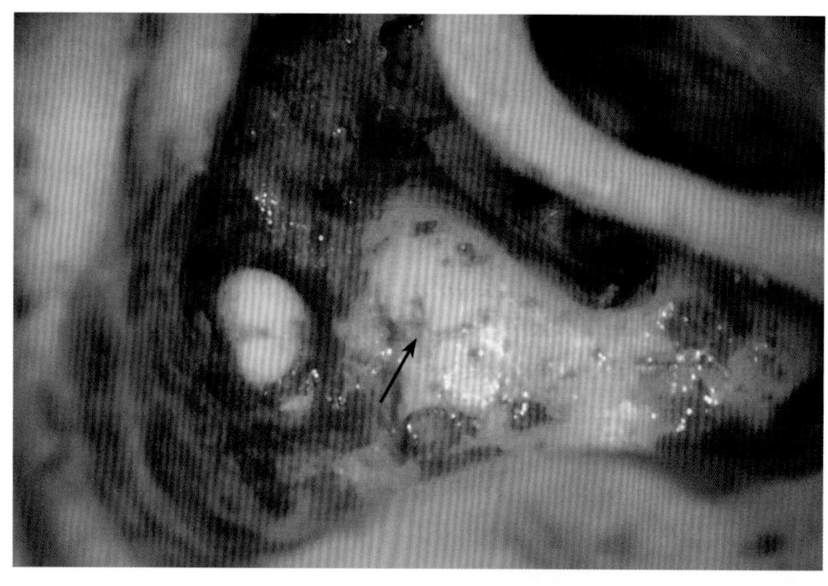

图 6.159　完壁式鼓室成形术二期手术。因为胆脂瘤累及乳突，二期选择耳后径路。一期植入的硅胶片已经取出，通过后鼓室切开可以观察到鼓室黏膜正常。残留胆脂瘤在外半规管（箭头）上方的气房

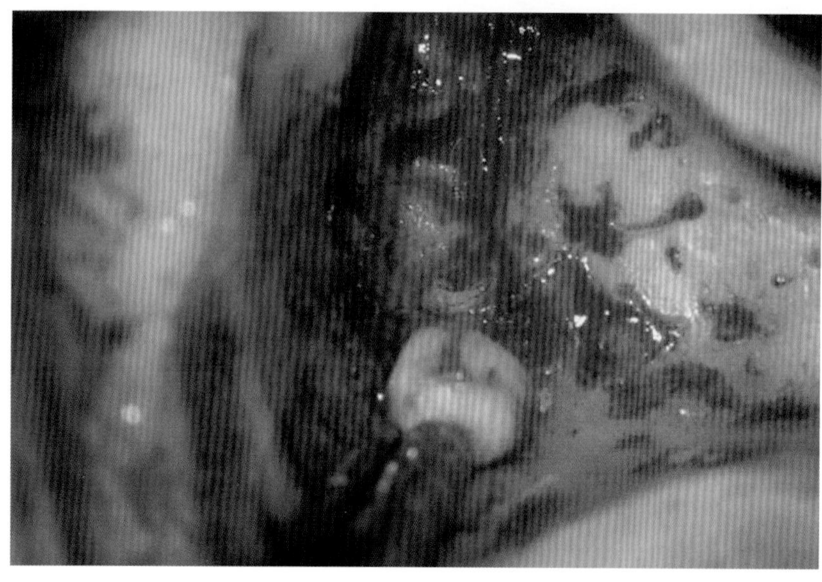

图 6.160　从鼓窦切除胆脂瘤，切除的胆脂瘤囊壁完整

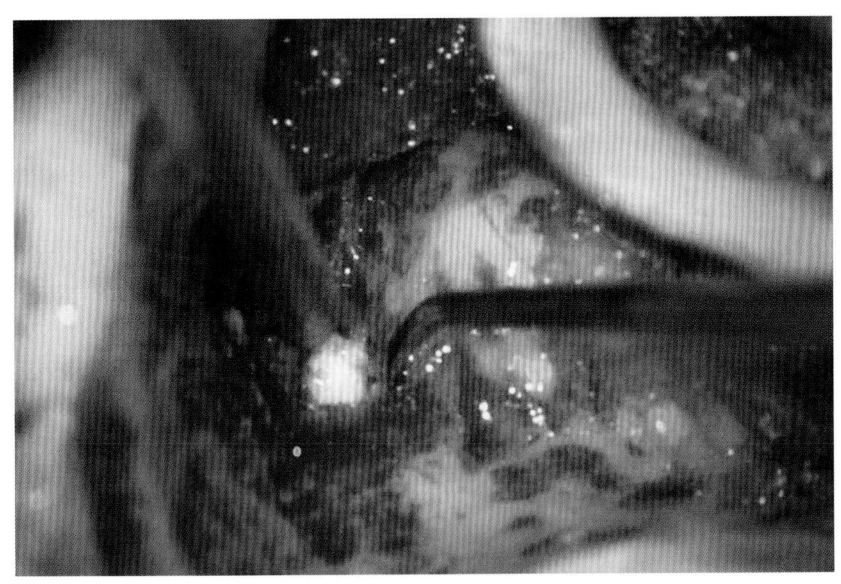

图 6.161 在胆脂瘤珠深面的迷路周围气房里又发现了残余的胆脂瘤基质

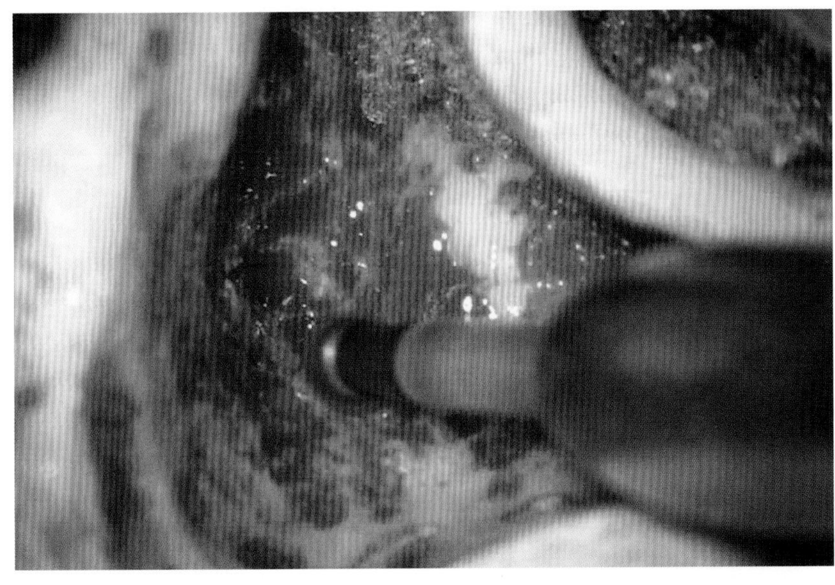

图 6.162 胆脂瘤向内侧侵入迷路周围气房，必须用切割钻全部切除。这个区域为上半规管中心位置，有弓下动脉走行。上半规管后端为该区域的内侧界，其外侧的气房应该全部切除

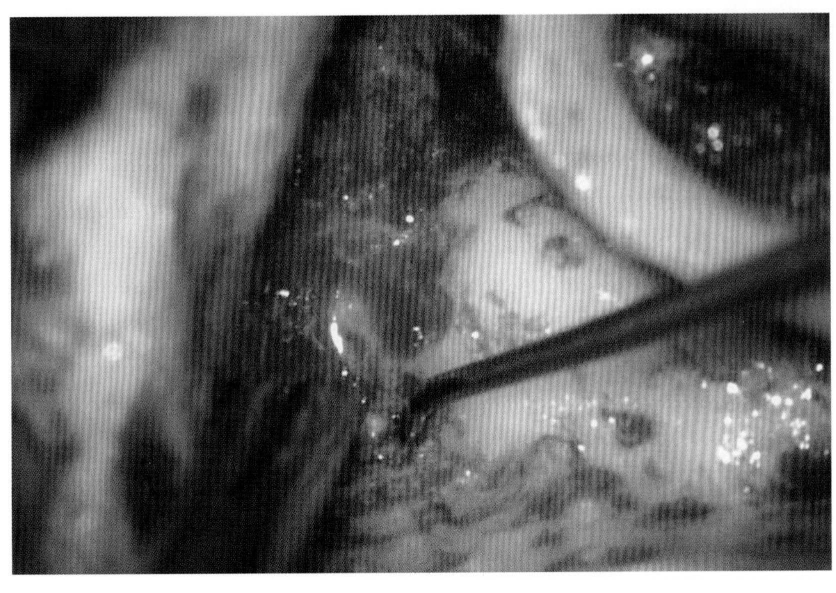

图 6.163 侵入小气房的胆脂瘤基质被暴露出来，如果用金刚钻就可能将小的基质上皮封闭在残余气房内

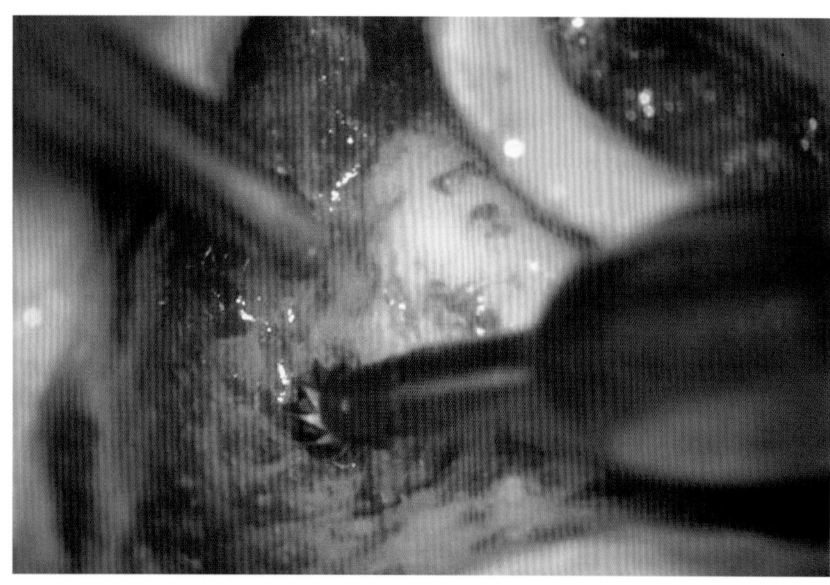

图 6.164　继续用切割钻切除迷路周围气房

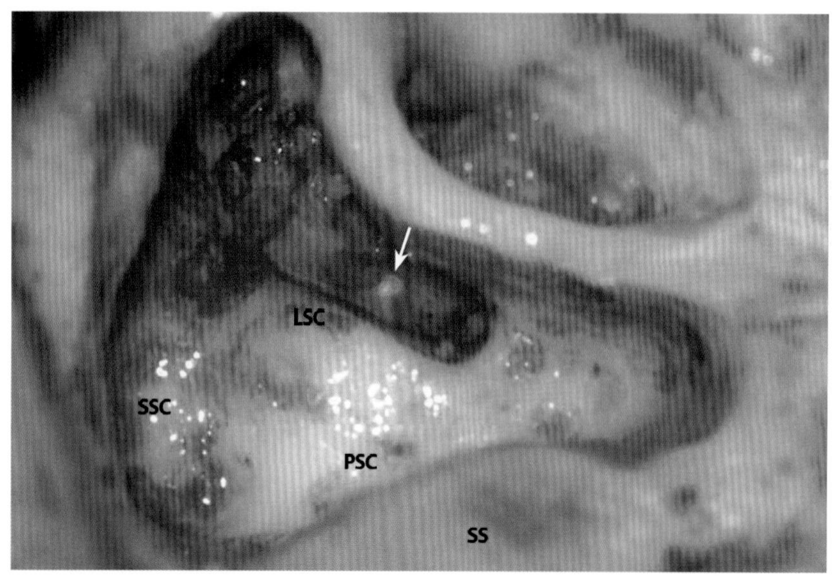

图 6.165　被胆脂瘤侵犯的气房已切除，可见包含三个半规管的耳囊轮廓。通过后鼓室切开口可见镫骨头（箭头）。LSC：外半规管；PSC：后半规管；SS：乙状窦；SSC：上半规管

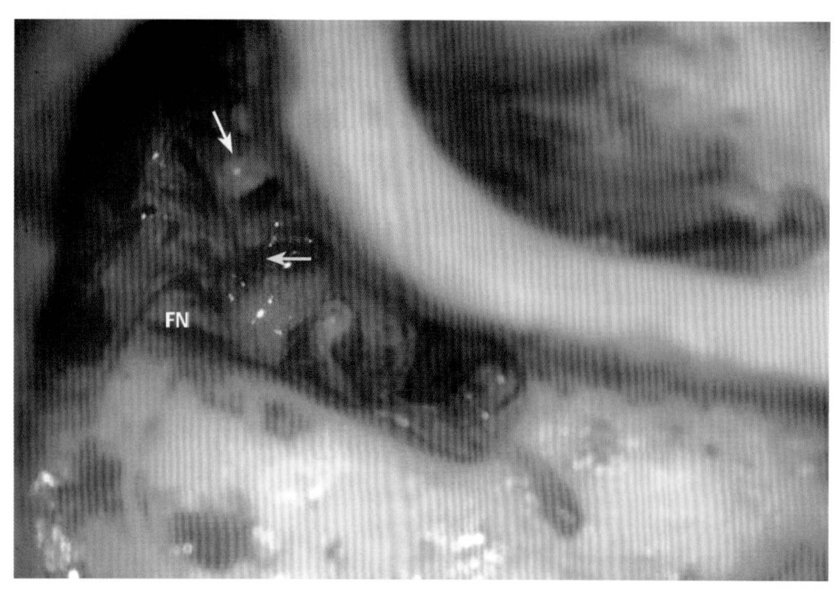

图 6.166　已去除覆盖在镫骨上的黏膜，镫骨前弓已被侵蚀缺失。砧骨和锤骨头在一期手术已切除，保留了锤骨柄。已剪断鼓膜张肌腱，其残端附着在锤骨颈（白色箭头），可见匙突（黄色箭头）。面神经走行于匙突上方。FN：面神经

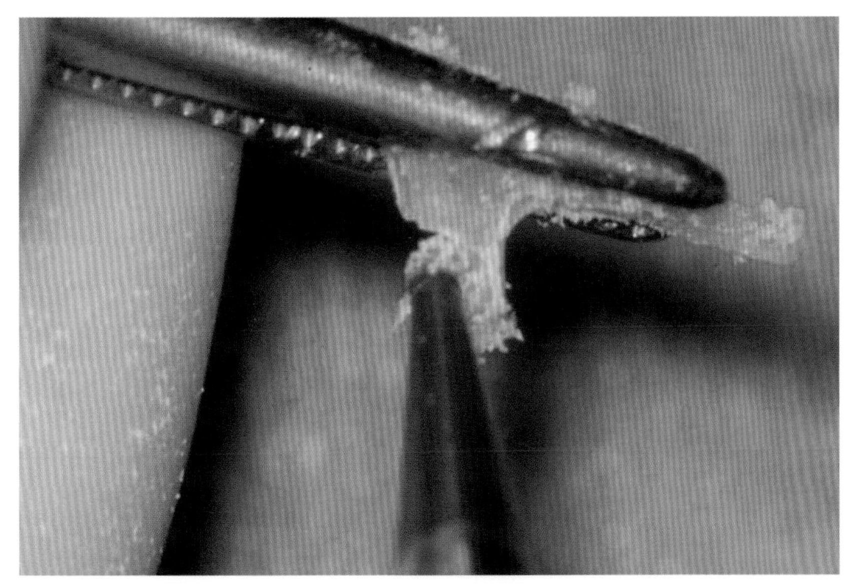

图 6.167 由于镫骨前弓已被破坏，后弓也有部分被侵蚀，听骨链重建应该连接锤骨和镫骨底板。磨平砧骨的关节面以避免与耳道后壁粘连。磨平砧骨长突末端以获得与底板更稳的接触面。磨平砧骨体下面以避免接触到鼓岬。在砧骨体的上面磨一个沟槽以容纳锤骨柄

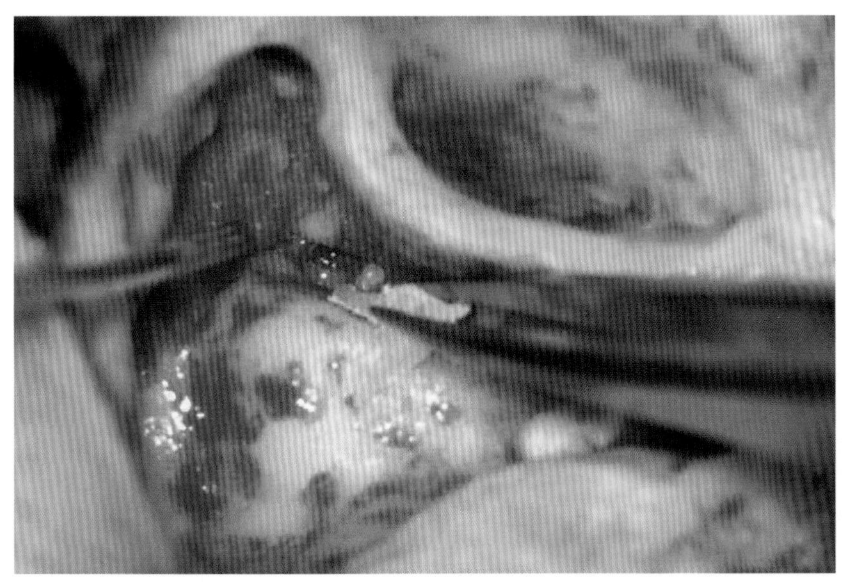

图 6.168 植入砧骨小柱前，鼓室填塞明胶海绵颗粒，用来维持小柱位置，防止其术后倾倒

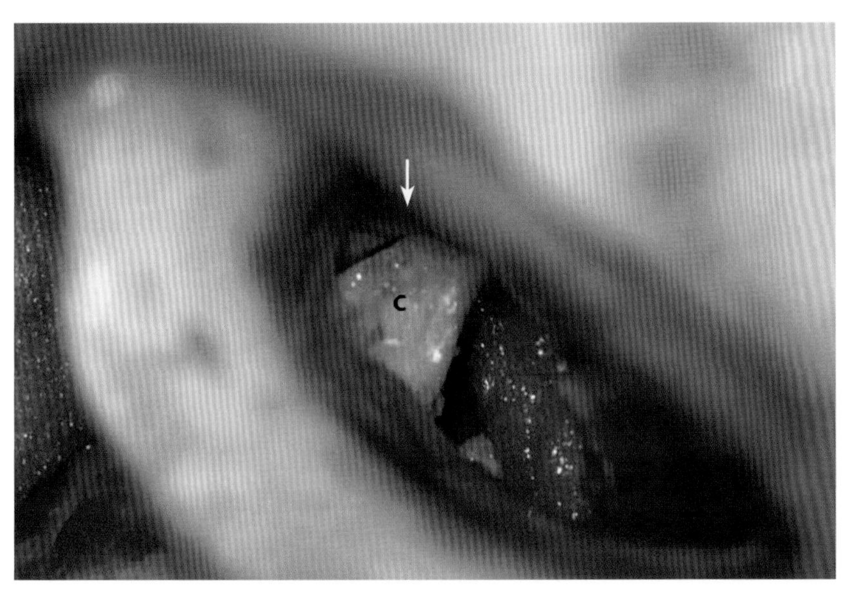

图 6.169 将小柱置于镫骨底板和锤骨柄之间，注意砧骨上缘磨的沟槽刚好容纳锤骨柄（箭头）。C：小柱

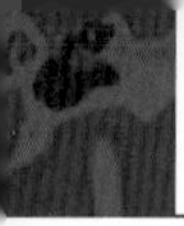

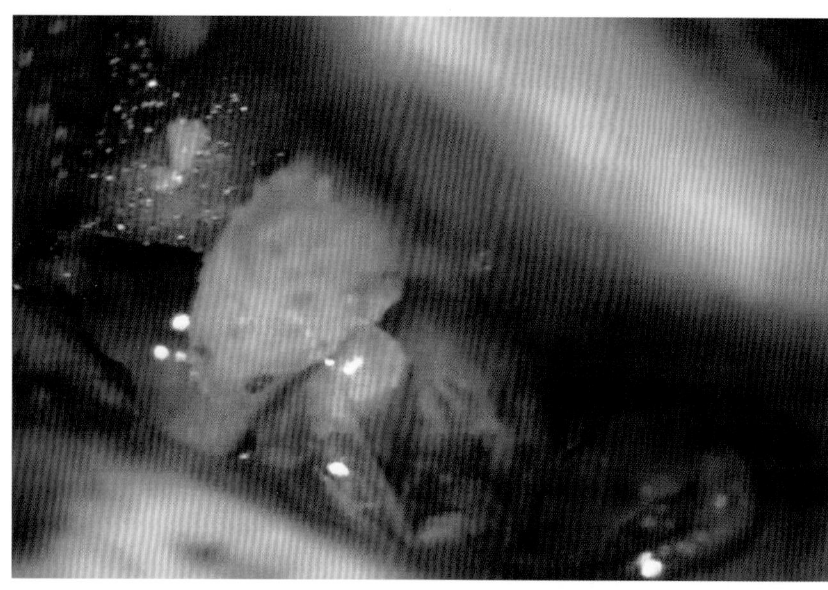

图 6.170 通过后鼓室切开口检查小柱的位置。让小柱靠着残余板上结构（后弓），可以让其更稳定

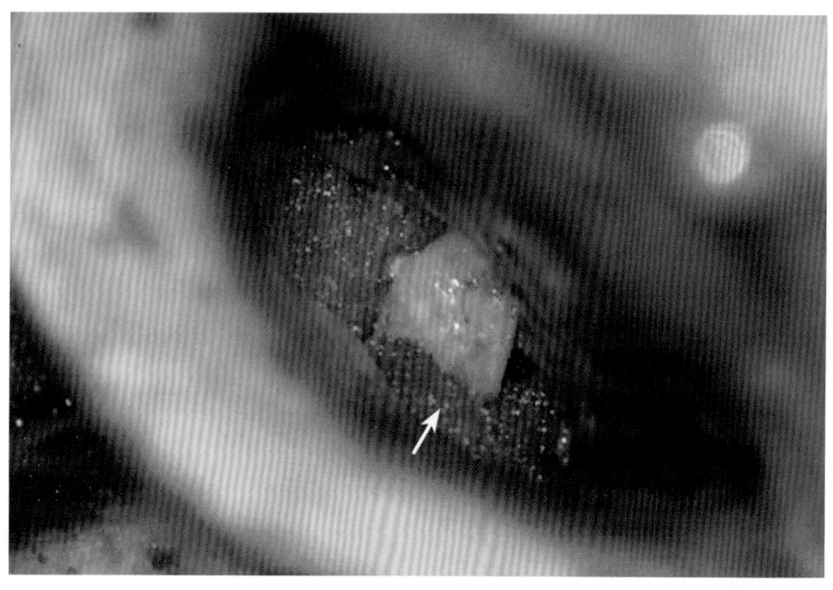

图 6.171 在小柱周围填满小的明胶海绵颗粒以求稳固，在小柱和后壁之间尤其需要明胶海绵隔开以避免术后的粘连固定

病例 6.8（右耳）

参见图 6.172 ~图 6.181。

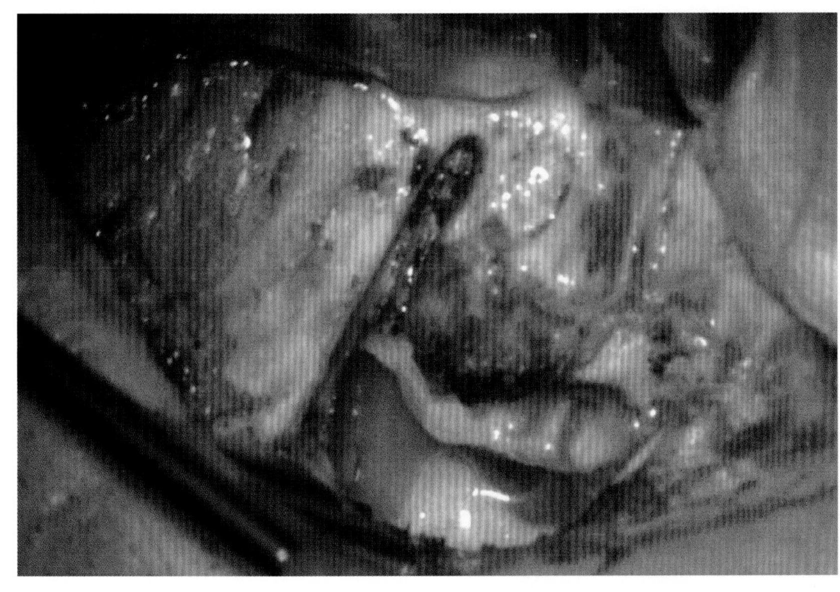

图 6.172 患者在外院已经进行了三次手术，造成鼓膜外移和传导性聋。修复手术采取耳后径路，做一个蒂在前的软组织瓣

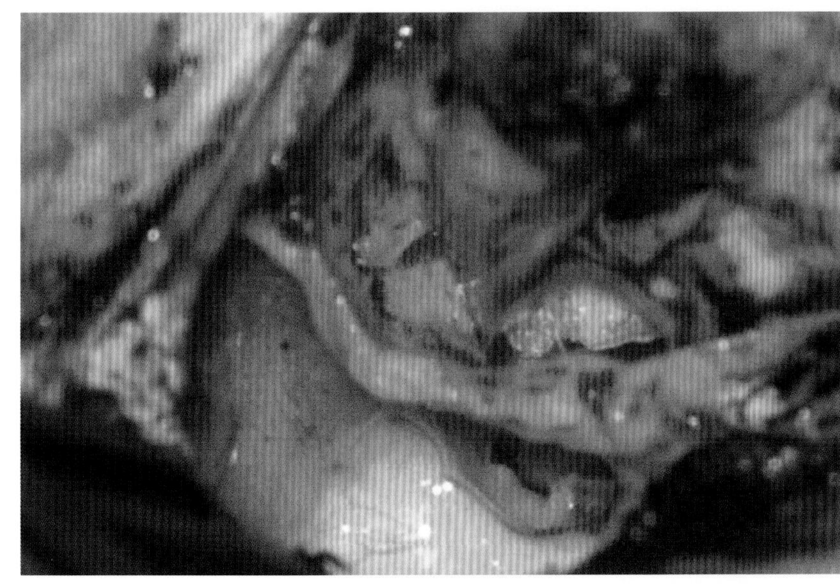

图 6.173 掀起外移的鼓膜，中耳腔内可见上皮残留

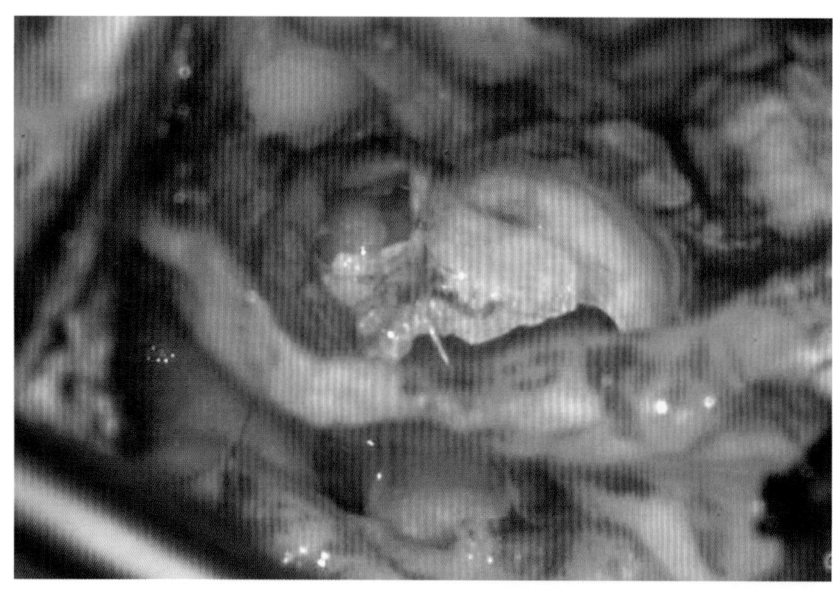

图 6.174　将耳道皮瓣前翻后可见原来的鼓膜还在原位，上皮内移在鼓膜内侧形成胆脂瘤

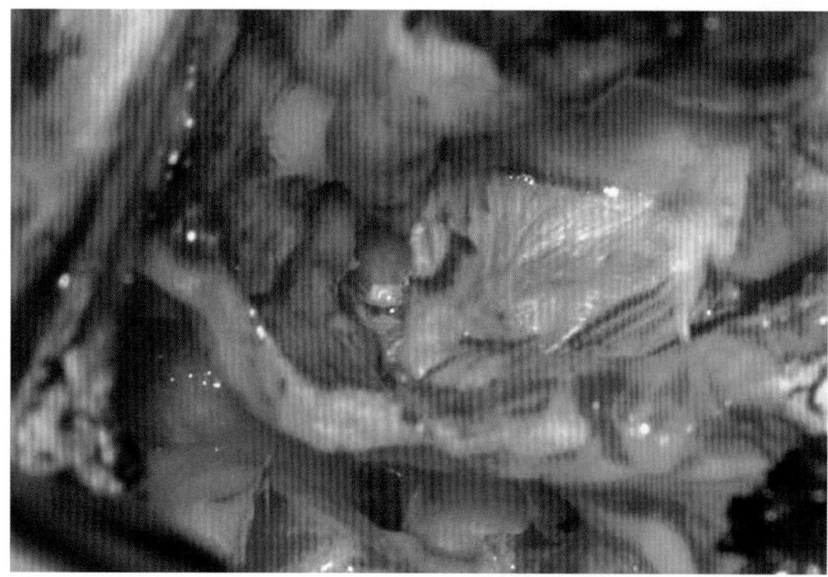

图 6.175　观察复位的外移鼓膜

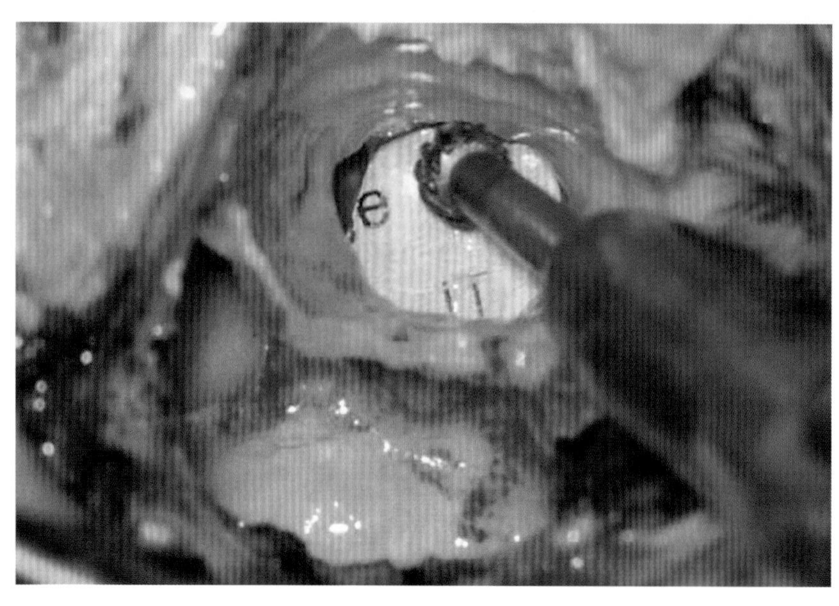

图 6.176　做耳道成形扩大术野暴露，切除外移鼓膜内侧的黏膜，用铝箔片保护残余鼓膜瓣

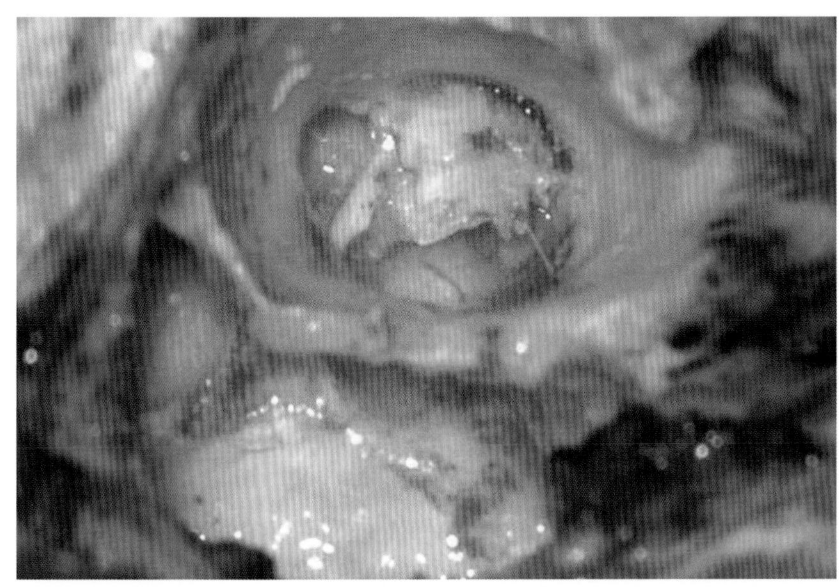

图 6.177 可见上次手术植入的 TORP，其周围有上皮残留。TORP：全听骨链（重建）赝复物

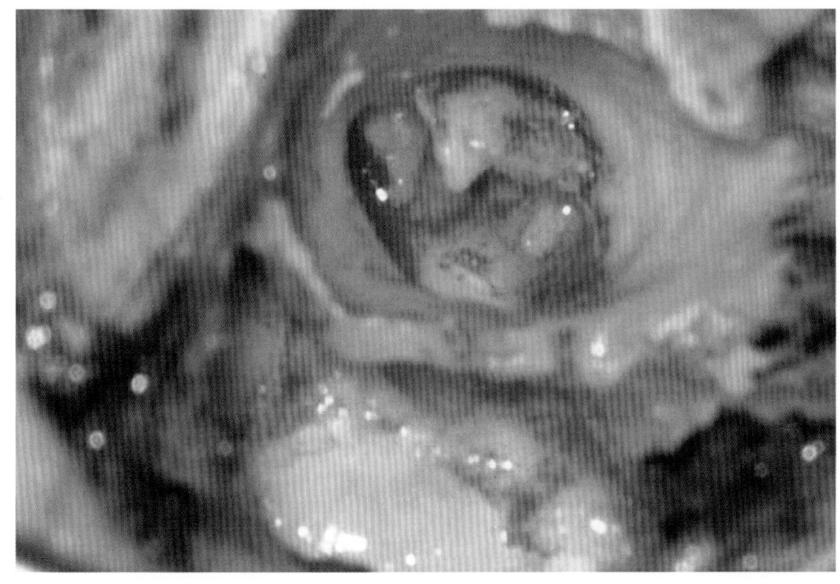

图 6.178 取出 TORP，清除鼓室残留的上皮，保留原始的残余鼓膜

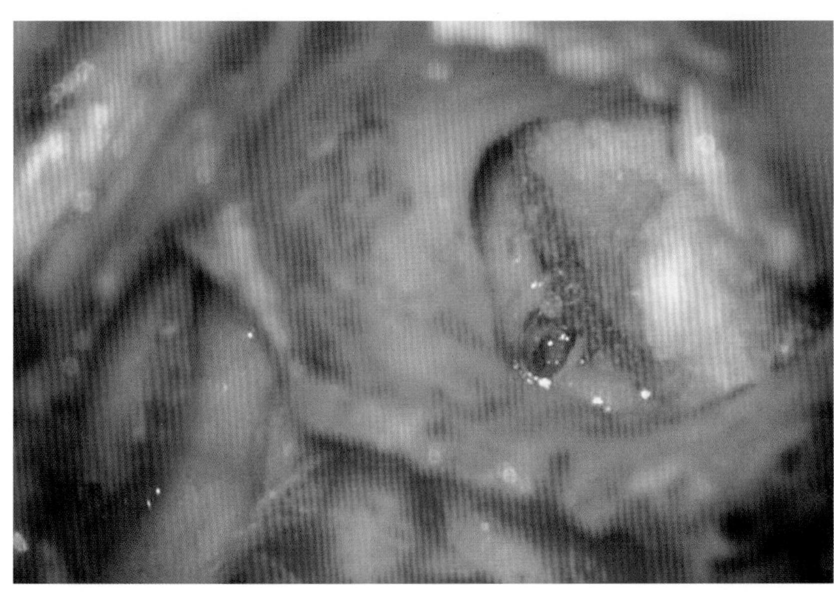

图 6.179 鼓室内部分填塞了明胶海绵，镫骨底板清晰可见

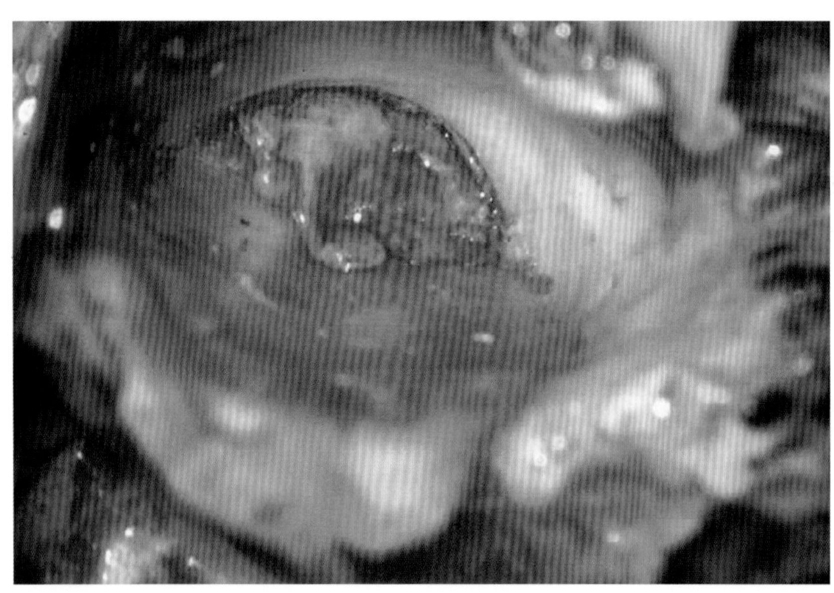

图 6.180 鼓室填塞明胶海绵后用颞肌筋膜内植法修补鼓膜

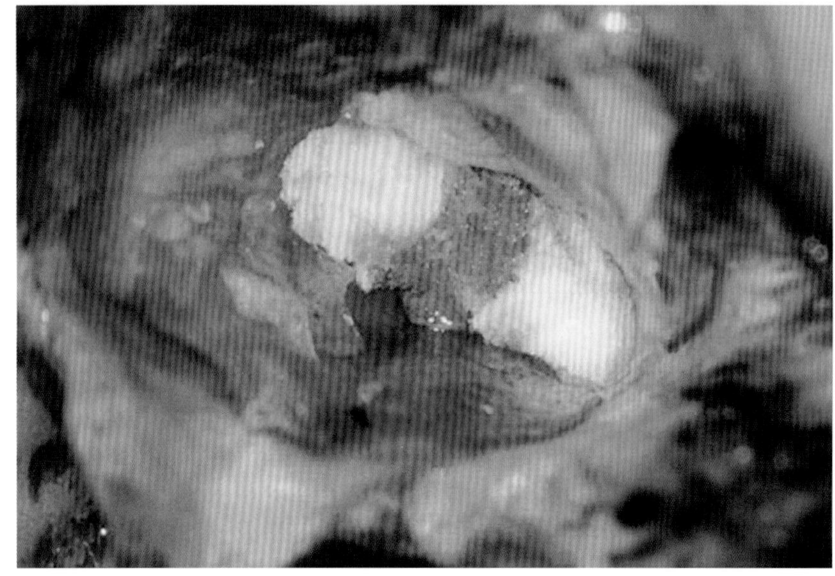

图 6.181 将耳道皮瓣及外移鼓膜复位，置于筋膜外侧，耳道内填塞明胶海绵

6.3 提示与误区

• 中耳胆脂瘤必须根据疾病类型和具体情况制定个体化的治疗方案。

• 完壁式鼓室成形术包含很多步骤，每一步都有其适应证和优缺点。

• 手术医生需要做好准备，根据需要完成每一个步骤。

• 开放式或者完壁式的决策依据包括乳突气化程度，上鼓室侵蚀的范围、同侧和对侧耳的听力。

• 耳道成形要在乳突切开前完成。这样在做乳突切开的时候可以看见和估量耳道后壁的厚度。

• 用吸引器吸除胆脂瘤上皮可以有效地显露上皮覆盖的结构。

• 后鼓室的胆脂瘤基质应该采用联合径路来切除。

• 每一个病例都要警惕存在迷路瘘的可能。所以处理外半规管表面的胆脂瘤不要先对吸除上皮，胆脂瘤基质留待手术最后，确认没有瘘管再清除。

• 假如透过基质可见瘘管，要等到手术最后再小心处理（见 10.1 章）。

• 一般术前不要求影像检查。如果有眩晕、面瘫以及感音神经性耳聋就必须做 CT 检查。

• 完壁式手术空间比较窄，骨面的出血要用金刚钻止血，保持术腔干净。

• 术腔碟形化非常重要，否则在一个又小又深的洞里操作容易损伤重要结构，比如面神经和外半规管，也容易遗漏胆脂瘤基质。

• 如果听骨链完整，要特别小心不能用钻碰到听骨，尤其是上鼓室切开和耳道成形的时候不要碰到砧骨短突。哪怕碰到一次都可能导致感音神经性聋。

• 从后方做上鼓室切开的时候，注意避免磨穿中颅窝天盖脑板，损伤可能会导致脑脊液瘘或者后期发展为脑膜膨出。

• 从后方做上鼓室切开的时候，注意避免磨穿外耳道上壁。如果发生了，应该在手术最后用软骨和（或）骨粉修复骨壁。

• 如果中颅窝脑膜不小心暴露了，就要用软骨做修复处理，以免出现迟发性的脑膜膨出。另一方面，如果胆脂瘤累及到中颅窝脑膜，彻底清除比较困难，要警惕脑脊液瘘，尤其是对于老年人。这种情况下，建议改行开放式手术（见 10.2 章）。

• 外耳道后壁保留得越厚越好，不要磨得太薄，否则容易继发胆脂瘤。如果有的部位磨穿了，必须用骨粉或骨粉加软骨修补。

• 外耳道上壁也是一样，不要磨得太薄，磨穿的部位必须用骨粉或骨粉加软骨修补。

• 为了减少损伤面神经乳突段的风险，可以用大号金刚钻在持续冲洗下平行于面神经方向钻磨，不要在垂直方向钻磨。

• 后鼓室切开的时候，开放面隐窝不要磨得太靠前，否则可能损伤到鼓环。

• 鼓环侵蚀或者磨损后，要用软骨和骨粉修复上方和后方的鼓环。

• 别忘了通过乳突腔后鼓室对着咽鼓管植入中厚硅胶片。硅胶片要足够大，能覆盖中鼓室、上鼓室和鼓窦。

• 避免磨低外耳道后壁的外缘，否则，外耳道后壁的外侧皮瓣容易滑入乳突腔。这种情况下必须行修复重建后壁（见 6.1.6 章）。

• 要保证耳道后壁皮瓣足够长，能平铺在后壁。皮瓣滑入乳突腔就会导致医源性胆脂瘤。

• 一期手术后的 10 ~ 12 个月可计划实施二期手术，发现可能残留的胆脂瘤。

• 如果一期手术的胆脂瘤累及鼓窦，需在二期探查乳突。

• 如果一期手术有胆脂瘤基质残留于圆窗、卵圆窗或者半规管瘘，应该在一期术后 6 个月行二期手术鼓室和乳突探查。

• 如果二期手术发现了复发性胆脂瘤，不再行完壁式手术，不要犹豫立刻转为开放式手术，切除耳道后壁，加做足够大的耳甲腔成形（见第 7 章的病例 7.1）。

• 如果二期手术未发现胆脂瘤，但是重建耳道的软骨有萎缩，需要具体问题具体分析。假如仍然施行完壁式手术，术后也必须定期随访观察。

• 如果二期手术发现胆脂瘤，尽量完整地切除。如果残留的胆脂瘤位于上鼓室、鼓窦或者裸露的面神经上，要将其周围的气房和黏膜都切除，避免遗漏上皮基质。

• 如果残留的胆脂瘤巨大，或者存在遗漏的风险，建议改为开放式手术。

• 完壁式手术后至少需要随访十年才能安全。

视　频

参见视频 6.1~ 视频 6.3。

参考文献

Karmarkar S, Bhatia S, Saleh E, et al. Cholesteatoma surgery: the individualized technique.Ann Otol Rhinol Laryngol,1995,104（8）:591–595

Karmarkar S, Bhatia S, Saleh E, et al. Cholesteatoma surgery: the individualized technique.Ann Otol Rhinol Laryngol,1995,104（8）:591–595

Mutlu C, Khashaba A, Saleh E, et al. Surgical treatment of cholesteatoma in children. Otolaryngol Head Neck Surg,1995, 113（1）:56–60

Sanna M, Zini C, Scandellari R, et al. Residual and recurrent cholesteatoma in closed tympanoplasty. Am J Otol, 1984, 5（4）:277–282

Sanna M, Gamoletti R, Scandellari R, et al. Autologous fitted incus versus Plastipore PORP in ossicular chain reconstruction. J Laryngol Otol, 1985,99（2）:137–141

Sanna M, Gamoletti R, Bortesi G, et al. Posterior canal wall atrophy after intact canal wall tympanoplasty. Am J Otol,1986,7（1）:74–75

Sanna M, Zini C, Gamoletti R, et al. The surgical management of childhood cholesteatoma.J Laryngol Otol,1987,101（12）:1221–1226

Sanna M, Zini C, Gamoletti R, et al. Closed versus open technique in the management of labyrinthine fistulae. Am J Otol,1988, 9（6）:470–475

Sanna M, Shea CM, Gamoletti R,et al. Surgery of the 'only hearing ear' with chronic ear disease. J Laryngol Otol,1992, 106（9）:793–798

Sanna M, Facharzt AAL, Russo A, et al. Modified Bondy's technique: refinements of the surgical technique and long-term results. Otol Neurotol,2009, 30（1）:64–69

Sanna M, Sunose H, Mancini F, et al. Middle Ear and Mastoid Microsurgery. 2nd ed. Stuttgart: Thieme, 2012

Shaan M, Landolfi M, Taibah A, et al. Modified Bondy technique. Am J Otol,1995,16（5）:695–697

Zini C, Sheehy JL, Sanna M. Microsurgery of Cholesteatoma of the Middle Ear. Milan: Ghedini, 1980

7 开放式鼓室成形术

适应证
中耳胆脂瘤合并下列情况者
·硬化型乳突
·上鼓室广泛侵蚀
·完壁式鼓室成形术后复发
·双侧中耳胆脂瘤
·腭裂和唐氏综合征
·患耳为唯一听力耳
·较大的迷路瘘
·重度感音神经性聋

当上鼓室明显侵蚀时，特别是在成人患者，我们建议行开放式鼓室成形术（canal wall down，CWD）以防重建的上鼓室外侧壁吸收而致胆脂瘤复发。此外，有硬化型乳突及中耳不张者，亦采用CWD。在我们耳科中心，行CWD的病例逐渐增加。如前所述，由于胆脂瘤复发率和残留率较高，我们仅在少数病例 (<10%) 行完壁式鼓室成形术（CWU）。目前CWD是我们处理胆脂瘤型中耳炎的主要术式。依据我们的经验，处理得当的CWD手术能够更好地预防复发，从而最少的影响听力和生活质量。

正确的操作技术是CWD手术成功的关键。由于切除了外耳道后壁，乳突与外耳道形成相通的开放术腔。为了避免术后并发症，在一期手术中通过规范的操作形成一个理想的术腔是非常重要的，如术腔充分碟形化和恰当的耳甲腔成形。使术腔碟形化和去除悬垂骨质不仅能扩大操作空间，还能促进周围软组织充填术腔骨质缺损处，这可实现不使用其他任何填塞材料而获得更小的术腔。我们耳科中心的CWD手术总是同时行耳甲腔成形术，从而减少术腔骨质裸露，同时扩大外耳道口使术腔变浅变小。恰当的耳甲腔成形术是CWD成功的前提。如果操作得当，术后应呈现小、浅的圆形术腔，局部干燥，上皮化良好。

相反，处理不当的术腔则表现为潮湿、形状不规则、上皮化不充分。术腔内上皮聚集，其下方有大量的肉芽组织。我们发现失败的术腔常见的原因有：狭窄的耳道和骨质切除不够，如面神经嵴高位、术腔边缘悬垂、骨质残留和巨大的乳突腔，任何这些因素都会影响术腔自洁，导致炎症反应。此外，术腔胆脂瘤残留和复发的风险也大大增高。

在本章中，将介绍我们耳科中心应用的三种手术技术。

- 如果听骨链严重受损或中耳受累，我们采用开放式鼓室成形术，包括中耳胆脂瘤病变清除和听骨链重建术。
- 如果是早期上鼓室胆脂瘤且听骨链完整，从术后听力、胆脂瘤残留率和复发率来看一期改良Bondy术效果最佳。
- 无实用听力的老年患者和胆脂瘤位置深在(如位于鼓室窦深部)的患者，手术的最终目的是获得安全、干燥、可自洁的术腔。因此，我们采用乳突根治术(包括堵塞咽鼓管和消除鼓膜内侧的腔隙)，不保留中耳功能。

胆脂瘤复发的患者多数伴有咽鼓管功能不良或那些最难处理的病变。修正手术若保留外耳道后壁易导致病变再次复发。因此，一旦复发，我们会毫不犹豫地去除外耳道后壁，选择CWD手术。

7.1 开放式鼓室成形术

7.1.1 手术步骤

切除外耳道后壁

1. 若术前已决定选择 CWD 术式，有两种手术径路完成乳突切除。在乳突切除完成后，两种径路应获得同样的术腔形状。

A. 经乳突入路

同完壁式鼓室成形术一样，由后方切除乳突并开放上鼓室鼓窦。磨薄外耳道后壁，然后用磨钻或咬骨钳去除外耳道后壁。

B. 经耳道入路

辨认中颅窝脑板，沿颅中窝脑板水平向窦脑膜角方向扩大外耳道，需辨认乙状窦，由前向后逐渐开放乳突。

2. 应该始终保持碟形术腔，逐渐深入，磨除术腔边缘的悬垂骨质，保持术腔边缘圆钝光滑。

3. 用大号磨钻平行于中颅窝和乙状窦方向进行钻磨，削薄其表面骨质（图 7.1）。直到透过薄骨壁可以清晰地辨认粉红色的硬脑膜和发蓝的乙状窦（图 7.2）。

4. 磨除面神经乳突段和乙状窦之间的所有气房。

5. 充分轮廓化窦脑膜角。

6. 用大号切割钻磨外耳道后壁削低面神经嵴，保持持续冲水和吸引。钻头移动方向应始终平行于面神经走行方向。最后用金刚钻磨薄面神经表面骨质，充分轮廓化面神经表面直到透过薄骨壁能够辨认面神经，注意避免暴露面神经（图 7.3）。

7. 在面神经嵴区域，钻头移动方向应平行于中颅窝脑板，以防意外损伤中颅窝脑板。

8. 慢性中耳炎患者常合并乳突气化不良，这些病例中应削低面神经嵴磨直到与乳突腔在同一平面。

9. 若耳道前壁或下壁有明显的骨质突出，应行外耳道成形术。充分磨低面神经嵴前面的上鼓室附着处（图 7.4）。切开耳道前壁皮肤，向鼓环方向将皮肤从骨面分离。将向内侧翻折的皮瓣后用铝箔片保护（图 7.5）。磨低耳道前壁和（或）下壁，直到形成圆形的术腔。注意不要暴露紧邻耳道前壁的颞下颌关节。

10.最后的术腔形状应该呈倒金字塔形，术腔周边圆钝光滑，没有悬垂骨质。应反复钻磨修正术腔达到以上标准。

鼓室腔的处理

1. 在获得充分、安全的手术术野后，应尽快

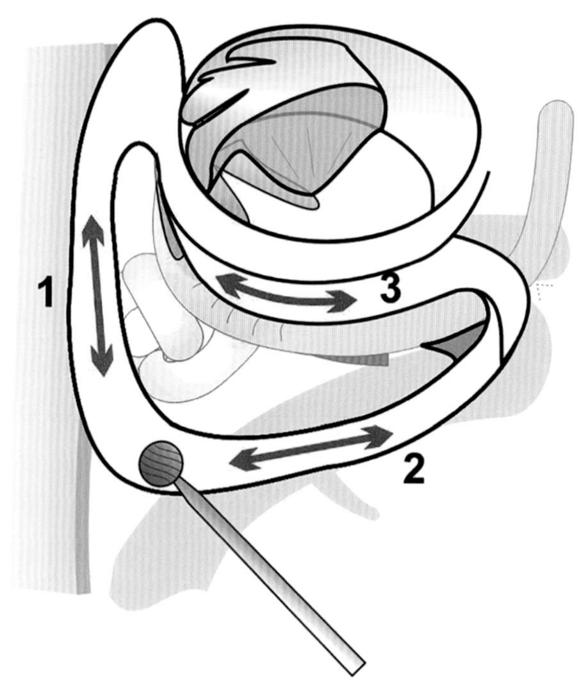

图 7.1 用大号切割钻平行于中颅窝脑板和乙状窦方向，磨薄其表面骨质

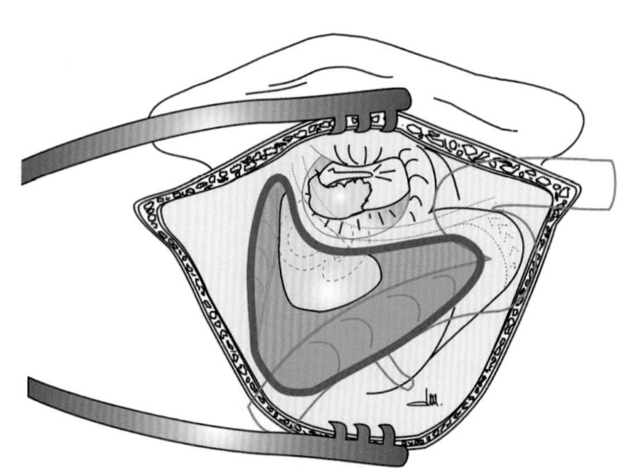

图 7.2 充分磨薄骨质，就能透过薄骨壁看到粉色的硬脑膜和蓝色的乙状窦

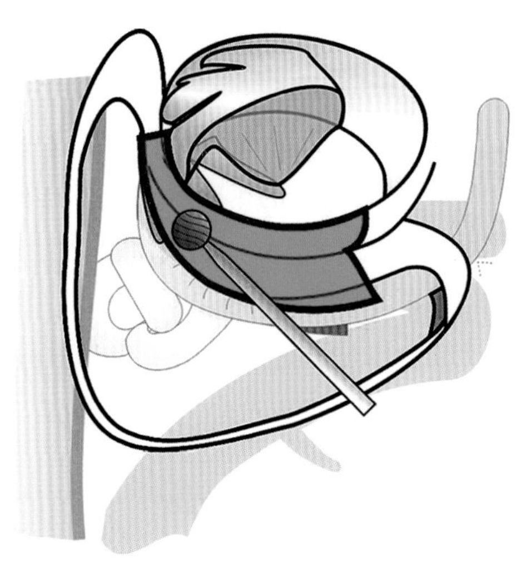

图 7.3 用大号切割钻平行于面神经走形方向削低面神经嵴

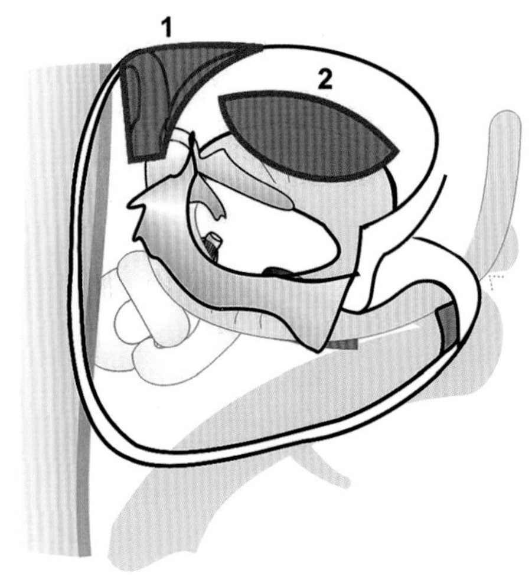

图 7.4 若耳道前壁或下壁有悬垂骨质凸起，可充分磨低面神经嵴前面的上鼓室附着处（1）或耳道前壁（2）

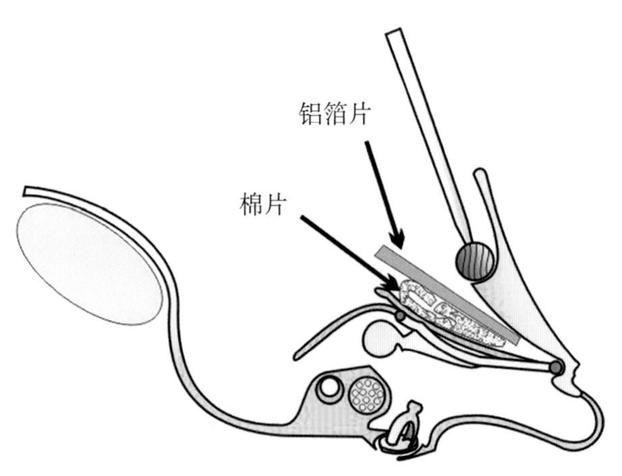

图 7.5 钻磨外耳道壁时，用铝箔片保护外耳道皮瓣和鼓膜

处理鼓室。同样，在开始重建鼓室前应充分止血。无血的术野对准确放置重建材料至关重要。因此，在处理好鼓室后，只能进行远离鼓室的磨骨操作。

2. 从鼓沟后方分离纤维鼓环，掀起外耳道－鼓膜瓣后，探查中耳腔。

3. 最好使用刮匙去除面神经桥、前拱柱、后拱柱（图 7.6）。去除前拱柱，使中颅窝脑板和外耳道前壁相延续（图 7.4）。

4. 磨除前上鼓室隐窝的悬垂骨质，以确保此部位术后的安全。尽可能去除该部位的气房。

5. 仔细分离中耳病变，避免损伤面神经、前庭窗、圆窗、砧骨、迷路等深面的易损伤结构。如果面神经嵴遮挡了以上结构，可进一步削低面神经嵴（图 7.7，图 7.8）。根据病变情况，可切除外耳道皮肤、鼓环、鼓膜、砧骨和（或）锤骨（图 7.9）。

6. 如果计划行听骨链重建，应尽可能保留锤骨柄和鼓膜张肌腱。这些结构可为听骨小柱提供足够的支撑，以获得更好的听力效果。

7. 如果砧骨体受累，但砧镫关节正常，可于砧骨长脚处切断砧骨（图 7.10）。如果面神经嵴磨得足够低，砧骨剩余的部分可以作为小柱（图 7.11）。

8. 处理完鼓室内病变后，可暂时在鼓室腔内填塞小棉球止血，为重建做准备。

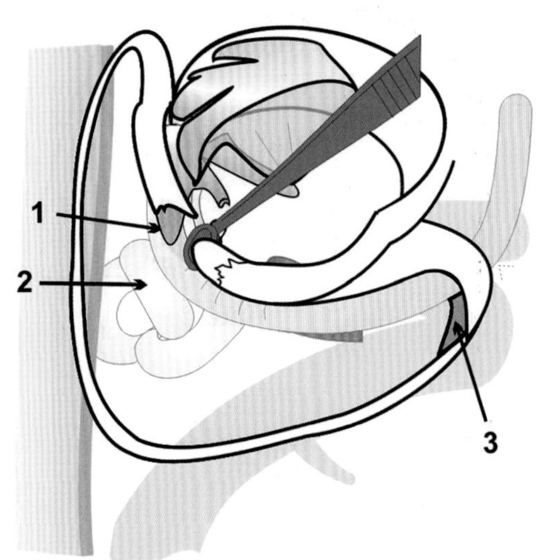

图 7.6 面神经解剖定位标志。1：砧骨短突；2：外半规管；3：二腹肌嵴

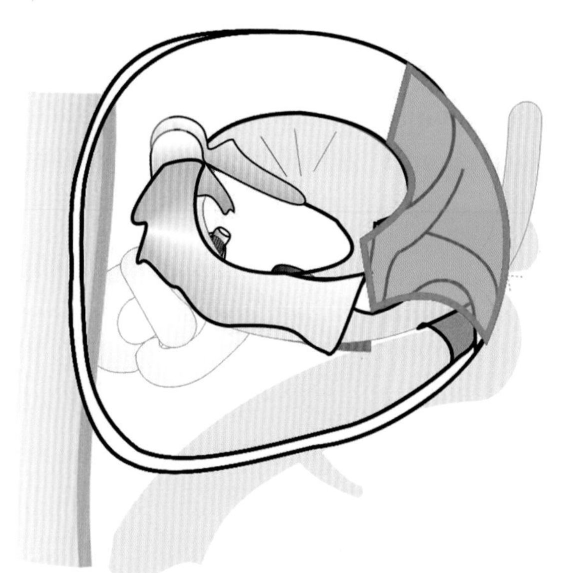

图 7.7　如果遮挡视野，应削低面神经嵴底部（绿色区域）

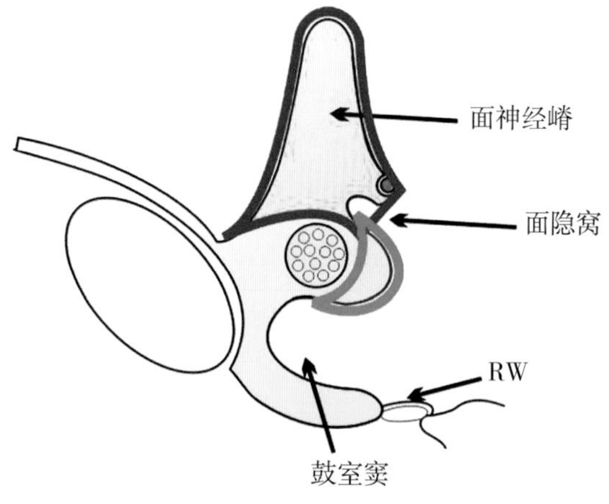

图 7.8　图示面神经嵴削低的程度。RW：圆窗

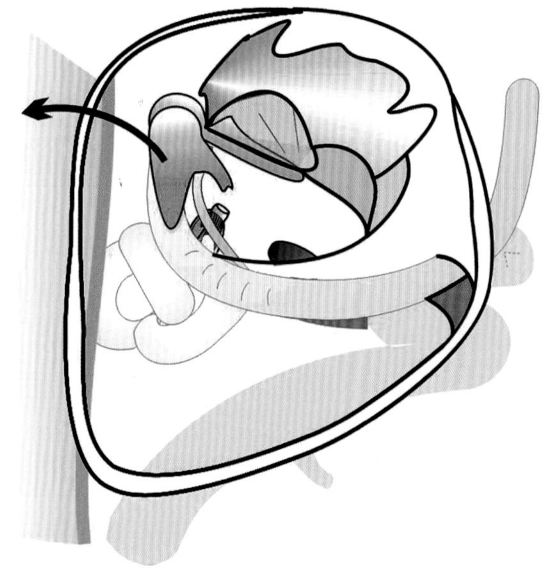

图 7.9　根据病变情况去除中耳结构。本例砧骨长突被破坏，因此去除砧骨

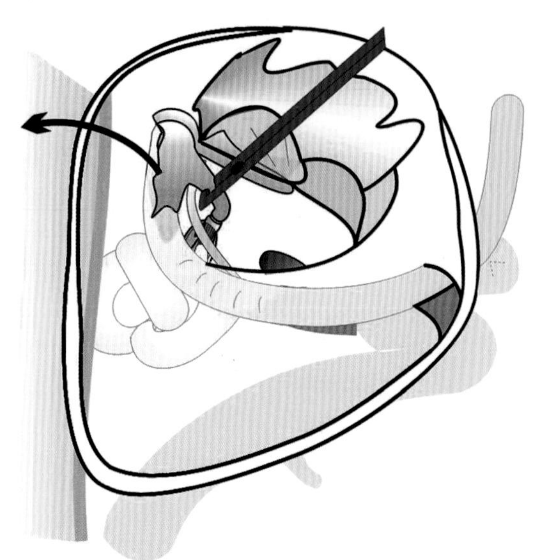

图 7.10　当砧骨体破坏，砧镫关节完好时，于砧骨长突处切断，去除砧骨

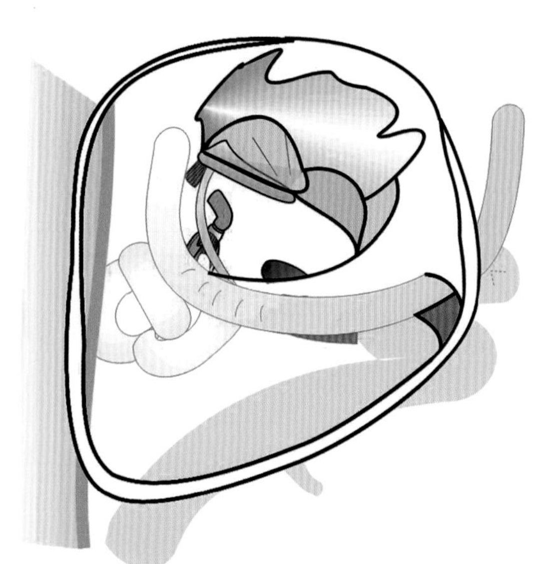

图 7.11　砧骨剩余的部分可作为小柱，恢复听力

气化型颞骨的处理

1. 气化良好的乳突，要充分开放隐窝和气房，特别是迷路周围、面后（图 7.12）和上鼓室的气房，以完全清除胆脂瘤基质，避免术后上皮堆积。

2. 完全开放面后气房。在此过程中，注意不要损伤乳突段面神经。有时，在高度气化的乳突中，面后气房可到达颈静脉球及面神经的内侧。

3. 在一些病例中，面后气房可达面神经深部较远处，不能开放所有的面后气房。此时，须用自体耳甲软骨填塞封闭。

4. 突出的、气化好的乳突尖应予切除，以减小乳突腔体积（图 7.13）。钻头从茎乳孔水平开始，平行于二腹嵴的方向向后旋转切割，切除乳突尖。重要的是，要在茎乳孔外侧作一条骨折线，以避免在接下来的过程中牵拉损伤面神经。用咬骨钳松解、向外旋转式牵拉乳突尖骨质，用电刀分离附着于其表面的肌肉。切除乳突尖不仅减小乳突体积，还可防止术后局部内陷导致上皮堆积，即“水槽效应”。

5. 在气化良好的乳突，如果存在大的乙状窦后气房，也应将其充分开放（图 7.14）。

6. 耳甲腔成形中收集的耳甲软骨、混合血液的骨粉和皮下结缔组织可作为填塞材料。如果锤骨头和砧骨体已被病变侵蚀或已切除，可用一块软骨和骨粉封闭上鼓室。

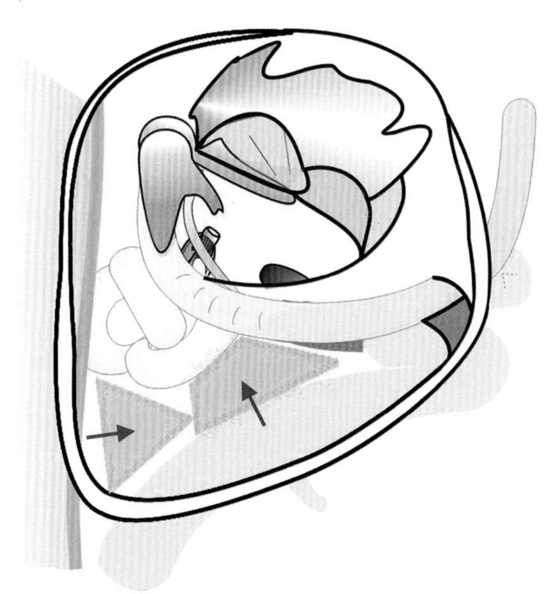

图 7.12　黄色区域示迷路周围气房、面后气房

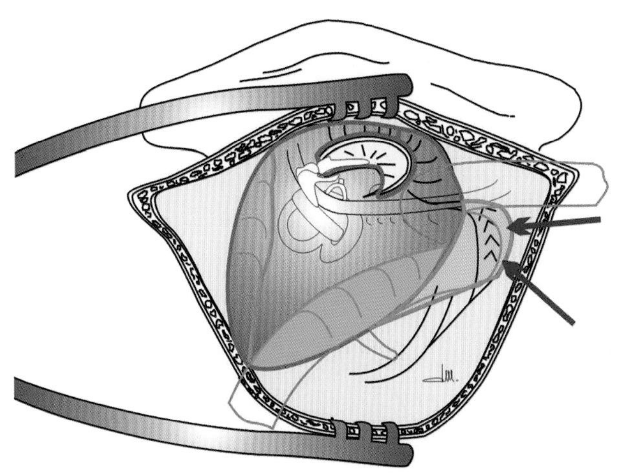

图 7.13　如果乳突尖突出，且气化良好，应将其切除

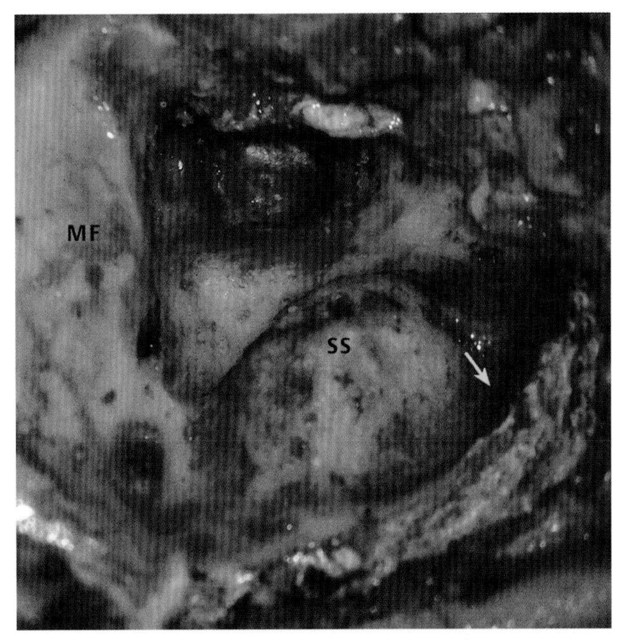

图 7.14　气化良好的乳突伴有乙状窦前置，在这种情况下，需去除乙状窦后气房（箭头）以获得良好的术野。MF：中颅窝；SS：乙状窦

7. 有时可用蒂在前下的耳后软组织瓣填充封闭乳突尖区域。

鼓室成形

1. 在鼓膜重建之前，应彻底止血。如果怀疑咽鼓管功能不良，可以用适当大小的硅胶片覆盖包括咽鼓管咽口在内的鼓室内侧壁。咽鼓管和鼓室内填塞可吸收性明胶海绵。

2. 尽可能使用颞肌筋膜内植法修补鼓膜。如果前面的鼓环缺损时可使用外植法。特别需要注意的是，筋膜需向后延展以足够覆盖上鼓室和封闭的气房，特别是在同期行听骨链重建术时。用另一片筋膜覆盖暴露的骨面，以利于其上皮化。

3. 如果术中保留了鼓膜张肌腱和锤骨柄，将颞肌筋膜从边缘纵行切开。上方的舌瓣覆盖上鼓室并延伸至前鼓室，鼓膜张肌腱的上方。下方的舌瓣经鼓膜张肌下方插入，置于鼓室内（图 7.15）。

4. 如果镫骨上结构存在且面神经嵴磨得足够低，筋膜通常可直接覆盖在镫骨头上，二期听骨链成形术则不一定需要。在镫骨头上放一个薄软骨片非常有用。如果砧镫关节完好，砧骨额外的高度可使听骨足够直接与鼓膜接触，如果高度不够，可在中间放置一软骨片（图 7.16）。

5. 所有患者均应行外耳道成形术（见下文耳甲腔成形术）。

虽然有经验的耳外科医生可以在保留外耳道后壁的情况下切除胆脂瘤，但是，通过切除外耳

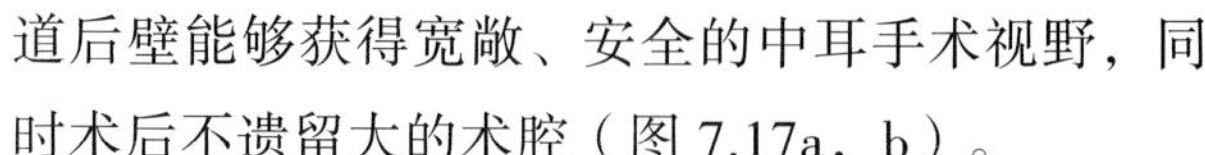

道后壁能够获得宽敞、安全的中耳手术视野，同时术后不遗留大的术腔（图 7.17a，b）。

耳甲腔成形术

开放式鼓室成形术后，外耳道和乳突形成一个比原始外耳道大得多的共同术腔，导致术后形成深在、难处理的区域，导致这些区域自洁或门诊经耳道清理困难。上皮的堆积可能导致反复感染，甚至形成胆脂瘤。因开放式鼓室成形术失败而来我们中心再次手术的患者中约 60% 伴有外耳道狭窄。为了避免术腔问题，我们在做开放式鼓

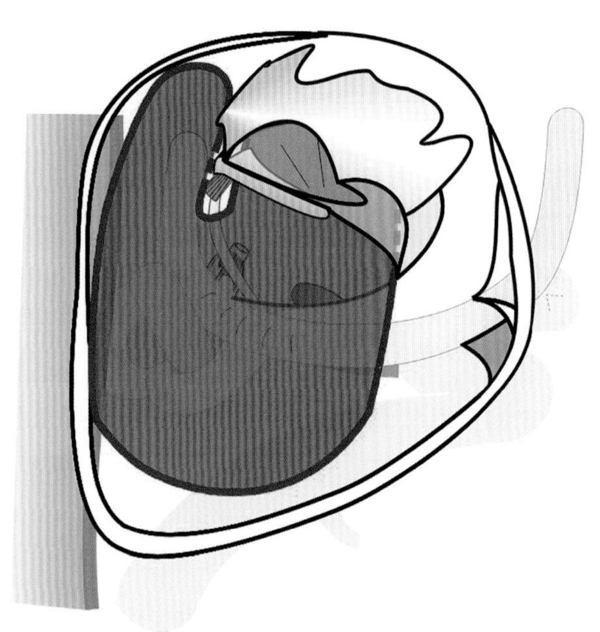

图 7.15 将筋膜沿前端做一纵行切口。上方舌瓣覆盖上鼓室，下方舌瓣放置于中耳腔鼓膜张肌腱下方

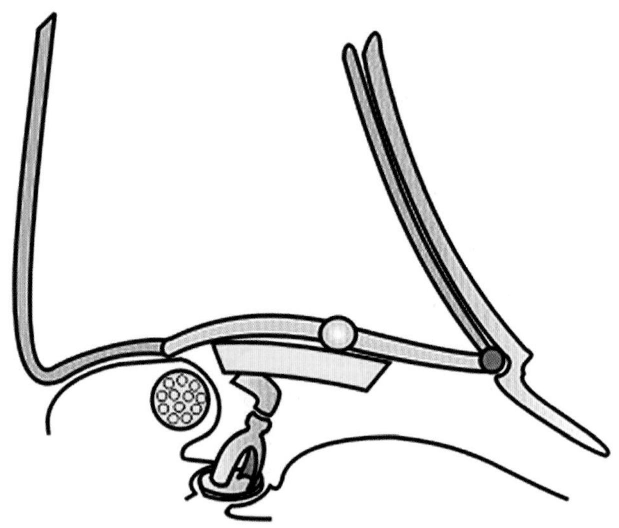

图 7.16 如果砧骨长突残体的高度不够，可以用软骨片加高镫骨

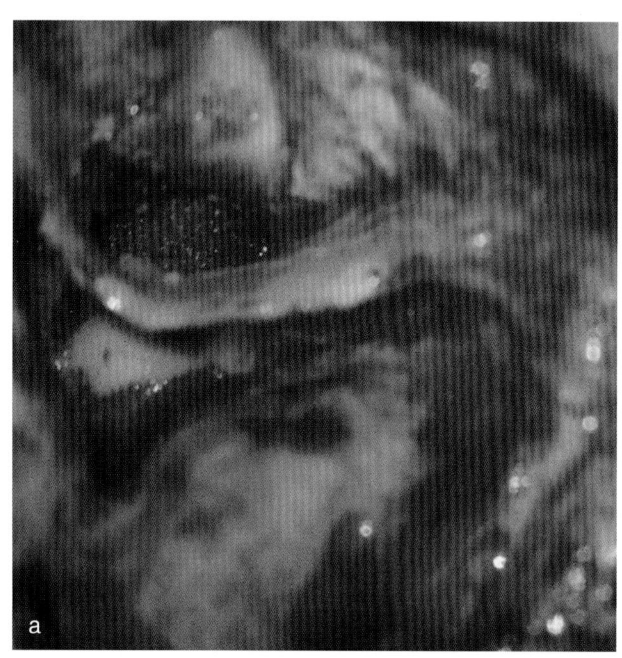

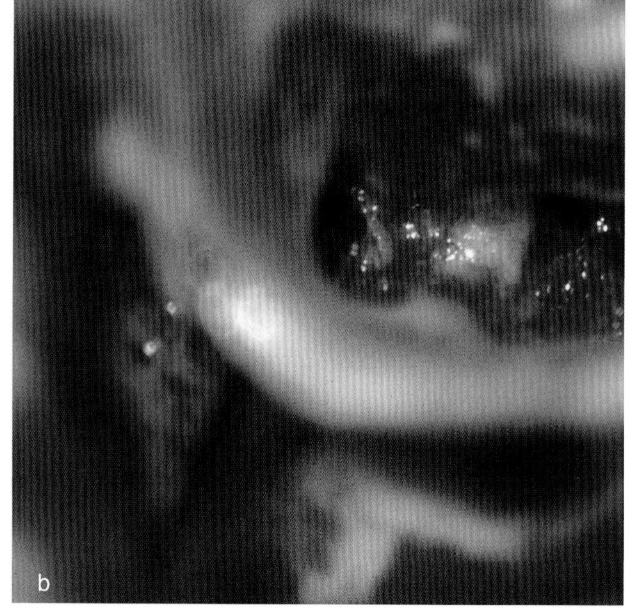

图 7.17 （a）硬化型乳突。（b）从硬化型乳突中清理胆脂瘤病变

室成形术时都要做耳甲腔成形术。术中将外耳道皮肤向内翻折，扩大外耳道口，形成一个相对小、浅且容易处理的术腔。同时术腔覆盖皮肤可以促进术后愈合。外耳道完全上皮化后，患者不再受限制，包括水上运动和旅行。我们认为，为开放式鼓室成形术的术腔匹配一个宽大的外耳道是获得良好远期疗效的重要前提。

1. 所有患者均在完成乳突切除术后行耳甲腔成形术，使耳道宽度与术腔大小相对应。

2. 如果需要切取耳甲软骨用以重建，在耳甲腔成形术前先用棉球填塞术腔，彻底止血，保持术腔清洁。鼓室重建完成后，术腔特别是鼓膜周围区域，需要用吸收性明胶海绵填塞固定，防止重建结构移位。小棉片置于其表面。在去除自动撑开器后，将叠好的纱布放在耳后切口处，防止血液重新流入术腔。复位耳廓。

3. 用前鼻镜撑开耳甲腔并固定。在耳廓的耳甲腔面（图 7.18）平行于耳轮脚的方向，由外耳道后壁的中间朝向对耳轮做切口，一次性切开皮肤、耳甲软骨和结缔组织（图 7.19）。切口长度取决于术腔大小（术腔越大，切口越长）。要求至少在去除耳甲腔软骨后食指能够很容易地通过。但是，切口决不能延伸至对耳轮。

4. 用镊子夹住皮肤，用锋利的剪刀将其从耳廓软骨分离（图 7.20）。再将软骨与其另一面的软组织分离，游离软骨（图 7.21）。待软骨充分暴露后，在切口两侧各去除一块三角形的软骨（图 7.22），其大小取决于术腔的大小和形状。注意保留耳轮脚处的软骨，否则可能会导致畸形。

5. 如果耳甲腔软骨去除不够，可以从耳后切口处再去除部分软骨。向前翻转耳廓并由洗手护士固定，在切口边缘再剪掉一块新月形的软骨。充分切除软骨后有利于皮肤向内翻转覆盖术腔，这样既减少裸露的术腔骨面，也可以避免因切缘暴露而导致软骨膜炎。为了使皮瓣能更好地向内翻转铺于术腔，可能需要剔除皮下软组织削薄皮瓣。

6. 在耳后切口处将耳道内皮瓣向后翻转（图 7.23），铺于术腔理想的位置。最后将皮瓣的上方和下方用 3/0 可吸收缝线缝合固定于肌骨膜层（图 7.24）。确保裸露的软骨边缘被耳甲腔皮肤或软组织完全覆盖。

7. 缝合了耳甲腔皮瓣后，整个耳甲腔软骨的中心被向后上和后下牵拉。这可能会导致整个耳廓向前翻转，使得术后耳廓向前突出。为避免这样的外形改变，可在耳甲腔更外侧位置的深部软组织缝几针，将耳廓向后牵拉。

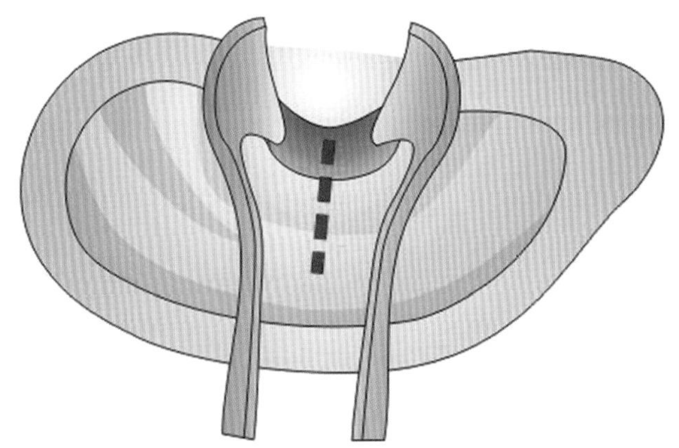

图 7.18 虚线表示切口的位置

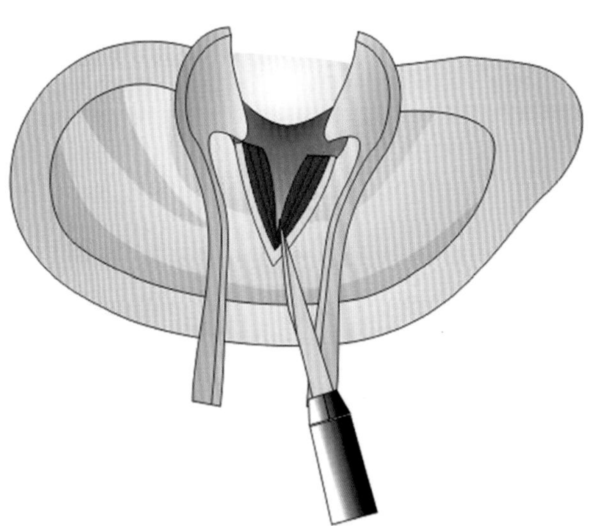

图 7.19 平行于耳轮脚切开皮肤、耳甲软骨和结缔组织

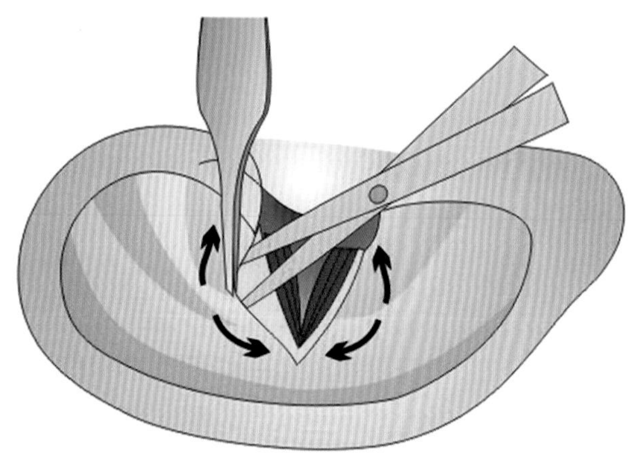

图 7.20　用镊子夹住皮肤，用鼓室成形剪将皮肤与软骨分离

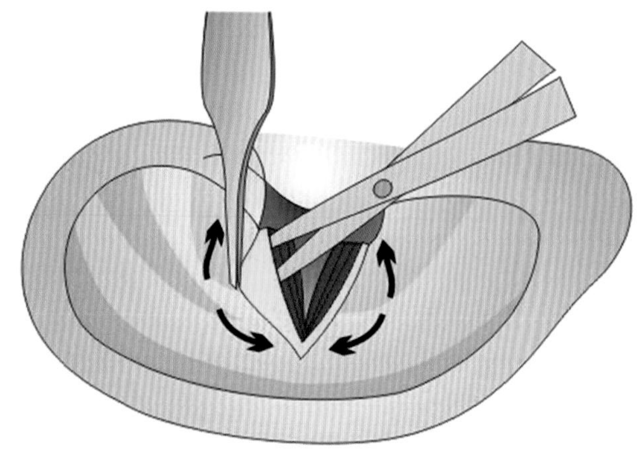

图 7.21　将软骨和其下方的结缔组织分开

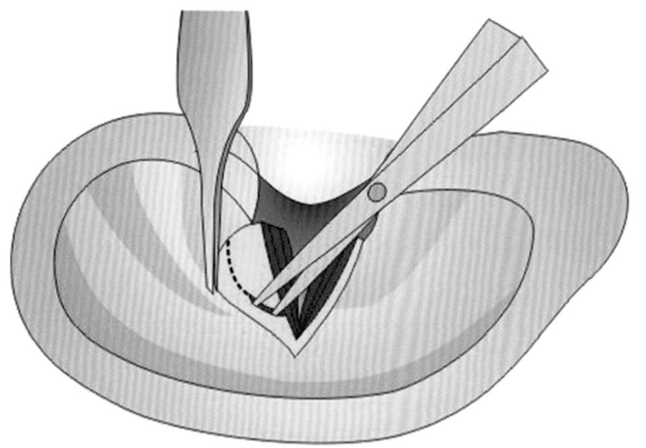

图 7.22　切除三角形区域的软骨

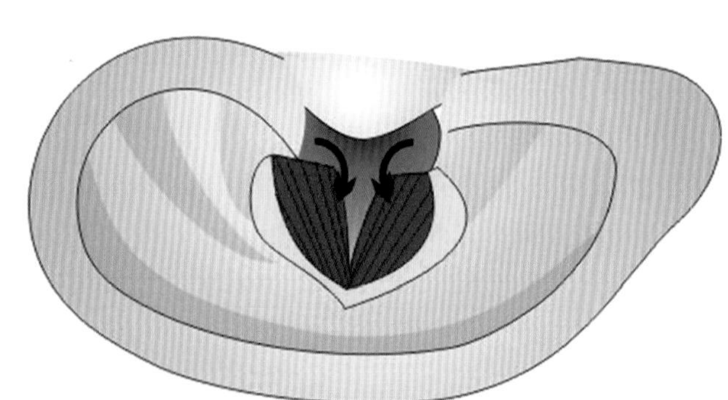

图 7.23　预估耳道皮瓣最理想的部位

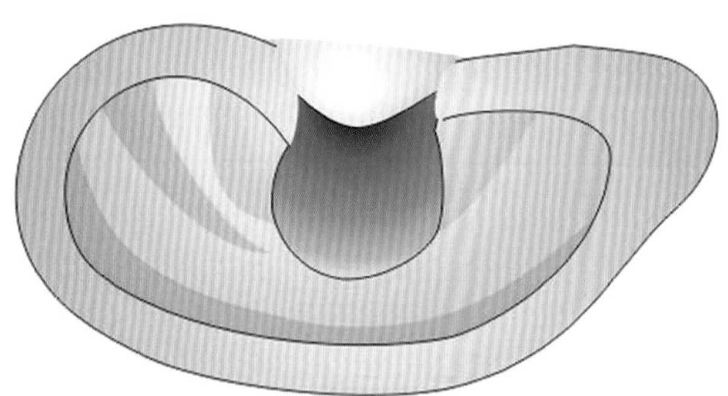

图 7.24　皮瓣缝合后的外耳道形态

病例 7.1（右耳）：耳甲腔成形术步骤

参见图 7.25 ~图 7.32。

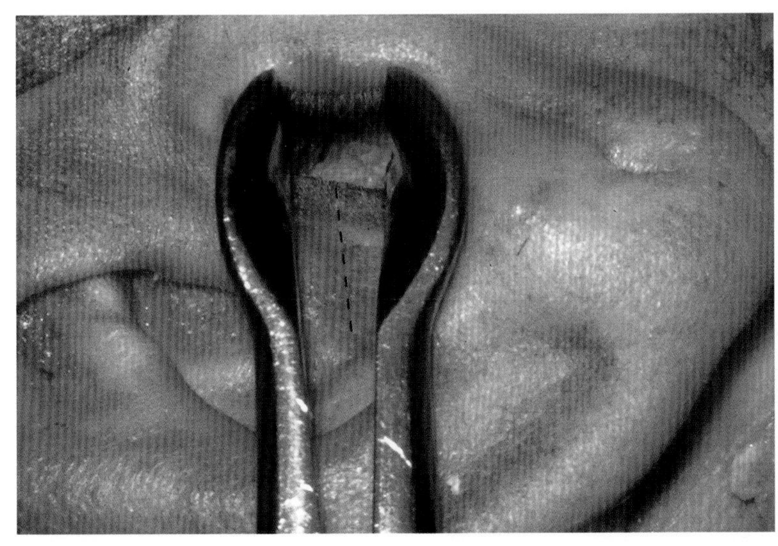

图 7.25 耳甲腔成形对于获得干燥、可自洁的开放术腔非常重要，所有的开放式鼓室成形都应行耳甲腔成形术。磨骨完成后，将叠好的纱布置于术腔以防止血液流入，然后复位耳廓。用前鼻镜固定耳甲腔，虚线表示耳甲腔切口的位置

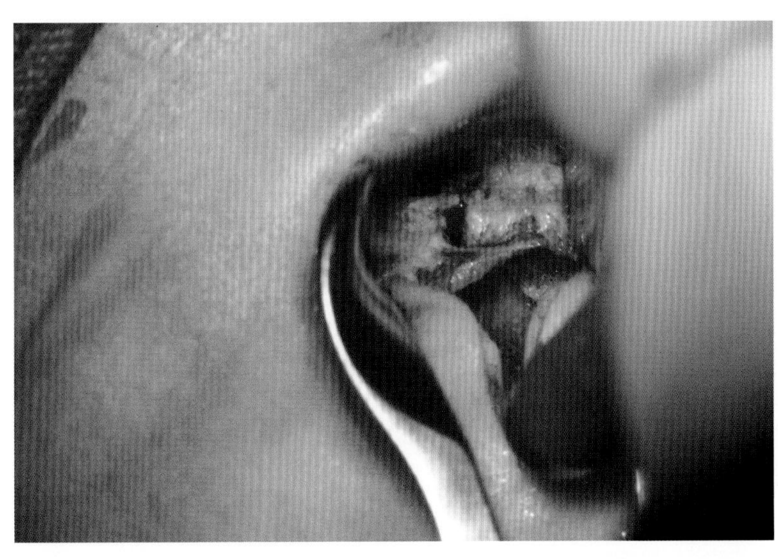

图 7.26 用尖刀平行于耳轮脚，朝向对耳轮做切口，切开皮肤及耳甲软骨

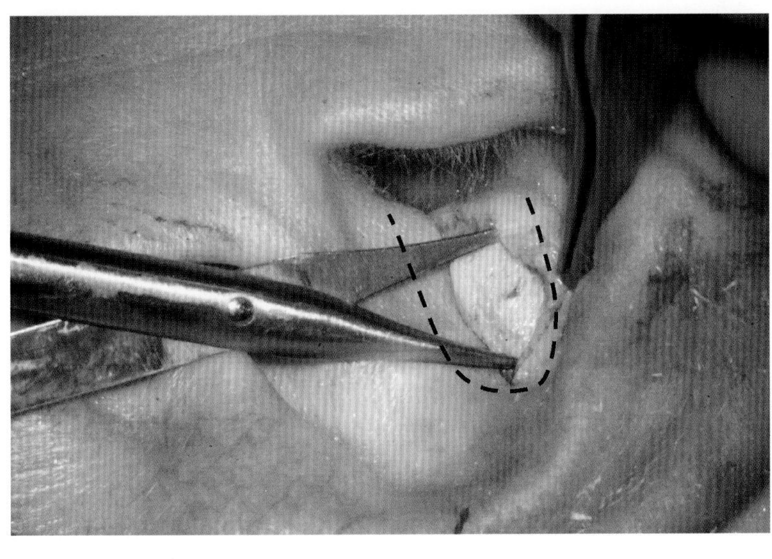

图 7.27 用剪刀将耳甲软骨从皮下组织中分离，充分暴露。由于软骨易碎，在操作过程中最好夹住皮肤，而不是软骨。虚线表示要切除的软骨范围

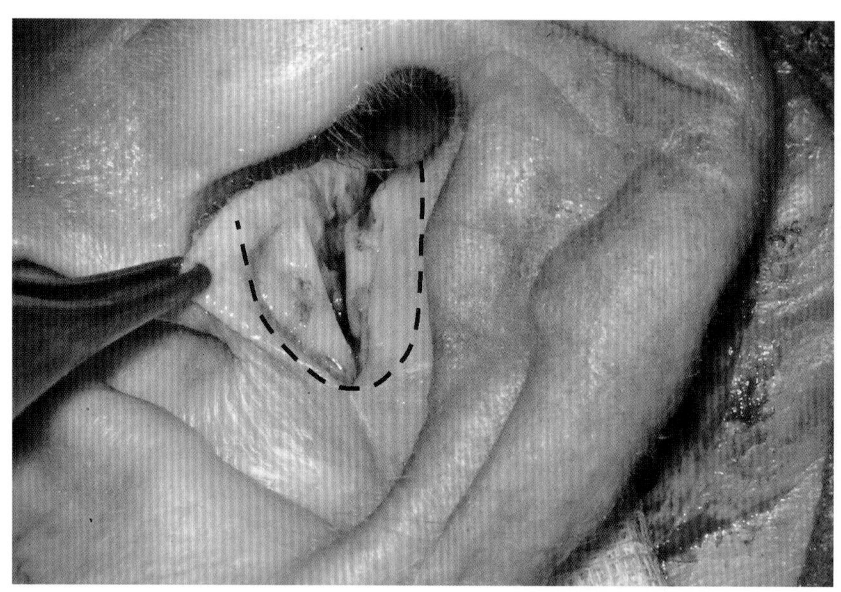

图 7.28　正在分离耳甲软骨和皮肤

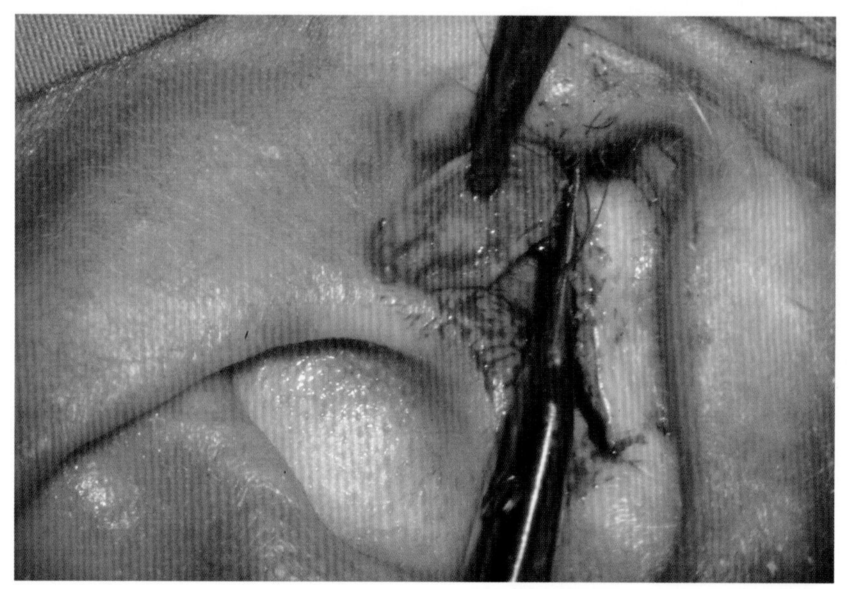

图 7.29　切除切口下缘耳甲软骨并取出，用同样的方法切除切口上缘的软骨

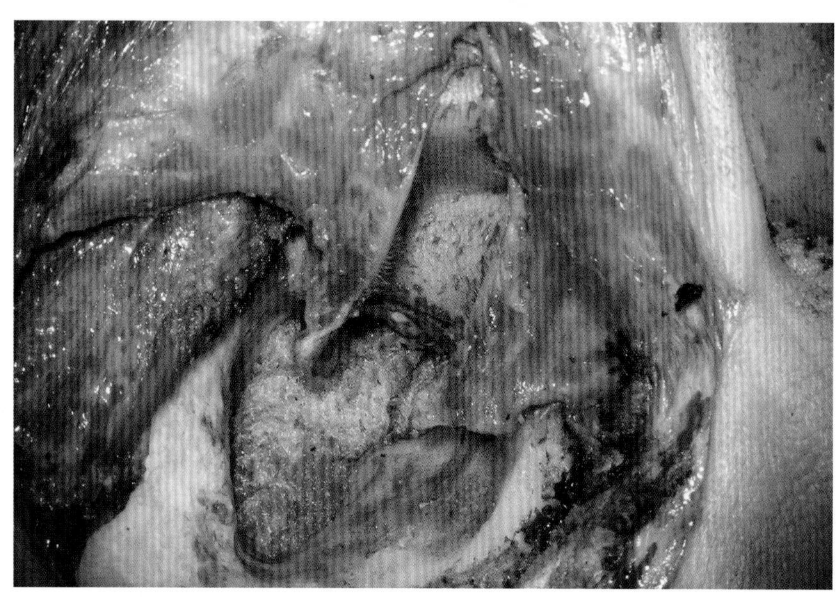

图 7.30　将耳廓翻向前，经耳后切口观察耳甲腔。如果外侧软骨切除范围不够，可从后方扩大切除。这个病例的耳廓软骨已切除充分，足以开放外耳道

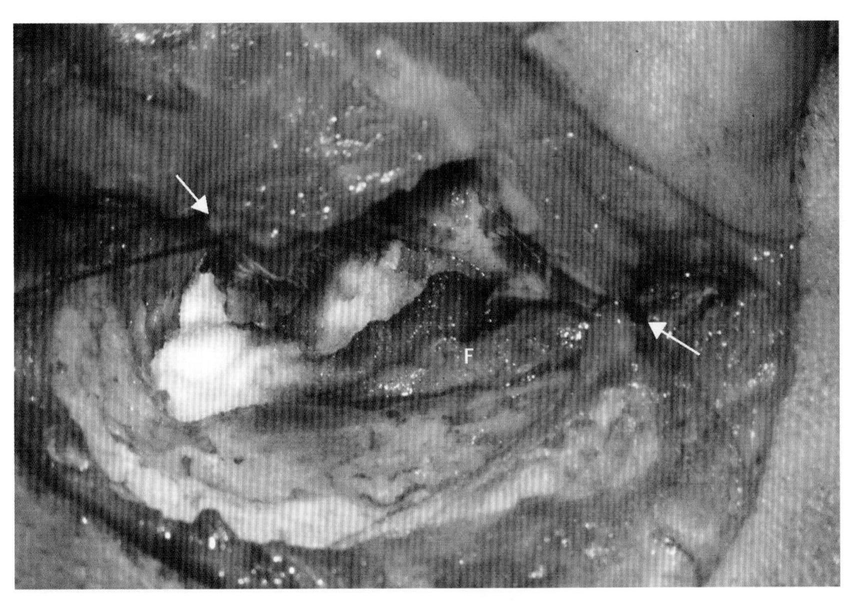

图 7.31 在手术结束时，要将耳甲腔内的两个皮瓣（箭头）缝合到皮下组织上，以扩大耳道。正在缝合上方的皮瓣。F：软组织瓣

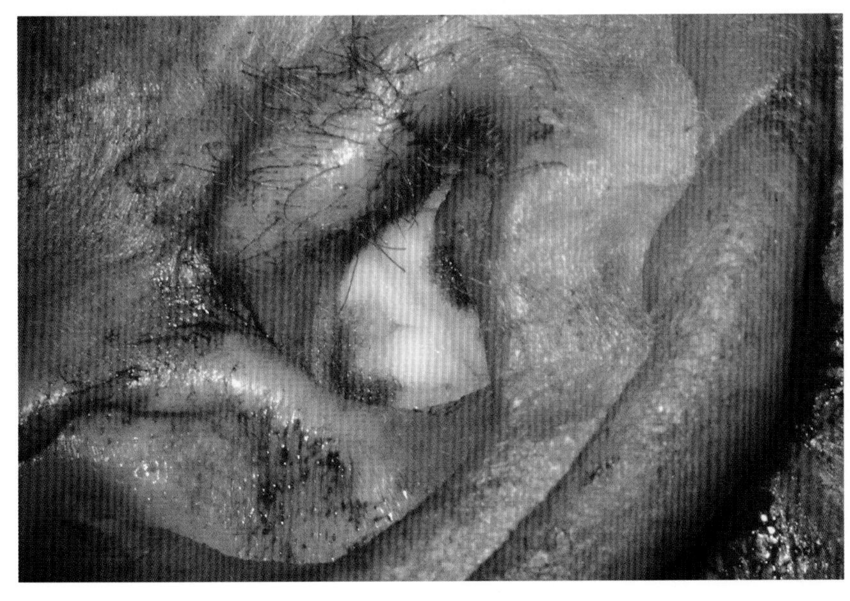

图 7.32 充分缝合后，耳甲腔可以保持其形态。分两层缝合耳后切口后，用明胶海绵填充扩大的耳道，使皮下组织和骨面紧密贴附

填塞和关闭术腔

术腔填塞浸泡过生理盐水的明胶海绵。一般不使用抗生素软膏。耳后切口皮肤分两层缝合或用 Steri-Strip 一层缝合。乳突根治术和改良 Bondy 术后通常不需要二期手术。大多数患者术后 8 周内术腔可完全上皮化。

7.1.2 一期开放式鼓室成形术

如前所述，分期手术包括一期切除胆脂瘤，二期切除残留病变（如有）并重建听骨链，通常可获得更好的听力效果。卵圆窗周围黏膜的状态和前期重建鼓膜的稳定性是影响听力改善差异的主要因素。如果一期开放式成形手术操作得当，鼓室显露充分，二期手术可在局麻下经耳镜进行。该治疗方案主要应用于需要再次手术和第一次术后听力障碍。在某些情况下，比如术前听力较好且鼓室黏膜（特别是镫骨周围）完整，更倾向于选择一期手术。在可能应用改良 Bondy 手术的病例中，实际的手术方式要在术中决定。如果对完全清除听骨链内侧病灶有任何疑虑，则应该切除部分听骨链。这些鼓室黏膜状态良好的病例，适合行一期手术。

病例 7.2（右耳）

参见图 7.33 ~ 图 7.58。

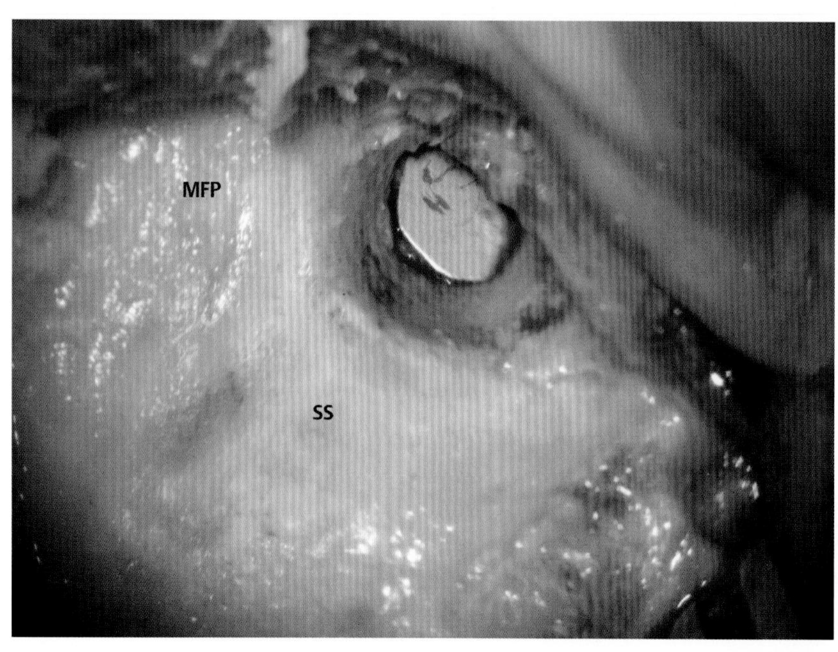

图 7.33　行耳后切口，暴露乳突骨质。外耳道后方发蓝区域对应乙状窦，上方粉色的区域对应颅中窝硬脑膜，两者之间的空间非常狭小。用铝箔片保护耳道鼓膜瓣。MFP：中颅窝脑板；SS：乙状窦

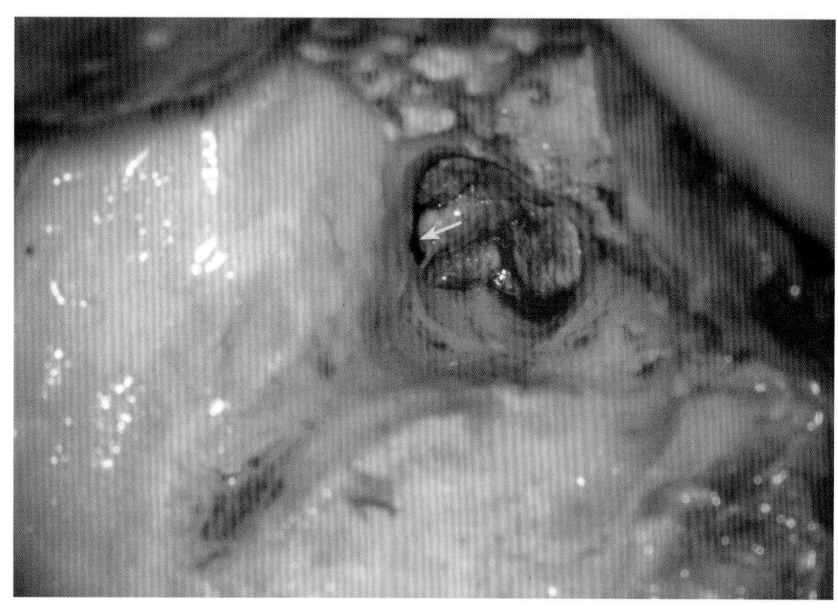

图 7.34　向内侧分离外耳道后壁皮肤到达鼓膜。注意乙状窦和颅中窝硬脑膜接近外耳道后壁平面，可见胆脂瘤侵犯上鼓室形成的囊袋开口（箭头）

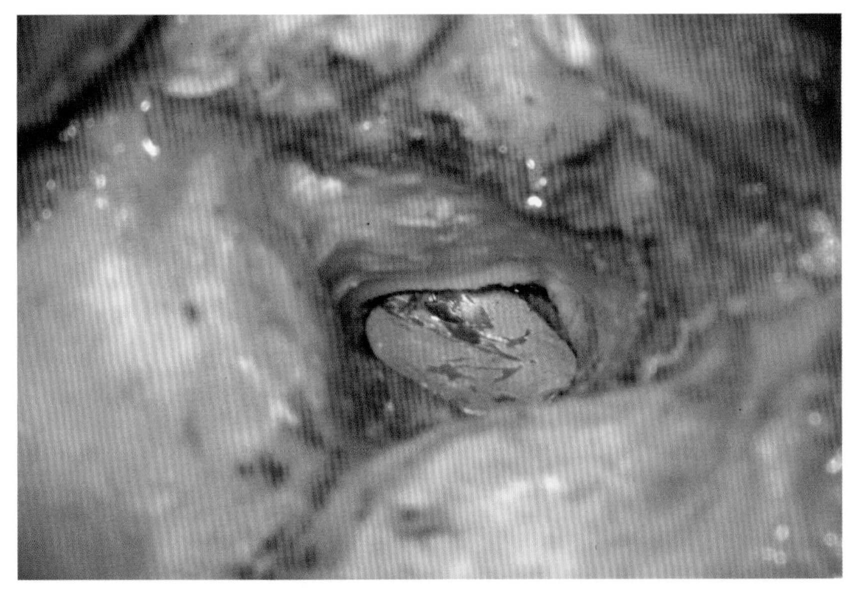

图 7.35 分离外耳道前壁皮肤后行外耳道成形术。用铝箔片保护外耳道皮肤和听骨链。注意外耳道前壁仍有部分悬垂骨质

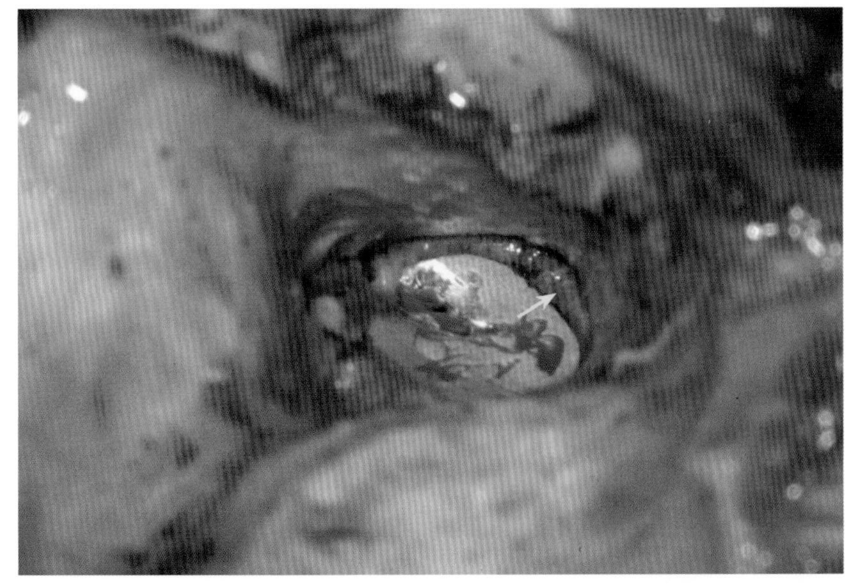

图 7.36 进一步向内磨除前壁悬垂骨质，直到显露纤维鼓环（箭头）

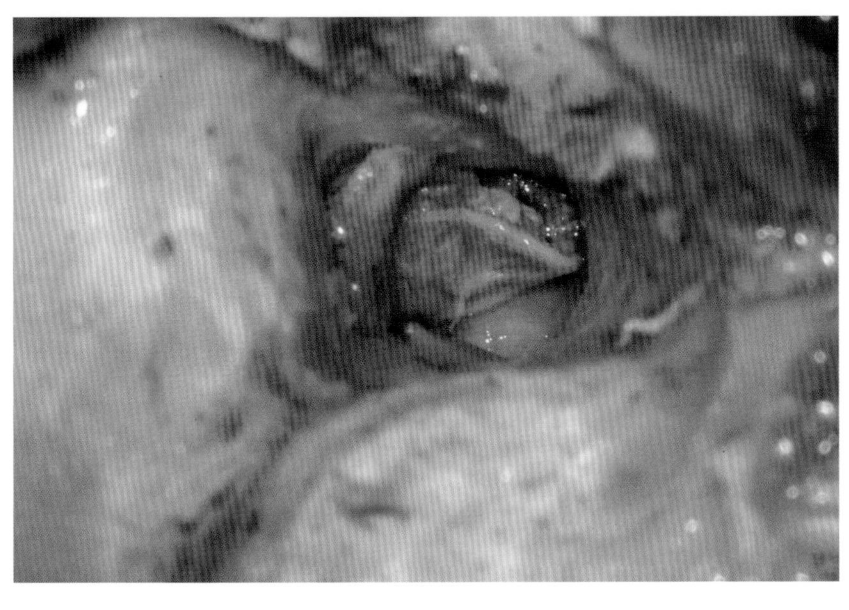

图 7.37 将纤维鼓环从鼓沟里分出以确保鼓室没有胆脂瘤

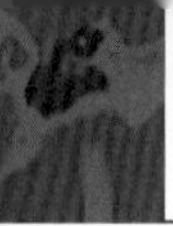

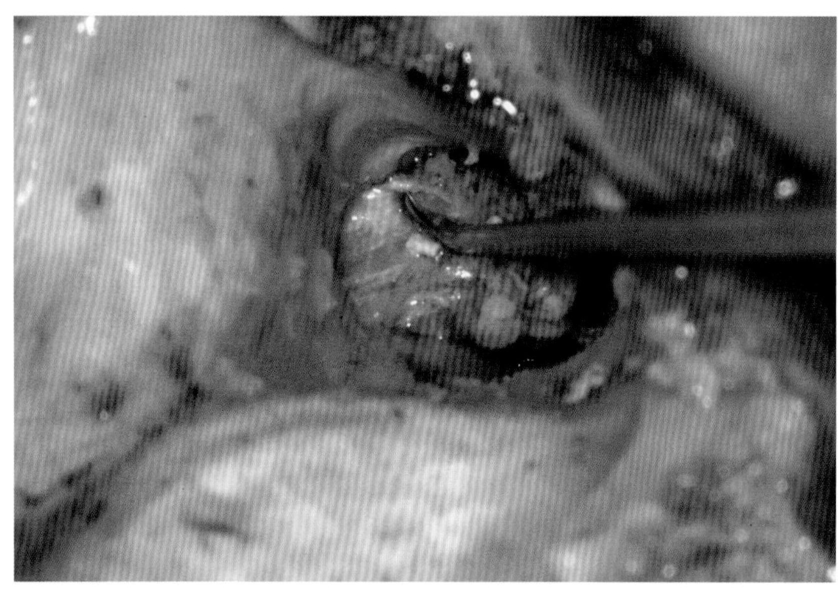
图 7.38　将胆脂瘤基质推向下方，显露胆脂瘤囊袋开口。注意如果不去除外耳道后壁，则无法暴露上鼓室

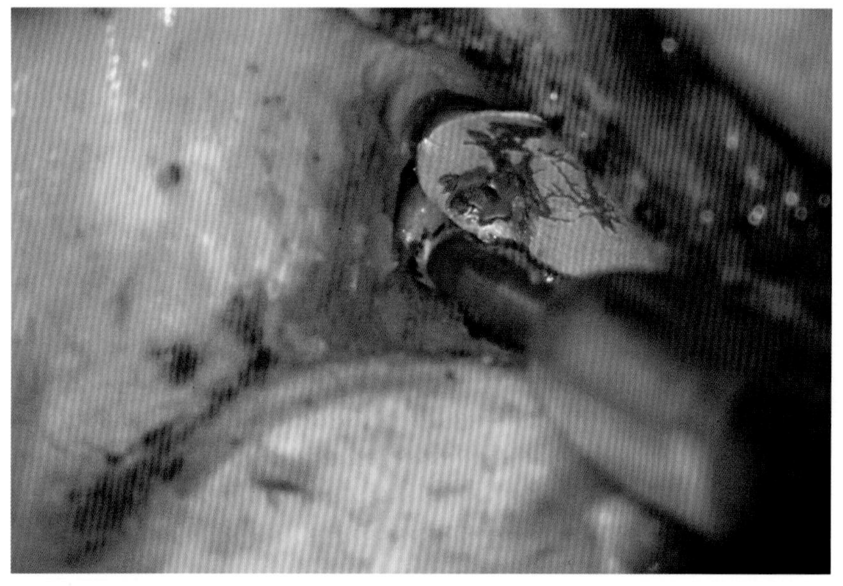
图 7.39　用切割钻钻磨，扩大暴露胆脂瘤囊袋开口

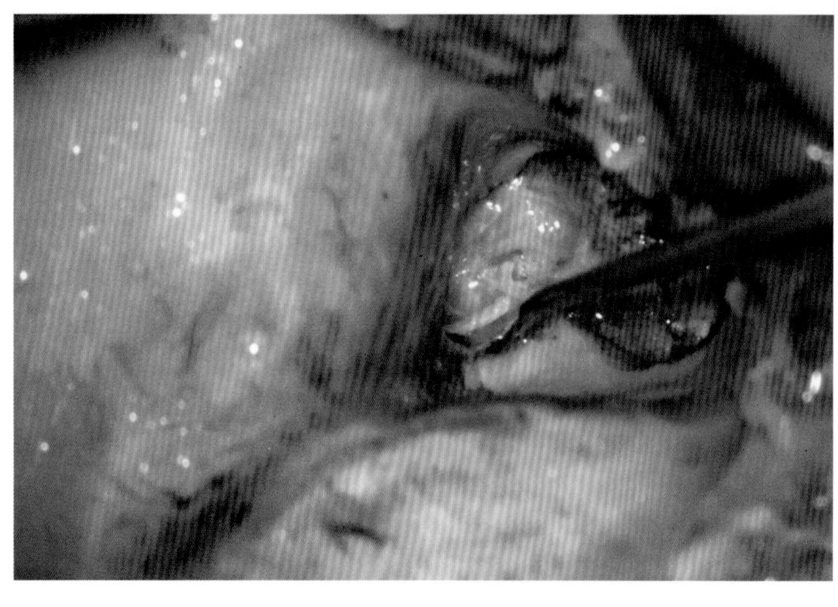
图 7.40　打开胆脂瘤基质。估计需要去除的骨质范围，用显微剥离子探查听小骨的位置

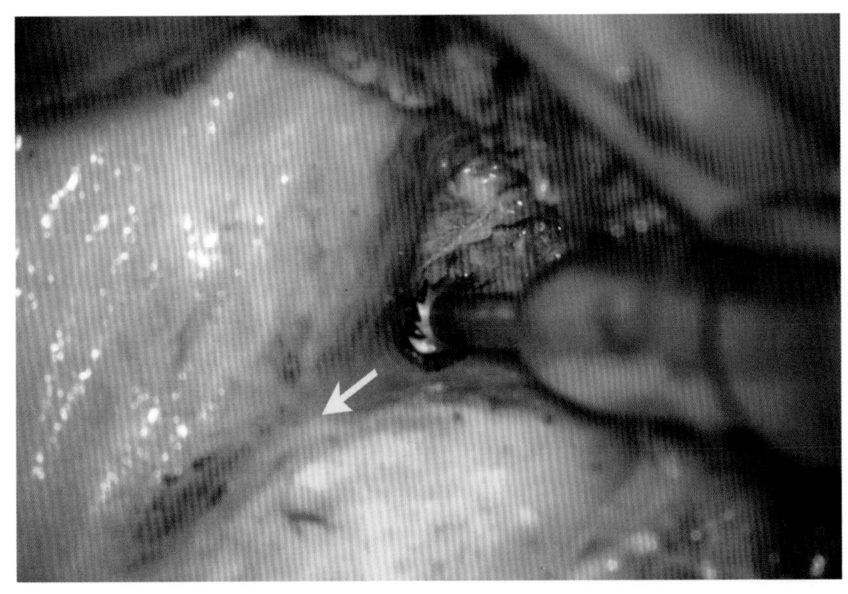

图 7.41 沿着窦脑膜角开放上鼓室。钻磨的方向应该从内向外（箭头）以避免触碰听骨链

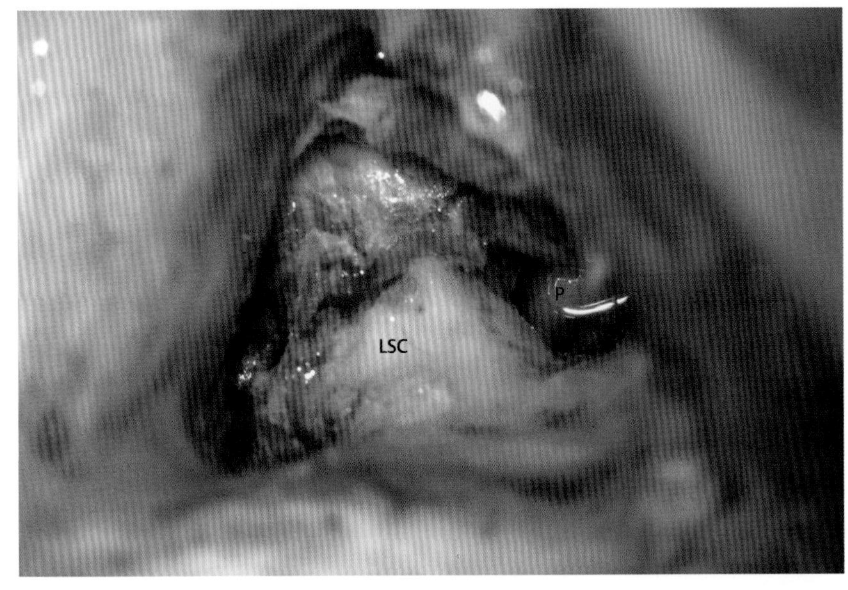

图 7.42 开放鼓窦，可见薄层胆脂瘤上皮附着于鼓窦内壁。LSC：外半规管；P：鼓岬

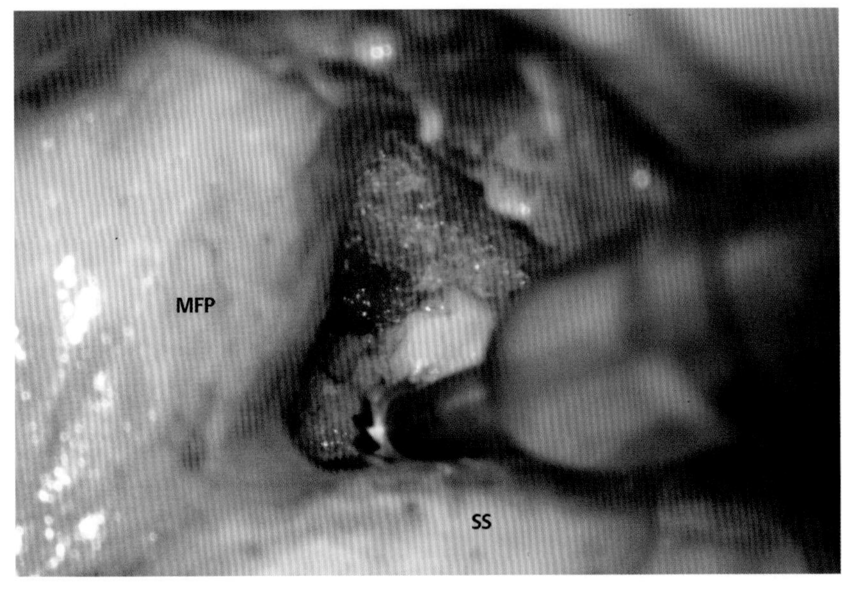

图 7.43 应尽可能去除所有气房以保证完全清除胆脂瘤上皮。注意乙状窦和中颅窝硬脑膜两个突出的解剖结构导致操作空间狭小，特别注意不要损伤乙状窦及天盖膨出部内侧的硬脑膜。用棉片填塞上鼓室止血。MFP：中颅窝脑板；SS：乙状窦

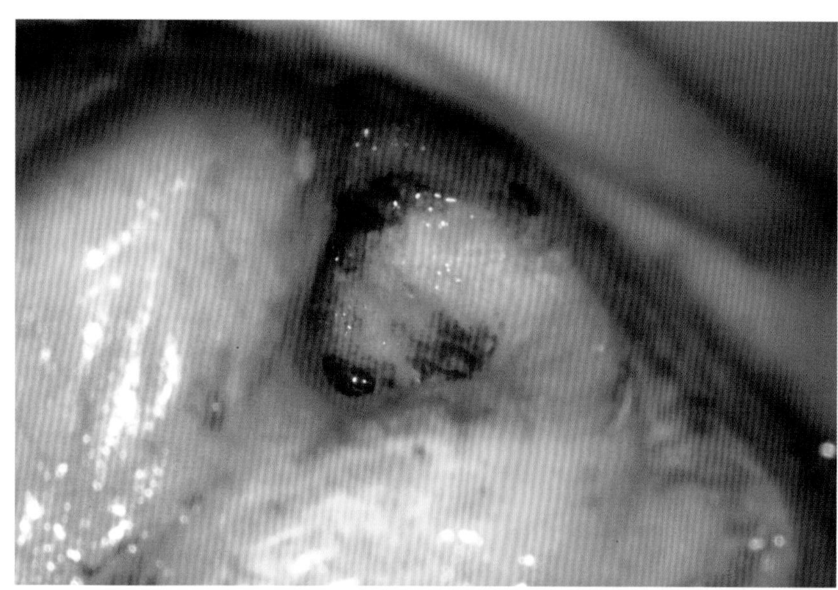

图 7.44　去除鼓窦中的胆脂瘤基质

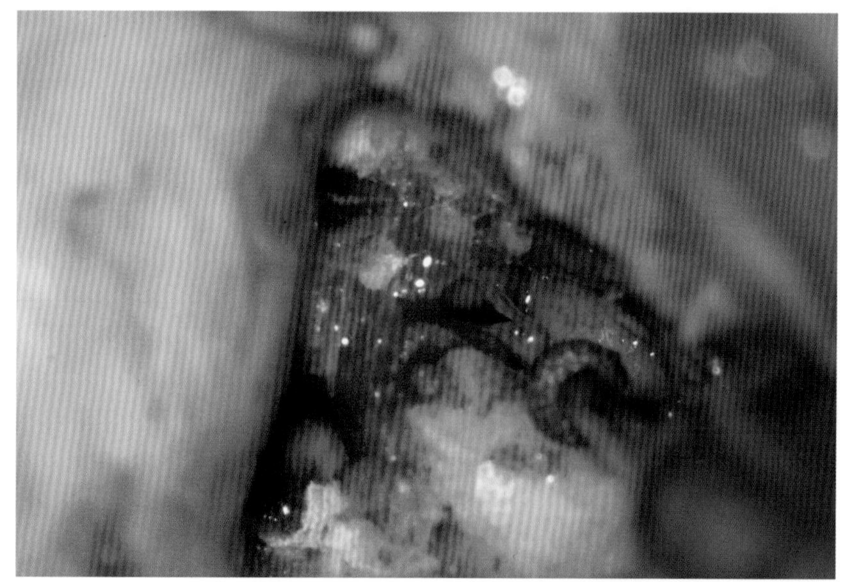

图 7.45　用金刚钻削低面神经嵴

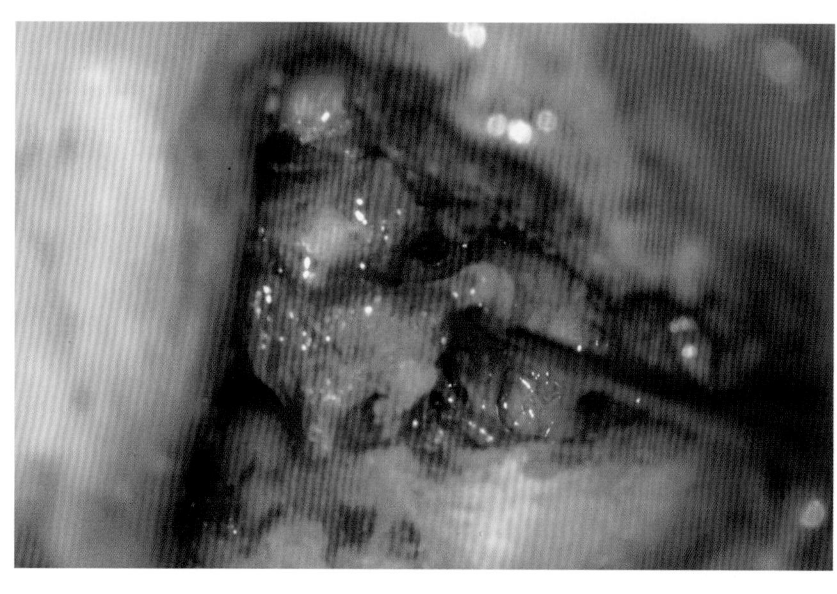

图 7.46　去除后拱柱显露砧骨。由于胆脂瘤向前侵犯至锤骨头，因此将导致砧镫关节脱位

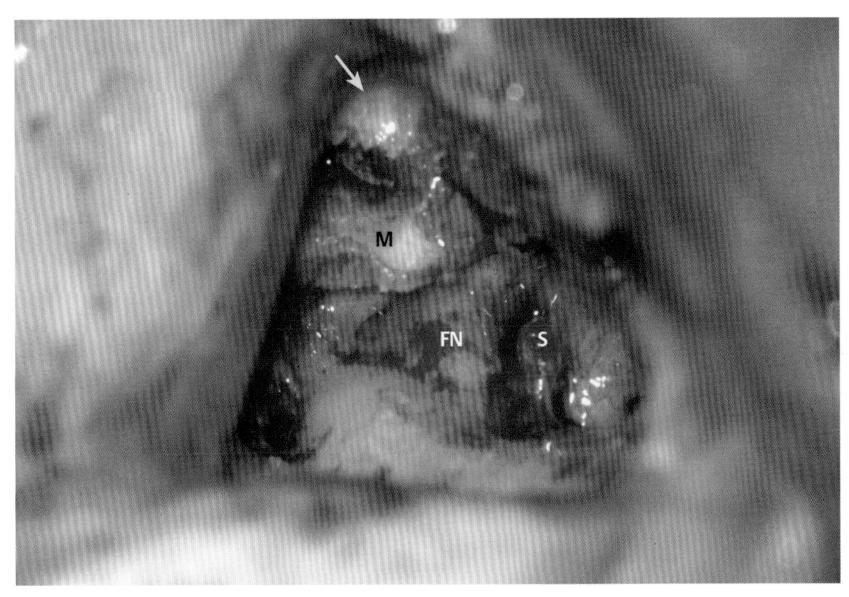

图 7.47　砧骨已经去除。砧骨内侧的鼓室未见胆脂瘤上皮。可见胆脂瘤侵犯管上隐窝（箭头）。FN：面神经；M：锤骨头；S：镫骨

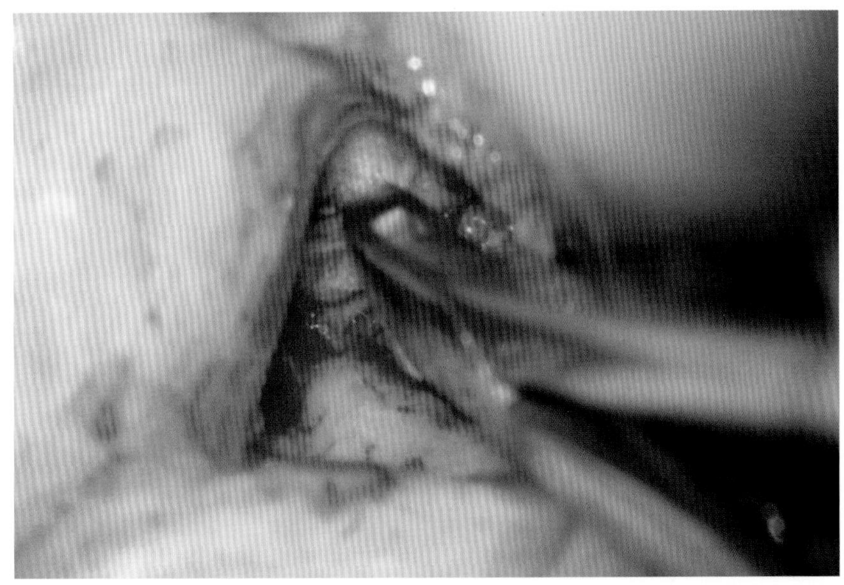

图 7.48　用锤骨头钳咬断锤骨头，开放管上隐窝

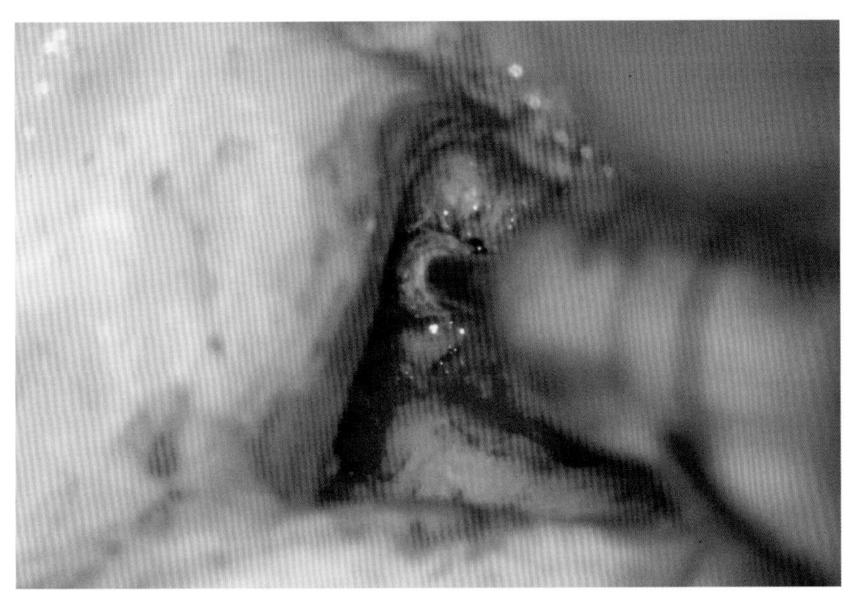

图 7.49　去除表面覆盖胆脂瘤上皮的骨质

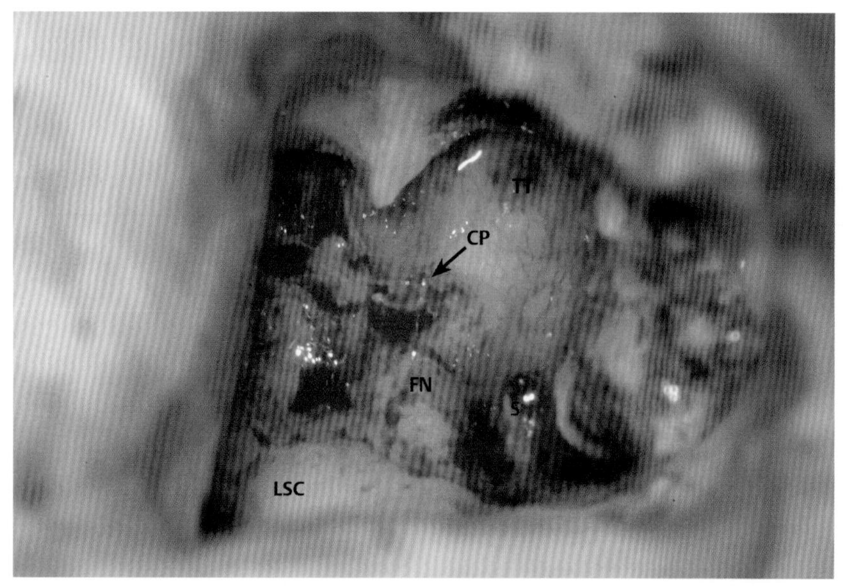

图 7.50 切断鼓膜张肌腱，解离纤维鼓环的前上部分。将鼓膜翻向下方以更好地暴露管上隐窝，并可见匙突周围结构。在这样狭小的解剖空间里，尽可能暴露术腔的各个解剖标志是至关重要的。CP：匙突；FN：面神经；LSC：外半规管；S：镫骨；TT：鼓膜张肌

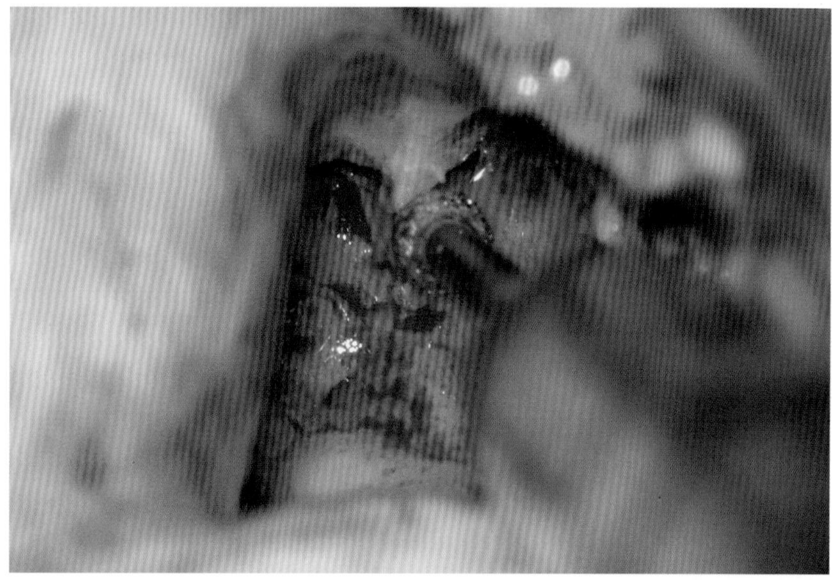

图 7.51 去除前拱柱使术腔圆滑

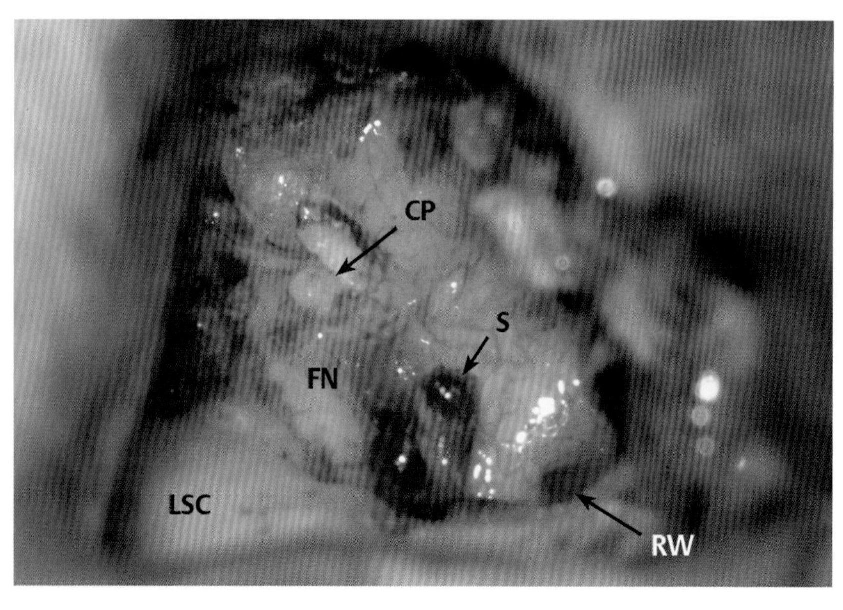

图 7.52 中耳腔内胆脂瘤已全部清除。CP: 匙突; FN: 面神经; LSC: 外半规管; S：镫骨；RW：圆窗

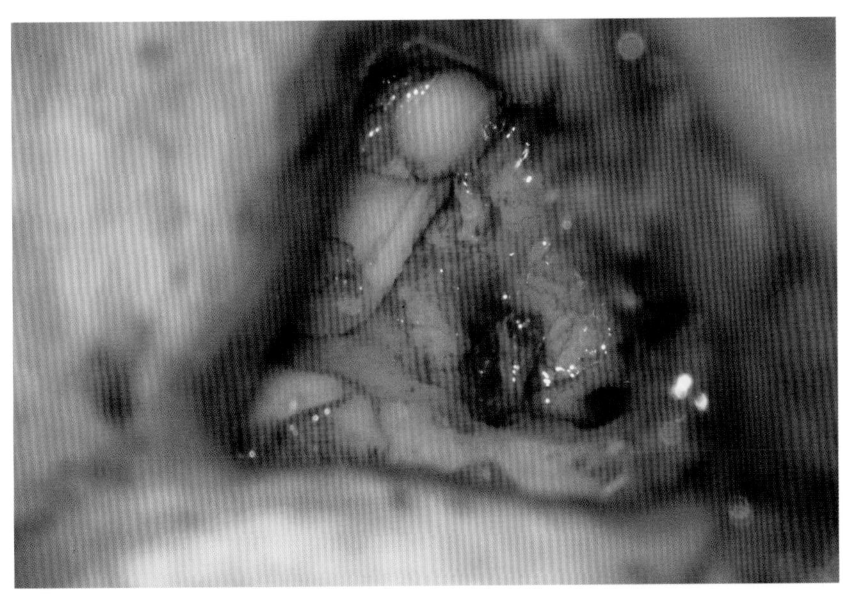

图 7.53　耳甲腔成形已完成。用所获得的耳甲软骨填塞乙状窦和颅中窝脑板内侧的腔隙

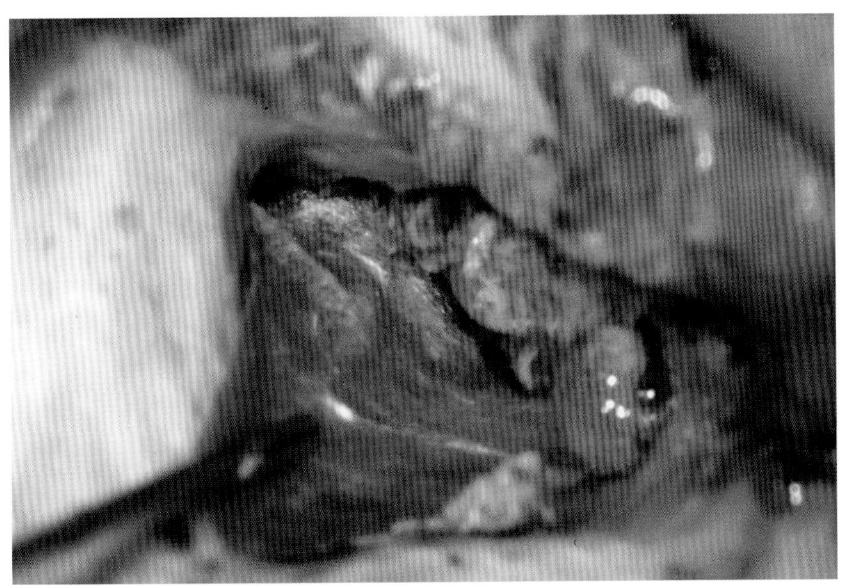

图 7.54　用一大块颞肌筋膜覆盖术腔内侧壁

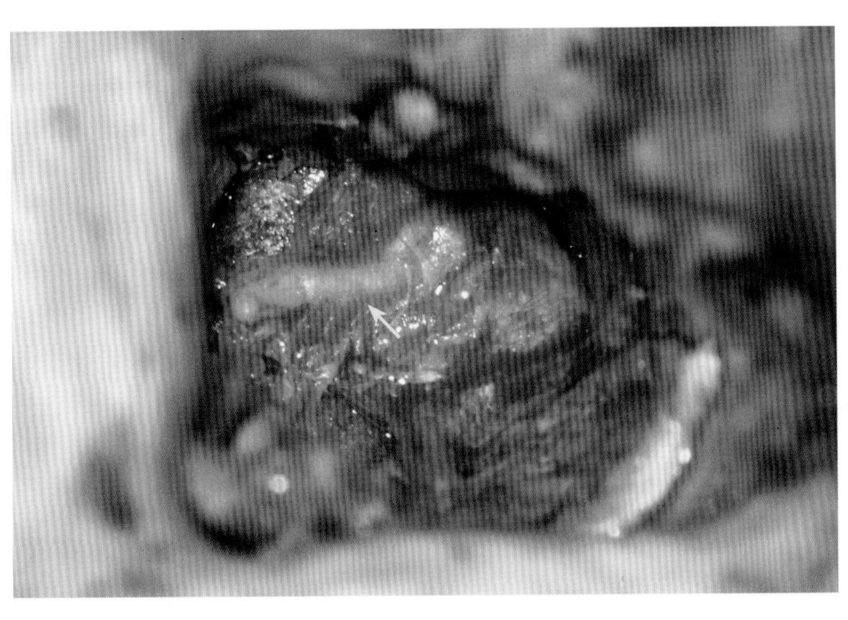

图 7.55　复位耳道鼓膜瓣，置于筋膜上，附着于鼓膜的锤骨柄清晰可见（箭头）

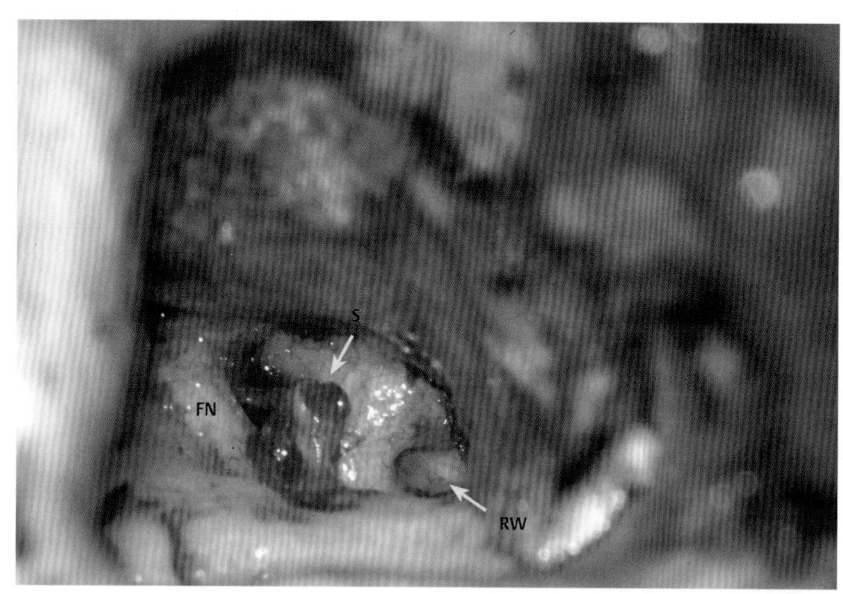

图 7.56　向前翻起筋膜暴露镫骨。FN：面神经；RW：圆窗；S：镫骨

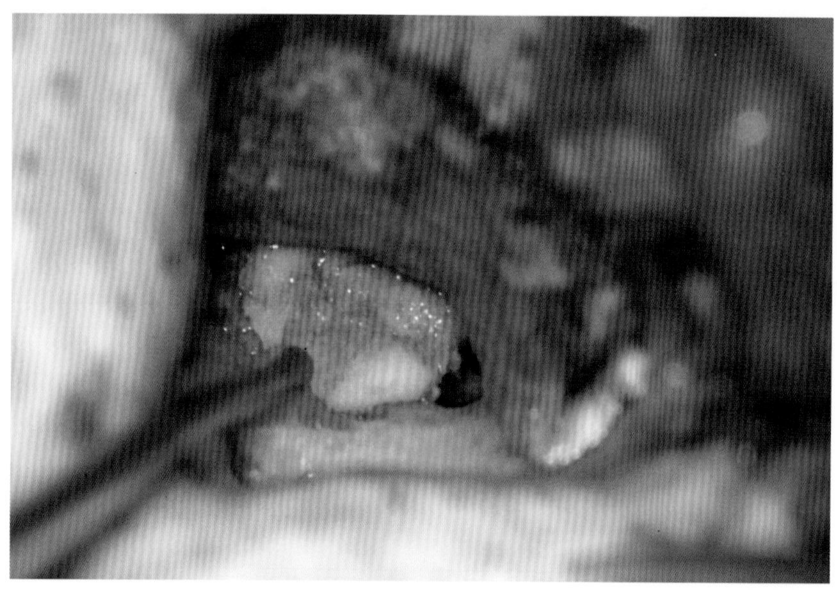

图 7.57　将一块厚的软骨置于镫骨头上，鼓室内填塞明胶海绵以支撑软骨和重建的鼓膜。复位筋膜和耳道鼓膜瓣，用明胶海绵填塞术腔

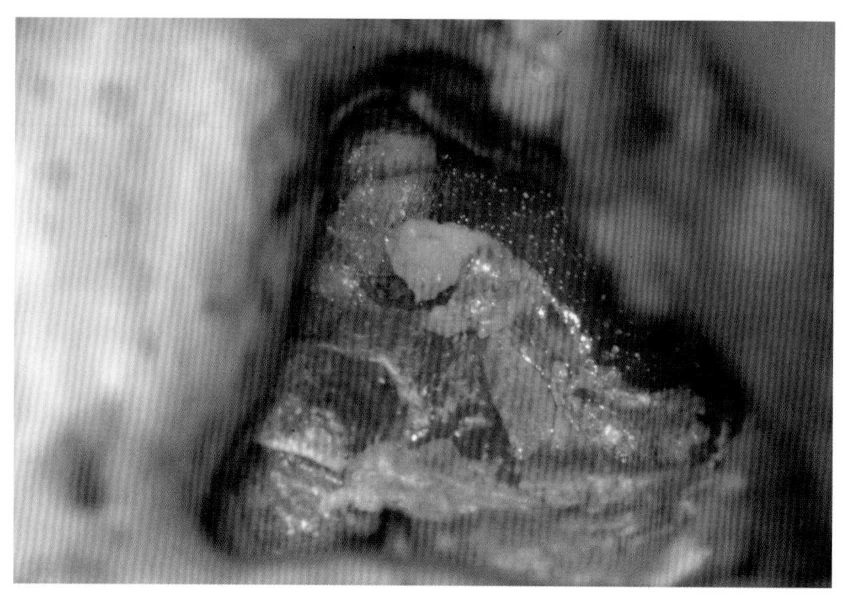

图 7.58　已复位筋膜，术腔已填塞明胶海绵

病例 7.3（左耳）

参见图 7.59 ~ 图 7.71。

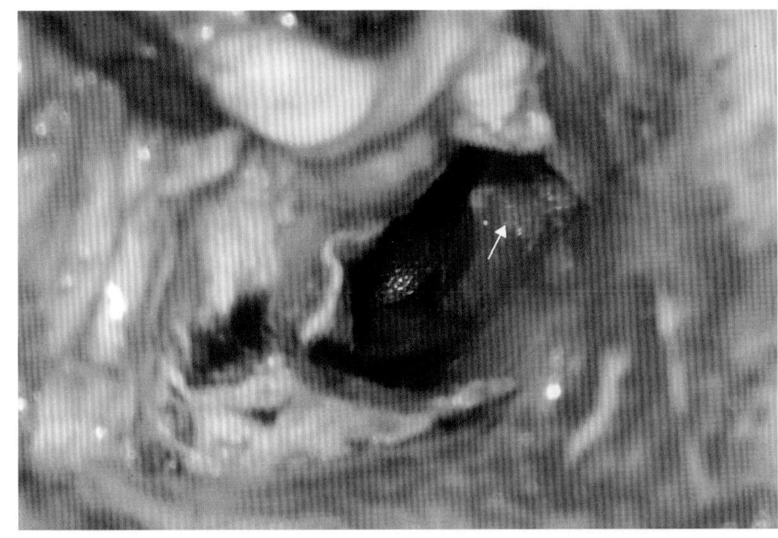

图 7.59　经耳后径路显露外耳道，发现鼓膜松弛部局限侵蚀（箭头）

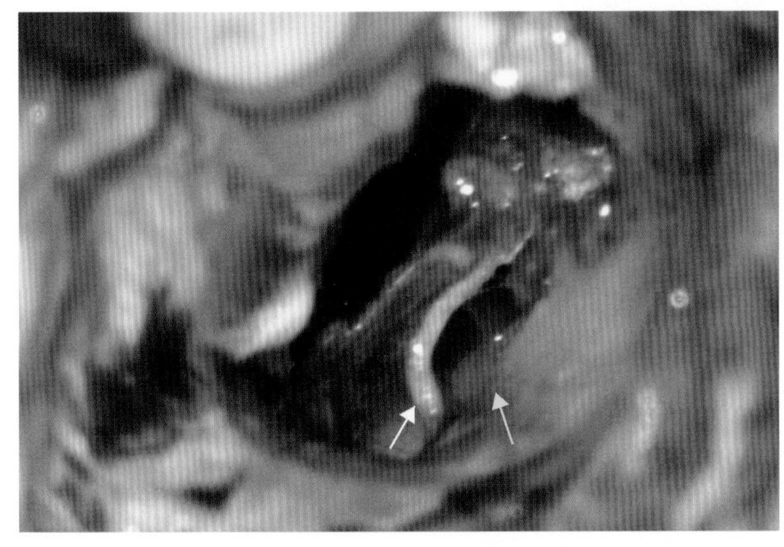

图 7.60　在行乳突切除术之前，开放鼓室以明确有无胆脂瘤以及听骨链的完整性，可见鼓索神经（白色箭头）和砧镫关节（黄色箭头）

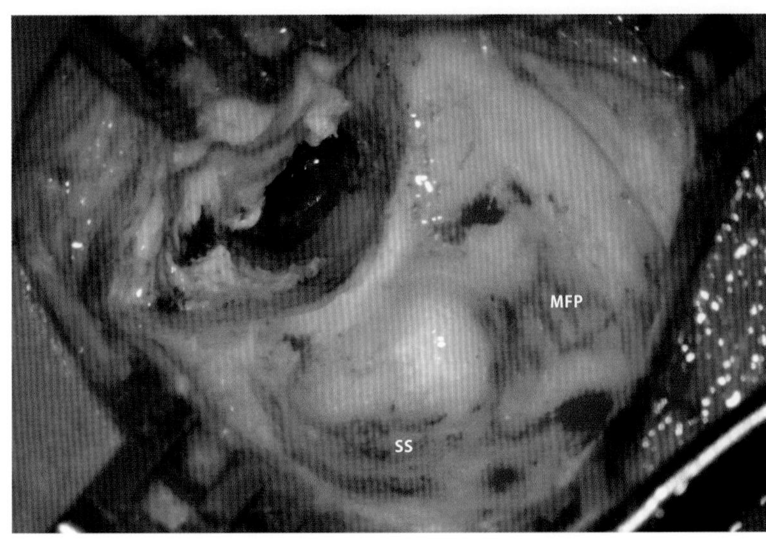

图 7.61　首先行完壁式乳突切除术，保留外耳道后壁外侧的骨质。确定术腔上方的中颅窝脑板和后方的乙状窦。由于是硬化型乳突，在进入鼓窦之前没有见到明显的气房。MFP：中颅窝脑板；SS：乙状窦

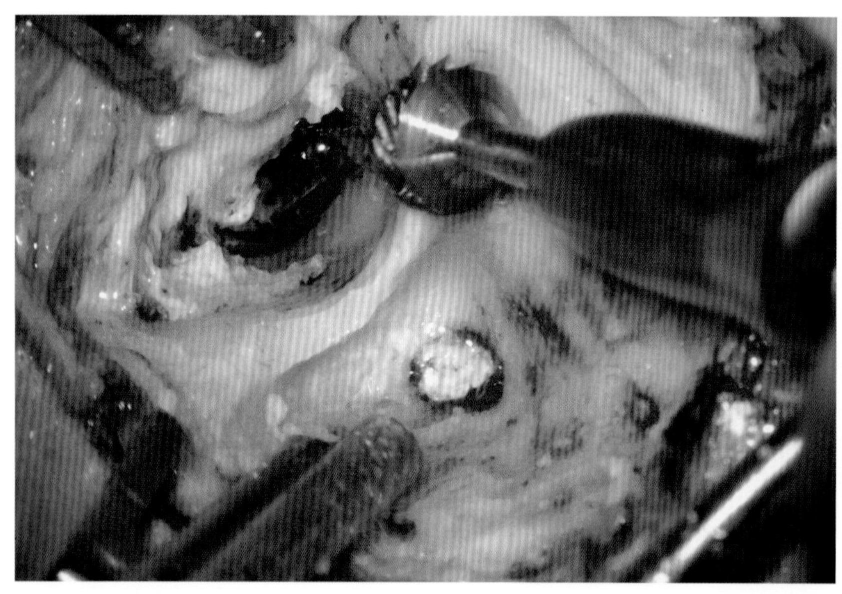

图 7.62　硬化型乳突且鼓窦内充满了胆脂瘤，所以考虑采用开放式鼓室成形术。用大号切割钻去除外耳道后壁骨质

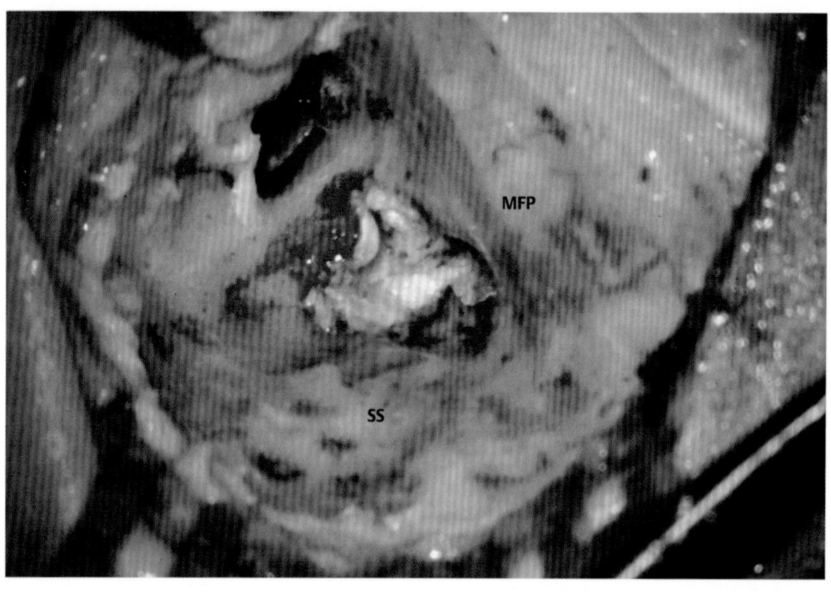

图 7.63　由外侧向内侧钻磨，注意不要在术腔内形成锐角。MFP：中颅窝脑板；SS：乙状窦

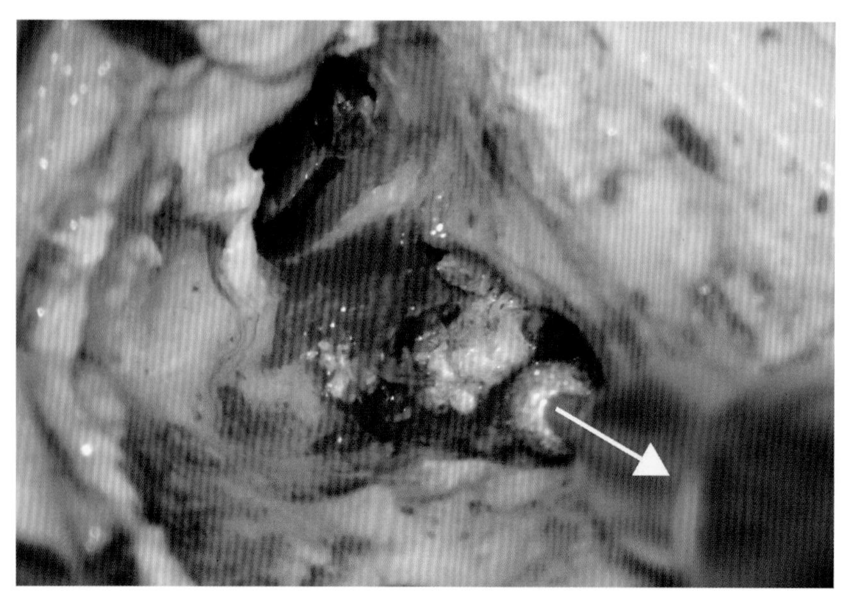

图 7.64　充分开放窦脑膜角，钻磨方向应由内向外，如箭头所示

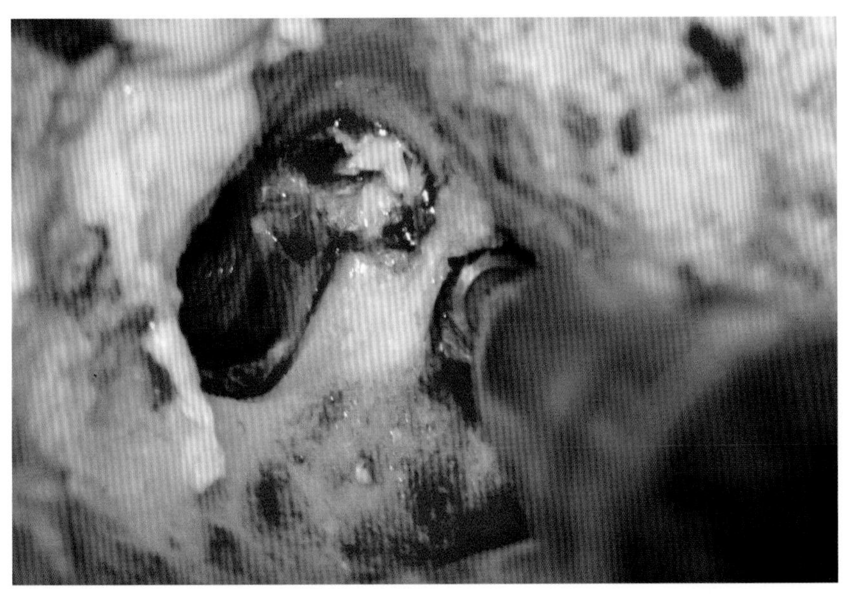

图 7.65　用小号切割钻开放上鼓室，此处应特别注意磨钻不要触碰听骨链

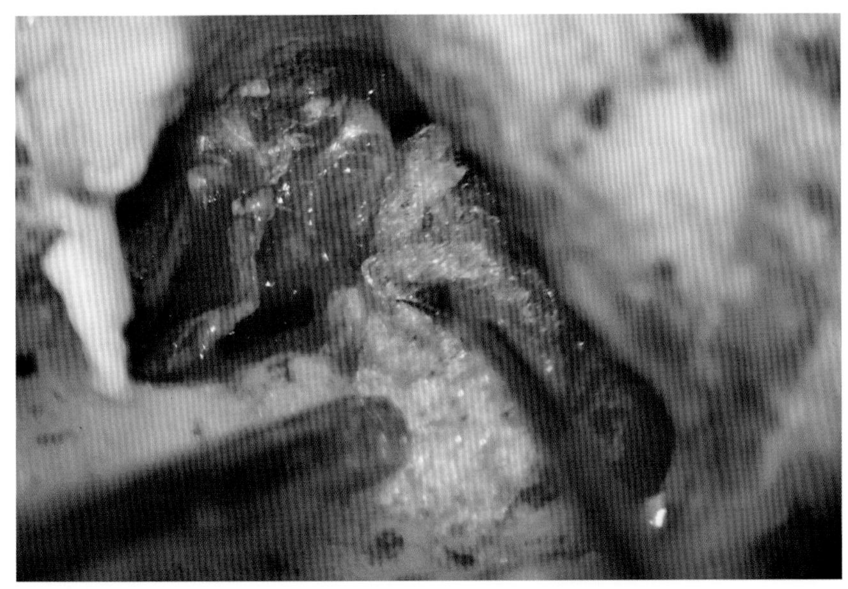

图 7.66　完全开放上鼓室，听骨链周围的胆脂瘤已大部分清除，砧骨严重受侵。用棉球辅助清除听骨链后方的胆脂瘤上皮

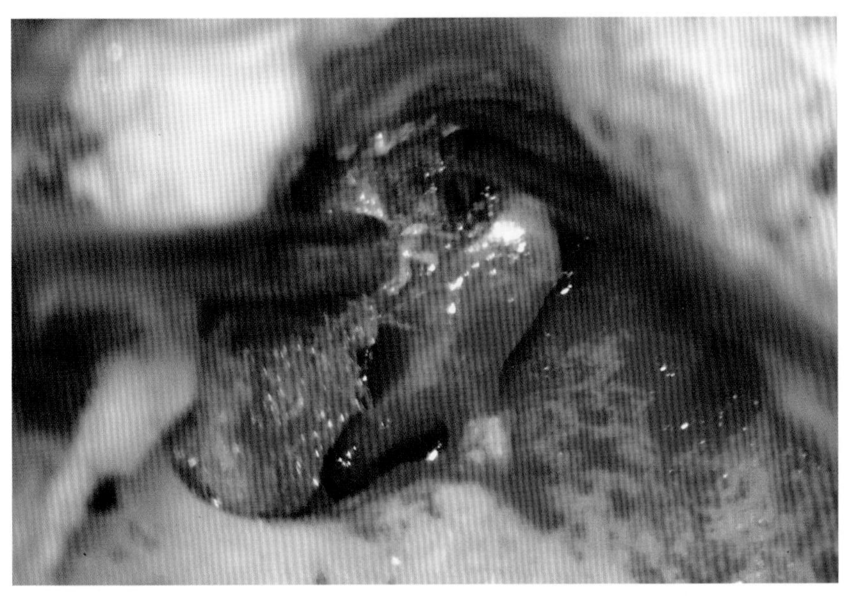

图 7.67　开始分离锤骨头前方的胆脂瘤

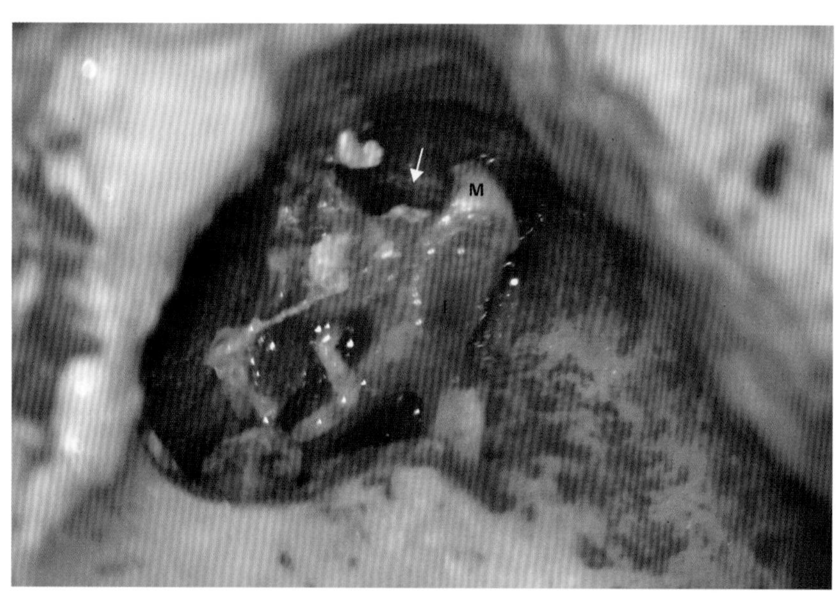

图 7.68　锤骨头严重侵蚀，在其前方可见一个深部凹陷区，难以显露（箭头）。I：砧骨；M：锤骨

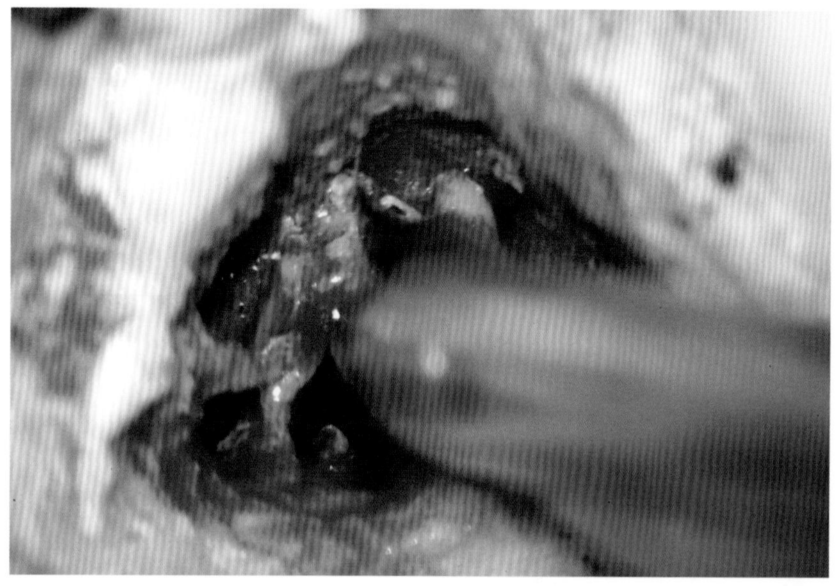

图 7.69　砧镫关节脱位，取出砧骨，剪断锤骨头

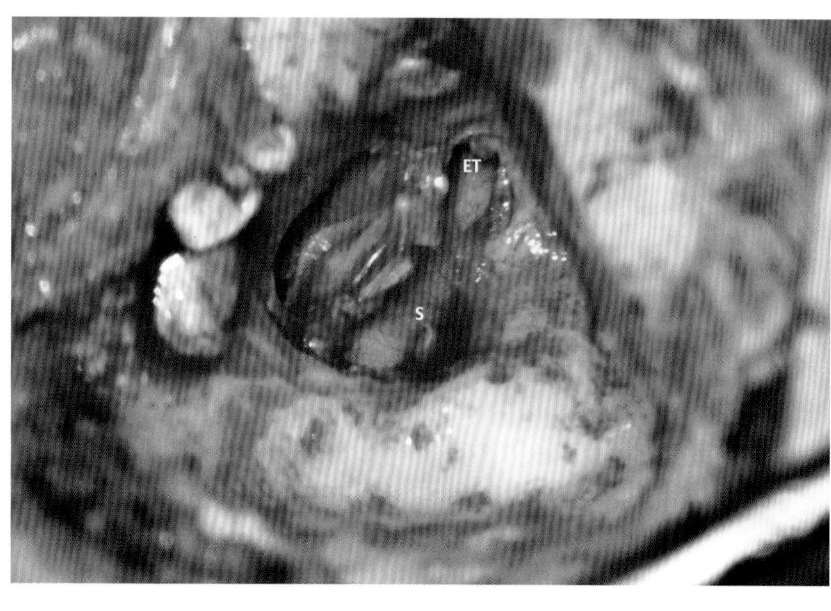

图 7.70　已完全清除中耳腔内胆脂瘤。切断鼓膜张肌腱以便于将鼓膜向前外侧抬起，以更好地显露侵入咽鼓管的胆脂瘤。ET：咽鼓管；S：镫骨

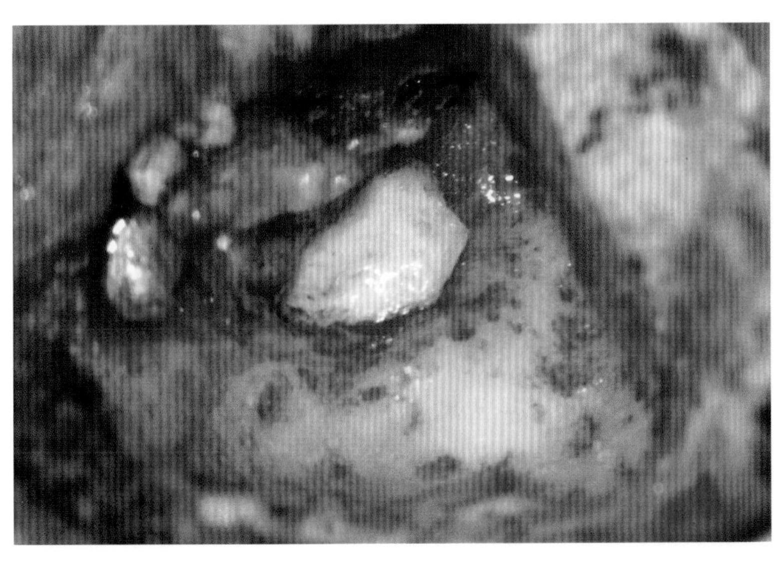

图 7.71　将一块软骨置于镫骨头上，既可作为听骨小柱，又可作为加强鼓膜的支撑材料。颞肌筋膜覆盖术腔，复位耳道鼓膜瓣并置于筋膜之上

病例 7.4（右耳）

参见图 7.72 ~ 图 7.81。

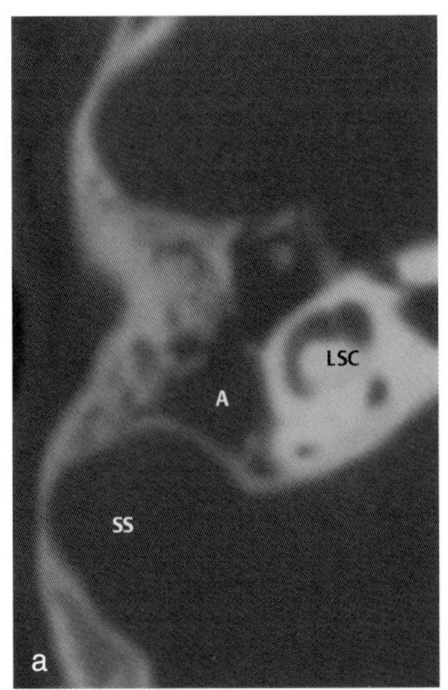

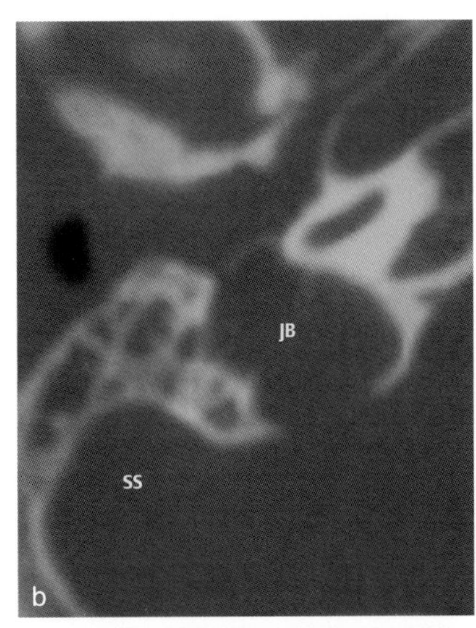

图 7.72　一例胆脂瘤合并乙状窦前置病例。（a）轴位 CT 显示，乙状窦前置导致进入鼓窦的通路变窄。（b）下方的层面提示鼓室内颈静脉球高位，突入鼓室。A：鼓窦；JB：颈静脉球；LSC：外半规管；SS：乙状窦

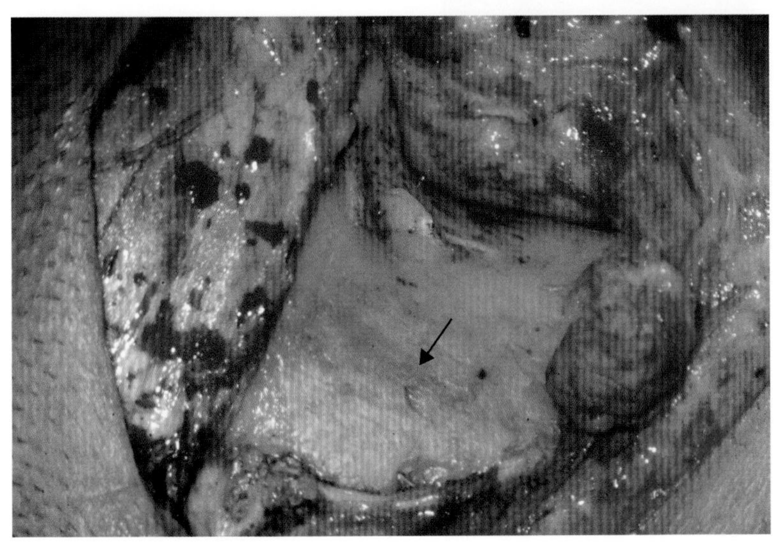

图 7.73　拟行乳突切除术，暴露乳突表面，可见占据后半部分的发蓝区域（箭头）为前置的乙状窦

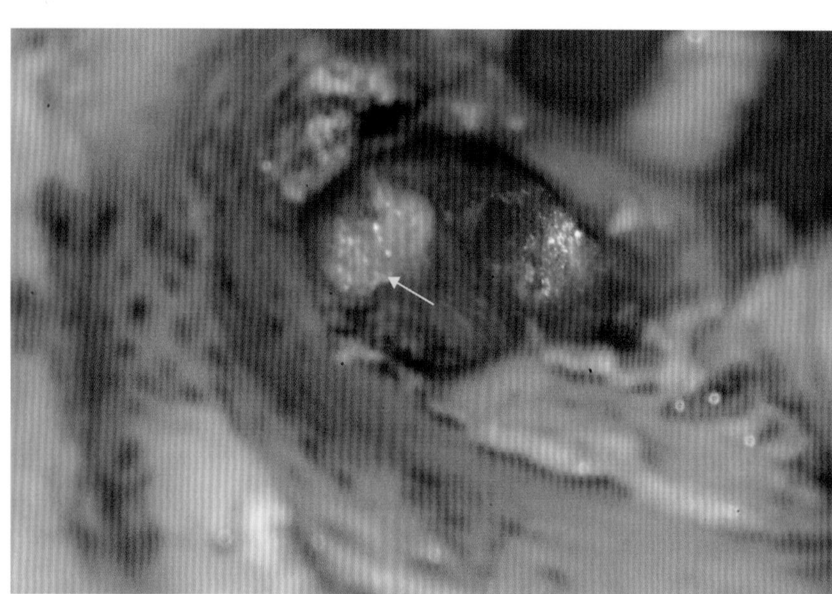

图 7.74　鼓膜松弛部（箭头）可见胆脂瘤囊袋，伴炎症反应

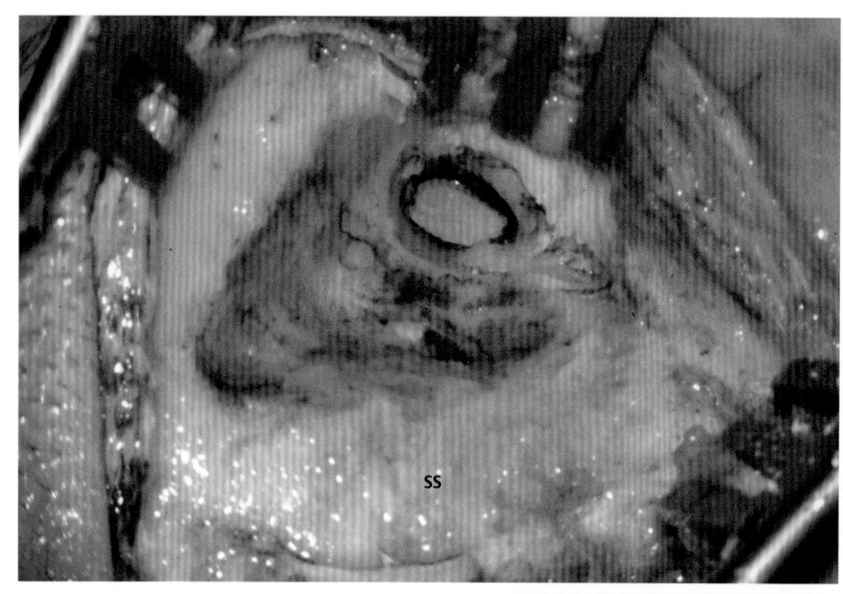

图 7.75　行开放式乳突切除，注意避免暴露前置的乙状窦。碟形化术腔，轮廓化中颅窝脑板和乙状窦，避免遗留尖锐的骨缘，以最大限度显露中耳腔。SS：乙状窦

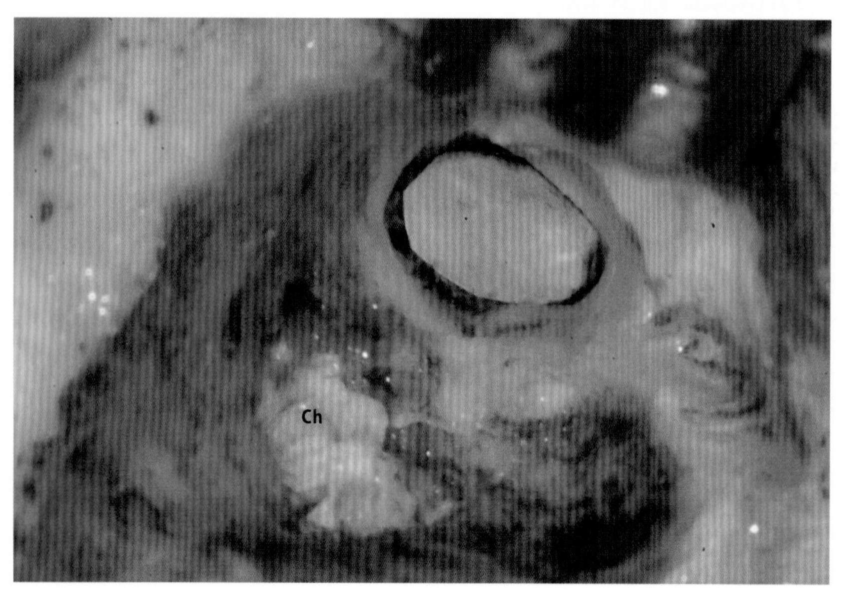

图 7.76　开放鼓窦，其内充满胆脂瘤。同时削低后壁，行外耳道成形，用铝箔片保护耳道鼓膜瓣。在铝箔片和锤骨短突之间应间隔部分耳道皮瓣或棉球，以防止感音神经性听力损失。Ch：胆脂瘤

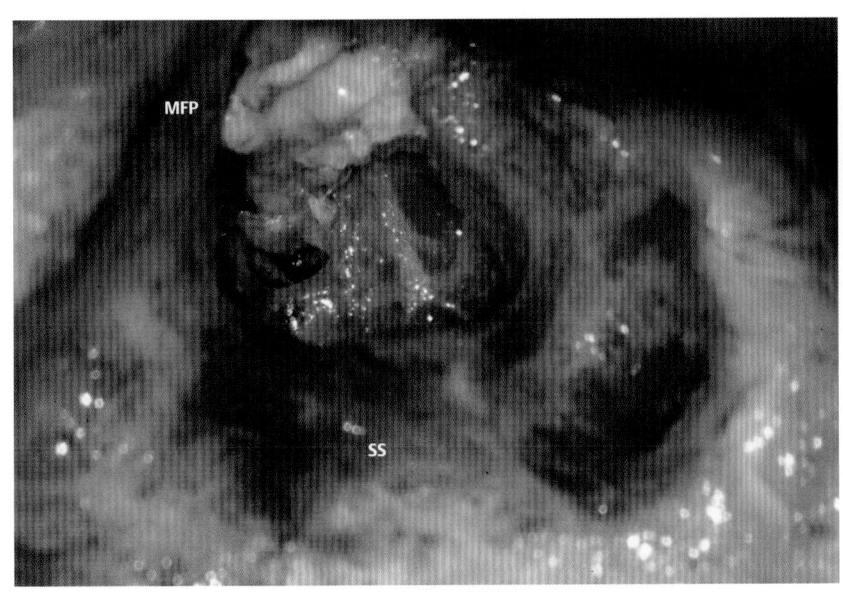

图 7.77　削薄中颅窝脑板和乙状窦表面骨质，扩大进入鼓窦的通路。胆脂瘤上皮侵犯的迷路周围气房也需要磨除。MFP：中颅窝脑板；SS：乙状窦

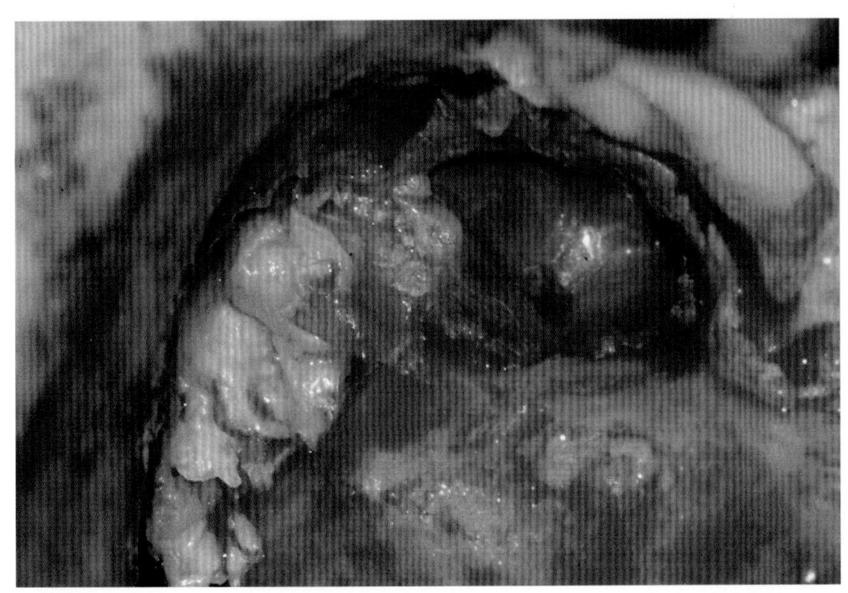

图 7.78　胆脂瘤充满上鼓室，砧骨体完全被侵蚀

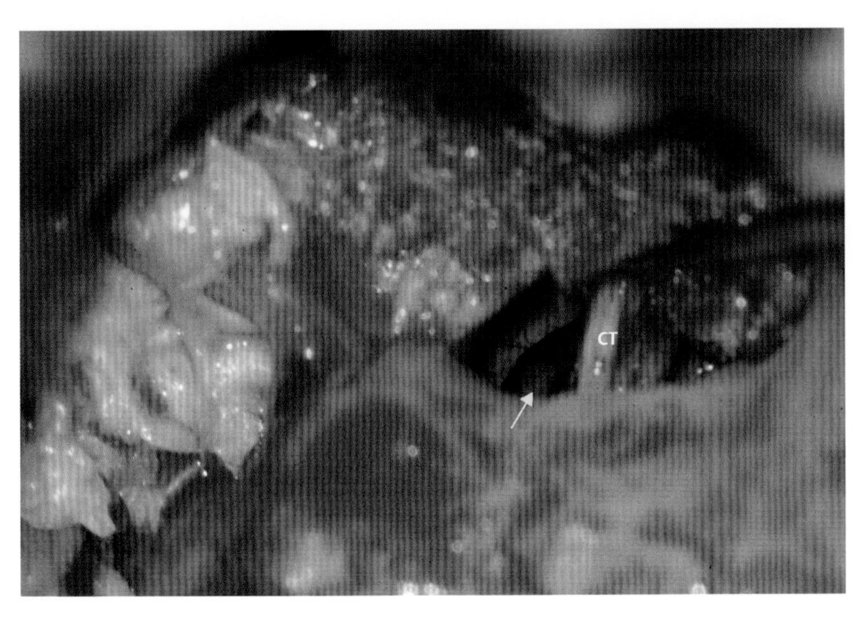

图 7.79　探查鼓室见胆脂瘤累及部分中鼓室，巨大的颈静脉球位于后下鼓室（箭头）。注意颈静脉球顶部无骨质覆盖。CT：鼓索神经

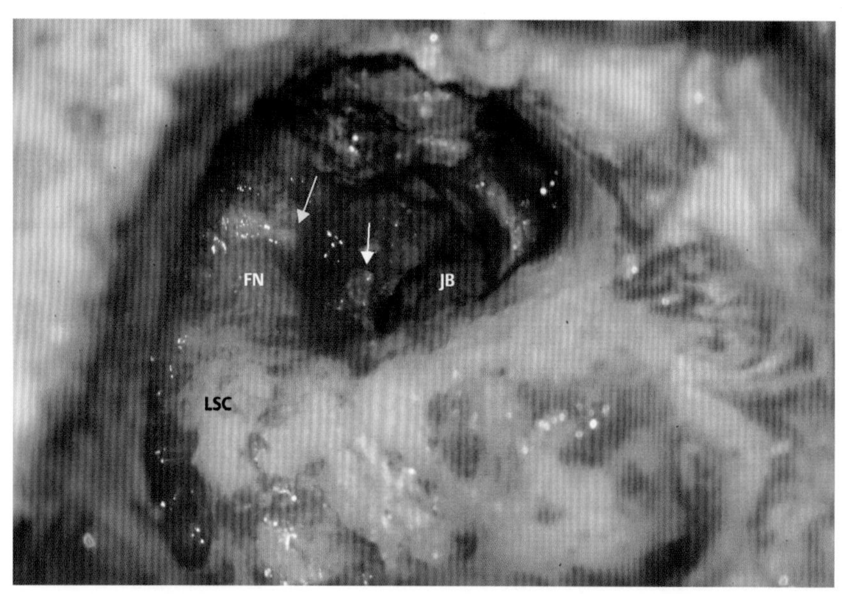

图 7.80 去除砧骨和锤骨头，清除中耳腔内胆脂瘤，匙突后方的面神经鼓室段裸露（黄色箭头）。突入鼓室内巨大的颈静脉球几乎触及镫骨（白色箭头）。FN：面神经；JB：颈静脉球；LSC：外半规管

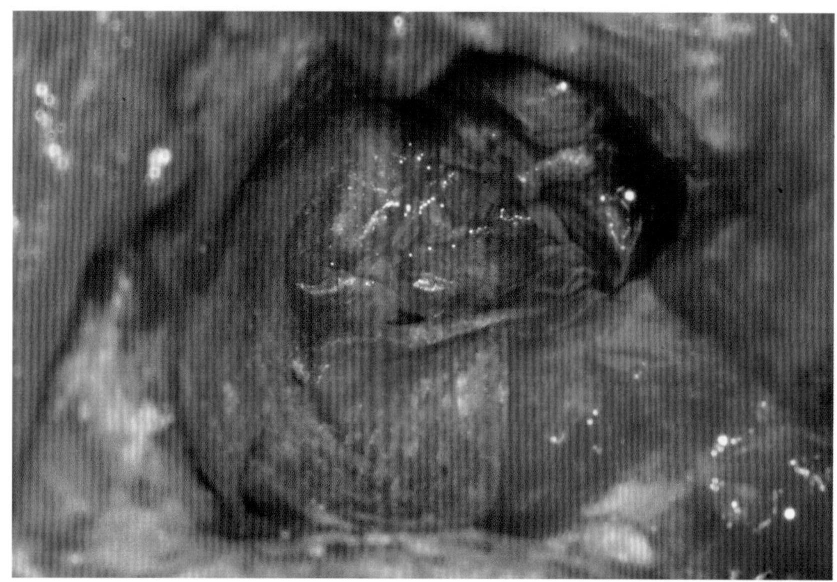

图 7.81 鼓室填塞明胶海绵，并将一大块软骨置于镫骨上。移植筋膜以重建鼓膜并覆盖乳突内侧壁

7.1.3 分期开放式鼓室成形术

在许多胆脂瘤病例中，病变累及鼓室，合并鼓膜内陷。鼓室内可能有瘢痕或肉芽组织，或鼓膜与鼓室内壁黏连，还需要修补穿孔。在这种情况下，一些不可预知的因素，如鼓室内瘢痕再形成、重建的鼓膜粘连，及术后鼓膜移位导致的小柱移位，可能会影响术后的中耳传声效果。为了获得更稳定的效果，手术通常分期进行，二期行听骨链重建。此外，二期手术可以清理残留的病变，并纠正内陷囊袋，以提高手术的整体治愈率。

病例 7.5（左耳）

参见图 7.82 ~ 图 7.95。

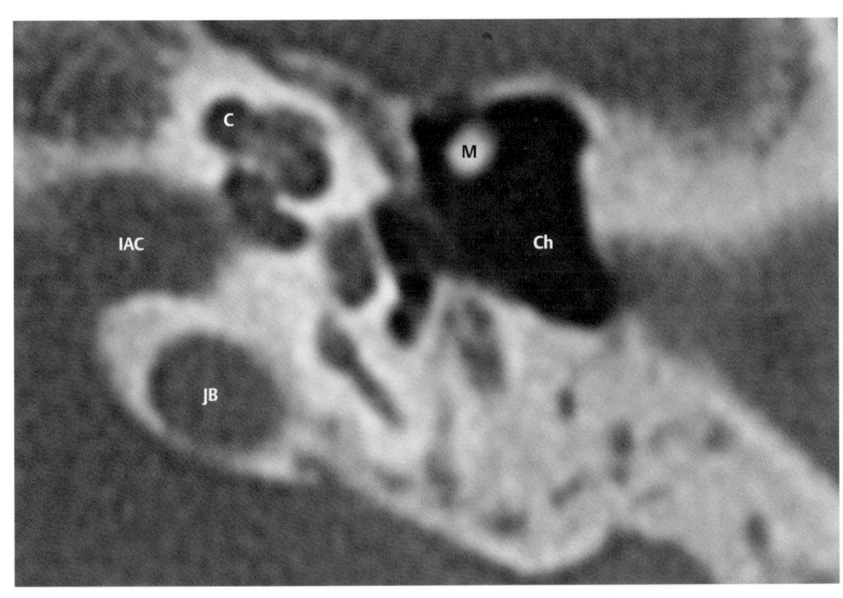

图 7.82　中耳胆脂瘤病例合并硬化型乳突，CT 显示上鼓室广泛侵蚀，可见锤骨头，但砧骨和镫骨足板上结构缺失。C：耳蜗；Ch：胆脂瘤；IAC：内耳道；JB：颈静脉球；M：锤骨

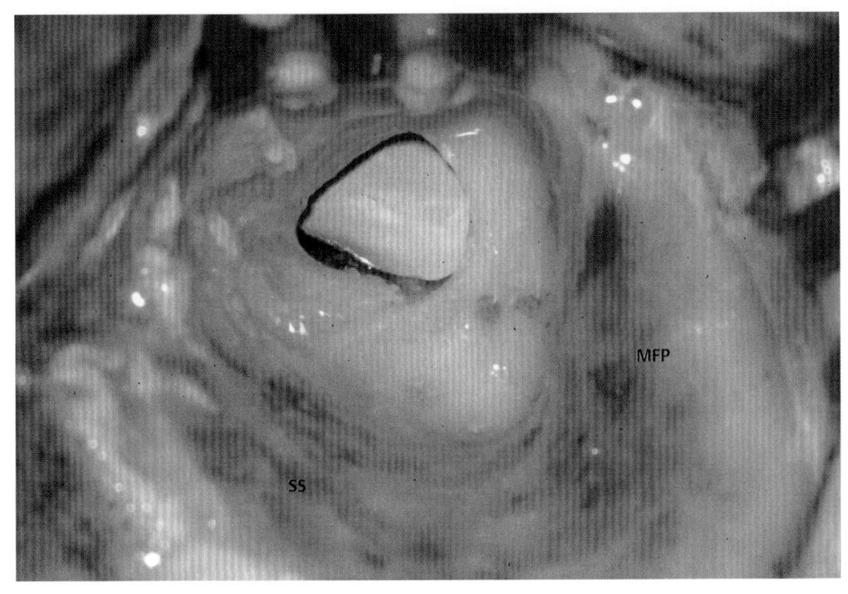

图 7.83　确定上方的中颅窝脑板和后方的乙状窦。用铝箔片保护耳道鼓膜瓣。注意术腔已充分碟形化，外耳道前壁也充分钻磨。MFP：中颅窝脑板，SS：乙状窦

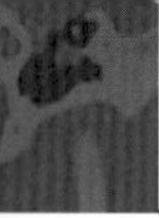

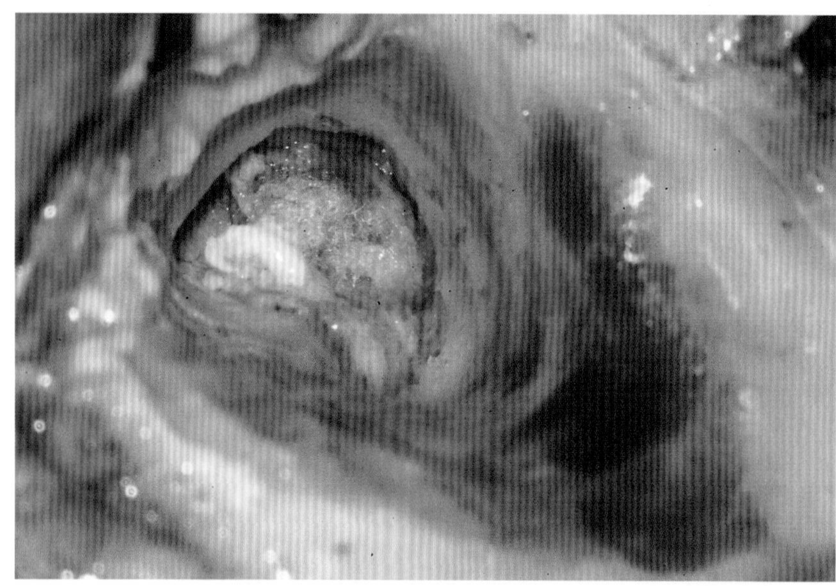

图 7.84　向深面钻磨直到鼓窦，鼓窦小且充满胆脂瘤。由于乳突气房发育较差，小鼓窦周围都是致密骨

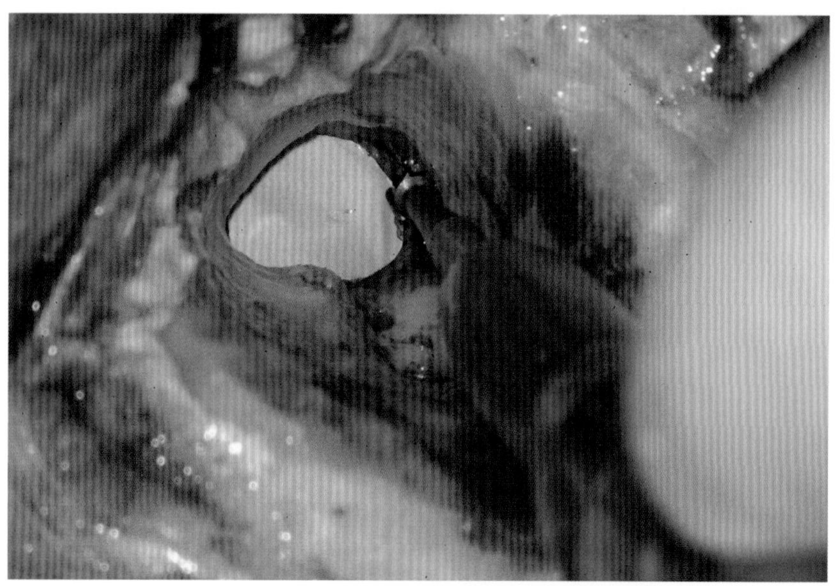

图 7.85　磨除所有的悬垂骨质使术腔圆滑。耳道鼓膜瓣用铝箔片保护

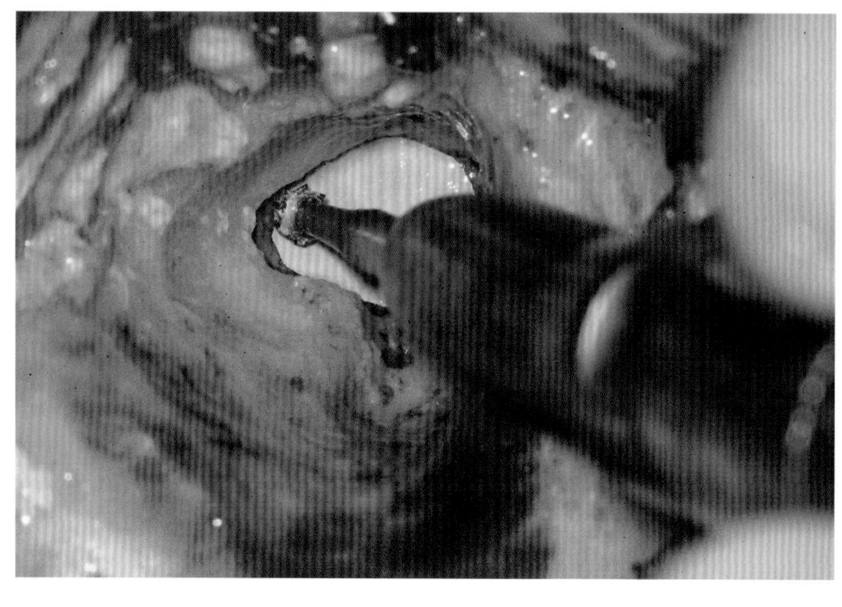

图 7.86　为便于术后处理和二期手术，外耳道前壁和底壁也应用钻磨处理

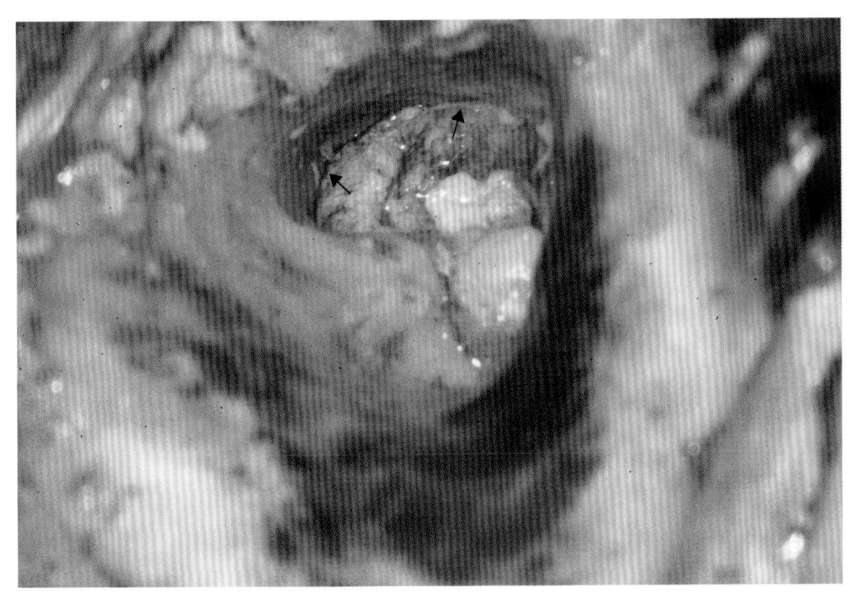

图 7.87 钻磨耳道壁直到无须调整显微镜即可看到完整鼓环（箭头）

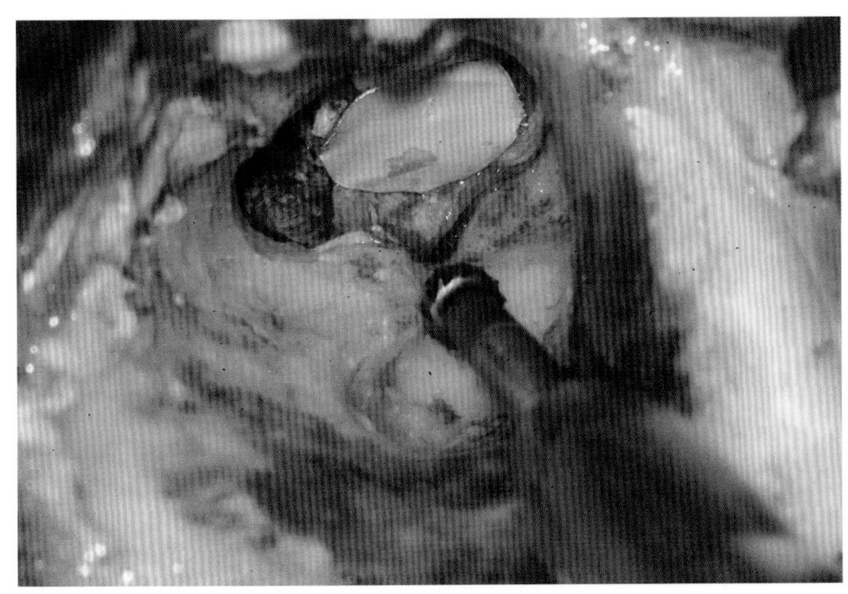

图 7.88 用小的切割钻进一步削低面神经嵴，术腔碟形化完成

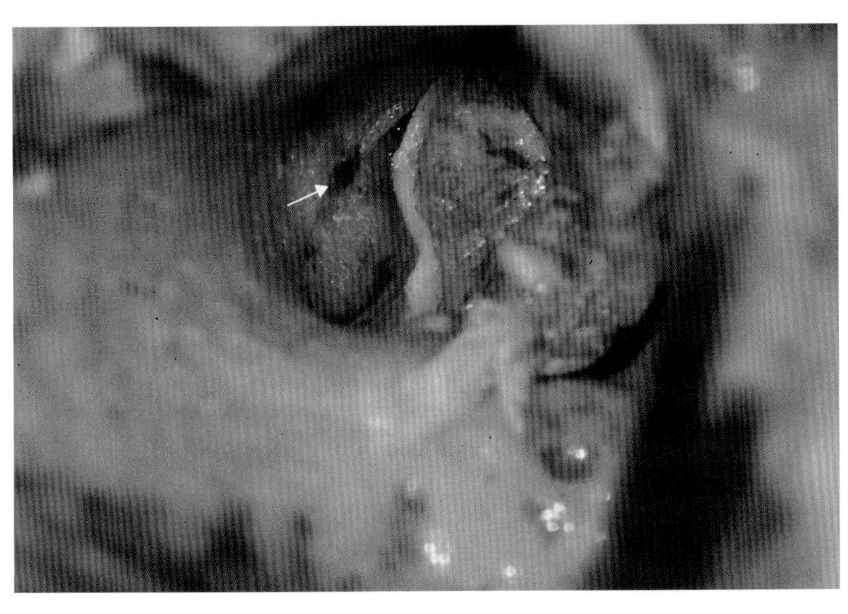

图 7.89 从耳道底壁分离纤维鼓环，请注意，前方巨大的颈静脉球构成了鼓室下壁，其中部分暴露于鼓环（箭头）。在这种情况下，粗心地剥离纤维鼓环可能会损伤颈静脉球导致大出血，在破损处使用速即纱填塞可以止血

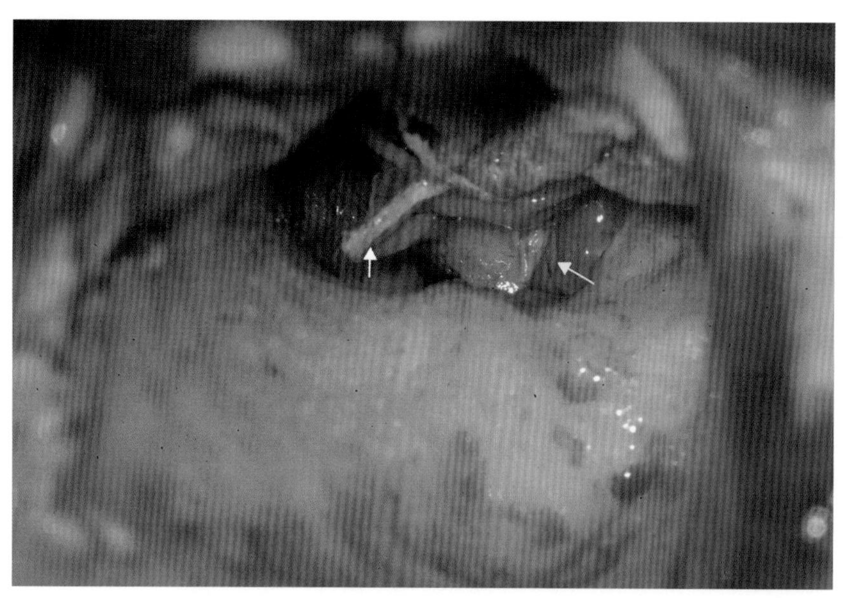

图 7.90　继续向上分离纤维鼓环，注意不要遗留覆盖鼓室后壁的胆脂瘤基质。砧骨消失，镫骨底板上结构破坏，可见鼓索神经（白色箭头）和镫骨底板（黄色箭头）

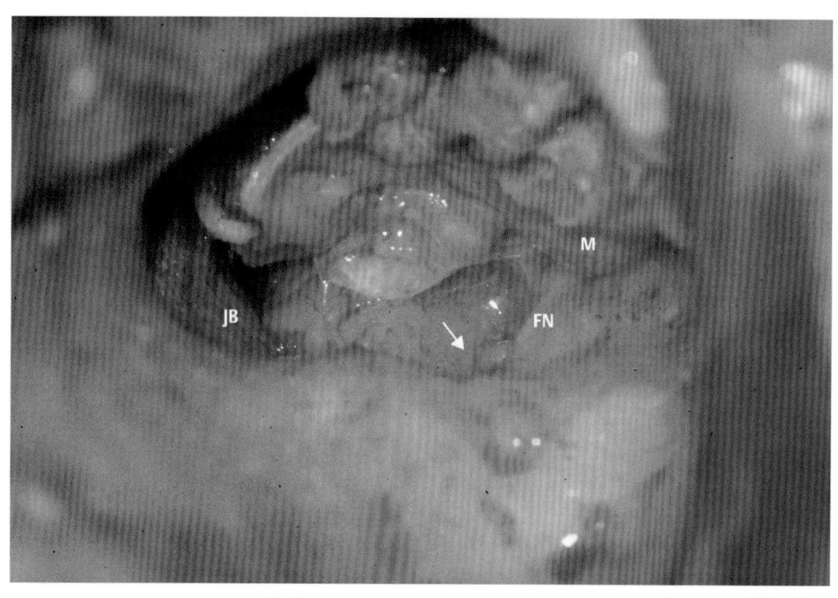

图 7.91　继续向上分离纤维鼓环，注意不要遗留覆盖鼓室后壁的胆脂瘤基质。砧骨消失，镫骨底板上结构破坏。切断鼓索神经，面神经鼓室段裸露，其下方可见镫骨底板（箭头）。FN：面神经；JB：颈静脉球；M：锤骨头

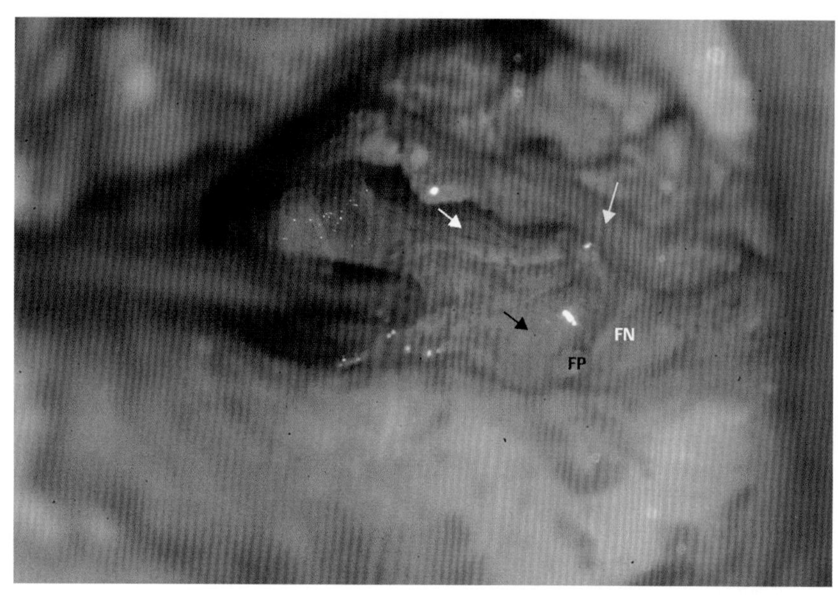

图 7.92　在高倍镜下，可见 Jacobson 神经穿过鼓岬（白色箭头），匙突（黄色箭头）构成卵圆窗龛（黑色箭头）的前上缘，面神经在其上内侧走行。FN：面神经；FP：镫骨底板

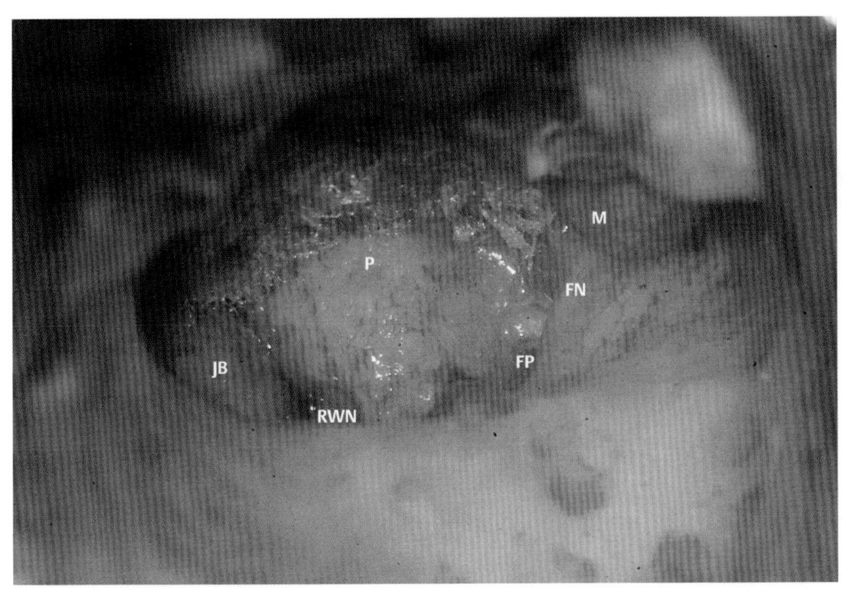

图 7.93 近距离观察中鼓室结构。FN：面神经；FP：镫骨底板；JB：颈静脉球；M：锤骨头；P：匙突；RWN：圆窗龛

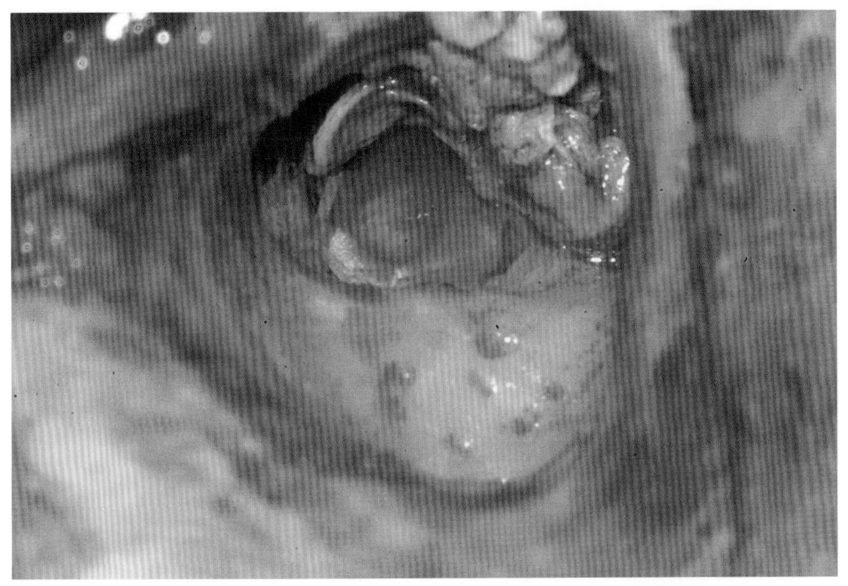

图 7.94 在鼓室内放置一层硅胶片

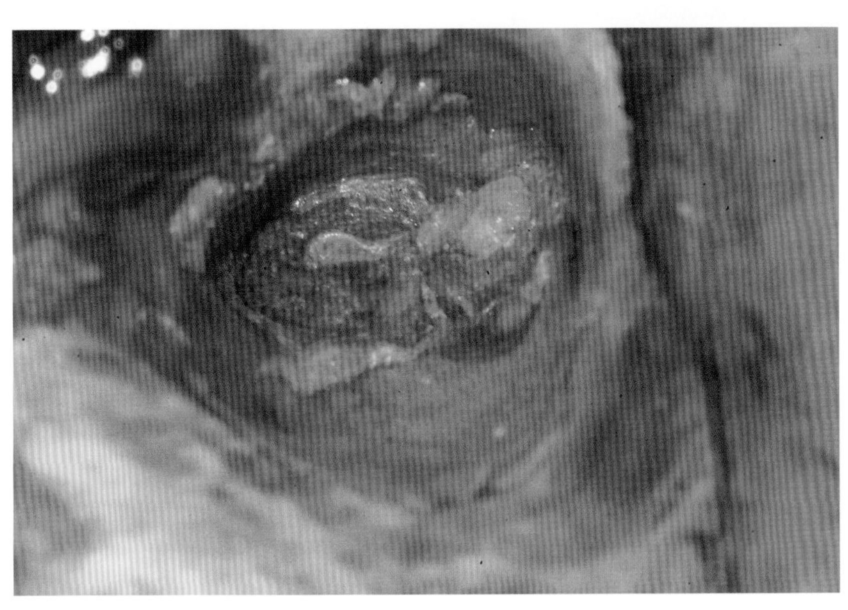

图 7.95 用颞肌筋膜修补鼓膜，并用耳甲软骨覆盖和骨粉部分填充的术腔。复位带锤骨的耳道鼓膜瓣置于颞肌筋膜之上，用可吸收性明胶海绵填塞术腔

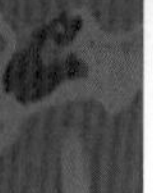

病例 7.5 的二期手术

参见图 7.96 ~图 7.103。

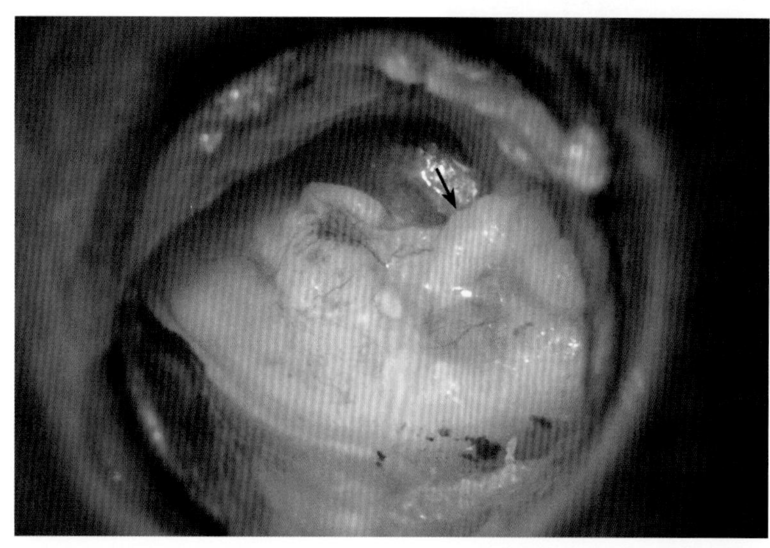

图 7.96 同一病例的二期手术。术腔上皮化良好，可辨认出一期手术保留的锤骨（箭头）。值得注意的是，因为在一期手术中充分磨除了外耳道前壁和底壁骨质，鼓膜显露良好

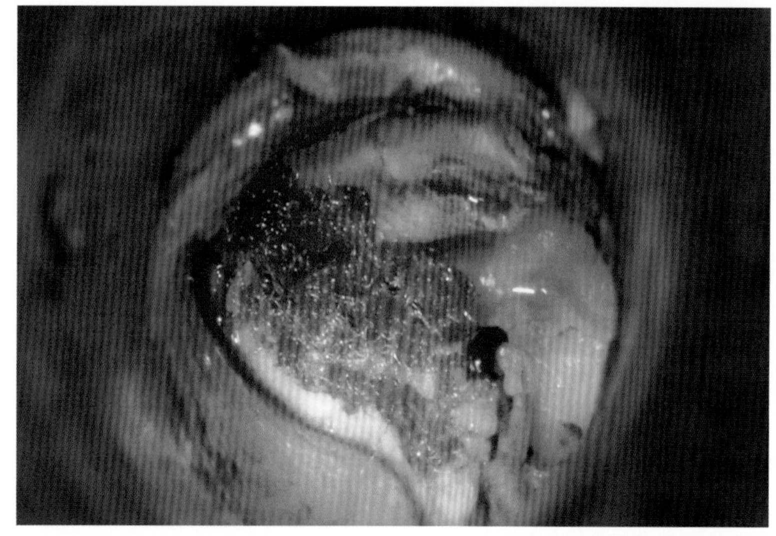

图 7.97 自前壁向后壁做 U 形切口，从下方开放鼓室。用一小块棉片分离外耳道皮肤，即可保护皮瓣，又能控制出血

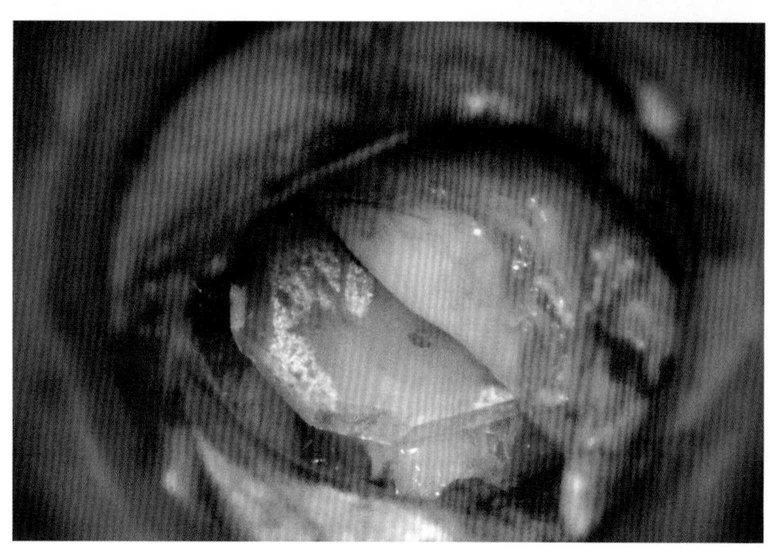

图 7.98 从下方开放鼓室，以充分暴露镫骨底板区域，可见前期手术放置的硅胶片

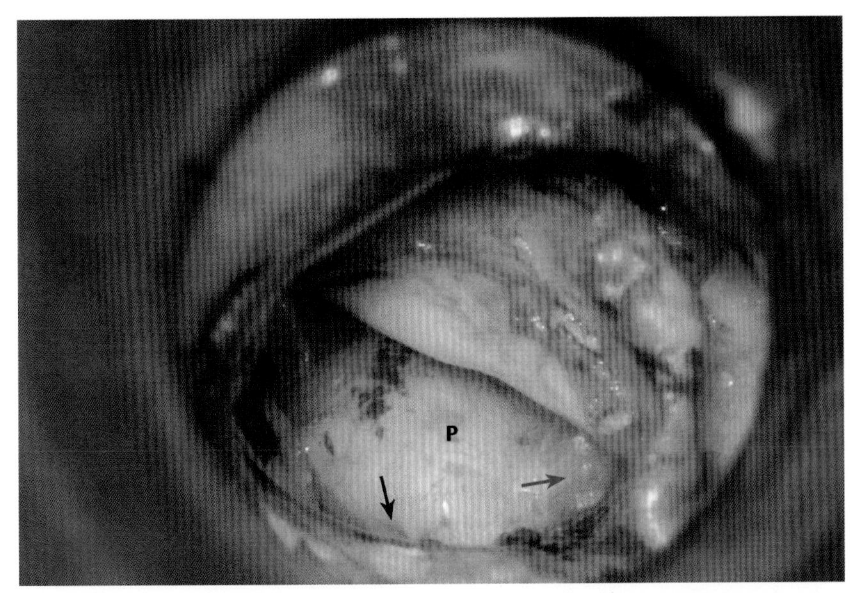

图 7.99 从下方开放鼓室，以充分暴露镫骨足板区域，取出硅胶片。鼓岬（P）位于圆窗龛（黑色箭头）和覆有黏膜皱褶的卵圆窗（蓝色箭头）之间

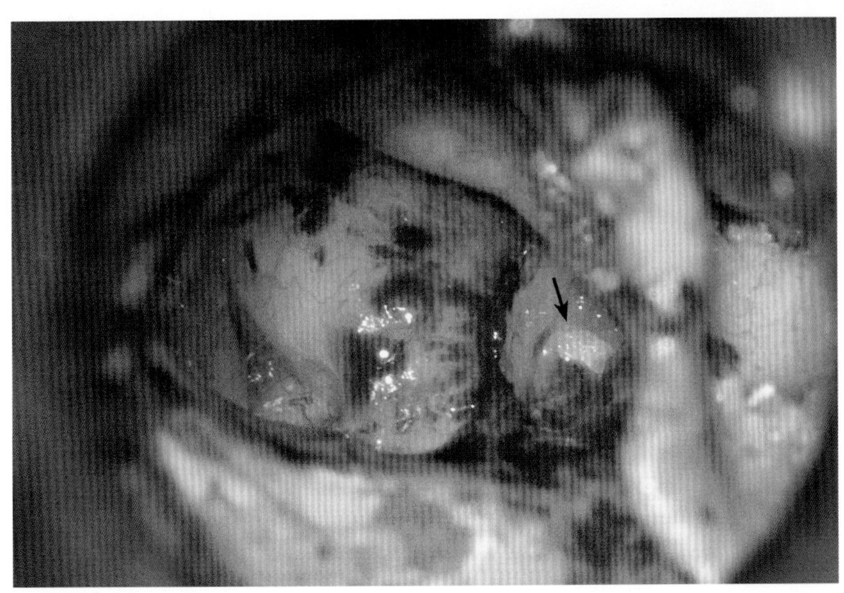

图 7.100 去除覆盖在镫骨底板上的黏膜，可见镫骨前弓的部分残留（箭头）

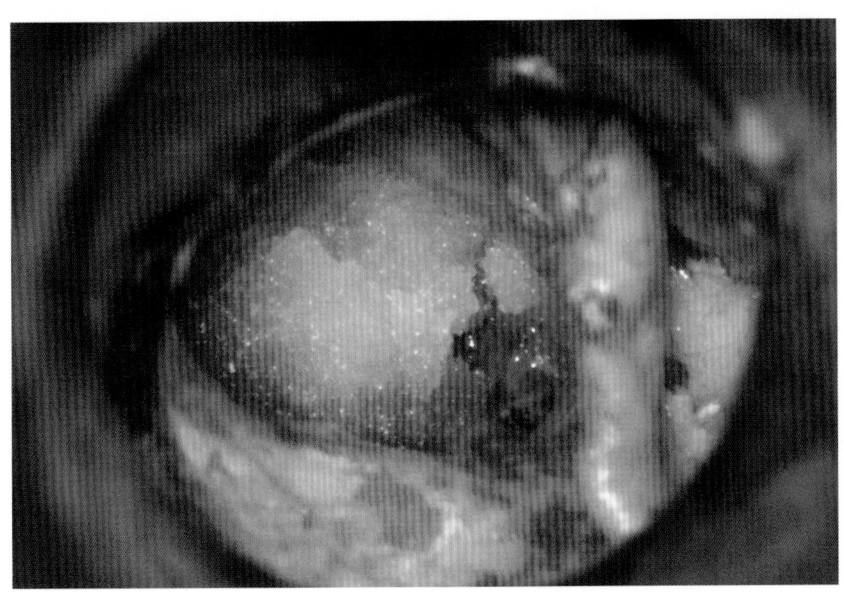

图 7.101 用明胶海绵填塞部分鼓室，镫骨底板区域暂不填塞，准备行听骨链成形术

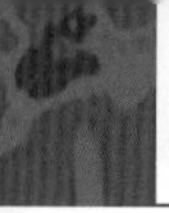

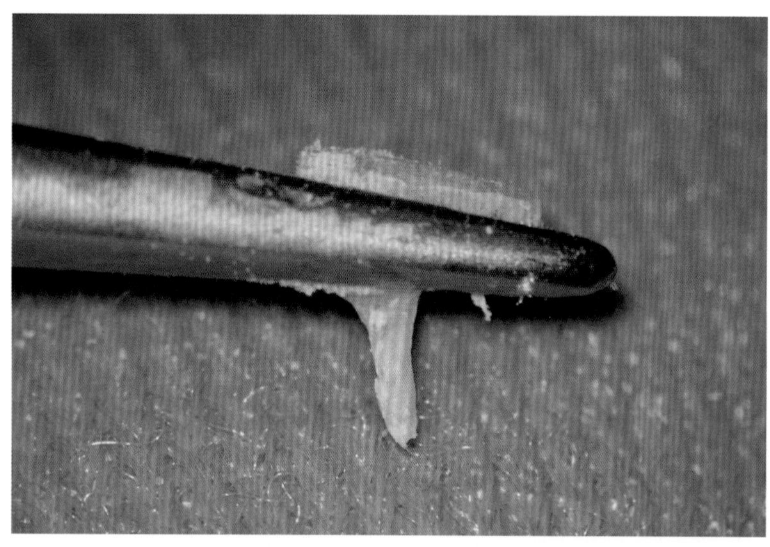

图 7.102　修整砧骨长度使之适合鼓膜和镫骨底板之间的距离

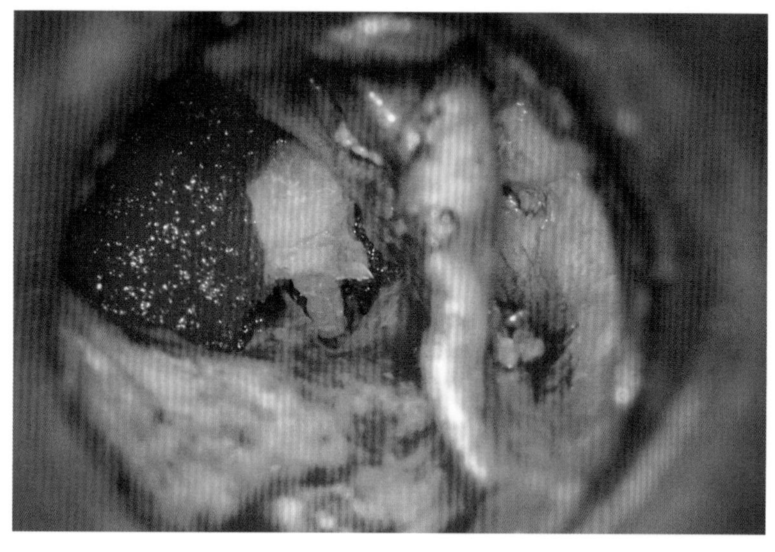

图 7.103　将修整的砧骨置于镫骨底板上，用明胶海绵支撑听骨小柱，以避免与下方的鼓岬和上方的面神经粘连。小柱后方的间隙暂不填塞以确保小柱和镫骨足板的相对位置关系，然后填塞小柱后方的间隙，以防止与后壁粘连。复位耳道鼓膜瓣，关闭术腔

病例 7.6（右耳）

参见图 7.104 ~ 图 7.119。

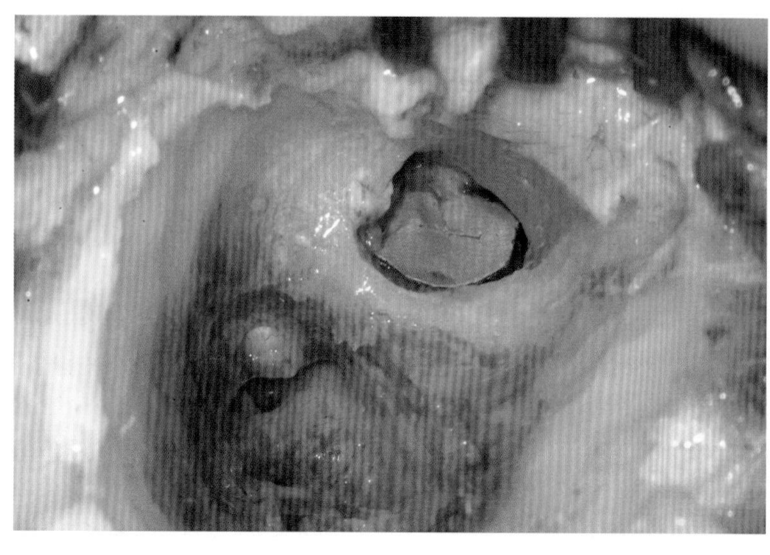

图 7.104　已完成开放式乳突切除术，可见累及鼓窦的胆脂瘤后缘。分离耳道鼓膜瓣，并用铝箔片保护，便于行外耳道成形术

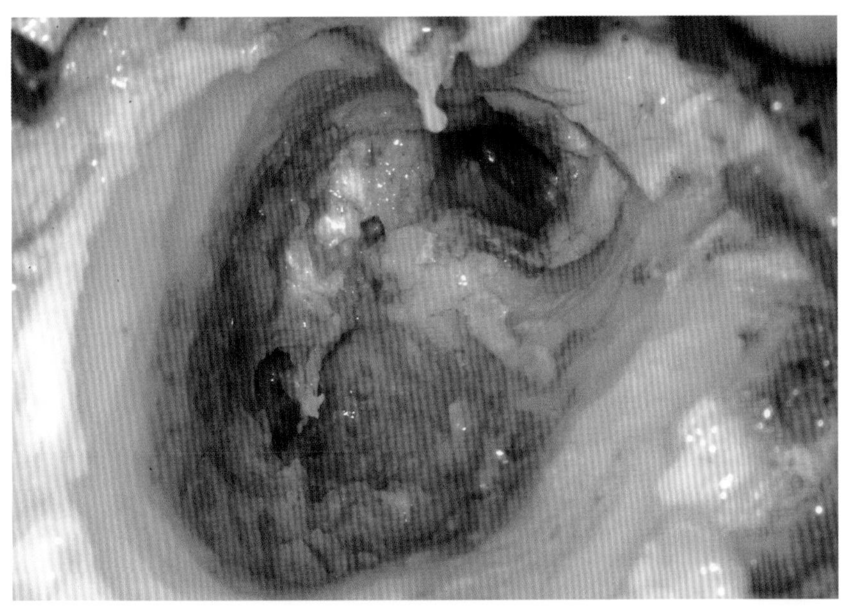

图 7.105　外耳道成形术已完成，将听骨链外侧骨桥磨薄后用刮匙刮除，暴露上鼓室胆脂瘤

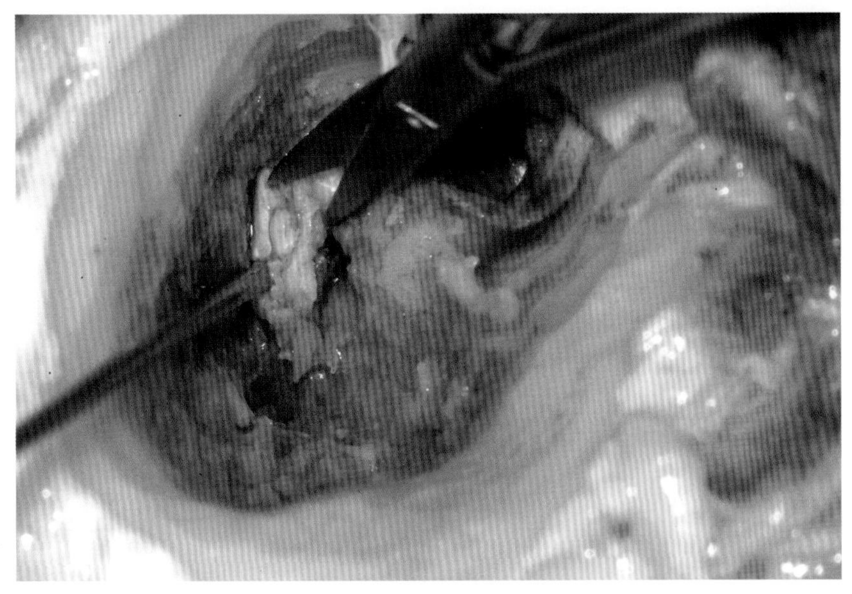

图 7.106　分块逐步去除胆脂瘤组织对于识别胆脂瘤周边的结构至关重要，同时也为清除胆脂瘤提供操作空间

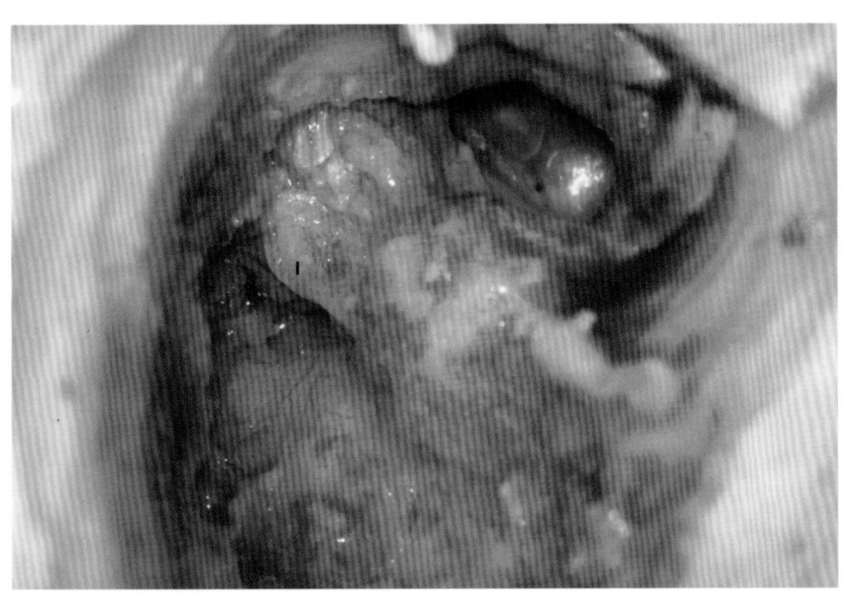

图 7.107　胆脂瘤未破坏听骨链，鼓膜完整，这种情况下可考虑应用改良 Bondy 技术保留听骨链的完整性。I：砧骨

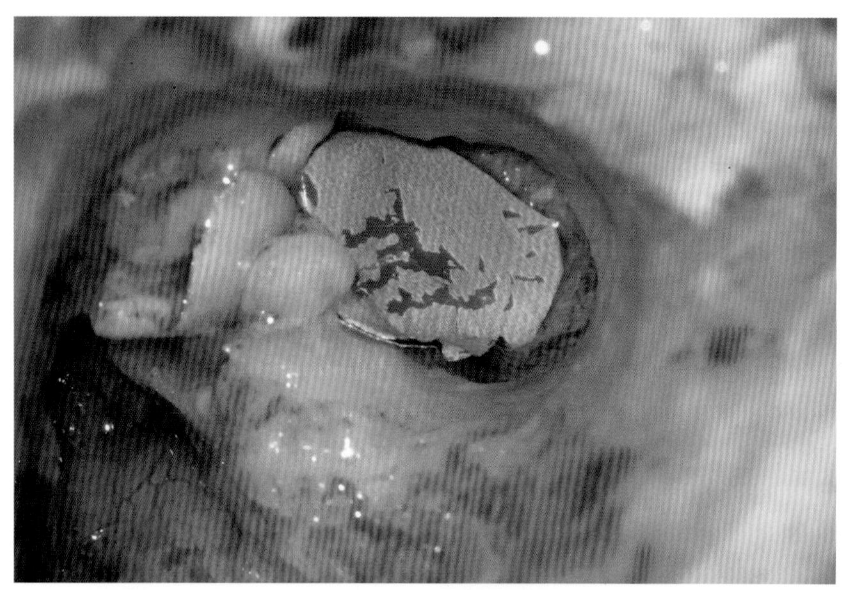

图 7.108 进一步削低面神经嵴至鼓膜水平，从而获得一个圆滑的术腔。在钻磨时需用铝箔片保护耳道鼓膜瓣

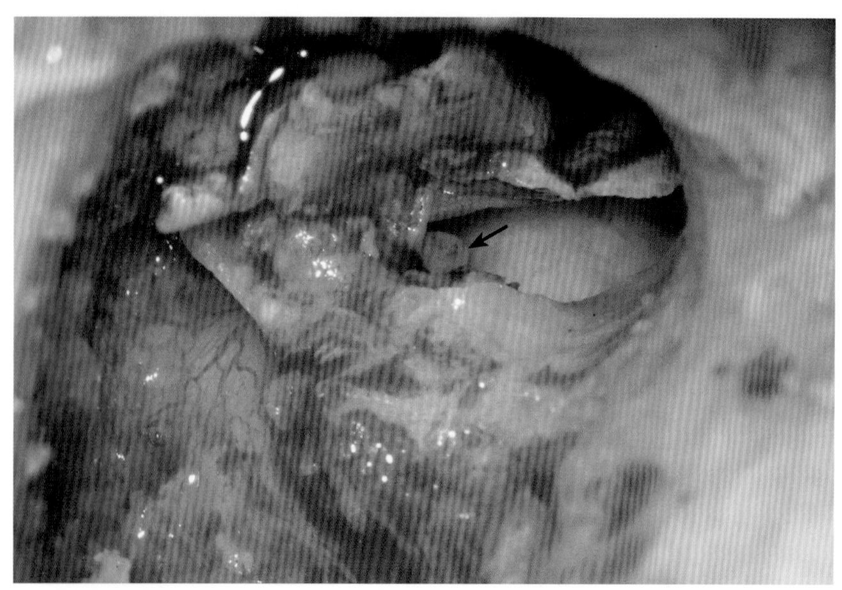

图 7.109 分离纤维鼓环观察鼓室内无胆脂瘤累及，可见砧骨长突（箭头）

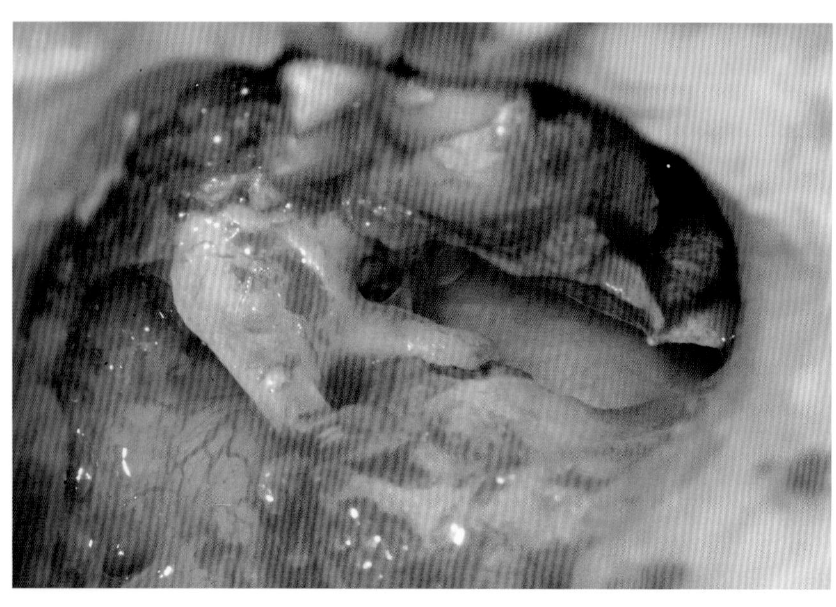

图 7.110 将胆脂瘤从砧骨表面分离，可见砧骨外侧面已侵蚀，但听骨链仍完整

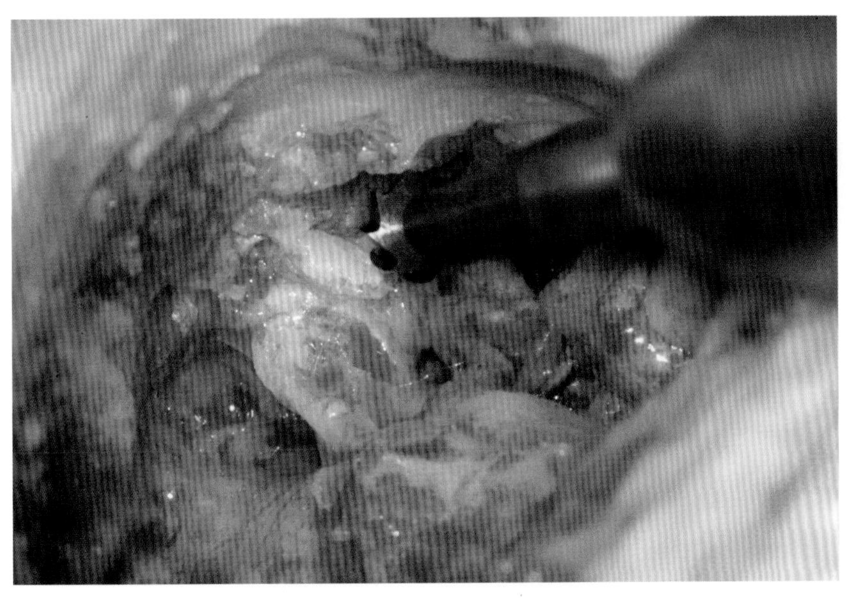

图 7.111 用切割钻去除悬垂的骨质以暴露向前方累及的胆脂瘤。为避免钻头接触到听骨链，磨钻方向应由听骨链向周围或平行于听骨链方向

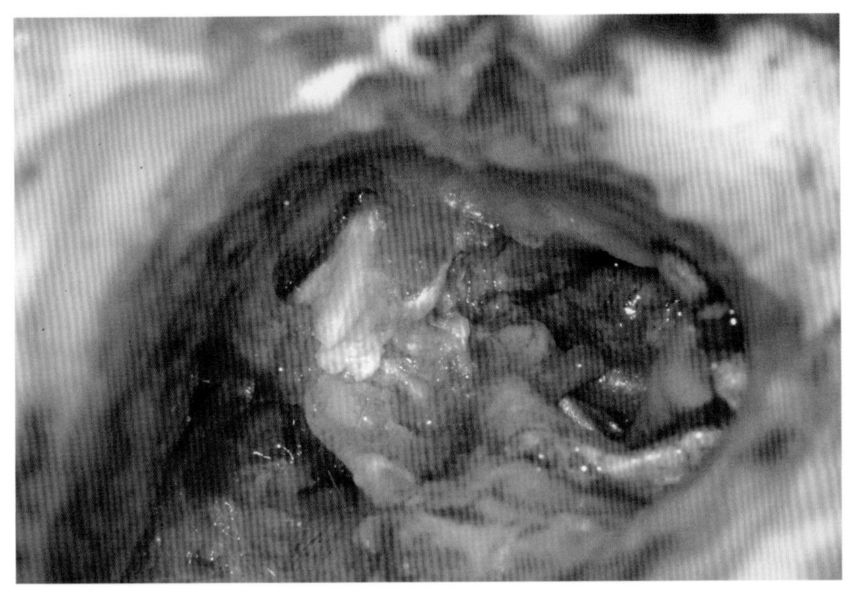

图 7.112 去除遮挡管上隐窝区域的骨质，暴露侵犯该处的胆脂瘤

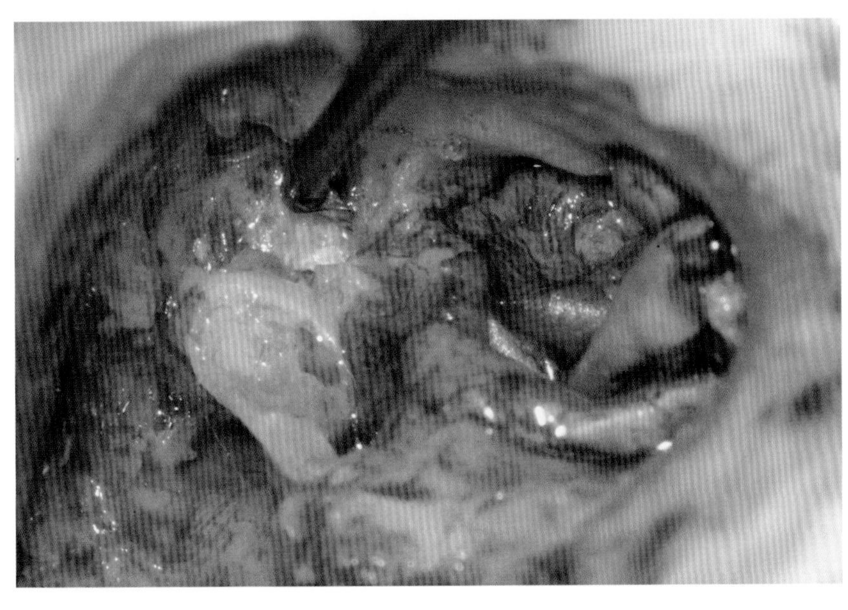

图 7.113 分块去除胆脂瘤后发现大量的胆脂瘤基质侵犯锤骨前方。由于听骨链妨碍了病变的暴露，因此需去除锤骨和砧骨

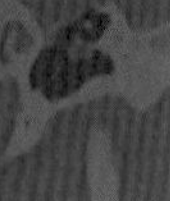

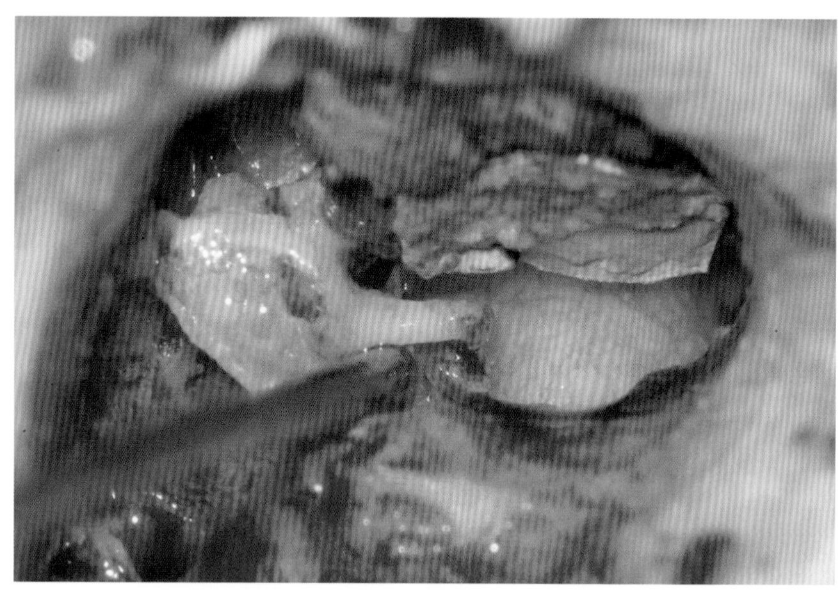

图 7.114 小心脱位砧镫关节，去除砧骨

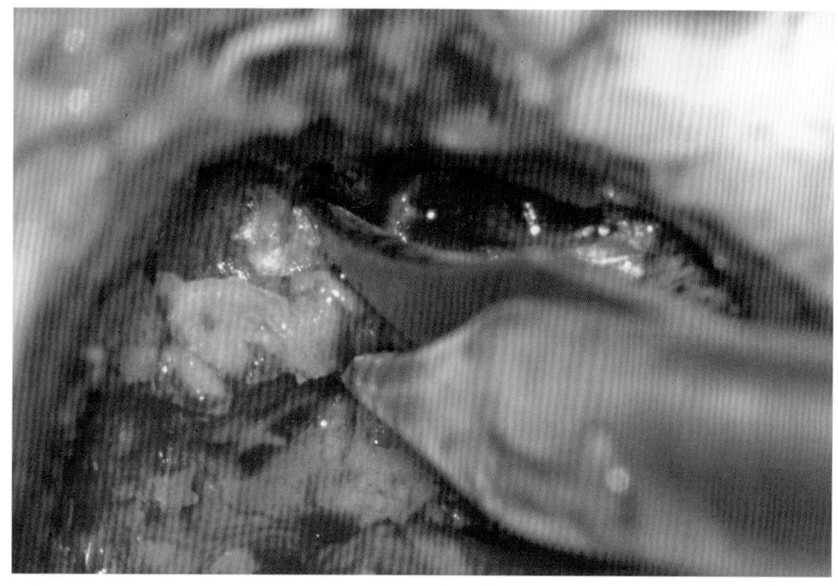

图 7.115 取出锤骨头，剪断鼓膜张肌腱，广泛暴露管上隐窝区域

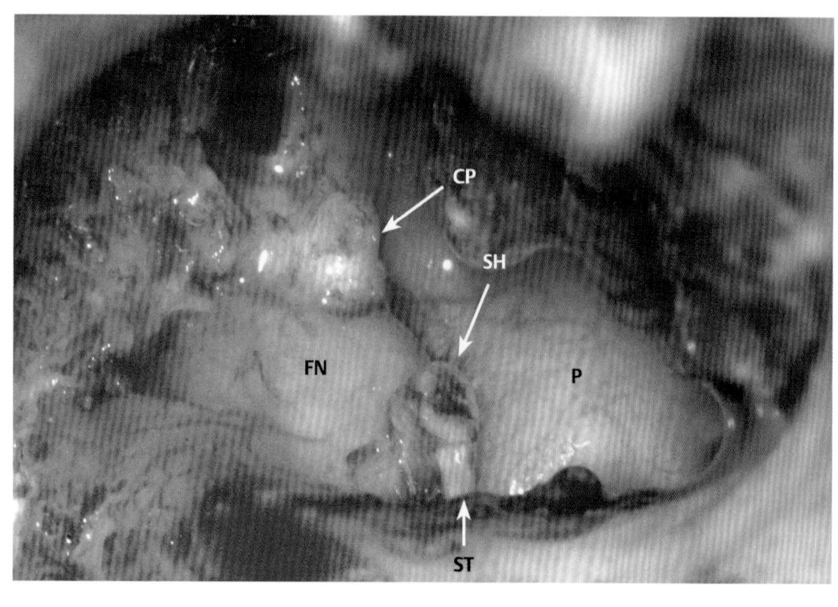

图 7.116 已清除中耳腔内胆脂瘤。请注意，剪断鼓膜张肌腱，将鼓膜向下翻转可获得足够的视野以显露管上隐窝。CP：匙突；FN：面神经；P：鼓岬；SH：镫骨头；ST：镫骨肌腱

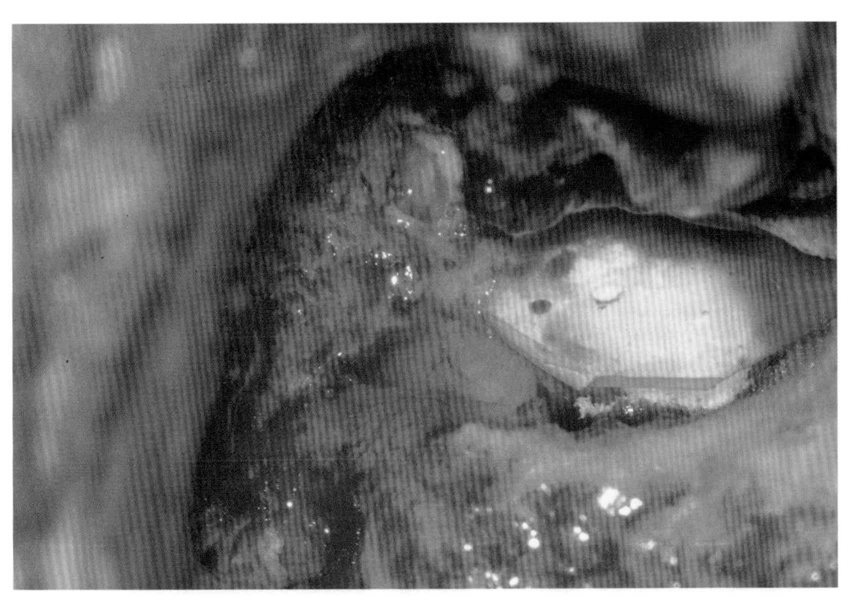

图 7.117　用明胶海绵填塞鼓室，放置硅胶片以防止术后鼓膜与鼓室内壁粘连

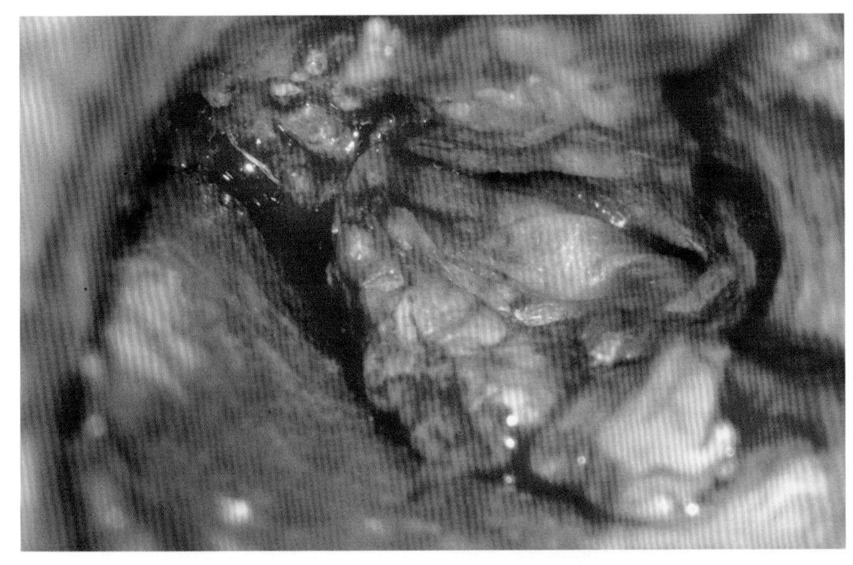

图 7.118　用大片颞肌筋膜内植法修补鼓膜，复位外耳道皮瓣，置于颞肌筋膜上，术腔中填塞明胶海绵

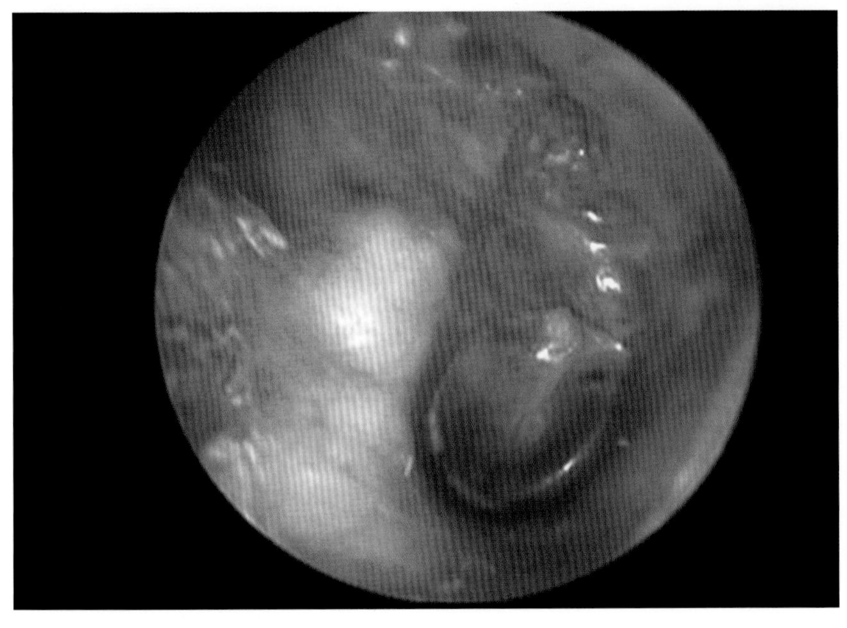

图 7.119　术后的耳镜检查。计划在 1 年内行二期手术

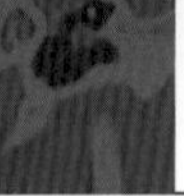

病例 7.7（右耳）

参见图 7.120 ~ 图 7.133。

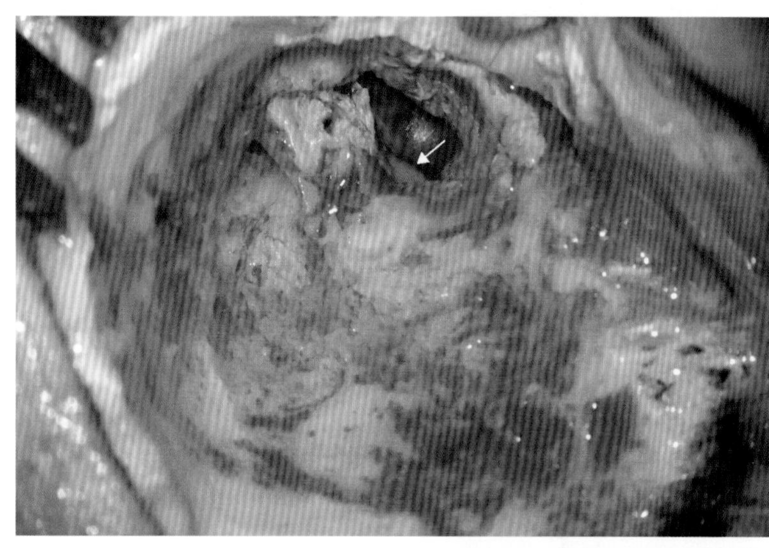

图 7.120 已完成开放式乳突切开术，乳突腔内的部分胆脂瘤已清除。听骨链内侧未见胆脂瘤。箭头所示胆脂瘤向下侵犯至中鼓室后部

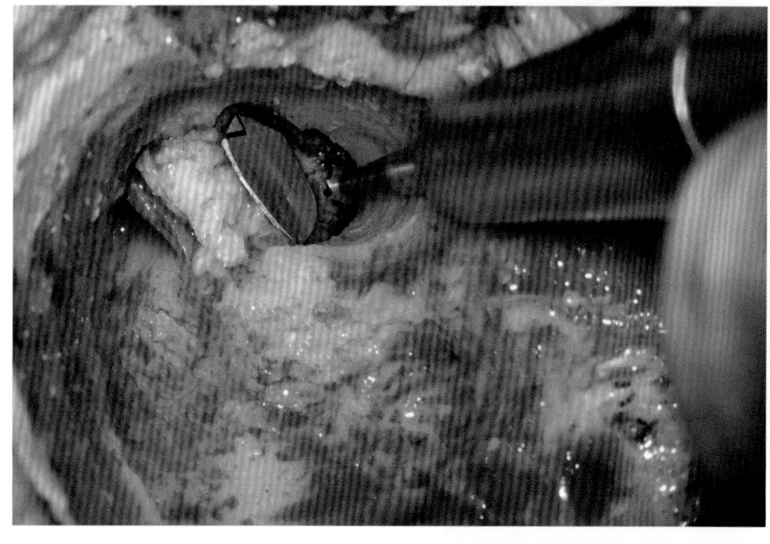

图 7.121 为了扩大进入鼓室的径路，并防止出现术后开放术腔的问题，应行外耳道成形术。削低面神经嵴，在此过程中用铝箔片保护耳道鼓膜瓣

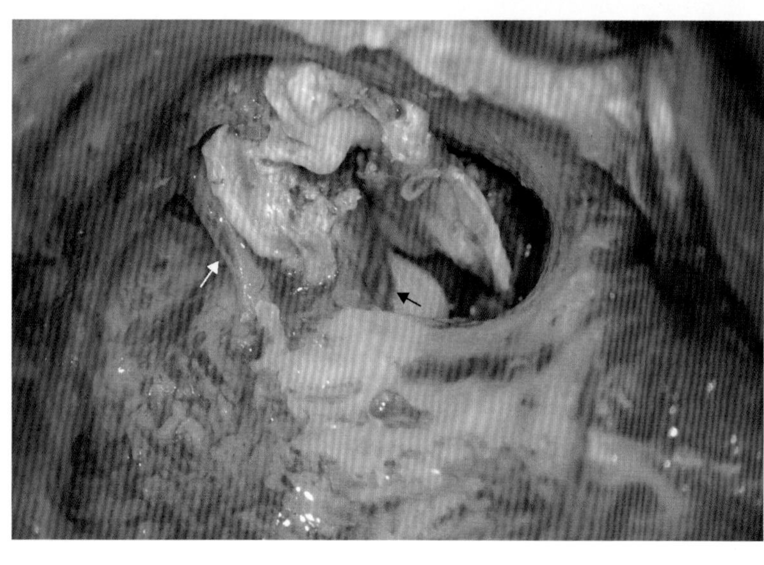

图 7.122 翻起耳道鼓膜瓣，开放鼓室。胆脂瘤通过砧骨（白色箭头）和鼓索神经（黑色箭头）之间的间隙向下累及鼓室

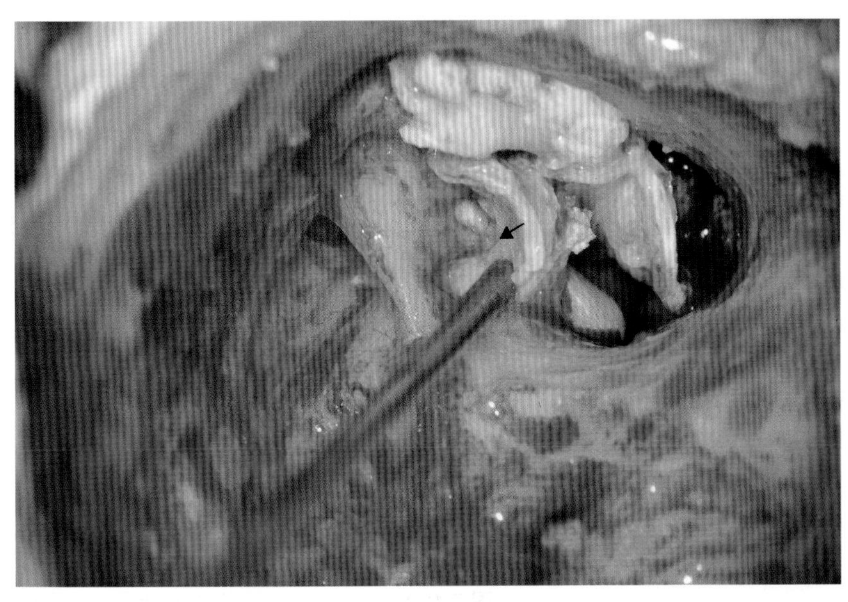

图 7.123 将胆脂瘤基质从砧骨外侧分离。砧骨长突被侵蚀，导致听骨链中断（箭头）

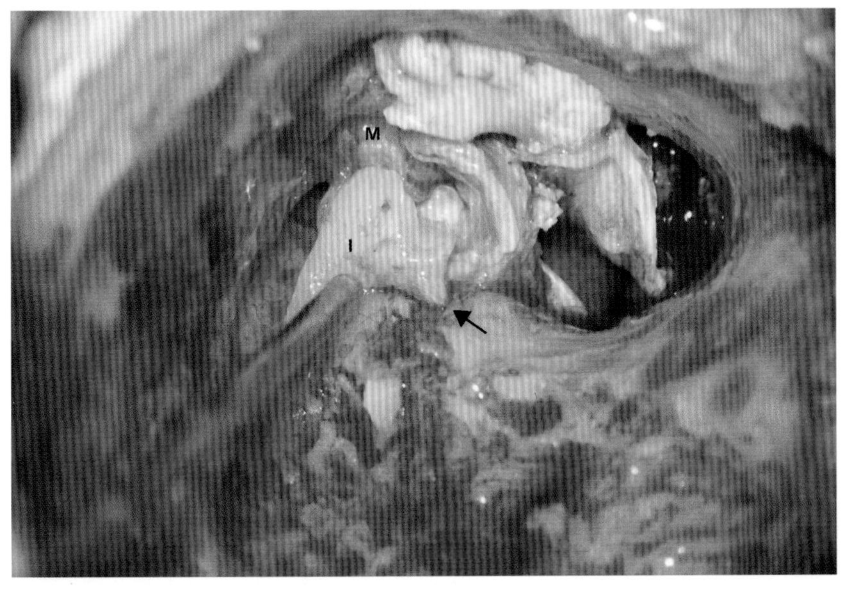

图 7.124 取出砧骨，砧骨长突侵蚀（箭头）。I：砧骨；M：锤骨

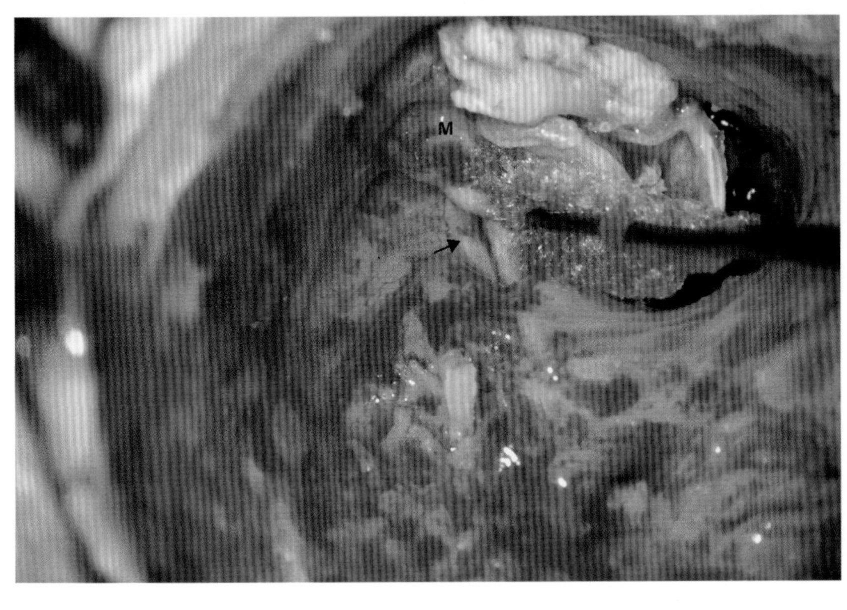

图 7.125 去除砧骨，充分显露胆脂瘤，将胆脂瘤基质从面神经表面分离（箭头）。M：锤骨

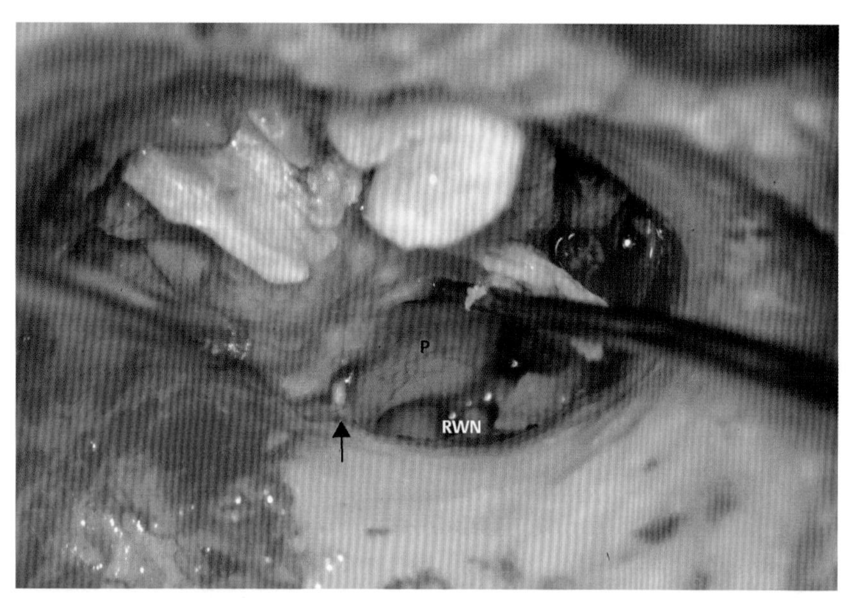

图 7.126　充分削低面神经嵴，以便于从鼓室后壁分离胆脂瘤基质。可见从锥隆起发出的镫骨肌腱（箭头）。如果存在镫骨底板上结构，顺着镫骨肌腱向前即可找到。P：鼓岬；RWN：圆窗龛

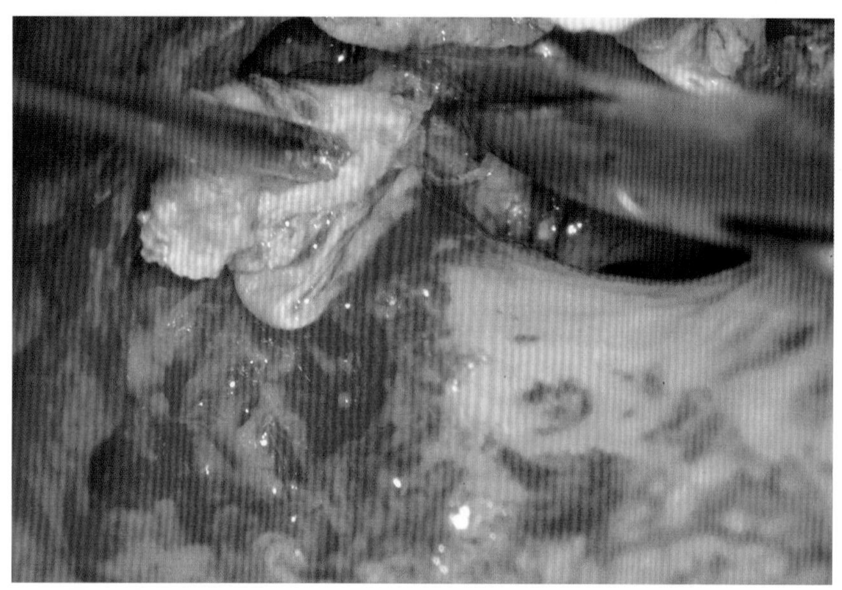

图 7.127　去除分离的胆脂瘤基质可以改善易损伤区域的视野，有利于继续分离胆脂瘤，而不受残余听骨链的限制

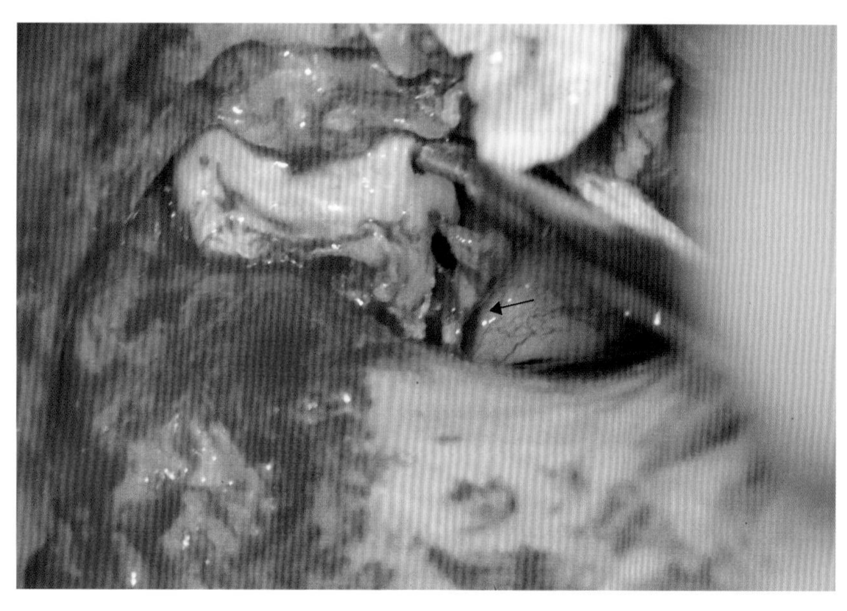

图 7.128　将胆脂瘤基质从镫骨表面分离（箭头）。砧骨长突的末端遗留在镫骨头上

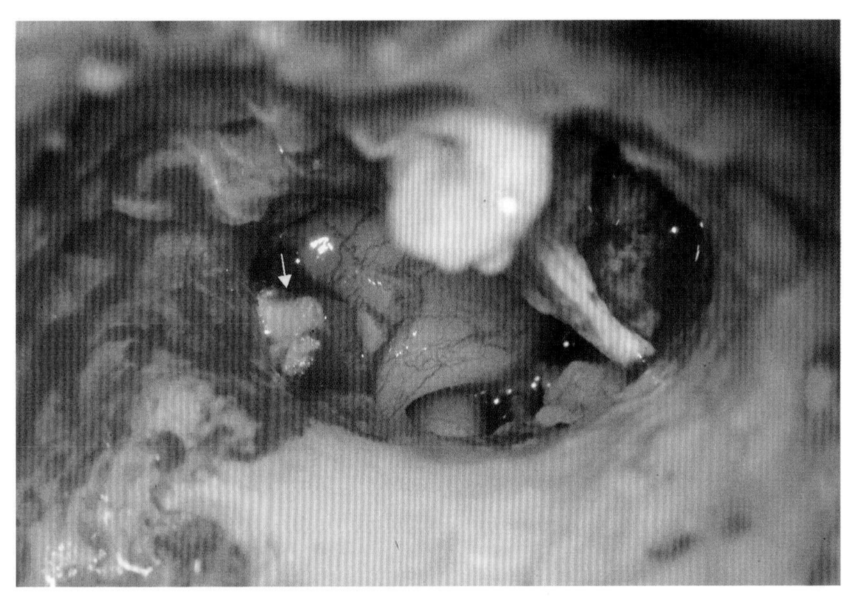

图 7.129 小心去除附着在镫骨头上的胆脂瘤基质（箭头）

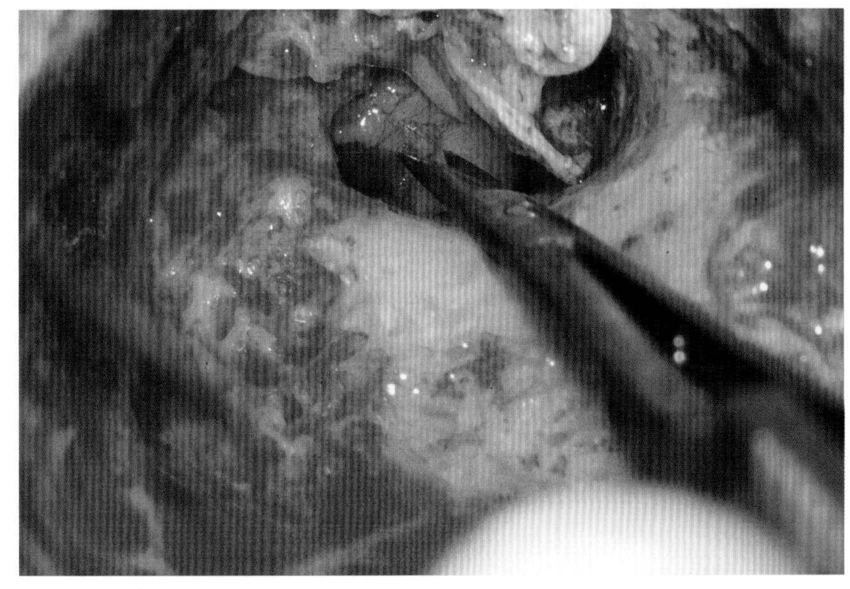

图 7.130 可用剪刀剪掉残留在镫骨头上的砧骨长突的尖端

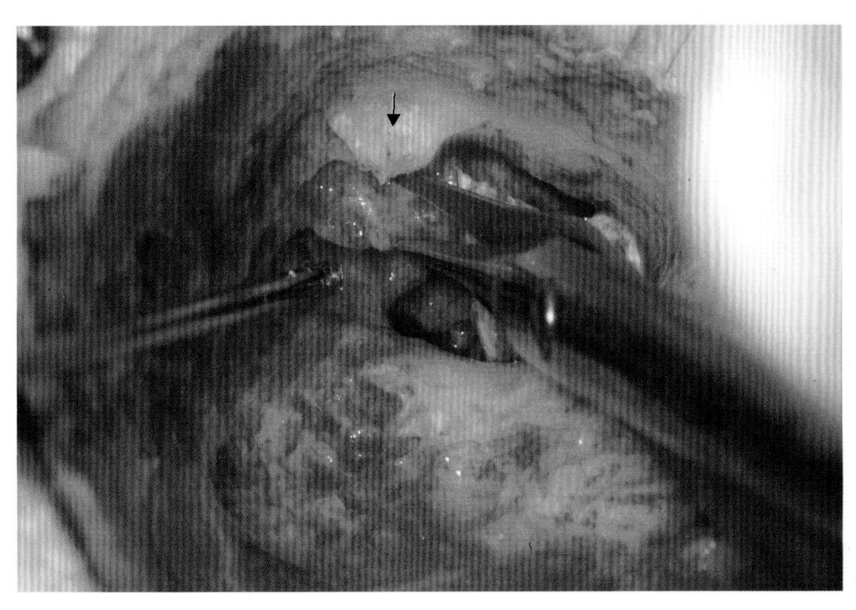

图 7.131 锤骨头已切除。遮挡管上隐窝的骨质也应该去除（箭头）

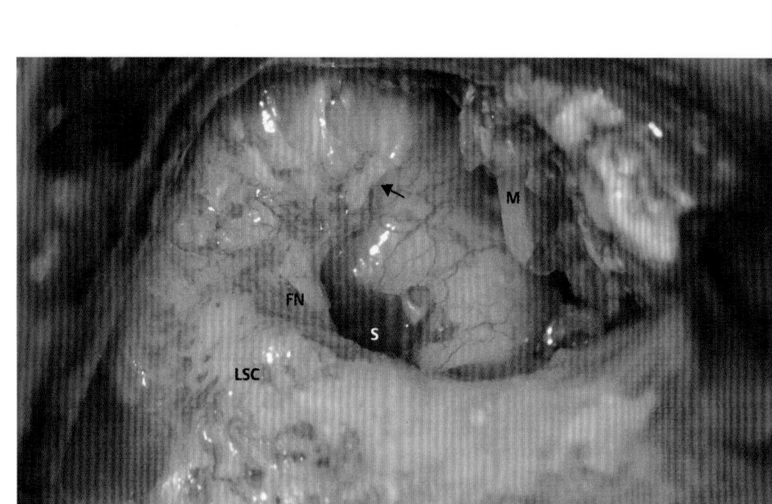

图 7.132 充分显露鼓室，确定胆脂瘤已完全清除。切断鼓膜张肌腱（箭头），将鼓膜翻向下方。FN：面神经；LSC：外半规管；M：锤骨（柄）；S：镫骨

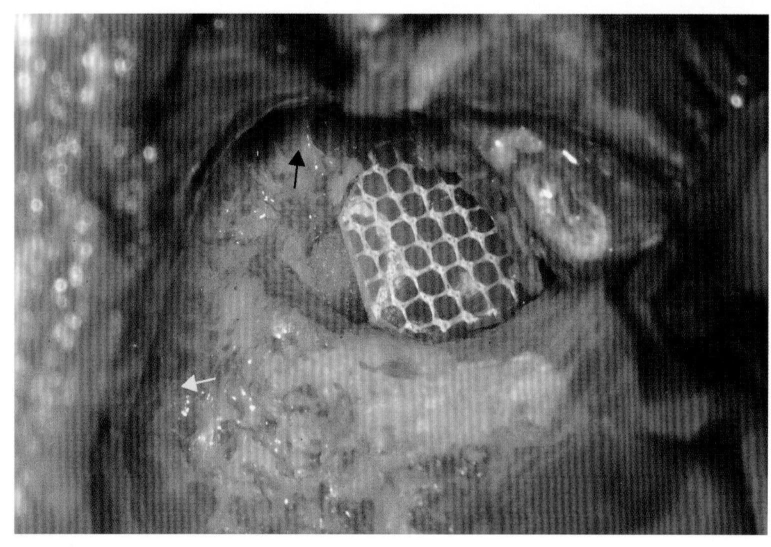

图 7.133 用明胶海绵填塞鼓室，表面放置硅胶片。用软骨片封闭管上隐窝（黑色箭头）和上半规管凹陷（黄色箭头）。用筋膜覆盖术腔，回复耳道鼓膜瓣

病例 7.8（左耳）

参见图 7.134 ~ 图 7.139。

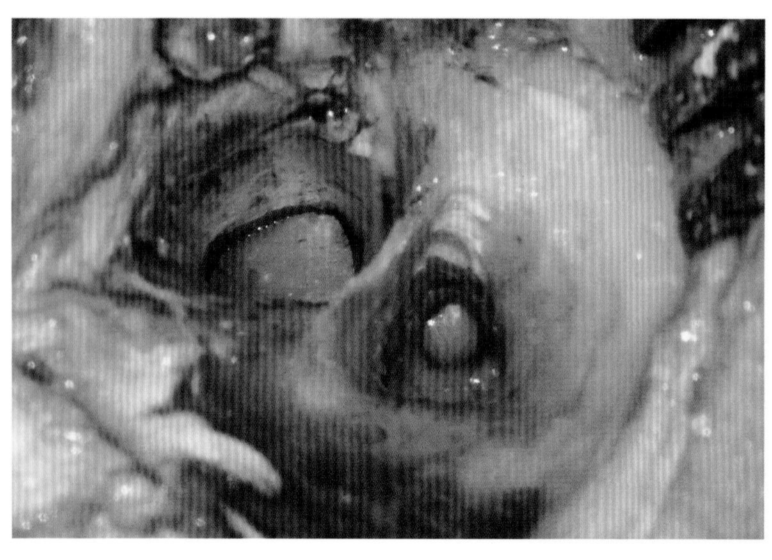

图 7.134 经耳后切口进入外耳道，已完成外耳道成形。行乳突切除术，暴露鼓窦内胆脂瘤的后界。在耳道底部可见用于保护耳道鼓膜瓣的铝箔片

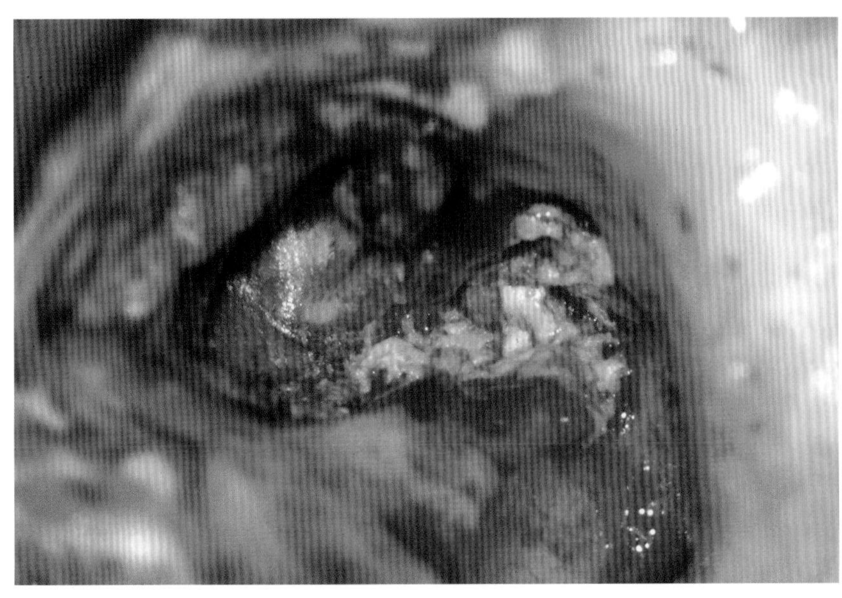

图 7.135 行开放式乳突切除术，显露累及鼓膜后上象限的胆脂瘤。砧骨消失，镫骨底板上结构被侵蚀

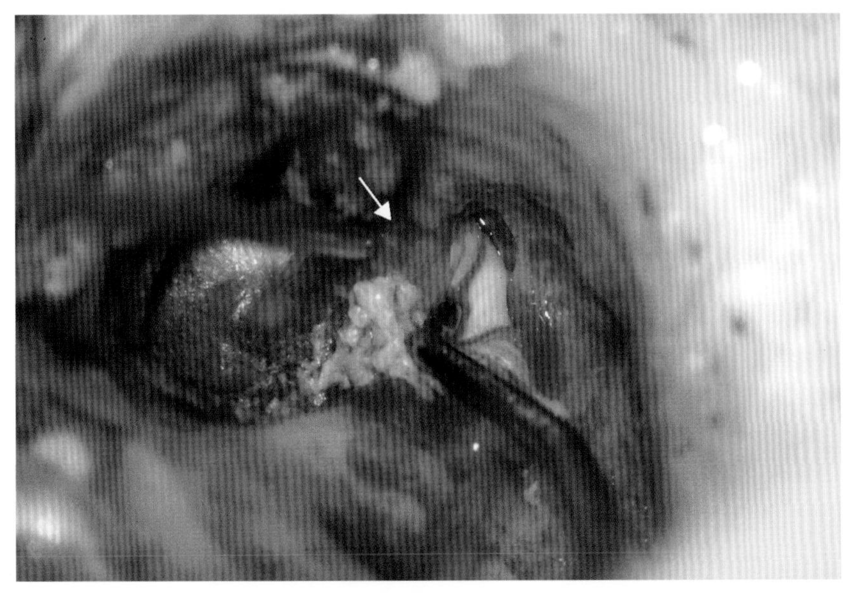

图 7.136 去除囊袋内的胆脂瘤上皮，有利于将胆脂瘤基质推向下方，使其从上鼓室前壁分离。取出妨碍该区域视野的锤骨头（箭头），以利于进一步分离胆脂瘤

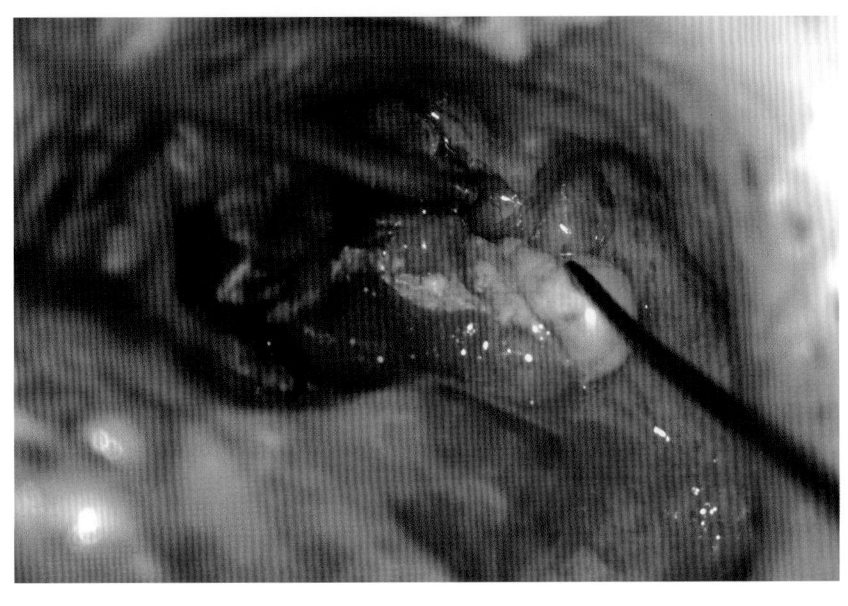

图 7.137 切除锤骨头，清除管上隐窝区域的胆脂瘤

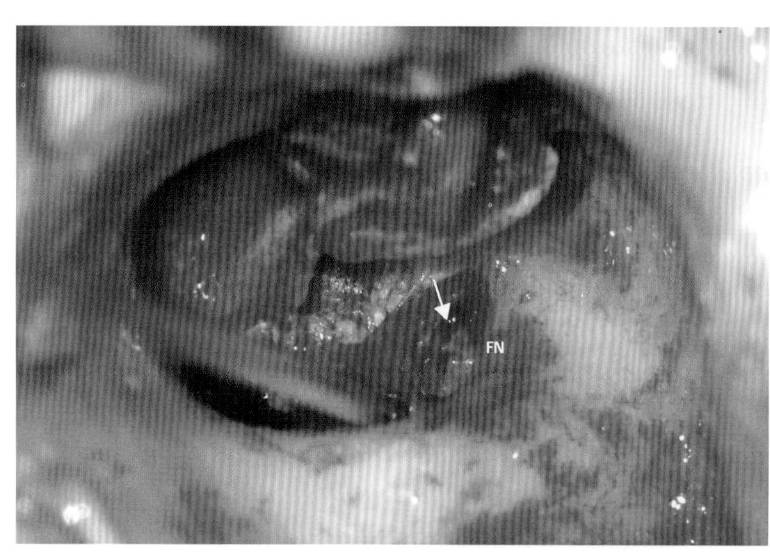

图 7.138　进一步磨低面神经嵴，仔细分离面神经区域的胆脂瘤基质，可见镫骨底板，底板上结构已消失（箭头）。FN：面神经

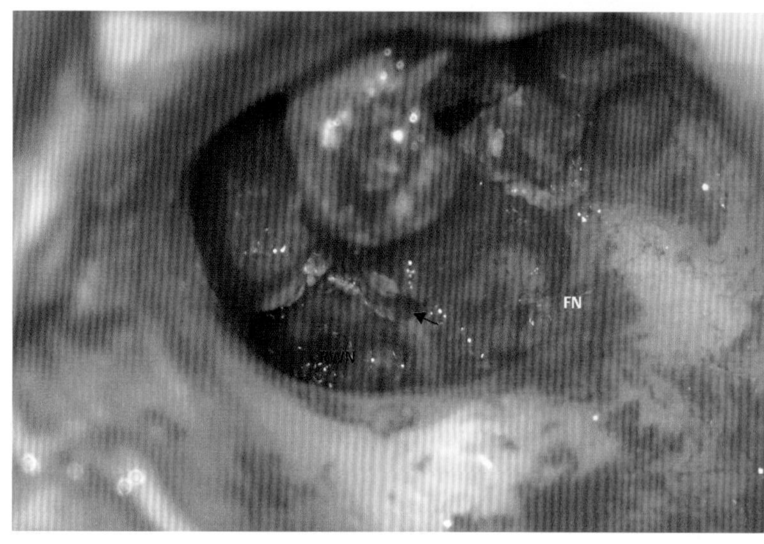

图 7.139　向前翻起耳道鼓膜瓣，清除后上鼓室内的胆脂瘤基质。注意残留在鼓岬表面的胆脂瘤上皮（箭头），将其清除后，在鼓室内放置硅胶片。FN：面神经；RWN：圆窗龛

病例 7.8 的二期手术

参见图 7.140 ~ 图 7.143。

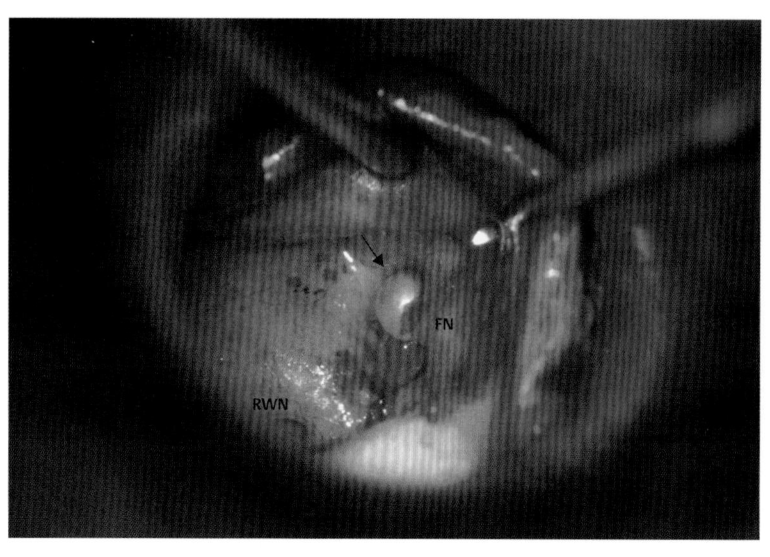

图7.140　在耳内镜下经耳道径路行二期手术。做一外耳道 U 形皮瓣，翻起皮瓣进入鼓室（见图 7.97）。镫骨底板前方可见一个小的胆脂瘤珠（箭头）。鼓室内黏膜正常。FN：面神经；RWN：圆窗龛

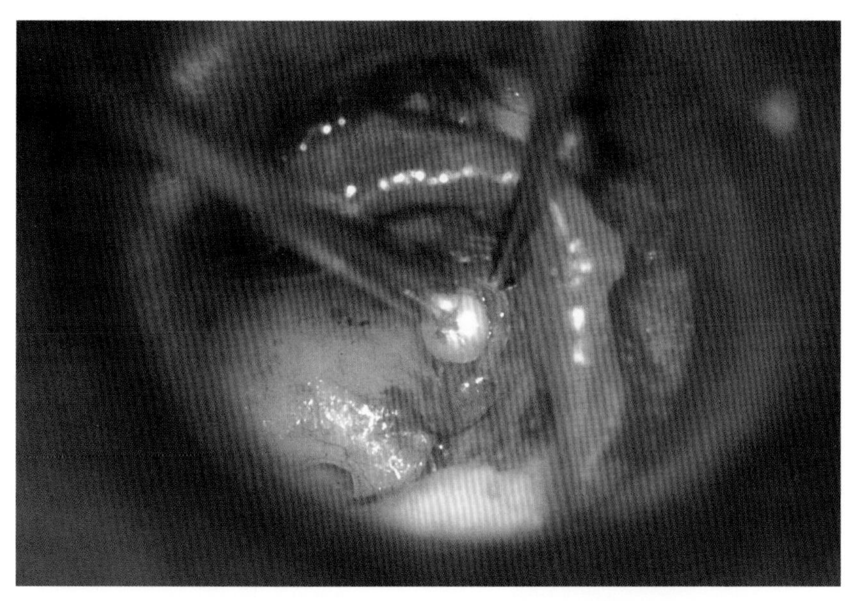

图 7.141 去除胆脂瘤珠，注意避免损伤裸露的面神经和对镫骨底板施压。将胆脂瘤珠与下方的瘢痕组织一起切除，以确保彻底清除病变

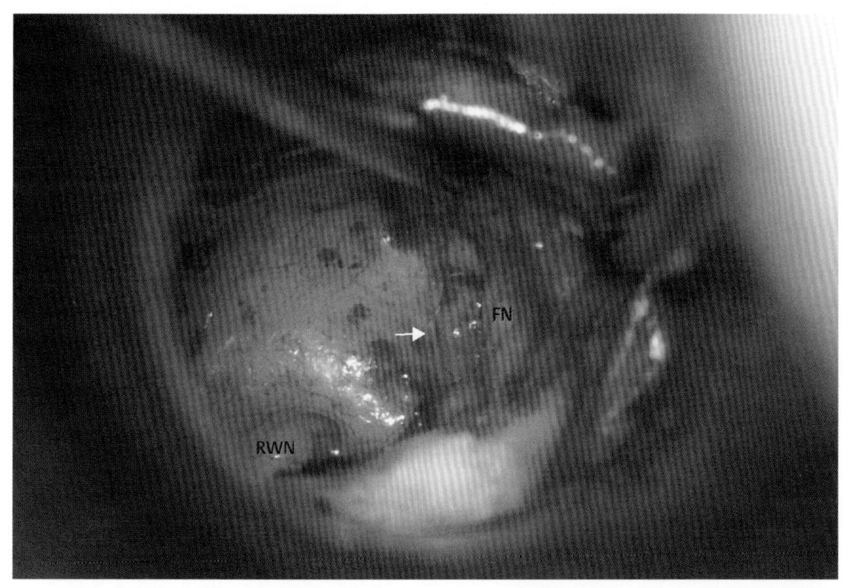

图 7.142 已清除病变的镫骨底板区域（箭头）。FN：面神经；RWN：圆窗龛

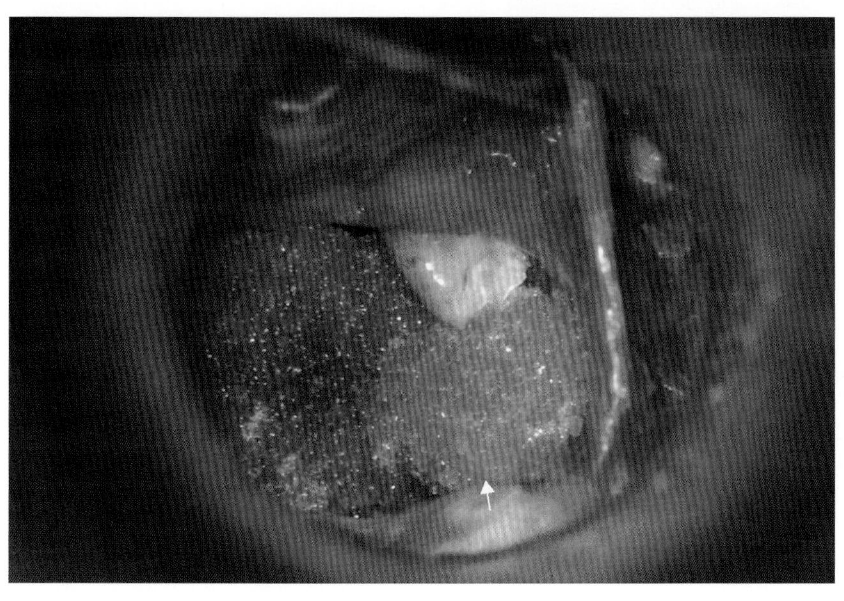

图 7.143 用同种异体砧骨作为连接鼓膜和镫骨底板的小柱，并用明胶海绵球支撑，在后壁和小柱之间放置明胶海绵（箭头）以防止粘连

病例 7.9（左耳）

参见图 7.144 ~图 7.155。

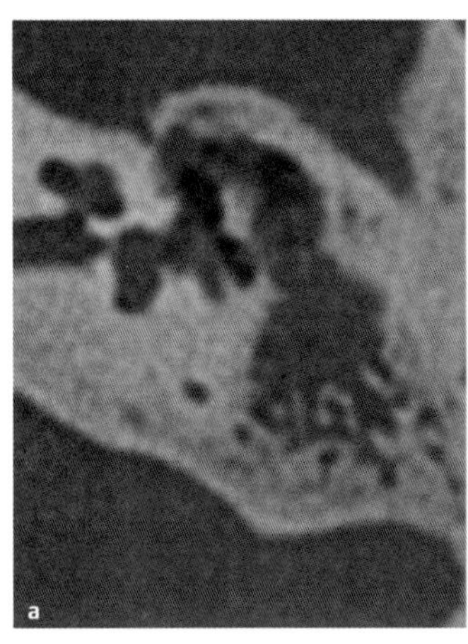

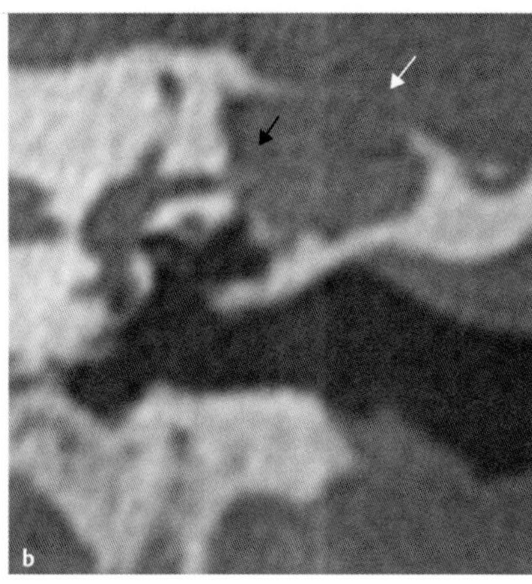

图 7.144 中耳胆脂瘤病例合并可疑迷路瘘与中颅窝脑板骨质缺损。（a）轴位 CT 显示听骨链严重侵蚀。（b）冠状位 CT 显示中颅窝硬脑膜暴露（白色箭头）和可疑的外半规管瘘（黑色箭头）

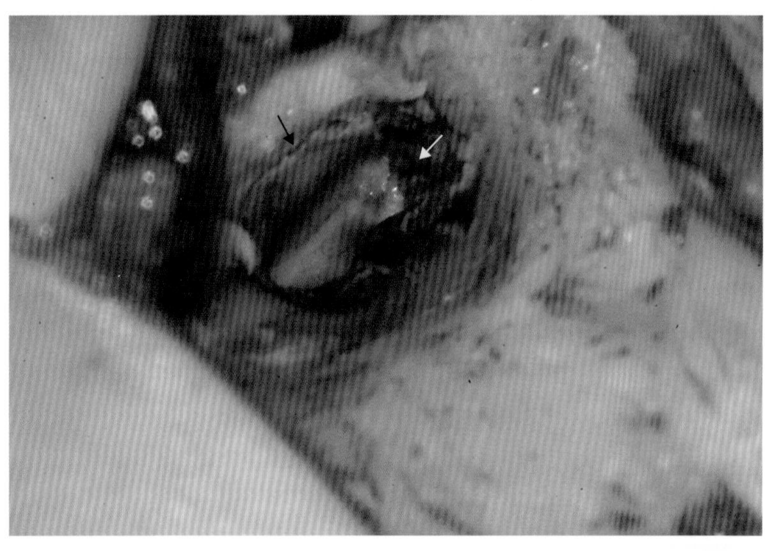

图 7.145 经耳后切口暴露外耳道，鼓膜松弛部可见骨质破坏（黄色箭头）。前壁和下壁骨质突出导致外耳道狭窄。在耳道前壁皮肤做环形切口（黑色箭头），并将耳道前壁轮廓化

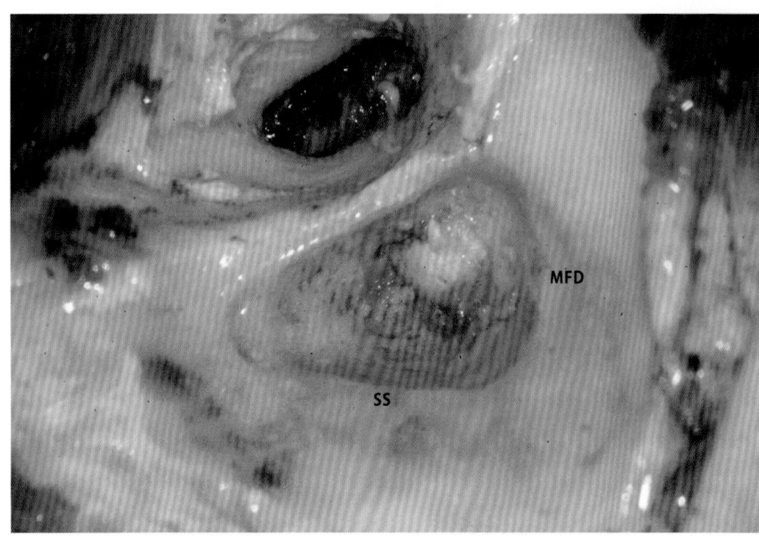

图 7.146 确定乙状窦和中颅窝脑板位置，开放乳突后进一步向内开放鼓窦，显露鼓窦内的胆脂瘤。注意术腔边缘无尖锐的骨质突出，术腔已充分碟形化。MFD：中颅窝硬脑膜；SS：乙状窦

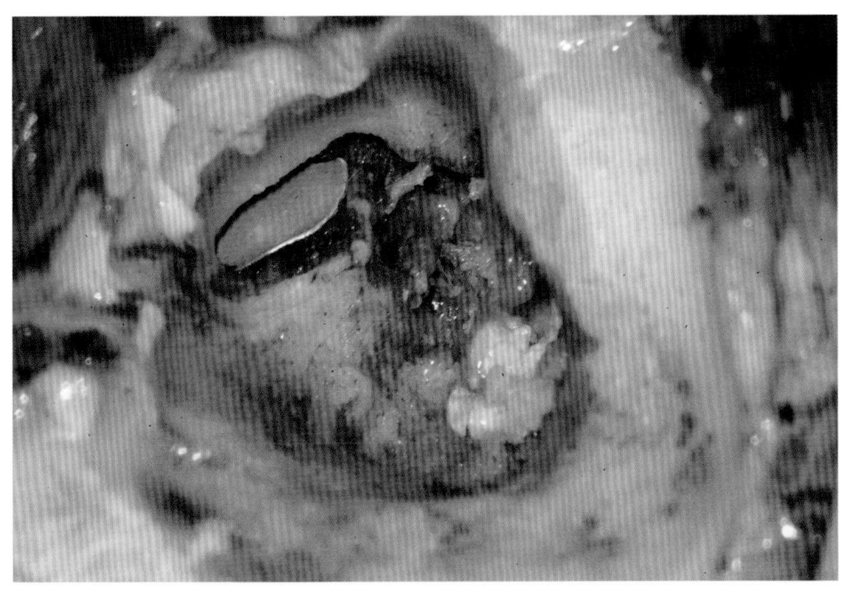

图 7.147 切除外耳道后壁，打开胆脂瘤囊袋，去除囊袋内上皮。术中未发现外半规管瘘。行外耳道成形术，使术腔圆滑

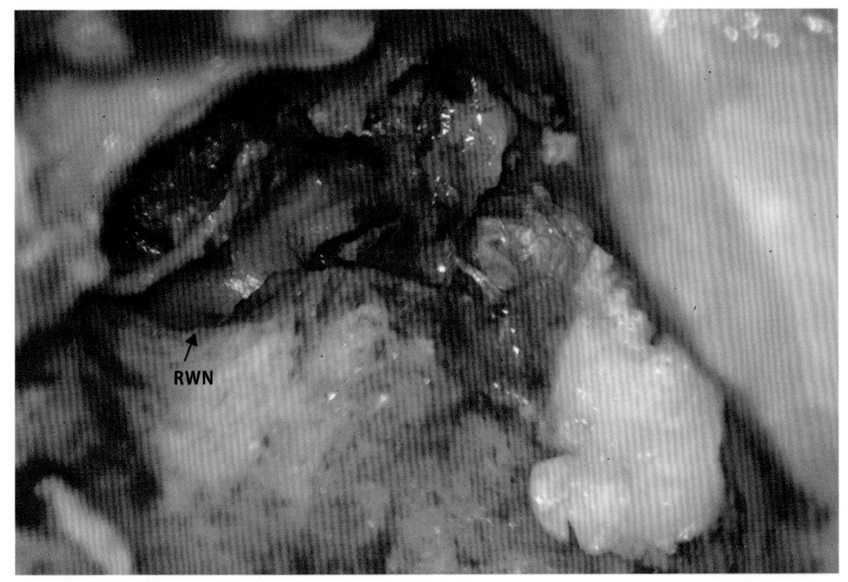

图 7.148 从后方开放鼓室，切断鼓索神经。胆脂瘤侵蚀砧骨体上部，并累及听骨链内侧。I：砧骨；RWN：圆窗龛

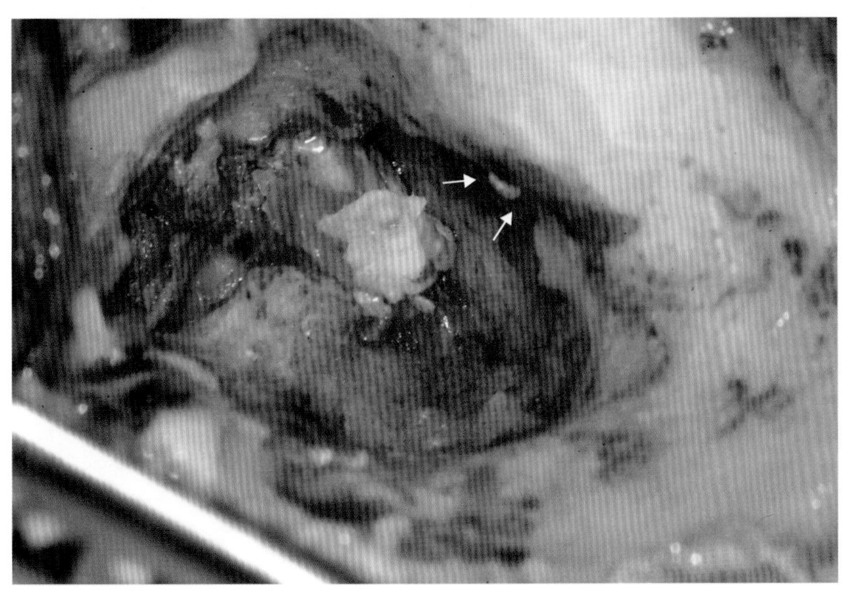

图 7.149 向前分离乳突内的胆脂瘤基质，可见小面积乳突天盖骨质缺损，中颅窝硬脑膜外露（箭头）。将胆脂瘤从硬脑膜表面分离

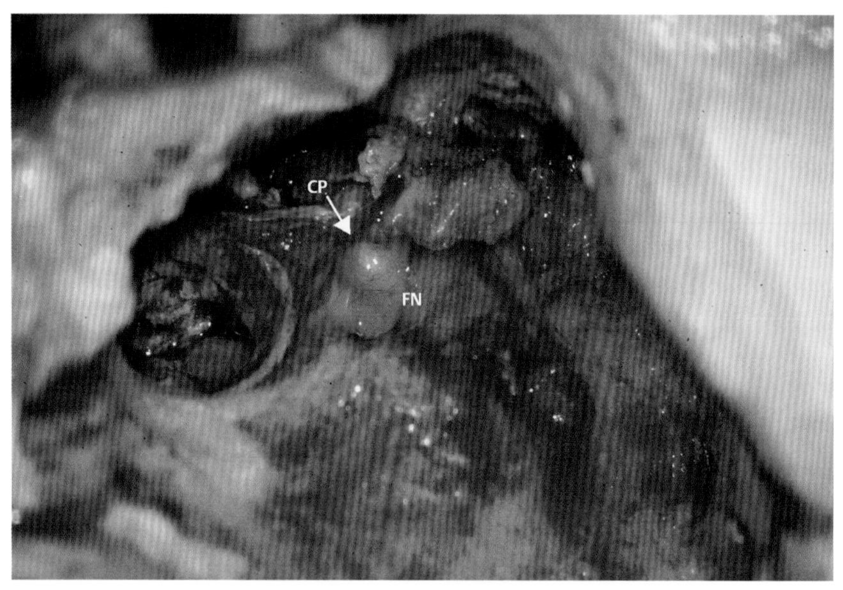

图7.150 脱位砧镫关节后，取出砧骨，清除听骨链内侧的胆脂瘤基质，可见面神经鼓室段裸露，未见外半规管。CP：匙突；FN：面神经

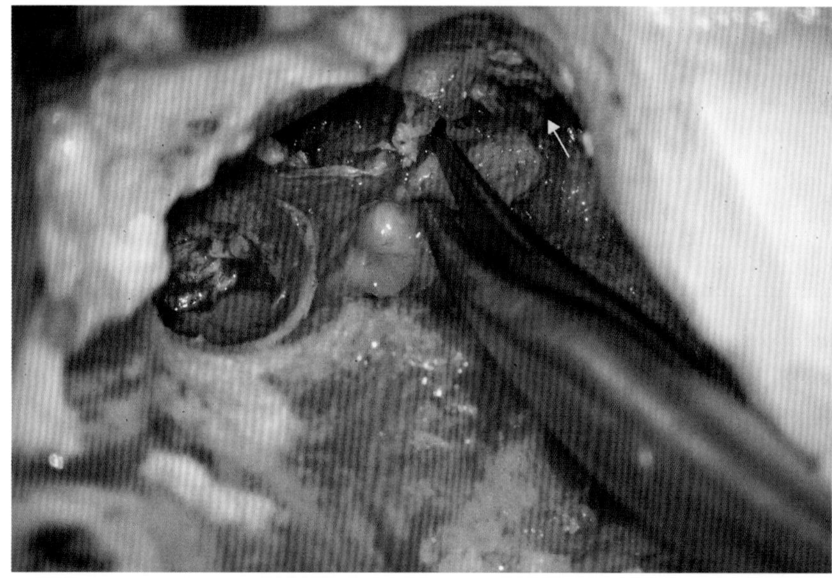

图7.151 剪除锤骨头以便于清除管上隐窝的胆脂瘤（箭头）

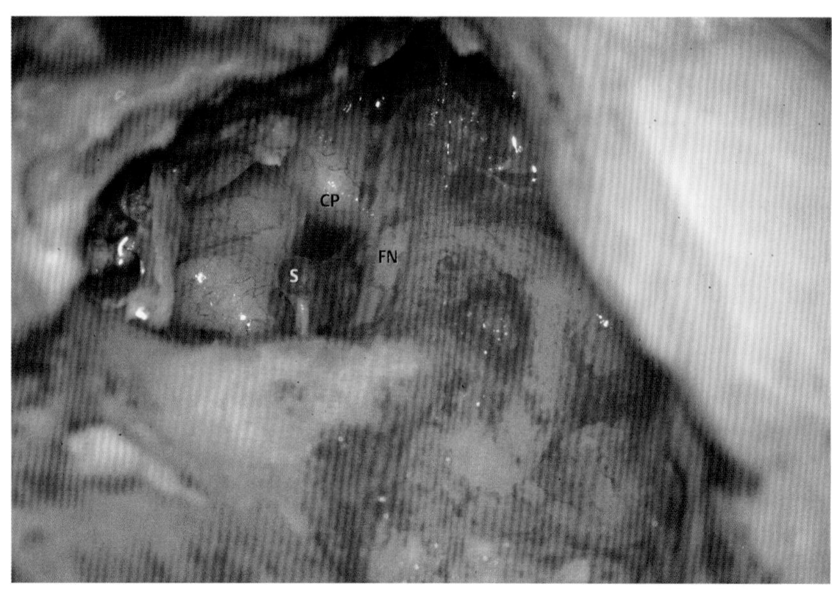

图7.152 管上隐窝已开放，胆脂瘤已清除。CP：匙突；FN：面神经；S：镫骨

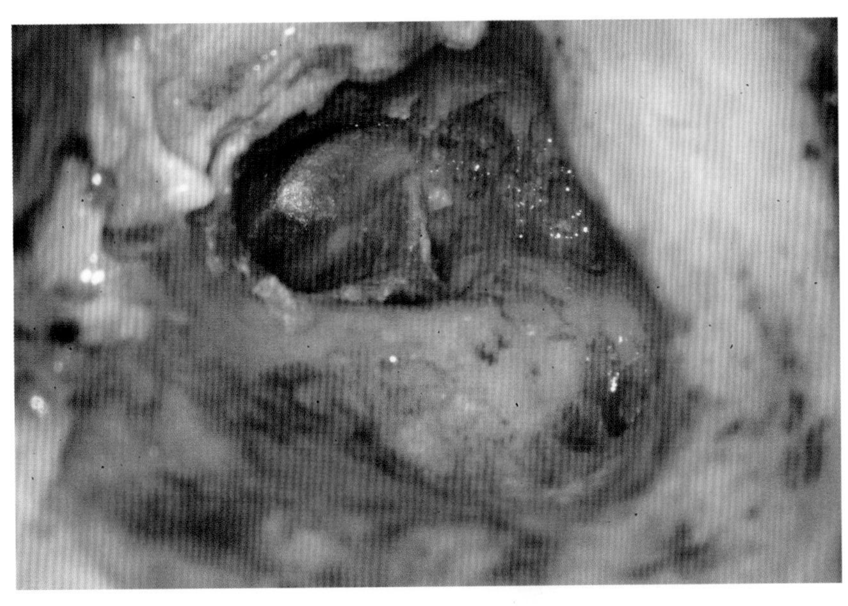

图 7.153 复位外耳道鼓膜瓣，鼓膜紧张部完整，术腔呈现最终的形态

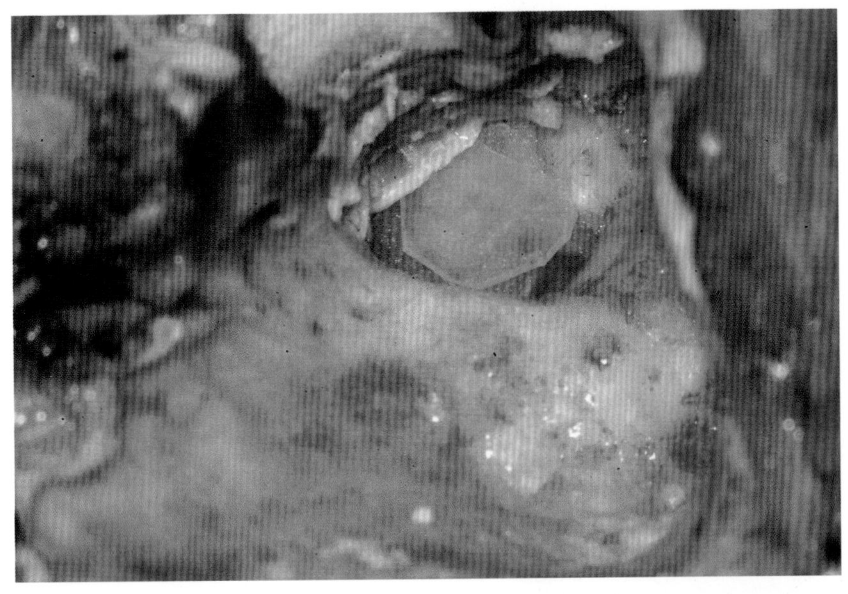

图 7.154 用明胶海绵填塞术腔后，在其上放置硅胶片以防止术后鼓膜粘连

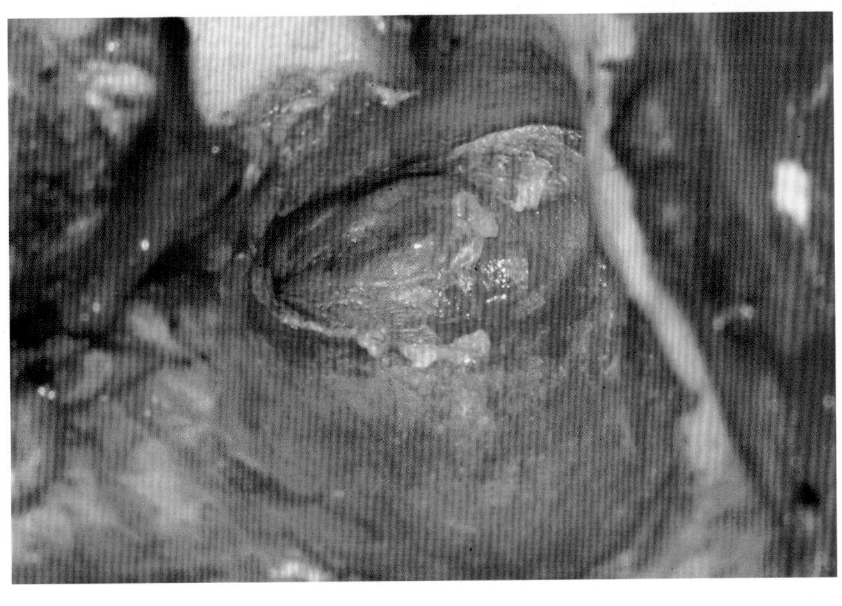

图 7.155 将在耳甲腔成形中获得的软骨和骨粉用于填塞乳突尖、上鼓室和鼓窦内侧壁以及暴露的中颅窝硬脑膜。将颞肌筋膜置于鼓膜内侧，复位外耳道鼓膜瓣置于筋膜上

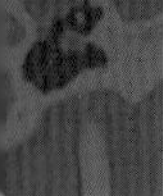

病例 7.9 的二期手术

参见图 7.156 ~ 图 7.159。

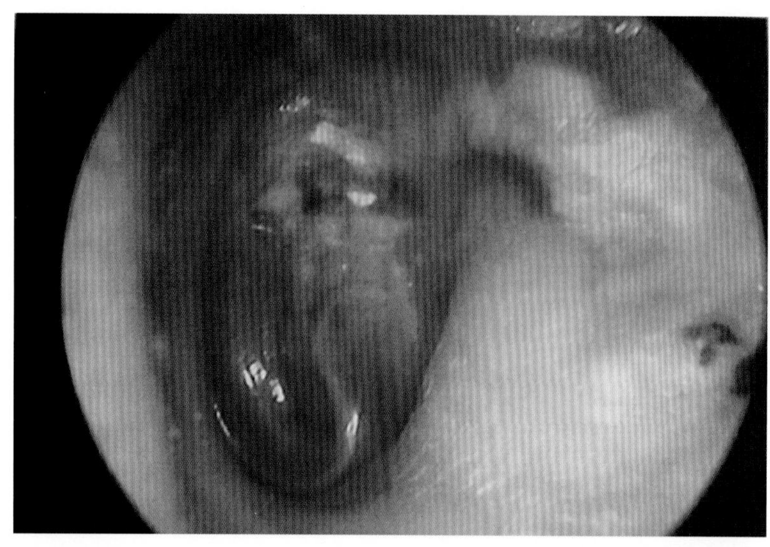

图 7.156 一期术后耳镜结果显示术腔上皮化良好，易于清理，透过鼓膜可见置于鼓室内的硅胶片

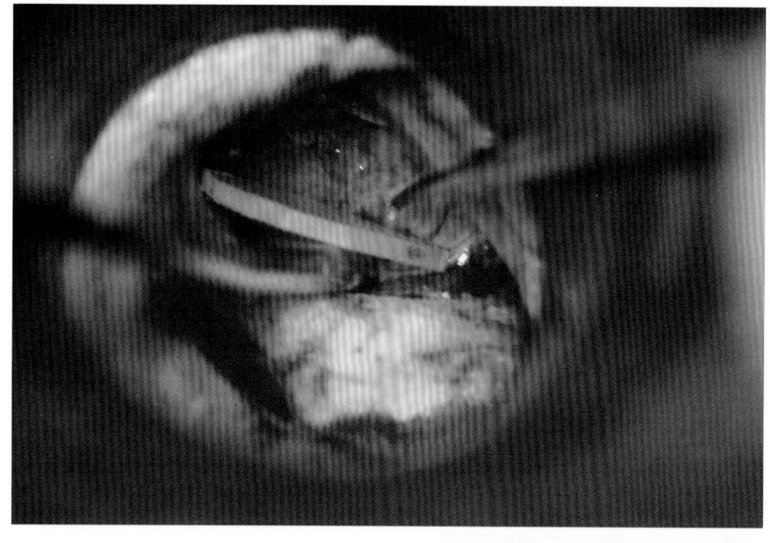

图 7.157 二期手术采用经耳镜下耳道径路，先做一 U 形耳道鼓膜瓣，翻起后从下方开放鼓室，显露前期手术放置的硅胶片。注意鼓室内被覆的健康的黏膜

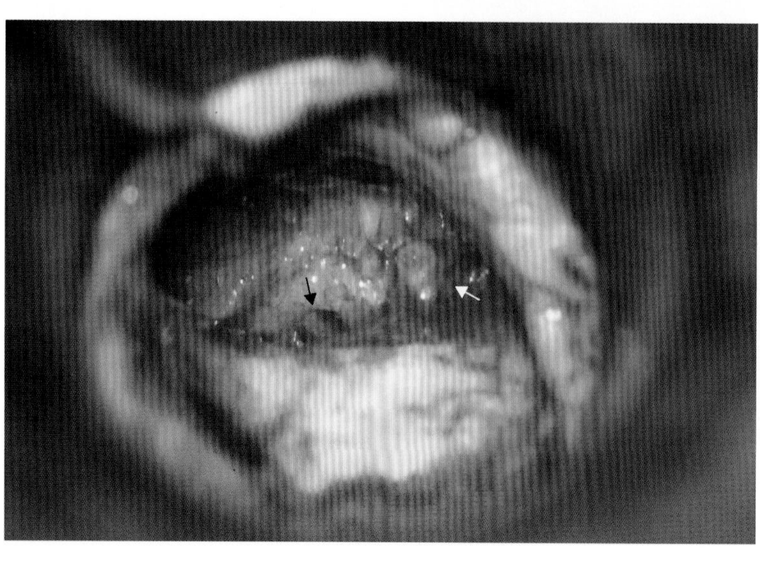

图 7.158 所示为鼓室状态。镫骨（白色箭头）活动度良好，圆窗龛清晰可见（黑色箭头）

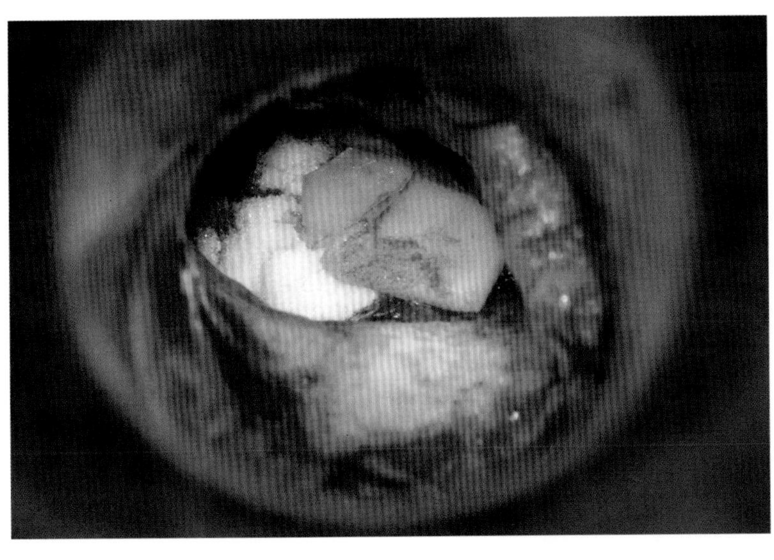

图 7.159 用明胶海绵填塞鼓室后，将一片耳屏软骨置于镫骨头上，既作为小柱，同时还可防止术后鼓膜后上象限的内陷。复位耳道鼓膜瓣，关闭鼓室

病例 7.10（左耳）

参见图 7.160 ~ 图 7.169。

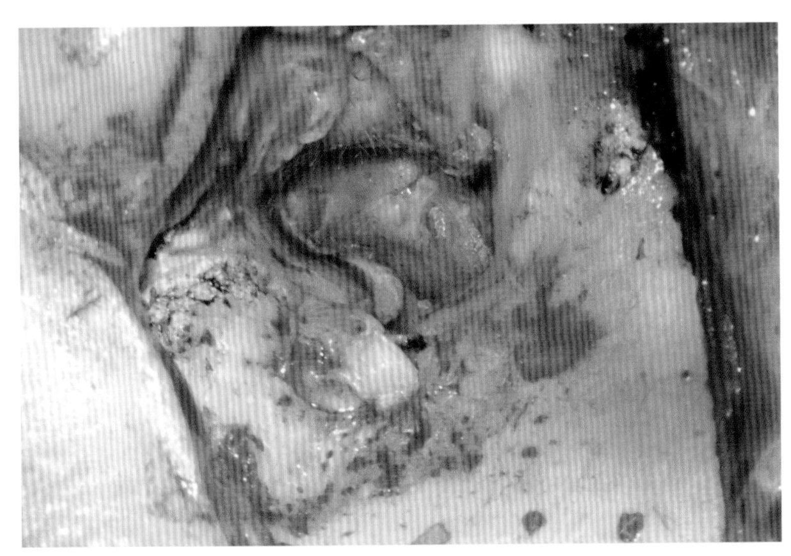

图 7.160 广泛显露乳突皮质，切开外耳道后壁皮肤，显露外耳道。行乳突切除术，可见上鼓室外侧壁骨质明显被侵蚀

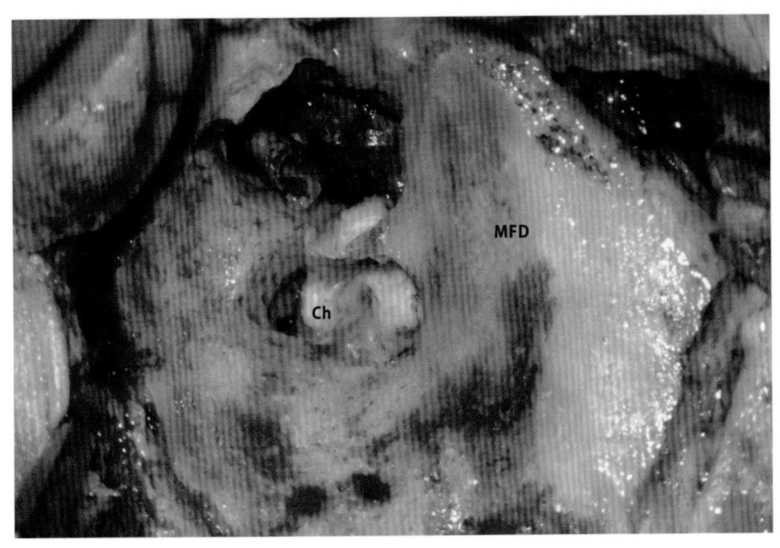

图 7.161 开始行乳突切除术，术腔上方呈粉红色的为中颅窝硬脑膜。术中应磨除突出的骨棘以最大限度地暴露中耳腔。Ch：胆脂瘤；MFD：中颅窝硬脑膜

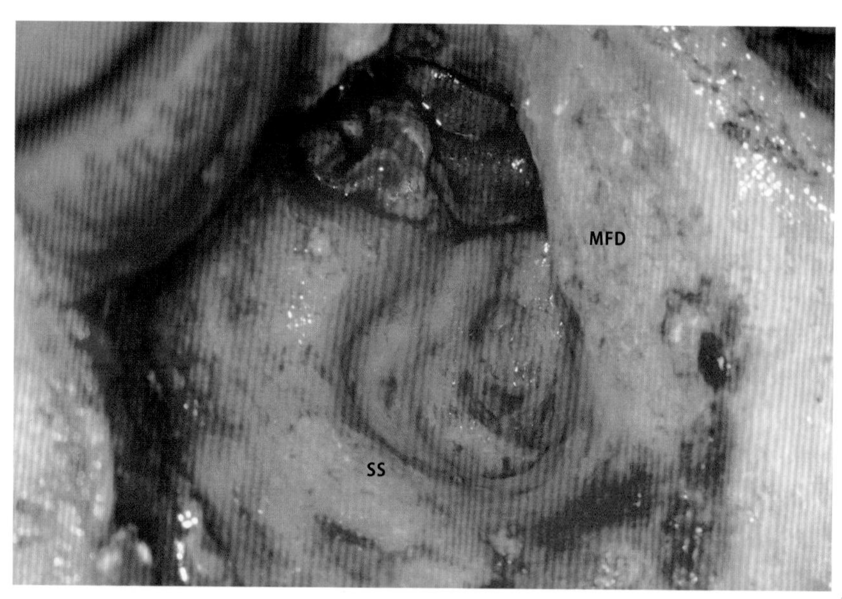

图 7.162　术腔后方发蓝的区域为乙状窦。宽大的术腔有利于清除胆脂瘤，同时降低术后术腔的风险。MFD：中颅窝硬脑膜；SS：乙状窦

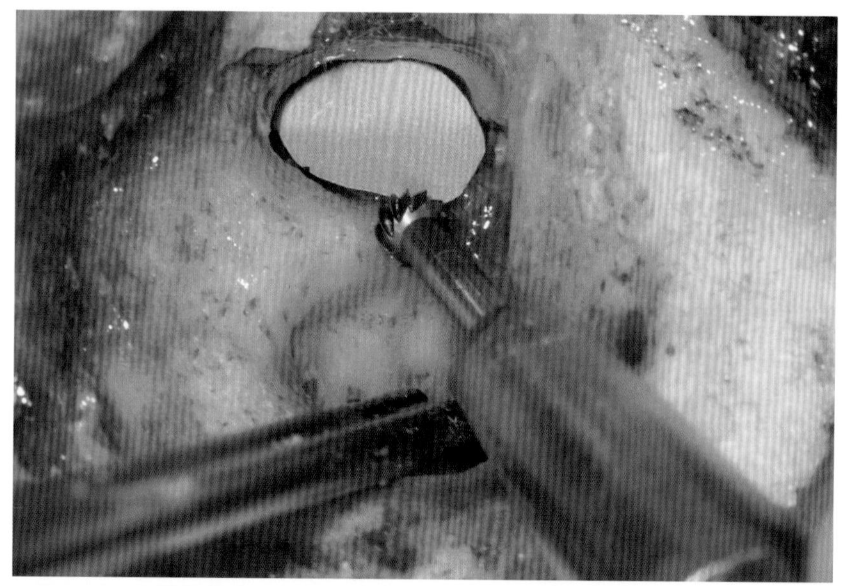

图 7.163　充分削低面神经嵴，且切削钻移动方向应平行于面神经以避免损伤

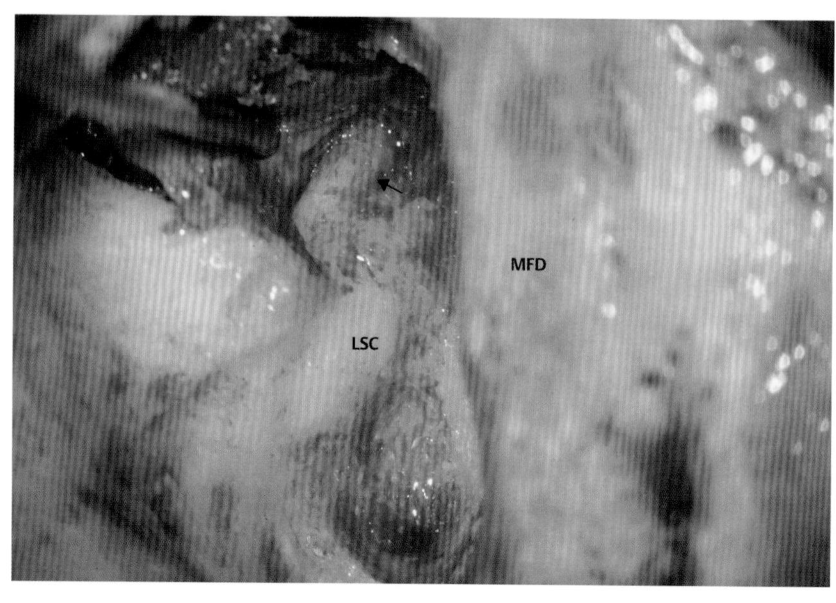

图 7.164　将胆脂瘤基质从面神经表面分离（箭头）。应注意面神经鼓室段广泛裸露。LSC：外侧半规管；MFD：中颅窝硬脑膜

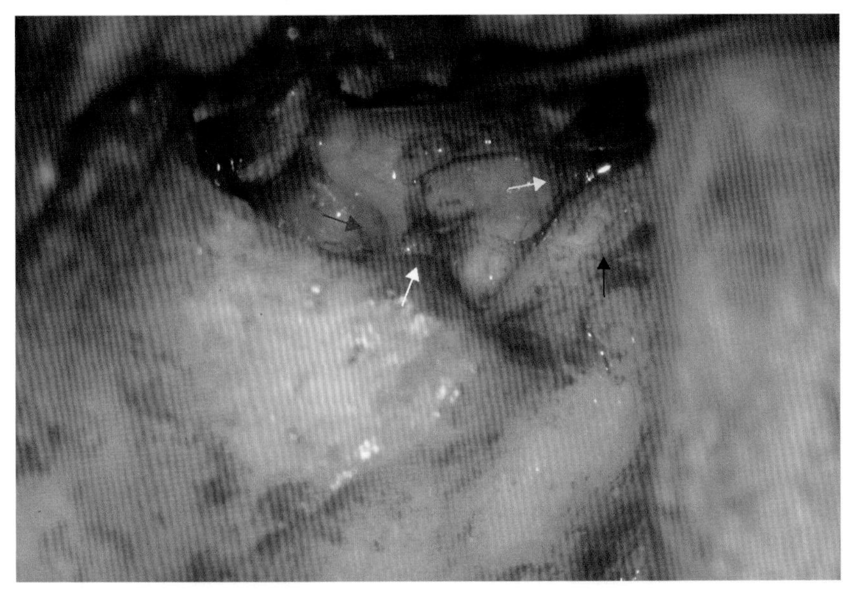

图 7.165 放大的视野。面神经部分裸露（黑色箭头），可确认镫骨头（白色箭头）和圆窗龛（红色箭头），镫骨底板上可见含黄色黏液的黏膜囊肿覆盖。注意匙突和面神经之间的关系（黄色箭头）

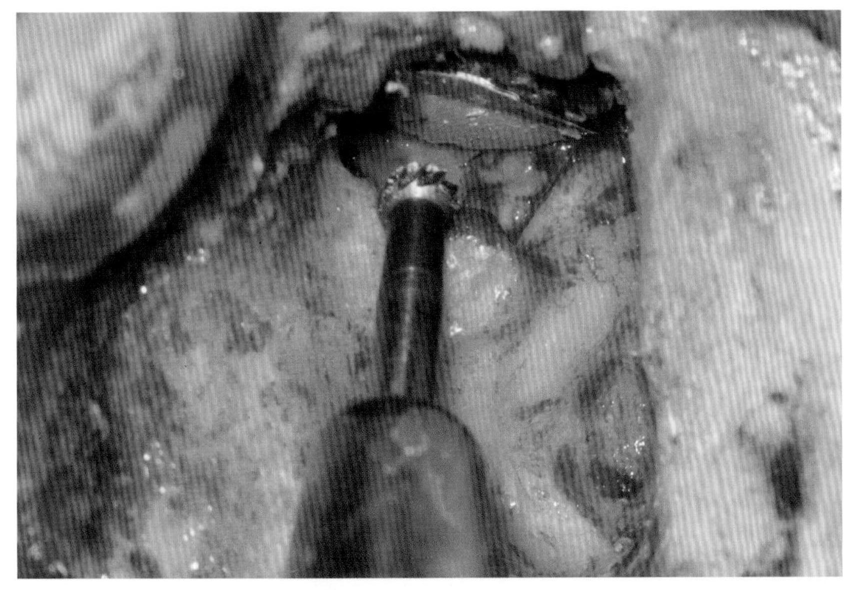

图 7.166 用切割钻削低面神经嵴，钻头移动方向应始终与面神经走行方向平行。钻磨时，避免将切割钻头移向裸露的鼓室段面神经或镫骨

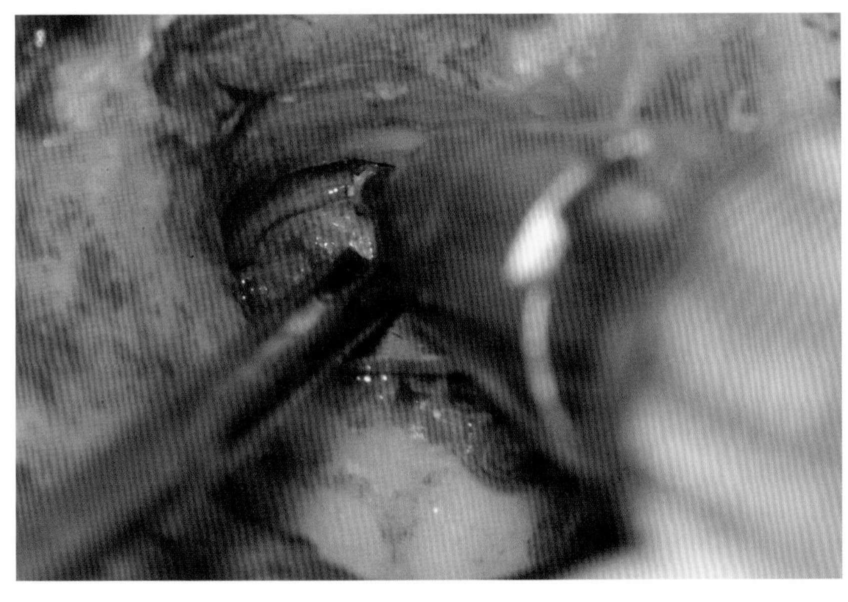

图 7.167 为充分暴露鼓膜，应行外耳道前壁和下壁成形

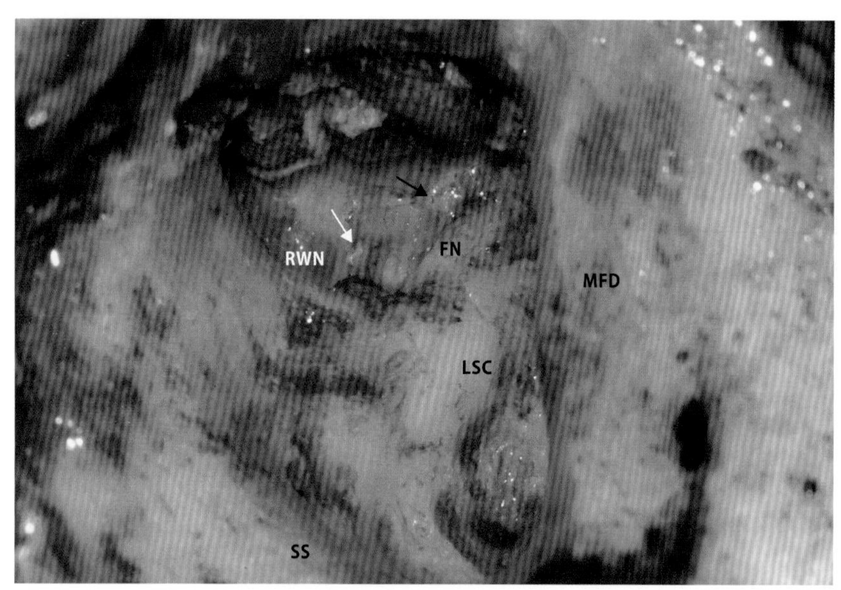

图 7.168 术腔的最终形态。注意术腔应充分碟形化，圆滑，面神经嵴足够低。白色箭头处为镫骨上结构，黑色箭头处为匙突。FN：面神经；LSC：外半规管；MFD：中颅窝硬脑膜；RWN：圆窗龛；SS：乙状窦

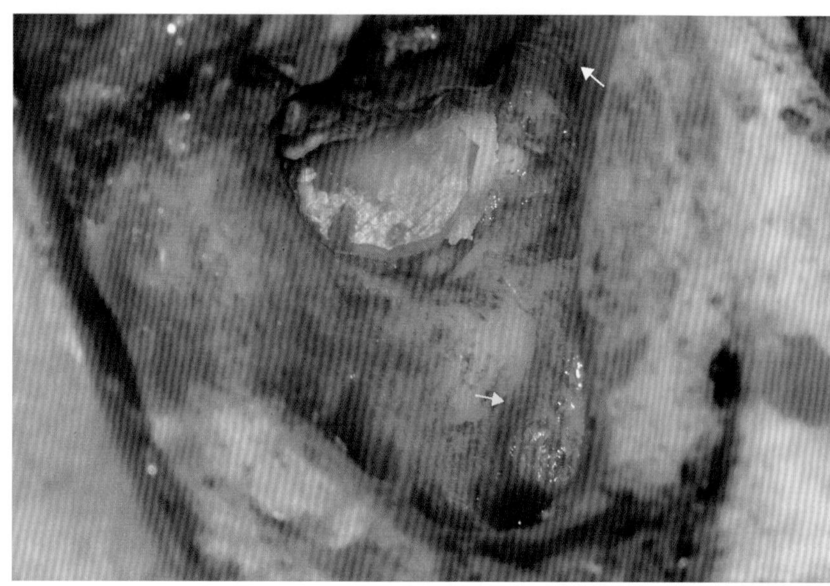

图 7.169 用明胶海绵填塞术腔，在其上放置硅胶片，用小块软骨填塞管上隐窝（白色箭头）和迷路周围间隙（黄色箭头），最后用大片的颞肌筋膜覆盖术腔

7.1.4 从完壁式鼓室成形术转为开放式鼓室成形术

根据我们的治疗方案，完壁式鼓室成形术后胆脂瘤的复发是转为开放式成形术的适应证。胆脂瘤复发表明其潜在致病机制持续存在，且难以控制。采用相同的手术技术可能会给患者和家人带来进一步的风险和不便。完壁式术后遗留各种腔隙可致皮肤内陷和堆积，切除外耳道后壁可显著减少这些腔隙，从而减少复发。此外，开放式鼓室成形术还可获得更好的手术视野，这有助于彻底清除病变。

前期手术后形成的小内陷囊袋在二期手术时可采用骨粉或软骨矫正加强。但是，如果形成大的内陷囊袋，同时伴有上皮堆积，我们在二期手术时会毫不犹豫地采用开放式鼓室成形术。如果之前由于胆脂瘤影响鼓室黏膜状态计划行分期手术，则二期手术时可一次行听骨链成形手术。

病例 7.11（右耳）

参见图 7.170 ~ 图 7.178。

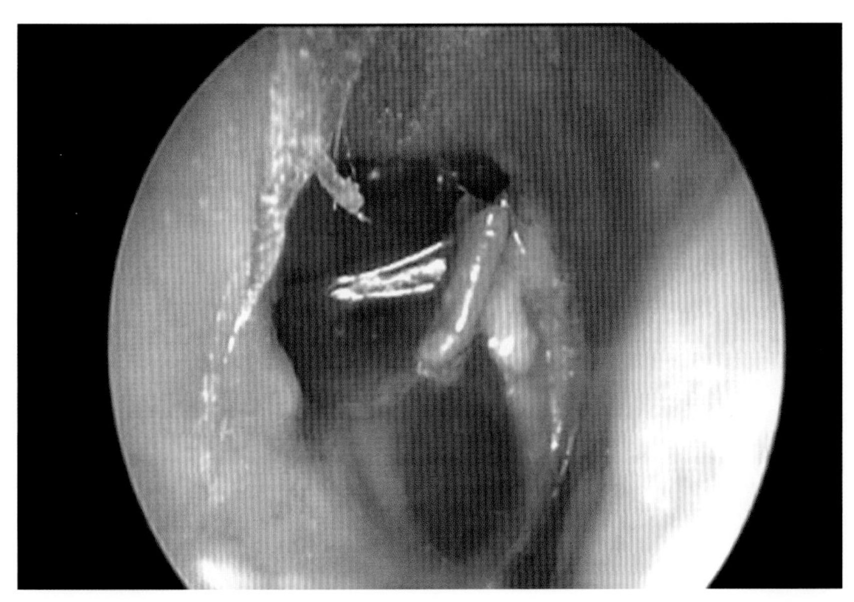

图 7.170 前期完壁式鼓室成形术后胆脂瘤复发。在鼓膜的后上象限可见深在的内陷囊袋形成

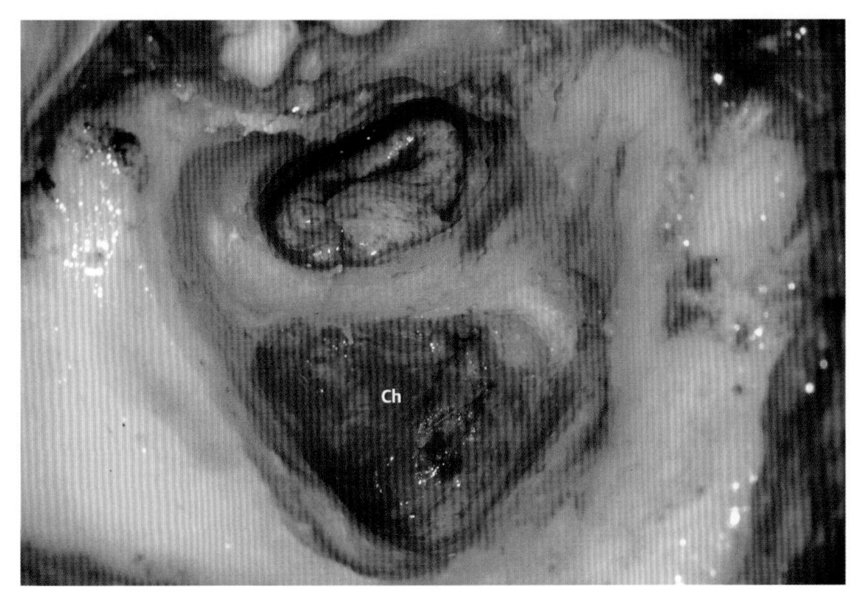

图 7.171 磨除外耳道后壁并去除边缘骨质，以获得碟形的开放术腔，可见胆脂瘤的后界累及鼓窦。Ch：胆脂瘤

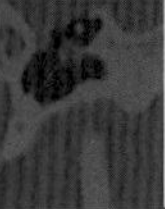

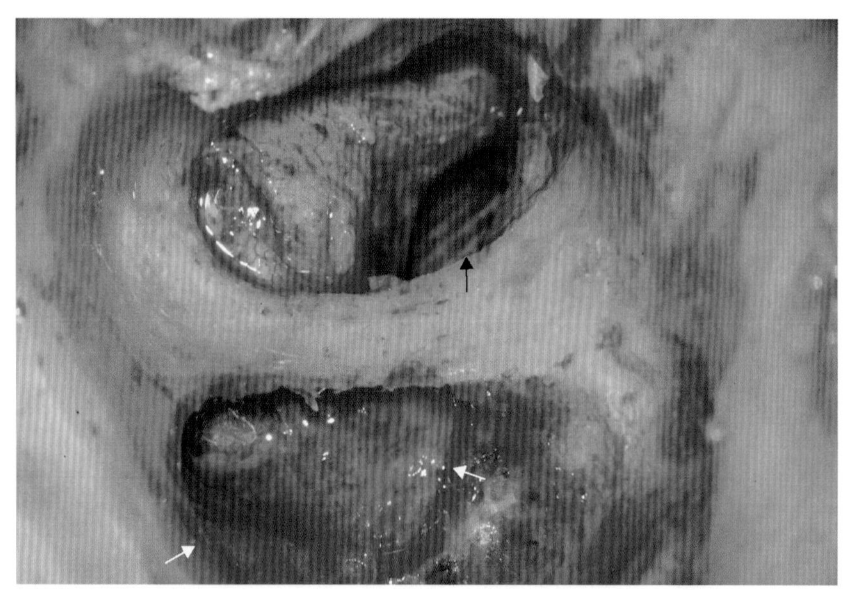

图 7.172　从下方开放鼓室，确认鼓室内无胆脂瘤复发，可见前期手术放置的硅胶片（黑色箭头）。乳突内的胆脂瘤周围包绕较多瘢痕组织（白色箭头），清除后可以清楚地看到窦腔内侧壁的情况

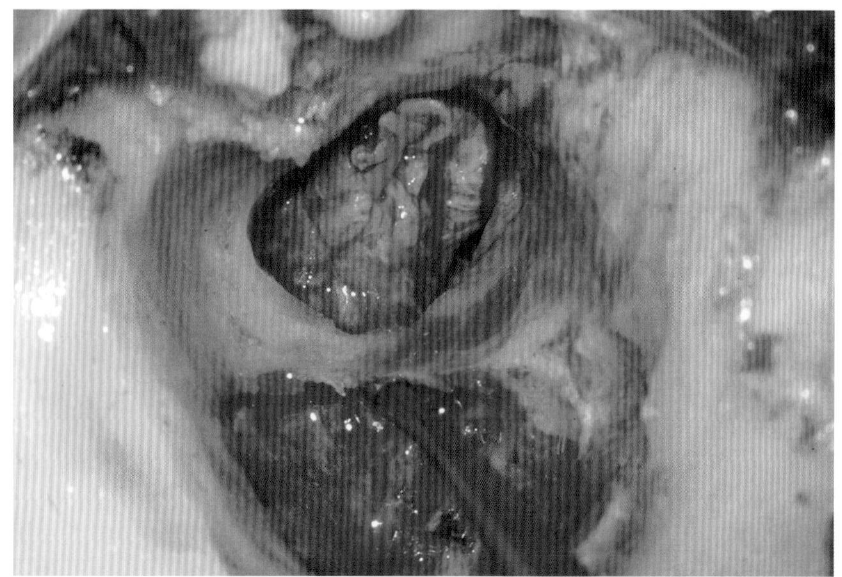

图 7.173　用刮匙削低面神经嵴

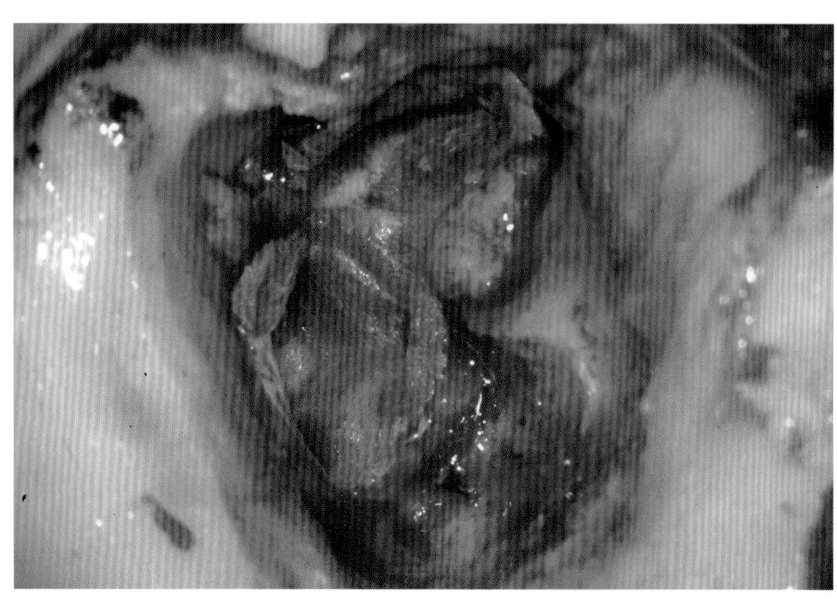

图 7.174　断桥后可见上鼓室及鼓窦内的胆脂瘤囊袋

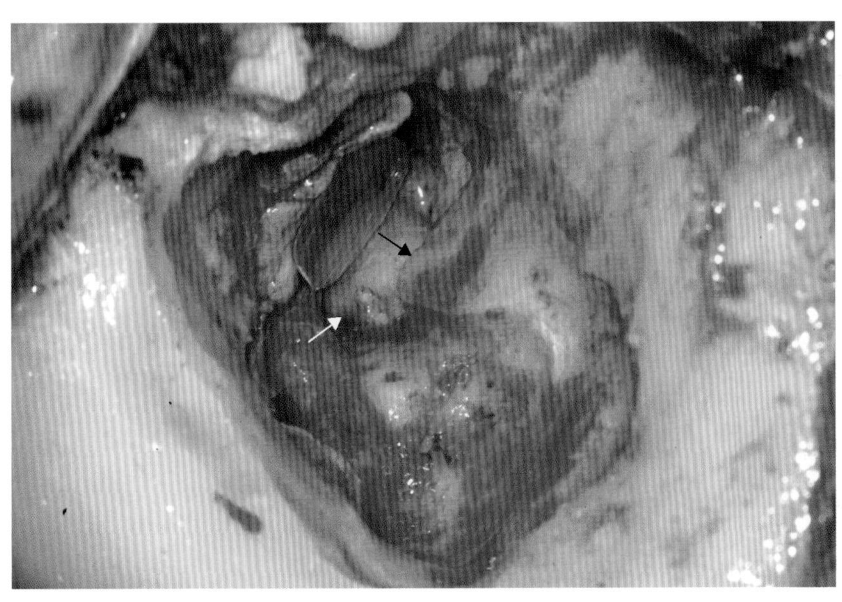

图 7.175　向前翻起耳道鼓膜瓣，开放鼓室。用铝薄片保护耳道鼓膜瓣。术中可见鼓室黏膜状况良好，包括镫骨周围(白色箭头)，应进一步磨低面神经嵴(黑色箭头)以获得圆滑的术腔

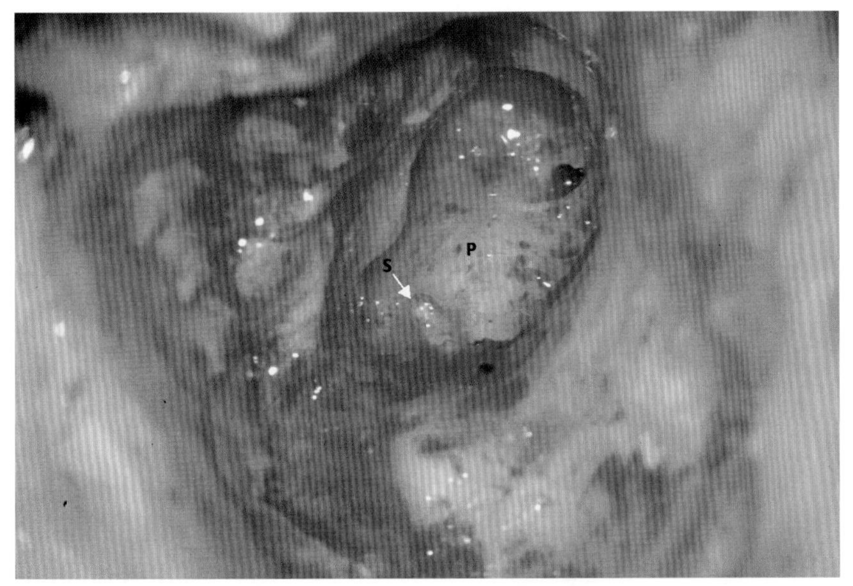

图 7.176　面神经嵴已充分磨低，但未暴露神经。P：鼓岬；S：镫骨

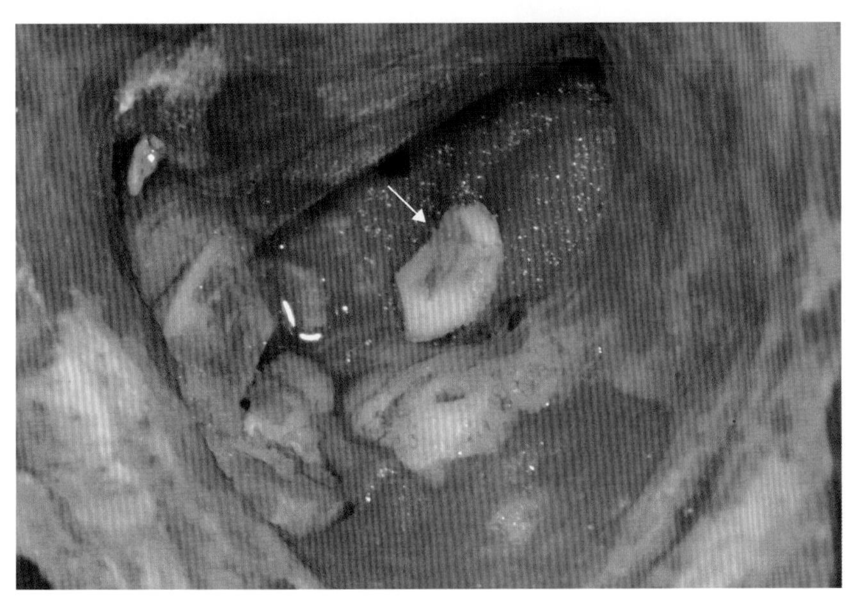

图 7.177　因鼓室黏膜状态良好，准备同期行听骨链重建。用明胶海绵填充鼓室后，将一块软骨(箭头)置于镫骨头上。用软骨片和骨粉填塞上鼓室及鼓窦

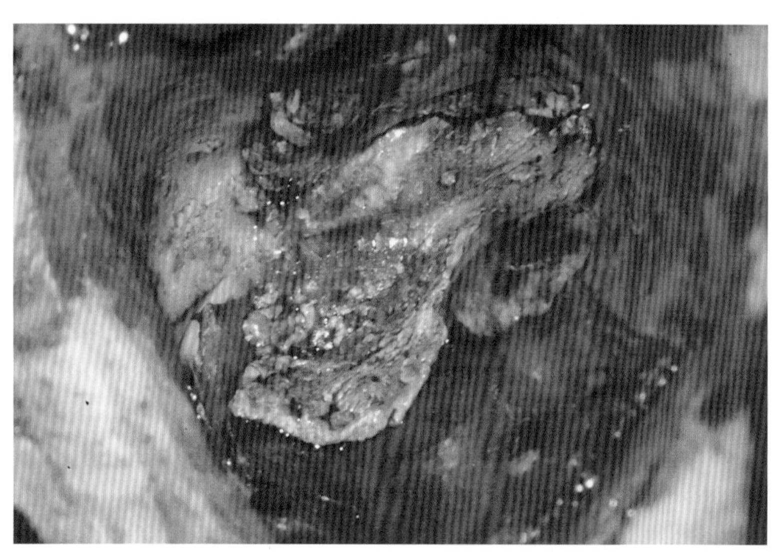

图 7.178　植入大片颞肌筋膜关闭鼓室，覆盖术腔，复位外耳道鼓膜瓣，置于筋膜之上

病例 7.12（左耳）

参见图 7.179 ~ 图 7.188。

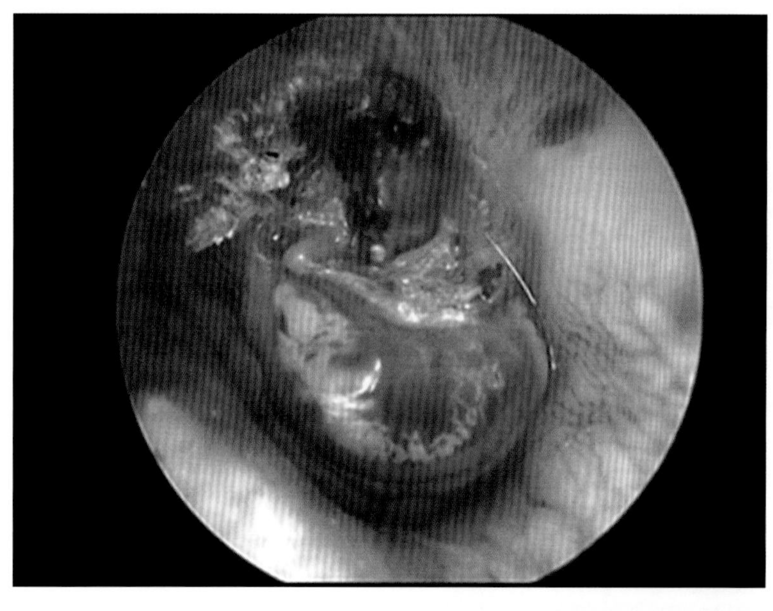

图 7.179　松弛部胆脂瘤的复发病例。患者之前因胆脂瘤在其他机构接受经耳道入路手术。术后出现渐进性听力下降和间断耳流脓。耳镜检查显示松弛部广泛破坏，上鼓室内砧骨似乎消失，胆脂瘤向下累及部分中鼓室

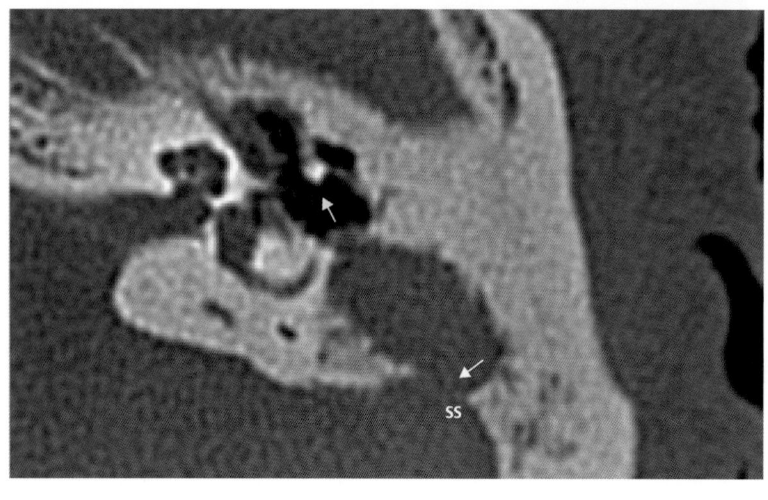

图 7.180　术前 CT 显示胆脂瘤位于残余锤骨的外侧（黄色箭头），上鼓室内未见砧骨，鼓窦内见软组织影，乙状窦表面骨质被侵蚀（白色箭头）。SS：乙状窦

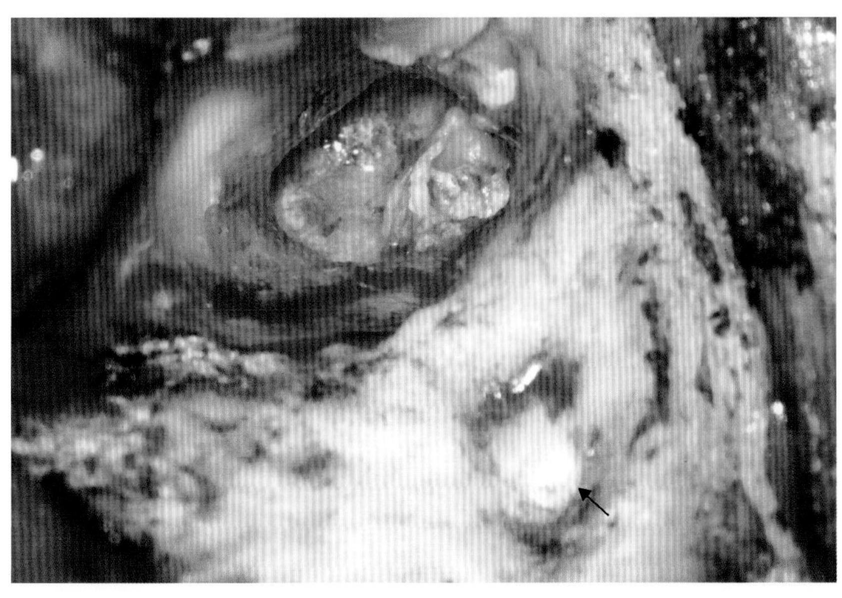

图 7.181 经耳后切口，切开外耳道后壁暴露耳道，见鼓膜松弛部穿孔，可见胆脂瘤囊袋口，磨除乳突皮骨后见胆脂瘤充满乳突腔

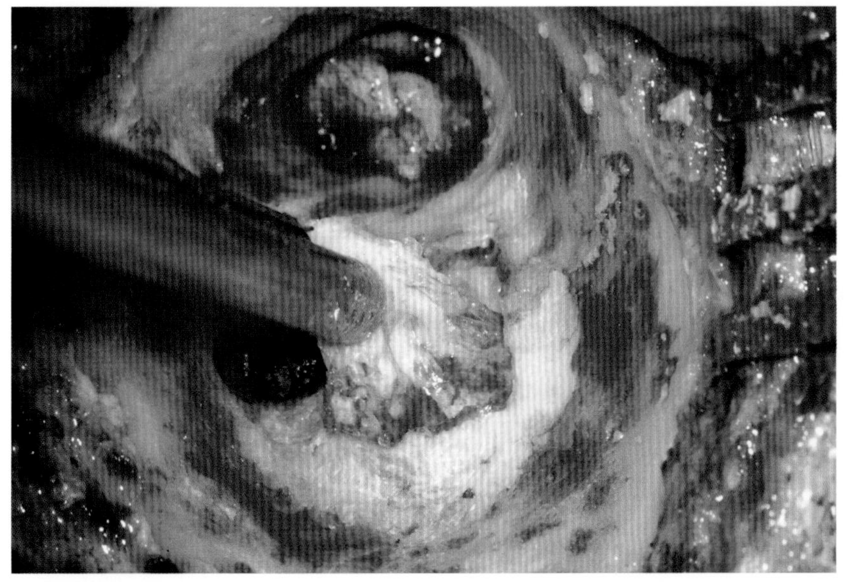

图 7.182 清除乳突腔内的胆脂瘤

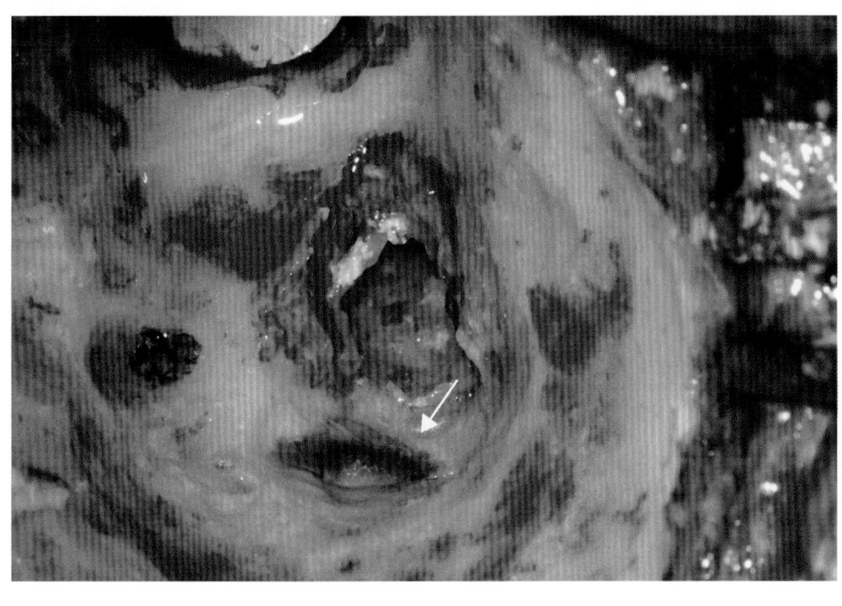

图 7.183 乳突腔内的胆脂瘤已部分清除，可见胆脂瘤基质下方乙状窦裸露（箭头）

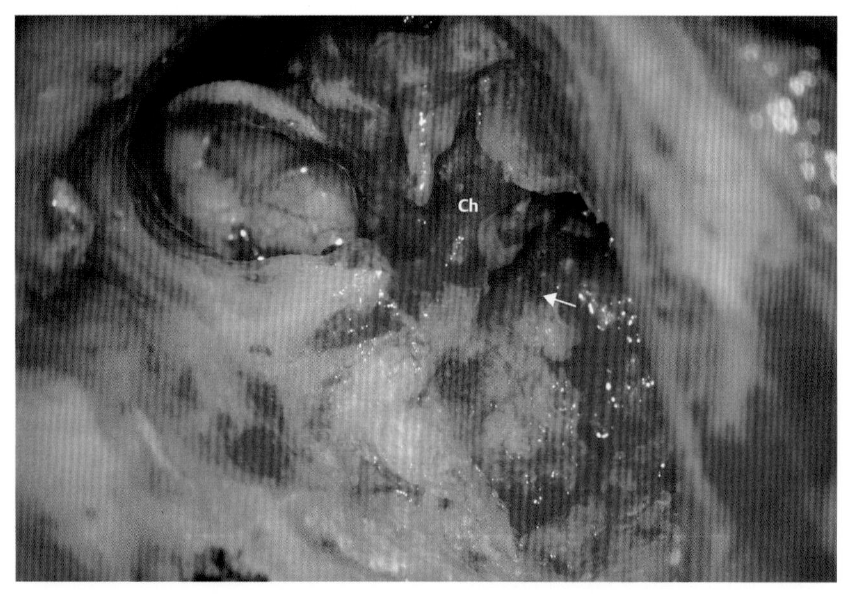

图 7.184　由下至上开放鼓室，可见胆脂瘤累及部分鼓室，鼓岬显露清楚，外半规管隆突前端（箭头）蓝线。Ch：胆脂瘤

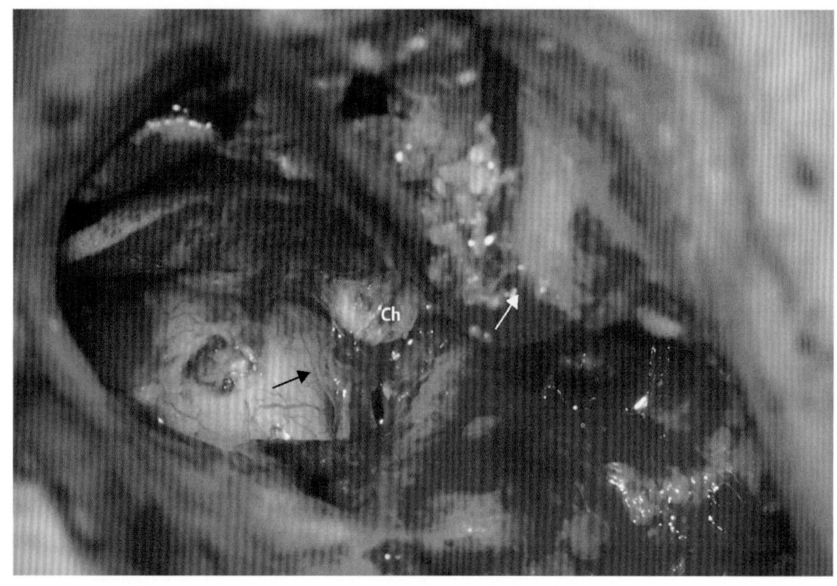

图 7.185　将中鼓室后方的胆脂瘤从面神经和镫骨头上分离（黑色箭头）。镫骨上方的面神经裸露，并向下膨出与镫骨相抵。同时上鼓室前方的骨质也需磨除（白色箭头）。Ch：胆脂瘤

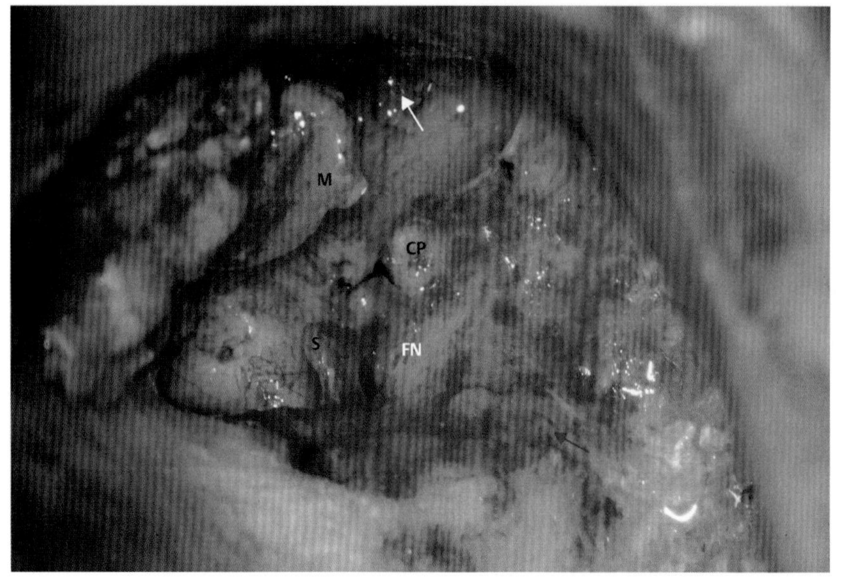

图 7.186　锤骨头已切除，同时已完成胆脂瘤清除。面神经鼓室段向下膨出与镫骨相抵。需将管上隐窝（白色箭头）封闭以防止胆脂瘤复发。外半规管的蓝线（蓝色箭头）位于面神经鼓室段的正上方。CP：匙突；FN：面神经；M：锤骨柄；S：镫骨

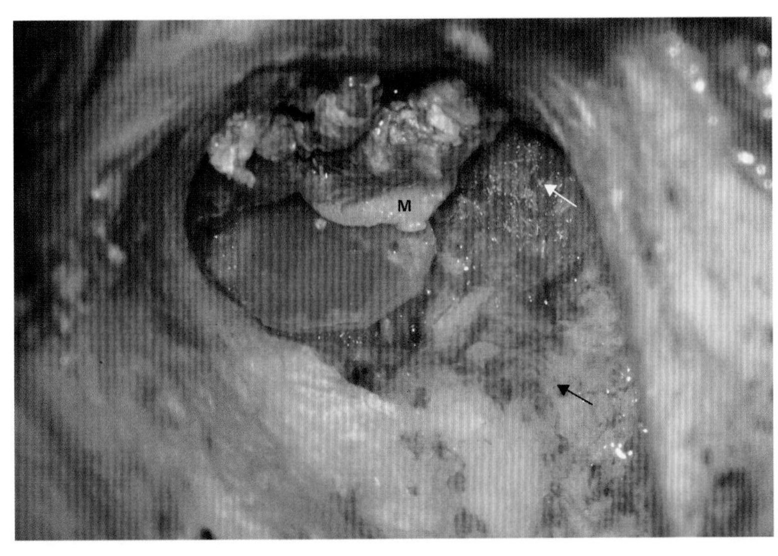

图 7.187　明胶海绵填塞鼓室后，在鼓室内放置硅胶片，将一小棉球（白色箭头）暂时放置在管上隐窝处止血，可见外半规管的蓝线（黑色箭头）。M：锤骨柄

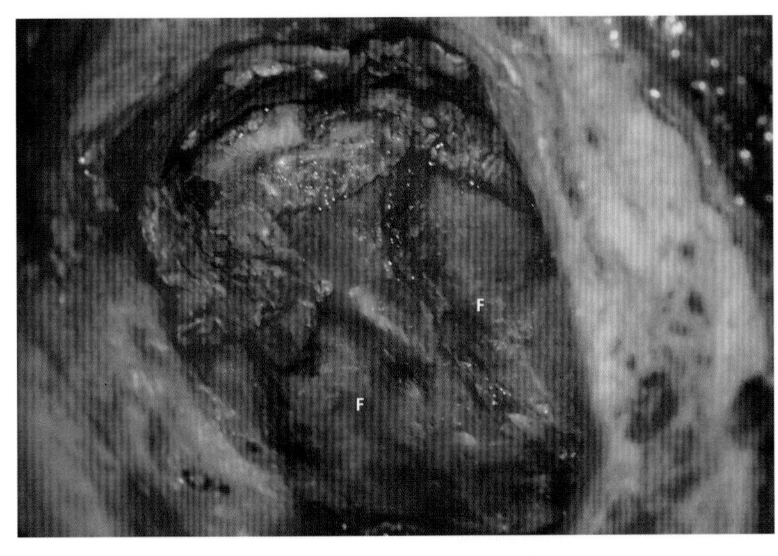

图 7.188　用软骨填塞管上隐窝和上鼓室内侧壁，用骨粉覆盖裸露的乙状窦。用两片筋膜覆盖术腔，复位外耳道鼓膜瓣，置于筋膜上方。F：筋膜

病例 7.13（右耳）

参见 图 7.189 ~ 图 7.200。

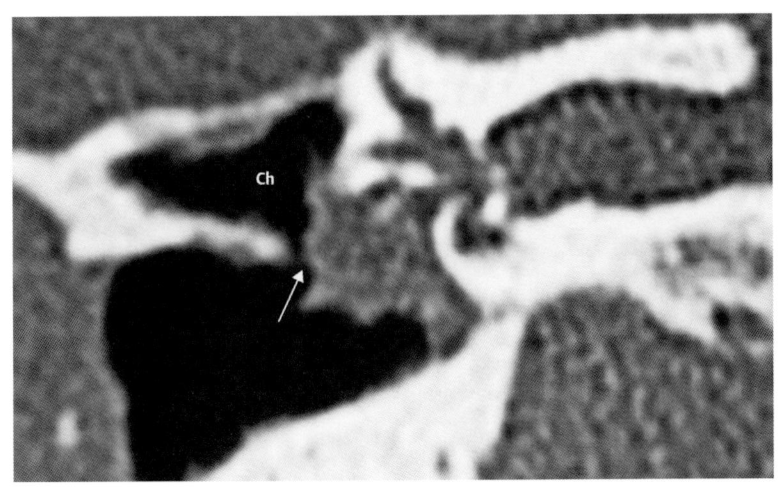

图 7.189　外院行完壁式鼓室成形术后复发的胆脂瘤病例。术前 CT 显示鼓膜后上象限骨壁被破坏（箭头）和上皮堆积，鼓室腔不含气。Ch：胆脂瘤

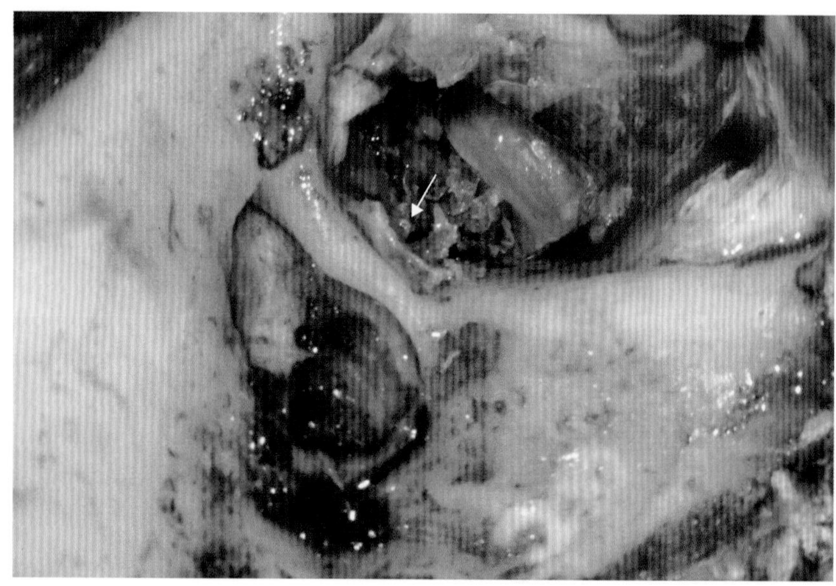

图 7.190 根据我们的治疗方案，胆脂瘤复发是行开放式鼓室成形术的绝对适应证之一。胆脂瘤通过外耳道后壁骨质缺损扩大处进入乳突（箭头）

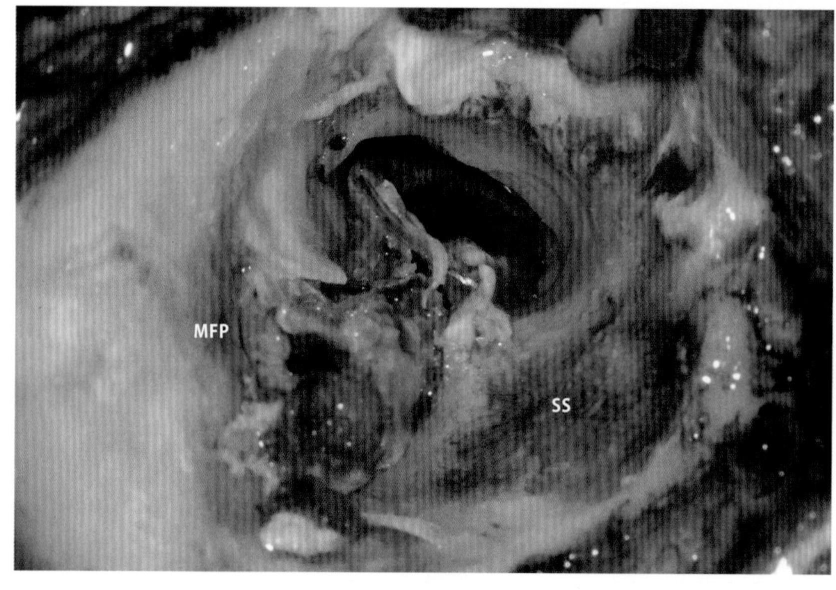

图 7.191 确定颅中窝脑板和乙状窦位置，可见外耳道后壁骨质破坏扩大。MFP：颅中窝脑板；SS：乙状窦

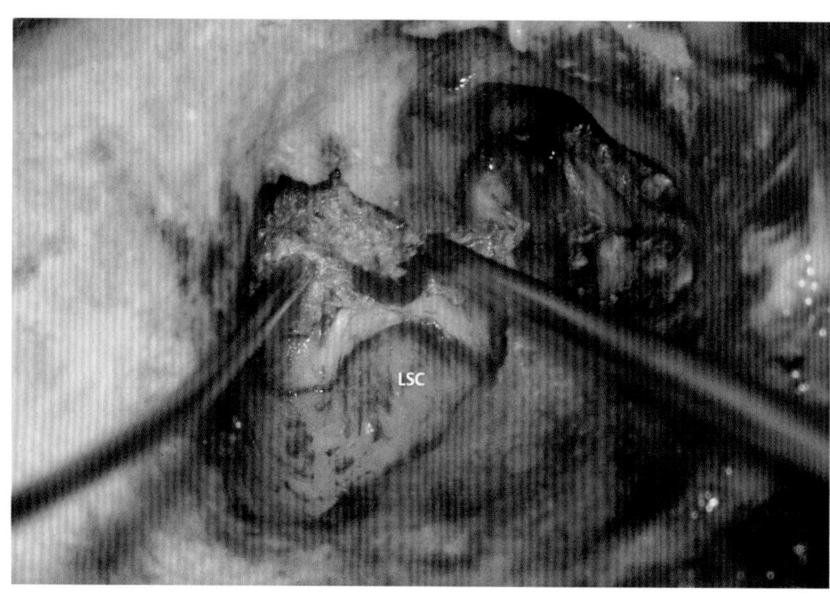

图 7.192 用棉球辅助分离鼓窦内胆脂瘤，开始显露外半规管隆突。LSC：外半规管

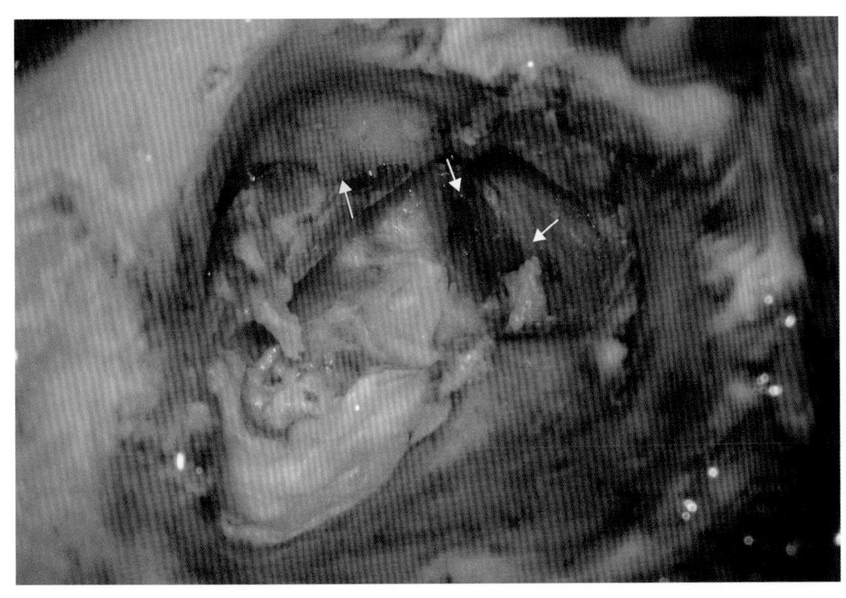

图 7.193 胆脂瘤囊袋内大部分上皮已被清除。需要注意的是，鼓膜合并炎症，同时与鼓室内侧壁粘连（白色箭头），需磨除上鼓室前方的骨质（黄色箭头）

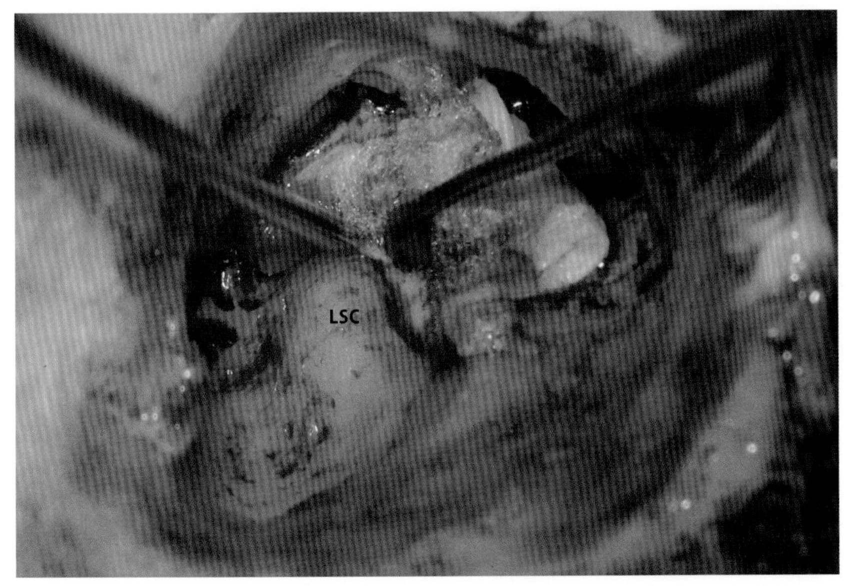

图 7.194 用棉球辅助向中鼓室方向剥离胆脂瘤基质直至面神经区域。LSC：外半规管

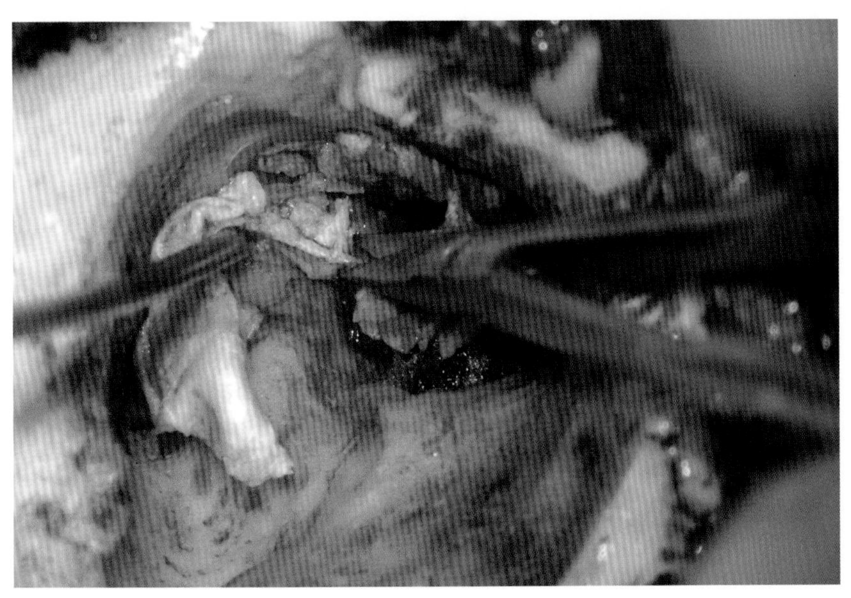

图 7.195 分块切除胆脂瘤基质有利于更好地显露中耳结构

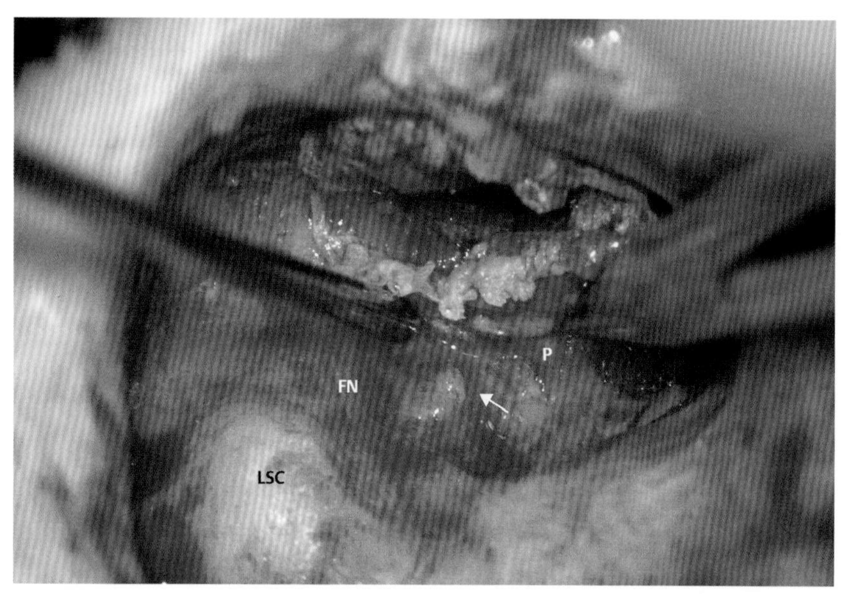

图 7.196 向咽鼓管方向仔细分离与鼓室内侧壁粘连的鼓膜，在面神经和鼓岬之间确定镫骨（箭头）的位置。FN：面神经；LSC：外半规管；P：鼓岬

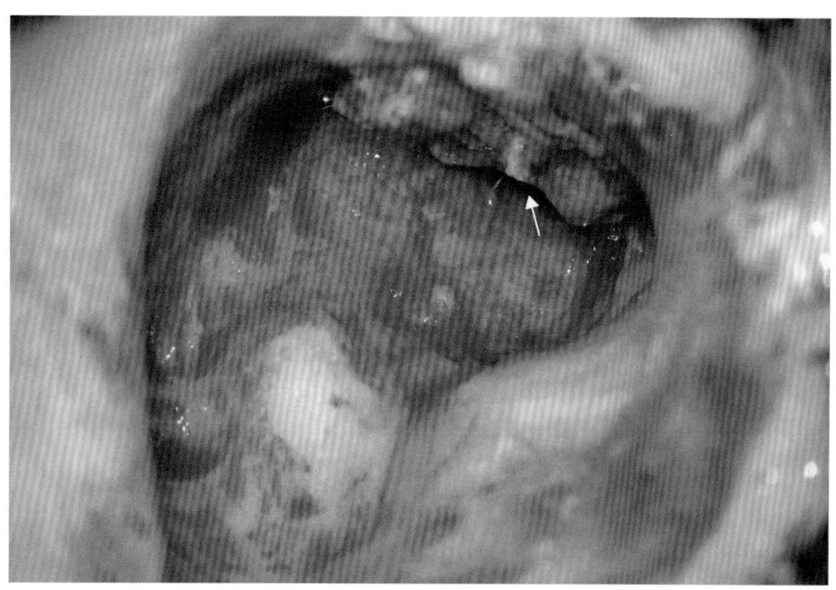

图 7.197 鼓膜已分离完成，开放咽鼓管（箭头）

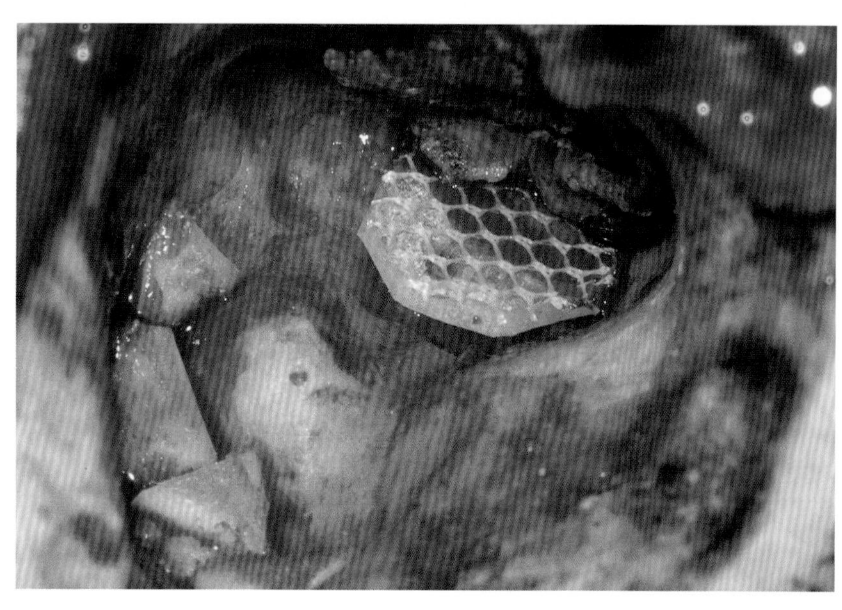

图 7.198 在鼓室内放置硅胶片以防止鼓膜再次粘连。用软骨片填塞上鼓室内侧壁和迷路周围的间隙

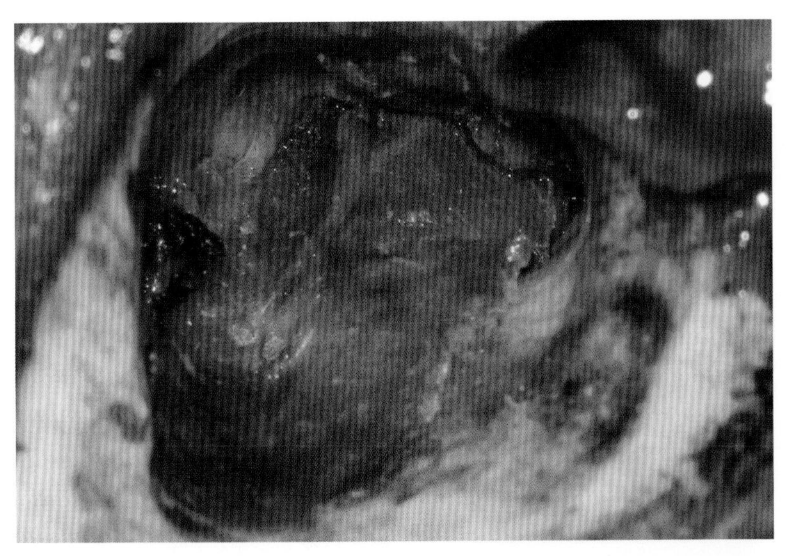

图 7.199 用大片颞肌筋膜重建鼓室，同时覆盖乳突腔，复位耳道鼓膜瓣

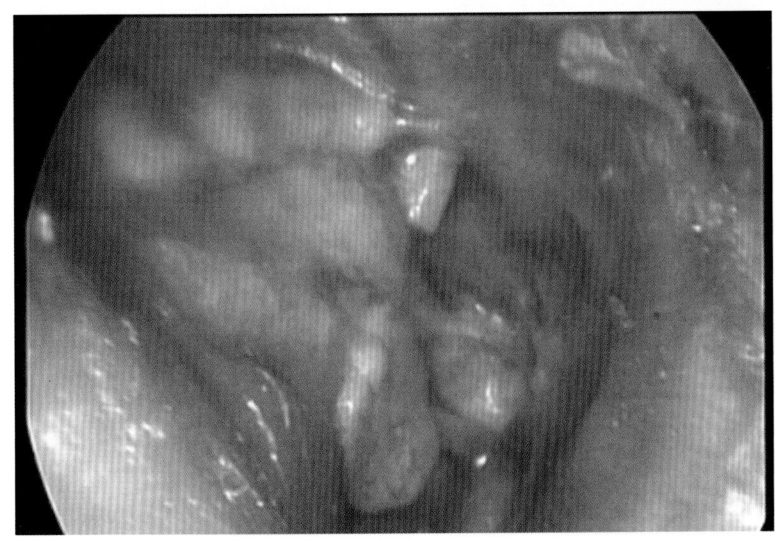

图 7.200 患者接受了二期手术，术中取出硅橡片，并将大块软骨置于镫骨头上。术后耳镜显示能自洁、圆滑的术腔，乳突腔内可见前期手术用于缩腔的软骨

病例 7.14（右耳）

参见图 7.201 ~ 图 7.213。

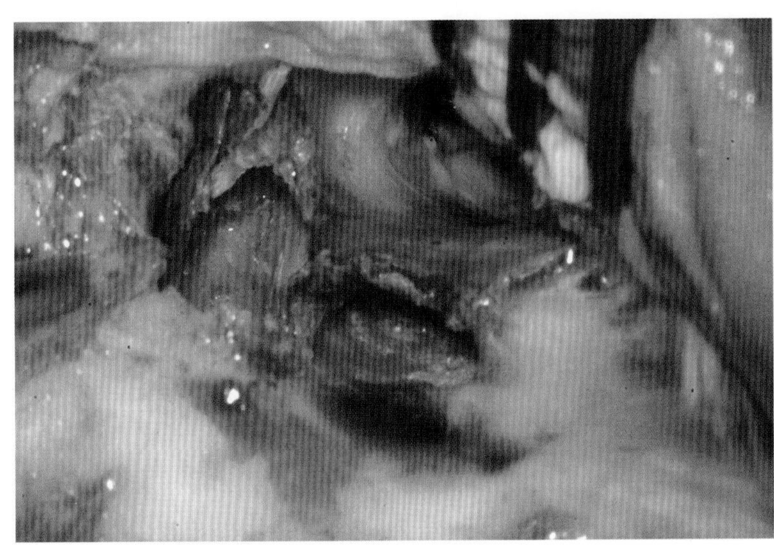

图 7.201 完壁式鼓室成形术后复发的胆脂瘤病例。胆脂瘤基质完全陷入前期手术钻磨形成的乳突腔内

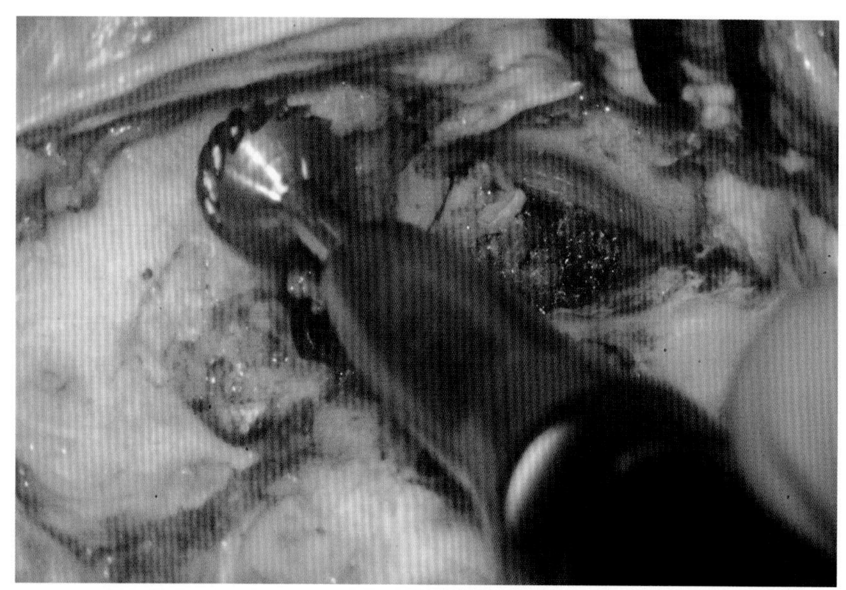

图 7.202　用大号切割钻的侧面磨除乳突骨质。为保证手术安全，非常重要的是先要碟形化术腔，而不是直接去除胆脂瘤

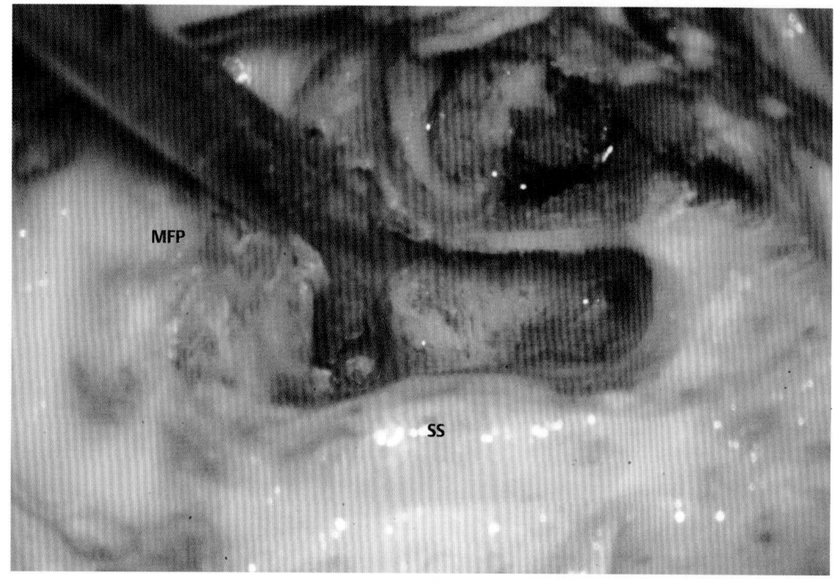

图 7.203　确定上方颅中窝脑板和后方乙状窦的位置。MFP：颅中窝脑板；SS：乙状窦

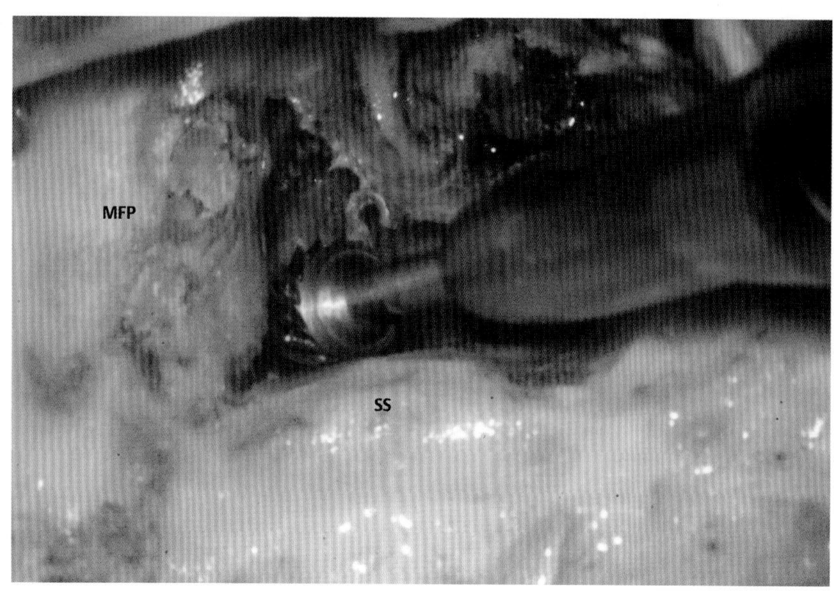

图 7.204　用大的切割钻进行钻磨，确定后方乙状窦的位置。可见胆脂瘤基质覆盖于中颅窝硬脑膜上（箭头）。磨除窦脑膜角和颅中窝脑板的骨质。MFP：颅中窝脑板；SS：乙状窦

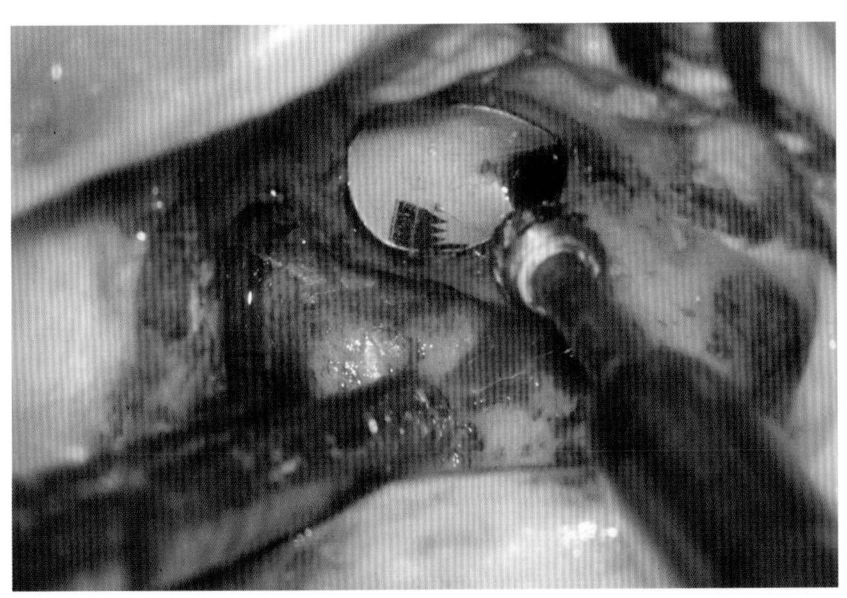

图 7.205 用切割钻去除外耳道后壁骨质，用铝薄片保护耳道鼓膜瓣

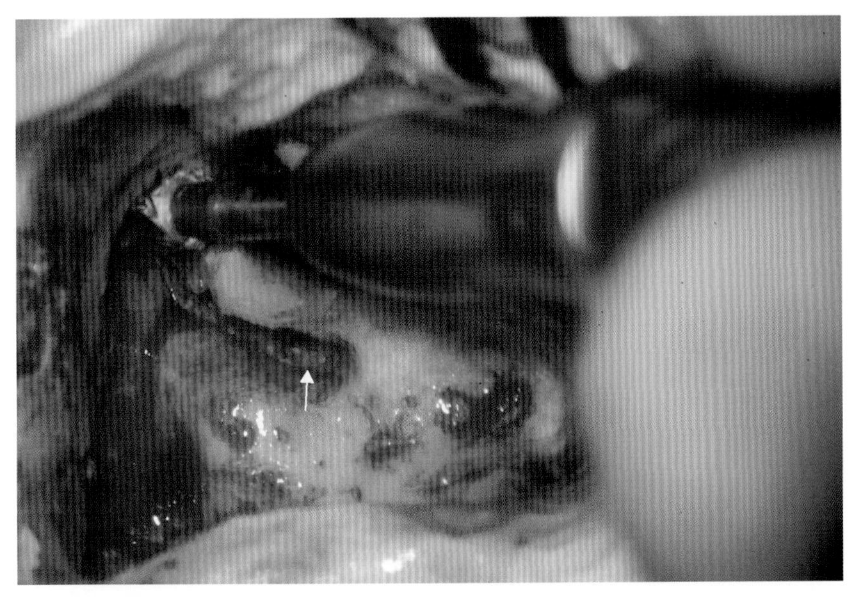

图7.206 沿外耳道后壁继续向前钻磨，开放前上鼓室。胆脂瘤向下累及鼓室。前期手术开放的后鼓室内也覆盖胆脂瘤基质（箭头）

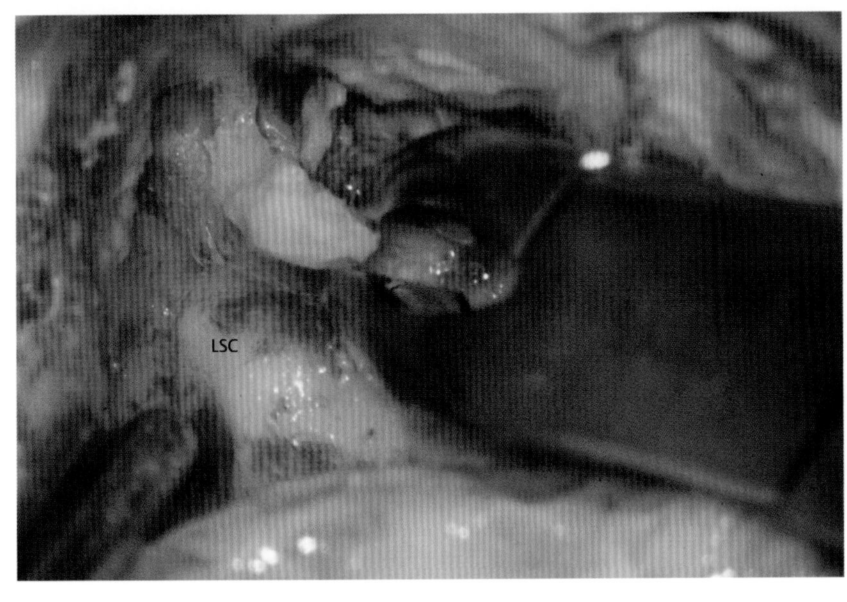

图 7.207 开放前上鼓室，其内见胆脂瘤基质覆盖，用咬骨钳咬除外耳道后壁残留的小块骨质是一种节省时间的方法。LSC：外半规管

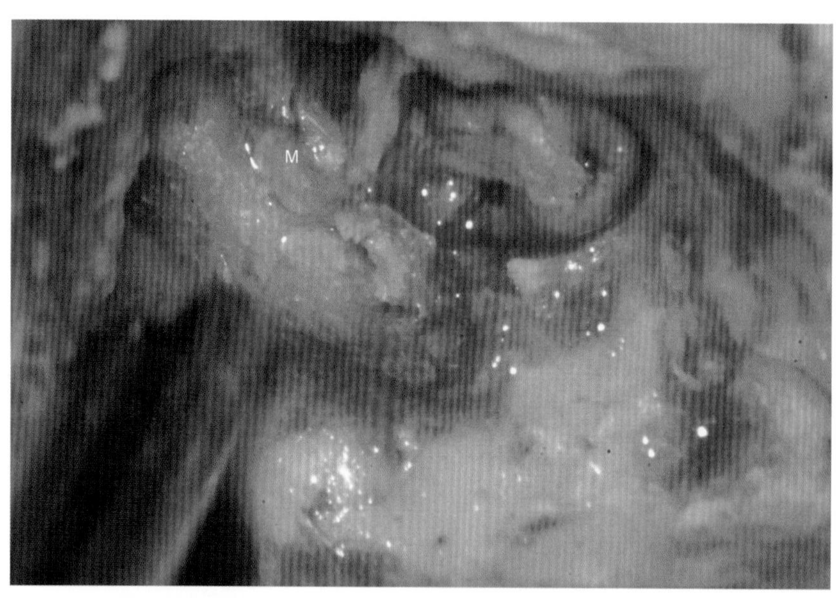

图 7.208 已暴露胆脂瘤，注意胆脂瘤向下累及鼓室，覆盖锤骨头的残余部分。M：锤骨头

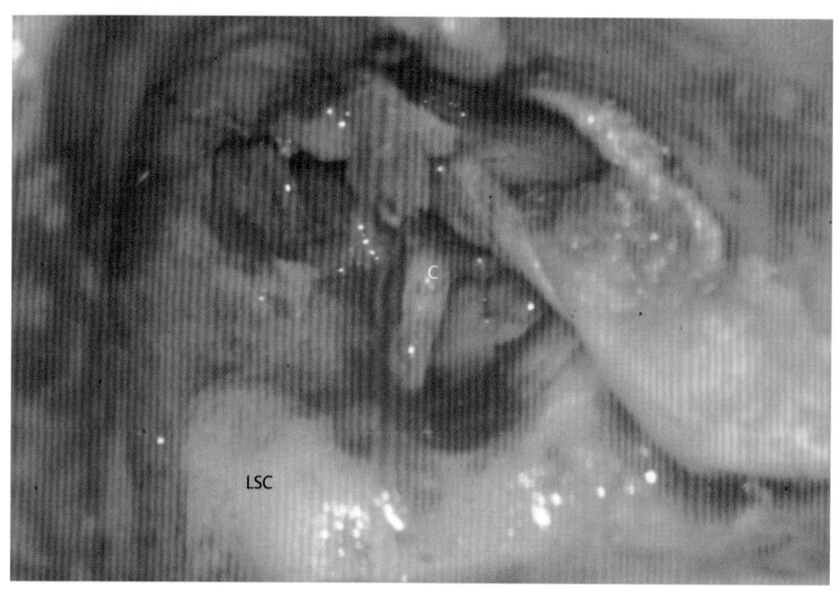

图 7.209 去除向下累及中鼓室的胆脂瘤，显露前次手术置于卵圆窗上的听骨[完全人工听骨(TORP)]。切断鼓膜张肌腱，完全开放鼓室。注意 TORP 的高度对于开放式鼓室成形术术腔来说过高。C：小柱；LSC：外半规管

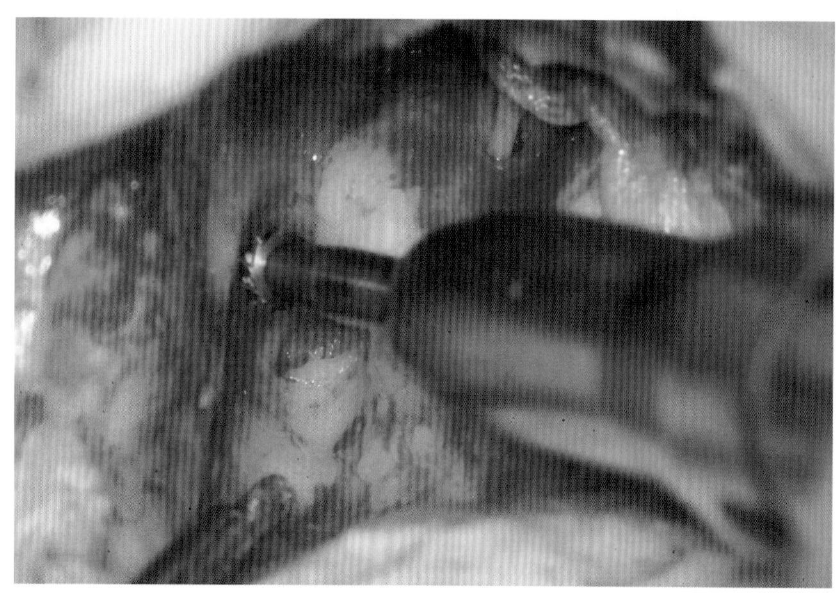

图 7.210 如果考虑迷路周围气房内有胆脂瘤残留，则应使用切割钻将其磨除。禁止使用金刚钻，因为其可能会将胆脂瘤基质埋在骨缝里

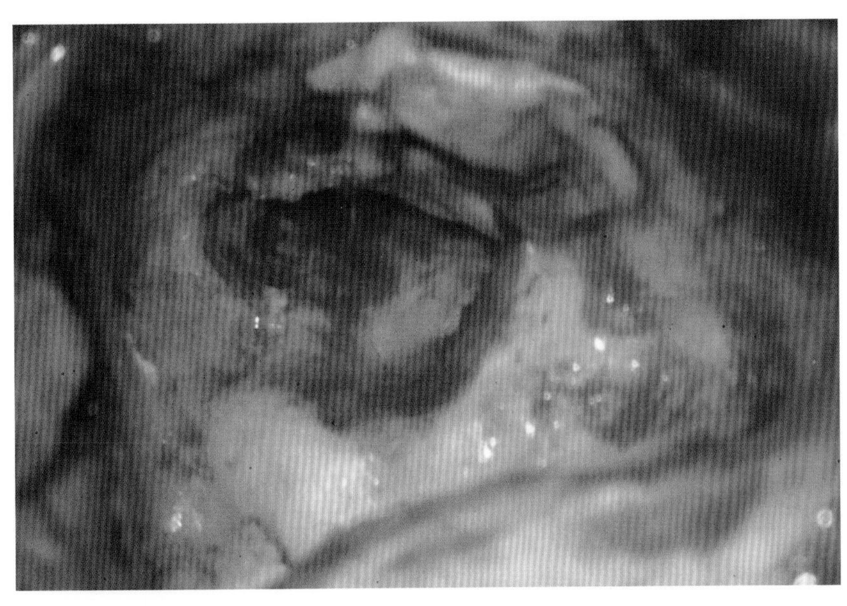

图 7.211　中耳腔内的胆脂瘤已彻底清除。需注意的是，面神经嵴已磨得足够低，且术腔圆滑

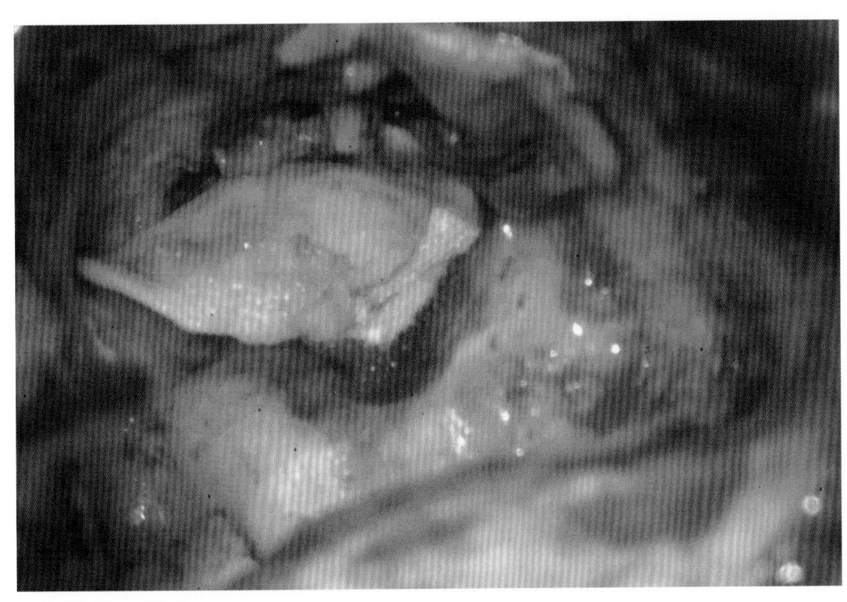

图 7.212　将一片硅胶片置于鼓室中，并在其表面放置一块耳屏软骨防止术后鼓膜内陷

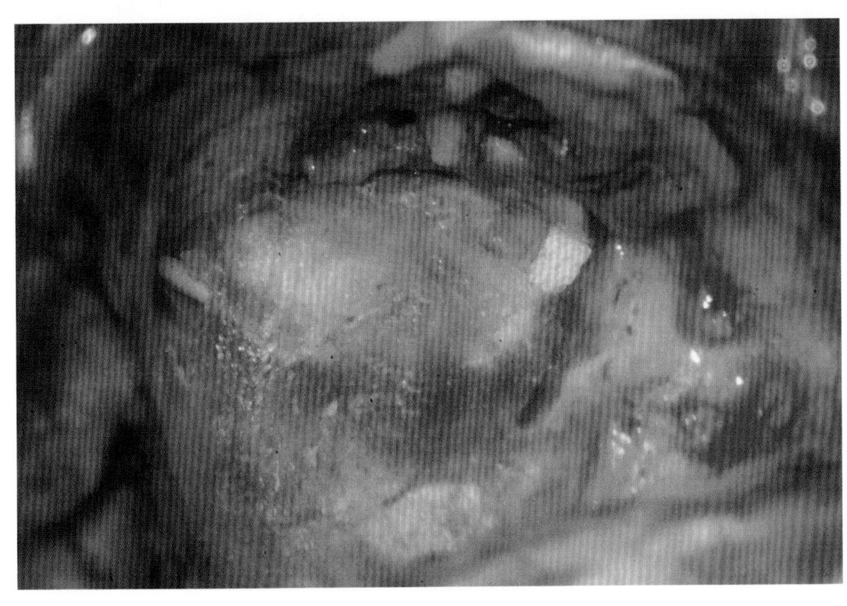

图 7.213　用一块大的筋膜覆盖软骨

7.1.5 开放式鼓室成形术的提示与误区

• 目前尚无针对所有胆脂瘤患者的单一手术技术。总体原则是须采用个体化治疗。

须由经验丰富的耳外科医生来实施手术。

手术决策主要基于病变范围，对于中耳胆脂瘤，通常在术前计划行开放式鼓室成形术。

• 开放式鼓室成形术后术腔潮湿和长期流脓，需要长期反复的复诊。这并不是开放式鼓室成形技术的缺陷，而是由于手术医生术中处理不当造成的。

• 实施得当的开放式鼓室成形术加上充分的耳甲腔成形是术后获得干耳的必要条件。

• 术腔边缘避免遗留悬突的骨缘。术中尽可能磨除术腔周围悬突的骨缘，打磨光滑，形成一个碟形术腔。

• 充分磨薄颅中窝脑板和乙状窦板表面的骨质，但要避免暴露二者，充分开放窦脑膜角。

• 位置深在且气化良好的乳突尖应充分磨低并切除。

• 在少数情况下，在采取上述方法处理后乳突仍遗留深在的腔隙，可应用蒂在后下方的软组织瓣进行填塞。

• 须充分削低面神经嵴。

• 部分腔隙特别是面后气房，可能形成含气的间隙，可使用自体软骨和（或）骨粉进行填塞。

• 一定要考虑到迷路瘘的可能。胆脂瘤病例中超过 10% 的患者并发迷路瘘。

• 术中持续关注面神经及其解剖标志。外半规管隆突是削低鼓窦水平面神经嵴的一个重要标志，面神经的第二膝部位于外半规管隆突的下内侧。

• 行局麻下手术时，如果鼓索神经受到损伤，患者通常会主诉有些不适。

• 用大的钻头磨除面神经乳突段表面骨质时，须保持持续的冲洗和吸引，钻头移动方向应平行于面神经走行方向。

• 必须去除前拱柱，否则胆脂瘤上皮容易在其下方生长。

• 须去除上鼓室内迷路周围的气房。术中注意不要损伤上半规管和位于膝状神经节内侧的面神经迷路段。

• 面神经鼓室段最可靠的标志是匙突和齿突。

• 必要时，可同期行听骨链成形术。但是更推荐分期手术。

• 耳甲腔成形非常重要。如果忽略这一步骤则会导致术后术腔通气引流不足，导致相关的问题。

• 避免耳甲腔软骨缘裸露，这可能导致术后耳廓软骨膜炎。这是一个非常痛苦的并发症。

7.2 改良 Bondy 技术

部分胆脂瘤患者患耳听力保持良好或为优势听力耳，因此保存听力是首要目标。完壁式鼓室成形术有利于保全听力。然而，如果重建听骨链则保持术前正常或良好听力的可能性较小，二期手术可能会增加听力损失的风险。

改良 Bondy 技术不保留外耳道后壁，但不改变听小骨的连接。使用该技术的前提条件是听骨链完整，且胆脂瘤局限于听骨链的外侧，常为上鼓室胆脂瘤（图 7.214）。乳突硬化者为佳。该技术的显著优势是保留听骨之间的连接，从而使术前听力得到延续和持久的保持（表 7.1）；同时其病变残留率显著低于完壁式鼓室成形术（表 7.2），且为一期手术，不需要二次干预。

因为手术过程中听骨链完整，该技术的风险

适应证
· 上鼓室胆脂瘤，听力正常或优势听力耳、鼓膜、听骨链完整和鼓室内无病变
· 上鼓室胆脂瘤，优势听力耳或唯一听力耳的，听骨链轻微受损
· 炎症所致双侧外耳道狭窄

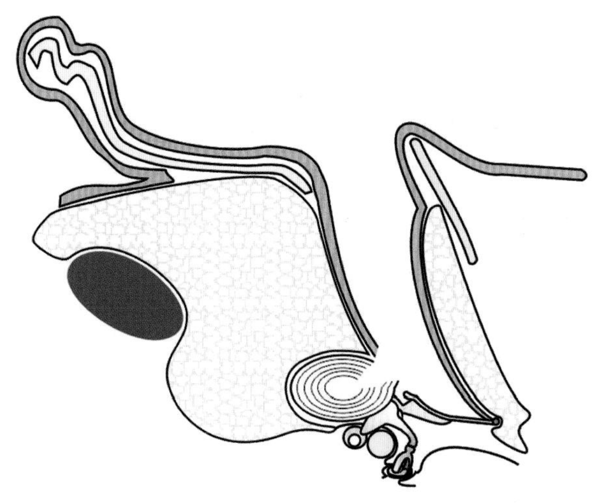

图 7.214　改良 Bondy 手术的适应证

表 7.1　Gruppo 耳科中心 303 例改良 Bondy 手术患者的听力结果。平均听阈（PTA）分别为 500 Hz、1000 Hz、2000 和 4000 Hz 气导听力（AC）和骨导听力（BC）的平均值

听力结果	术前（dB）	术后（dB）	
		术后 1 年	术后 5 年
平均气导听阈	30 ± 12 31	31 ± 12	31 ± 12
平均骨导听阈	16 ± 8	17 ± 8	17 ± 8
平均气骨导差	14 ± 7	14 ± 7	14 ± 8

表 7.2　改良 Bondy 手术 303 例随访 5 年后结果

并发症		百分比
复发		
胆脂瘤残留	在鼓膜的外侧	8.1%
	在鼓膜的内侧	0
胆脂瘤复发		0
渗出		5%
内陷袋形成		3.1%
耳流脓		1.5%
穿孔		1.5%
耳道狭窄		1.2%

为磨钻的噪声损伤可导致高频感音神经性耳聋，特别是在听骨链周围使用电钻时。因此，在处理听骨链周围时要正确操作，且要非常谨慎。如果病例选择恰当，与其他开放式乳突手术相比改良 Bondy 技术没有更多的缺点。

7.2.1　手术步骤

1. 用前面介绍的两种方法之一完成乳突切除。充分削低面神经嵴至鼓环水平尤为重要。在此过程中钻头移动的方向应始终与面神经走行的方向平行。

2. 如前所述，需切除高度气化的乳突尖，同时广泛气化的术腔可用软骨或骨粉填塞。

3. 在经皮质乳突切除术中，后上鼓室病变切除时需避免触及完整的听骨链。将手术床适当向术者对侧倾斜，有助于尽早识别听骨链。钻头应由听骨链周围向外侧钻磨，禁止朝向听骨链方向移动。

4. 如果需行外耳道成形，切开外耳道前壁皮肤并向内翻起。扩大外耳道下壁使术腔呈圆形。磨钻时应使用铝薄片保护耳道鼓膜瓣。

5. 用刮匙小心削低面神经嵴，注意避免损伤听骨链。也可以用钻磨低面神经嵴，但由于听骨链完整，其造成损伤的风险更大。用同样的方法去除前、后拱柱。需完全开放前上鼓室，进一步削低面神经嵴。

6. 清除上鼓室和乳突的胆脂瘤。将后上部分纤维环从鼓沟分离，开放鼓室。仔细检查鼓室确定无胆脂瘤累及。听骨链上如果有病变组织，如瘢痕和肉芽组织，需小心清除。小心清除累及砧骨体和锤骨头后方小的胆脂瘤基质。

7. 在少数情况下，可在不影响听骨链的情况下清除累及听骨链内侧的胆脂瘤。与完壁式鼓室成形术相比，切除外耳道后壁可提供更广的视野，也更有可能分离听骨链内侧的胆脂瘤。在这种情况下，根据病变的位置，需磨薄乳突和上鼓室天盖，完全开放砧骨窝，和（或）充分磨除管上隐窝外侧壁。

8. 耳甲腔成形有助于术后获得宽敞的术腔。切除的耳甲腔软骨可用于接下来的术腔重建。

9. 将一块软骨置于砧骨体和锤骨头内侧（图 7.215）以防止术后重建的鼓膜在听小骨后方发生内陷。此处避免使用骨粉以防止听骨链固定。用明胶海绵填塞咽鼓管口和鼓室。

10. 在颞肌筋膜的前端行纵行切口，使其形成两个舌瓣。将上侧舌瓣置于砧骨体和锤骨头内侧，并向前延伸至鼓膜前上象限。将下侧舌瓣插入砧骨长突和锤骨柄之间，以内植法修补鼓膜（图 7.215，图 7.216）。某些病例中需在砧骨长突外侧植入薄软骨片以防止术后鼓膜后上象限内陷（图 7.217）。

11. 将筋膜向后展开，尽可能覆盖全部裸露的骨面。还可植入另一片筋膜覆盖裸露的骨质和填塞术腔的材料。复位耳道鼓膜瓣，置于筋膜之上（图 7.217）。鼓膜重建的顺序如图示（图 7.218 ~ 图 7.221）。

12. 如果胆脂瘤广泛侵蚀听骨链且分离清除困难时，需要去除砧骨体和（或）锤骨头，因此 Bondy 技术也转变为开放式鼓室成形术，可以同期行听骨链重建。

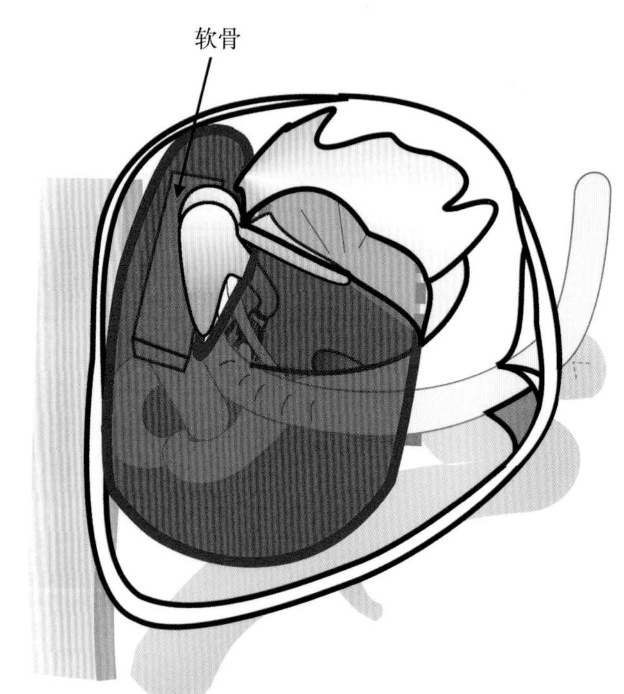

图 7.215 将一块软骨放置在锤骨头和砧骨体内侧，并以颞肌筋膜上侧舌瓣覆盖。筋膜的下侧舌瓣置于锤骨柄和砧骨长突之间

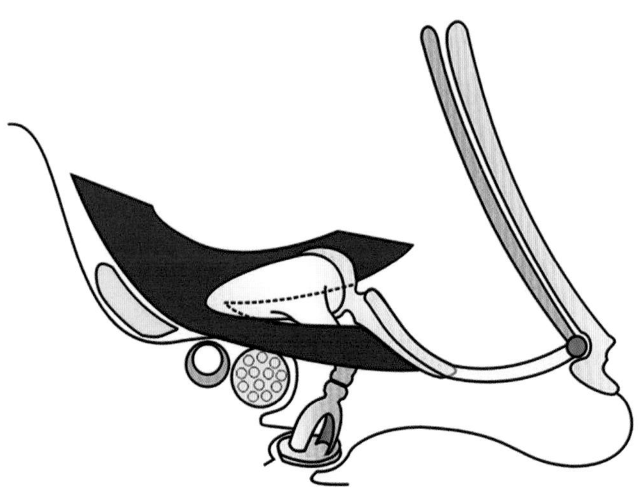

图 7.216 改良 Bondy 技术中筋膜放置的位置

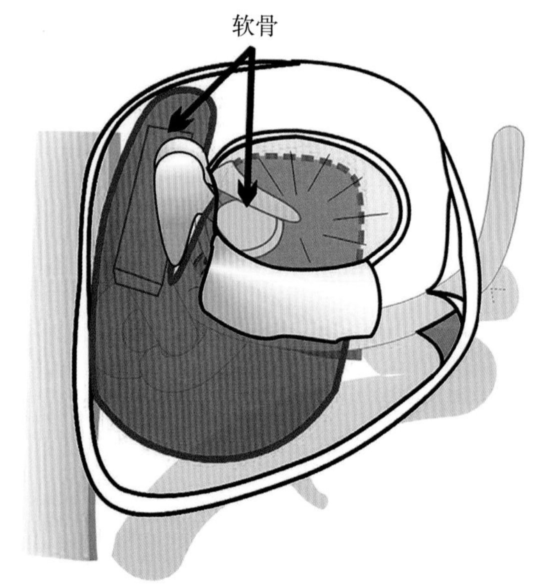

图 7.217 将另外一块软骨置于锤骨柄和砧骨长突之间，复位外耳道后壁皮瓣，覆盖筋膜

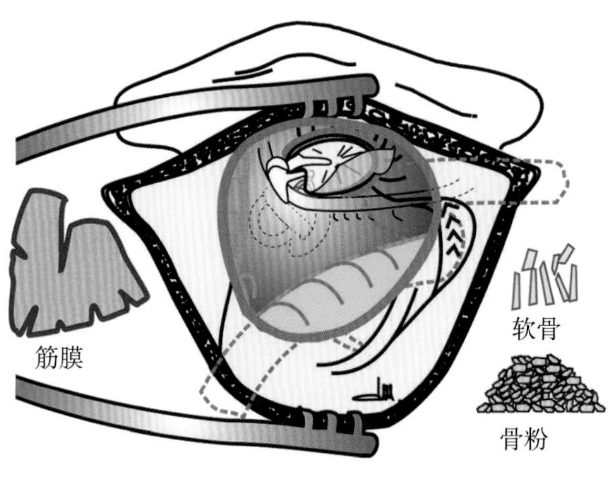

图 7.218 重建鼓膜之前的术野

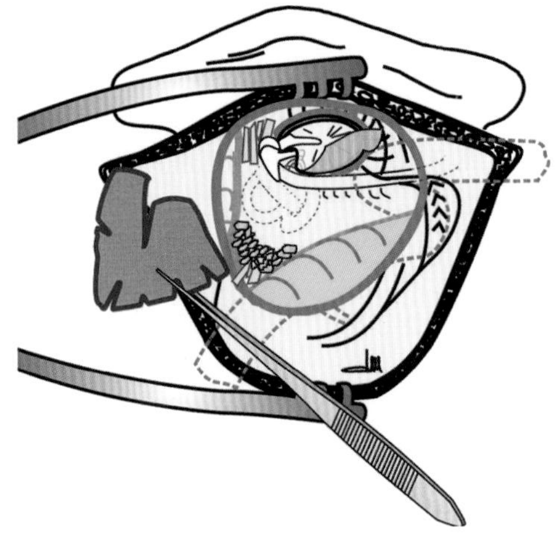

图 7.219 软骨和骨粉填塞

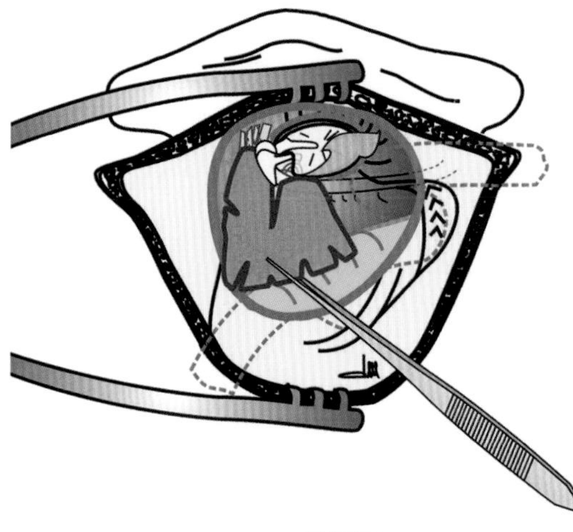

图 7.220 筋膜植入

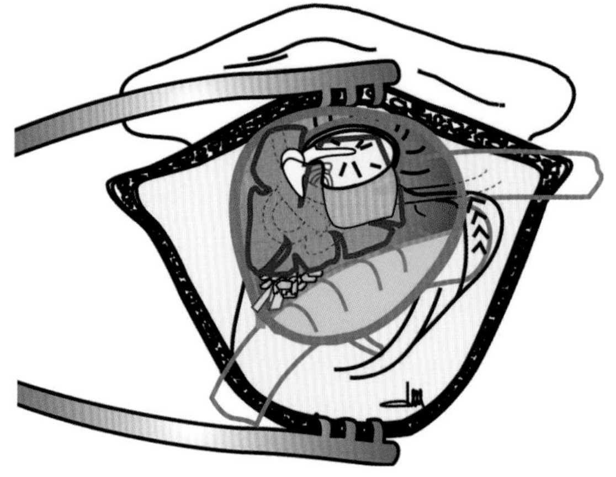

图 7.221 鼓膜重建完成

病例 7.15（右耳）

参见图 7.222 ~ 图 7.250。

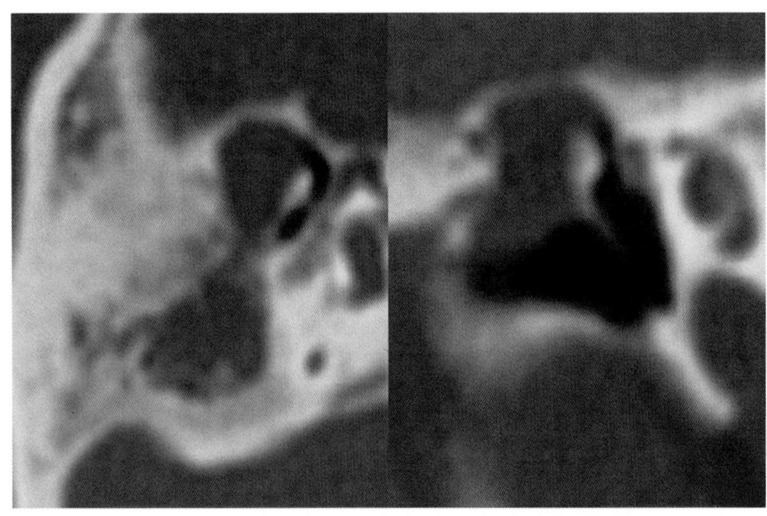

图 7.222　上鼓室胆脂瘤累及听骨链外侧的患者，听力正常，合并硬化型乳突，是改良 Bondy 技术典型适应证

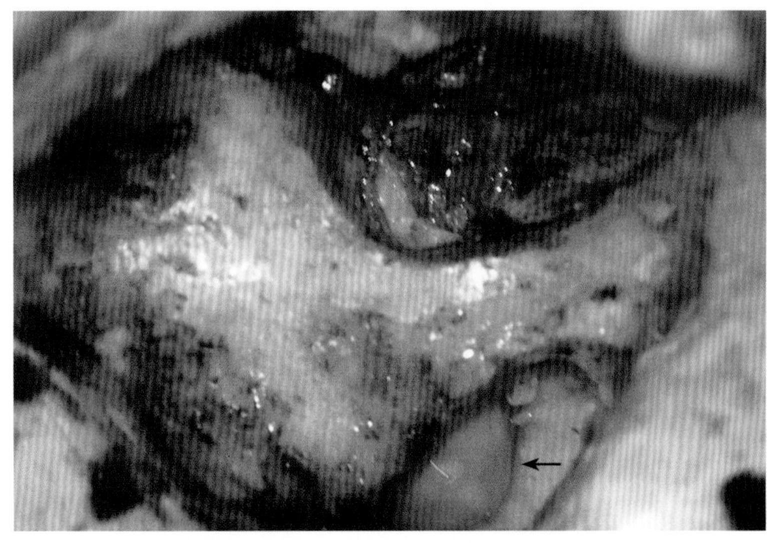

图 7.223　乳突切除术已完成，鼓窦已开放。该病例在术前就决定行改良 Bondy 技术，因此磨除部分外耳道后壁，可见上鼓室外侧壁骨质被侵蚀，胆脂瘤（箭头）由此进入，向后累及鼓窦

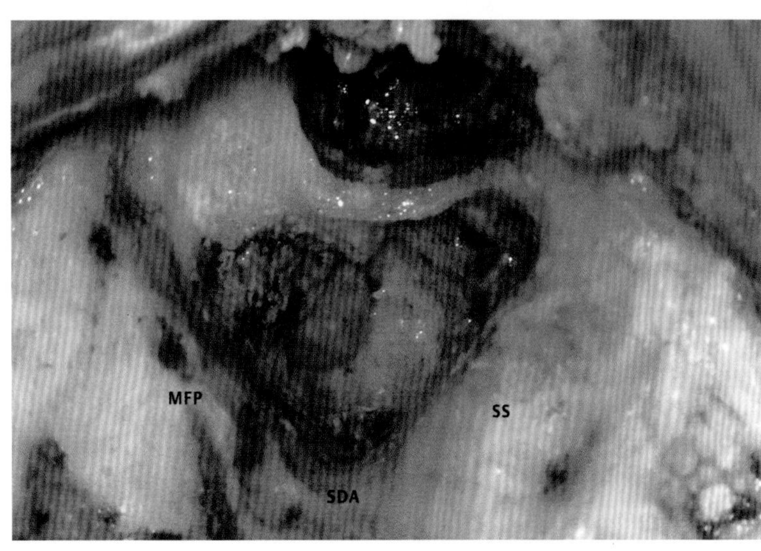

图 7.224　进一步开放鼓窦。注意颅中窝脑板和乙状窦外侧的骨板已磨薄，术腔边缘已打磨圆滑，形成一个碟形术腔。MFP：颅中窝脑板；SDA：窦脑膜角；SS：乙状窦

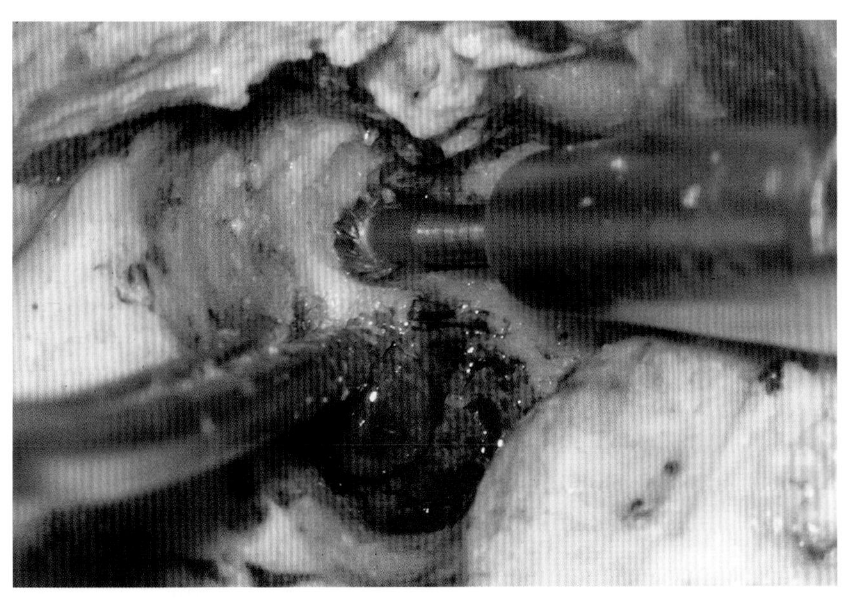

图 7.225 用切割钻磨低面神经嵴，注意避免触碰锤骨外侧突

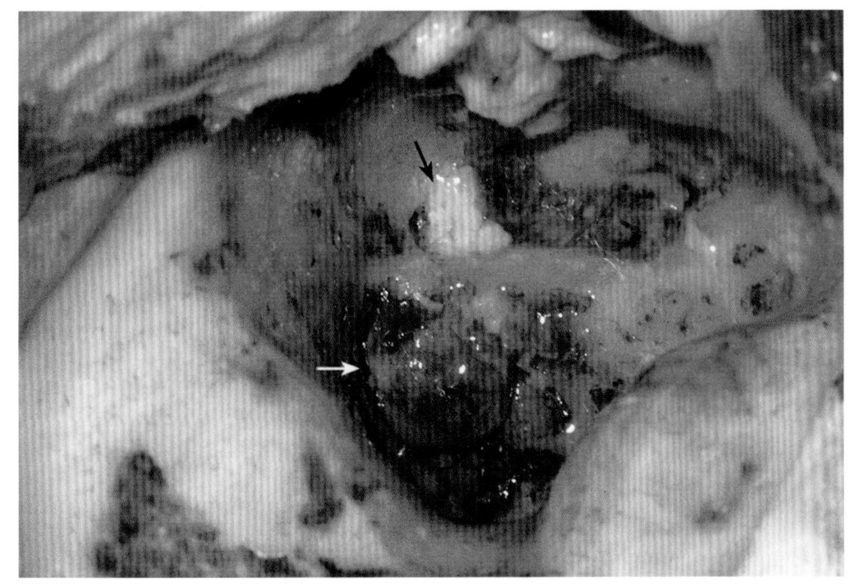

图 7.226 面神经嵴磨低后可见胆脂瘤外侧缘（箭头）

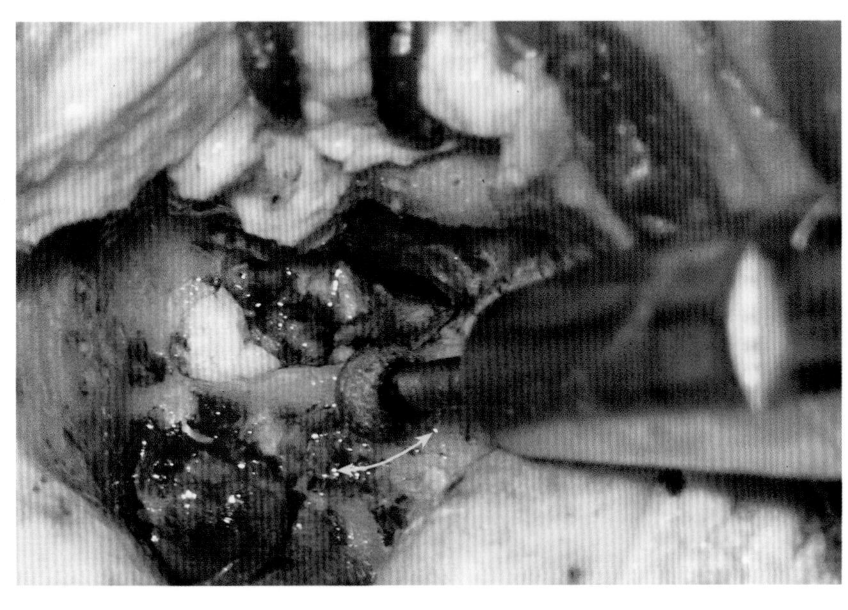

图 7.227 用尽可能大的金刚钻磨低面神经嵴，钻头移动的方向需平行于面神经的走行方向

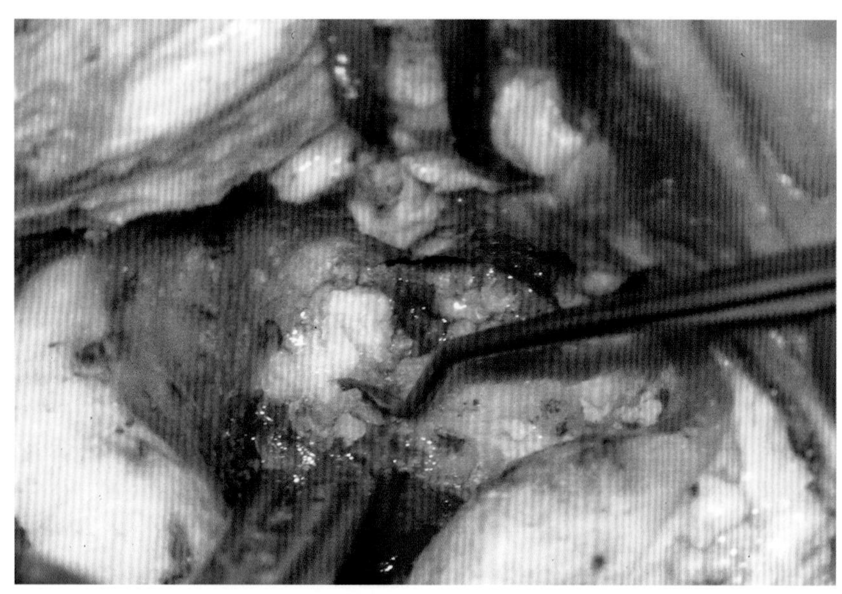

图 7.228　磨除面神经嵴后用鼓室窦钩分块去除胆脂瘤，注意不要对周围结构施加过大的压力

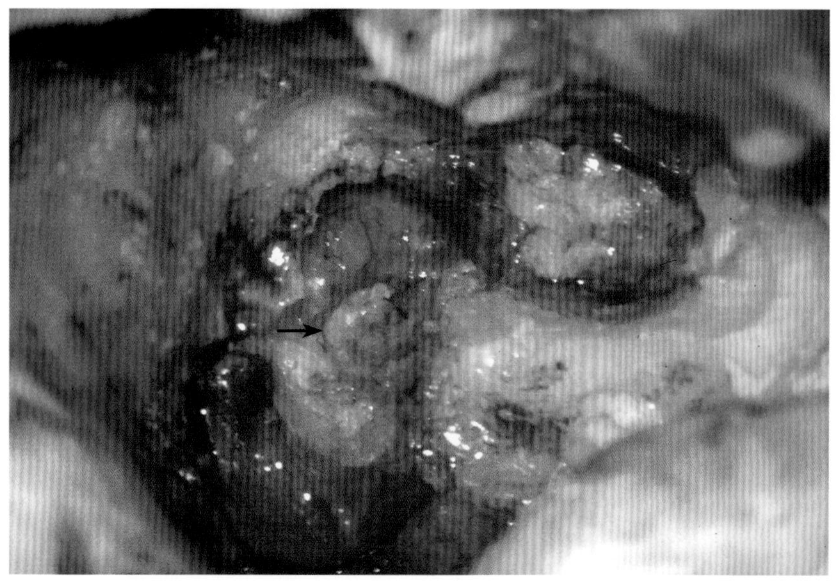

图 7.229　胆脂瘤囊袋内大部分上皮已取出，砧骨残体已显露（箭头）

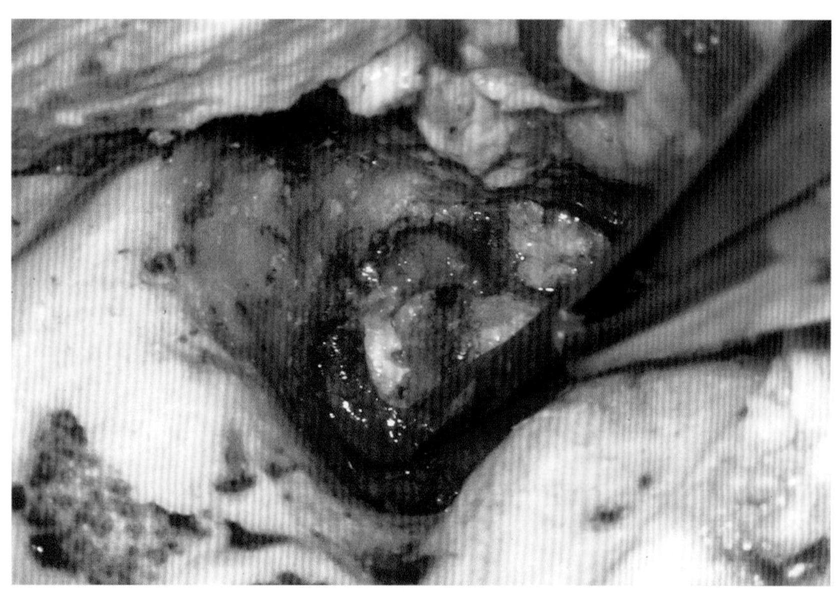

图 7.230　剪除部分胆脂瘤囊袋，以便于将其从术腔内侧壁分离和进一步清除囊袋内胆脂瘤上皮

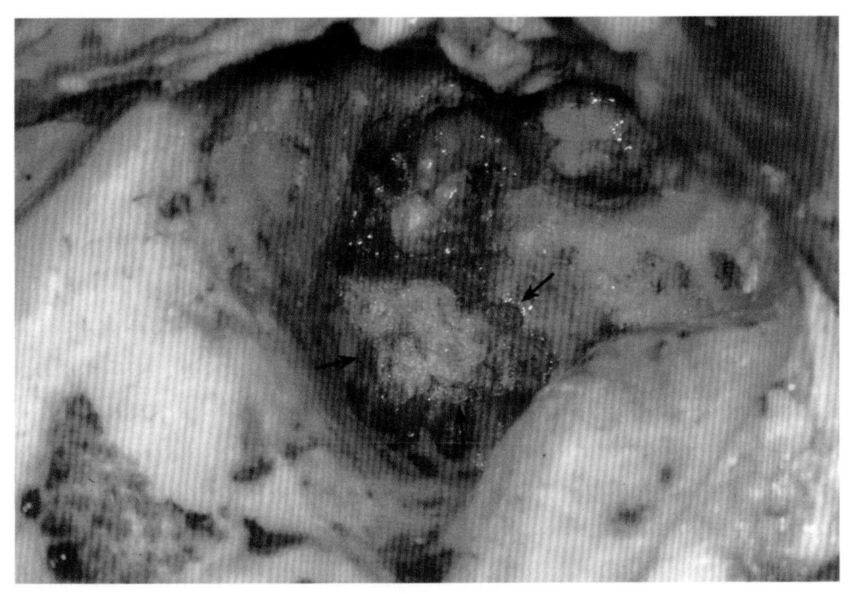

图 7.231 胆脂瘤囊袋已打开（箭头）

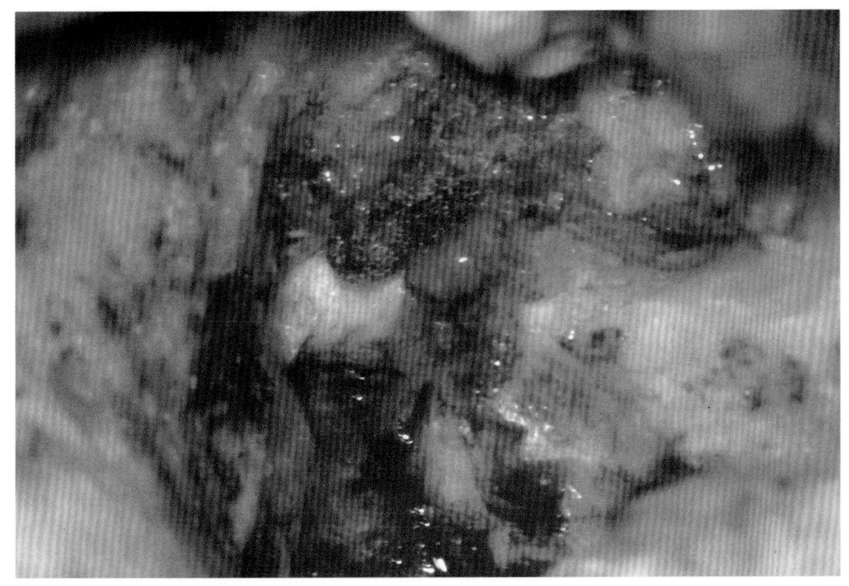

图 7.232 用棉球辅助将胆脂瘤基质从术腔内侧壁钝性分离

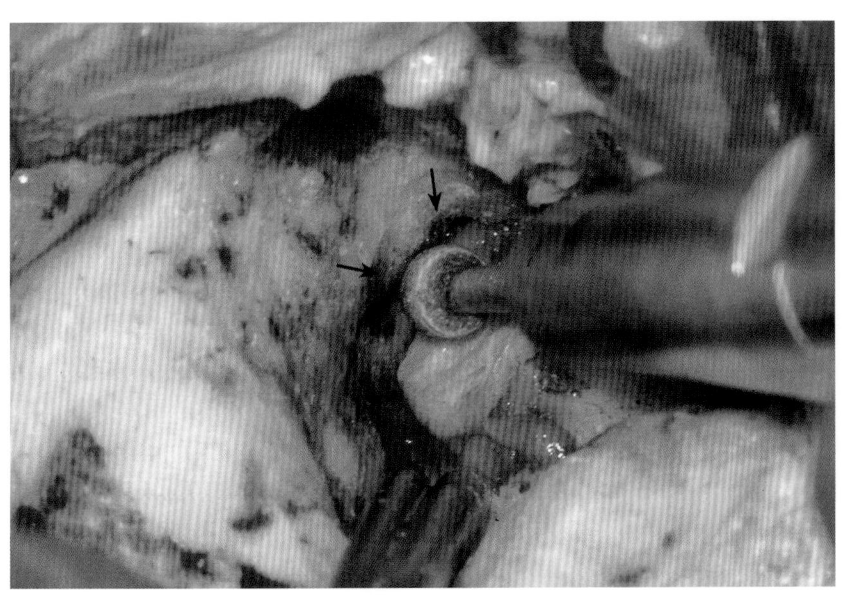

图 7.233 用尽可能大的金刚钻磨除由颅中窝脑板悬突出至上鼓室内的悬垂骨质。注意避免触碰听骨链，因为在改良 Bondy 技术中听骨之间连接完好

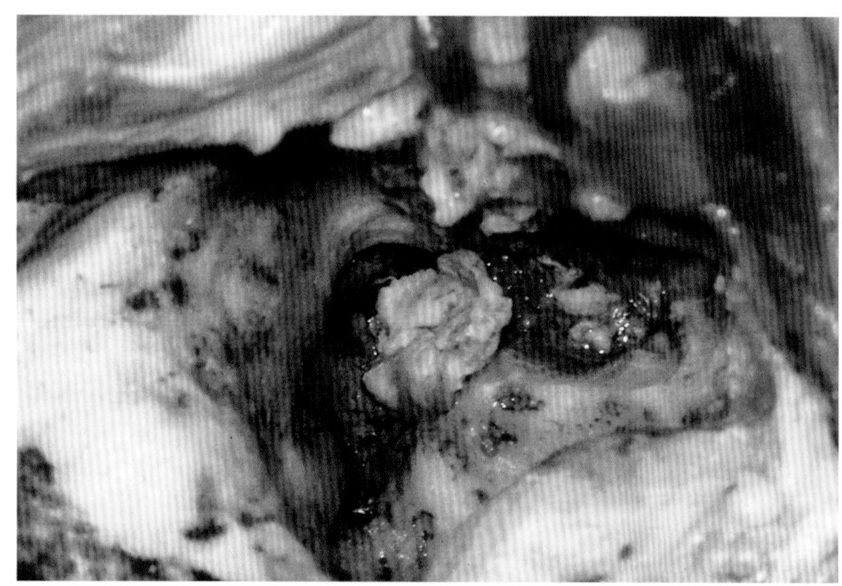

图 7.234　向前上方完全开放上鼓室，充分暴露胆脂瘤

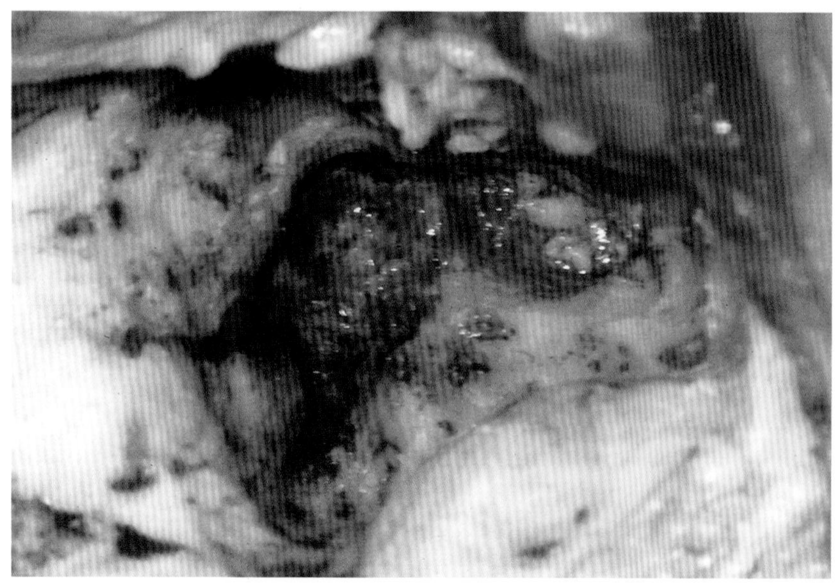

图 7.235　清除上鼓室内的胆脂瘤

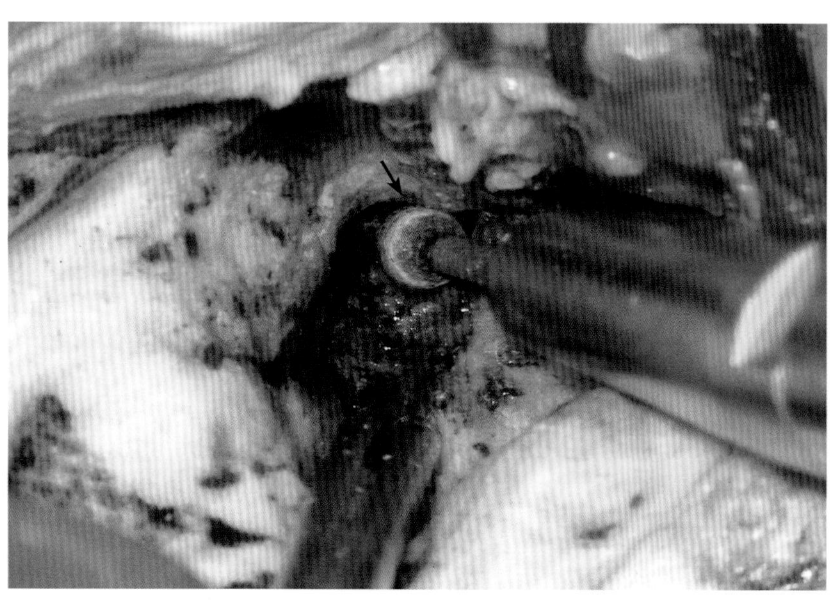

图 7.236　用金刚钻磨除上鼓室前方的悬突骨质（箭头），利于术后显露上鼓室前方

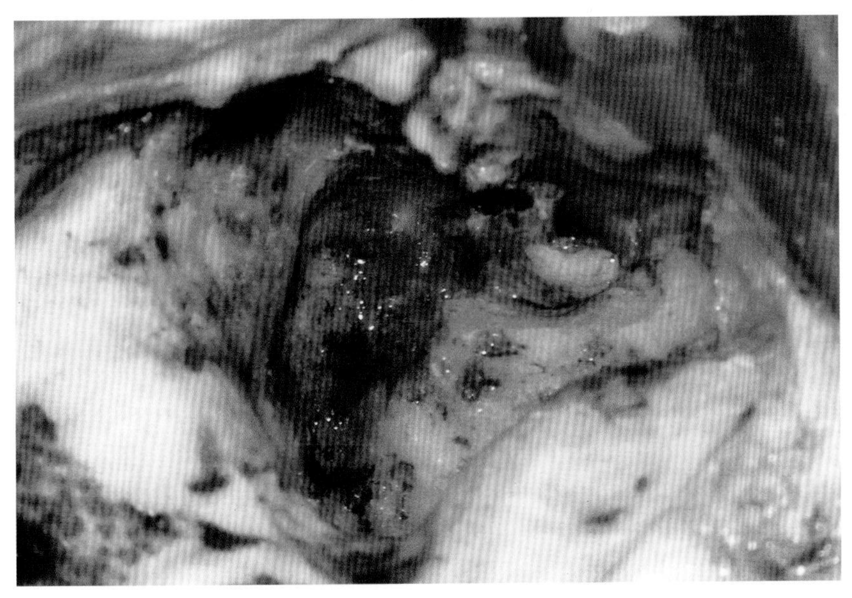

图 7.237 上鼓室完全开放并可直视

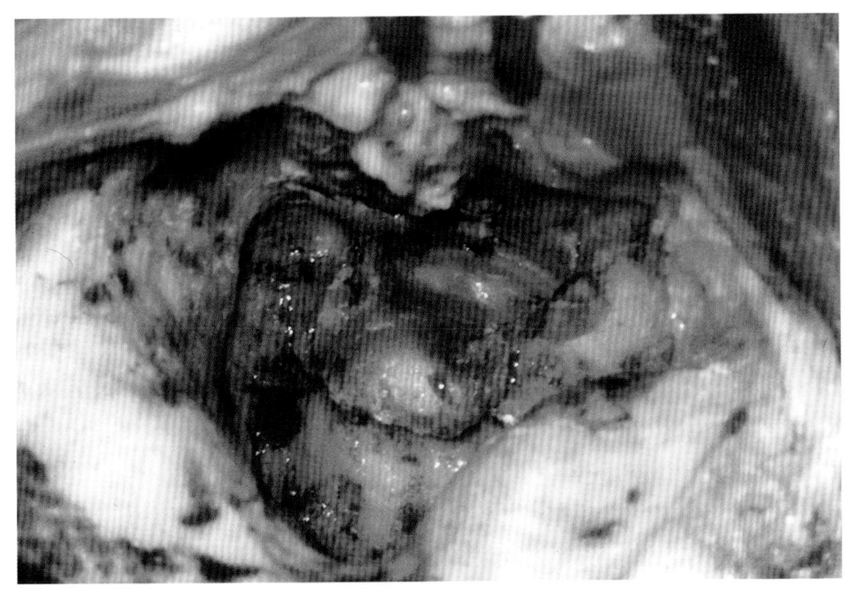

图 7.238 将外耳道皮瓣复位置于面神经嵴上评估其高度，此时面神经嵴仍然太高

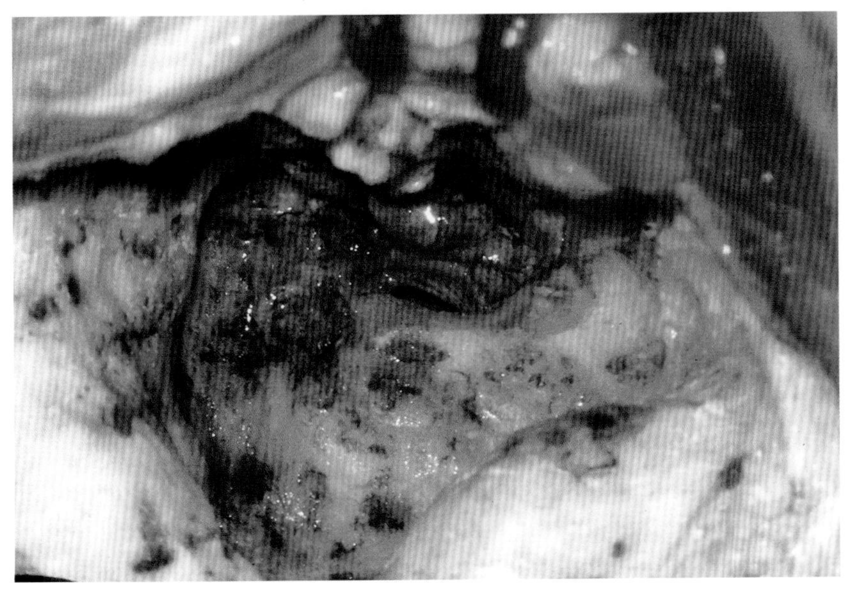

图 7.239 从后方分离鼓环与鼓沟，显露面神经嵴和后拱柱，同时也确认中鼓室内无胆脂瘤

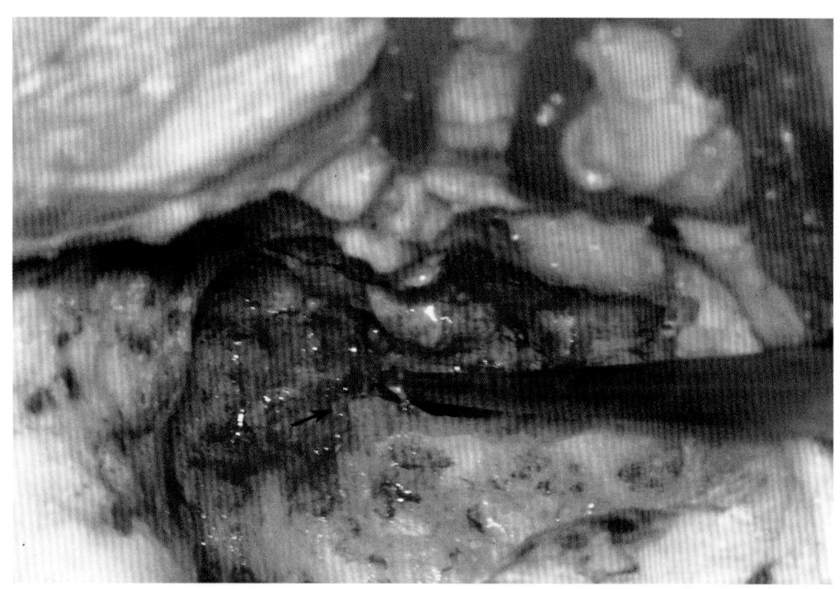

图 7.240　用小刮匙去除后拱柱以暴露砧镫关节（箭头）

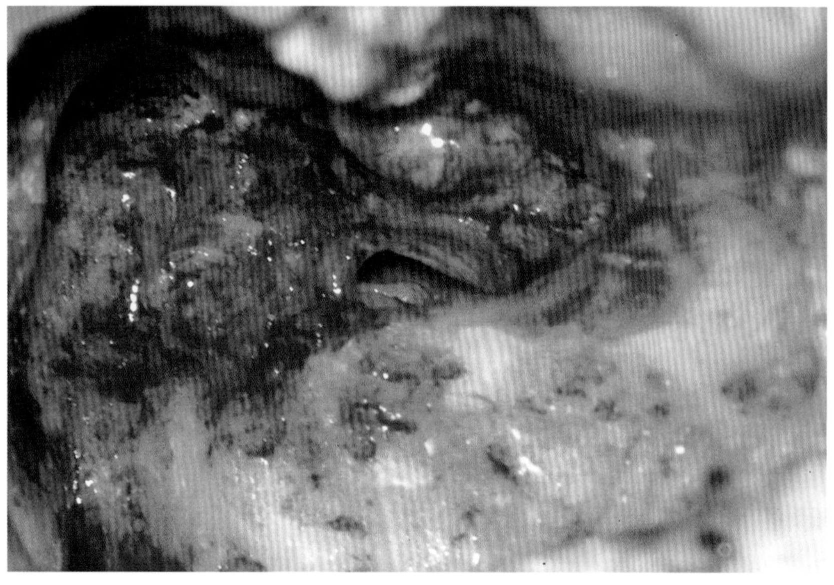

图 7.241　去除后拱柱后利于观察砧镫关节

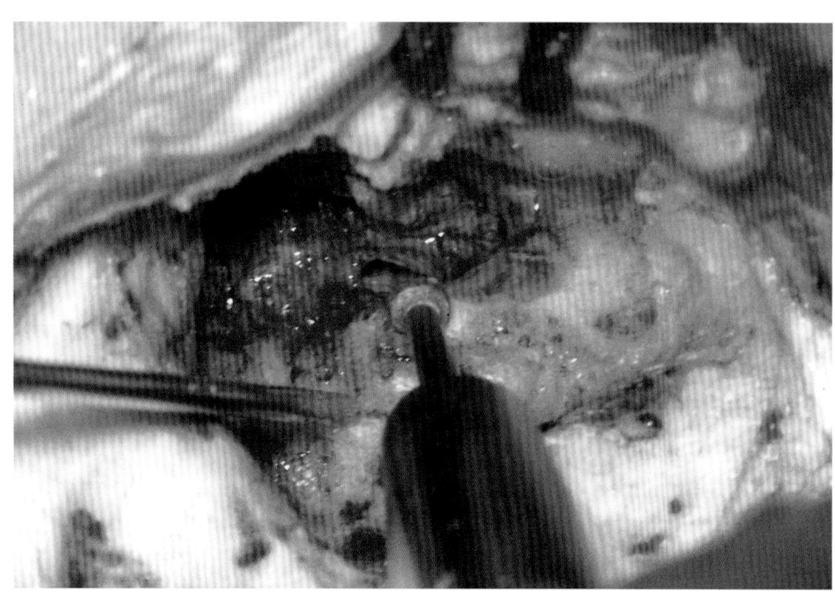

图 7.242　用尽可能大的金刚钻平行于面神经的走行方向磨低面神经嵴

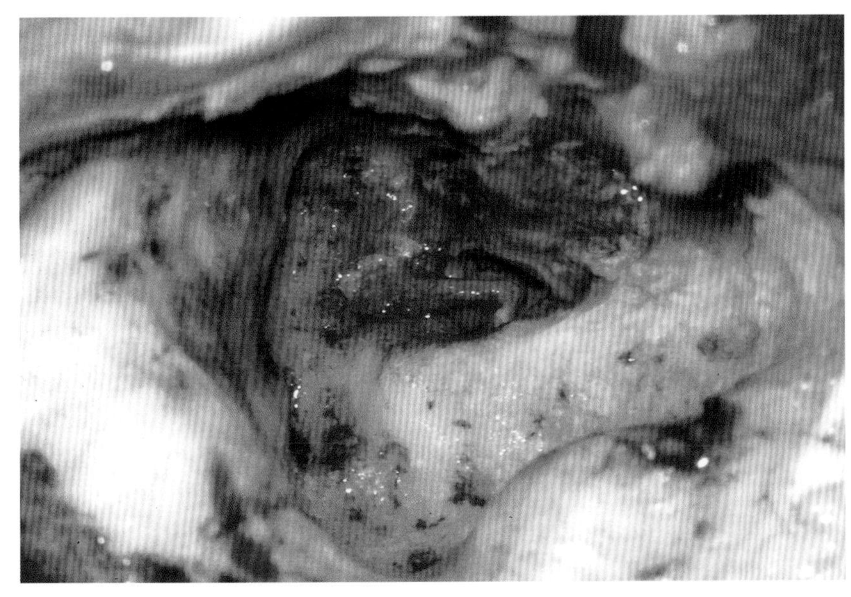

图 7.243 已充分磨低面神经嵴，仔细去除砧骨残体周围的肉芽组织后，可见残余听骨链。砧骨短突被侵蚀

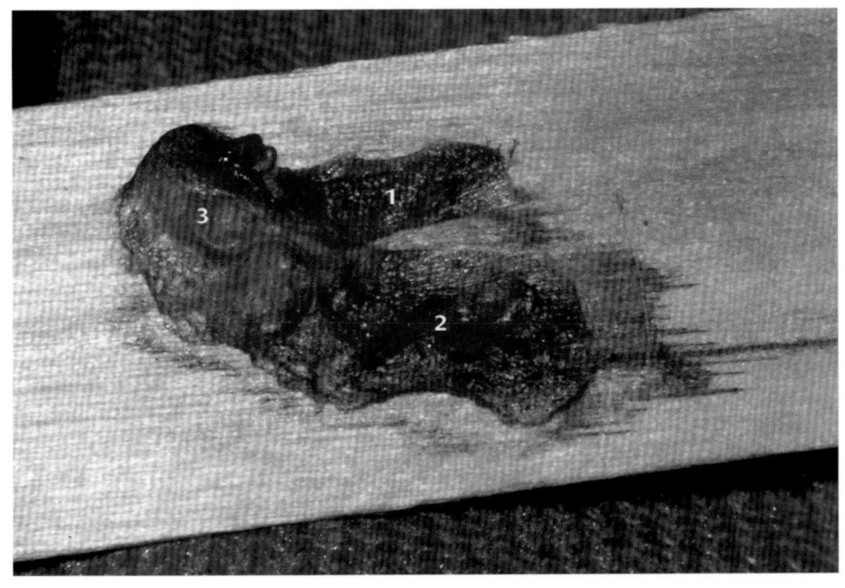

图7.244 在颞肌筋膜处做一个小切口，以利于其通过听小骨残体插入。按照如下描述放置筋膜的各个部分：1. 置于上鼓室内壁与听骨链残体之间；2. 置于鼓膜和砧骨长突之间；3. 置于鼓窦的内侧壁上

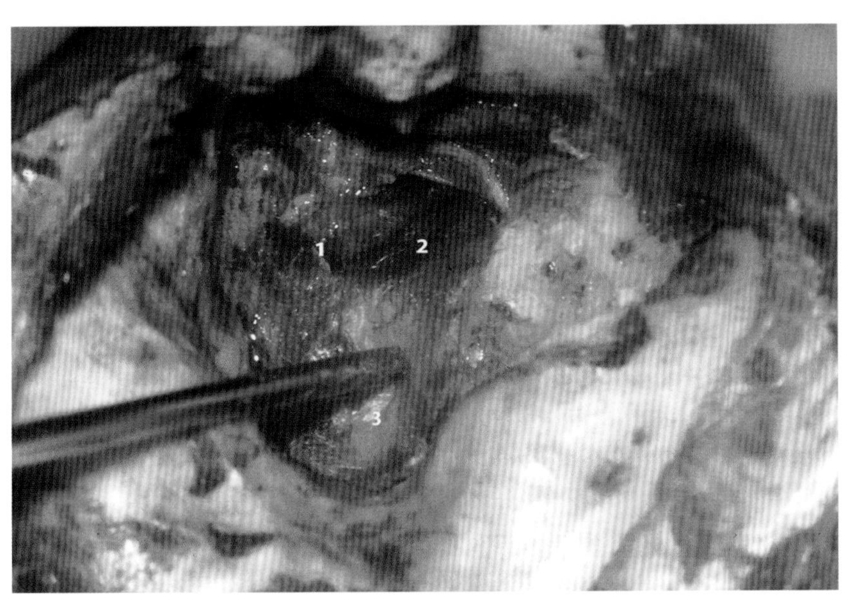

图 7.245 将颞肌筋膜置于术腔。较大的舌瓣 (2) 从锤骨后方插入鼓室，较小的舌瓣 (1) 向前方插入鼓室

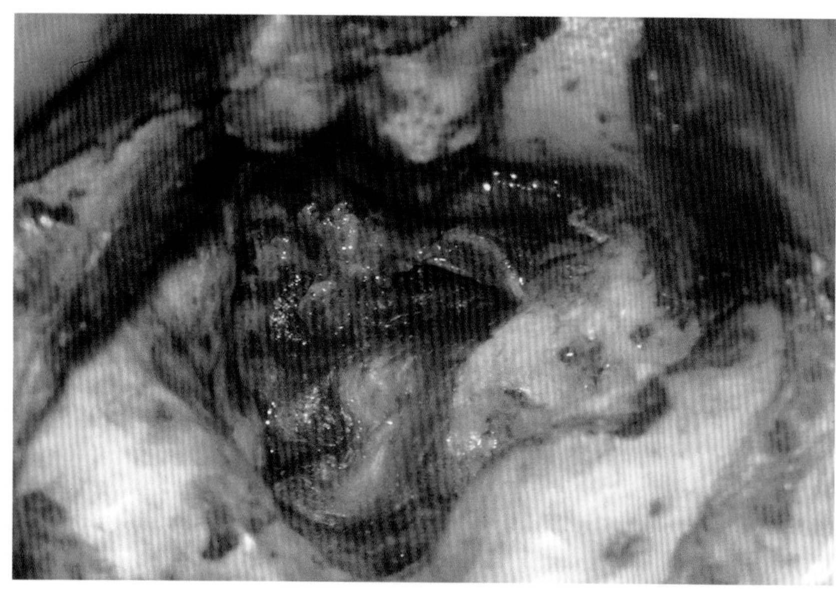

图 7.246　完成筋膜的放置

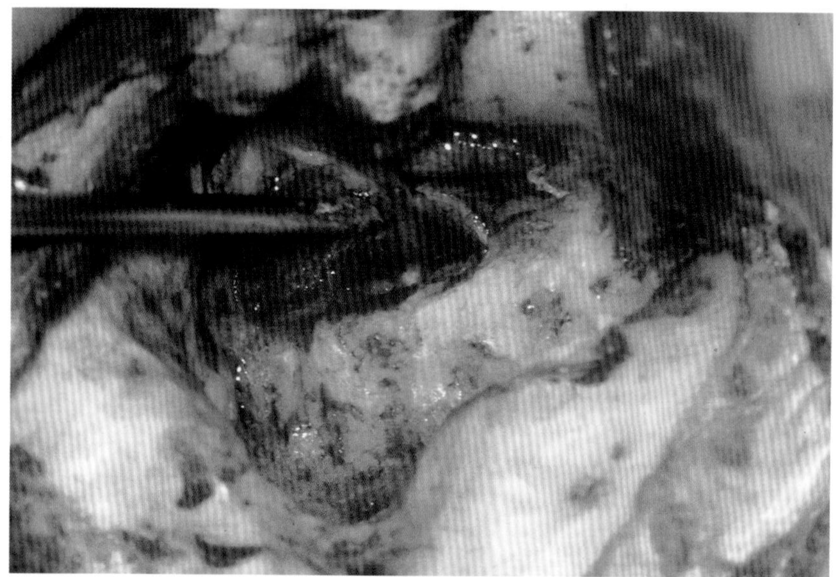

图 7.247　将筋膜向前翻转，显露鼓室

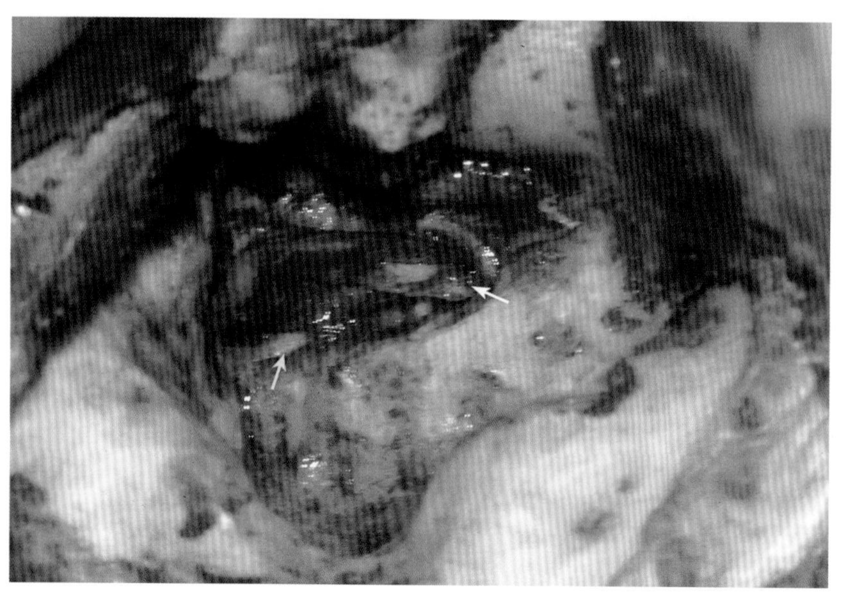

图 7.248　放置两块耳甲软骨以防止术后鼓膜内陷，从而导致胆脂瘤复发和（或）听骨链破坏。较大的软骨（白色箭头）置于砧骨长突外侧，较小的软骨（黄色箭头）置于上鼓室内侧壁，锤骨头和砧骨体内侧

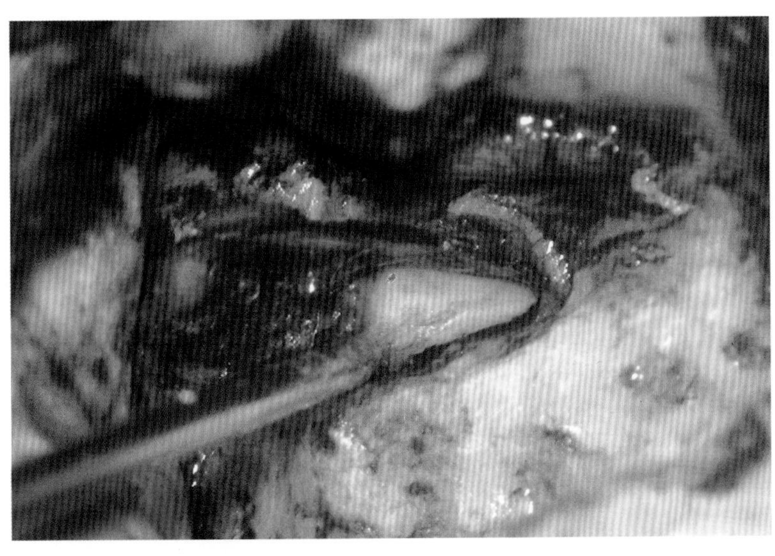

图 7.249　可见在砧骨的长突外侧的软骨

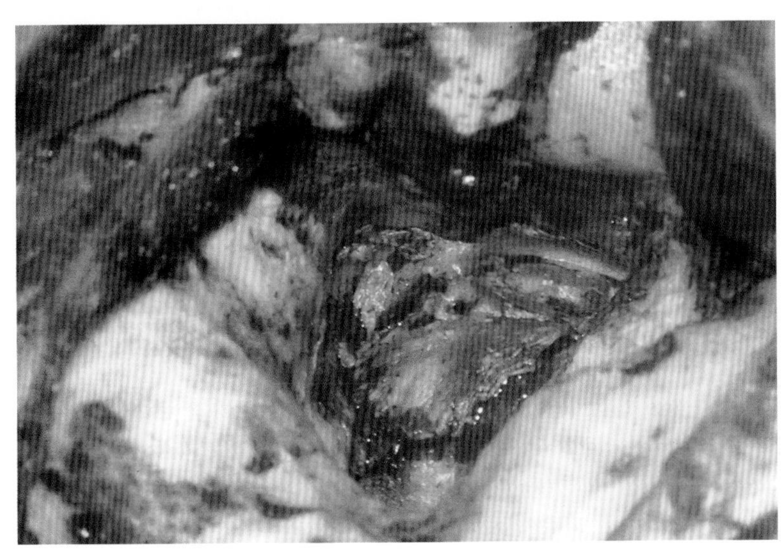

图 7.250　复位外耳道皮瓣，置于筋膜上

病例 7.16（左耳）

参见图 7.251 ~图 7.261。

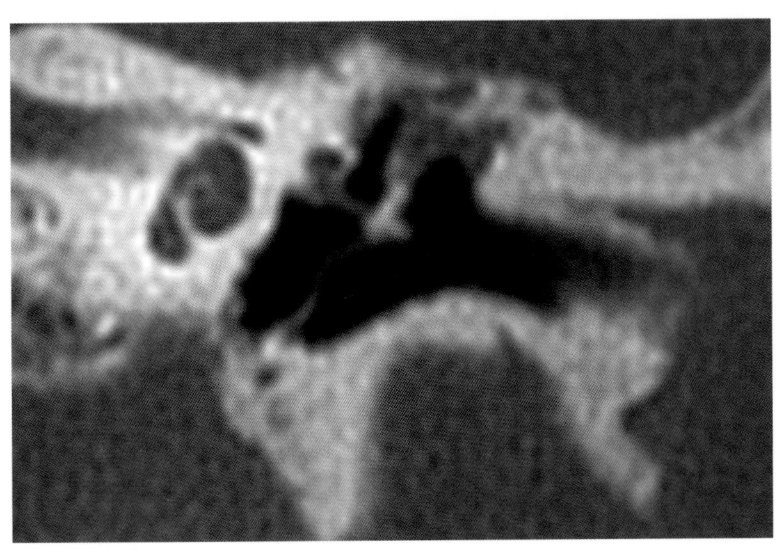

图 7.251　上鼓室胆脂瘤病例，病变累及听骨链外侧。听骨链被严重侵蚀，但术前听力良好，气－骨导差小

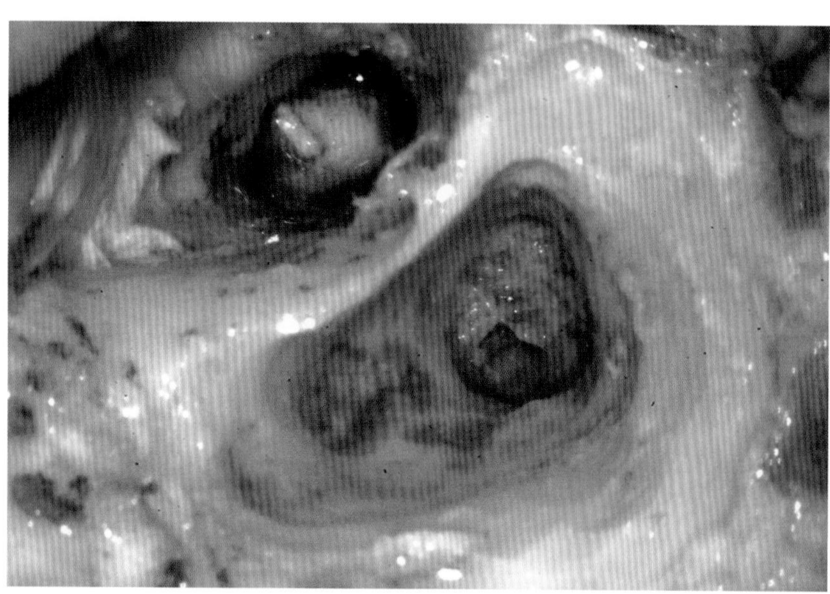

图 7.252　行乳突切除术暴露鼓窦

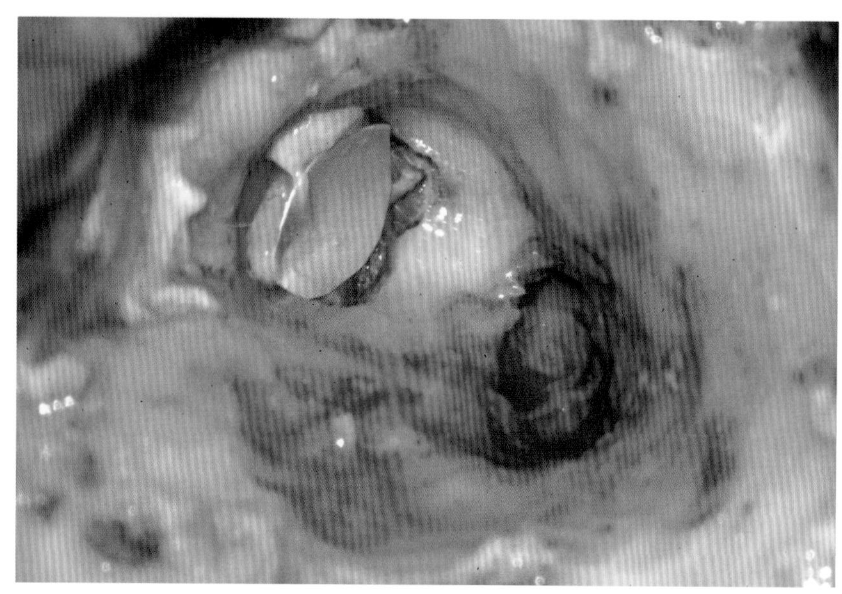

图 7.253　切除部分外耳道后壁直到暴露鼓膜周围区域。用铝箔纸片保护外耳道皮瓣

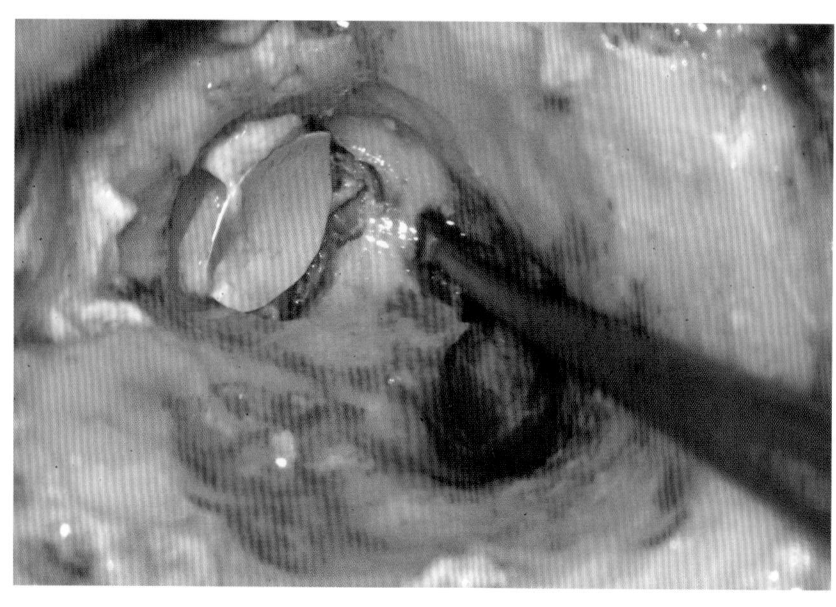

图 7.254　用切割钻磨薄鼓室外侧壁后，用刮匙刮除剩余骨质以免损伤深面完整的听骨链

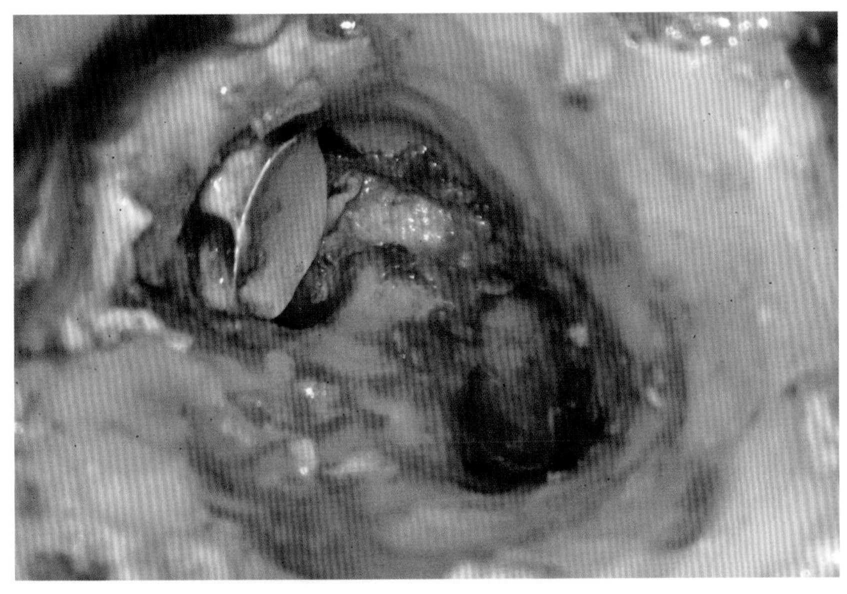

图7.255 切开上鼓室内胆脂瘤的基质，可见胆脂瘤后端累及鼓窦入口，砧骨短突被上皮覆盖

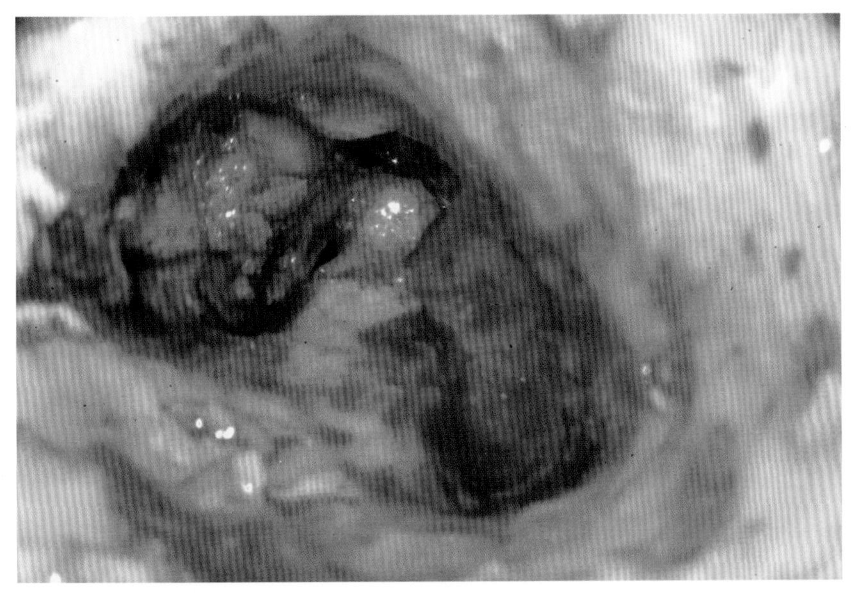

图7.256 将上皮从听骨链上剥离，显露被侵蚀的砧骨

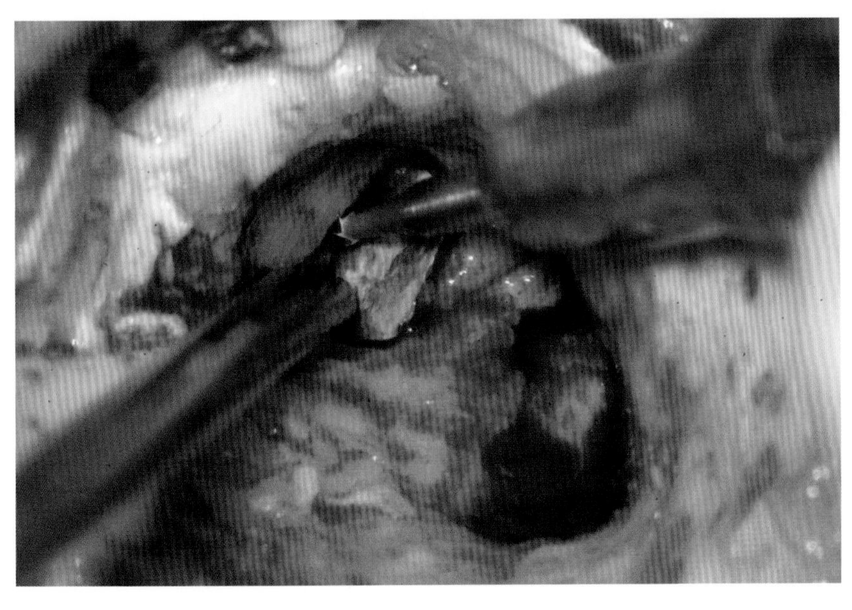

图7.257 将外耳道前部皮肤向内侧翻起，并用锡箔纸片保护，磨除外耳道前壁悬突的骨质以更好显露鼓膜

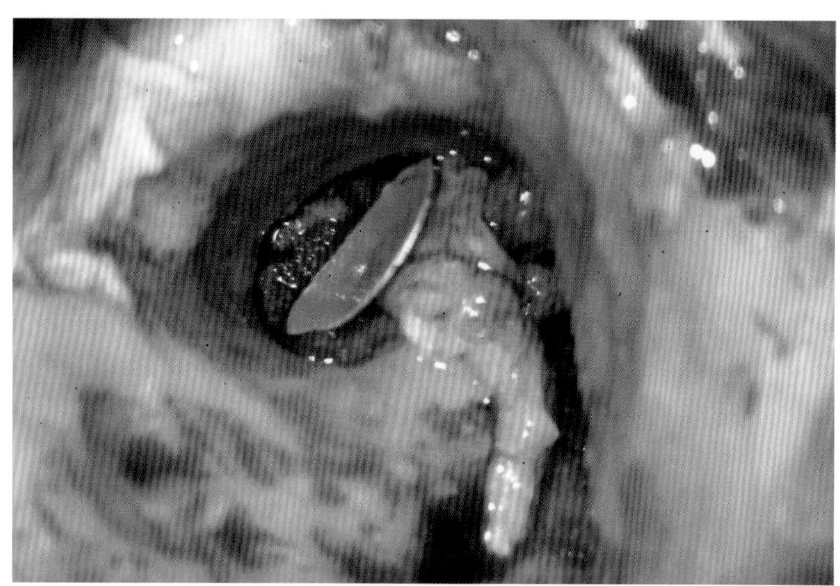

图 7.258　已完成外耳道前壁骨质磨除

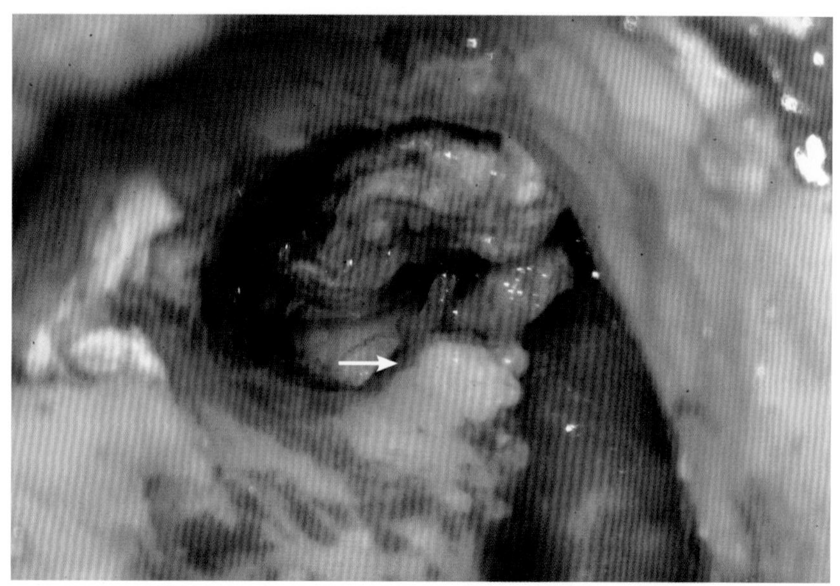

图 7.259　分离后半部分纤维鼓环，开放鼓室并确定鼓室内无胆脂瘤病变。保留未受病变累及的鼓索神经在原位（箭头）

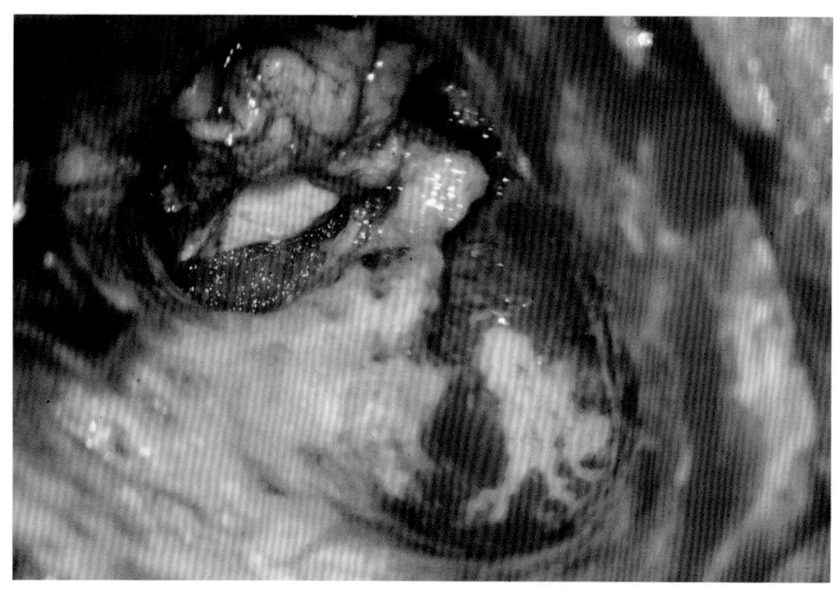

图 7.260　用明胶海绵填塞鼓室准备重建

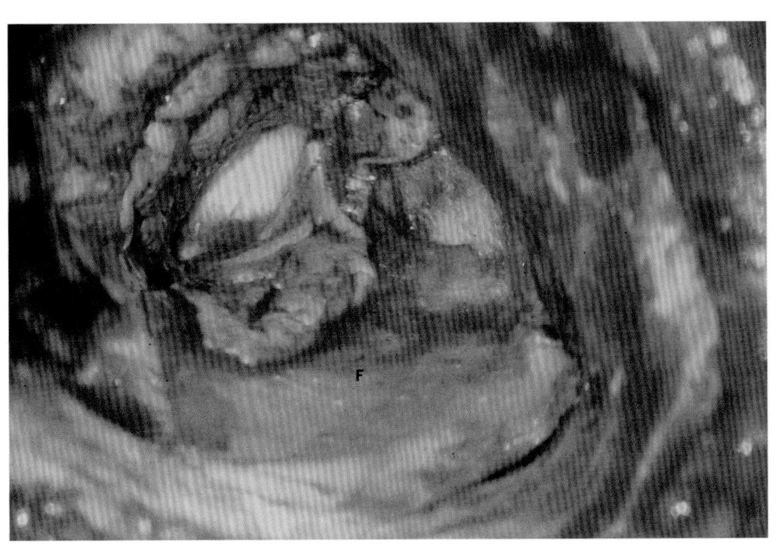

图 7.261 在听骨链内侧放置一块耳甲软骨，以防止术后内陷。内植法植入颞肌筋膜，复位外耳道鼓膜瓣，置于筋膜（F）上方

病例 7.17（左耳）

参见图 7.262 ~图 7.274。

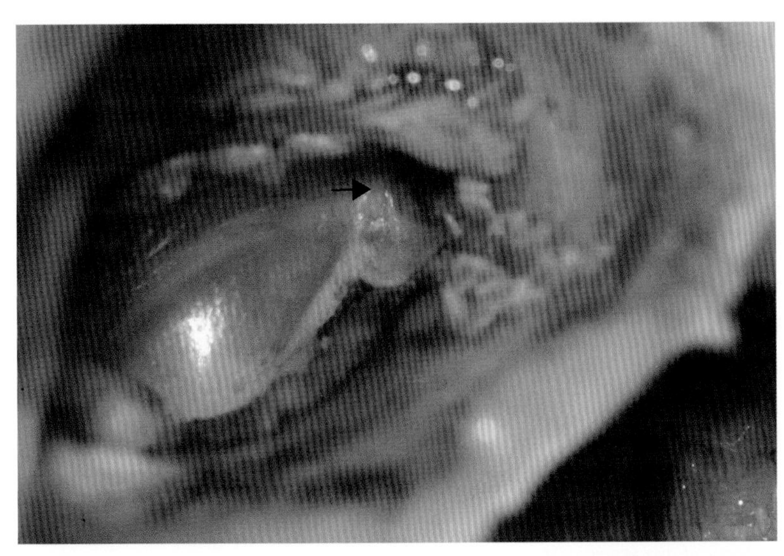

图 7.262 完壁式乳突切除已完成，松弛部可见小的清洁的内陷囊袋(箭头)

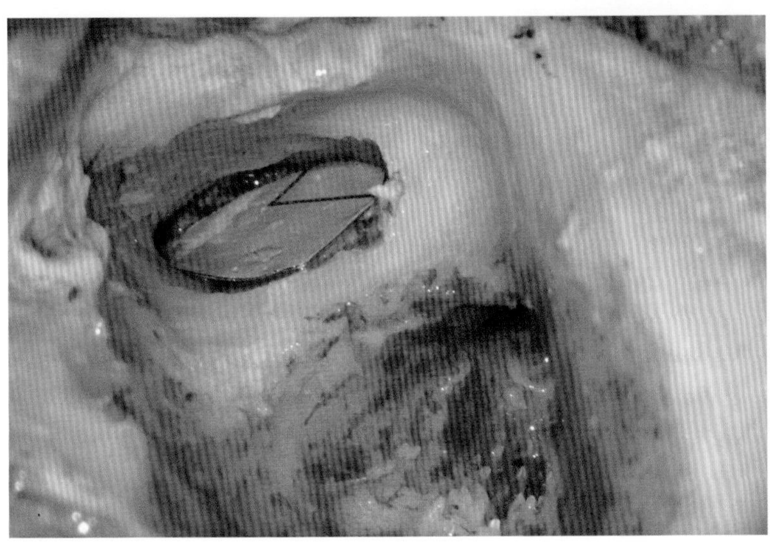

图 7.263 开始磨除外耳道后壁，用铝箔纸片保护外耳道鼓膜瓣

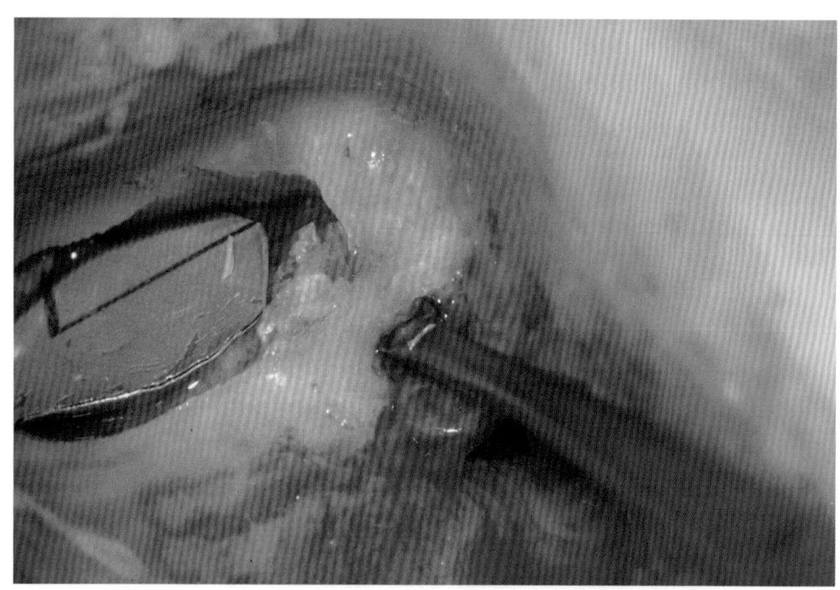

图 7.264 将胆脂瘤外侧的外耳道上壁骨壁磨薄，最后用刮匙去除剩余的骨质

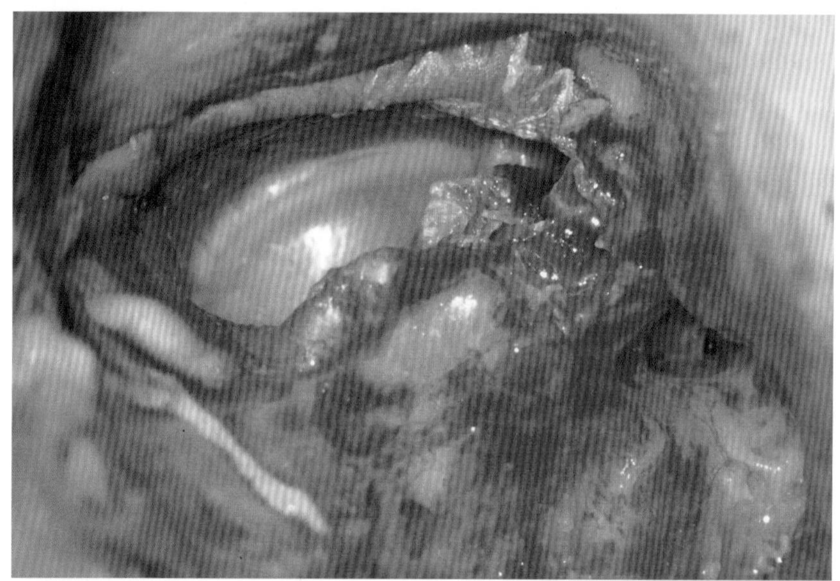

图 7.265 在胆脂瘤后部痂皮堆积形成一个硬痂

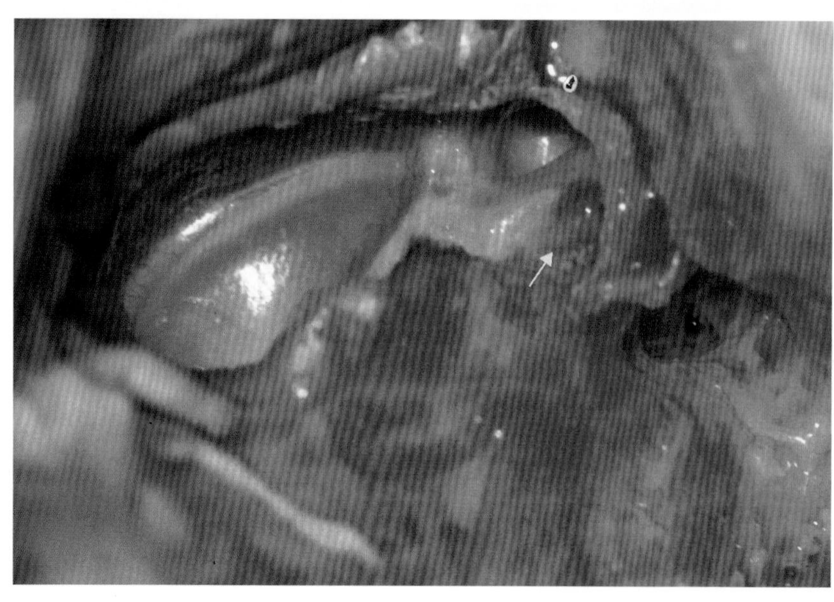

图 7.266 去除硬痂后可见砧骨体后方的肉芽组织（箭头）

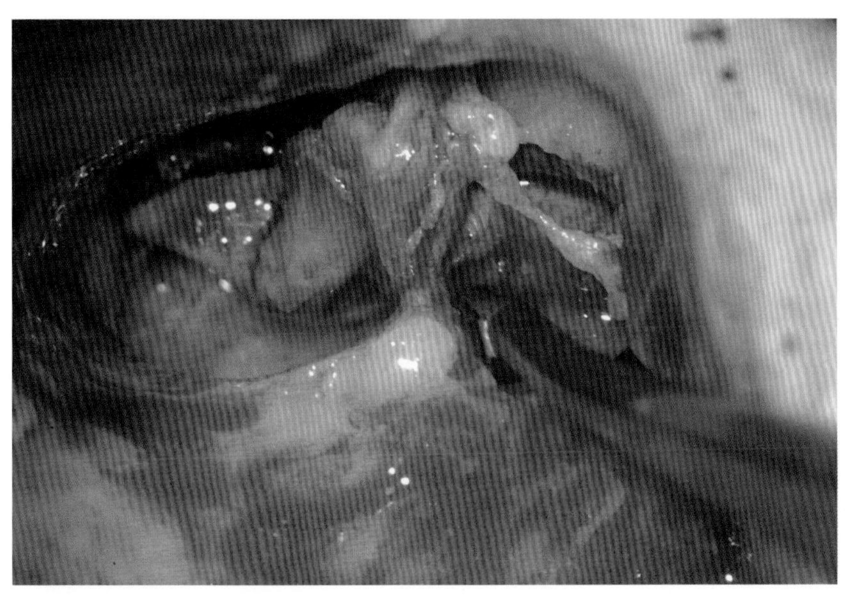

图 7.267 从下方掀开鼓室，证实鼓室内无胆脂瘤。用刮匙切除后拱柱。这一过程也确保了去除附着在这个区域的皮肤

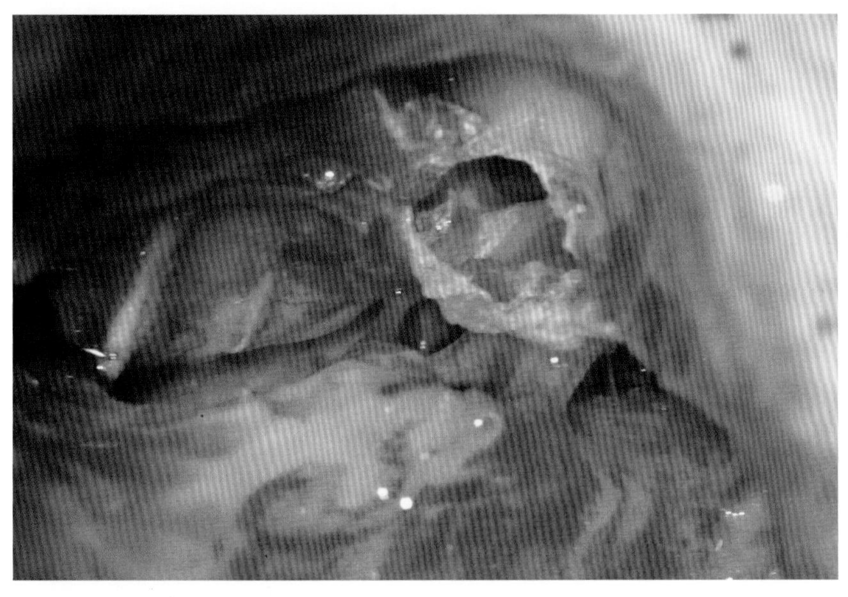

图 7.268 去除后拱柱。胆脂瘤前部因悬骨遮挡显露受阻

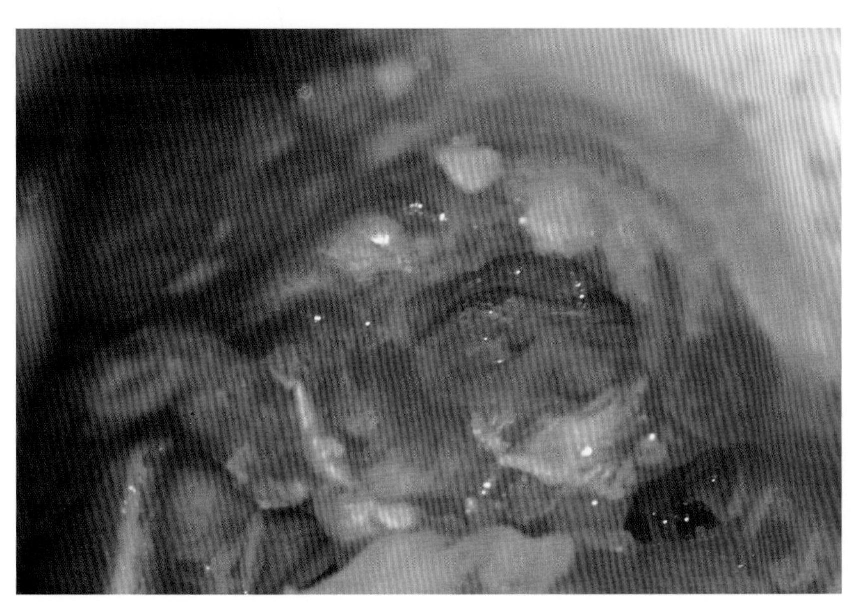

图 7.269 磨除前上鼓室外侧壁的部分骨质。由于胆脂瘤向前延伸太深可能导致术后清理困难，因此应清除管上隐窝的胆脂瘤基质

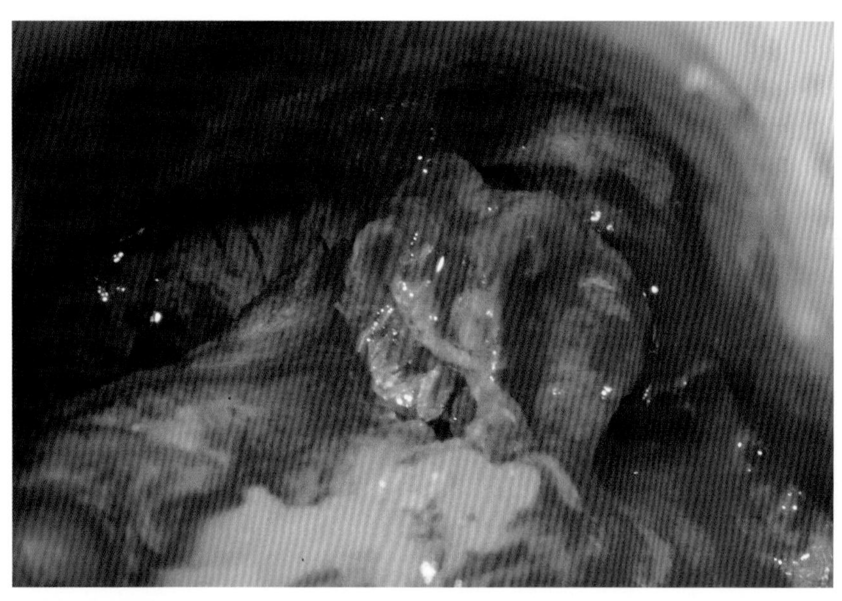

图 7.270　分离听骨链表面的胆脂瘤基质，并向下方翻转

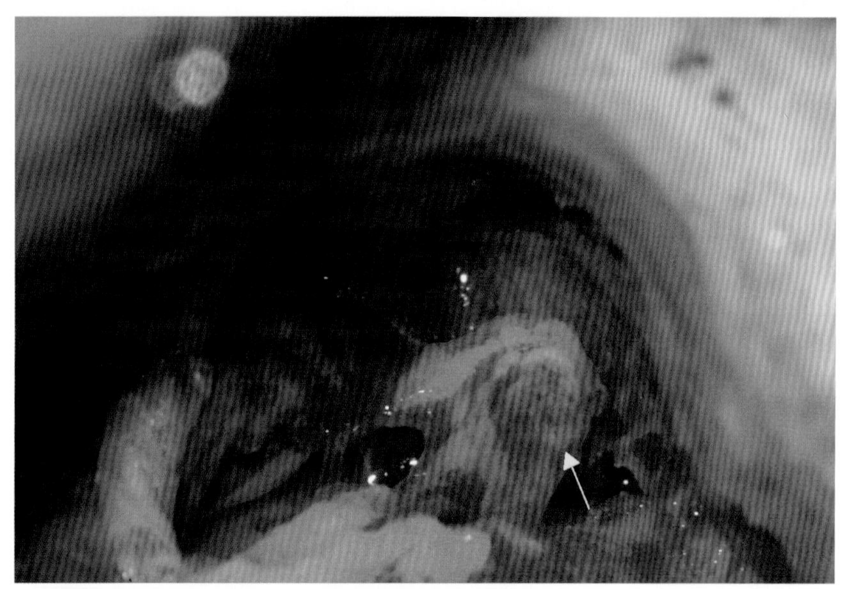

图 7.271　上鼓室内胆脂瘤已被清除。可见砧骨体轻度侵蚀（箭头）

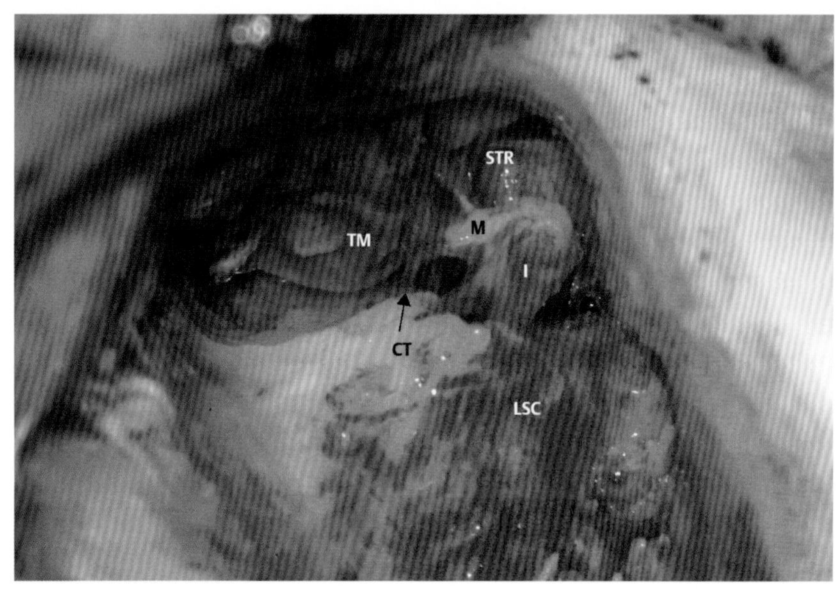

图 7.272　如图示为清除胆脂瘤后开放式鼓室成形术腔的状态，保留了未受病变累及的鼓索神经（箭头）。CT：鼓索神经；I：砧骨体；LSC：外半规管；M：锤骨头；STR：咽鼓管上隐窝；TM：鼓膜

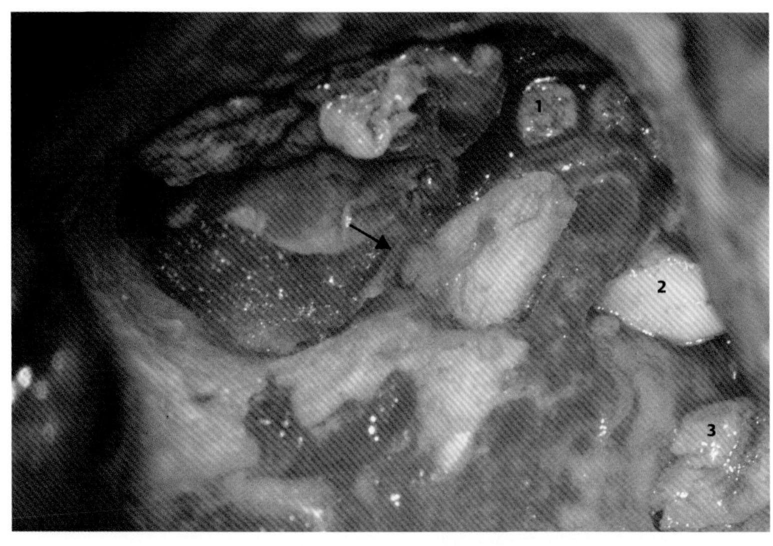

图 7.273 用明胶海绵填塞鼓室。用一块软骨加强鼓膜后上象限。在该病例中，将软骨置于鼓索神经下方(黑色箭头)。用软骨填塞管上隐窝 (1)、听骨链内侧间隙 (2) 和迷路周围气房 (3)

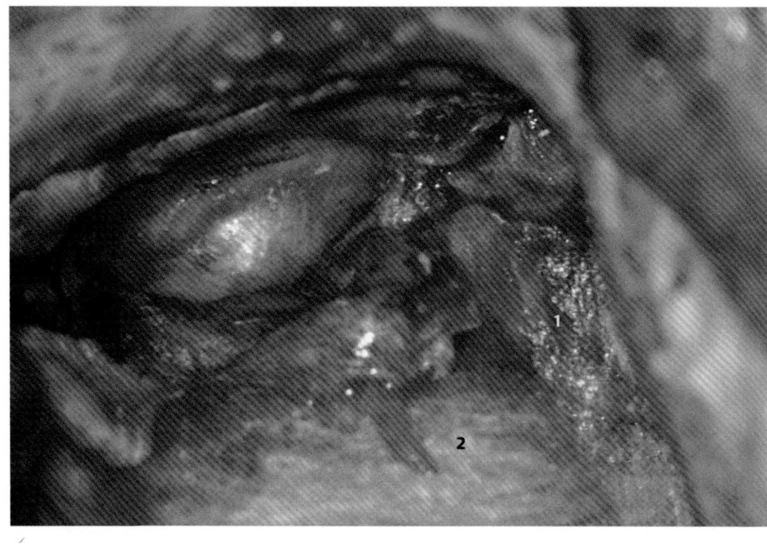

图 7.274 用两片筋膜覆盖术腔。一片（1）置于上鼓室和砧骨体下，另一片（2）置于鼓膜内侧。这是对一片大筋膜做切口，且通过切口穿过砧骨的一种替代技术。复位耳道鼓膜瓣并置于筋膜之上

病例 7.18（左耳）

参见图 7.275 ~图 7.286。

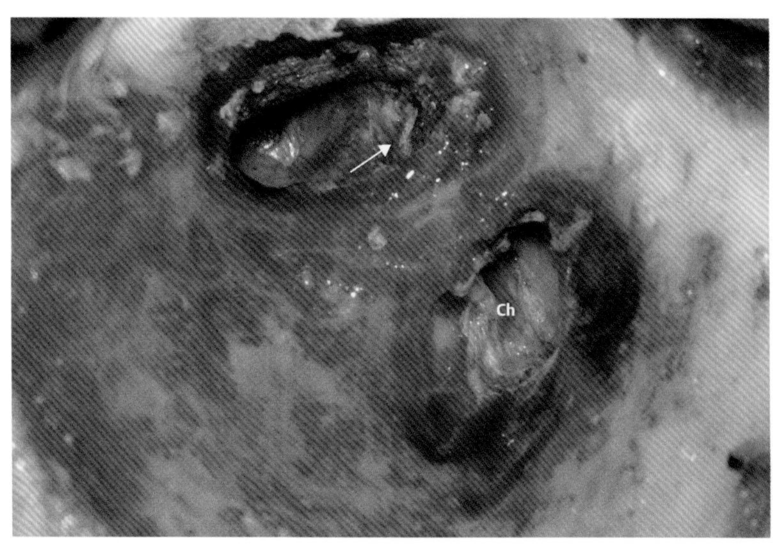

图 7.275 上鼓室胆脂瘤病例，鼓膜松弛部广泛被侵蚀(箭头)。行开放式乳突切除开放鼓窦，鼓窦内充满胆脂瘤（Ch）

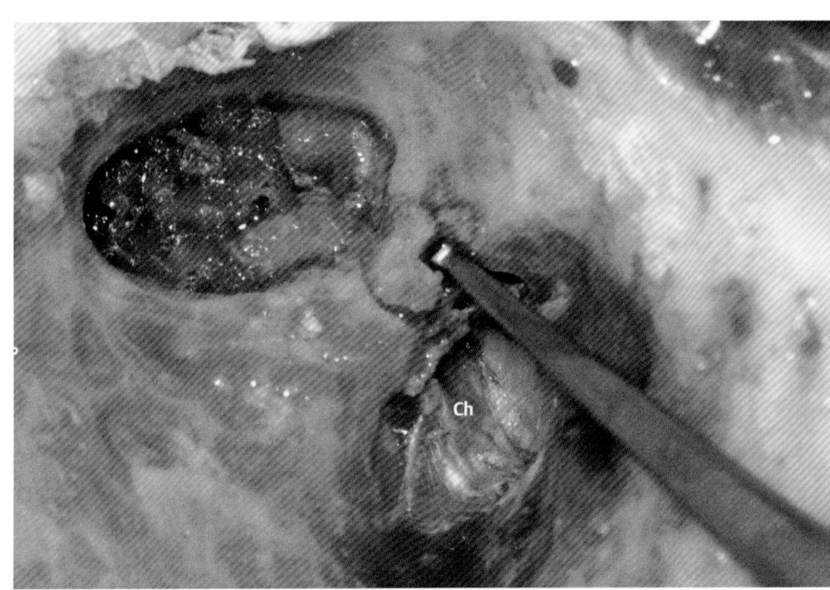

图 7.276 用刮匙刮除听骨链周围的骨质。Ch：胆脂瘤

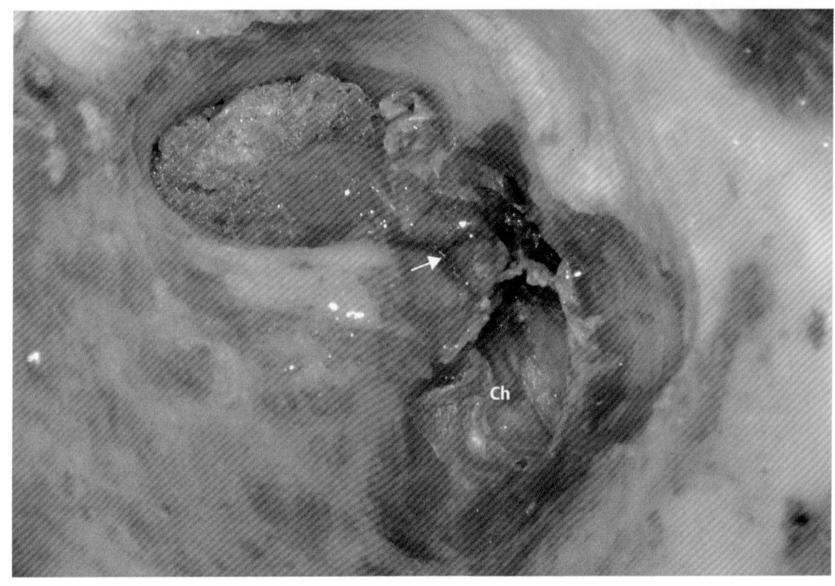

图 7.277 打开胆脂瘤基质。在胆脂瘤囊袋开口周围可见肉芽组织和碎屑堆积（箭头）。Ch：胆脂瘤

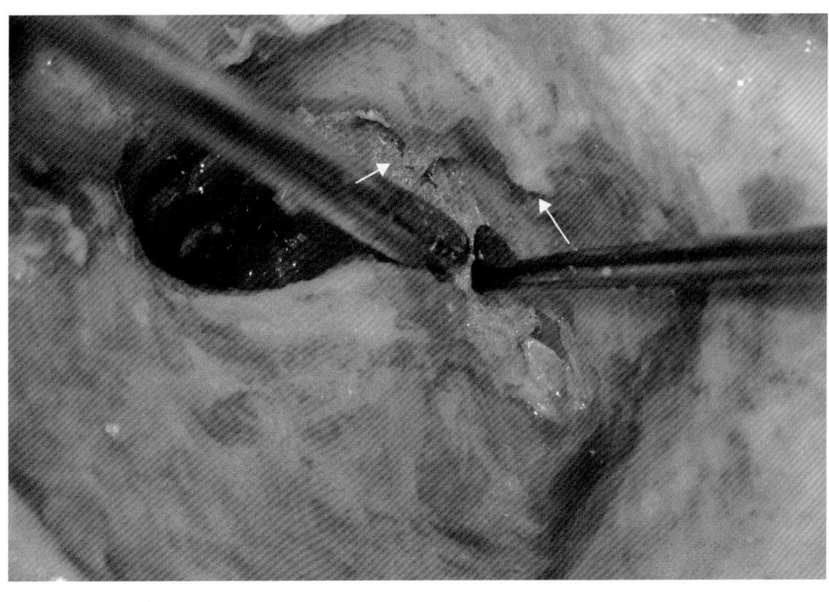

图 7.278 用棉球辅助清除上鼓室内的胆脂瘤基质。需将中颅窝脑板突向上鼓室的骨棘（箭头）磨除，充分开放上鼓室

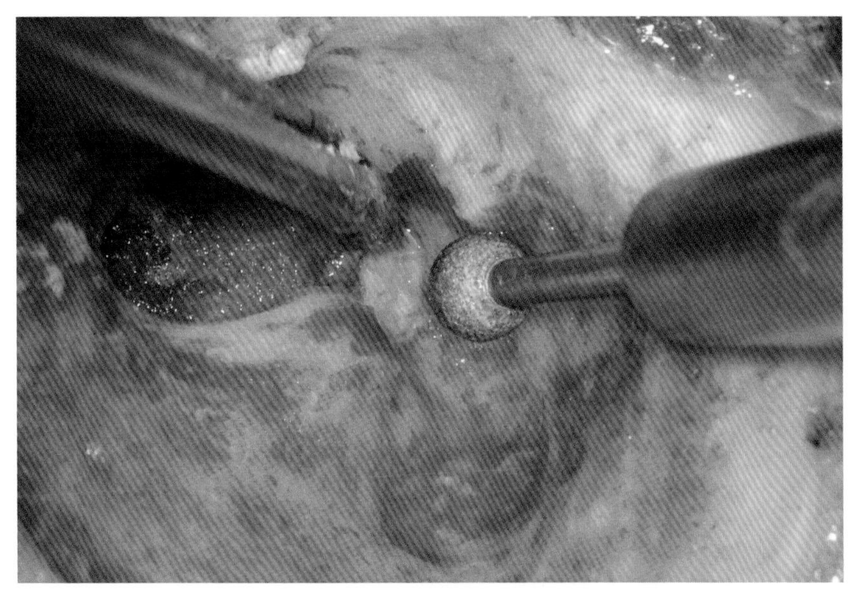

图 7.279 用大的金刚钻磨除突出的骨嵴。在这种特殊情况下，可以使用金刚钻，因为听骨链的上部受到严重侵蚀，骨嵴与听骨链的距离足够大

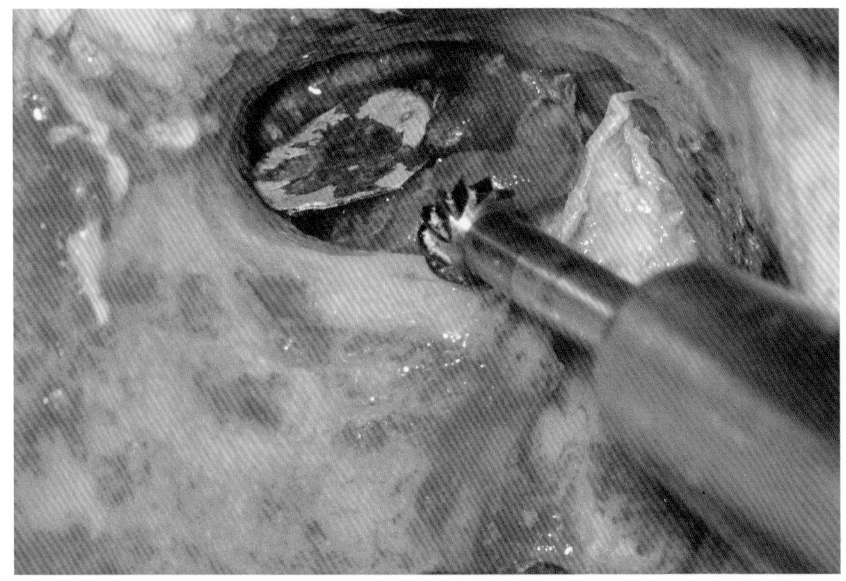

图 7.280 用切割钻削低面神经嵴，达到骨性鼓环水平

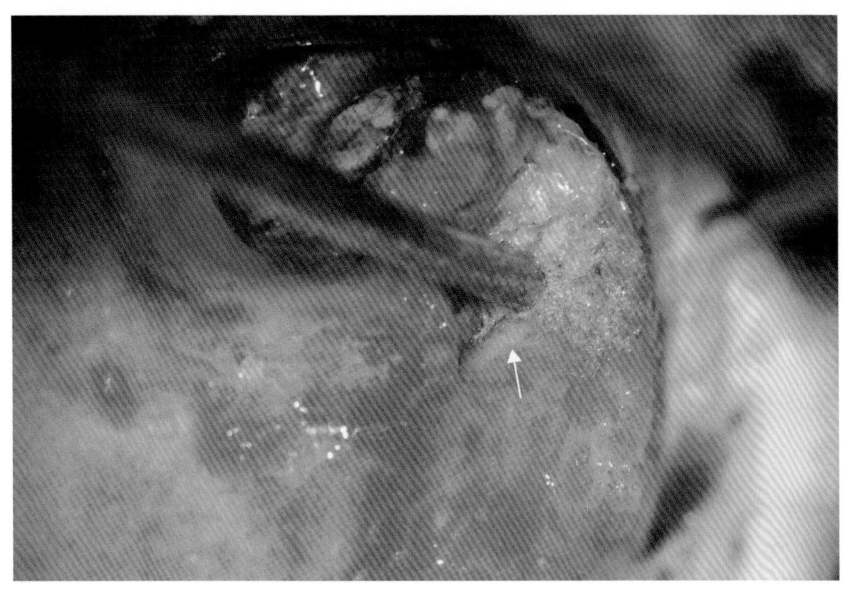

图 7.281 将胆脂瘤从上鼓室内侧壁仔细分离。确定面神经的鼓室段（箭头）的位置

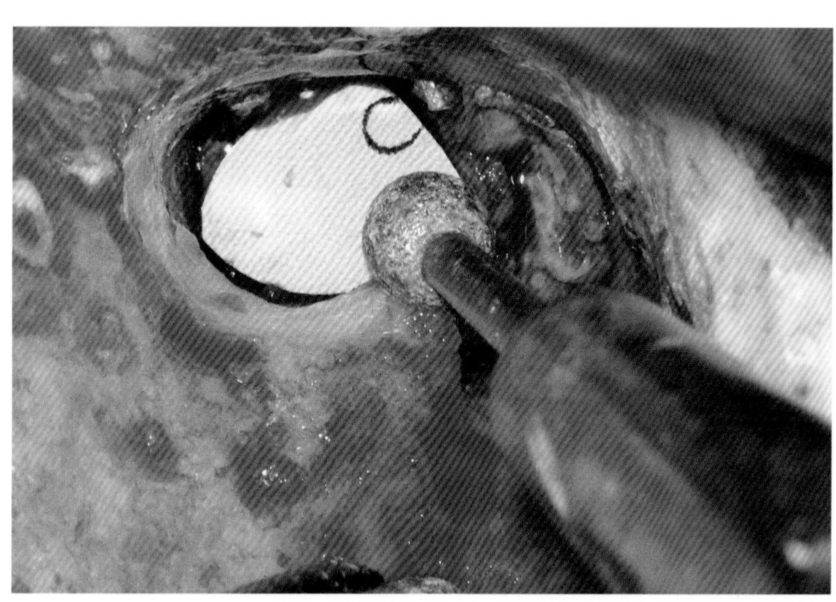

图 7.282 进一步削低面神经嵴，形成圆滑的术腔

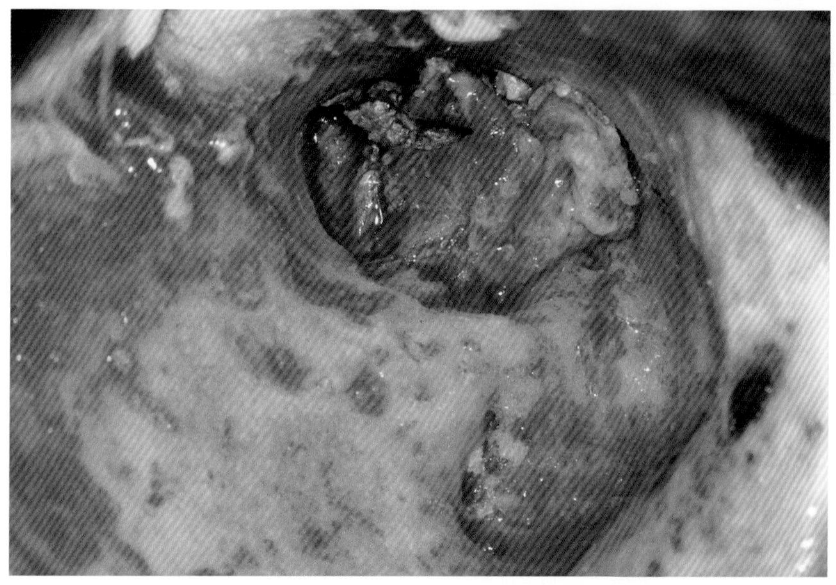

图 7.283 面神经嵴已充分磨低。注意面神经嵴与鼓室段面神经之间光滑延续

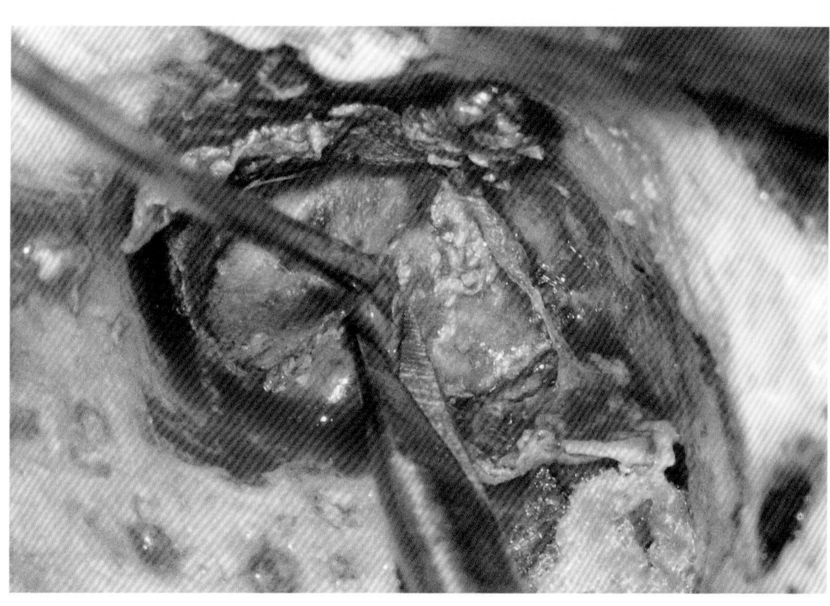

图 7.284 切除胆脂瘤囊袋开口处皮肤皱褶及肉芽组织

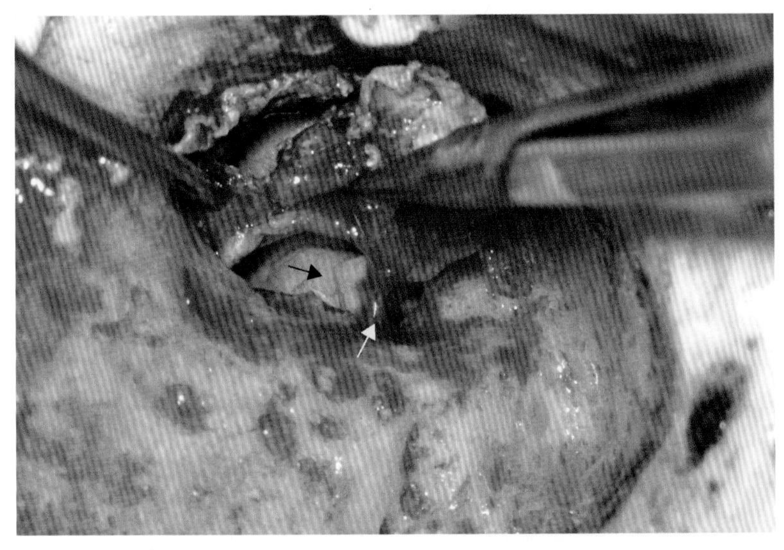

图 7.285 翻起耳道鼓膜瓣，开放鼓室，以确定鼓室内无胆脂瘤累及，以及听骨链的完整性。确定鼓索神经（黄色箭头）和砧镫关节（黑色箭头）。尽管上鼓室内的听骨链部分结构大多已被破坏，但听骨链的连续性仍由一小部分残存的砧镫关节维持着。在鼓室后上象限放置一块软骨以防止鼓膜内陷

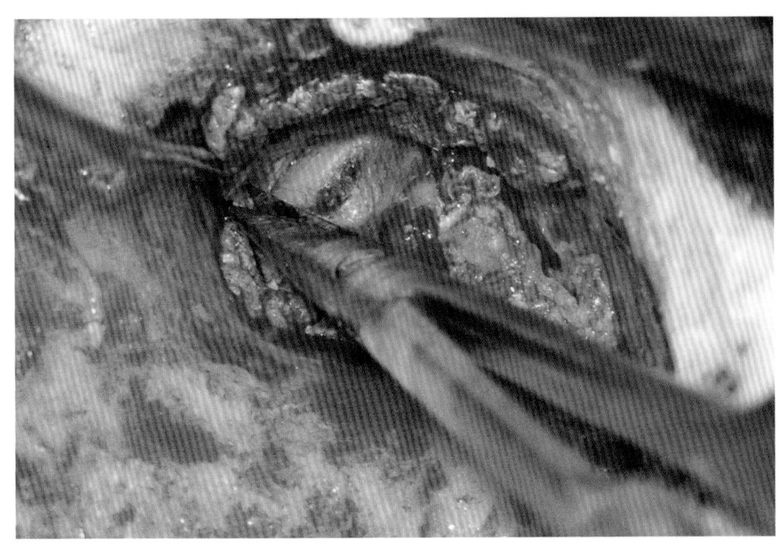

图 7.286 在外耳道下方的皮肤做一切口，使其能铺平紧密贴附在扩大的外耳道壁上

病例 7.19（左耳）

参见图 7.287 ~图 7.299。

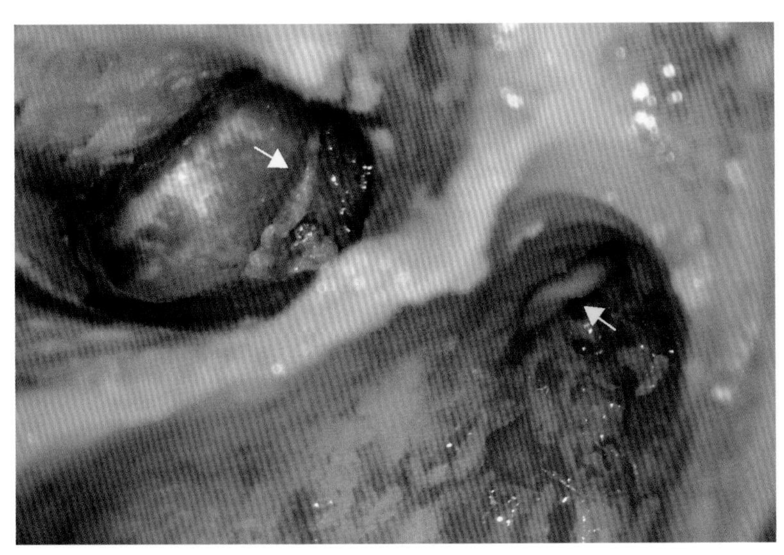

图 7.287 局限的上鼓室胆脂瘤病例，伴硬化型乳突，听骨链完整。鼓膜松弛部明显被侵蚀伴肉芽组织形成（白色箭头）。已行乳突切除术，可见胆脂瘤囊袋的上后缘（黄色箭头）

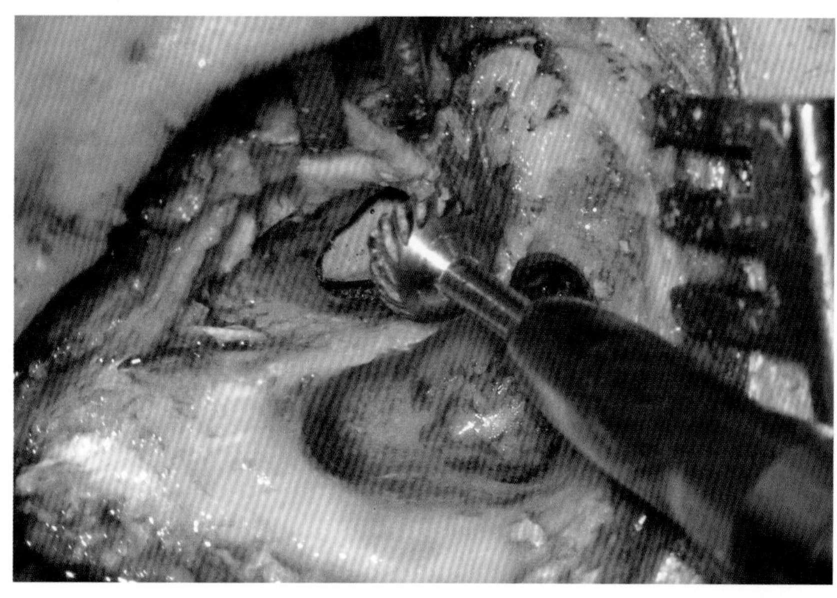

图 7.288　分离外耳道皮肤并用锡箔纸片保护，行外耳道成形。用大切割钻磨除外耳道后壁，注意避免触及听骨链

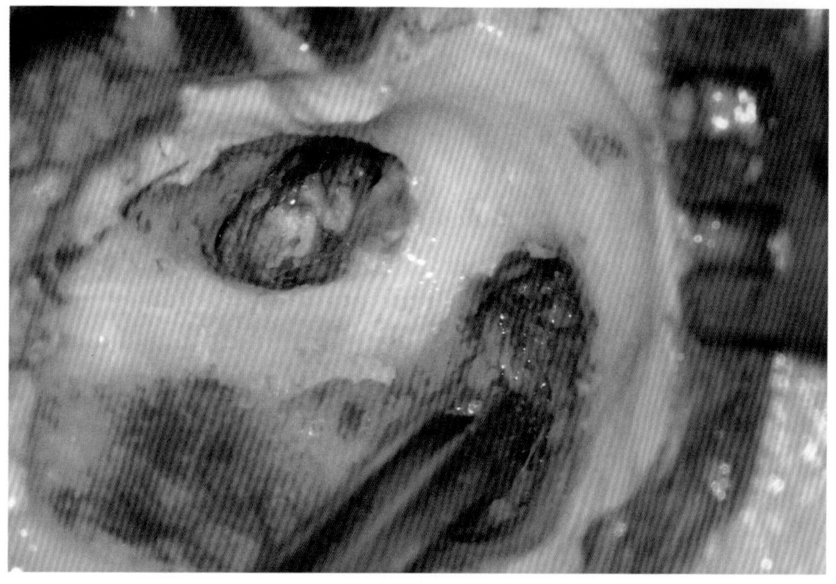

图 7.289　进一步磨除外耳道后壁。注意去除术腔边缘的骨质，形成碟形术腔

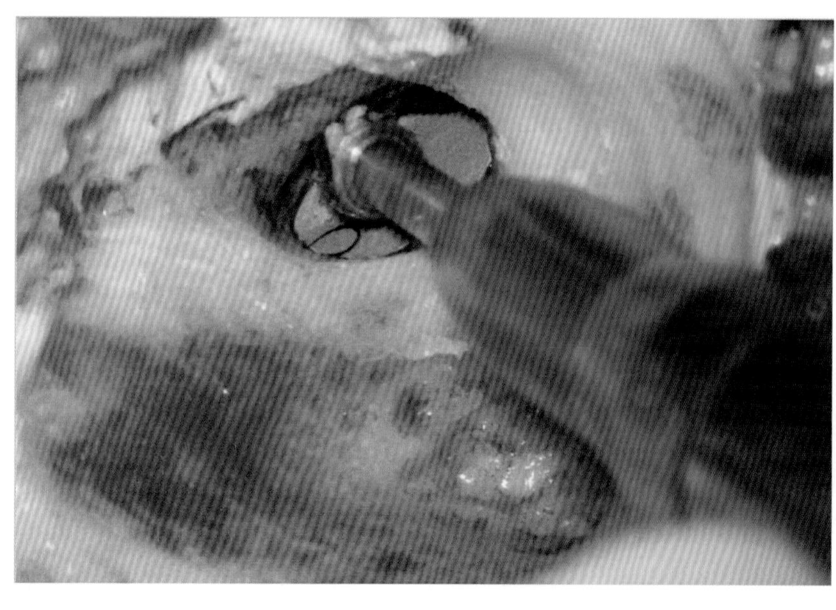

图 7.290　用切割钻磨除外耳道前壁悬出的骨质，操作过程中用锡箔纸片保护外耳道鼓膜瓣

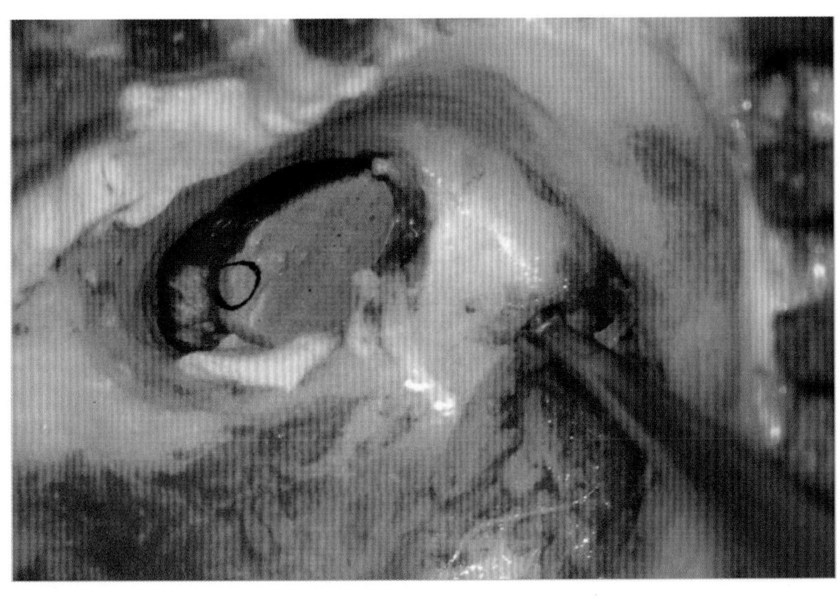

图 7.291 用刮匙刮除上鼓室外侧壁的骨质。当听骨链完整时，用刮匙比磨钻更安全

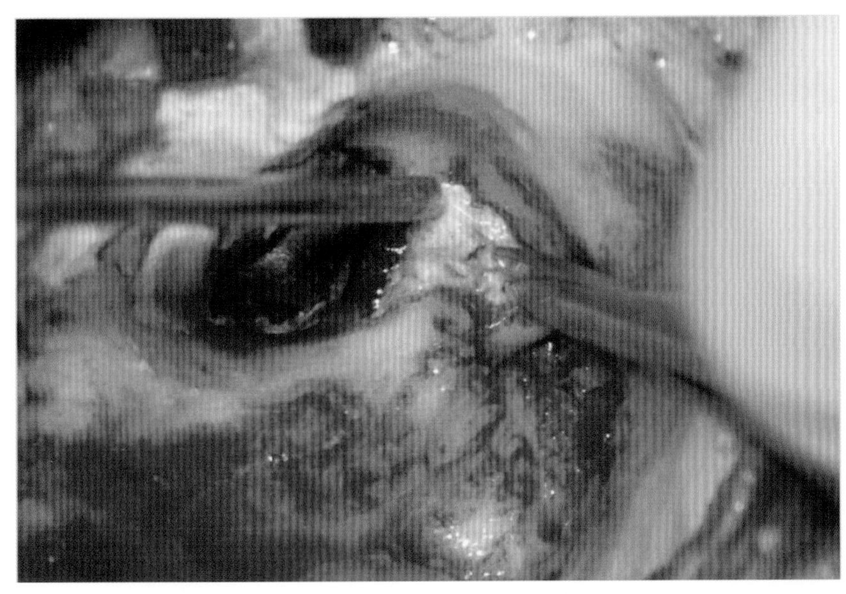

图 7.292 去除胆脂瘤表面的骨质，暴露胆脂瘤的外侧缘，从而能够分块清除胆脂瘤，这将有利于将胆脂瘤基质从听骨链上分离

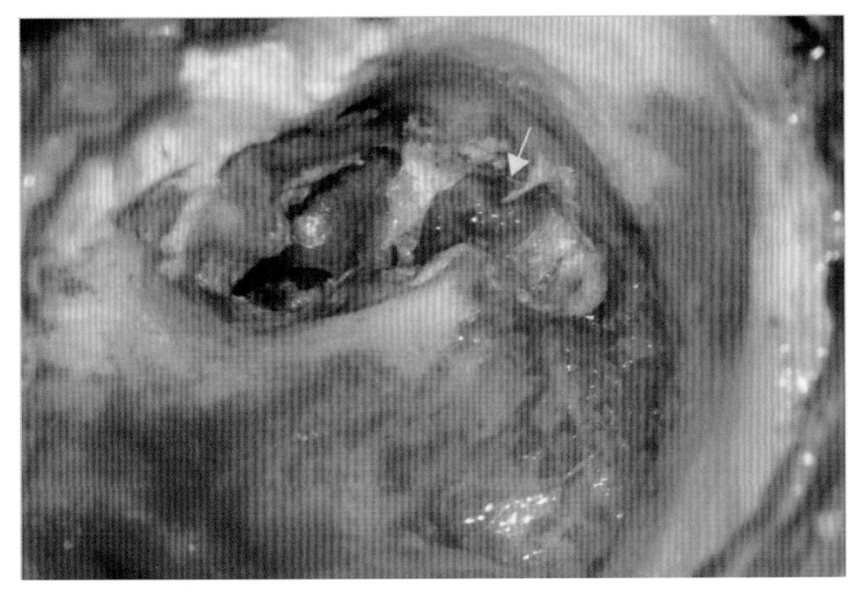

图 7.293 清除胆脂瘤上皮后，可见听骨链被肉芽组织覆盖（箭头）。尽早定位中耳腔内听骨链的位置对于避免损伤听骨链非常重要

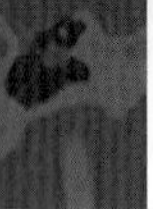

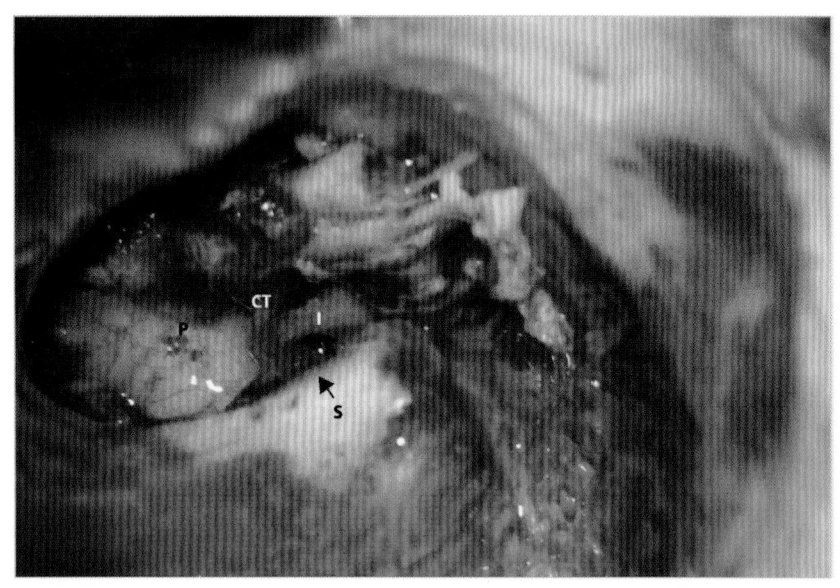

图 7.294　由下向上开放鼓室，显露鼓室内胆脂瘤的下极。将听骨链表面的胆脂瘤基质向前翻起，并从砧骨上剥离。CT：鼓索神经；I：砧骨；P：鼓岬；S：镫骨

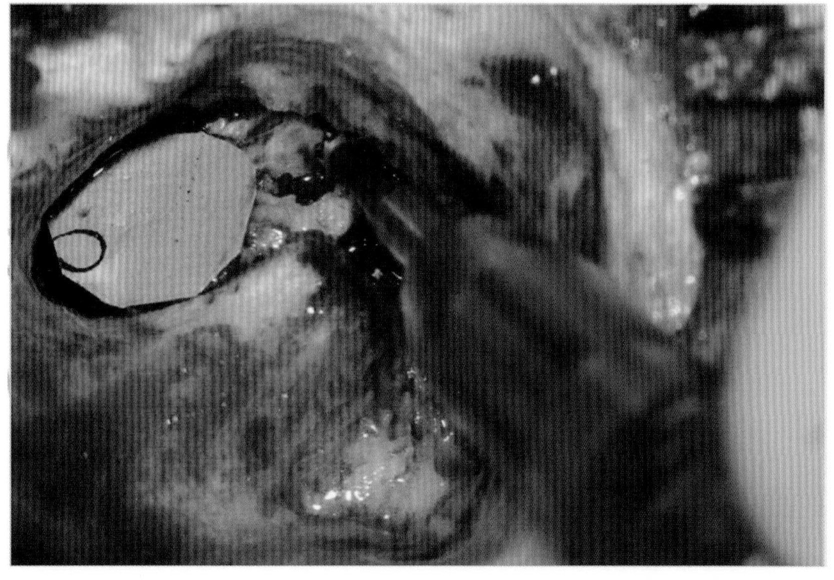

图 7.295　用小号切割钻磨除遮挡胆脂瘤前上部分的骨质。切割钻的方向应朝向远离鼓室天盖的方向移动，以避免损伤硬脑膜。在此区域钻头的移动方向应由内向外或平行于听骨链方向，以避免损伤听骨链

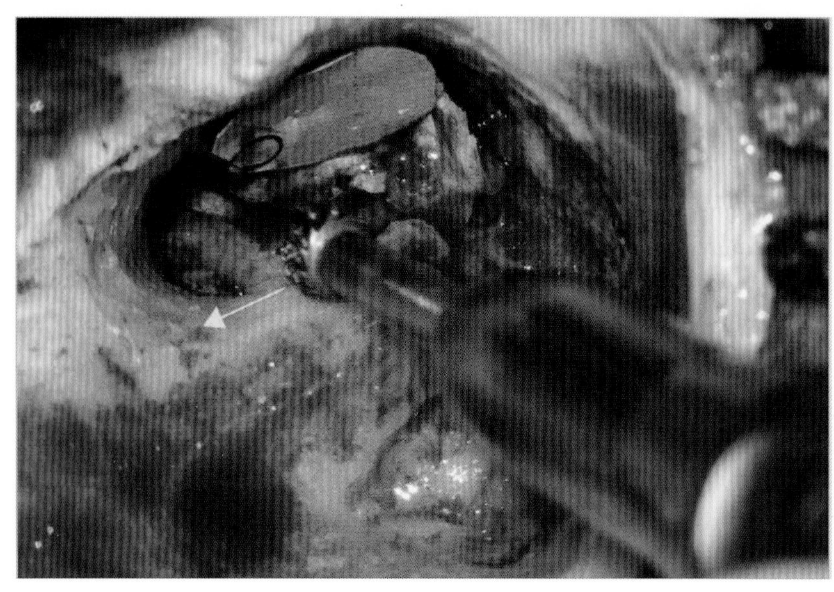

图 7.296　将面神经嵴磨低至鼓索神经水平，形成一个圆形的、无病变残留的术腔。在这个过程中要注意避免损伤砧骨短突。为了降低风险，钻头移动方向应平行于面神经嵴，且由砧骨周围向下移动（箭头）

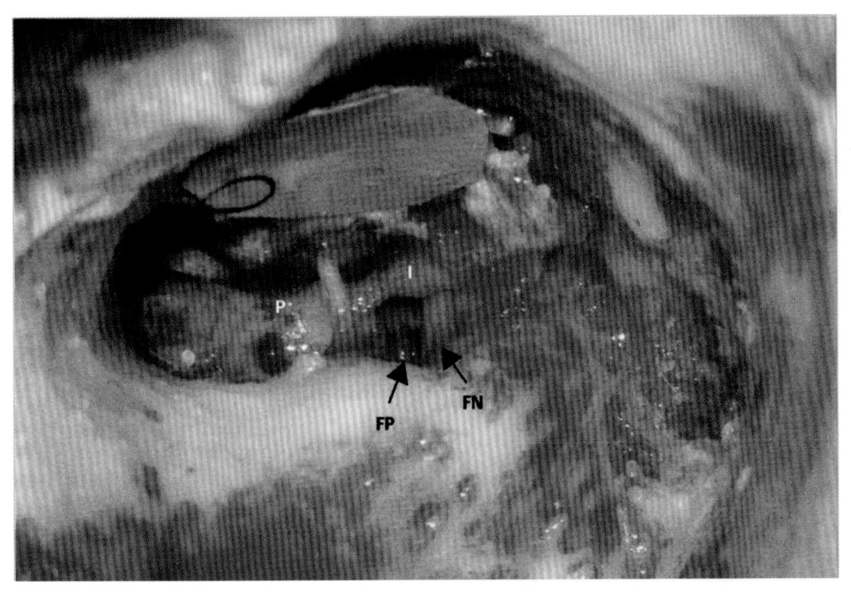

图 7.297 磨低面神经嵴，形成一圆滑的术腔，并使砧镫关节周围的结构可直视。FN：面部神经；FP：镫骨底板；I：砧骨；P：鼓岬

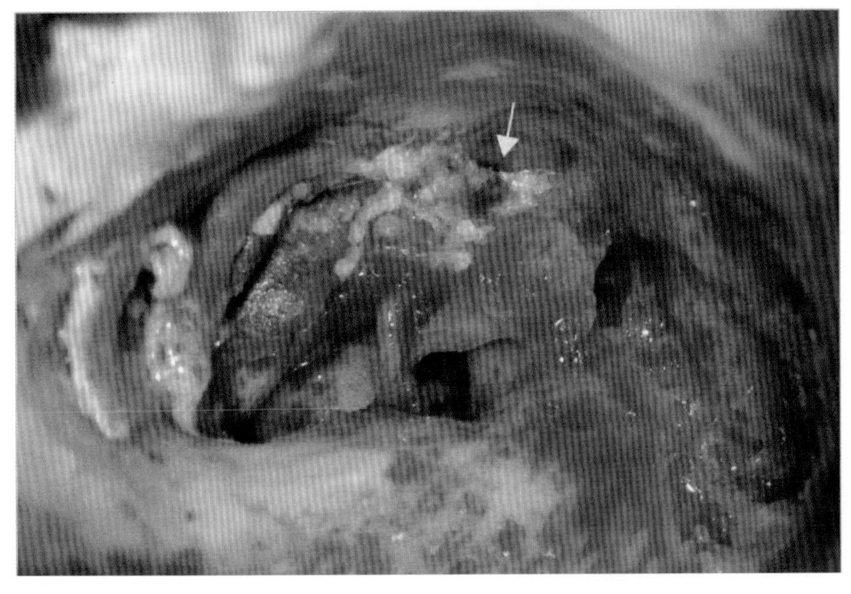

图 7.298 砧骨体被严重侵蚀，但听骨链的连续性仍完好。上皮在听骨链（箭头）前方形成一浅凹陷，但该区域没有病变，且皮肤没有炎症，因此予以保留

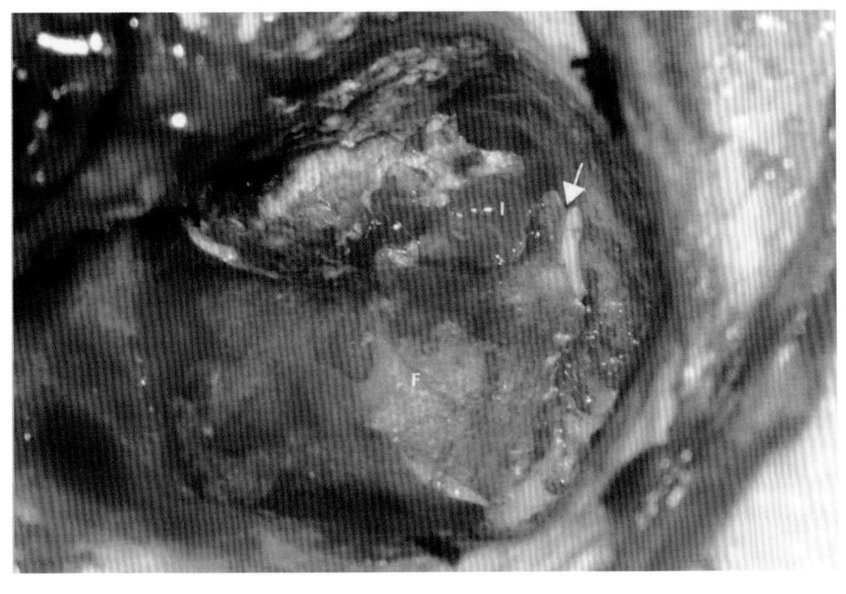

图 7.299 用一块软骨加强鼓膜后上象限。为避免术后内陷（白色箭头），用软骨封闭听骨链内侧的间隙。将一块大的筋膜置于术腔内侧壁，然后复位鼓膜并置于其上。注意将砧骨体通过筋膜的切口外置。F：筋膜；I：砧骨

病例 7.20（右耳）

参见图 7.300 ~ 图 7.307

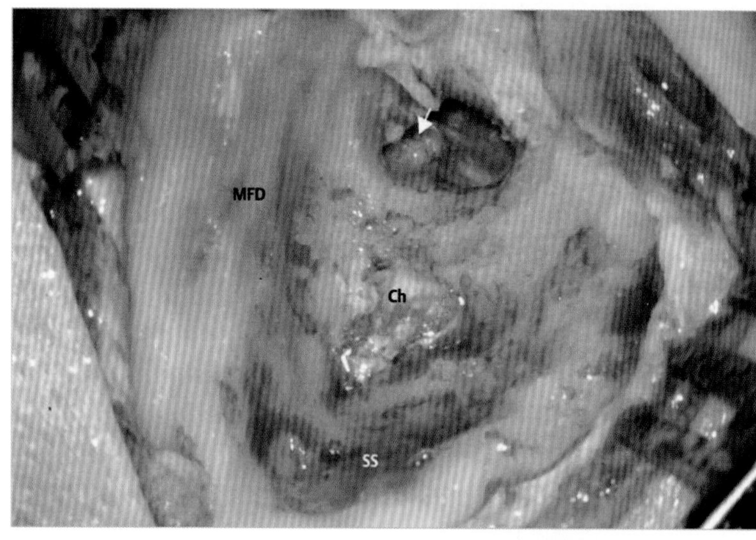

图 7.300　上鼓室胆脂瘤病例，病变局限于听骨链外侧，听力正常，松弛部骨质明显被侵蚀（箭头）。已行碟形开放术腔，上方的中颅窝脑板和后方的乙状窦均已充分轮廓化，可见鼓窦内胆脂瘤。Ch：胆脂瘤；MFD：中颅窝硬脑膜；SS：乙状窦

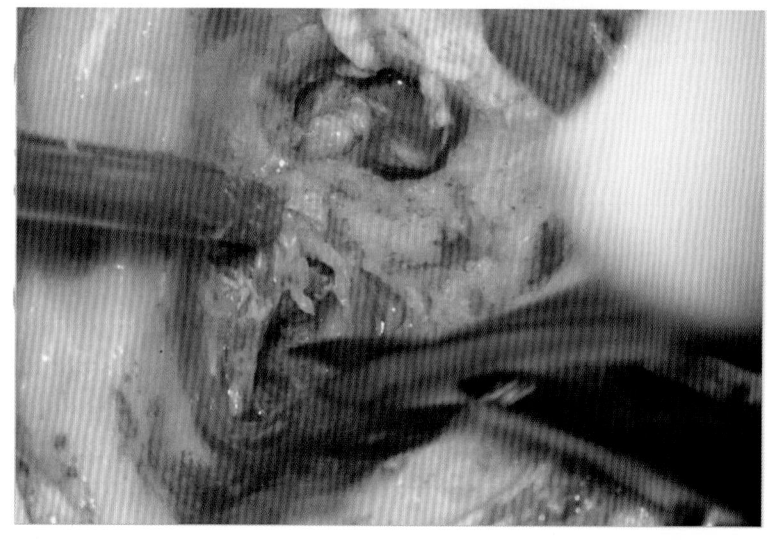

图 7.301　胆脂瘤上皮已清除，胆脂瘤基质已部分去除。这个过程有利于清除鼓窦外侧的胆脂瘤基质，有利于磨除面神经嵴骨质

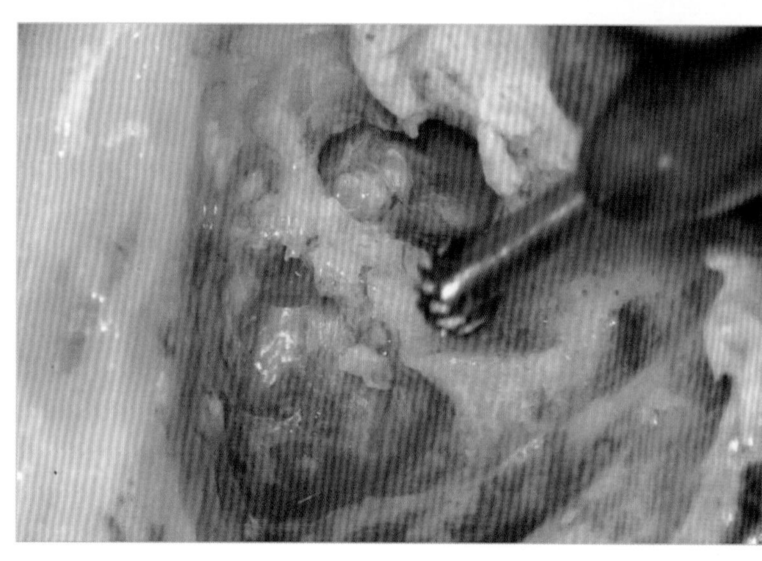

图 7.302　削低面神经嵴，磨除上鼓室外侧的骨质，充分暴露胆脂瘤。特别需要注意的是避免触及听骨链，尤其是在砧骨短突周围区域的操作

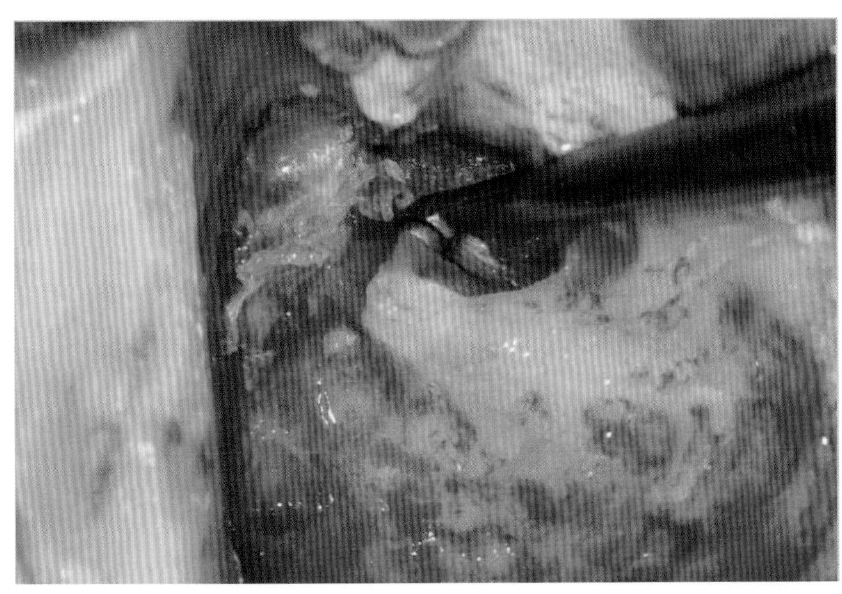

图 7.303　用刮匙刮除砧骨窝外侧的骨质

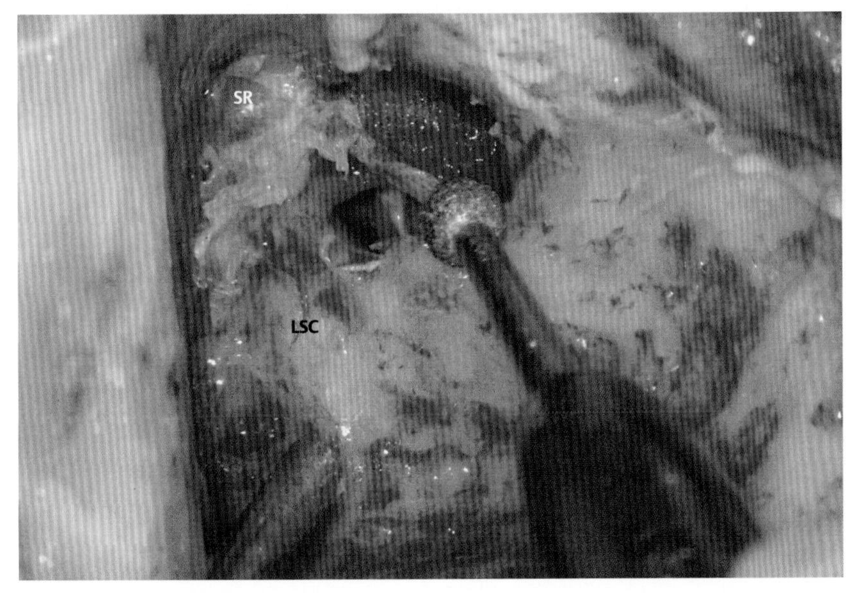

图 7.304　用金刚钻进一步削低面神经嵴，注意避免触及砧骨短突，可见胆脂瘤基质位于锤骨头前方，累及管上隐窝。LSC：外半规管；SR：管上隐窝

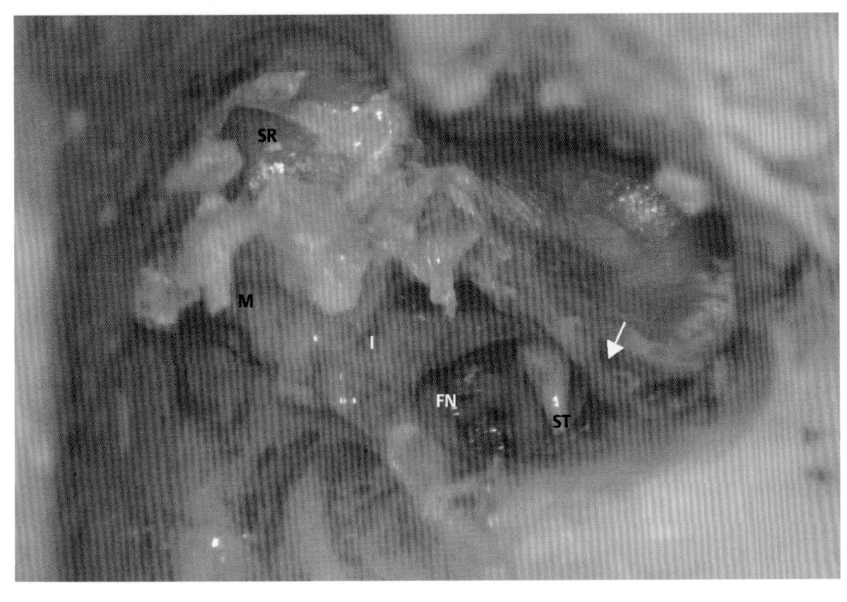

图 7.305　进一步削低面神经嵴使之向上与面神经鼓室段延续，向前与外耳道延续，可见下方走行的鼓索神经（箭头）。FN：面神经；I 砧骨；M：锤骨；ST：镫骨肌腱；SR：管上隐窝

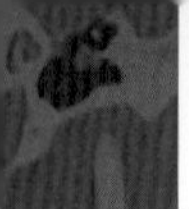

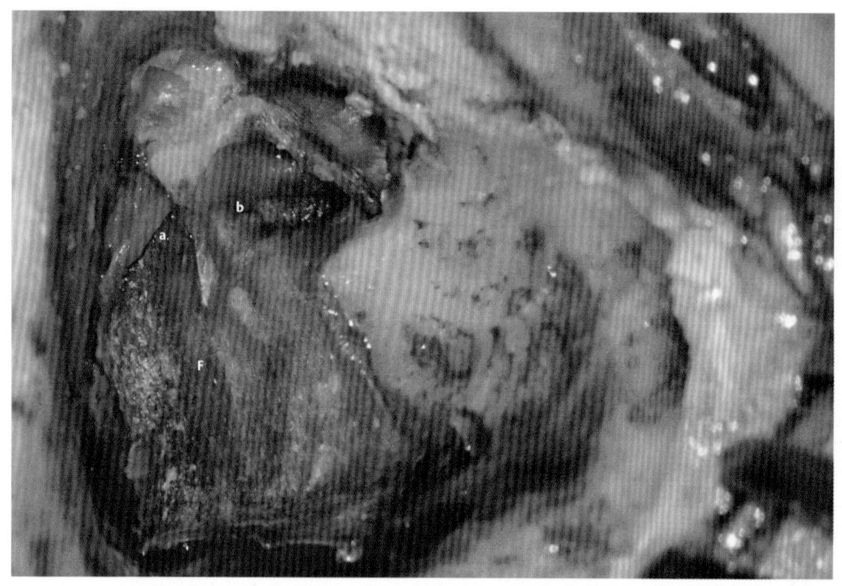

图 7.306 保留管上隐窝处上皮，用一小块软骨填塞上鼓室内侧壁与听骨链之间的间隙，修剪颞肌筋膜使前端行成上下舌瓣。将上方舌瓣（a）置于砧骨体下方，下方舌瓣（b）越过砧骨长突，置于残余鼓膜内侧。F：筋膜

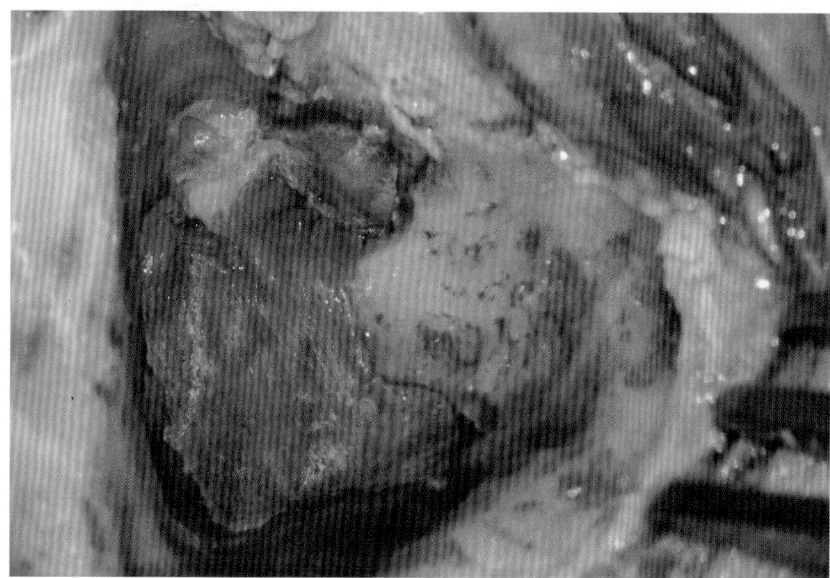

图 7.307 如图示为最后的术腔。鼓膜后上象限用软骨加强

病例 7.21（左耳）

参见图 7.308 ～图 7.325。

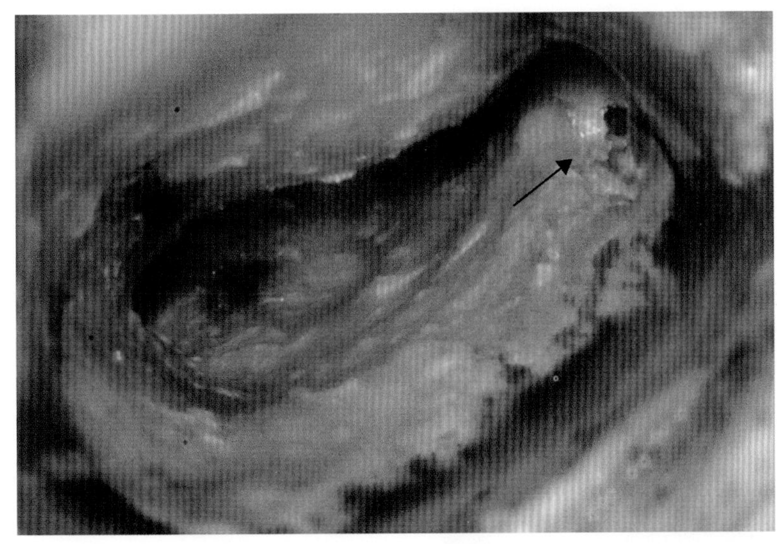

图 7.308　如图示上鼓室胆脂瘤累及少部分中鼓室后上部，胆脂瘤通过松弛部的小穿孔进入中耳（箭头）。由于前壁骨质突出导致外耳道狭窄，鼓膜暴露受限

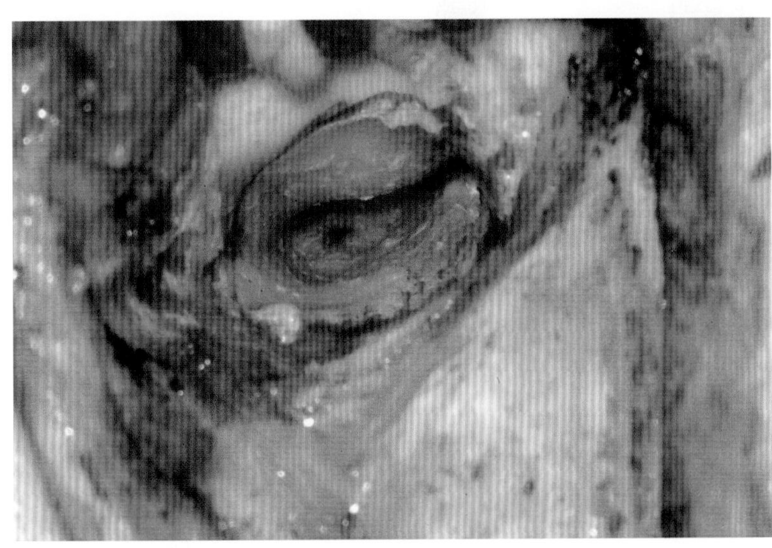

图 7.309　该病例需行外耳道成形以利于充分暴露胆脂瘤及术后护理。在外耳道前壁做一外侧环形切口行外耳道成形术

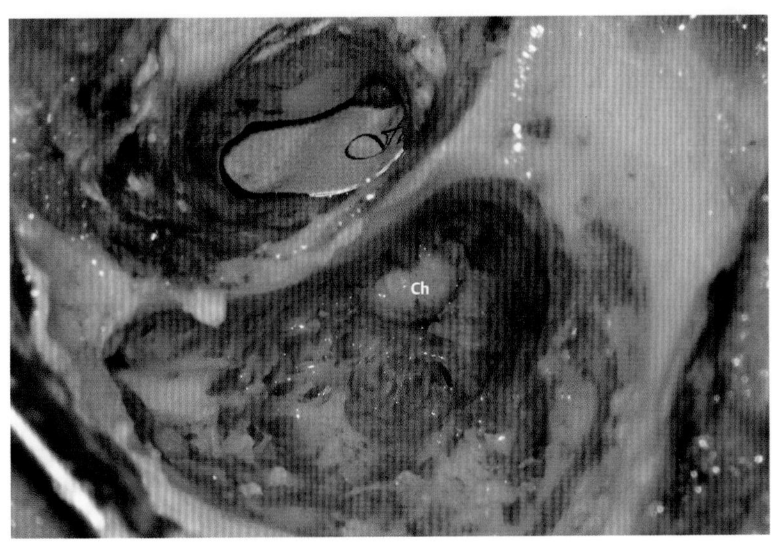

图 7.310　开放乳突以暴露突到鼓窦内的胆脂瘤后极

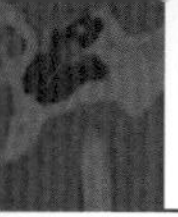

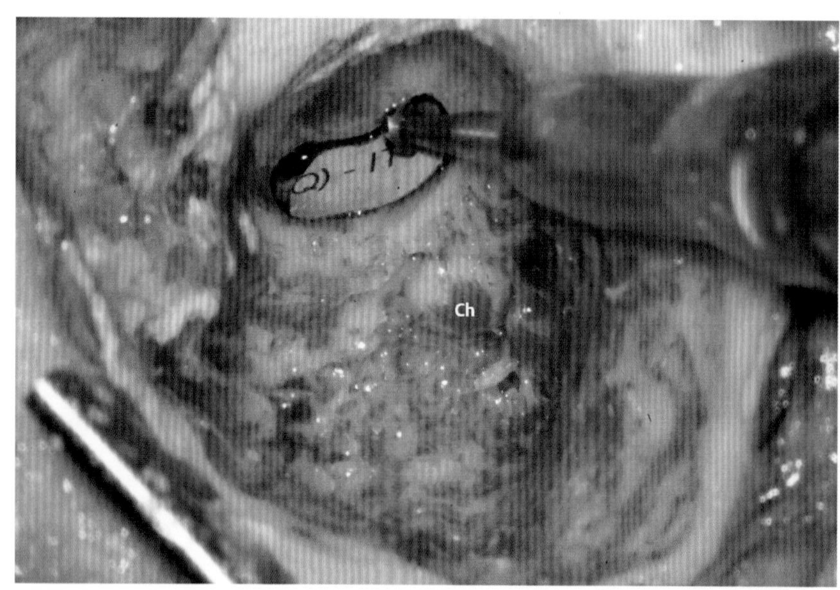

图 7.311　磨除外耳道后壁。去除外耳道前壁的悬骨以充分暴露鼓膜及胆脂瘤。Ch：胆脂瘤

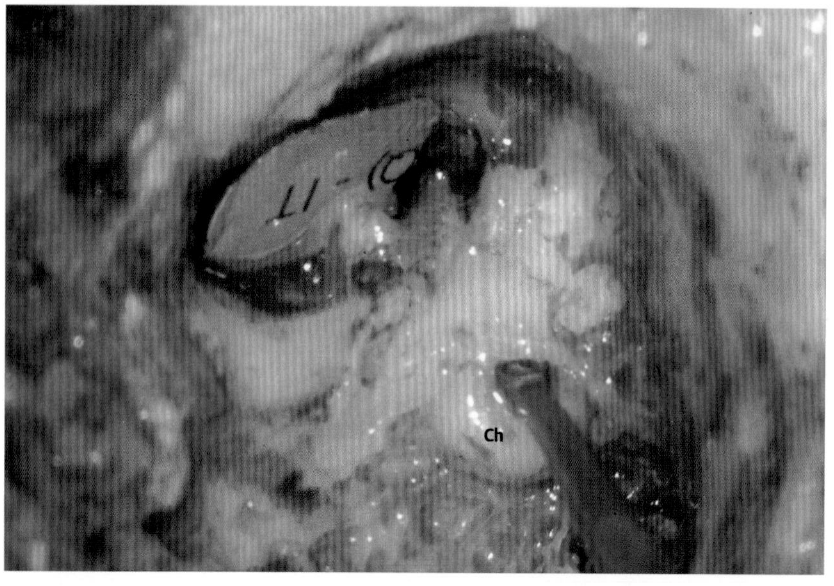

图 7.312　开放上鼓室。在保留听骨链完整时，使用金刚钻开放上鼓室时需非常小心。砧骨短突相对于砧骨体更靠外，位于狭窄的砧骨窝内，此处砧骨与上鼓室外侧壁紧密相邻。胆脂瘤表面最后的骨壳可用刮匙由内向外方向刮除。Ch：胆脂瘤

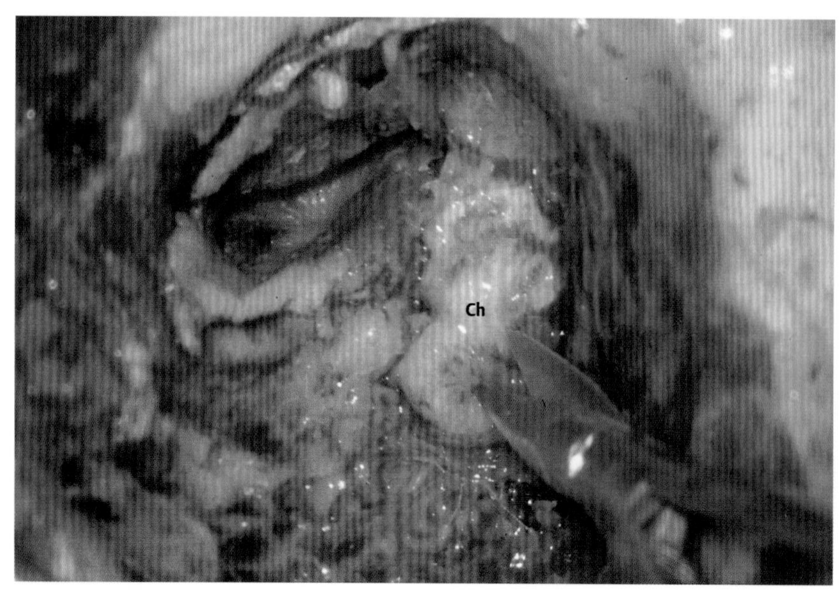

图 7.313　为了精确分离胆脂瘤和安全钻磨，胆脂瘤减瘤非常重要。首先切开胆脂瘤基质，行囊内清除胆脂瘤上皮。Ch：胆脂瘤

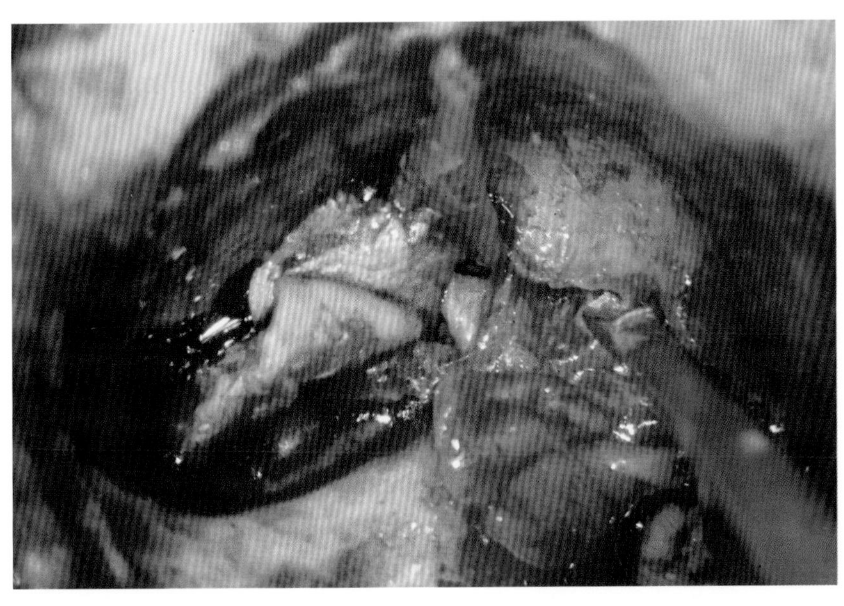

图 7.314 使用金刚钻削薄听骨链表面的骨质，最后邻近听骨链的悬骨用刮匙刮除

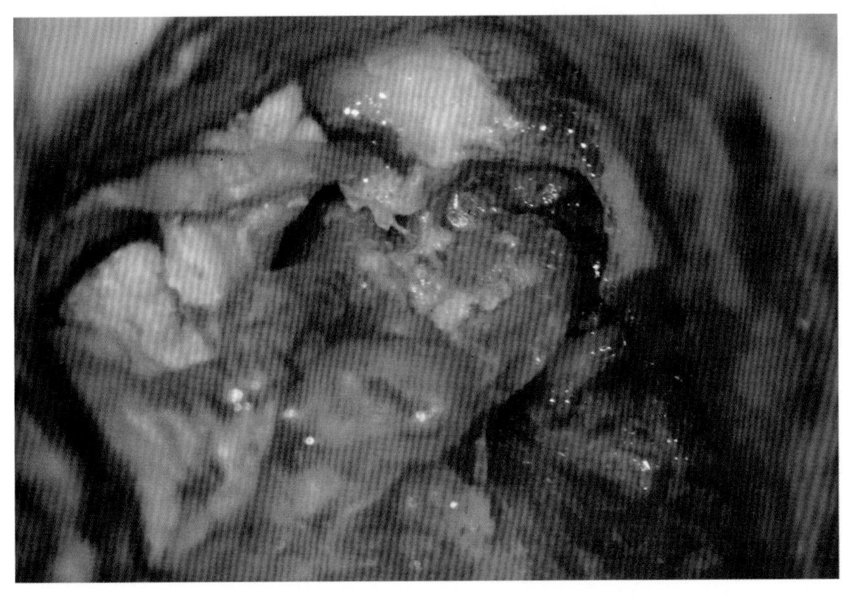

图 7.315 如图示上鼓室内听骨链充分显露，且病变在掌控之中

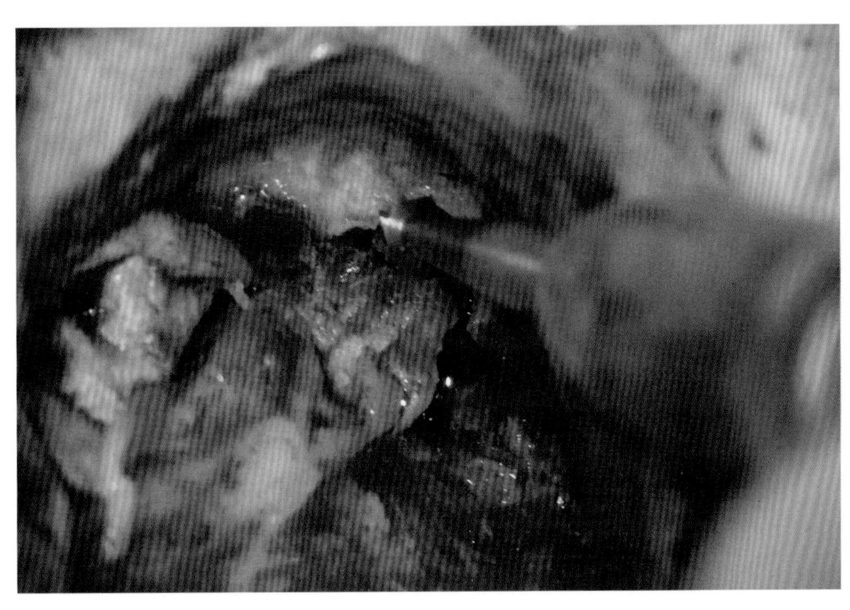

图 7.316 用小切割钻小心磨除上鼓室外侧的骨桥，注意避免触碰听骨链

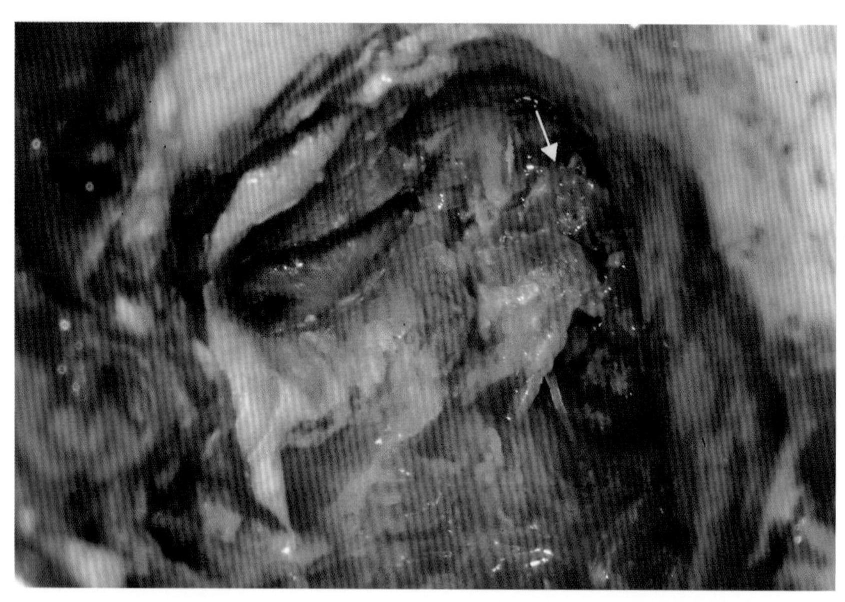

图 7.317 暴露累及上鼓室前壁的胆脂瘤基质（箭头）

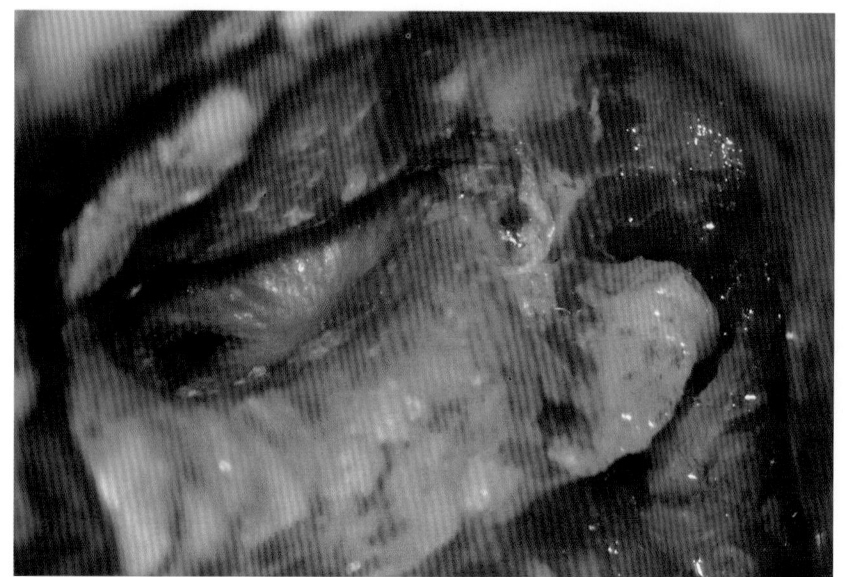

图 7.318 将胆脂瘤从上鼓室前壁及听骨链表面剥离

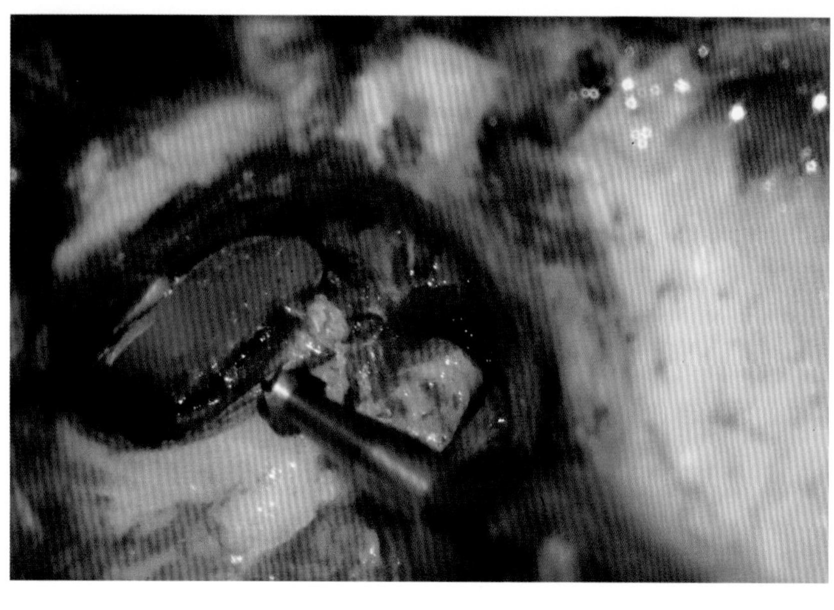

图 7.319 胆脂瘤通过鼓索神经和砧骨长突之间的间隙向下累及中鼓室后方，需充分削低面神经嵴来暴露这一区域

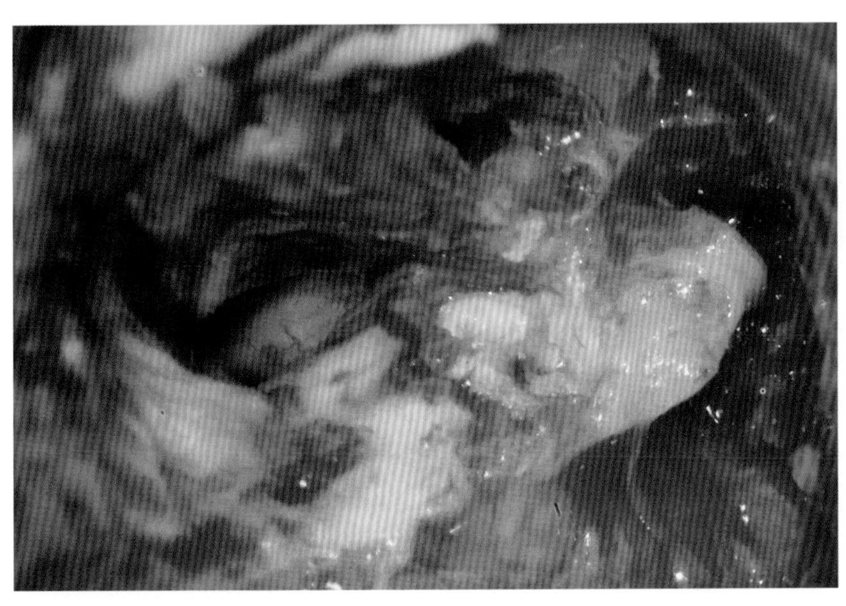

图 7.320　向前翻起耳道鼓膜瓣以显露砧骨长突周围的胆脂瘤，保留鼓膜紧张部完整

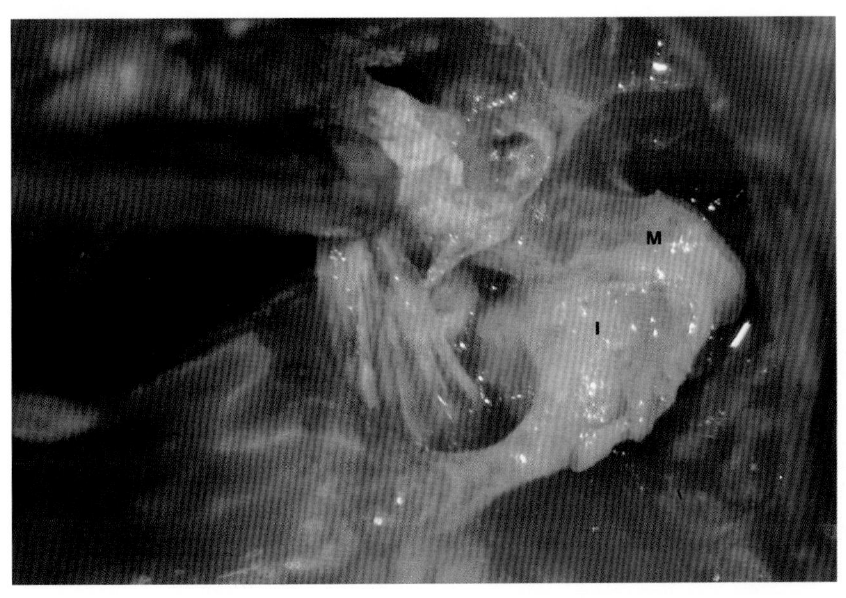

图 7.321　胆脂瘤侵蚀砧骨短突的下缘，但是听骨链仍然保持完整。I：砧骨；M：锤骨

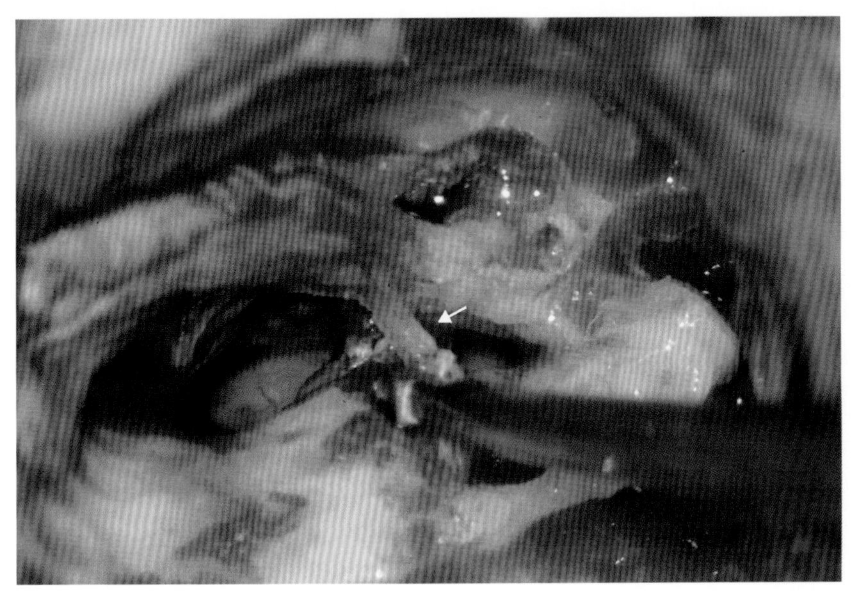

图 7.322　用刮匙刮除骨性鼓环后上部分以暴露胆脂瘤基质的后下缘。鼓索神经表面覆盖薄层胆脂瘤基质，牺牲鼓索神经（箭头）可以获得该区域的广泛暴露

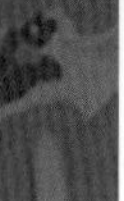

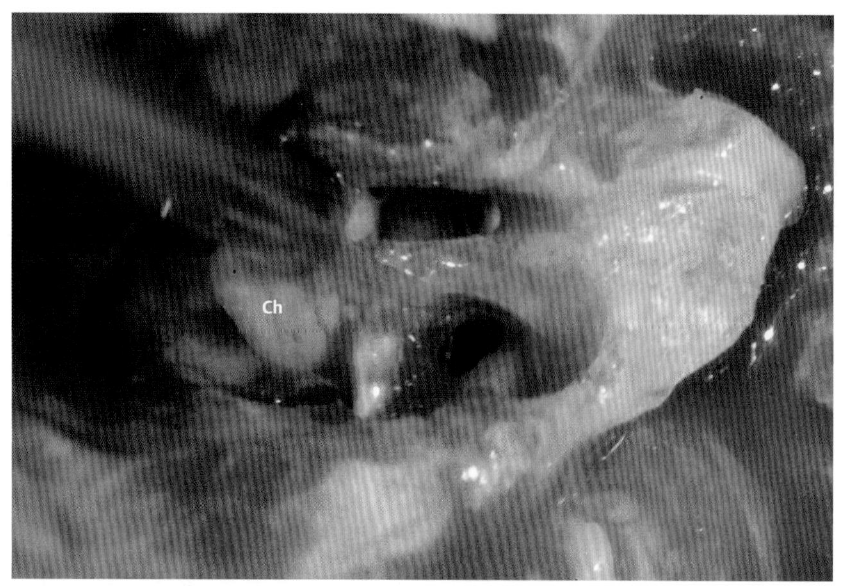

图 7.323 仔细分离最后的胆脂瘤，其与砧镫关节粘连。注意锤骨头和砧骨体的外侧面，砧骨短突的下缘被侵蚀。Ch：胆脂瘤

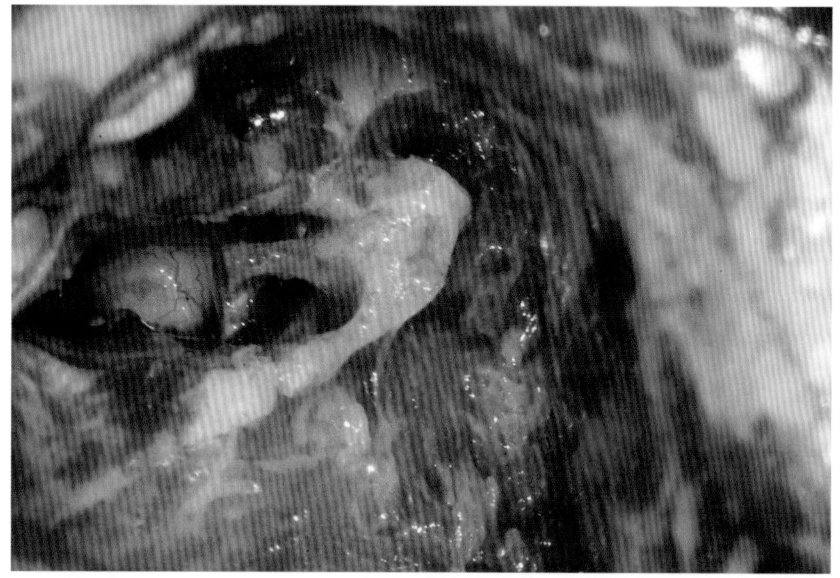

图 7.324 同时完成彻底清除胆脂瘤和保留听骨链

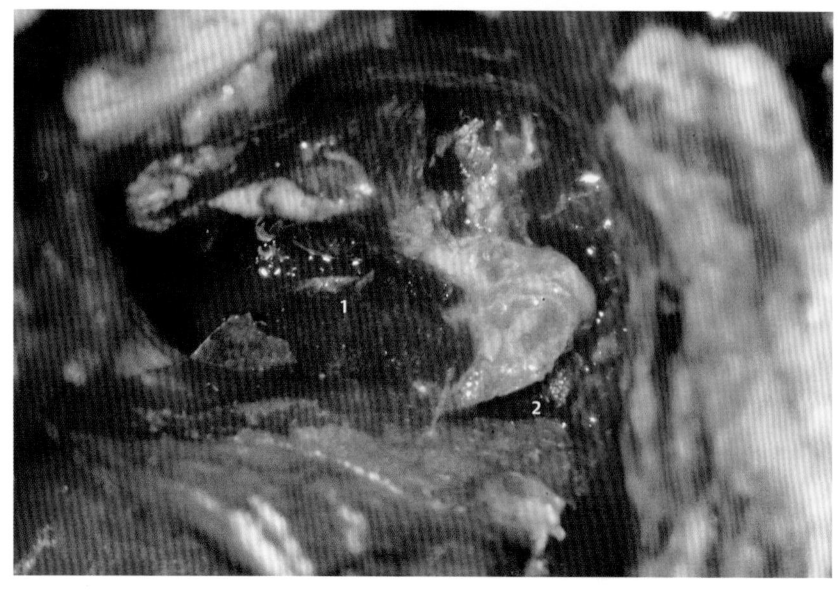

图 7.325 取大块颞肌筋膜覆盖术腔，在筋膜前端做一切口，使下侧舌瓣（1）覆盖于砧骨长突表面，上侧舌瓣（2）置于听骨链内侧。在上鼓室内侧壁及砧骨体之间放置软骨片以防止术后上皮内陷

病例 7.22（左耳）

参见图 7.326 ~ 图 7.335。

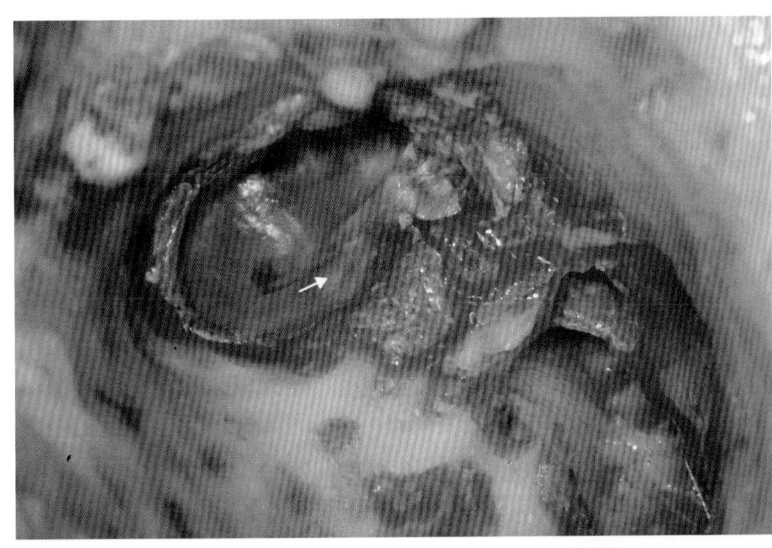

图 7.326　如图示为局限于听骨链外侧的小胆脂瘤。已行不保留外耳道后壁的乳突切除术，鼓膜后上象限的白色区域（箭头）对应砧骨长突的位置

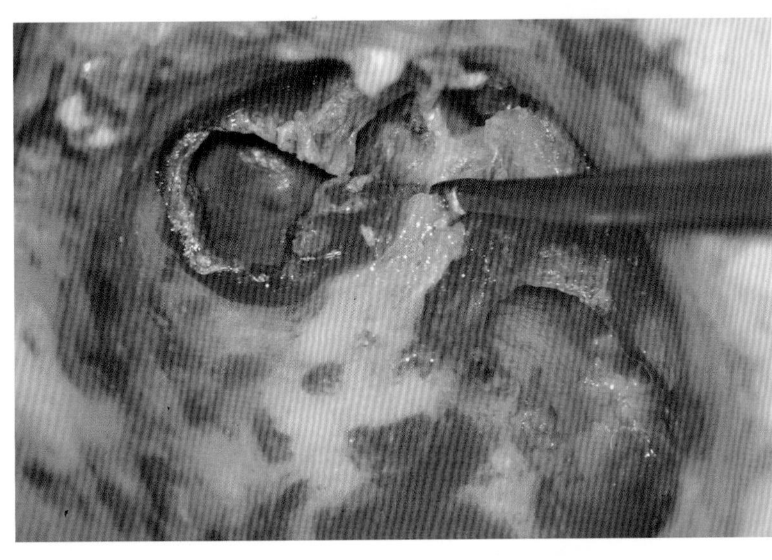

图 7.327　切开胆脂瘤基质后在锤骨头前方可见一个小的凹陷。覆盖在听骨链表面的大部分皮肤仍然健康。用刮匙刮除后拱柱骨质，注意避免损伤砧骨短突。使用刮匙时避免直接向听骨链方向用力

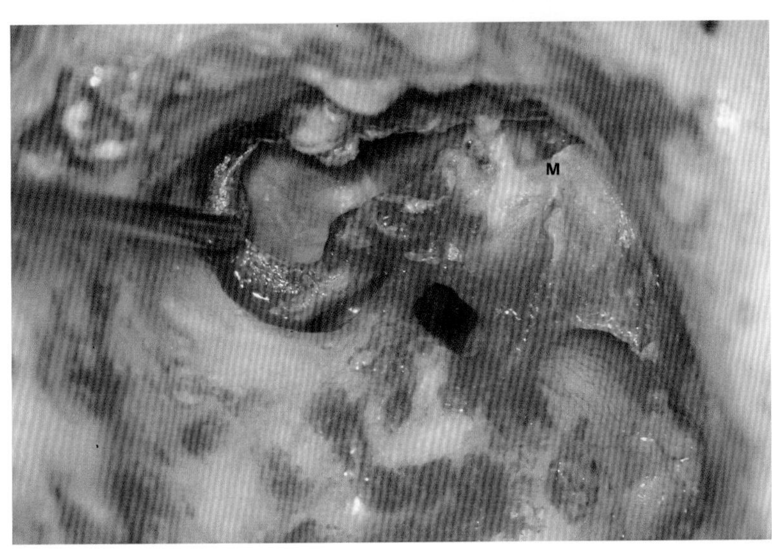

图 7.328　已去除后拱柱，从后方开放鼓室。M：锤骨头

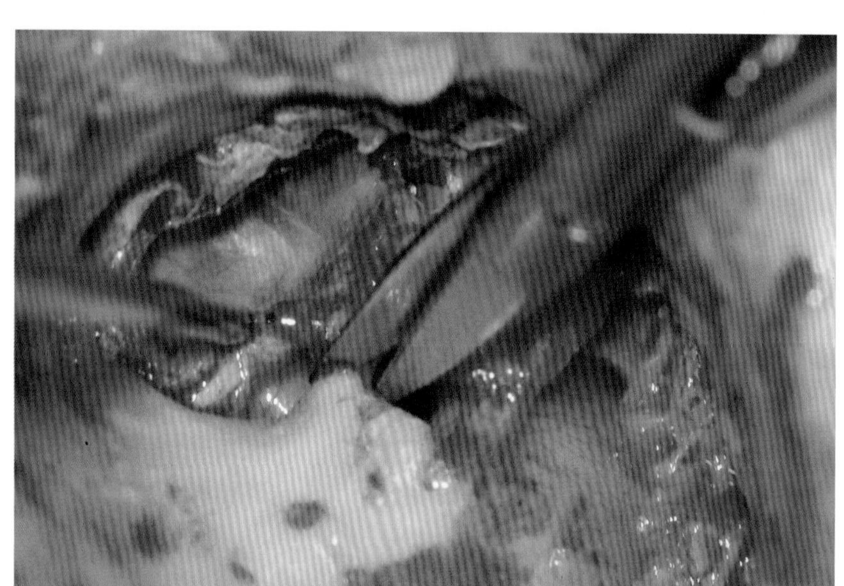

图 7.329 牺牲鼓索神经以利于清除向下延伸至中鼓室后部的胆脂瘤基质

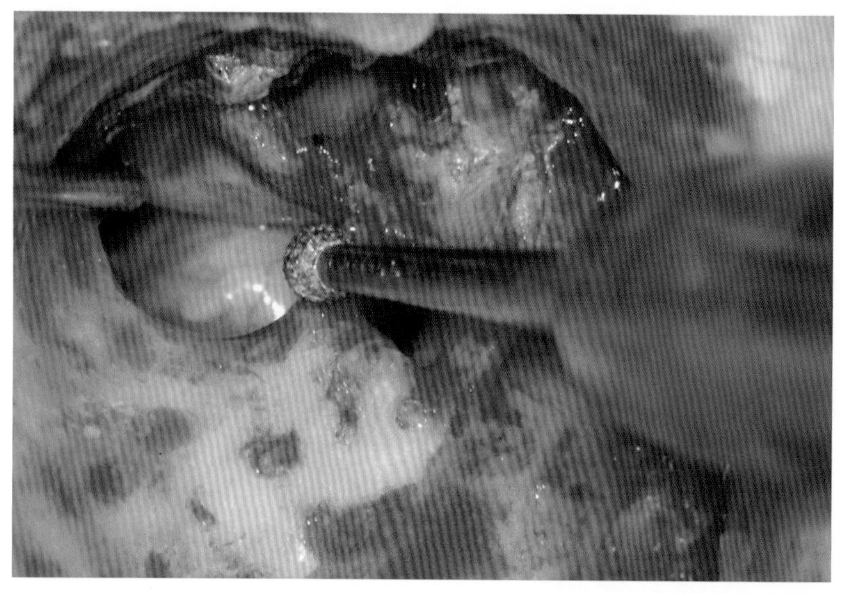

图 7.330 用小的金刚钻钻磨鼓索小管处的骨棘，进一步削低面神经嵴

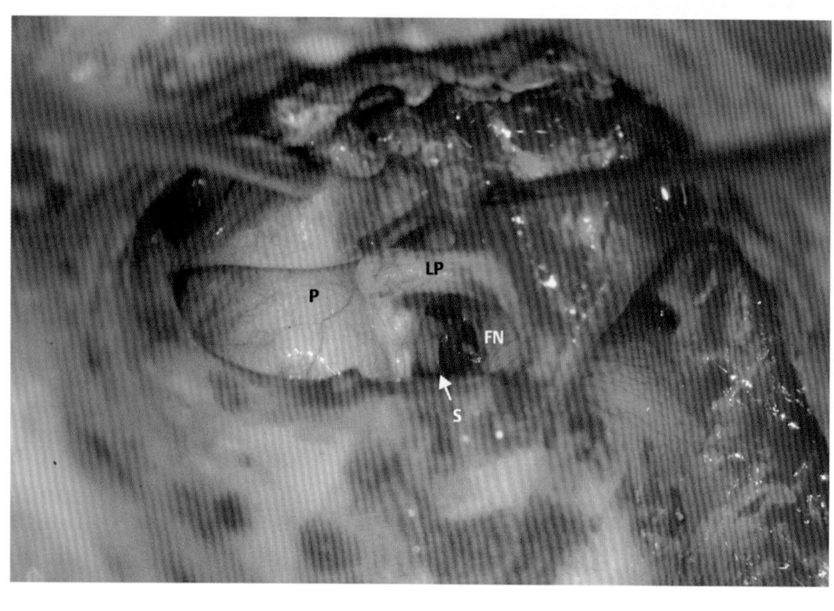

图 7.331 移除骨棘后充分暴露镫骨周围区域。鼓膜与砧骨长突粘连，予以分离，充分开放中鼓室后部。FN：面神经；LP：砧骨长突；P：鼓岬；S：镫骨

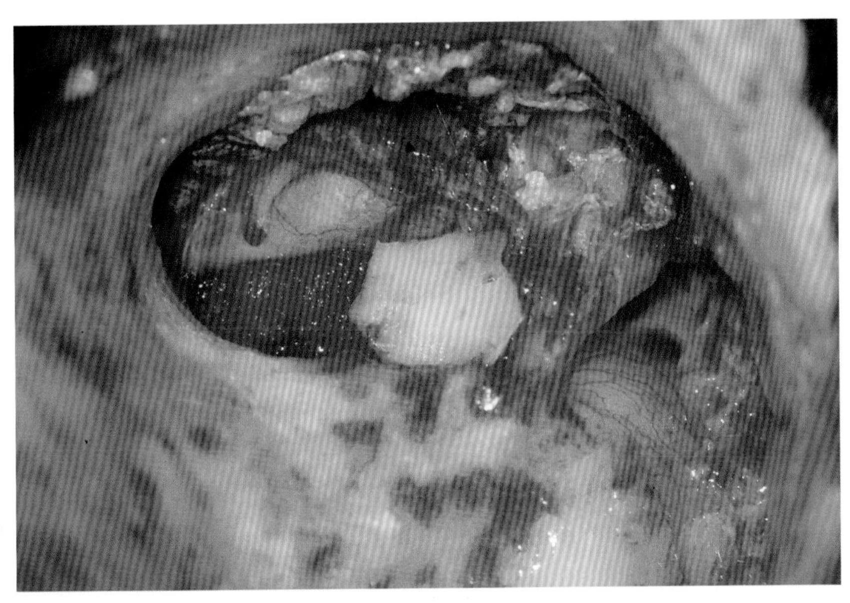

图 7.332 用明胶海绵填塞鼓室，在砧骨长突表面放置一块软骨片以加强鼓膜后上象限

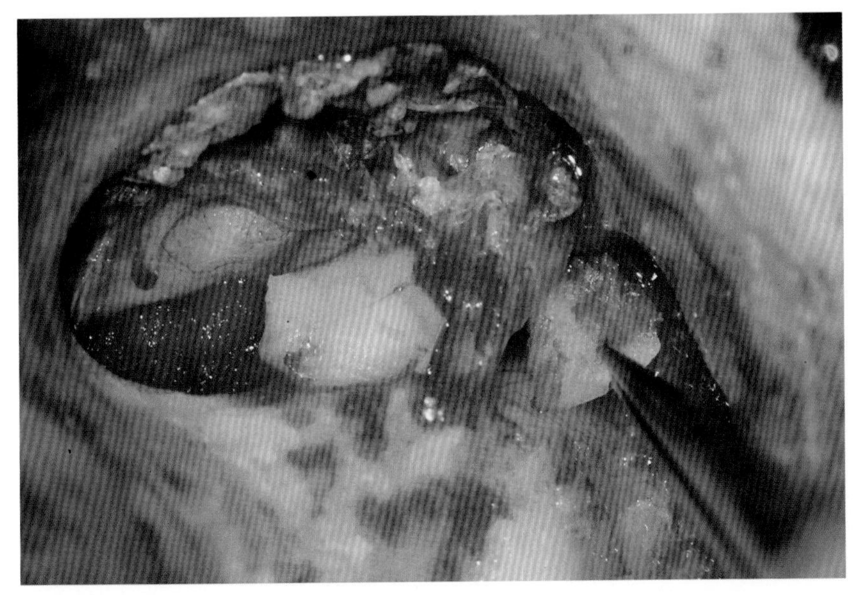

图 7.333 另外将一块小软骨片置于听骨链之下

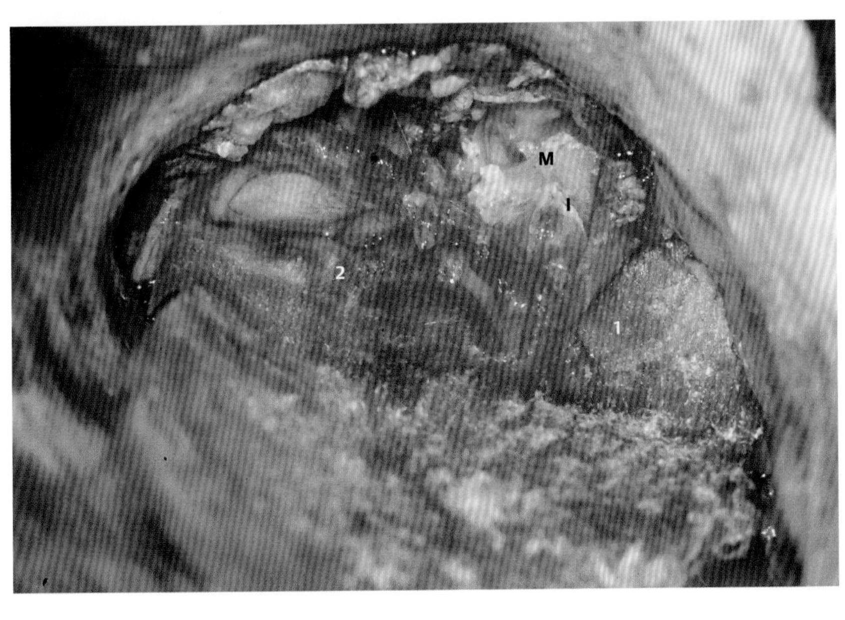

图 7.334 在大块颞肌筋膜前方做一切口，并将其覆盖于术腔，将上方的舌瓣（1）置于砧骨体内侧，下方大的舌瓣（2）置于鼓膜内侧，将砧骨体置于筋膜瓣的切口之间外侧。I：砧骨；M：锤骨

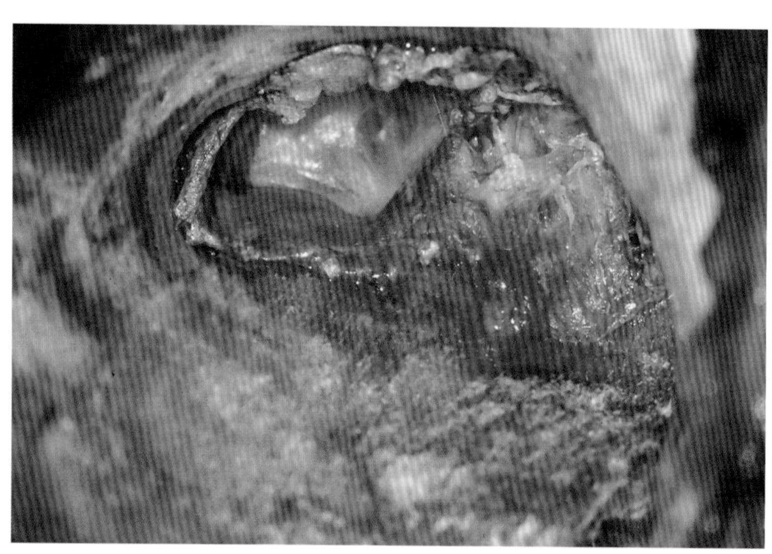

图 7.335　最终术腔。复位鼓膜耳道瓣和无炎症的胆脂瘤基质

病例 7.23（左耳）

参见图 7.336 ~ 图 7.342。

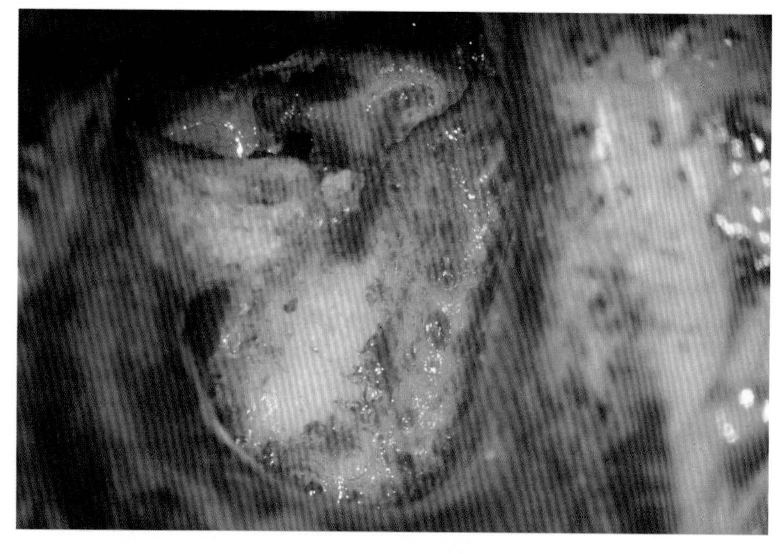

图 7.336　胆脂瘤已清除，准备行重建手术，可见砧骨体部分侵蚀，但仍保留了听骨链

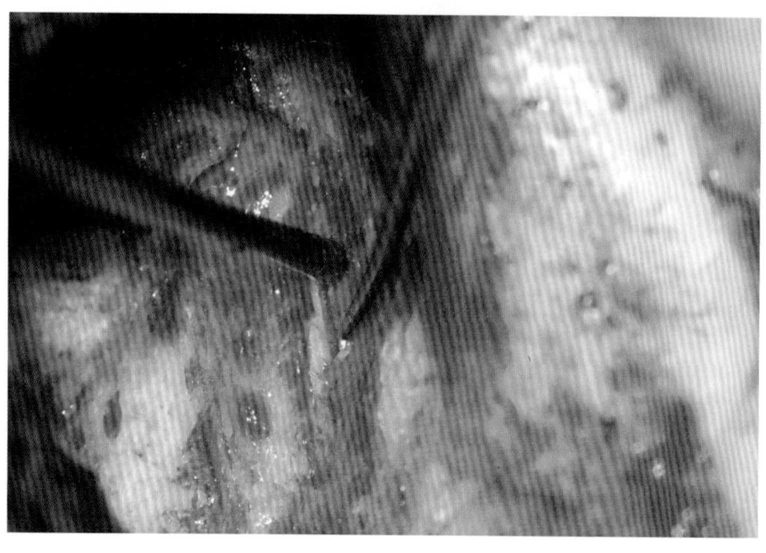

图 7.337　乳突天盖中颅窝硬脑膜暴露

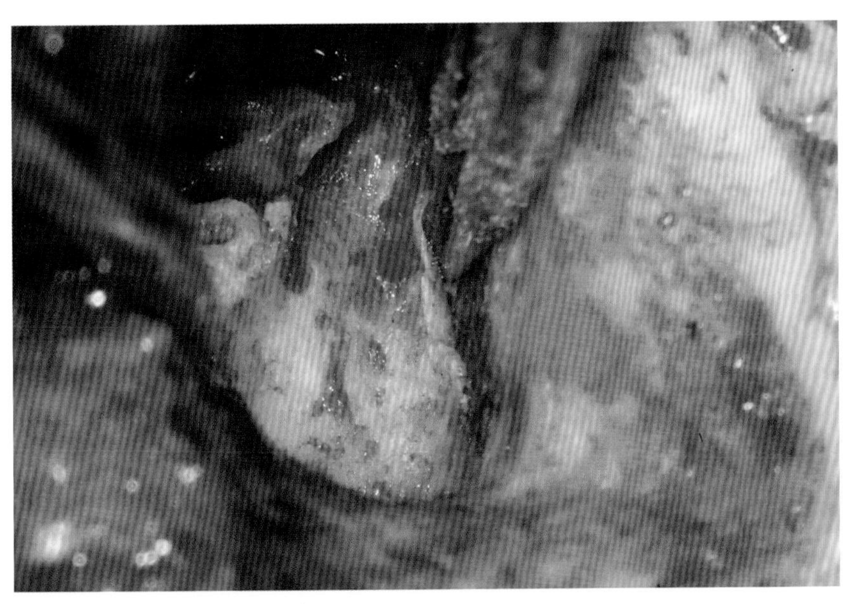

图 7.338　在部分胆脂瘤病例，硬脑膜上的胆脂瘤基质很难一次性剥离，特别是在骨质的边缘。在这种情况下，使用双极电凝对可疑的脑膜进行烧灼以减少残留。严禁使用单极电凝以避免穿孔及脑脊液漏

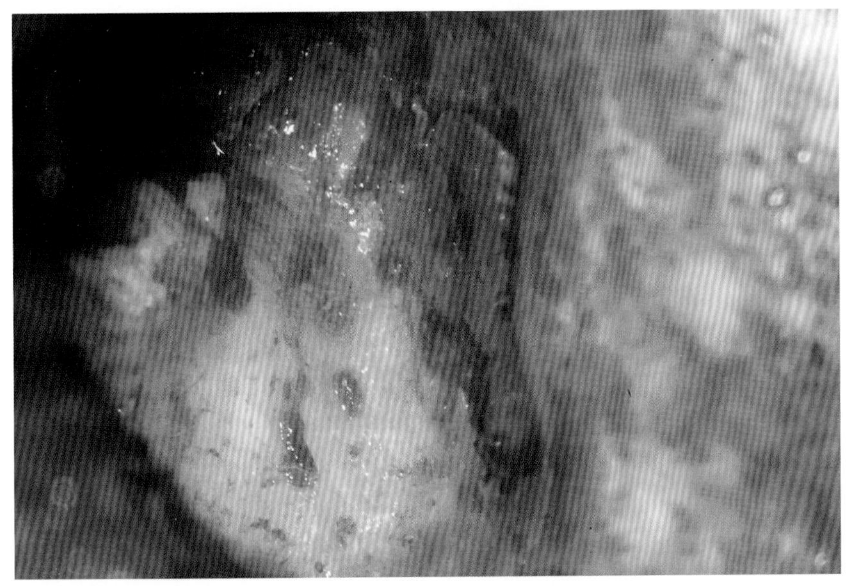

图 7.339　电凝后的脑膜用软骨片覆盖

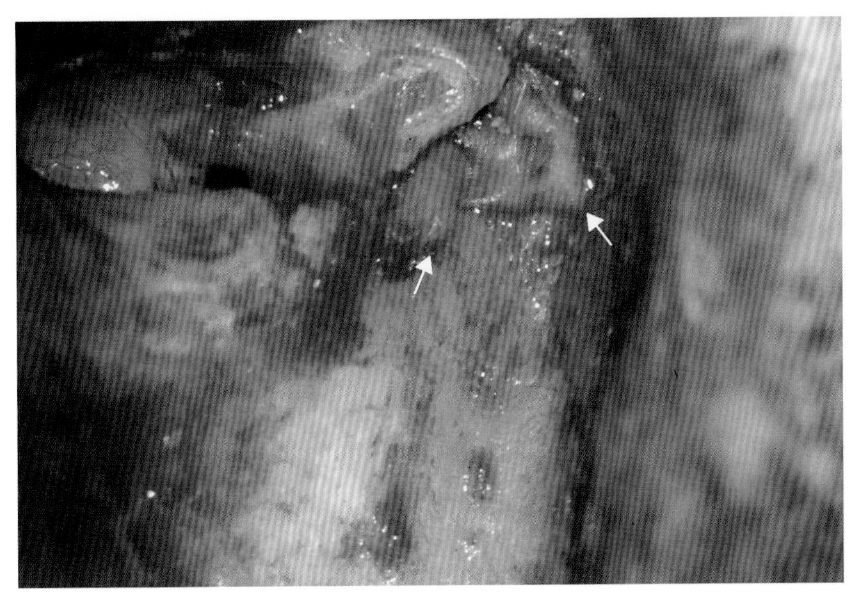

图 7.340　用一块软骨片（箭头）封闭听骨链后方的间隙

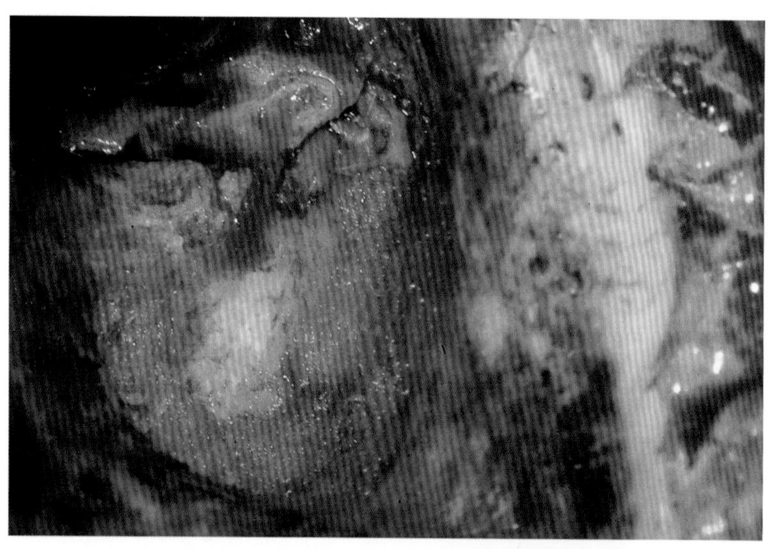

图 7.341　用骨粉覆盖硬脑膜表面的软骨，同时填塞部分乳突腔

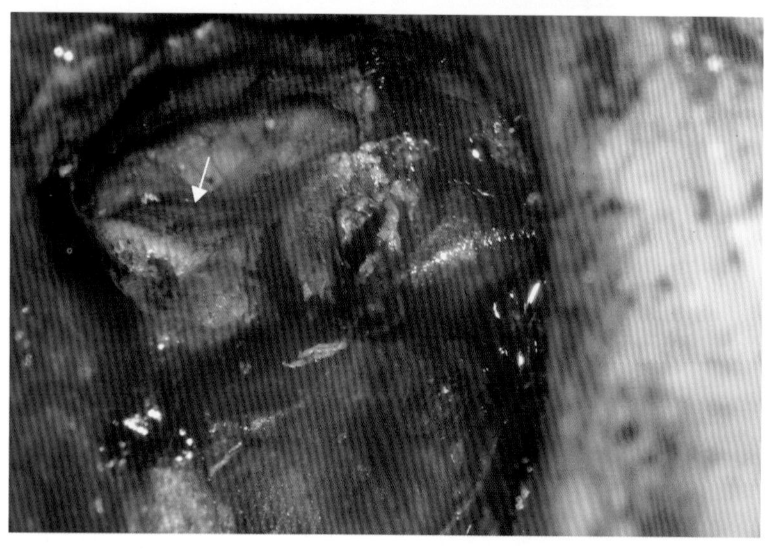

图 7.342　将一块软骨片（箭头）置于鼓膜后上象限以加强鼓膜。用筋膜覆盖术腔，替代外耳道鼓膜瓣

病例 7.24（左耳）

参见图 7.343 ~ 图 7.352。

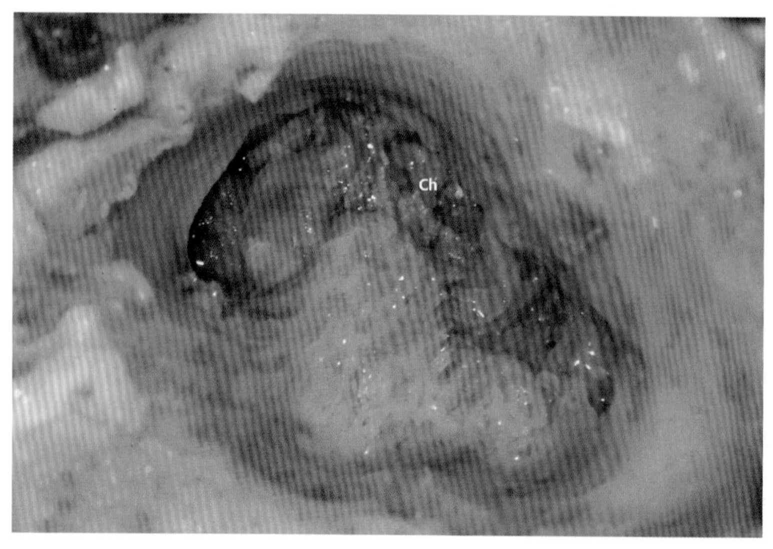

图 7.343　已行开放式乳突切除，可见胆脂瘤（Ch）位于上鼓室

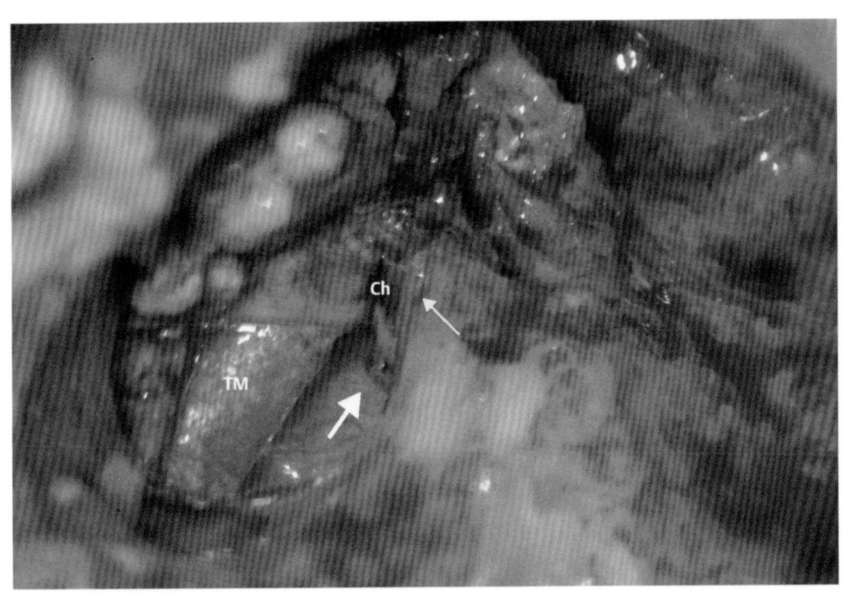

图 7.344 清除位于上鼓室及鼓窦内大部分的胆脂瘤，除了听骨链周围区域内的胆脂瘤。将耳道鼓膜瓣翻向前方以暴露累及鼓索神经（黄色箭头）后方的胆脂瘤和砧镫关节（白色箭头）。Ch：胆脂瘤；TM：鼓膜

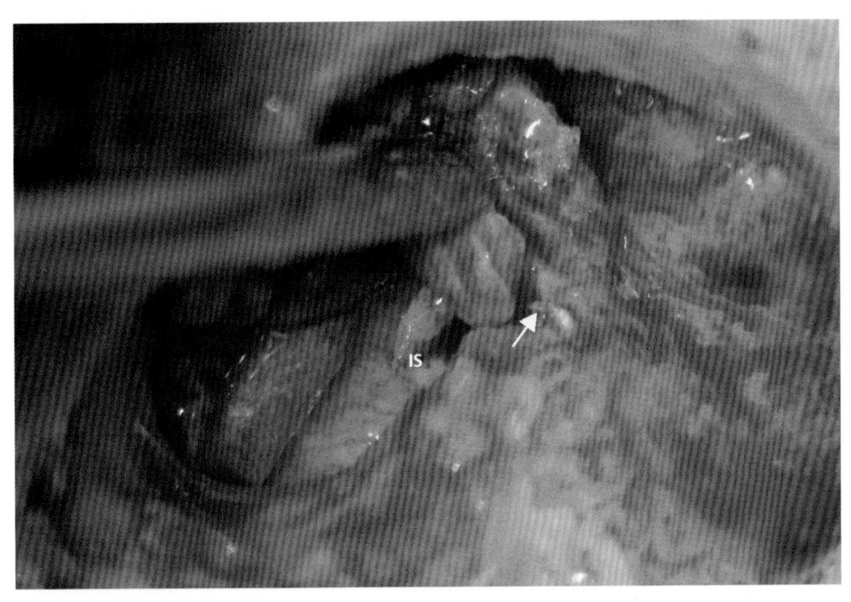

图 7.345 切断鼓索神经，将胆脂瘤下极轻柔的推向上方，并将胆脂瘤基质从砧骨长突上分离，确定砧骨短突的位置（箭头）。IS：砧镫关节

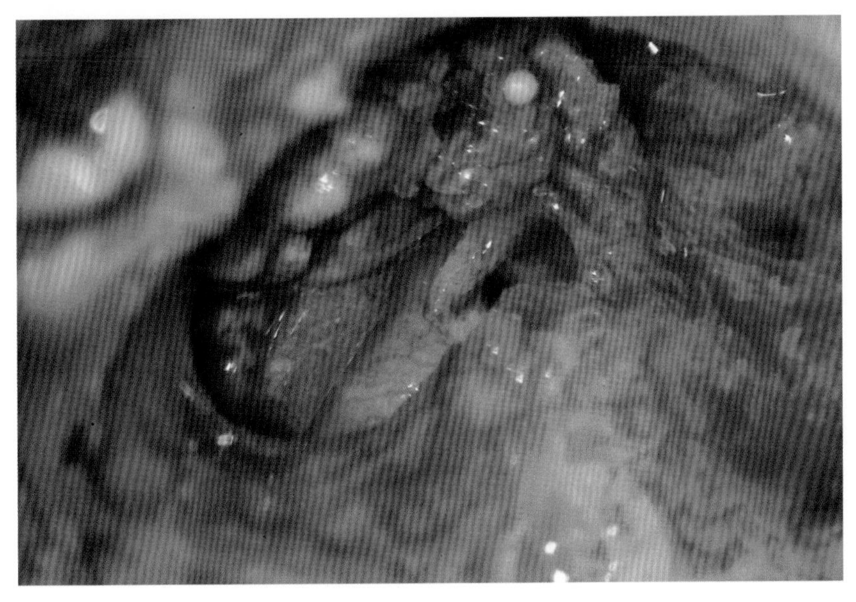

图 7.346 已清除中鼓室内的胆脂瘤。砧骨长突和镫骨连接完整

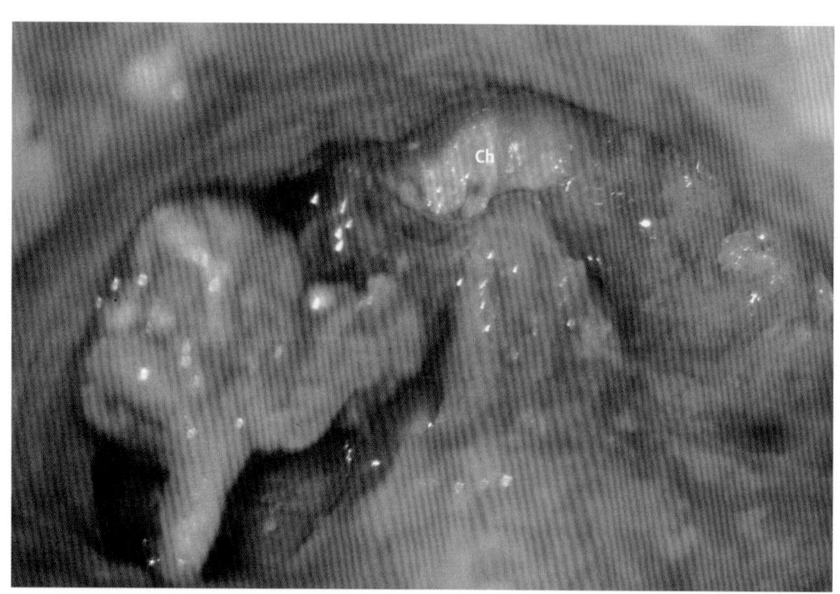

图 7.347　如图示胆脂瘤基质累及锤骨头前方的管上隐窝。Ch：胆脂瘤

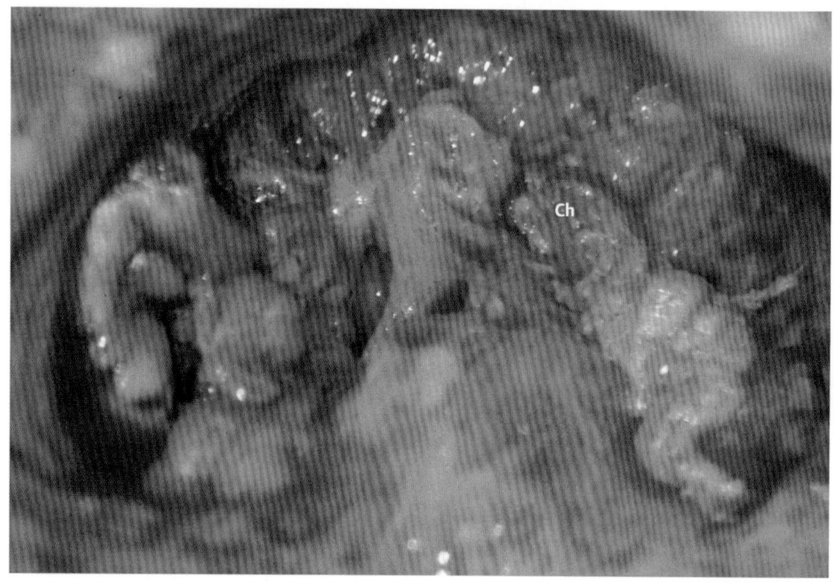

图 7.348　清除管上隐窝内的胆脂瘤，然后小心地清除位于听骨链和上鼓室内侧壁之间的胆脂瘤。Ch：胆脂瘤

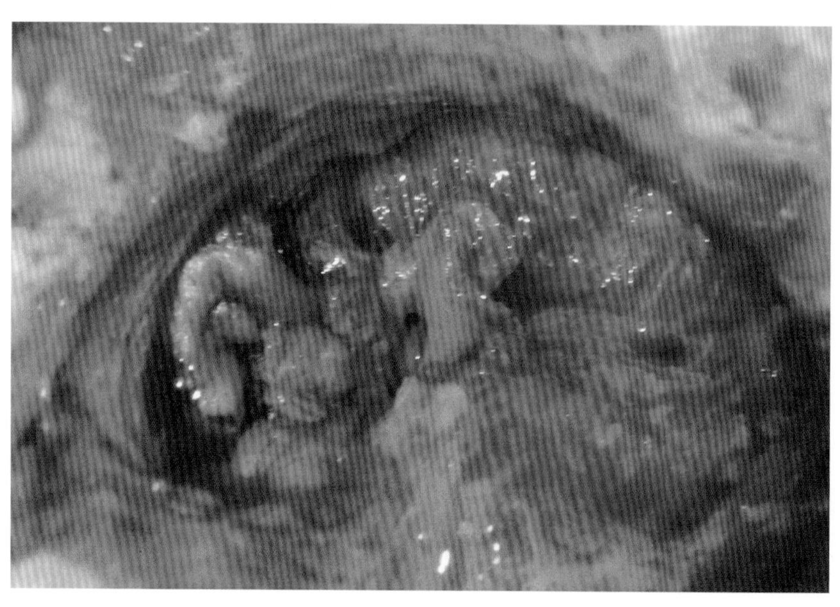

图 7.349　中耳腔内胆脂瘤已清除

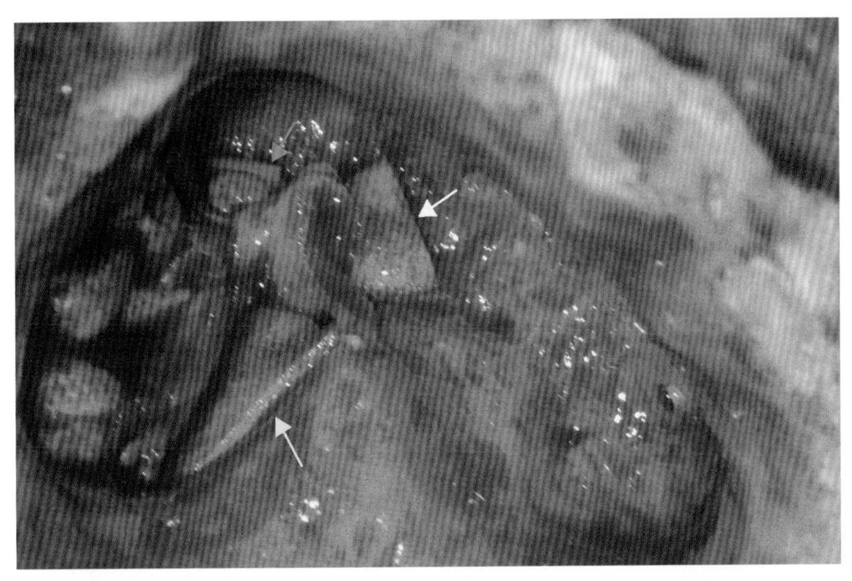

图 7.350 用软骨片分别加强鼓膜后上象限（黄色箭头），封闭听骨链内侧（白色箭头）和管上隐窝（蓝色箭头）的间隙以避免术后胆脂瘤再次形成

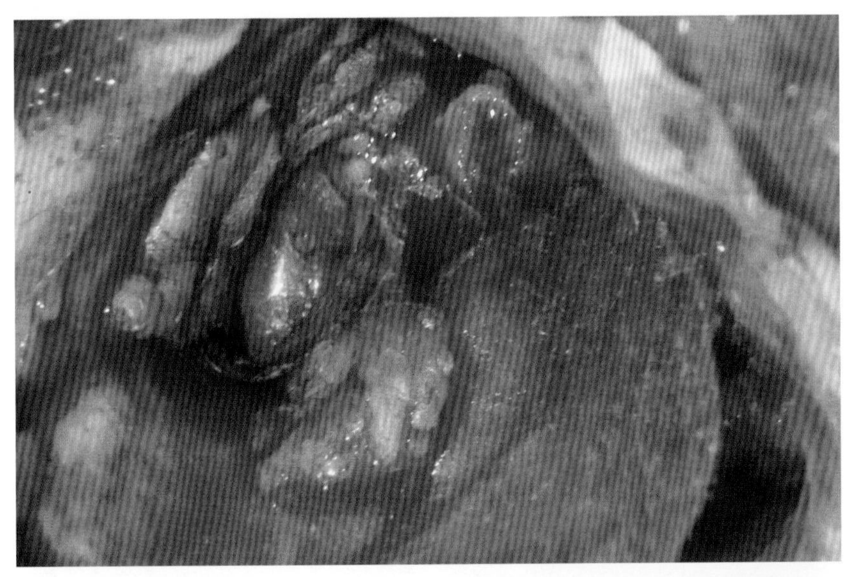

图7.351 进一步用软骨封闭管上隐窝，在筋膜前方做切口，并作为移植物替代耳道鼓膜瓣。将听骨链外置以确保使被侵蚀的听骨表面残留的上皮外置

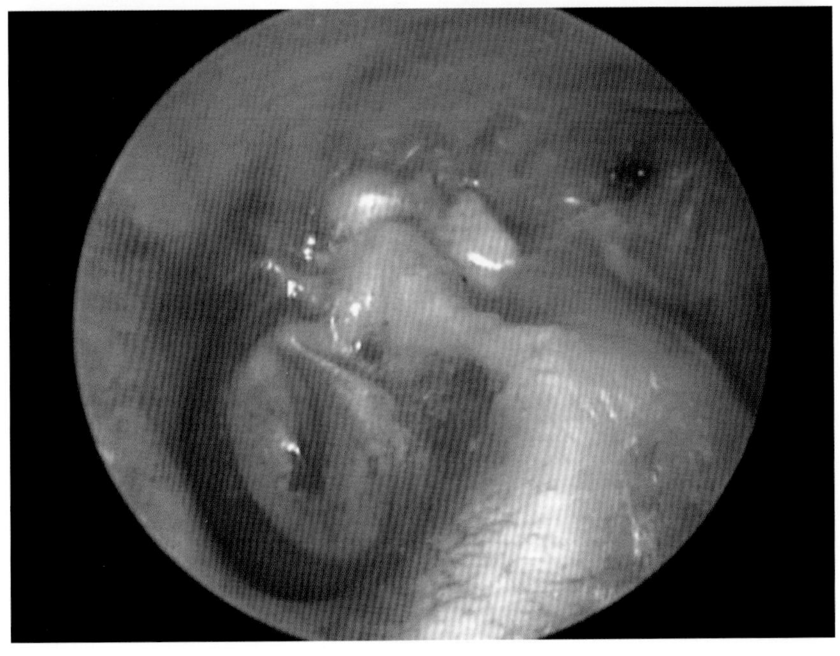

图 7.352 右耳经典改良 Bondy 手术后 3 个月的耳镜表现。术腔上皮化良好，干燥

7.2.2 扩大改良 Bondy 手术

改良 Bondy 手术保留完整的听骨链，因此其最好的适应证为胆脂瘤病变仅累及磨除骨质后可见的区域。对于累及听骨链内侧或前内侧的病变可能会因暴露不全导致听骨链内侧和（或）上鼓室内侧壁无法钻磨部位的病变有残留风险。然而，在少数病例，内侧胆脂瘤病变也可以被整块去除，使保留听骨链成为可能。这种可能取决于胆脂瘤向内侧累及的范围、胆脂瘤基质的厚度、与听骨链结构的粘连程度等。充分磨除骨质，广泛暴露胆脂瘤，然后充分减容和切除胆脂瘤有利于获得更好的视野，同时胆脂瘤基质的活动度在胆脂瘤清除过程中尤为重要。术中是否保留听骨链是根据术中情况决定，而不是根据影像学情况。

术中担心胆脂瘤不能完全被清除时，就应该取出砧骨，必要时再剪除锤骨头。在这些病例中，中鼓室黏膜常保持正常，可行一期手术。

病例 7.25（右耳）

参见图 7.353 ~ 图 7.360。

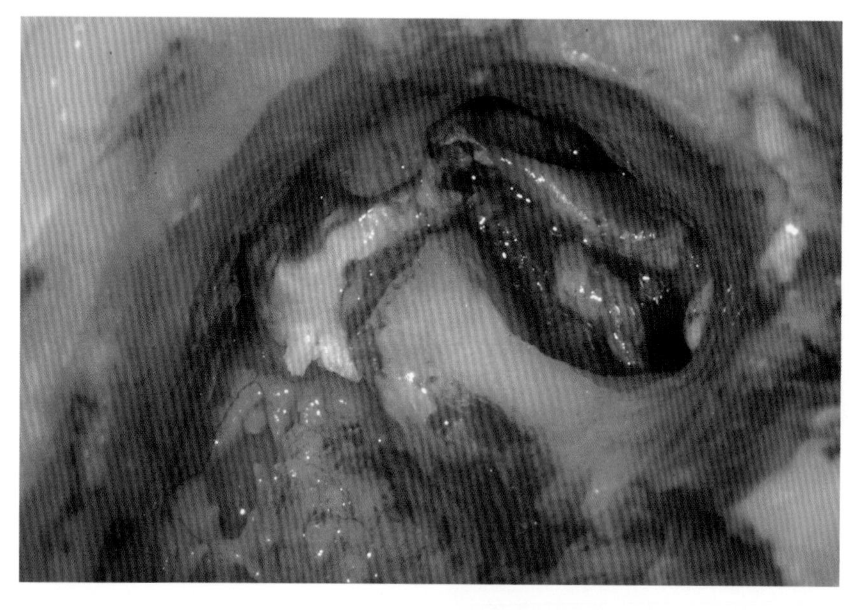

图 7.353 磨除外耳道后壁骨质以暴露上鼓室胆脂瘤，在这一过程中需注意避免触碰听骨链。砧骨短突与砧骨窝外侧壁的距离非常小，而使用刮匙可以安全刮除外侧壁

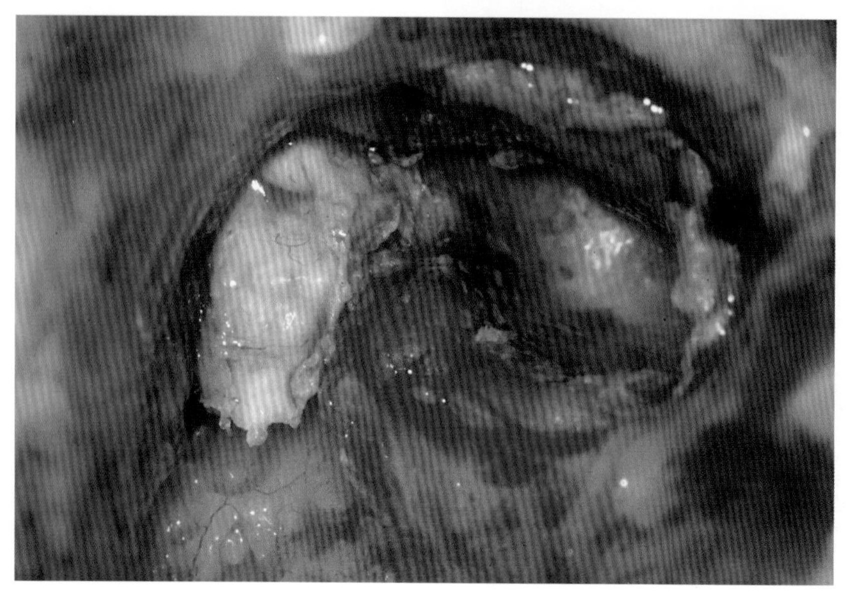

图 7.354 清除囊袋内的胆脂瘤上皮，然后从上鼓室上壁开始剥离胆脂瘤基质

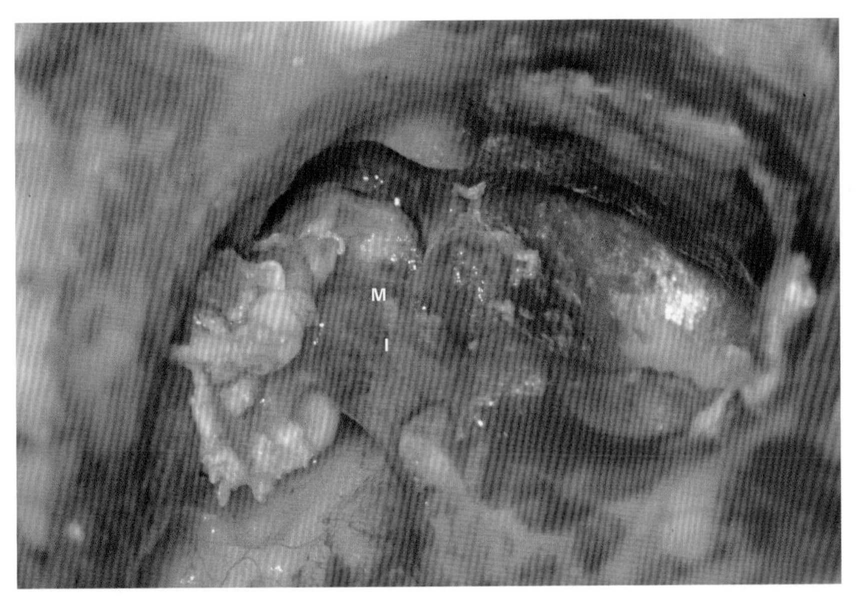

图 7.355 进一步显露上鼓室，注意避免损伤听骨链。继续向前分离胆脂瘤至管上隐窝，囊内清除胆脂瘤上皮是关键，这一过程为分离骨壁上的胆脂瘤上皮创造了空间。注意该部分胆脂瘤的内侧缘被听骨链所阻挡。I：砧骨；M：锤骨

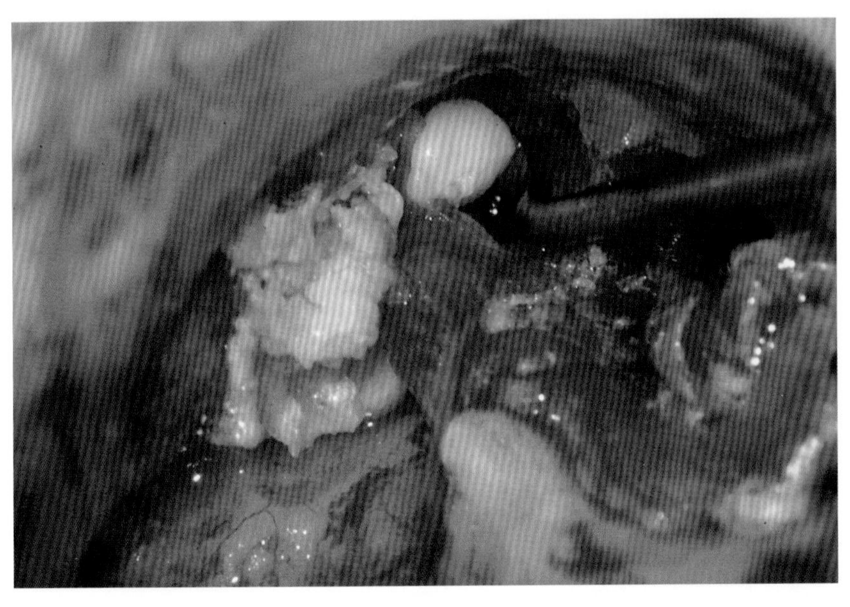

图 7.356 用刮匙将胆脂瘤基质推向上方，注意避免囊袋破裂

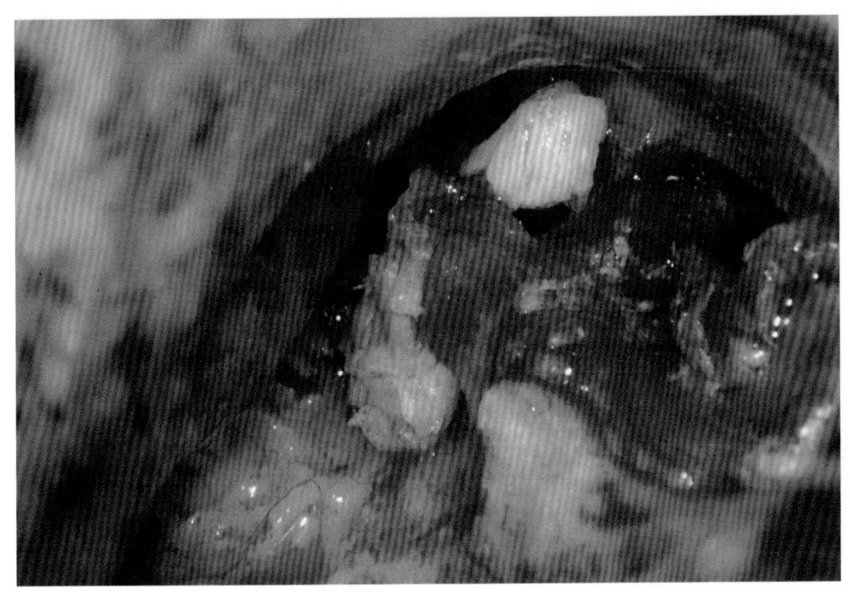

图 7.357 去除听骨链和上鼓室上壁之间的胆脂瘤上皮，从而为分离听骨链内侧缘的胆脂瘤提供部分空间，只有当胆脂瘤基质完整移除时，才可考虑保留听骨链

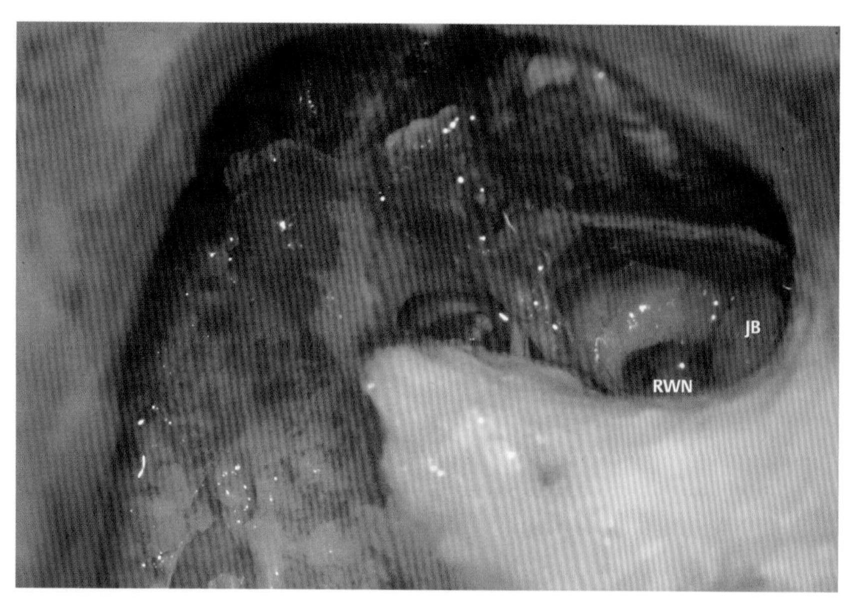

图 7.358 如图示胆脂瘤已清除。将外耳道鼓膜瓣向前翻起探查鼓室，确定鼓室内无胆脂瘤累及，以及听骨链的连续性。该病例中保留了鼓索神经，在圆窗龛下方可见突入鼓室内的颈静脉球。JB：颈静脉球；RWN：圆窗龛

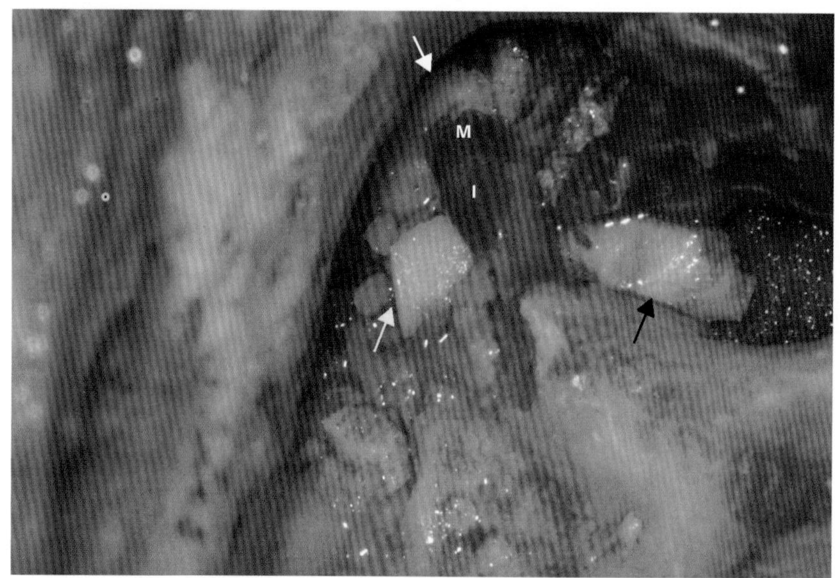

图 7.359 用软骨片封闭管上隐窝（白色箭头）和听骨链内侧（黄色箭头），同时加强鼓膜后上象限（黑色箭头）。I：砧骨；M：锤骨

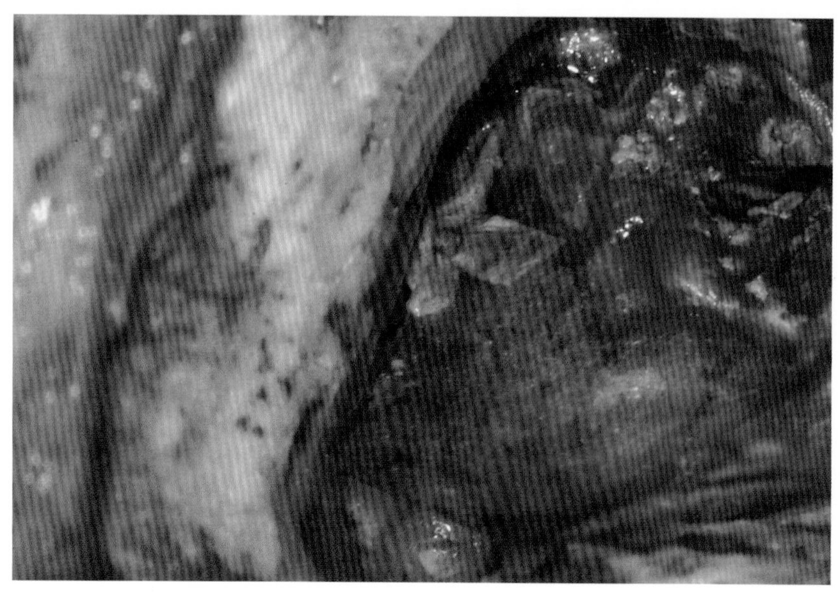

图 7.360 用足够大的颞肌筋膜覆盖鼓室及乳突腔内侧壁，在筋膜前方做一切口，使听骨链外置

病例 7.26（右耳）

参见图 7.361 ~图 7.368。

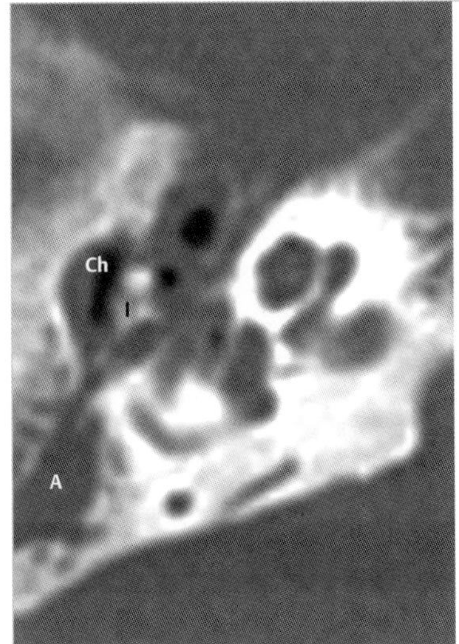

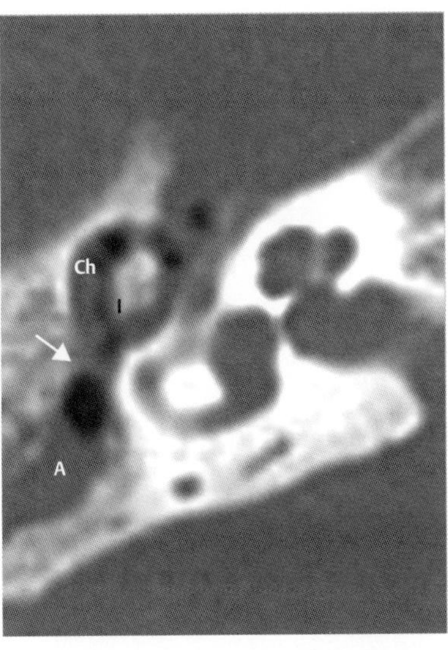

图 7.361 如图所示，该病例为中耳胆脂瘤，其累及范围是改良 Bondy 手术的适应证。（a）轴位颞骨 CT 提示上鼓室胆脂瘤（Ch）；（b）鼓窦似乎有扩大，在听骨链内侧可见软组织影，仅凭这并不能与中耳积液相鉴别。A: 鼓窦；I：砧骨

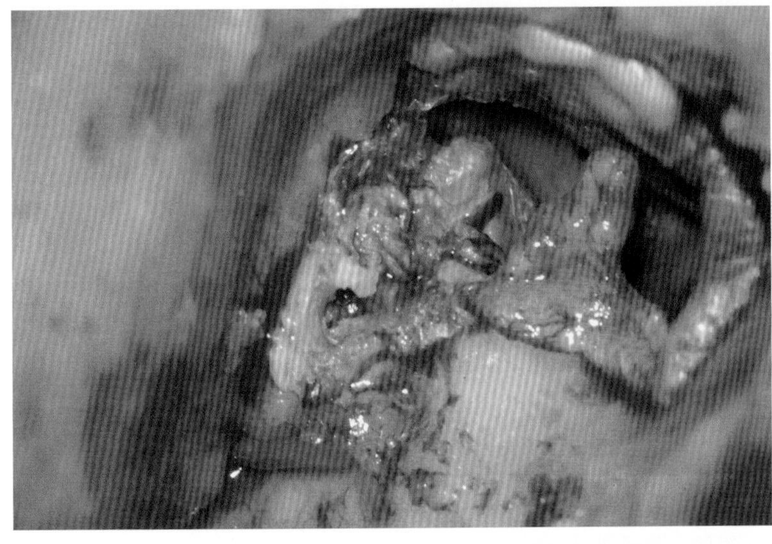

图 7.362 行开放式乳突切除，可见胆脂瘤上皮累及鼓窦入口及鼓窦

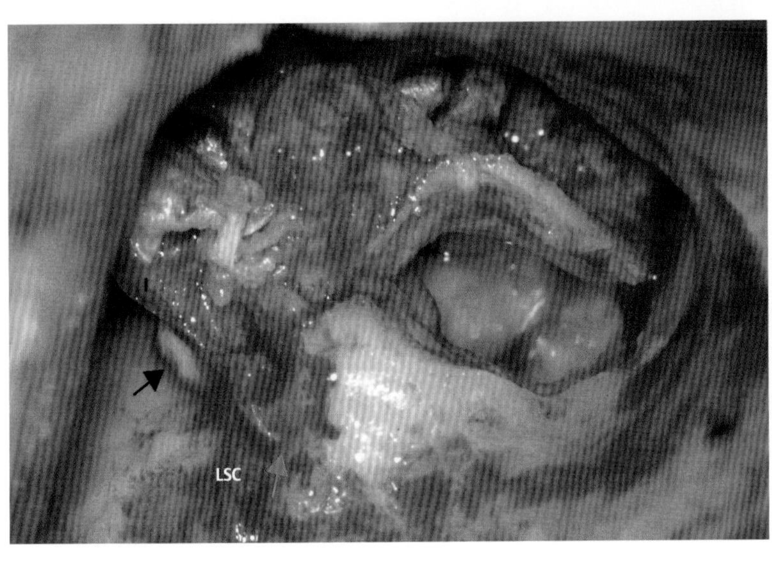

图 7.363 暴露胆脂瘤，清除部分胆脂瘤基质，由后向前开放鼓室，可见由鼓膜紧张部后上象限内陷的胆脂瘤向上累及砧骨体内侧（黑色箭头）。充分磨除外半规管外侧的骨质（蓝色箭头）是处理该区域内胆脂瘤的关键。在鼓膜后下象限未见胆脂瘤病变。I：砧骨；LSC：半规管

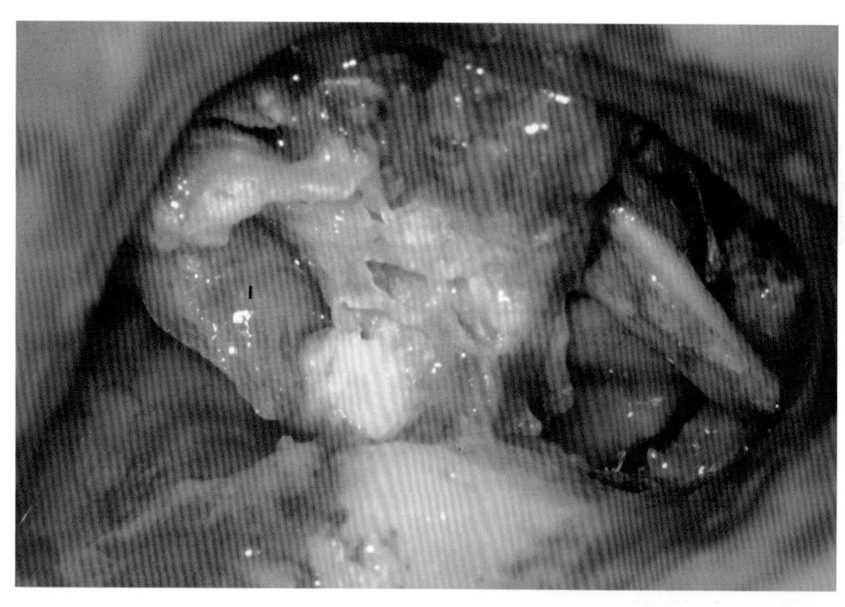

图 7.364　磨低面神经嵴，暴露中鼓室后方。胆脂瘤通过外耳道后壁和砧骨长突之间，累及砧骨体内侧。从砧骨开始小心分离胆脂瘤基质。I：砧骨

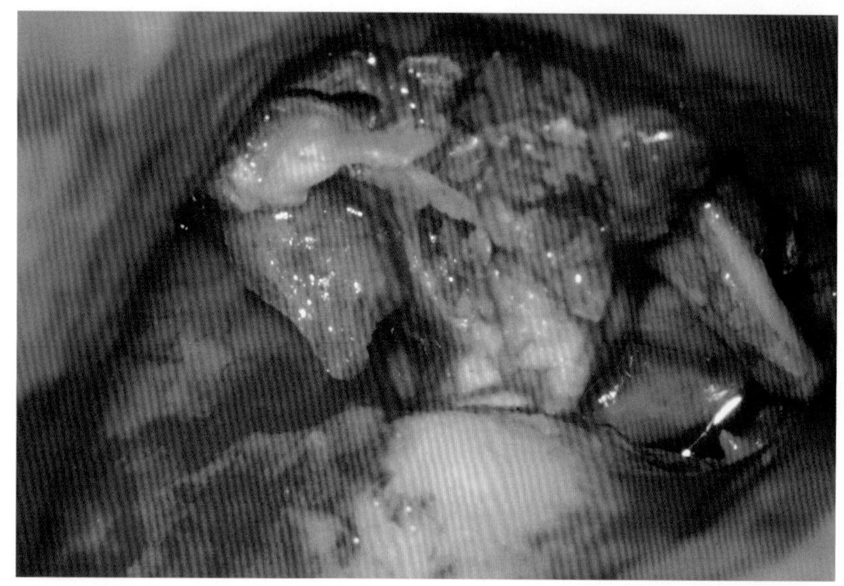

图 7.365　去除部分胆脂瘤上皮以利于分离听骨链内侧的胆脂瘤。I：砧骨

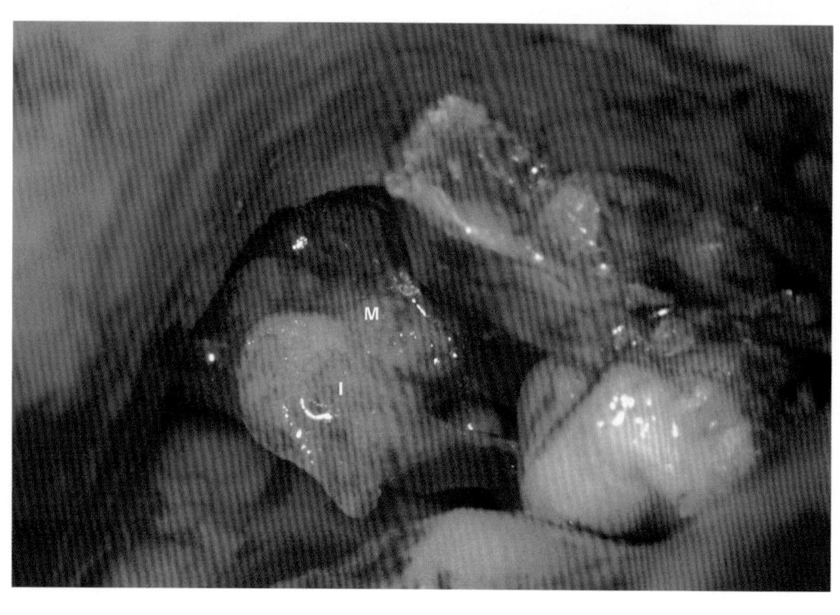

图 7.366　将胆脂瘤基质从中耳分离而不影响中耳结构，保留听骨链完整。M：锤骨

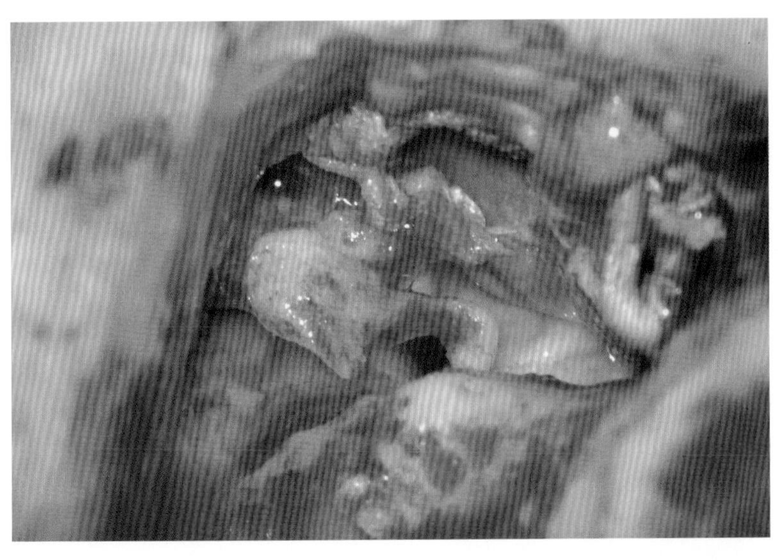

图 7.367 中耳胆脂瘤已清除干净，如图所示为保留的听骨链

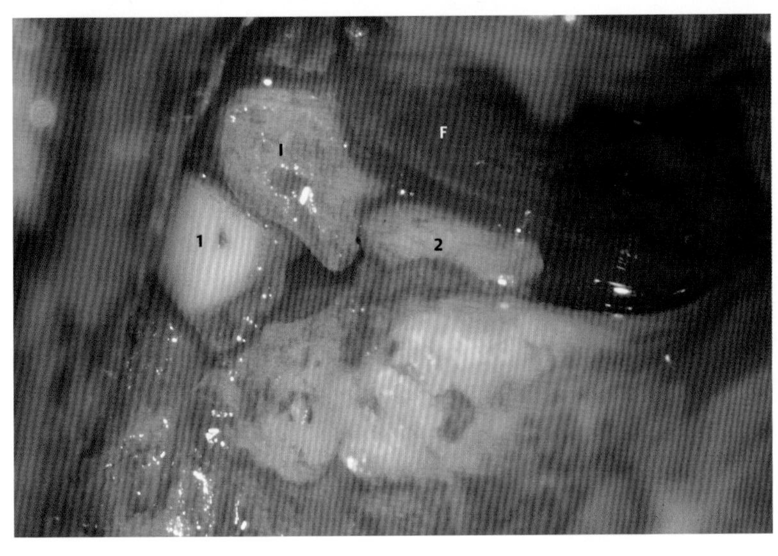

图 7.368 鼓室内填塞明胶海绵，将颞肌筋膜置于残余鼓膜下方，并将其折向前方。应用两块软骨进行修复以避免术后内陷，其中一片置于砧骨体下方（1），另一薄软骨片置于鼓膜后上象限（2）。术腔用一大块筋膜覆盖。F：筋膜；I：砧骨

病例 7.27（左耳）

参见图 7.369 ~ 图 7.379。

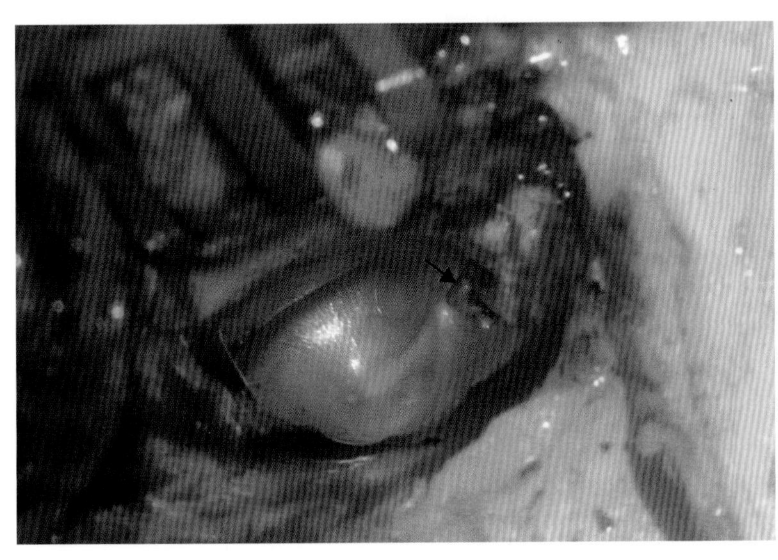

图 7.369 行耳后切口，切开外耳道皮肤，暴露鼓膜。可见鼓膜松弛部破坏及胆脂瘤上皮集聚，鼓膜紧张部形态正常。白色的胆脂瘤团块累及鼓膜后上象限（箭头）

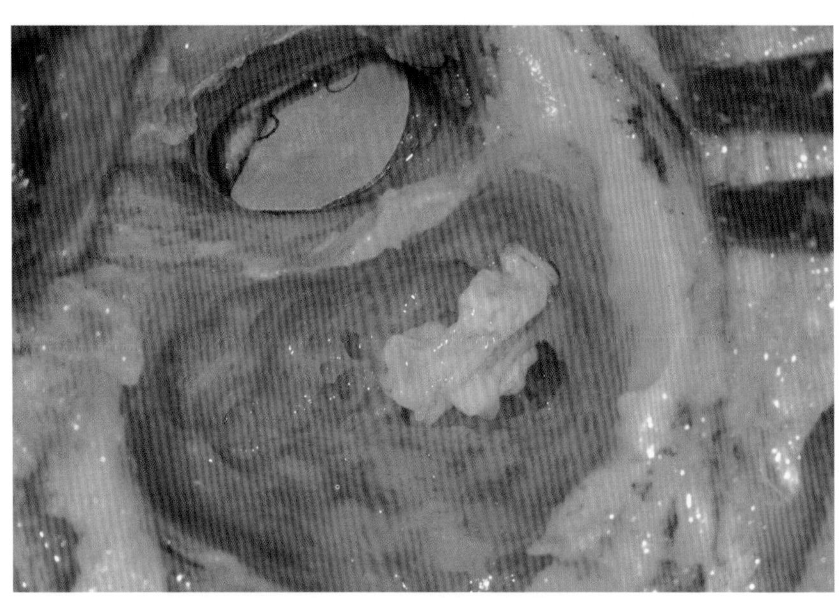

图 7.370 已行乳突切除，已清除部分鼓窦内胆脂瘤

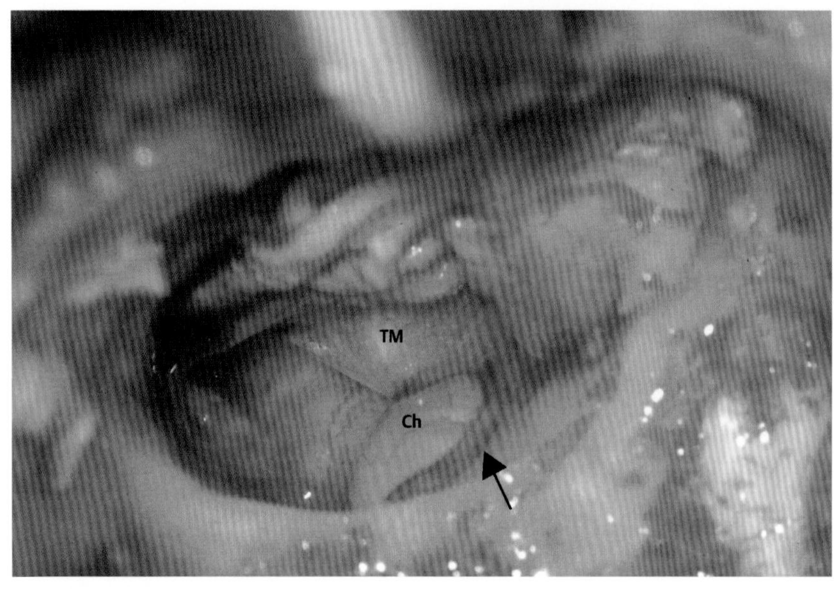

图 7.371 从后下方开放鼓室，将外耳道鼓膜瓣向前翻起。如图示胆脂瘤经鼓索神经下方累及部分后鼓室。Ch：胆脂瘤；TM：鼓膜

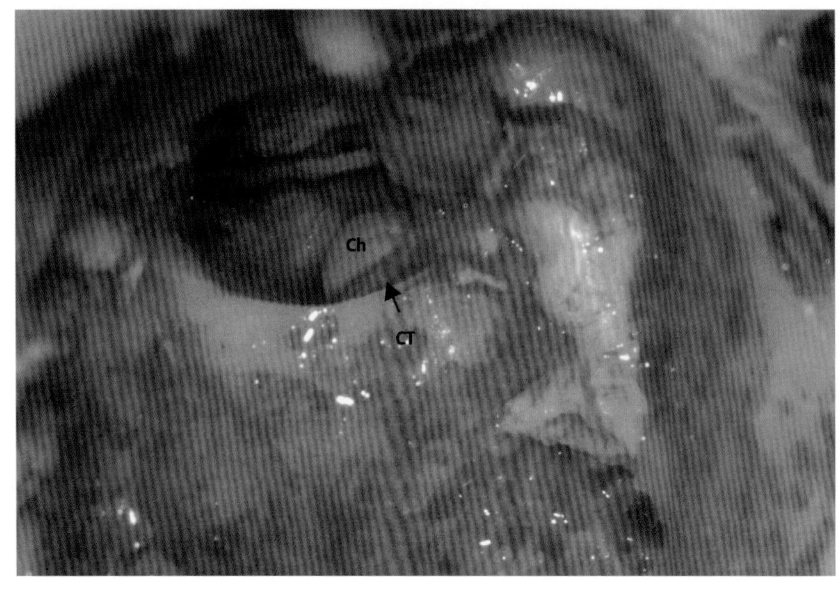

图 7.372 去除面神经嵴上端骨质，开放上鼓室。考虑到要保留听骨链，需注意使用电钻时避免触碰砧骨短突。用刮匙去除覆盖砧骨窝的最后骨质是更安全的选择。Ch：胆脂瘤；CT：鼓索神经

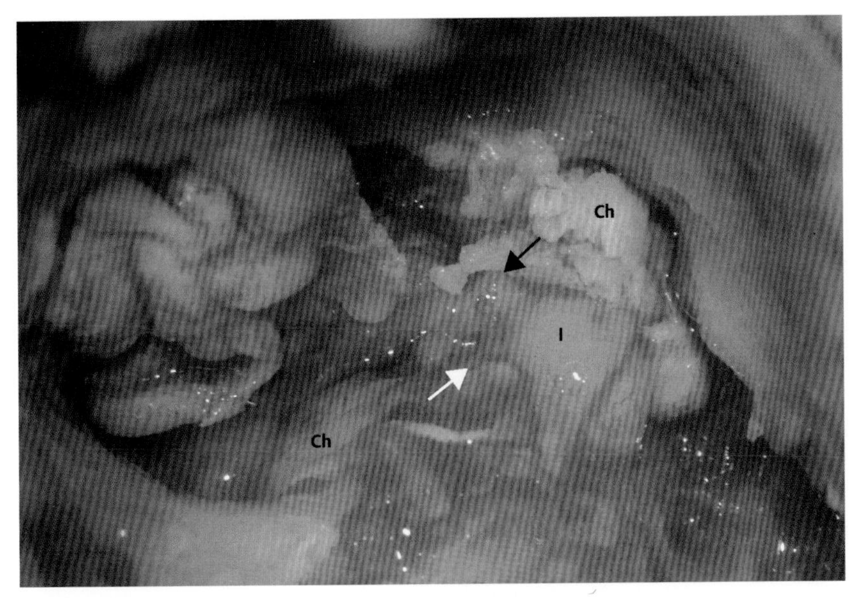

图 7.373 切断鼓索神经，削低面神经嵴。暴露砧骨和锤骨柄的内侧缘，锤骨内侧缘用黑色箭头标记，可见砧骨局部侵蚀，胆脂瘤通过砧骨长突和外耳道后壁之间向下累及中鼓室后部（白色箭头）。Ch：胆脂瘤；I：砧骨

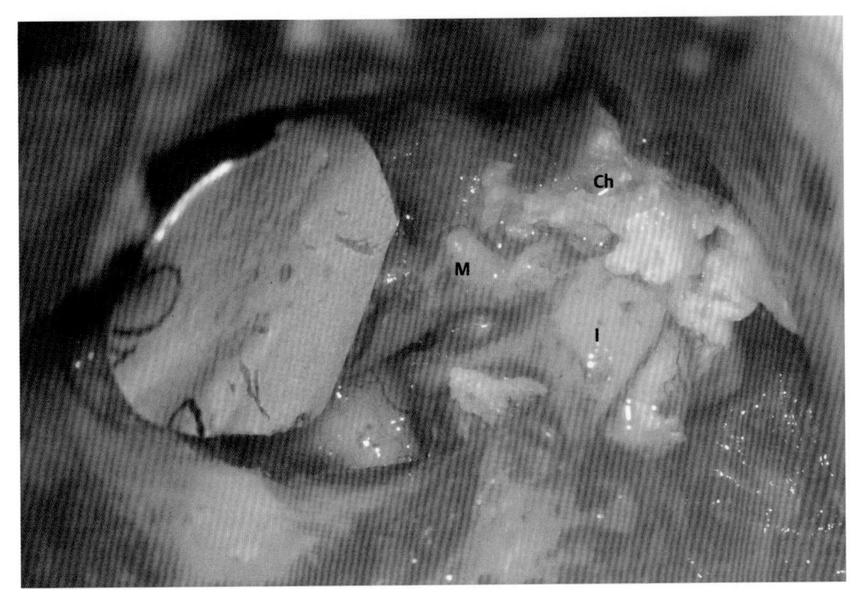

图 7.374 分离纤维鼓环后，再将骨性鼓环前上部分磨除，开放上鼓室隐窝，胆脂瘤位于上鼓室隐窝内。注意避免触碰锤骨柄和锤骨头的内侧缘，用铝箔片保护外耳道鼓膜瓣。胆脂瘤位于听骨链的前方和内侧，是去除听骨的指征。Ch：胆脂瘤；I：砧骨；M：锤骨

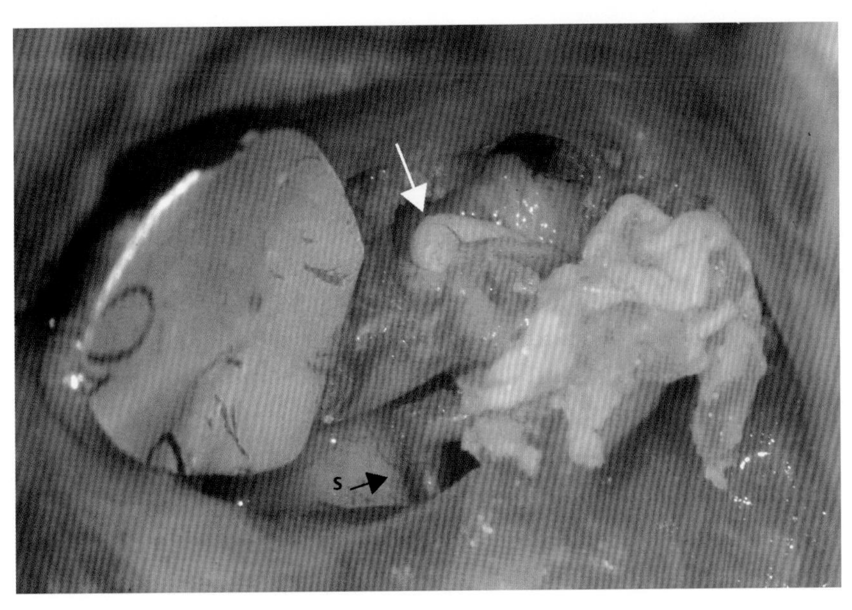

图 7.375 该病例特殊的是，胆脂瘤基质与骨性结构无明显粘连，因此尝试清除胆脂瘤的同时保留听骨链完整。将胆脂瘤从镫骨上方清除，可见其前方达到咽鼓管区域（白色箭头）。S：镫骨

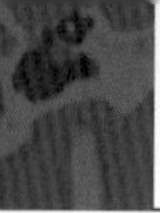

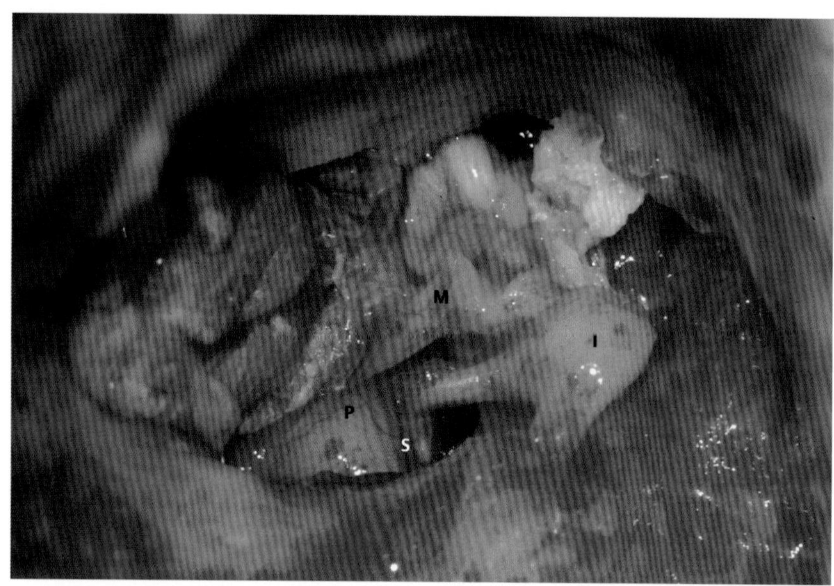

图 7.376　小心清除砧骨下方区域的胆脂瘤。I：砧骨；M：锤骨；P：鼓岬；S：镫骨

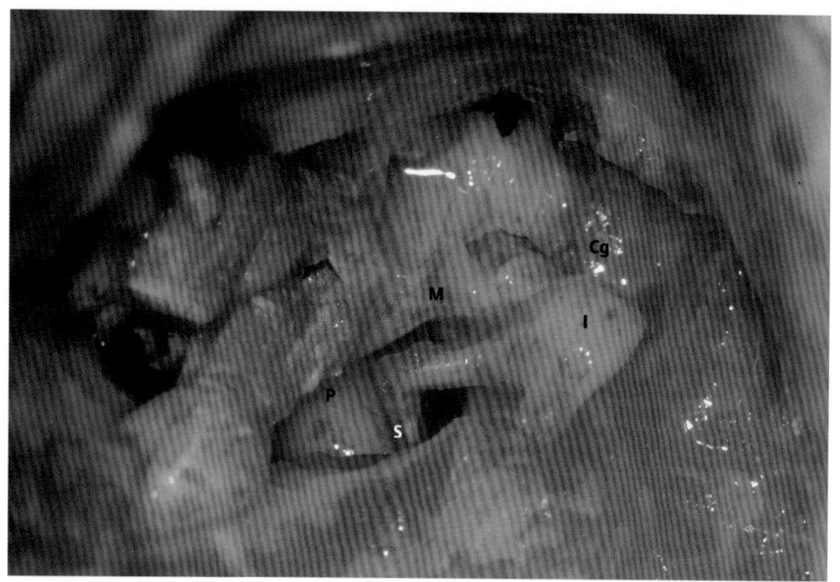

图 7.377　胆脂瘤完全被清除，保留听骨链完整。锤骨头明显侵蚀，这有利于暴露管上隐窝和上鼓室内侧壁。Cog 隔将管上隐窝和剩下的上鼓室分割开。Cg：齿突；I：砧骨；M：锤骨；P：鼓岬；S：镫骨

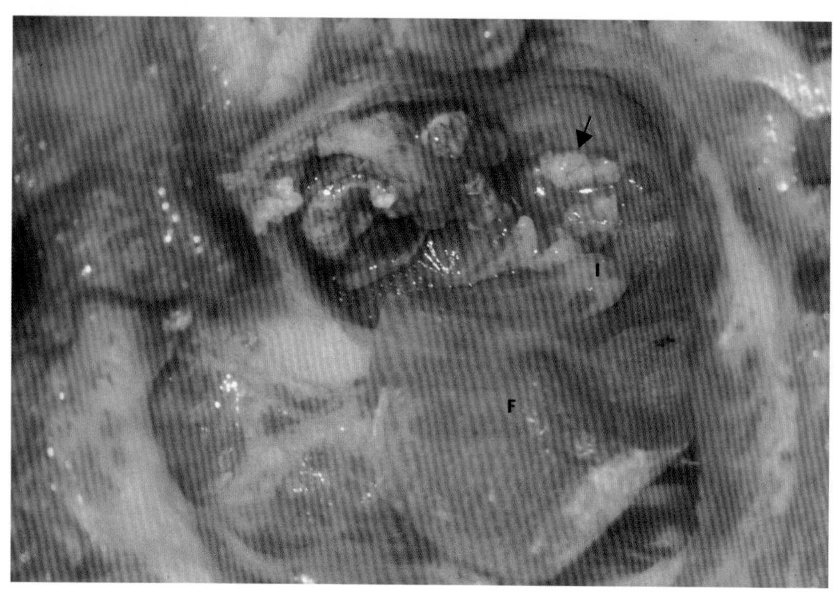

图 7.378　用一块软骨片封闭管上隐窝（箭头），砧骨内侧的间隙也用一块软骨封闭。将筋膜置于其内侧壁，通过前端的切口穿过砧骨体。F：筋膜；I：砧骨

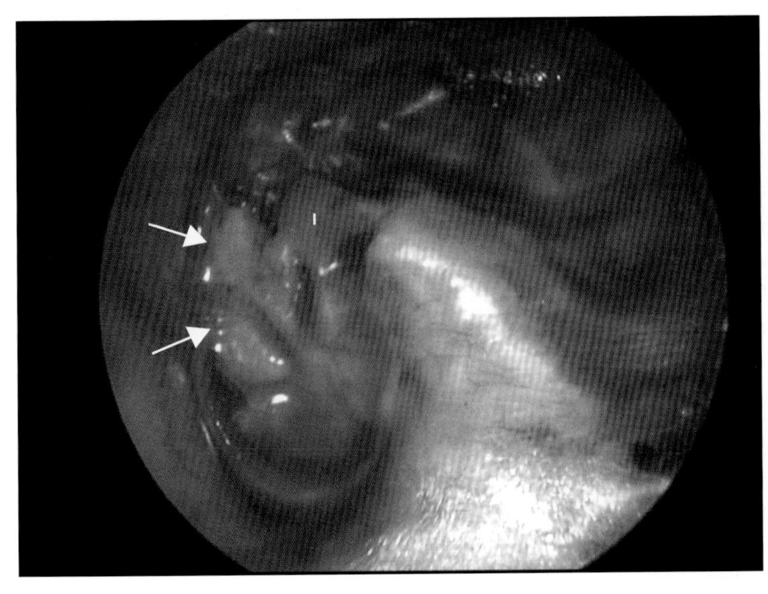

图 7.379 术后耳镜。听骨链完整，除了锤骨头明显被侵蚀，可见用于封闭管上隐窝的软骨（箭头）。I：砧骨

病例 7.28（左耳）

参见图 7.380 ~ 图 7.391。

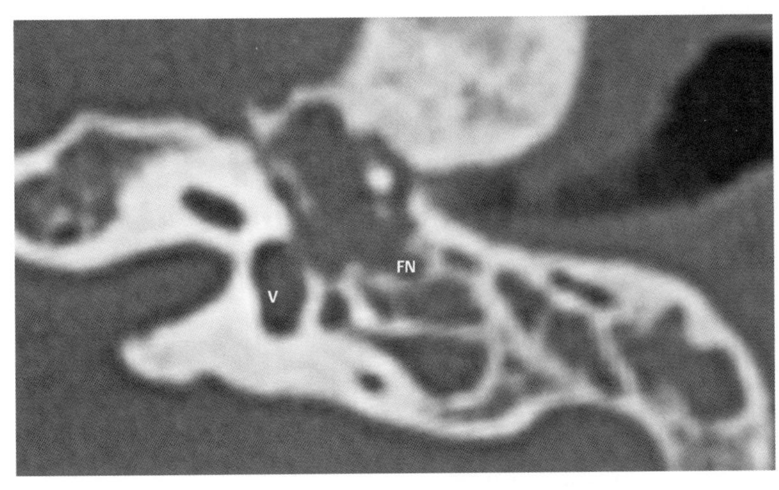

图 7.380 12 岁的上鼓室胆脂瘤患者。轴位 CT 显示中耳腔内软组织影。砧骨长突和镫骨上结构骨组织密度减低。术前耳镜和听力测试结果显示鼓室内含气，且听力正常。注意在面神经后方可见较大气房。FN：面神经；V：前庭

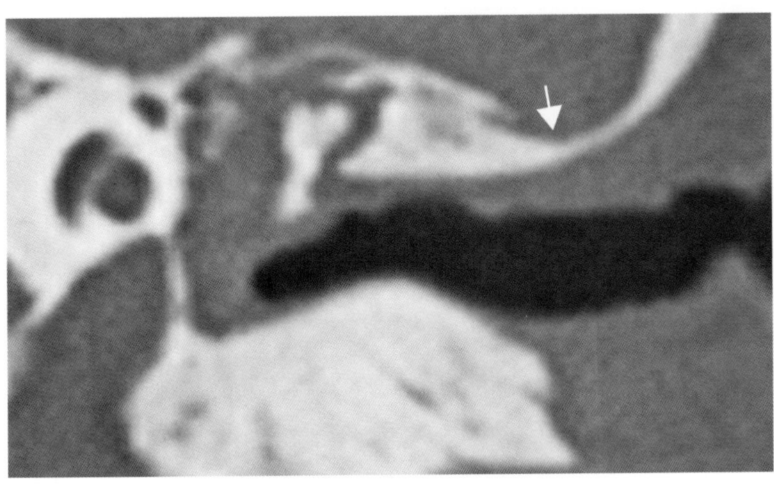

图 7.381 冠状位 CT 显示中颅窝脑膜低位（箭头），使暴露上鼓室受限

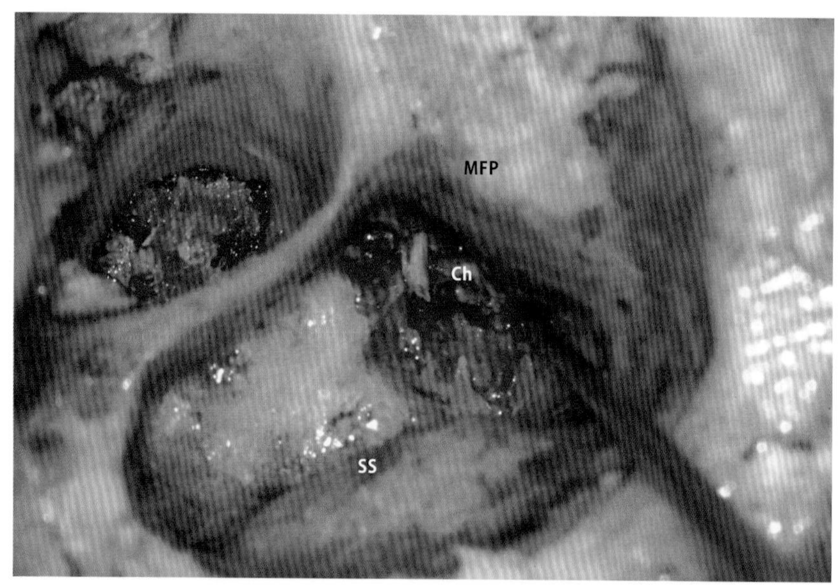

图 7.382 已行乳突切除，中颅窝和乙状窦均已轮廓化，骨性外耳道已成形。注意外耳道上壁几乎与颅中窝脑板相连，因此想通过后方腔隙清除胆脂瘤可能性较小。Ch：胆脂瘤；MFP：颅中窝脑板；SS：乙状窦

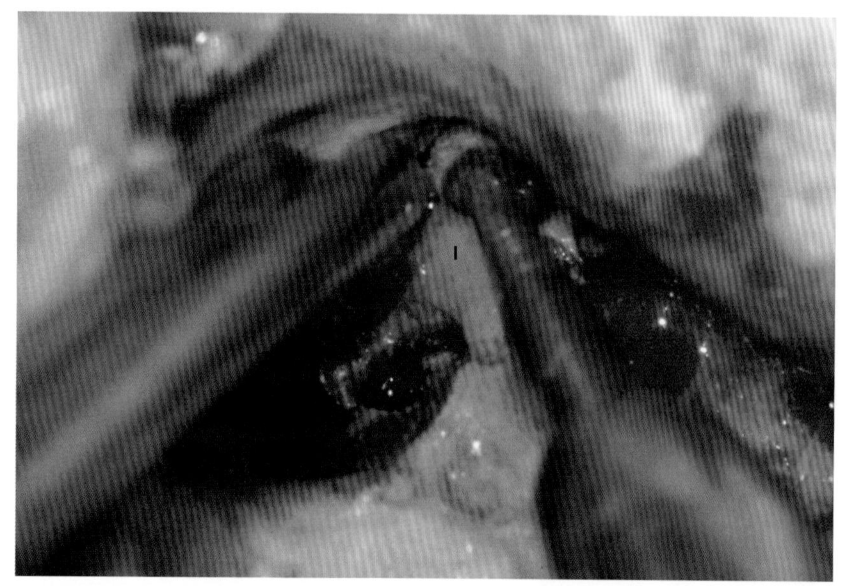

图 7.383 由于解剖的局限使得清除胆脂瘤困难，术者决定改行开放式鼓室成形术。去除外耳道后壁，最后用刮匙去除听骨链表面的骨质。继续向前钻磨，注意避免触碰锤骨头。选择与砧骨与颅底骨壁之间间隙相对应的小金刚钻，避免损伤脑膜。金刚钻相对更稳定，比使用切割钻更安全。I：砧骨

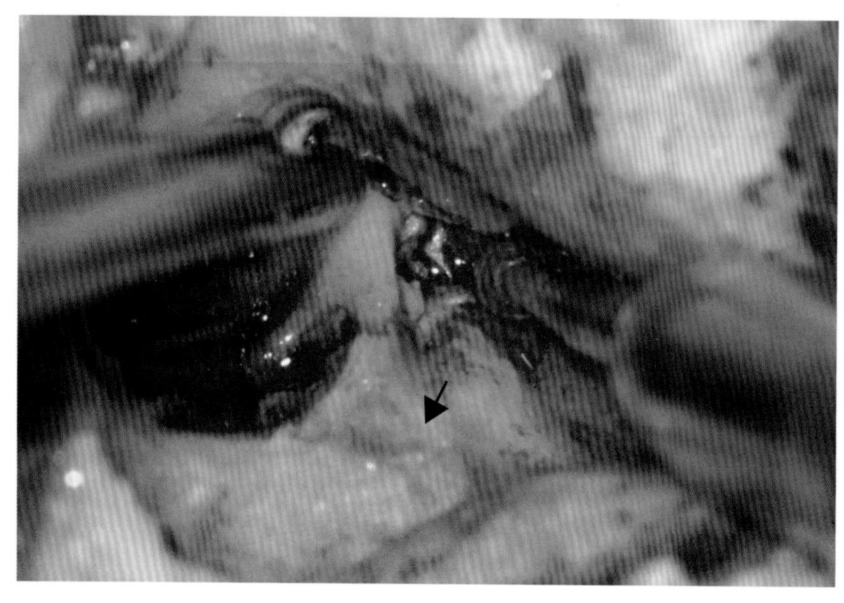

图 7.384 磨除颅中窝脑板表面的骨桥以便充分暴露上鼓室，可见胆脂瘤位于听骨链内侧。在该病例中，胆脂瘤广泛累及鼓室窦及面后气房，到达乳突区域，在面神经后方可见胆脂瘤（箭头）

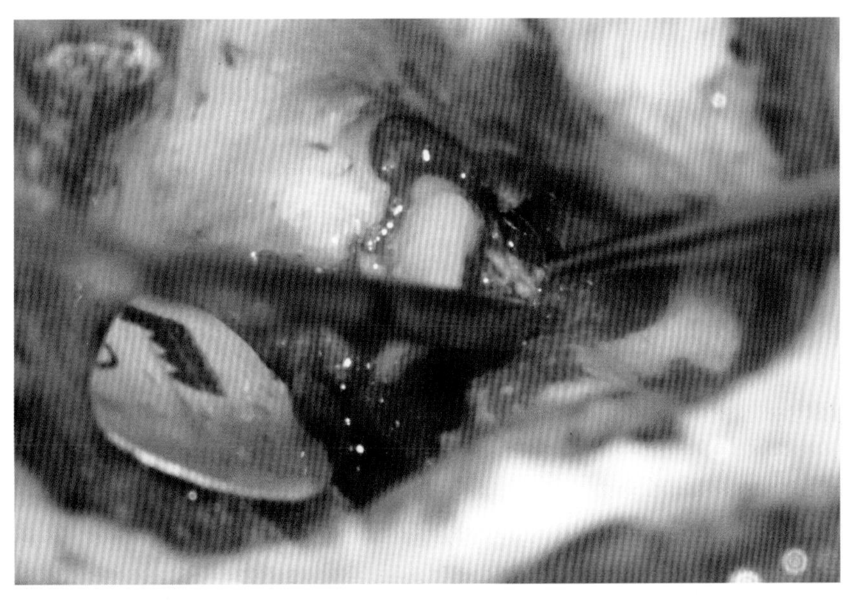

图 7.385 开放砧骨窝以暴露听骨链内侧区域。将胆脂瘤仔细由前推向后方，注意不要破坏基质

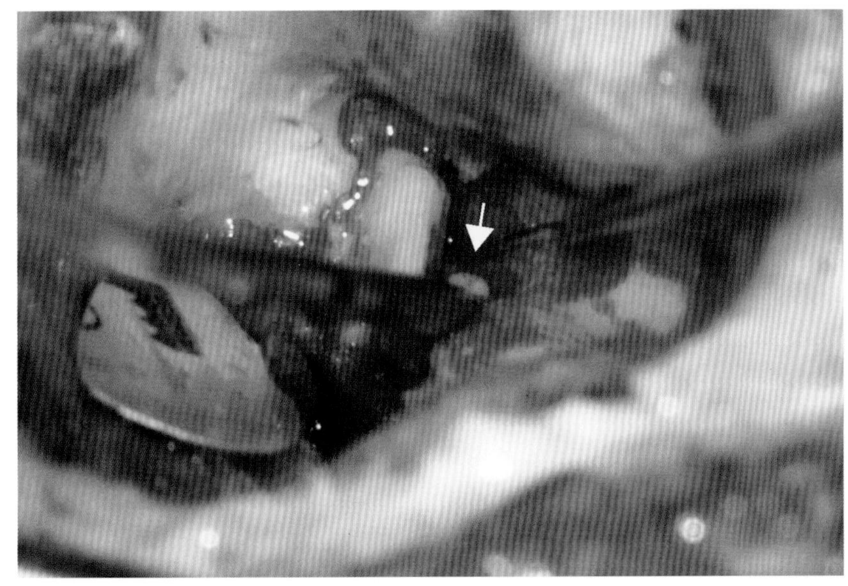

图 7.386 可见胆脂瘤的前端（箭头）

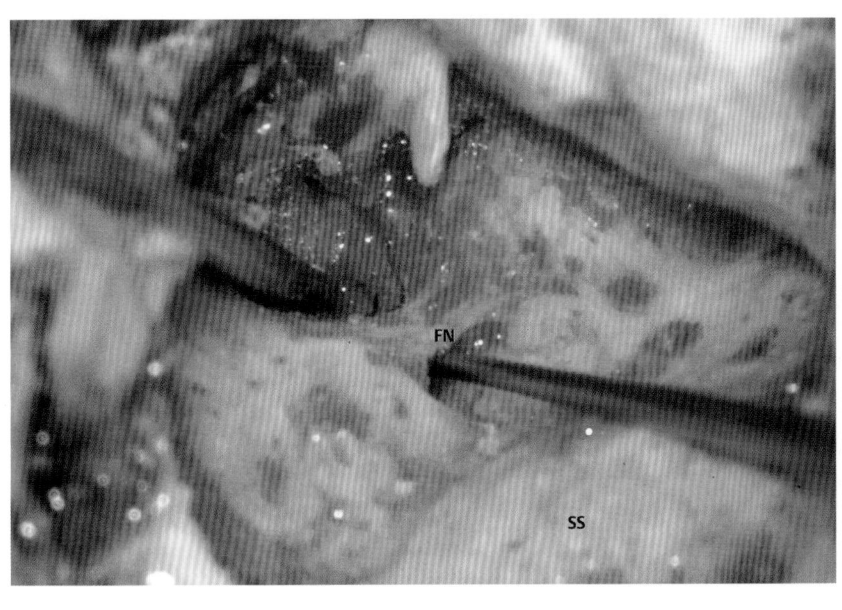

图 7.387 开放面后气房，磨除被胆脂瘤侵蚀的骨质。用器械清除面神经下方的胆脂瘤。FN：面神经；SS：乙状窦

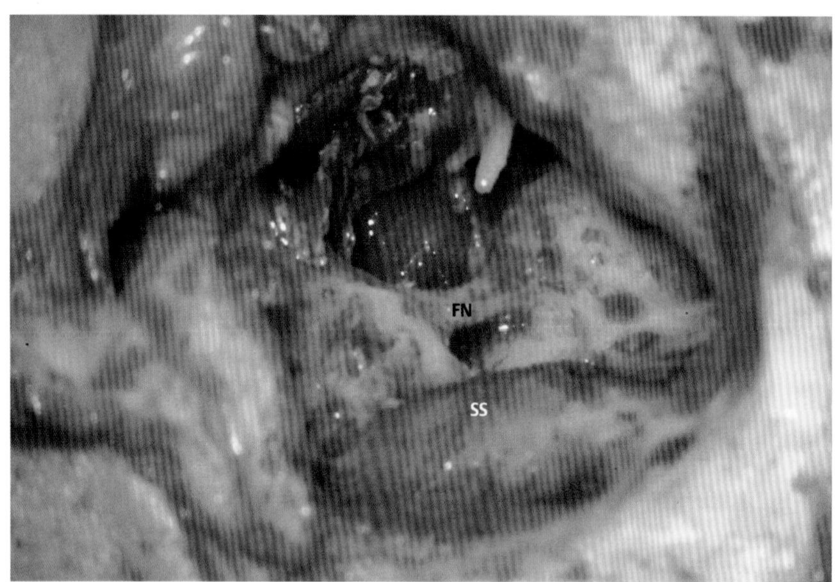

图 7.388　开放式鼓室成形最后的术腔已完成。听骨链保留，累及面后气房的胆脂瘤已被清除。FN：面神经；SS：乙状窦

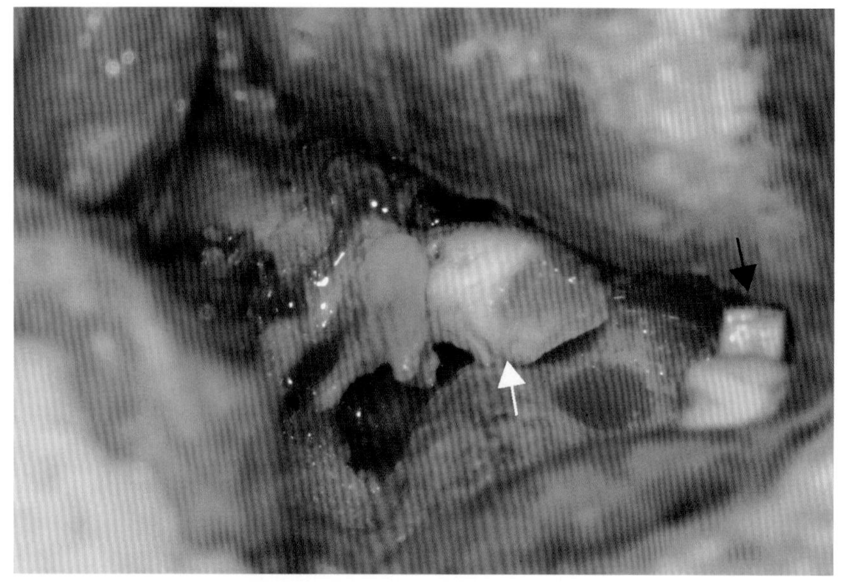

图 7.389　将一块大的耳甲软骨置于听骨链内侧以避免术后术腔上皮内陷（白色箭头）。用一小块软骨封闭窦脑膜角（黑色箭头）

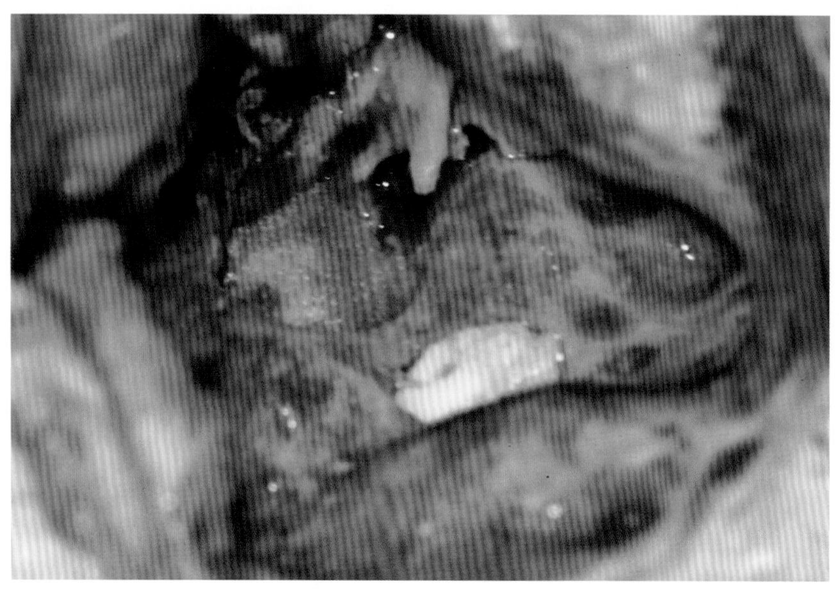

图 7.390　用软骨片封闭已开放的大的面后气房

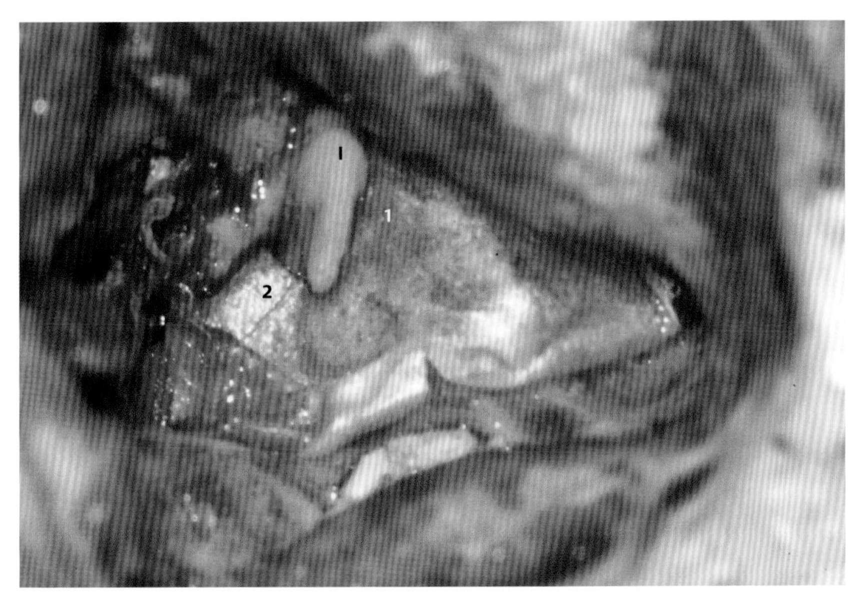

图 7.391 将筋膜做一切口，将砧骨通过切开的筋膜外置。将筋膜上方的舌瓣（1）置于听骨链内侧，下方的舌瓣（2）越过覆盖于砧骨长突表面。然后在听骨链内侧放置软骨以封闭此间隙，在鼓膜后上象限放置软骨以加强鼓膜。I：砧骨

7.2.3 针对改良 Bondy 手术的提示与误区

• Bondy 手术是耳外科主要手术技术之一，作为技术成熟的有经验的耳外科医生都应该掌握。

• 胆脂瘤位于上鼓室外侧，同时具有正常听力，听骨链完整，鼓膜紧张部完整的患者是该手术技术的适应证。

• 这项手术技术的最大优势是一期手术。这对于以改善听力为目的的患者来说更安全。

• 我们团队所介绍的这种改良术式极大地降低了术后并发症。

• 如果患者选择合适，术者手术技术娴熟，绝大部分患者可获得干燥和具有自洁能力的术腔（我们的病例 >95%）。

• 金刚钻在不冲洗时可用于骨质表面的止血。

• 时刻谨记完整的听骨链与内耳相连。绝对禁止用金刚钻触碰完整的听骨链。

• 钻磨上鼓室区域时必须非常小心。钻头方向应由内向外，或者由听骨链区域向其他区域，以避免意外触碰锤骨和砧骨。

• 外耳道上壁磨薄后最后的骨质（面神经嵴）用刮匙替代金刚钻将其刮除。

• 不要保留前拱柱，否则会导致术后锤骨头前方的上皮内陷，这将难以处理。

• 反复检查术腔以确定没有上皮残留。

• 尽可能保持鼓膜听骨链传导系统的完整。

• 如果后上象限内陷囊袋形成（即使非常局限），术中需在砧骨长突和锤骨柄之间放置自体耳甲软骨。该区域的长期内陷可导致砧骨侵蚀。

• 在随访的过程中只要出现鼓膜内陷，应植入鼓膜通气管。

• 如果外耳道前壁的悬骨并不明显，则不需要钻磨它。这可避免对颞颌关节和听骨链造成不必要的损伤。

• 再次强调，耳道成形至关重要。在那些行扩大改良 Bondy 手术的患者，一旦怀疑听骨内侧有胆脂瘤残留，则毫不犹豫去除砧骨和锤骨。

• 对于已经行扩大改良 Bondy 手术且胆脂瘤累及听骨链内侧的患者，如果听骨链内侧有胆脂瘤可疑残留，应毫不犹豫地去除砧骨和锤骨。对于患者来说行听骨链重建手术相对于经耳后切口重新开放术腔的修正手术常常更好。

7.3 乳突根治术和改良乳突根治术

在一些中耳胆脂瘤患者中，保留听力是不太可能的，包括骨导听力较对侧明显下降，多次手术后鼓膜与鼓室粘连同时伴较重的听力下降。针对这些患者，我们通常采用岩骨次全切，术后封闭术腔。如果手术操作得当，将彻底消除复发的可能和中耳腔隙（见 11 章）。岩骨次全切手术的局限是需要取腹部脂肪，需更多的全麻手术时间，同时术后无法佩戴助听器。因此，对于只想获得安全和无病变的术耳，乳突根治或改良乳突根治手术是一个很好的选择。

乳突根治术与开放式鼓室成形术最大的区别在于去除了镫骨以外的全部中耳结构，同时封堵咽鼓管。该技术消除了中耳的功能，主要用在年龄较大的术前死耳或无实用听力的患者，他们的目的仅仅是获得干燥的安全耳。在改良乳突根治术中保留鼓膜，原位保留鼓室内结构。当鼓膜无炎症感染且完整时，该技术非常适合。另一方面，如果考虑到咽鼓管问题时，例如当鼓膜前份粘连，咽鼓管口大且通畅，上皮内陷入咽鼓管口时，需封闭咽鼓管以获得干燥且安全的术腔。存在耳蜗瘘的患者，去除瘘管内的上皮组织不可避免的会导致全聋。当耳蜗破坏的位置深且难以到达，或者胆脂瘤向上累及面神经深面，或向下累及下鼓室气房深面时，可以磨除耳蜗以实现彻底清除病变。然而，如果是鼓膜内陷导致的外侧耳蜗损伤时，须保留上皮以保留残余听力。针对这些病例的治疗方案应选择乳突根治或改良乳突根治手术。

鼓膜镫骨连接是指鼓膜后上象限内陷导致砧骨侵蚀，鼓膜直接与镫骨头连接的一种情况。当残存部分砧骨长突时，这种情况又被称为鼓膜砧骨连接。在这种情况下气骨导差可能非常小，患者听力良好。只要对侧耳有较好的听力，可尝试用软骨片加强内陷的鼓膜，可以更好地阻止病变进展。然而，但只有很小的气骨导差时，尝试将鼓膜从镫骨头上分离可能导致听力下降加重。改良乳突根治术对于听力较好耳，同时有鼓膜镫骨连接的患者是一个很好的选择。

适应证
· 多次复发，乳突腔不大，同时无实用听力的患者
· 一般情况较差，同时无实用听力
· 老年患者，无改善听力的诉求
· 老年患者，行分期手术可能性较小的患者
· 耳蜗外侧有瘘管形成
· 中耳胆脂瘤位置深在，难以暴露，例如：位于深在鼓室窦内的胆脂瘤
· 中耳胆脂瘤合并颅内并发症
· 优势听力耳同时伴有镫骨鼓膜连接，气骨导差小（行改良乳突根治术）

7.3.1 手术步骤

1. 乳突切除，不保留外耳道后壁，同本章节开始 CWD(开放) 鼓室成形术的描述相同。在行改良乳突根治的患者中，可从下方开放鼓室以确定无胆脂瘤残留，但须保留鼓膜镫骨连接，如果暴露困难时可去除残余砧骨和锤骨头。

2. 在少数病例中应用软骨和（或）骨粉填塞术腔，这些区域需用筋膜覆盖。

3. 如果胆脂瘤合并耳蜗瘘，可保留瘘口处的上皮以避免感音神经性耳聋。如果胆脂瘤位置难以暴露，如深在的鼓室窦内，可将该区域外露于外耳道。这些有上皮的区域在手术结束前避免使用筋膜覆盖。

4. 行耳道成形，收集耳甲腔软骨（见本章外耳道成形部分）。至此改良乳突根治手术已完成。

5. 在乳突根治术中，去除镫骨以外的听骨。去除除了耳蜗瘘口以外的所有中耳黏膜。

6. 用软骨封闭咽鼓管鼓口，然后再用软组织（如骨膜）进一步封闭咽鼓管。

7. 用筋膜覆盖中耳，不保留中耳气腔，尽可能多的覆盖所有术腔。但是需注意避免覆盖保留上皮的区域，否则会形成胆脂瘤。

8. 复位残余鼓膜及外耳道皮瓣，置于筋膜及术腔表面。

病例 7.29（右耳）

参见图 7.392 ~图 7.401。

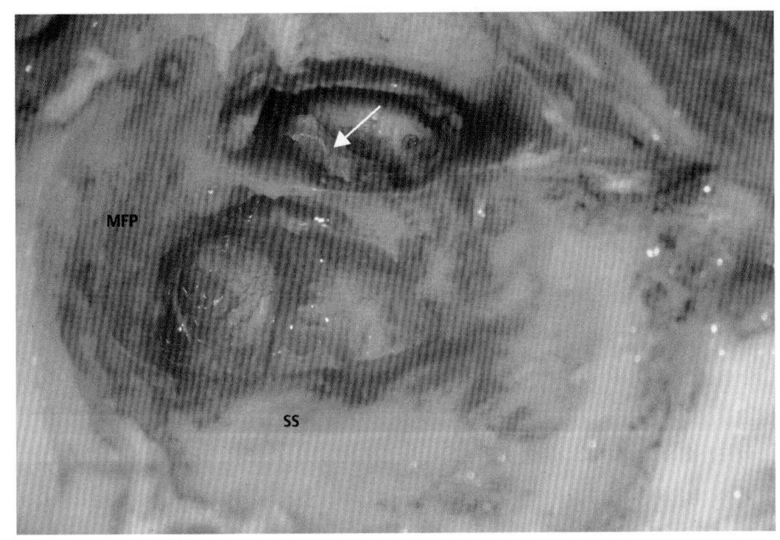

图 7.392　老年中耳胆脂瘤患者伴有鼓膜粘连，无实用听力。行开放式乳突切除，识别乙状窦及颅中窝脑板。胆脂瘤自鼓膜后上象限进入中耳（箭头），乳突腔内未见明显胆脂瘤病变。环形切开外耳道皮肤，以利于外耳道前壁和下壁成形。MFP：颅中窝脑板；SS：乙状窦

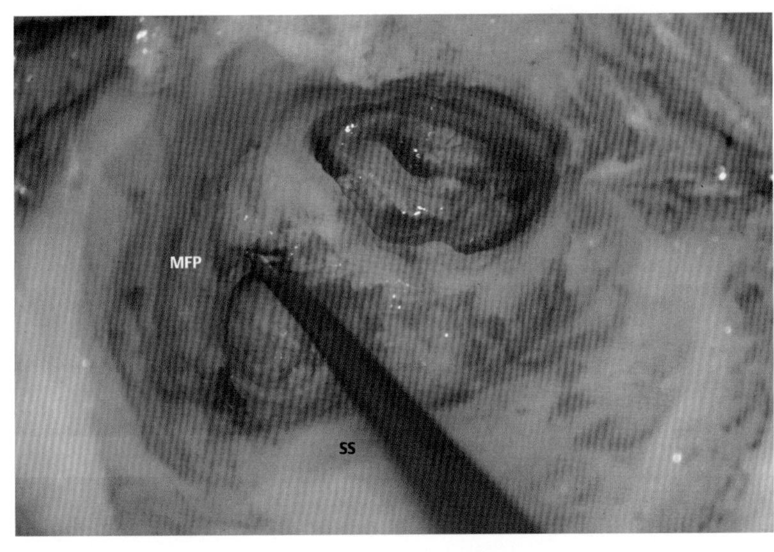

图 7.393　磨低外耳道后壁使其平鼓环水平，开放上鼓室。磨薄听骨链外侧的骨桥，然后用刮匙刮除最后的骨质。MFP：颅中窝脑板；SS：乙状窦

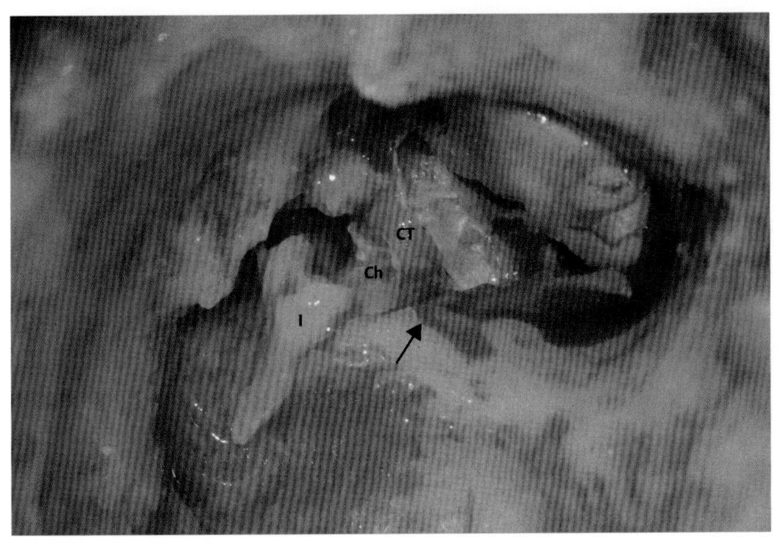

图 7.394　上鼓室已部分开放，取出砧骨以利于清除其下方的胆脂瘤上皮，可见砧骨长突消失，鼓索神经自鼓索小管发出，沿胆脂瘤边缘外侧走行（箭头处）。Ch：胆脂瘤；CT：鼓索神经；I：砧骨

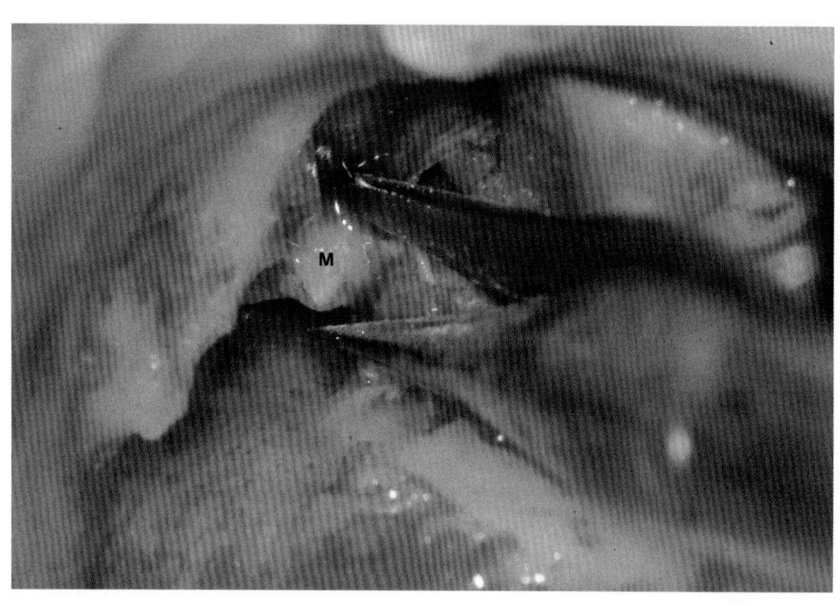

图 7.395 用锐利的剪刀剪除锤骨头以开放其前方的区域。此步骤可预防术后在锤骨头下方出现上皮内陷。M：锤骨

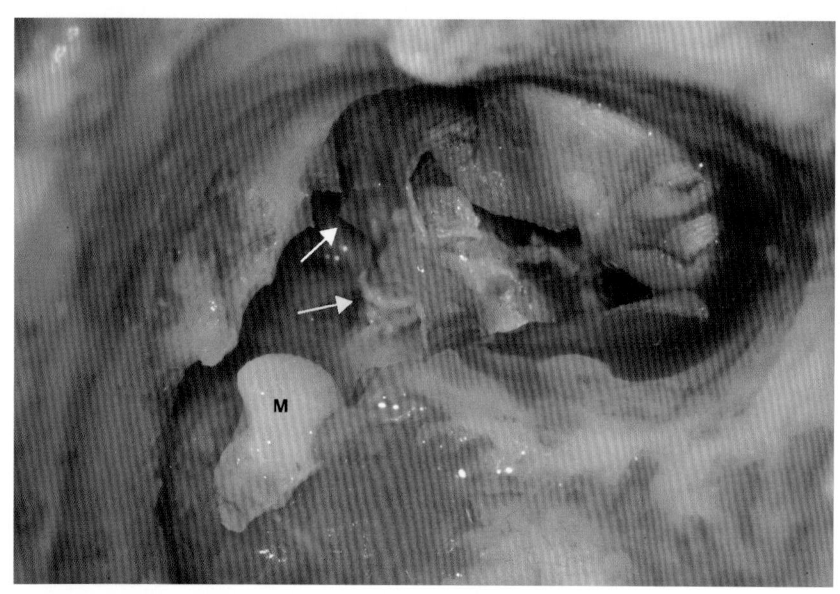

图 7.396 锤骨头已去除。开放鼓室（白色箭头）直到鼓膜张肌（黄色箭头）前方。前上鼓室周围的悬骨需要磨除。M：锤骨

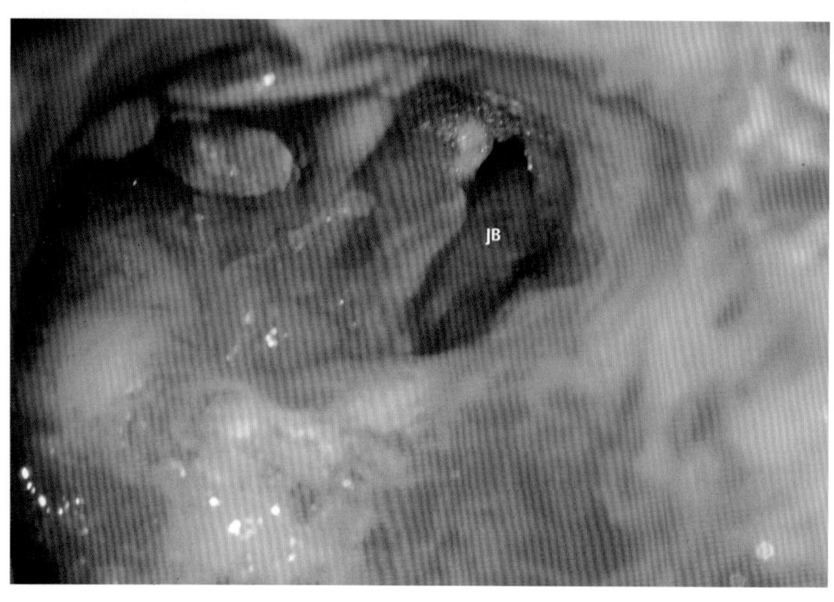

图 7.397 充分削低面神经嵴，包括其前方，利于术后清理鼓室后侧壁。从下方探查鼓室以确定无胆脂瘤病变，可见颈静脉球从鼓室底壁突向鼓室内。JB：颈静脉球

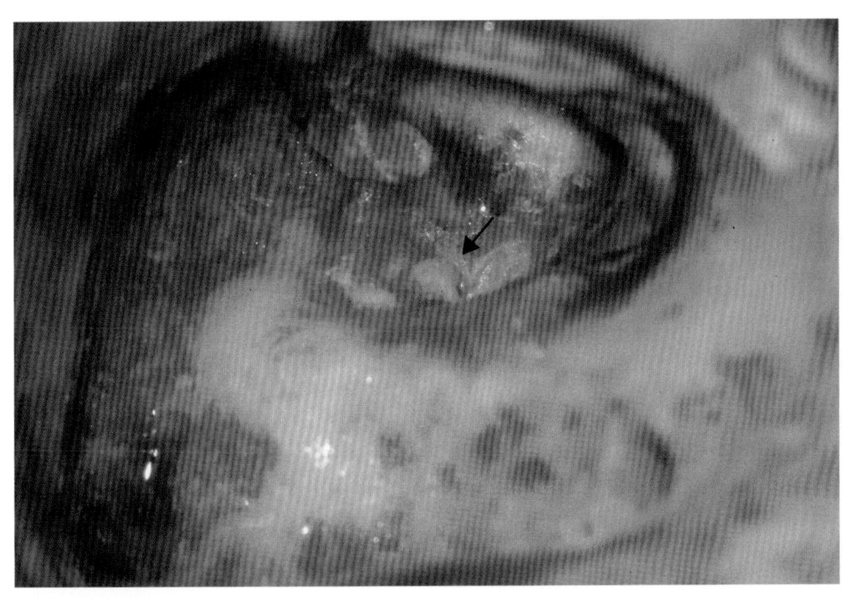

图 7.398　如图示为鼓膜周围最后的形态。镫骨上结构突向鼓膜后上象限（箭头）。前上鼓室已充分暴露

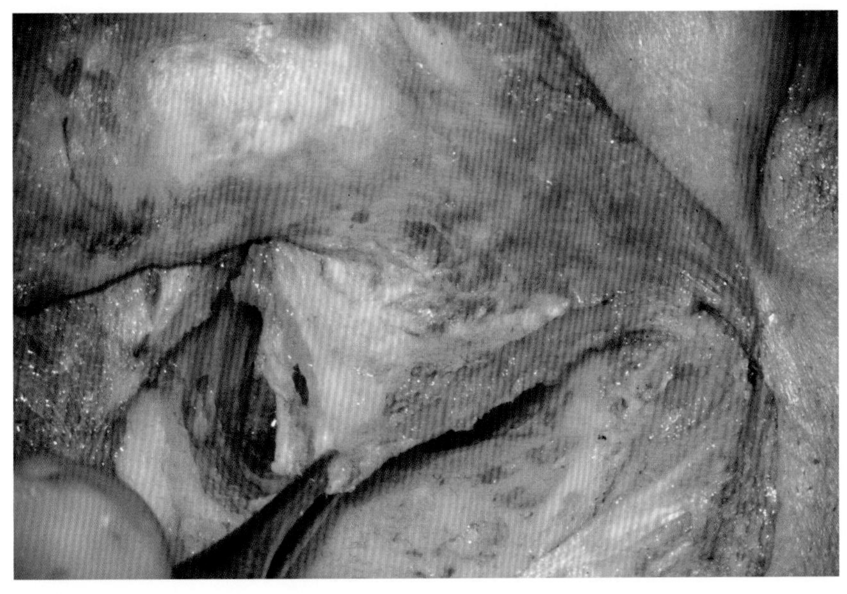

图 7.399　行耳后切口时，做一蒂在前的三角形软组织瓣以备用

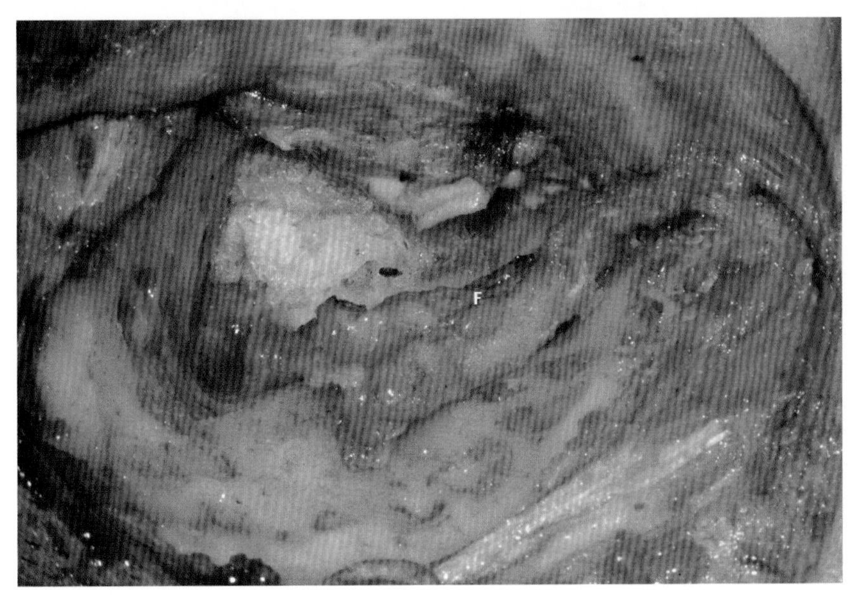

图 7.400　将软组织瓣从外耳道皮肤游离，保留蒂在下方。F：软组织瓣

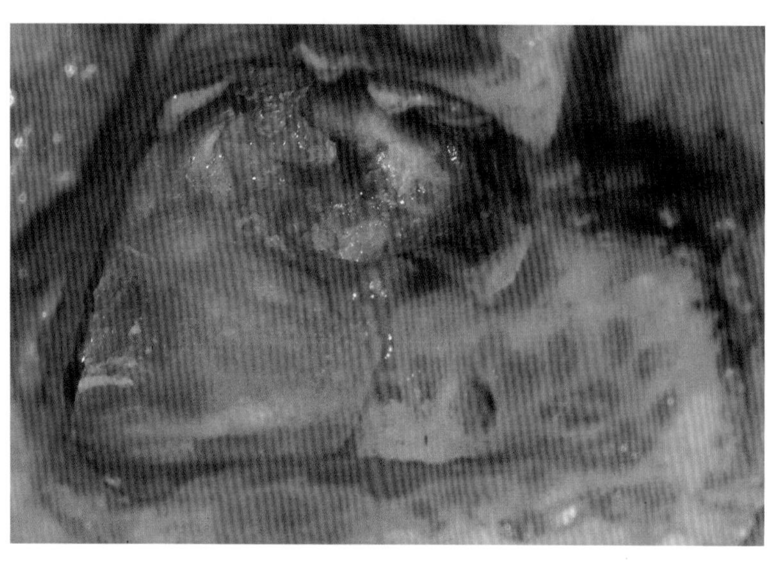

图 7.401　用软骨封闭鼓膜张肌（见图 7.396）前方的鼓室，然后用筋膜覆盖术腔，复位皮瓣及残余鼓膜，置于筋膜表面。用软组织瓣覆盖乳突腔

病例 7.30（左耳）

参见图 7.402 ~ 图 7.408。

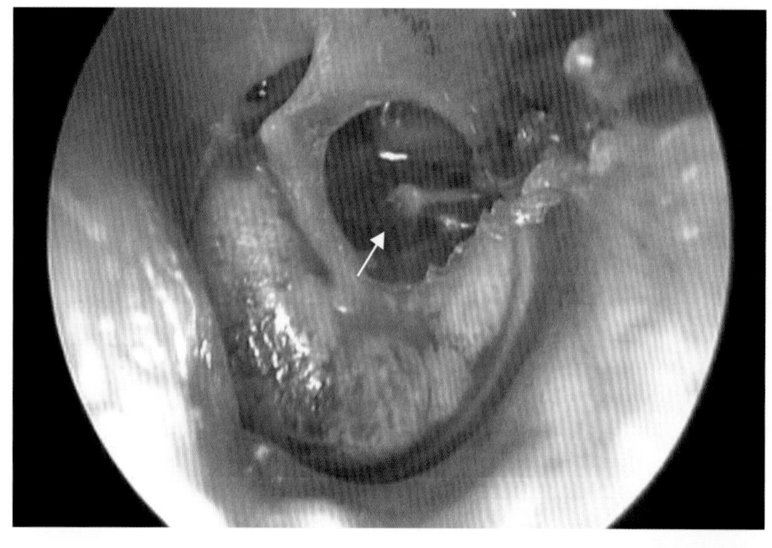

图 7.402　为双侧中耳胆脂瘤患者，对侧耳已行手术治疗，术后仍有部分气骨导差。尽管砧骨长突侵蚀导致听骨链中断。自然形成的鼓膜镫骨连接（箭头）使该耳为优势听力耳。因此，保留该耳的听力是患者的主要诉求

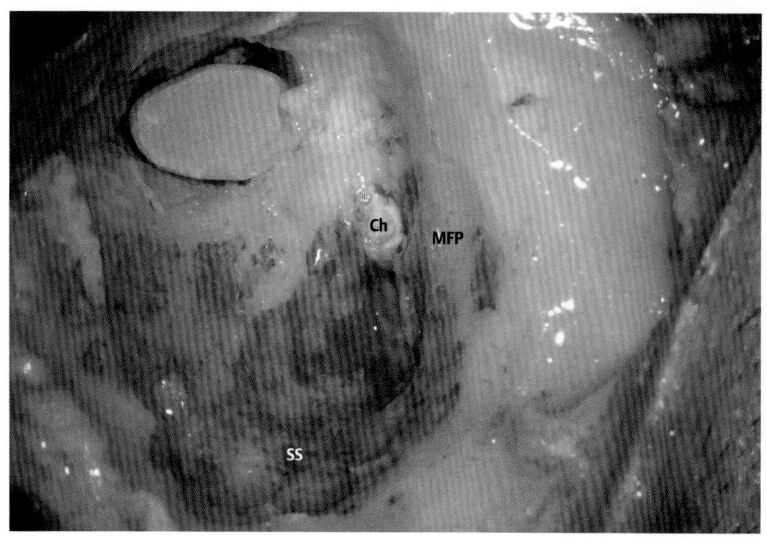

图 7.403　根据我们的手术策略，双侧胆脂瘤是开放式手术的适应证（见本章手术适应证部分）。分离外耳道鼓膜瓣，以后方的乙状窦和上方的颅中窝脑板作为标志，开放术腔充分暴露乳突和鼓室，避免残留尖锐的骨嵴，可见胆脂瘤累及鼓窦。Ch：胆脂瘤；MFP：颅中窝脑板；SS：乙状窦

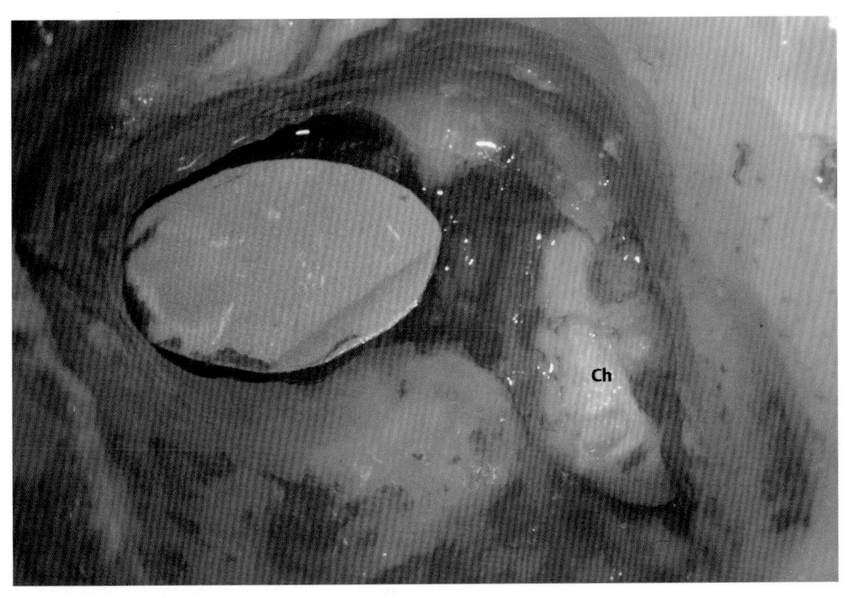

图 7.404 成形骨性外耳道，用金刚钻削低面神经骨桥，并用刮匙去除最后的骨质。开放上鼓室以进一步暴露胆脂瘤。Ch：胆脂瘤

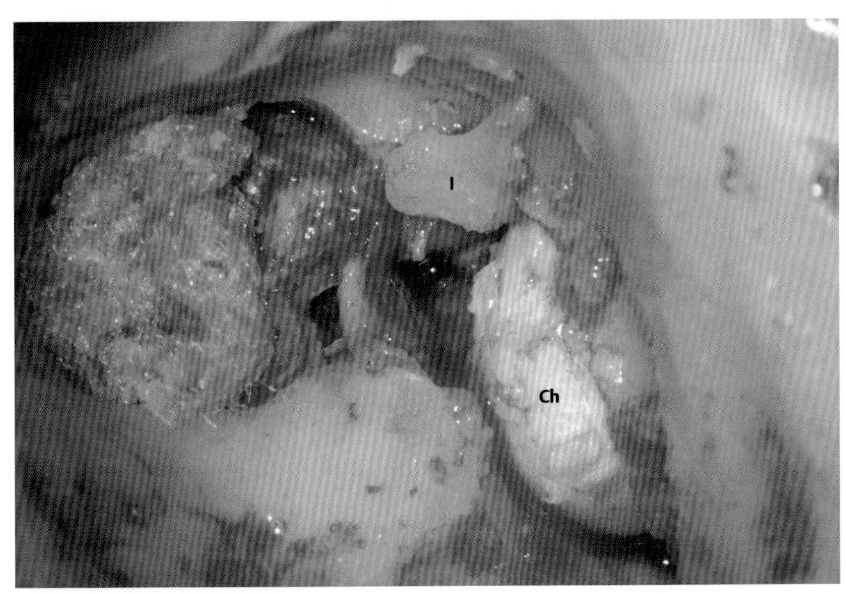

图 7.405 砧骨长突侵蚀，砧镫关节不连，去除砧骨。Ch：胆脂瘤；I：砧骨

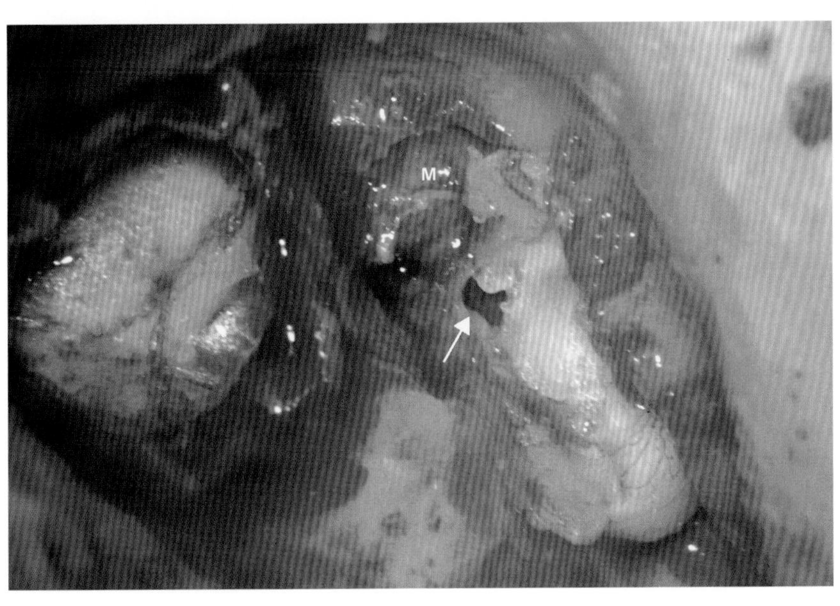

图 7.406 如图示胆脂瘤沿锤骨头下方生长（箭头）。M：锤骨

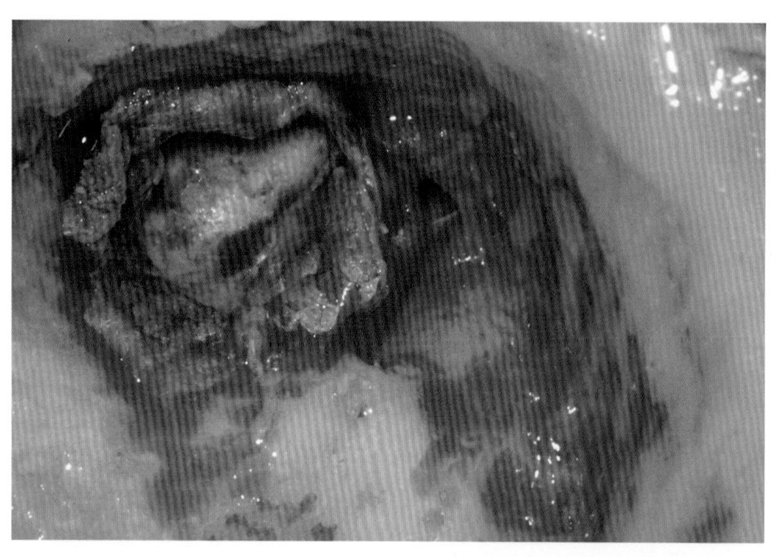

图 7.407　去除锤骨头，清除中耳腔内胆脂瘤

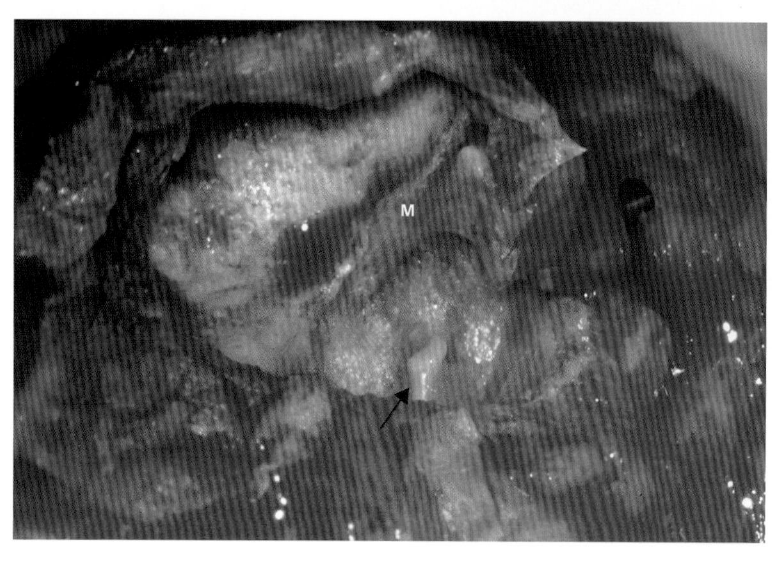

图 7.408　鼓膜完整，鼓膜后上象限内陷，形成鼓膜镫骨连接（箭头），患者气骨导差小。术中保留鼓膜后上象限不动，以保存听力。用软骨片缩小术腔，并用筋膜覆盖。M：锤骨

病例 7.31（右耳）

参见图 7.409 ~ 图 7.415。

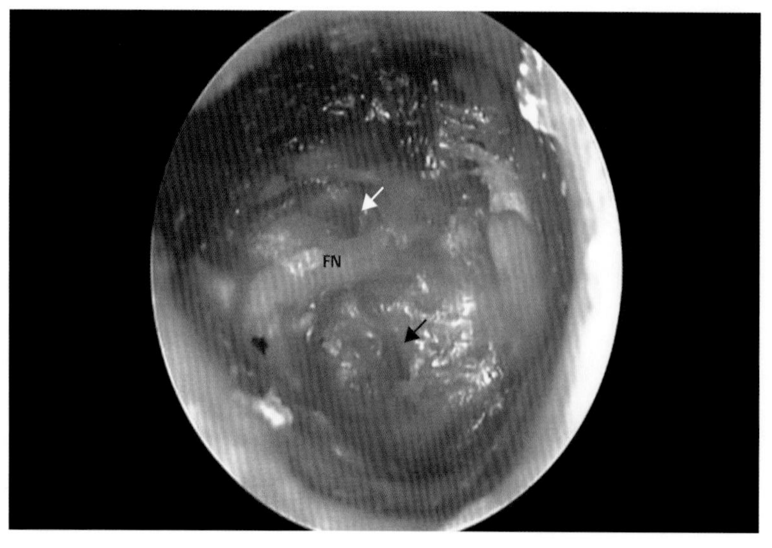

图 7.409　乳突根治术后合并耳蜗瘘的病例，清理后的耳镜检查显示鼓膜与鼓室内侧壁粘连，乳突腔内残留部分上皮基质无法清理。面神经位于术腔中央。外半规管瘘（白色箭头）和耳蜗瘘（黑色箭头）分别位于面神经上方和鼓岬前方，局部发蓝。FN：面神经

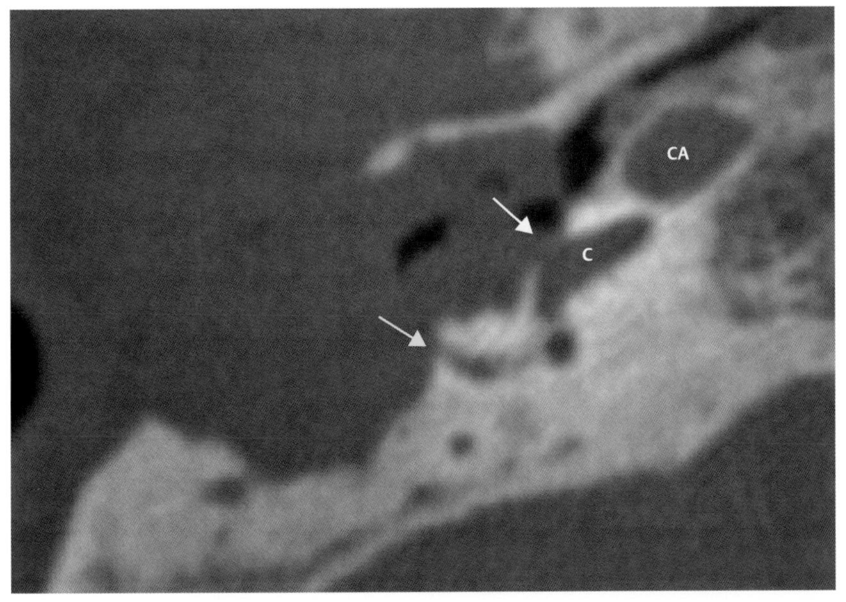

图 7.410 轴位 CT 结果显示明显的耳蜗瘘（白色箭头）和外半规管瘘（黄色箭头）。尽管如此，患者骨导听力无明显下降。对侧耳因鼓室硬化导致混合性耳聋，因此要保留术耳的内耳功能。清除耳蜗瘘口的上皮势必会导致全聋。C：耳蜗；CA：颈内动脉

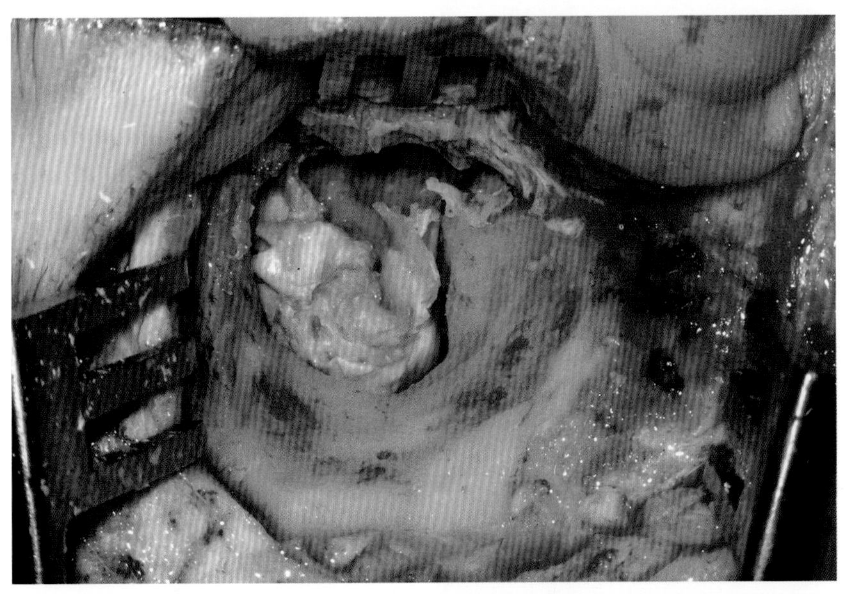

图 7.411 切除乳突骨皮质，开放乳突，见乳突内大量胆脂瘤。需磨除术腔周围尖锐的悬骨，尽可能广泛地开放乳突

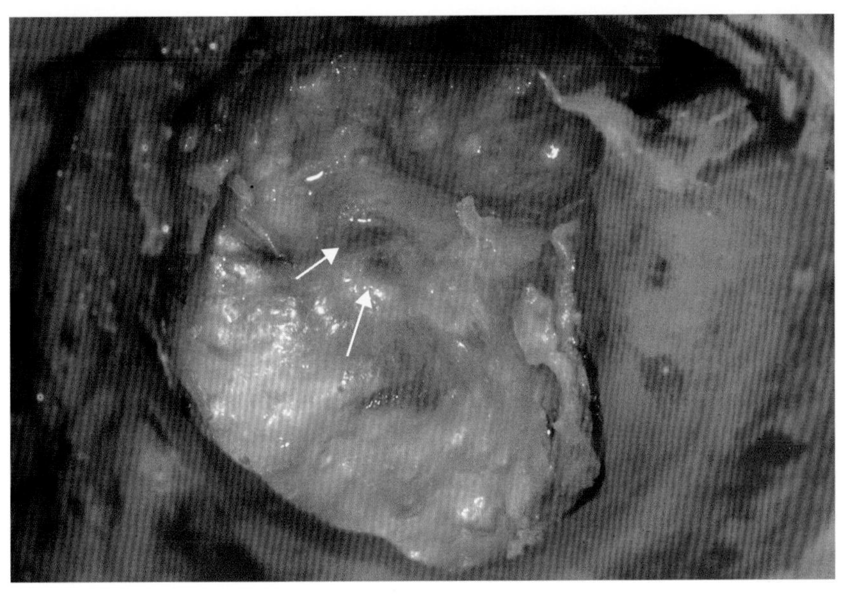

图 7.412 已将大部分胆脂瘤基质从术腔清除，可见外半规管瘘（箭头）

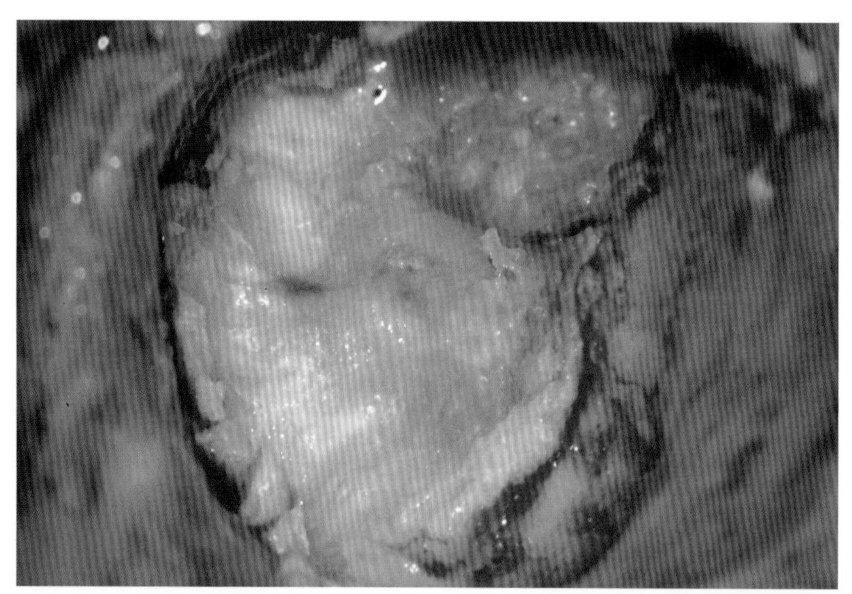

图 7.413　保留粘连的鼓膜，保留覆盖外半规管瘘口处的上皮。削低过高的面神经嵴，磨除术腔内骨性突起，以获得碟形术腔。由于大部分术腔内的上皮组织均无明显炎症，手术结束时用筋膜覆盖裸露的骨质之后，保留覆盖术腔的上皮

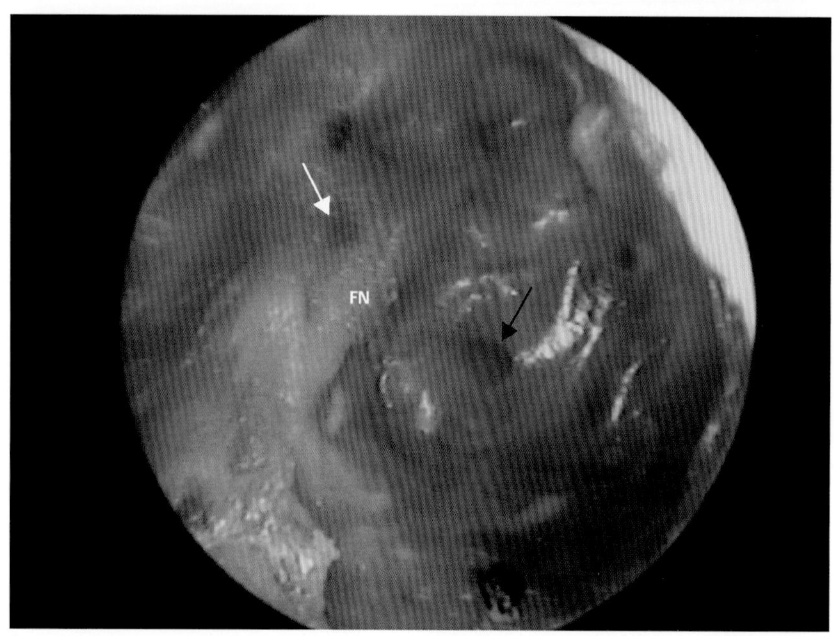

图 7.414　术后获得干燥的安全耳。骨导听力保留，可见位于耳蜗底转（黑色箭头）和外半规管（白色箭头）的迷路瘘。FN：面神经

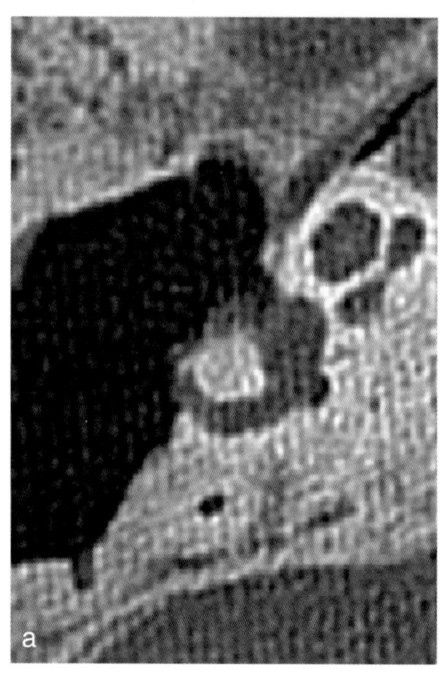

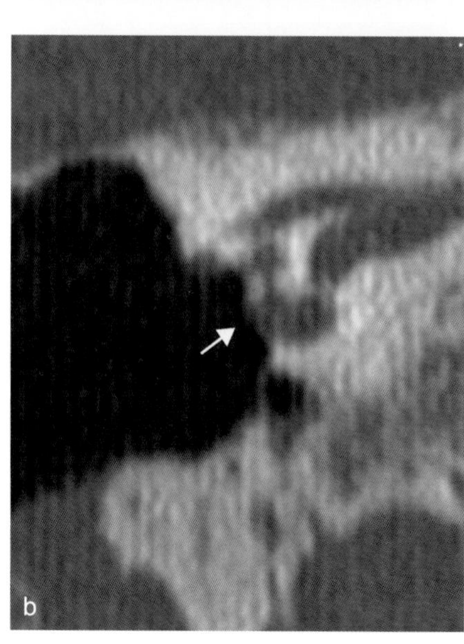

图 7.415　术后轴位 CT 显示明显的外半规管瘘（a），冠状位 CT 显示耳蜗底转的瘘口（b，箭头）。注意两个扫描序列均显示术腔清洁

7.4 开放式鼓室成形术二期手术

对未行听骨链重建的开放式鼓室成形术后的患者，需行二期手术重建听骨链，探查鼓室腔。如果术后听力好，又不担心病变残留的病例不用再手术。如果术后术腔和外耳道形态保持良好，可以采用创伤较小的手术方式，在大多数病例中尽可能采用耳镜辅助局麻下经耳道内径路手术。即使鼓室腔内有明显的胆脂瘤，大部分病例也可以通过耳镜进行手术。在极少数病例仍可能采用更大的手术径路，需要在术前告知患者。

在二期手术中，最基本的要求是明确术腔无病变，同时覆盖的上皮组织无感染。尽管手术的主要目的是重建听骨链，探查鼓室以确定是否有病变残留，也可同时进行其他小的矫正手术如：取出小的病变侵蚀结构，修补小的穿孔，加强内陷部位。耳道径路手术需要通过直径最大的耳镜来进行。当耳道成形得当时，该手术径路足以完成鼓室腔内大多数手术操作。部分面神经可能由于骨质缺损而裸露，因此在做切口和翻皮瓣时需要非常谨慎，避免损伤面神经。一期手术后进行CT扫描有助于了解术后鼓室含气及术后解剖改变的情况。本章节中仅展示了有胆脂瘤残留的病例。

7.4.1 经耳道径路手术步骤

1. 由于皮瓣会回缩，因此应该建立一个蒂在上方的，且有足够长的鼓膜耳道瓣。切口从3点延伸到9点位置，前起咽鼓管口，向下跨过面神经，延伸到面神经乳突段的后方，到达外半规管水平。切口距面神经后方约1cm，距鼓膜最小距离大于1cm（图7.416）。术中探测面神经的走形，确定面神经骨管有无缺损对于避免面神经损伤非常重要。

2. 将皮瓣由下向上翻向上鼓室方向，逐步识别鼓岬、圆窗、镫骨，最后识别面神经鼓室段（图7.417）。通过这种方式可以很好地保持鼓膜位置，并减少损伤面神经和镫骨的概率。

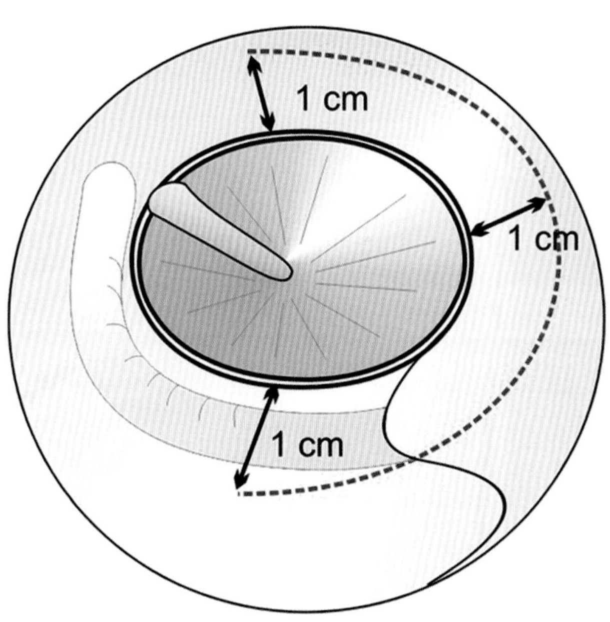

图 7.416 在开放式术腔行经耳道手术的切口示意图。切口包含鼓膜下方一半的区域，从咽鼓管口延伸到面神经乳突段后方。在所有方向，切口距离鼓膜至少大于1cm

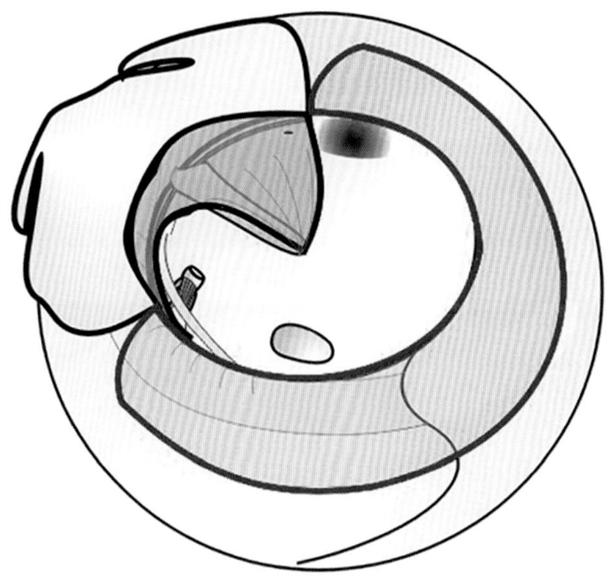

图 7.417 由下向上翻起鼓膜，首先是确定相对安全的结构如下鼓室气房和鼓岬，然后是易损伤的结构，如镫骨和面神经

病例 7.32（左耳）

参见图 7.418 ~ 图 7.432。

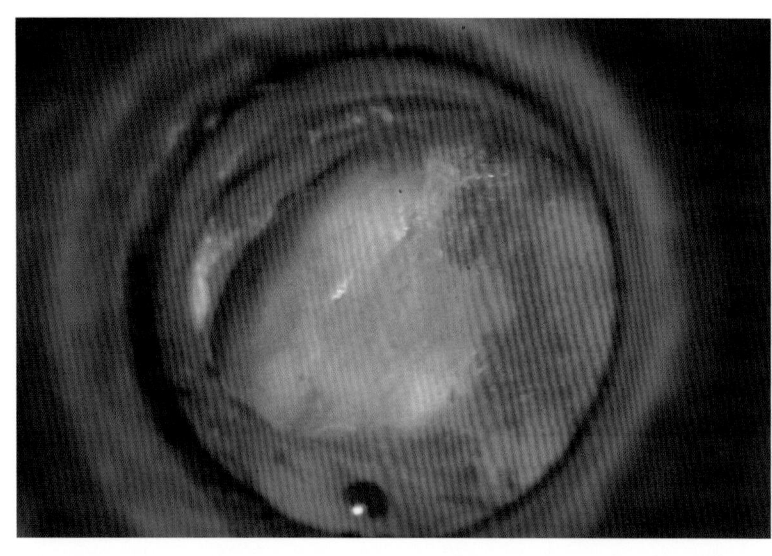

图 7.418　开放式鼓室成形术后二期术中可见胆脂瘤局限于鼓室中。重建的鼓膜上皮化良好，通过一期成形后的外耳道暴露良好

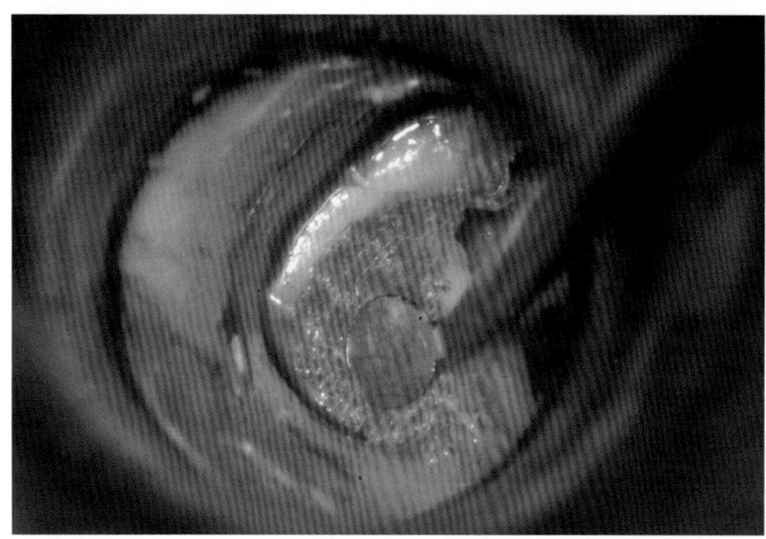

图 7.419　沿外耳道前壁到后壁做一 U 形切口，用环切刀将外耳道皮瓣向鼓膜方向分离

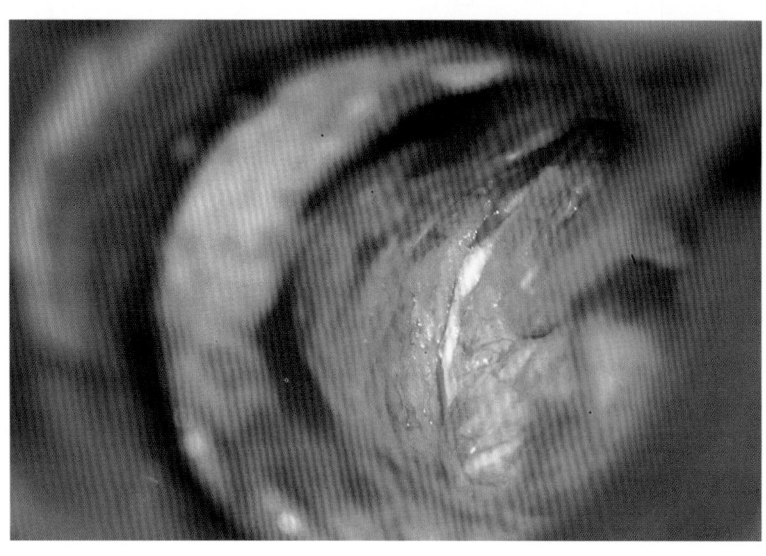

图 7.420　纤维鼓环显露提示已分离到达外耳道皮瓣末端，挑起纤维鼓环并安全进入鼓室

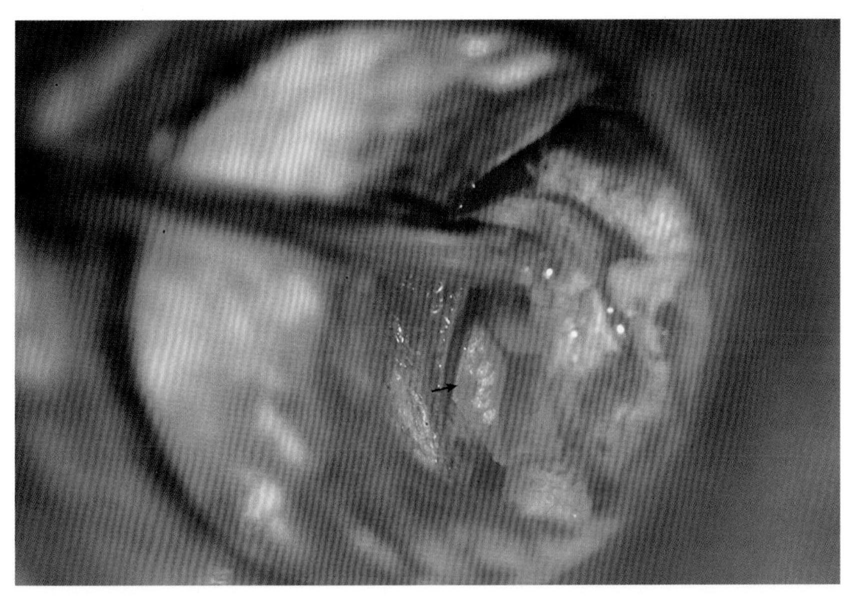

图 7.421　在绝大多数病例，从下方开放鼓室相对更安全，因为该部位除了颈静脉球外没有其他重要的结构。一期手术放置的硅胶片下缘已显露（箭头）

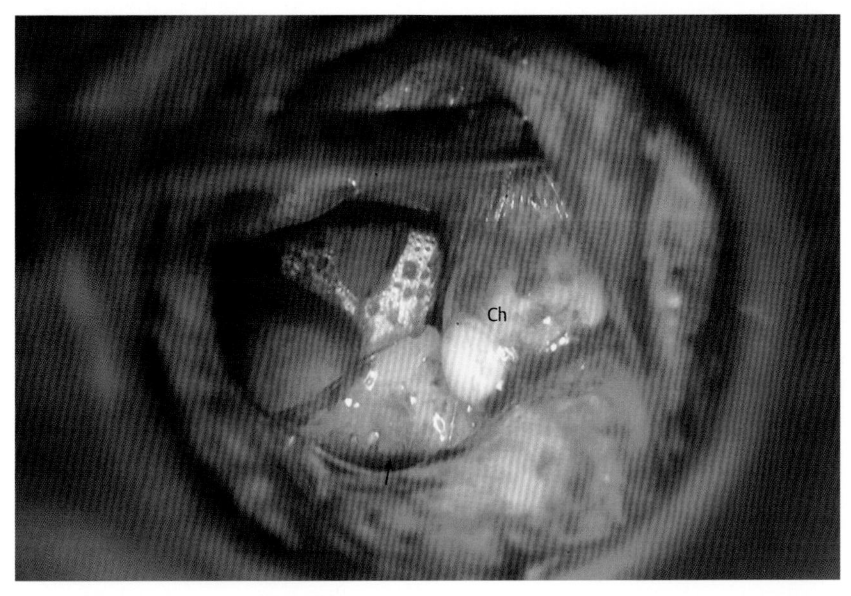

图 7.422　向上逐渐翻起耳道鼓膜瓣，逐渐暴露圆窗（箭头）、鼓岬和卵圆窗区域。暴露覆盖于镫骨上的胆脂瘤，可见硅胶片仍位于鼓室内侧壁。Ch：胆脂瘤

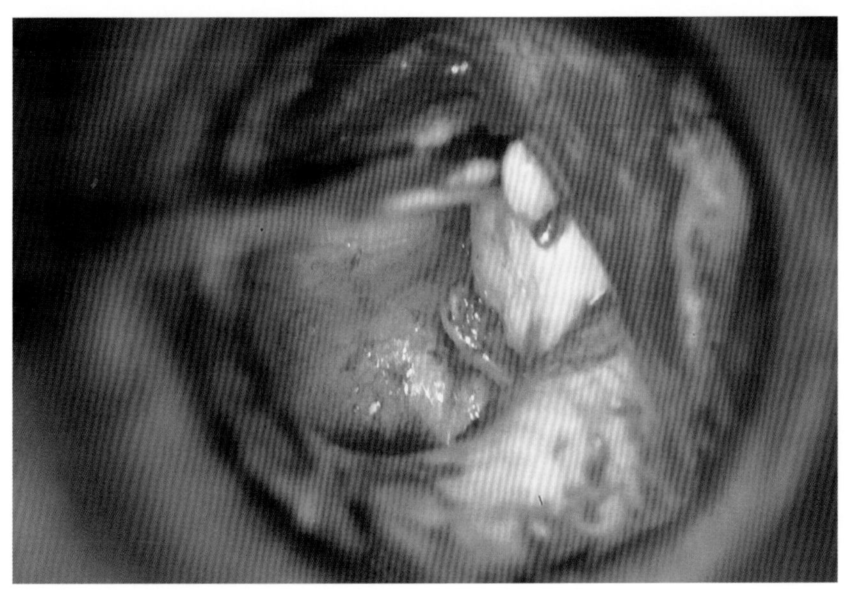

图 7.423　小心分离残留的胆脂瘤。残留胆脂瘤似乎来源于镫骨上结构的上缘

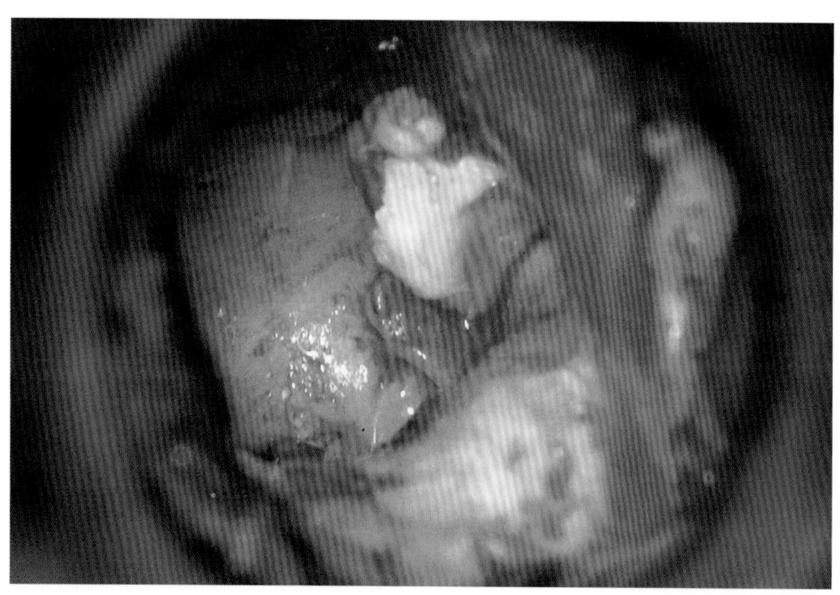

图 7.424　将胆脂瘤从镫骨上分离时需小心，不要撕破基质

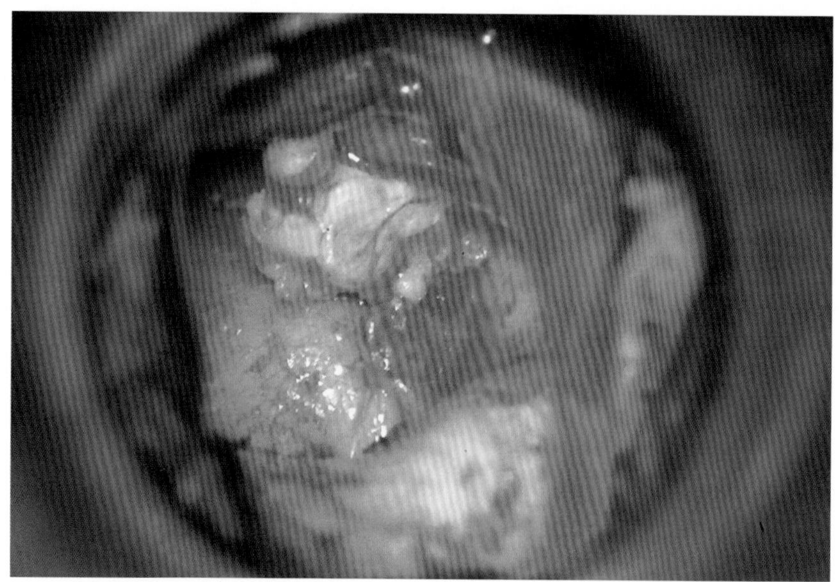

图 7.425　已将胆脂瘤从镫骨上分离

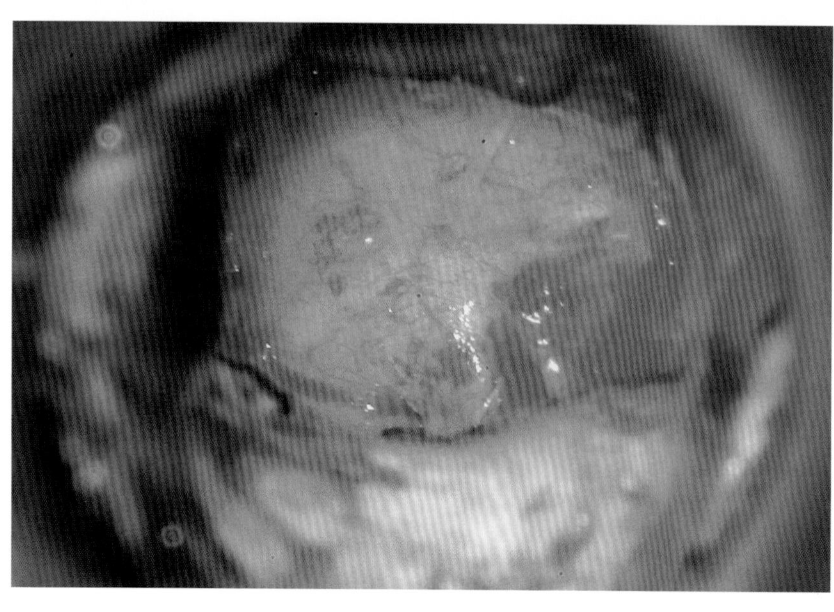

图 7.426　胆脂瘤上皮已被全部清除

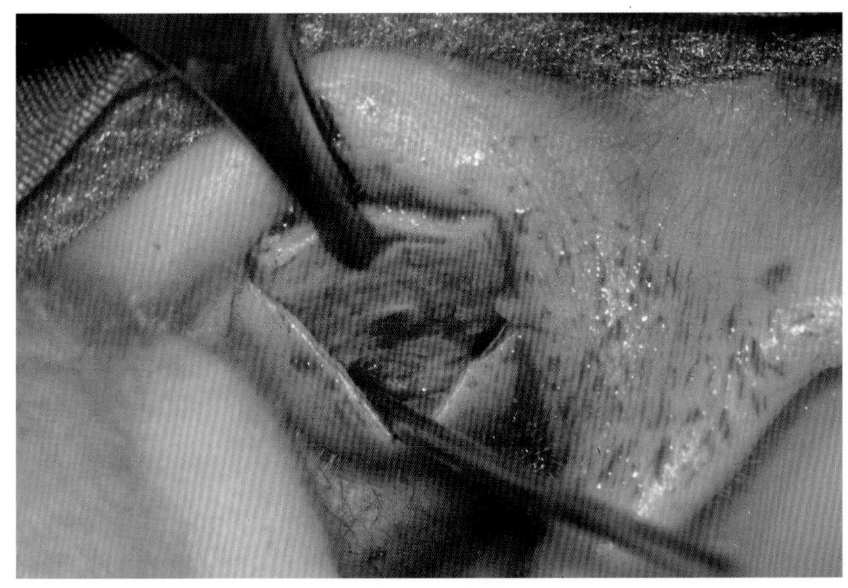

图 7.427　取一块耳屏软骨备用

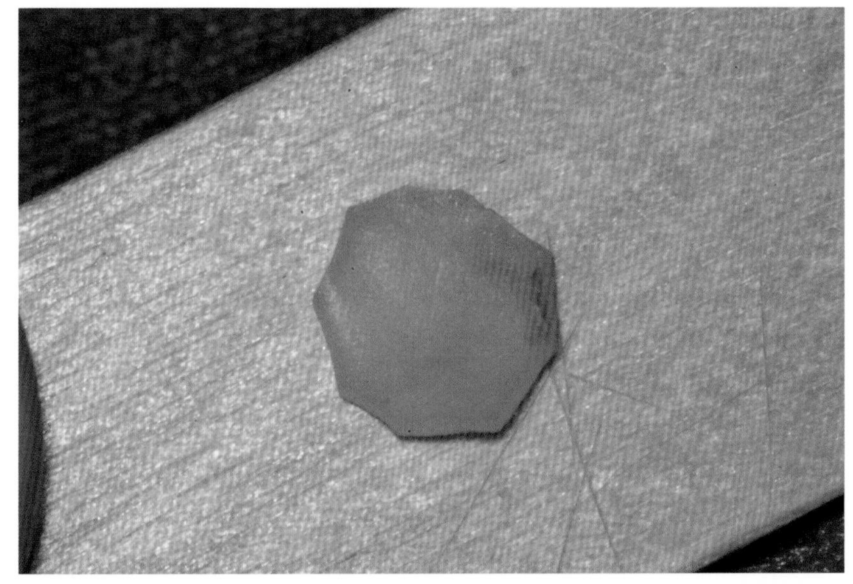

图 7.428　将软骨修整至适合鼓膜后上象限的大小

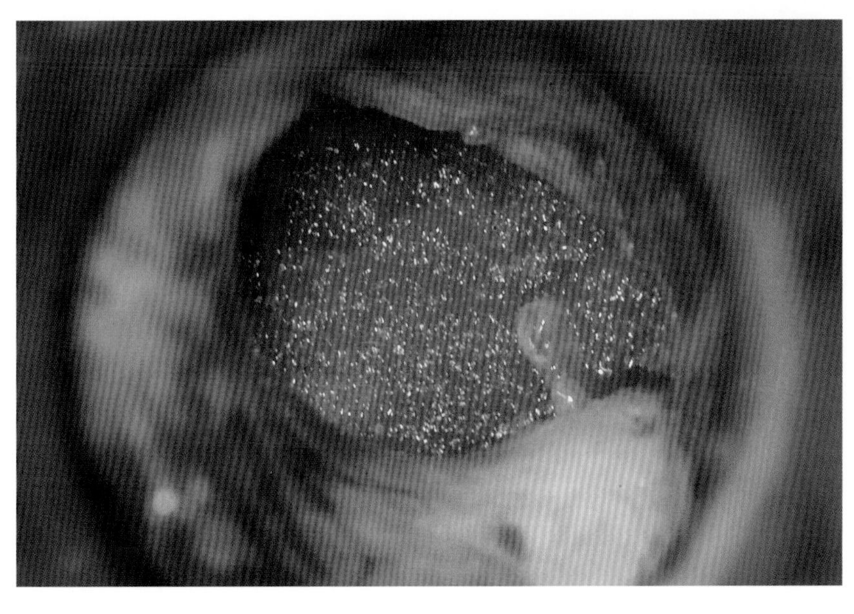

图 7.429　用明胶海绵填塞鼓室，同时露出镫骨头

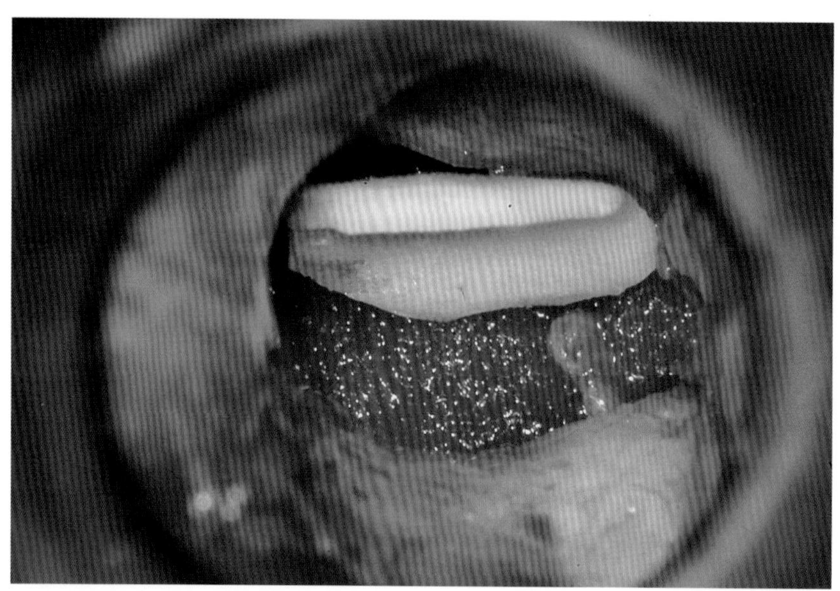

图 7.430　将软骨放入鼓室

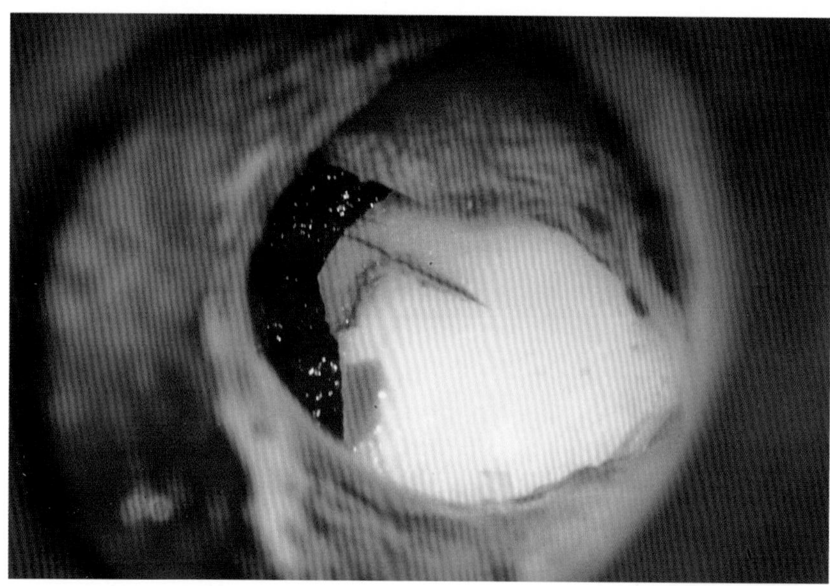

图 7.431　将软骨置于镫骨头上。软骨与面神经的嵴少许接触不影响术后听力

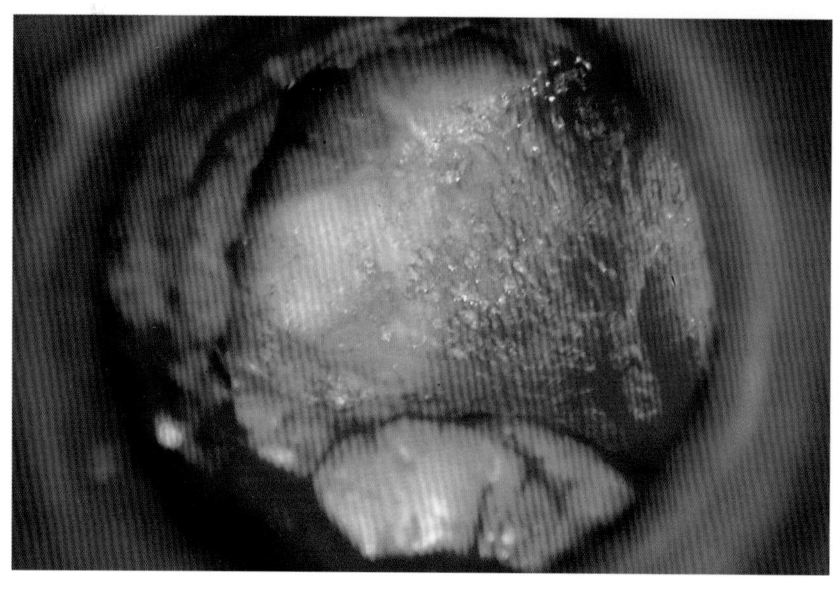

图 7.432　复位耳道鼓膜瓣，将其覆盖于软骨上，继续用明胶海绵填塞外耳道

病例 7.33（左耳）

参见图 7.433 ~ 图 7.411。

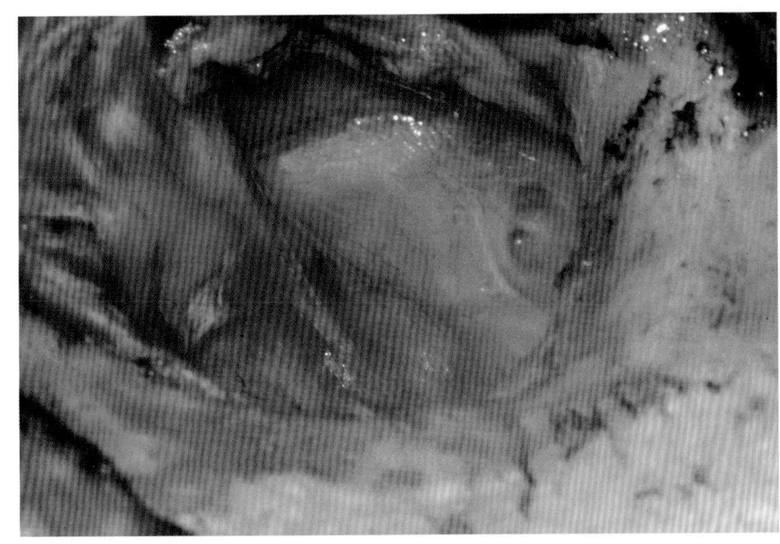

图 7.433　该病例为一期开放式鼓室成形术后胆脂瘤残留患者。术前影像学检查怀疑有广泛的胆脂瘤复发，因此该病例采用耳后切口径路

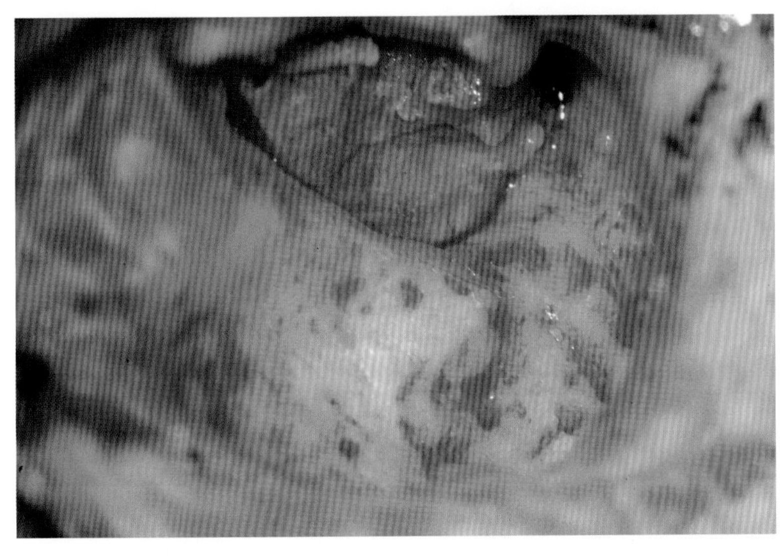

图 7.434　向鼓膜方向翻起术腔皮瓣，可见前次手术后术腔非常圆滑。术腔骨壁及皮肤出血时用棉球进行止血

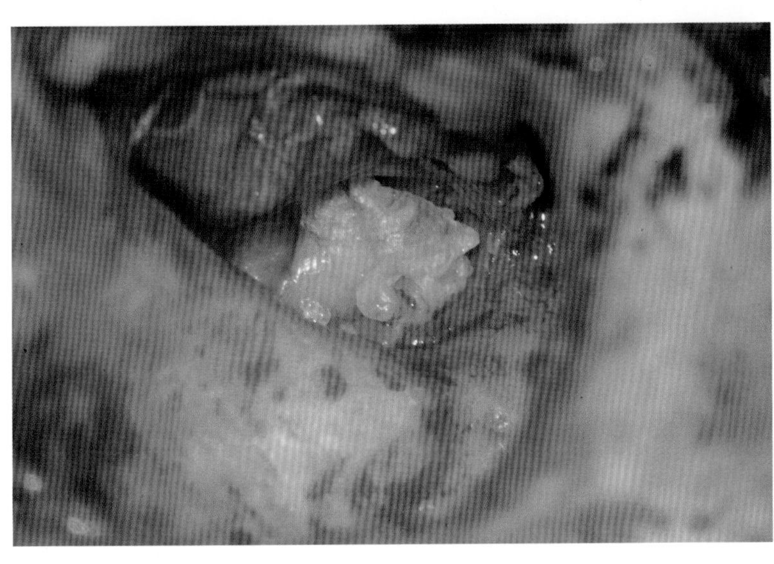

图 7.435　进入鼓室腔进行探查，去除上次手术放置的硅胶片。在硅胶片的深面可见残留的胆脂瘤上皮

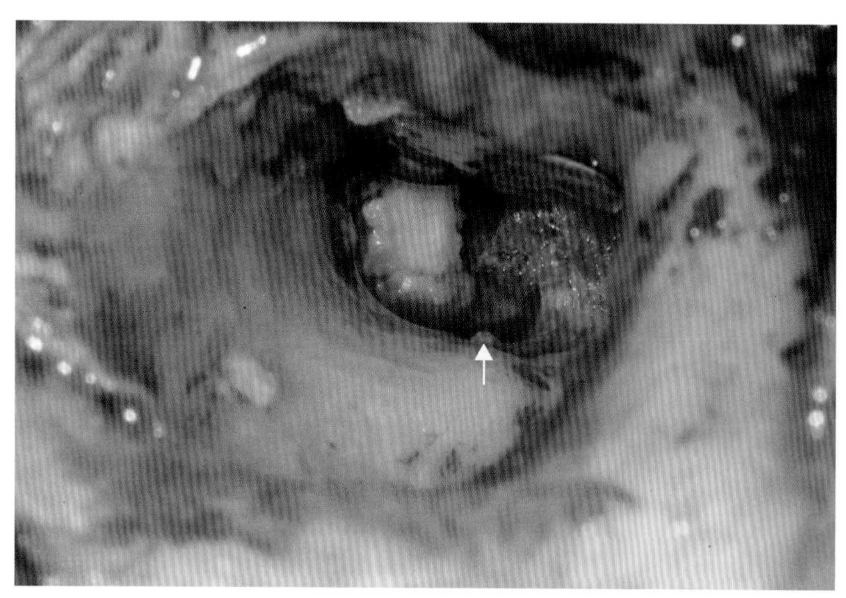

图 7.436　进一步开放鼓室，确认镫骨头（箭头）。进一步削低面神经嵴以更好地暴露下鼓室。充分暴露后，小心将胆脂瘤向下方剥离，以确定残留胆脂瘤的位置

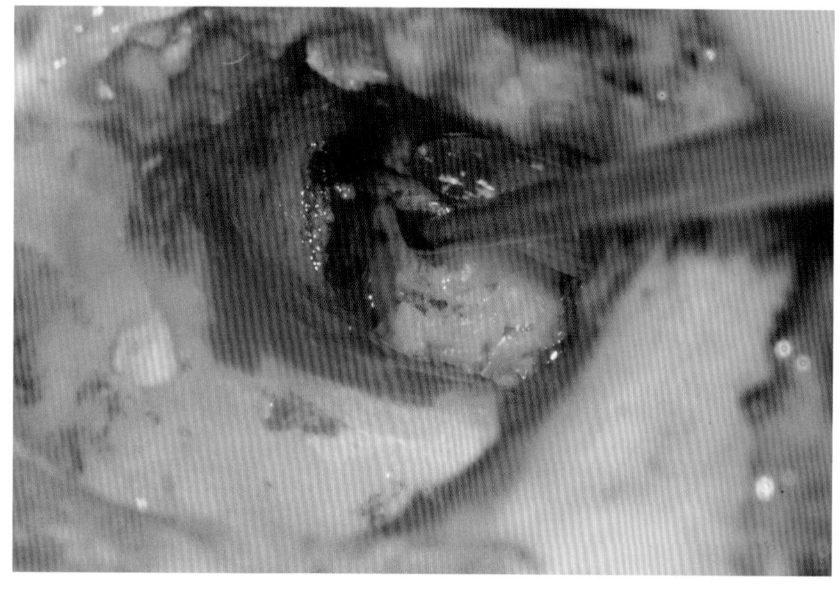

图 7.437　将下鼓室内的胆脂瘤基质从骨面上剥离，同时也需切除上皮累及的鼓膜

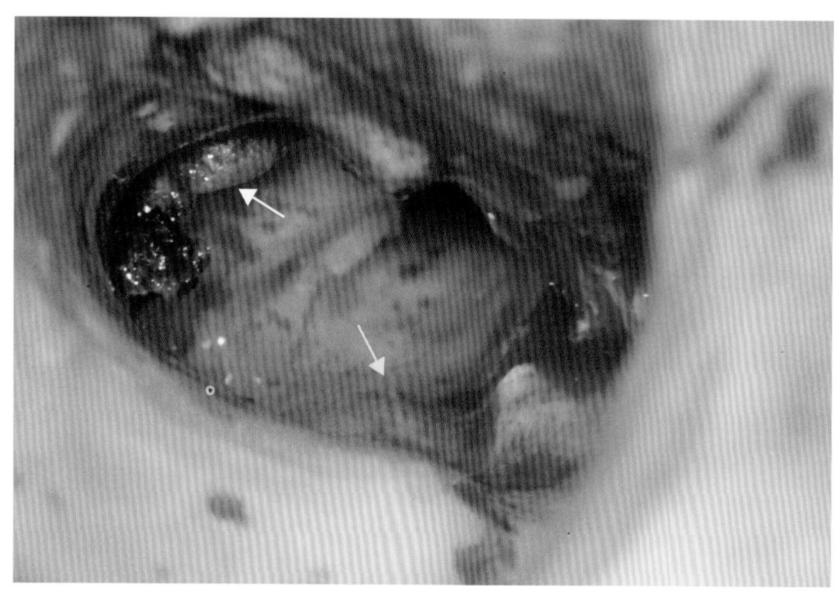

图 7.438　白色箭头处为骨性鼓环内侧最后的上皮。黄色箭头所示为镫骨，周围被瘢痕组织包裹

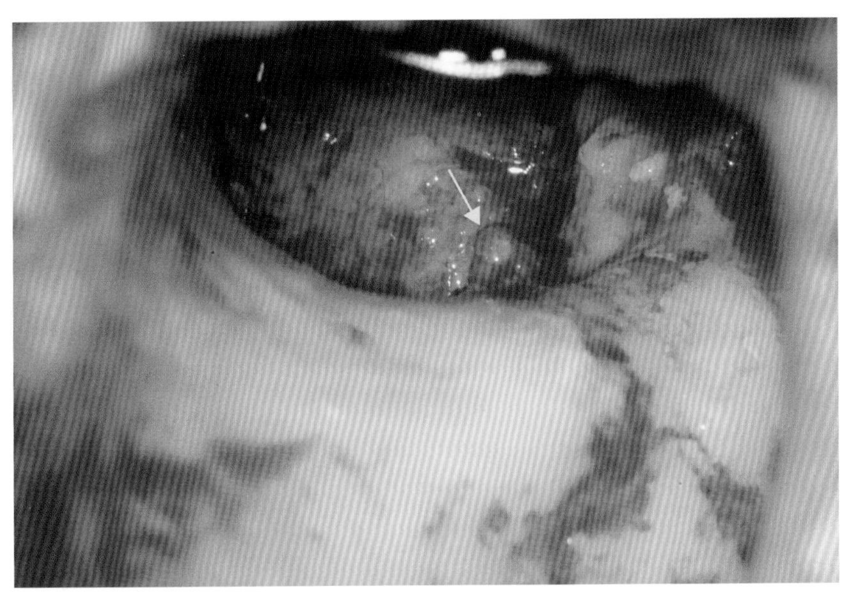

图7.439 鼓室内残留的胆脂瘤已清除。包裹镫骨的瘢痕组织已被清除，镫骨上结构已显露（箭头）

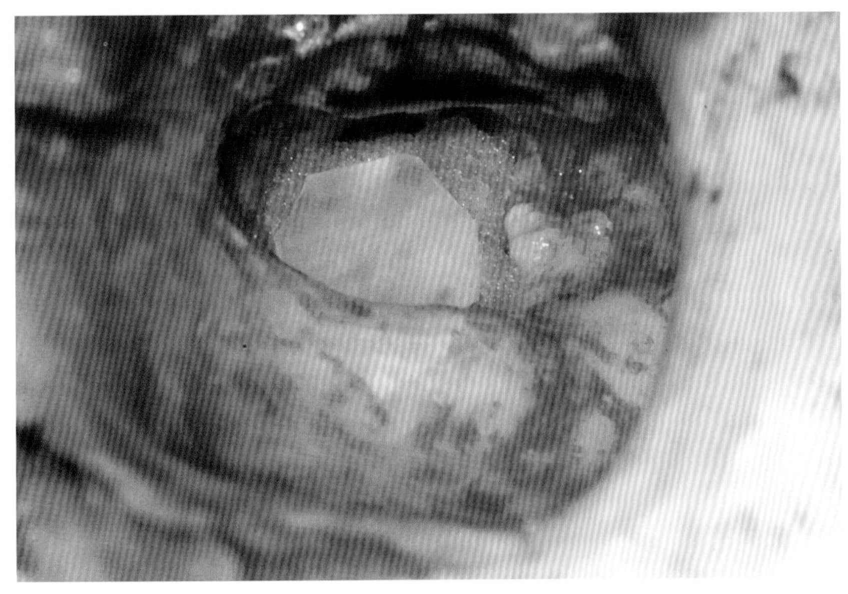

图7.440 鼓室内填塞明胶海绵，将硅胶片置于明胶海绵表面

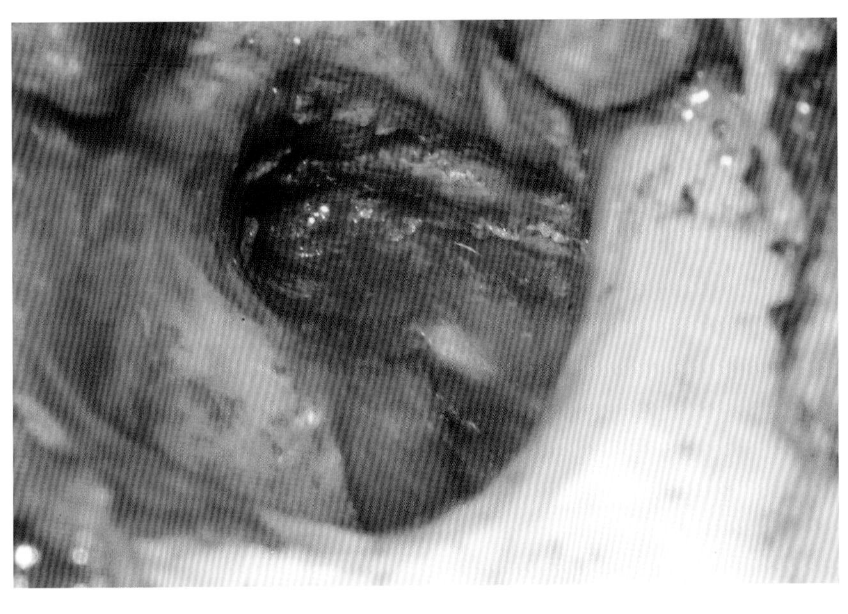

图7.441 用颞肌筋膜内植法修复鼓膜，复位外耳道皮肤，置于筋膜之上

7.5 开放式手术后的修正手术

修正手术一般难度大，危险性高，因为原始解剖结构可能被破坏，病变组织可能累及关键位置（图 7.442）。前期手术中磨除大量骨性结构不仅使丧失解剖标志的机会增大，同时也失去了这些结构对精细结构的保护，这使开放手术后的修正手术成为最难的中耳手术之一，应该由经验丰富的外科医生来完成。

在修正手术中可能会碰到许多问题，由于鼓膜外移、感染及被黏膜取代等，使鼓膜周围的上皮被破坏。由于大量的瘢痕组织形成或反应性骨质增生可导致扩大的外耳道狭窄。面神经乳突段可能裸露，且与外耳道瘢痕组织粘连。偶尔也会发现一些重要而且易损伤（脆弱）的结构(如：颅中窝硬脑膜、后颅窝硬脑膜和乙状窦)裸露于术腔。硬脑膜可能与覆盖的上皮粘连，即使经验丰富的医生也难以分离。术前行 CT 扫描能够提供有用信息，对于修正手术非常重要。

在大多数病例中，开放式鼓室成形手术失败的最重要的一个因素是外科技术不娴熟。修正手术包括规范实施前期描述的各项技术，使术腔圆滑，鼓膜位置恢复良好。

7.5.1 手术步骤

1. 修正性乳突切除术采用耳后切口。从切口处取颞肌筋膜或结缔组织作为修复材料。

2. 在切开肌骨膜瓣（或覆盖术腔的瘢痕组织）前需仔细探查其深面的骨质情况，以避免损伤裸露的乙状窦、颅中窝及后颅窝硬脑膜。需在确定其下方为骨质的情况下切开肌骨膜瓣。做一矩形瓣，将肌骨膜瓣从骨面分离，并向前翻转，这个过程也分离了部分术腔后壁的皮肤。

3. 切开后壁已游离的皮肤（右耳是由上向下）进入开放的术腔。用两把自动撑开器固定耳廓和肌骨膜瓣，最大限度地暴露术腔。

4. 如果术腔内有复发的胆脂瘤，用弹簧剪打开胆脂瘤基质，使用吸引器清除上皮碎屑，从而更好地显示其深面的结构。

5. 仔细检查术腔，尽可能快地识别重要结构的位置，如：听骨链、面神经、半规管、乙状窦和颅中窝脑板，同时明确手术失败的原因。

6. 当鼓膜完全显露后，探查鼓室。

7. 如果术腔有持续感染，需要对术腔的形态进行修正，乳突尖深在，面神经嵴过高，外耳道狭窄，乳突腔边缘骨质悬突是手术失败的常见原因。乳突天盖、窦脑膜角、乳突尖及乙状窦后病变气房未完全清除也经常可见。

8. 如果术腔形态较差则需要进行矫正，仔细剥离需要矫正术腔的皮肤并向内掀起。分离皮肤应在直视下进行。因此，应首先磨除周边悬突的骨质。进一步向内朝着鼓膜方向剥离皮肤，注意不要损伤可能裸露于皮下的结构。

9. 术腔内任何的病变组织都应清除，如感染的皮肤和肉芽组织。如术腔翻起的皮瓣干扰钻磨可部分去除。手术结束前，可将切除的健康皮肤修薄然后作为游离皮片重新放回术腔。

10. 再次手术时，钻磨术腔时出血往往比初次手术更严重。用金刚钻止血，创造一个干净的手术视野非常重要。绝不能在出血的术腔中钻磨。即使正常的解剖结构已经破坏，颅中窝和乙状窦是恒定不变的结构。因此在磨除乳突周边悬骨和碟形化术腔时，首先需要识别这两个基本的解剖标志（图 7.443）。用一块锡箔纸片保护残余的皮肤和鼓膜。

11. 磨薄颅中窝表面的骨质，直到透出脑膜的淡粉色，注意不要暴露硬脑膜。在这一过程中需要注意不要损伤从鼓室天盖突入乳突腔的脑膜疝或脑膜脑疝。

12. 如果颅中窝或后颅窝硬脑膜小范围的裸露，但并没有疝出到术腔，可在之后行耳道成形时在耳甲软骨下方的软组织做成一带蒂的瓣，将组织瓣置于脑膜裸露处。如果缺损较大则需要用软骨和骨粉修补。

13. 磨薄乙状窦周围的骨质。钻磨窦脑膜角对于获得碟形术腔非常重要，同时乙状窦后的气房也要去除。

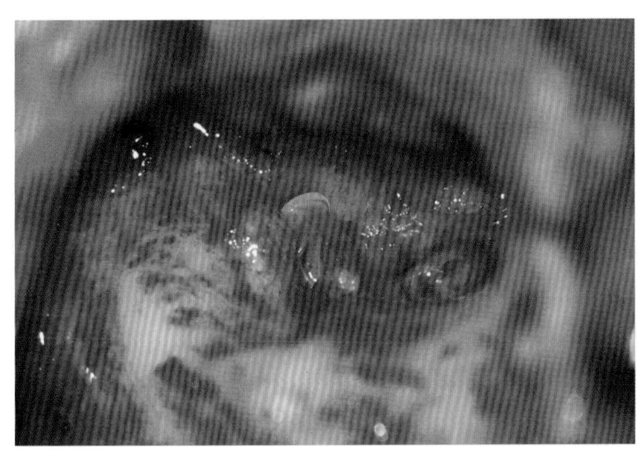

图 7.442 在胆脂瘤修正手术病例术中可见镫骨脱落。镫骨底板从卵圆窗脱落，镫骨底板前弓清晰可见（箭头）。想将镫骨直接拉出来的粗暴操作可能直接导致全聋。这种情况可通过术前仔细判读 CT 确定

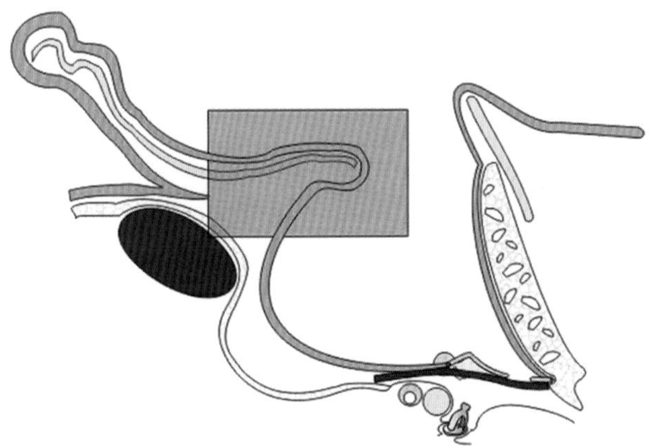

图 7.443 磨除术腔周围所有突出的悬骨

14. 去除鼓窦周围的气房，获得一个开阔的入口。需要特别注意的是失败的术腔常存在迷路瘘。大部分迷路瘘位于外半规管。因此，在清除病变或翻起皮瓣时，假设有迷路瘘存在是非常重要的。如果存在瘘管，保留瘘口处小块上皮组织。如有胆脂瘤复发，减容和锐性分离胆脂瘤基质相对于去除整块胆脂瘤来说，更能减少意外打开瘘口的概率。

15. 在不裸露面神经的情况下确定面神经，在再次手术的术腔确定面神经的两个恒定的标志是中鼓室的匙突和乳突腔的二腹肌嵴。面神经就走行于匙突的正上方，二腹肌嵴的前方，并与其垂直。其他的标志如外半规管、卵圆窗龛和砧骨体如果能够识别，也非常重要。一旦确定面神经，需要削低整个面神经嵴直到乳突尖，以获得圆滑的术腔（图 7.444，图 7.445）。

16. 去除前后拱柱。尽可能磨除所有的骨嵴和气房。去除中耳腔的任何病变组织。

17. 打磨外耳道前壁和下壁，使整个术腔圆滑，并且能够从耳道获得足够宽敞的视野。

18. 如果是老年患者，且无实用听力，则行乳突根治术。如果听力值得保留，但是听骨链破坏，则保留残余鼓膜，必要时行鼓膜成形术。根据手术失败的原因和中耳腔的情况可同期或二期行听骨链成形术。如果听骨链完整，且鼓膜未受累及，则行改良 Bondy 手术。

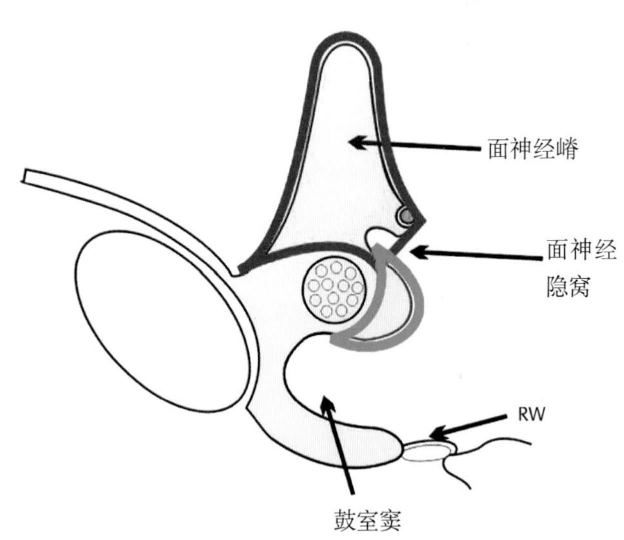

图 7.444 削低面神经嵴。RW：圆窗

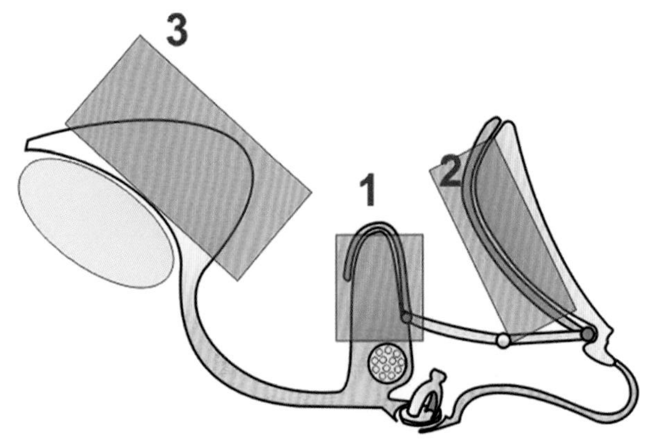

图 7.445 常见失败原因：（1）面神经嵴过高；（2）外耳道狭窄；（3）突出的悬骨

19. 在极少数情况下，需用软骨和骨粉填塞广泛的气化和大的凹陷，然后用筋膜尽可能广泛地覆盖术腔。

20. 在气化良好的乳突，需要准备一蒂在后的肌骨膜瓣以填塞乳突尖。

21. 根据术腔的大小恰当地行耳甲腔成形对于获得满意的手术效果非常重要（见本章节前面耳甲腔成形术部分）。

病例 7.34（右耳）

参见图 7.446 ~ 图 7.459。

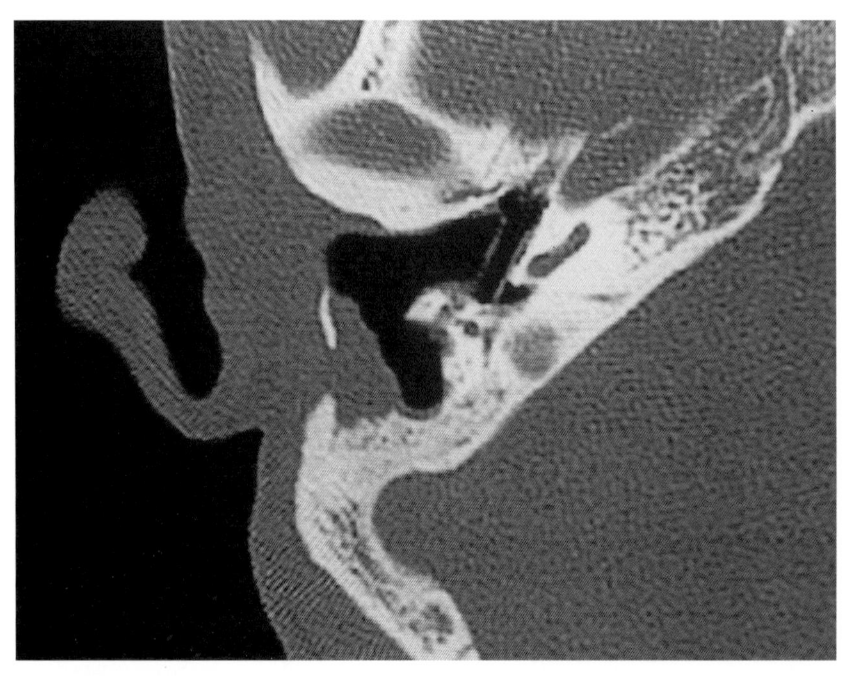

图 7.446 患者在其他医院接受手术治疗，术后术腔持续感染。轴位 CT 提示开放术腔内面神经嵴非常高，术腔周边有尖锐的悬骨。鼓室内可见硅胶片

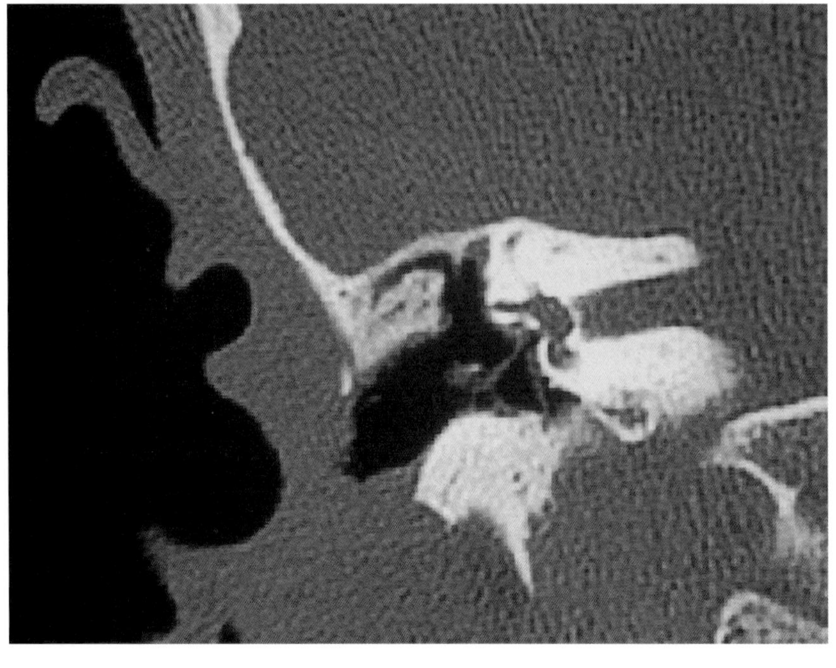

图 7.447 冠状位 CT 提示上鼓室外侧颅中窝脑板有大量骨质残留。上鼓室外侧悬突的骨嵴使暴露鼓室上部不可能。一个大的气房形成的通道开口于这个凹陷的空间

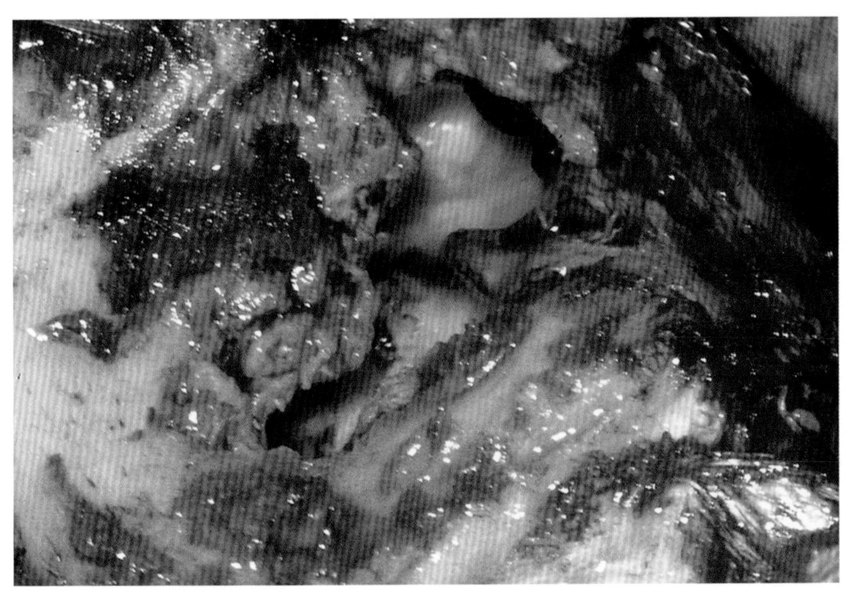

图 7.448 从耳后切口进入术腔，术腔中的悬骨使进入中耳腔的通道变窄

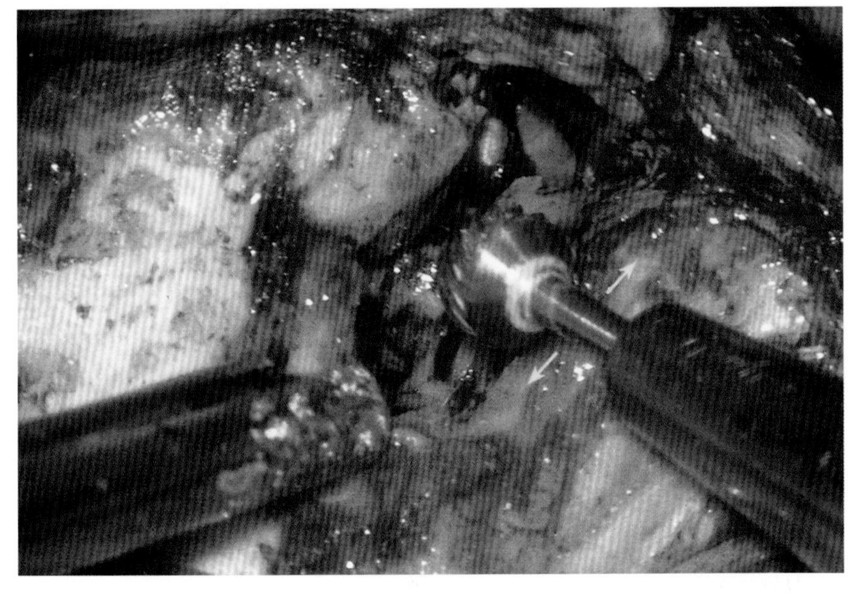

图 7.449 开始钻磨，首先磨除悬骨边缘，扩大术腔开口。在这个区域进行钻磨时，钻头移动的方向需平行于乙状窦

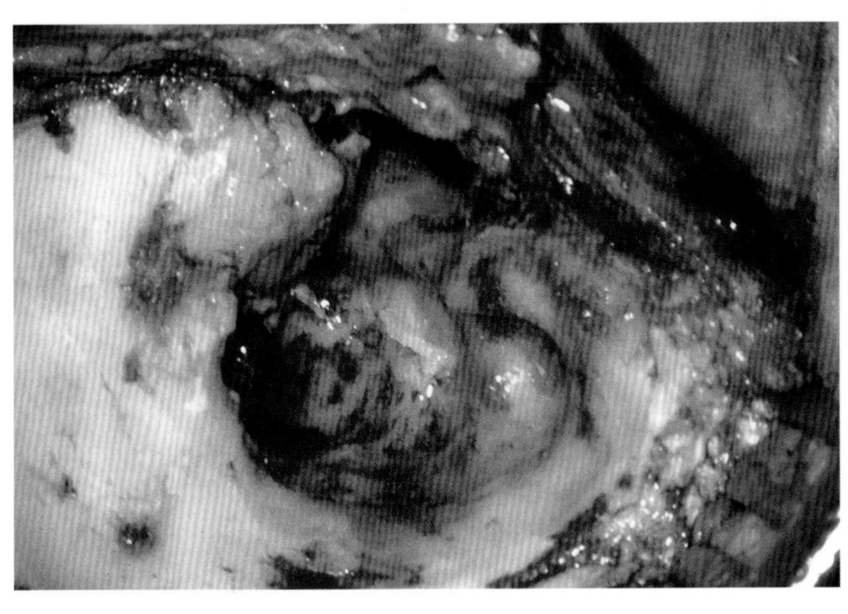

图 7.450 磨除部分悬突的骨质，清除术腔中感染的上皮组织。保证在直视下向鼓室方向逐步钻磨非常重要

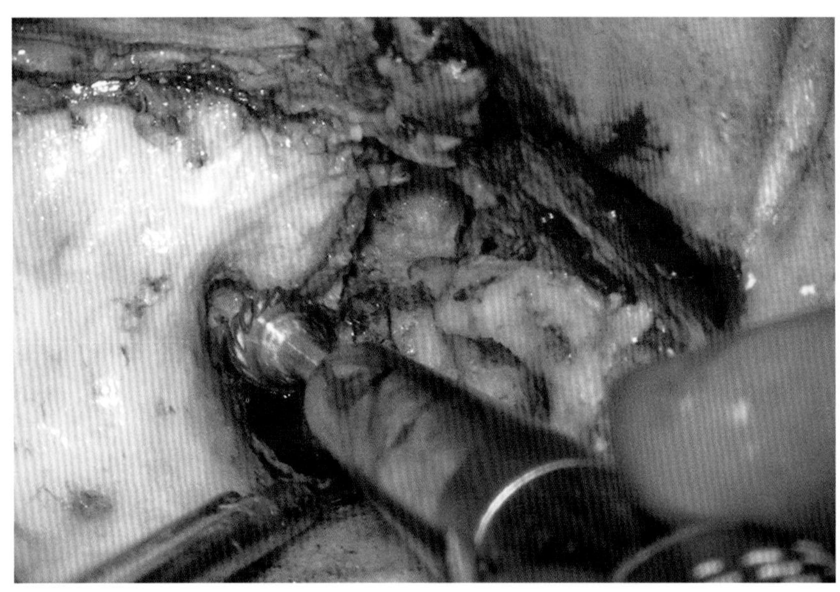

图 7.451 用大号切割钻去除冠状位 CT 扫描所示的大块骨质（图 7.447）

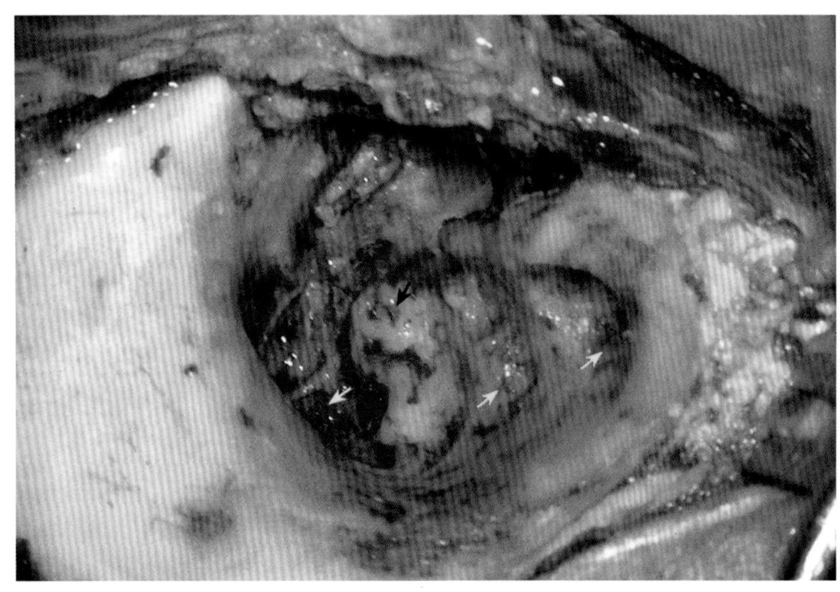

图 7.452 去除悬骨，磨薄颅中窝脑板表面的骨质。在乳突尖和窦脑膜角内可见多处大的未经打磨的凹陷（黄色箭头），可见外半规管（黑色箭头）

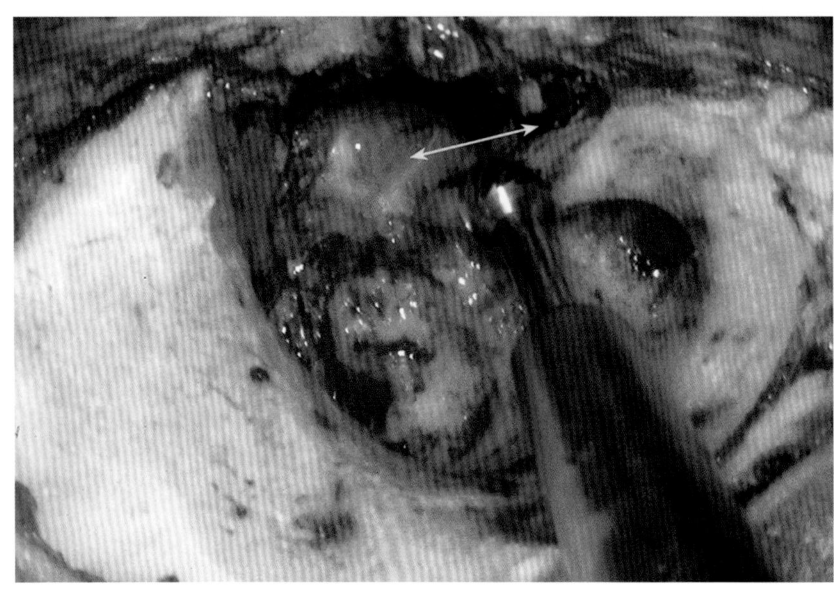

图 7.453 用切割钻削低面神经嵴，钻头走行的方向需与面神经走行一致

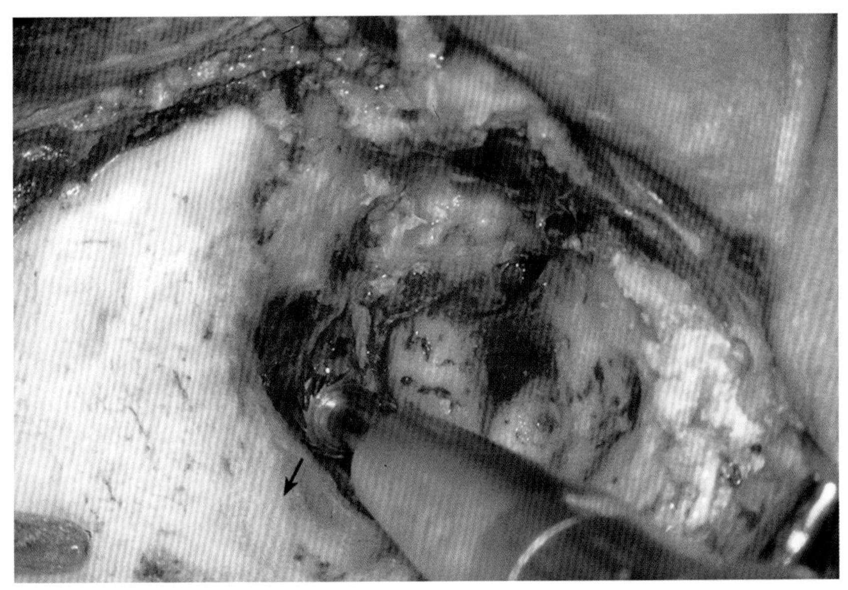

图 7.454　面神经嵴已削低。用切割钻沿由内向外的方向开放窦脑膜角

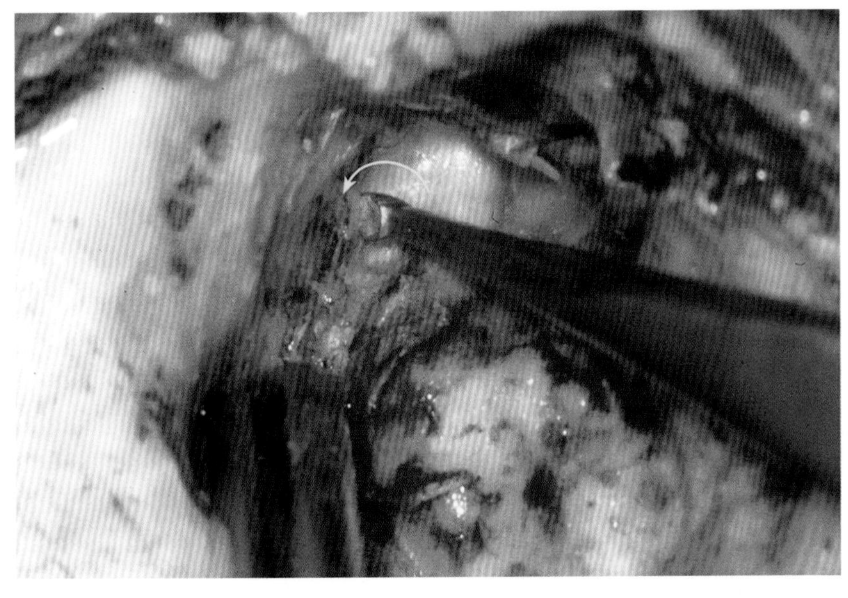

图7.455　去除自鼓室天盖突起的骨嵴，使术腔的形态更加圆滑。使用刮匙时需采用旋转的方式，否则会损伤颅中窝硬脑膜

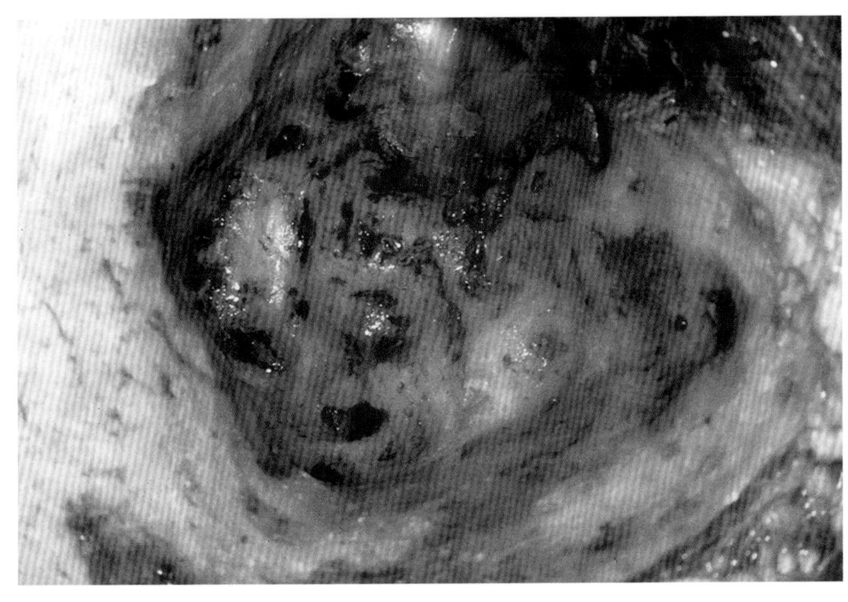

图7.456　如图示为修正后的术腔形态。面神经嵴已削低，颅中窝脑板已磨薄，乳突腔内的凹陷已钻磨光滑。窦脑膜角已开放

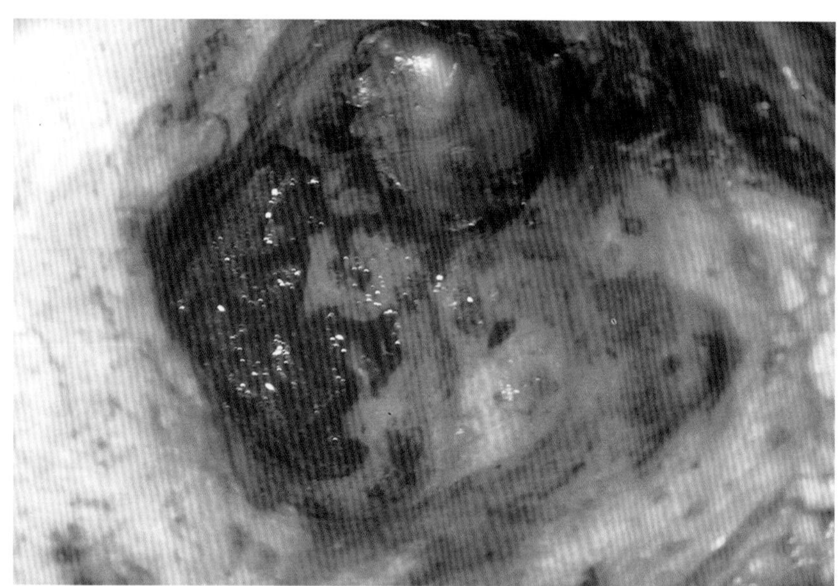

图 7.457　用骨粉填平迷路上方区域内狭窄的凹陷

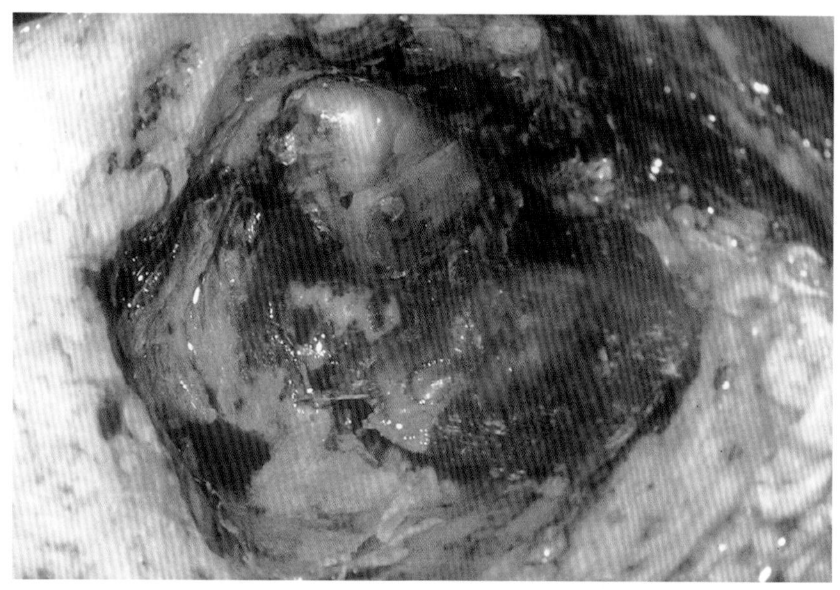

图 7.458　用筋膜覆盖填塞骨粉的区域。另外需用筋膜尽可能覆盖术腔裸露的骨质

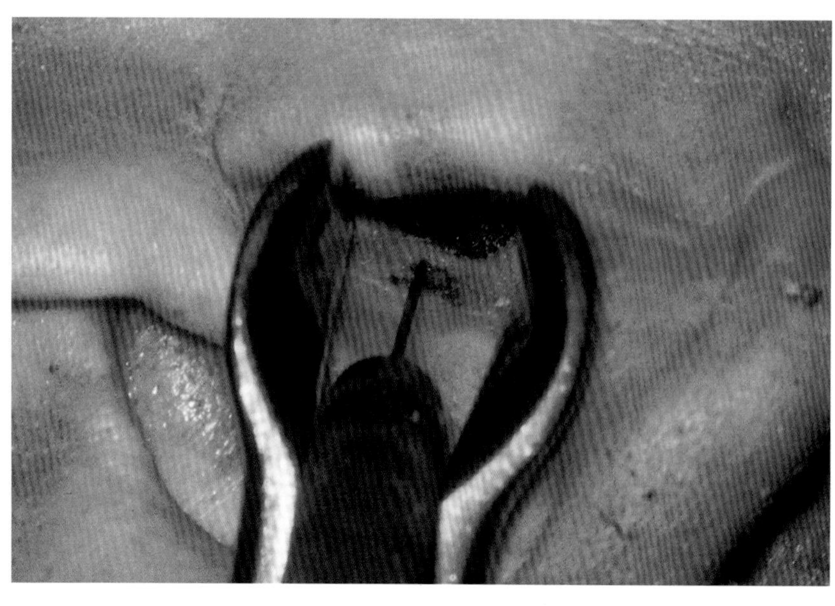

图 7.459　行耳甲腔成形以获得一个术后能够自洁、易于随访的术腔

7.5.2 修正手术的提示与误区

• 在我们的病例中，因为术后流脓而进行修正手术的比例为 30%。

• 术后出现的问题并不是由于开放式鼓室成形这一技术本身造成的，而是由于手术医生经验不足造成的。

• 在修正术中发现常见的造成术后流脓的原因是没有正确地实施开放式鼓室成形术，同时耳甲腔扩大不足。

• 初学者不适合对修正手术的术腔进行手术操作。因为所有的原始解剖结构可能都已被破坏，这将是非常危险的。

• 非常重要且易损伤的结构可能在前次手术中已经裸露。术前高分辨率 CT 扫描的骨窗成像非常必要，这可帮助术者了解可能面对的风险。

• 在修正手术中，主动确定面神经是首要的目标。

• 去除颅中窝脑板和乙状窦骨板表面的骨性悬突和骨嵴。

• 扩大窦脑膜角。

• 削低面神经嵴。

• 去除前后拱柱。

• 乳突腔内和迷路周围的气房去除不充分会导致术腔碟形化不充分，导致术后术腔并发症。

• 谨记，如果前期手术没有扩大外耳道，一定要做耳甲腔成形。

视　频

见视频 7.1~ 视频 7.4。

参考文献

Bhatia S, Karmarkar S, DeDonato G, et al. Canal wall down mastoidectomy: causes of failure, pitfalls and their management. J Laryngol Otol,1995,109(7):583–589

Karmarkar S, Bhatia S, Saleh E, et al. Cholesteatoma surgery: the individualized technique.Ann Otol Rhinol Laryngol,1995, 104(8):591–595

Naguib MB, Aristegui M, Saleh E, et al. Surgical management of epitympanic cholesteatoma with intact ossicular chain: the modified Bondy technique. Otolaryngol Head Neck Surg,1994,111(5):545–549

Prasad SC, Giannuzzi A, Nahleh EA, et al. Is endoscopic ear surgery an alternative to the modified Bondy technique for limited epitympanic cholesteatoma? Eur Arch Otorhinolaryngol,2016,273(9):2533–2540

Sanna M, Zini C, Scandellari R, et al. Residual and recurrent cholesteatoma in closed tympanoplasty. Am J Otol,1984,5(4):277–282

Sanna M, Gamoletti R, Scandellari R,et al. Autologous fitted incus versus Plastipore PORP in ossicular chain reconstruction. J Laryngol Otol,1985,99(2):137–141

Sanna M, Gamoletti R, Bortesi G,et al. Posterior canal wall atrophy after intact canal wall tympanoplasty. Am J Otol,1986,7(1):74–75

Sanna M, Zini C, Gamoletti R, et al. Closed versus open technique in the management of labyrinthine fistulae. Am J Otol,1988,9(6):470–475

Sanna M, Shea CM, Gamoletti R, et al. Surgery of the 'only hearing ear' with chronic ear disease. J Laryngol Otol,1992,106(9):793–798

Sanna M, Facharzt AAL, Russo A, et al. Modified Bondy's technique: refinements of the surgical technique and long-term results. Otol Neurotol,2009,30(1):64–69

Sanna M, Sunose H, Mancini F, et al. Middle ear and mastoid microsurgery. Stuttgart: Thieme, 2012

Shaan M, Landolfi M, Taibah A, et al. Modified Bondy technique. Am J Otol,1995,16(5):695–697

Zini C, Sheehy JL, Sanna M. Microsurgery of Cholesteatoma of the Middle Ear. Milan: Ghedini,1980

8 先天性中耳胆脂瘤

先天性胆脂瘤被定义为完整鼓膜内侧的表皮囊肿，患者既往无耳漏、耳外伤或耳手术史。Michaels研究了胚胎期颞骨后，发现10 ~ 33周间的胚胎中存在上皮样物。这些组织随着发育一般会自行吸收、消失。Michaels猜想这些上皮组织可能是先天性胆脂瘤发育的原基。先天性胆脂瘤的最典型的位置是鼓膜的前上方，与Michaels描述的胚胎上皮位置相一致，支持这一学说。但是，我们的经验与文献报道相反（Derlacki和Clemis，1965；Friedberg，1994；Levenson等，1986；Cohen，1987），我们发现鼓膜后份才是先天性胆脂瘤最常见的部位。为了清楚地描述先天性胆脂瘤的位置，我们引入了一种分类方法，先天性胆脂瘤位于中鼓室定义为A型；A型又分为两个亚型：位于鼓膜前份为A1型（图8.1），鼓膜后份为A2型（图8.2）。先天性胆脂瘤位于上鼓室定义为B型（图8.3）。如果胆脂瘤同时累及中鼓室及上鼓室，则被归为A/B型（图8.4）。我们收集的44例先天性胆脂瘤病例中，一半位于锤骨后方，而在锤骨前方不常见（表8.1）。现存理论无法解释起源于中鼓室后方的先天性胆脂瘤，猜想与起源于中鼓室前方先天性胆脂瘤的"胚胎期上皮残留"学说是截然不同的理论。

先天性胆脂瘤可能是在无症状患者的查体过程中偶然发现，也可能是在听力下降的儿童检查中发现，或者是听骨链损伤的儿童检查时被发现。有的患者听力损失不明显，其实是胆脂瘤充当了传声媒介。儿童患者通常意识不到听力下降的问题，常常是因为合并急性或分泌性中耳炎的反复发作就诊，才有机会被明确诊断为先天性胆脂瘤。高度怀疑和彻底检查对于发现这些病变的存在至关重要。早期的鼓室前份胆脂瘤在婴儿期就可在

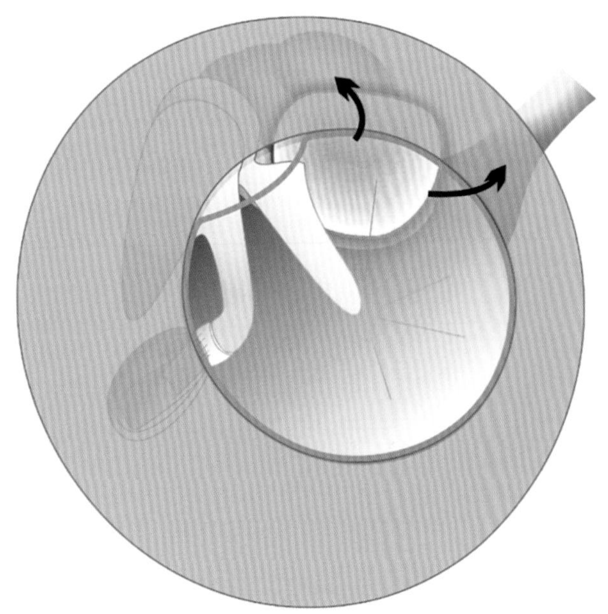

图8.1 A1型先天性胆脂瘤位于中鼓室锤骨前方

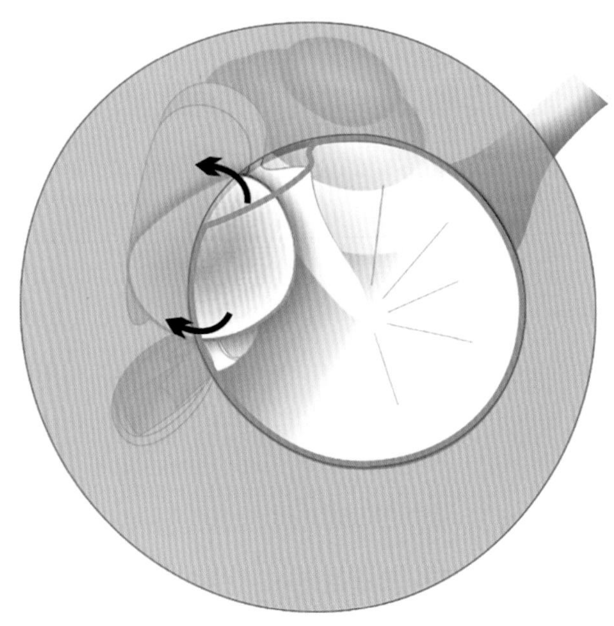

图8.2 A2型先天性胆脂瘤位于中鼓室锤骨后方

耳镜检查时发现，但位于鼓膜后上的胆脂瘤往往直到进行听力检查时才能被发现。高分辨率计算机断层扫描（CT）通常表现为圆形软组织密度影，或软组织充满中耳腔伴听骨链中断。然而，在少数的开放型胆脂瘤的病例中，听骨链中断及卵圆窗区的软组织增厚影可能是影像中的唯一发现，很难与先天性听骨链畸形鉴别（Kim）。只有在手术中确定胆脂瘤基质及少量上皮的存在。

先天性胆脂瘤手术的基本策略与获得性胆脂瘤相同。儿童患者应尽量保留外耳道后壁。紧张部前上的胆脂瘤可经耳后切口经耳道入路予以切除。如果听骨链内侧有胆脂瘤残留的风险，则应去除砧骨和锤骨头以完成显露和切除。少数局限性的紧张部后上胆脂瘤可经外耳道入路予以切除。但是，大多数紧张部后上型胆脂瘤和范围较大的胆脂瘤需行完壁式乳突切开探查乳突、面隐窝及上鼓室内侧壁。即便在影像检查中显示乳突正常，开放型先天性胆脂瘤也可能已经累及鼓窦。多数病例都需要充分的但不能过度的削薄耳道后壁，充分的后鼓室切开是关键步骤。听骨链重建一期或二期手术完成，取决于术腔黏膜的状态和胆脂瘤上皮残留的可能性。如果有上皮残留的可能，则采用分期手术。少数大范围胆脂瘤还是必须行开放式手术。需要注意，胆脂瘤有可能是双侧的，或者对侧耳也有病变或耳聋。术前若无法完成纯音测听，则要行客观听觉测试，如听性脑干反应（ABR）。对侧耳如有听力损失，可行一期听骨链重建手术。

表 8.1　先天性中耳胆脂瘤的定位

分型	位置	百分比
A 型	中鼓室	52%
·A1	锤骨前方	5%
·A2	锤骨后方	47%
B 型	上鼓室	7%
A/B 型	多部位	41%

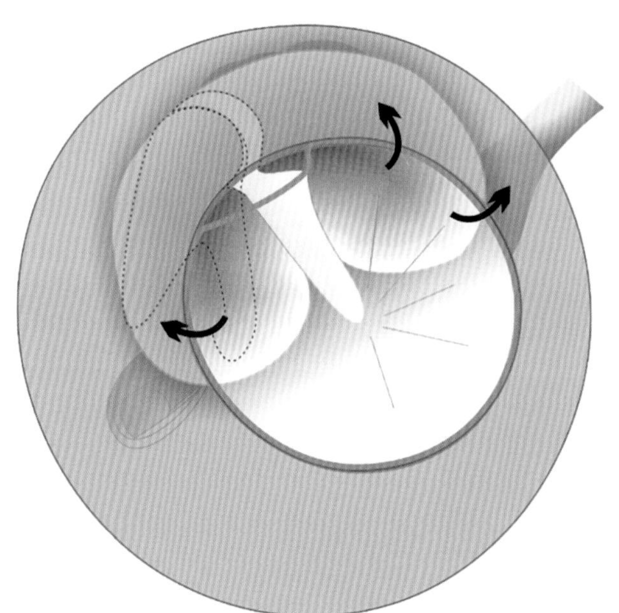

图 8.3　B 型先天性胆脂瘤位于上鼓室

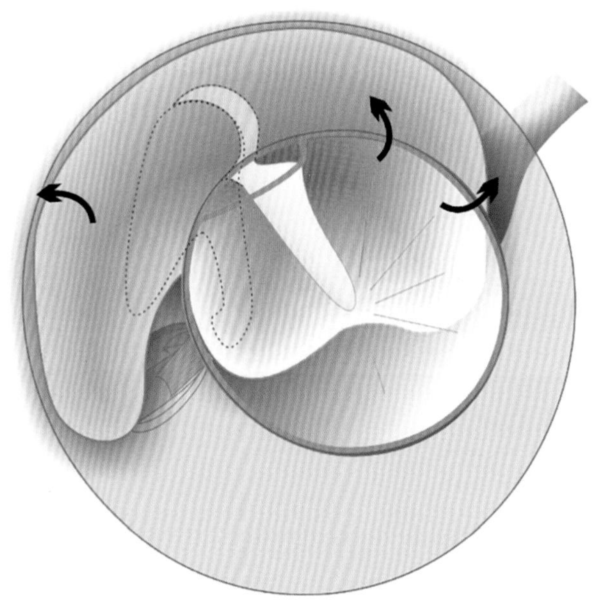

图 8.4　A/B 型先天性胆脂瘤同时累及中鼓室及上鼓室

病例 8.1（右耳）

参见图 8.5 ~ 图 8.13。

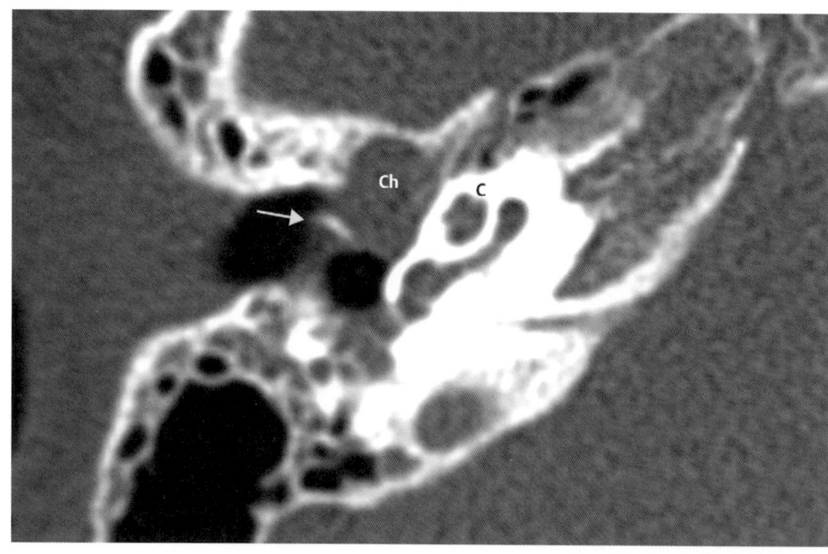

图 8.5 轴位 CT 显示锤骨柄前方有一圆形软组织影（箭头），咽鼓管口上壁侵蚀扩大，后方鼓室未受累。C：耳蜗；Ch：胆脂瘤

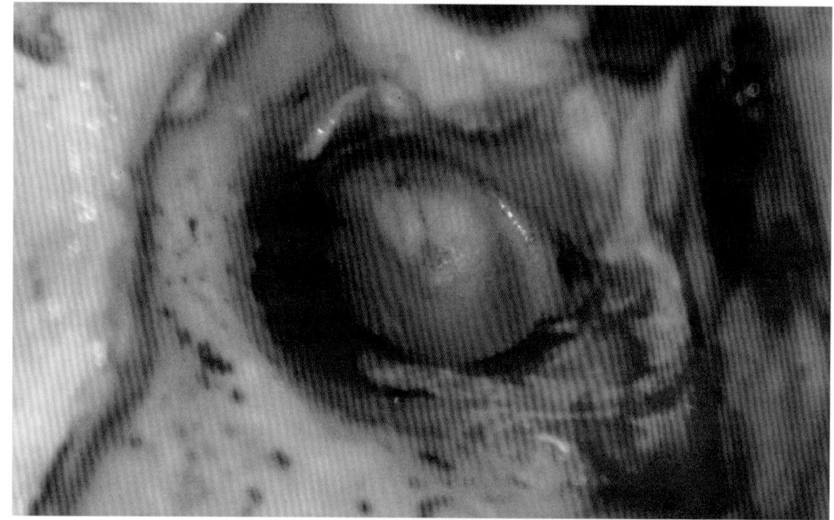

图 8.6 耳后切口显露外耳道，透过鼓膜可见鼓室前上象限白色团块

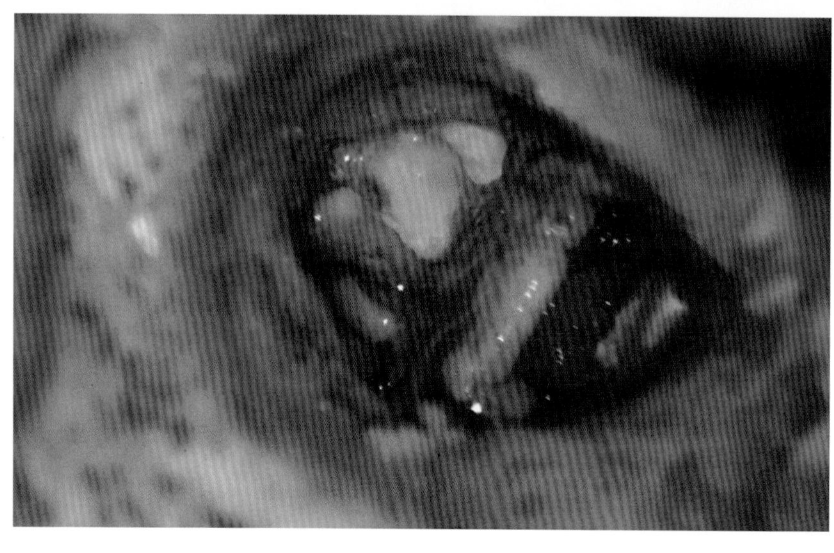

图 8.7 将鼓膜从上面的鼓环向下剥离，再与锤骨柄分离，暴露出锤骨柄前方的先天性胆脂瘤，可见胆脂瘤前份没有完整的基质囊壁，因此是开放型先天性胆脂瘤

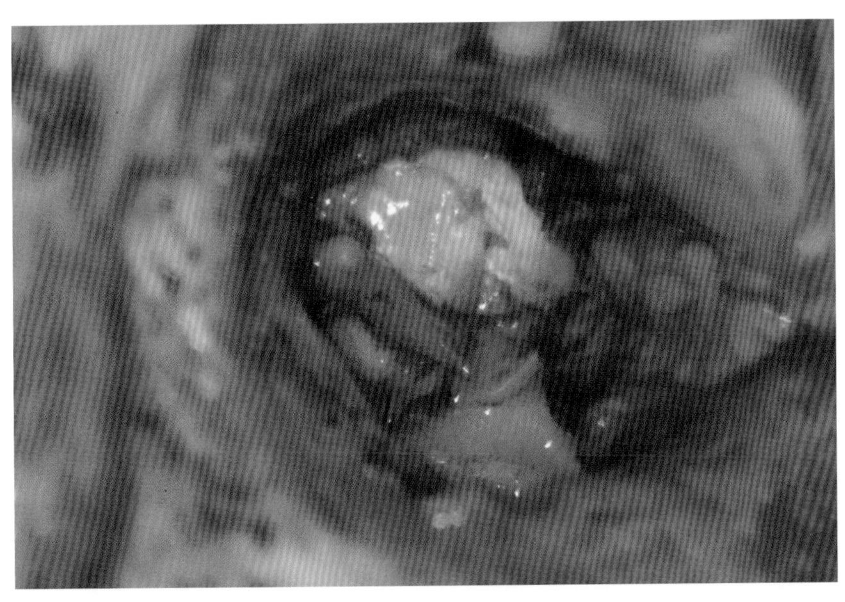

图 8.8 为了暴露胆脂瘤的下界，将鼓膜从锤骨柄上完全剥离，这里需要锐性分离。这时可见胆脂瘤已累及咽鼓管

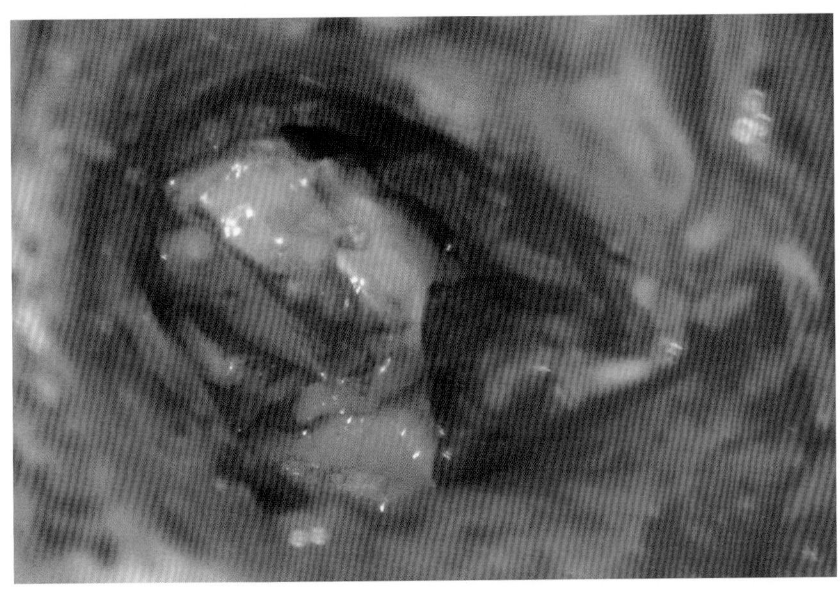

图 8.9 胆脂瘤的前界已清晰可见，因此，骨性鼓环无需钻磨

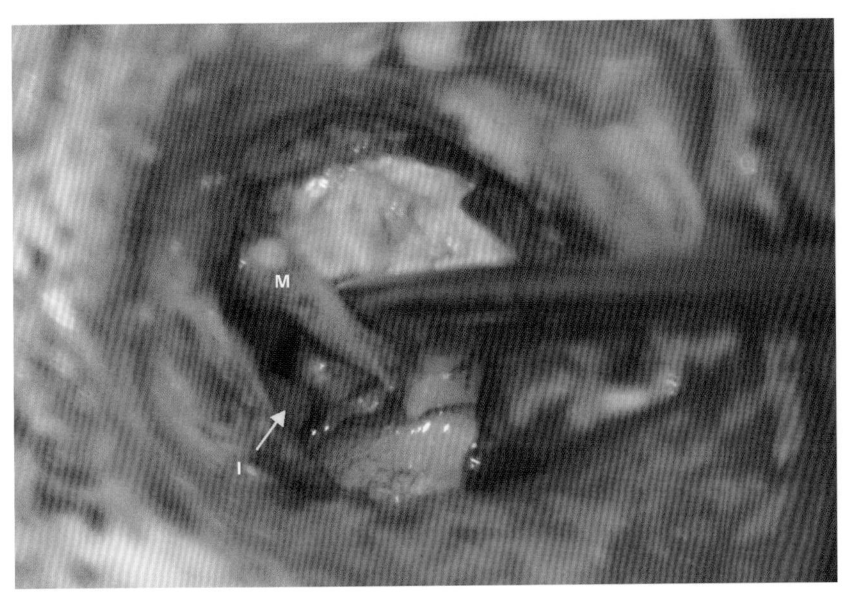

图 8.10 用鼓室窦钩小心地将胆脂瘤基质与镫骨前弓分离，注意保持囊袋的完整性，也不要向听骨链过度施力。I：砧骨；M：锤骨

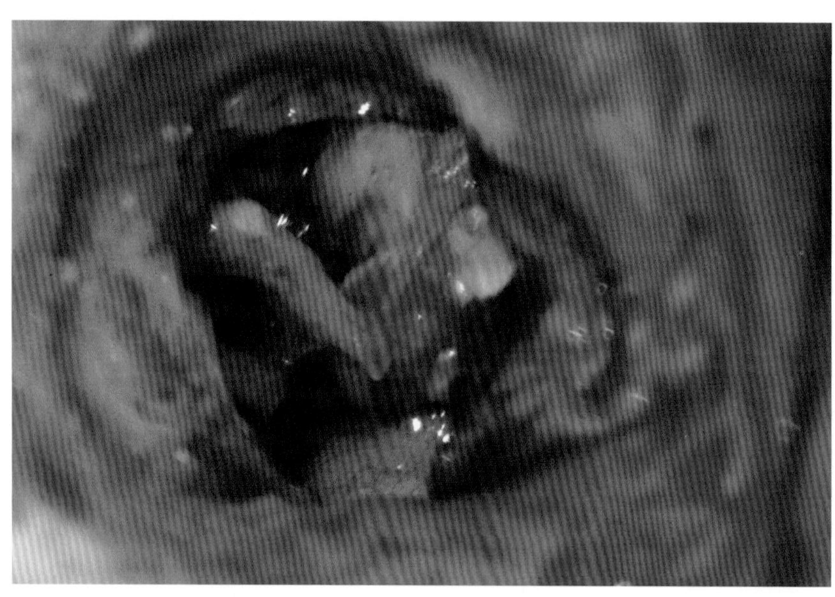

图 8.11　胆脂瘤已与中耳的结构分离开

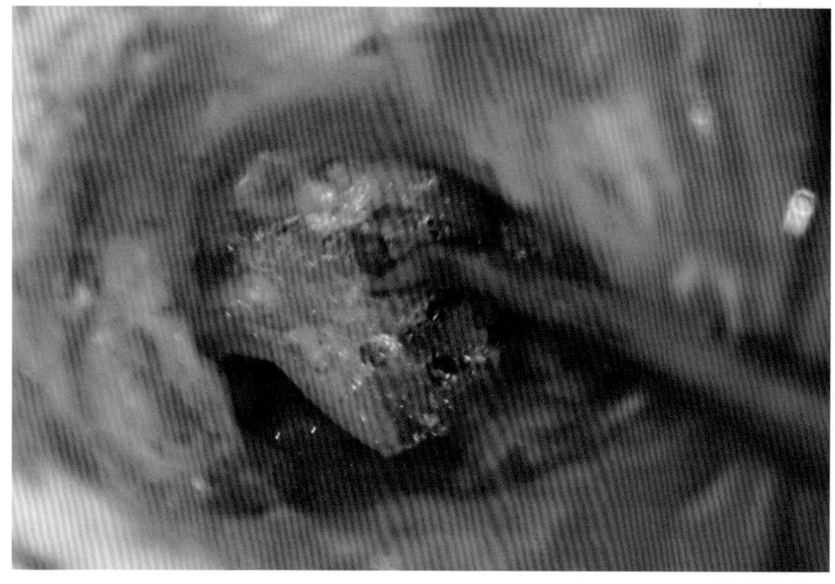

图 8.12　容易发生基质残留的区域，比如匙突前方，要用小棉球反复擦拭，以求清除干净

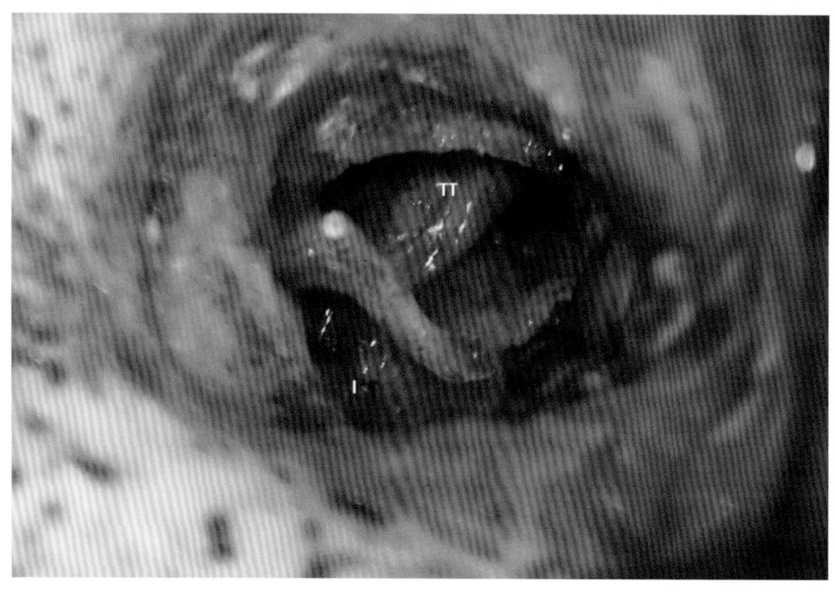

图 8.13　中耳胆脂瘤已切净。锤骨前方，内侧壁突出的结构为鼓膜张肌半管。I：砧骨；TT：鼓膜张肌

病例 8.2（右耳）

参见图 8.14 ~ 图 8.29。`

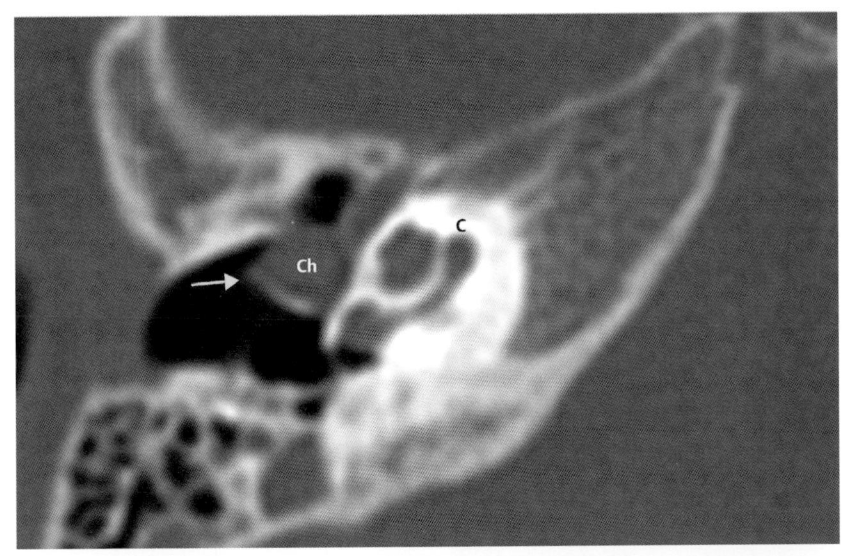

图 8.14 先天性胆脂瘤。锤骨柄前方的圆形团块影（箭头）为胆脂瘤。C：耳蜗；Ch：胆脂瘤

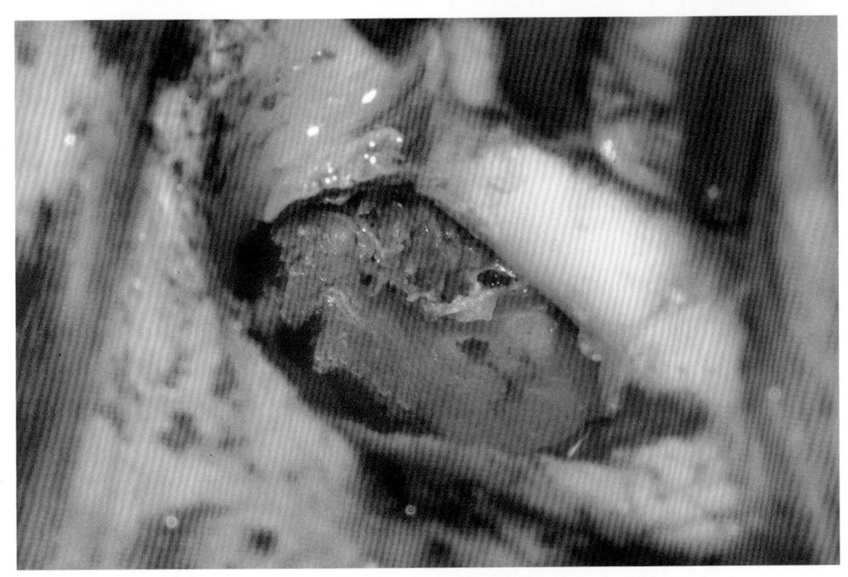

图 8.15 外院曾行鼓膜切开术确诊了先天性胆脂瘤。显微镜下见鼓膜前上结痂，鼓膜内侧可见白色团块影。耳道前壁的悬骨有些遮挡鼓膜前缘的暴露

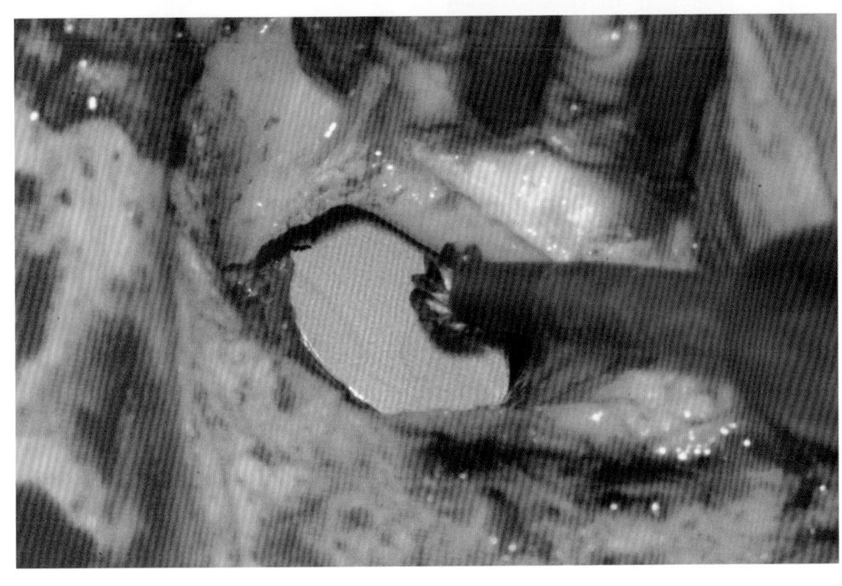

图 8.16 耳道成形，骨性耳道四壁的皮肤已经翻到内侧，并用铝箔片保护

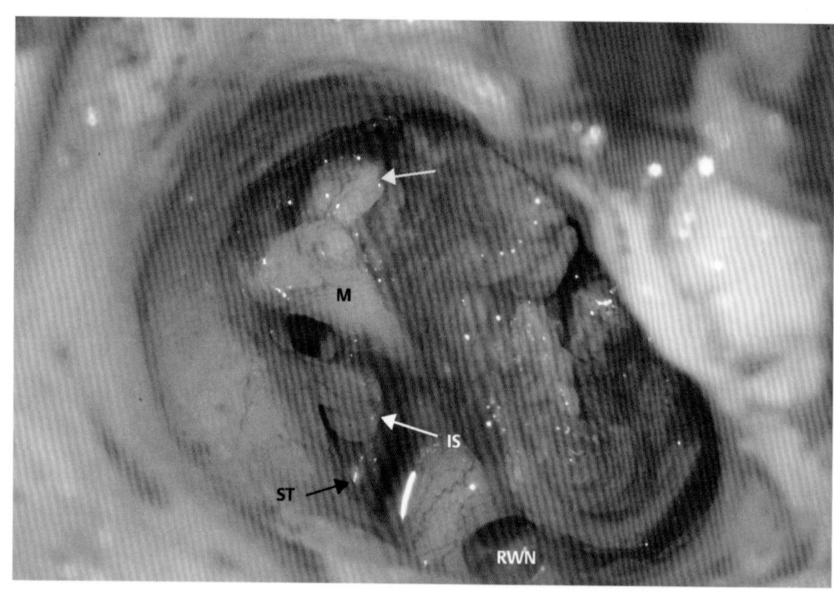

图 8.17　掀起耳道鼓膜瓣，显露鼓室。锤骨前方可见一白色团块（黄色箭头），后半鼓室未见病变。IS：砧镫关节；M：锤骨；RWN：圆窗龛；ST：镫骨肌腱

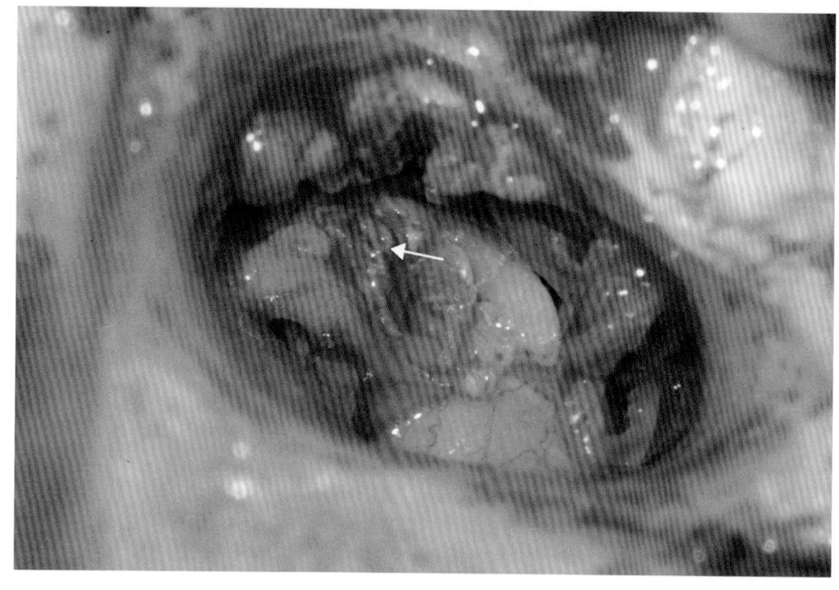

图 8.18　鼓膜已从锤骨柄上分离。胆脂瘤为开放型，基质仅包裹上面部分。在上次鼓膜切开的位置，有少许鼓膜与胆脂瘤粘连在一起（箭头）

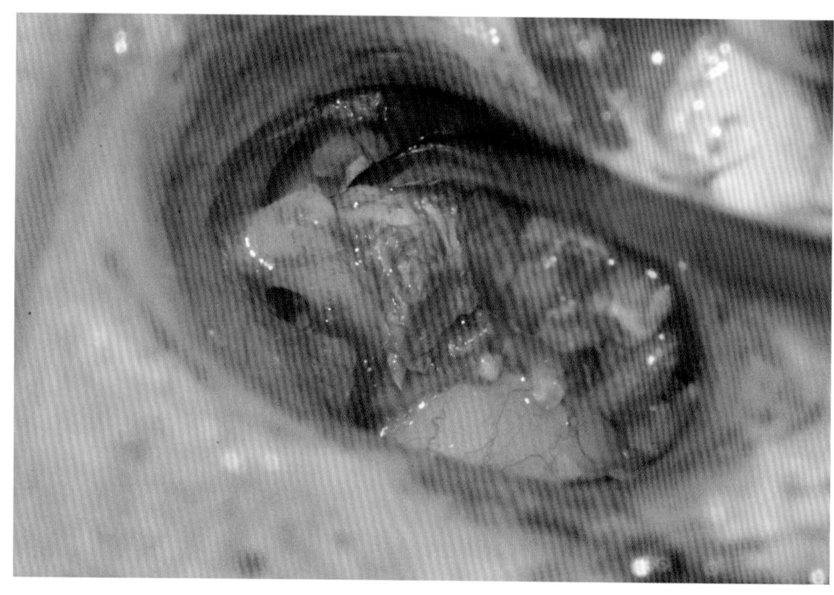

图 8.19　胆脂瘤的切除从上极开始，沿着锤骨柄向下分离

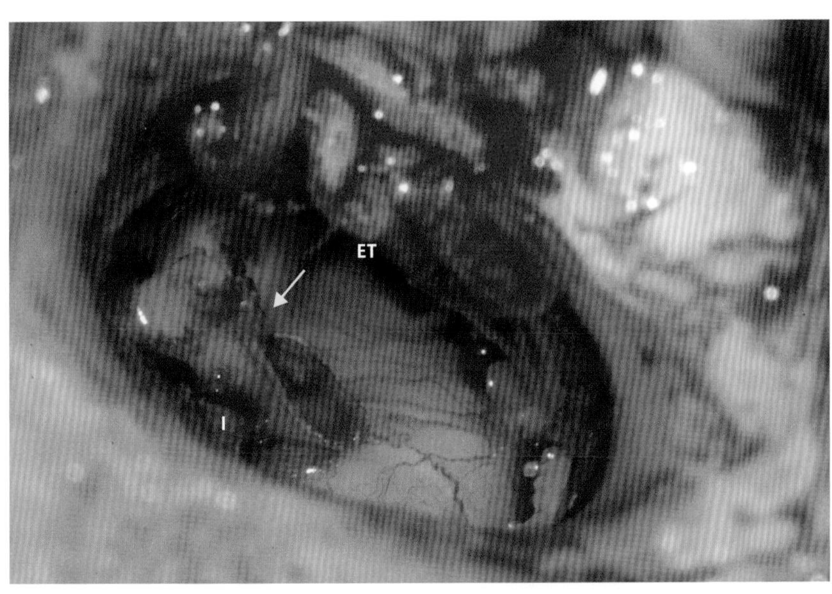

图 8.20　大部分胆脂瘤已切除，锤骨柄前缘还有少量基质残留(箭头)。ET：咽鼓管；I：砧骨

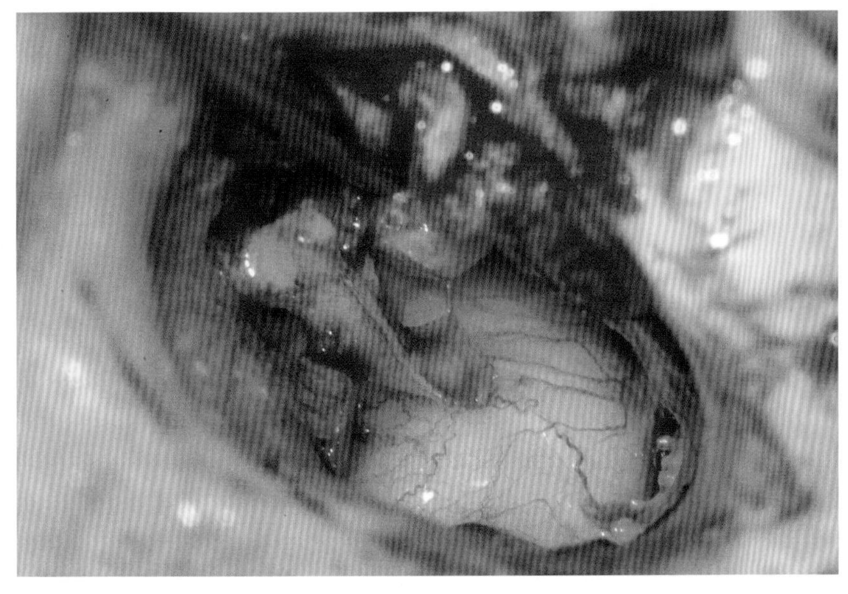

图 8.21　锤骨柄上粘附的上皮基质也被切除

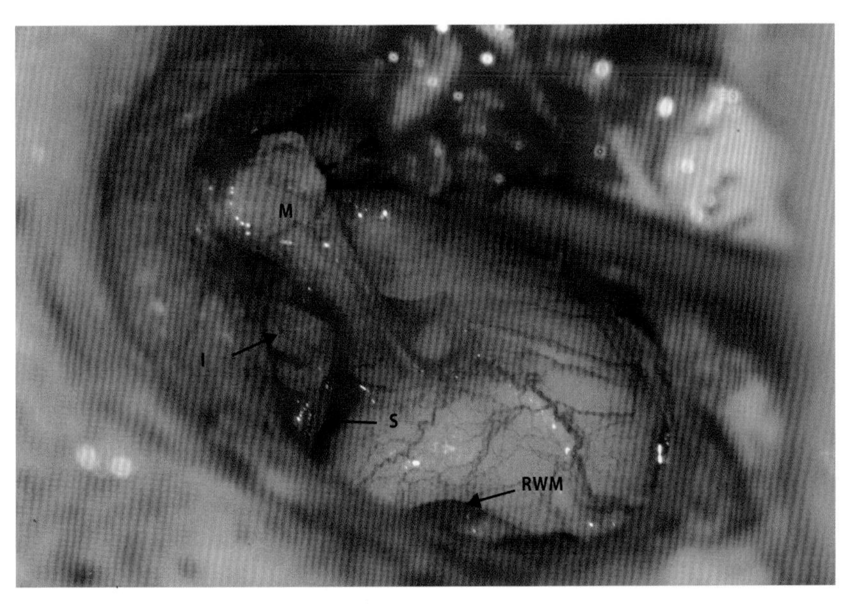

图 8.22　最后一块基质粘附于锤骨短突前方也被清除，整个胆脂瘤切除过程保持听骨链的完好。I：砧骨；M：锤骨；RWM：圆窗膜；S：镫骨

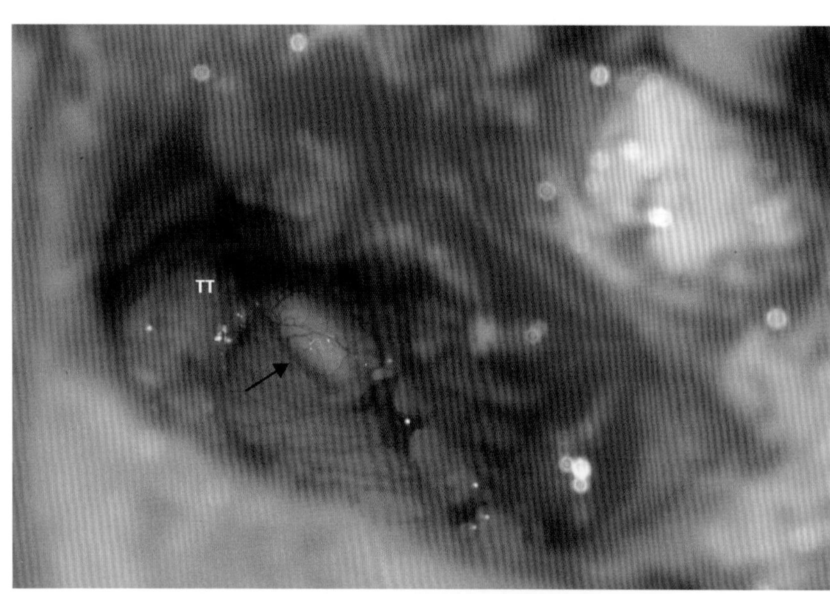

图 8.23　咽鼓管下壁可见颈内动脉(箭头)在前内侧向岩尖走行。TT：鼓膜张肌

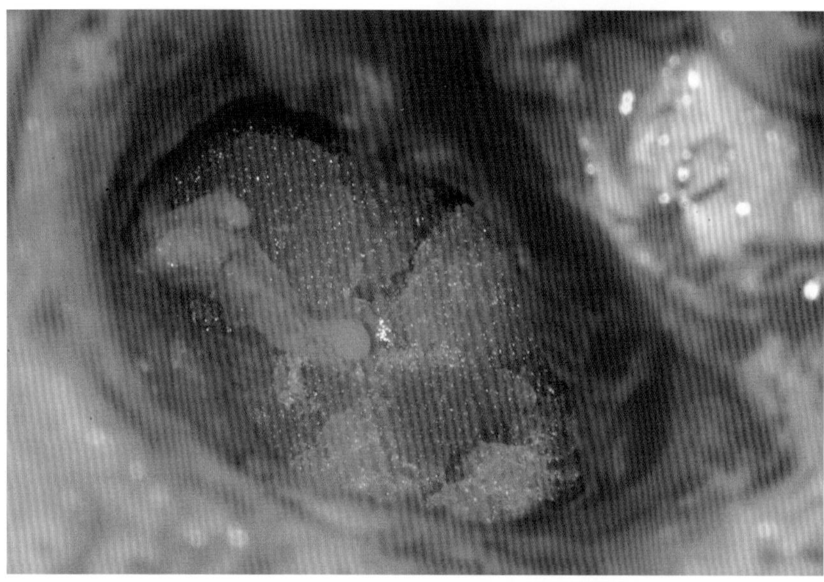

图 8.24　鼓室填塞明胶海绵

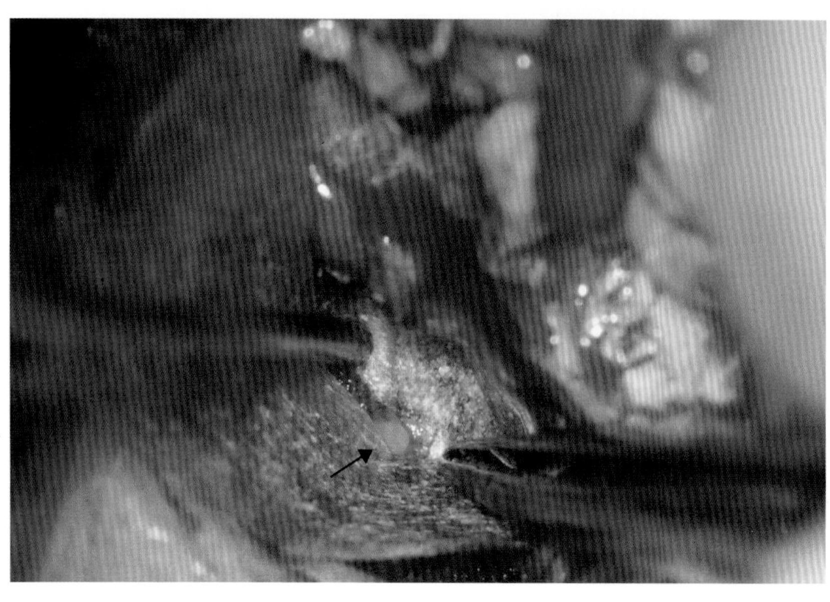

图 8.25　在颞肌筋膜适当位置剪一豁口，将锤骨柄尖端（箭头）套于豁口外

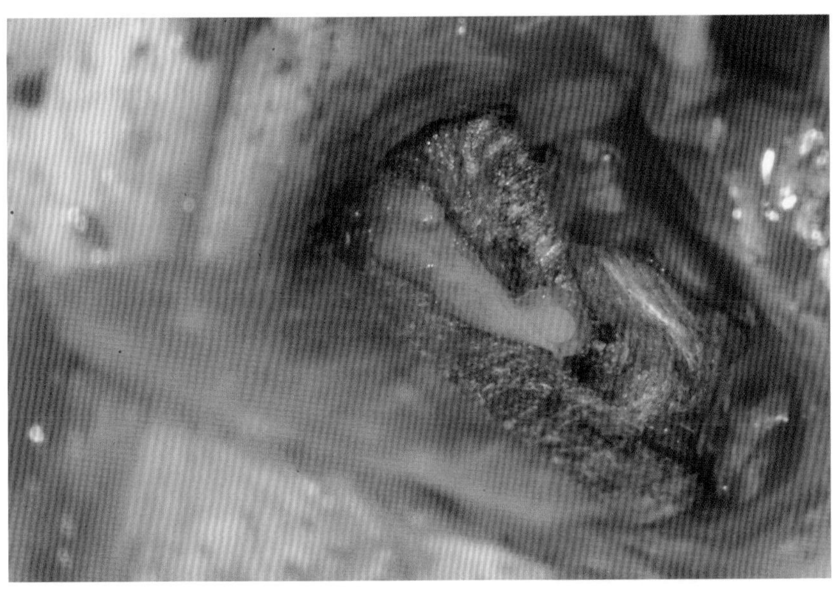

图 8.26 锤骨柄嵌套于颞肌筋膜外侧以减少术后鼓膜外移的风险，筋膜的前缘和下缘要置于鼓环内侧

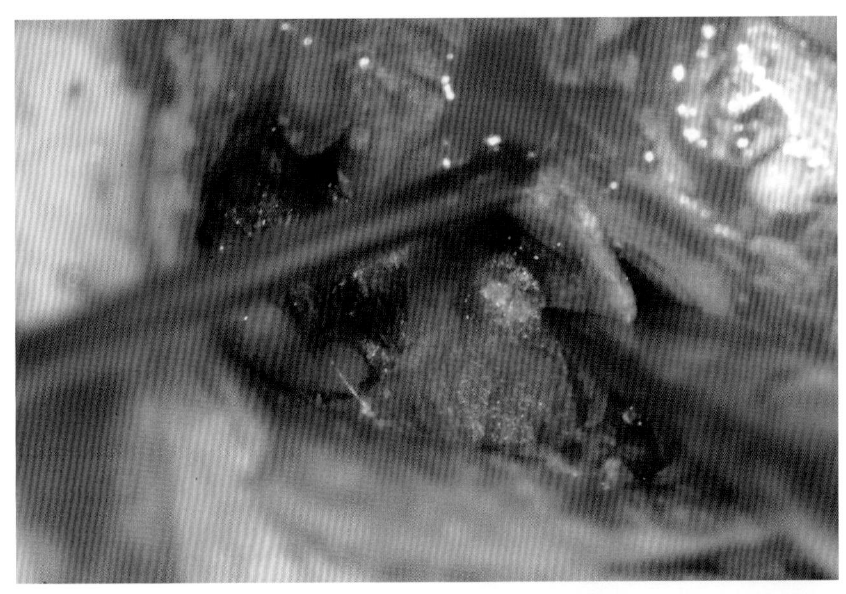

图 8.27 裁剪筋膜的外侧，使其与扩大的耳道及皮肤充分贴合

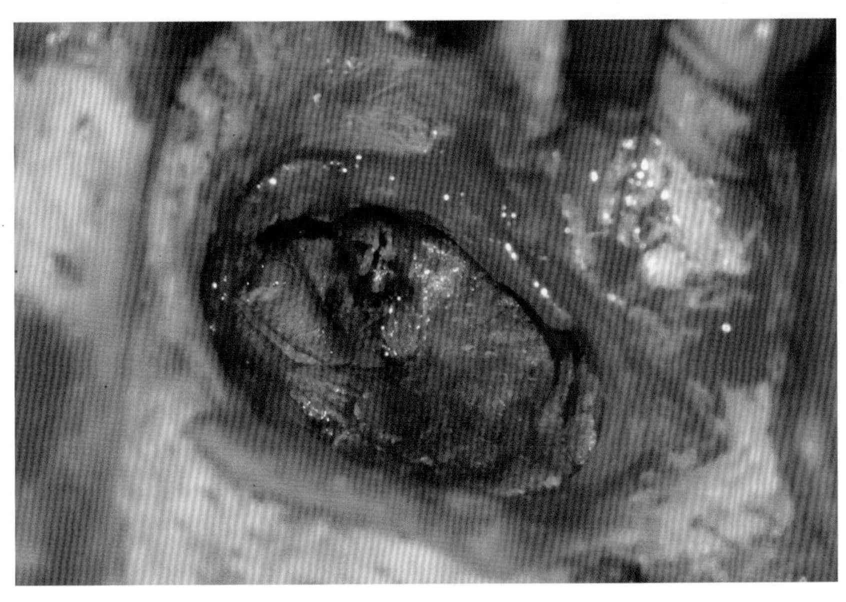

图 8.28 鼓膜重建完成

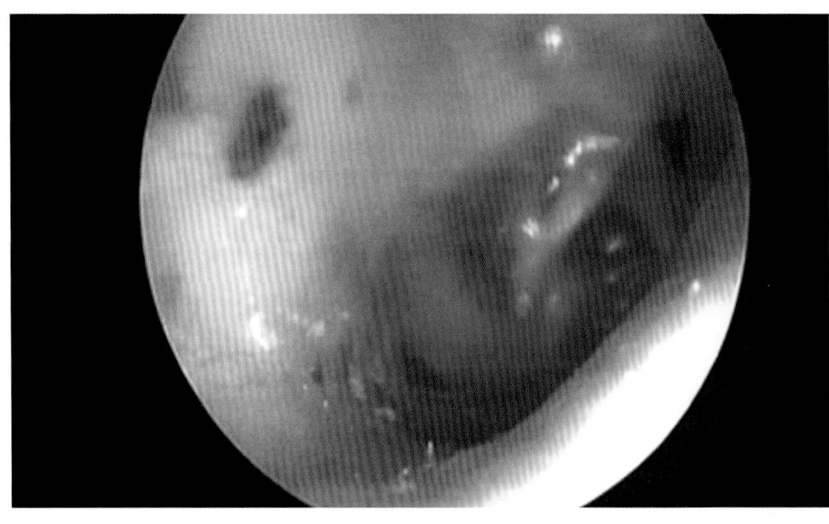

图 8.29　术后耳镜显示鼓膜上皮化良好

病例 8.3（右耳）

参见图 8.30 ~ 图 8.66。

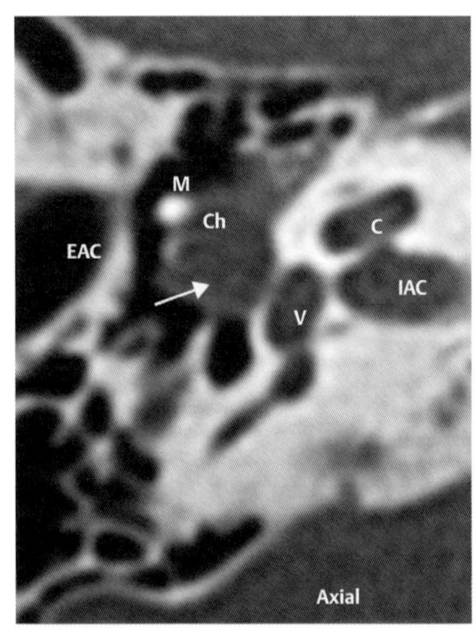

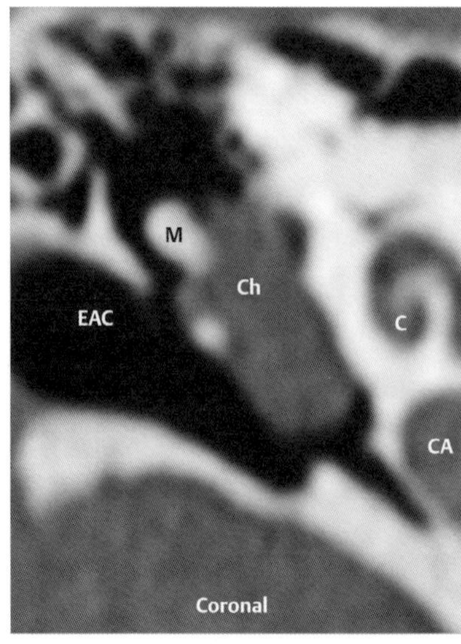

图 8.30　11 岁患者的先天性胆脂瘤。耳镜透过鼓膜可见鼓室内白色团块。CT 检查显示胆脂瘤（箭头）主要在鼓室，小部分累及上鼓室。砧骨侵蚀，听骨链可能中断。C：耳蜗；CA：颈内动脉；Ch：胆脂瘤；EAC：外耳道；IAC：内听道；M：锤骨；V：前庭；Axial：轴位；Coronal：冠状位

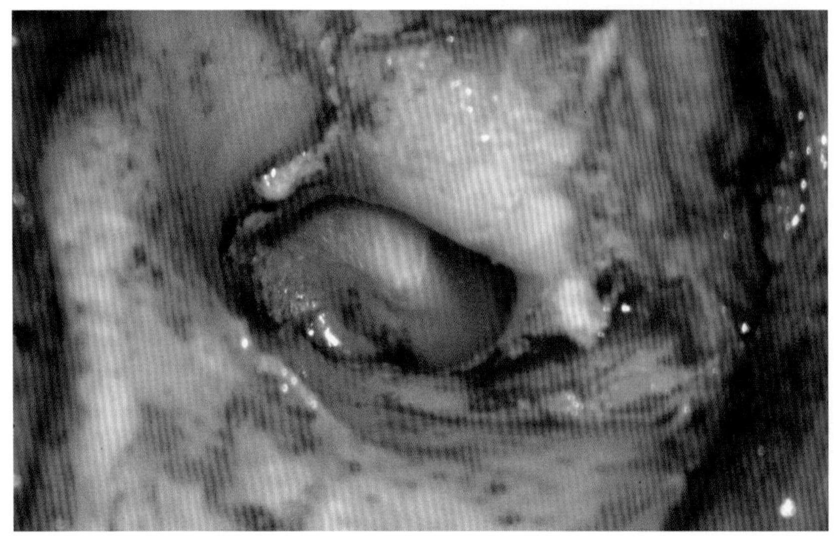

图 8.31　耳后切口已毕，用撑开器抬起耳道后壁皮瓣，显露鼓膜。鼓膜完整，前上象限可见一白色团块为先天性胆脂瘤

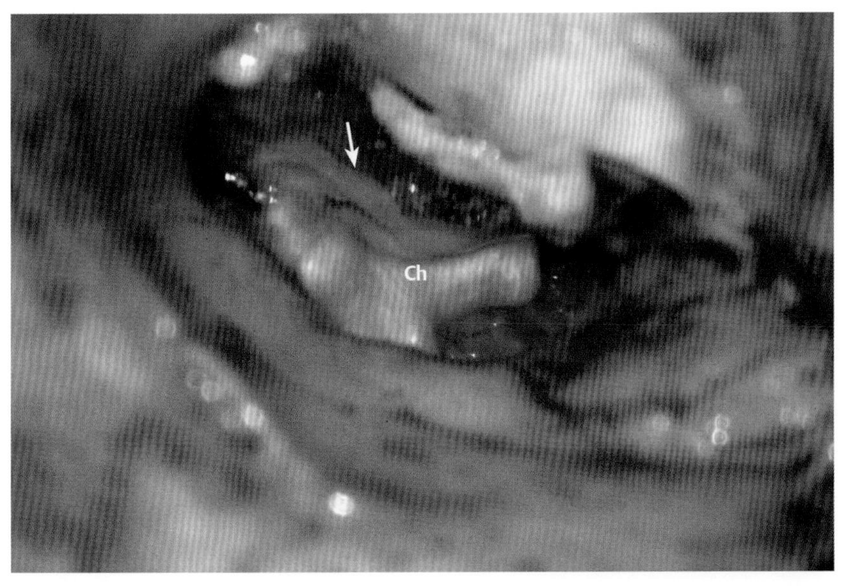

图 8.32 掀起耳道鼓膜瓣进入鼓室。锤骨柄 (箭头) 内侧可见胆脂瘤 (Ch) 为闭合型

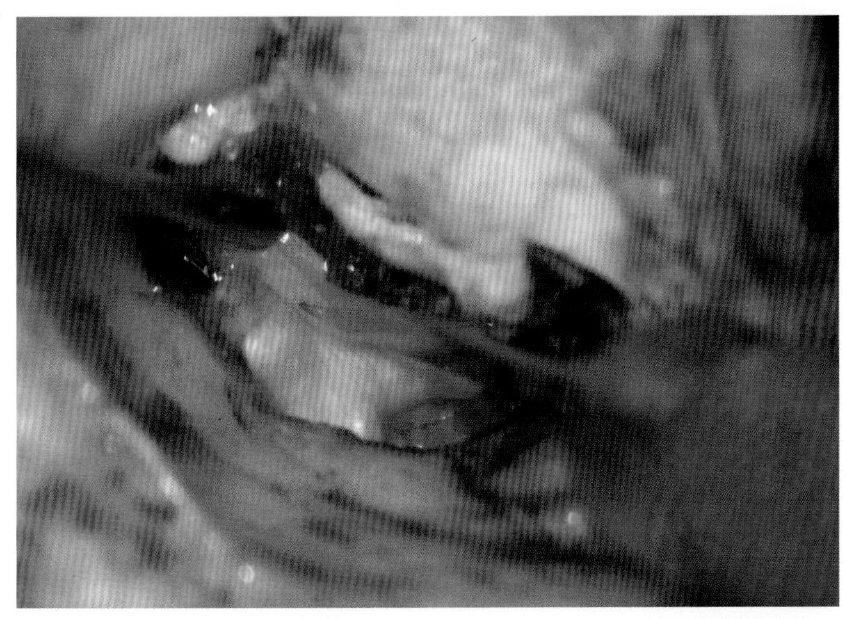

图 8.33 用锋利的小刀切开锤骨柄的骨膜。如果听骨链完整，这一操作要细致小心，尤其是在锤骨柄末梢，避免暴力使砧镫关节或者锤砧关节脱位

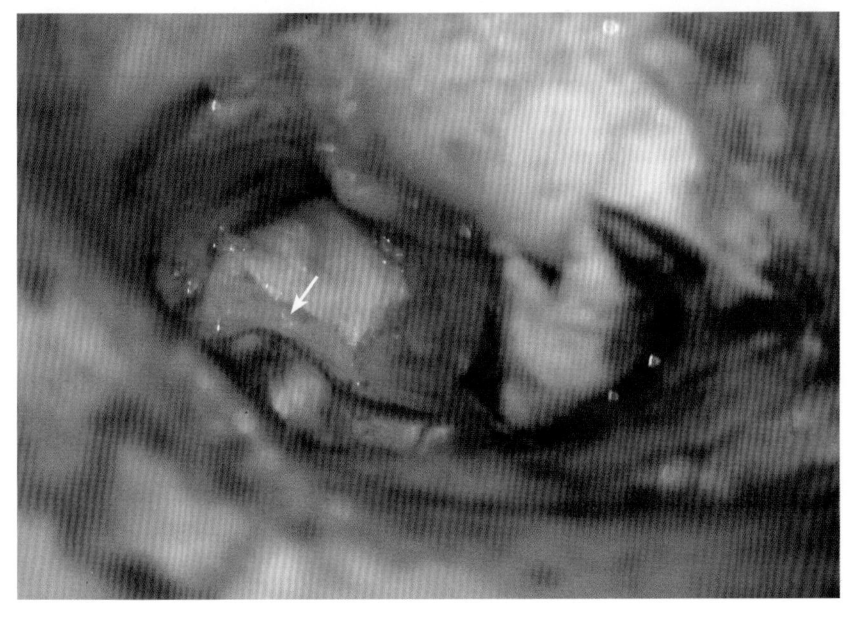

图 8.34 将鼓膜从锤骨柄剥离，锤骨柄末端附着特别紧密，需锐性分离。胆脂瘤在锤骨柄 (箭头) 内侧向前后扩张，超出了鼓环的范围

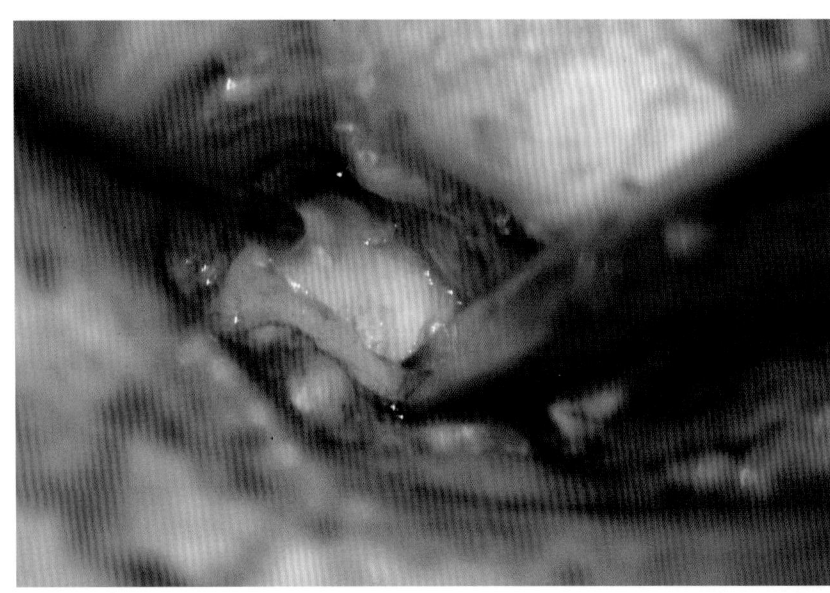

图 8.35　鼓膜在锤骨柄末端附着紧密，常需锐性分离

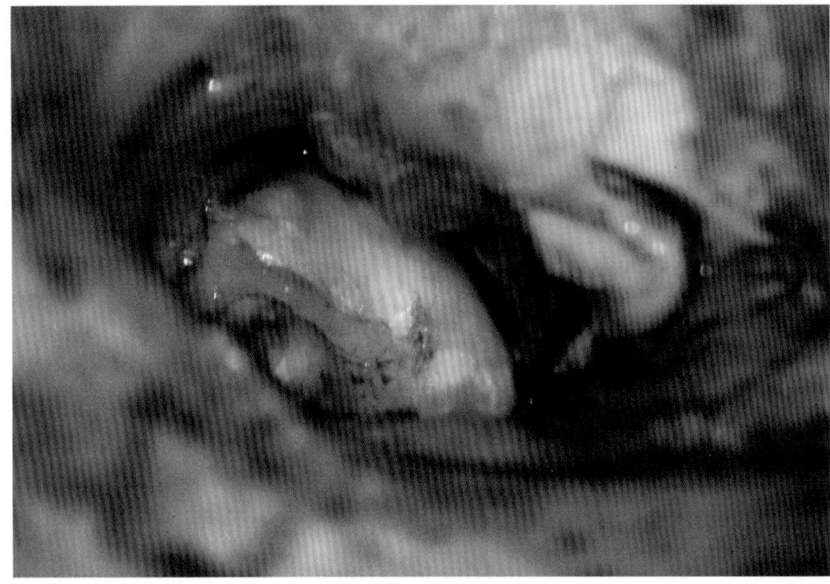

图 8.36　鼓膜与锤骨柄完全分离后，胆脂瘤在鼓室的范围清晰可见

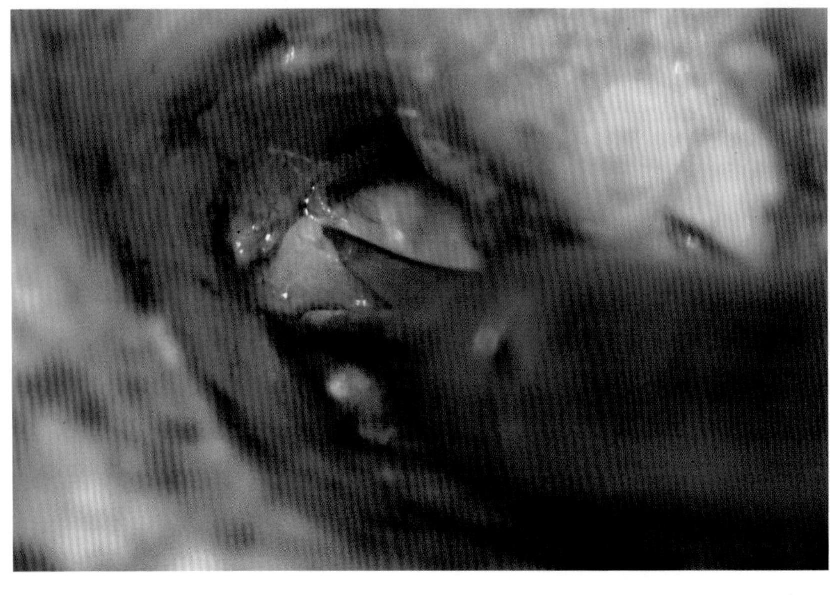

图 8.37　确认听骨链中断后，处理听骨链时先从锤骨开始，用剪刀从锤骨外侧突下方剪断锤骨柄

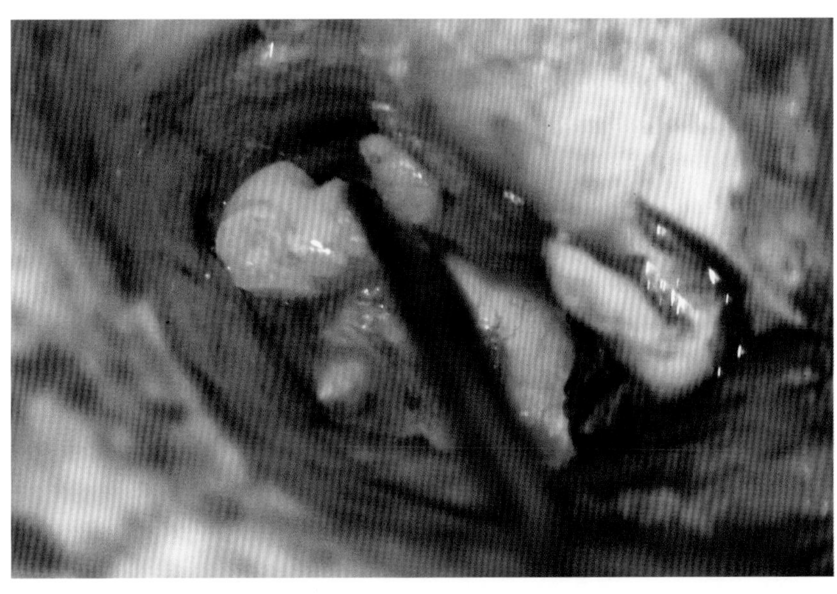

图 8.38 剪断鼓膜张肌腱后，将锤骨头取出

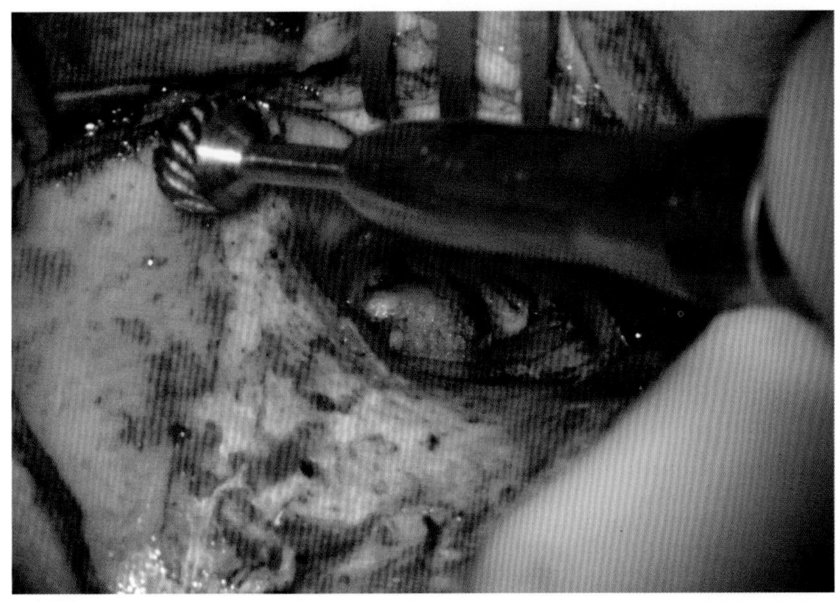

图 8.39 乳突的磨骨从上面开始，以确认中颅窝脑板

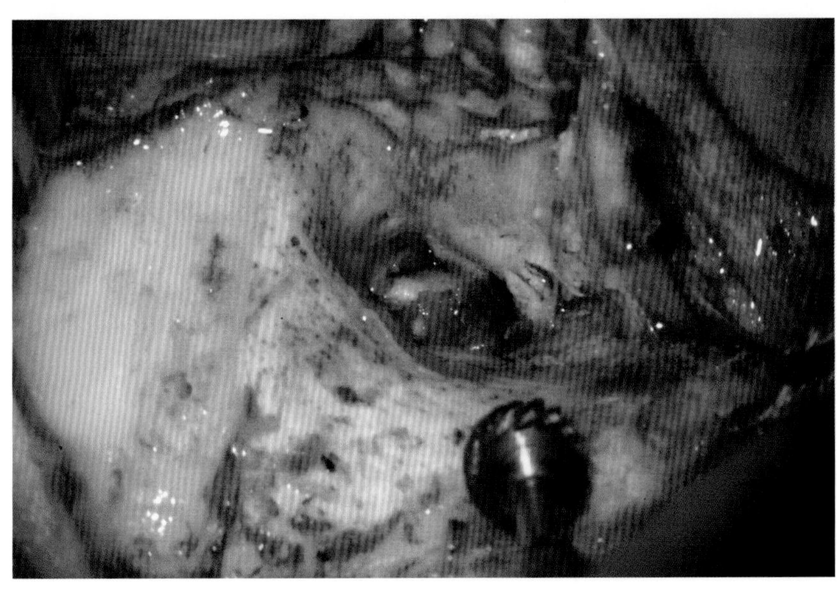

图 8.40 乳突后方的磨骨需确认乙状窦

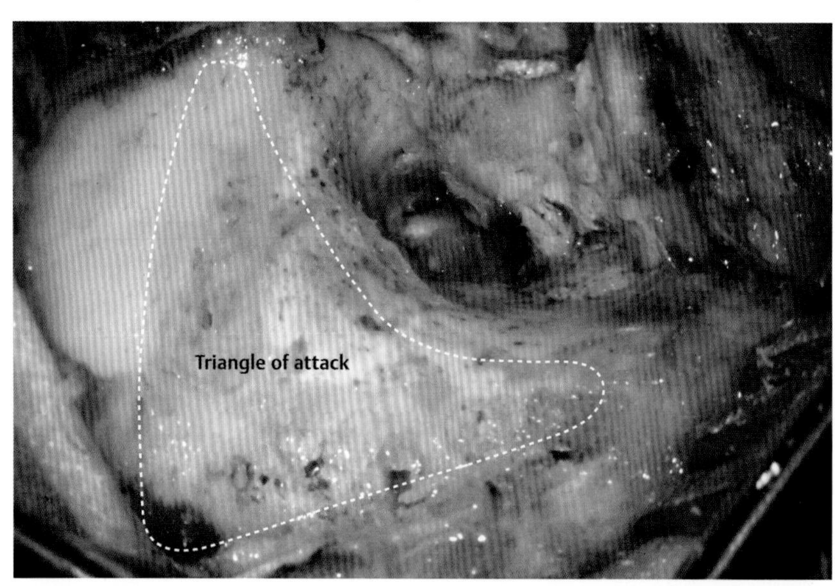

图 8.41　颅中窝脑板、乙状窦以及外耳道后壁三者构成乳突磨骨的三角形区域（Triangle of attack）

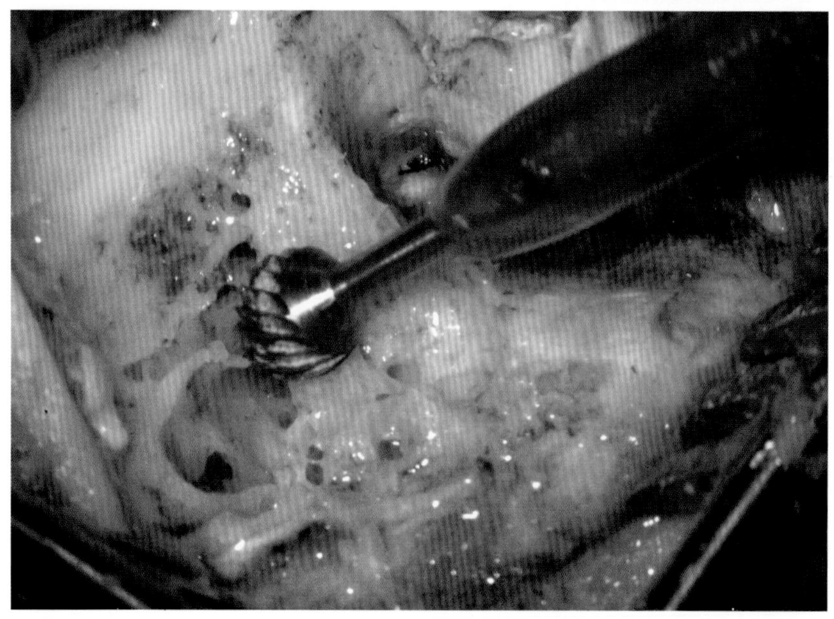

图 8.42　用大号切割钻逐渐向内侧钻磨，注意不要在边缘留下悬骨，要让术腔呈碟形。宽大的开口让术者的视野和通道更加宽敞

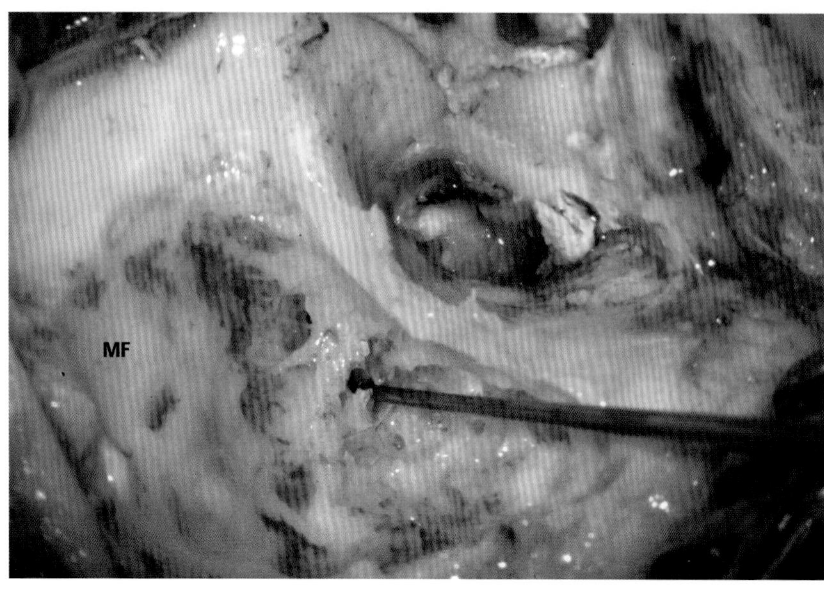

图 8.43　更重要的是，可见颅中窝脑板，注意其外观和乳突气房骨质不同。图中一器械从乳突插入鼓窦。MF：中颅窝

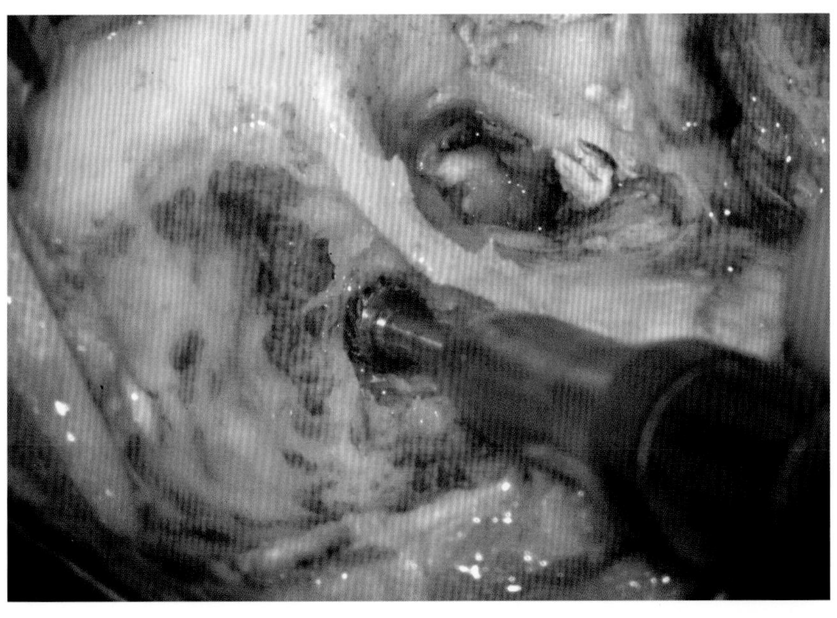

图 8.44　用大号切割钻磨除鼓窦表面骨质

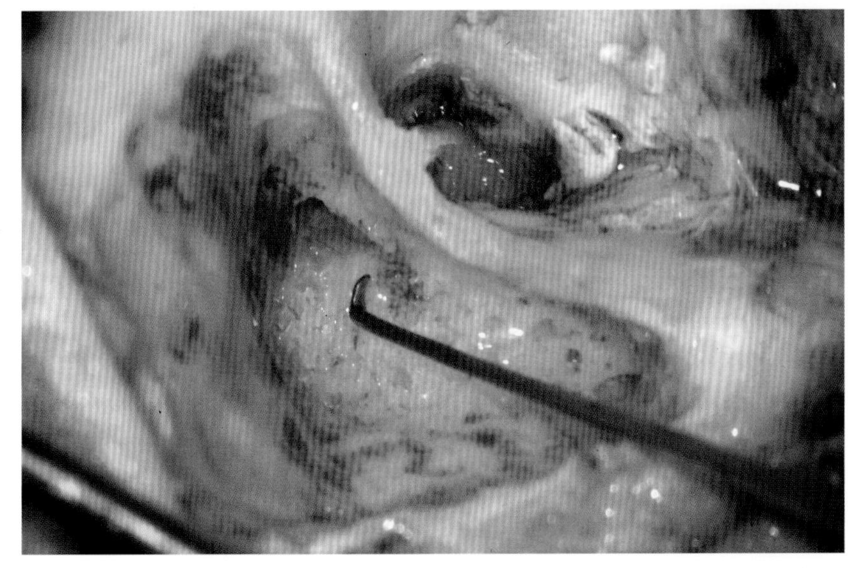

图 8.45　鼓窦已开放，器械尖端指向外半规管隆突

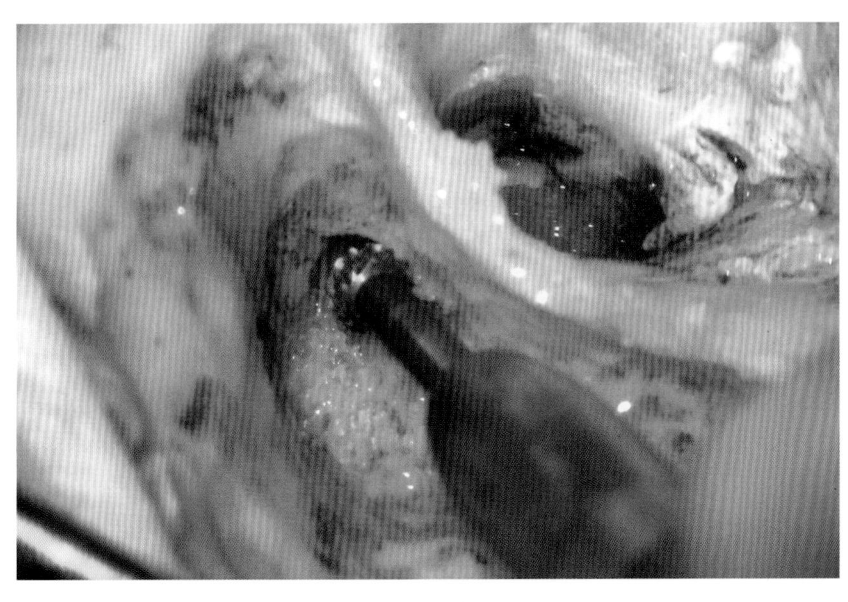

图 8.46　用切割钻开放鼓窦。如果听骨链完整，要特别小心避免钻头碰触到砧骨。这时最好先磨开窦脑膜角，将显微镜后倾，增加显露听骨链的视角

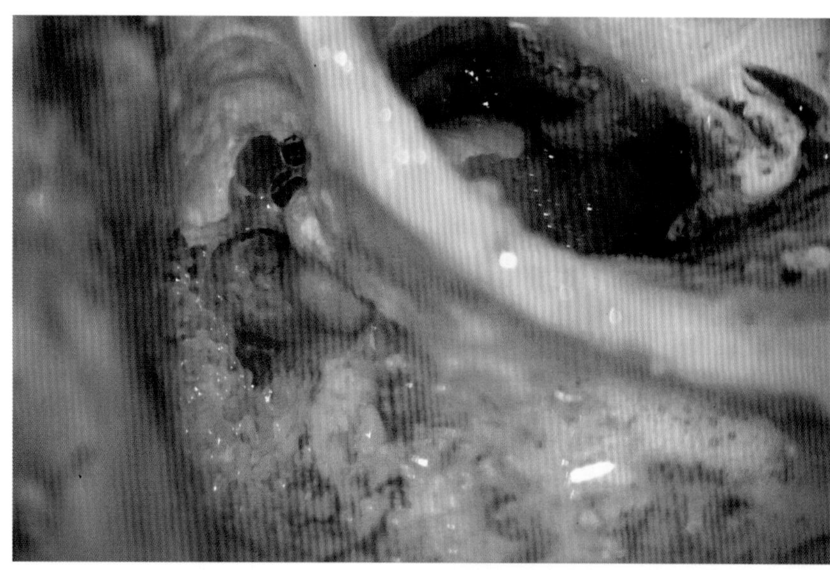

图 8.47　胆脂瘤的上极已经显露，与术前 CT 显示的相同，胆脂瘤位于听骨链内侧

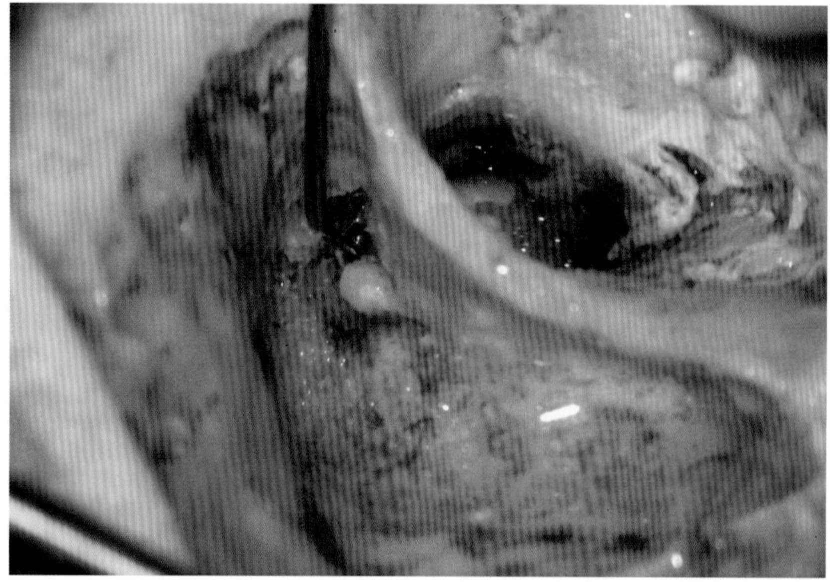

图 8.48　用钩针将砧骨脱位并取出

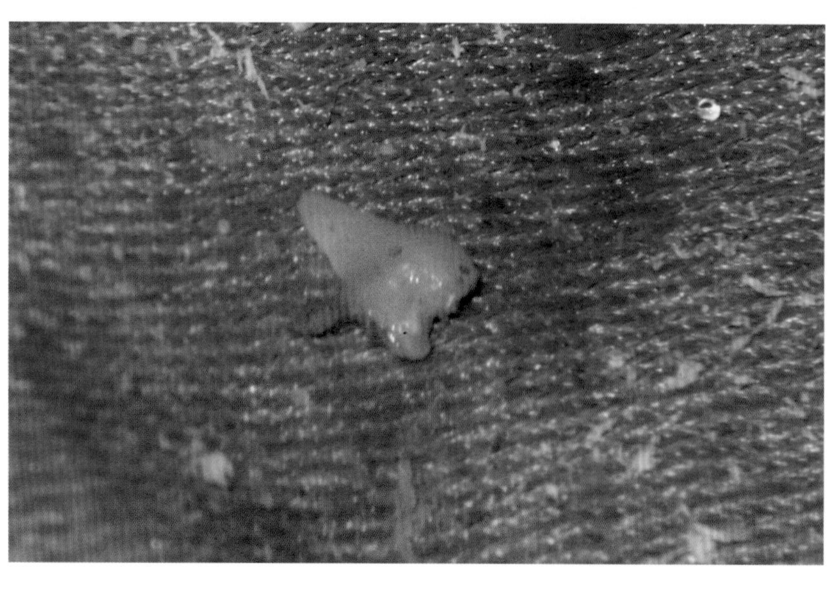

图 8.49　取出的砧骨可见砧骨长突被侵蚀

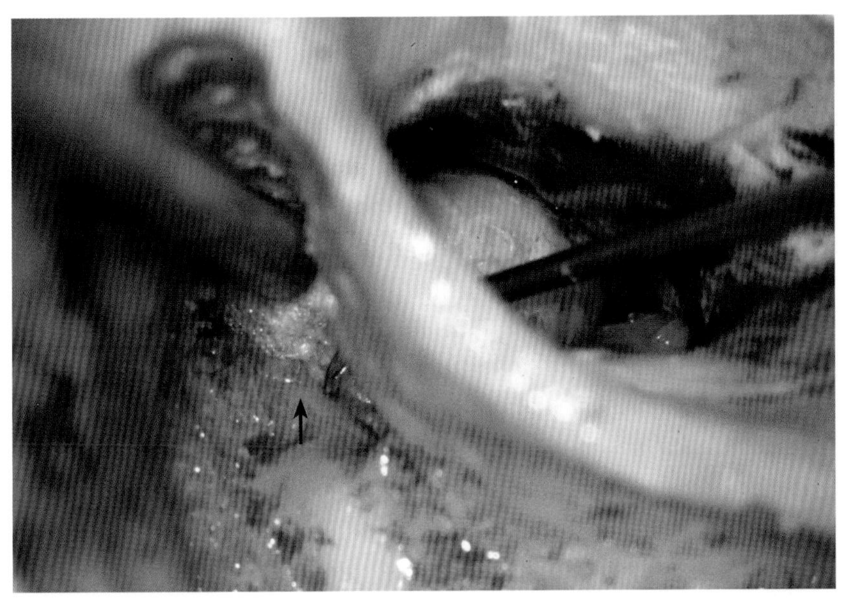

图 8.50　联合径路并使用小棉球将胆脂瘤与面神经水平段（箭头）分离开

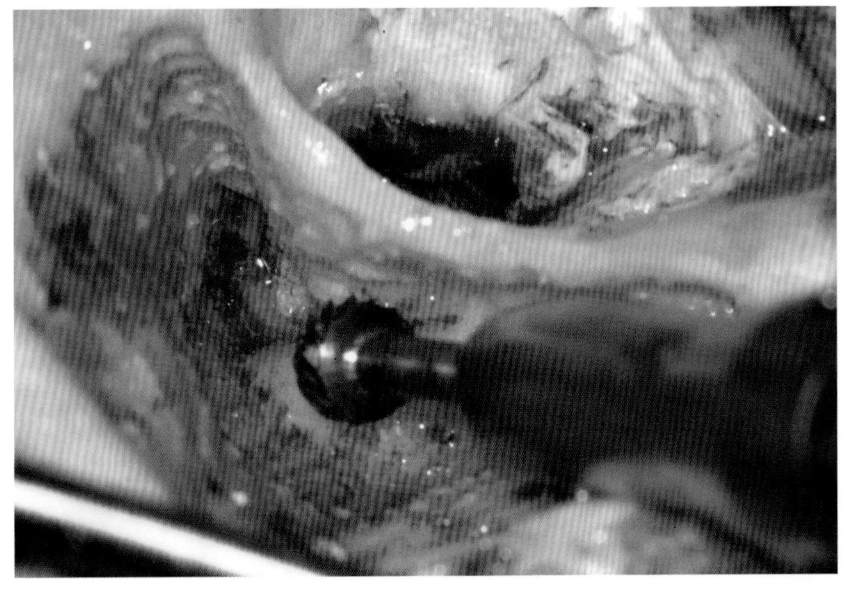

图 8.51　用大号切割钻将外耳道后壁削薄

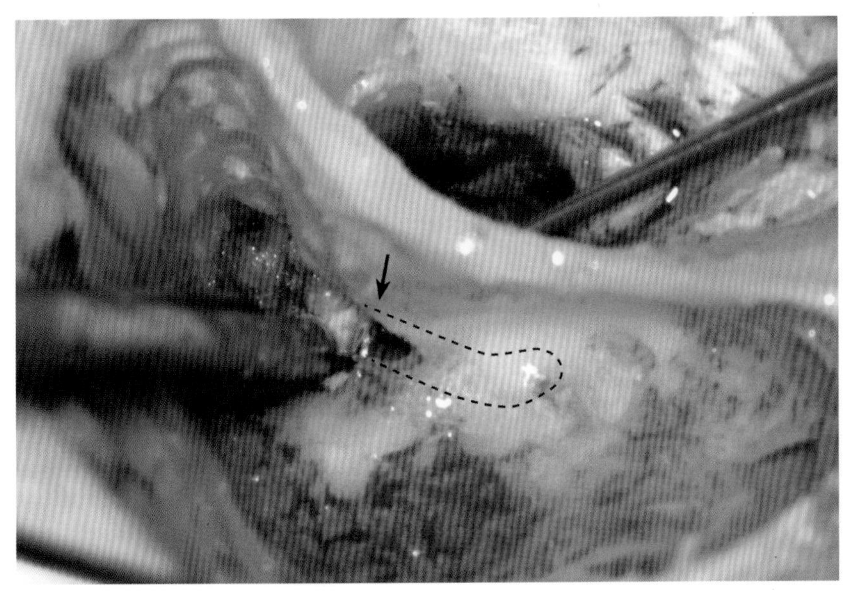

图 8.52　开放砧骨窝（箭头），经联合径路去除胆脂瘤基质。虚线示意需要磨除的范围

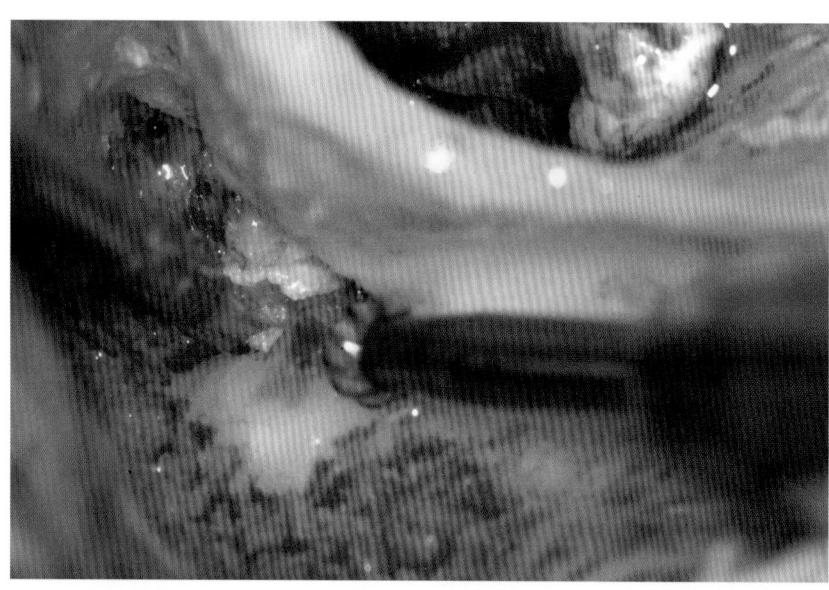

图 8.53 用尽可能大的切割钻开放面隐窝。面隐窝的后界是面神经乳突段，钻头要平行于面神经方向移动

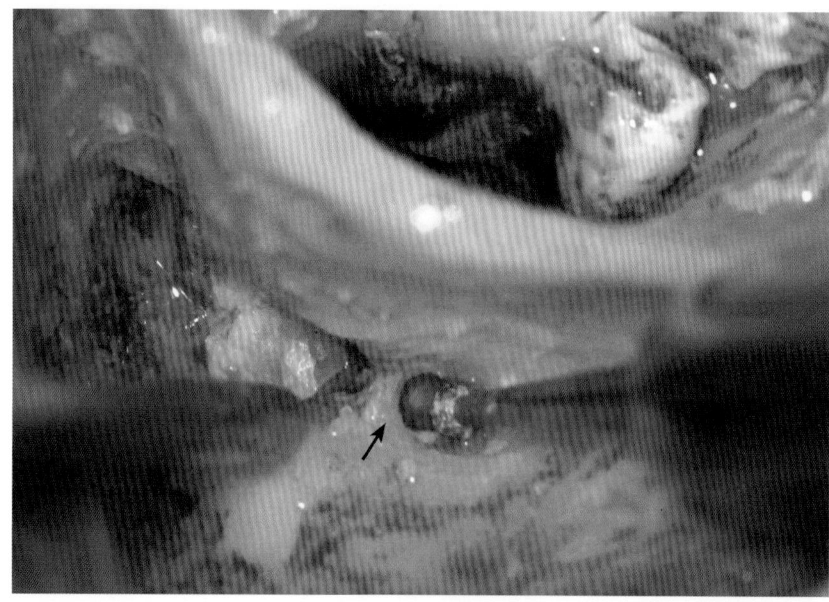

图 8.54 用小号金刚钻继续切开后鼓室。箭头所示为鼓索嵴。运用合适的话，也可以用小号切割钻。但是，务必小心，避免损伤内侧紧邻的面神经。小切割钻容易滑入气房造成面神经的严重损伤（参见第 4 章）

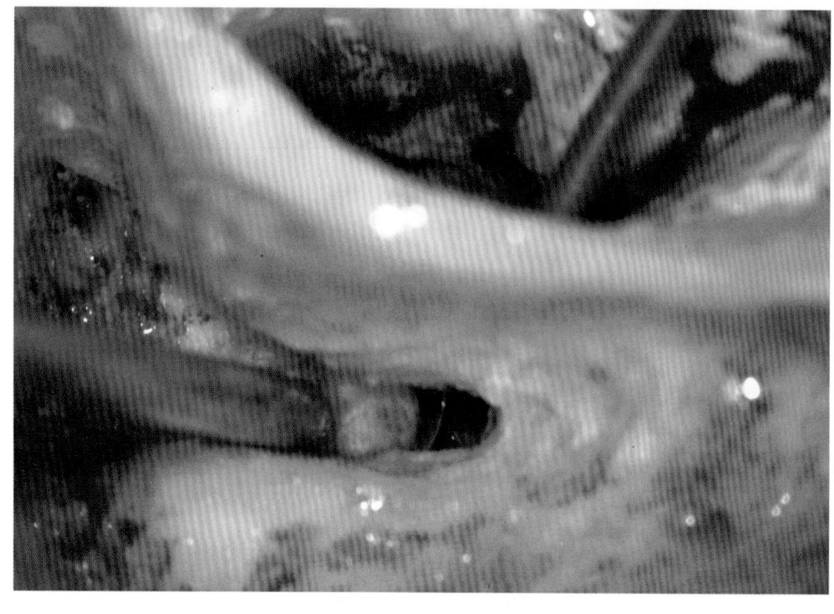

图 8.55 联合径路切除镫骨和鼓岬区域的胆脂瘤，显微剥离子从耳道进入，吸引器从后鼓室进入

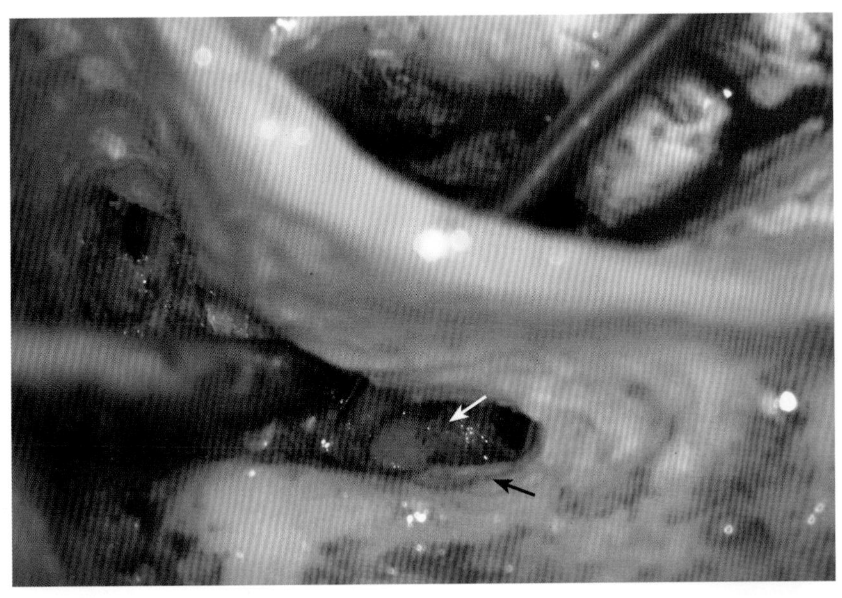

图 8.56　胆脂瘤基质已从鼓岬剥离，可见圆窗龛的外侧缘（白色箭头）。后鼓室切开的内侧缘透过薄薄的骨片可见白色条束状的面神经（黑色箭头）

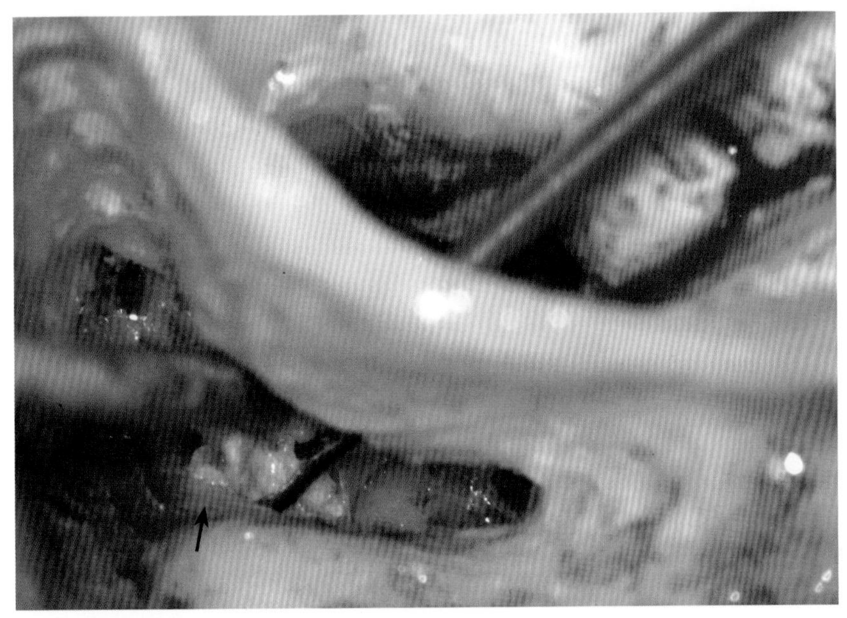

图 8.57　从外耳道伸入显微钩针，分离面神经（箭头）下方的胆脂瘤基质

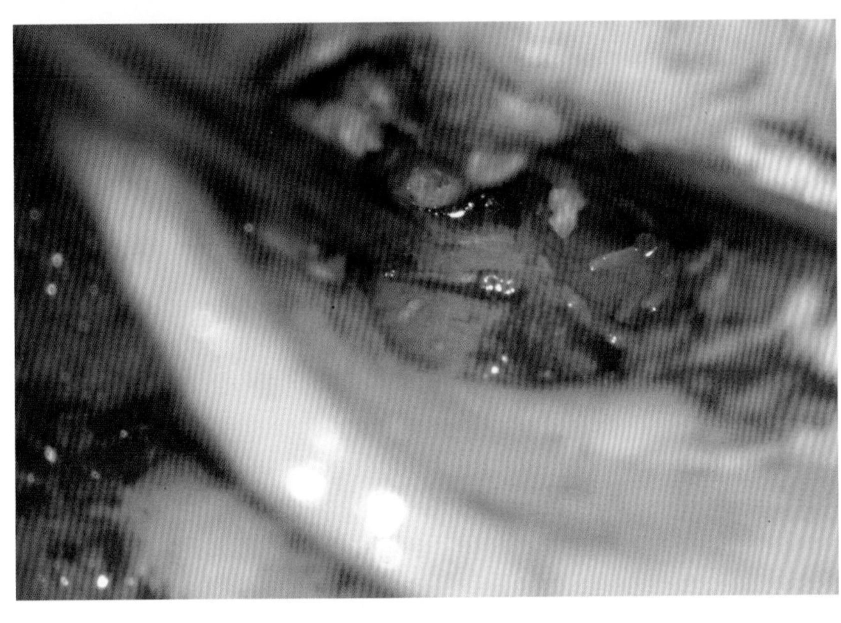

图 8.58　从鼓岬上分离胆脂瘤

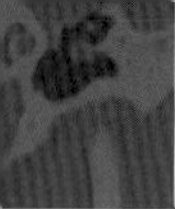

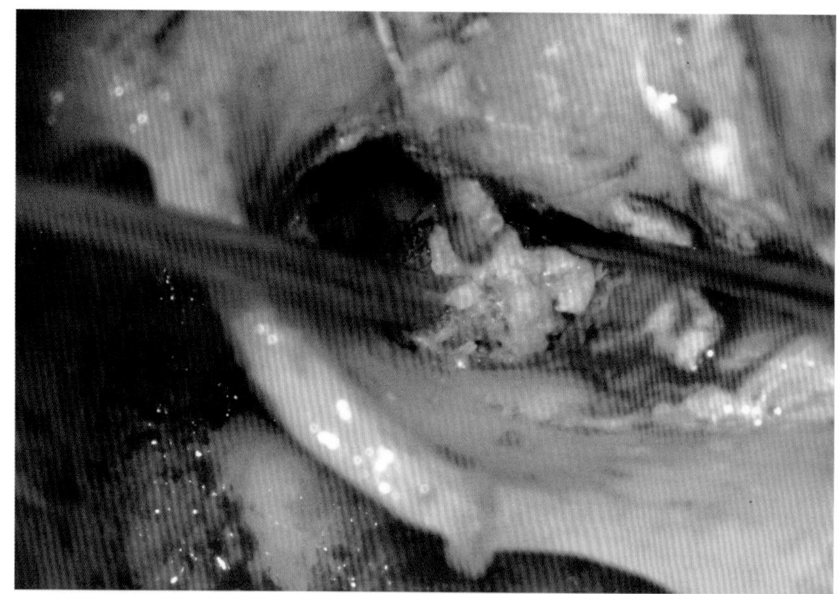

图 8.59　把最后一部分胆脂瘤从耳道取出

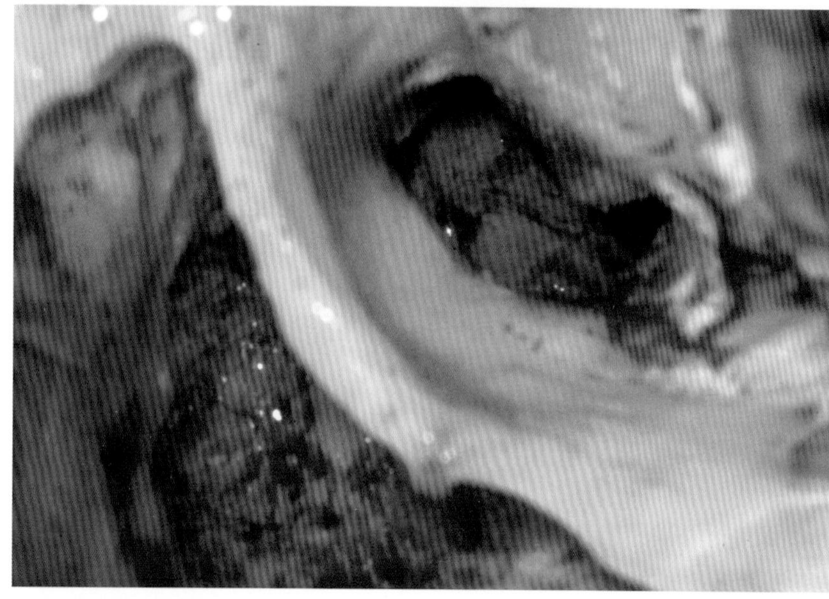

图 8.60　绝大部分胆脂瘤已经切除

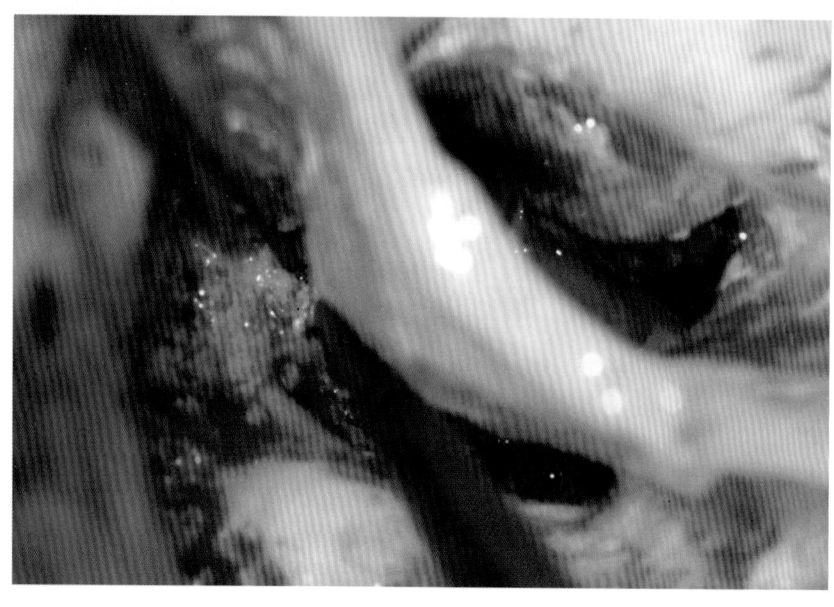

图 8.61　匙突上还有少许胆脂瘤基质，用刮匙切除匙突

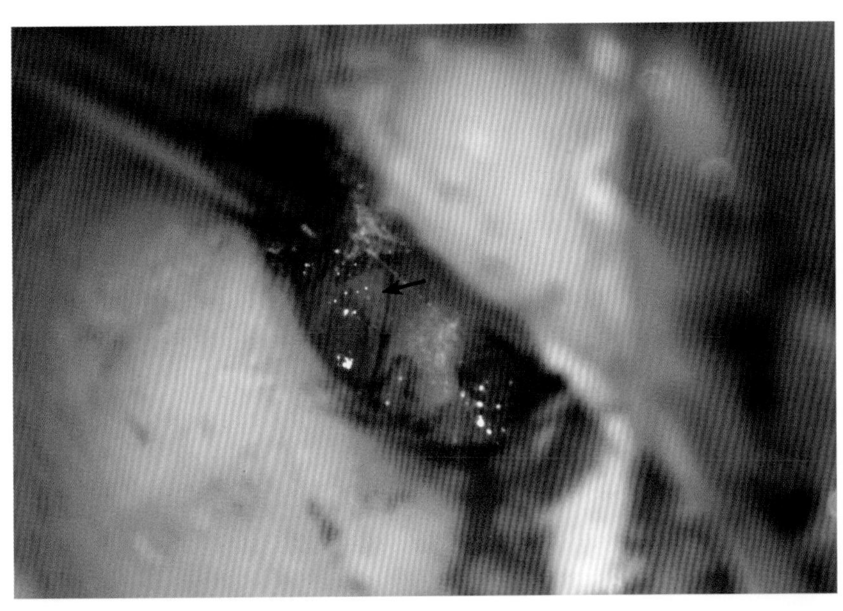

图 8.62　经耳道检查镫骨区域，需要将手术床向术者方向倾转。镫骨板上结构基本消失，仅剩不全的前弓（箭头）

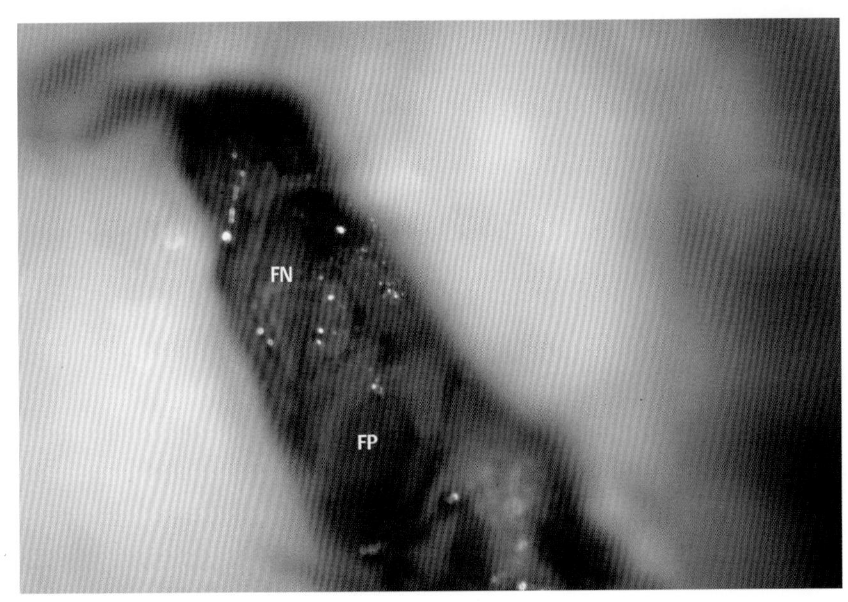

图 8.63　经耳道观察镫骨足板（FP），以及足板上方裸露的面神经（FN）

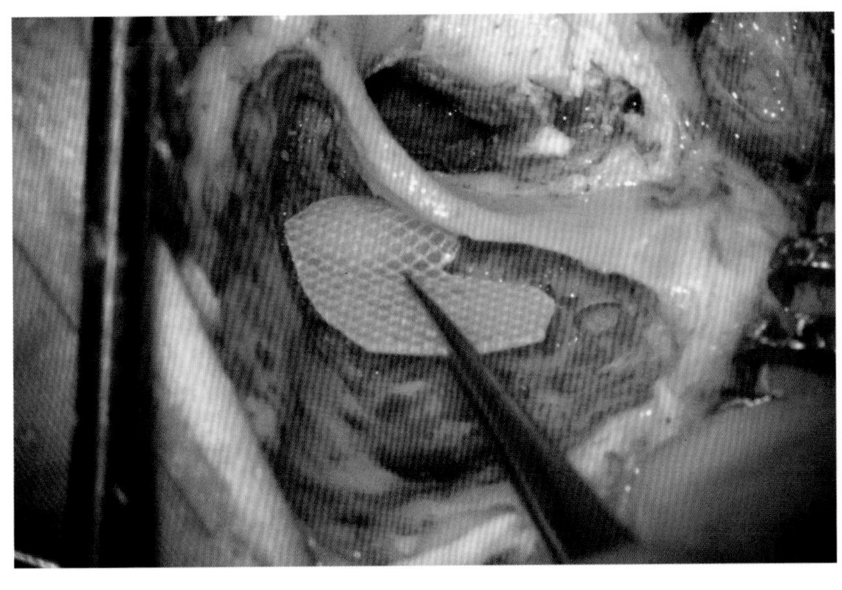

图 8.64　自切开的后鼓室将硅胶片放入鼓室，要覆盖从咽鼓管到鼓窦区域的内侧壁

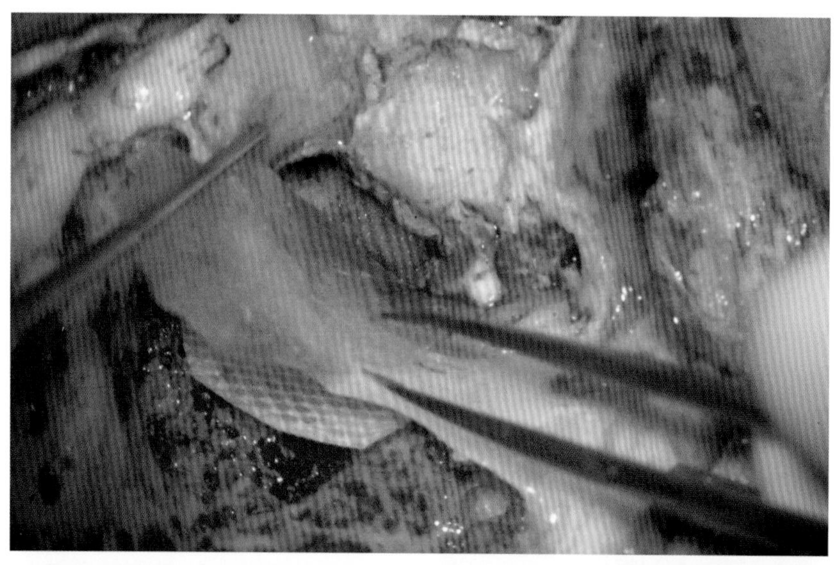

图 8.65　鼓室硅胶片表面填塞明胶海绵颗粒，然后用颞肌筋膜内置法修补鼓膜

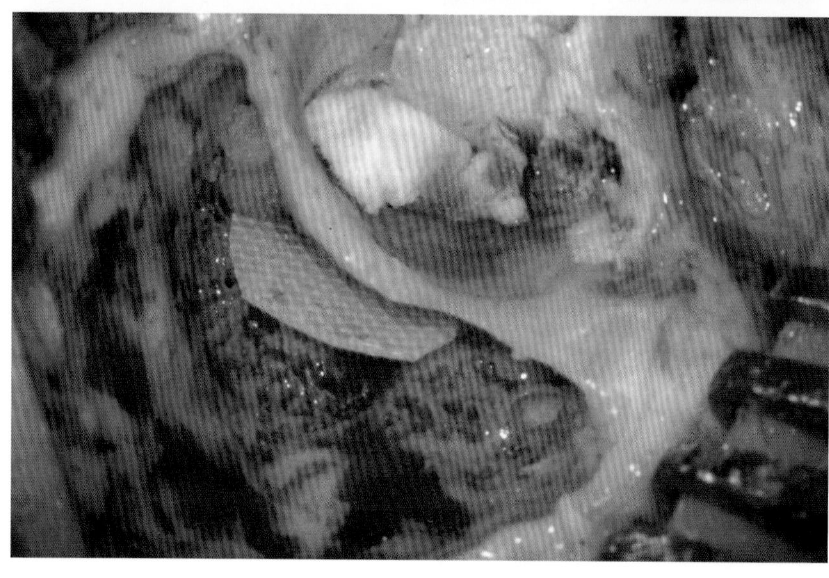

图 8.66　将耳道鼓膜瓣复位，先填入少许明胶海绵，再将外侧的耳道后壁皮瓣复位到后壁，最后从耳道口将耳道填满明胶海绵

病例 8.4　（右耳）

参见图 8.67 ~ 图 8.91。

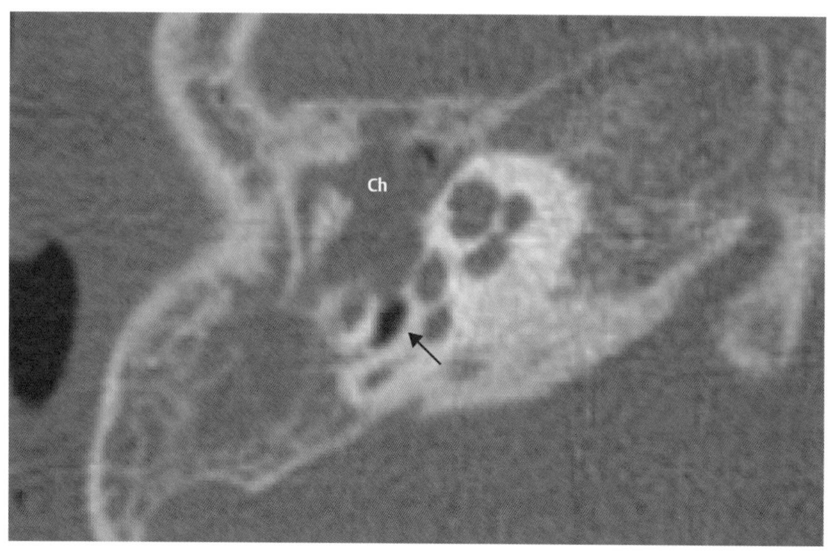

图 8.67　范围较大的先天性胆脂瘤。轴位 CT 显示乳突和鼓室内低密度影，砧骨长突和镫骨板上结构消失。注意鼓室窦没有病变累及，是通气的（箭头）。Ch：胆脂瘤

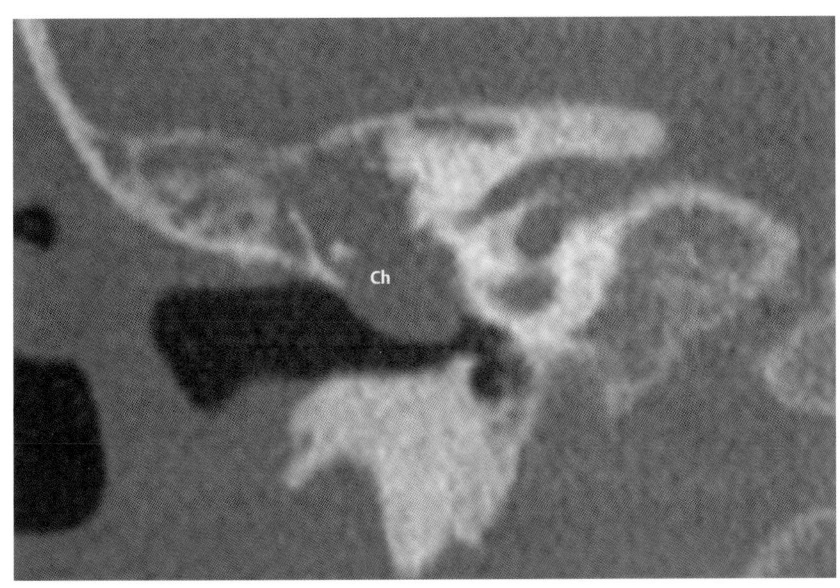

图 8.68 冠状位 CT 显示中耳腔上方类圆形占位，下鼓室通气良好。Ch：胆脂瘤

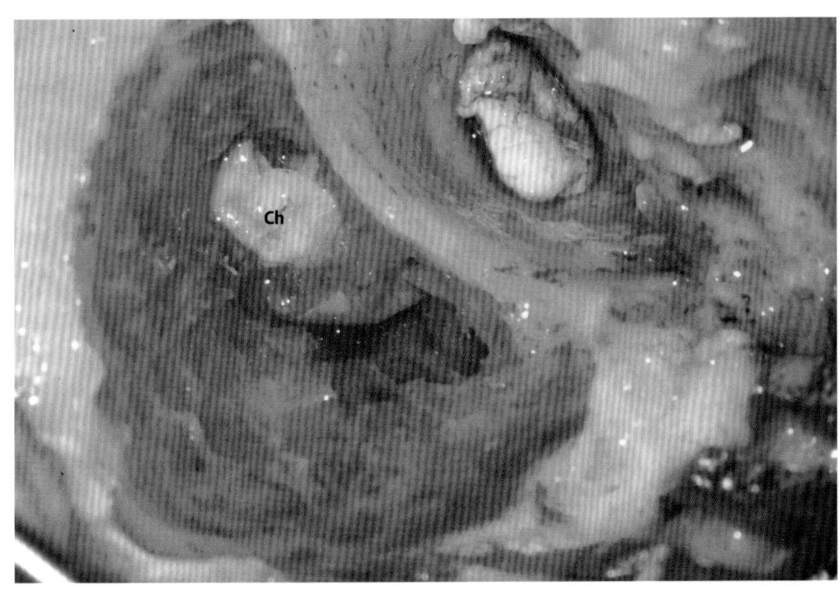

图 8.69 行完壁式乳突切开术，显示胆脂瘤已累及鼓窦。外耳道皮肤已向内侧分离。Ch：胆脂瘤

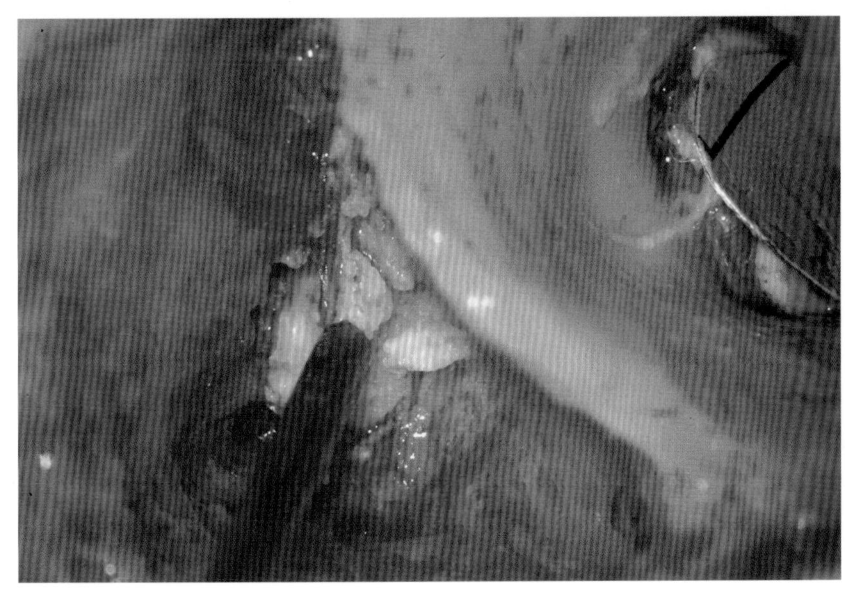

图 8.70 开始逐步清除胆脂瘤。不规则的乳突天盖骨质上可见胆脂瘤基质黏附

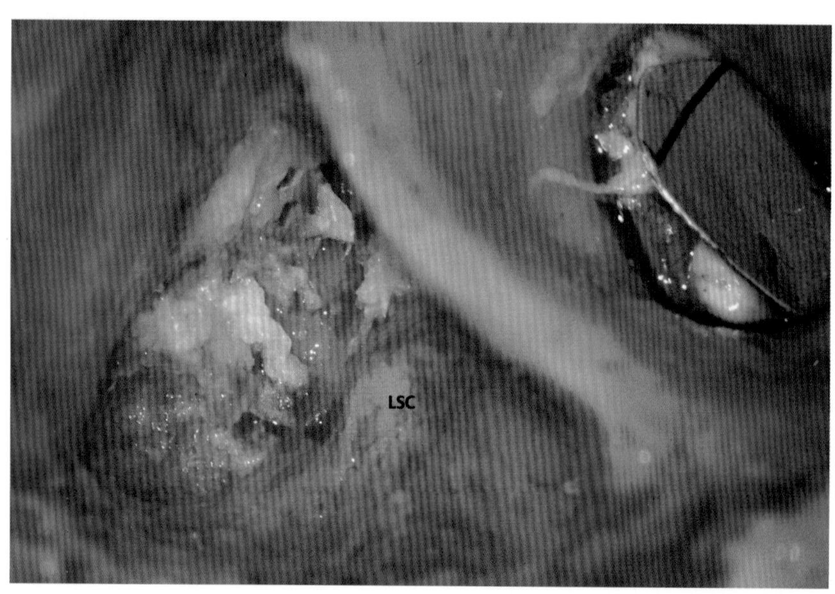

图 8.71 胆脂瘤基质侵入天盖骨质小气房。LSC：外半规管

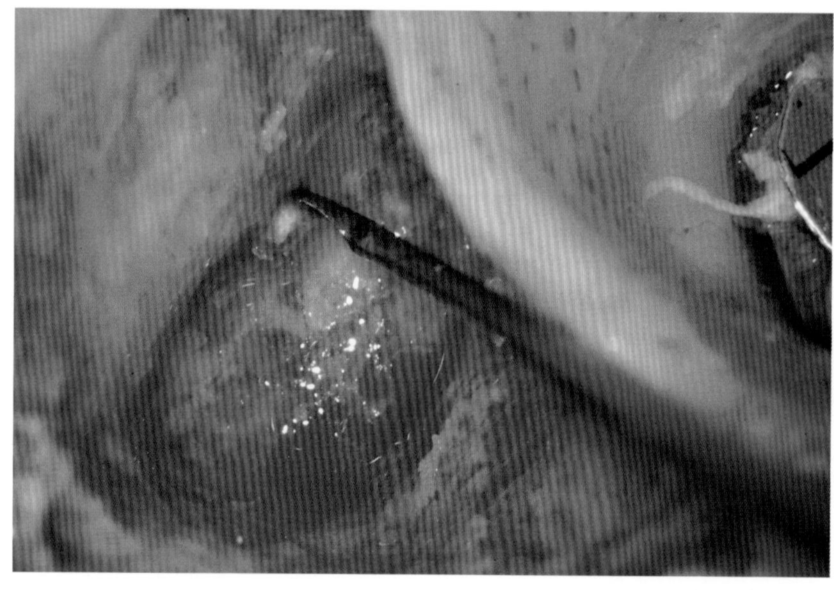

图 8.72 当先天性胆脂瘤伴有炎症时，胆脂瘤上皮可能会侵入小的气房，如果残留就会导致胆脂瘤复发。图中可见侵入天盖小气房的残余胆脂瘤，需要予以磨除

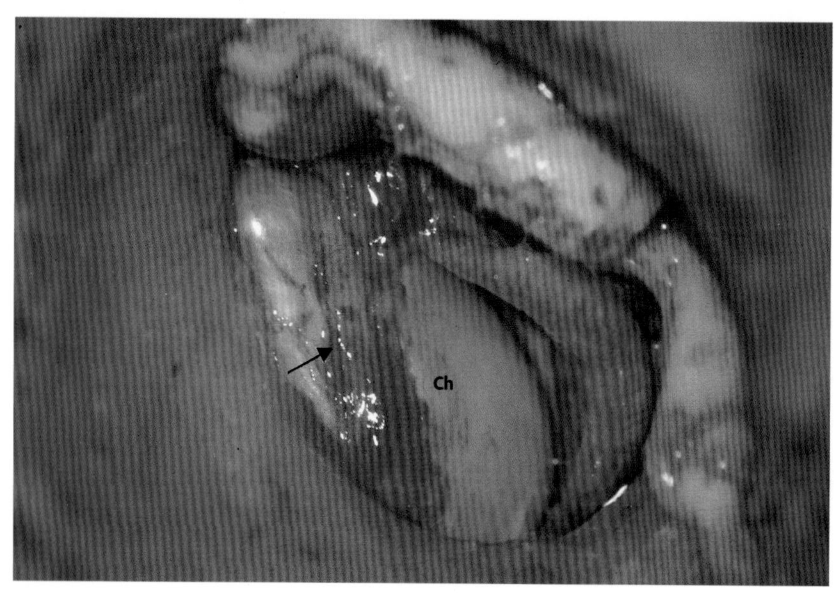

图 8.73 掀起耳道鼓膜瓣，显露鼓室，后方鼓室完全被胆脂瘤充满。鼓索神经（箭头）走行于胆脂瘤表面。Ch：胆脂瘤

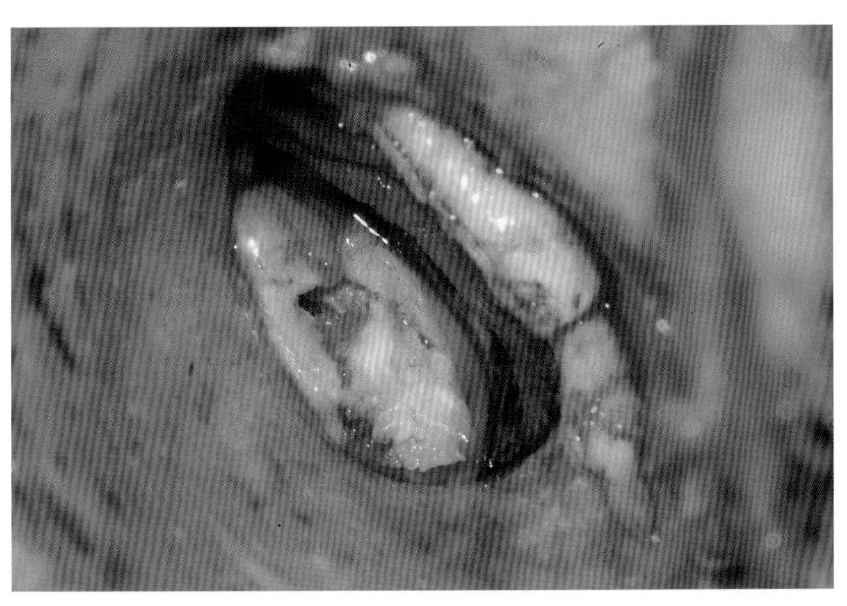

图 8.74　鼓索神经已切断，开始从外侧逐步切除胆脂瘤

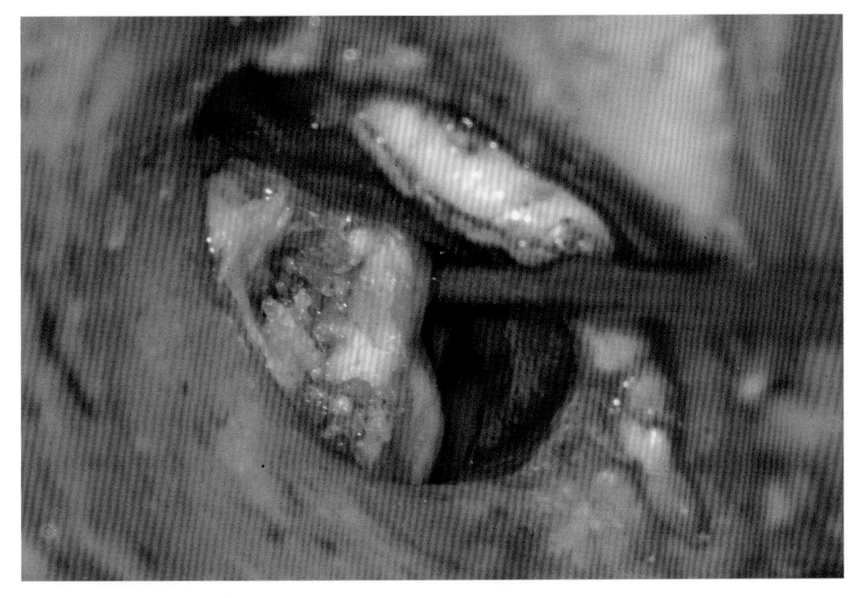

图 8.75　胆脂瘤体积逐步缩小，可以看见下鼓室胆脂瘤基质的边界

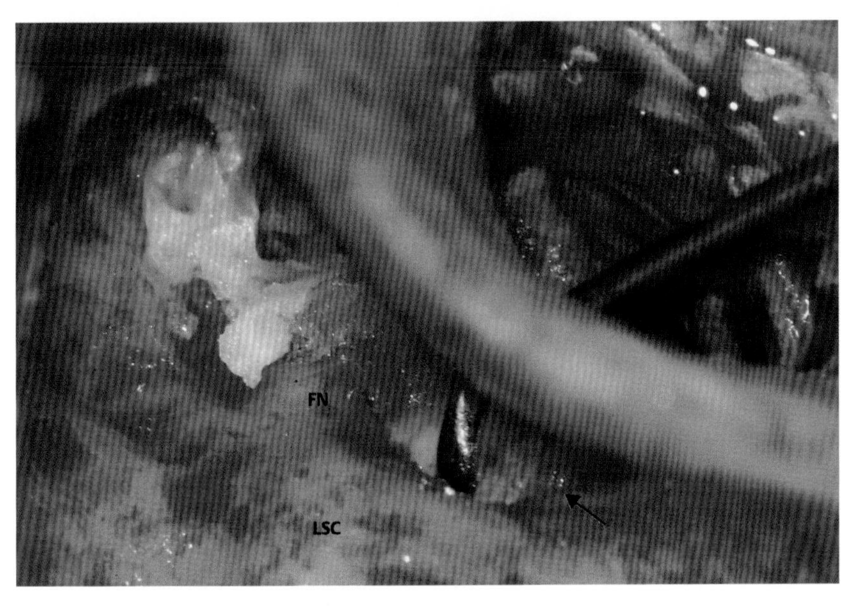

图 8.76　为了更好暴露胆脂瘤，行后鼓室切开术（箭头），经联合径路从耳道伸入显微剥离子，可以更好地观察镫骨区域。FN：面神经；LSC：外半规管

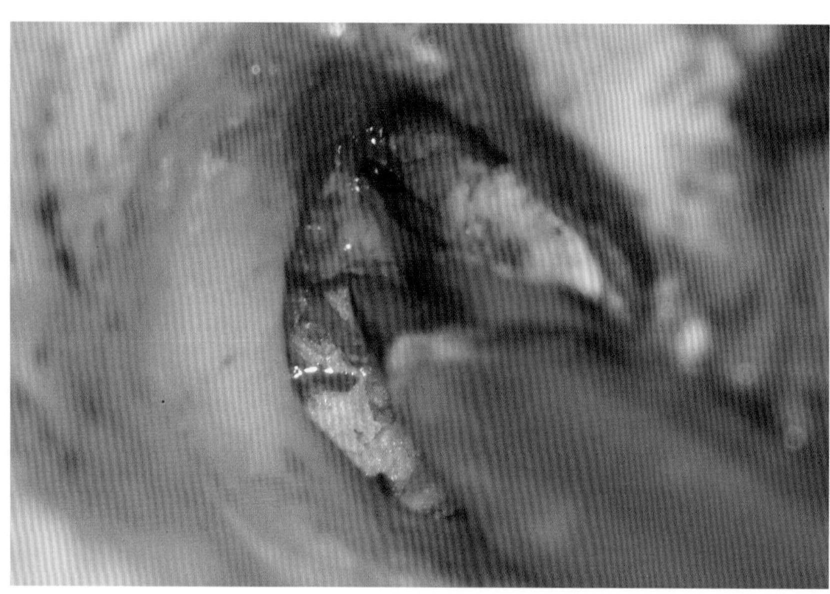

图 8.77　为了更好地向前暴露胆脂瘤，剪断锤骨柄

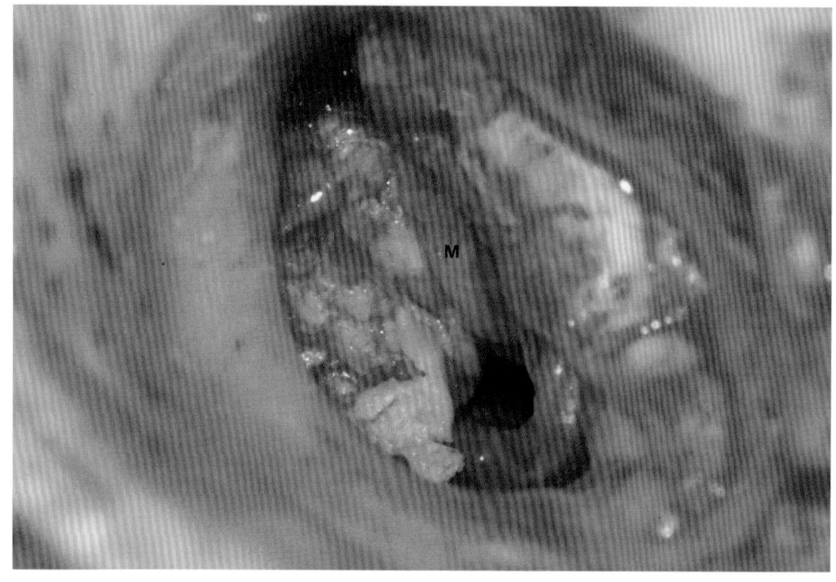

图 8.78　将鼓膜和锤骨柄一起向前翻，前鼓室得以充分显露。M：锤骨柄

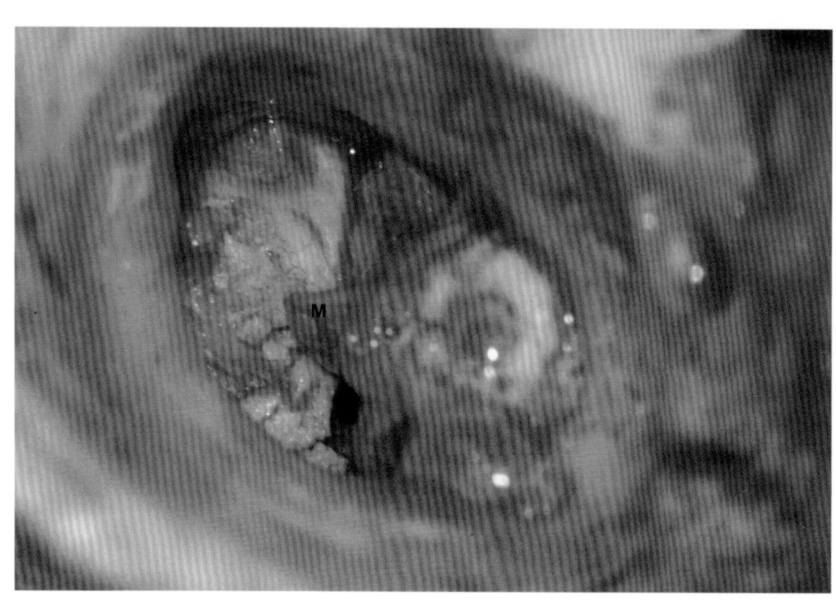

图 8.79　将前上象限的鼓膜与鼓环剥离，向下翻，显露咽鼓管口处的胆脂瘤。M：锤骨柄

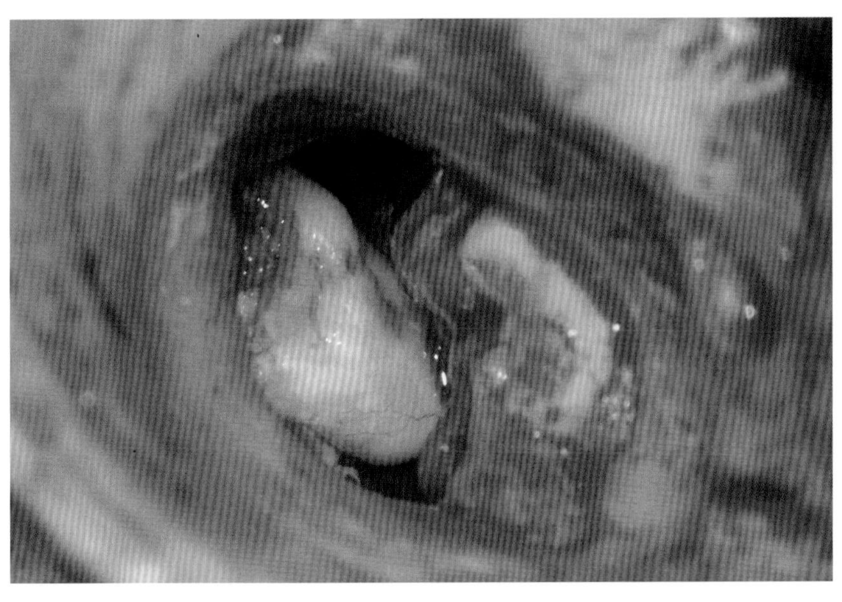

图 8.80 减容并仔细分离显露胆脂瘤的前界

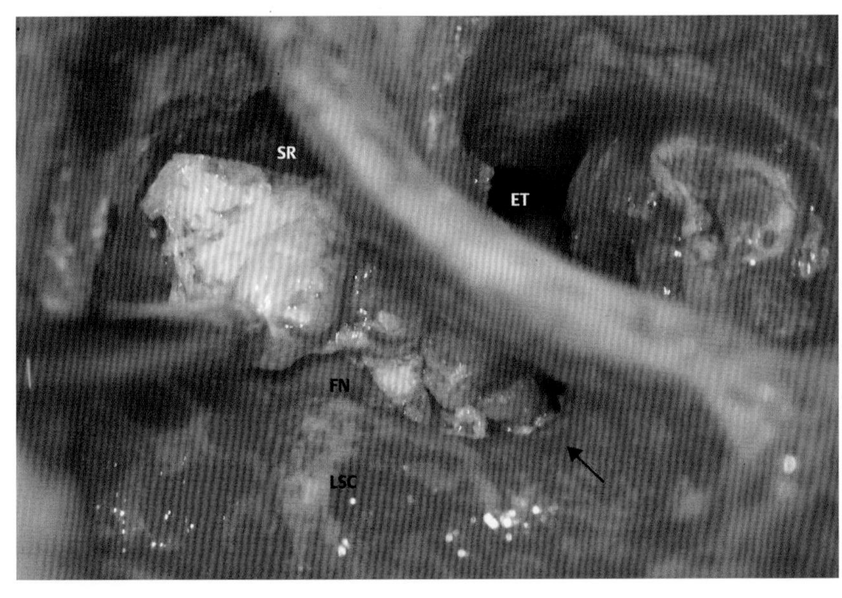

图 8.81 剪断鼓膜张肌腱，将锤骨头连同管上隐窝及乳突胆脂瘤一并切除。ET：咽鼓管；FN：面神经；LSC：外半规管；SR：管上隐窝

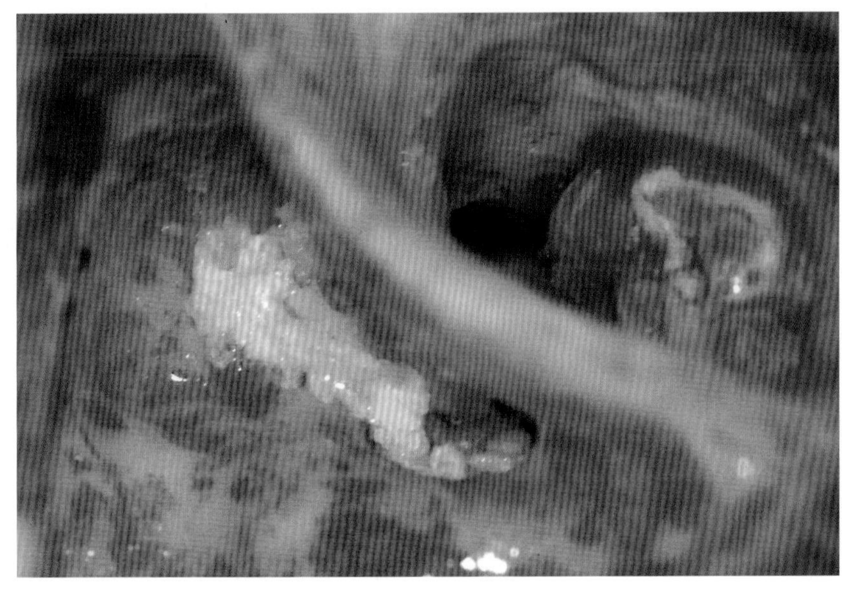

图 8.82 最后一部分胆脂瘤在面神经水平段和镫骨区域

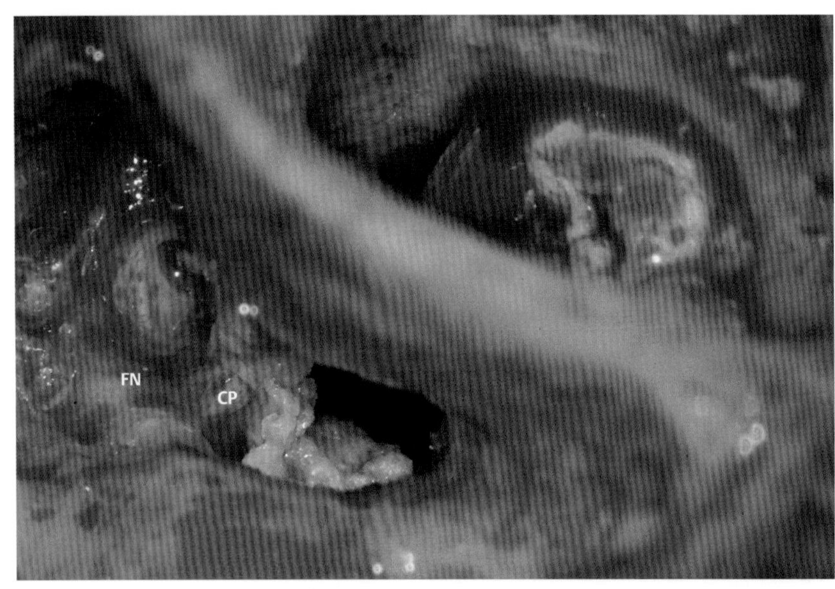

图 8.83　面神经表面的胆脂瘤已去除，匙突和镫骨周围还有部分胆脂瘤。CP：匙突；FN：面神经

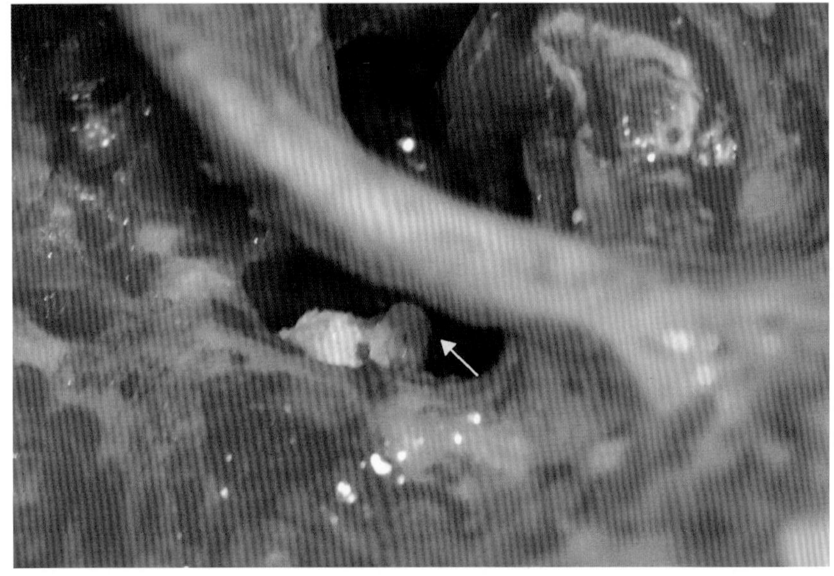

图 8.84　通过后鼓室切开处观察镫骨仍然有胆脂瘤上皮，箭头所示为镫骨头

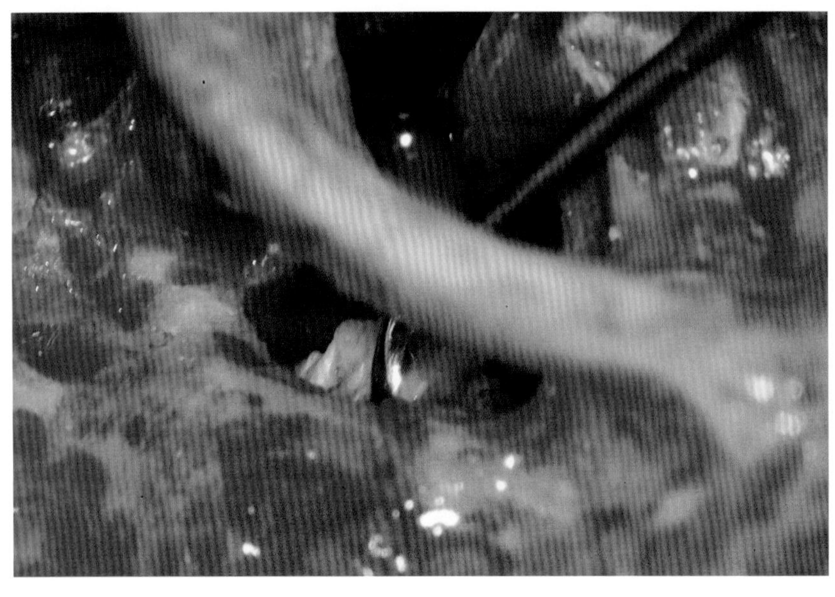

图 8.85　切除镫骨区域胆脂瘤

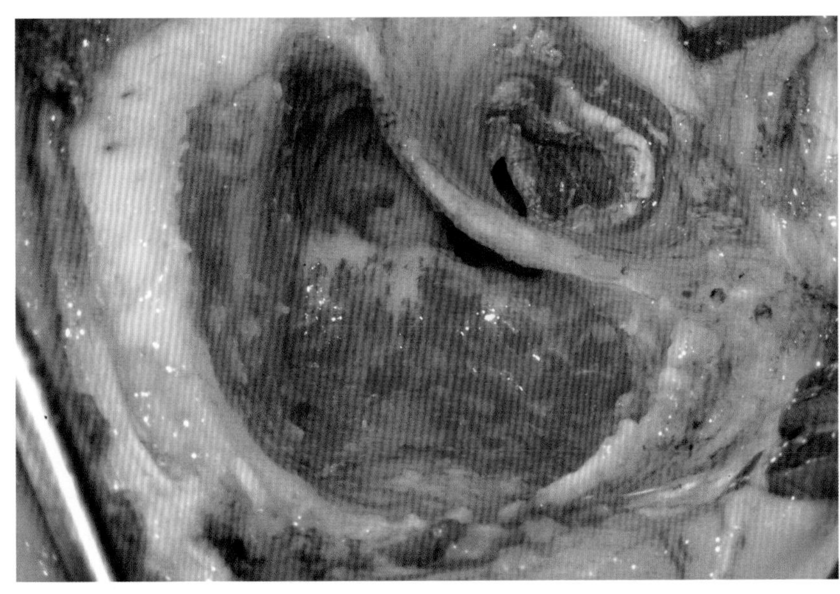

图 8.86 术腔的最后形态，注意看乳突天盖、鼓窦和上鼓室的胆脂瘤都已全部切除

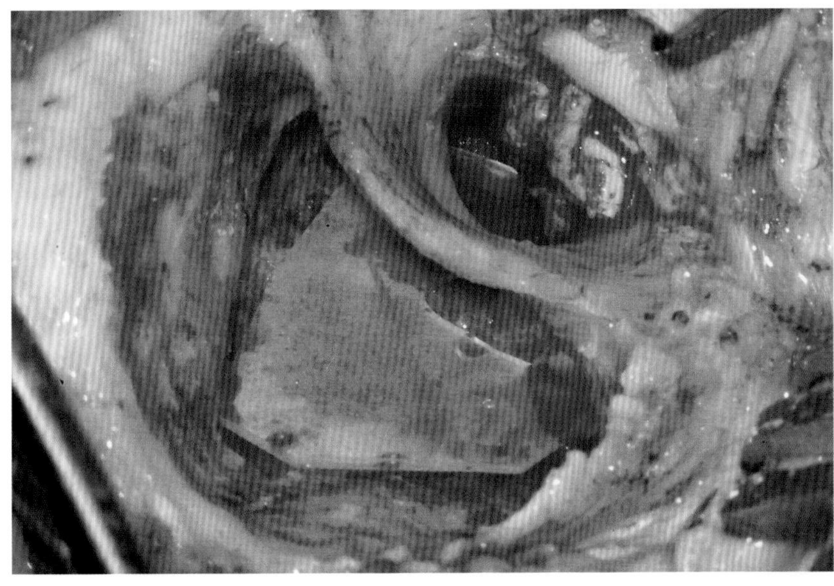

图 8.87 植入硅胶片，覆盖鼓室和乳突腔

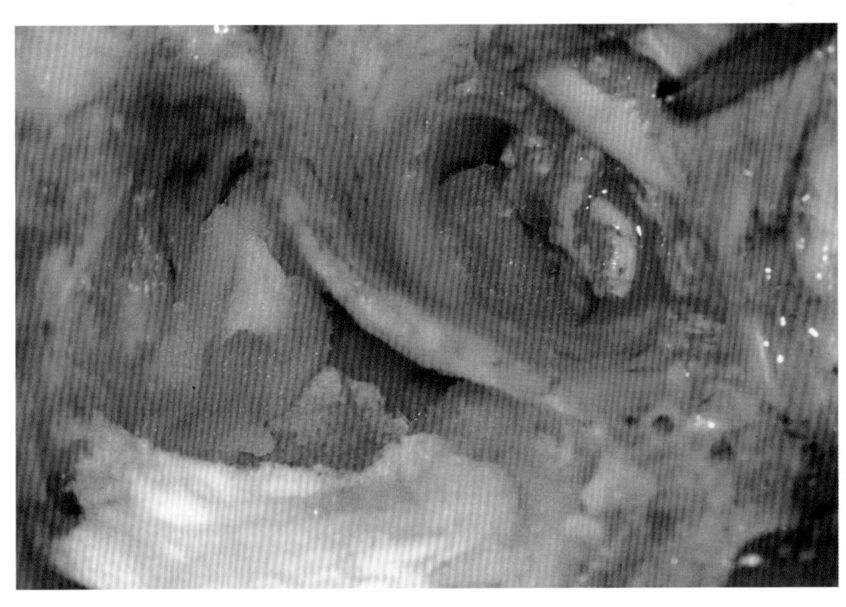

图 8.88 鼓室和乳突腔填塞明胶海绵

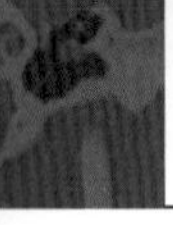

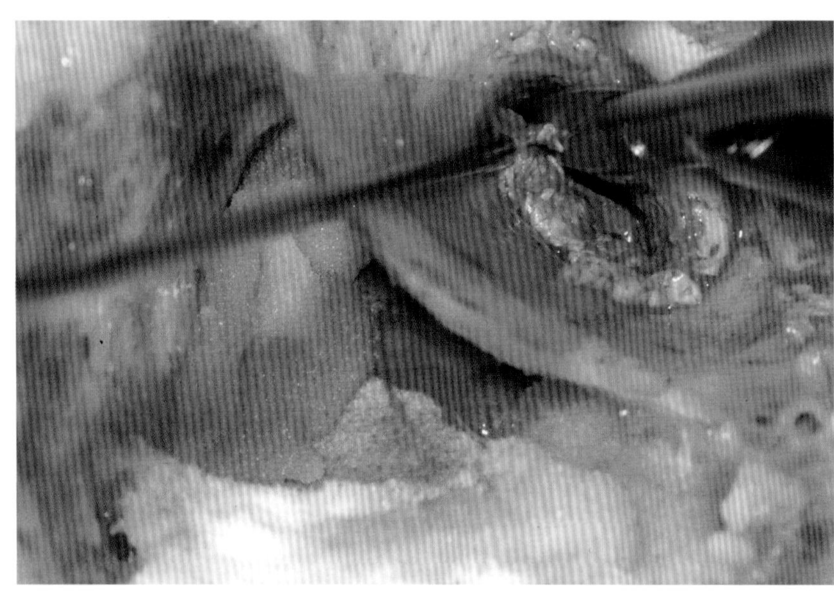

图 8.89　内置法修补鼓膜，适当修剪耳道鼓膜瓣以适应扩大的耳道

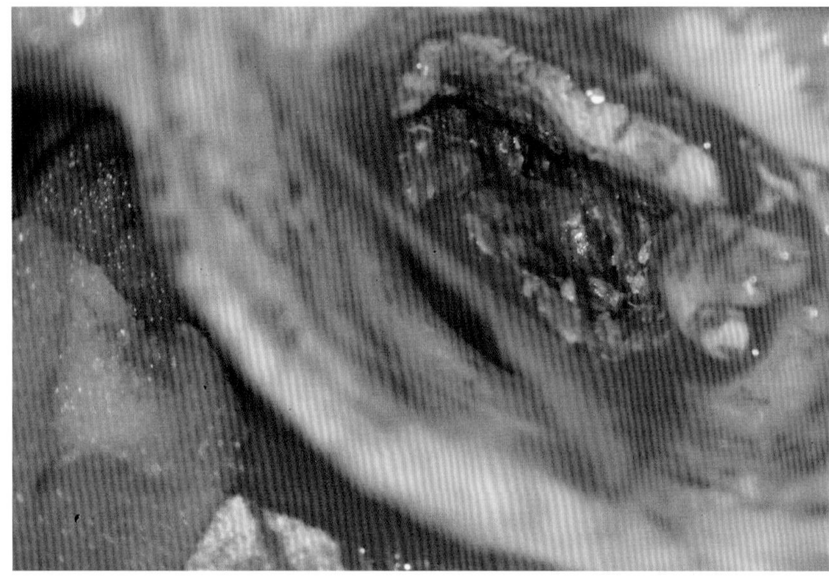

图 8.90　在颞肌筋膜外侧复位耳道鼓膜瓣

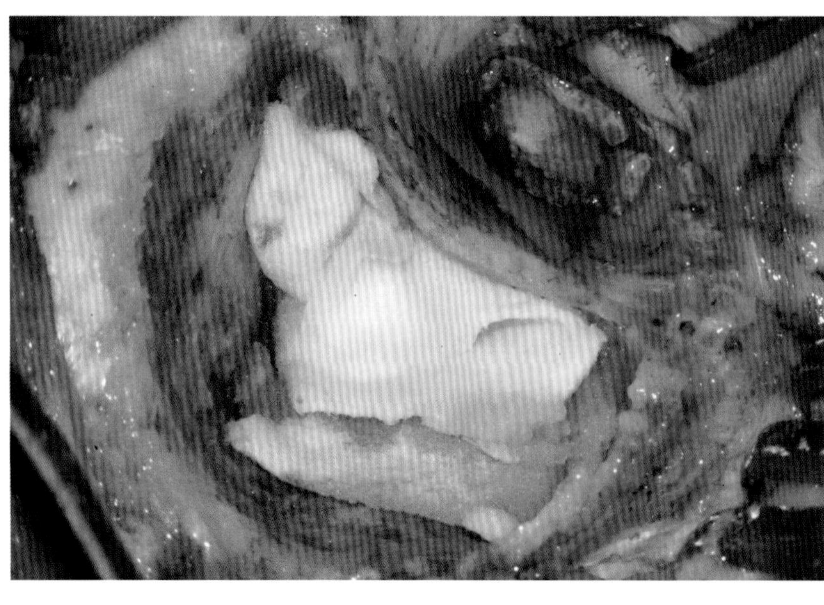

图 8.91　耳道和乳突腔均填塞明胶海绵

病例 8.4 的二期手术

参见图 8.92 ~ 图 8.106。`

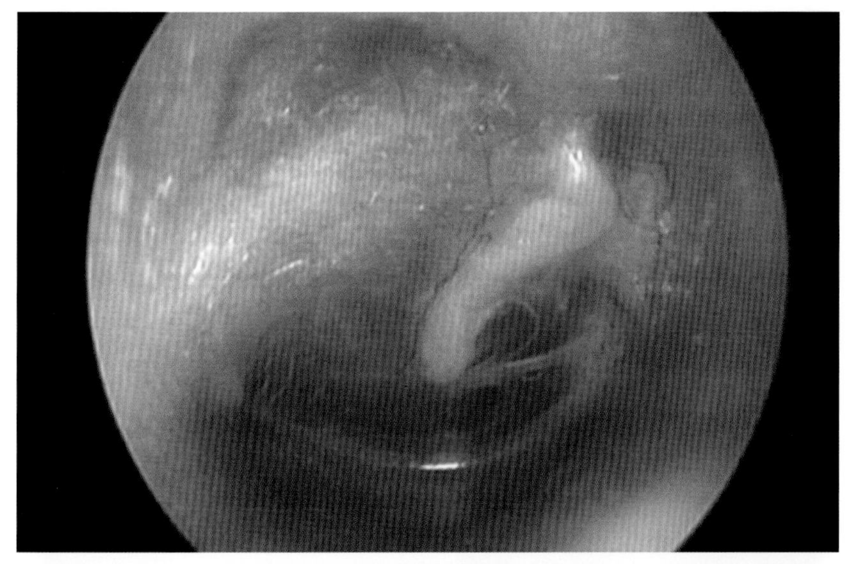

图 8.92 术后耳镜显示鼓膜愈合良好，鼓室腔含气

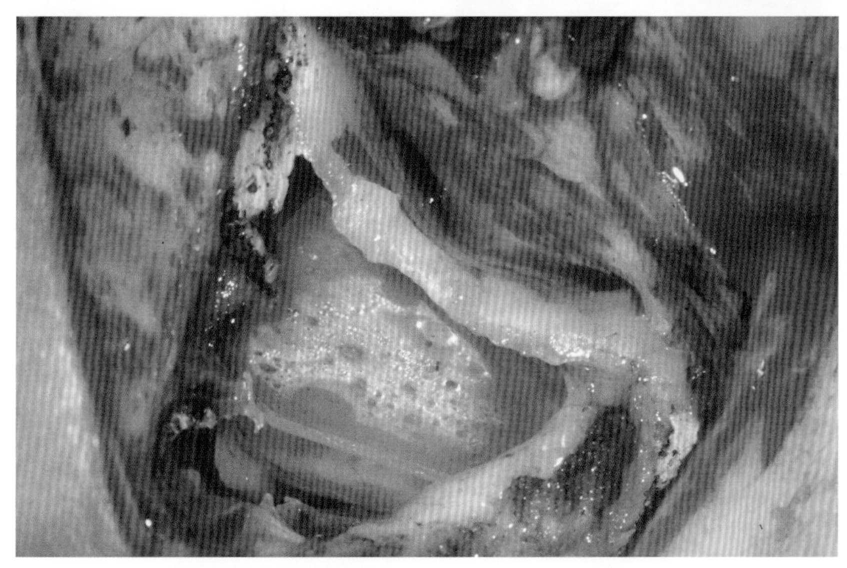

图 8.93 耳后切口显露乳突腔，可见乳突腔内一期植入的硅胶片

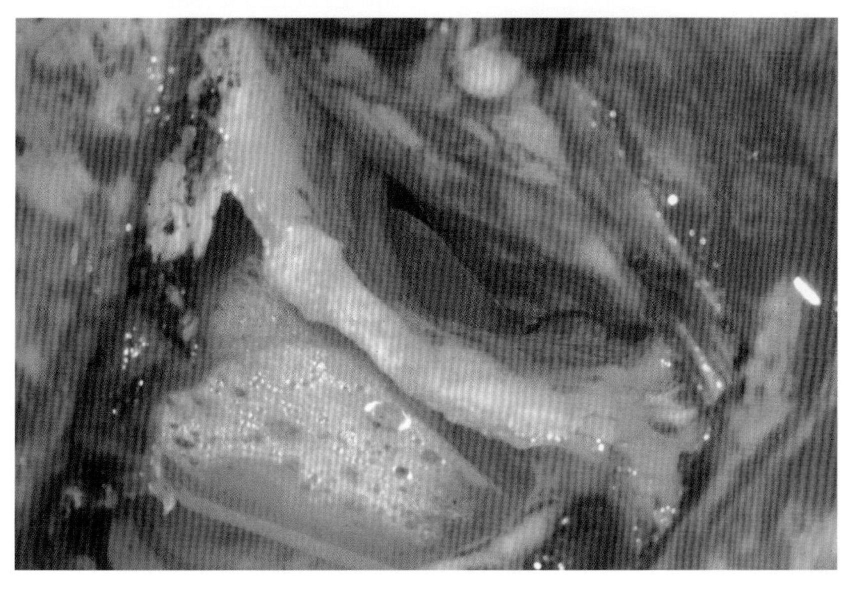

图 8.94 掀起耳道鼓膜瓣，探查鼓室

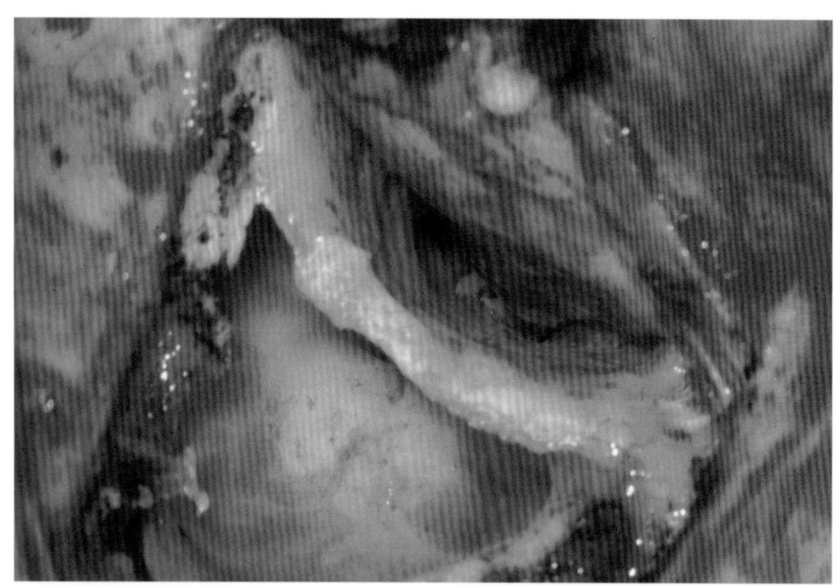

图 8.95　去掉硅胶片，显露其内侧的瘢痕组织

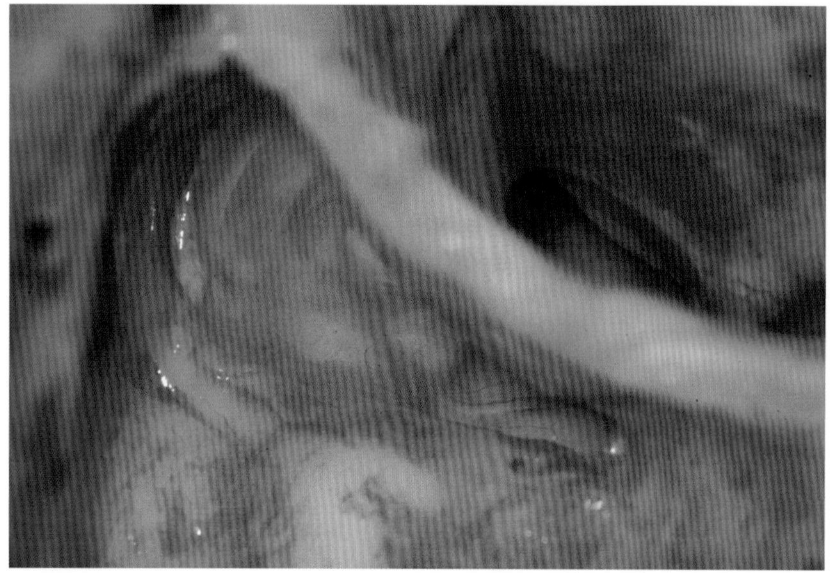

图 8.96　进一步观察去除硅胶片后的鼓室

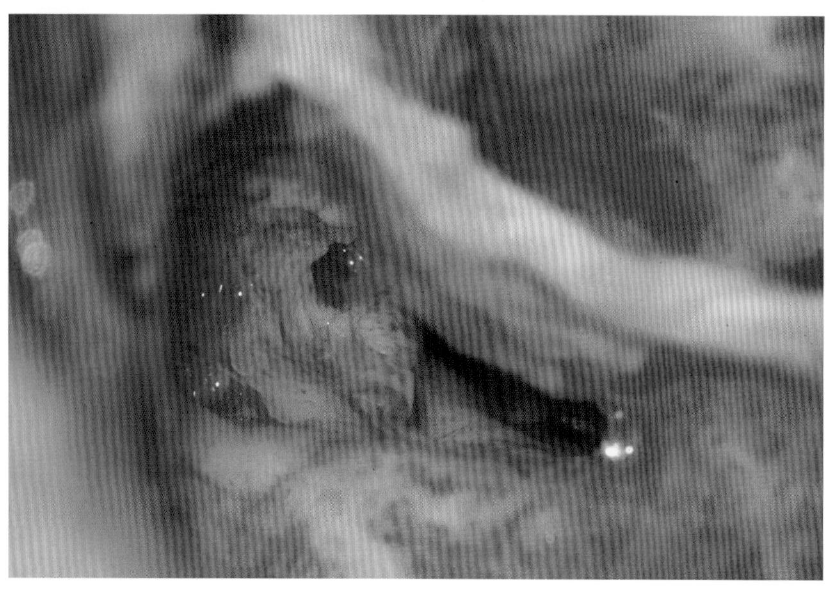

图 8.97　通过切开的后鼓室观察中鼓室

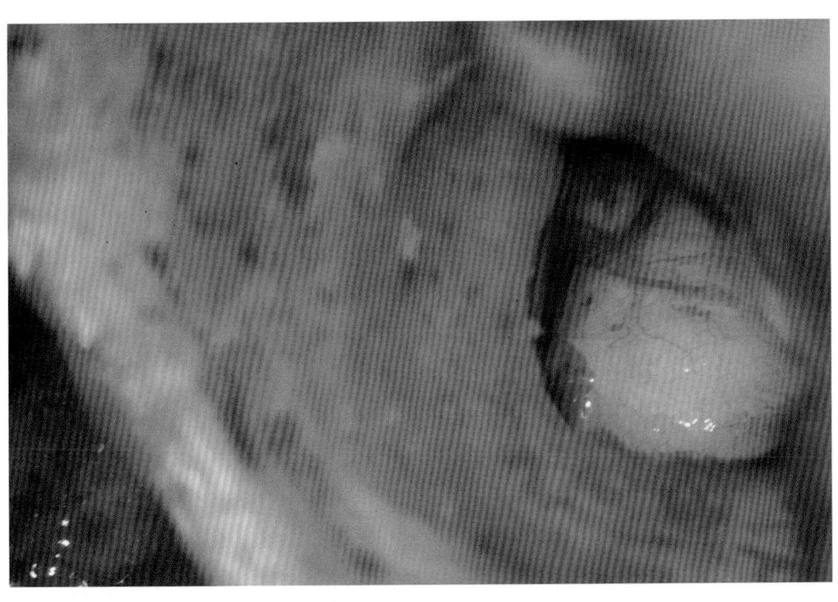

图 8.98 通过耳道探查镫骨，不要切断外耳道后壁的皮肤以利于术后愈合。去除覆盖在卵圆窗龛的瘢痕组织，显露和探查镫骨足板

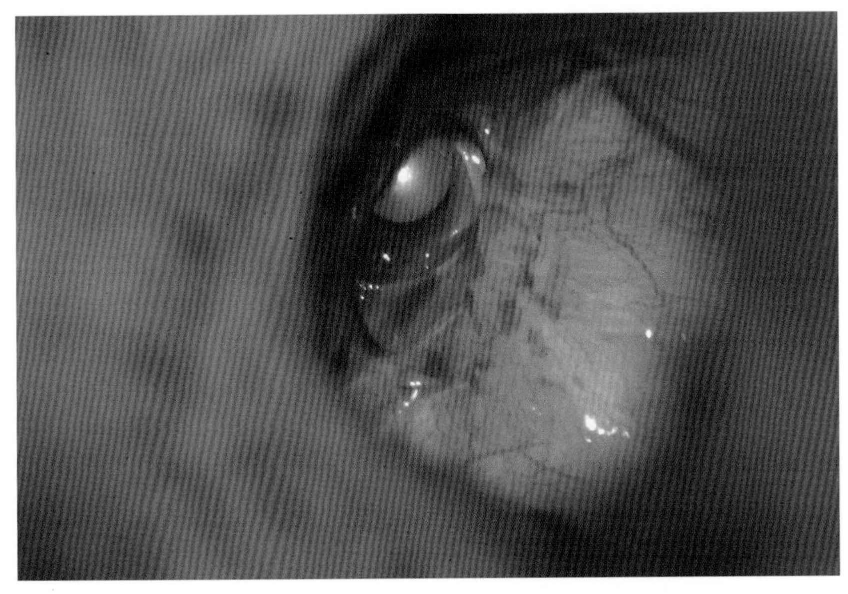

图 8.99 去除瘢痕组织后，在镫骨足板前缘发现残留上皮形成的胆脂瘤珠

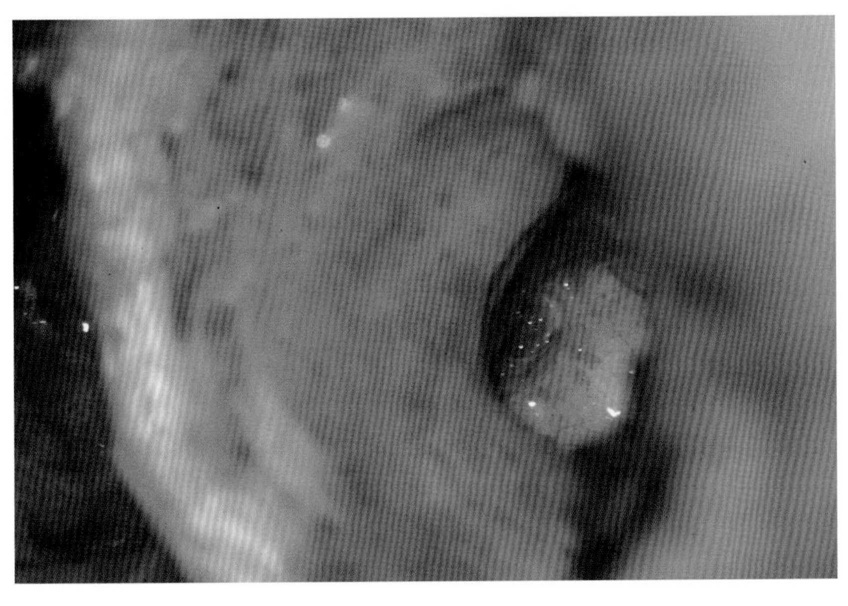

图 8.100 切除胆脂瘤珠及卵圆窗周围的瘢痕组织，在足板后下方可见圆窗龛

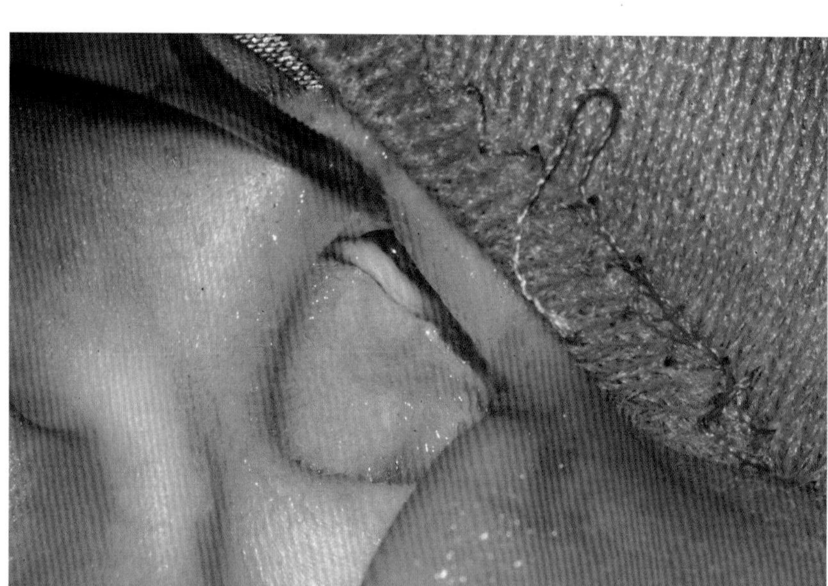

图 8.101 取一块耳屏软骨以加强鼓膜

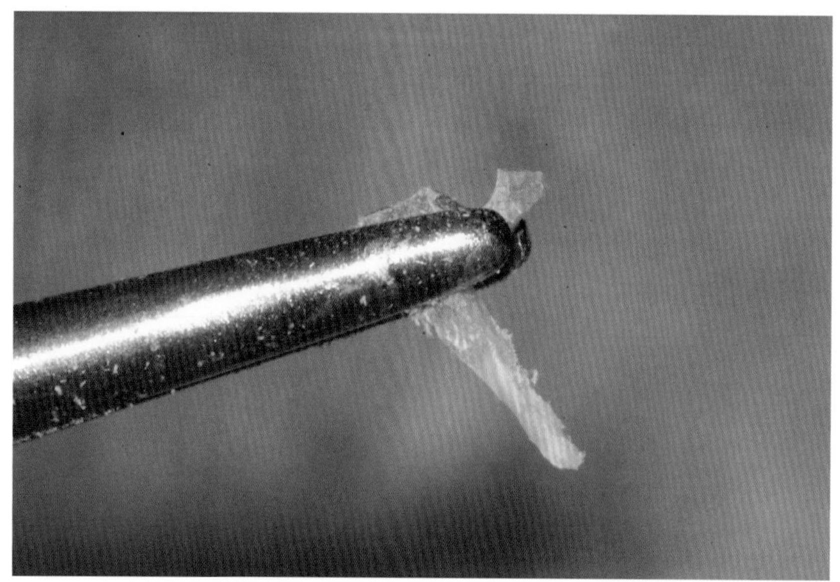

图 8.102 取异体砧骨塑形为小柱，立于足板上

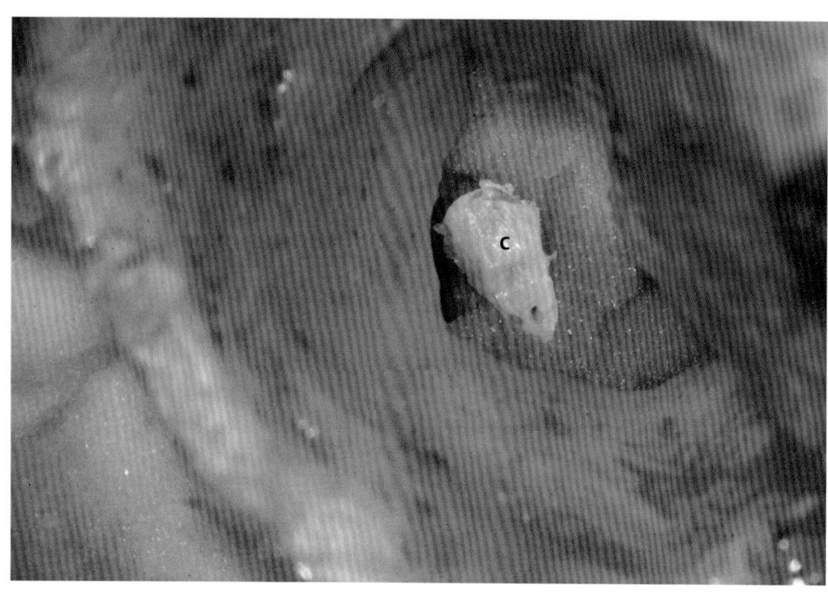

图 8.103 鼓室填塞明胶海绵，预留出足板的空位，将塑形好的砧骨小柱立于足板上。C：砧骨小柱

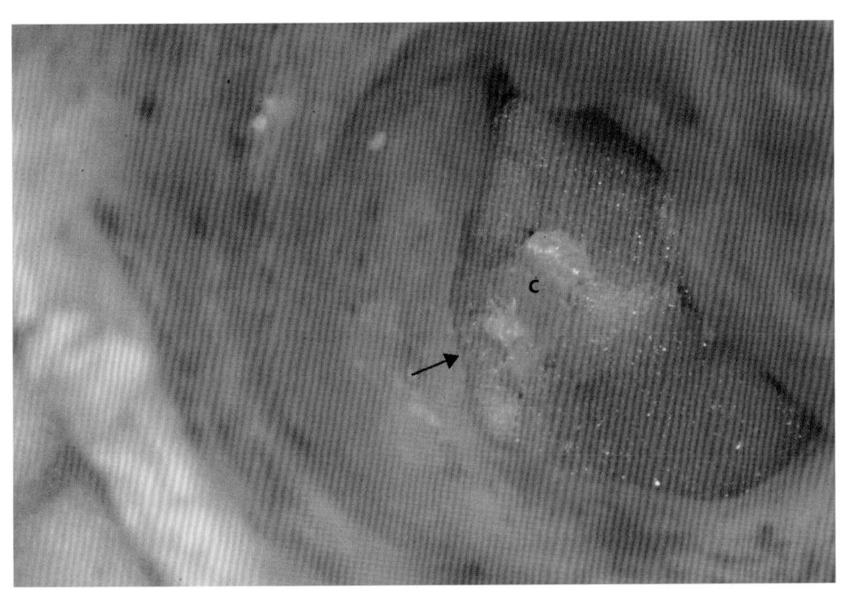

图 8.104 在砧骨小柱和耳道后壁之间放一块明胶海绵(箭头),以防二者粘连,由于锤骨柄的位置靠前,小柱将直接连接鼓膜和足板。C:砧骨小柱

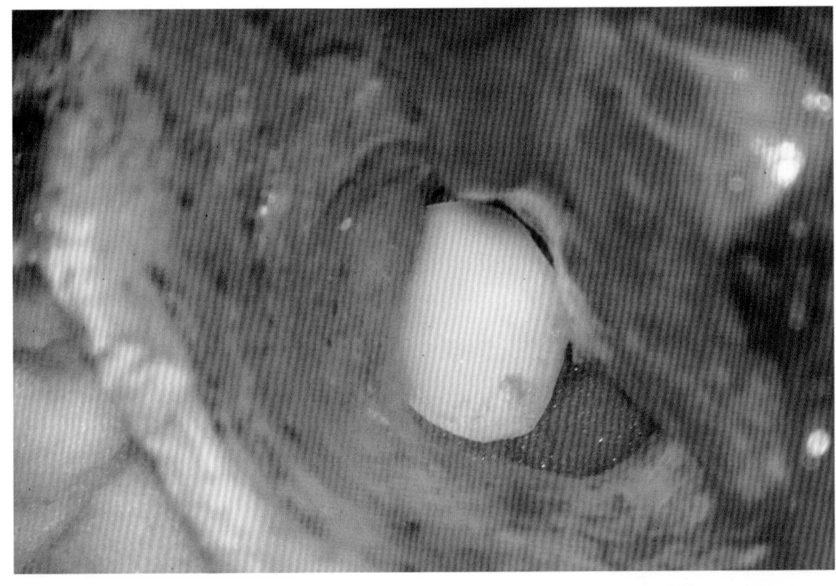

图 8.105 用软骨片盖在小柱上,加强鼓膜,然后将耳道鼓膜瓣复位

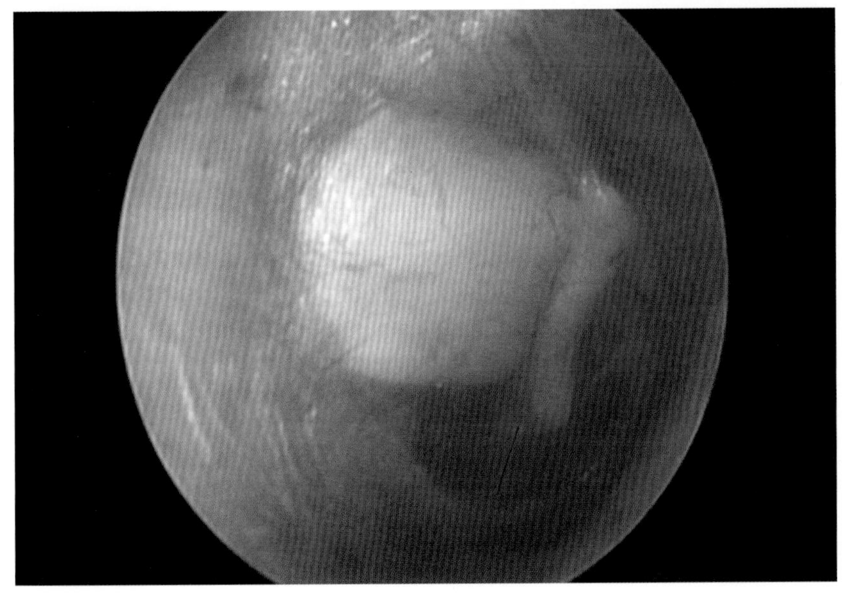

图 8.106 术后耳镜显示软骨片位置合适,形态良好

病例 8.5(左耳)

参见图 8.107 ~图 8.115。

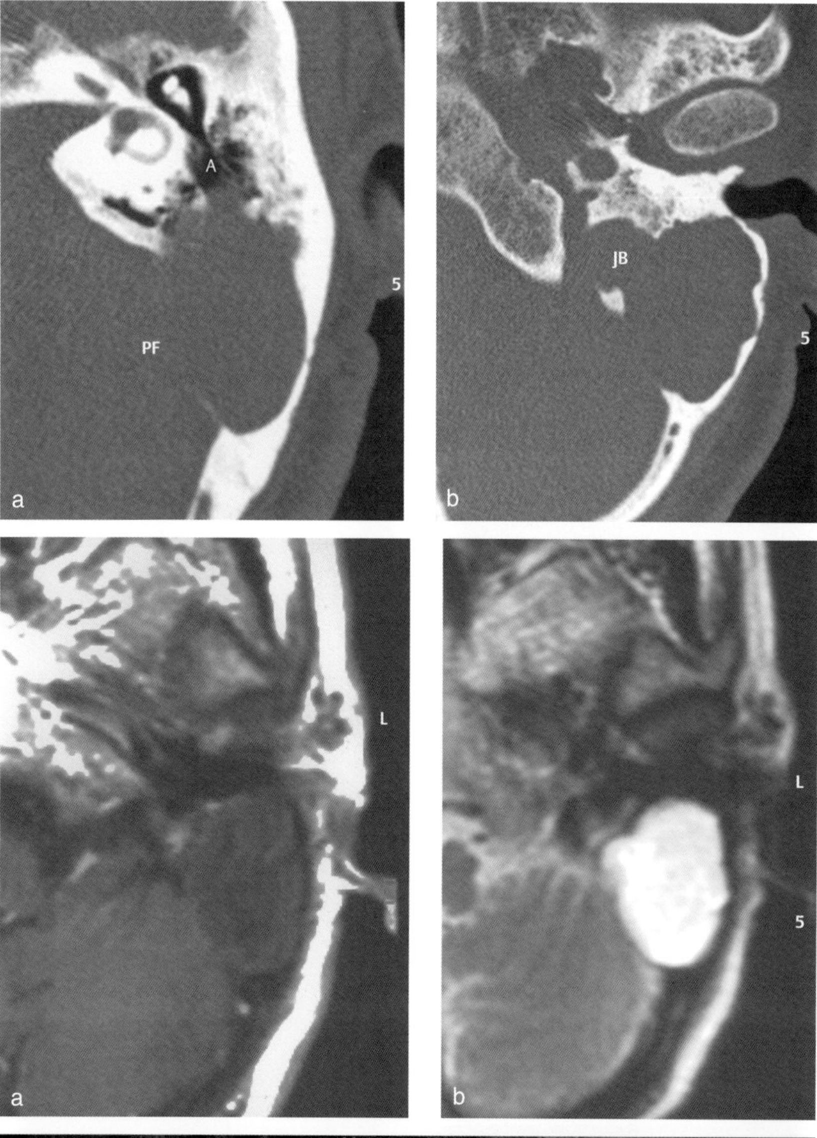

图 8.107 一例乳突的先天性胆脂瘤。轴位 CT 外半规管层面（a）显示乳突的软组织呈膨胀性生长，侵蚀和压迫后颅窝。包块部分累及鼓窦，但上鼓室影像正常。较低的层面（b）显示颈静脉球周围骨质明显侵蚀。A：鼓窦；JB：颈静脉球；PF：后颅窝

图 8.108 病变在 MRI T1 加权像呈低信号（a），T2 加权像呈高信号（b），符合胆脂瘤特征

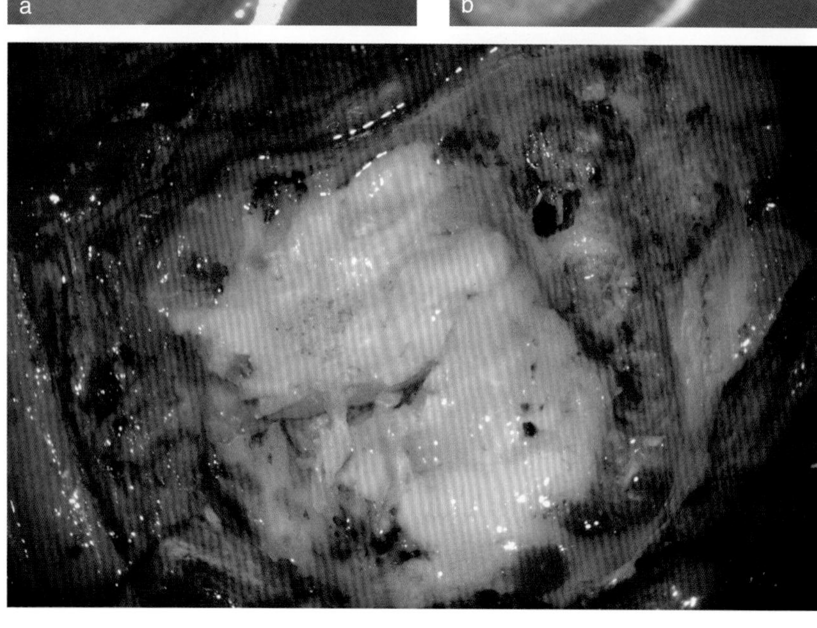

图 8.109 因为病变较大，采用 C 形切口，间断缝合固定皮肤和肌骨膜层。行乳突切开显露出鼓窦下方的乳突腔巨大胆脂瘤

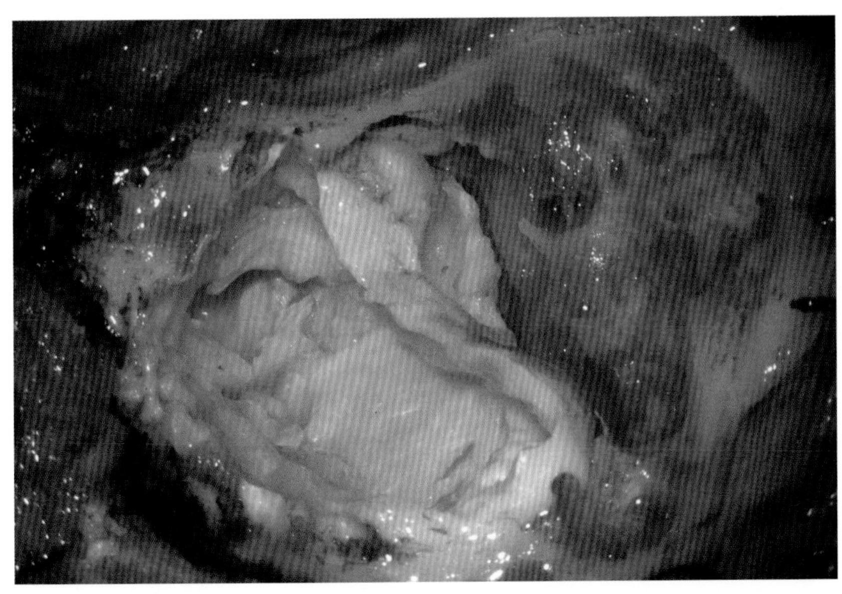

图 8.110 胆脂瘤减容，将胆脂瘤基质从迷路周围向下剥离

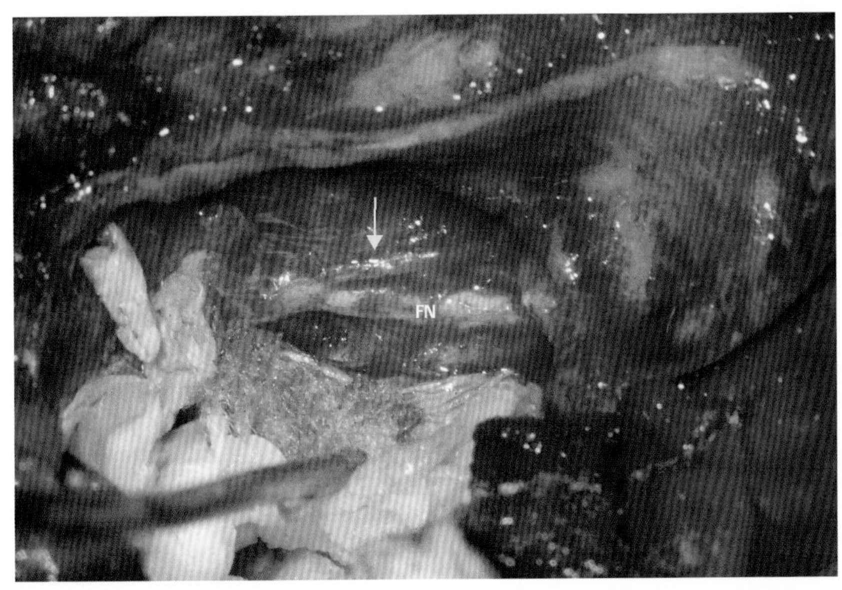

图 8.111 面神经及其分支鼓索神经（箭头）裸露在乳突腔。FN：面神经

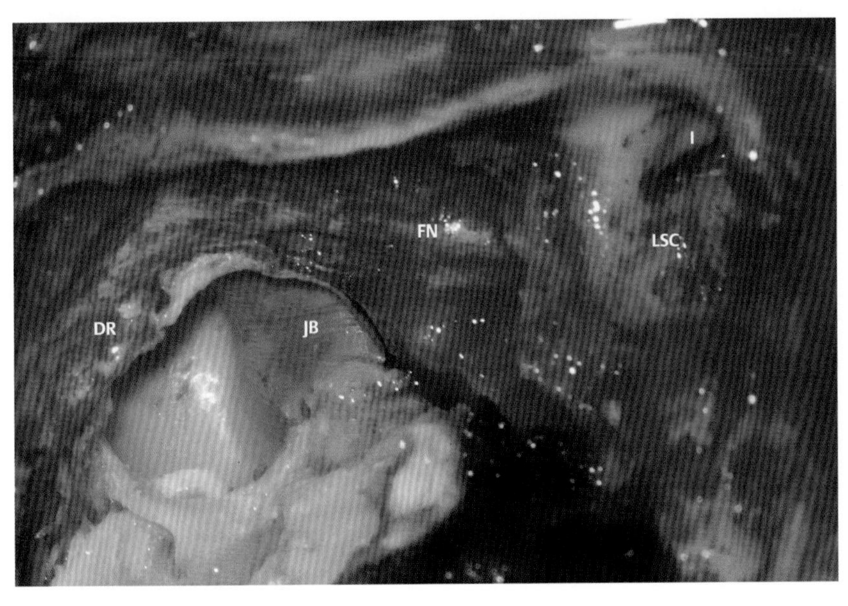

图 8.112 在面神经的内侧，透过胆脂瘤基质可见巨大的颈静脉球。DR：二腹肌嵴；FN：面神经；I：砧骨；JB：颈静脉球；LSC：外半规管

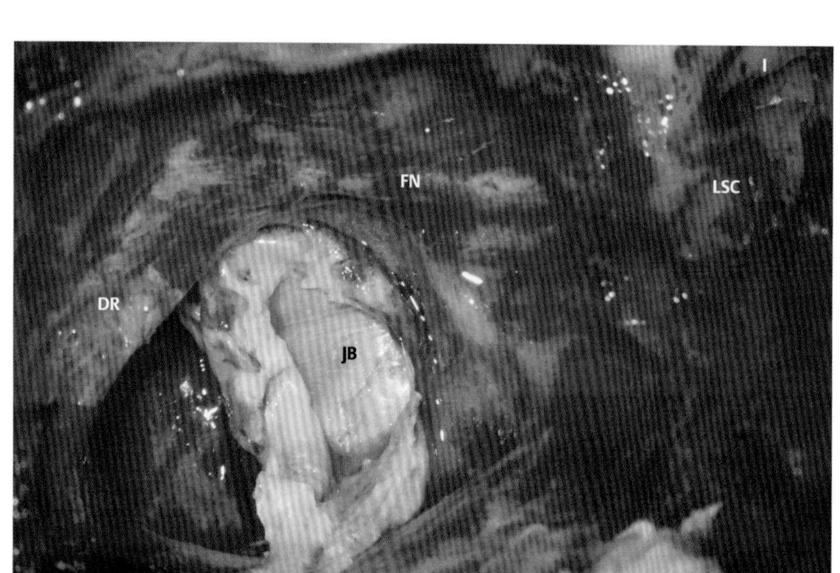

图 8.113 颈静脉球表面的胆脂瘤基质手术最后再处理，以避免大出血给手术进程带来麻烦。DR：二腹肌嵴；FN：面神经；I：砧骨；JB：颈静脉球；LSC：外半规管

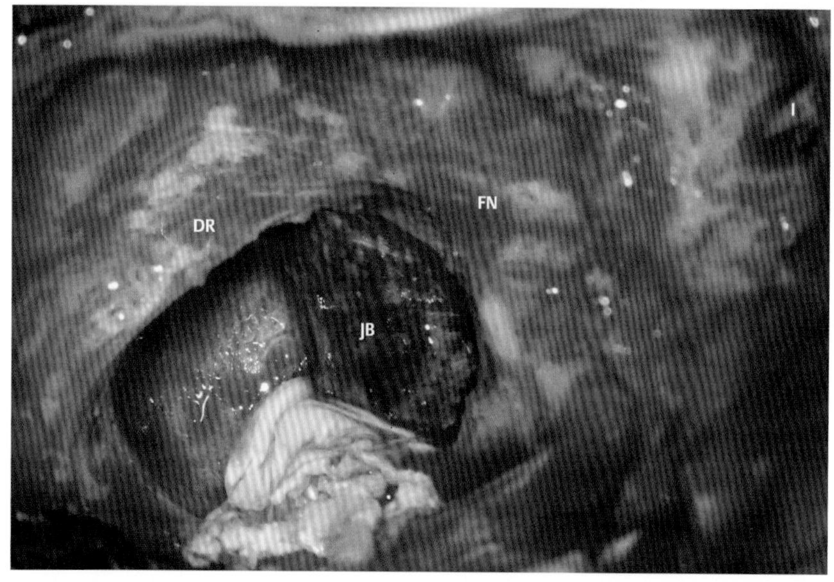

图 8.114 剥离颈静脉球表面的胆脂瘤基质要特别小心，因为这里的静脉壁非常薄。DR：二腹肌嵴；FN：面神经；I：砧骨；JB：颈静脉球

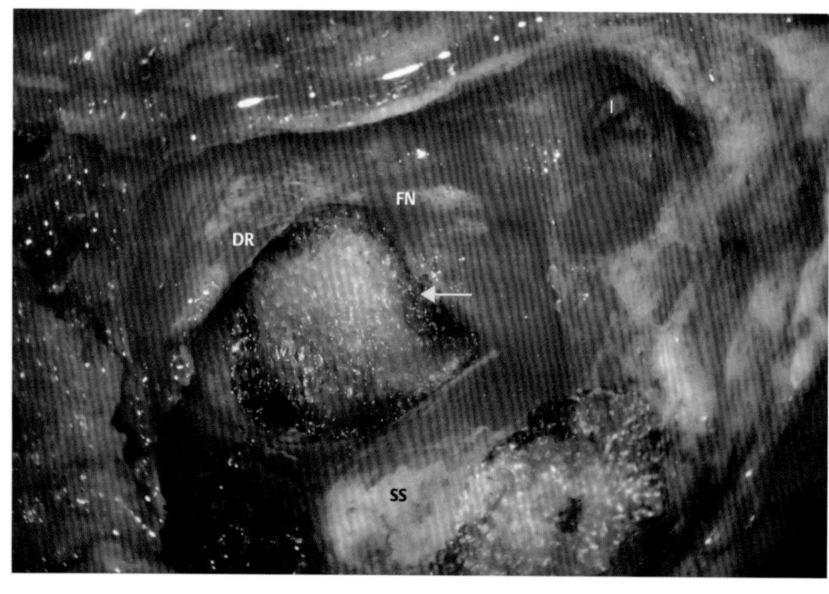

图 8.115 术腔最后的形态。颈静脉球的出血用速即纱（箭头）止血。DR：二腹肌嵴；FN：面神经；I：砧骨；SS：乙状窦

参考文献

Cohen D. Locations of primary cholesteatoma. Am J Otol,1987, 8(1):61–65

Friedberg J. Congenital cholesteatoma. Laryngoscope,1994,104 (Suppl 62):1–25

Karmarkar S, Bhatia S, Khashaba A,et al. Congenital cholesteatomas of the middle ear: a different experience. Am J Otol,1996, 17(2):288–292

Kim SH, Cho YS, Chu HS, et al. Open-type congenital cholesteatoma: differential diagnosis for conductive hearing loss with a normal tympanic membrane. Acta Otolaryngol,2012,132(6):618–623

Levenson MJ, Parisier SC, Chute P,et al. A review of twenty congenital cholesteatomas of the middle ear in children. Otolaryngol Head Neck Surg,1986,94(5):560–567

Michaels L. An epidermoid formation in the developing middle ear: possible source of cholesteatoma. J Otolaryngol,1986,15(3):169–174

Mutlu C, Khashaba A, Saleh E, et al. Surgical treatment of cholesteatoma in children. Otolaryngol Head Neck Surg,1995, 113(1):56–60

Sanna M, Zini C. “Congenital cholesteatoma” of the middle ear. A report of 11 cases. Am J Otol,1984,5(5):368–373

Sanna M, Zini C, Gamoletti R, et al. The surgical management of childhood cholesteatoma.J Laryngol Otol,1987,101(12):1221–1226

9 外耳道胆脂瘤

外耳道胆脂瘤是一种少见的疾病，占所有耳科患者的 1/1000。典型的表现是外耳道胆脂瘤上皮积聚，同时伴有骨质破坏，表面覆盖炎性皮肤组织和不规则坏死骨质，患者通常有患耳反复耳漏（流脓），以及耳部隐性疼痛。病变通常累及外耳道下壁，即颞骨的鼓部，病变进一步进展累及后壁达到乳突，累及前壁暴露颞颌关节囊。在晚期病例中，乳突内充满胆脂瘤上皮，与中耳胆脂瘤类似。这种原发性特发性病变的发病机制尚不清楚。据推测，局部受影响区域的慢性缺血过程起着关键作用。据报道那些损害外耳道微循环的因素，如血液透析、糖尿病、吸烟习惯、头部或上咽部的放疗等都会增加发病率。早期病变可以保守治疗，但是对于晚期病变，需要手术治疗。磨除被侵蚀的骨质，用例如骨粉（骨膏）、软骨、筋膜和软组织瓣等多种材料覆盖。可采用开放式鼓室成形术完全开放乳突，或者采用外耳道后壁重建技术封闭乳突。

行鼓室成形术后，由于各种原因，可引起外耳道继发性胆脂瘤。耳道外侧的皮瓣受累、完壁式鼓室成形术中外耳道后壁削的过薄导致术后后壁再吸收，外耳道皮瓣不正确回覆导致其陷入乳突腔及外耳道后壁保留过低都可能是该部位医源性胆脂瘤的原因。继发性胆脂瘤也可在外耳道狭窄病变的内侧形成，如鼓室成形术后医源性狭窄、先天性畸形、外生骨、颞骨纤维发育不良、颞骨骨折和过度使用棉签后形成瘢痕等都是导致此类狭窄的原因。胆脂瘤上皮在狭窄内侧堆积，导致外耳道破坏。一旦这些病变发生炎症则会进一步加重狭窄，促进病变破坏过程导致患者严重疼痛，可能会迫使患者早期接受手术治疗。

病例 9.1 （右耳）

参见图 9.1 ~ 图 9.10。

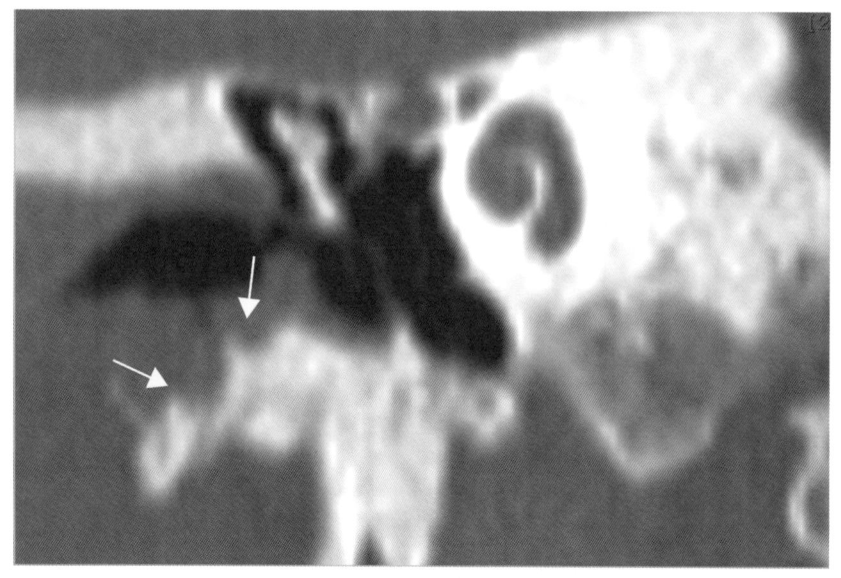

图 9.1 一例外耳道胆脂瘤患者。冠状位 CT 显示鼓部骨质严重侵蚀（箭头）

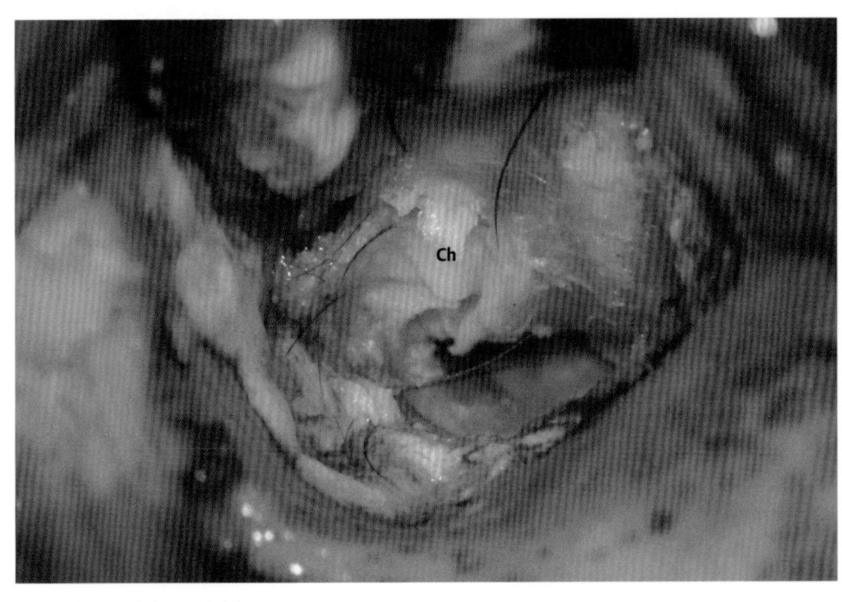

图 9.2 通过耳后切口暴露耳道。见外耳道前上壁胆脂瘤上皮堆积，对应局部皮肤破损，骨质破坏。Ch：胆脂瘤

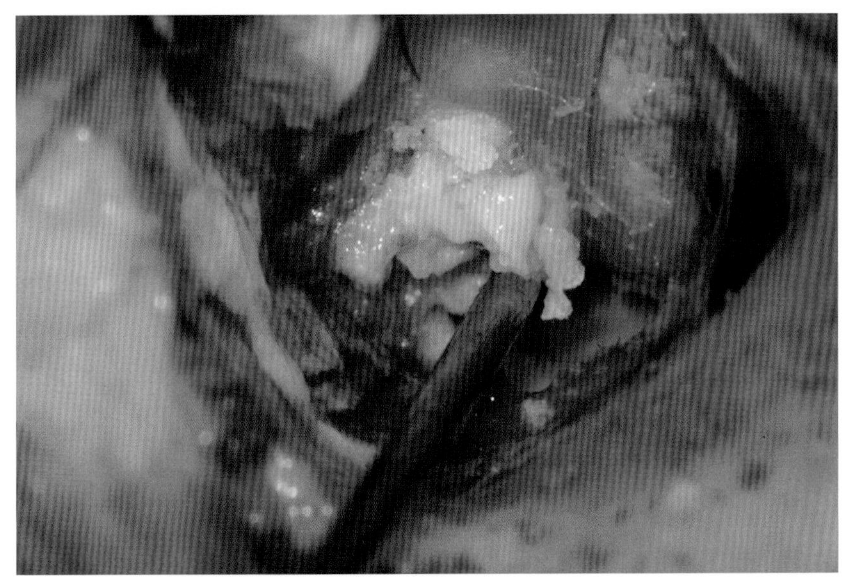

图 9.3 完全清除其中的胆脂瘤上皮

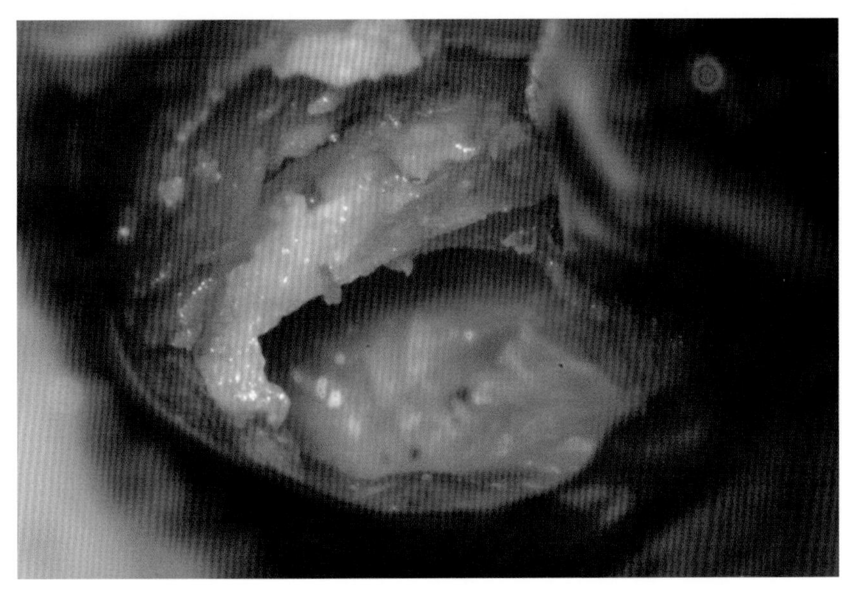

图 9.4 用剪刀切开遮挡胆脂瘤的皮肤，以进一步暴露前壁侵蚀的骨质

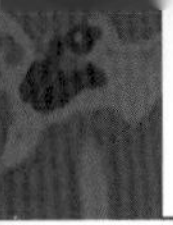

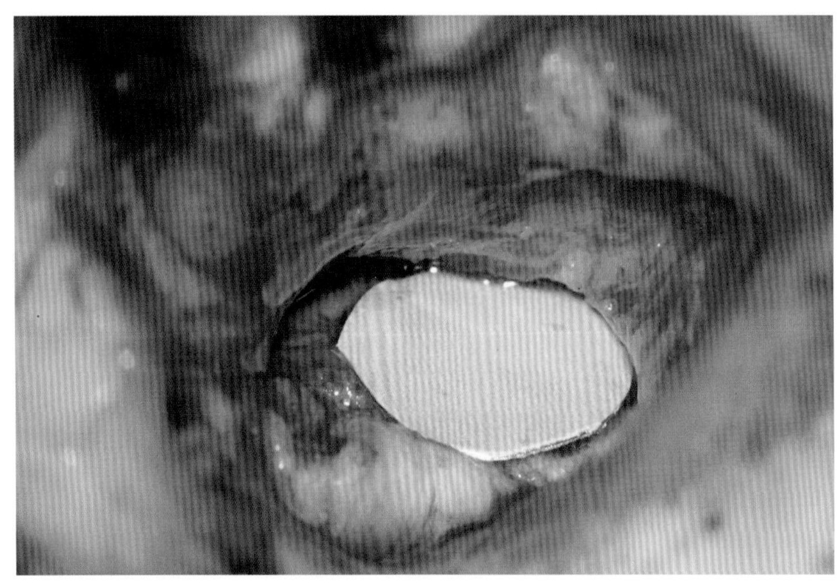

图 9.5 去除破坏骨质表面的胆脂瘤基质，将正常的皮肤向内侧分离，并用铝箔纸片保护

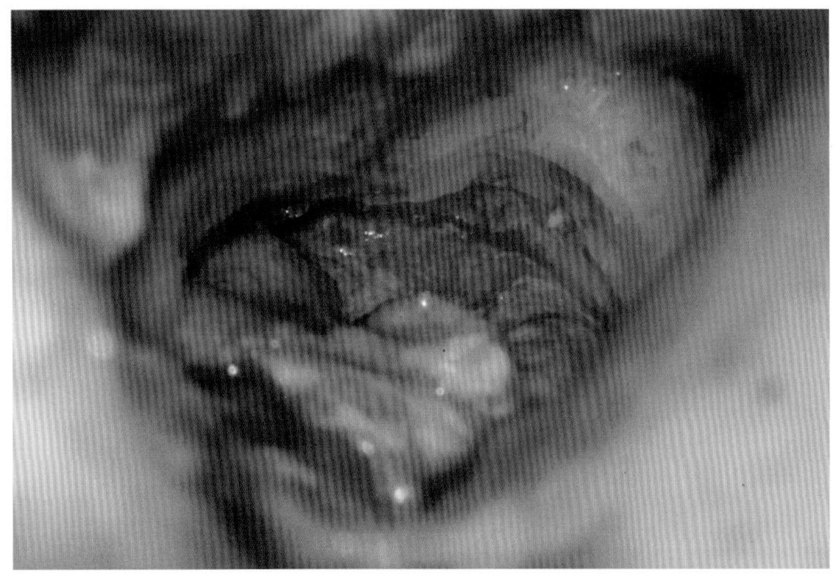

图 9.6 磨钻前壁和下壁直至到达正常骨质

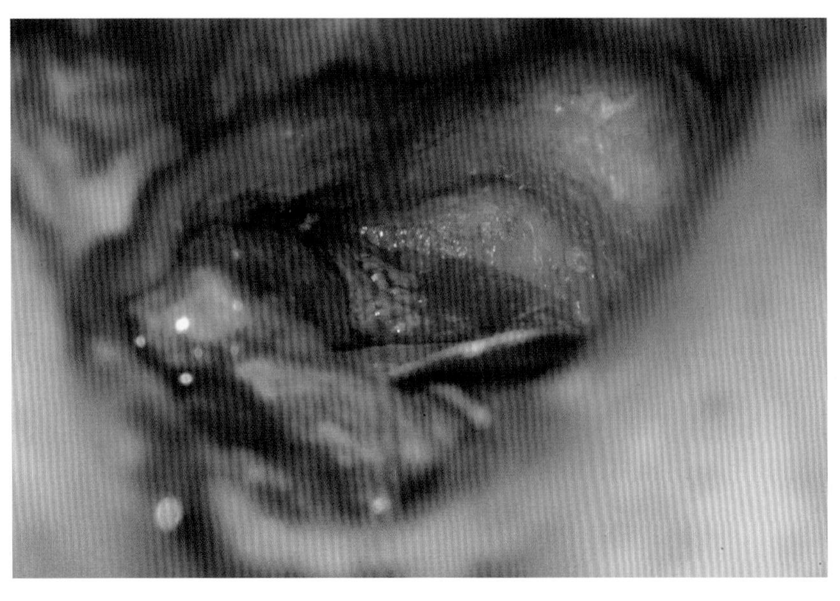

图 9.7 在接近健康正常骨质后，应将该区域处理光滑

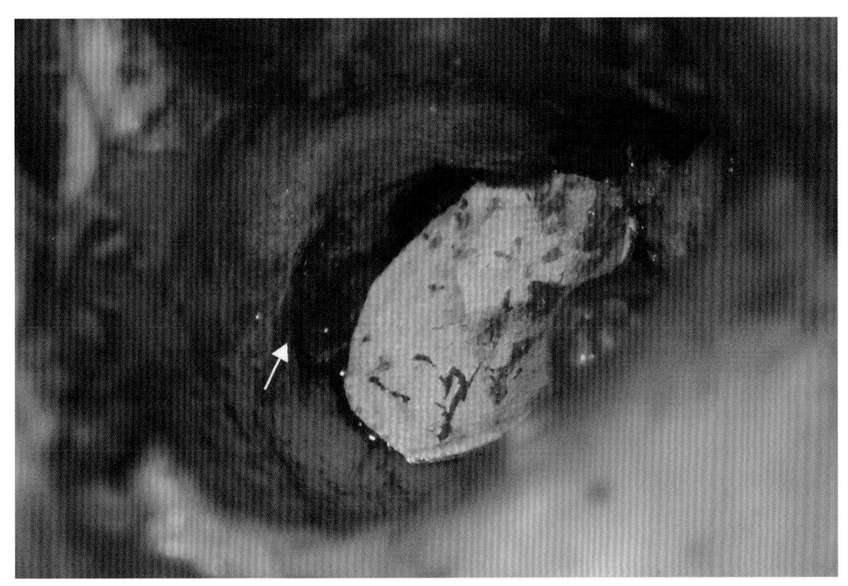

图 9.8 前上壁的骨质侵蚀（箭头）也应磨除

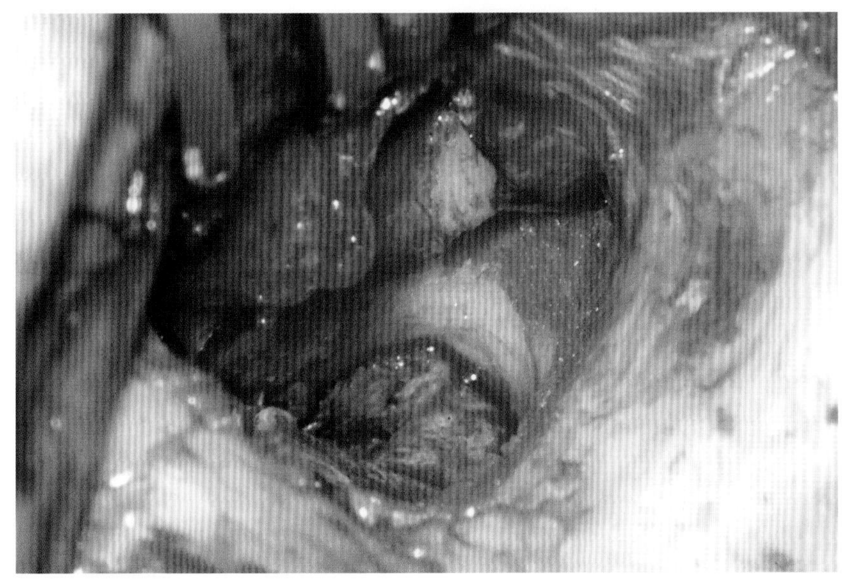

图 9.9 钻磨后形成的凹陷应用骨粉（膏）填塞覆盖

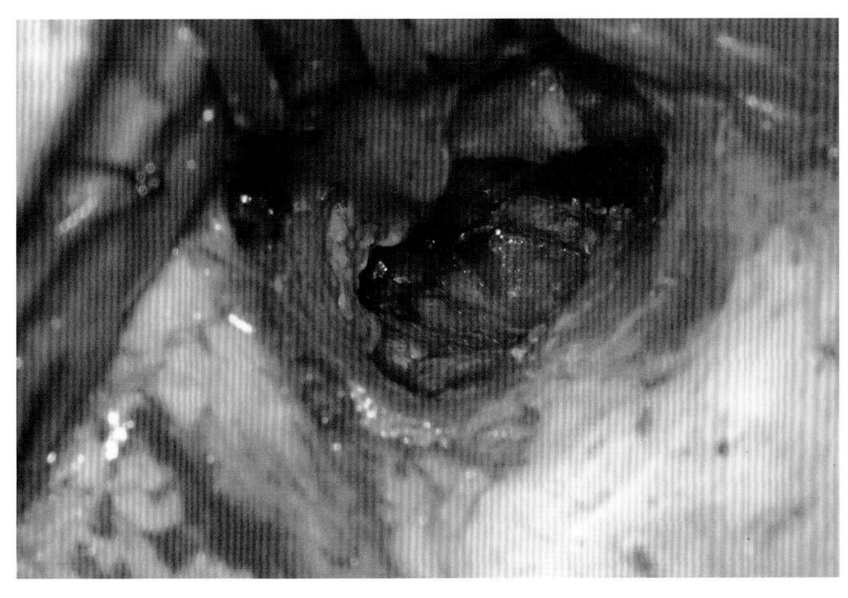

图 9.10 用颞肌筋膜覆盖骨粉，复位内侧鼓膜耳道瓣，外耳道内填塞明胶海绵

病例 9.2（左耳）

参见图 9.11 ~ 图 9.25。

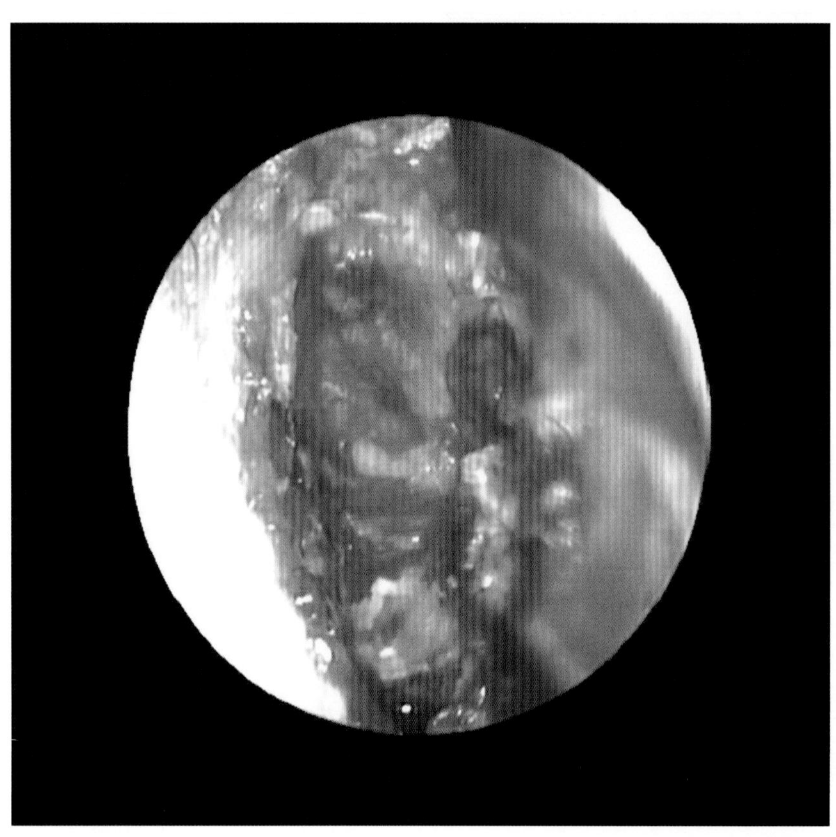

图 9.11　一例外耳道胆脂瘤患者。耳镜检查可见在靠近鼓膜的外耳道后壁和下壁骨质侵蚀，同时有肉芽组织形成和胆脂瘤上皮堆积

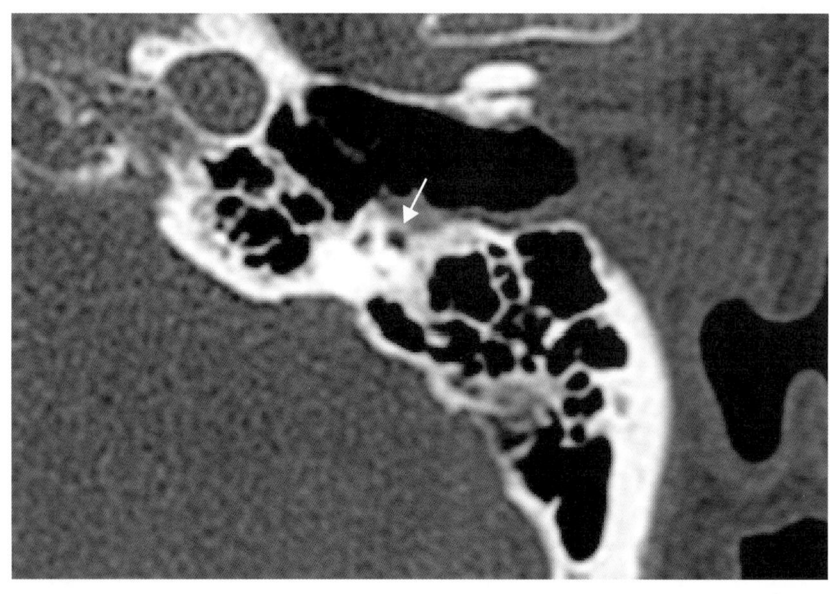

图 9.12　术前轴位 CT 显示后壁骨质侵蚀到面神经区（箭头）

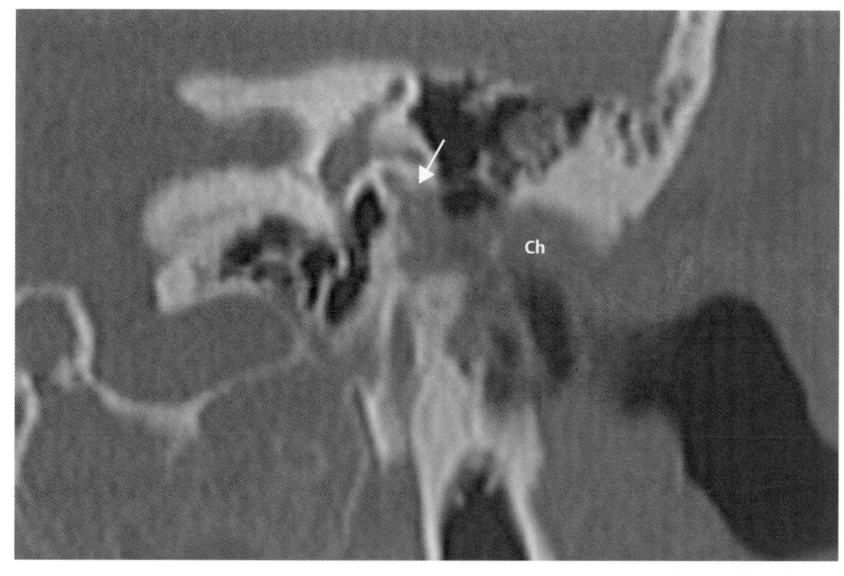

图 9.13 冠状位 CT 示胆脂瘤穿透外耳道后壁，侵入乳突。面神经骨管也被胆脂瘤侵蚀（箭头）。Ch：胆脂瘤

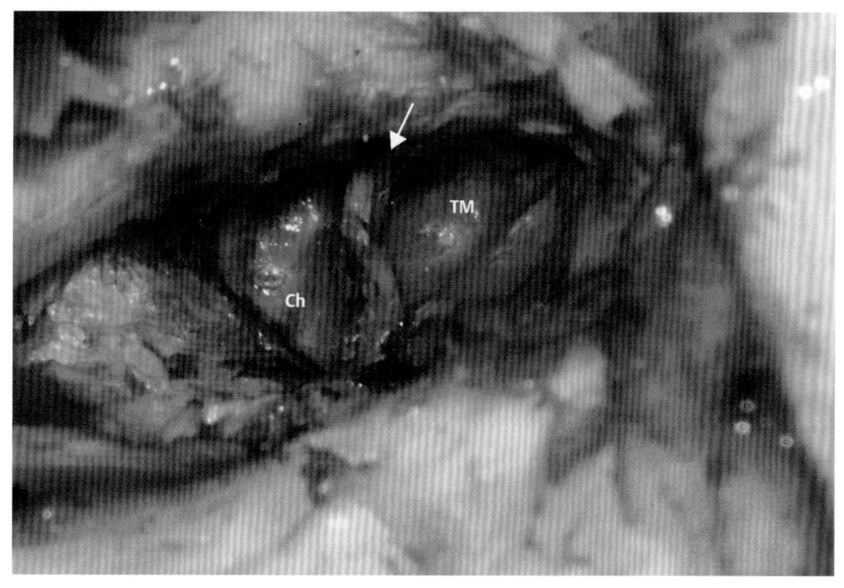

图 9.14 通过耳后切口进入耳道。鼓膜下方骨质侵蚀，自纤维鼓环起形成一褶皱（箭头）。Ch：胆脂瘤；TM：鼓膜

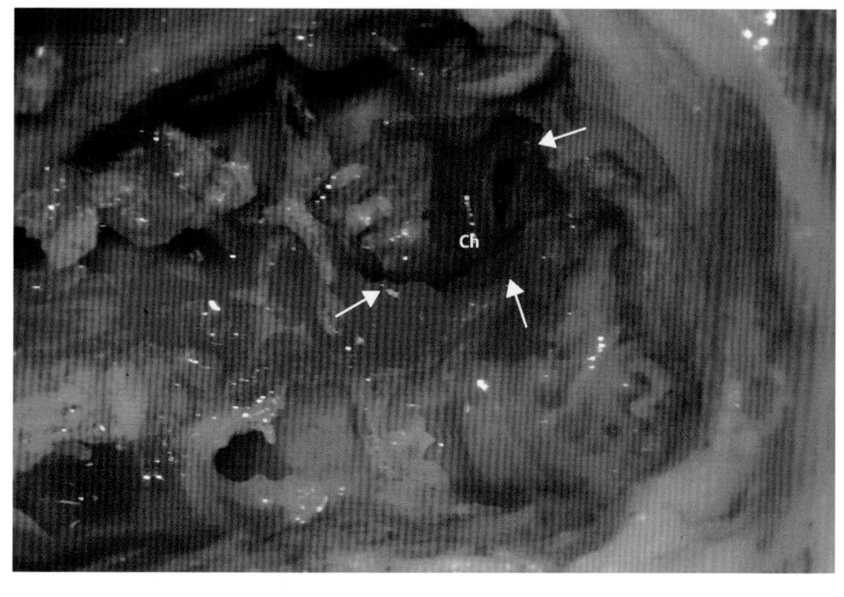

图 9.15 为彻底清除胆脂瘤的后界，行开放式乳突根治手术，注意后壁的大面积侵蚀（箭头）。Ch：胆脂瘤

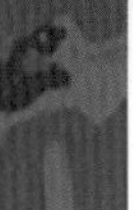

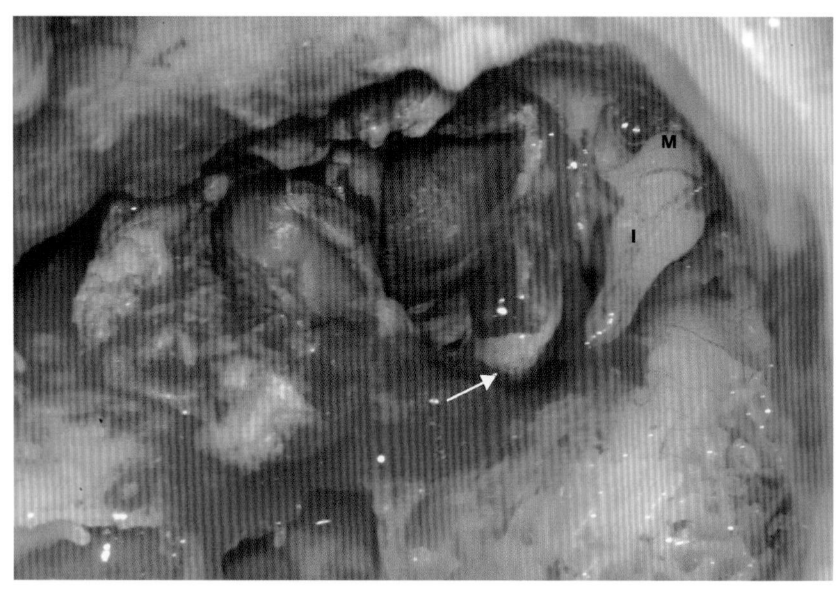

图 9.16 覆盖面神经区域的胆脂瘤基质如图所示（箭头）。I：砧骨；M：锤骨

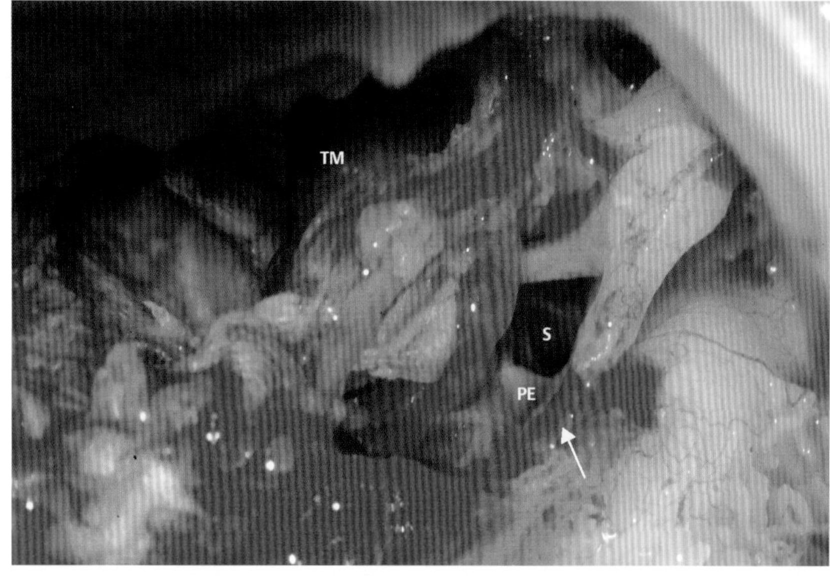

图 9.17 将胆脂瘤基质和肉芽组织从面神经上分离（箭头）。PE：锥隆起；S：镫骨；TM：鼓膜

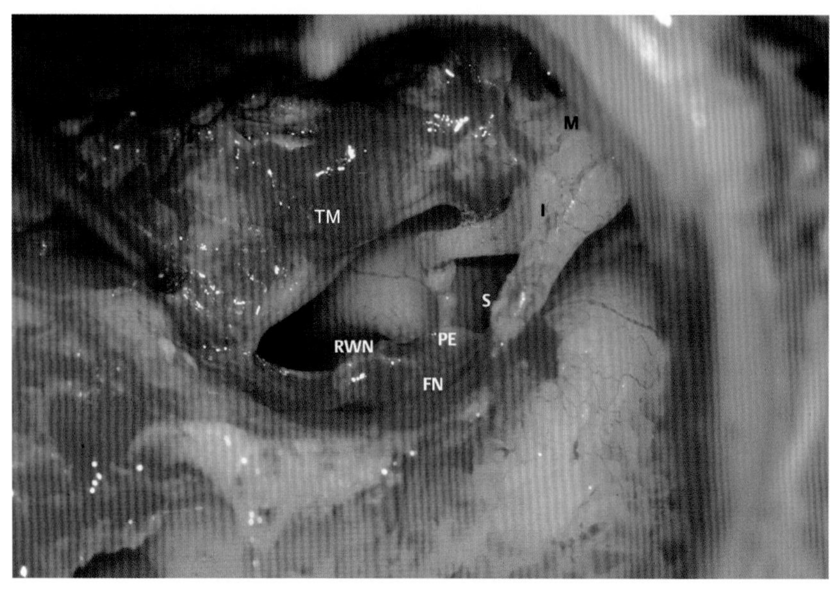

图 9.18 将鼓膜与胆脂瘤基质一起翻向前方。磨除耳道后壁侵蚀的骨质，完全开放鼓室。FN：面神经；I：砧骨；M：锤骨；PE：锥隆起；RWN：圆窗龛；S：镫骨；TM：鼓膜

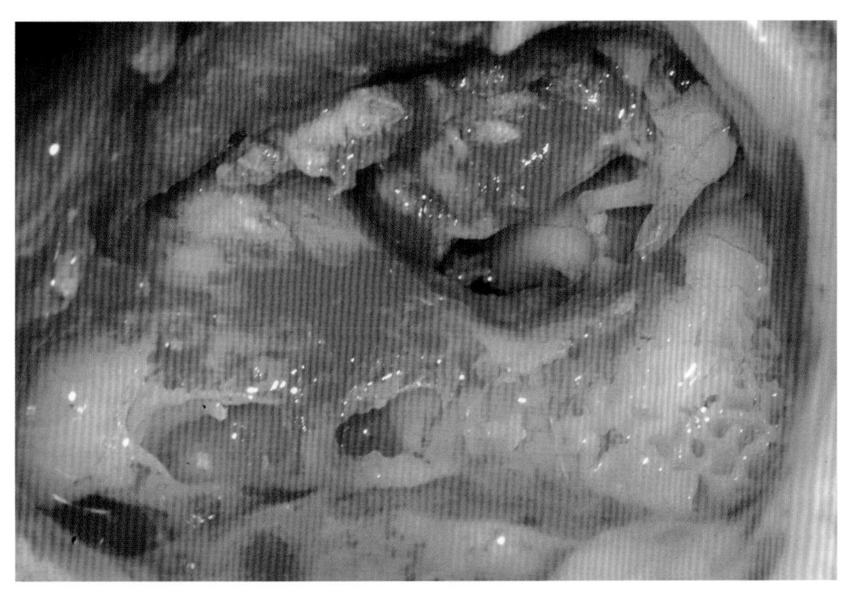

图 9.19 用颞肌筋膜覆盖骨粉，复位外耳道皮瓣，外耳道内填充明胶海绵

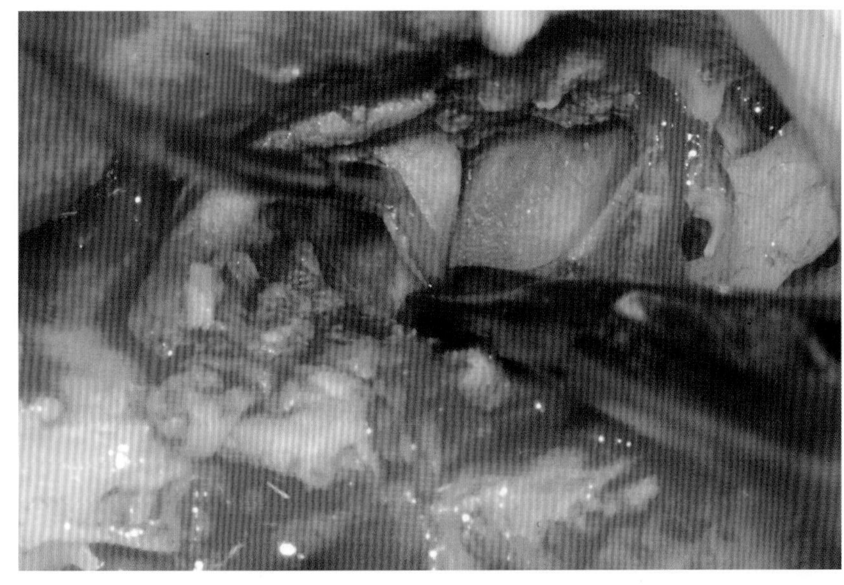

图 9.20 切除下壁胆脂瘤与鼓膜之间的皱襞，使其平滑延续

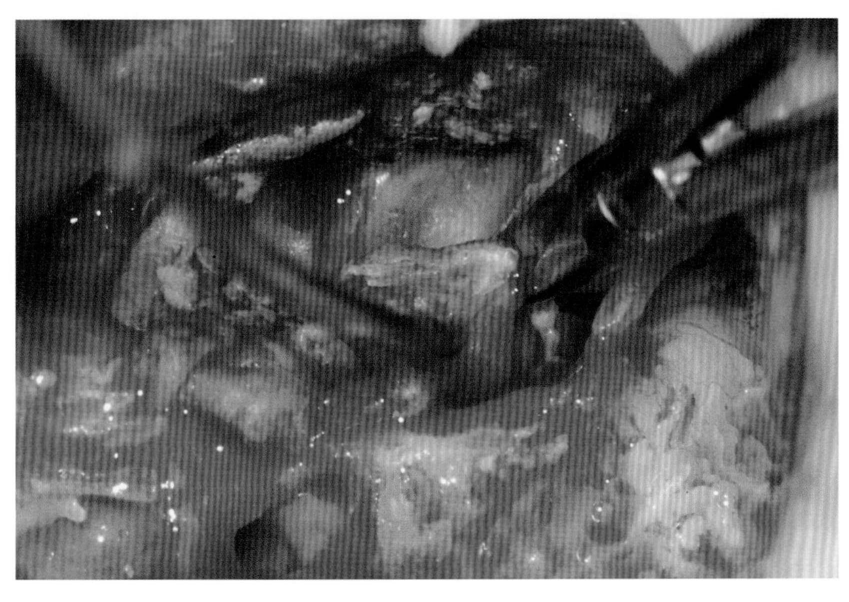

图 9.21 切除炎性皮肤连同胆脂瘤的基质及肉芽组织，以达到健康皮肤区域

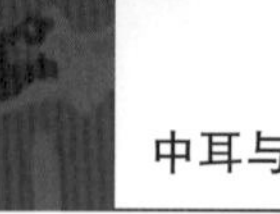

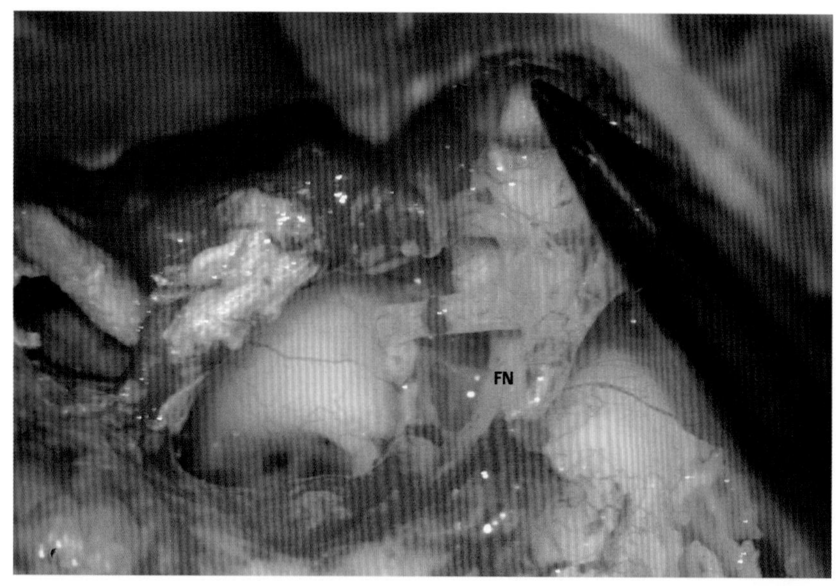

图 9.22 用一小块软骨封闭咽鼓管上隐窝。FN：面神经

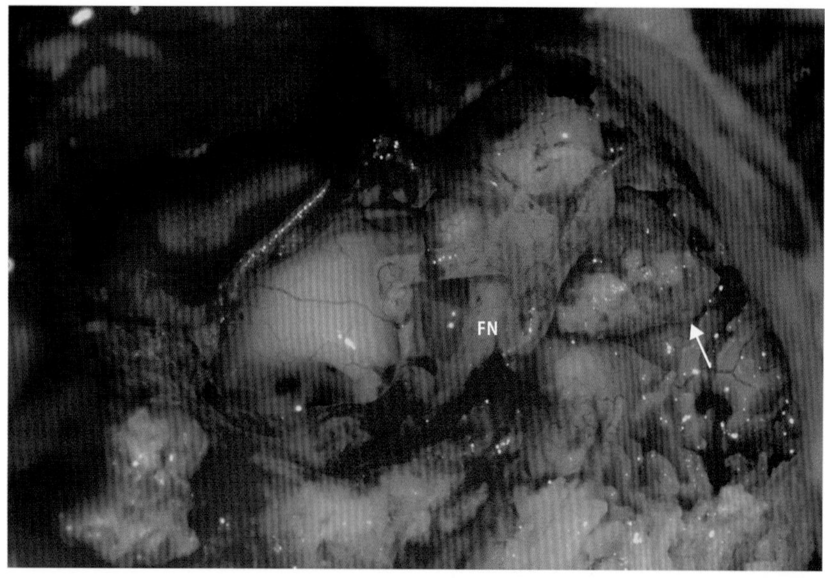

图 9.23 在砧骨下放置一大块软骨（箭头）以防止术后皮肤向鼓室内陷。FN：面神经

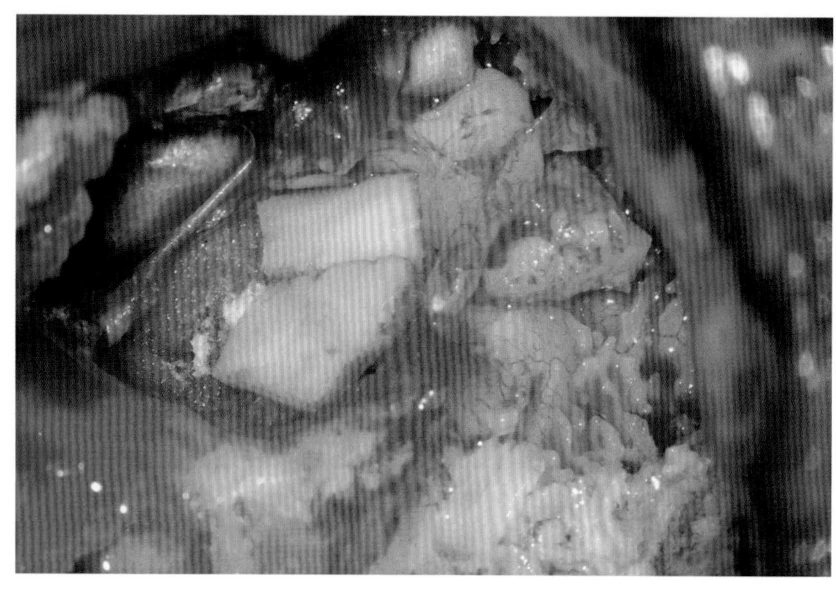

图 9.24 用明胶海绵填塞鼓室。取两块薄薄的软骨放在明胶海绵上以加固鼓膜的后上象限

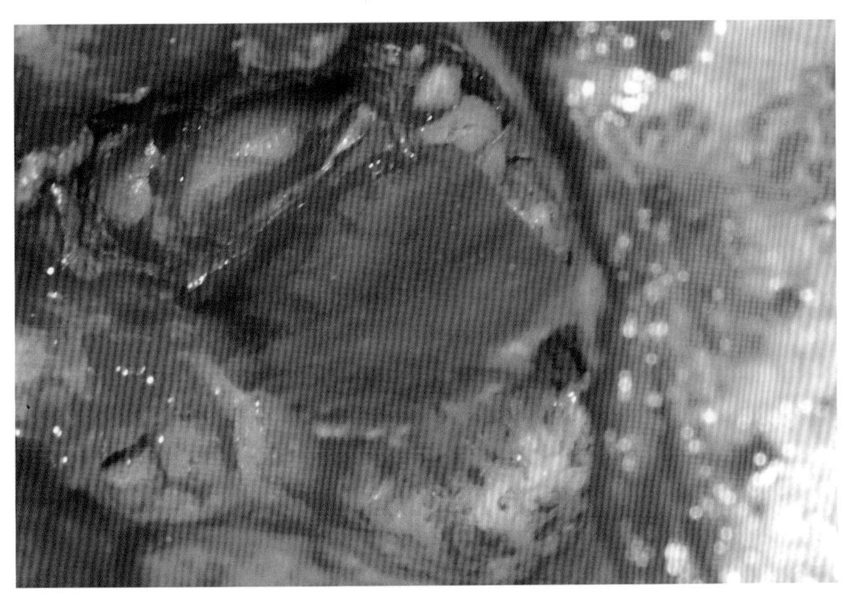

图 9.25 用大块软骨修补鼓膜覆盖乳突腔内侧壁，用小软骨片填充乳突尖

病例 9.3（左耳）

参见图 9.26 ~ 图 9.37。

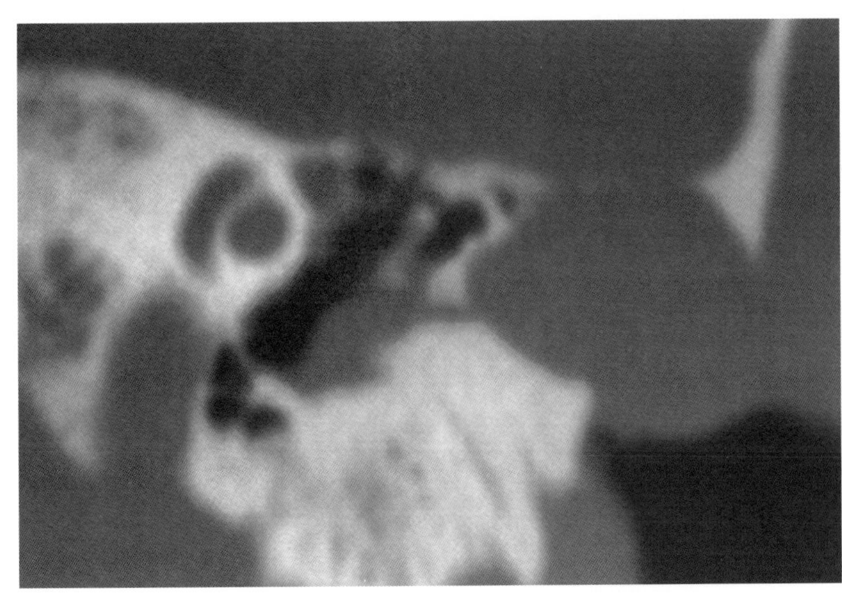

图 9.26 一例医源性外耳道胆脂瘤患者。患者因外耳道狭窄而接受手术，手术后听力下降。术前冠状位 CT 显示有大量胆脂瘤形成，颅中窝脑板骨质破坏，鼓膜外侧有外生性骨疣形成

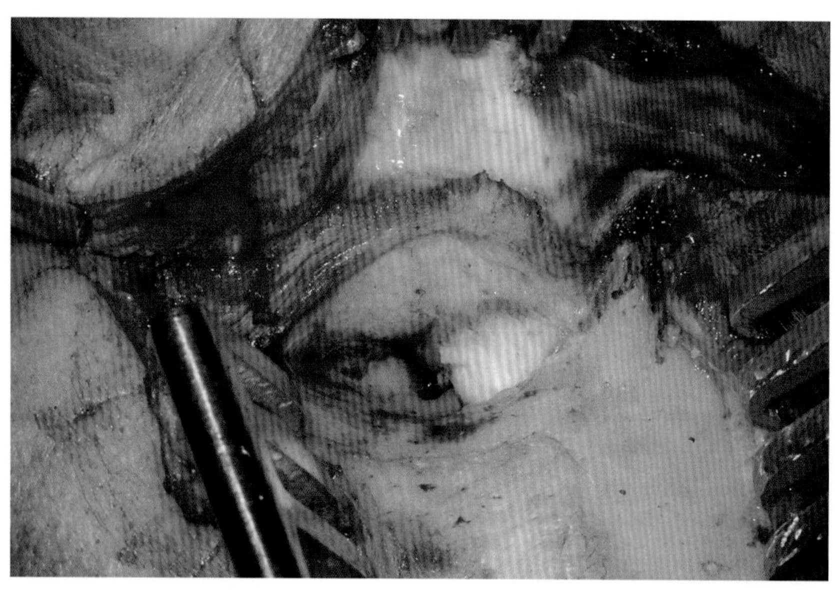

图 9.27 经耳后切口进入外耳道，翻起外耳道后壁皮肤，见外耳道后上壁广泛骨质侵蚀，外耳道聚积胆脂瘤上皮源自乳突腔

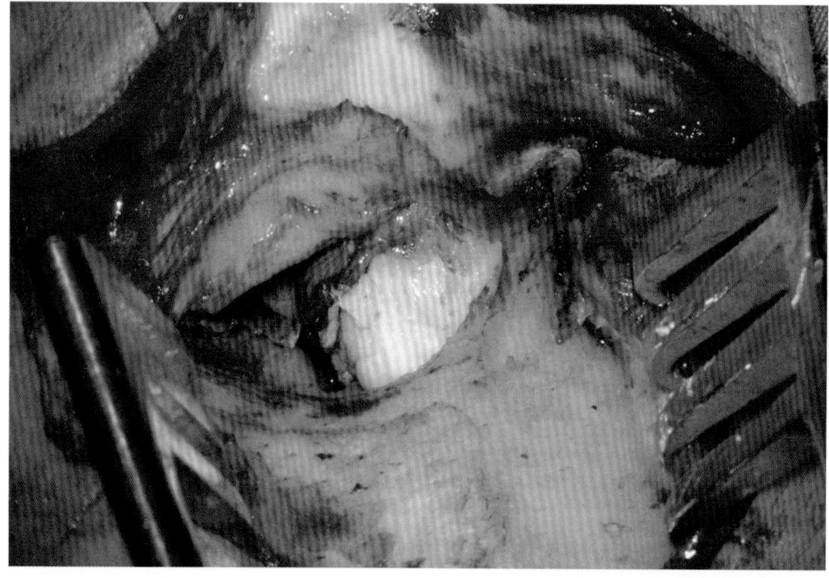

图 9.28 切开胆脂瘤外侧的外耳道皮肤以进入外耳道

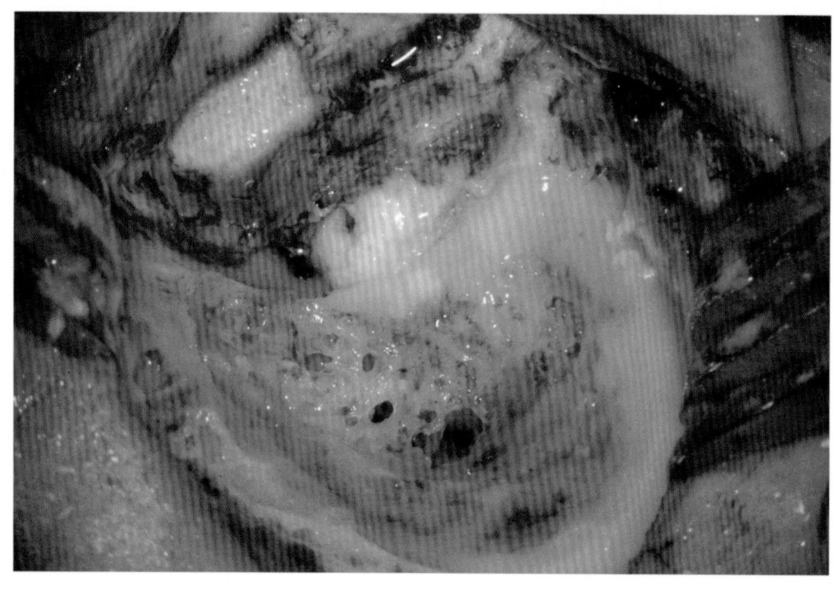

图 9.29 乳突切除术显示胆脂瘤累及乳突范围局限

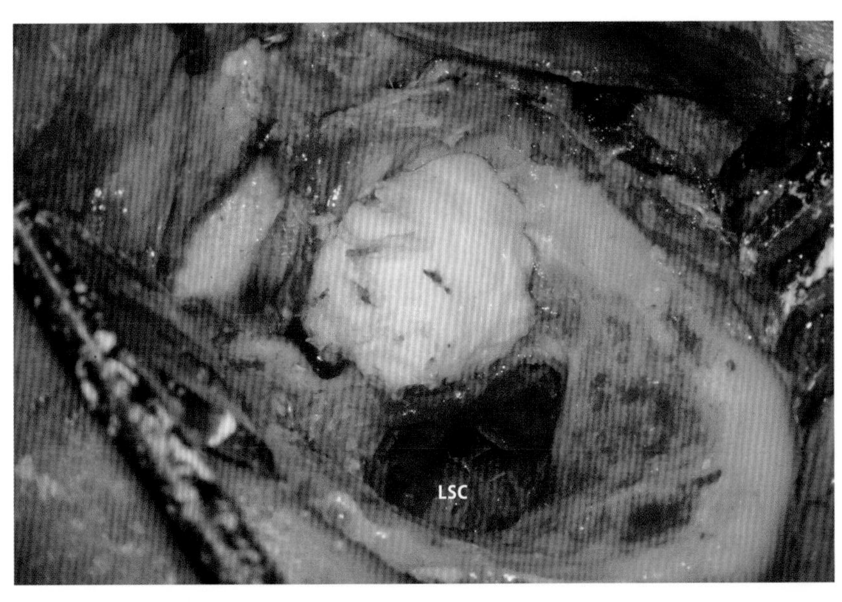

图 9.30 向内进一步行乳突切除，暴露胆脂瘤后缘。鼓窦内未见病变累及。LSC：外半规管

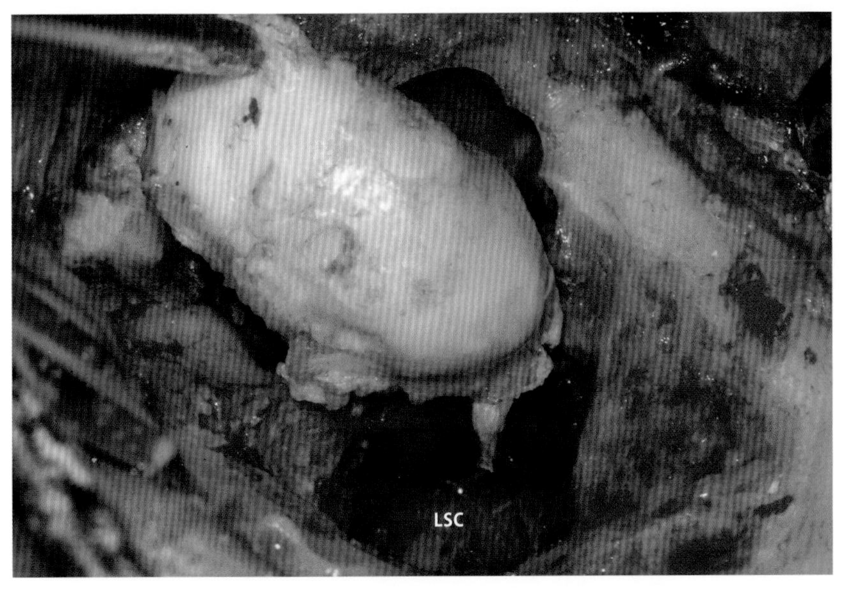

图 9.31 清除胆脂瘤上皮。LSC：外半规管

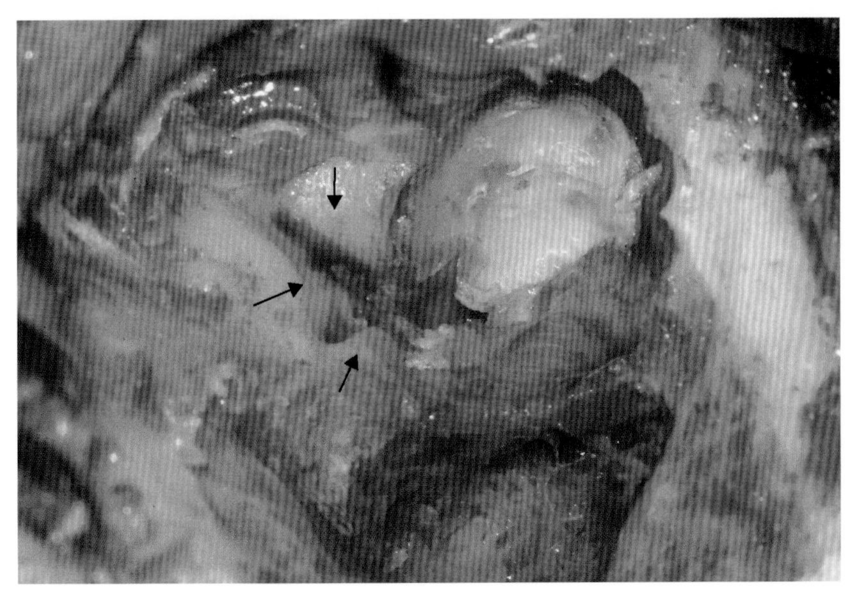

图 9.32 可见外耳道内外生骨疣致耳道狭窄（箭头），可见皮肤覆盖的胆脂瘤内侧缘

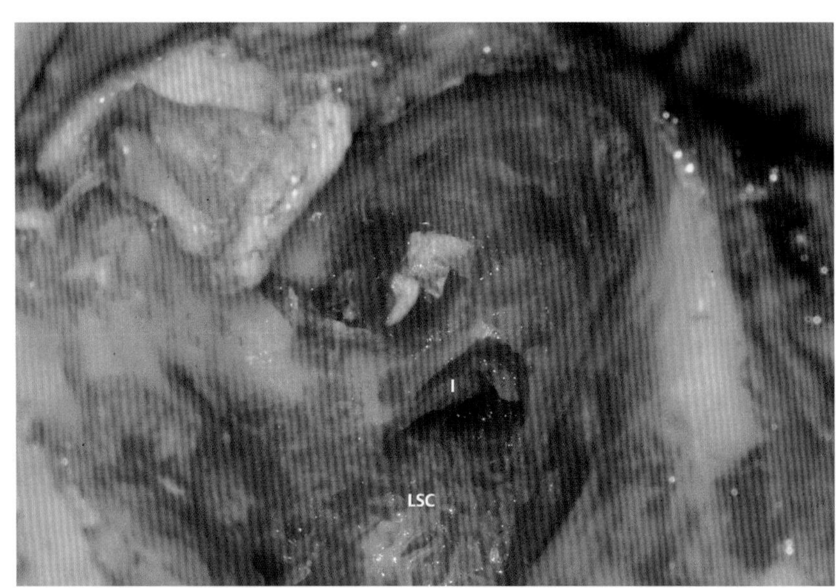

图 9.33 继续向内行开放式乳突切除术，可见鼓窦入口扩大。上鼓室内的砧骨。I：砧骨；LSC：外半规管

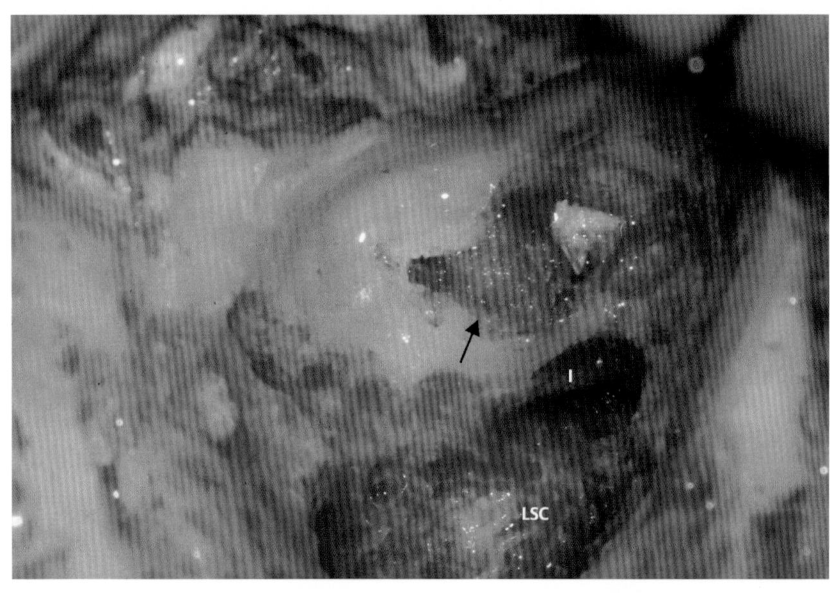

图 9.34 向内侧分离外耳道皮肤折叠，切除外耳道后壁及外生骨疣，在此过程中，应尽可能用棉片（箭头）和铝箔片保护皮肤。I：砧骨；LSC：外侧半规管

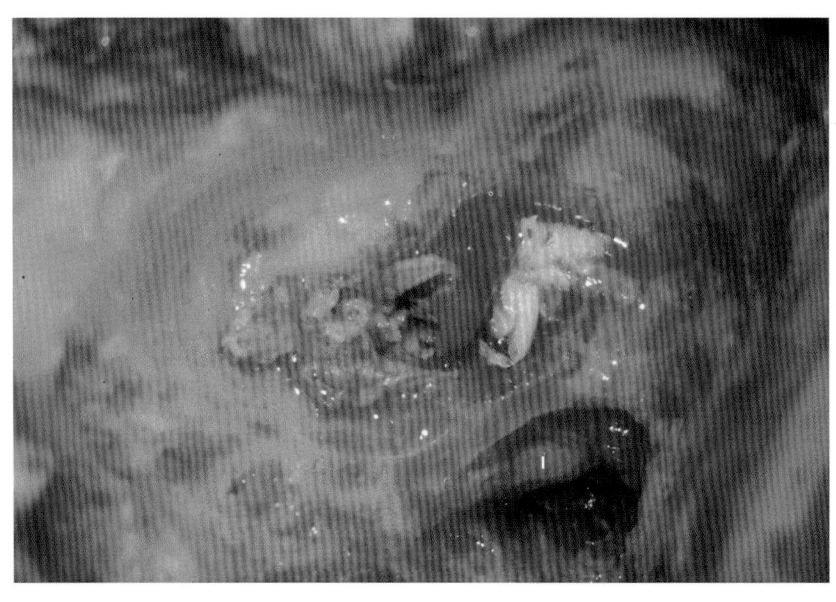

图 9.35 显示外生骨疣最内侧部分。I：砧骨

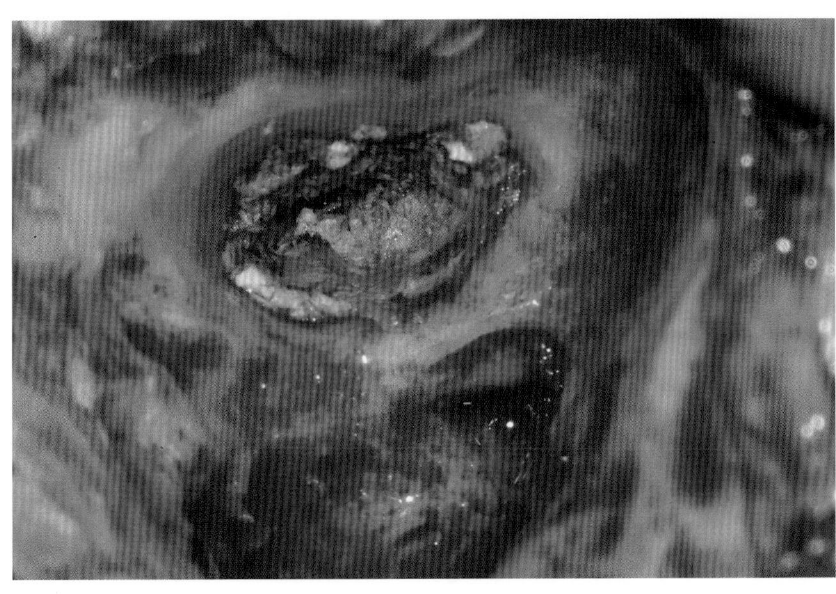

图 9.36 完全切除外生骨疣，位于外耳道底壁的鼓膜未见病理改变。虽然外耳道后壁受到广泛的侵蚀，但听骨链依然保持完整，因此用软骨填塞乳突腔，并用大块颞肌筋膜覆盖

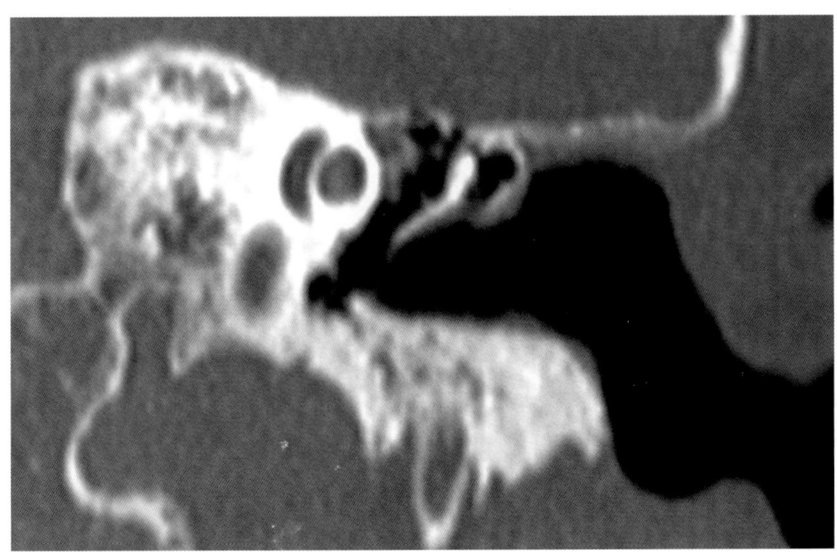

图 9.37 术后冠状位 CT 示完全切除外生骨疣，形成明显扩大且清洁的外耳道

参考文献

Anthony PF, Anthony WP. Surgical treatment of external auditory canal cholesteatoma. Laryngoscope,1982,92(1):70–75

Cronin SJ, El-Kashlan HK, Telian SA. Iatrogenic cholesteatoma arising at the bony-cartilaginous junction of the external auditory canal: a late sequela of intact canal wall mastoidectomy. Otol Neurotol,2014,35(8):e215–e221

Dubach P, Häusler R. External auditory canal cholesteatoma: reassessment of and amendments to its categorization, pathogenesis, and treatment in 34 patients. Otol Neurotol,2008, 29(7):941–948

Konishi M, Iwai H, Tomoda K. Reexamination of etiology and surgical outcome in patient with external auditory canal cholesteatoma. Otol Neurotol,2016, 37(6):728–734

Vrabec JT, Chaljub G. External canal cholesteatoma. Am J Otol,2000,21(5):608–614

10 中耳胆脂瘤手术的问题及解决方法

10.1 迷路瘘

我们手术的胆脂瘤，大约 10% 合并迷路瘘 (图 10.1)。对于所有胆脂瘤病例，均应假定存在迷路瘘，即使术前没有任何内耳症状或迷路瘘的迹象，也并不意味着迷路结构是完整的。外半规管因邻近上鼓室，最常受累及 (图 10.2)。

选择开放式或完壁式手术，主要依据病变的范围和乳突的大小 (见第 6 章和第 7 章的适应证)。如果采用开放式手术，宜保留瘘口表面的胆脂瘤基质，以避免术后出现迷路炎。我们仅在少数病例中采用了完壁式手术，通常采用不保留外耳道后壁的开放式手术，并且保留瘘口表面的胆脂瘤基质。如果病变范围和乳突情况允许行完壁式手术，那么迷路瘘的治疗方法取决于瘘口的大小。在许多病例中，迷路瘘口很大 (大于 2mm)，如果术耳为优势听力耳，还是建议可采用开放式手术，保留瘘口表面的胆脂瘤基质，避免出现听力下降 (图 10.3 ~ 图 10.5)。在开放式鼓室成形术中，由于胆脂瘤基质覆盖瘘口且对外暴露，所以不必二期再行迷路瘘手术。

小于 2mm 的迷路瘘管可以采用完壁式鼓室成形术。沿瘘口边缘将胆脂瘤基质切开先保留在原位，然后清除中耳其余的胆脂瘤，并且将修补瘘口的材料准备完毕，最后再处理瘘口，这样可以避免内耳暴露的时间过长。如果瘘口小于 1mm，可以直接去除覆盖于瘘口表面的胆脂瘤基质。保持持续冲洗与吸引，用显微剥离子和小棉球仔细钝性分离胆脂瘤基质 (图 10.6)。迷路瘘口 (图 10.7) 应迅速用骨粉封闭，并用颞肌筋膜或软骨膜覆盖 (图 10.8，图 10.9)。如果胆脂瘤基质与膜迷路粘连或瘘口大于 1mm，即使是完壁手术，也需要将基质保留在原位。为了减少胆脂瘤基质并阻断其可能的营养途径，用尖刀修剪胆脂瘤基质，使其小于 1mm 并大于瘘口边缘。小心操作不要使基质进入迷路，如果进入迷路，则需要剥离基质并按照上述方法修复瘘口。如果实施完壁式鼓室成形术，那么二期迷路瘘修复术需要在 6 个月内完成。我们完成的完壁式手术中，有 70% 的病例残留在瘘口表面的基质上皮会消失，或者在二期手术时形成一个易于去除的胆脂瘤珠 (图 10.10)。

在一些病例中，迷路瘘会引起周围组织的炎症，导致半规管出现纤维组织增生从而封闭瘘口。在这种情况下，即使瘘口很大，也可以去除胆脂瘤基质。术前用 T2 加权磁共振成像（MRI）可以明确诊断。还有一些病例是上皮表面覆盖了一层厚的纤维组织。应先用尖锐的剪刀分离纤维组织，然后去除上皮，并避免其陷入迷路内，最后用骨粉修补瘘口，避免迷路炎的发生。

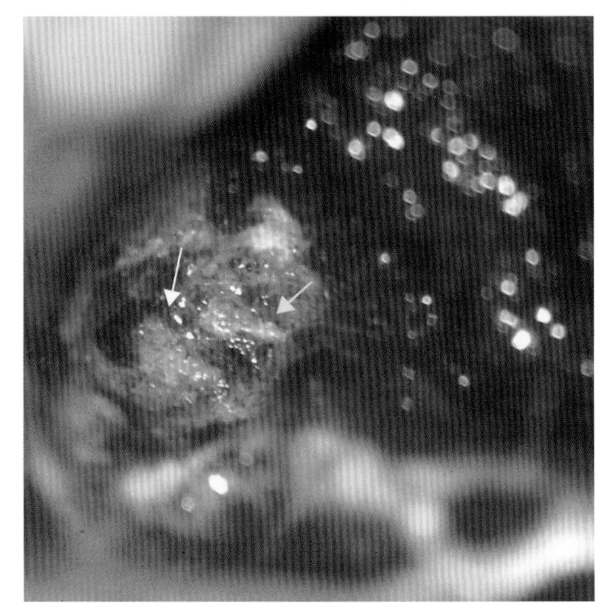

图 10.1　右耳胆脂瘤合并迷路瘘。去除胆脂瘤基质后在上半规管（白色箭头）和外半规管（黄色箭头）均可清晰地看见瘘口

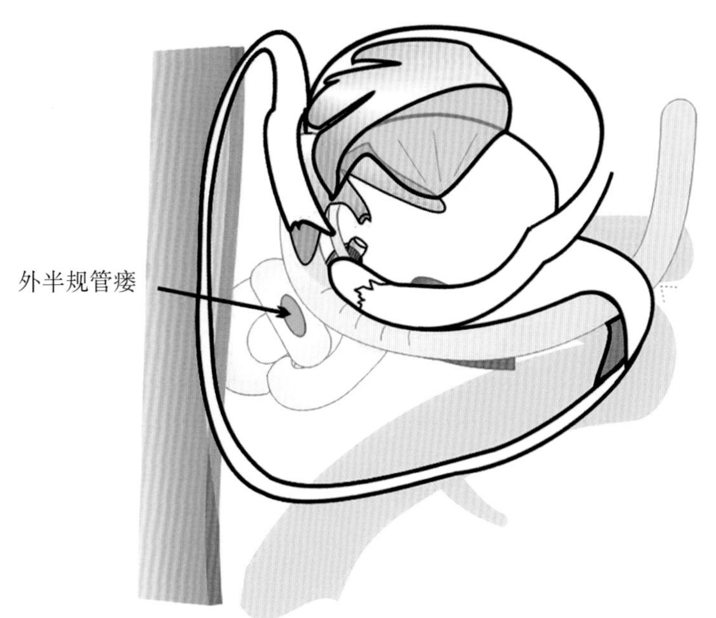

图 10.2 迷路瘘管最常见的部位

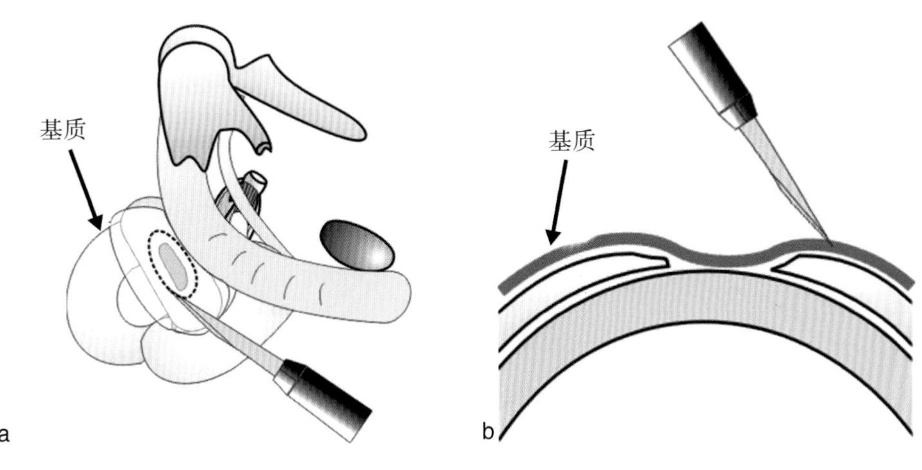

图 10.3 （a，b）用尖刀切开胆脂瘤基质

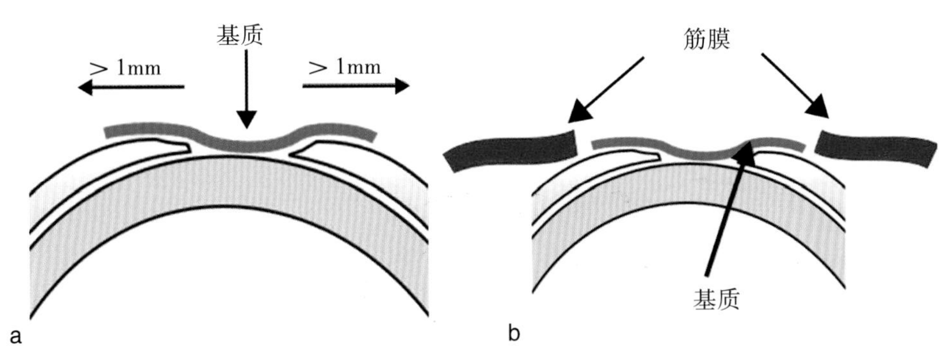

图10.4 （a）原位保留基质。（b）周围的颞肌筋膜不要覆盖基质

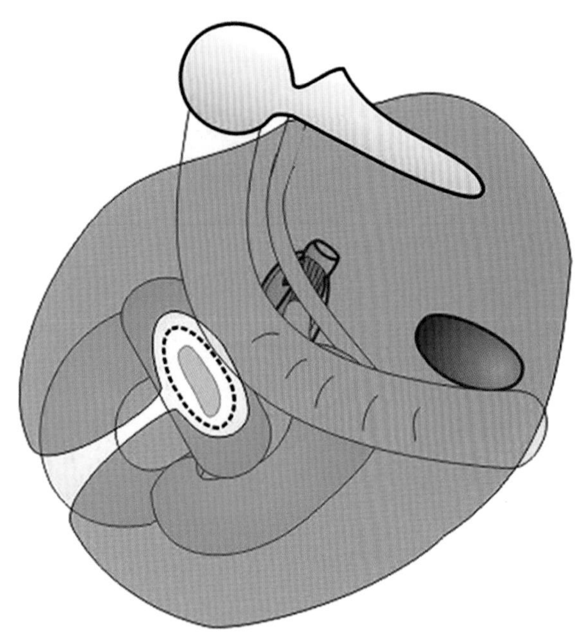

图 10.5　最终术腔的示意图

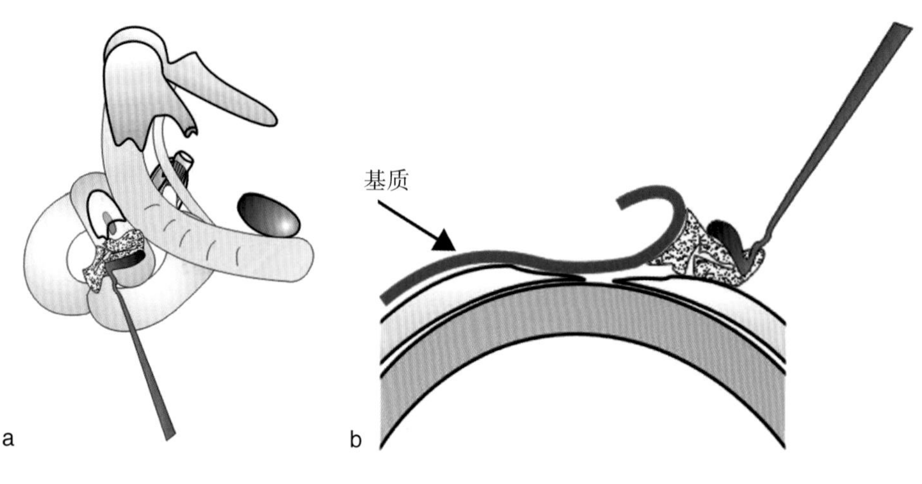

图 10.6　（a，b）将胆脂瘤基质从小瘘口表面剥离

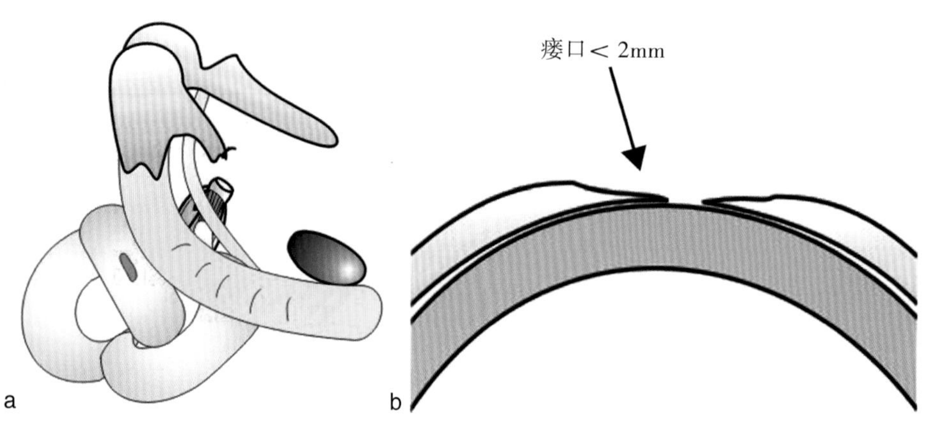

图 10.7　（a，b）将胆脂瘤基质清除后可见瘘口

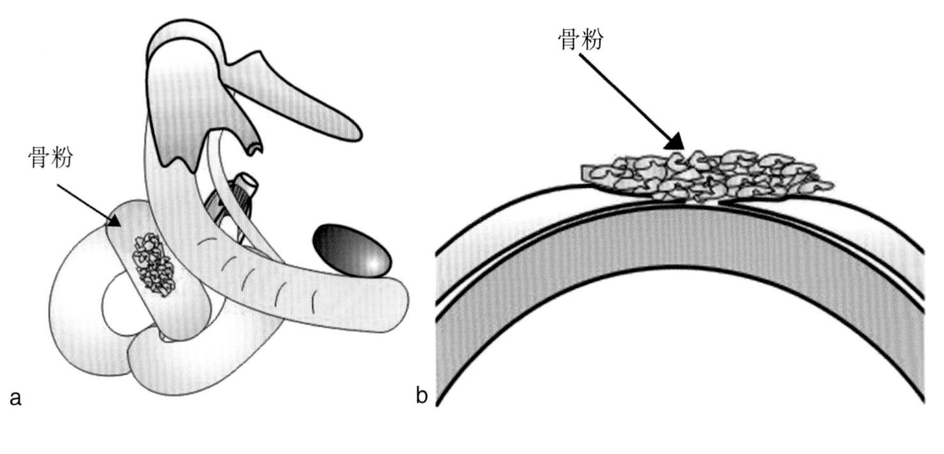

图 10.8 （a，b）立即用骨粉将瘘口封闭

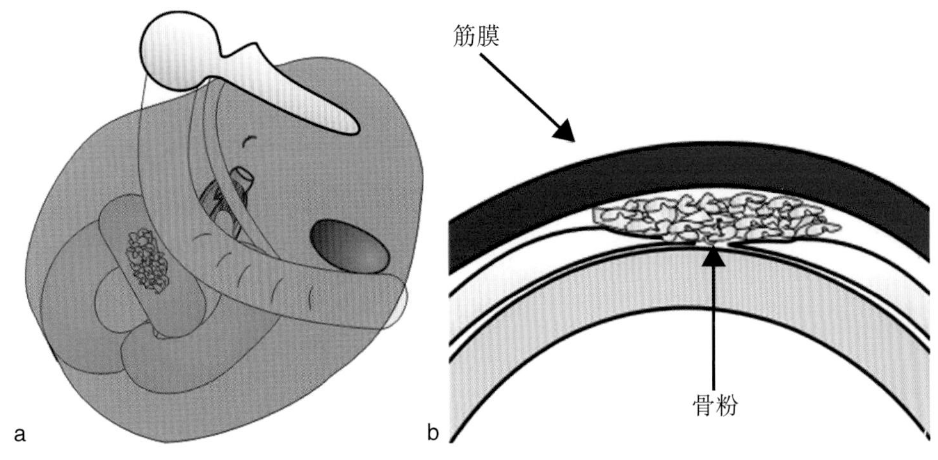

图 10.9 （a，b）瘘口和骨粉表面覆盖筋膜

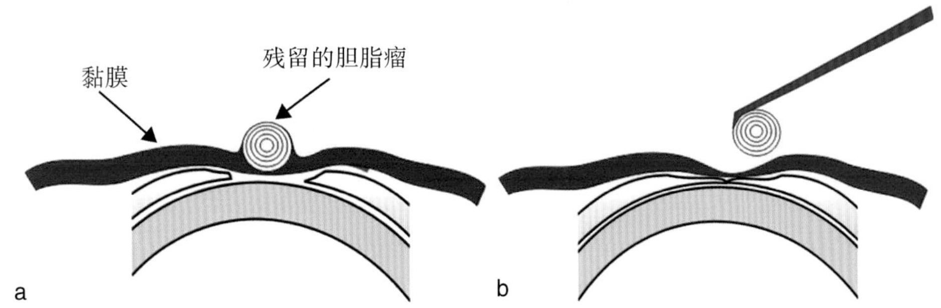

图 10.10 （a，b）二期手术清除残留的胆脂瘤

10.2 天盖骨质侵蚀

胆脂瘤手术中常见天盖骨质侵蚀，可最终导致脑膜脑膨出（见章节 10.5）。患者甚至可能会出现脑脊液漏、脑膜炎以及膨出脑组织内病灶诱发的癫痫。如果天盖侵蚀和迷路瘘同时出现，则提示胆脂瘤对上鼓室和鼓窦的破坏处于进展期两个并发症常伴随出现，需要同时处理。

为避免并发症的发生，大的天盖侵蚀需要用软骨和骨粉进行修复，然后在表面覆盖筋膜。如果出现小块区域中颅窝硬脑膜暴露，但其没有突入到术腔内，在完壁式手术中可以不做处理。而在开放式手术中，需用带蒂皮下组织瓣（可在后续的耳甲腔成形术中取自耳甲软骨下方）覆盖该区域。

病例 10.1（右耳）

参见图 10.11 ~图 10.14。

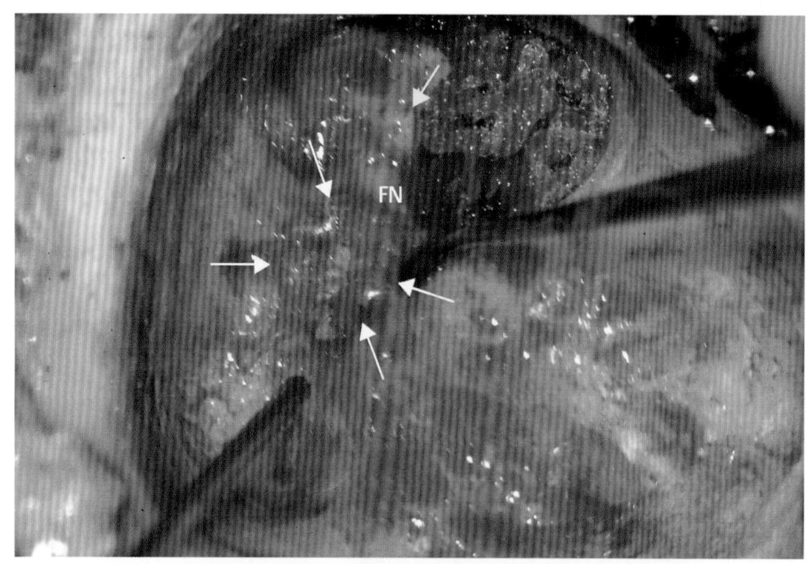

图 10.11　外半规管瘘的处理。中耳胆脂瘤大部分已被清除，除了在瘘口表面的由于炎症增厚的基质上皮（白色箭头）。面神经鼓室段走行于匙突（黄色箭头）上方。FN：面神经

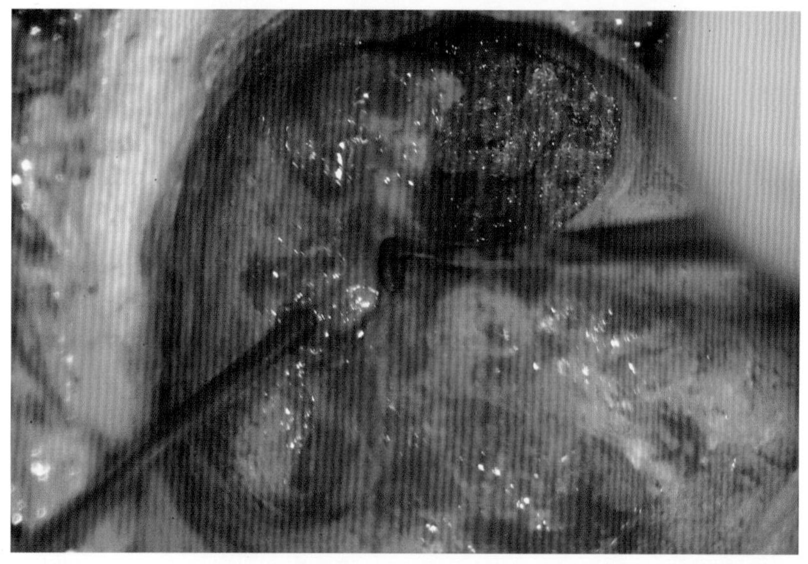

图 10.12　仔细分离瘘口表面的上皮，避免内耳的开放

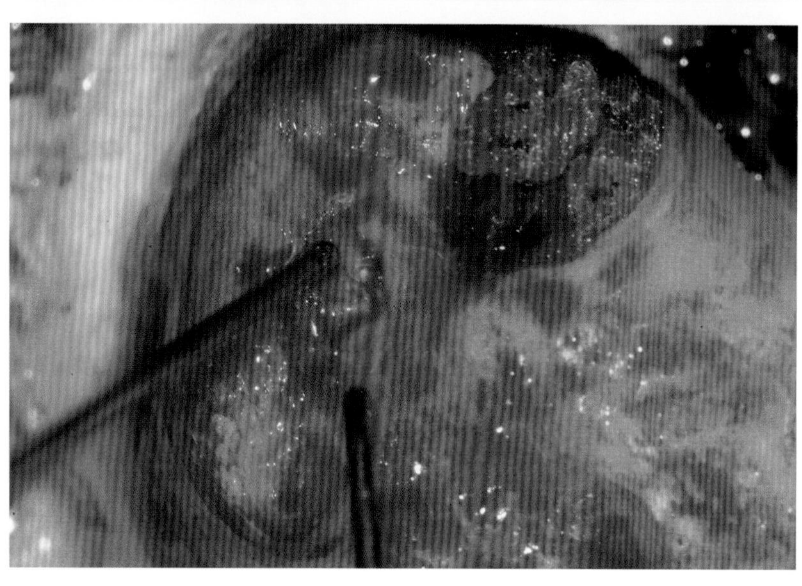

图 10.13　瘘口表面的小块上皮及周围的炎性上皮均被切除

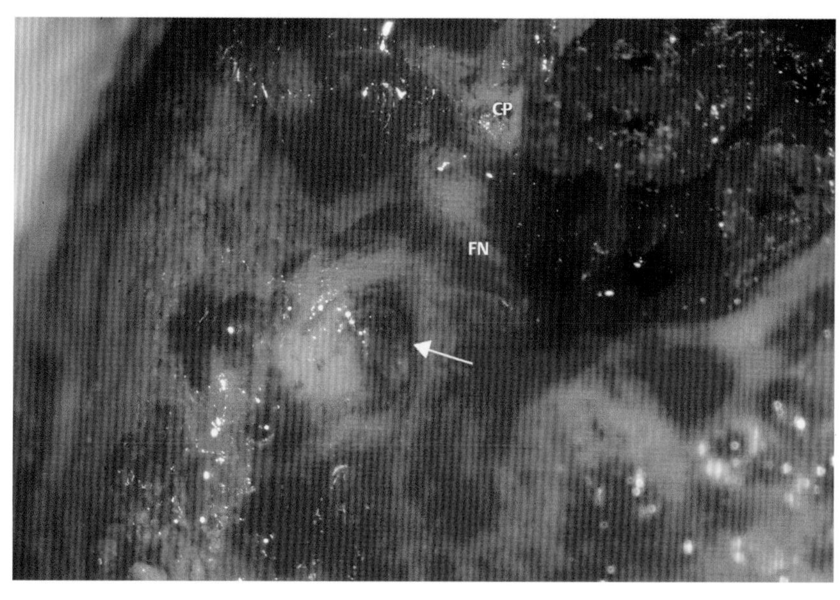

图 10.14 迷路瘘（箭头）的展示。瘘口位于紧邻面神经上方的骨性突起，表面覆盖了小块上皮。后面手术会用筋膜覆盖术腔的内侧壁。CP：匙突；FN：面神经

病例 10.2（右耳）

参见图 10.15 ~ 图 10.27。

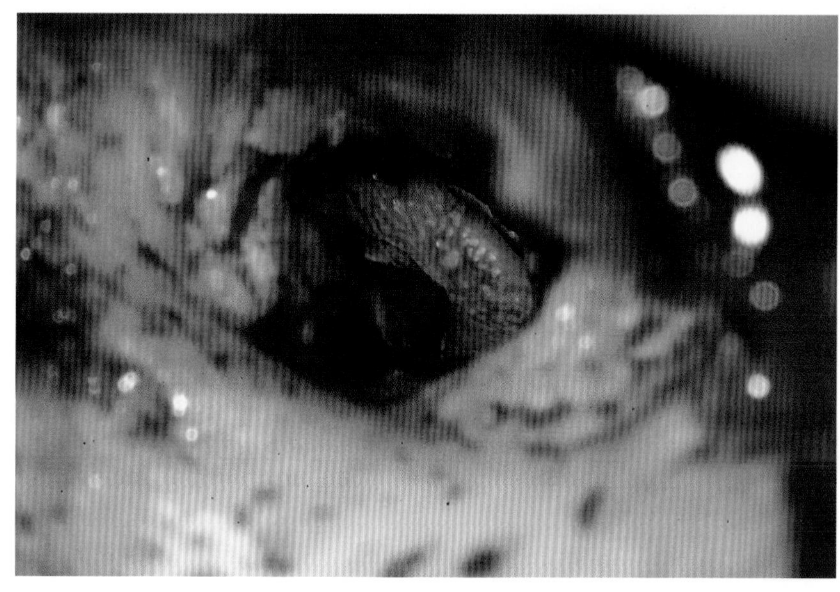

图 10.15 经耳后切口暴露外耳道。鼓膜松驰部可见肉芽组织。注意此时对鼓膜的暴露是不够充分的

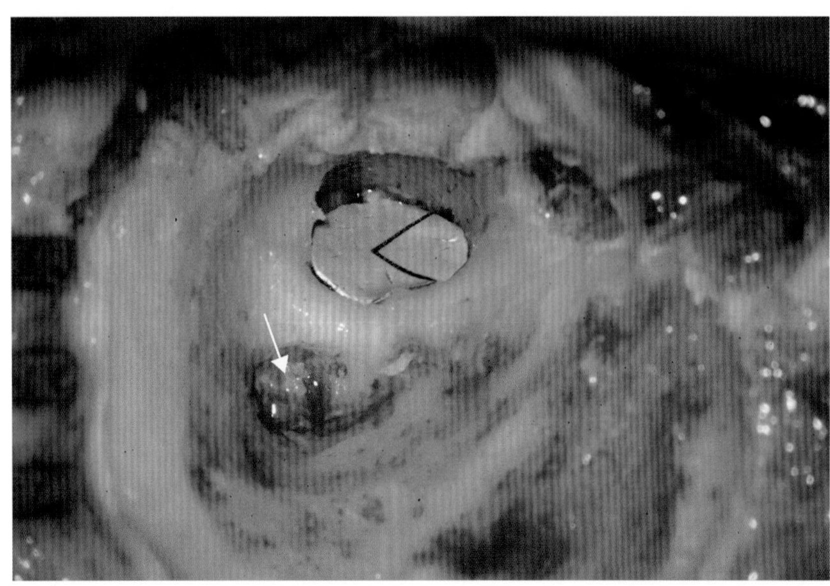

图 10.16 切除外耳道后壁暴露鼓膜，并开放鼓窦，鼓窦内的胆脂瘤开始被显露（箭头）。用铝片保护鼓膜

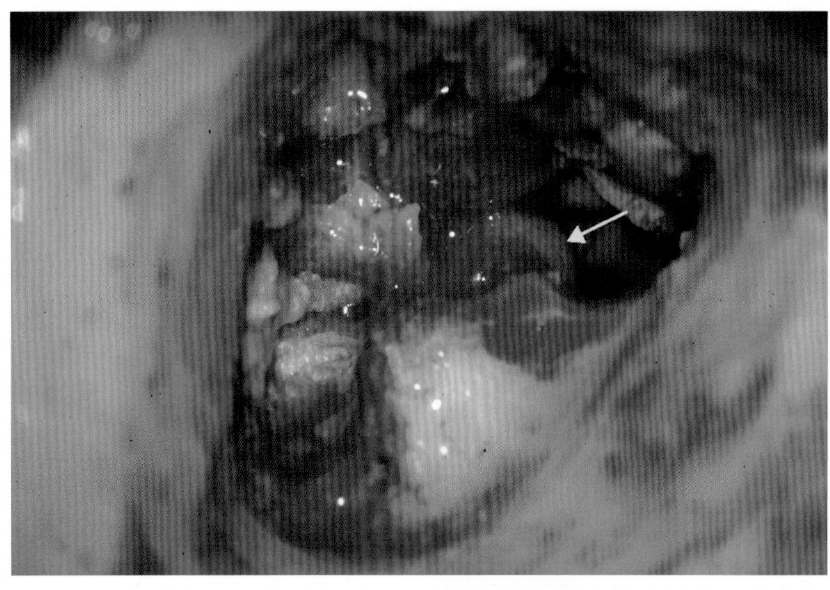

图 10.17 胆脂瘤充满上鼓室及小乳突腔。从鼓环处分离鼓膜，暴露鼓室。胆脂瘤向下侵入中鼓室后部（箭头）

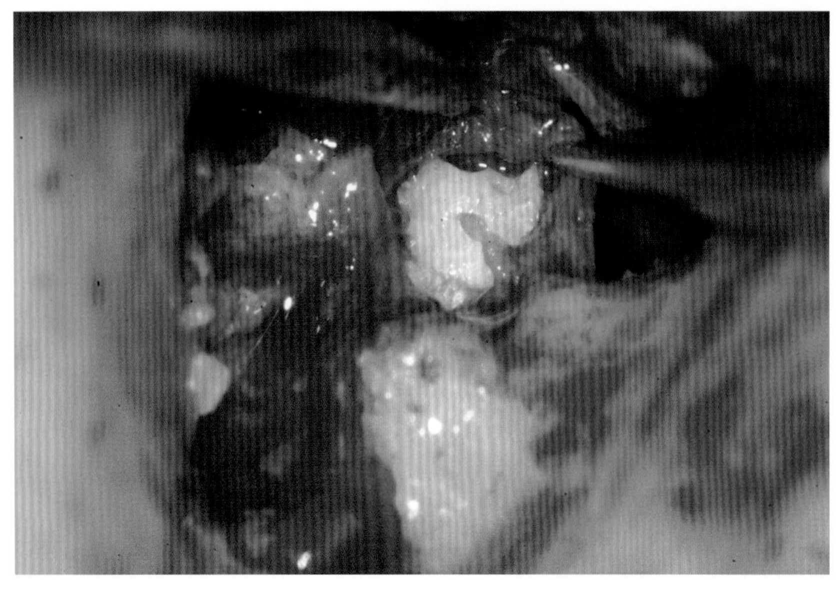

图 10.18 向下侵入中鼓室后部的胆脂瘤表面覆盖着增厚的黏膜囊袋，将其切开

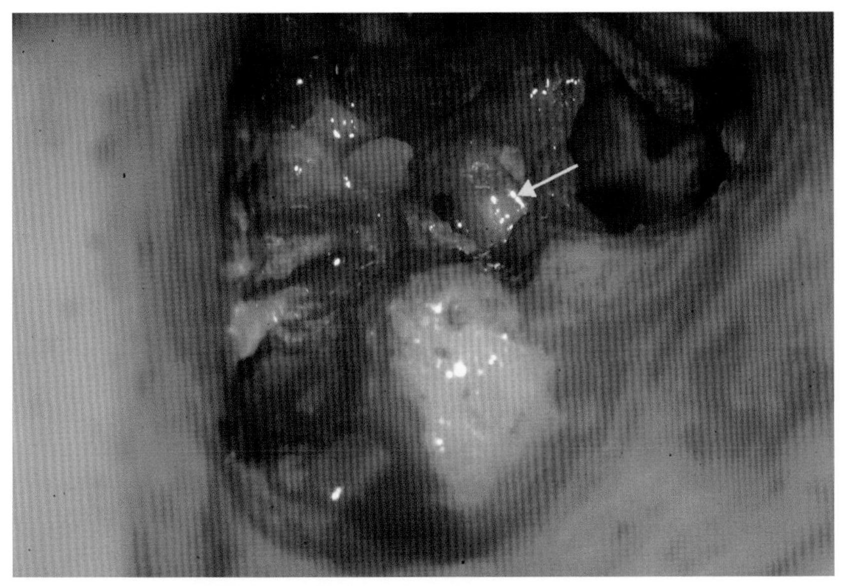

图 10.19 清理胆脂瘤后，暴露基质下方的镫骨头（箭头）

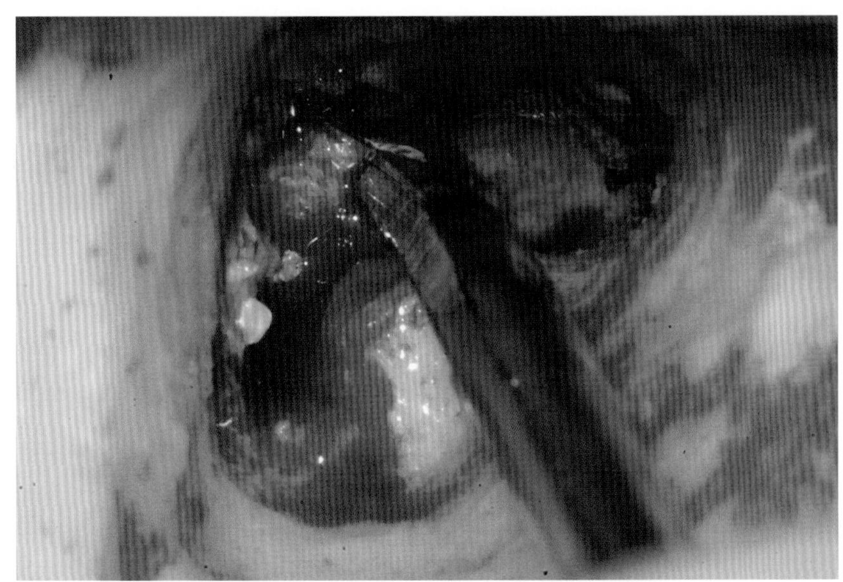

图 10.20 剪断锤骨头，暴露其前方和内侧的胆脂瘤囊袋

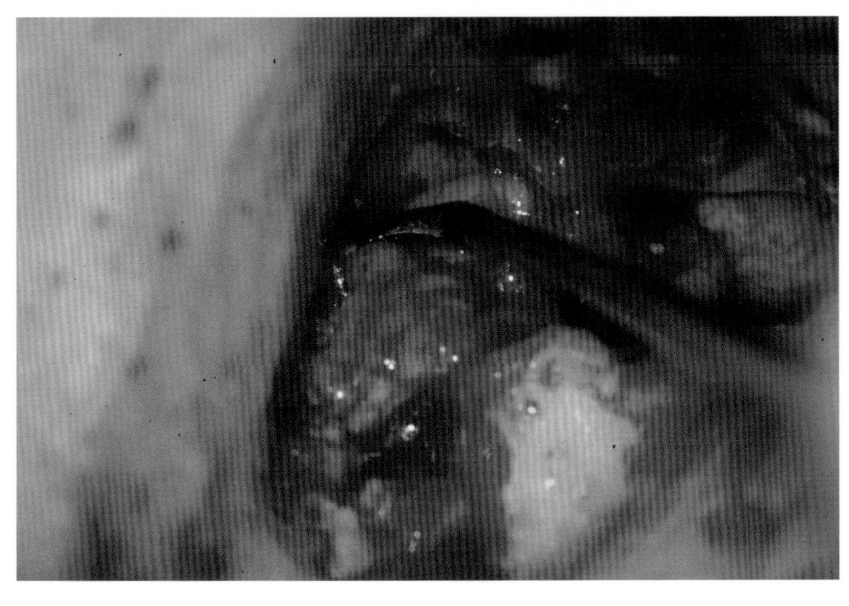

图 10.21 剥离咽鼓管上隐窝内的胆脂瘤

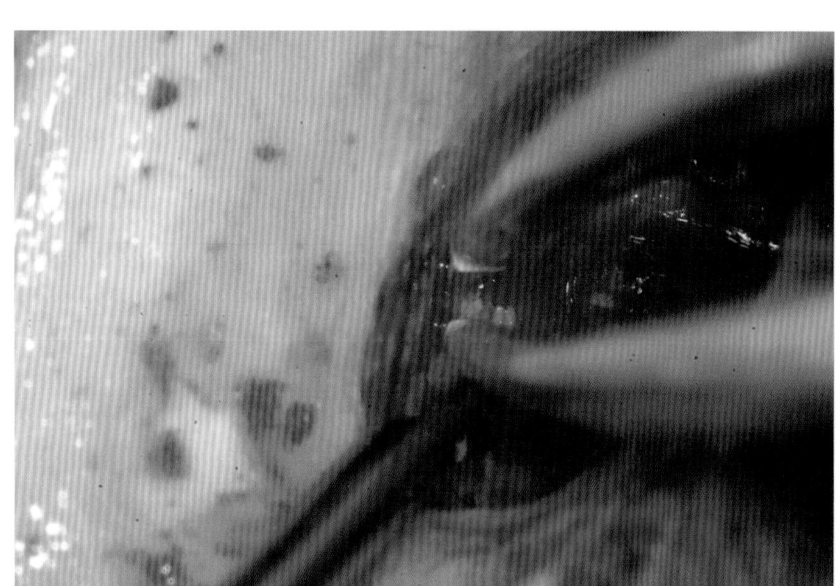

图 10.22 天盖裸露的小片中颅窝硬脑膜用双极电凝烧灼，避免胆脂瘤基质残留

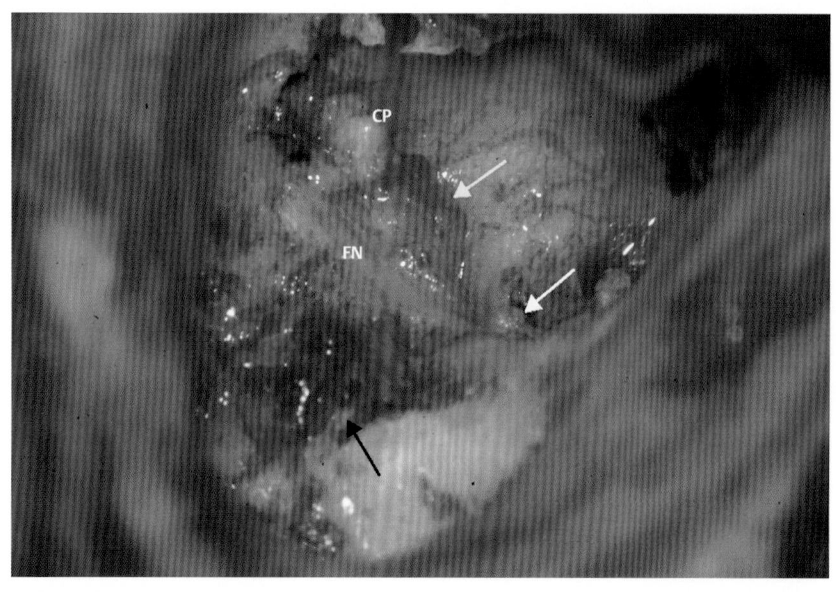

图 10.23 清除中耳大部分胆脂瘤。一旦内耳开放，应立即将其封闭以避免出现迷路炎。而且，迷路瘘需待手术最后一步处理，保留瘘口表面的一小片炎性上皮（黑色箭头）。面神经裸露，匙突后方可见神经肿胀突起（黄色箭头），镫骨（白色箭头）在神经突起后方。CP：匙突；FN：面神经

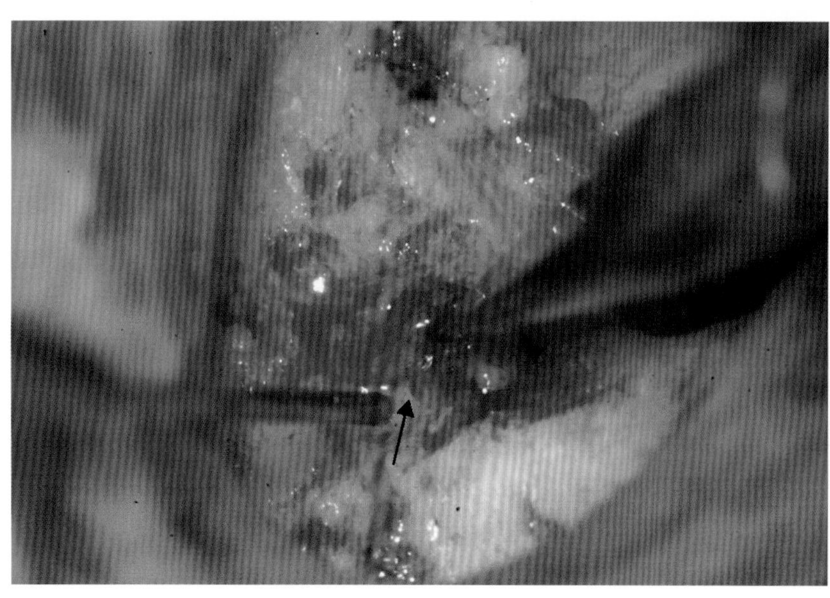

图 10.24 切除瘘口表面外层增厚的上皮，注意避免开放外半规管（箭头）

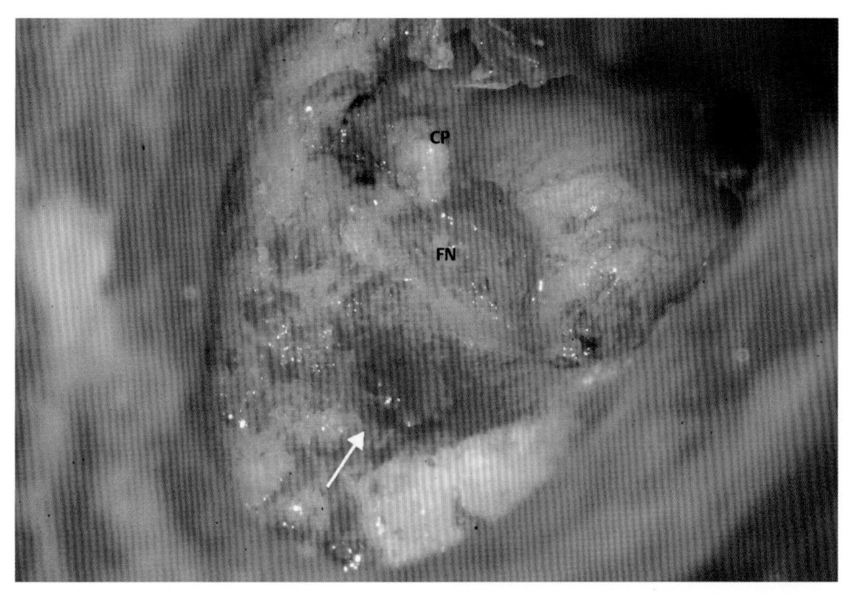

图 10.25 去除瘘口表面的上皮（箭头）。注意匙突后方面神经肿胀突起。CP：匙突；FN：面神经

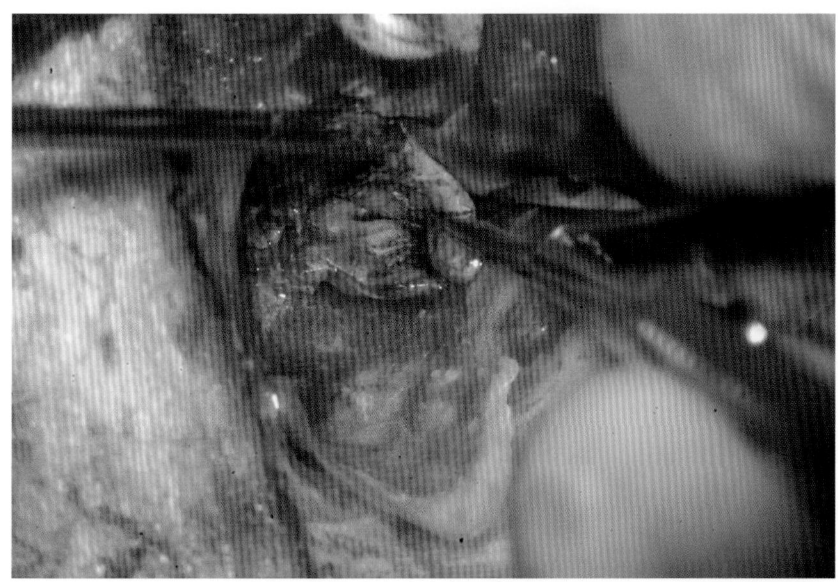

图 10.26 用颞肌筋膜内植法修复鼓膜，修剪外耳道下壁皮肤使其紧密贴合

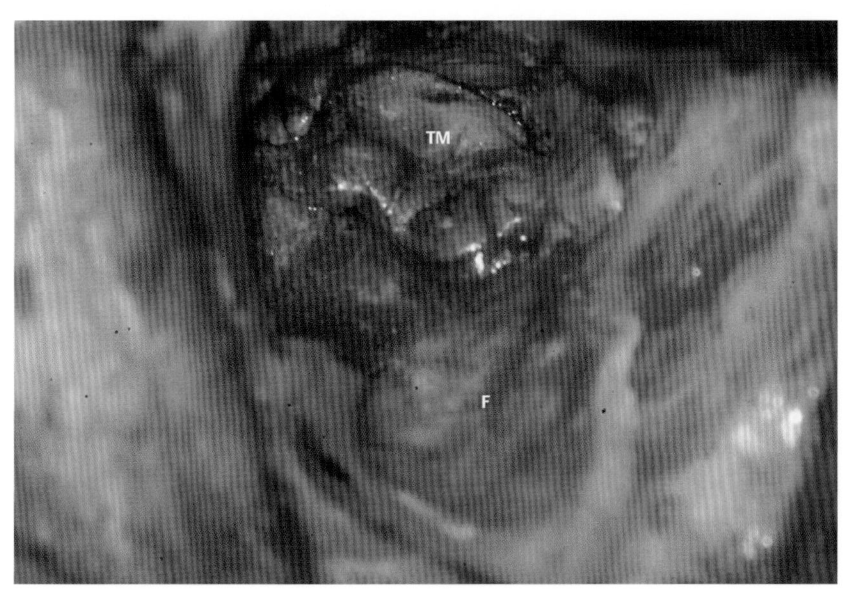

图 10.27 术腔的最终形态。中颅窝硬脑膜在天盖处的小块暴露用骨粉覆盖。F：筋膜；TM：鼓膜

病例 10.3（右耳）

参见图 10.28 ~ 图 10.32。`

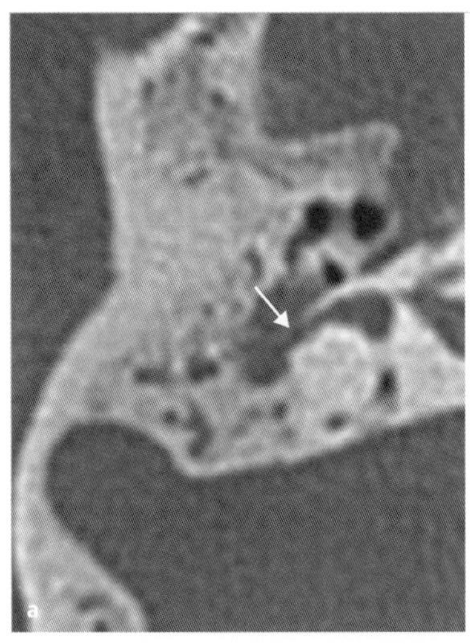

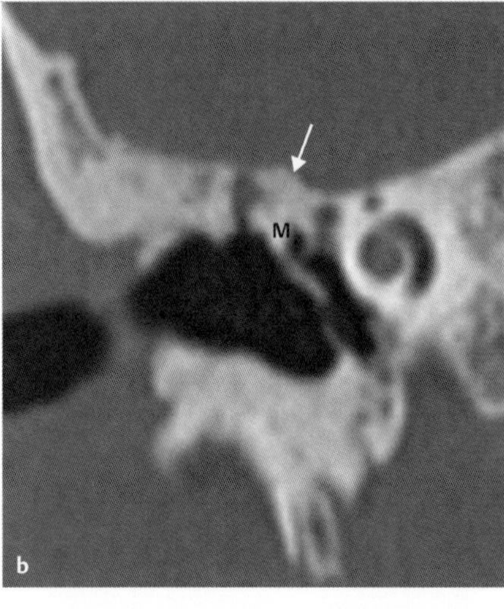

图 10.28　一例胆脂瘤伴迷路瘘。轴位 CT 显示外半规管可见一大的瘘口（a），冠状位 CT 可见鼓室硬化导致锤骨头完全固定，但鼓室腔通气良好（b），由于鼓膜镫骨连接，所以术前听力尚可。M：锤骨

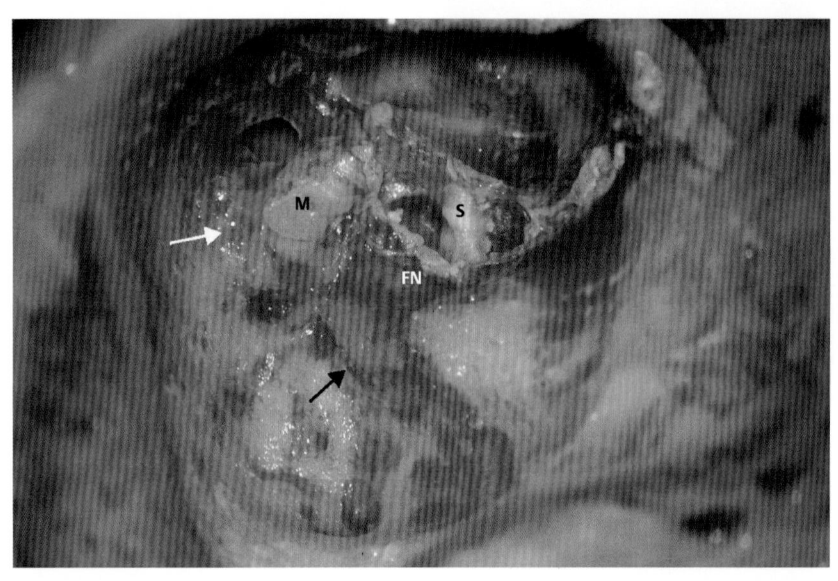

图 10.29　行开放式乳突切开术，清理乳突内的胆脂瘤。可见外半规管存在一大的瘘口（蓝色箭头）。由于半规管内瘢痕组织增生，避免了半规管开放，可以完全去除瘘口表面的炎症上皮。锤骨头被鼓室硬化灶累及固定（白色箭头）。FN：面神经；M：锤骨；S：镫骨

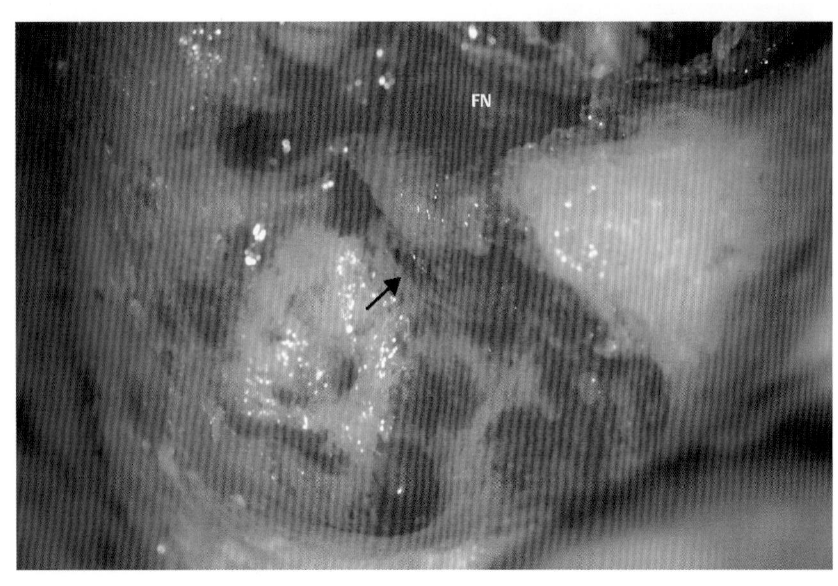

图 10.30　高倍视野下可见外半规管内充满瘢痕组织（箭头）。FN：面神经

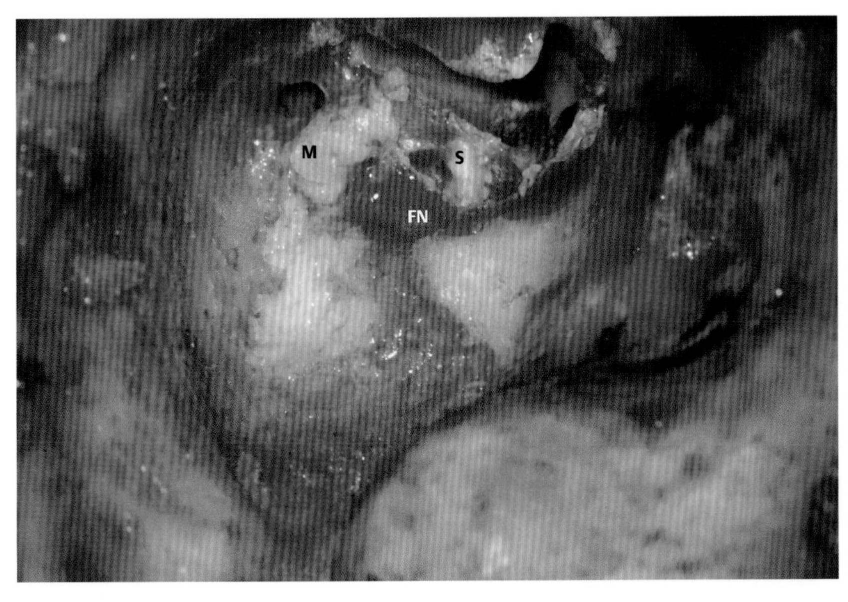

图 10.31 乳突腔内侧壁及瘘口表面用骨粉填充。FN：面神经；M：锤骨；S：镫骨

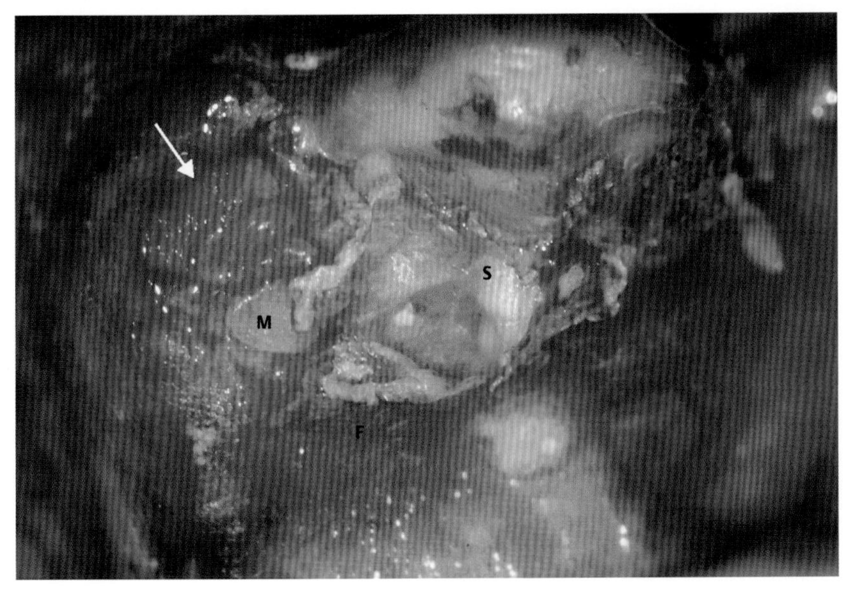

图 10.32 鼓膜周围术腔的最终形态。保留镫骨表面的鼓膜，管上隐窝和锤骨头之间用一块软骨和筋膜填充（箭头）。术腔内侧壁和骨粉表面覆盖大片颞肌筋膜，并放置于锤骨头下方。F：筋膜；M：锤骨；S：镫骨

病例 10.4（右耳）

参见图 10.33 ~ 图 10.43。

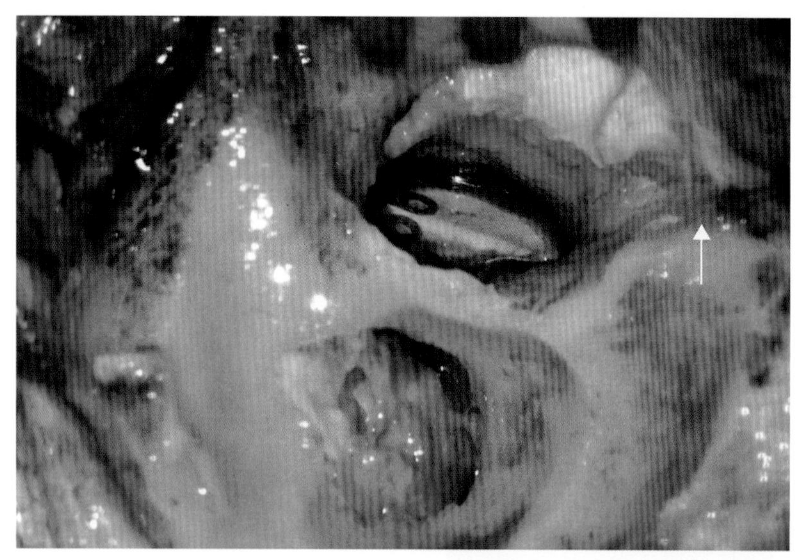

图 10.33 胆脂瘤同时伴有上半规管和外半规管瘘，以及广泛乳突天盖骨板侵蚀。开放式乳突切开术显示乳突被胆脂瘤填充

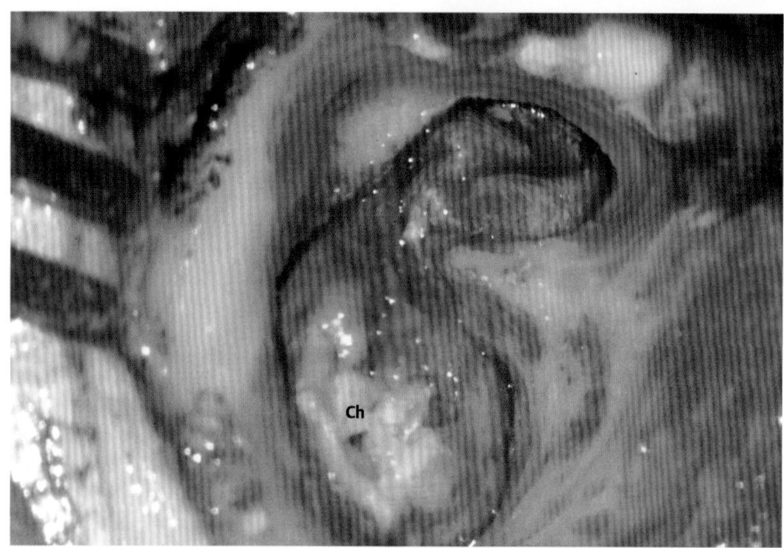

图 10.34 去除部分胆脂瘤，切除外耳道后壁。Ch：胆脂瘤

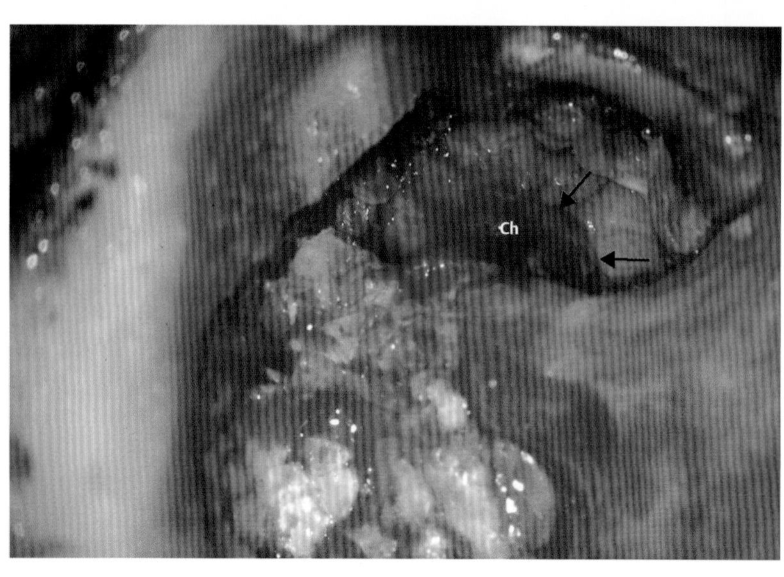

图 10.35 切断鼓膜张肌肌腱，完全开放鼓室，将侵入中鼓室后方的胆脂瘤充分暴露（箭头）。Ch：胆脂瘤

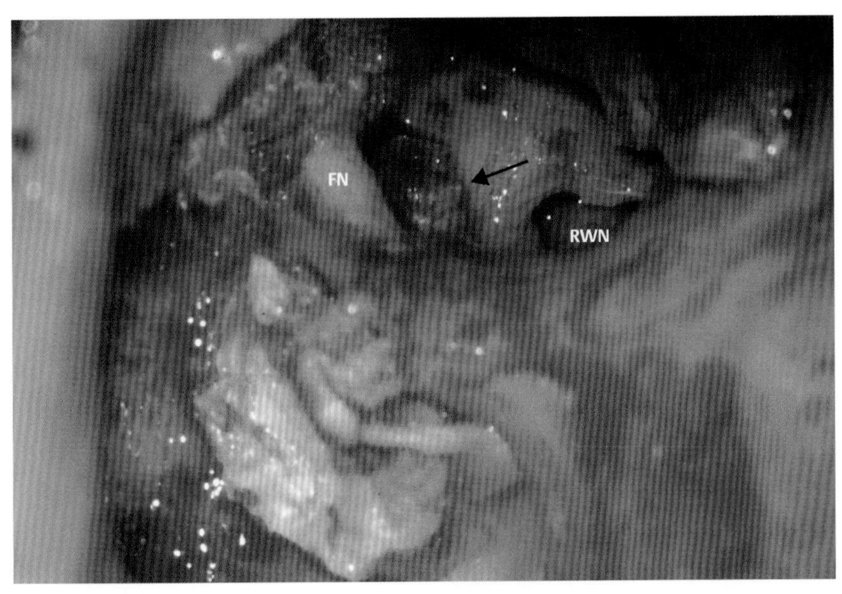

图 10.36　胆脂瘤基质覆盖卵圆窗区域（箭头）。FN：面神经；RWN：圆窗龛

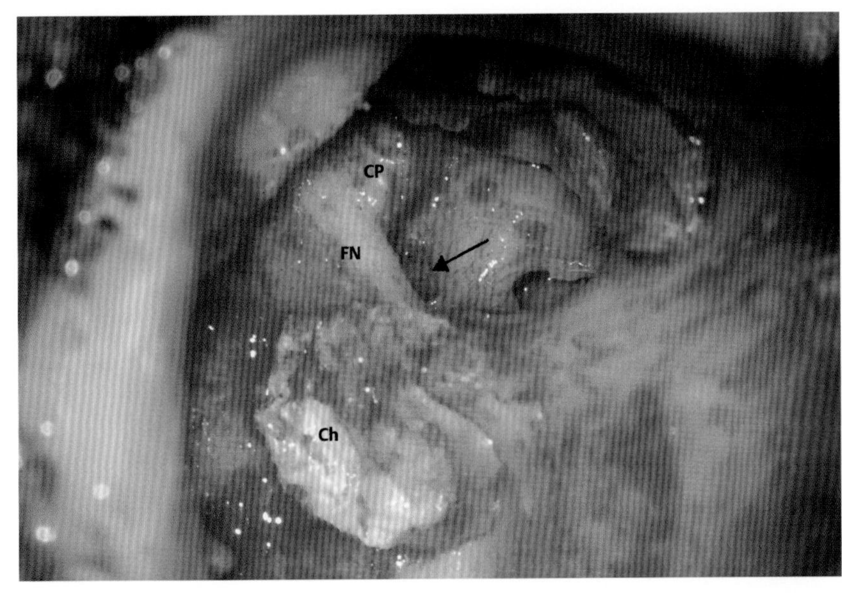

图 10.37　清除鼓室内胆脂瘤。面神经骨管完整。镫骨底板清晰可见（箭头）。为听力安全，保留半规管瘘口表面的小块胆脂瘤基质。Ch：胆脂瘤；CP：匙突；FN：面神经

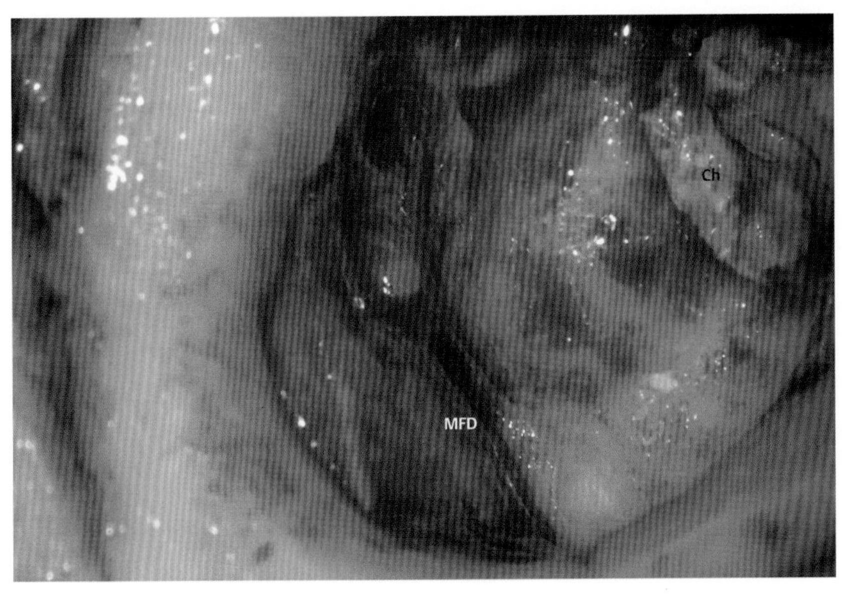

图 10.38　进一步清除乳突腔的胆脂瘤，充分暴露中颅窝硬脑膜。Ch：胆脂瘤；MFD：中颅窝硬脑膜

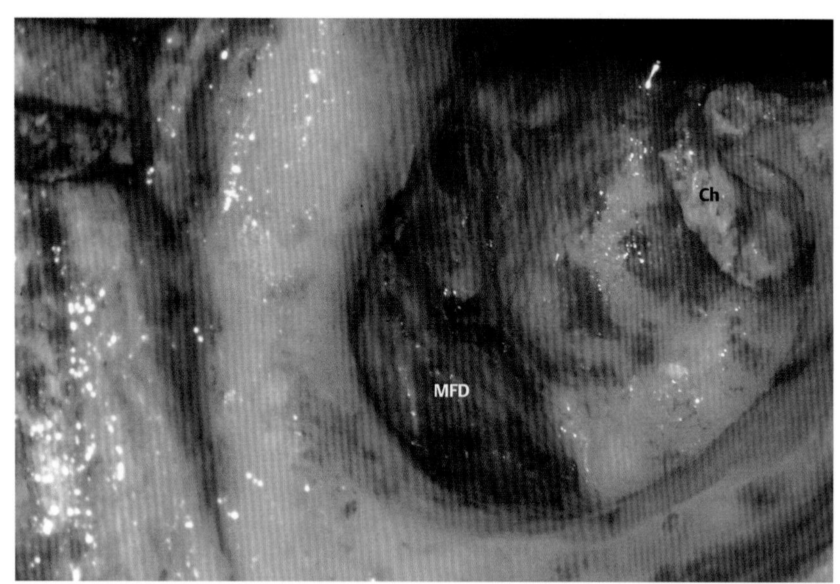

图 10.39　使用双极电凝将覆盖在硬脑膜表面的胆脂瘤基质彻底清除，同时充分止血。严禁使用单极电凝，避免硬脑膜裂开。Ch：胆脂瘤；MDF：中颅窝硬脑膜

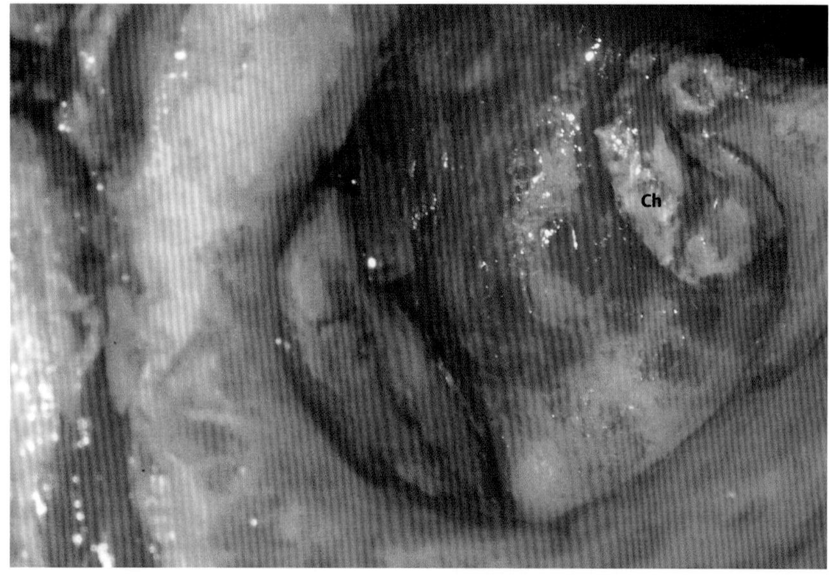

图 10.40　轻柔地将中颅窝硬脑膜与脑板分离，并将一大块软骨插于二者之间。Ch：胆脂瘤

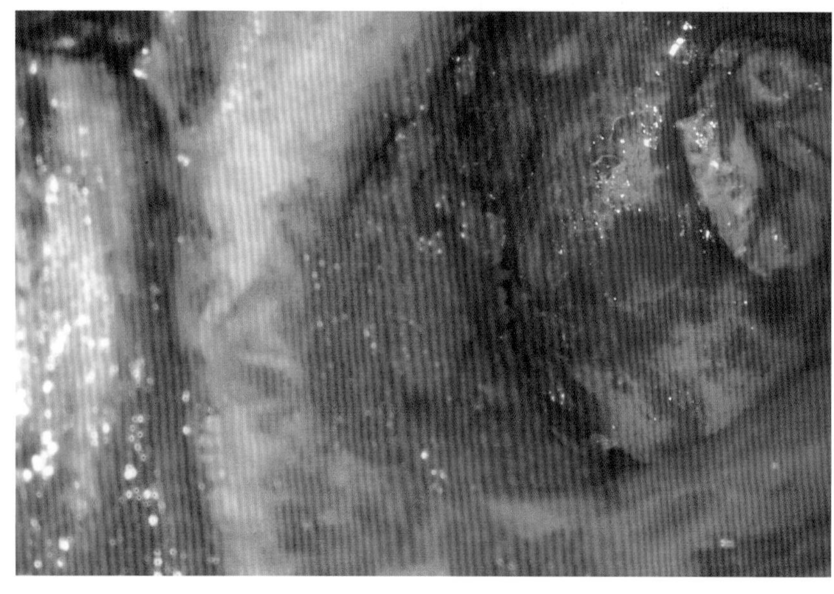

图 10.41　软骨表面用骨粉覆盖

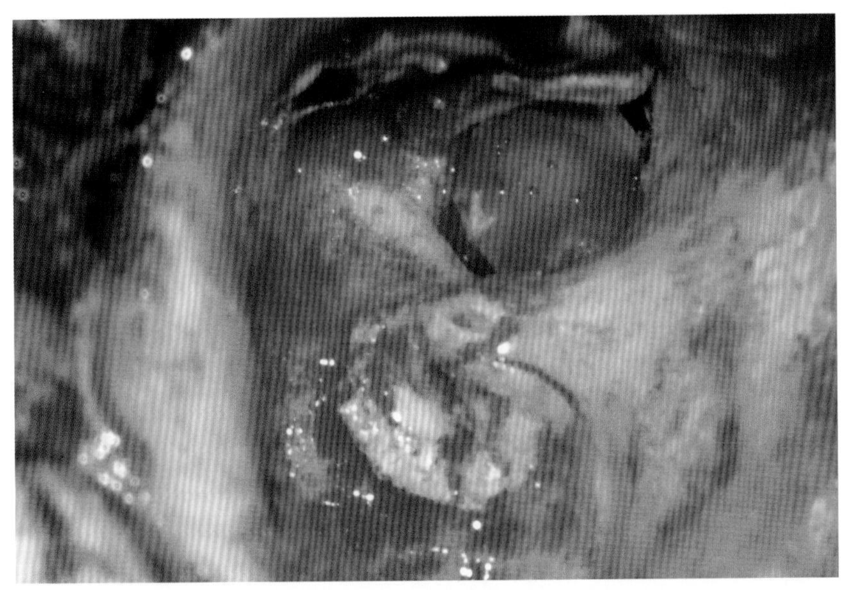

图 10.42 将一小块硅胶片放置于鼓室内

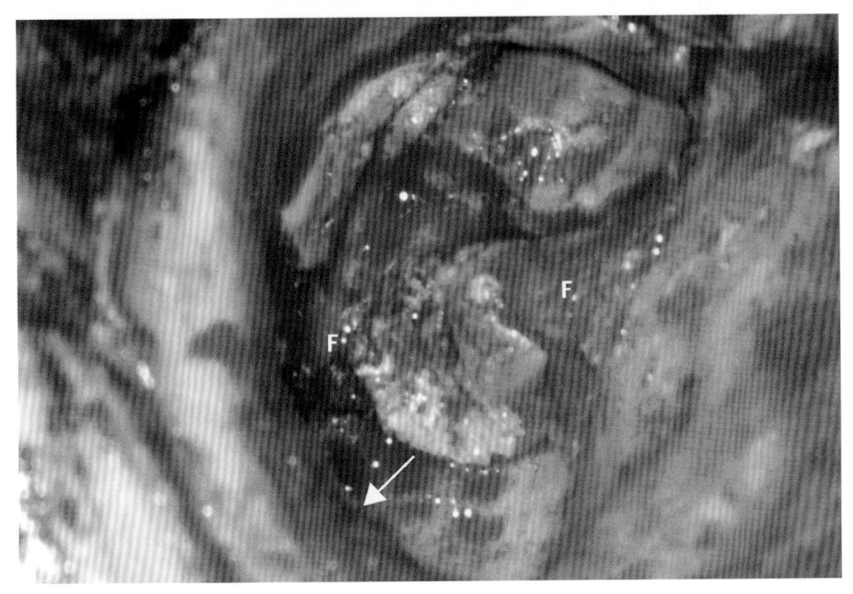

图 10.43 将颞肌筋膜植入术腔，其表面覆盖耳道鼓膜瓣。尽量将筋膜完全覆盖鼓室内侧壁。注意，迷路瘘口表面的上皮不能覆盖筋膜。骨粉（箭头）表面用另一片筋膜覆盖。F：颞肌筋膜

10.3 面神经麻痹

裸露的面神经被感染，或胆脂瘤的压迫可导致面神经麻痹。对于大多数病例，清除胆脂瘤和感染组织就可以解决面瘫的问题，很少出现面神经纤维化或变细。根据损伤程度和长度，面神经重建可以选择神经移位后的端端吻合或神经移植。

我们发现，在面神经缺损出现症状的 12 个月内，早期进行神经移植比延迟手术的效果更好。因此，如果在胆脂瘤切除术后一段时间仍有严重面瘫，应行面神经重建。另一方面，由于重建后面神经功能不会优于 House-Brackmann Ⅲ级水平，因此只有当面神经损伤后功能评级大于Ⅲ级的情况下才适合行早期神经重建术。

10.4 新生骨形成

在一些病例中，胆脂瘤基质周围会有新生骨组织形成。当新生骨形成在胆脂瘤基质的外侧时，会遮挡术者的视线。在这种情况下应高度怀疑可能存在胆脂瘤残留（图 10.44），应仔细检查中耳术腔。因为胆脂瘤的残留，可能导致术后出现较为复杂的并发症。术前通过高分辨率 CT 有助于发现这一情况。术中需要切除新生骨组织，并处理潜在的病变。

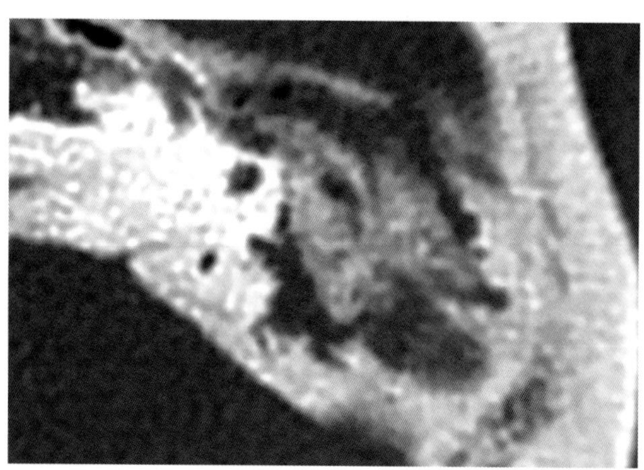

图 10.44 轴位 CT 显示胆脂瘤伴新骨形成（左耳）。胆脂瘤中可见大的新骨形成。术中见胆脂瘤基质位于新生骨下方。如果不能完全去除新生骨，将导致胆脂瘤复发

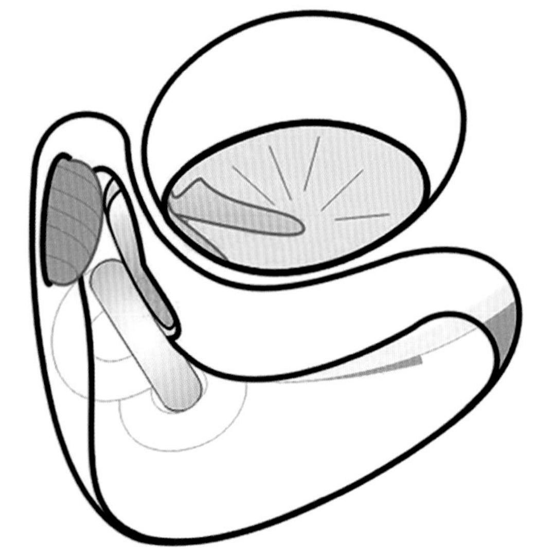

图 10.45 脑膜脑膨出

10.5 脑膜脑膨出和硬脑膜膨出

脑膜脑膨出是指脑膜或脑组织经乳突或鼓室天盖的骨质缺损处突入中耳腔（图 10.45）。骨质缺损常伴有硬脑膜缺损，导致脑组织突入中耳。天盖骨质缺损的原因包括感染、手术、头部外伤和先天性缺陷。手术是导致硬脑膜缺损的主要病因。

脑膜脑膨出的潜在后遗症可能造成严重后果，如脑脊液漏、癫痫、颅内感染。因此，一旦怀疑出现脑膜脑膨出就必须手术治疗。其临床表现还包括中耳出现搏动性肿物。对于上述病例诊断并不困难。一旦出现这些症状就可以明确诊断。然而，大多数病例的症状却是传导性或混合性聋伴耳漏，以及分泌性中耳炎，造成难以明确诊断，特别是既往有乳突手术史。

根据我们的经验，5% 的开放式乳突切开修正手术会并发脑膜脑膨出或脑膜膨出。小的疝出（$< 1\ cm^2$）经双极电凝凝固后可还纳入颅内（图 10.46），然后将一块软骨插入脑板骨质下方确保硬脑膜复位（图 10.47）。将骨粉加在软骨表面（图 10.48），再用筋膜覆盖（图 10.49）。

对于术前或术中出现脑脊液漏的较大的疝出，可采用岩骨次全切除术联合中耳封闭术（利用腹部脂肪填塞）。第 11 章描述了该手术过程（见病例 11.14）。

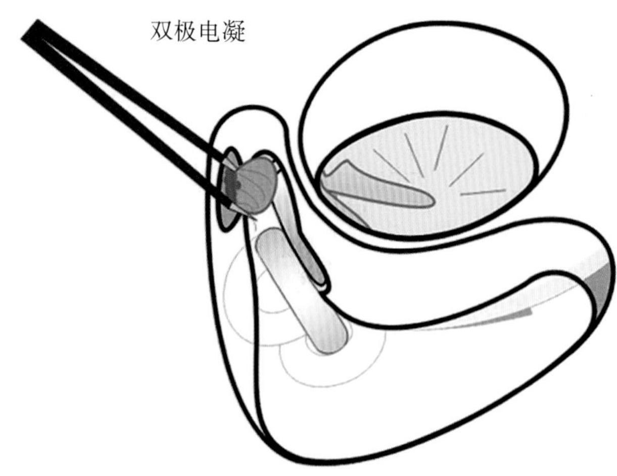

图 10.46 用双极电凝将膨出组织凝固

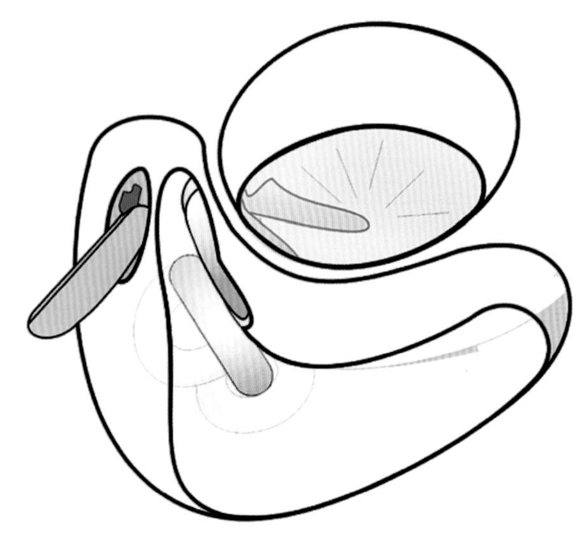

图 10.47 将软骨插入中颅窝脑板下方

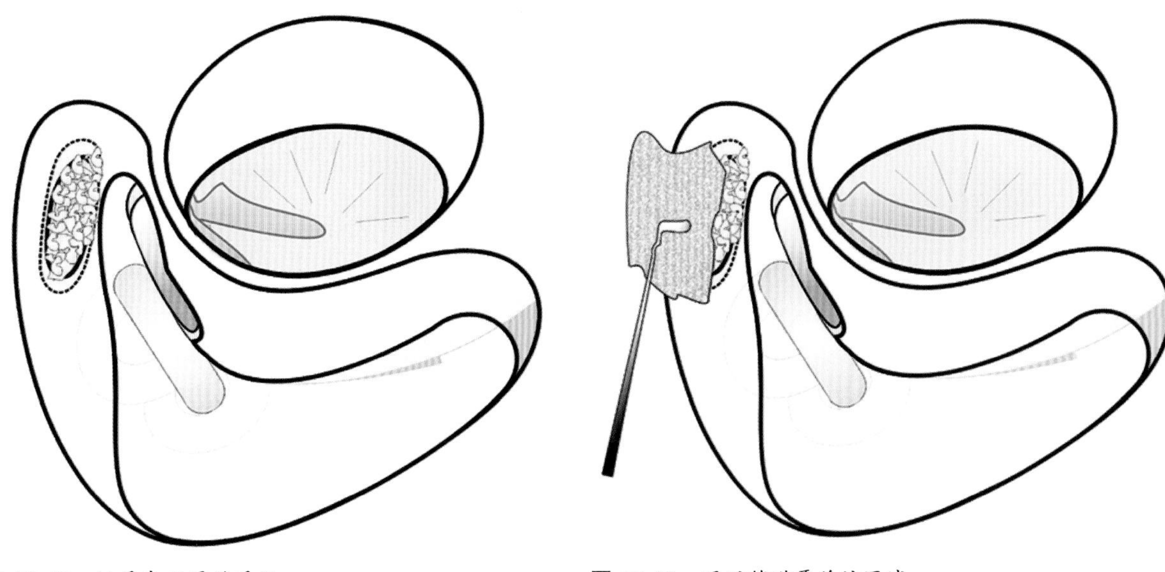

图 10.48　软骨表面覆盖骨粉

图 10.49　再用筋膜覆盖该区域

病例 10.5（右耳）

参见图 10.50 ~ 图 10.56。

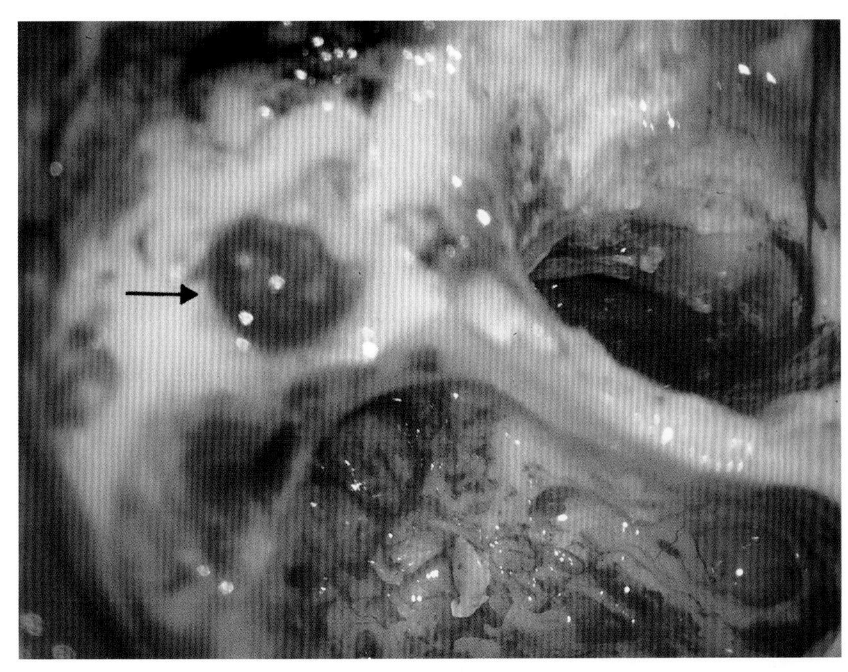

图 10.50　小面积脑膜脑膨出修补术。行乳突切开，开放鼓窦，可见肉芽和瘢痕组织充满鼓窦，可见皮质骨表面的另一处硬脑膜膨出（箭头）

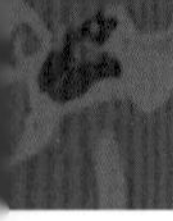

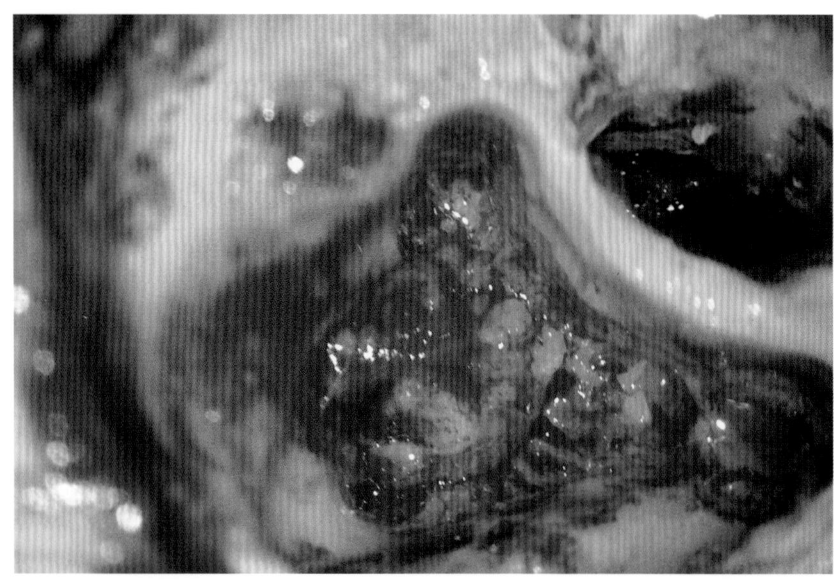

图 10.51 进一步开放鼓窦，避免电钻损伤膨出的脑组织

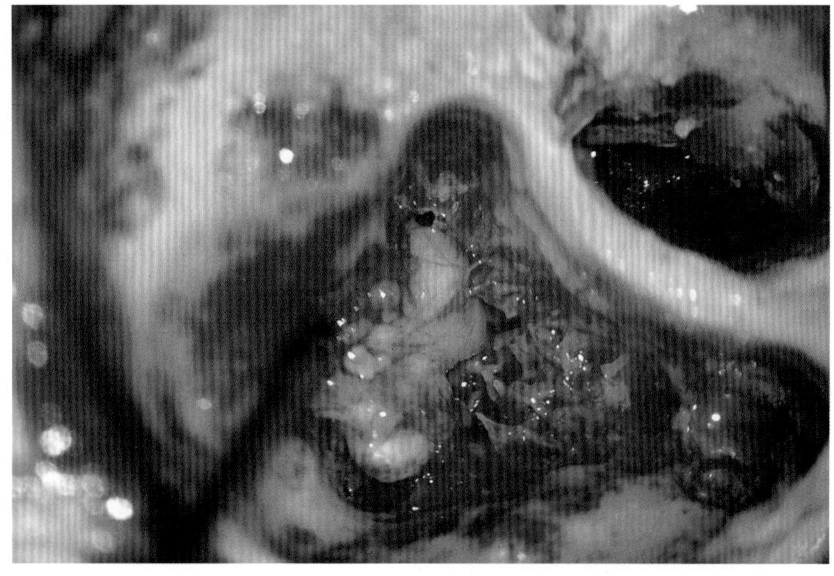

图 10.52 仔细分离膨出组织周围的瘢痕和肉芽组织

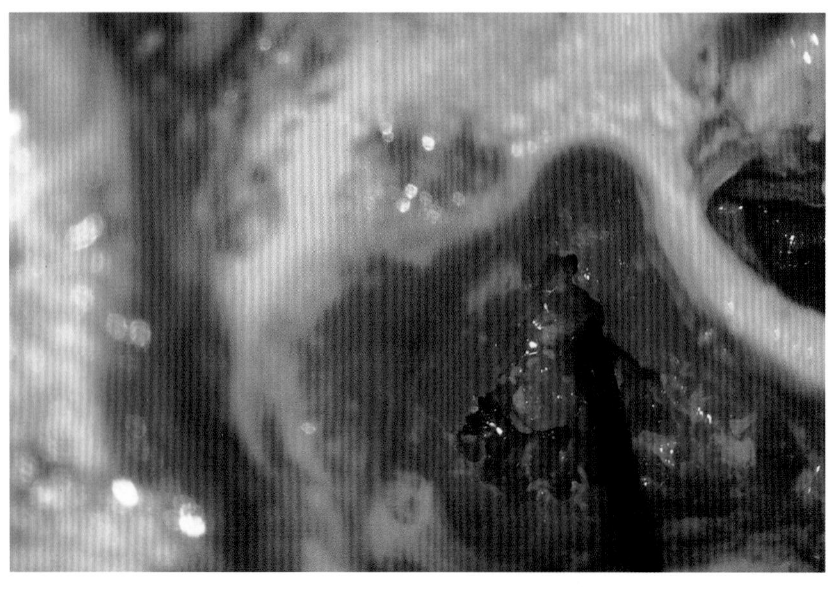

图 10.53 鼓窦天盖处可见膨出的脑组织

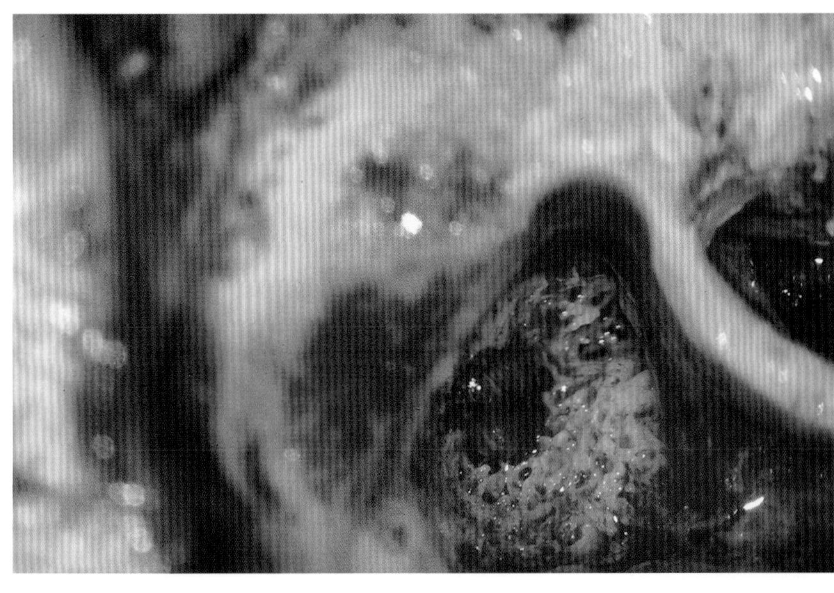

图 10.54　用双极电凝将膨出的组织凝固回缩，然后还纳入颅内。可见导致脑膜脑膨出的天盖骨质缺损

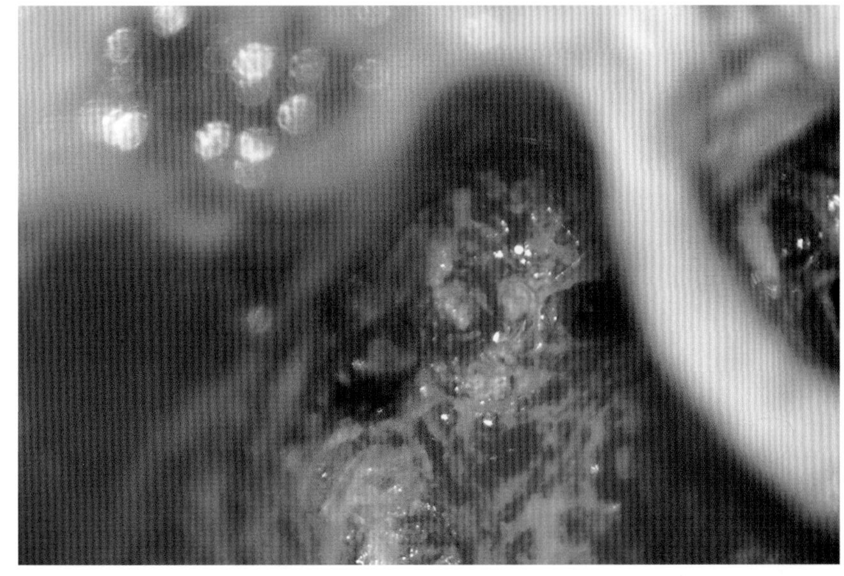

图 10.55　去除被侵蚀变薄的边缘骨质，为下一步重建做准备

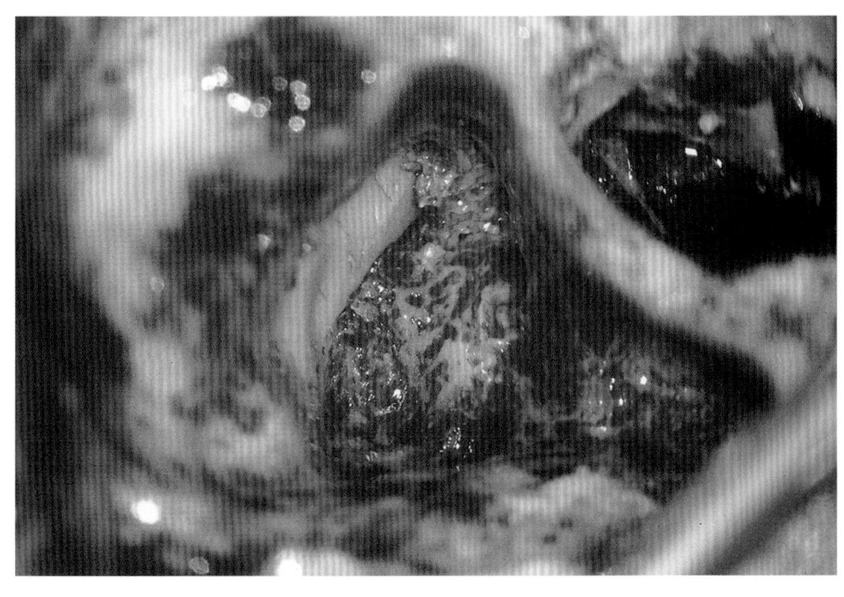

图 10.56　骨质缺损的修复方法为在天盖和中颅窝硬脑膜之间插入一厚的软骨片，并在软骨表面覆盖颞肌筋膜

参考文献

Arìstegui M, Falcioni M, Saleh E, et al. Meningoencephalic herniation into the middle ear: a report of 27 cases. Laryngoscope,1995,105(5, Pt 1):512–518

Falcioni M, Taibah A, Russo A, et al. Facial nerve grafting. Otol Neurotol,2003, 24(3):486–489

Mancini F, Taibah AK, Falcioni M. Complications and their management in tympanomastoid surgery. Otolaryngol Clin North Am,1999,32(3):567–583

Ozmen OA, Falcioni M, Lauda L, et al. Outcomes of facial nerve grafting in 155 cases: predictive value of history and preoperative function. Otol Neurotol, 2011,32(8):1341–1346

Sanna M, Fois P, Russo A, et al. Management of meningoencephalic herniation of the temporal bone: personal experience and literature review. Laryngoscope,2009,119(8):1579–1585

Sanna M, Khrais T, Mancini M, et al. Facial Nerve in Temporal Bone and Lateral Skull Base Microsurgery. Stuttgart: Thieme, 2006

Sanna M, Saleh E, Khrais T, et al. Atlas of Microsurgery of the Lateral Skull Base. Stuttgart: Thieme, 2007

Sanna M, Sunose H, Mancini F, et al. Middle Ear and Mastoid Microsurgery. 2nd ed. Stuttgart: Thieme, 2012

Sanna M, Zini C, Gamoletti R, et al. Closed versus open technique in the management of labyrinthine fistulae. Am J Otol, 1988, 9(6):470–475

11 胆脂瘤手术中的中耳封闭术（岩骨次全切除）

适应证
· 无听力耳的胆脂瘤
· 胆脂瘤伴严重迷路破坏
· 单侧进展期胆脂瘤伴智力障碍
· 严重感染，外耳道后壁破坏，无实用听力
· 多次手术后不干耳，无实用听力
· 复发性胆脂瘤伴巨大乳突腔
· 中颅窝硬脑膜的广泛暴露
· 胆脂瘤，巨大脑膜脑膨出
· 术中硬脑膜严重撕裂，出现严重脑脊液漏
· 胆脂瘤或开放术腔伴双侧骨导听力不良者需要人工耳蜗植入者

一些胆脂瘤病例需要行岩骨次全切除，用腹部脂肪充填中耳腔、封闭外耳道并封堵咽鼓管。

如果是无功能耳的胆脂瘤，那么唯一需要注意的就是避免复发。只要操作得当，岩部次全切除是有效避免复发的最佳方案。

即使仍残留一些骨导听力，但由于迷路被胆脂瘤严重侵蚀，难以清除。胆脂瘤最终可能侵入迷路，或导致迷路炎，加重病情。这种情况下，需要磨除迷路，然后用腹部脂肪填塞术腔。

对于伴有智力障碍的单侧胆脂瘤患者，很难对开放的术腔进行终生维护。这种情况下封闭中耳腔可能是更好的选择。术前需要通过听觉脑干反应 (ABR) 和听觉稳态反应 (ASSR) 等客观检查认真评估听力，确定对侧耳听力良好。

慢性炎症的开放术腔，且没有实用听力，这是封闭中耳腔最常见的适应证之一。患者经历多次手术后，仍有反复耳流脓，受到冷热刺激时会反复发生短暂性眩晕。中耳封闭术使患者摆脱上述困扰，减少门诊复查频率，提高生活质量。

这一技术甚至可以使用在完壁式手术后的患者，如果其术后仍反复流脓且没有实用听力。

对于复发性胆脂瘤伴有巨大空腔，难以用骨粉及带蒂肌瓣的局部封闭技术来达到一个可靠的开放术腔。在这种情况下，需根据对侧耳听力和患者的年龄，决定是否封闭中耳腔。

需要进行岩骨次全切除术的适应证还包括胆脂瘤伴难以修复的硬脑膜暴露，以及巨大迷路瘘伴难以挽救的听力下降。

硬脑膜撕裂引起的脑脊液漏是手术并发症之一。如果渗漏严重，需用筋膜或肌肉修补后封闭术腔。为了降低致死性脑膜炎的可能，尽量清除所有乳突气房，避免脑脊液漏。

对于胆脂瘤伴有巨大脑膜脑膨出的大多数患者，可以采取颅中窝和乳突径路联合径路。但如果巨大脑膜脑膨出的骨质缺损难以修复，适当减轻脑膜脑膨出的程度，并在清除胆脂瘤后封闭中耳腔，这样的做法是一种安全的选择。

中耳封闭术同样适用于一些特殊的病例，如胆脂瘤手术同期进行人工耳蜗植入（见 12 章）。

在封腔的过程中，要认真仔细操作以彻底清除术腔内的鳞状上皮，并且要正确使用电钻。但对于在硬脑膜上附着有薄层胆脂瘤基质的病例，可能出现胆脂瘤残留，所以术后需要进行磁共振（MRI）的抑脂序列和弥散成像检查。

11.1 外耳道封闭的步骤

1. 耳后切口要更宽大，上面和下面向前延伸，利于前方术野的暴露，便于牵拉耳廓，确定外耳道位置（图 11.1）。

2. 环形分离外耳道外侧皮肤，分离深度约1cm，可在显微镜或放大镜下进行，视野更加清晰（图 11.2）。

3. 横行切开外耳道后壁皮肤，避免在内侧皮肤较薄的位置切开，因为耳道内侧的皮肤非常薄，否则此后分离外耳道皮肤将很困难（图 11.3）。

4. 接下来切开外耳道前壁的皮肤（图 11.4）。

5. 用钝头剪刀将外耳道前壁皮肤与耳屏软骨进行钝性分离（图 11.5）。

6. 环形分离外耳道口皮肤，深部约 1cm（图 11.6）。

7. 将皮肤断端向外牵拉翻至外耳道口，用可吸收线（4–0 号薇乔线）缝合（图 11.7）。

8. 利用耳屏软骨或蒂在前的皮下组织瓣加固封闭的外耳道(图 11.8，图 11.9)。

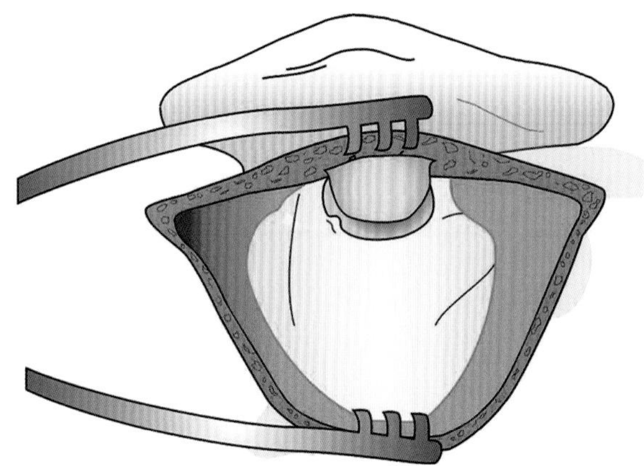

图 11.1 做耳后 C 形长切口

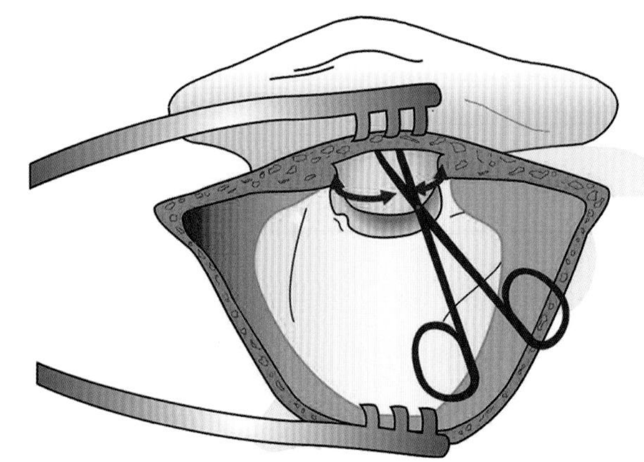

图 11.2 分离外耳道后壁皮肤

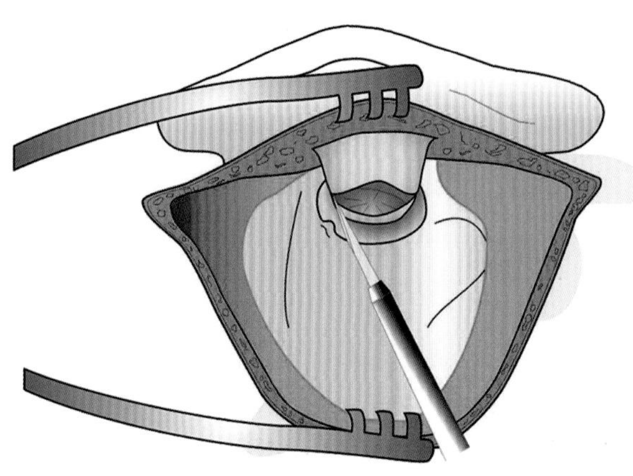

图 11.3 横行切开外耳道后壁皮肤

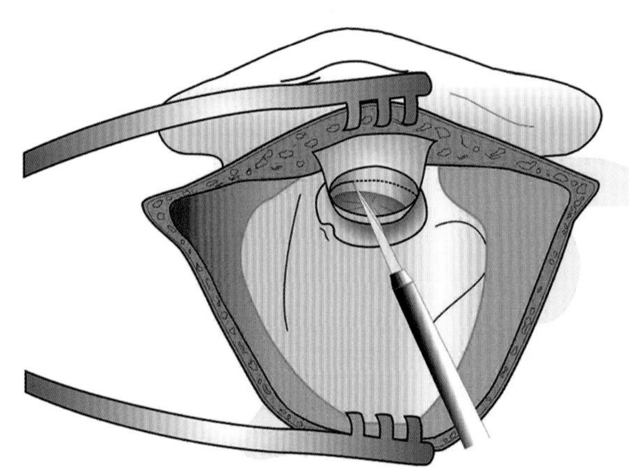

图 11.4 横断外耳道前壁皮肤

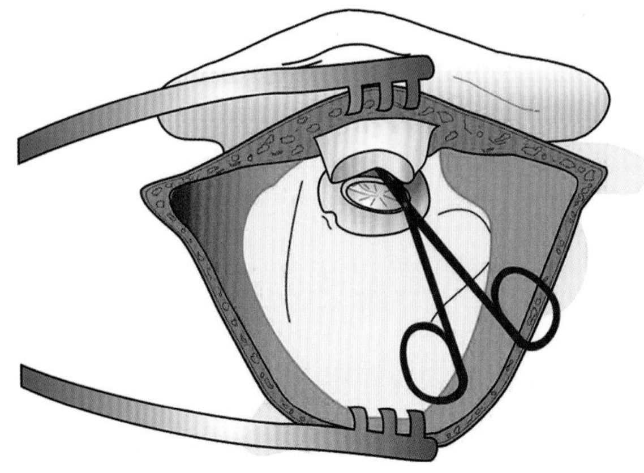

图 11.5 将耳屏软骨与外耳道前壁皮肤进行分离

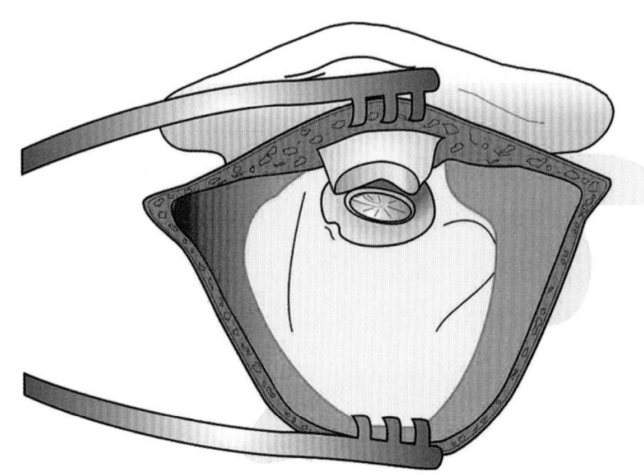

图 11.6 环形分离外耳道口皮肤

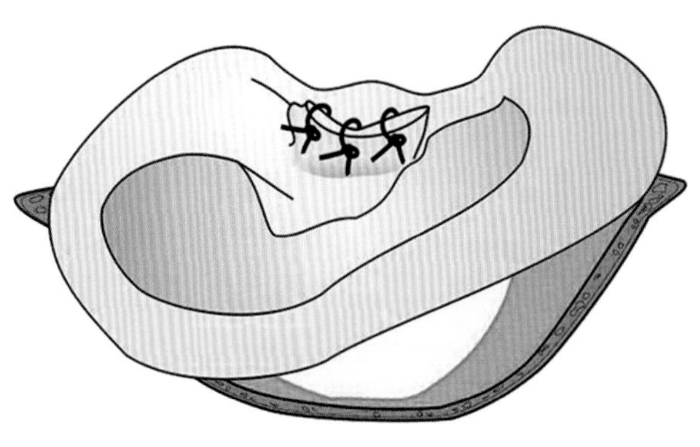

图 11.7　将皮肤断端向外牵拉翻至外耳道口后缝合

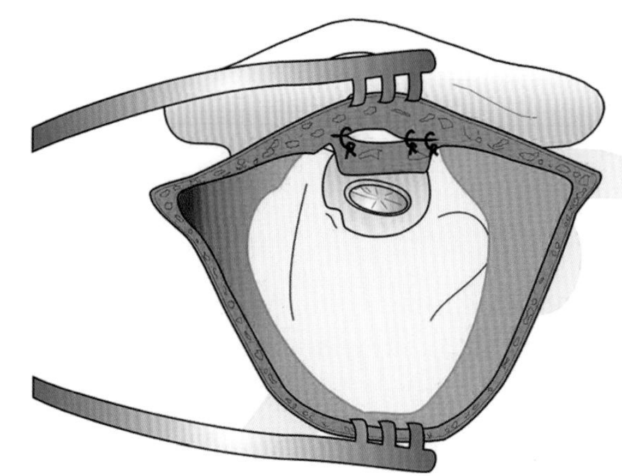

图 11.8　在外耳道口深部进行加固缝合

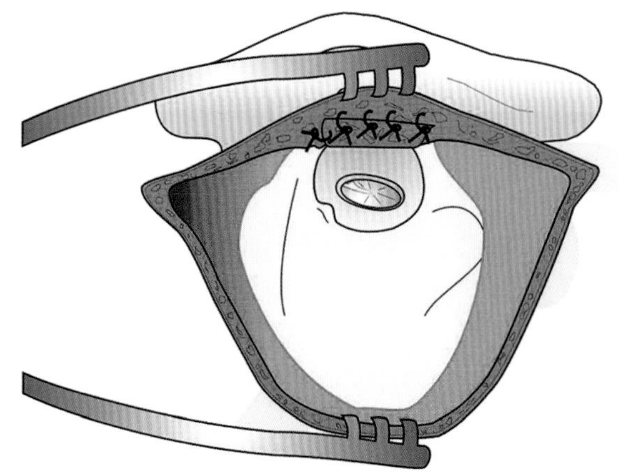

图 11.9　外耳道口深部加固缝合完毕

病例 11.1（右耳）：封闭外耳道

参见图 11.10 ~ 图 11.16。

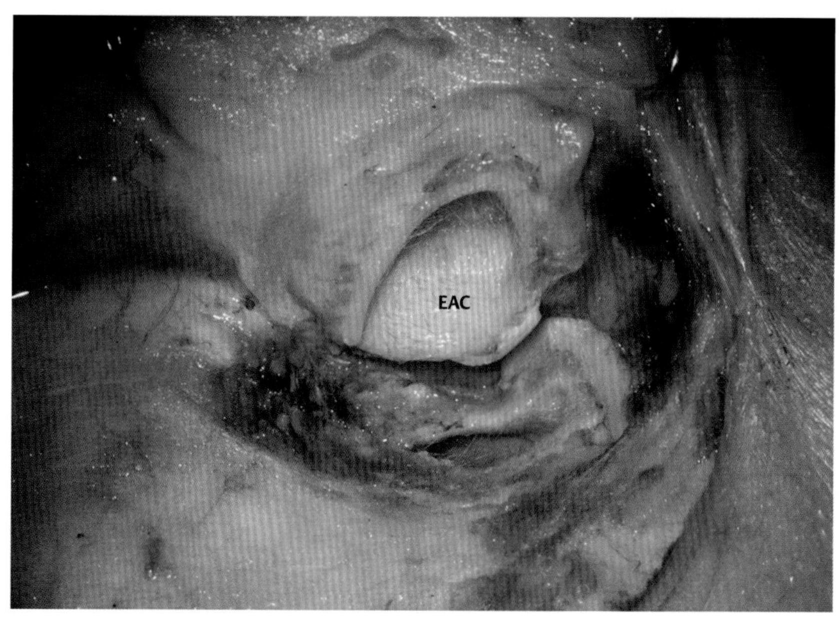

图 11.10　耳后做一长切口，便于充分暴露整个外耳道及牵拉耳廓，然后将外耳道皮肤和软骨环形切断。与普通的中耳手术相比，切口应偏向外侧，这样更容易分离外耳道外侧的皮肤。应注意：在进行随后操作前要用皮肤拉钩将耳廓向前充分牵拉。EAC：外耳道

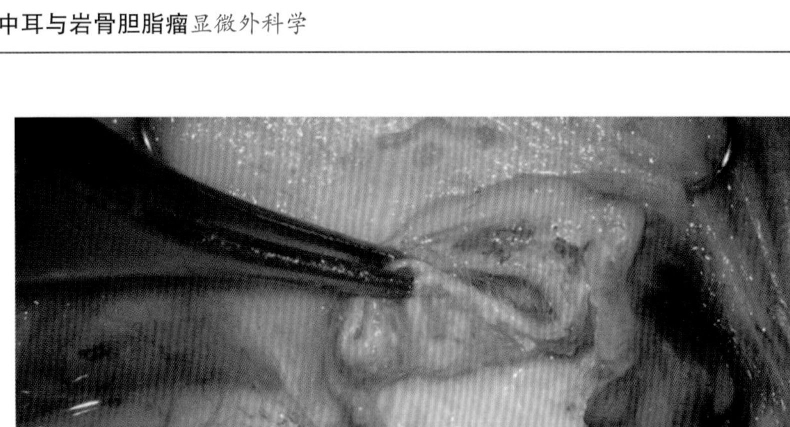

图 11.11 将耳屏软骨从骨性外耳道前壁分离。然后环形分离外耳道口皮肤，深度约 1cm。耳屏软骨和皮下软组织可用于加固封闭外耳道。建议在显微镜下操作提高精准度。TC：耳屏软骨

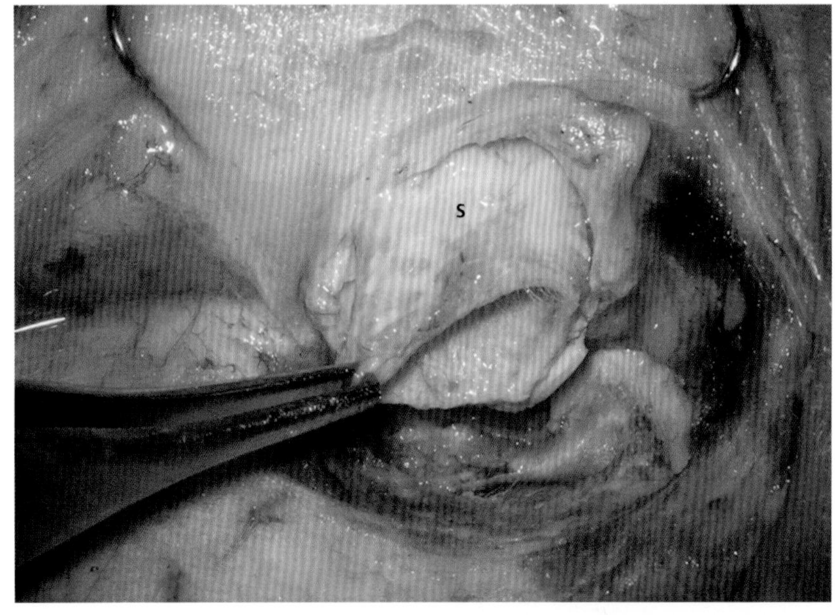

图 11.12 环形分离外耳道皮肤，向外翻转。在皮肤断端内侧缝线，将其拉出外耳道口。S：外耳道皮肤

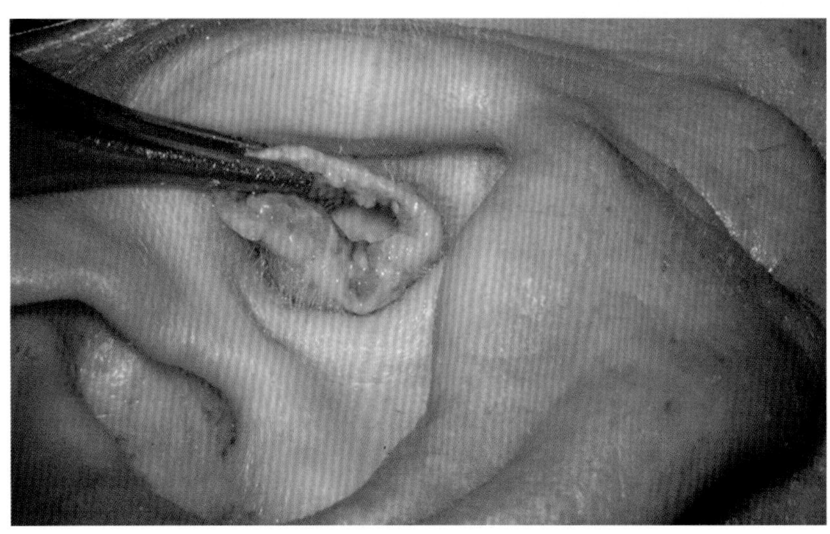

图 11.13 将外耳道皮肤从外耳道口拉出

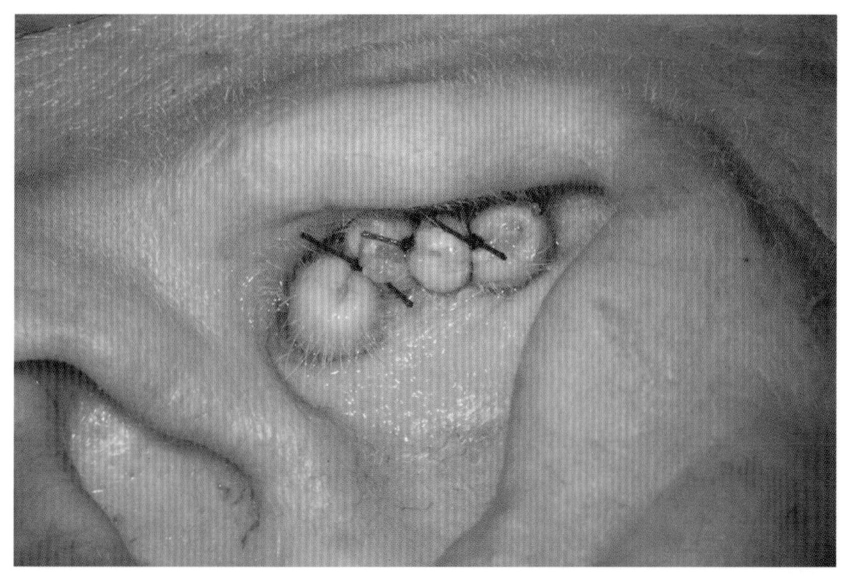

图 11.14 用 4-0 号薇乔线缝合外耳道皮肤断端。一段时间过后，外翻的组织会向内收缩变平

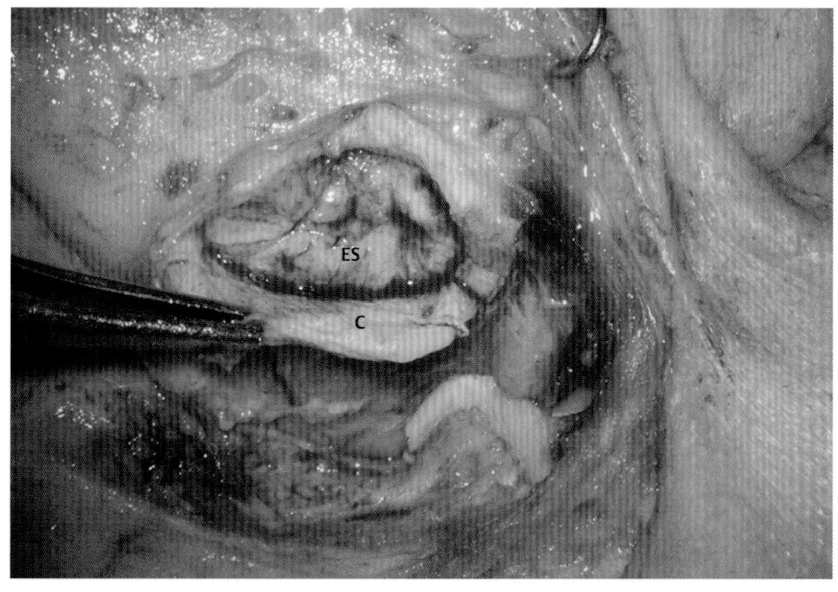

图 11.15 分离耳屏软骨（C）或前方皮下带蒂组织瓣加固封闭外耳道，将后方的组织瓣与耳廓软骨后缘缝合。ES：外翻皮肤的内侧表面

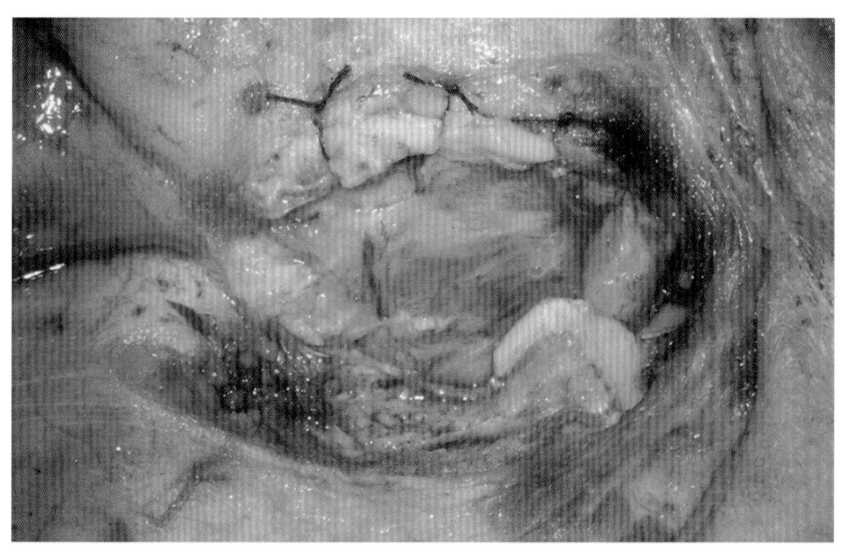

图 11.16 已完成双层封闭外耳道

病例 11.2（右耳）

参见图 11.17 ~ 图 11.30。

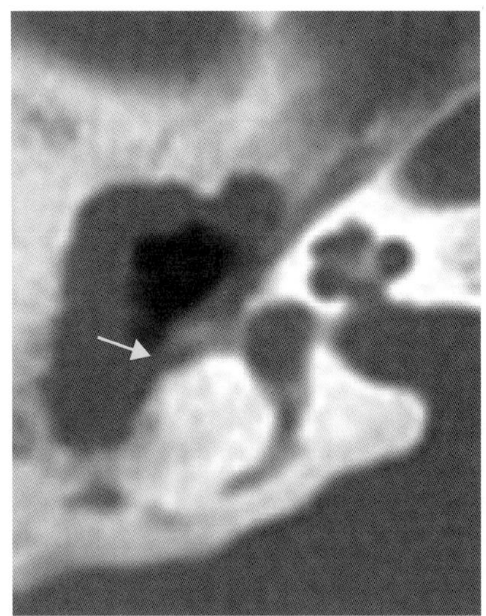
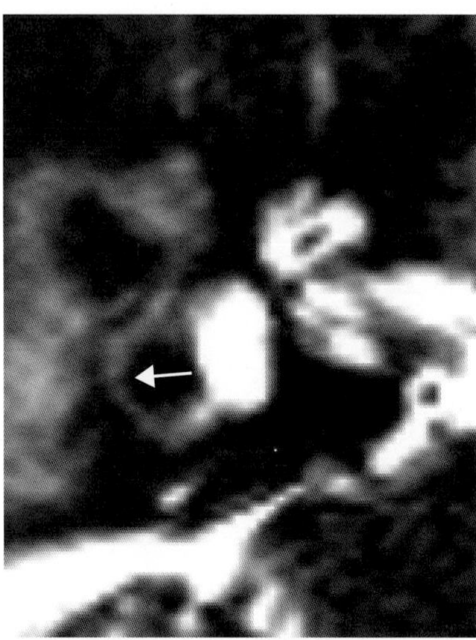

图 11.17 一例胆脂瘤发生在小乳突腔的病例，伴有巨大的外半规管和上半规管瘘。CT 显示胆脂瘤广泛侵蚀外半规管（黄色箭头）。MRI T2 加权像显示管内低信号（白色箭头），表明半规管内有瘢痕形成。尽管如此，骨导听力仍接近正常

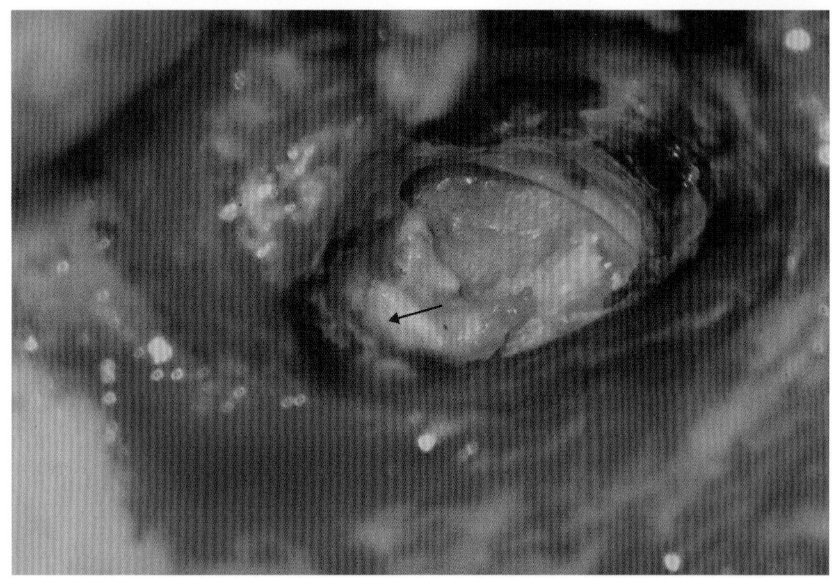

图 11.18 通过耳后切口暴露外耳道，可见鼓膜内陷，锤骨柄突出。胆脂瘤从鼓膜后上象限侵入中耳（箭头）

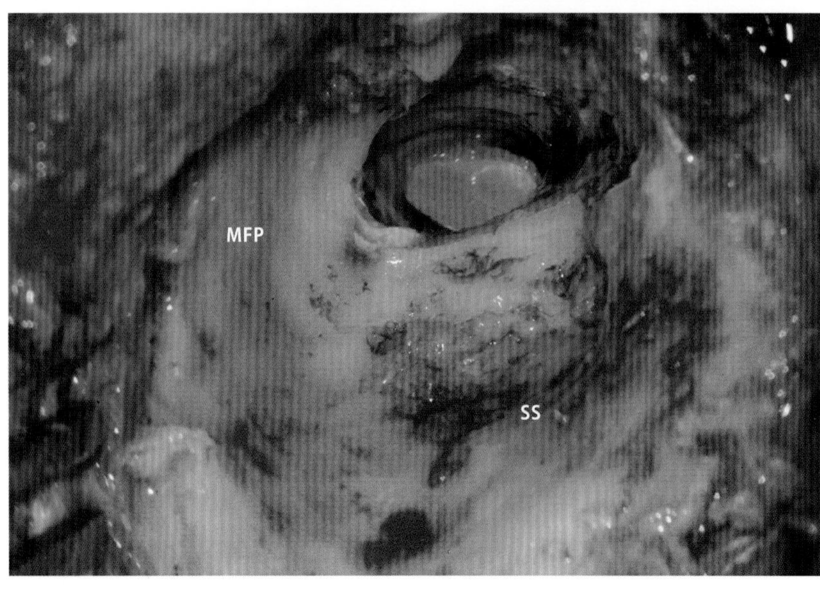

图 11.19 为充分暴露中耳，需行开放式乳突切开。首先确定中颅窝脑板（MFP）和乙状窦（SS）的位置，将所有骨质锐利边缘打磨光滑。要逐步向里推进钻头，保持路径内外宽敞度一致

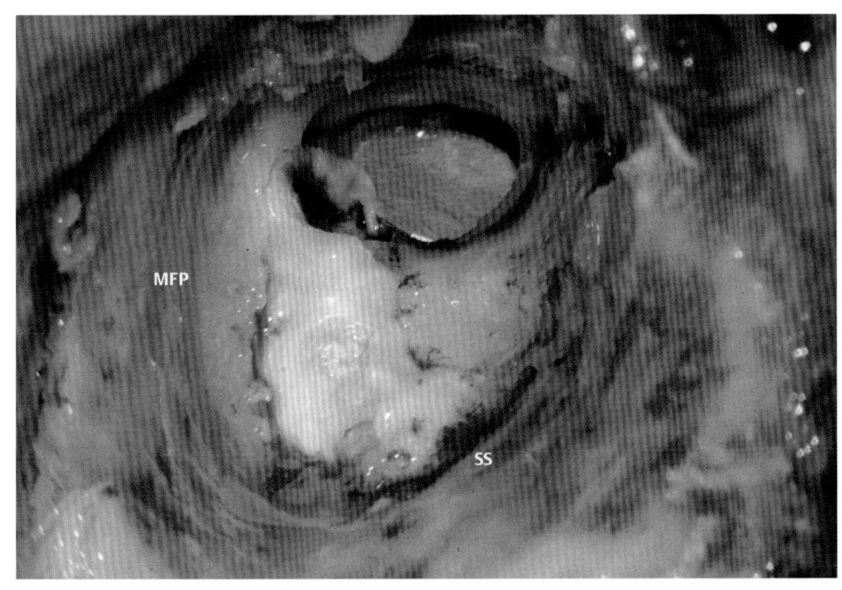

图 11.20 乳突腔气化不良，充满胆脂瘤。MFP：中颅窝脑板；SS：乙状窦

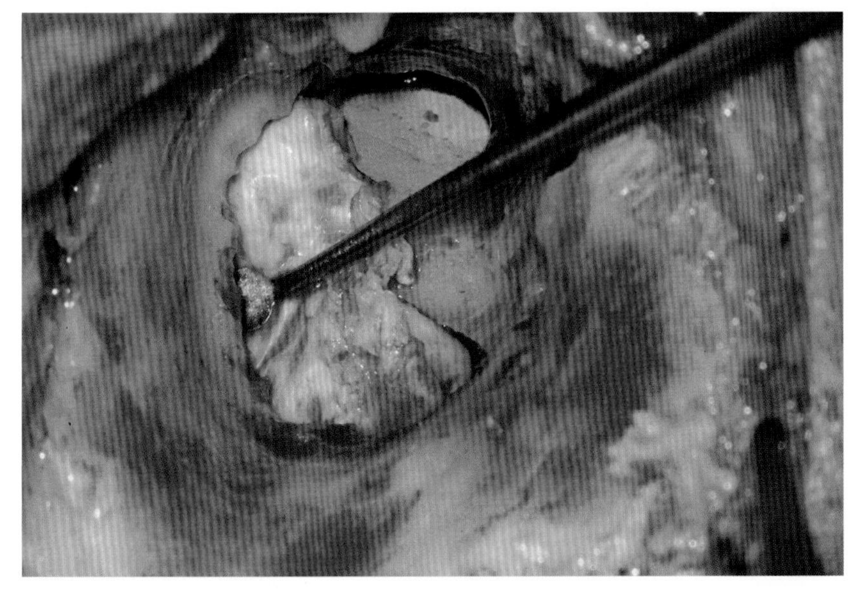

图 11.21 清除胆脂瘤，仔细去除骨质表面的胆脂瘤基质，磨除表面覆盖胆脂瘤的骨质，胆脂瘤基质侵蚀的可疑区域也要磨掉

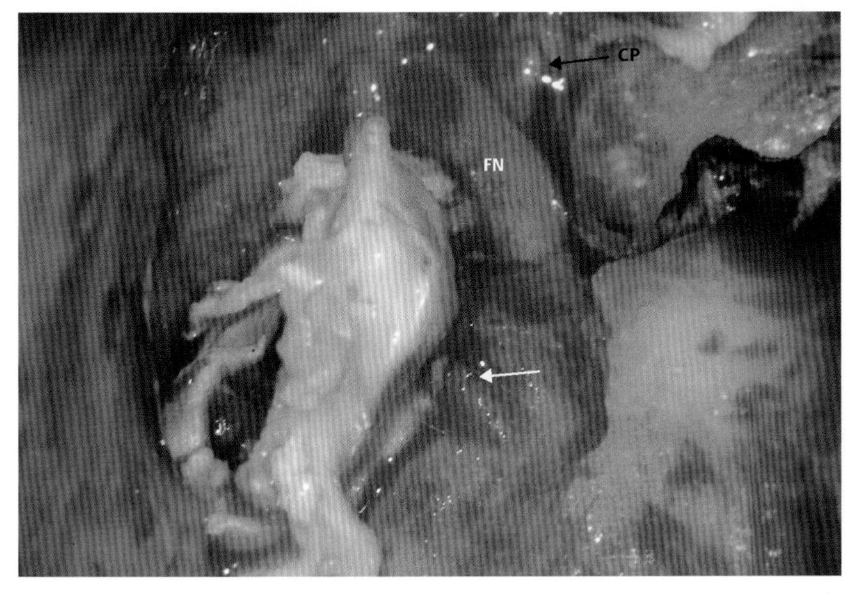

图 11.22 术前 MRI 显示半规管内可能有瘢痕形成，剥离覆盖外半规管表面的胆脂瘤基质后可见半规管内瘢痕组织填塞（白色箭头）。需要注意的是面神经的鼓室段广泛暴露。该神经走行于匙突的内上方。CP：匙突；FN：面神经

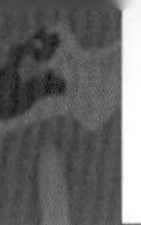

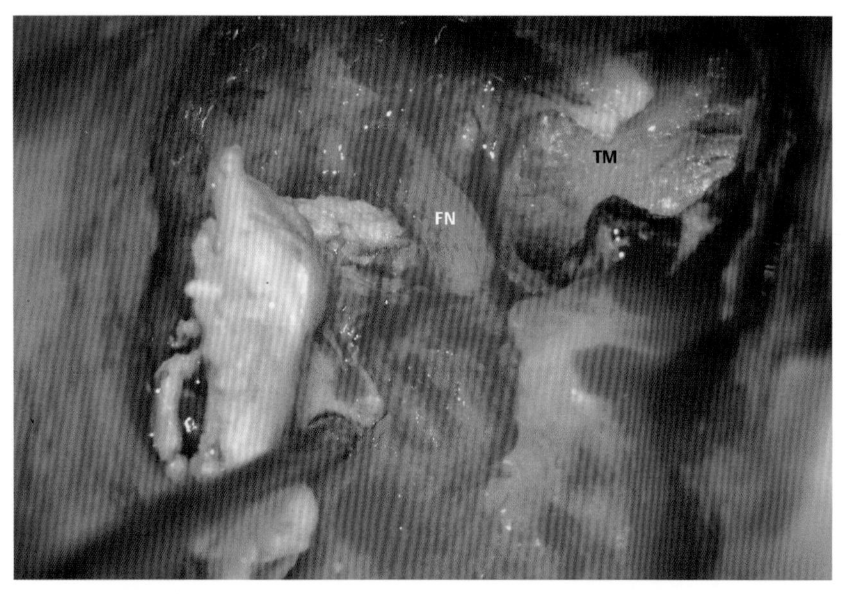

图 11.23　向前方清理外半规管表面的胆脂瘤基质。瘢痕组织止于壶腹，胆脂瘤在壶腹内形成囊袋。鼓膜与内侧壁完全粘连。FN：面神经；TM：鼓膜。

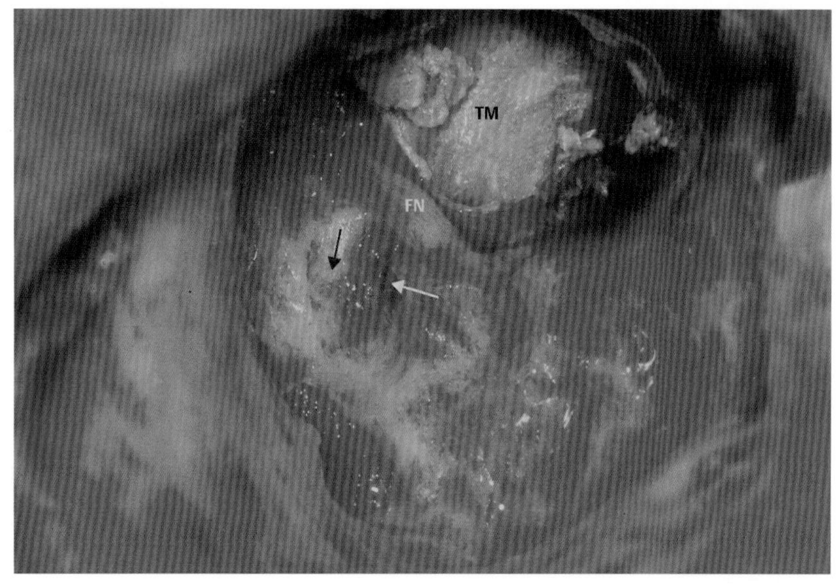

图 11.24　清理迷路内的胆脂瘤。外半规管的壶腹内有瘢痕组织填塞（白色箭头）。开口上方可见上半规管（黑色箭头）壶腹的蓝线。FN：面神经；TM：鼓膜

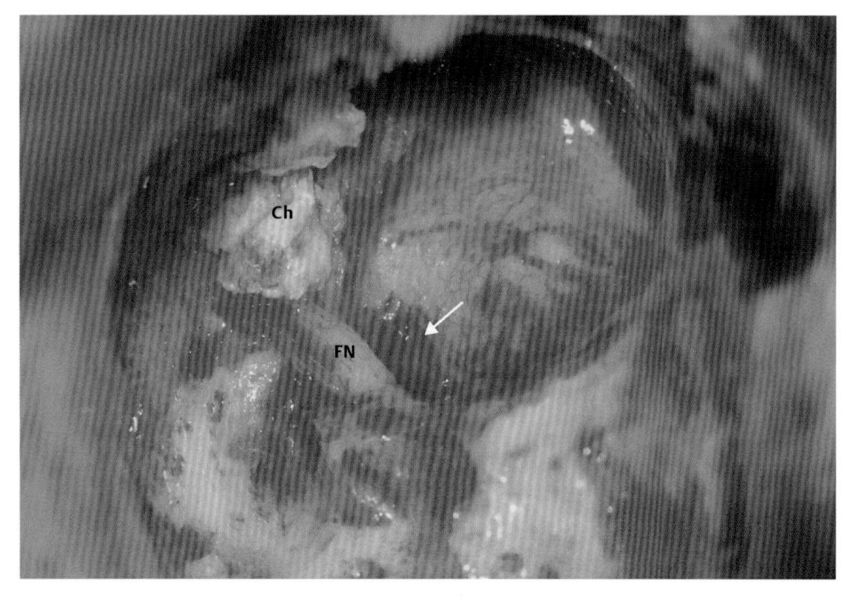

图 11.25　清理镫骨区域（箭头）表面的胆脂瘤。底板上结构已被完全侵蚀。面神经上方可见上半规管和外半规管的瘘口。Ch：胆脂瘤；FN：面神经

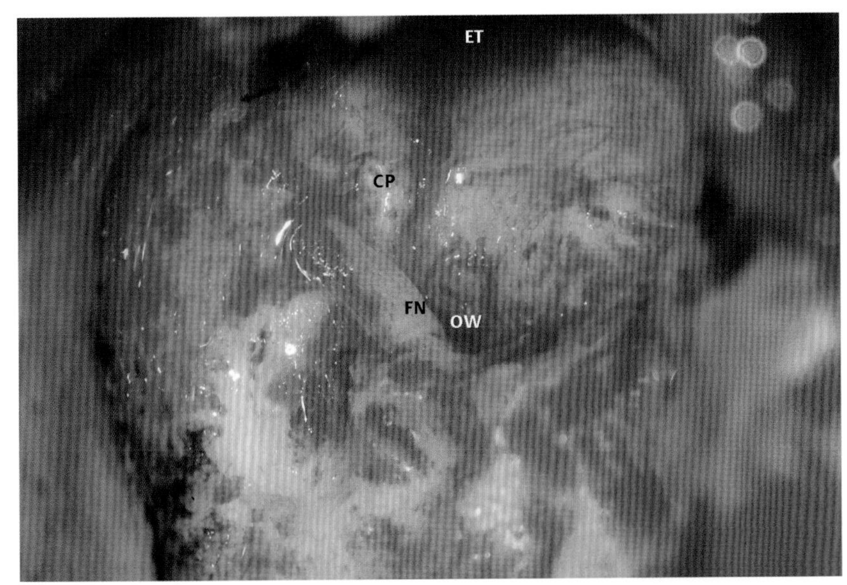

图 11.26 清理中耳胆脂瘤。CP：匙突；ET：咽鼓管；FN：面神经；OW：卵圆窗

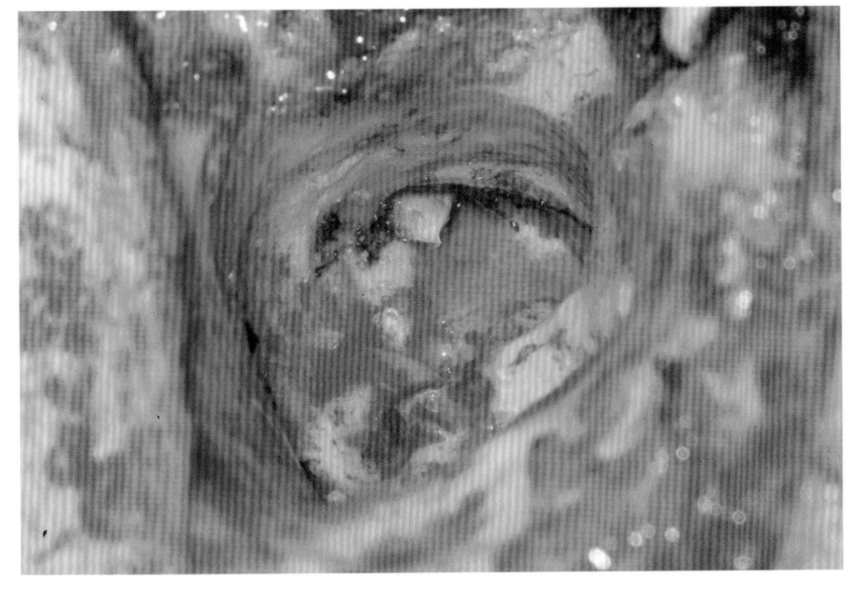

图 11.27 考虑患者的年龄较大而且希望彻底根治病变，因此行中耳腔封闭术。首先利用软骨片封堵咽鼓管

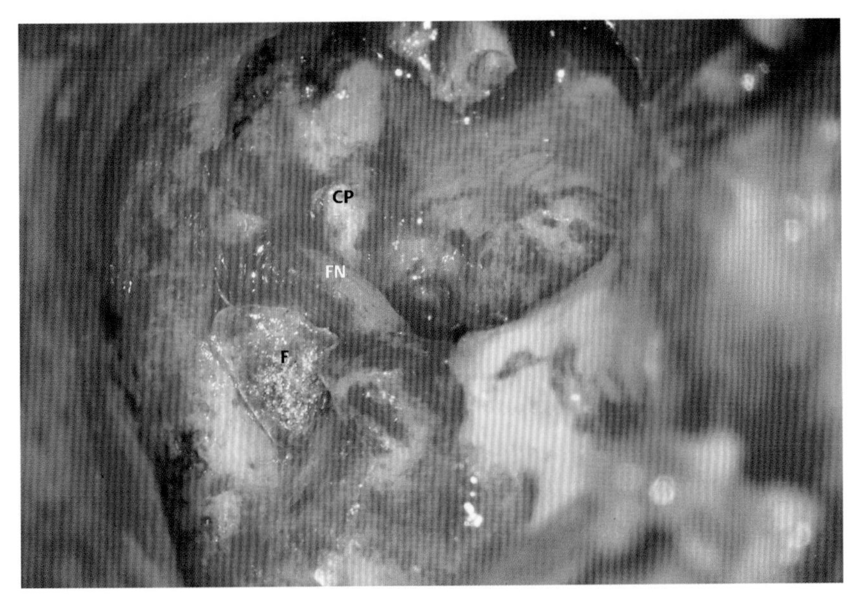

图 11.28 用颞肌筋膜覆盖瘘口处。CP：匙突；F：颞肌筋膜；FN：面神经

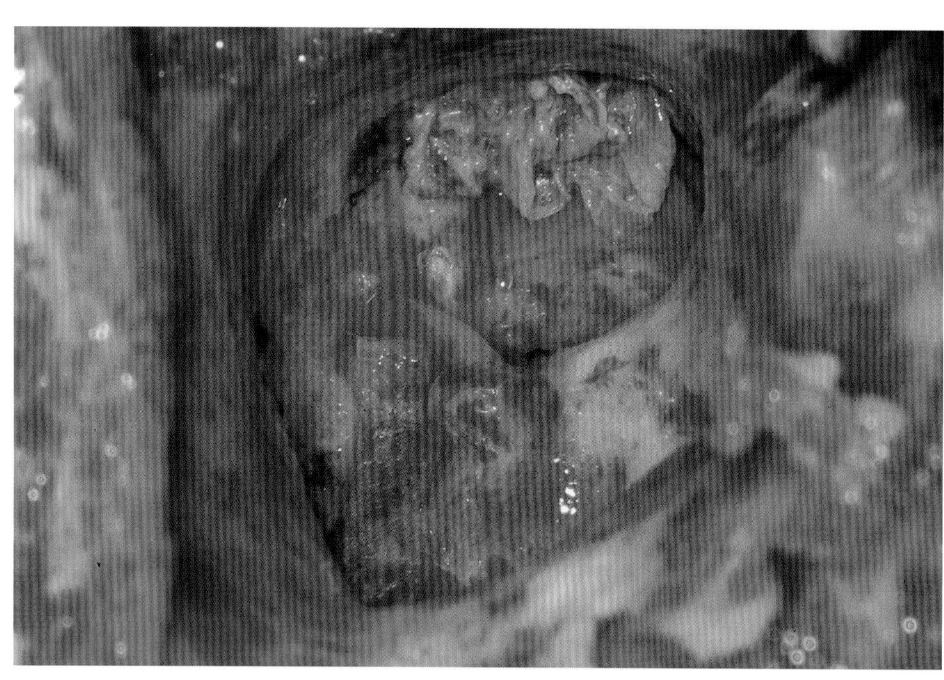

图 11.29　瘘口处再覆盖一块筋膜。用软骨膜进一步封堵咽鼓管，用腹部脂肪填充术腔

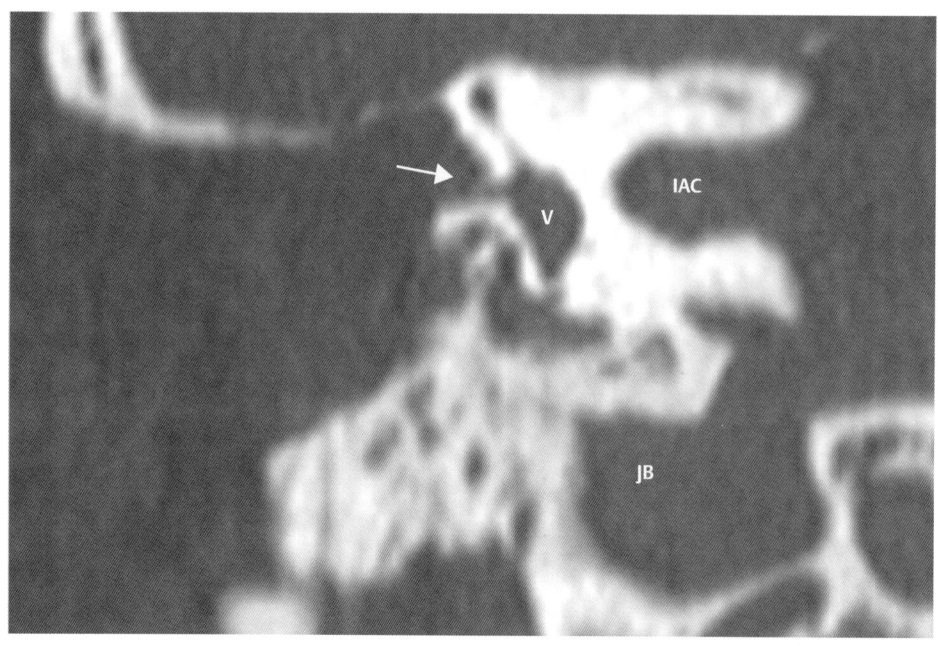

图 11.30　术后冠状位 CT 显示中颅窝脑板已充分磨薄。术腔充满了腹部脂肪。外半规管（箭头）存在一个大的瘘口。IAC：内耳道；JB：颈静脉球部；V：前庭

病例 11.3(右耳)

参见图 11.31 ~图 11.42。

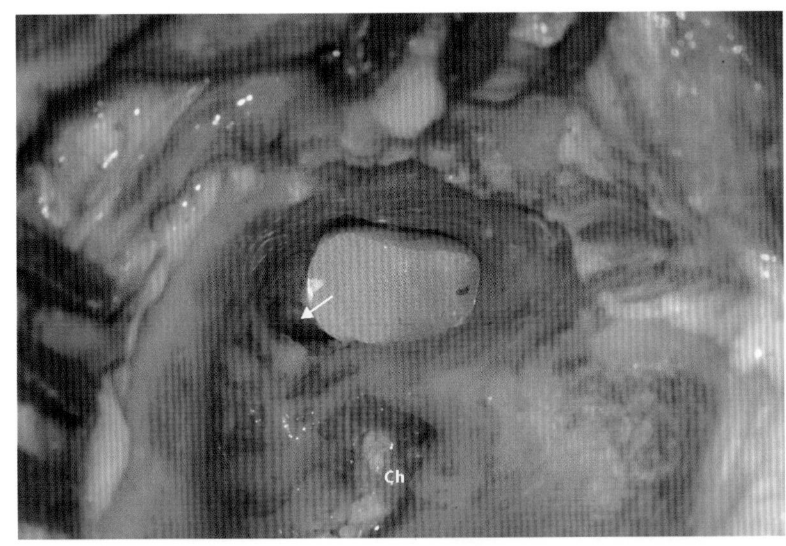

图 11.31 获得性胆脂瘤伴迷路严重侵蚀。行开放式乳突切开术暴露胆脂瘤，胆脂瘤从松弛部（箭头）侵入上鼓室和鼓窦。用铝片保护耳道鼓膜瓣。Ch：胆脂瘤

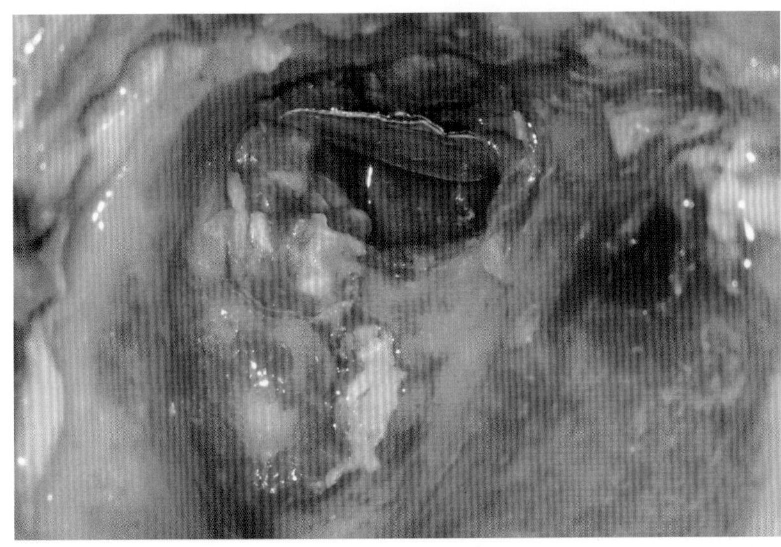

图 11.32 向前掀起耳道鼓膜瓣，用铝片将其固定，暴露鼓室。胆脂瘤的下极止于面神经水平，此时不能确定是否需要封闭术腔

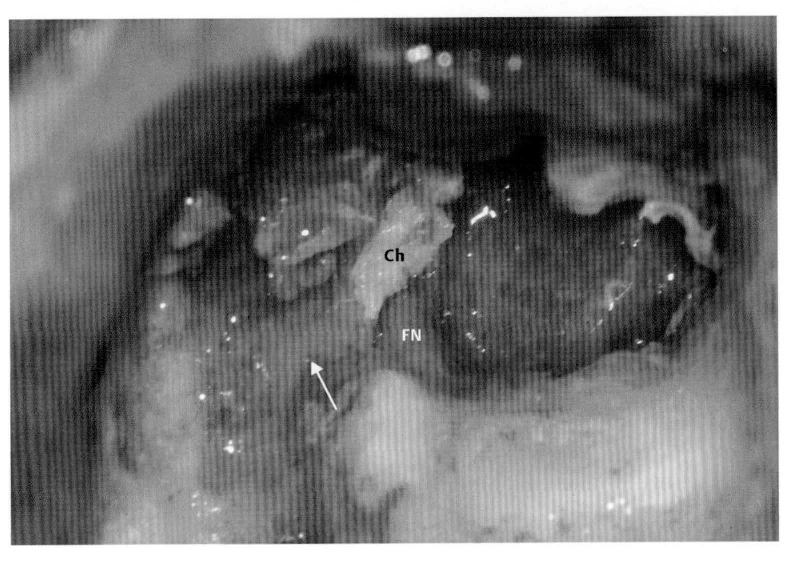

图 11.33 清除部分上鼓室的胆脂瘤，发现侵蚀内侧壁的胆脂瘤外侧有新骨形成（箭头）。清除新骨时要非常小心，因为附近有裸露的面神经。Ch：胆脂瘤；FN：面神经

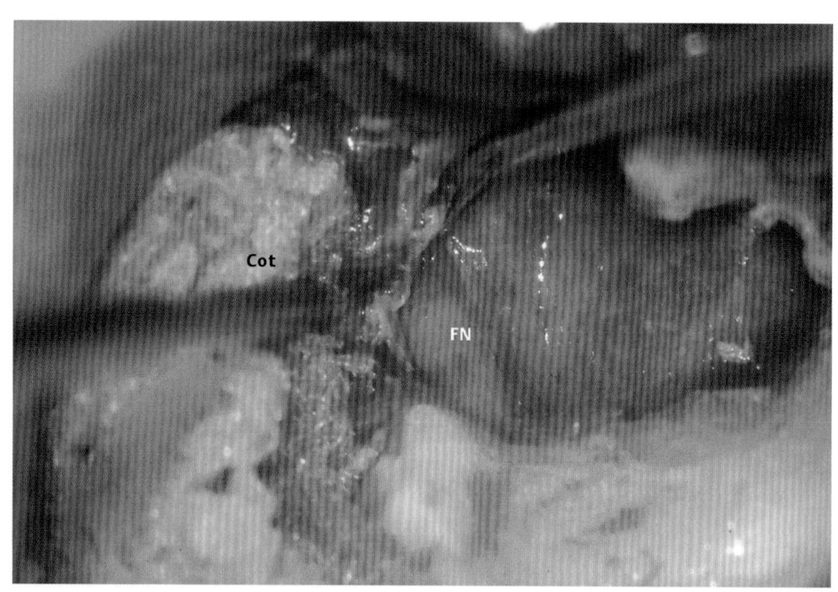

图 11.34　用刮匙清理新骨，沿着裸露的面神经从后往前剥离胆脂瘤基质，用棉球止血。注意：面神经的鼓室段广泛裸露。Cot：棉球；FN：面神经

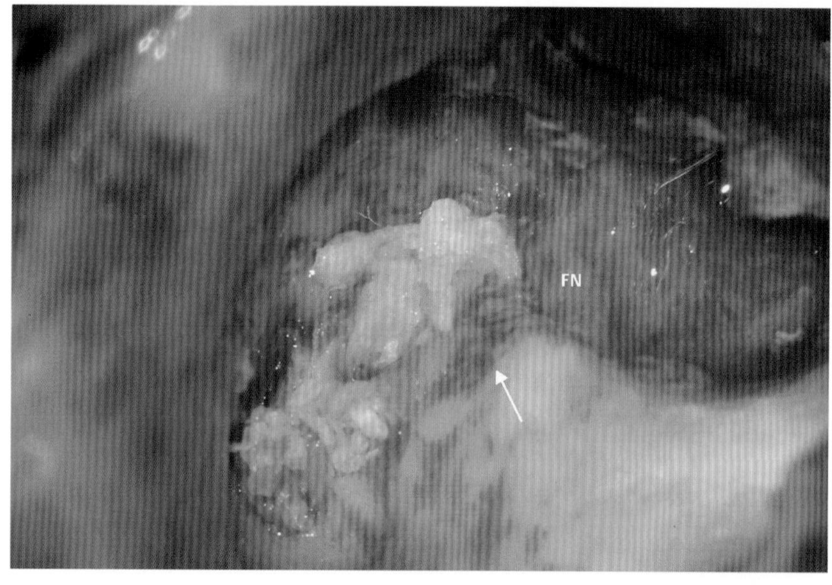

图 11.35　外半规管（箭头）有一个大的瘘口。胆脂瘤侵蚀上鼓室内侧壁气房，并生长至面神经内侧。FN：面神经

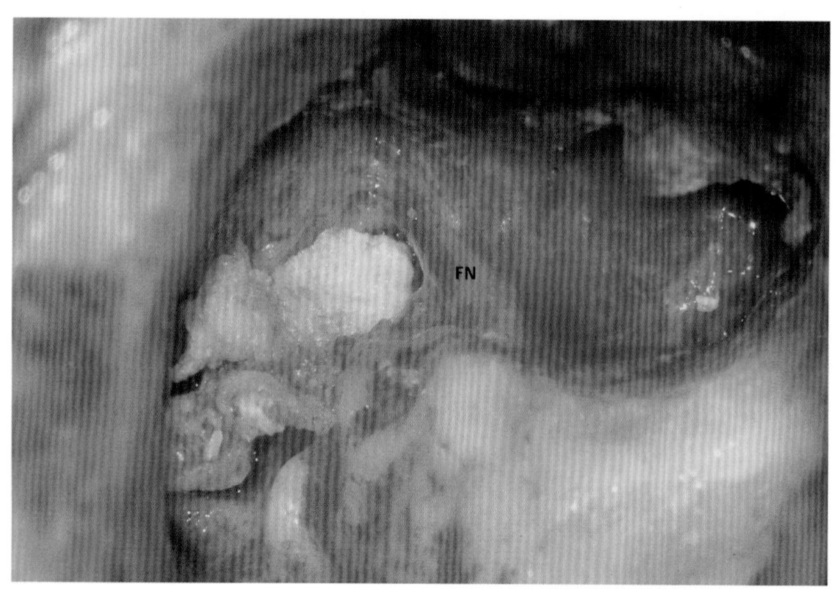

图 11.36　从面神经内侧开始清理侵蚀上鼓室内壁的胆脂瘤。FN：面神经

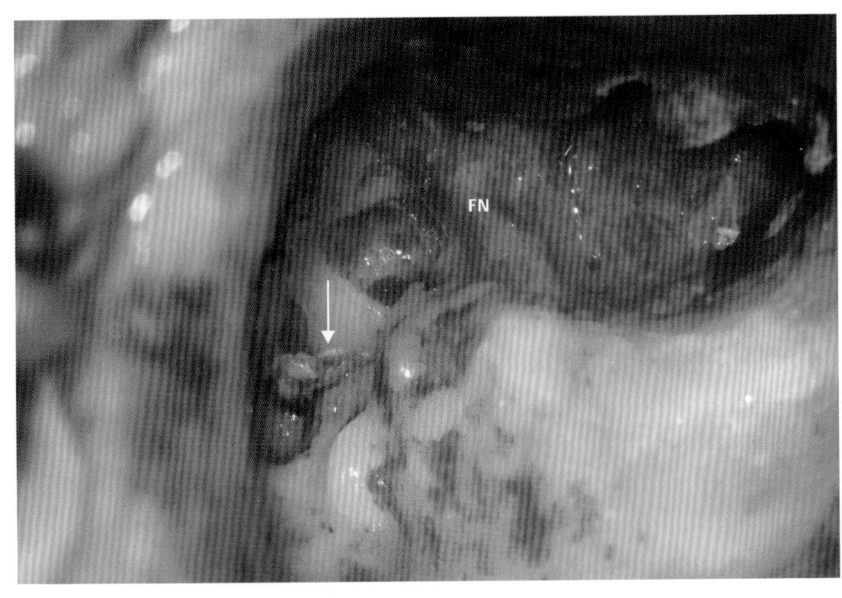

图 11.37　已从面神经处剥离胆脂瘤，但在后方的气房内仍有残留（箭头）。一小部分胆脂瘤往后向上半规管生长。FN：面神经

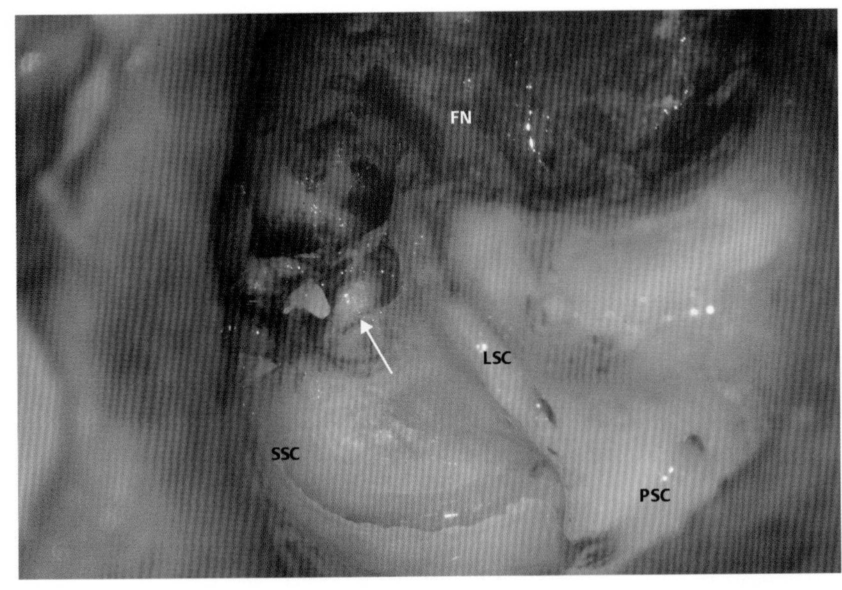

图 11.38　由于胆脂瘤侵犯上半规管（箭头），在壶腹形成内陷囊袋，故行迷路切除术。图中可见三个开放的半规管。FN：面神经；LSC：外半规管；PSC：后半规管；SSC：上半规管

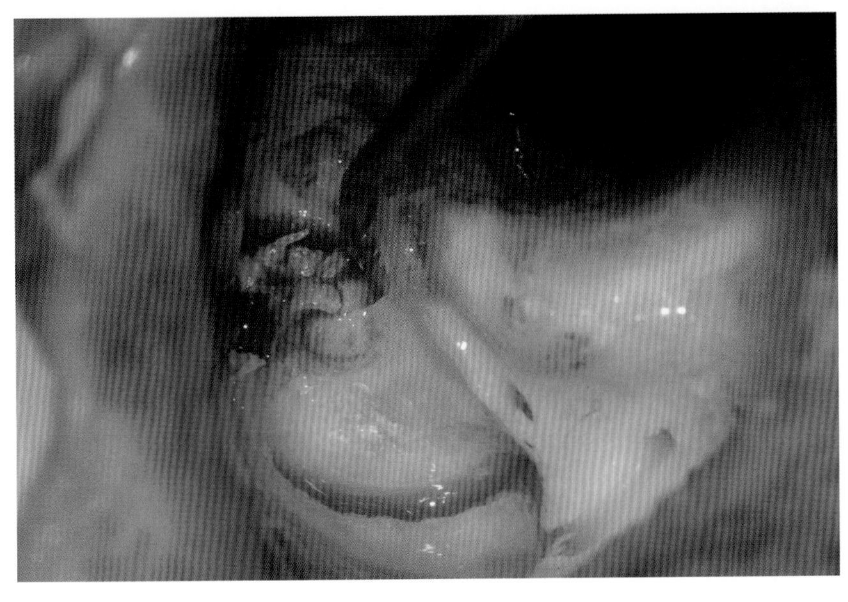

图 11.39　清理上半规管壶腹的胆脂瘤

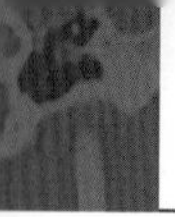

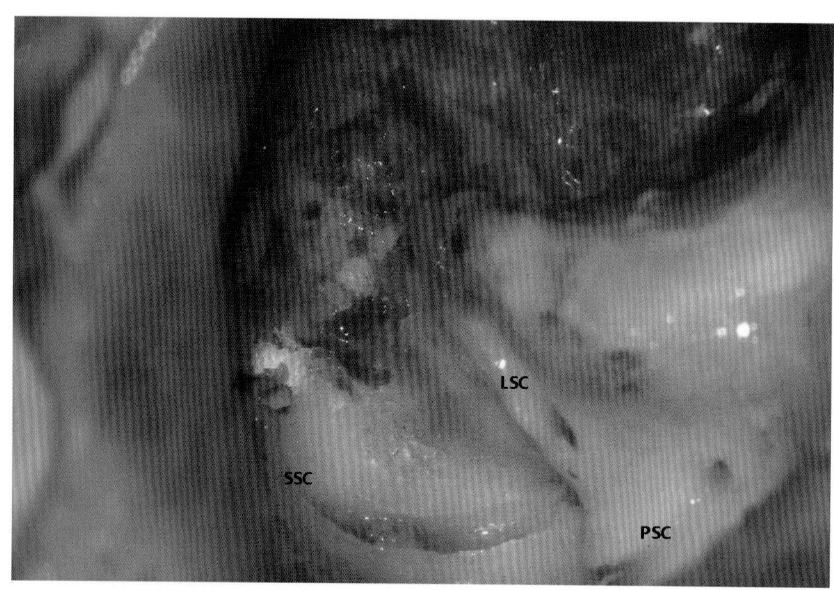

图 11.40 清理中耳腔的胆脂瘤。LSC：外半规管；PSC：后半规管；SSC：上半规管

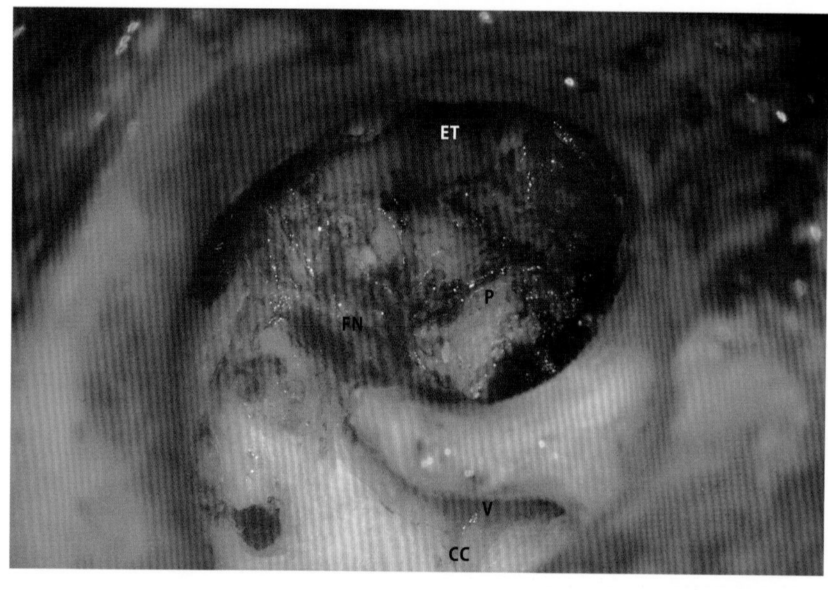

图 11.41 磨除所有半规管，开放前庭，去除椭圆囊和球囊。封堵咽鼓管，用腹部脂肪填塞术腔。CC：总脚；ET：咽鼓管；FN：面神经；P：鼓岬；V：前庭

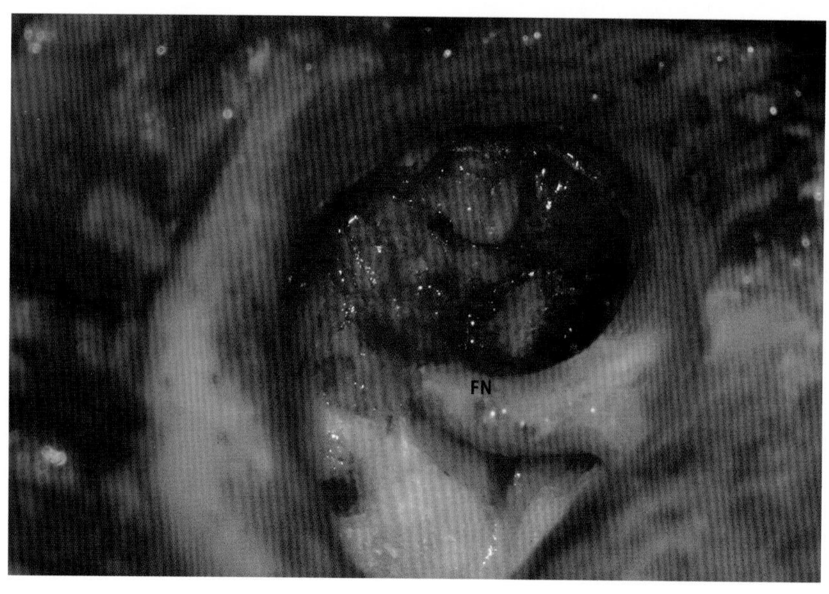

图 11.42 用软骨和骨膜封闭咽鼓管，用腹部脂肪填塞术腔。FN：面神经

病例 11.4（右耳）

参见图 11.43 ～图 11.55。

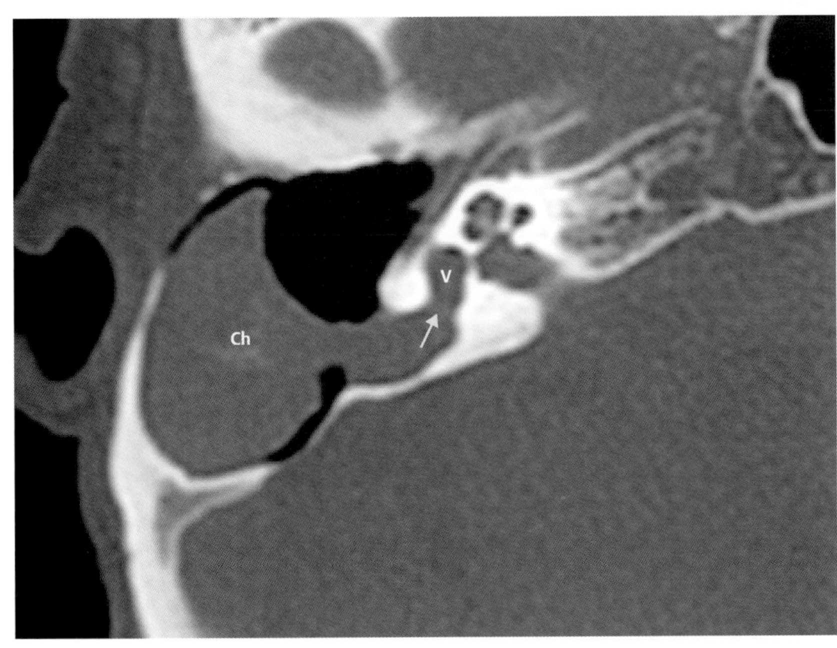

图 11.43 患者在儿时曾行中耳手术，术后立即出现听力下降，而且数十年来未复查。本次术前听力检查示骨导未引出。术前 CT 提示巨大胆脂瘤，侵蚀半规管和前庭（箭头）。Ch：胆脂瘤；V：前庭

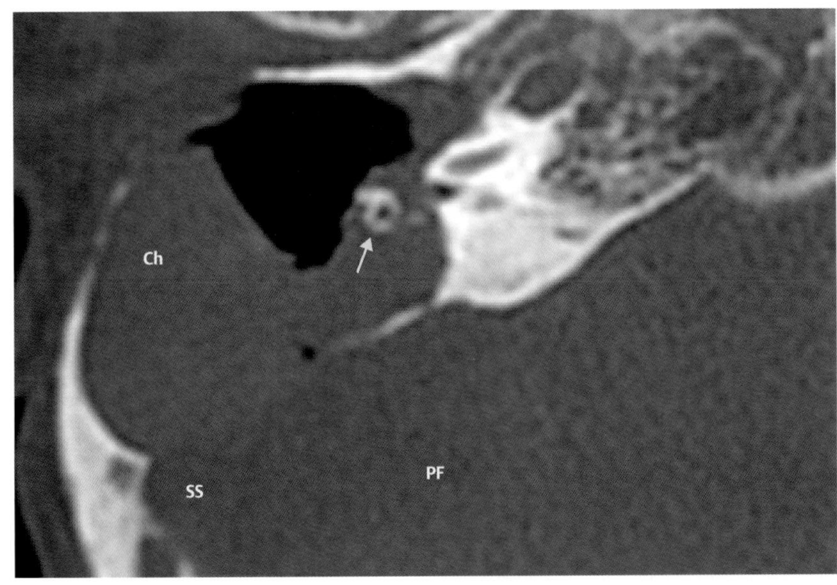

图 11.44 CT 显示硬脑膜和乙状窦广泛暴露。同一层面神经（箭头）被胆脂瘤完全包裹。Ch：胆脂瘤；PF：后颅窝；SS：乙状窦

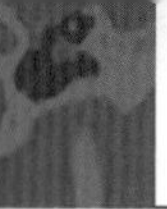

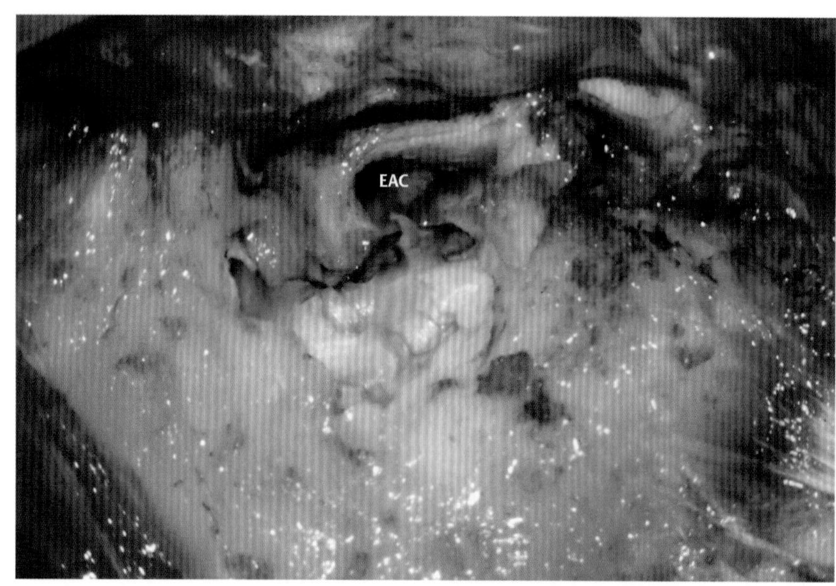

图 11.45　耳后切口显露乳突表面。胆脂瘤导致乳突表面破坏。EAC：外耳道

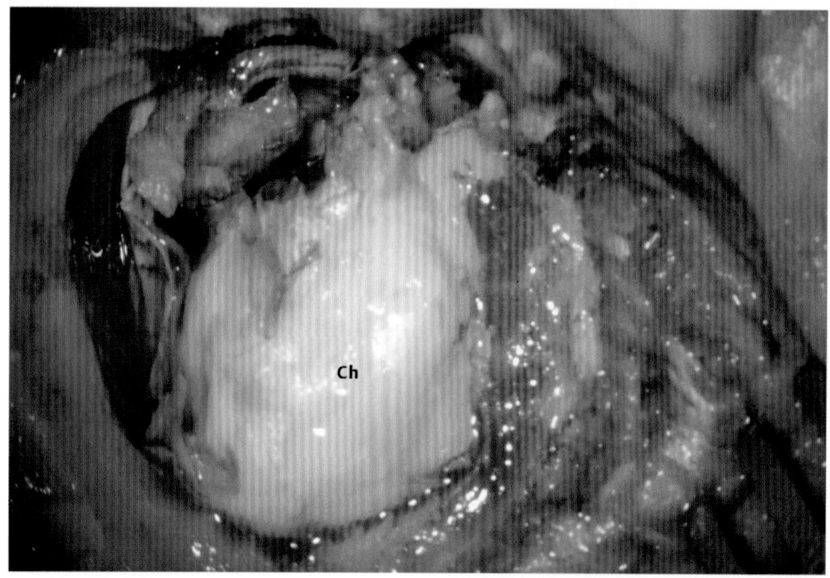

图 11.46　巨大乳突腔空洞充满胆脂瘤。Ch：胆脂瘤

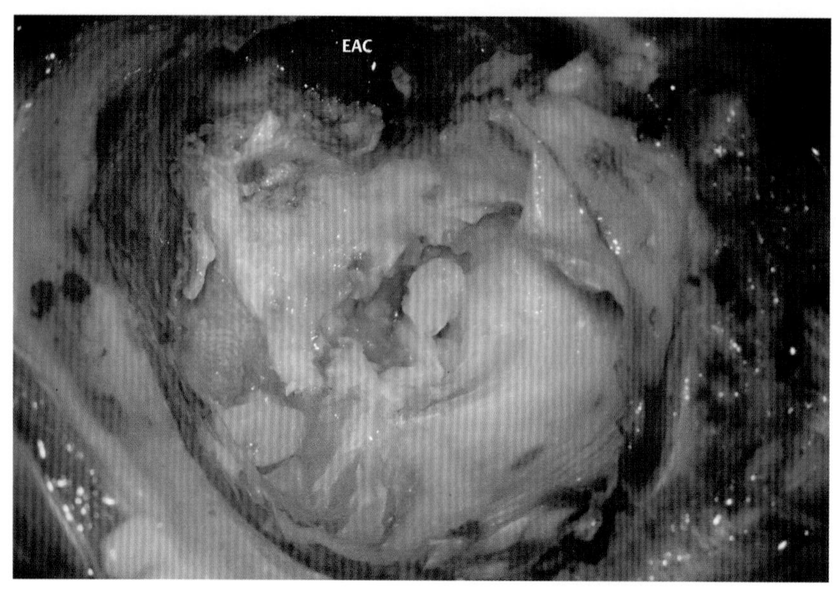

图 11.47　清理大部分胆脂瘤后可见胆脂瘤基质覆盖于乳突空腔表面。EAC：外耳道

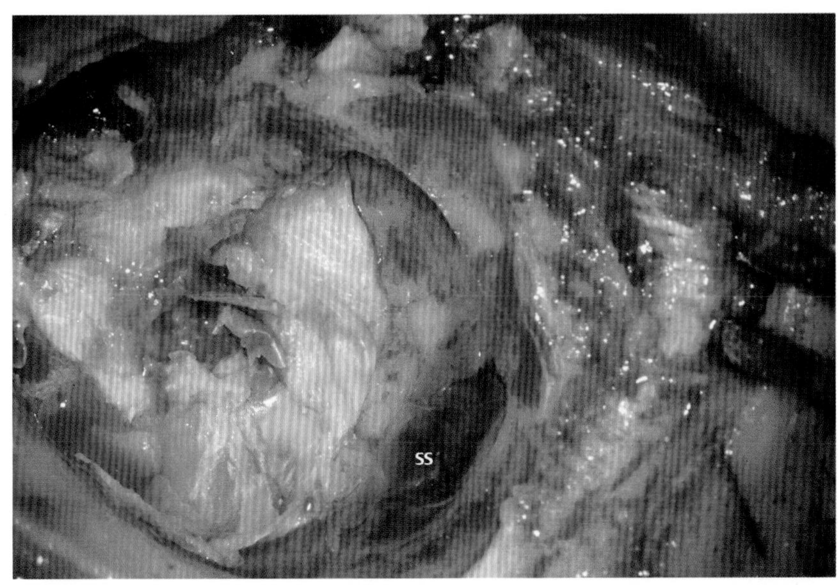

图 11.48　将胆脂瘤基质从乳突腔的后壁剥离，可见乙状窦广泛暴露。SS：乙状窦

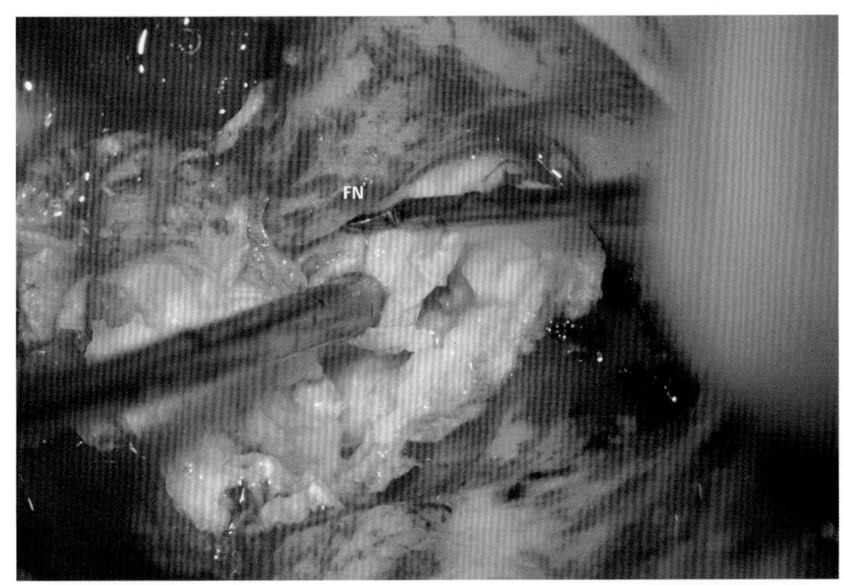

图 11.49　将胆脂瘤从面神经 (FN) 内侧剥离

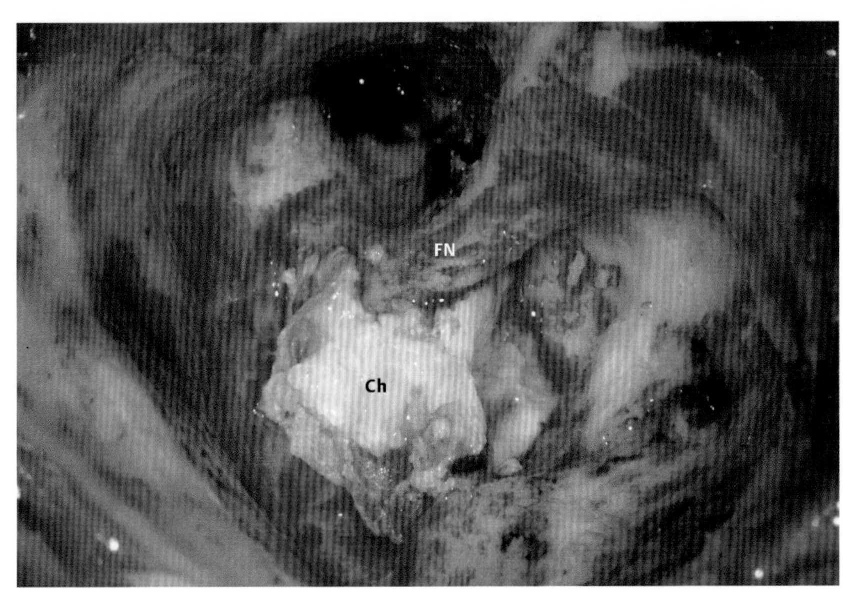

图 11.50　胆脂瘤侵及迷路。Ch：胆脂瘤；FN：面神经

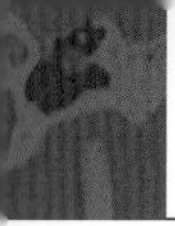

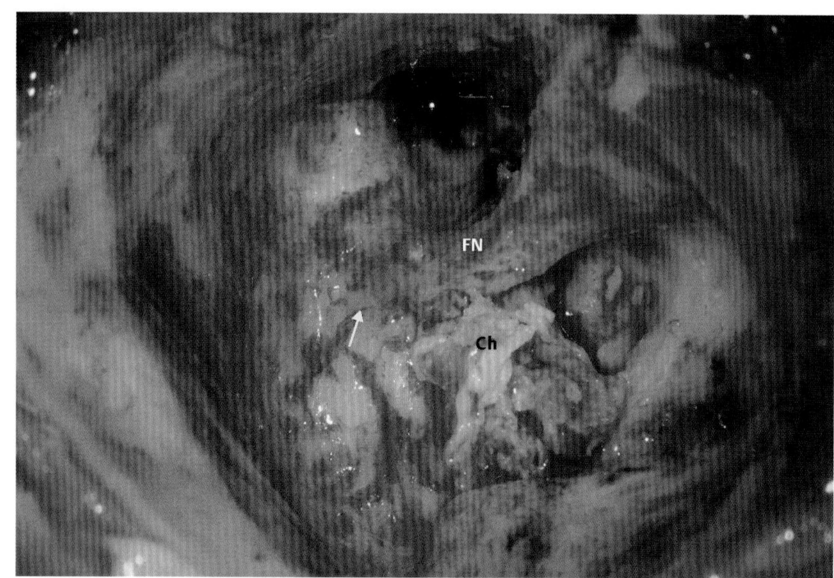

图 11.51 开放上半规管（箭头），清理胆脂瘤。外半规管已被完全侵蚀。Ch：胆脂瘤；FN：面神经

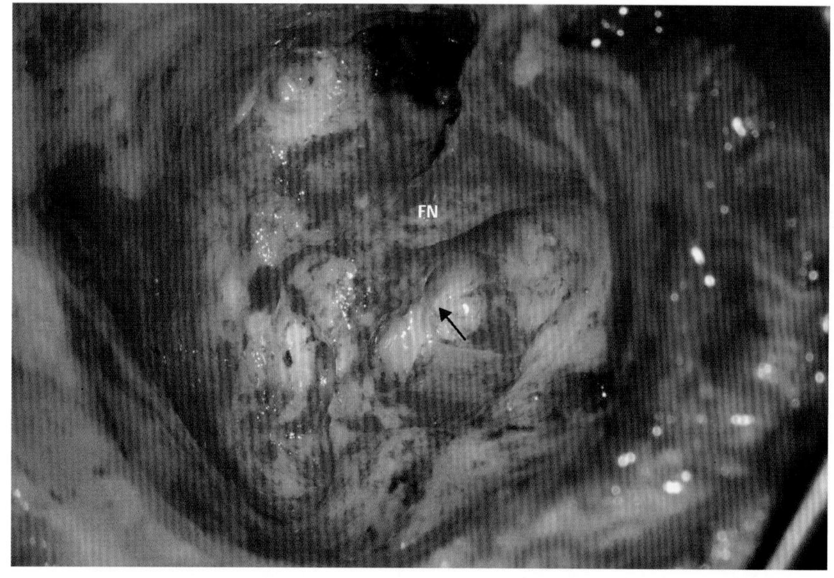

图 11.52 前庭后部的胆脂瘤已被清理，图中可见开放的前庭（箭头）。FN：面神经

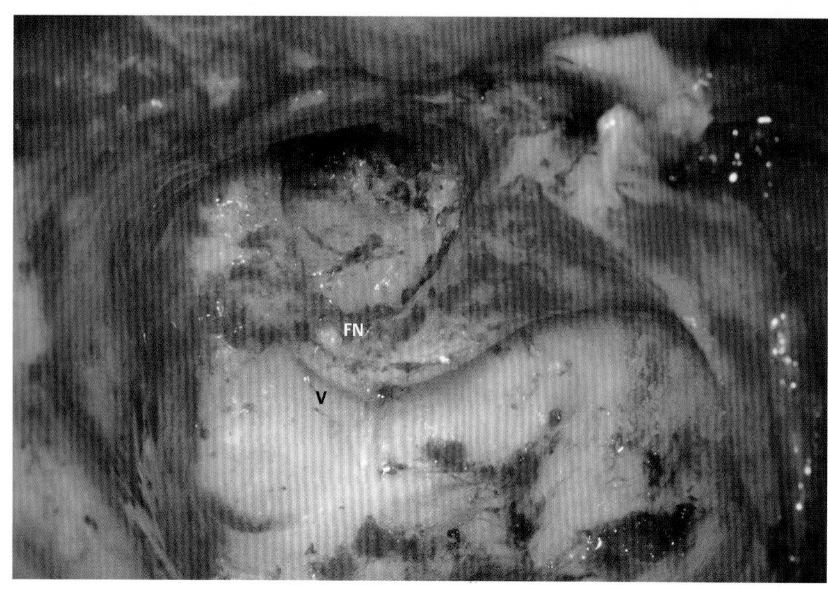

图 11.53 将前庭和残余的半规管完全开放，充分清理侵犯内耳的胆脂瘤。FN：面神经；V：前庭

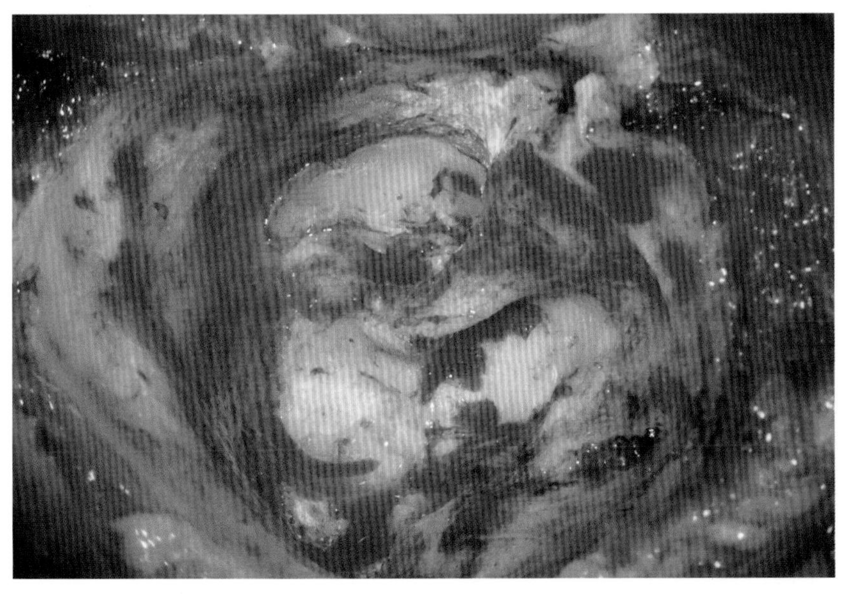

图 11.54 用骨膜和骨蜡封堵咽鼓管。取腹部脂肪填塞术腔

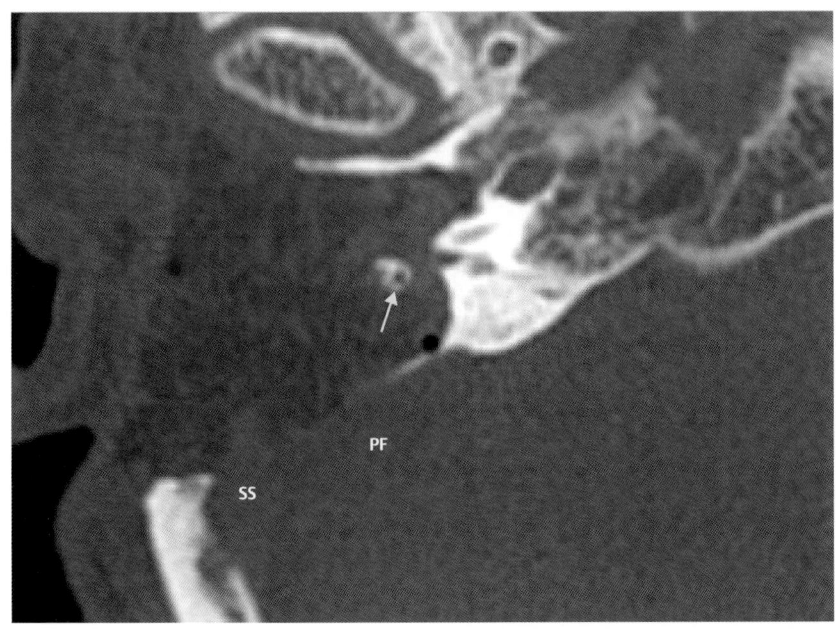

图 11.55 术后 CT 提示颞骨骨质已充分切除，箭头所指是面神经管。PF：后颅窝；SS：乙状窦

病例 11.5（右耳）

参见图 11.56 ~ 图 11.67。

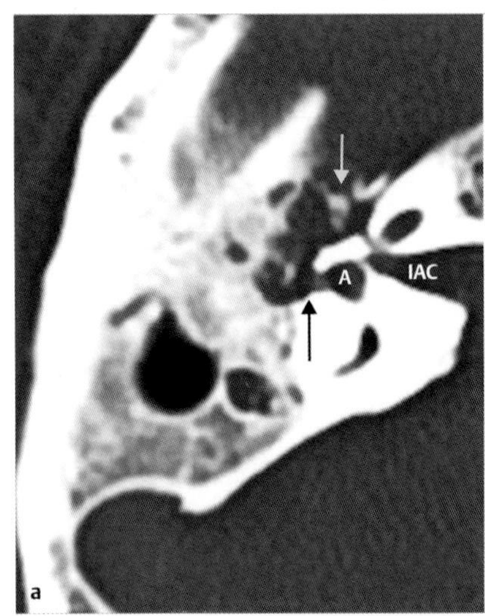

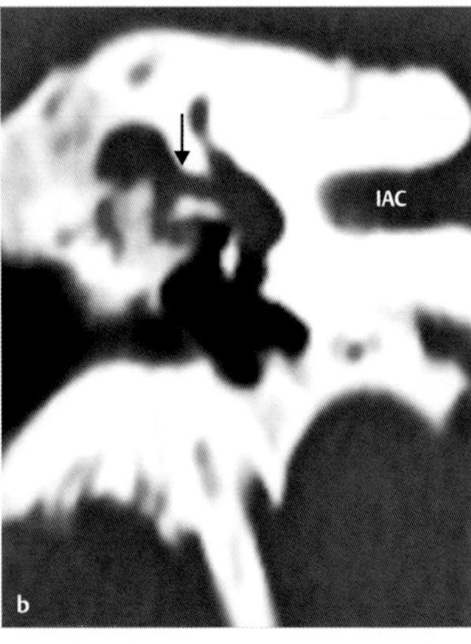

图 11.56 一例开放式手术后胆脂瘤残留的病例。患耳无实用听力。轴位（a）和冠状位（b）CT 均显示外半规管（黑色箭头）存在巨大瘘口。膝状神经节表面有新生骨形成（黄色箭头）。A：外半规管壶腹；IAC：内听道

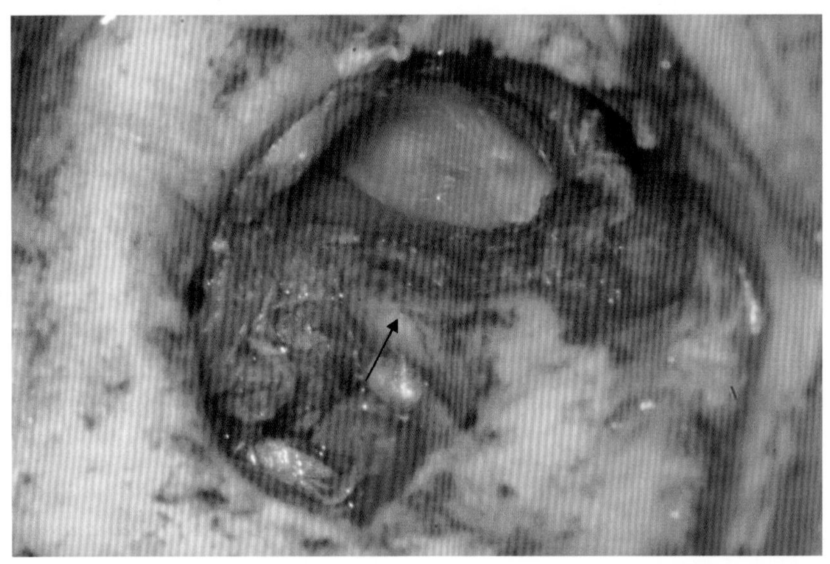

图 11.57 行耳后切口开放术腔，未见炎症表现，可见面神经嵴高拱（箭头）

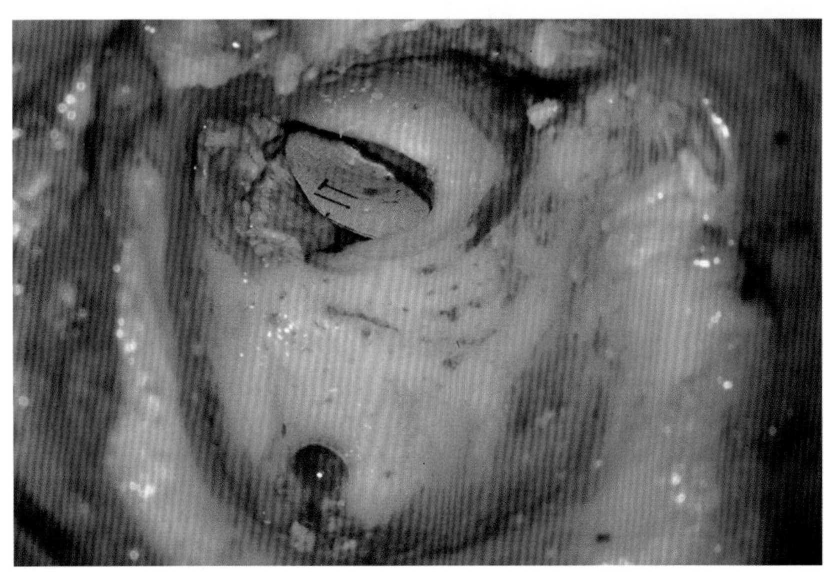

图 11.58 磨除乳突，需削低乳突边缘骨质，形成一个圆滑的碟形术腔

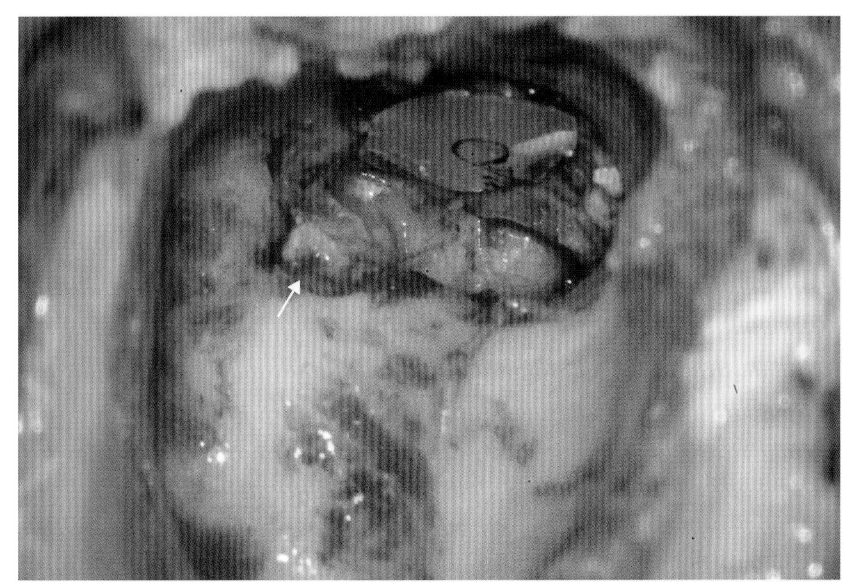

图 11.59 箭头所指是侵及上鼓室外侧厚骨壁下方的胆脂瘤

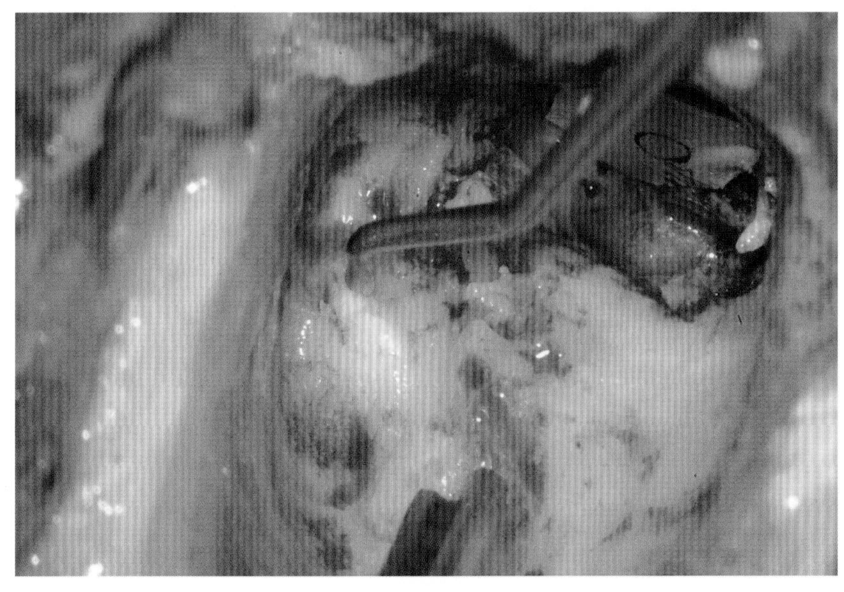

图 11.60 磨除覆盖上鼓室内侧型的厚新生骨，避免损伤面神经。器械所指的区域发白，可透过骨质看到胆脂瘤

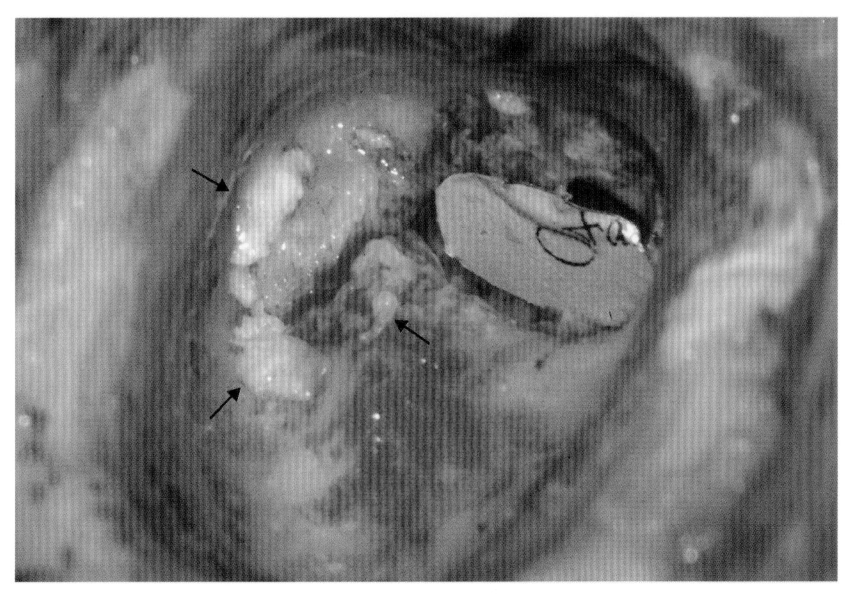

图 11.61 磨除表面部分骨质，注意胆脂瘤表面骨质的厚度（箭头）。该病例提示胆脂瘤术中去除新生骨是必要的

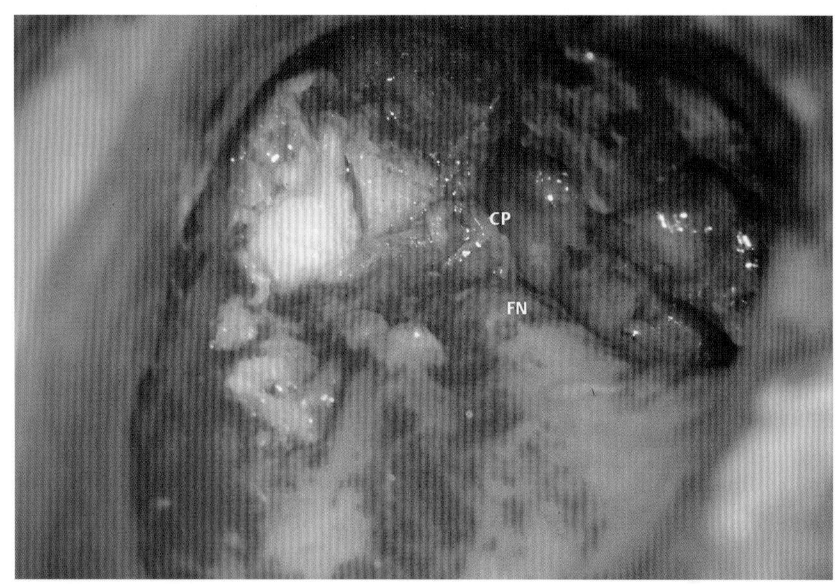

图 11.62 去除新生骨，暴露胆脂瘤。CP：匙突；FN：面神经

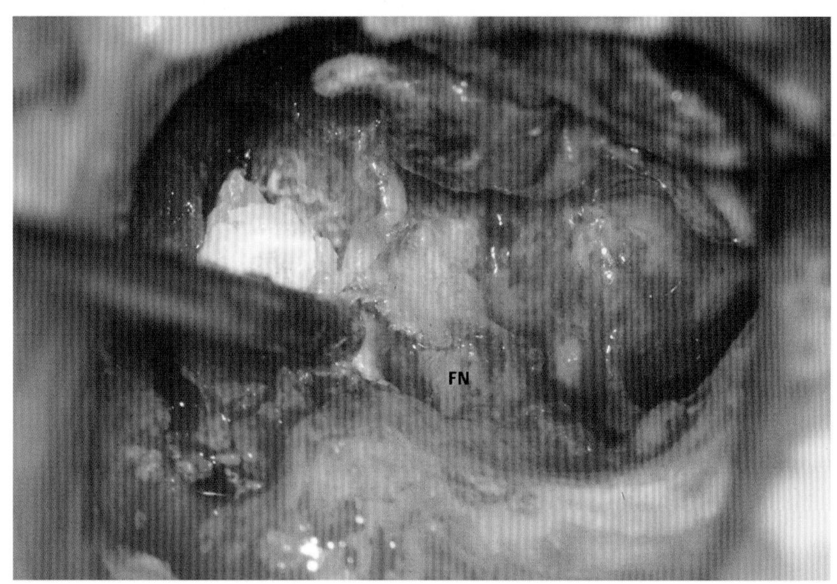

图 11.63 从面神经表面剥离胆脂瘤，暴露面神经。面神经前方仍有新生骨覆盖。FN：面神经

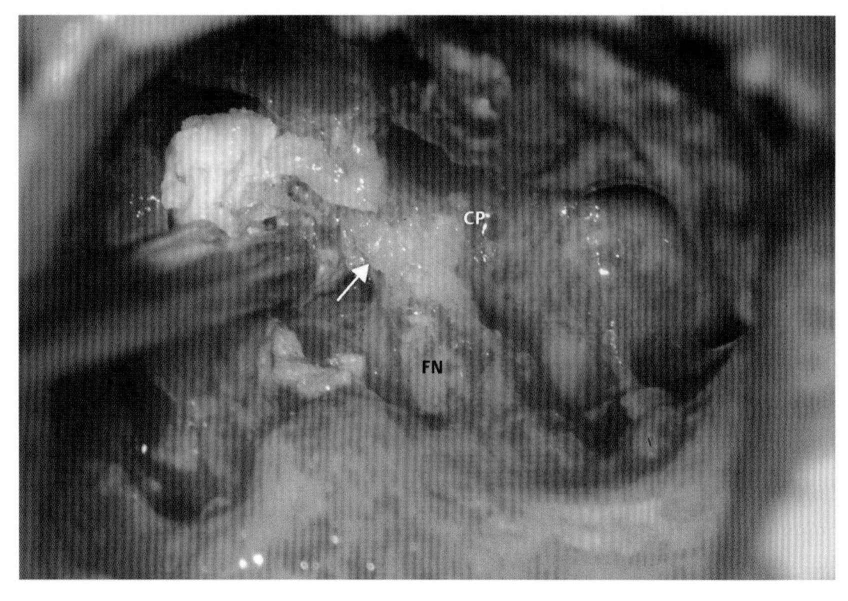

图 11.64 清理面神经鼓室段内侧的胆脂瘤。为确保完全清除胆脂瘤基质，需去除匙突旁面神经表面的薄层新生骨片。CP：匙突；FN：面神经

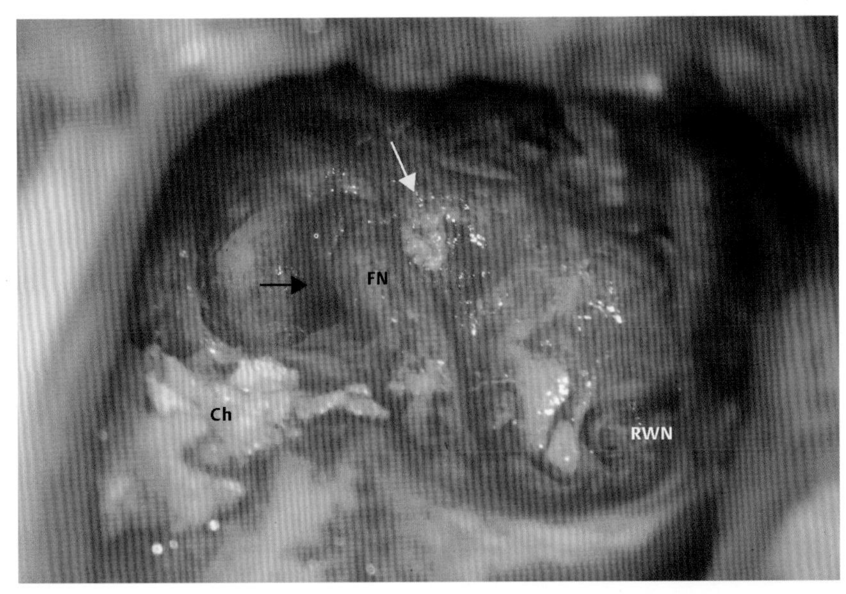

图 11.65　彻底清除上鼓室的新生骨，剥离面神经鼓室段的胆脂瘤。清理胆脂瘤后暴露面神经迷路段（黑色箭头）。迷路周围的气房被胆脂瘤侵蚀。用骨膜封闭咽鼓管（黄色箭头）。Ch：胆脂瘤；FN：面神经；RWN：圆窗龛

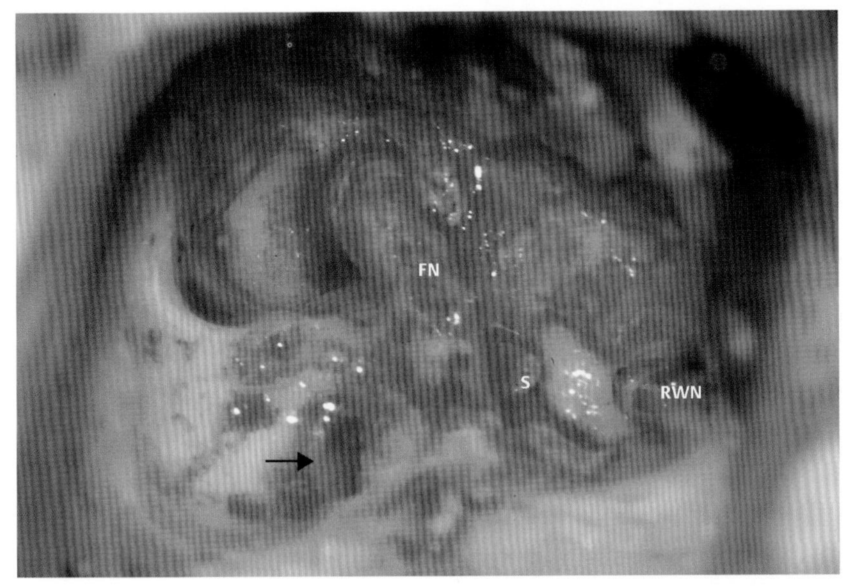

图 11.66　清理上鼓室后方的胆脂瘤基质，可见外半规管近壶腹处存在大的瘘口（箭头）。FN：面神经；RWN：圆窗龛；S：镫骨

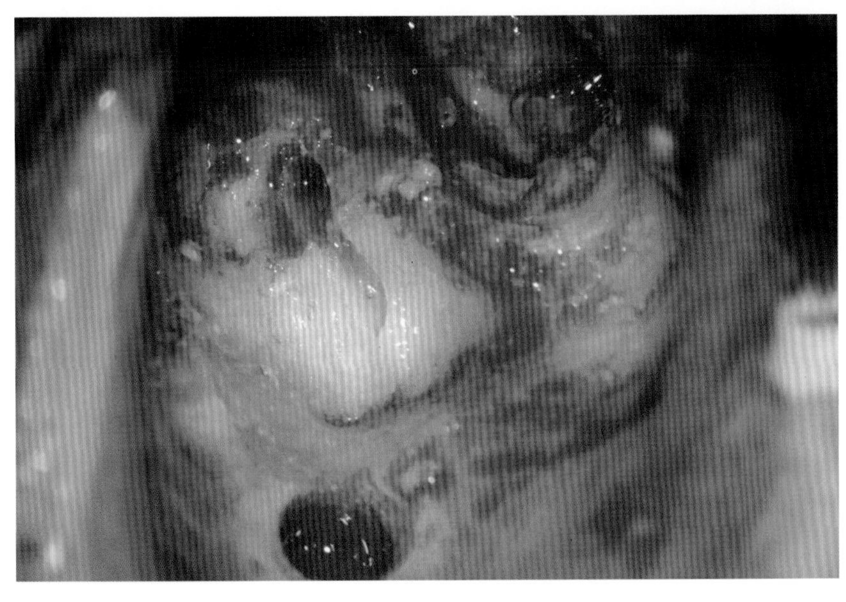

图 11.67　开放外半规管，确保无胆脂瘤残留，然后用一块筋膜封闭该区域，用腹部脂肪填塞整个术腔

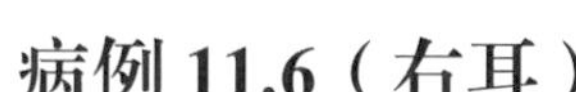

病例 11.6（右耳）

参见图 11.68 ～图 11.77。

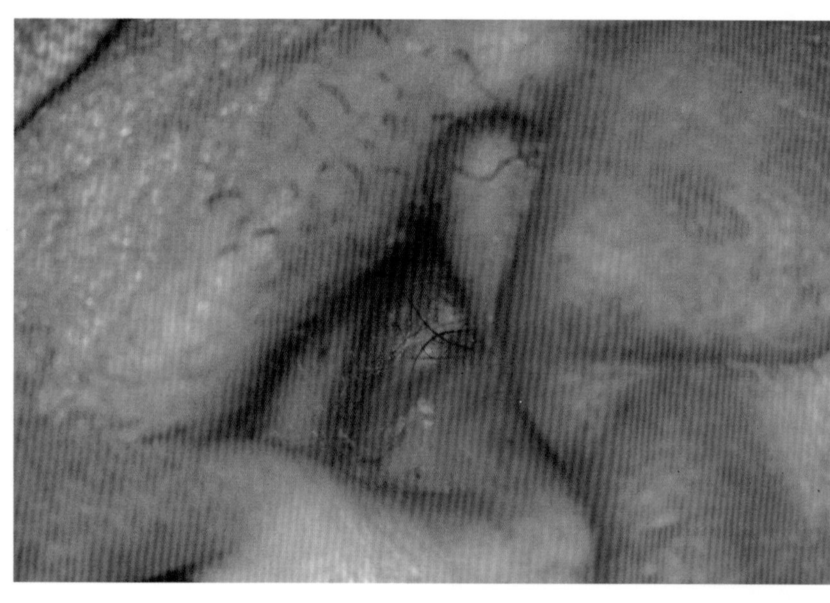

图 11.68 该患者因胆脂瘤在外院已行不保留外耳道壁的手术，因术耳丧失听力就诊于我科。可见外耳道后壁肿胀致使整个外耳道闭塞

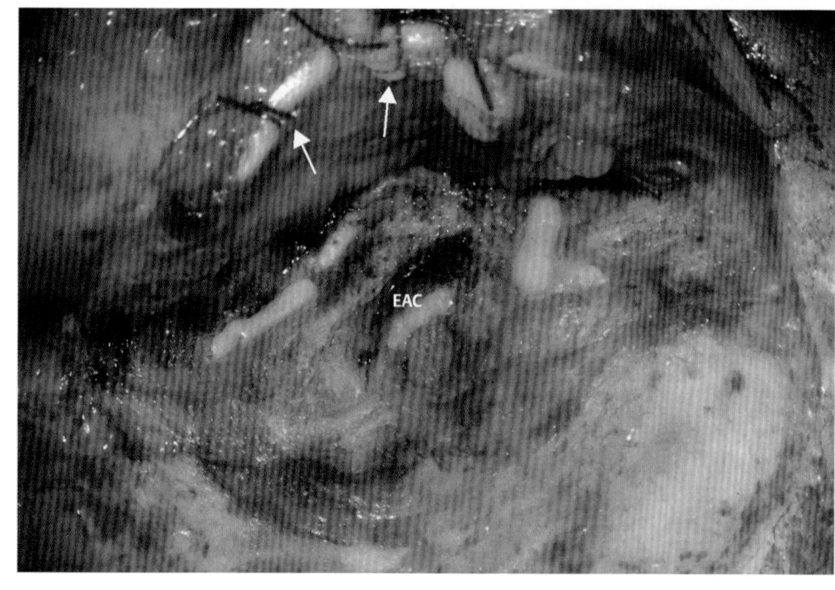

图 11.69 行耳后切口，暴露乳突腔内的瘢痕组织，已完成外耳道封闭（箭头），外耳道软骨部被切断。EAC：外耳道

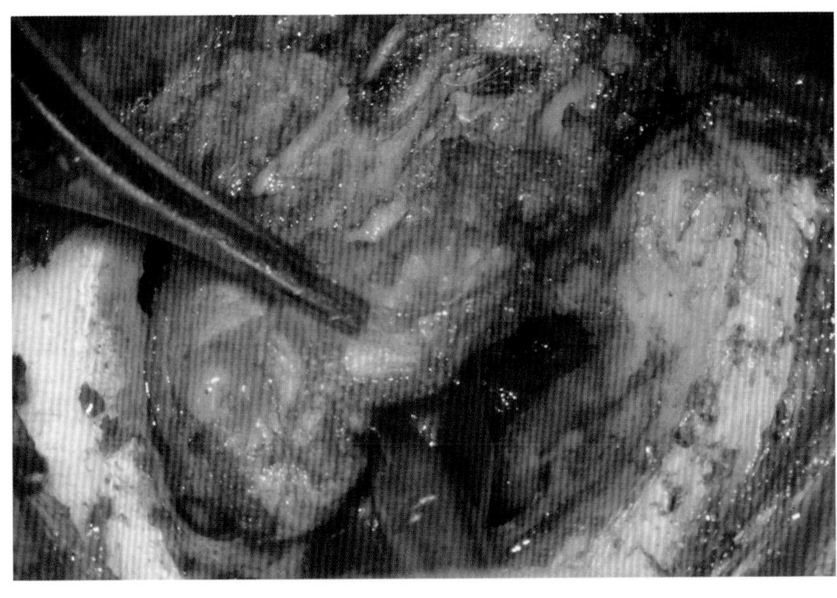

图 11.70 术腔内非常厚的瘢痕填塞，表面被覆炎性上皮，需要去除部分瘢痕组织，暴露乳突腔的骨壁

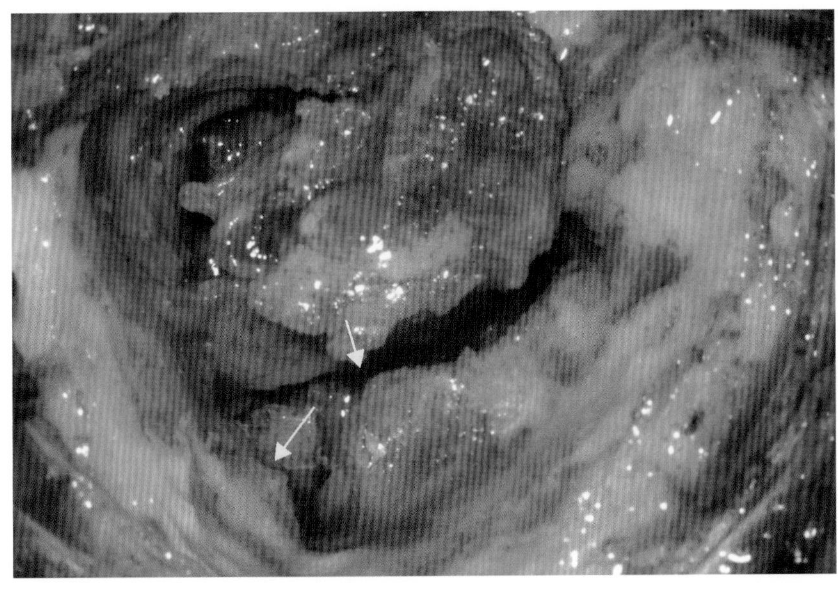

图 11.71 从外耳道后壁缺损的术腔中分离瘢痕组织。由于前次手术处理不佳，术腔中可见尖锐的骨性突起（箭头）

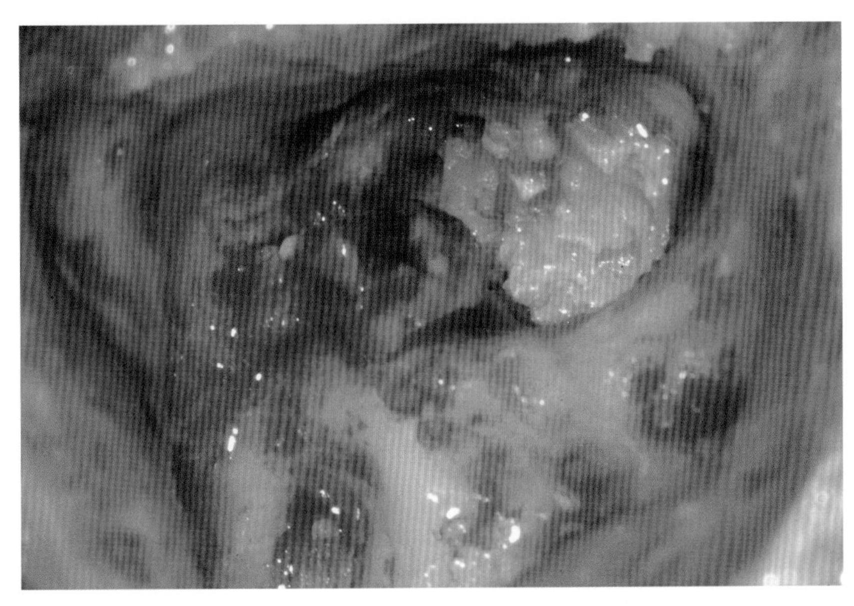

图 11.72 将术腔打磨圆滑，进一步清理炎性上皮和瘢痕组织，暴露鼓室。外耳道底可见胆脂瘤堆积

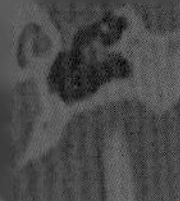

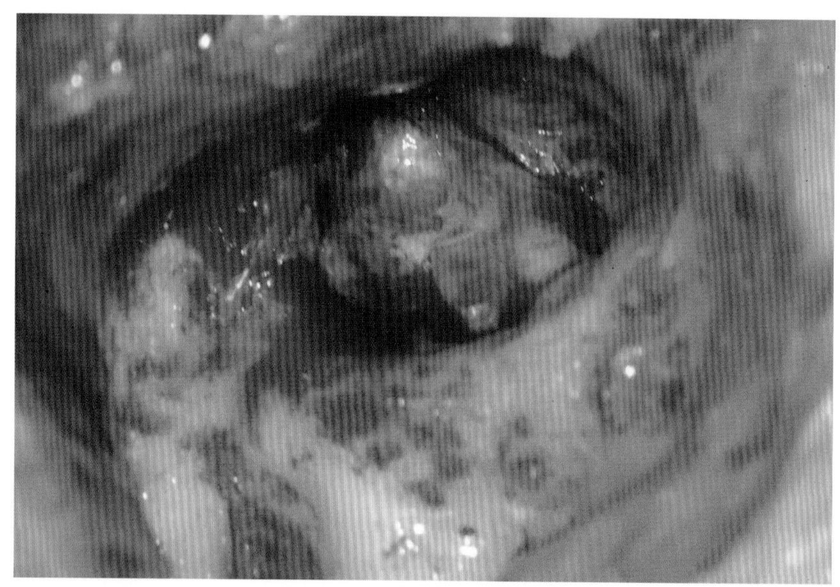

图 11.73 鼓膜内陷与鼓室内壁粘连

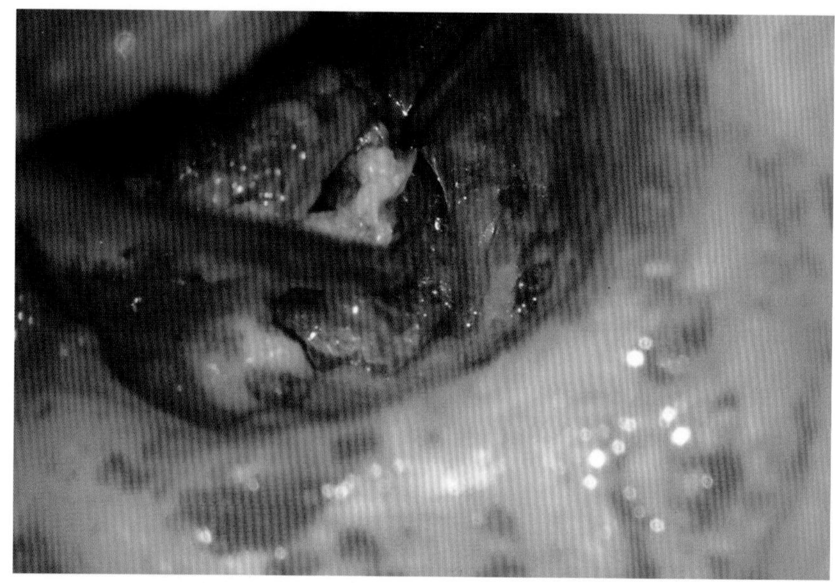

图 11.74 从下鼓室开始清理上皮，从而避免损伤圆窗、镫骨和面神经等易受损结构

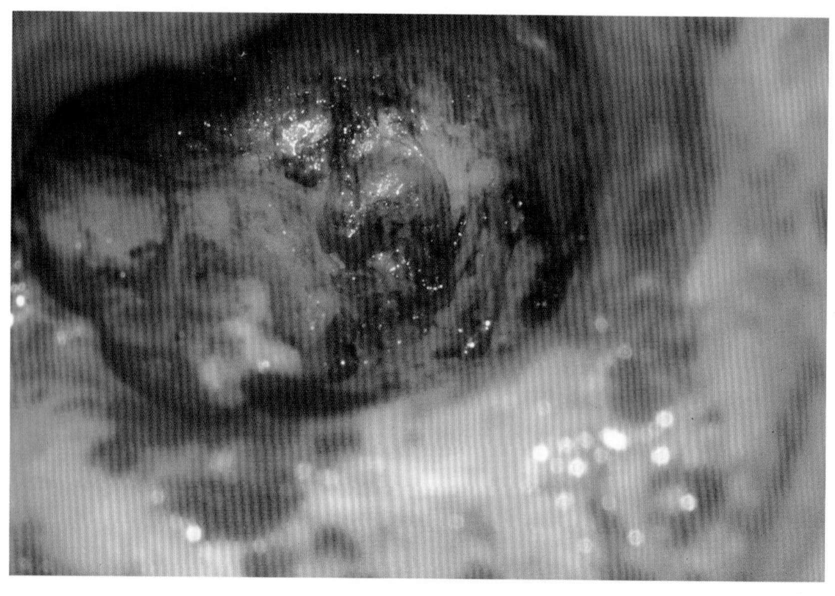

图 11.75 从下鼓室开始清理上皮，从而避免损伤圆窗、镫骨和面神经等易受损结构

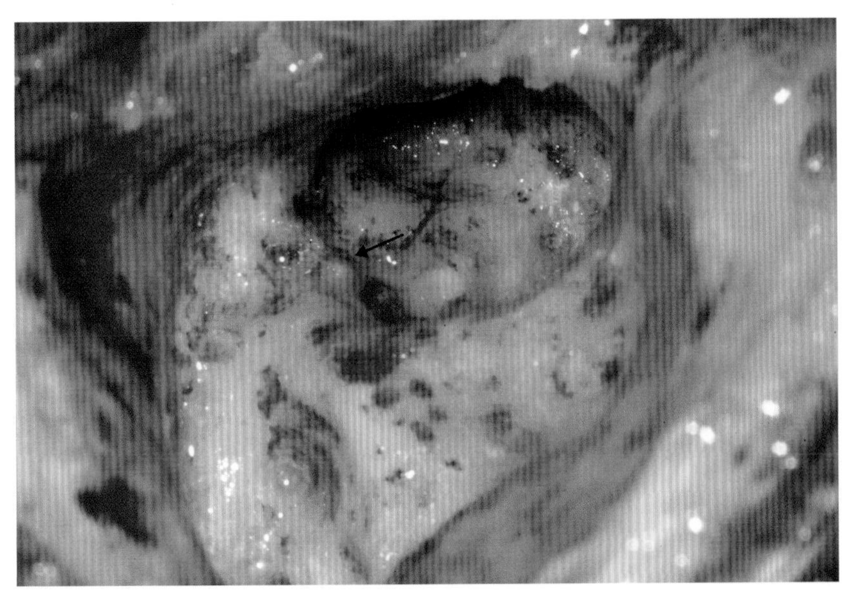

图 11.76 将术腔打磨圆润，以确保上皮的完全清理。箭头所指为匙突

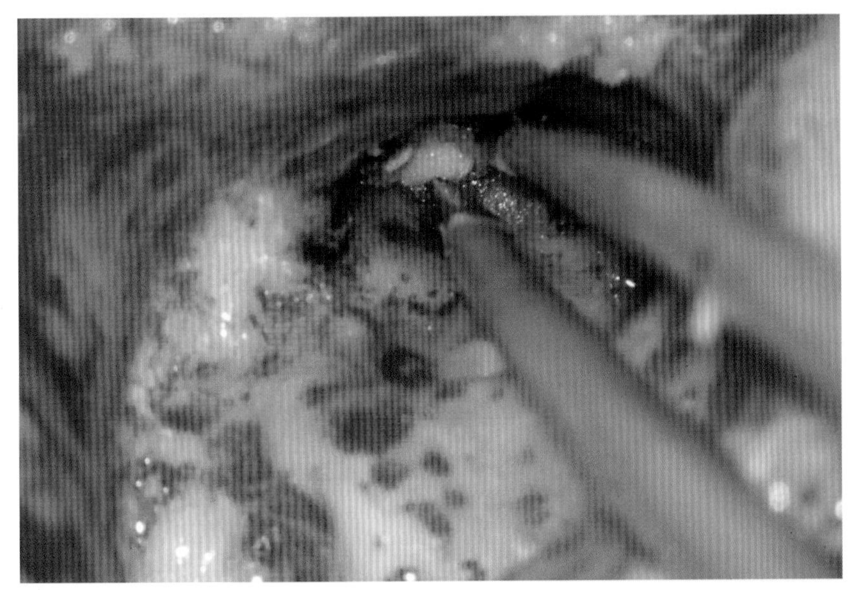

图 11.77 用骨膜封闭咽鼓管，用腹部脂肪封闭术腔

病例 11.7（左耳）

参见图 11.78 ~ 图 11.88。

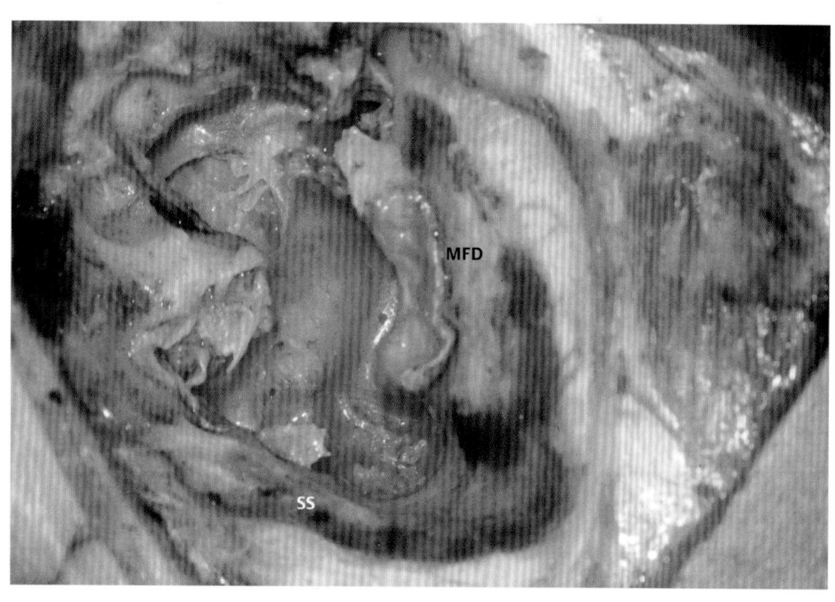

图 11.78 一例不保留外耳道壁的开放手术后出现难治性耳漏的病例。术腔锐利的边缘已磨除，轮廓化中颅窝硬脑膜和乙状窦，大部分乳突腔被糜烂的上皮组织覆盖。MFD：中颅窝硬脑膜；SS：乙状窦

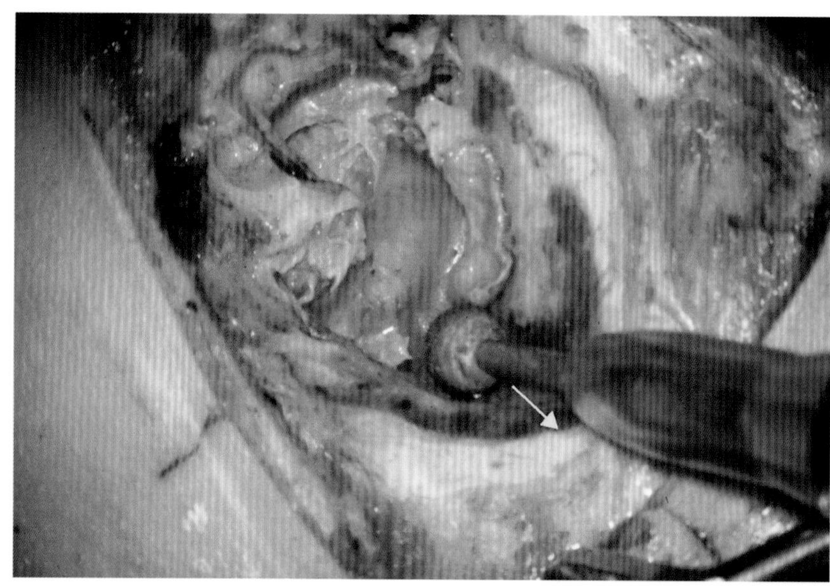

图 11.79 用大号金刚钻磨开窦脑膜角。钻头应从内向外打磨（箭头）

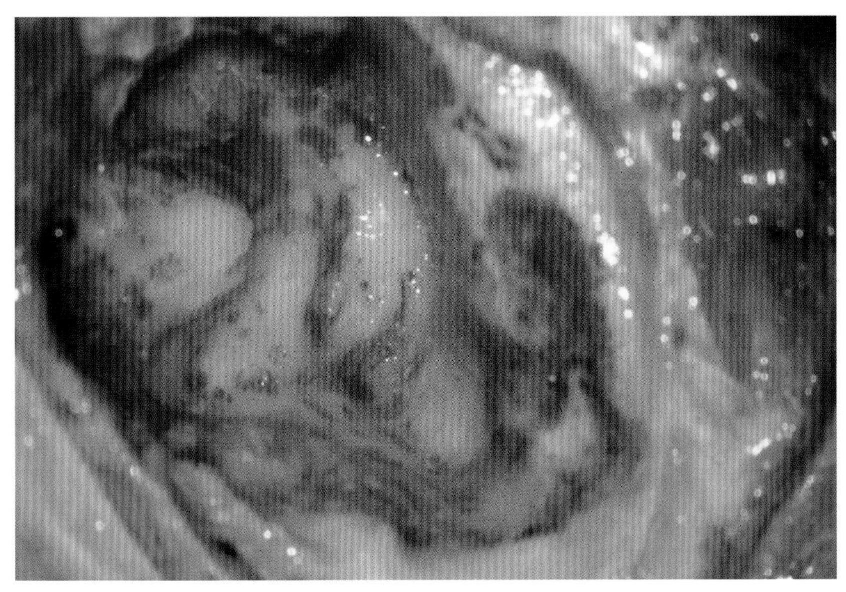

图 11.80 窦脑膜角已磨开，该区域残留的气房已磨除

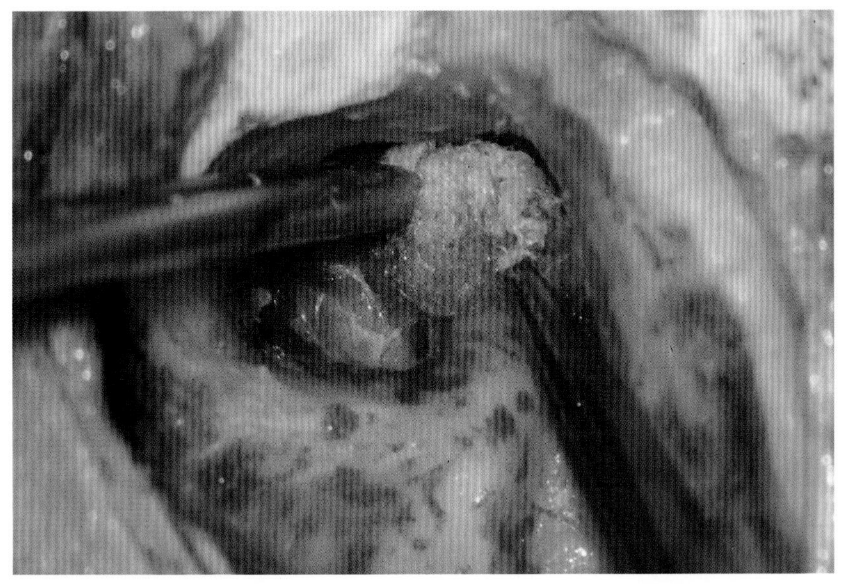

图 11.81 对面神经鼓室段有可疑上皮残留的区域用棉球进行擦拭。此时，鼓室内侧壁仍然有薄层上皮覆盖

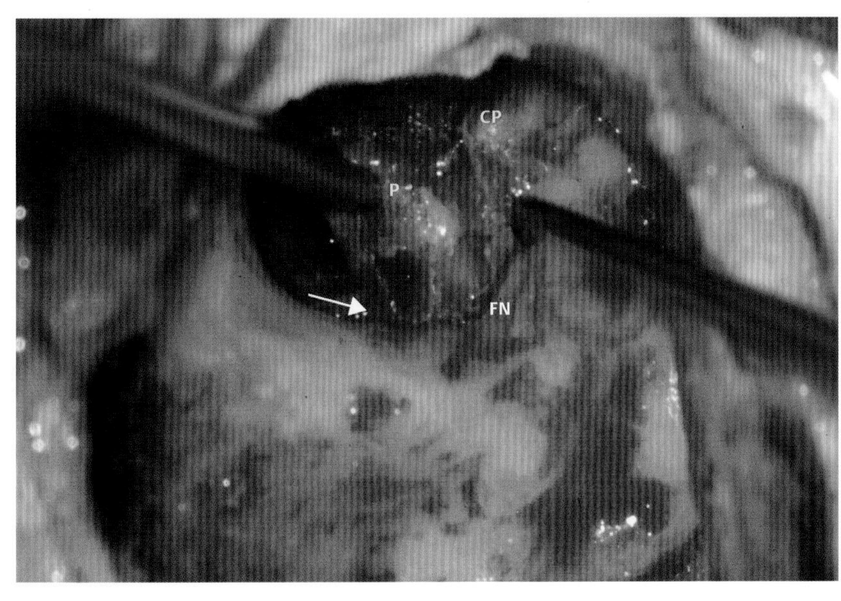

图 11.82 仔细分离与鼓室内侧壁完全粘连的鼓膜，可见内陷入鼓室窦的上皮（箭头）。最后再清理覆盖于镫骨区域的上皮。CP：匙突；FN：面神经；P：鼓岬

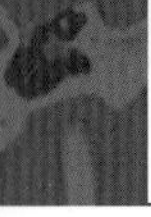

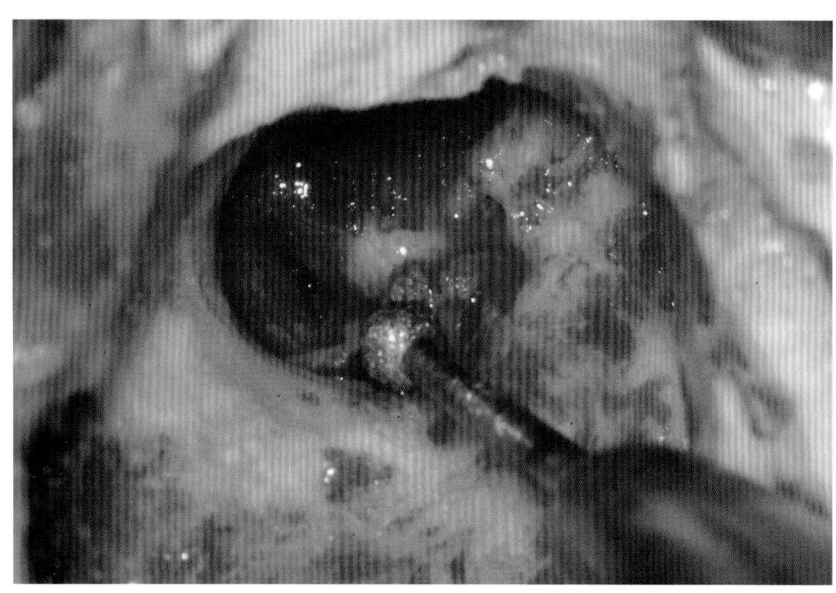

图 11.83 用大号金刚钻磨除面神经嵴前缘的骨质，以暴露鼓室窦。这个过程需充分冲洗，避免面神经的热损伤

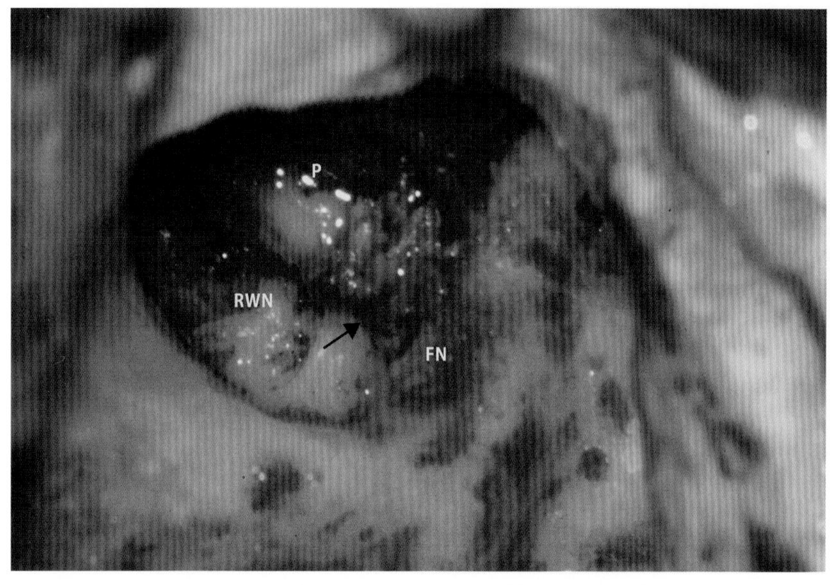

图 11.84 充分削低面神经嵴后，清理鼓室窦上皮。注意圆窗龛暴露的很充分。镫骨区域仍然有粘附的上皮组织。FN：面神经；P：鼓岬；RWN：圆窗龛

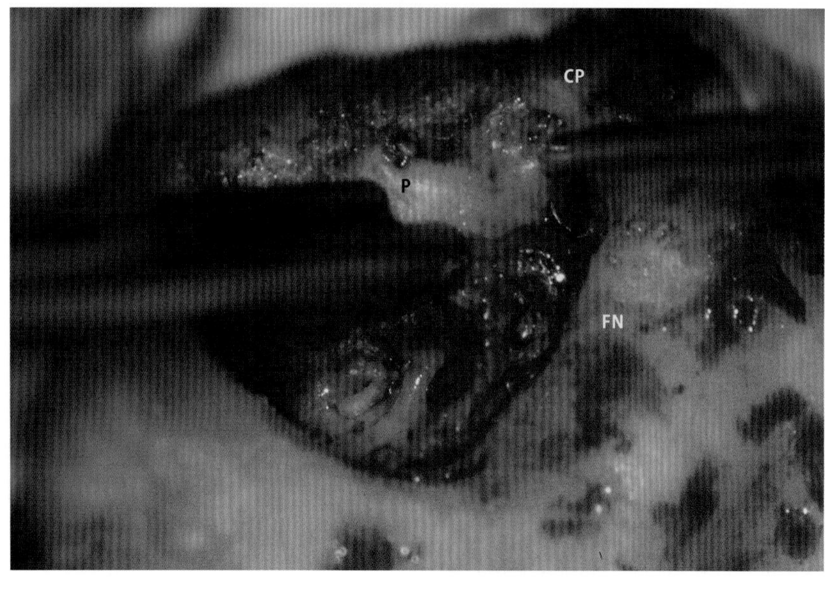

图 11.85 镫骨位于鼓岬与面神经之间的凹陷，匙突的后下方。沿镫骨底板长轴从前向后剥离上皮。CP：匙突；FN：面神经；P：鼓岬

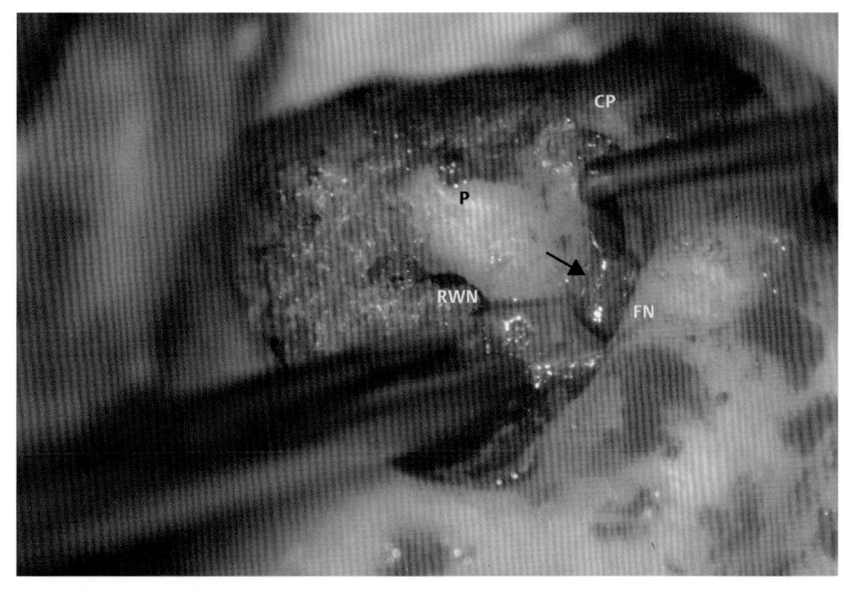

图 11.86 显露镫骨底板。板上结构已经完全被侵蚀。CP：匙突；FN：面神经；P：鼓岬；RWN：圆窗龛

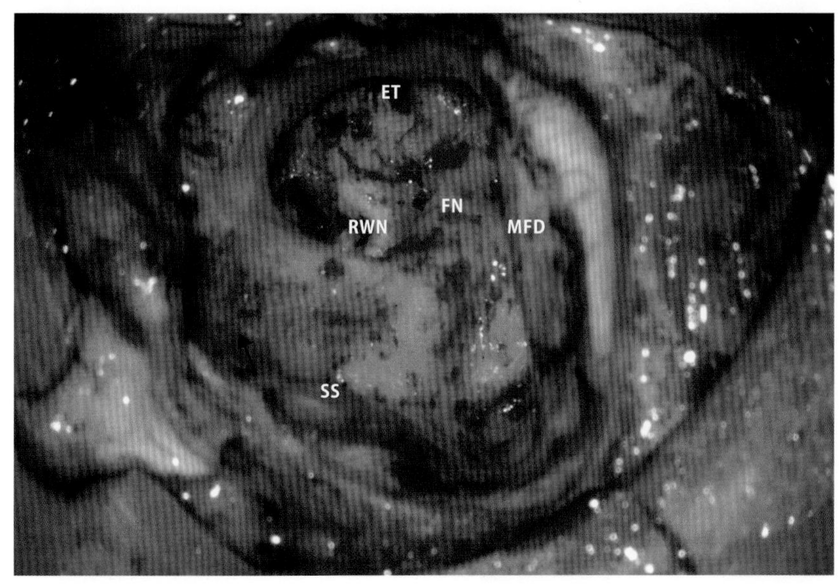

图 11.87 术腔的最后形态。注意所有的边缘被磨平，面神经嵴被削低，乳突气房被完全切除。ET：咽鼓管；FN：面神经；MFD：中颅窝硬脑膜；RWN：圆窗龛；SS：乙状窦

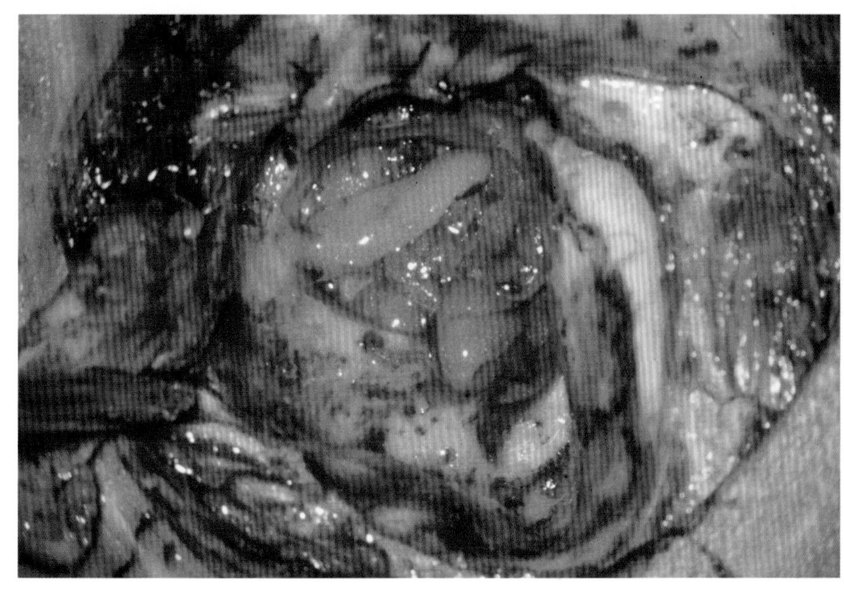

图 11.88 在封闭咽鼓管后，用腹部脂肪填塞术腔

病例 11.8（右耳）

参见图 11.89 ~ 图 11.97。

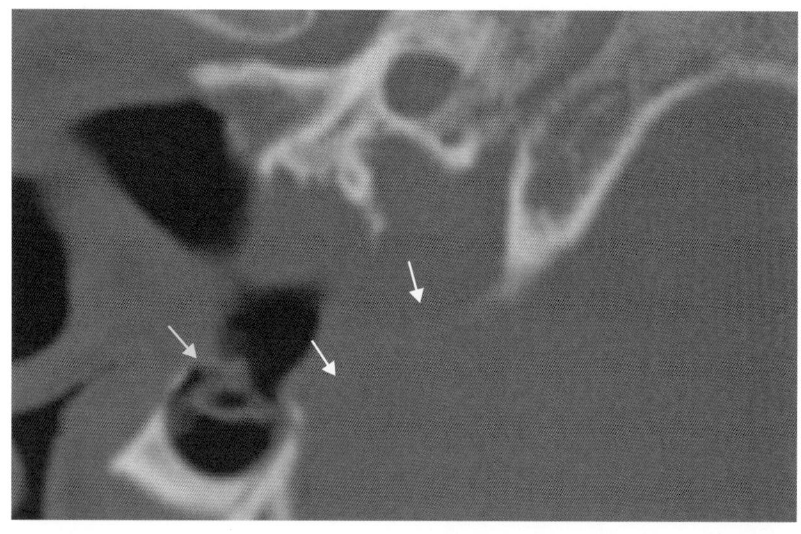

图 11.89 患者在外院已行中耳手术，术后出现难治性耳漏。轴位 CT 显示颞骨广泛破坏，深部胆脂瘤堆积（黄色箭头）。后颅窝硬脑膜和乙状窦区域广泛暴露（白色箭头）

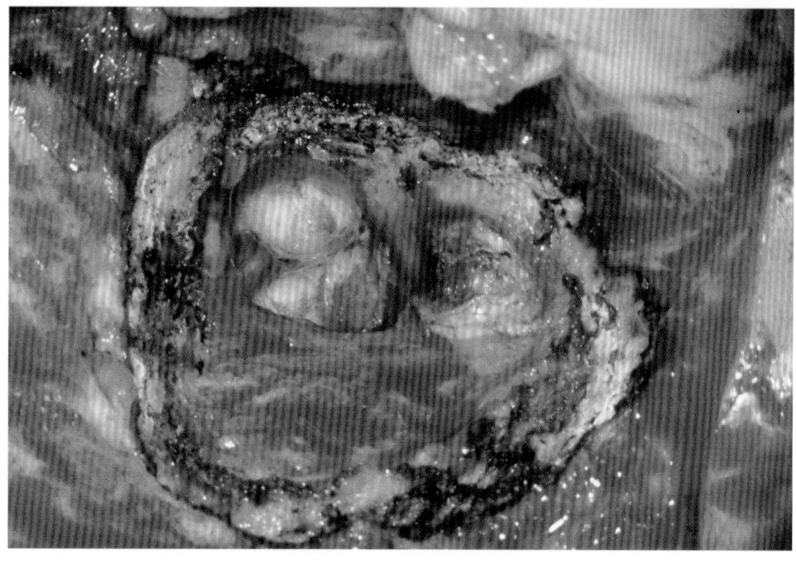

图 11.90 用电刀暴露术腔周围的骨质，清除术腔内所有炎性上皮和软组织。在此之前，需通过仔细触诊确定深部的骨性结构

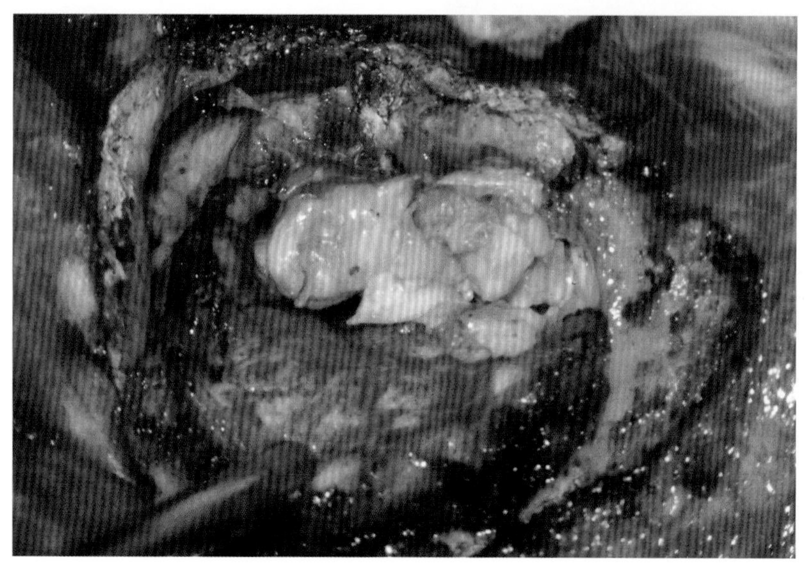

图 11.91 乳突腔内有大量胆脂瘤填充

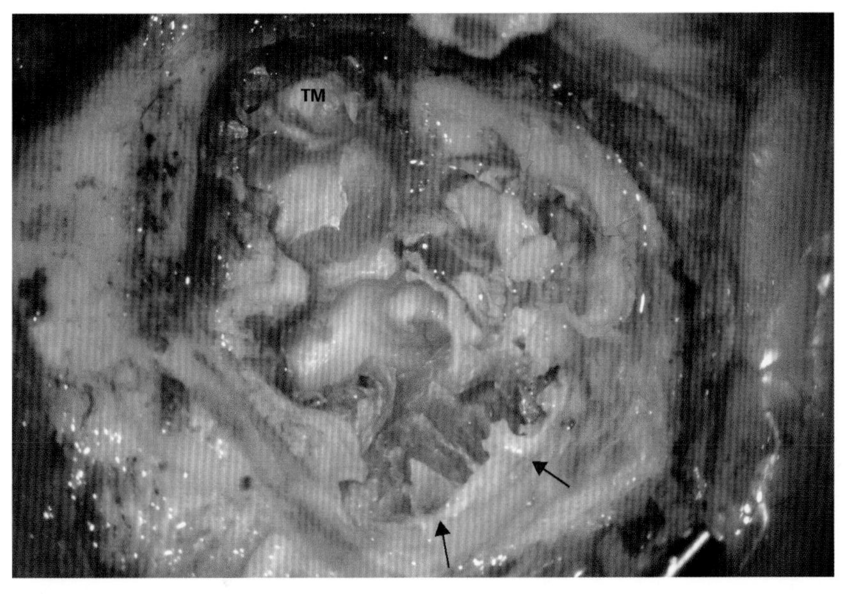

图 11.92 去除乳突皮质骨，以充分显露胆脂瘤。胆脂瘤向后侵袭至乙状窦后气房（黑色箭头），向下侵袭至乳突尖的大气房（蓝色箭头）。注意病变与鼓膜的距离。TM：鼓膜

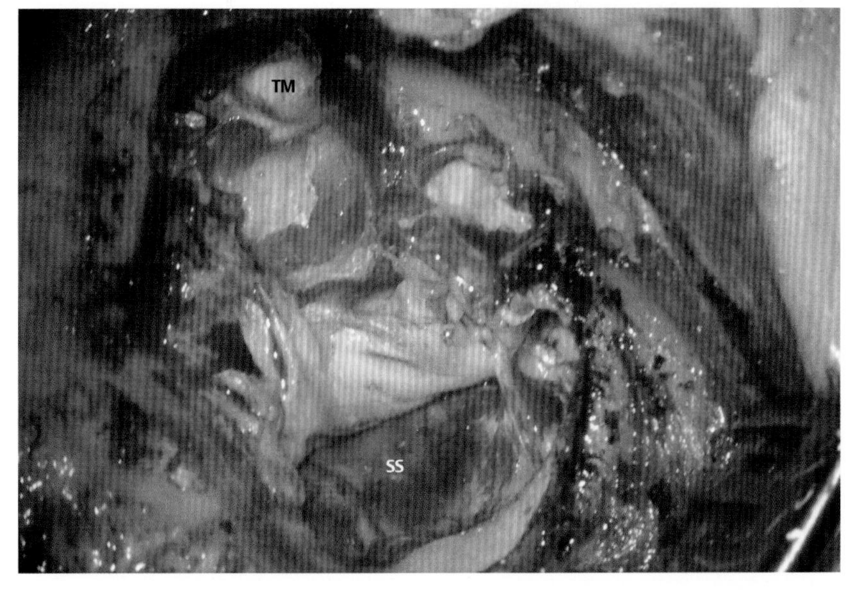

图 11.93 清理乙状窦后区域的胆脂瘤基质后，乙状窦广泛裸露。SS：乙状窦；TM：鼓膜

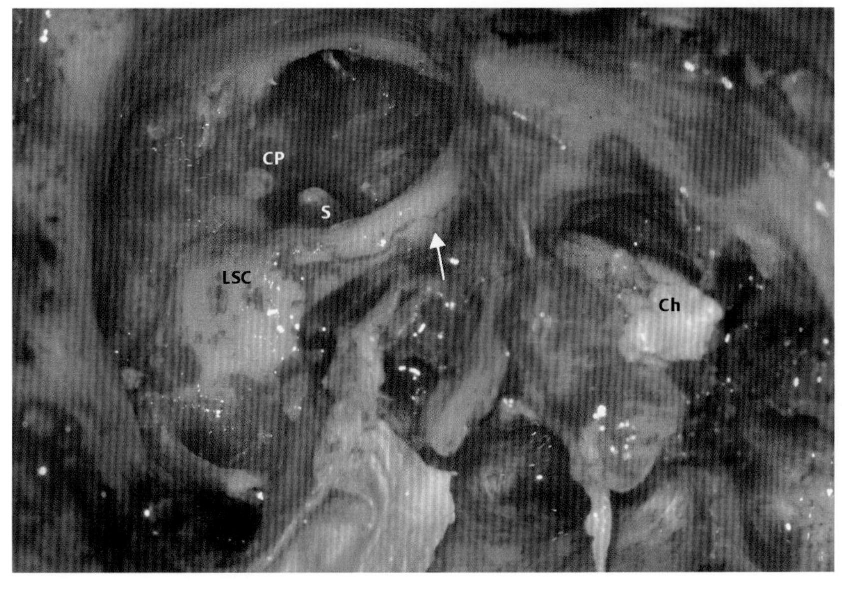

图 11.94 近观鼓室腔。清理面神经嵴的胆脂瘤和肉芽组织。乳突尖气房被胆脂瘤填充，暴露面神经乳突段（箭头）。Ch：胆脂瘤；CP：匙突；LSC：外侧半规管；S：镫骨

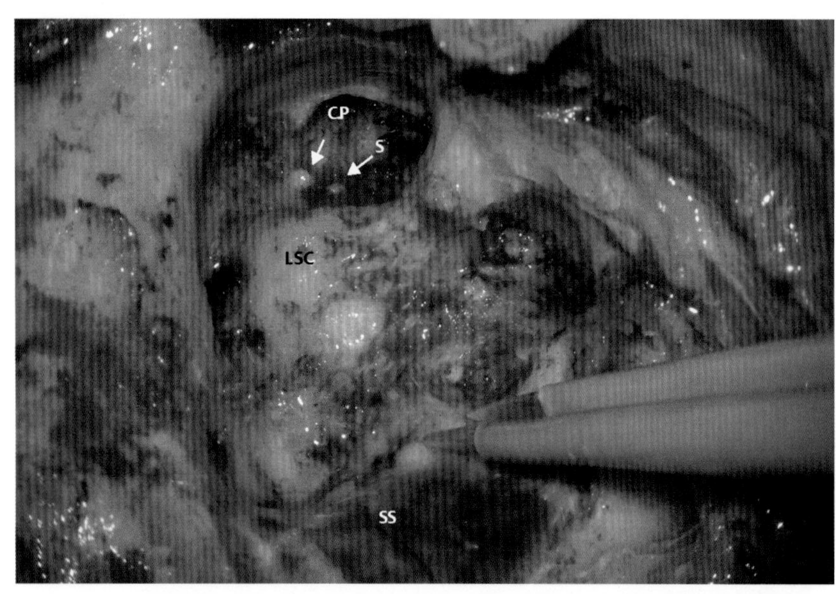

图 11.95 胆脂瘤已被清理。为了确保彻底清理胆脂瘤，对可疑残留的区域用双极电凝器凝固。CP：匙突；LSC：外侧半规管；S：镫骨；SS：乙状窦

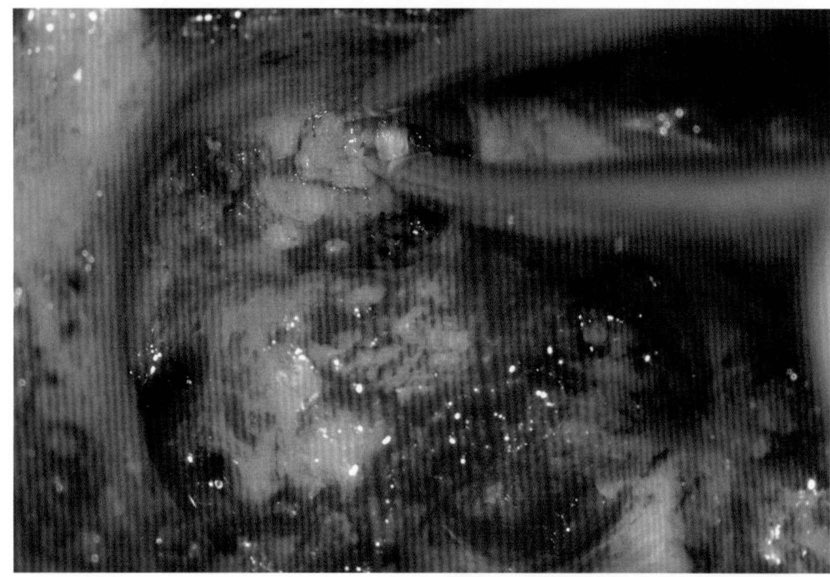

图 11.96 用骨膜封闭咽鼓管，用腹部脂肪封闭术腔

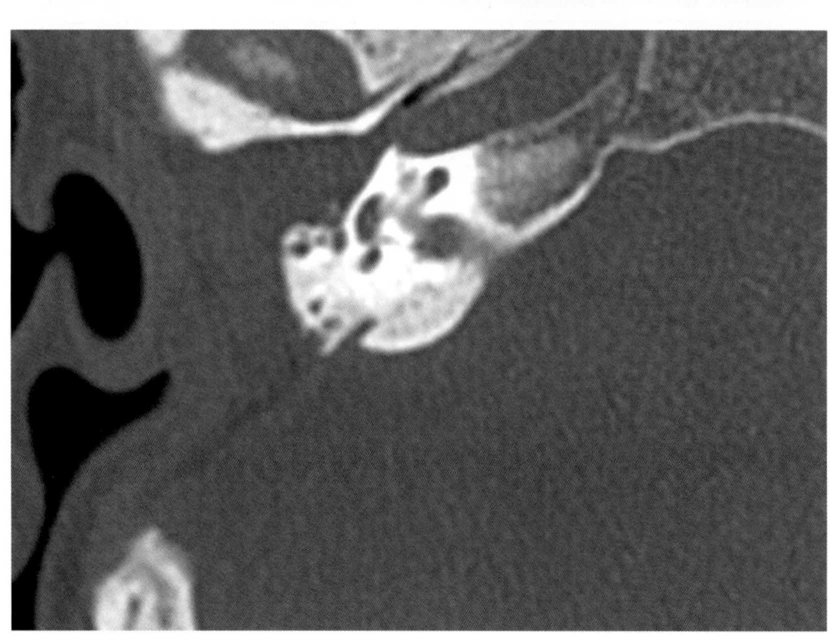

图 11.97 术后 CT 显示术腔内充满脂肪

病例 11.9（左耳）

参见图 11.98 ~图 11.111。

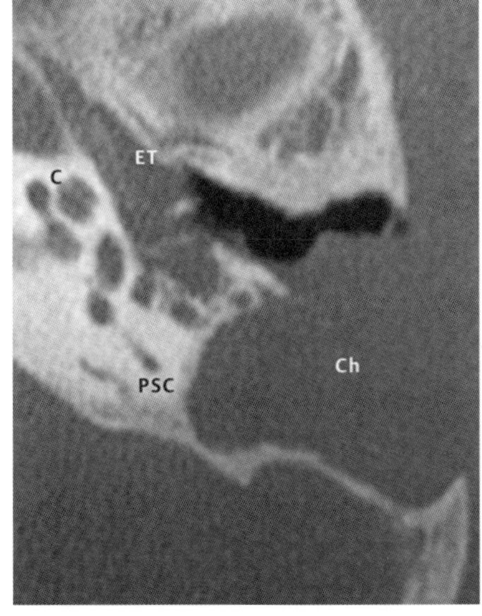

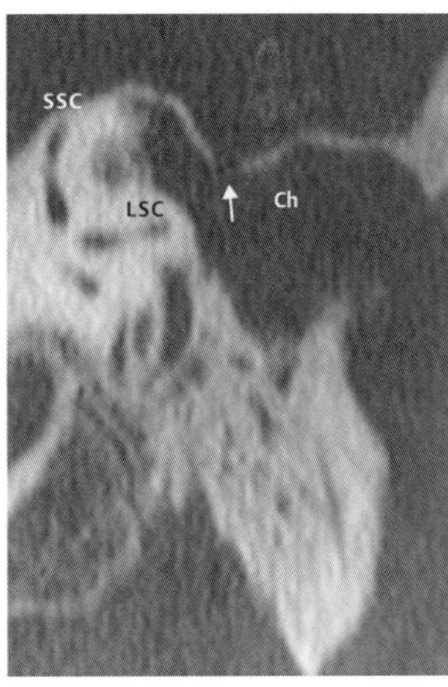

图 11.98 患者 14 岁，接受了两次胆脂瘤手术，术后不干耳，没有实用听力。耳内镜检查发现乳突尖深部有难以清理的胆脂瘤。轴位 CT 可见大块胆脂瘤，中耳腔不含气。冠状位 CT 显示中颅窝部分低位，硬脑膜暴露（箭头）。C：耳蜗；Ch：胆脂瘤；ET：咽鼓管；LSC：外半规管；PSC：后半规管；SSC：上半规管

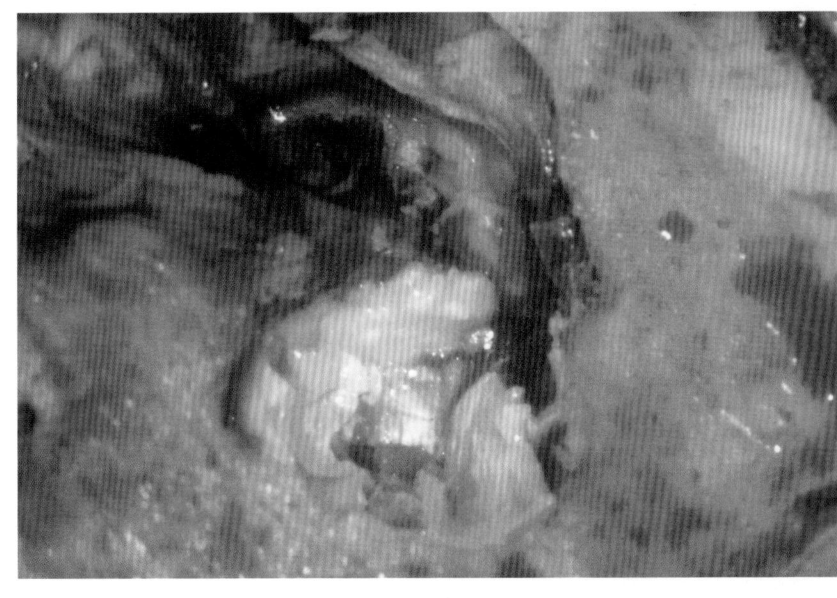

图 11.99 行耳后切口，暴露颞骨外侧。为了暴露充分，切口要比普通中耳手术更靠后。翻起肌骨膜层，可见充满胆脂瘤的乳突腔

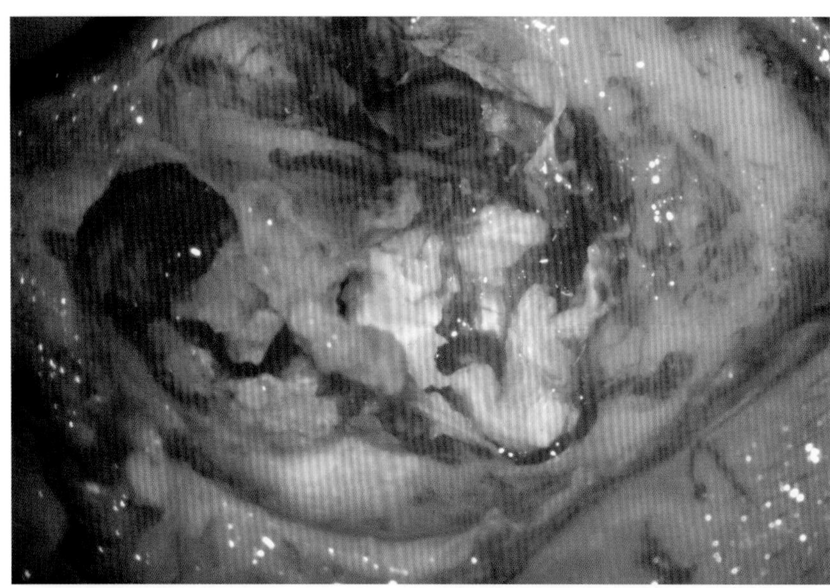

图 11.100　向下扩大切除乳突以完全开放乳突尖的气房

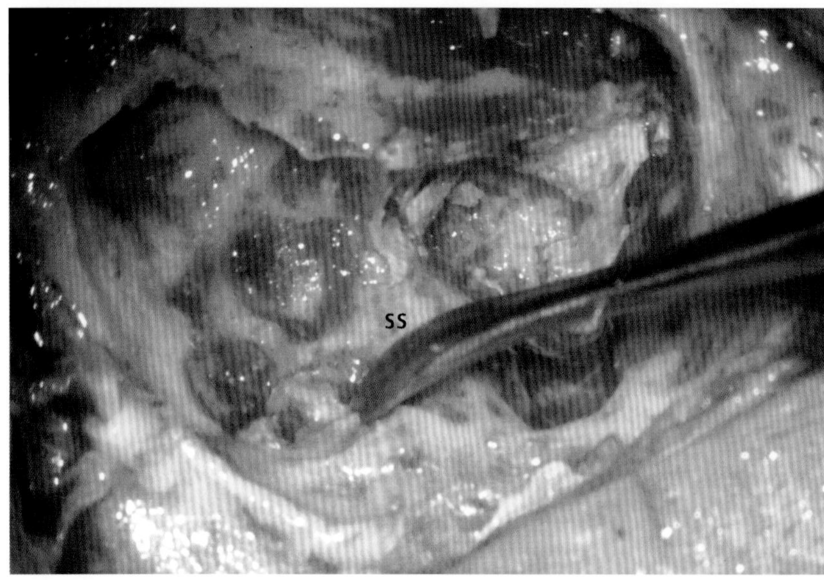

图 11.101　器械所指的是侵袭到乙状窦后气房的胆脂瘤。SS：乙状窦

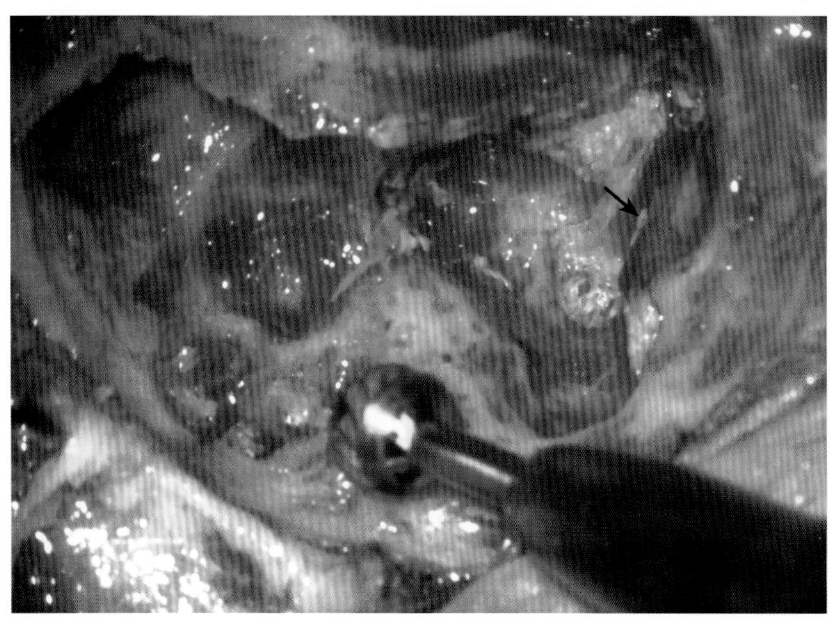

图 11.102　用大号切割钻磨除乙状窦后气房。箭头指示的是在 CT 中显示的中颅窝硬脑膜低位之处

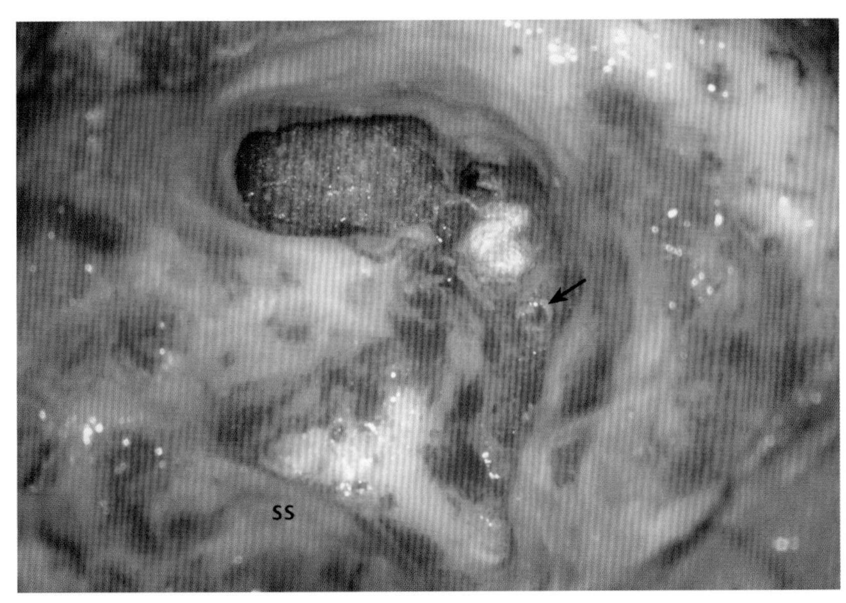

图 11.103 清理乳突的胆脂瘤。磨低外耳道后壁，去除外耳道皮肤和鼓膜。打磨外耳道壁，确保将皮肤完全清除。将棉球塞入鼓室内止血。上鼓室和上半规管前方的气房（箭头）仍有胆脂瘤残留。SS：乙状窦

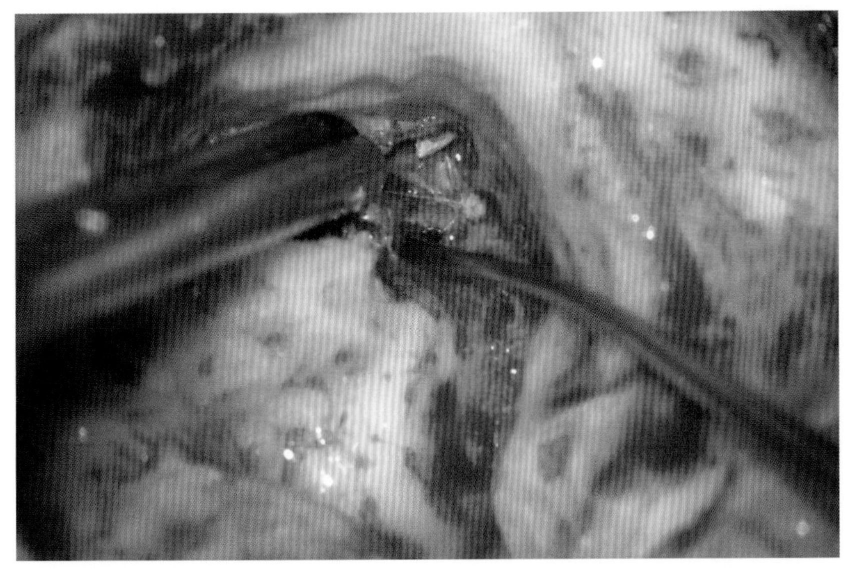

图 11.104 鼓室窦钩所指的是暴露在上鼓室内侧壁的面神经

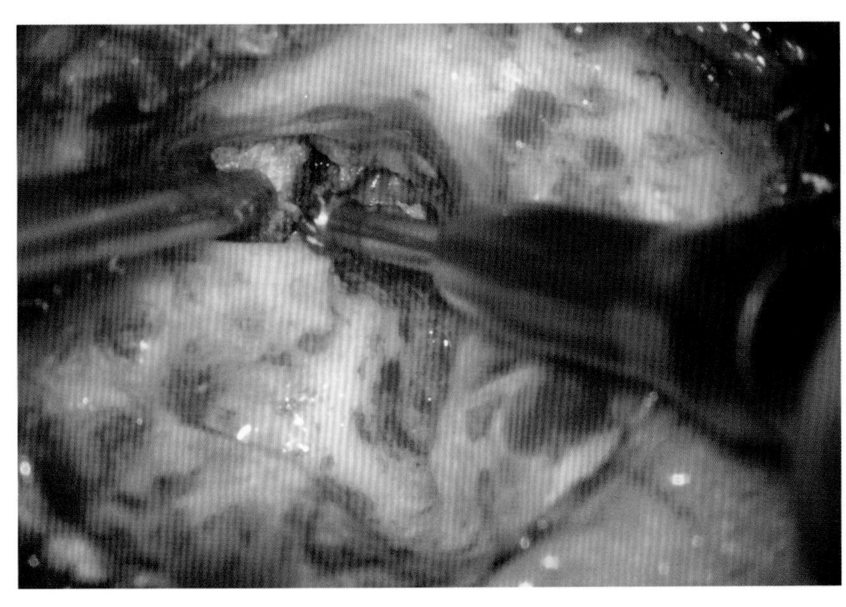

图 11.105 用切割钻削低面神经嵴。切割钻要平行于面神经移动。切除位于前壁和面神经嵴的两处突起

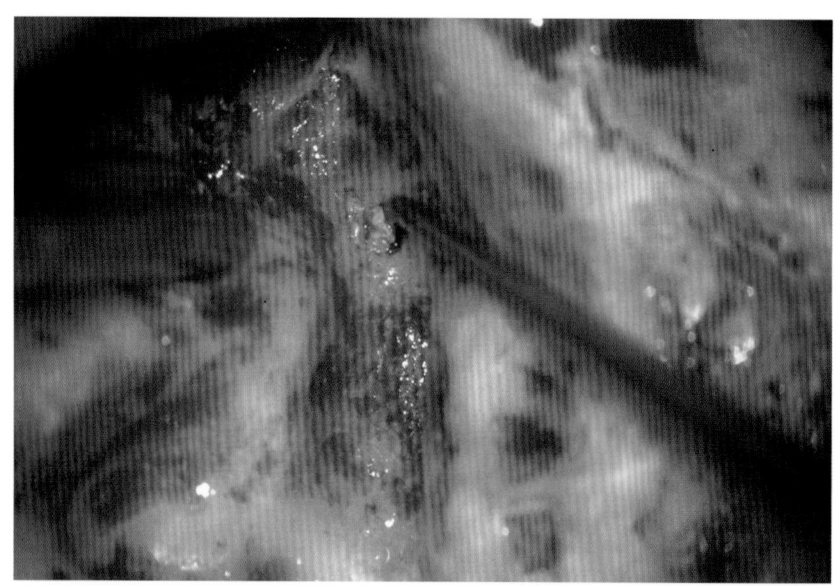

图 11.106　清理侵入上半规管壶腹前方深部小气房的胆脂瘤

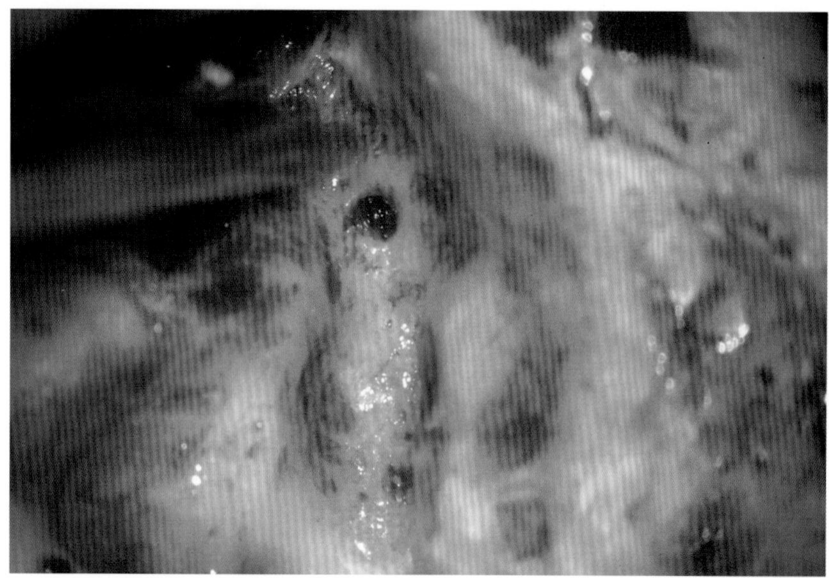

图 11.107　气房内有小片胆脂瘤基质

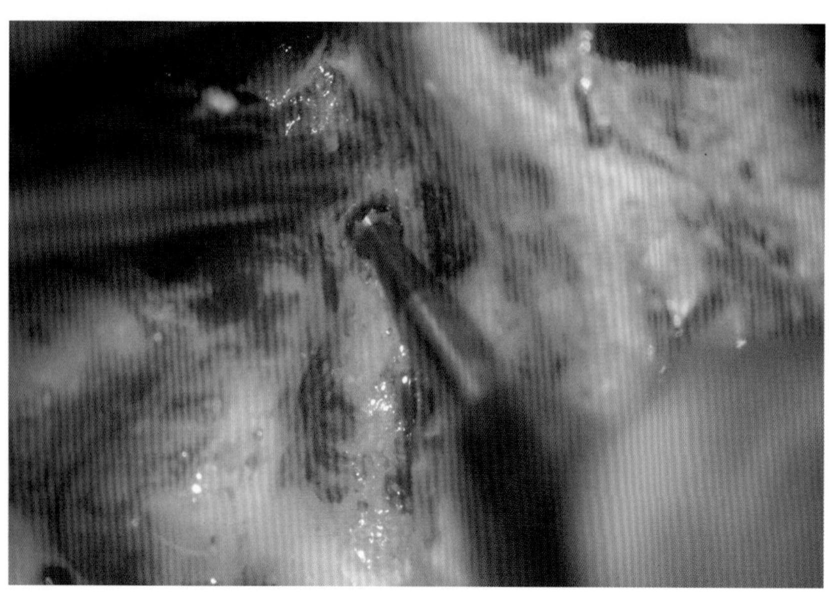

图 11.108　磨开气房时，操作时要小心，避免磨开上半规管。使用小号切割钻，避免骨粉将气房内的胆脂瘤掩盖

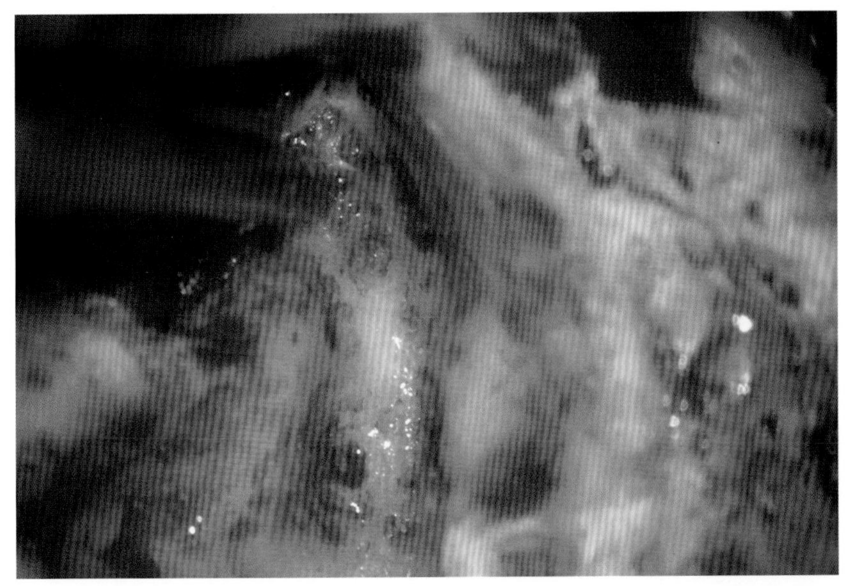

图 11.109　彻底开放气房，清除胆脂瘤

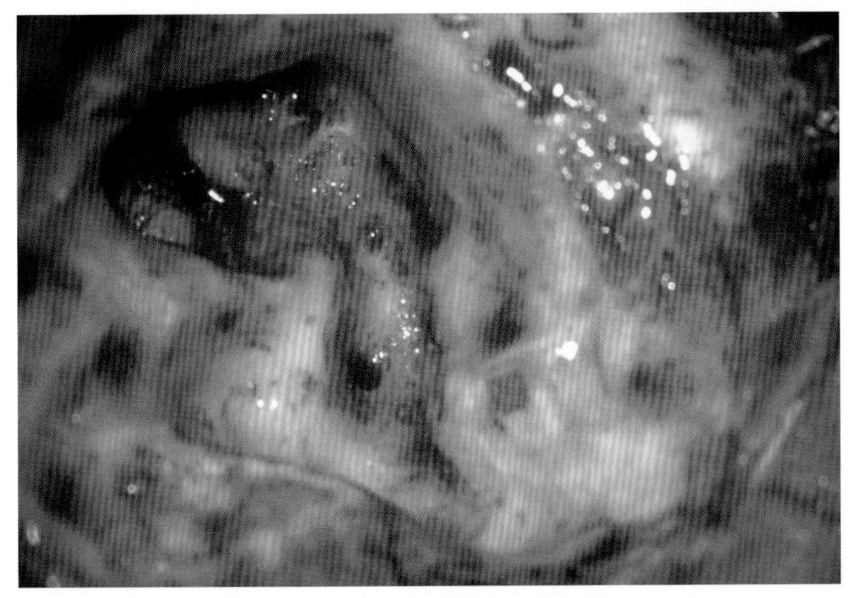

图 11.110　术腔的最终形态。术腔圆滑，气房被充分去除以免上皮残留。乙状窦和中颅窝被轮廓化

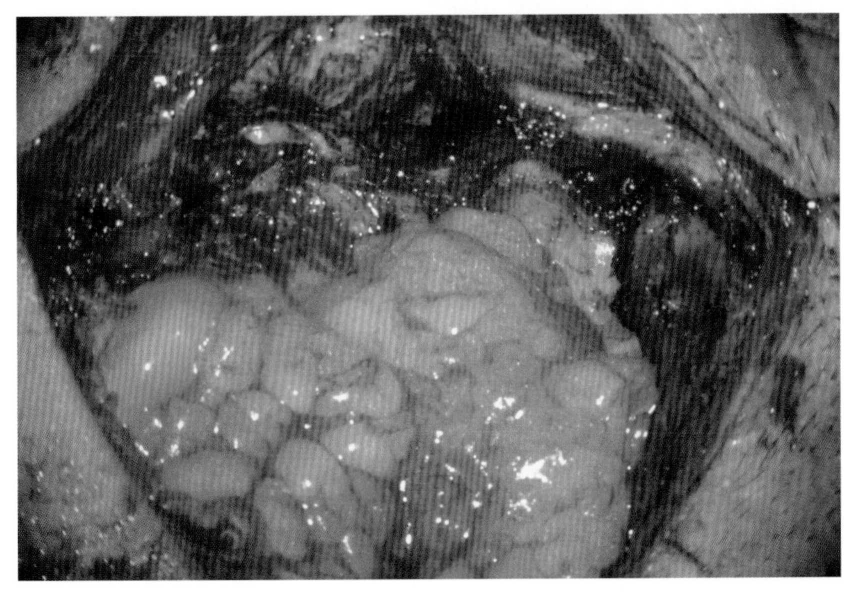

图 11.111　用腹部脂肪填充术腔

病例 11.10（左耳）

参见图 11.112 ~图 11.122。

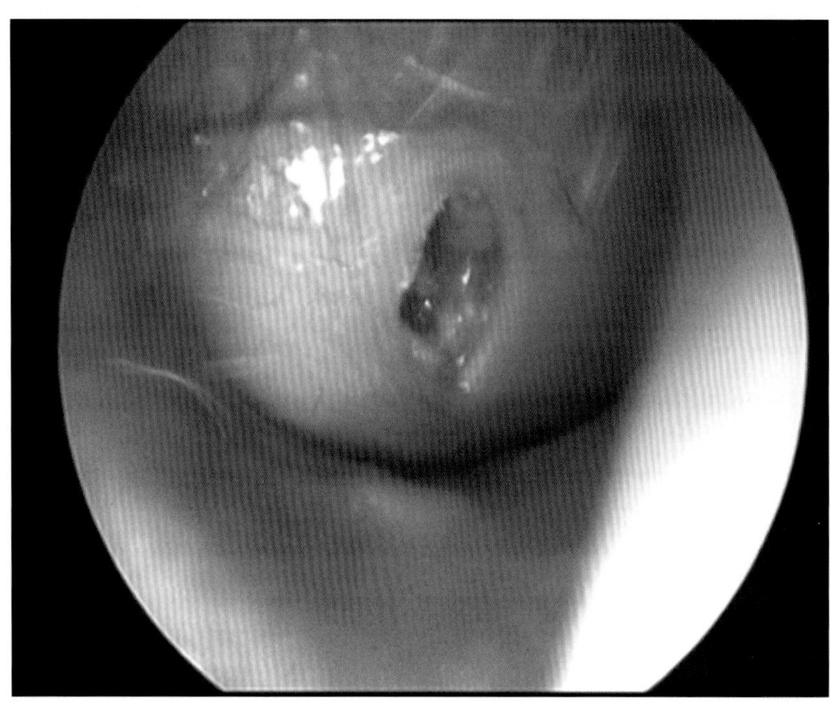

图 11.112　患者既往在外院行胆脂瘤手术，术后听力未恢复。耳内镜检查发现外耳道闭锁，顶壁隆起，在隆起处切开可见内侧有胆脂瘤

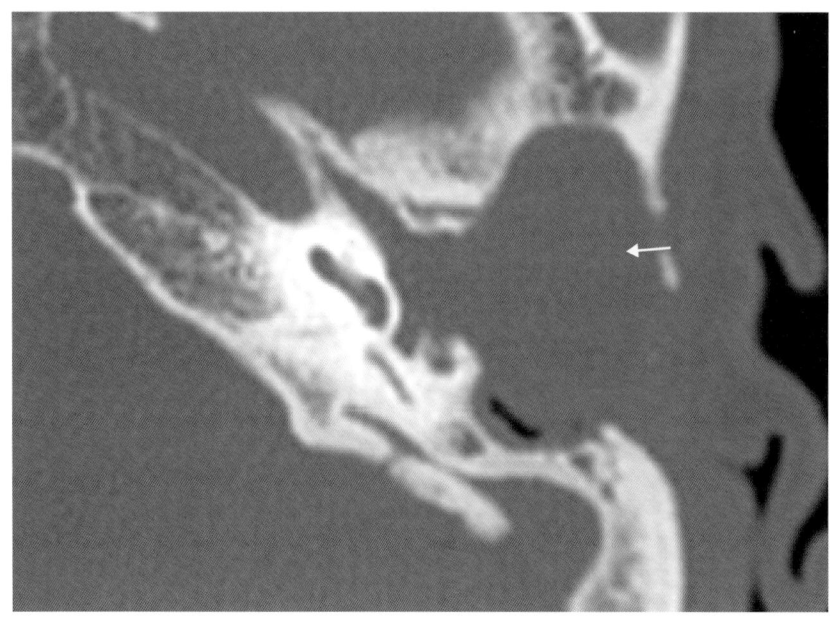

图 11.113　轴位 CT 示术腔上部胆脂瘤呈圆形侵蚀性生长。外耳道前壁明显受侵蚀（箭头）。鼓室腔被软组织填塞

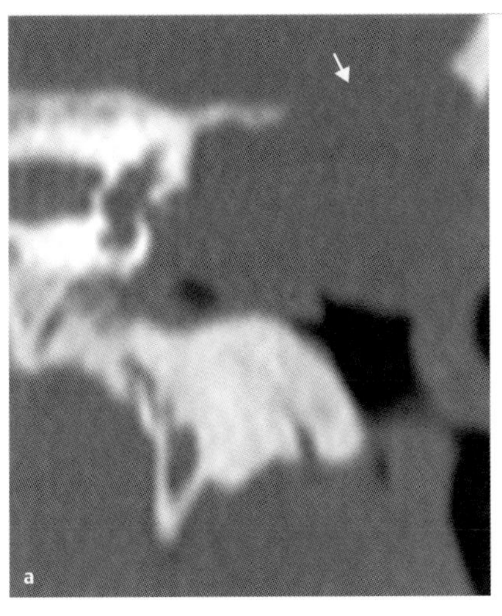

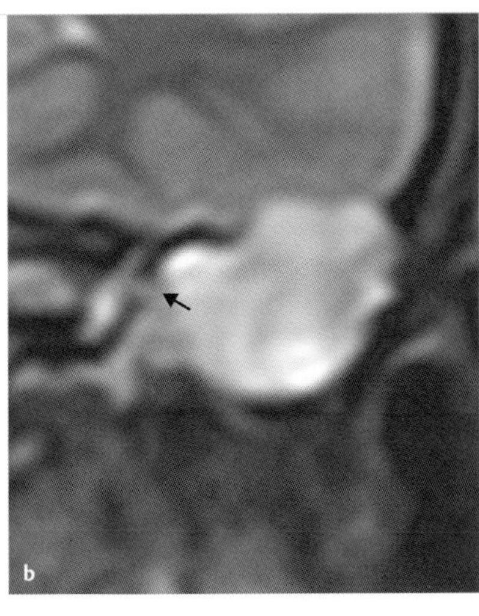

图 11.114 冠状位 CT 显示外耳道上方有大量软组织（a）。中颅窝硬脑膜广泛暴露（白色箭头），外耳道上壁骨质缺损。磁共振 T2 加权像呈高信号，符合胆脂瘤表现（b），可见外半规管瘘口形成（黑色箭头）

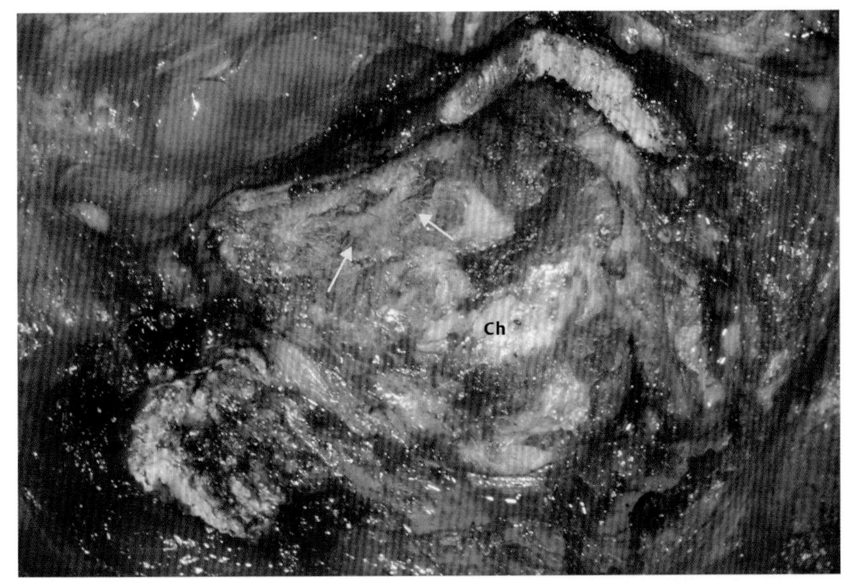

图 11.115 耳后切口，掀起皮肤，保留胆脂瘤表面的瘢痕组织。箭头所指是外耳道软骨部。Ch：胆脂瘤

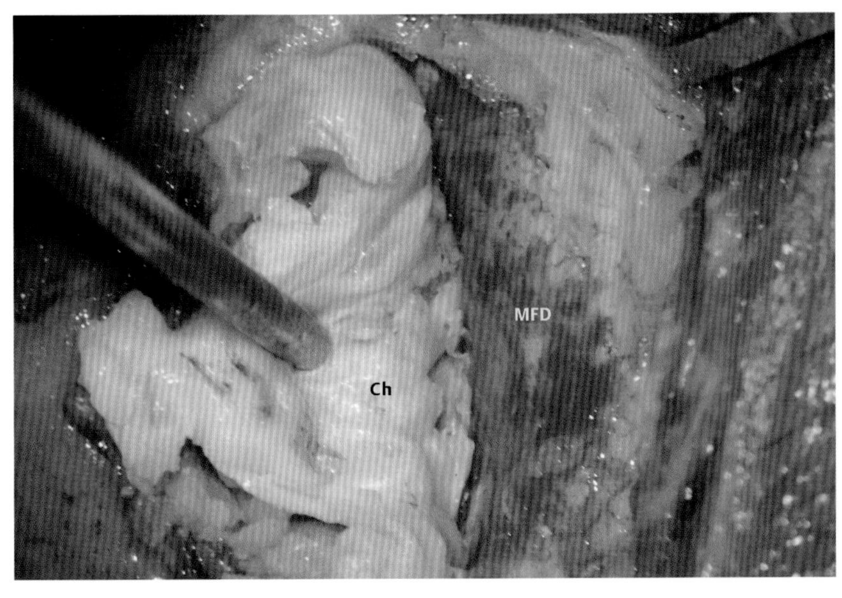

图 11.116 切开瘢痕组织可见大块胆脂瘤填充乳突腔。上方的中颅窝硬脑膜广泛暴露。Ch：胆脂瘤；MFD：中颅窝硬脑膜

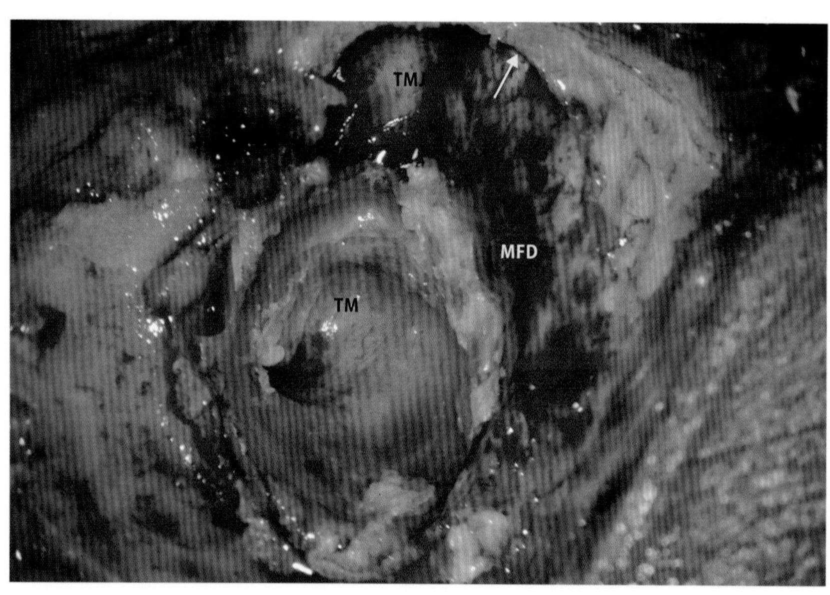

图 11.117 清理胆脂瘤后评估其浸润范围。鼓膜与鼓室内壁完全粘连。外耳道前壁受侵蚀明显，颅中窝硬脑膜和颞下颌关节广泛暴露。MFD：中颅窝硬脑膜；TM：鼓膜；TMJ：颞下颌关节

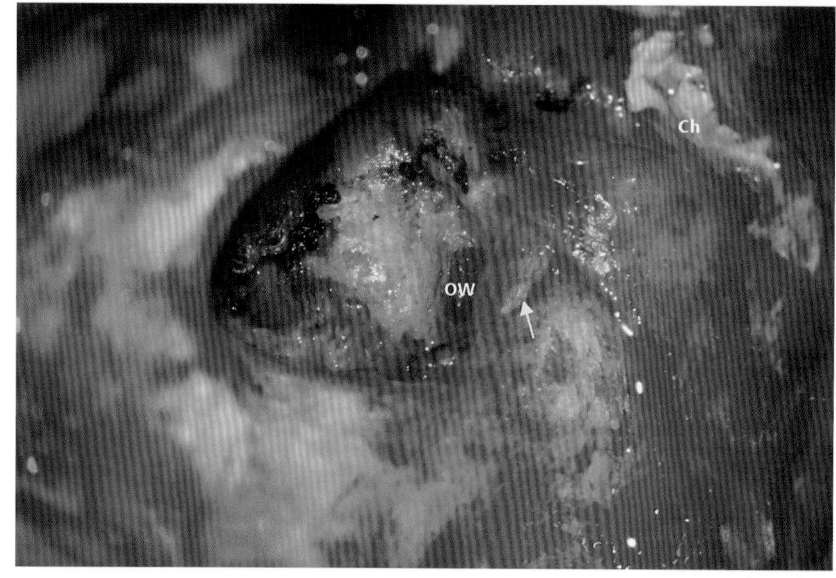

图 11.118 剥离与鼓室内侧壁粘连的鼓膜，可看到面神经鼓室段暴露（箭头）。Ch：胆脂瘤；OW：卵圆窗

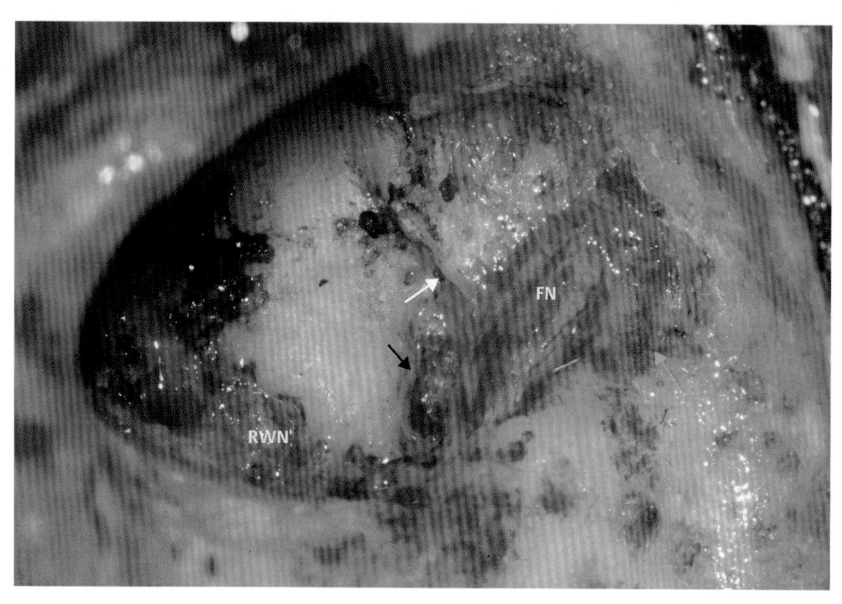

图 11.119 去掉鼓室内所有上皮后近观术腔。走形于匙突上方的面神经广泛暴露（白色箭头）。外半规管未开放，但可见蓝线（蓝色箭头）。面神经下方可见镫骨底板（黑色箭头）。圆窗龛被瘢痕组织覆盖。FN：面神经；RWN：圆窗龛

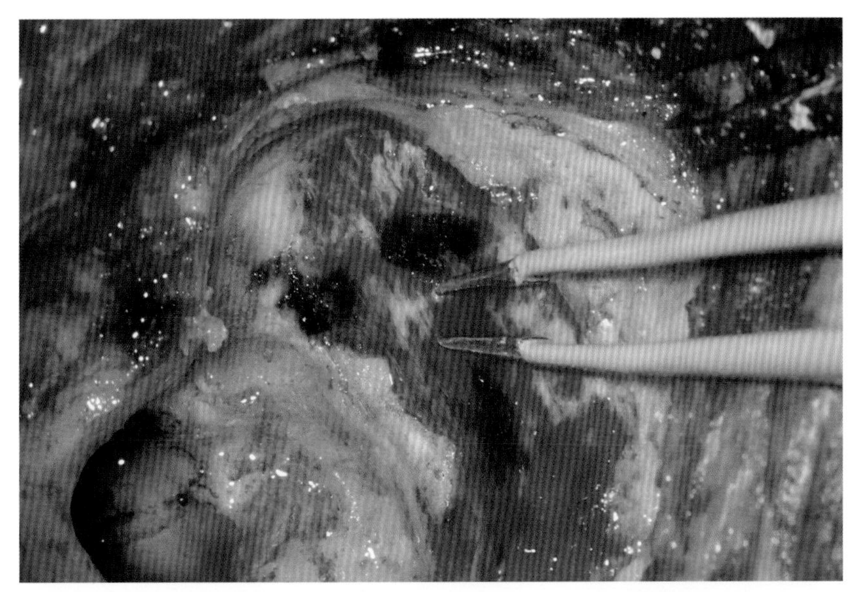

图 11.120　由于胆脂瘤基质薄且易粘附，很难彻底清除，因此中颅窝硬脑膜表面可能会有胆脂瘤上皮残留。用双极电凝灼烧可疑区域

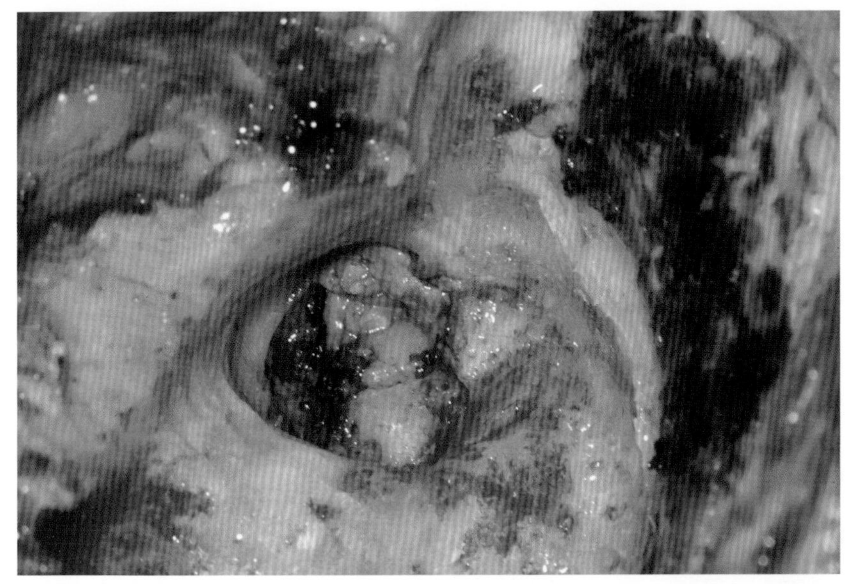

图 11.121　确定术腔所有上皮均清理完毕后，用数片骨膜封堵咽鼓管

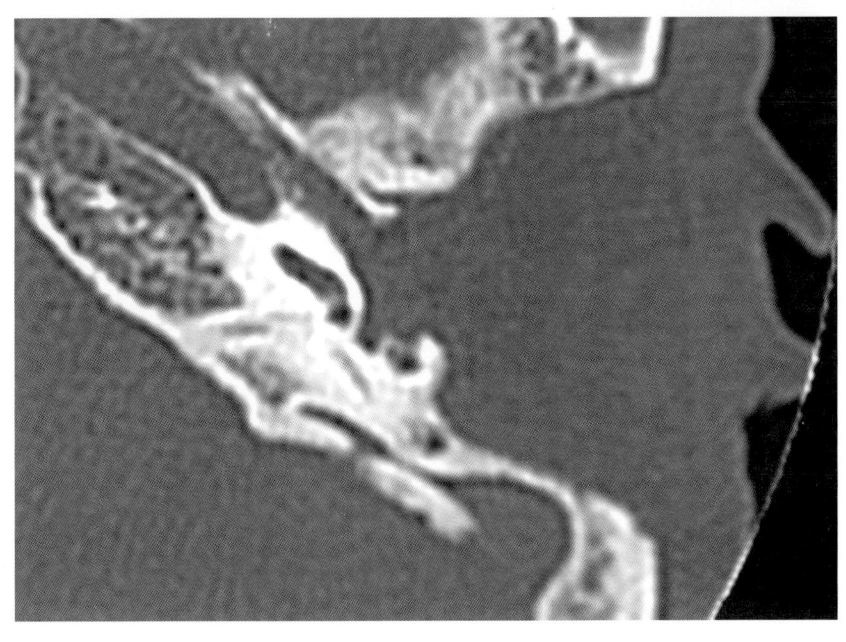

图 11.122　术后 CT 提示大而圆滑的术腔内充满腹部脂肪

病例 11.11（左耳）

参见图 11.123 ~ 图 11.134。

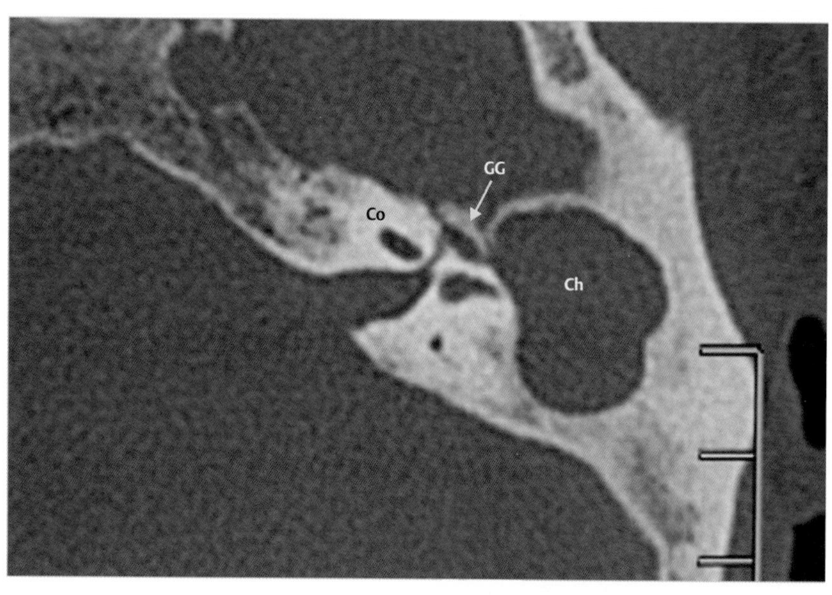

图 11.123　图中显示的是一例开放术腔手术后胆脂瘤复发的病例。轴位 CT 显示在膝状神经节层面可见中耳腔内有类圆形的软组织影膨胀性生长，并伴有骨质破坏。Ch：胆脂瘤；Co：耳蜗；GG：膝状神经节

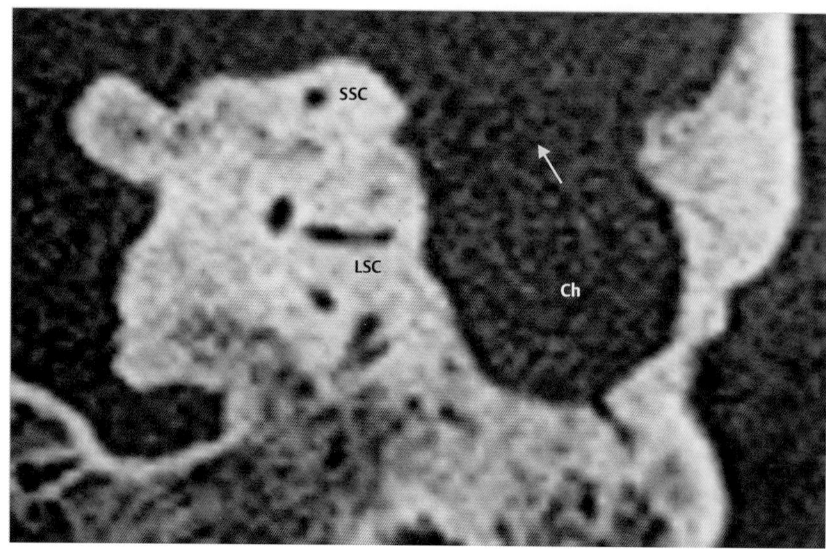

图 11.124　冠状位 CT 可见乳突天盖广泛骨质缺损（箭头），乳突腔内可能有脑疝形成。Ch：胆脂瘤；LSC：外侧半规管；SSC：上半规管

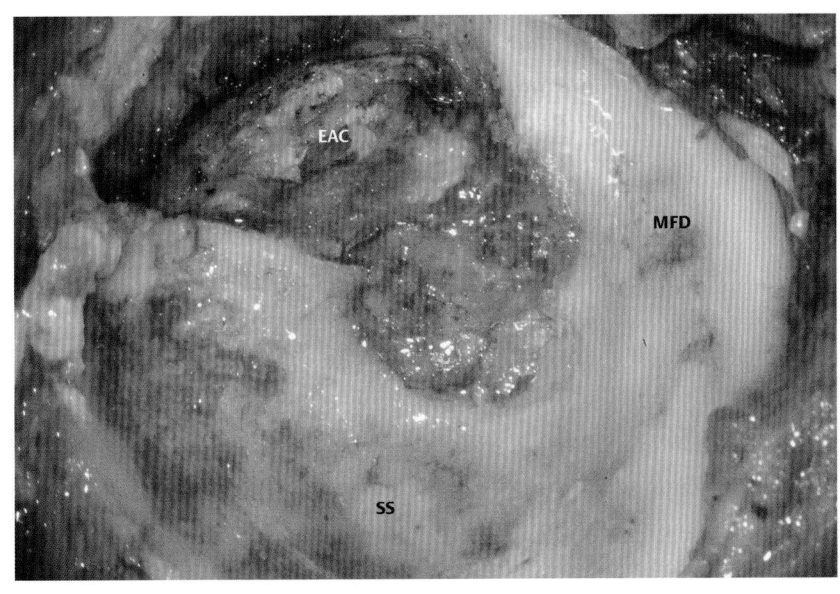

图 11.125 耳后切口，横断外耳道。开放乳突时，首先要明确上方的颅中窝硬脑膜和后方的乙状窦，以及术腔内的胆脂瘤和瘢痕组织。CA：颈内动脉；EAC：外耳道；MFD：中颅窝硬脑膜；SS：乙状窦

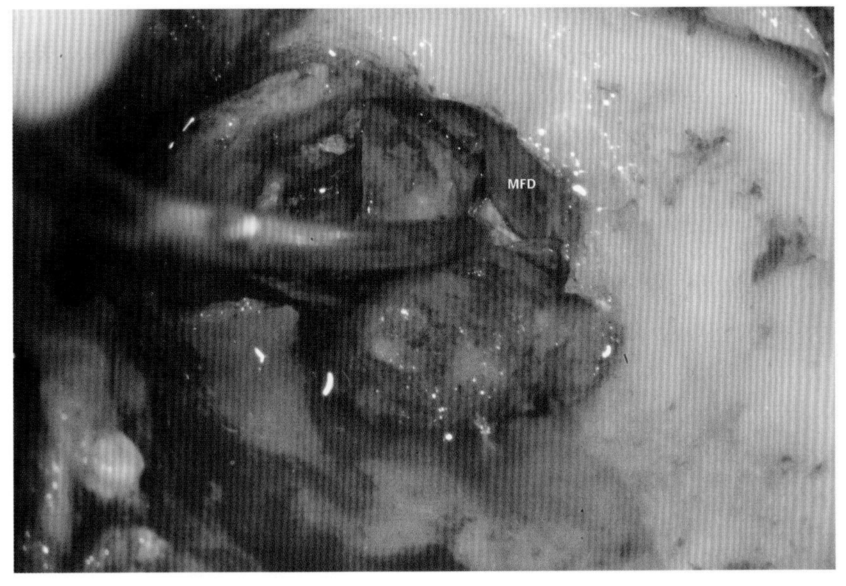

图 11.126 部分清理胆脂瘤后，仔细剥除粘附在中颅窝硬脑膜上的薄层的胆脂瘤基质，确定是否存在脑膜脑膨出。MFD：中颅窝硬脑膜

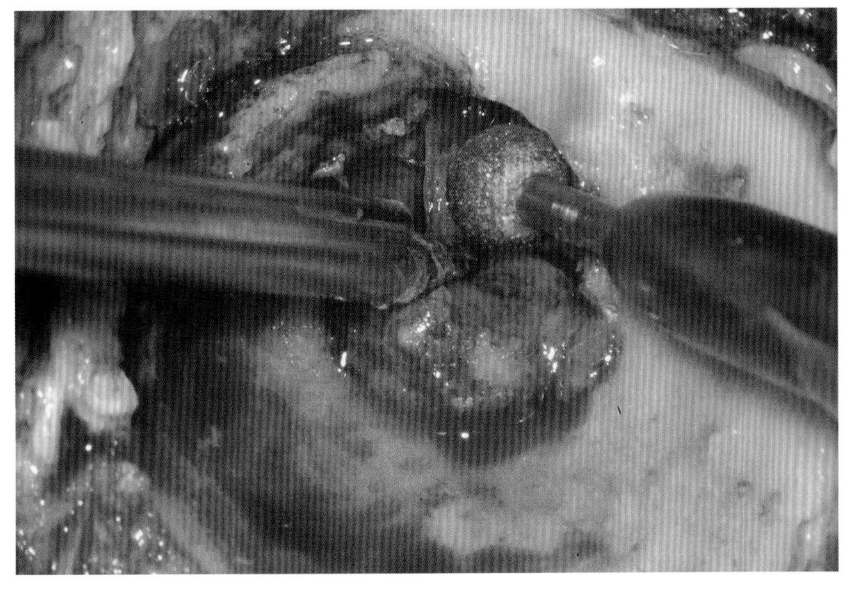

图 11.127 明确硬脑膜位置后，磨除术腔锐利的骨质边缘，充分暴露中耳腔。使用大号金刚钻，避免损伤硬脑膜

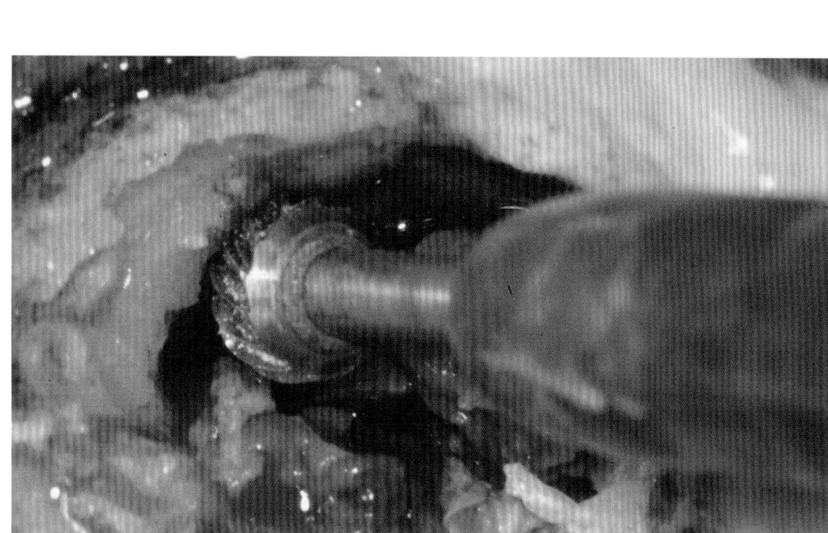

图 11.128 用大号切割钻打磨外耳道前壁和下壁

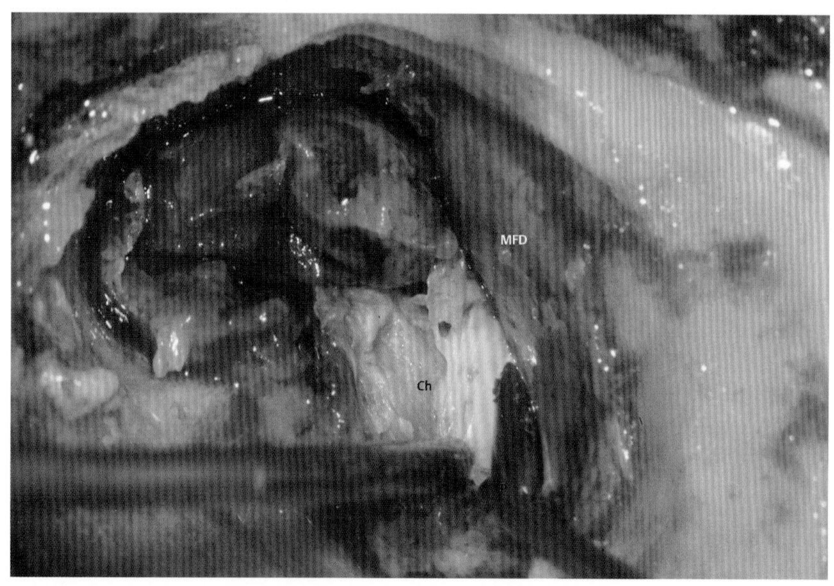

图 11.129 从中颅窝硬脑膜表面仔细剥离胆脂瘤基质。Ch：胆脂瘤；MFD：中颅窝硬脑膜

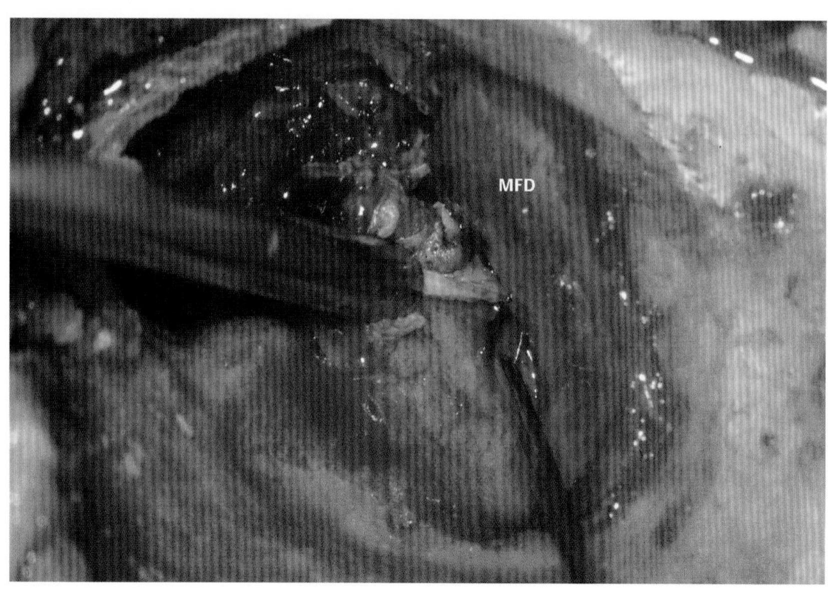

图 11.130 从硬脑膜和骨质交界处剥离胆脂瘤基质是较为困难的。MFD：中颅窝硬脑膜

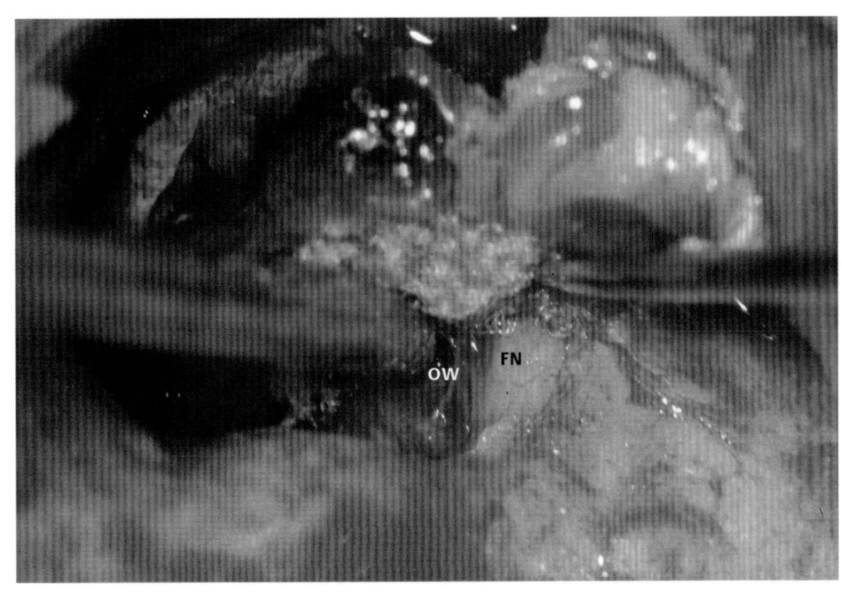

图 11.131 用棉球辅助剥离裸露面神经表面的炎性上皮和肉芽组织。FN：面神经；OW：卵圆窗

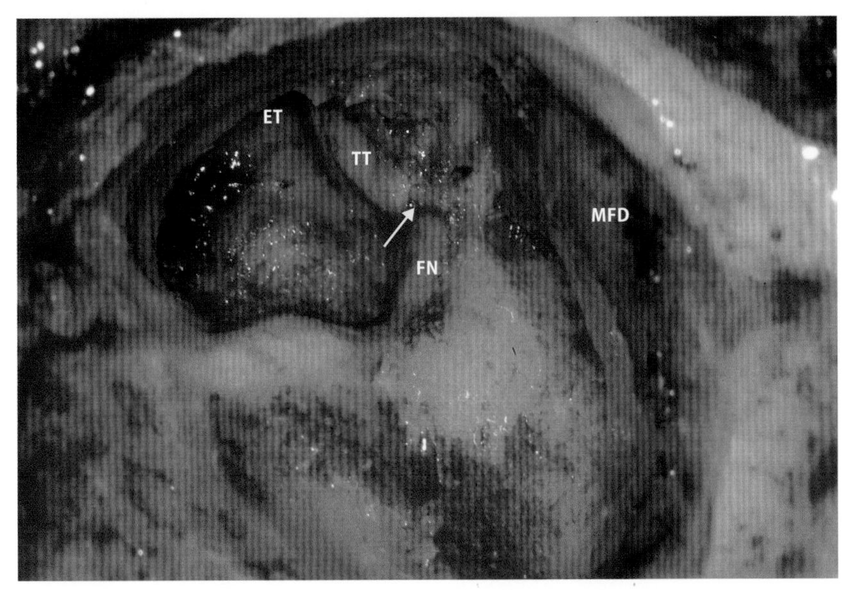

图 11.132 术腔的最终形态。鼓膜张肌半管从咽鼓管上方内侧到达匙突（箭头）。ET：咽鼓管；FN：面神经；MFD：中颅窝硬脑膜；TT：鼓膜张肌

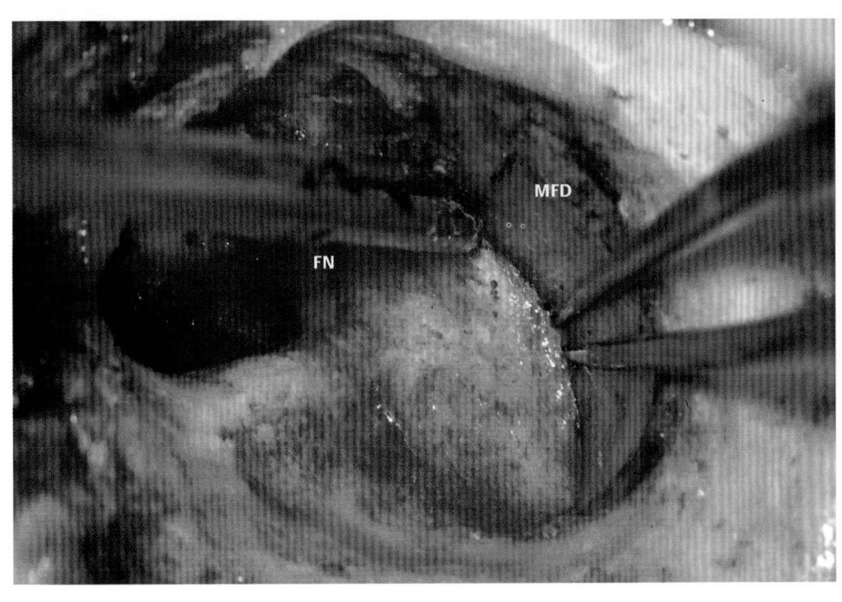

图 11.133 中颅窝硬脑膜广泛暴露。对于胆脂瘤基质残留的可疑区域使用双极电凝灼烧。严禁使用单极电凝以免硬脑膜破裂

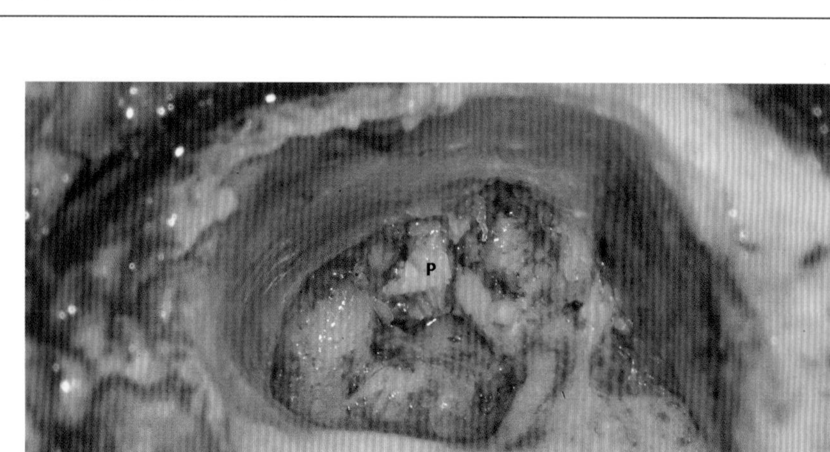

图 11.134　骨膜封闭咽鼓管，腹部脂肪填塞术腔。P：骨膜

病例 11.12（右耳）

参见图 11.135 ~ 图 11.140。

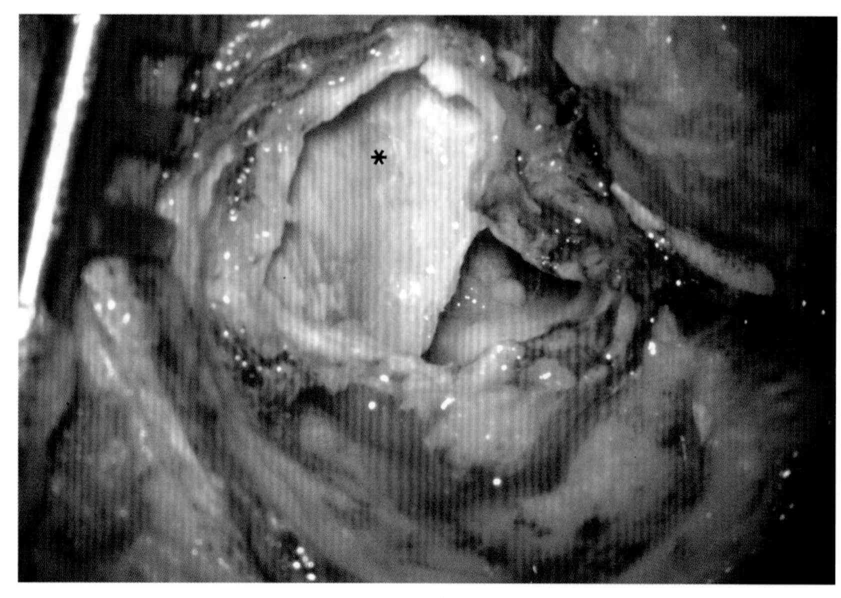

图 11.135　一例中颅窝硬脑膜广泛暴露（星号）伴持续溢液的病例。由于乳突腔大且伴有严重感染，只能封闭外耳道消除耳漏

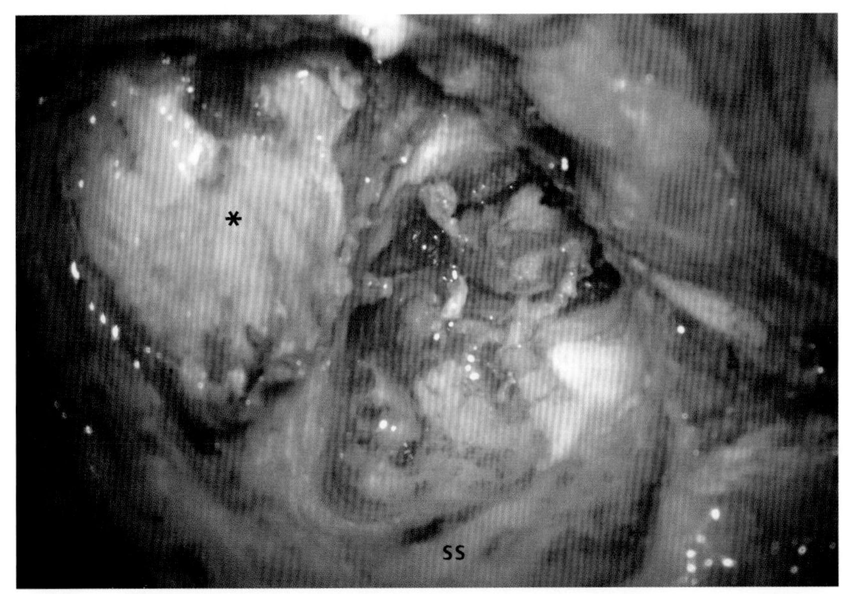

图 11.136 胆脂瘤向上侵蚀，导致中颅窝硬脑膜侧面广泛暴露（星号）。鼓膜与鼓室内壁完全粘连，鼓室含气腔消失。由于有出现硬脑膜破裂的可能，应最后清理硬脑膜表面的胆脂瘤基质，以免出现颅内感染。SS：乙状窦

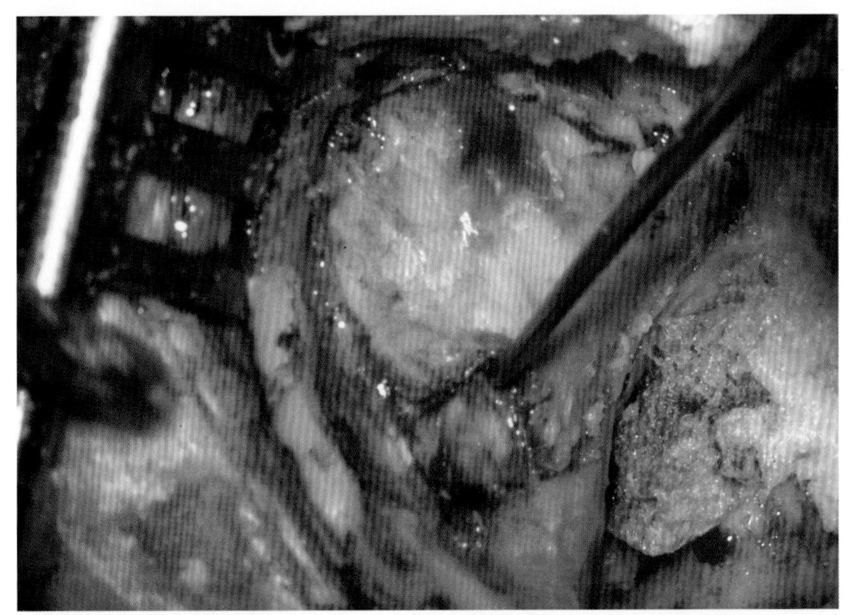

图 11.137 用小号骨刮匙从硬脑膜表面剥离胆脂瘤基质。用小块棉球填塞鼓室以彻底止血

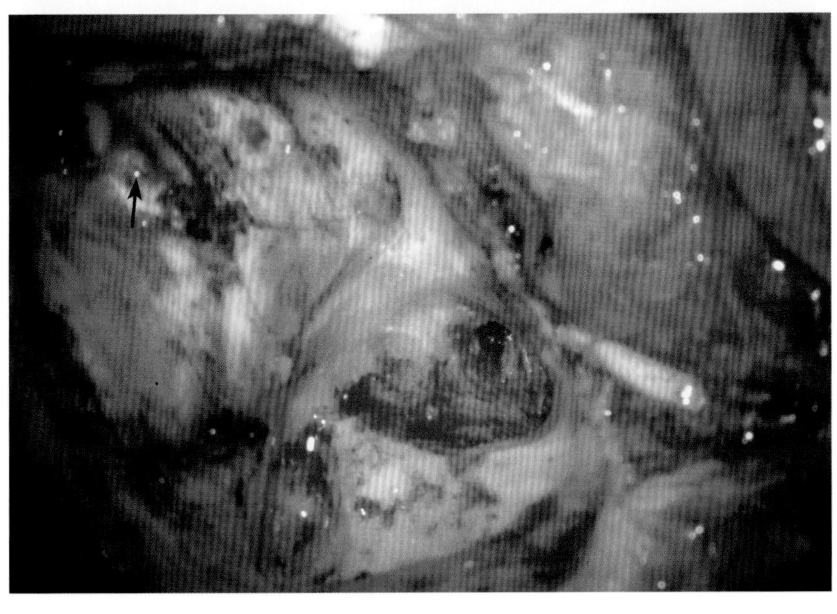

图 11.138 将中颅窝硬脑膜表面的胆脂瘤基质清理完毕。透过硬脑膜可看到脑膜静脉。箭头示脑脊液从分离胆脂瘤所导致的一小撕裂口处溢出。如果怀疑硬脑膜表面有胆脂瘤基质残留，应用双极电凝灼烧可疑区域

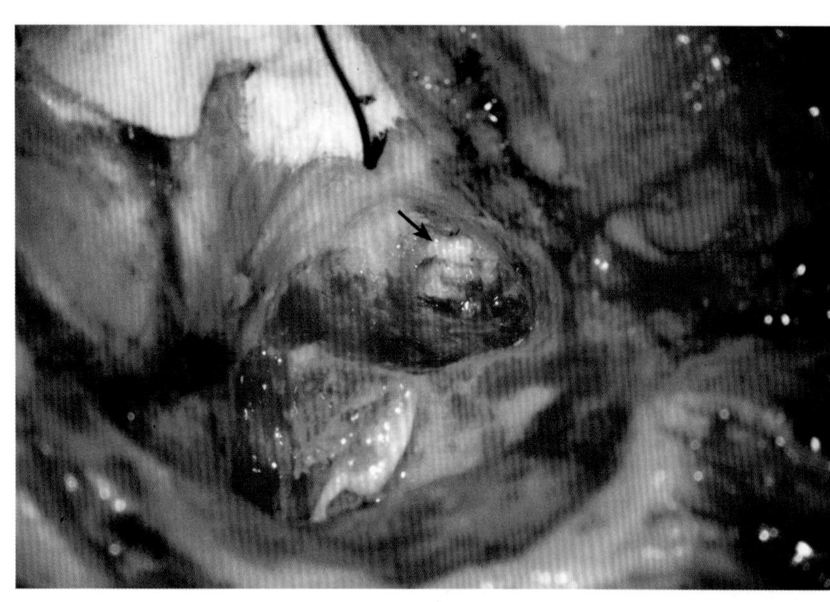

图 11.139　为避免术后脑脊液漏，用骨膜封闭咽鼓管（箭头）

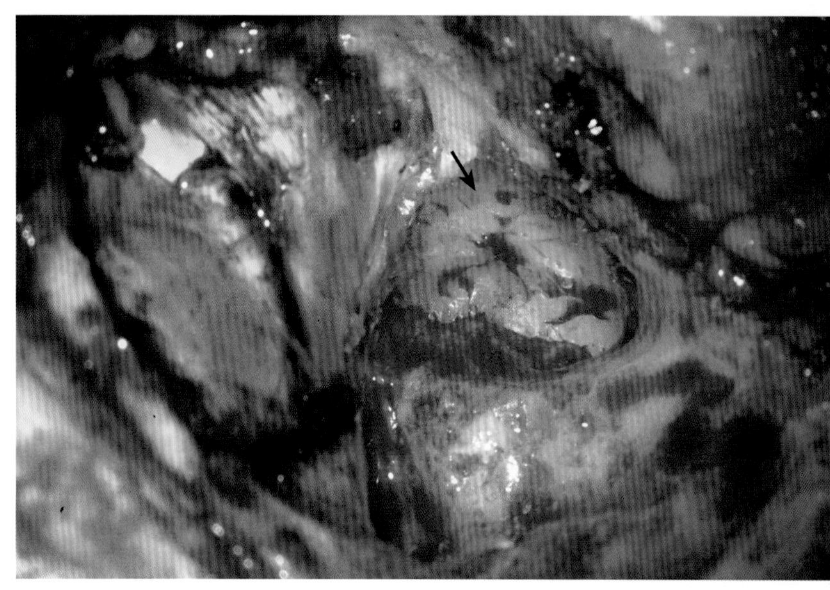

图 11.140　用骨蜡加固封闭咽鼓管（箭头），用腹部脂肪填塞术腔

病例 11.13 （右耳）

参见图 11.141 ~图 11.146。

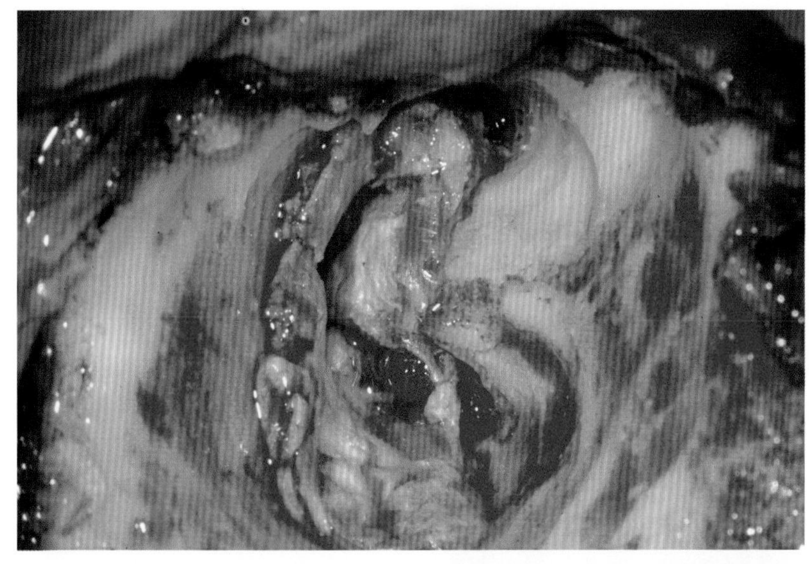

图 11.141 一例不保留外耳道后壁开放手术后胆脂瘤复发的病例，患者无实用听力，且合并脑膜脑膨出。术腔呈严重感染的表现，可见肉芽组织和胆脂瘤堆积

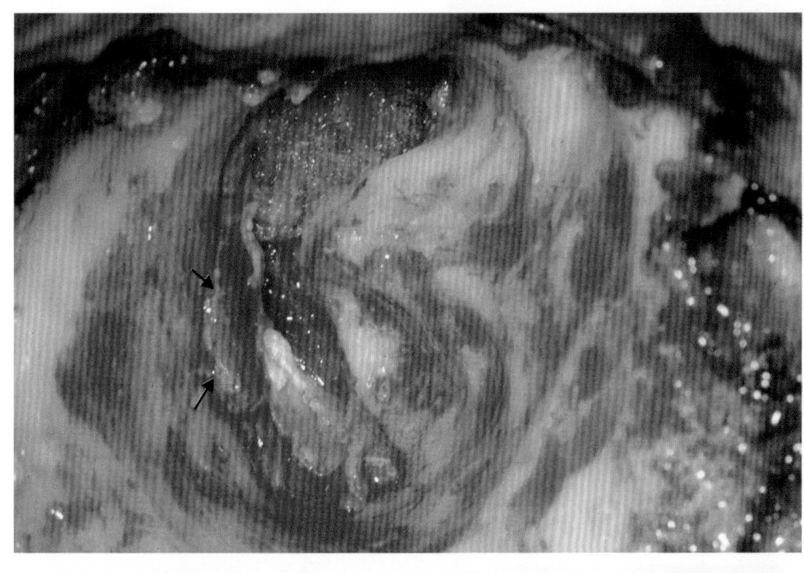

图 11.142 去除颅底表面的炎性上皮，可见脑组织从鼓室天盖疝出（箭头）。鼓室内暂时用棉球填塞

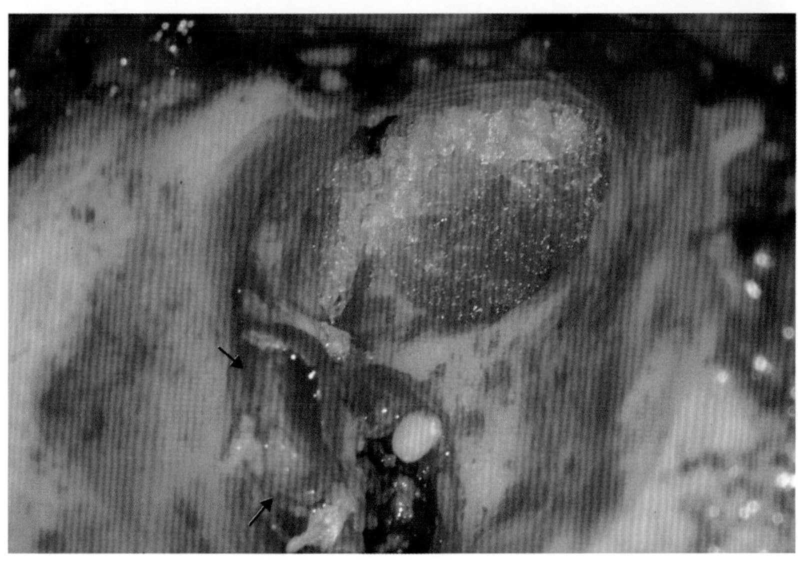

图 11.143 可见脑组织从乳突天盖疝出（箭头）

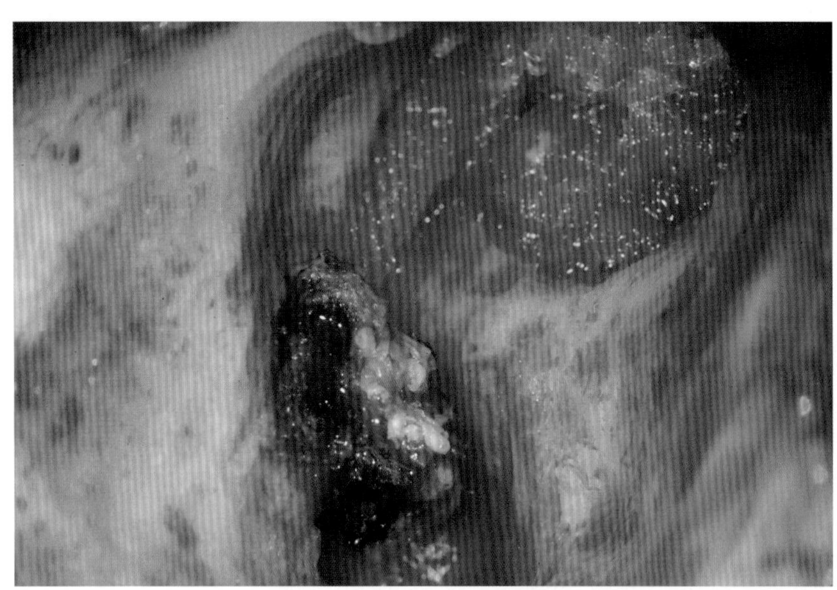

图 11.144　用双极电凝器凝固部分被上皮覆盖的疝出组织，使其回缩

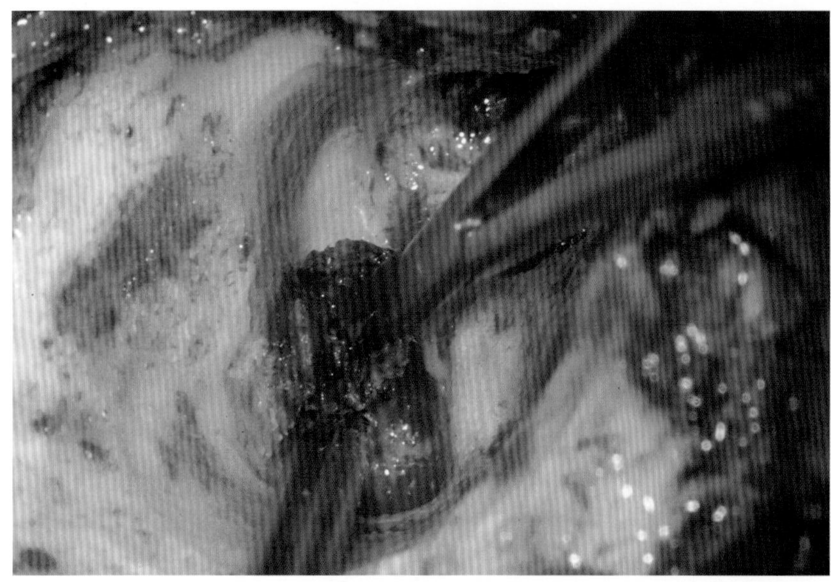

图 11.145　用剪刀剪掉被凝固的组织

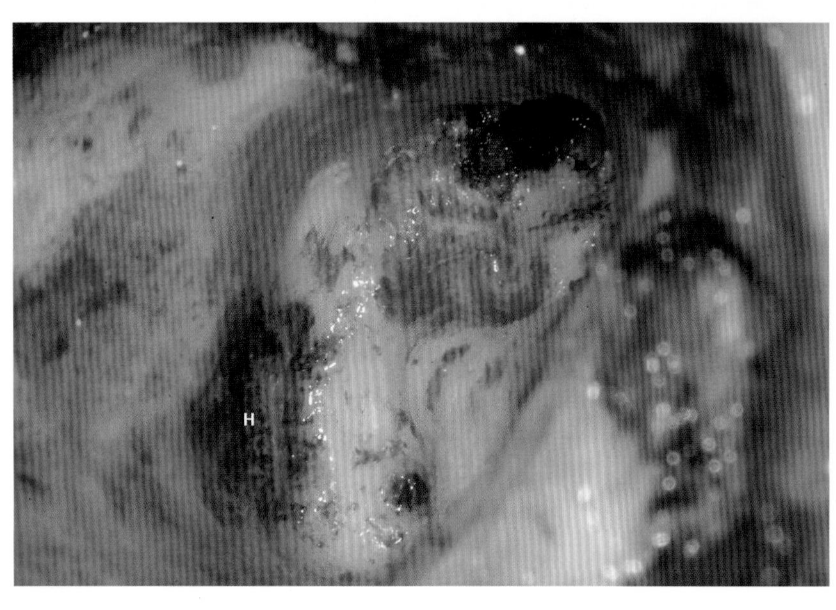

图 11.146　清理术腔内所有上皮和病变组织，包括疝出的脑组织。用骨膜封堵咽鼓管，腹部脂肪填塞术腔。H：脑膜脑膨出的位置

病例 11.14（右耳）

参见图 11.147 ~ 图 11.160。

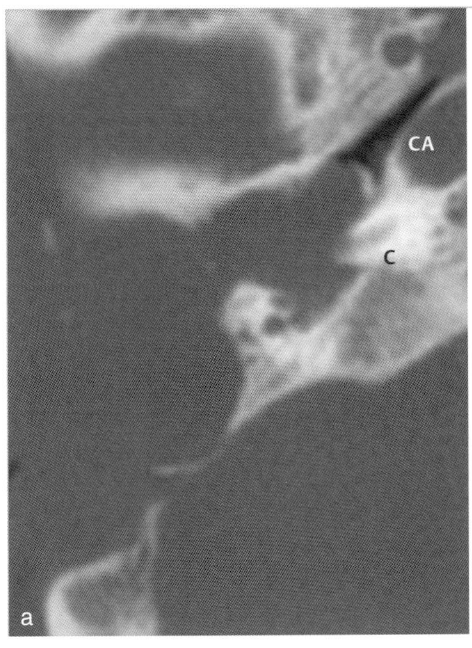

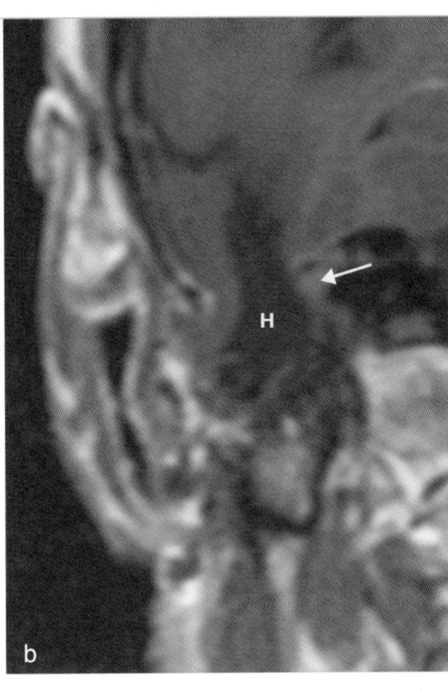

图 11.147 患者中耳术后出现进行性听力下降并难治性耳漏。耳镜检查显示外耳道有一粉红色搏动性肿物。影像学检查示有脑组织疝入中耳。轴位 CT（a）可见边缘光滑的大块软组织影。冠状位核磁共振（b）示脑组织从中颅窝脑板缺损处疝入中耳（箭头）。C：耳蜗；CA：颈内动脉；H：疝出组织

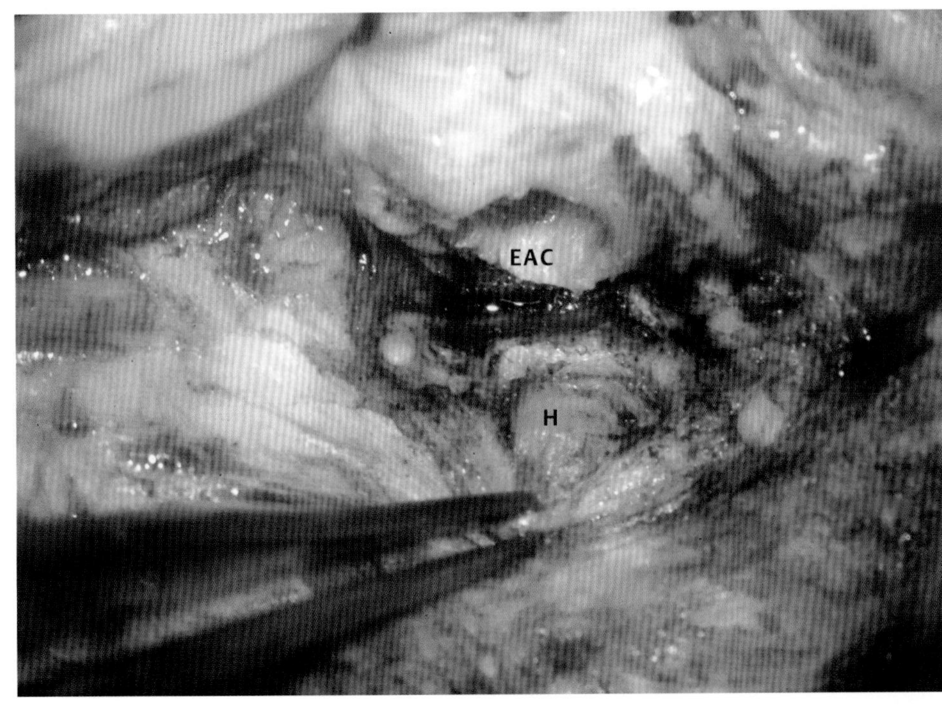

图 11.148 行耳后切口，显露覆盖乳突的肌骨膜层。在该层环形切断外耳道，显露其内疝出的脑组织。EAC：外耳道；H：疝出的脑组织

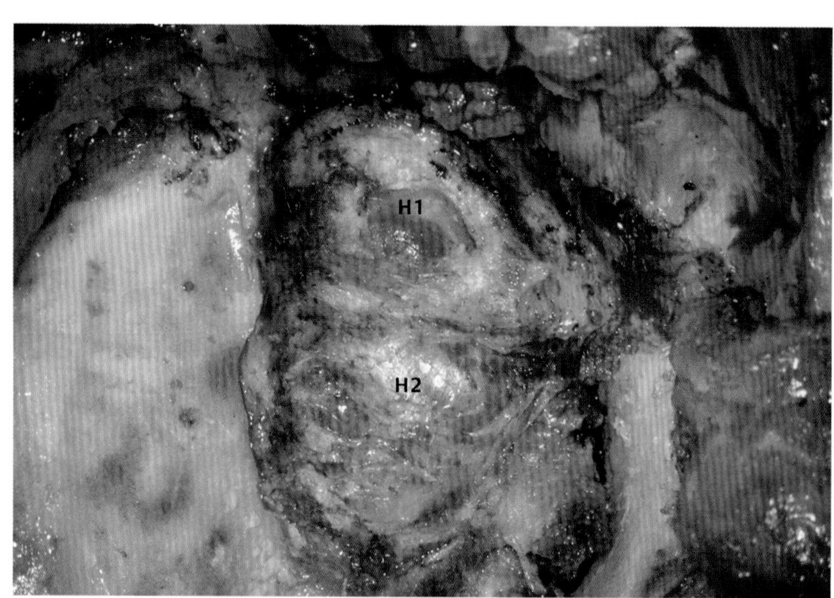

图 11.149 封闭外耳道，翻起肌骨膜瓣更好地显露乳突腔内的疝出组织。H1：外耳道内的疝出组织；H2：乳突腔内的疝出组织

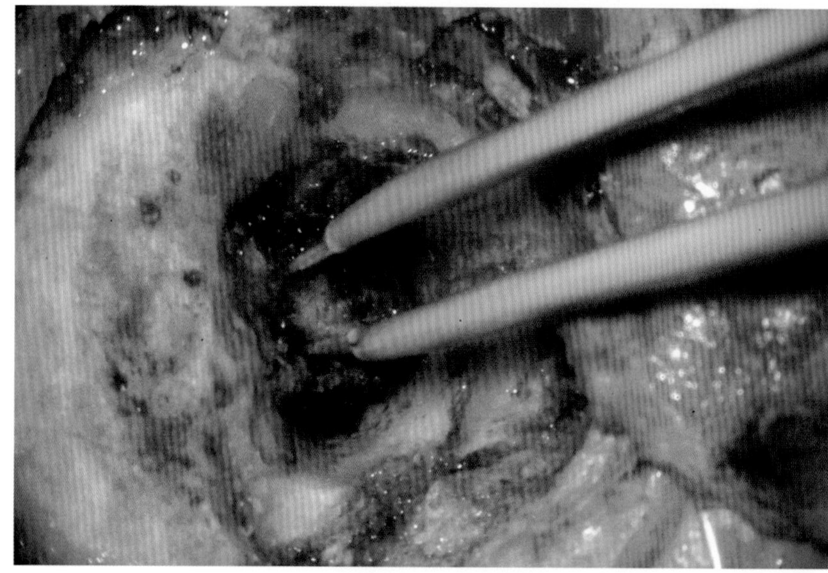

图 11.150 用双极电凝凝固疝出组织，使疝出组织收缩，便于将其与周围结构分离

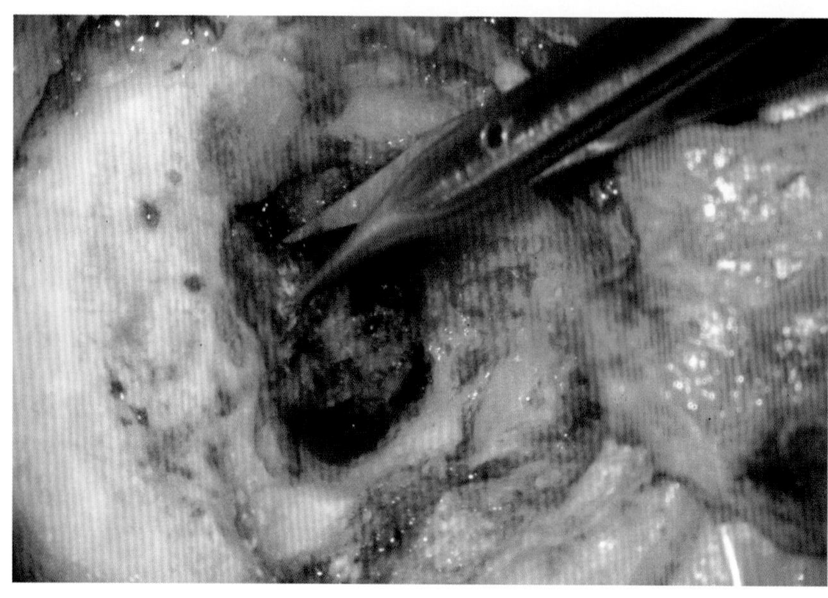

图 11.151 用剪刀将凝固组织剪碎并清除

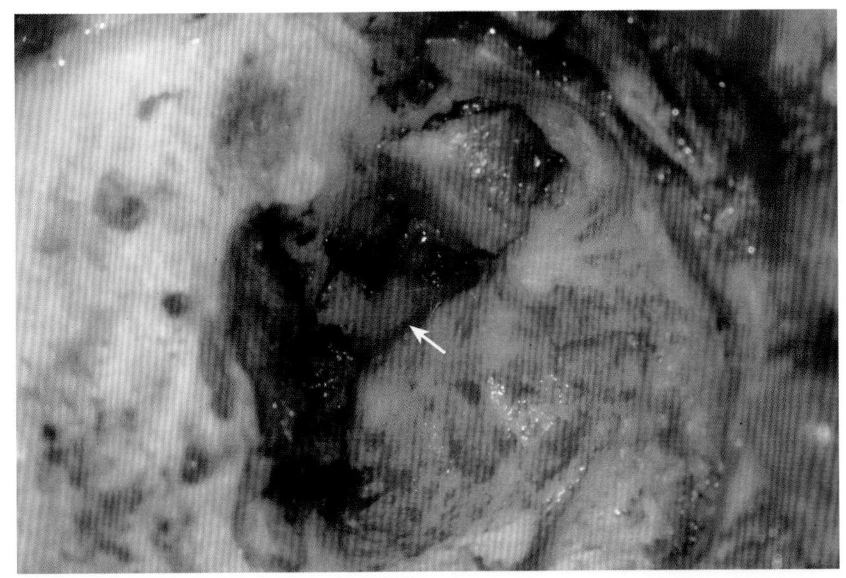

图 11.152　外耳道内侧可见另一块疝出组织（箭头）

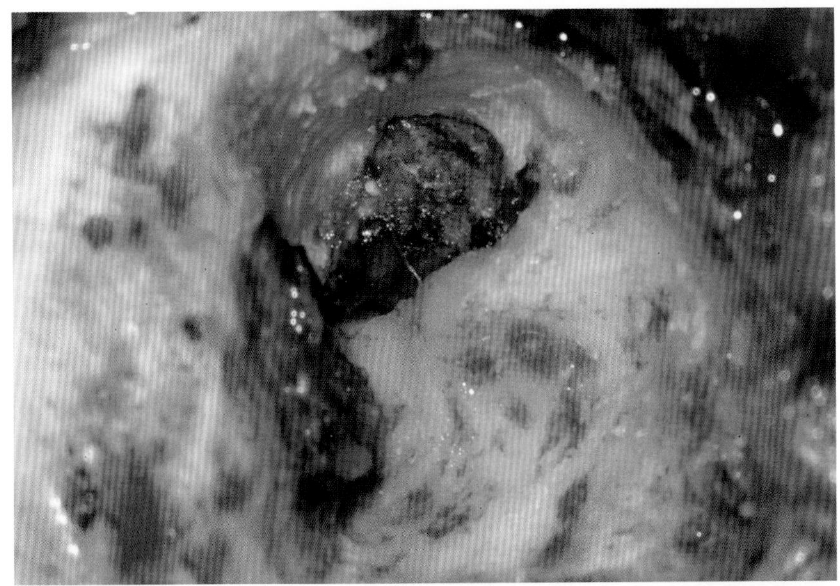

图 11.153　用剪刀将凝固组织剪碎并清除

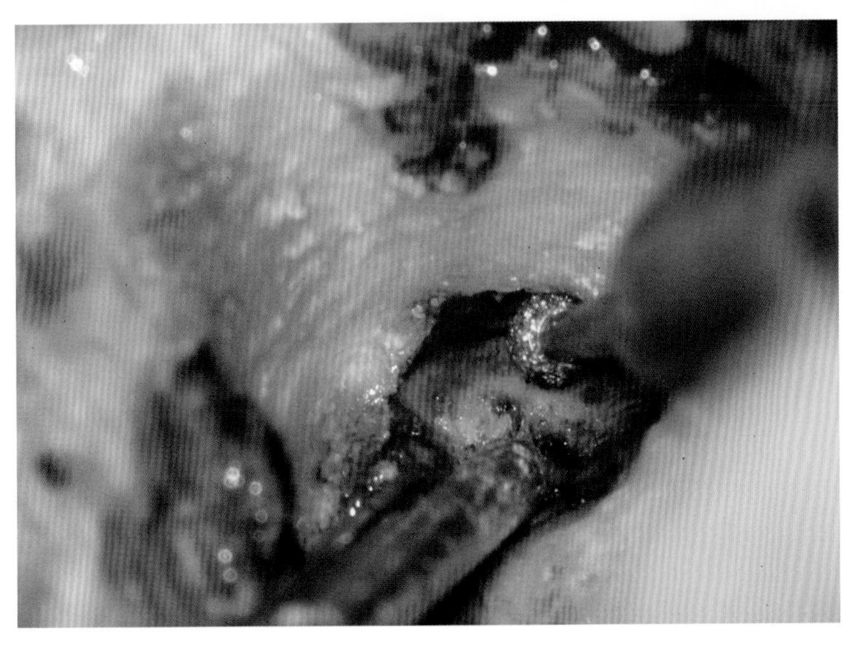

图 11.154　行外耳道成形，充分显露外耳道内的疝出组织

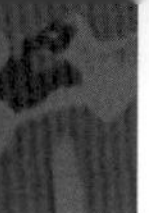

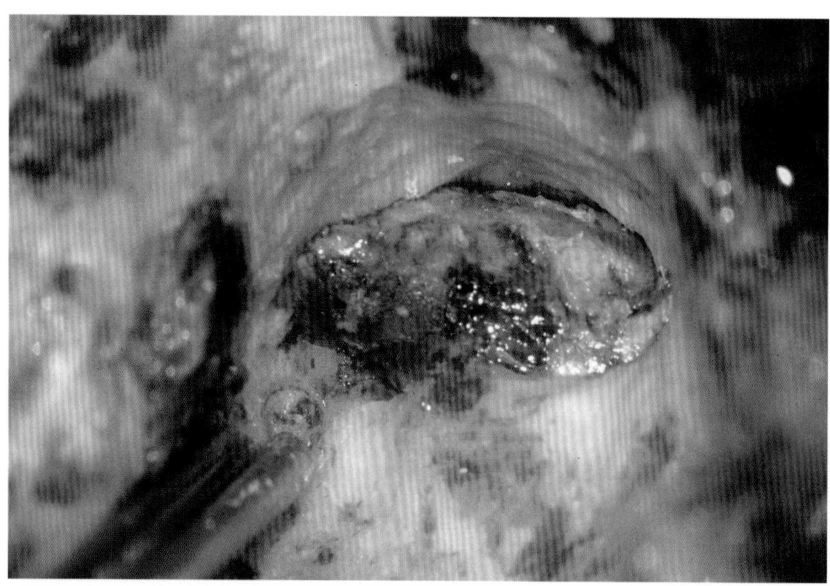

图 11.155　鼓室被疝出组织填充

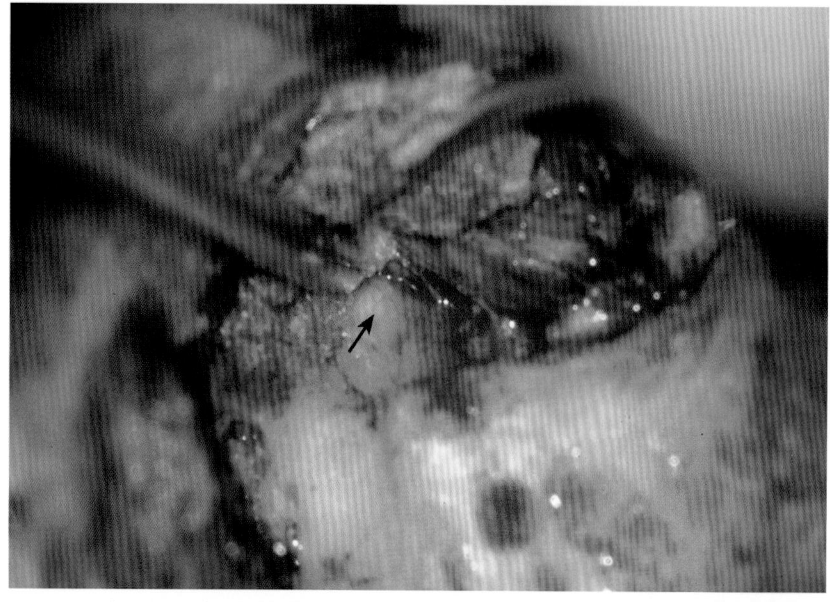

图 11.156　利用棉球将疝出组织从面神经鼓室段（箭头）表面分离。注意该区域的面神经已广泛暴露

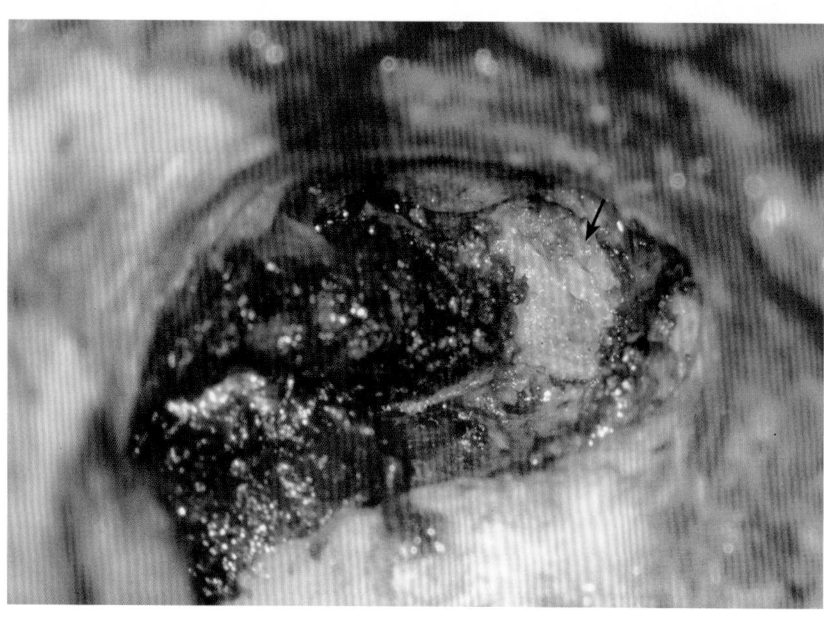

图 11.157　疝出组织内侧的上皮已形成胆脂瘤（箭头）

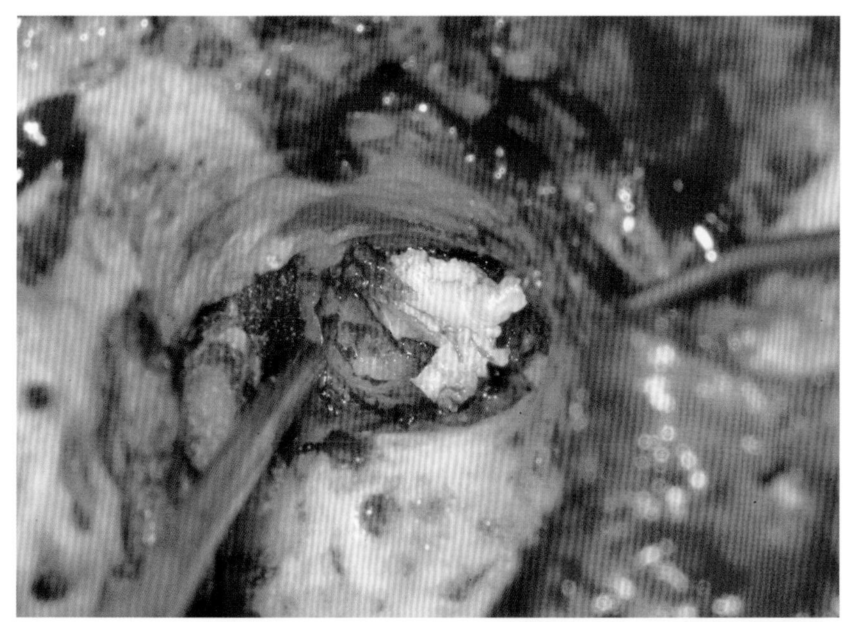

图 11.158 清理鼓室腔的胆脂瘤

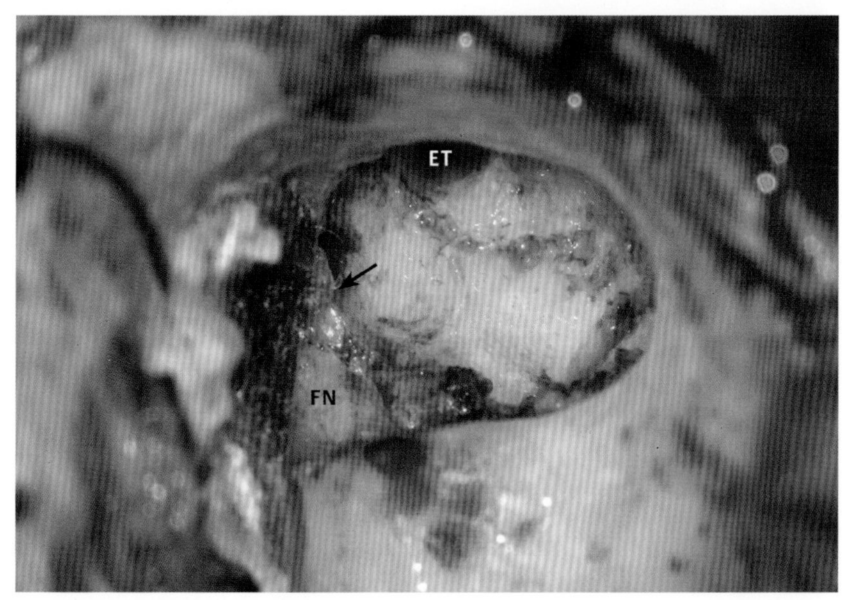

图 11.159 清除中耳腔内所有上皮和疝出组织。裸露的面神经走形于匙突（箭头）上方。ET：咽鼓管；FN：面神经

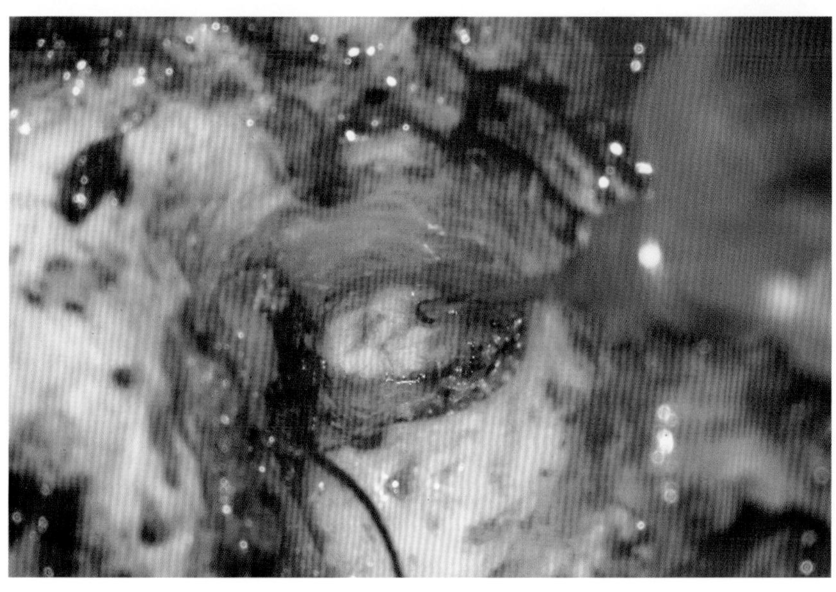

图 11.160 用骨膜封堵咽鼓管，纤维蛋白胶加固，用腹部脂肪填塞术腔

病例 11.15（左耳）

参见图 11.161 ~图 11.170。

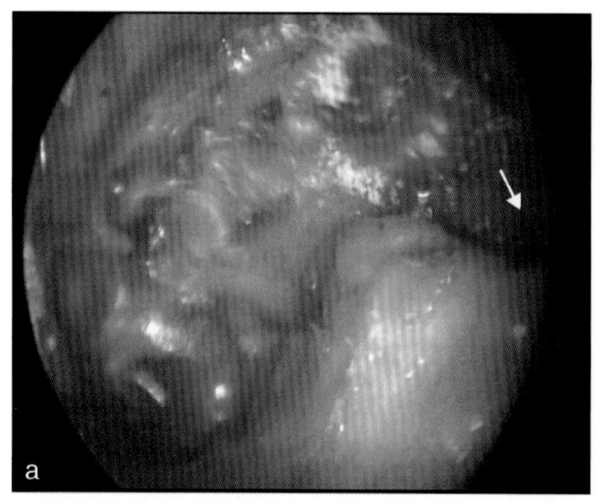

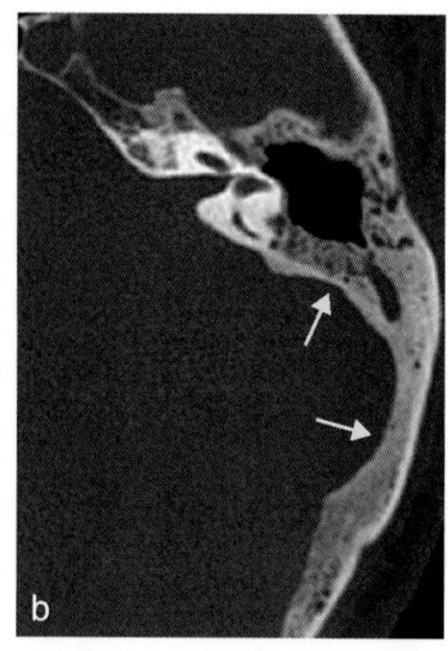

图 11.161　患者在外院行胆脂瘤手术，术后出现持续性耳漏，因耳后区钝痛，来我科就诊。耳镜检查可见潮湿的炎性术腔，尤其是乳突尖（白色箭头），伴面神经嵴高拱（a）。轴位 CT（b）提示颞骨后面有类圆形骨质侵蚀（黄色箭头）

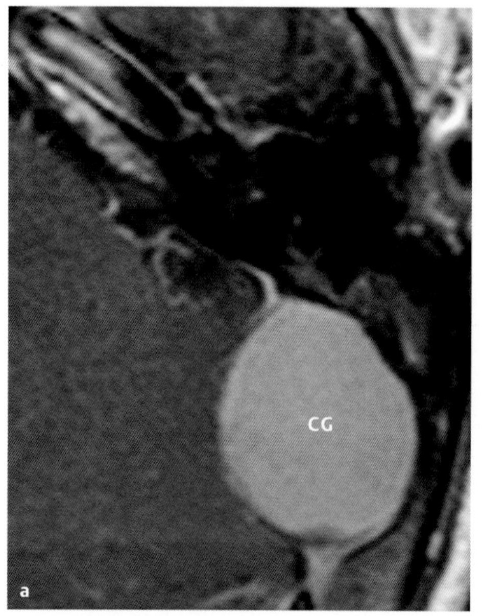

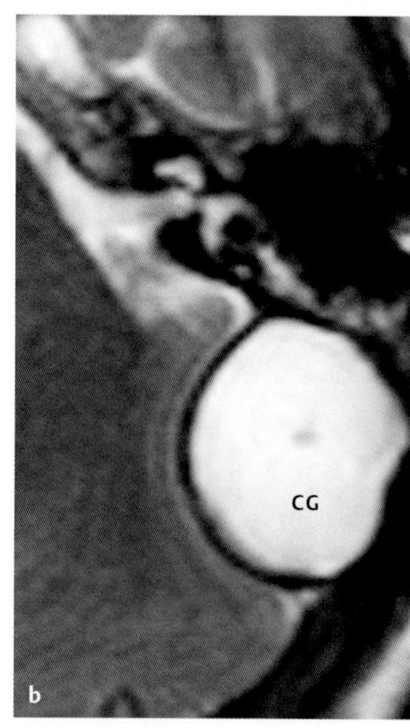

图 11.162　MRI 检查发现乳突后方有一巨大的圆形肿物，推挤后颅窝硬脑膜，压迫小脑。肿物表现为 T1 高信号（a），T2 超高信号（b），符合胆固醇肉芽肿表现。CG：胆固醇肉芽肿

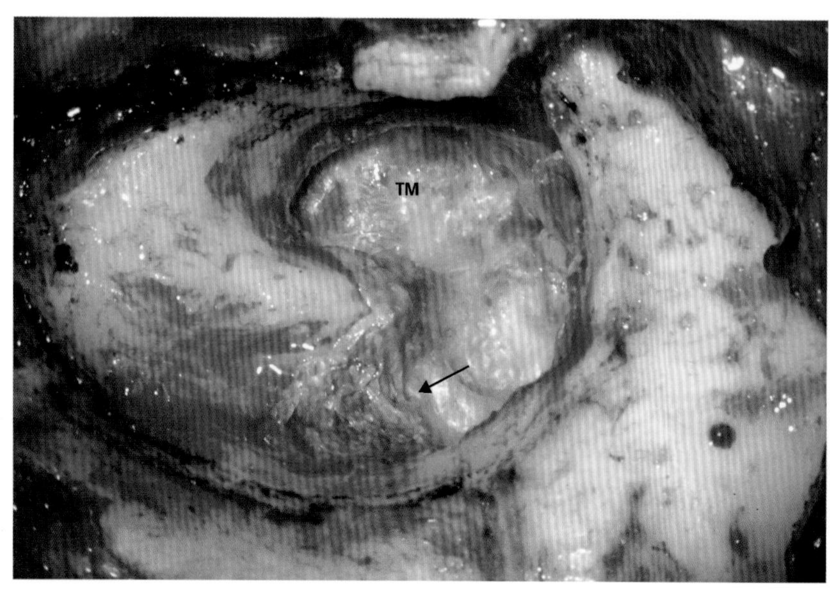

图 11.163　通过耳后切口开放术腔。鼓膜与鼓室内壁完全粘连。潮湿的耵聍在乳突尖堆积（箭头）。TM：鼓膜

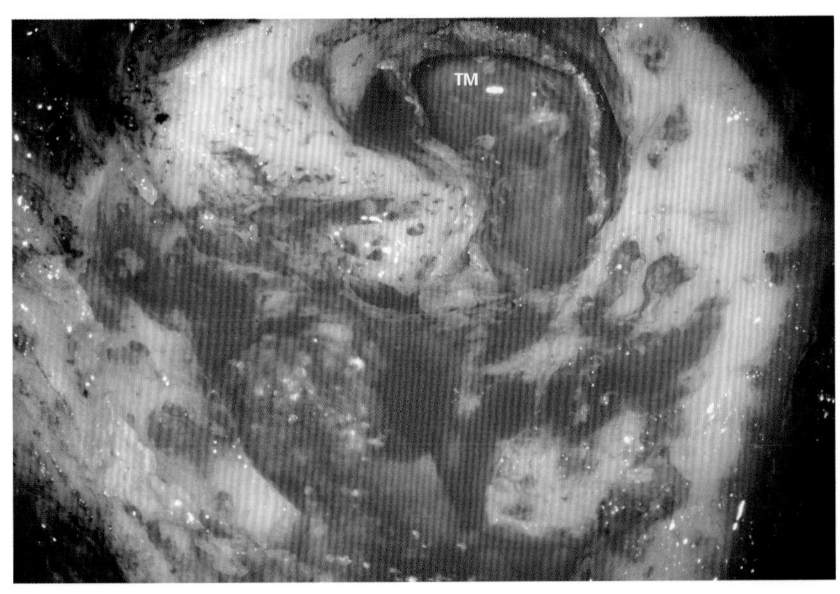

图 11.164 清理乳突尖区域的胆脂瘤，切开一囊状结构，里面为富含胆固醇结晶的褐色液体。TM：鼓膜

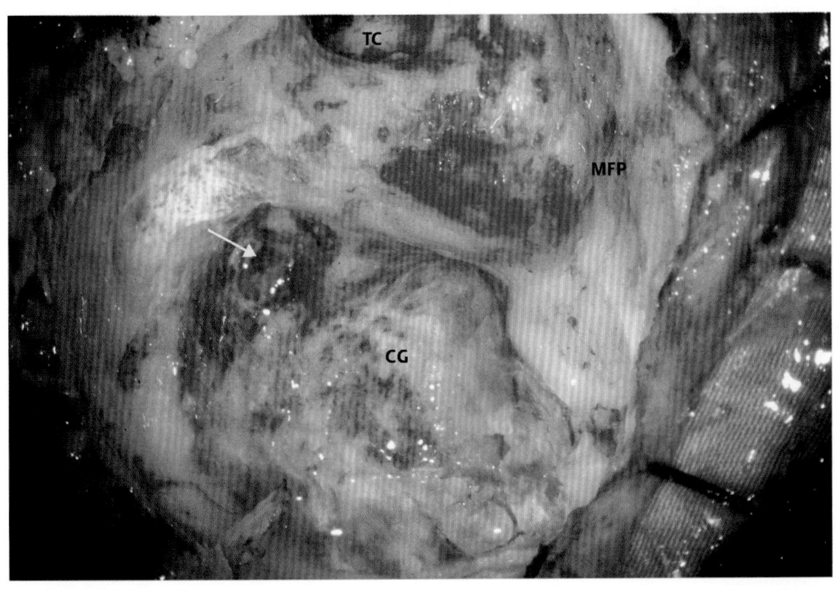

图 11.165 彻底清理覆盖术腔的上皮，使术腔圆滑。去除后颅窝表面的皮质骨，暴露远离鼓室形成的巨大胆固醇肉芽肿。箭头所示处胆固醇肉芽肿位于潮湿乳突尖的区域。CG：胆固醇肉芽肿；MFP：中颅窝脑板；TC：鼓室

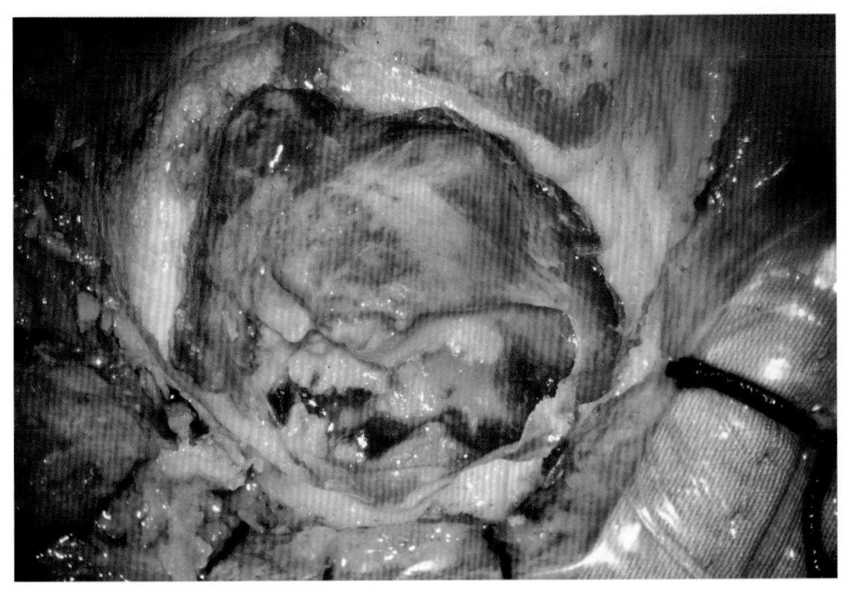

图 11.166 将胆固醇肉芽肿切开，见其充满黄色非晶体状的物质内容物

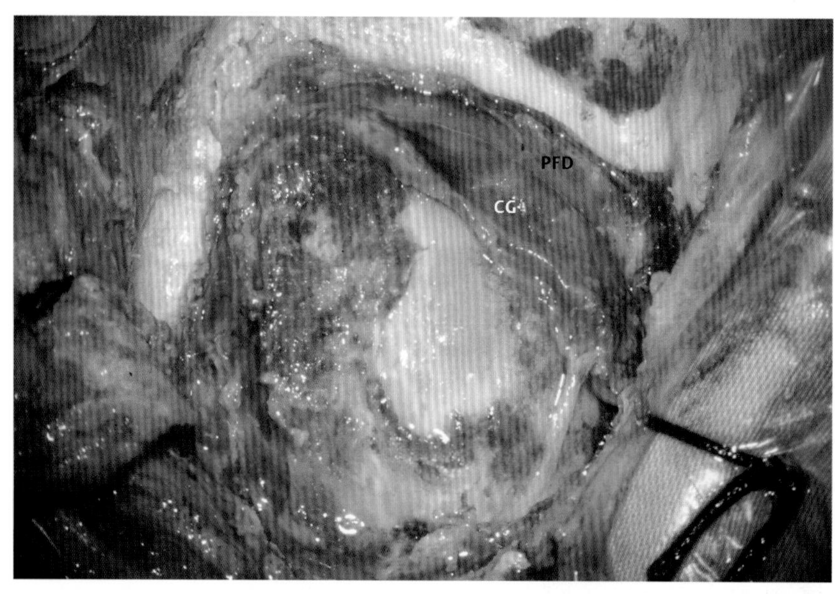

图 11.167　清理胆固醇肉芽肿的内容物。开始将胆固醇肉芽肿内壁从后颅窝硬脑膜表面剥离。GG：胆固醇肉芽肿；PFD：后颅窝硬脑膜

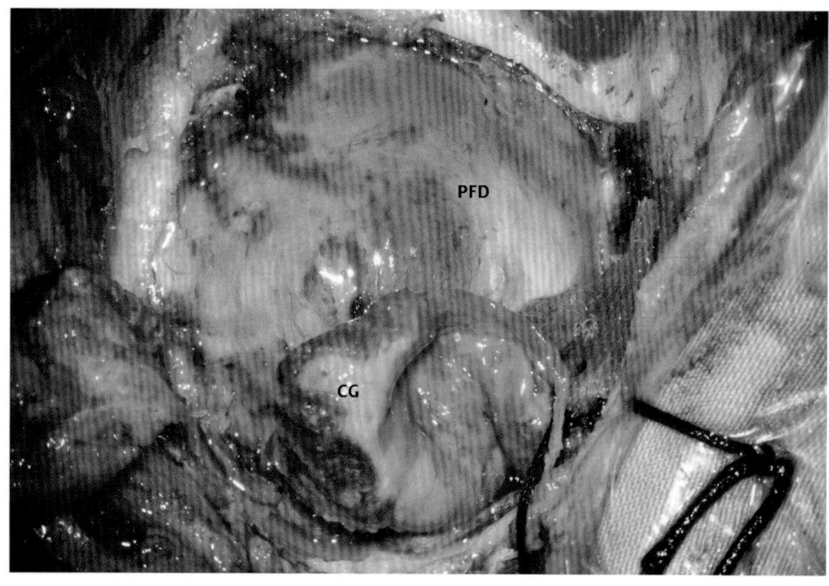

图 11.168　将大部分胆固醇肉芽肿从硬脑膜表面剥离下来，可见硬脑膜和胆固醇肉芽肿之间的界限明确。GG：胆固醇肉芽肿；PFD：后颅窝硬脑膜

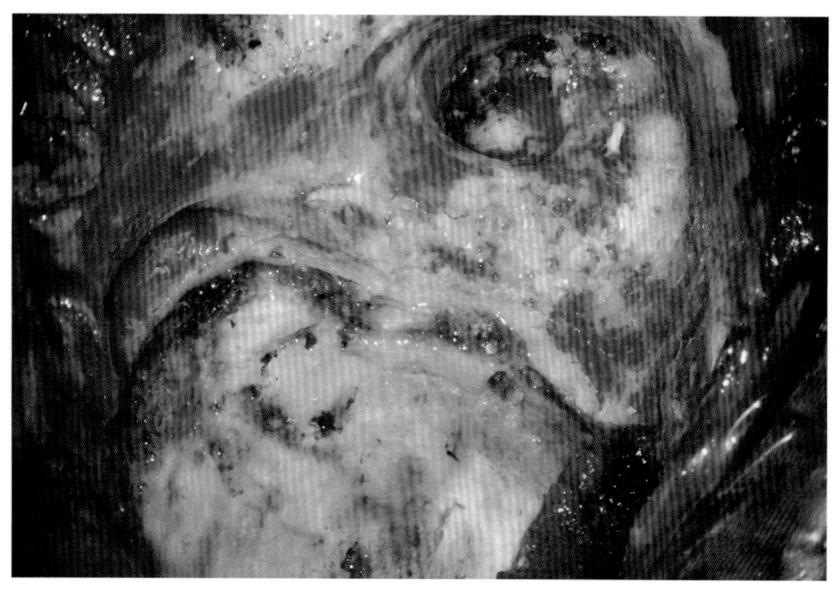

图 11.169　胆固醇肉芽肿被完全清除，术腔展现最终的形态。术腔后方存在一巨大空隙。为避免术后出现问题，用软骨膜封闭咽鼓管，腹部脂肪填塞术腔。GG：胆固醇肉芽肿；PFD：后颅窝硬脑膜

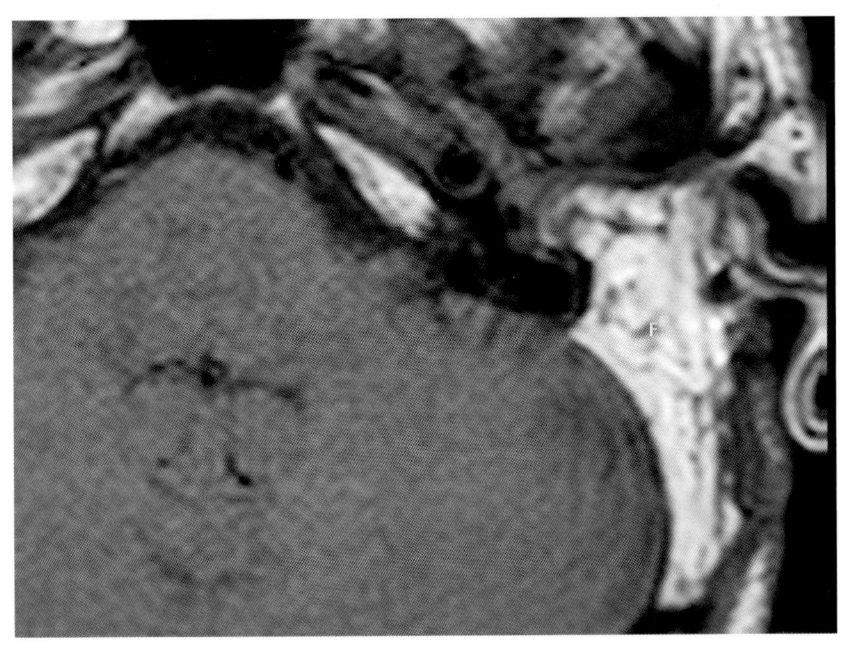

图 11.170 术后 MRI 显示受压的小脑回位，术腔适量填充了腹部脂肪。F：腹部脂肪

11.2 提示与误区

· 为使外耳道封闭更易操作，在切断皮肤和软骨时切口应更靠外一些。此处皮肤较厚，易于分离。

· 术腔内脂肪感染很难通过保守治疗来控制，应该进行二次手术。

· 在分离耳屏软骨和软组织表面的外耳道皮肤时应在显微镜下操作，以便更好地保留皮肤。

· 封闭的外耳道口裂开，会导致术腔开放，引起脂肪感染。因此外耳道封闭时要仔细操作，采取多层封闭的方法。

· 要用可吸收线缝合封闭外耳道口，因为拆线可能导致切口边缘裂开，使皮肤长入创面或出现术腔感染。

· 为了降低脂肪感染的风险，使用前再取腹部脂肪，并且在利福平溶液（250mg/3mL）里浸泡 30min。

· 术腔残留的皮肤会形成胆脂瘤，这成为岩骨次全切除术的一个危险因素。棉球辅助清除术腔内所有上皮，并对骨壁进行广泛打磨，会大大降低这种风险。

· 所有患者术后需行弥散加权 MRI 检查，并长期随访。

· 需严密封闭咽鼓管，将术腔和鼻咽部完全分隔开。

· 应事先告知患者，术后由于脂肪吸收，耳后会发生凹陷。可在术腔中适当多填充一些脂肪以降低此风险。

视　频

见视频 11.1。

参考文献

Sanna M, Dispenza F, Flanagan S, et al. Management of chronic otitis by middle ear obliteration with blind sac closure of the external auditory canal. Otol Neurotol,2008, 29(1):19–22

Sanna M, Sunose H, Mancini F, et al. Middle Ear and Mastoid Microsurgery. 2nd ed. Stuttgart: Thieme,2012

12 胆脂瘤手术中同期植入人工耳蜗

曾一度有严重听力损伤（重度耳聋）的患者不可治愈。人工耳蜗作为一项创新技术，完全改变了先天性和获得性（后天性）感音神经性耳聋的治疗策略。有了人工耳蜗，只要蜗神经能保持完整性，获得性听力损失（后天性耳聋）的患者就有很大机会能够改善或恢复语言交流，而先天性耳聋的婴幼儿同样能获得良好的语言发育。即使双侧极重度听力损失与某些疾病相关，人工耳蜗植入的基本要求是相同的。

12.1 适应证

人工耳蜗植入的一般适应证
极重度（或完全）双侧听力损失，通过助听器可获得的增益很少或不足，并满足以下条件：
· 健康状况良好
· 倾听的诉求（成人）
· 家庭的支持（儿童）

在一些特定的胆脂瘤病例中，需要同期或二期植入人工耳蜗以恢复听力。与切开后鼓室植入电极的常规人工耳蜗植入术不同，在合并胆脂瘤的人工耳蜗植入手术中，需考虑术后复发胆脂瘤的风险。胆脂瘤手术后缺失的外耳道后壁和根治性的术腔迫使外科医生将电极导线放置于接近表面的位置。因此，需要采取不同的策略来避免并发症的发生。

胆脂瘤岩骨次全切除术同期人工耳蜗植入的适应证
使用传统助听器后没有获益的极重度（或完全性）双耳听力损伤，并满足以下条件：
· 中耳胆脂瘤
· 伴或不伴有炎症的乳突根治或开放成形术腔
· 岩骨胆脂瘤中保留耳蜗和蜗神经

植入耳胆脂瘤复发或乳突腔电极浅埋，可导致植入体脱出的风险。如果耳部发生感染，会导致耳后植入体表面皮肤裂开甚至发生脑膜炎。人工耳蜗植入术联合岩骨次全切及腹部脂肪填塞术能显著降低这种风险，因为该术式将腔体与外界环境隔离开，消除了复发的可能性。在一些岩骨胆脂瘤病例中，可以通过经迷路入路切除胆脂瘤。迷路切除会导致术后耳蜗骨化和（或）纤维化，导致今后无法进行人工耳蜗植入。如果外科医生保留了耳蜗，可根据需要同期植入人工耳蜗电极。

耳蜗电极可以通过圆窗入路或耳蜗鼓阶打孔方式插入鼓阶。我们尽可能选择圆窗植入，因为圆窗是解剖学的自然开口。然而在胆脂瘤患者中，圆窗常因为骨化而消失，需要在圆窗区域进行钻孔。此外，耳蜗的底转也可能因为炎症因素而出现骨化，需要进一步钻磨耳蜗。在这种复杂情况下在适当位置进行耳蜗打孔，需要手术医生有足够的中耳及内耳的解剖学知识。

外科医生应认识到电极的顺利植入只是人工耳蜗植入的开始。人工耳蜗植入是一种系统治疗，不仅包括手术，还包括术后调机和康复训练，需要一系列的专业技能，与听力学家、言语治疗师和电生理学家的密切合作。目前，市场上有四家公司生产该设备。每种设备都有其自身的优点，但尚不完全清楚是否有特定患者适应证，尤其是胆脂瘤患者。目前我们正在积累对此类设备的经验，还需进一步研究。

12.2 禁忌证

相对禁忌证出现在多药耐药微生物和结核杆菌的化脓性感染中。当术后感染风险高时，可进行分期手术。在这些病例中，一期手术可进行岩骨次全切，彻底根除感染并使用抗生素。3 ~ 6 个月后，如果没有感染指征，重新打开被填塞的术腔，进行人工耳蜗植入。当外科医生怀疑胆脂瘤未被完全清除时，同样的治疗策略也适用。

所需的手术步骤如下。与其他中耳手术不同的是，手术需要剃发，且通常需要监测面神经。

病例 12.1（右耳）：获得性胆脂瘤的人工耳蜗植入

参见图 12.1 ~图 12.22。

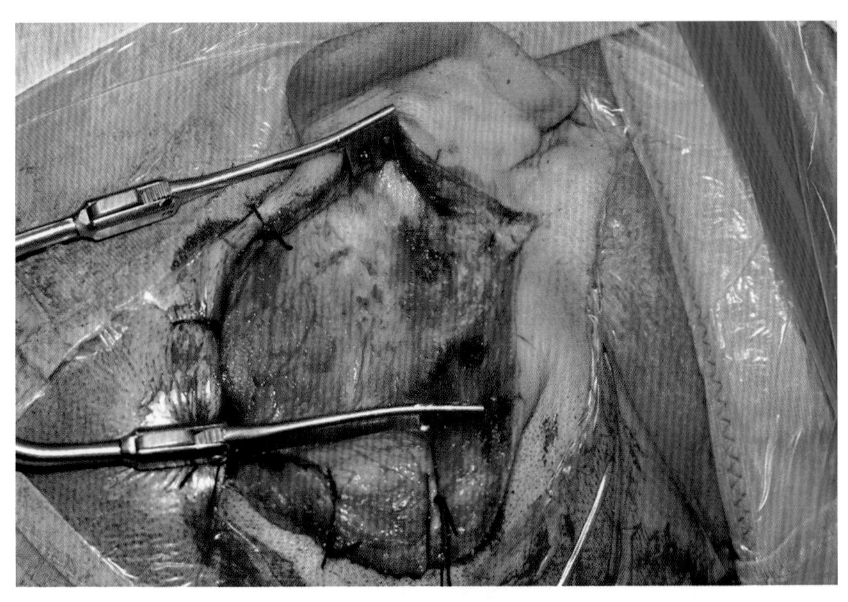

图 12.1 一例胆脂瘤合并双耳重度听力损伤患者。在颞部做一个倒 J 形切口，充分暴露颅骨，以便放置人工耳蜗的植入体。将皮肤和软组织分两层切开

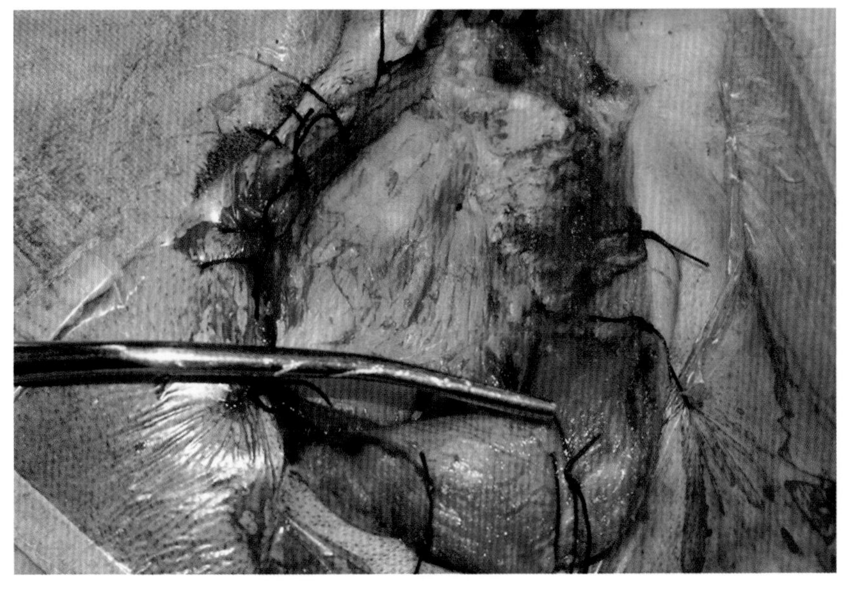

图 12.2 在颞部做倒 J 形切口，将皮肤和软组织分两层切开。将切口周围皮肤组织缝合，充分暴露切口

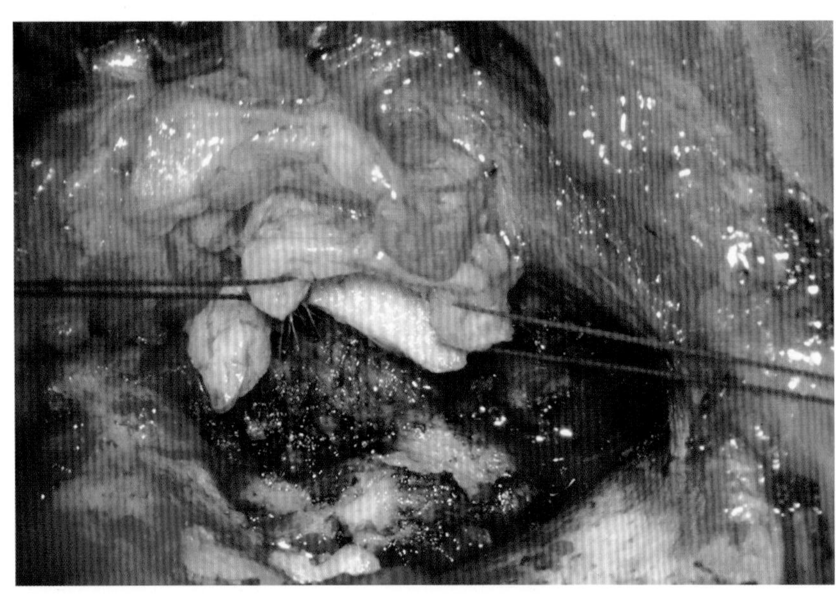

图 12.3 外耳道分两层封闭。去除耳廓软骨使软骨部的皮肤可移动，穿入两根线后牵拉软骨部的皮肤通过耳道口翻向外侧（见第 11 章）

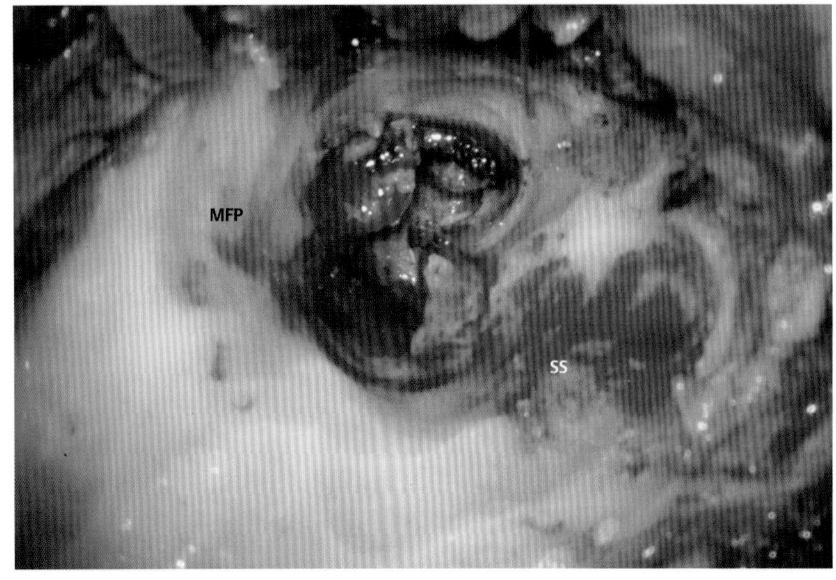

图 12.4 乳突切开后暴露发炎的开放式术腔。为了给耳蜗植入体留空间，不要广泛切除窦脑膜角附近的骨质。乙状窦位于后方，中颅窝脑板（MFP）位于上方

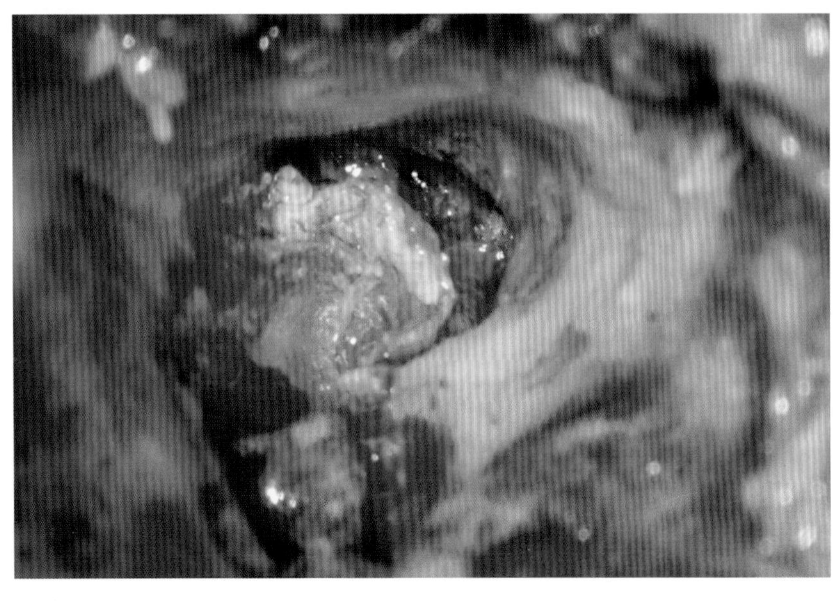

图 12.5 从鼓环上完全分离耳道鼓膜瓣

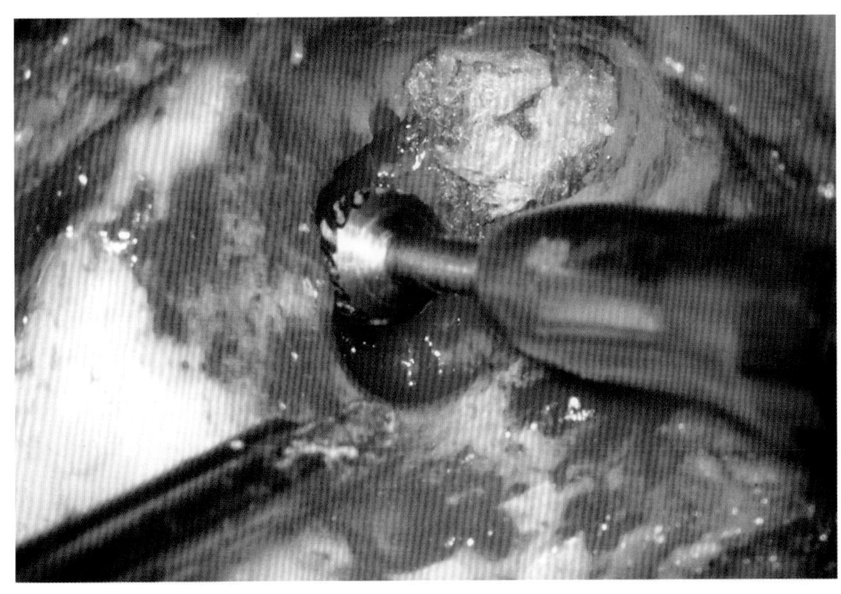

图 12.6 应充分削磨术腔的骨嵴，以便获得良好视野，清除胆脂瘤

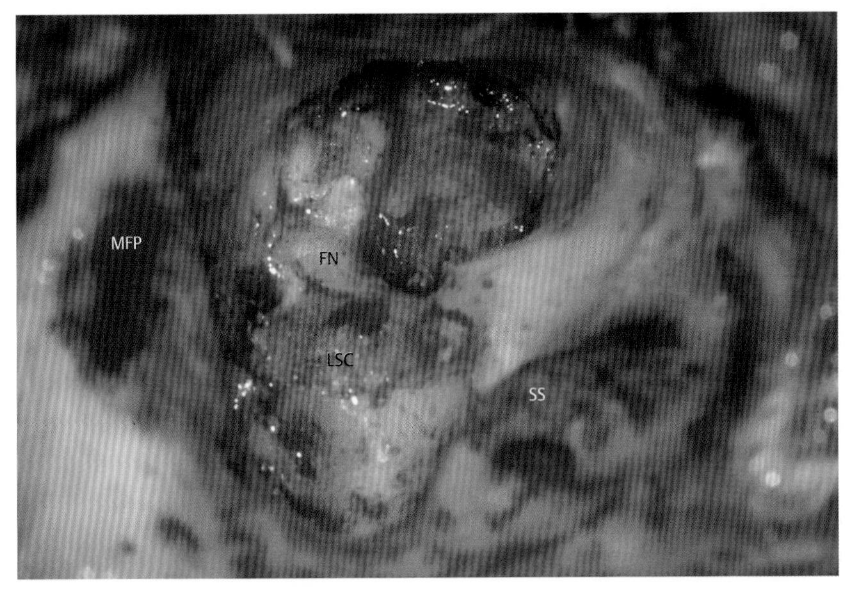

图 12.7 在完成磨骨工作后，应将绝大部分的上皮包括胆脂瘤的上皮从中耳移除。注意充分磨圆术腔。FN：面神经；LSC：外半规管；MFP：中颅窝脑板；SS：乙状窦

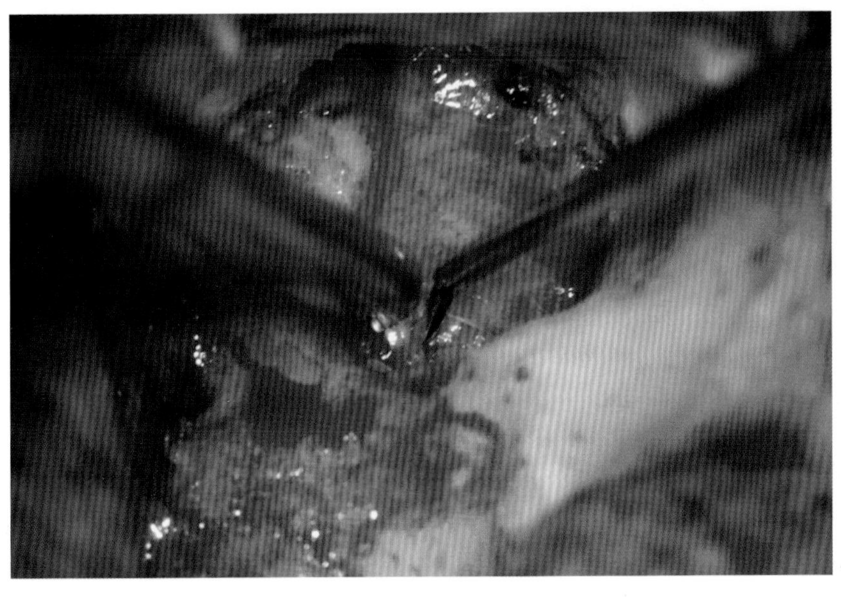

图 12.8 最后移除覆盖镫骨底板的胆脂瘤

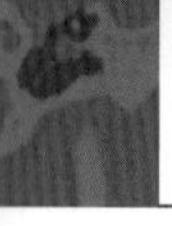

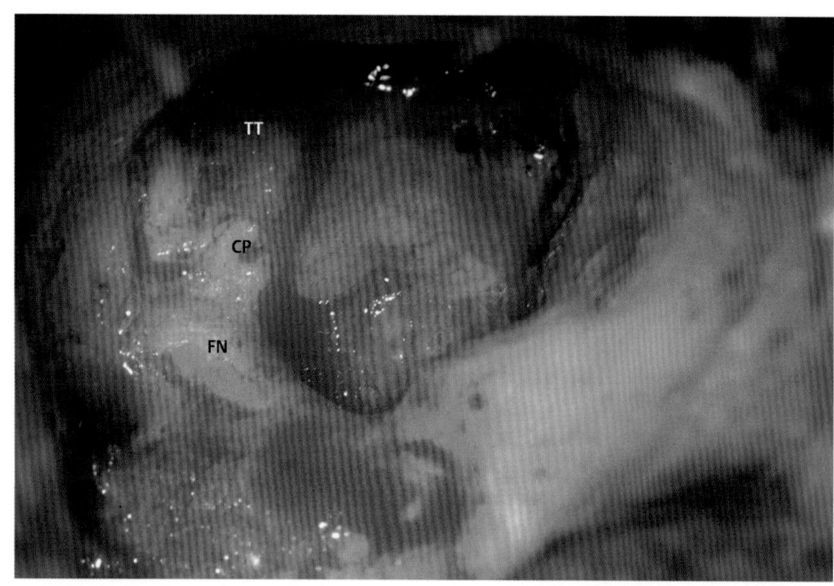

图 12.9 鼓室内侧壁如图所示，位于匙突上内侧的面神经暴露在匙突的后部。鼓室内侧壁充满瘢痕组织。CP：匙突；FN：面神经；TT：鼓膜张肌

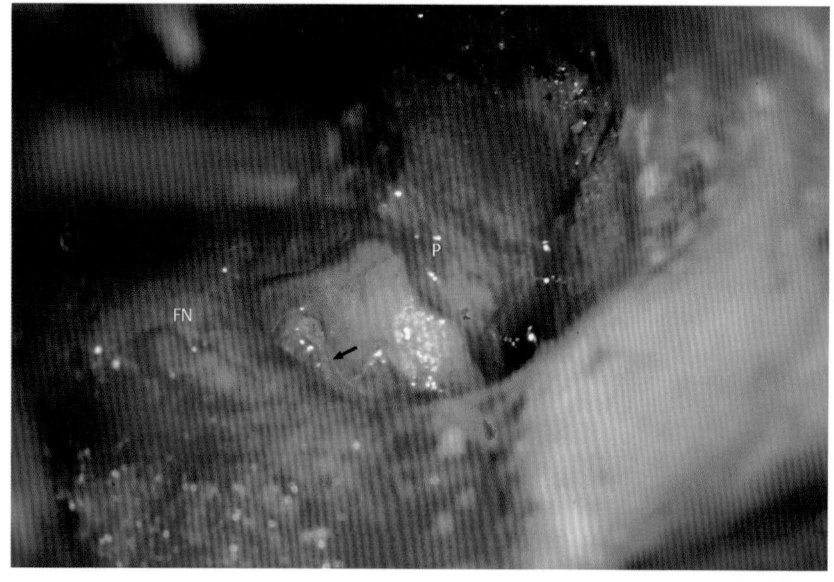

图 12.10 将瘢痕组织从镫骨底板上移除（箭头）。继续向下推进，暴露鼓岬和圆窗龛。FN：面神经；P：鼓岬

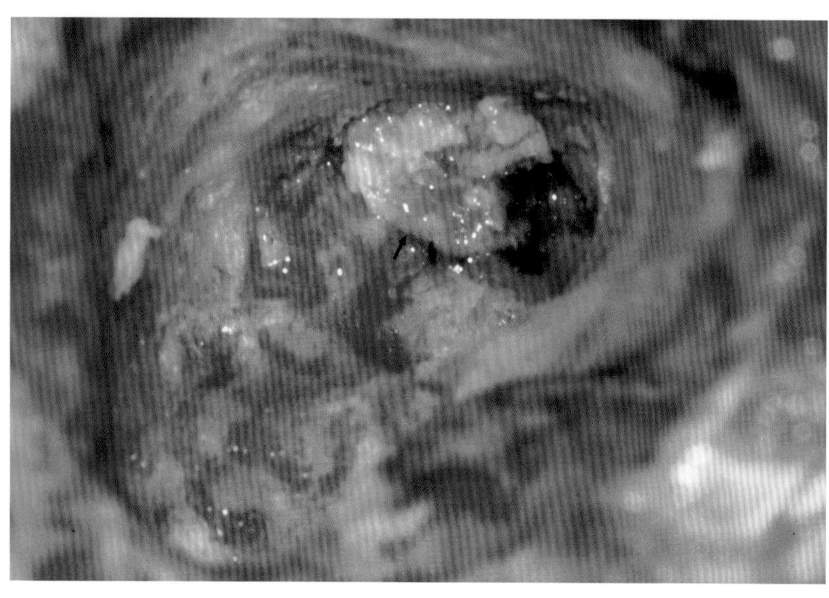

图 12.11 在耳蜗底转打孔前应先用肌骨膜封闭咽鼓管口

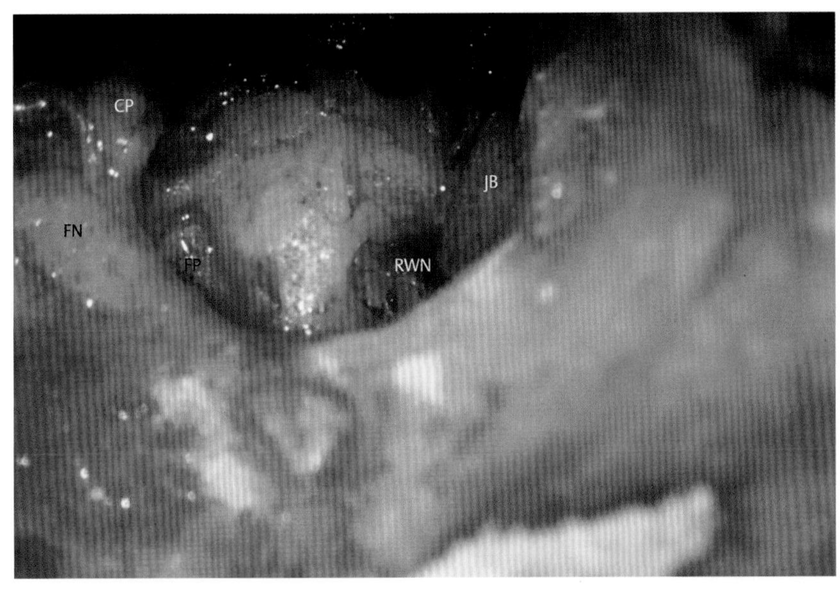

图 12.12 清理完毕的鼓室内侧壁。镫骨底板和圆窗龛清晰可见。CP：匙突；FN：面神经；FP：镫骨地板；JB：颈静脉球；RWN：圆窗龛

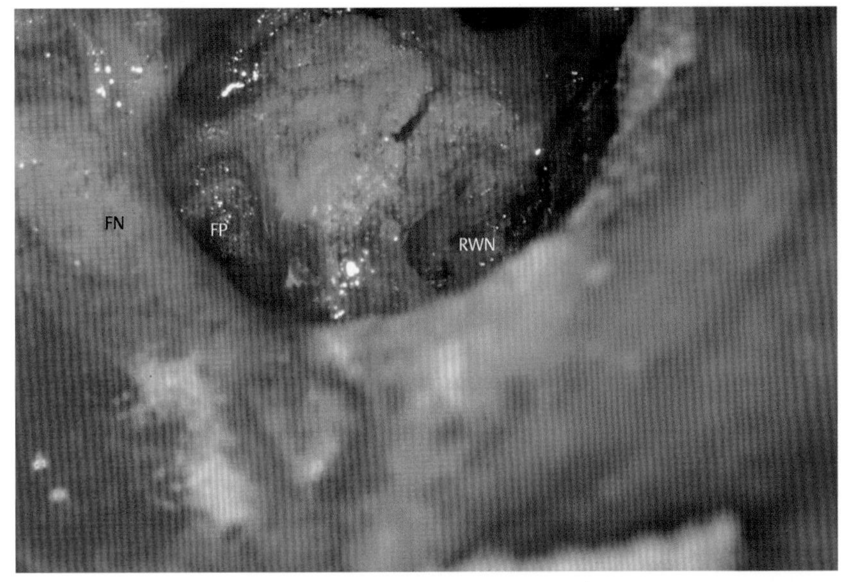

图 12.13 已去除圆窗龛处的瘢痕组织。圆窗龛前上壁的圆窗膜似乎已经骨化。FN：面神经；FP：镫骨底板；RWN：圆窗龛

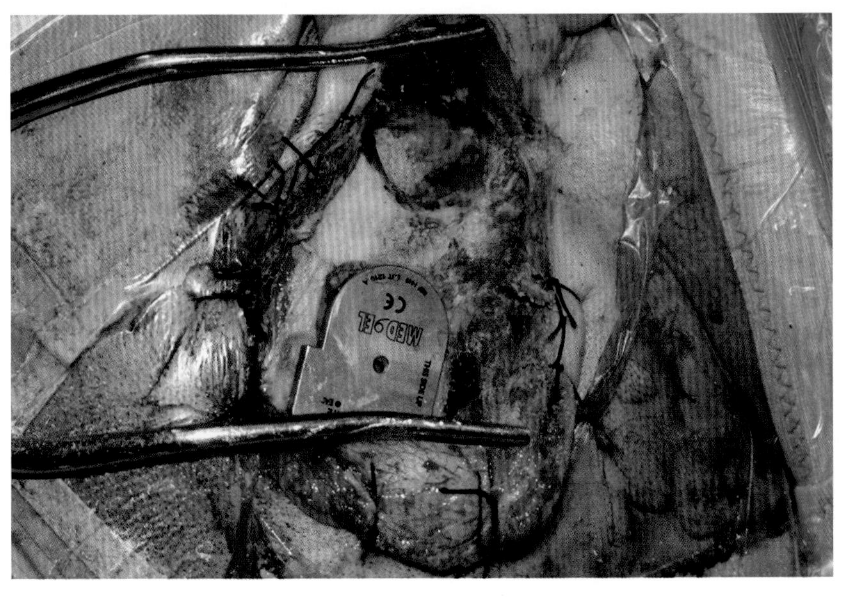

图 12.14 应在打开耳蜗前完成耳蜗植入的准备工作。可以用人工耳蜗模具来制作一个合适的植入体骨床

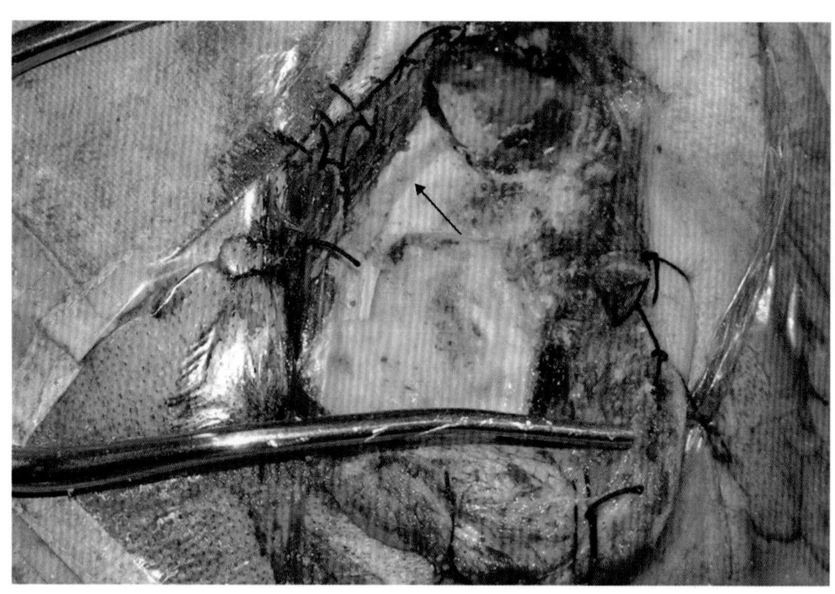

图 12.15 在乳突腔的后方制作一个放置人工耳蜗植入体的植入床。如箭头所示，在植入床和乳突腔之间制作放置电极的骨槽

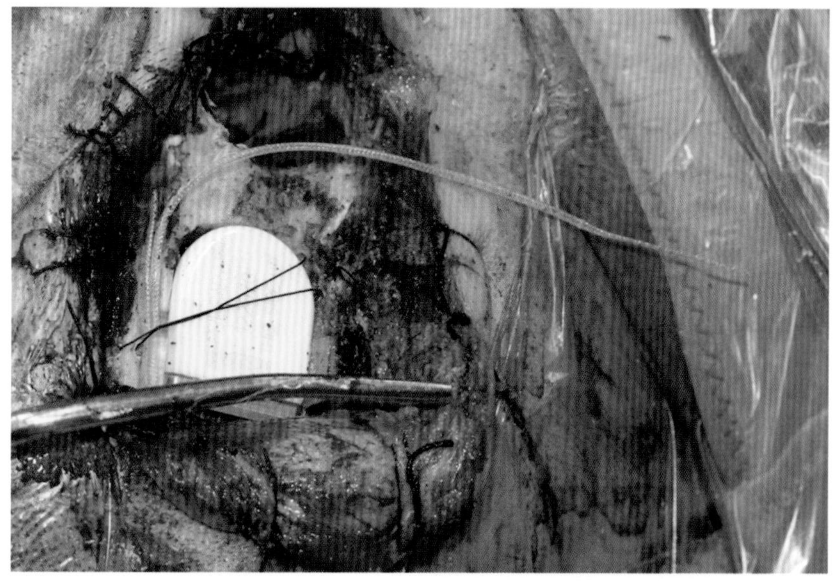

图 12.16 使用小磨钻在植入床周围打孔，以备拉线固定。将耳蜗植入体放置到适当的位置后，使用不可吸收的外科缝线将其固定。可以看到炎症术腔位于耳蜗植入体前方

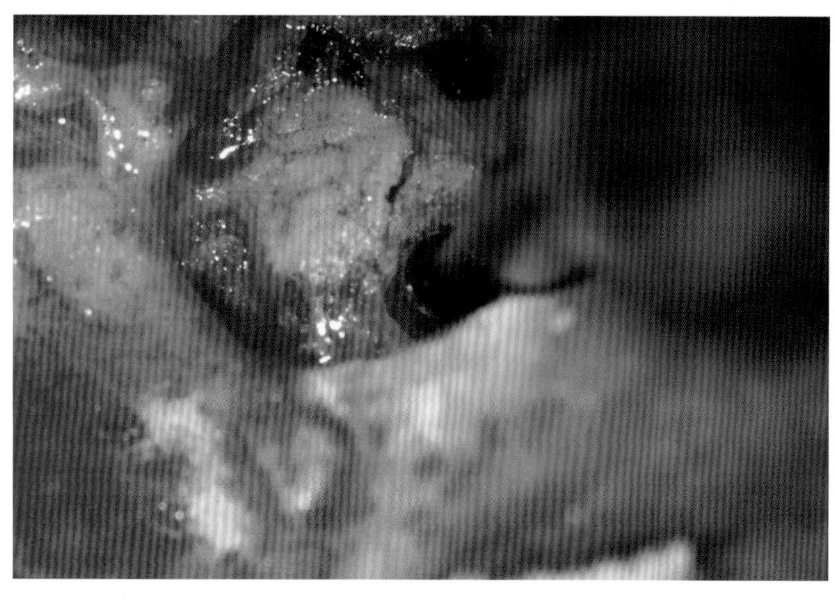

图 12.17 磨除圆窗龛顶部，可清楚地看到圆窗膜

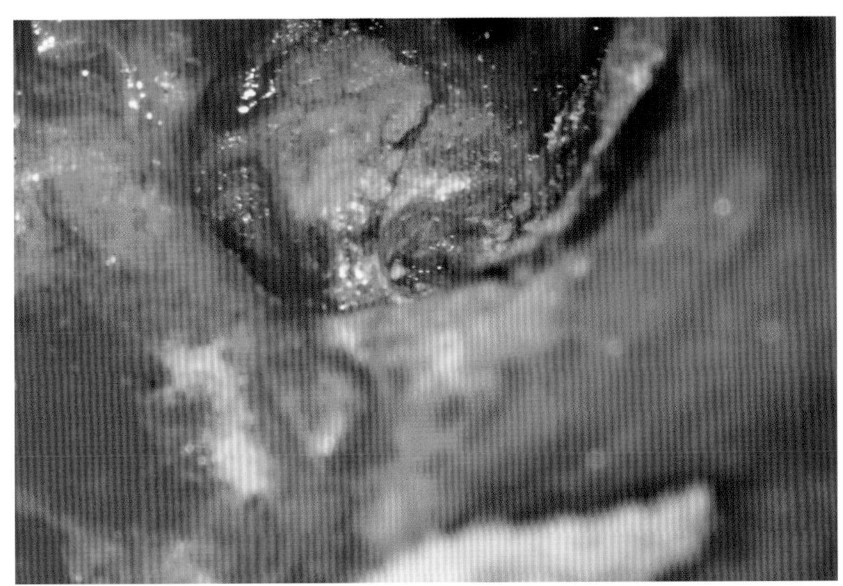

图 12.18 可见骨化的圆窗龛

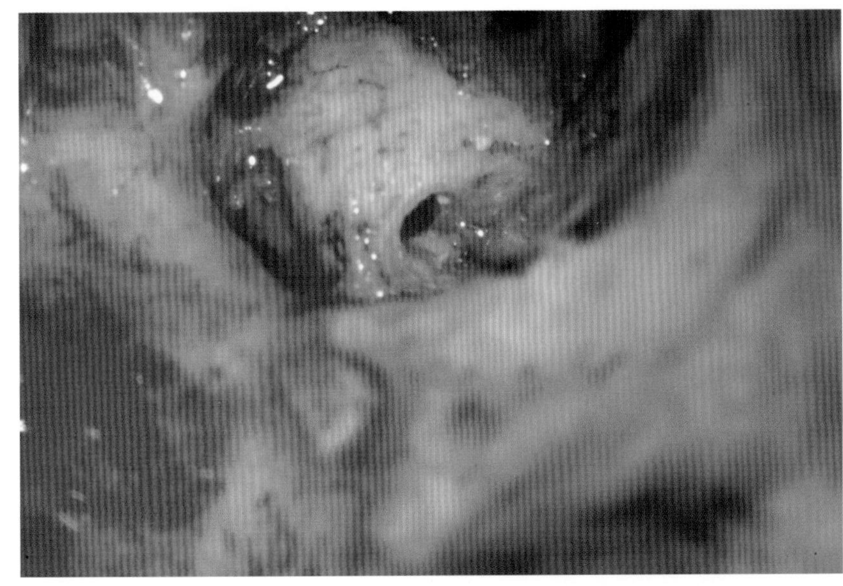

图 12.19 进一步在圆窗区域钻孔，打开圆窗，进入耳蜗底转鼓阶

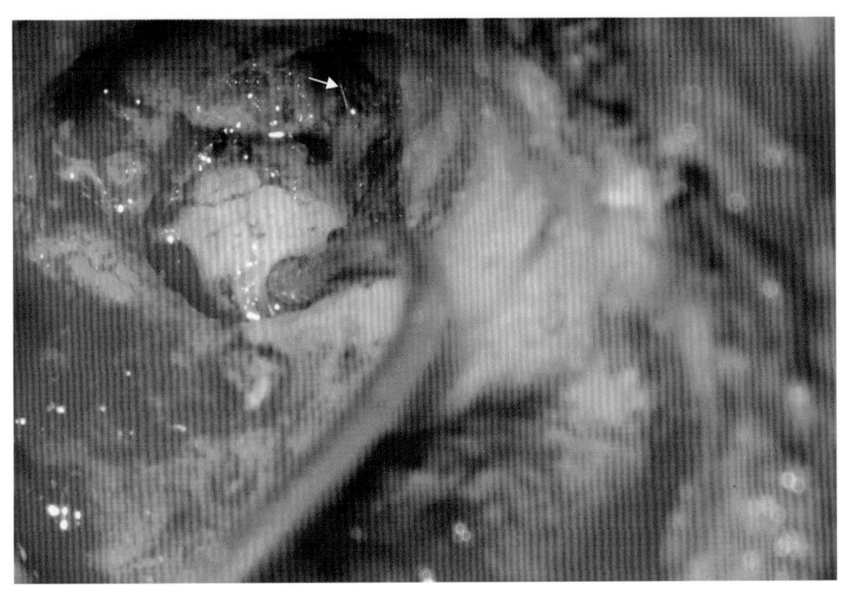

图 12.20 将耳蜗电极送入耳蜗鼓阶。在进行耳蜗钻孔前，咽鼓管口应用肌骨膜封闭（箭头）

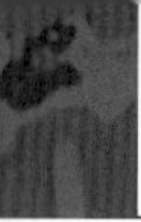

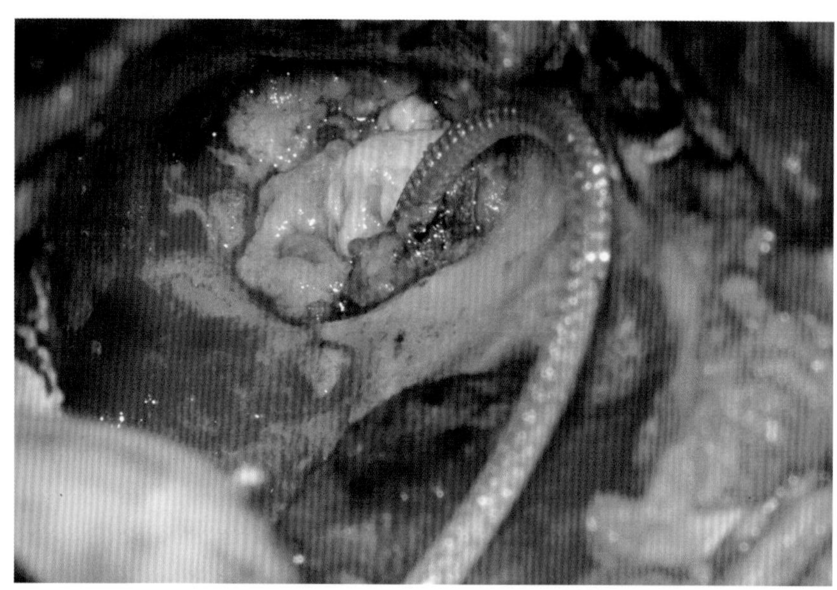
图 12.21 用肌骨膜封闭耳蜗造口并固定插入的耳蜗电极。取腹部脂肪封闭术腔

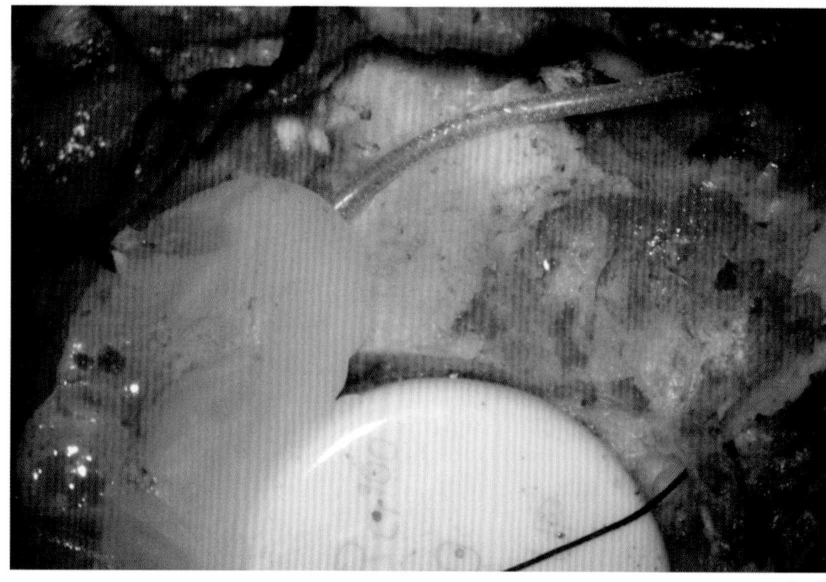
图 12.22 在骨槽用骨蜡固定人工耳蜗的电极

病例 12.2（右耳）：开放鼓室成形治疗胆脂瘤复发后的同期人工耳蜗植入

参见图 12.23 ~ 图 12.36。

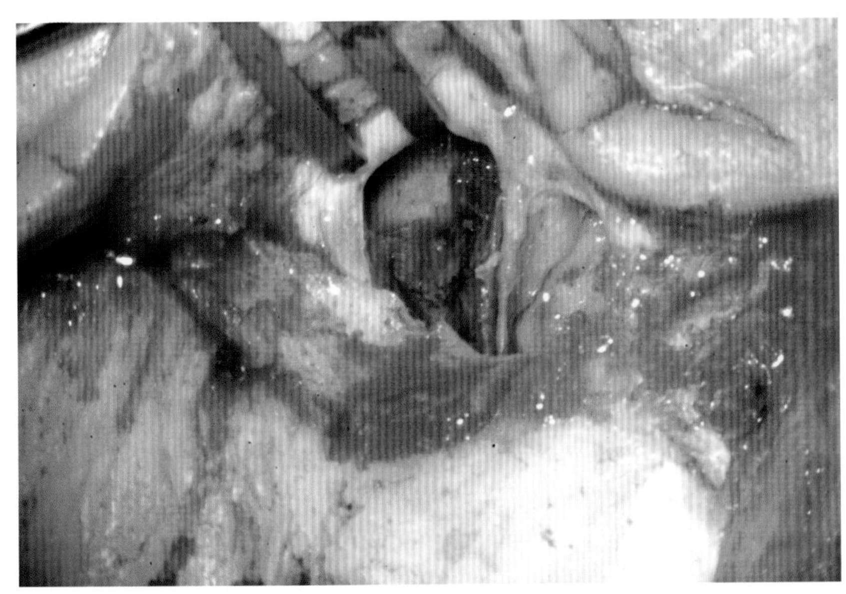

图 12.23 这是一例胆脂瘤术后复发的病例，在外院完成开放鼓室成形的手术。依据术前听力检查显示双耳极重度听力损失，决定同期植入人工耳蜗

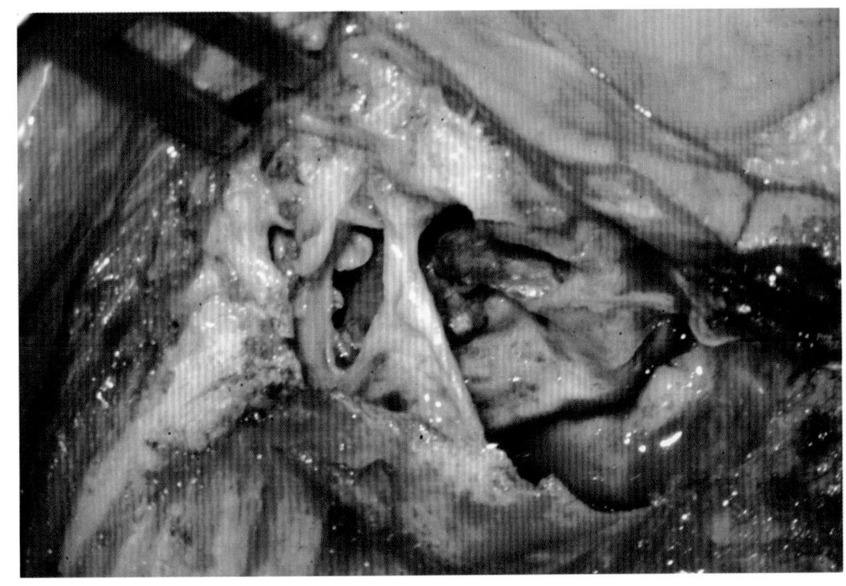

图 12.24 胆脂瘤在暴露不佳的术腔中复发。乳突腔内可见胆脂瘤上皮堆积

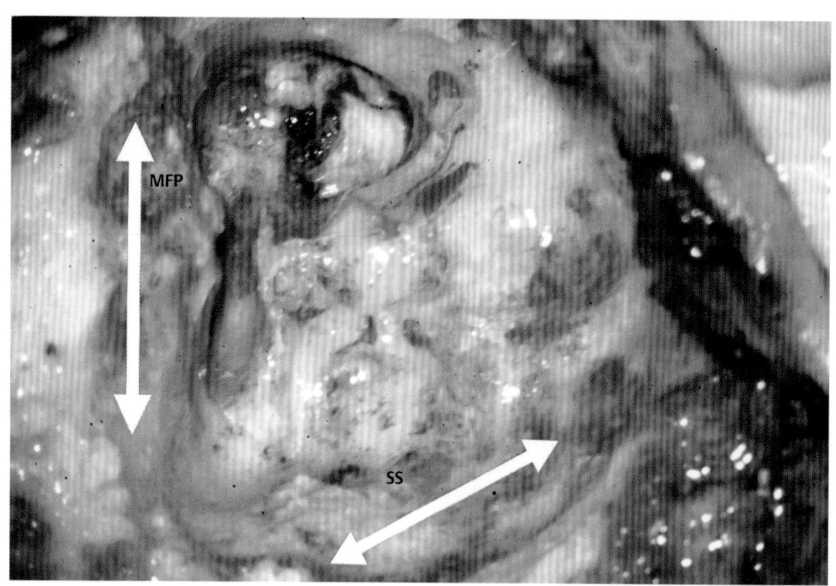

图 12.25 先辨认上方的中颅窝脑板和下方的乙状窦，从开放的空间开始乳突切除。为了安全地辨认这些结构，磨钻移动时要平行于箭头所示的方向。MFP：中颅窝脑板；SS：乙状窦

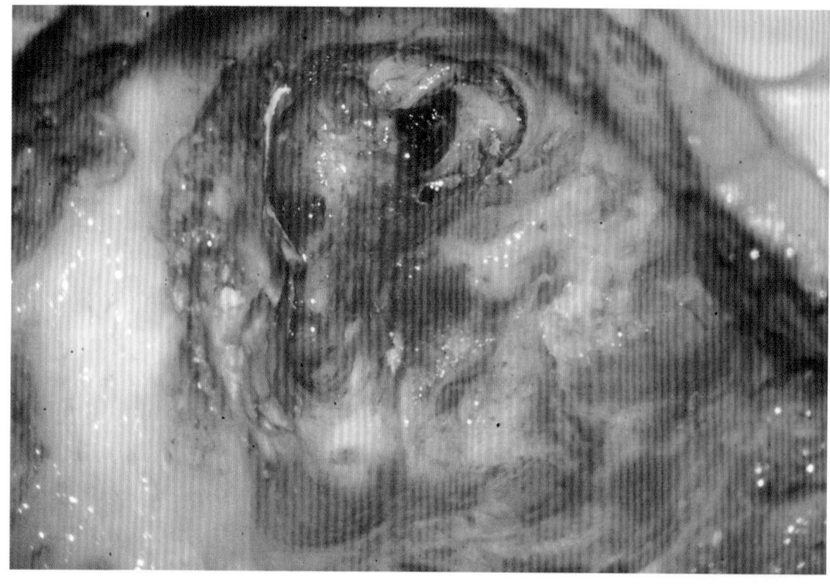

图 12.26 除鼓室腔外，已从中耳清除大部分的胆脂瘤。削低面神经嵴有利于清理鼓室后壁附近的病变组织

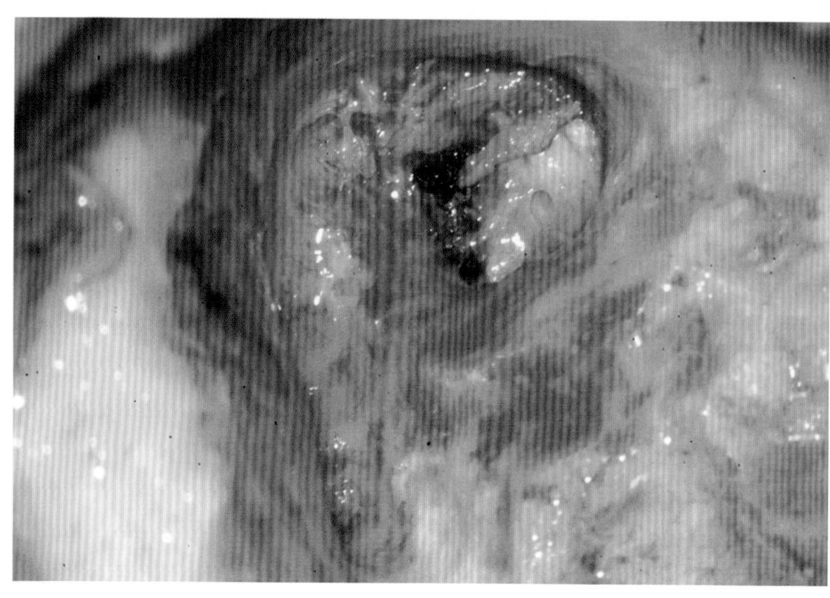

图 12.27 图示鼓室腔内充满瘢痕组织。后半部分是鼓膜

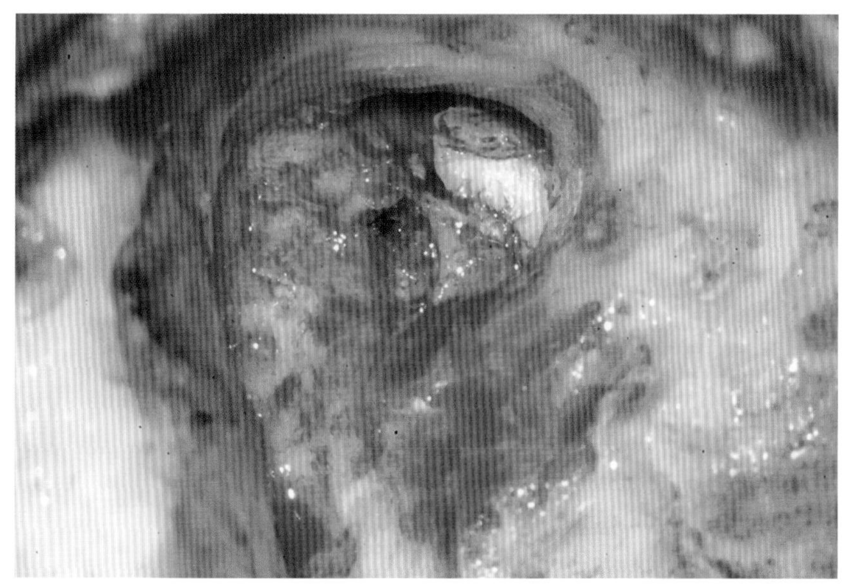

图 12.28　瘢痕组织下可见残留的胆脂瘤侵犯下鼓室气房

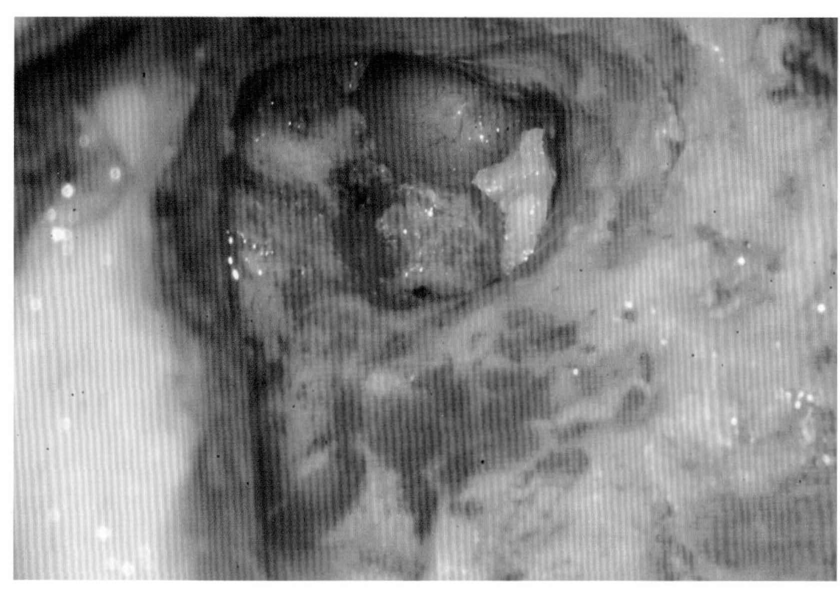

图 12.29　清理胆脂瘤上皮后，显露鼓岬。注意一个巨大的鼓室硬化灶覆盖了鼓岬，甚至圆窗龛和镫骨

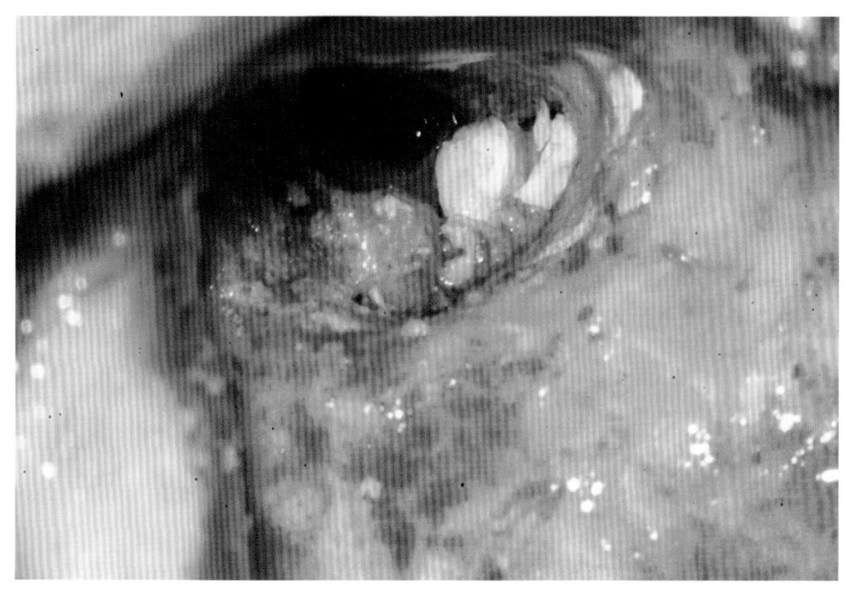

图 12.30　图中被胆脂瘤侵犯的下鼓室气房已开放

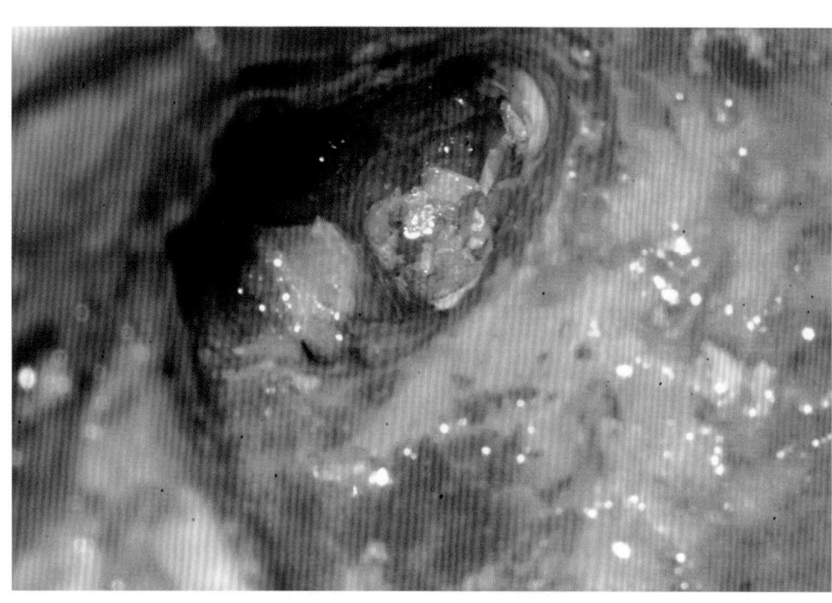

图 12.31　充分磨除遮挡胆脂瘤的骨质，去除鼓室内硬化灶，显露鼓岬

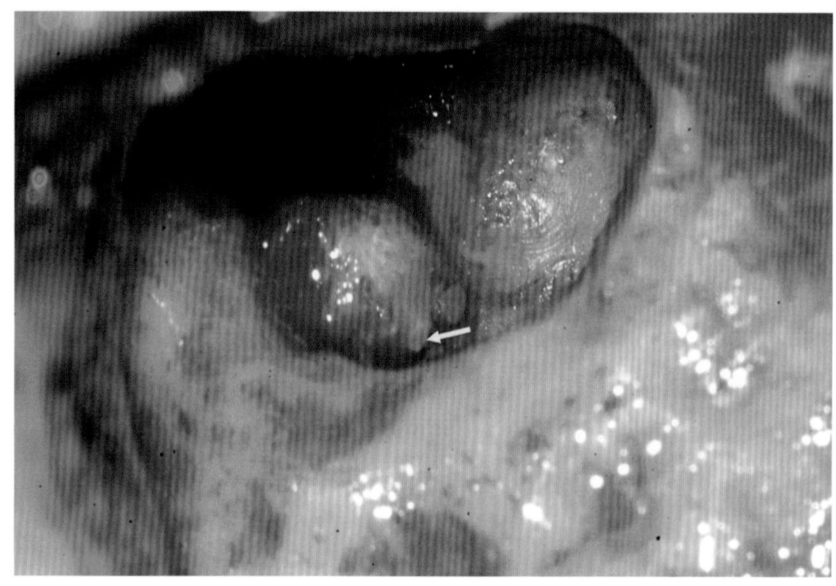

图 12.32　已从中耳彻底清除胆脂瘤。注意巨大的鼓室硬化灶覆盖鼓岬。但圆窗龛处的硬化灶（箭头）在到达圆窗膜后逐渐减少

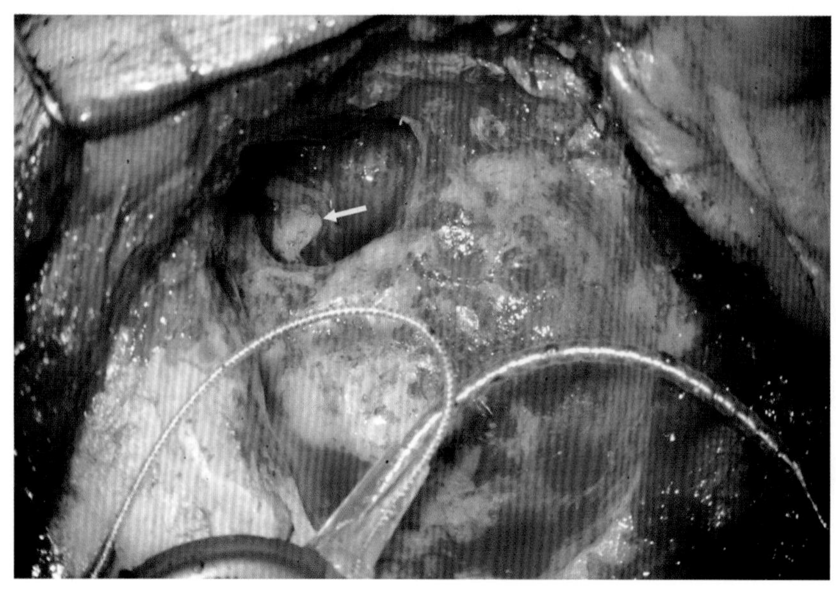

图 12.33　完成耳蜗植入床准备后，再开始去除圆窗周围的鼓室硬化灶(箭头)。在操作过程中，耳蜗植入体应放置一边

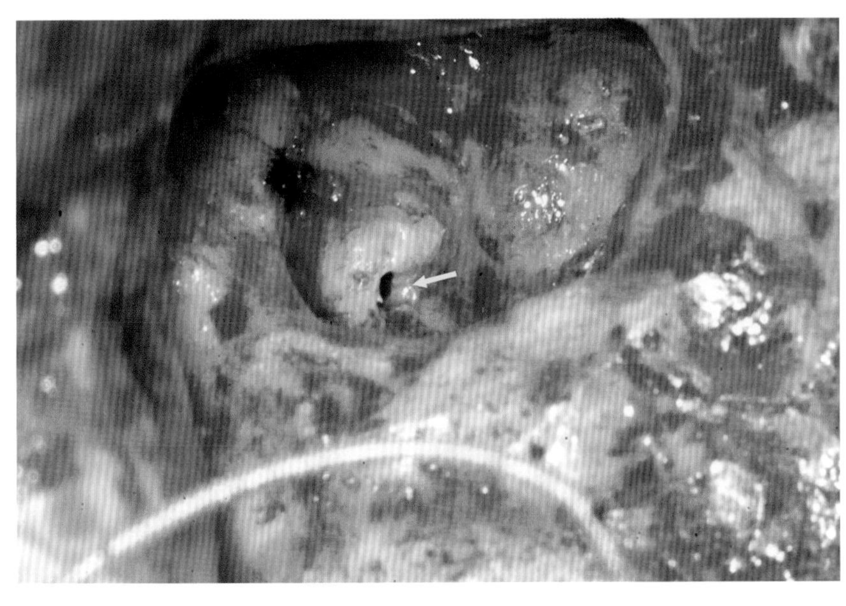

图 12.34 进一步在圆窗区域钻孔，开放耳蜗底转。用磨钻轻轻扩大开口，以便顺利插入电极。植入体安放于植入床内，准备插入人工耳蜗的电极

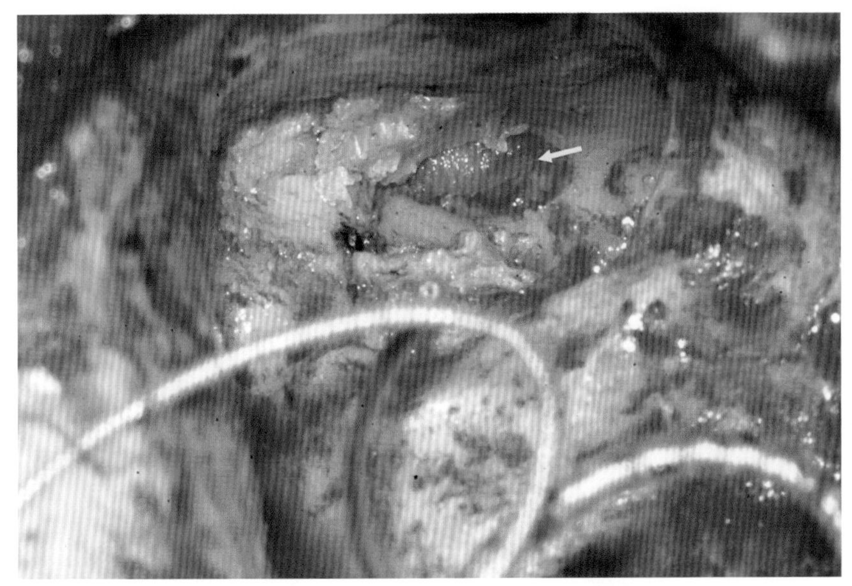

图 12.35 用肌骨膜封闭咽鼓管口（箭头）。电极被送入耳蜗后，用筋膜封闭鼓阶开口处

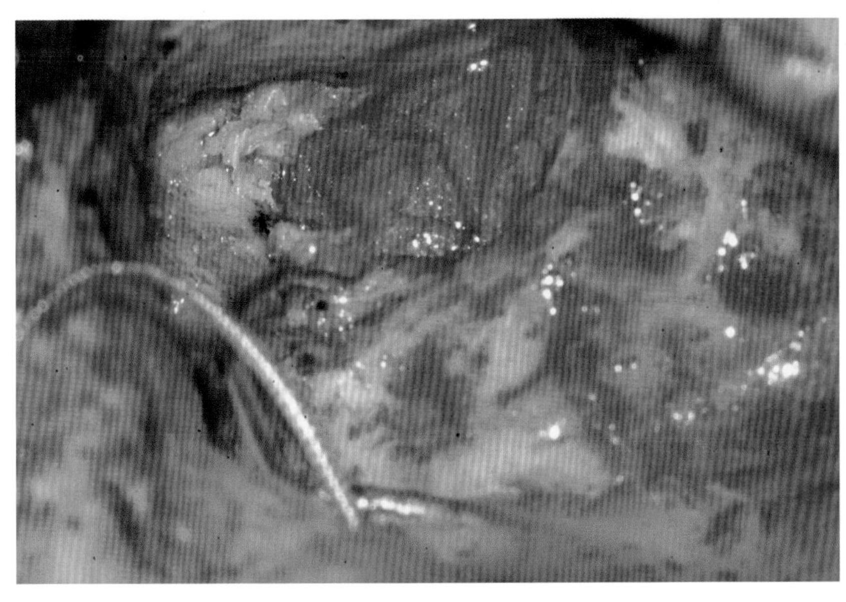

图 12.36 术腔填充腹部脂肪

病例 12.3（左耳）：开放鼓室成形术腔中，圆窗龛完全消失的人工耳蜗植入

参见与 12.37 ~图 12.45。

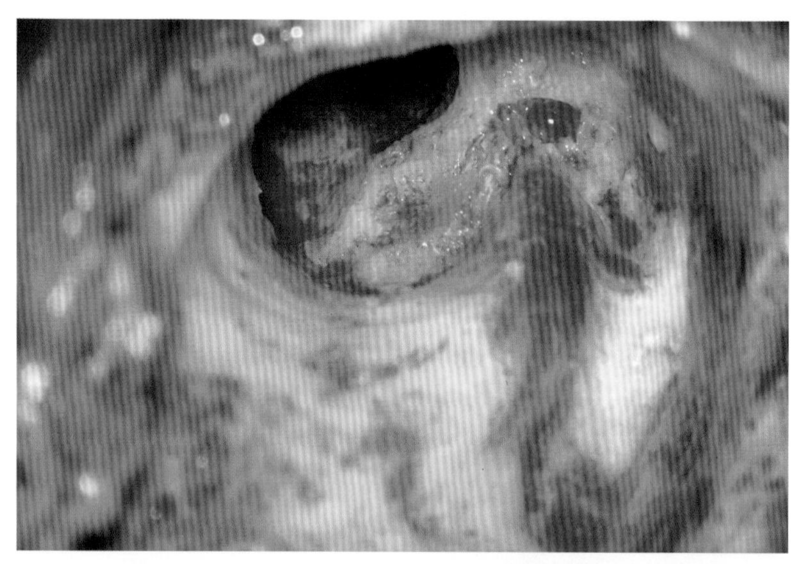

图 12.37 患者左耳曾接受开放式手术。完全切除术腔内的上皮和鼓膜，将术腔充分磨圆。圆窗龛和卵圆窗因鼓室硬化而完全消失

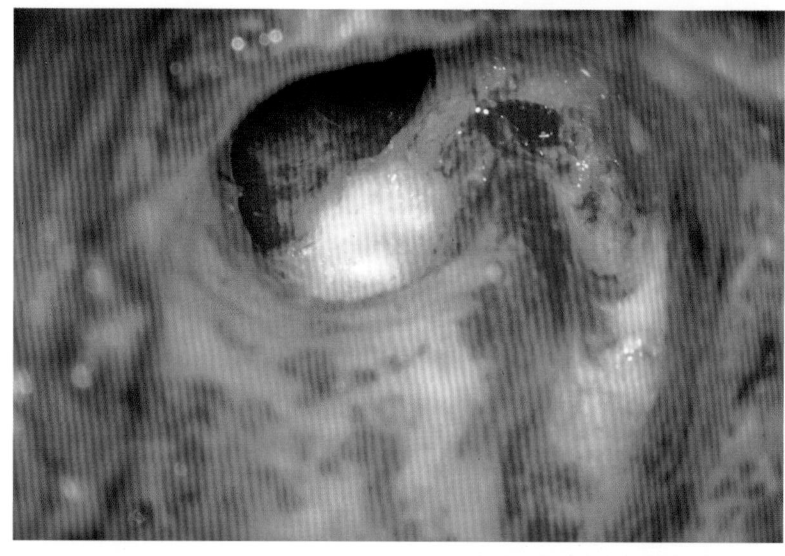

图 12.38 以面神经和匙突为标志，钻磨圆窗区域。在大部分病例中，钻磨后可见硬化灶的颜色与内耳骨壁的颜色不同，这有助于确定圆窗的位置。为了避免开放前庭，应从下方开始打磨，这里是耳蜗底转鼓阶所在的位置

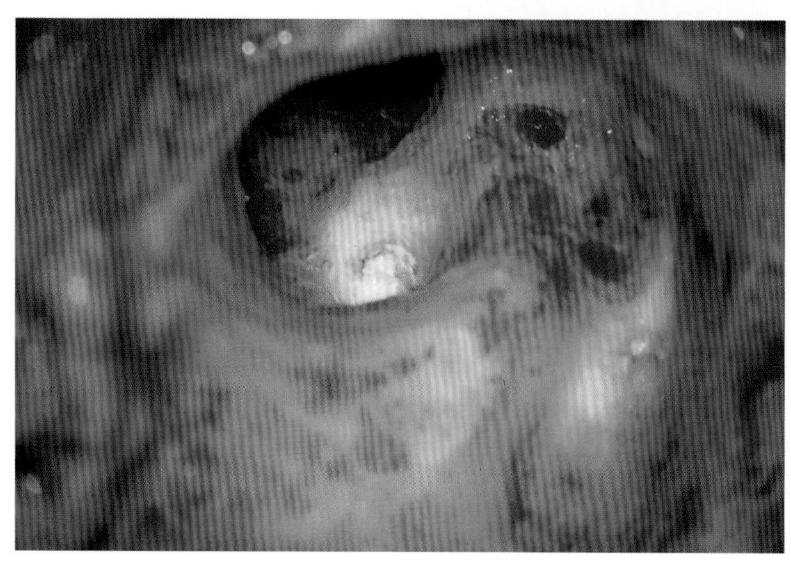

图 12.39 圆窗即将显露。注意在本病例中，原始耳囊的颜色与病理性骨化颜色略有不同

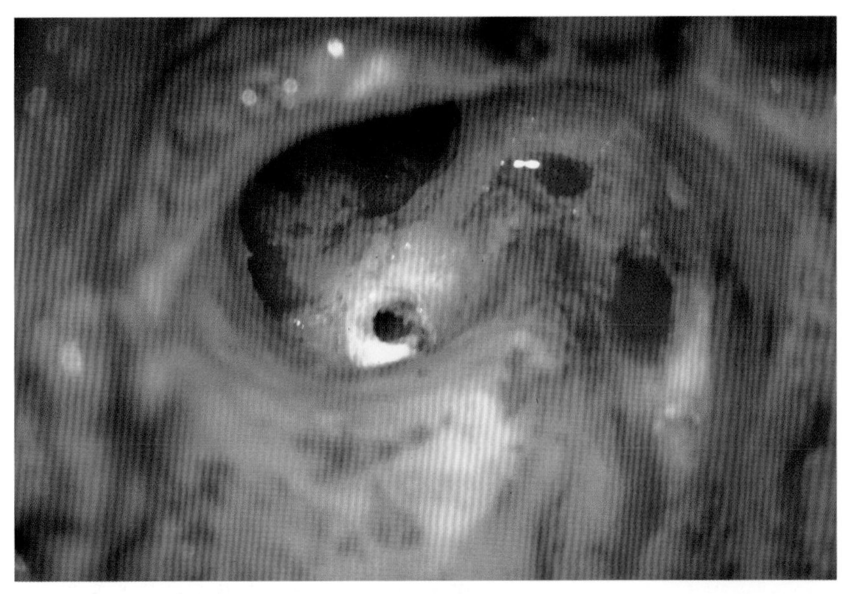

图 12.40 圆窗已经开放

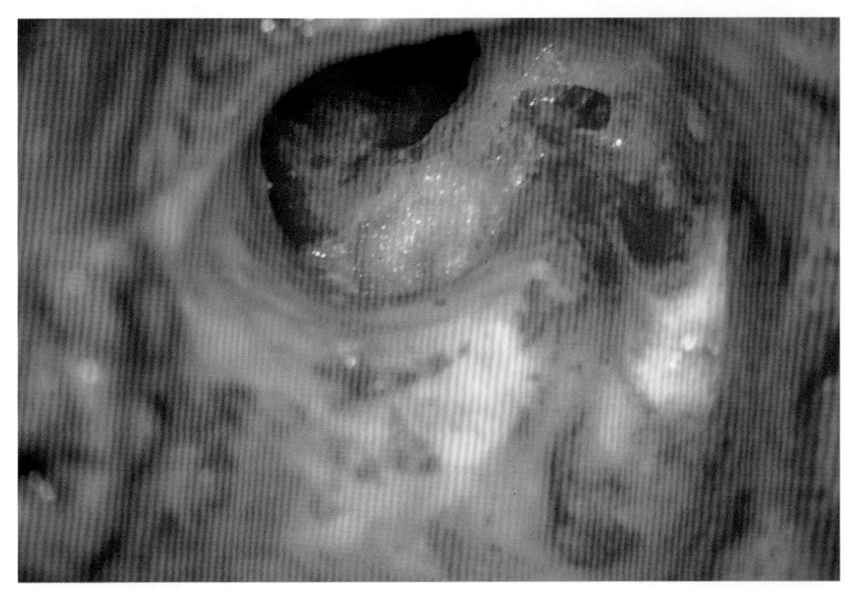

图 12.41 在准备放入植入体前，应用盐水浸泡的明胶海绵覆盖耳蜗开口处

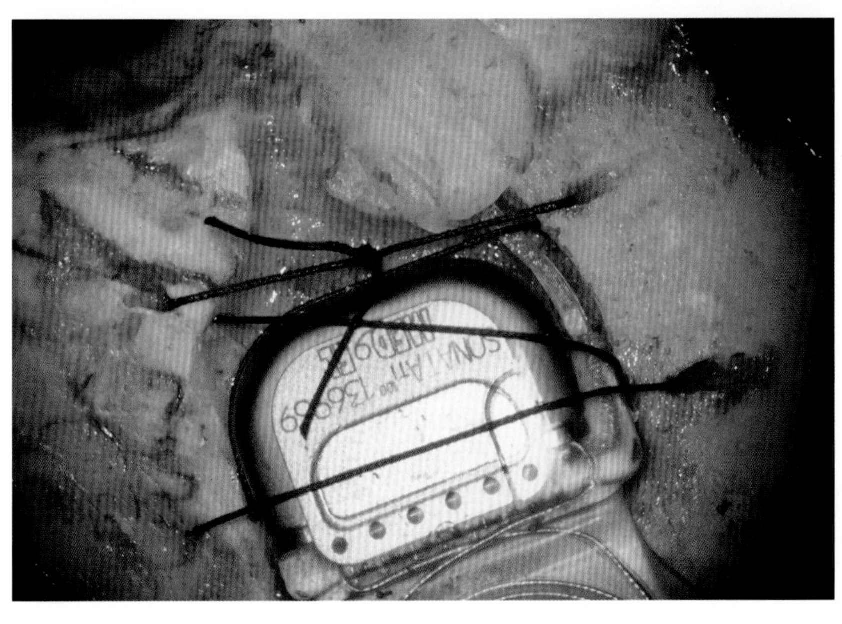

图 12.42 耳蜗植入装置需要在颅骨表面建立一个植入床，并用不可吸收的缝线固定

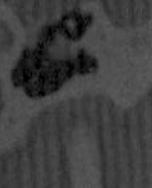

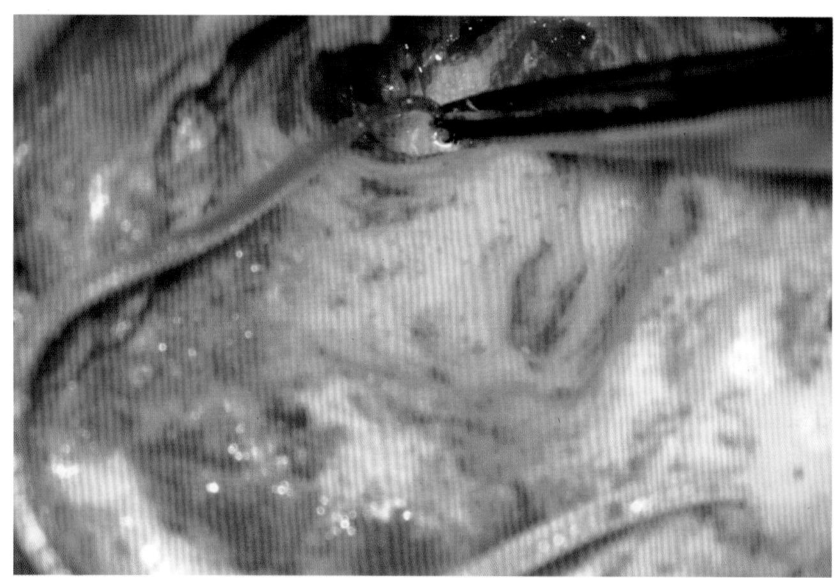

图 12.43 将电极植入耳蜗内

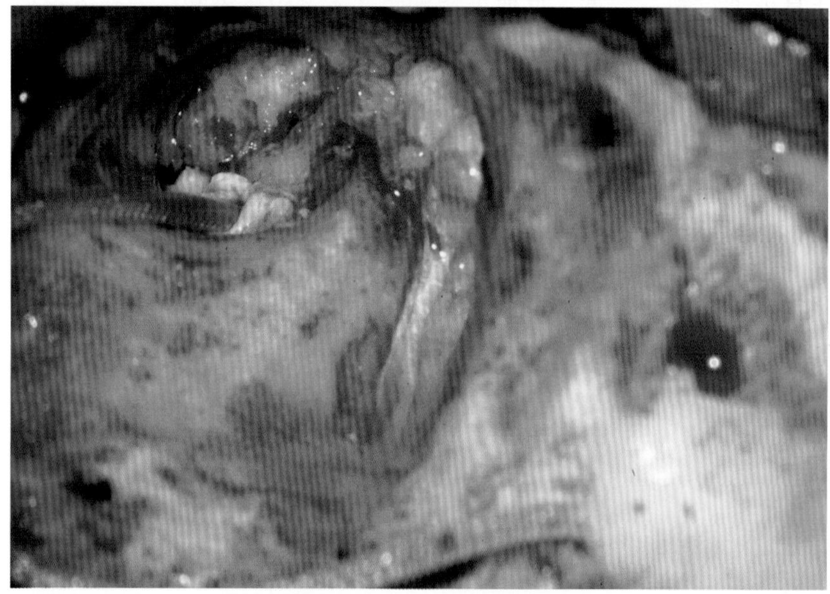

图 12.44 用结缔组织（筋膜）密封圆窗开口。开放的迷路上气房也用相同材料封闭

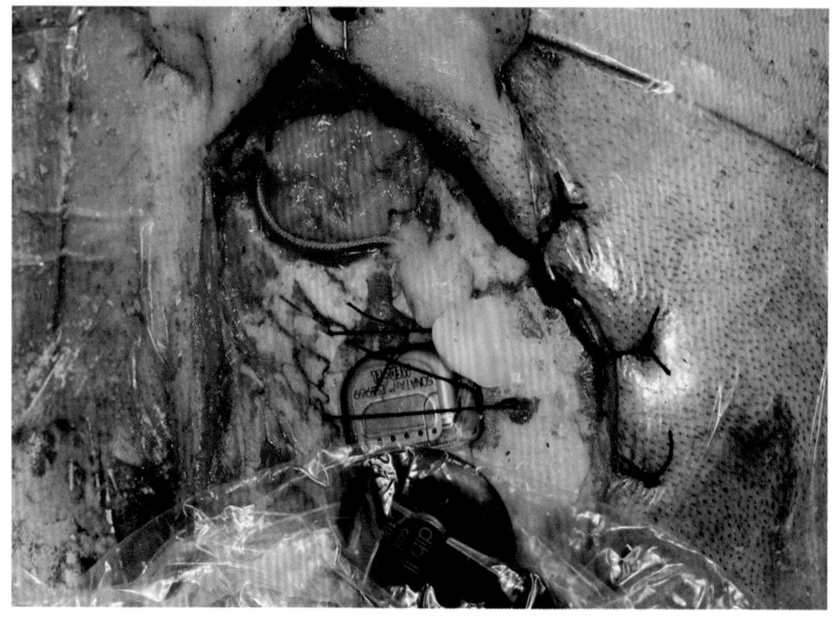

图 12.45 检查插入电极的每个电阻，通过监测面神经和观察镫骨肌收缩，监测面神经的静态刺激反应。用骨蜡来固定电极，刺激器必须保持无菌状态。取腹部脂肪封闭术腔，伤口分三层缝合

12.3 提示与误区

· 一期的岩骨次全切除适用于既往曾行中耳炎手术的病例。

· 圆窗是人工耳蜗电极植入的自然开口。

· 只要圆窗入路有可能，我们就不推荐进行耳蜗打孔，因为这项技术更困难且更危险。

· 当圆窗龛被病理组织覆盖时，不要直接去寻找。暴露中耳内侧壁要从下方的后鼓室气房开始，其次是辨认鼓岬，而圆窗龛就位于鼓岬的后方。这样能避免损伤被病变组织包裹的面神经。

· 圆窗通常被一骨嵴覆盖，无法直接窥及。必须磨除覆盖圆窗的骨质，直到能在直视下看到整个圆窗膜。

· 在打开圆窗膜前，植入体必须已经固定到颅骨，做好插入电极的准备。

· 开放圆窗时应十分小心。决不能在打开的圆窗上使用吸引器，以避免损伤耳蜗内结构。

· 插入电极时不要使用过大的力量。如果有任何的阻力，应停止插入，并向外轻轻拉动电极。一些旋转动作可能会帮助电极插入。

· 必须在所有的骨性处理完成以后打开耳蜗。必须注意避免血液和骨粉进入耳蜗。

· 在耳蜗打孔过程中如果开放了耳蜗底转或中转鼓阶，由于入路过宽会增加脑膜炎和耳蜗电极脱出的风险。必须小心地用筋膜、肌肉和纤维蛋白胶固定电极，且最好分层固定。建议在耳蜗上加脂肪组织以封闭得更紧密。

· 因皮肤切口过宽、钻磨骨质过多和术腔的脂肪填塞，有时会导致术后耳廓位置下移（0.5 ~ 1 cm），对患者的美观造成影响，因此需要在术前告知。

· 在岩骨次全切除手术中，建议加固接受刺激器，因为此类手术中的皮肤切口更宽。

· 在岩骨次全切除同期植入人工耳蜗后，需要额外注意止血。头部绷带加压包扎至少保持48h。

· 岩骨次全切除同期植入人工耳蜗后，需要进行影像学随访，因为存在遗留胆脂瘤的风险。即使在头部加压包扎固定植入体后，可以很安全地应用 1.5T 的核磁共振成像 (Wackym ,2004; Crane ,2010)，植入物的伪影干扰可以导致磁共振上难以显示清楚胆脂瘤。不推荐拆除植入体内的磁体，因为这种做法不能提高内部的可见度，反而可能导致手术部位感染和装载磁体囊袋的松弛。

· 相比磁共振，术后 CT 检查随访 1 年、3 年、5 年和 10 年是一项很好的选择。在这种特殊情况下，CT 的优势会增加，因为术腔脂肪与胆脂瘤之间的影像会存在分界。复查 CT 可以验证胆脂瘤的生长，此证据足以支持胆脂瘤存在。

视 频

见视频 12.1。

参考文献

Free RH, Falcioni M, Di Trapani G,et al. The role of subtotal petrosectomy in cochlear implant surgery–a report of 32 cases and review on indications. Otol Neurotol, 2013,34(6):1033–1040

Polo R, Del Mar Medina M, Arístegui M, et al. Subtotal petrosectomy for cochlear implantation: lessons learned after 110 cases. Ann Otol Rhinol Laryngol,2016,125(6):485–494

Sanna M, Free R, Merkus P, et al. Surgery for Cochlear and Other Auditory Implants. Stuttgart: Thieme, 2015

13 中耳胆脂瘤手术医源性损伤的处理

术者有时需要处理被骨结构所遮挡的，且与易损伤精细结构毗邻的各种病变，如肉芽组织、瘢痕、胆脂瘤等。这些在颞骨内的精细结构的三维构造非常复杂。术者应找到并利用解剖标志以避免损伤这些结构。然而，这些解剖标志可能因病变组织、既往手术或中耳解剖变异而被破坏或变得不明显。即使是经验丰富的术者，切除病变组织或遮挡的骨结构，也可能会引起手术并发症。因此，术前应向患者充分告知可能出现的各种风险，对各种可能出现的情况做好预案。

降低手术风险最好的办法是通过反复的颞骨解剖训练强化对颞骨解剖的认识，并经常与允许参观手术的三级转诊中心保持密切联系。如术中遇到自己处理不了的医源性损伤，不要浪费时间观察病情，而应及时将患者转至转诊中心。

13.1 硬脑膜出血

硬脑膜出血需使用双极以最小功率止血。禁止使用单极电凝，因其可能会导致硬脑膜穿孔。如果硬膜与骨质之间的出血难以止住，可将止血纱布填塞于骨质之下。手术结束时止血纱布可留在术腔，用颞肌筋膜覆盖暴露的脑膜。

13.2 乙状窦或其他静脉窦出血

对于有骨质覆盖的静脉窦出血，可使用大的金刚钻磨骨质止血，如果无效，可使用双极电凝止血。静脉窦的出血也不能用单极电凝止血，防止进一步的损伤。如果出血仍不止，破损处可放置止血纱布及棉片进一步压迫止血。出血停止后，去除止血纱布，用双极电凝使破损处闭合，或将止血纱布留在术腔。暴露在术腔的乙状窦需用骨粉及纤维蛋白胶封闭，并覆盖颞肌筋膜。岩上窦及岩下窦的出血需用止血纱填塞止血。

13.3 颈静脉球出血

如果高位的颈静脉球暴露于下鼓室且无骨质覆盖，而且这种情况被术者所忽视时，术中进行一些操作（如分离鼓环），可能会引起颈静脉球血管壁撕裂。

外耳道径路发生颈静脉球出血时，用大块的止血纱布填塞鼓室内，以免发生气体栓塞。鼓室腔的大量出血通常使中耳手术无法继续进行。这时应复位鼓膜 – 外耳道皮瓣，用明胶海绵将外耳道填塞紧密。

耳后乳突径路发生颈静脉球出血时，首先用大块的止血纱布填塞出血部位。然后用棉片压紧，继续进行其他部位的手术。确保不再出血后，小心去除棉片，将止血纱布留置于术腔，缝合切口。

13.4 脑脊液漏

在去除中耳病变和磨除骨质的过程中，如果损伤硬脑膜，会造成脑脊液耳漏，这种情况通常是在使用切割钻时发生。当患者有骨质缺损时，比如巨大胆脂瘤以及二次手术时，硬脑膜可能突入中耳腔，如果术中不注意，容易损伤硬脑膜。老年患者的硬脑膜会变薄变脆，尤其是在颅中窝的位置。

脑脊液漏可分为两类：①蛛网膜完整，漏出较少且易止住。小瘘口可以用小片骨膜或肌肉封堵，然后用纤维蛋白胶固定。较大瘘口用骨膜或肌肉与周围硬脑膜缝合而封闭。骨质缺损可在其下植入一块足够大的软骨（自体或同源），并用筋膜及纤维蛋白胶加固。②如果出现蛛网膜损伤，大量的脑脊液会从蛛网膜下腔流出，术后可能出现脑脊液漏及继发脑膜炎的风险。在这种情况下，需行乳突根治术封闭咽鼓管，取腹部脂肪填塞术腔，封闭中耳腔和外耳道（见第 11 章）。

术后应询问患者有无鼻漏或鼻后滴漏，尤其是卧位时。患者坐位时头部向前倾，检查是否有液体从咽鼓管流入鼻腔。如果术后脑脊液漏持续存在，需行脊椎穿刺脑脊液引流，并在数日内密切关注患者病情变化，如果脑脊液漏长期存在，则需手术治疗。

13.5 迷路瘘

迷路瘘可发生于磨除或清理骨迷路病变的过程中，易不慎损伤迷路而引起（见第 10 章）。如果及时发现迷路瘘，应立即使用骨腊修补瘘口。或者用小块筋膜修补瘘口后再用纤维蛋白胶固定，相应区域手术结束时覆盖较大的筋膜。对于不能确定的可疑迷路瘘，可用小钩针轻触镫骨。显微镜下观察可疑区域的液体漏出，来判断是否存在迷路瘘。发生在外半规管前部，靠近壶腹的迷路瘘，即使术中及时修补瘘口，术后也有发生感音神经性聋的可能。

13.6 砧骨脱位

清理听骨链周围病变时用力过大，或磨除砧骨短脚附近骨质时操作不当，可造成砧骨脱位，以至于术后出现鼓膜与镫骨失去连接。锤砧关节被病变侵蚀时易发生砧骨脱位。这时应在砧镫关节完全解离后，再取出砧骨。然后根据病情，同期或二期行听骨链重建术。

13.7 镫骨骨折

镫骨是人体内最小且最精细的骨头。镫骨的平均高度及镫骨底板长轴的平均长度均约为 3mm。粗暴的操作极易损伤镫骨，尤其是在镫骨被病变组织包绕时。如果出现板上结构骨折，可用尖锐及直的剪刀去除，听骨链重建可同期或二期进行。如果底板骨折，应首先注意保护内耳。如果板上结构存在，可将血液滴在镫骨底板上以封闭内耳。如果板上结构消失，可用一小块筋膜覆盖底板。如果胆脂瘤已侵蚀镫骨底板，或骨折的底板陷入前庭，可能需要去除底板。中耳炎性疾病术中行镫骨切除术，即使已用筋膜修补椭圆窗，术后仍有可能出现严重的感音神经性耳聋。

13.8 鼓膜撕裂

分离耳道鼓膜瓣时可发生鼓膜意外穿孔，特别是二期手术出现瘢痕形成，或者合并鼓膜后象限挛缩时。非常小的鼓膜撕裂，可捋平穿孔边缘，用明胶海绵贴附于穿孔的内侧。大穿孔可用颞肌筋膜或软骨膜内置法修补，下方用明胶海绵支撑。修补的过程中注意穿孔边缘不能翻转。

13.9 外耳道皮肤撕裂

通常外耳道后壁皮肤撕裂只需准确复位皮肤，而无需其他特殊处理。将撕裂皮肤的边缘相互靠近，并避免重叠，防止医源性胆脂瘤的发生。

初学者使用切割钻行外耳道成形时可能会造成外耳道皮瓣的完全性损伤。如果皮瓣形态良好，仍将皮瓣复位。如果外耳道前壁皮肤完全缺失，可在耳后切口边缘取裂层皮片移植覆盖外耳道前壁，以避免术后的外耳道狭窄。

13.10 面神经损伤

面神经损伤是中耳手术最严重的并发症之一。术中及术后的各种原因均可导致面瘫。重要的是及时发现面瘫并采取有效的措施。局麻手术的优势是术中及术后可以及时评估面神经的功能。

13.10.1 损伤部位

损伤部位与所施行的手术方式有关。在乳突根治术中，最常见的损伤部位是面神经第二膝。由于外半规管毗邻面神经，所以外半规管损伤时经常伴有面神经损伤。其他较少见的损伤部位可见于乳突尖靠近面神经二腹肌嵴处。这种损伤经常发生于术者解剖二腹肌嵴时，或使用过大的切割钻开放狭小乳突腔的面后气房。鼓室段损伤可见于清理神经表面的胆脂瘤或肉芽组织，而未意识到面神经骨管已经被破坏。在外耳道成形术时，面神经乳突段的靠下部分可能会受损，因为其可能靠近外耳道后下壁的鼓环。面神经解剖异常是极少见的，可能发生于面神经的任何水平，神经外观可能像黏膜皱褶或肉芽组织。术者应警惕先天性头部或外耳畸形的患者。术前 CT 检查及术中面神经监护是必要的。

13.10.2 应对决策

所有中耳胆脂瘤手术患者，术后应尽快评估面神经功能，因为面神经损伤的处理很大程度取决于面瘫出现的时间。术中麻醉药物的使用可能会导致暂时性面瘫。这种情况可能会干扰外科医生的判断，尤其是在处理困难术区后。如果出现非完全性面瘫，而且面神经所有分支功能都受到影响时，应观察数小时以判断是否有面神经损伤。

术者一旦怀疑面神经受损，需立即停止各项操作并广泛冲洗检查术区。如果术后患者立即出现面瘫，需考虑两种可能，一种是未察觉的术中面神经受损，一种是局部浸润麻醉引起的暂时性面瘫。如果术后数小时面瘫都无改善，需根据面神经功能的分级程度及所采取的手术方式决定是否保守治疗或行修正手术。如果仅仅是部分面瘫或者术者有足够把握术中未损伤神经，可选择保守治疗。如果面瘫严重且术中有可疑损伤，需在 1 天之内行探查手术，高分辨率 CT 有助于判断可能损伤的部位。

需要强调的是，有时探查术中可能发现面神经多处损伤，因此面神经探查时需充分暴露之前手术所涉及的范围。如果面神经没有损伤或仅是水肿，可选择保守治疗。如果神经损伤不到其直径的 1/3, 可对合神经纤维断端或者进行裂层神经移植修复。如果神经损伤超过其直径的 1/3，需切除神经的受损部分，然后进行端端吻合修复神经，或选择神经移植。我们通常选择腓肠神经为移植材料，因为它远离术野，不影响继续进行耳部手术。耳大神经移植的优势是它可在同一术区获取并与腓肠神经移植效果相当。无助手时选择耳大神经移植可能更方便。如果面神经离断发生在鼓室或乳突段，神经移植前，两侧断端需用尖刀制造新鲜创面。因此，可用大金刚钻和小钩使两侧断端充分暴露。将移植神经置于两个断端之间，然后严密对合。面神经骨管是理想的移植床。面神经迷路段的损伤常常伴有迷路的损伤，术后难以保存听力。这种情况下，可钻磨耳蜗以充分暴露迷路段面神经，并在耳蜗底转磨出一个凹槽作为移植床（图 13.1a~c）。若术中必须保存听力，可采用颅中窝径路，用纤维蛋白胶将移植神经与面神经的两个断端分别粘合。面神经移植术最佳效果是术后 1 年面神经功能达到 House-Brackmann 分级Ⅲ级。

迟发性面瘫通常发生于术后数天，甚至术后 8 ~ 10d。推测迟发性面瘫的发病机制是潜伏的疱疹病毒被激活，或者缓慢进展的神经水肿，可采用全身激素治疗，预后较好。

我们再次强调，如果出现可疑面神经的损伤，术者切勿自负，需向经验丰富者求助，观察等待或冒然探查受损处可能造成更严重的损伤。随着时间的延长，肉芽形成及纤维组织增生将会增加修正手术的难度。

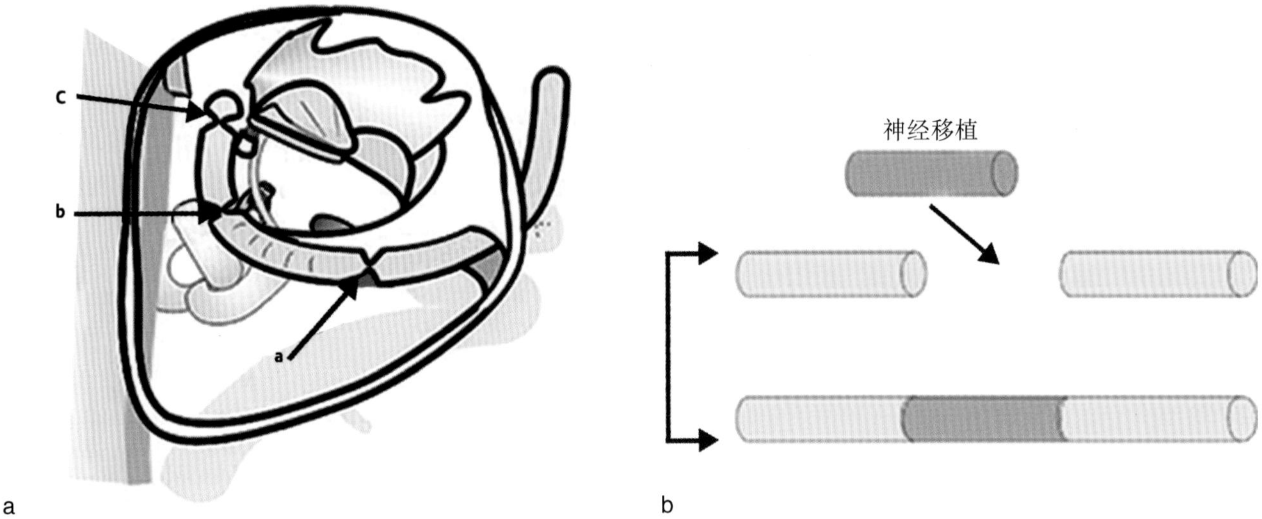

图 13.1 面神经完全性离断的处理。图 a 中可见（a）面神经乳突段，（b）面神经鼓室段，（c）膝状神经节（与迷路段相连）。IAC：内听道；SMF：茎乳孔

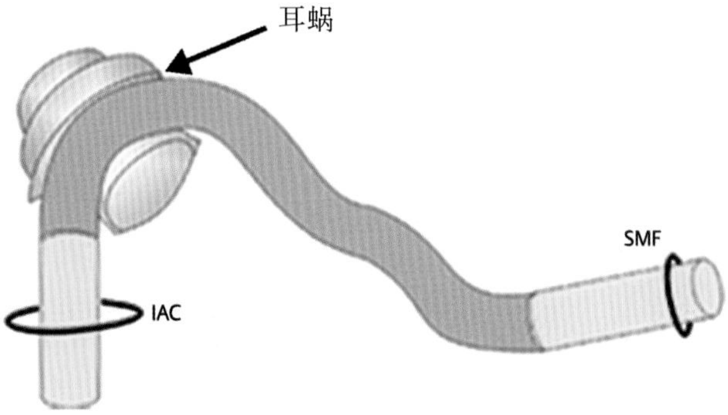

病例 13.1（右耳）

参见图 13.2 ～图 13.8。

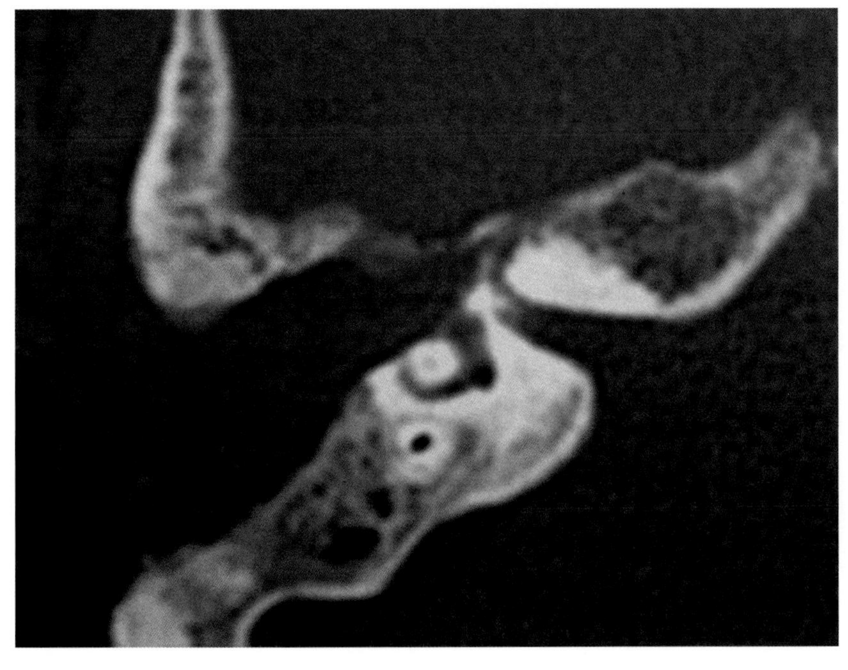

图 13.2 外院中耳手术损伤面神经及迷路，CT 检查可见外半规管及壶腹损伤。可疑面神经鼓室段损伤，乳突气房轮廓化不充分

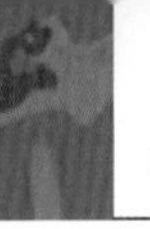

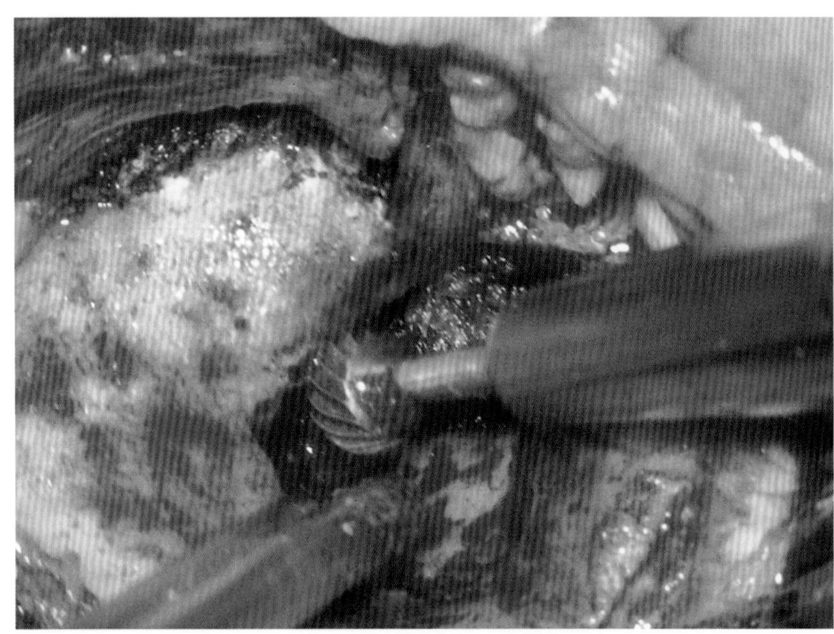

图 13.3　之前的开放式鼓室成形术的术腔狭小，去除突出的悬骨，充分暴露中耳

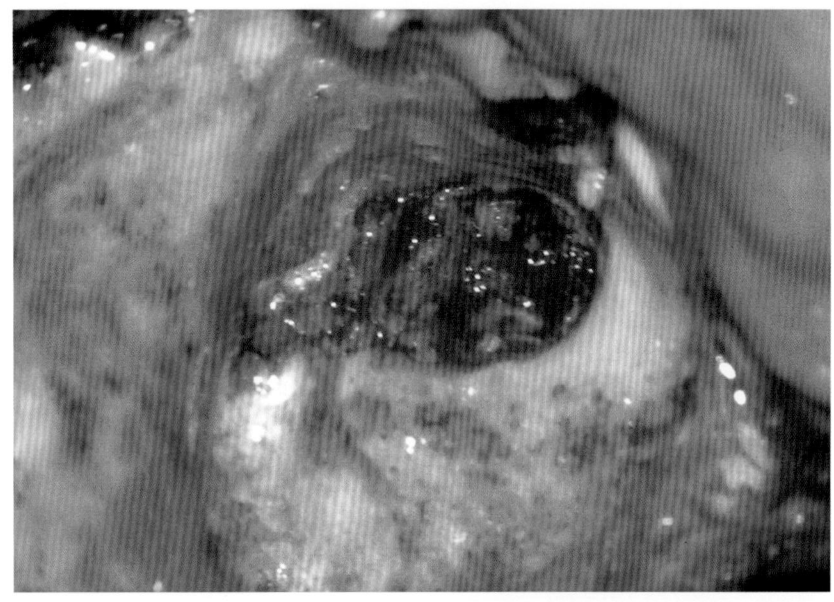

图 13.4　修正术腔形态，去除多余骨质。上方的中颅窝及后方的乙状窦已轮廓化，完成碟形术腔

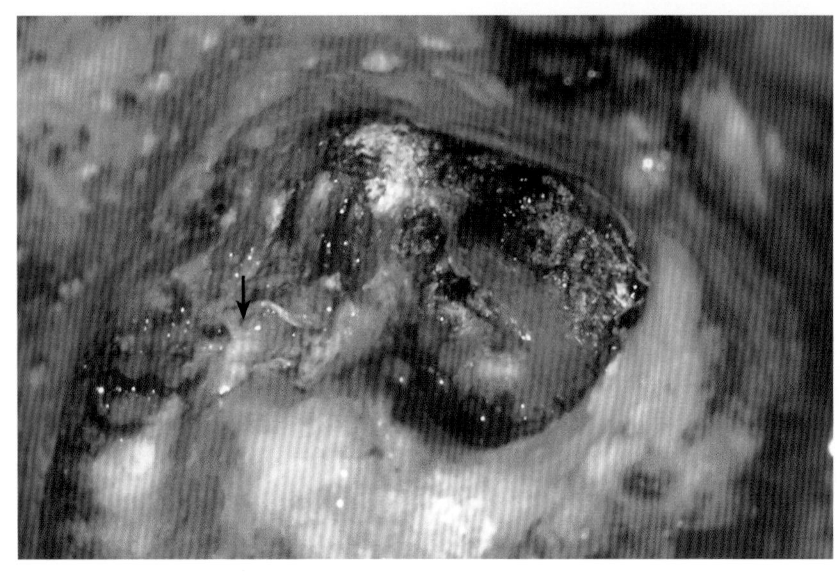

图 13.5　中颅窝突出的骨质遮挡了鼓室的上半部分，其内有瘢痕组织填塞。瘢痕组织中未发现面神经，面神经鼓室段有缺失。外半规管壶腹暴露（箭头）。轮廓化面神经乳突段以准备修复面神经

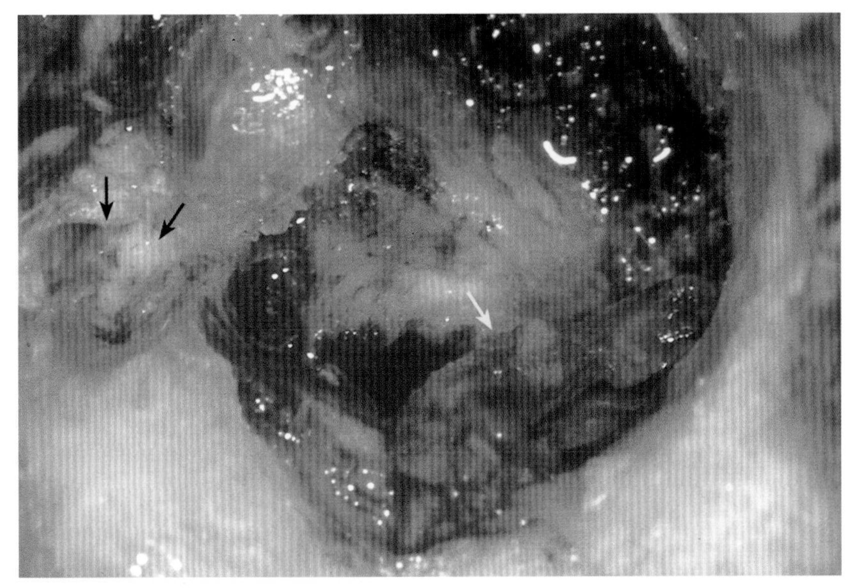

图 13.6 从周围骨质中分离受损面神经的外周端，并向后折转（黄色箭头）。清理上鼓室内的瘢痕组织，轮廓化术腔。黑色箭头示受损的半规管

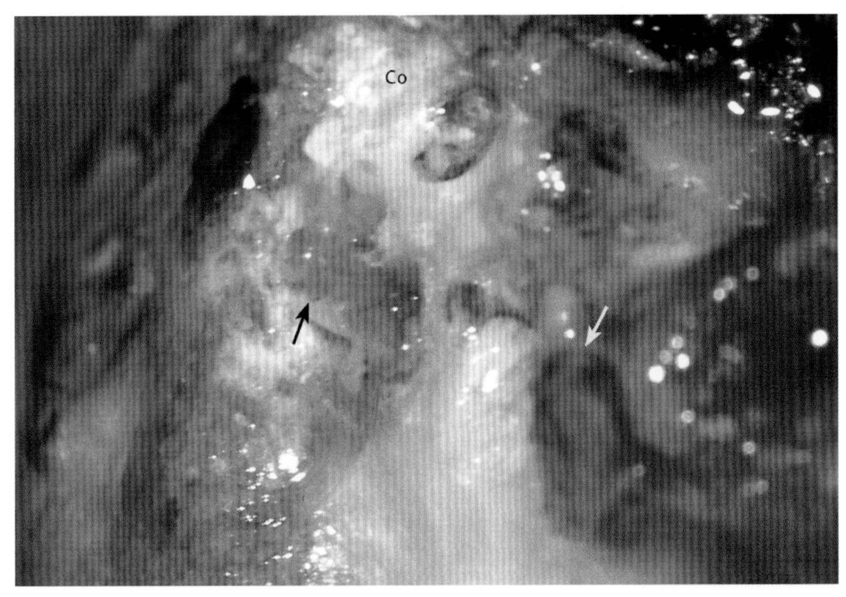

图 13.7 磨除耳蜗，在迷路段寻找受损面神经的中枢端（黑色箭头）。在其后方，可见前庭上及前庭下神经（蓝色箭头）。图中可见面神经的外周端（黄色箭头）。Co：耳蜗

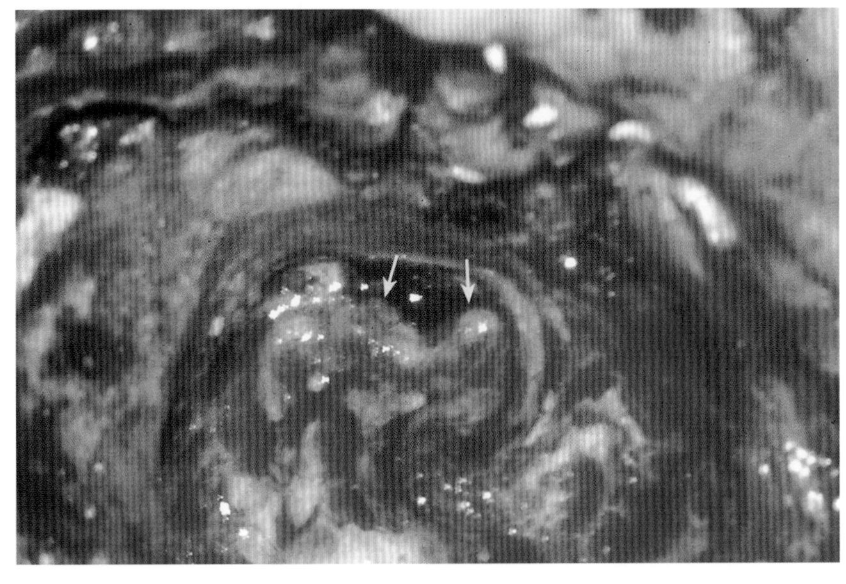

图 13.8 腓肠神经（黄色箭头）置于受损神经的两个断端之间并严密对合，然后用纤维蛋白胶粘合

参考文献

Falcioni M, Taibah A, Russo A, et al. Facial nerve grafting. Otol Neurotol,2003,24(3):486–489

Sanna M, Khrais T, Mancini F, et al. The Facial Nerve in Temporal Bone and Lateral Skull Base Surgery. Stuttgart: Thieme, 2006

Sanna M, Piazza P, Shin SH, et al. Microsurgery of Skull Base Paragangliomas. Stuttgart: Thieme,2013

Sanna M, Sunose H, Mancini F, et al. Middle Ear and Mastoid Microsurgery. 2nd ed. Stuttgart: Thieme, 2012

14 岩部胆脂瘤

14.1 岩部胆脂瘤的特征和新分类

岩部胆脂瘤（Petrous bone cholesteatomas，PBC），是一种发生在颞骨岩部、呈膨胀性缓慢生长的表皮样病变，其发病率在岩锥病变中约占4% ~ 9%。PBC 可为先天性、获得性或医源性。先天性 PBC 通常是由于胚胎期岩骨中形成表皮样病变或位于中耳的表皮样病变向岩骨扩散，由于此种类型病变常侵及面神经及迷路，患者的首发症状多表现为面瘫、眩晕和（或）全聋。获得性 PBC 病变具有多样性，常由于中耳胆脂瘤或继发鼓膜穿孔的上皮组织移行至岩尖所导致。医源性 PBC 也具有多样性，是耳科手术胆脂瘤上皮种植生长所致。PBC 临床表现常为耳流脓恶臭、进行性面瘫、眩晕和耳聋（传导性、感音神经性或混合性）。从临床角度而言，无论何种类型 PBC，其临床表现和处理方式基本是一致的。

耳内镜可无特征性表现，有的仅表现为松弛部穿孔，有的则表现为乳突腔骨质破坏，充满脓液。计算机断层扫描（CT）和磁共振成像技术（MRI）是评估 PBC 病变范围和决定手术方式的依据。

PBC 的诊断和治疗存在一定难度，比如病变表现多样性、生长缓慢、隐匿生长不易被察觉、复杂的颅底位置、周围毗邻重要的神经血管结构（面神经、颈内动脉、乙状窦、颈静脉球、后组脑神经、硬脑膜）以及容易复发的侵向。PBC 具有一定的局部侵袭性，侵犯岩骨和周围的区域，如斜坡、鼻咽部、蝶窦、颞下窝，甚至侵及硬膜内。此外，PBC 也可对迷路和面神经造成一定的侵犯而使其功能受到影响。据系列文献报道，PBC 中面神经麻痹的发病率很高，为 34.6% ~ 100%。

手术仍是 PBC 治疗的主要方法。手术方法从根治性岩部乳突切除袋形缝合技术发展为完全根除后的封腔术。随着神经放射学和显微侧颅底手术的发展，如今可以安全彻底地清除病变，降低术后复发率及围手术期的发病率。PBC 手术方法的选择主要以彻底清除病变，同时保护周围重要的神经血管结构为原则；耳囊径路和耳蜗进路，联合其他颅底术式可以满足上述要求，从而达到 PBC 手术治疗的目的。由于岩骨复杂的三维解剖结构，即使是经验丰富的外科医生也很难保证以最低的复发率完全根除病变。手术医生术中应该充分暴露和保护重要的解剖结构，以避免对患者造成生命威胁或严重降低患者的生活质量。手术医生必须掌握处理脑脊液（CSF）漏的技术。因此，PBC 手术不属于中耳手术范畴，而是侧颅底手术，术者术前应做好充分技术储备。

Sanna 根据病变与迷路关系的影像学表现，提出将 PBC 分为 5 类，此分类方法有利于标准化和计划手术径路（表 14.1）。

表 14.1　岩骨胆脂瘤 Sanna 的最新分类法

分类和特征	范围
Ⅰ类：迷路上型 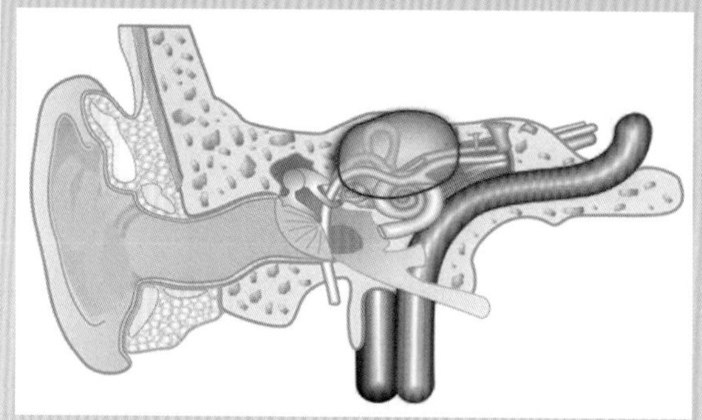 以面神经膝状神经节为中心的区域和前上鼓室。 可导致上半规管瘘、天盖侵蚀、面神经受累。	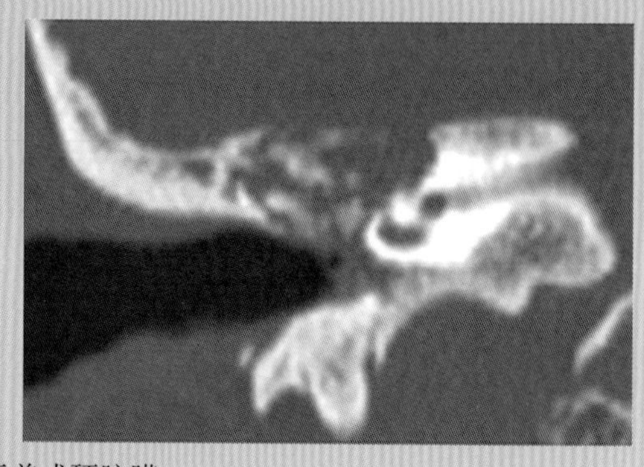 上方：天盖或硬脑膜。 下方：半规管，耳蜗（顶转）。 内侧：越过耳囊有限地延伸至岩尖。 外侧：鼓窦、上鼓室至中耳。 前方：颈内动脉水平段。 后方：上半规管，前庭。
Ⅱ类：迷路下型 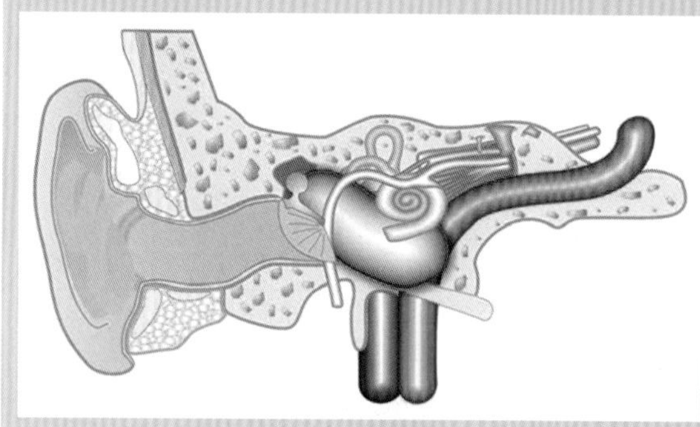 围绕耳蜗下，迷路下和鼓室下气房。可引发半规管瘘、耳蜗侵犯；颈静脉球、颈内动脉管和后组脑神经受累。	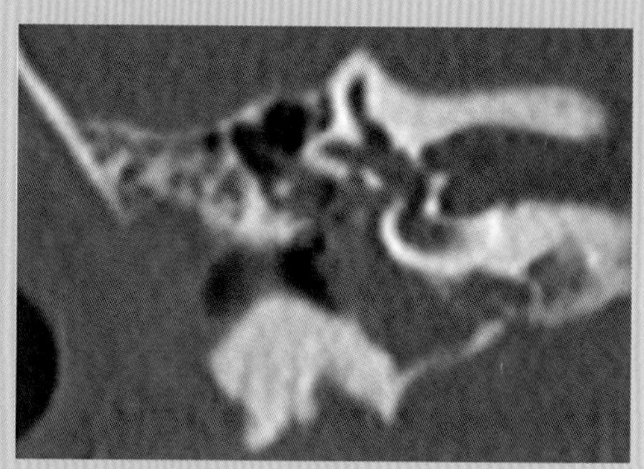 上方：耳蜗底转，前庭。 下方：颈静脉球，后组脑神经，枕髁。 内侧：有限地延伸越过耳囊至岩尖。 外侧：下鼓室至中耳，面后气房。 前方：颈内动脉垂直段和水平段。 后方：半规管，前庭。
Ⅲ类：迷路下－岩尖型 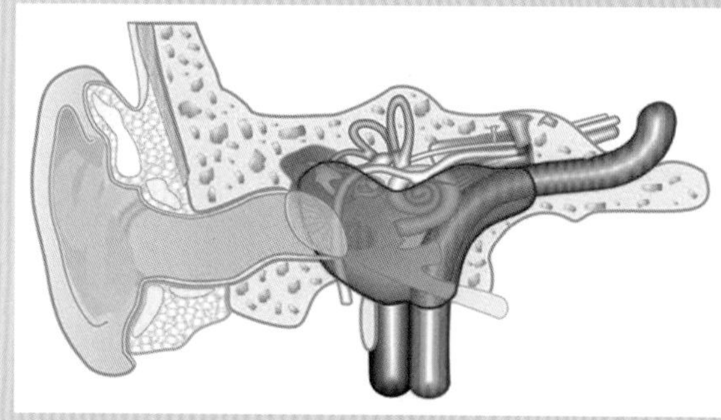 从迷路下气房延伸至岩尖。 可导致半规管瘘、耳蜗侵犯，颈静脉球、后组脑神经损伤，颈内动脉管广泛破坏，侵犯内听道。	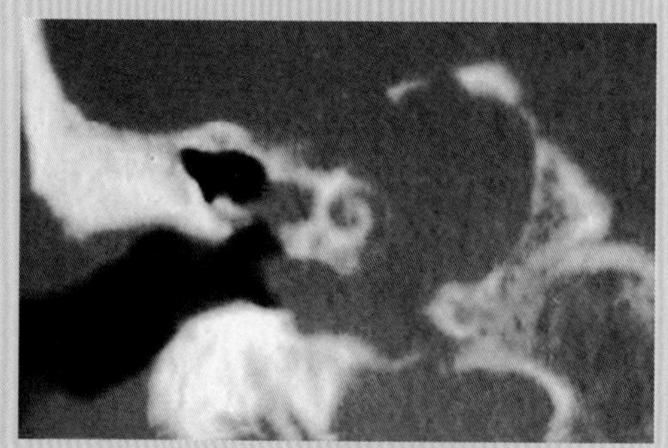 上方：耳蜗底转，前庭，可能至中颅窝脑膜。 下方：颈静脉球，后组脑神经，枕髁。 内侧：延伸至岩尖，斜坡下方，沿蝶骨大翼进入棘孔、卵圆孔，亦可能会延伸到蝶窦。 外侧：下鼓室至中耳，面后气房。 前方：颈内动脉垂直段和水平段。 后方：内听道和后颅窝脑膜。

续表 14.1

分类和特征	范围
Ⅳ类：广泛型 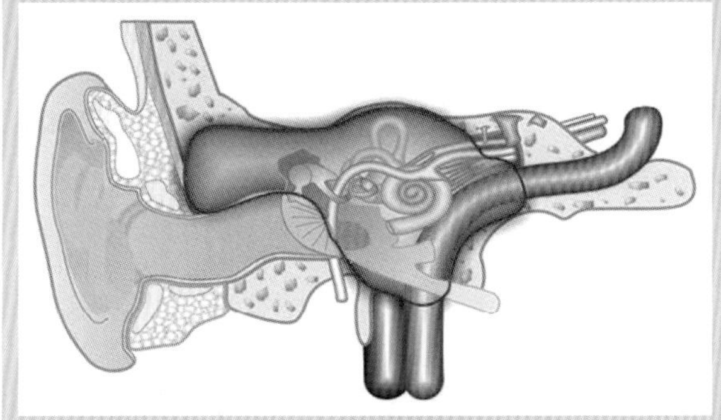 以耳囊为中心，不同程度地破坏耳囊、侵及面神经。	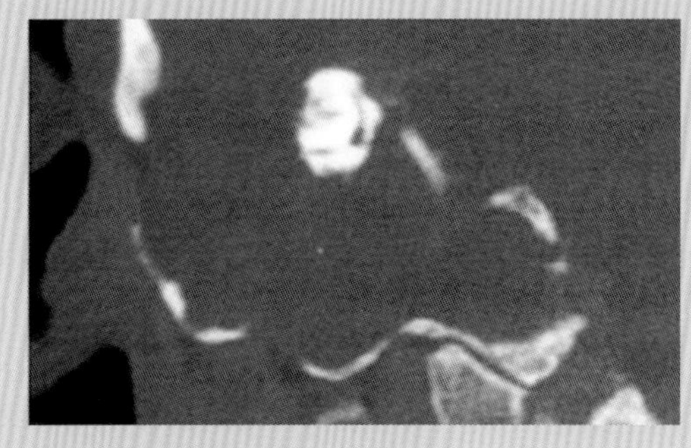 上方：中颅窝脑膜，并可能向硬膜内扩展。 下方：下鼓室气房，迷路下气房，颈静脉球，后组脑神经。 内侧：延伸至岩尖，斜坡下方，沿蝶骨大翼进入棘孔、卵圆孔，亦可能会延伸到蝶窦。 外侧：中耳，鼓窦，面后气房。 前方：颈内动脉垂直段和水平段。 后方：内听道，后颅窝脑膜，并可能向硬膜内扩展。
Ⅴ类：岩尖型 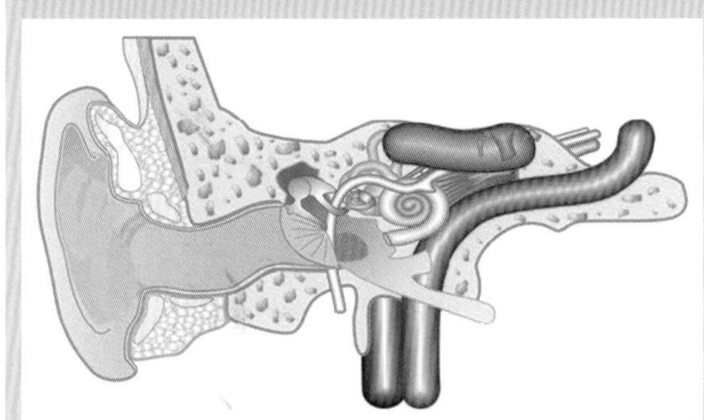 病变集中在岩尖。 耳囊内侧面、颈内动脉岩部水平段、斜坡可被侵蚀；病变在硬膜内延伸至中颅窝和后颅窝，也可扩展至蝶骨、鼻咽部或颞下窝。	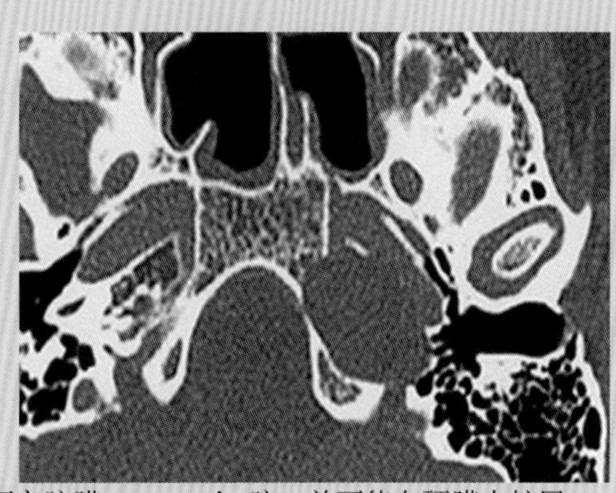 上方：中颅窝脑膜，Meckel's 腔，并可能向硬膜内扩展。 下方：下鼓室气房，迷路下气房，颈静脉球，后组脑神经，颞下窝。 内侧：延伸至蝶斜交界，中斜坡，沿蝶骨大翼进入棘孔，卵圆孔，亦可能会延伸到蝶窦。 外侧：耳囊。 前方：颈内动脉水平段和破裂孔。 后方：内听道，后颅窝脑膜，并可能向硬膜内扩展。
亚分类和特征	**影像学举例**
斜坡（C） 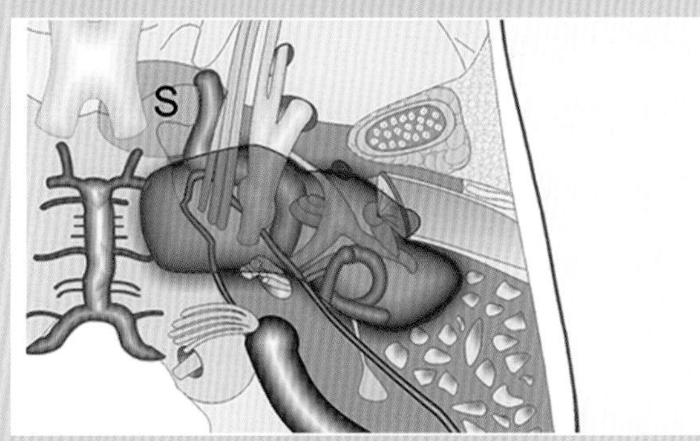 从迷路下气房延伸至岩尖。 向上斜坡和中斜坡延伸见于广泛型、迷路上 – 岩尖型和岩尖 PBC，而向下斜坡延伸是迷路下 – 岩尖型 PBC 的典型特征。	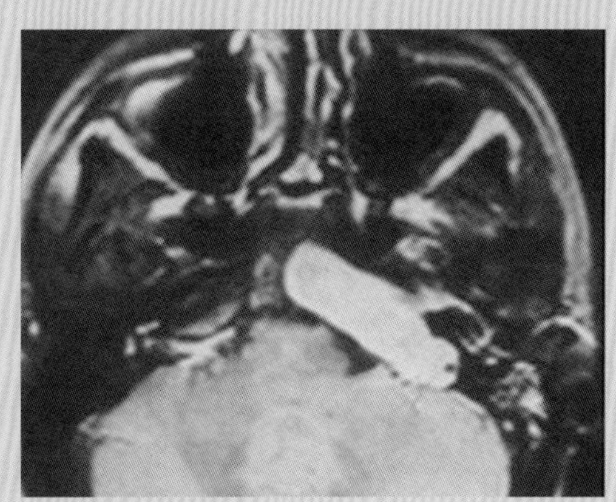

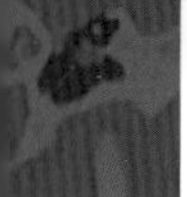

续表 14.1

亚分类和特征	影像学举例
蝶窦（S） 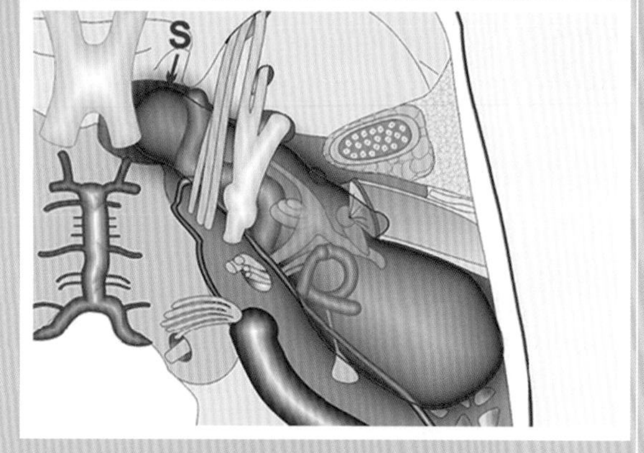 蝶窦受累见于向蝶窦前内侧延伸的广泛型、迷路下－岩尖型和岩尖型 PBC，这种亚型相对罕见。	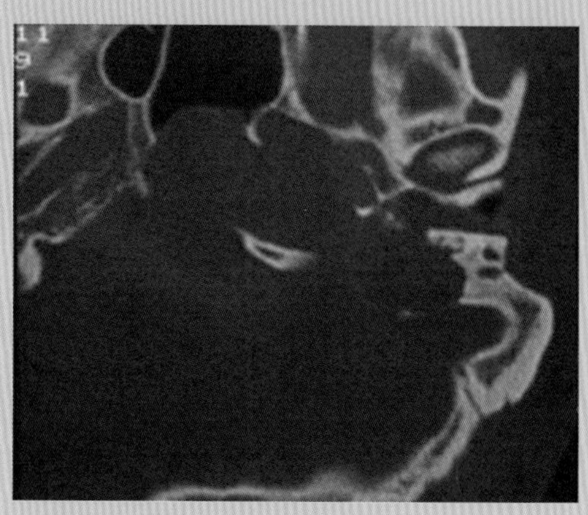
鼻咽部 (N) 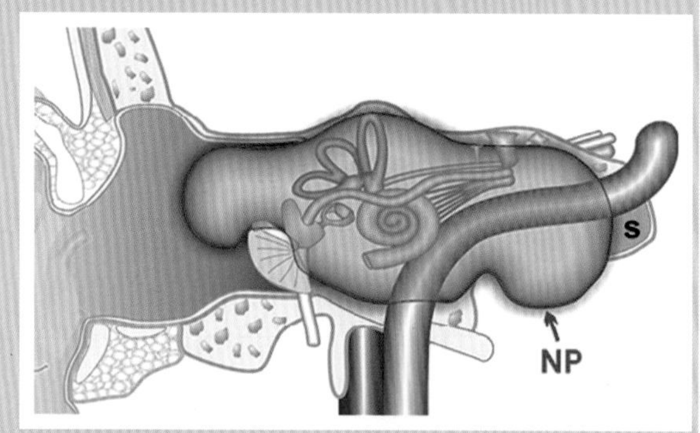 这是最为罕见的 PBC 延伸方式，可见于迷路下－岩尖型或广泛型 PBC，可通过斜坡从蝶窦下方延伸至鼻咽部。	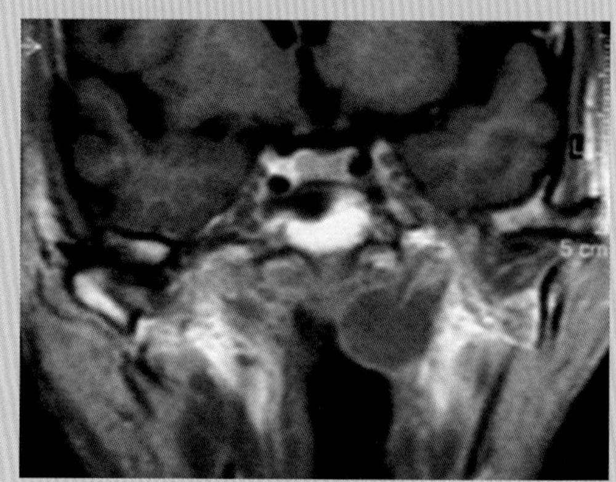
硬膜内（I） 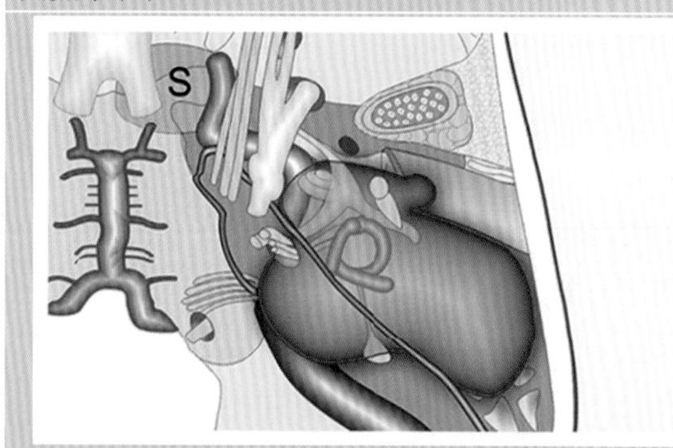 硬膜内扩张见于广泛型、迷路下－岩尖型、岩尖型 PBC，病变通常进入后颅窝、但很少侵及中颅窝。	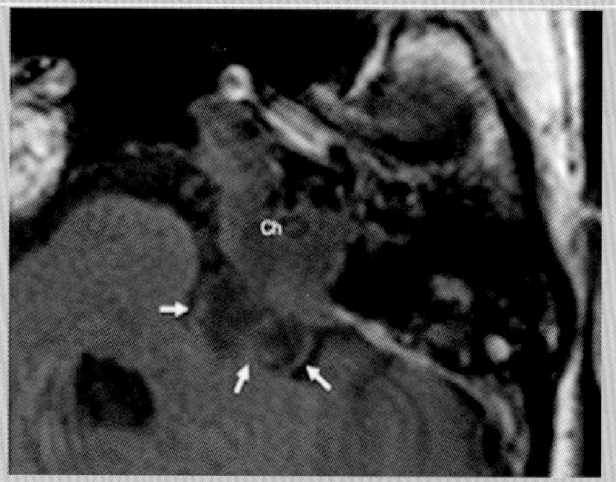

Co：耳蜗；FN：面神经；IAC：内听道；ICA：颈内动脉；JB：颈静脉球；LCN：后组颅神经；MCF：中颅窝；ME：中耳；PA：岩尖；PBC：岩骨胆脂瘤；PCF：后颅窝；SSC：半规管

14.2 目前的治疗结果

从 1980 年至 2015 年，Gruppo Otologico 耳科集团接诊了 7270 例胆脂瘤患者，其中手术治疗 240 例 PBC 患者，约占胆脂瘤患者比例的 3.3%。近一半（46%）PBC 为迷路上型，广泛型为第二种常见类型（表 14.2）。从病因角度分析，240 例 PBC 患者中 65% 为先天性，11% 为获得性，24% 为复发或医源性。手术方式详见表 14.3。耳囊径路应用最为广泛，术中需磨除耳蜗和后迷路，保留原位面神经。改良耳蜗径路需向后移位面神经，并完全切除迷路。扩大经迷路径路的方法主要应用于切除后方的胆脂瘤。中颅窝径路应用较少，主要用于保留听力的小的迷路上胆脂瘤。位于岩骨前部的胆脂瘤，对于累及颈内动脉水平段前部，以及需要术中控制斜坡和蝶窦区域的病例，需磨除蝶骨大翼使颞下颌关节脱位。在这种情况下，采用颞下窝 B 手术方式或联合其他术式。对于有经验的术者，通过上述手术方法可保证完整切除病变，减少复发（表 14.4）。

表 14.2 240 例 PBC 患者的临床分型
（Gruppo Otologicoi 耳科集团，1980—2015 年）

类型	百分比
迷路上型	46%
广泛型	36%
迷路下型	9%
迷路下 – 岩尖型	7%
岩尖型	2%

表 14.3 PBC 手术方式选择的情况
（Gruppo Otologico 耳科集团，1980—2015 年）

手术入路	百分比
耳囊路径	32%
改良经耳蜗径路	28%
扩大经迷路径路	18%
岩骨次全切除术	13%
中颅窝径路	2%
其他（颞下窝 A/B）	7%

表 14.4 240 例 PBC 患者手术并发症的情况
（Gruppo Otologicoi 耳科集团，1980—2015 年）

并发症	病例数	百分比
胆脂瘤复发	7	3.6%
术腔感染	2	0.8%
脑脊液漏	1	0.4%
脑脓肿	1	0.4%
后组脑神经麻痹（暂时性）	1	0.4%
腹部血肿	1	0.4%

14.3 PBC 手术策略

手术策略的选择对于 PBC 的治疗非常重要，需要考虑很多因素，最关键是病变的范围和患者术前面神经的功能。手术径路的选择主要根据 CT 和 MRI 影像学所表现的 PBC 病变范围决定。Sanna 提出 PBC 分类的重要性，是因为此分类考虑到解剖位置和病变的侵袭范围；而亚分类旨在术前明确 PBC 在颞骨以外的侵及范围（斜坡、蝶窦、鼻咽部、硬膜内病变），这有助于规划手术径路，对于清除这些区域的病变也至关重要。

术前主要考虑因素包括：①彻底清除病变；②面神经功能情况；③脑脊液漏和脑膜炎的预防；④术腔封闭；⑤听力保存情况。

对于迷路上型 PBC（图 14.1），如果听力正常、耳蜗底转无瘘管，根据病变范围，可选择颅中窝径路或联合乳突径路；如果合并感音神经性耳聋或耳蜗底转有瘘管，则选择术腔填充的根治性策略（岩骨次全切、扩大经迷路、经耳囊径路）。

对于迷路下型 PBC（图 14.2），采用岩骨次全切，封闭外耳道术腔填塞的手术可保留骨传导。迷路下 – 岩尖型或广泛型 PBC（图 14.3），几乎不可能保存听力，因此需根据患者术前面神经的功能选择经耳囊入路或改良经耳蜗 A 型入路的手术方式。改良经耳蜗入路有利于充分暴露岩尖、斜坡、蝶窦、鼻咽部、硬膜内区域，暴露取决于具体手术方式。面神经后移改道有利于接近岩尖并较好地控制面神经内侧面区域，但缺点是会造成来患者术后的面瘫。因此，当面神经功能正常时，选择耳囊径路更佳。无论胆脂瘤累及颞骨岩部（图 14.4）或侵及斜坡、蝶窦、鼻咽部，患者术前面神经的功能状态，才是决定采用颞下窝 B 型入路联合耳囊入路或联合改良耳蜗 A 型入路的关键因素。

如果 PBC 累及的是唯一听力耳，通常需严密随访患者的病情发展。若病情持续进展，只要条件允许，手术切除病变并同期行人工耳蜗植入术。采用何种术式清除病变取决于 PBC 的临床分型。

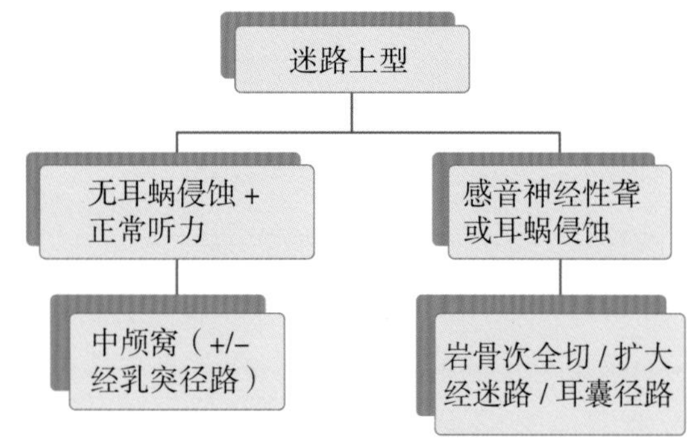

图 14.1　迷路上型 PBC 的手术策略

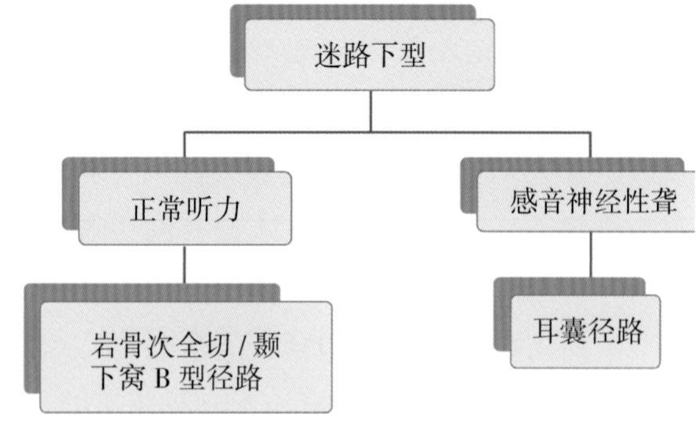

图 14.2　迷路下型 PBC 的手术策略

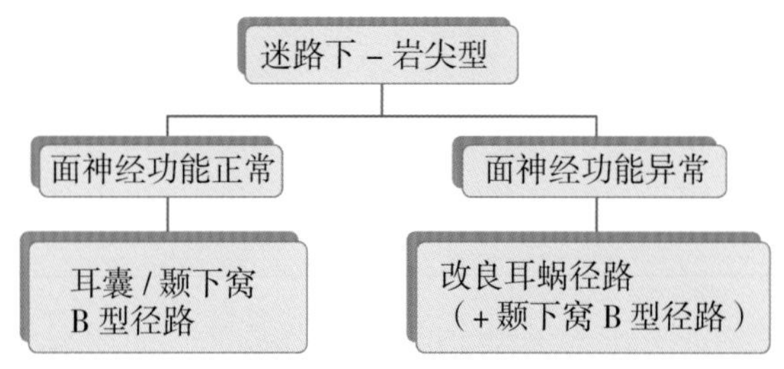

图 14.3　迷路下 – 岩尖型 PBC 的手术策略

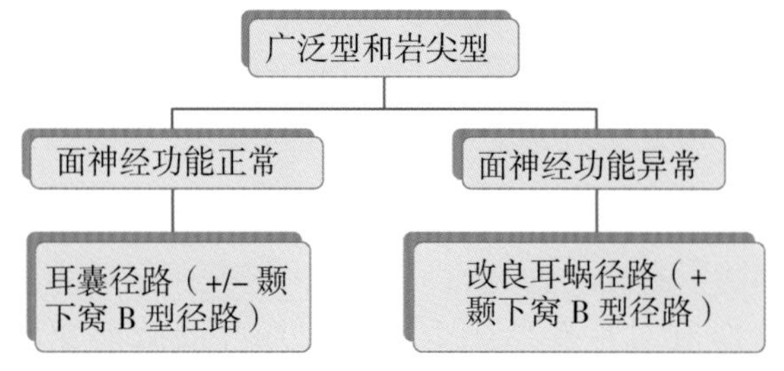

图 14.4　广泛型和岩尖型 PBC 的手术策略

14.4　经耳囊和改良耳蜗径路

1976 年 House 和 Hitselberger 提出了经典耳蜗径路的手术方法，术中包括内听道的识别、面神经向后改道、耳蜗和岩骨切除，并保留中耳和外耳道。1978 年 Fisch 提出了经耳囊径路的术式，手术切除外耳道和中耳，但需保留面神经于原位（图 14.5）。

我们提出的改良耳蜗径路（图 14.6）既切除外耳道和中耳，也向后方移位面神经，以移除主要影响径路前方术野的阻挡。本术式有利于控制颈内动脉垂直段和水平段岩骨内段，有利于完全切除岩尖。前方骨质的广泛切除有利于更好地暴露和控制脑干腹侧面，而不牵拉小脑和脑干。这两种手术方式和其他切除 PBC 的具体手术步骤详见既往出版书籍（*Atlas of Microsurgery of the Lateral Skull Base.2nd ed.Thieme,2008; The Facial Nerve in Temporal Bone and Lateral Skull Base Microsurgery.Thieme,2006*）。

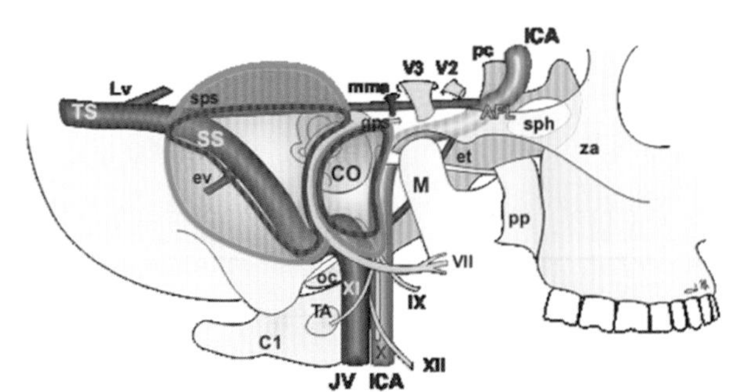

图 14.5　经耳囊径路示意图。AFL：破裂孔前部；C1：第一颈椎；CO：耳蜗；et：咽鼓管；ev：导静脉；GPS：岩浅大神经；IAC：内听道；ICA：颈内动脉；JV；颈内静脉；IX：舌咽神经；Lv：Labbe’s 静脉；M：下颌骨；mma：脑膜中动脉；OC：枕髁；pc：后床突；pp：翼突；sph：蝶骨；SPS：岩上窦；SS：乙状窦；TA：寰椎横突；TS：横窦；V2：三叉神经第二支；V3：三叉神经第三支；VII：面神经；XI：副神经；XII：舌下神经；za：颧突

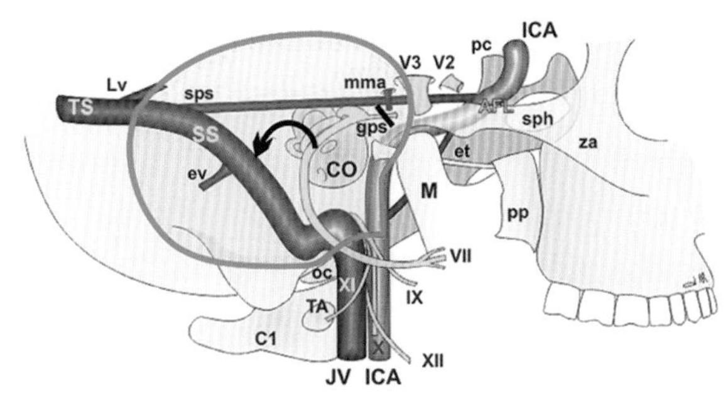

图 14.6 改良经耳蜗 A 型径路示意图。采用此术式可暴露颈内动脉垂直段 3/4 和水平段 1/4，使其可控。AFL：破裂孔前部；C1：第一颈椎；CO：耳蜗；et：咽鼓管；EV：导静脉；GPS：岩浅大神经；IAC：内听道；ICA：颈内动脉；JV：颈内静脉；IX：舌咽神经；Lv：Labbe's 静脉；M：下颌骨；mma：脑膜中动脉；OC：枕髁；pc：后床突；pp：翼突；SPH：蝶骨；SPS：蝶窦；SS：乙状窦；TA：寰椎横突；TS：横窦；V2：三叉神经第二支；V3：三叉神经第三支；VII：面神经；X：迷走神经；XI：副神经；XⅡ：舌下神经；za：颧突

14.5 PBC 手术问题及处理方法

14.5.1 听力保存

因为胆脂瘤的侵袭性及再次手术的难度，对于大部分 PBC 而言，彻底清理胆脂瘤是术者首要考虑的问题。但对于双侧 PBC 和患侧是唯一听力耳的 PBC 患者，保存听力显得尤为重要。当今随着听觉植入的蓬勃发展，骨导听觉植入装置、人工耳蜗和振动声桥植入可成功地帮助此类患者重建听力。如果耳蜗被破坏得并不严重，即使在迷路切除术之后，只要有耳蜗腔存在就可以植入人工耳蜗。此外，如果同侧耳的骨导得以保存，即可选择 BAHA 手术。

14.5.2 面神经

面神经受累程度多样，从单纯的面神经骨管受侵到面神经纤维组织完全中断。面神经的处理方式取决于三个主要因素：术前面神经的功能、面神经受累程度、面神经功能障碍的病程长短。如果术前面神经功能正常或面神经功能障碍仅发生数周，只要手术过程中保持面神经完好，通常面神经预后良好。

· 减压。如果面神经完整但神经压迫，进行面神经减压是必要的。

· 改道。若病变位于面神经内侧，由于面神经阻挡影响暴露时，可采用面神经部分或完全移位改道的方法。

· 端端吻合。如果面神经不连续或面神经纤维中断，应切除面神经受累的节段，并进行无张力的端端吻合。

· 神经移植。只要面神经节段损伤较长，无法达到无张力端端吻合，则采用神经移植重建面神经的完整性，通常采用腓肠神经为移植物。

· 面 – 舌吻合 / 面 – 三叉神经（咬肌神经）吻合。应用于长时间（> 12 个月）面瘫的患者。

14.5.3 颈内动脉

PBC 有可能侵犯到颈内动脉垂直段和（或）水平段部分。在这种情况下，清除胆脂瘤病变前，完全控制颈内动脉是非常重要的。改良耳蜗 A 型径路 / 耳囊径路能良好地控制颈内动脉垂直段，而颞下窝 B 型径路 / 改良经耳蜗 B 型径路可有效地控制颈内动脉垂直段和水平段。若病变侵及岩尖、斜坡、蝶窦和鼻咽部，暴露控制颈内动脉全程是非常必要的，必要时可以将血管移位。与其他肿瘤相比，如鼓室及颈静脉孔区副神经节瘤，PBC 较少侵犯颈内动脉，且较易剥离。颈内动脉有一层厚的外膜，可以耐受剥离基质的操作。然而，需要相当谨慎和一定的手术技巧才能完全清除其表面的胆脂瘤基质。

14.5.4 乙状窦和颈静脉球

如果颈静脉球受累，则术前需做详细的手术规划。术前需仔细分析影像学所提供的信息，需从以下两方面给予关注：病变范围与颈静脉球的关系；磁共振静脉成像系统显示对侧静脉的引流通畅情况。如果对侧静脉系统发育不全，牺牲患侧颈静脉球则意味着大脑的主要回流静脉闭塞，则会有引发良性颅内高压或颞叶静脉梗塞的风险，所以需尽全力避免此类患者颈静脉球或乙状

窦的损伤。由于乙状窦和颈静脉球血管壁较薄且容易损伤，因此，在这些结构表面清除胆脂瘤基质时存在一定的风险。在处理这类病例时，需在清除胆脂瘤基质前即要分离并控制颈部的颈内静脉。若术中不慎将颈静脉球损伤，结扎颈部颈内静脉和填充乙状窦（腔外和腔内）以彻底清除颈静脉球和乙状窦表面的胆脂瘤基质。这个方法也同样用于保护第Ⅸ、Ⅹ和Ⅺ脑神经。处理过程中若遇岩下窦出血，可用速即纱填塞止血。因此，若预测可能出现此类情况，建议手术前确保对侧脑静脉通畅。

14.5.5 硬脑膜

胆脂瘤基质常粘附于中颅窝和后颅窝硬脑膜，用双极电凝烧灼硬脑膜表面可疑的胆脂瘤基质，以清除所有可能的残余病变。用双极电凝使硬脑膜表面胆脂瘤上皮失活的方法已得到同行的认可，若操作细致，大面积电凝烧灼硬脑膜并不会使硬脑膜坏死。然而，术中禁用单极电凝烧灼硬脑膜表面，否则可能导致穿透硬脑膜。长期随访观察提示双极电凝烧灼硬脑膜是安全且有助于彻底清除病变。

14.5.6 脑脊液漏

术中清除硬脑膜表面胆脂瘤基质或磨除硬脑膜薄层骨板时，有造成术中脑脊液漏的风险。硬脑膜撕裂导致的脑脊液漏无需特殊修复，可采用游离肌肉通过脑膜缺损处填塞至蛛网膜下腔，并用脂肪填充术腔来处理。如果脑脊液漏产生于内听道，用组织过度填充可能会引起面神经受压的风险，此时可采用经迷路径路的手术方式来处理。

14.5.7 隐匿部位的检查

病变清除后，用 30° 硬性内镜检查显微镜无法显露的术腔区域是很有帮助的。在某些情况下，可以通过内镜发现常规技术遗漏的胆脂瘤上皮。但根据我们的经验，只要手术方式选择恰当，术中很少需要耳内镜。

14.5.8 病变残留与复发

在病变完全清除后，有必要采用自体脂肪填充封闭术腔，但其主要缺点是术后无法直视或检查术腔是否有胆脂瘤复发。因此，需要每年进行高分辨率 CT 扫描和头颅钆增强 MRI 扫描（T1 加权像，T2 加权像，脂肪抑制序列，弥散加权图像非 EPI 序列）的影像学检查，并至少随访 10 年。

14.6 岩骨胆脂瘤的手术解剖

在岩骨胆脂瘤的外科手术中，术者需要处理岩骨及其周围的重要结构，如颈内动脉、颈静脉球、内听道及脑神经。这些结构表面通常被覆较薄的骨质，病变组织可能会导致不能准确辨认其解剖位置。手术径路随着操作的深入而变窄，扩大手术径路清除胆脂瘤而不伤及重要结构需要扎实的三维立体解剖知识。对于岩骨胆脂瘤中病变范围大的病例，需要熟练掌握桥小脑角及颈部的解剖结构。正式手术前，扎实的解剖功底是必不可少的。

14.6.1 迷路径路的手术解剖

迷路径路手术中，需磨除迷路后部结构，包括半规管及前庭，暴露内侧的区域，其后方与内听道相邻。在胆脂瘤手术中，迷路径路通常需要切除外耳道后壁并行外耳道封闭。术中可向内听道的前上方扩大到岩尖部，但是难以暴露岩尖部深处结构。该径路的主要适应证是迷路上且局限于岩尖部的胆脂瘤。如果胆脂瘤侵犯至内听道，中颅窝、乙状窦及乙状窦后区域表面的骨板均需完全去除，行扩大迷路径路。参见图 14.7 ~ 图 14.14。

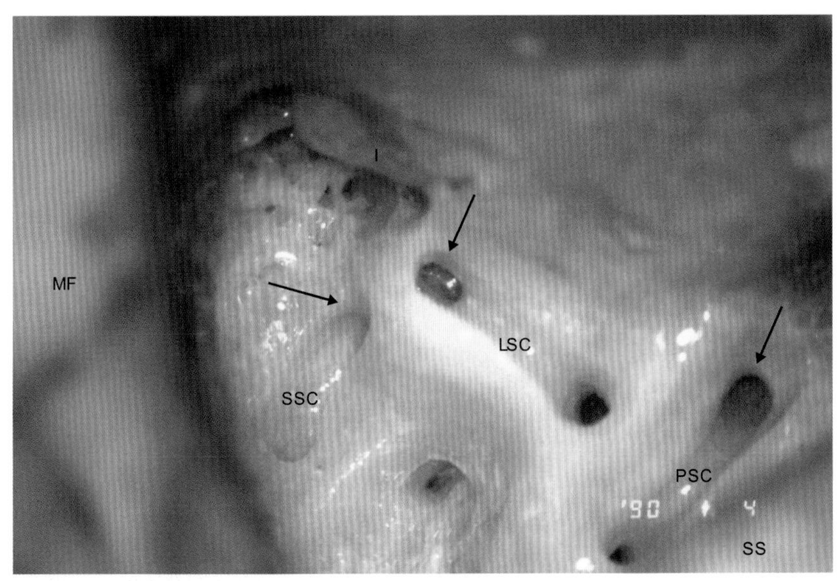

图 14.7 右耳，半规管已轮廓化并部分开放，壶腹位于各半规管的最前方（箭头）。I：砧骨；LSC：外半规管；MF：中颅窝硬脑膜；PSC：后半规管；SS：乙状窦；SSC：上半规管

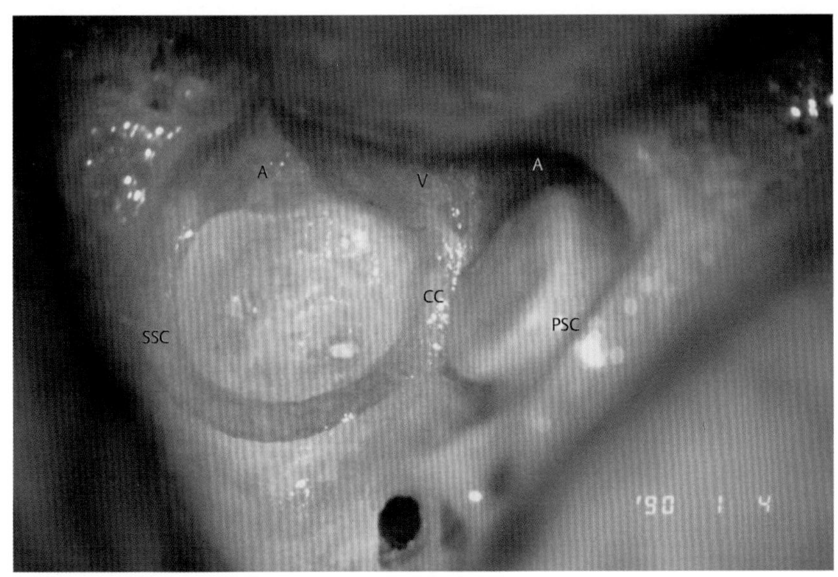

图 14.8 切除外半规管，开放前庭，上半规管及后半规管相连形成总脚。A：壶腹；CC：总脚；PSC：后半规管；SSC：上半规管；V：前庭

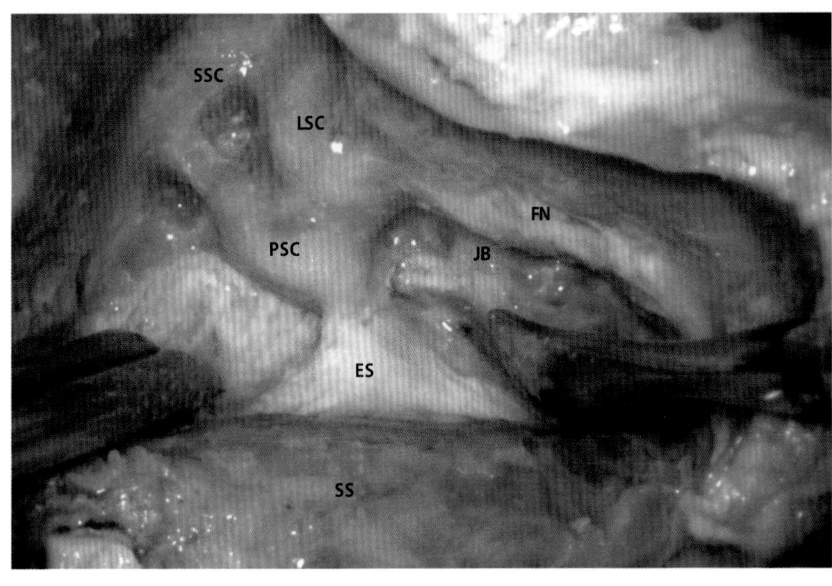

图 14.9 轮廓化面神经乳突段及半规管，暴露后颅窝硬脑膜以识别内淋巴囊。内淋巴囊看起来如同硬脑膜表面增厚的三角形组织。ES：内淋巴囊；FN：面神经；JB：颈静脉球；LSC：外半规管；PSC：后半规管；SS：乙状窦；SSC：上半规管

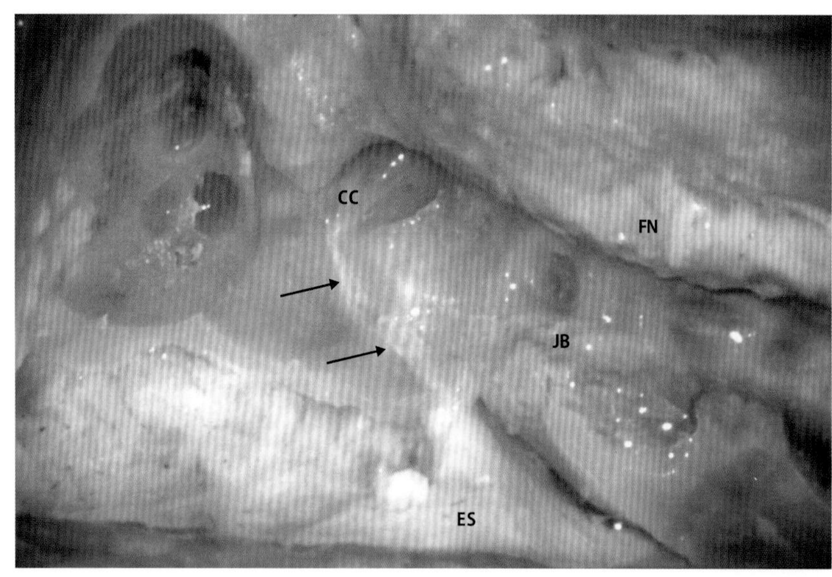

14.10 切除半规管解剖前庭导水管。前庭导水管起源于内淋巴囊，出后颅窝后从后半规管后方穿过，止于总脚（箭头）。CC：总脚；ES：内淋巴囊；FN：面神经；JB：颈静脉球

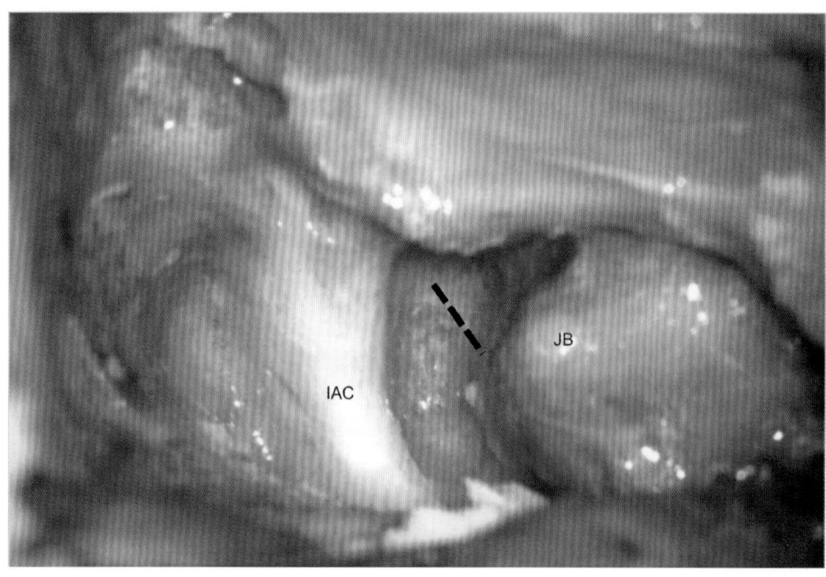

图 14.11 切除迷路，轮廓化内听道后方。颈静脉球的突起部位于内听道的下方。蜗水管走行于颈静脉球与内听道之间，从下到上（虚线），并且其下方紧邻舌咽神经，因此术中该区域骨质磨除的下界不应超过蜗水管。术中鉴定蜗水管的方法是脑脊液漏的出现。IAC：颈内动脉； JB：颈静脉球

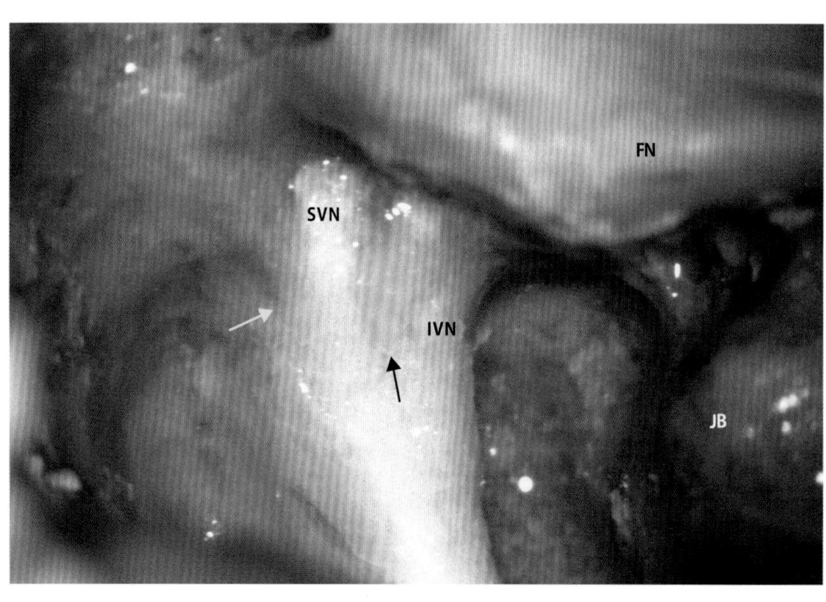

图 14.12 内听道底被水平嵴（黑色箭头）分为上、下两部分。在内听道后方，上部为前庭上神经，下部为前庭下神经，且上半部分进一步被垂直嵴（Bill 嵴：黄色箭头）分隔，面神经位于垂直嵴的前方。FN：面神经；IVN：前庭下神经；JB：颈静脉球；SVN：前庭上神经

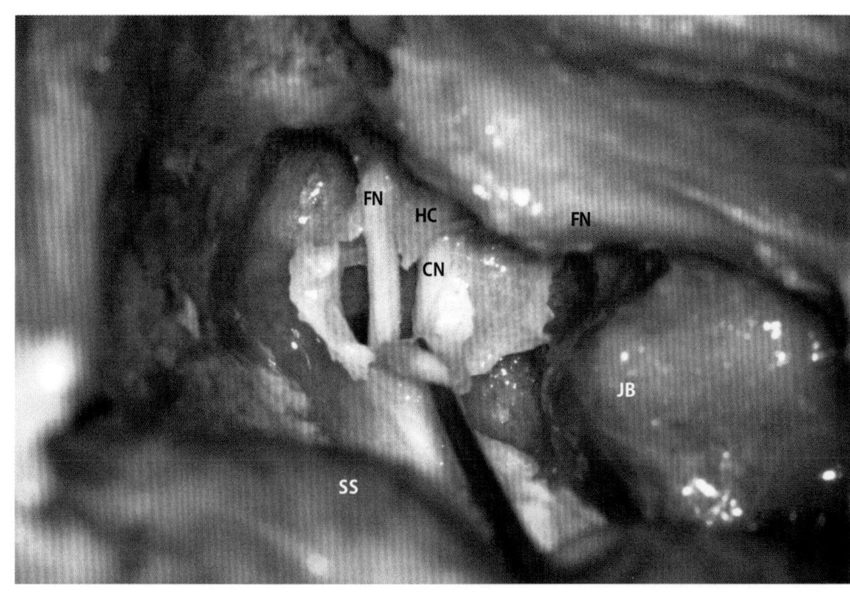

图 14.13 去除前庭上和前庭下神经，见面神经和蜗神经分别位于内听道底部的前上方和前下方。CN：蜗神经；FN：面神经；HC：水平嵴；JB：颈静脉球；SS：乙状窦

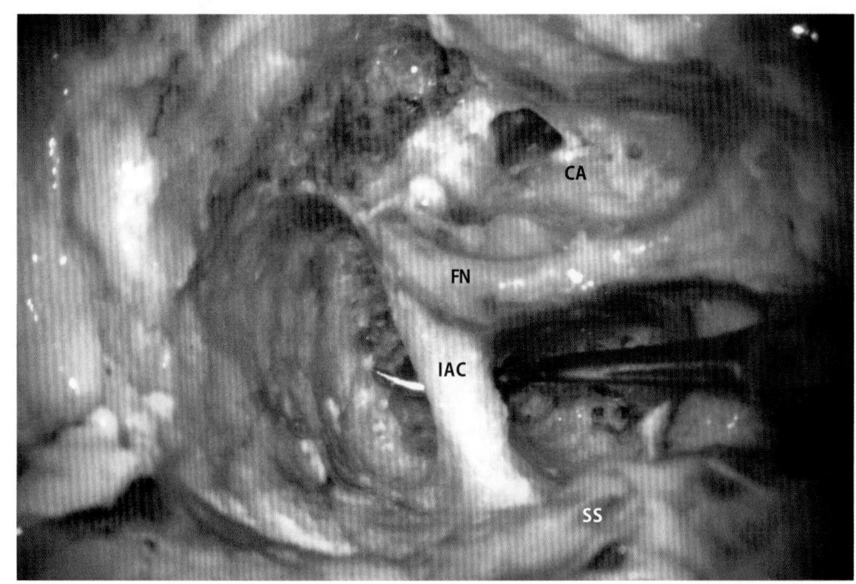

图 14.14 迷路径路可通过磨除内听道前方骨质以扩展至岩尖部。在这个标本中，内听道、鼓膜及听小骨已去除。CA：颈内动脉；FN：面神经；IAC：内听道；SS：乙状窦

14.6.2 耳囊径路的外科解剖

迷路径路中，耳蜗的保留阻碍了岩尖部的暴露。去除耳蜗可暴露岩尖部，而且运用恰当的手术技术可以避免损伤面神经功能。耳囊径路适用于面神经功能良好的岩尖部胆脂瘤。但是，该径路不移位面神经，不开放内听道，限制了视野，即使有内镜的辅助，导致面神经内侧、内听道前方及颈内动脉的内侧面都有可能出现病变残留。参见图 14.15 ~ 图 14.19。

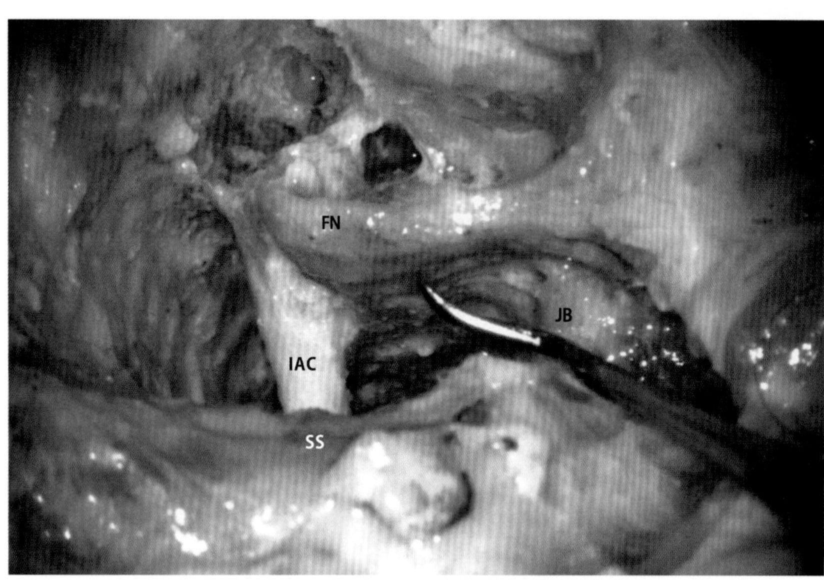

图 14.15　迷路径路已完成，器械所指的耳蜗阻碍了岩尖部的暴露。FN：面神经；IAC：内听道；JB：颈静脉球；SS：乙状窦

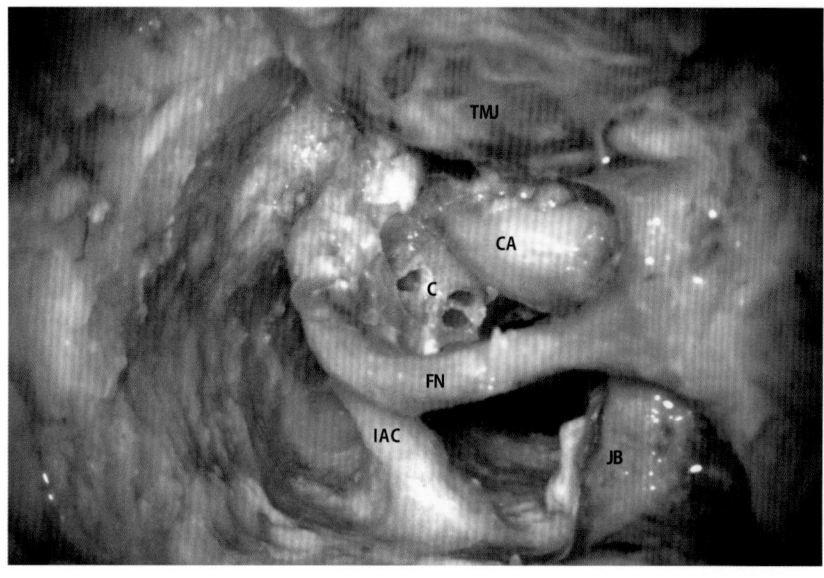

图 14.16　暴露颞下颌关节，充分显露前方的术野，轮廓化颈内动脉，开始磨除耳蜗。C：耳蜗；CA：颈内动脉；FN：面神经；IAC：内听道；JB：颈静脉球；TMJ：颞下颌关节

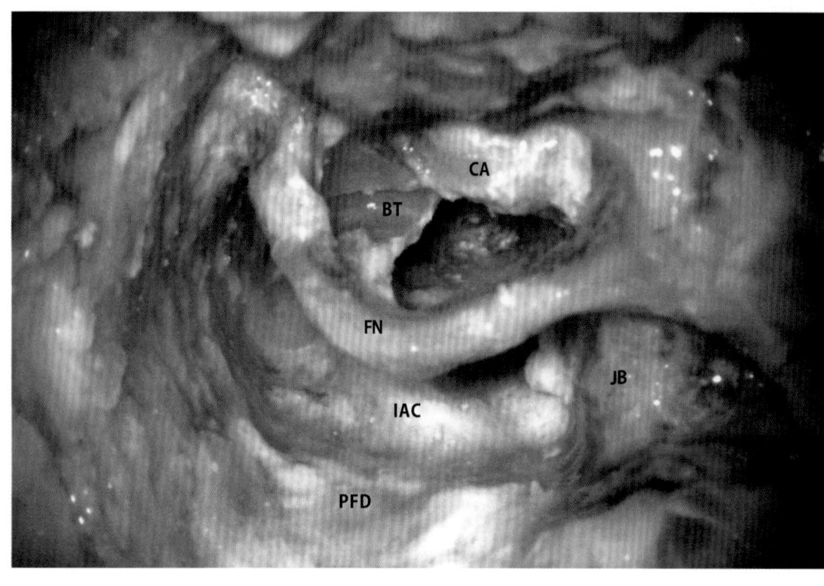

图 14.17　磨除大部耳蜗后剩余底转，与颈内动脉相近。BT：耳蜗底转；CA：颈内动脉；FN：面神经；IAC：内听道；JB：颈静脉球；PFD：后颅窝硬脑膜

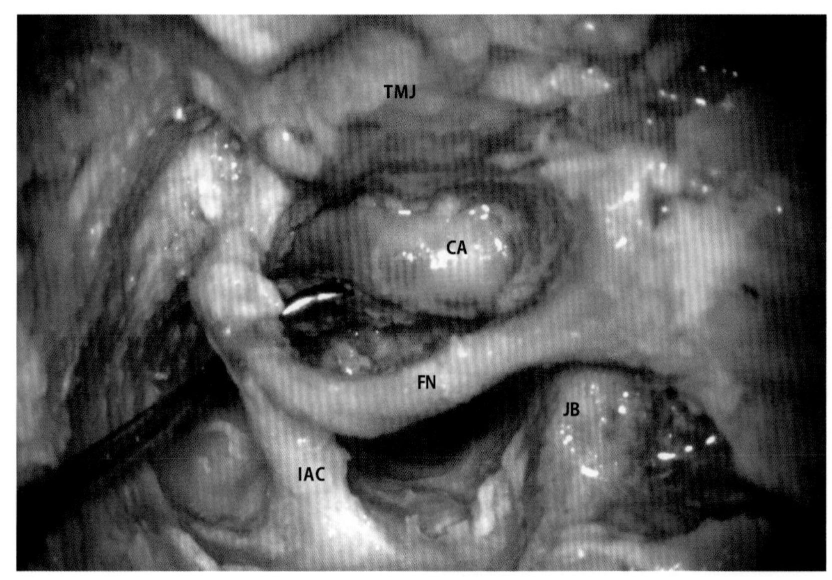

图 14.18 包绕内听道的骨质全部被移除。虽然面神经处于术腔的中心，但岩尖部得到充分的暴露。CA：颈内动脉；FN：面神经；IAC：内听道；JB：颈静脉球；TMJ：颞下颌关节

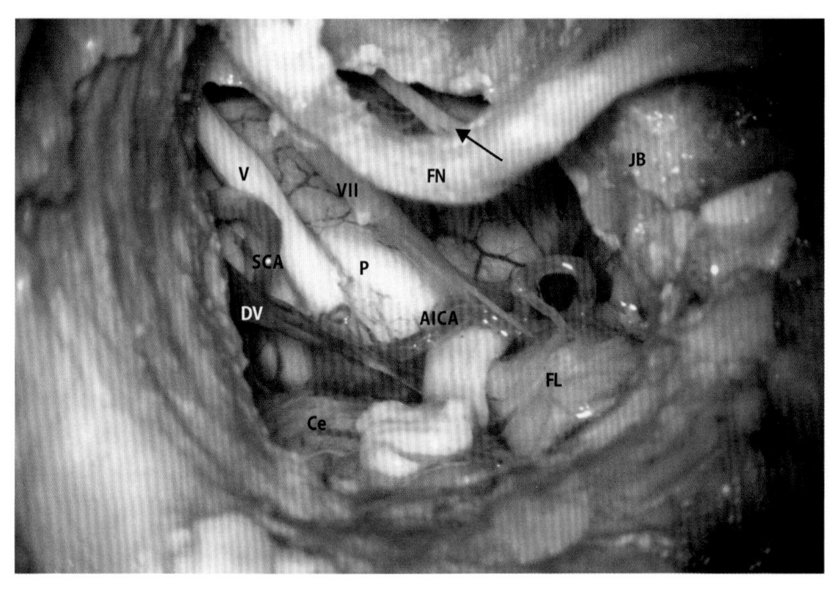

图 14.19 开放后颅窝硬脑膜，暴露桥小脑角区的结构。面神经位于术野的中心，三叉神经在其上方，外展神经（箭头）跨过桥前池，经 Dollero 管进入海绵窦。AICA：小脑前下动脉；Ce：小脑；DV：岩静脉；FL：小脑绒球；FN：面神经；JB：颈静脉球；P：脑桥；SCA：小脑上动脉；V：三叉神经；VII：面神经

14.6.3 改良耳蜗径路的外科解剖

在改良的耳蜗径路中，从面神经膝状神经节至中颅窝硬脑膜的岩浅大神经被切断从而向后改道面神经，从而实现无障碍暴露岩尖部。但此径路最大的缺点是，岩浅大神经伴行血管受损而导致面瘫。因此，对非完全性面瘫的患者采用此径路需慎重。而对于面神经损伤严重的患者，该径路是暴露岩尖部的绝佳选择。然而，该径路不足以控制颈内动脉水平段的前方区域。参见图 14.20 ~图 14.30。

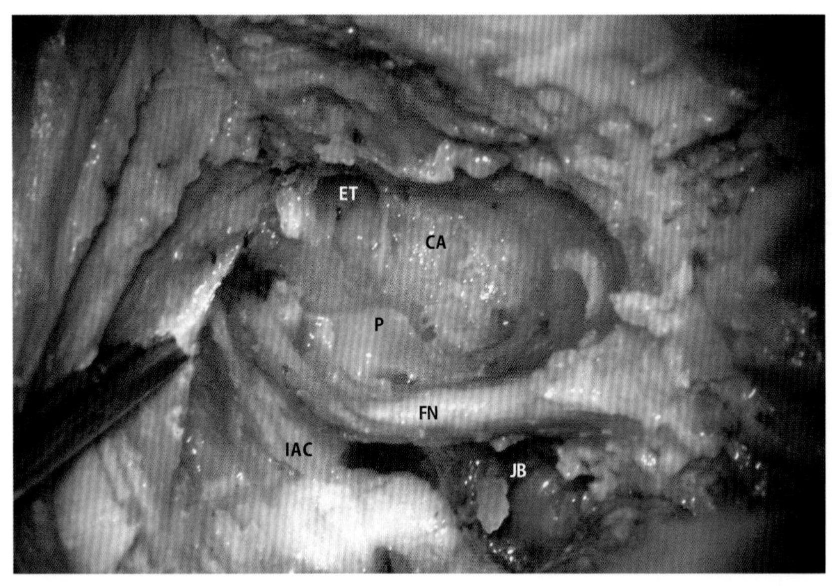

图 14.20 迷路已切除，暴露面神经为改道做准备。CA：颈内动脉；ET：咽鼓管；FN：面神经；IAC：内听道；JB：颈静脉球；P：鼓岬

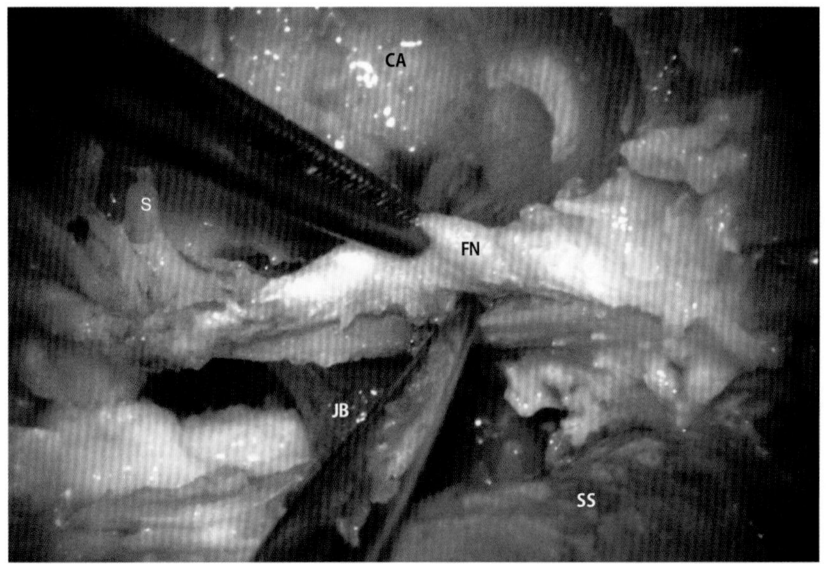

图 14.21 锐性分离面神经乳突段使其从骨管的内侧壁游离。CA：颈内动脉；FN：面神经；JB：颈静脉球；S：镫骨；SS：乙状窦

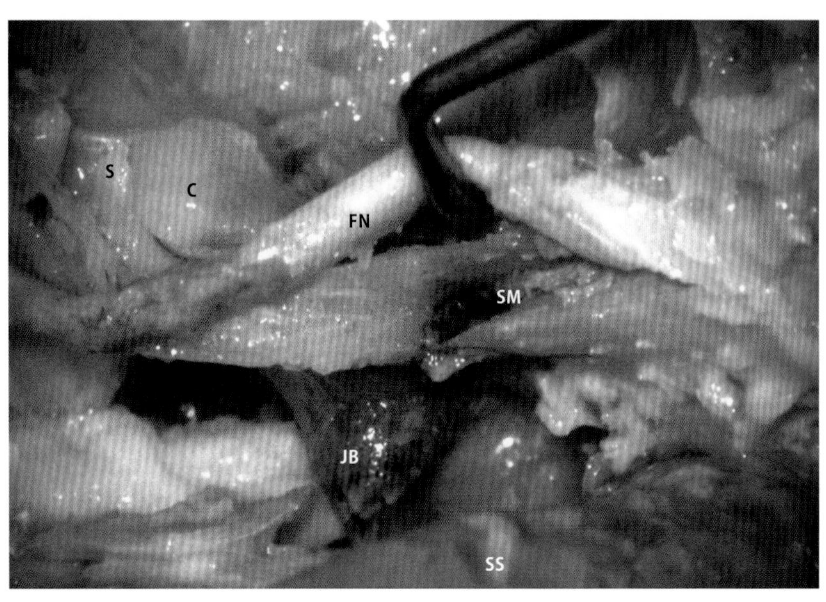

图 14.22 向前牵引面神经乳突段显示其与镫骨肌的紧密关系。C：耳蜗；FN：面神经（乳突段）；JB：颈静脉球；S：镫骨；SM：镫骨肌；SS：乙状窦

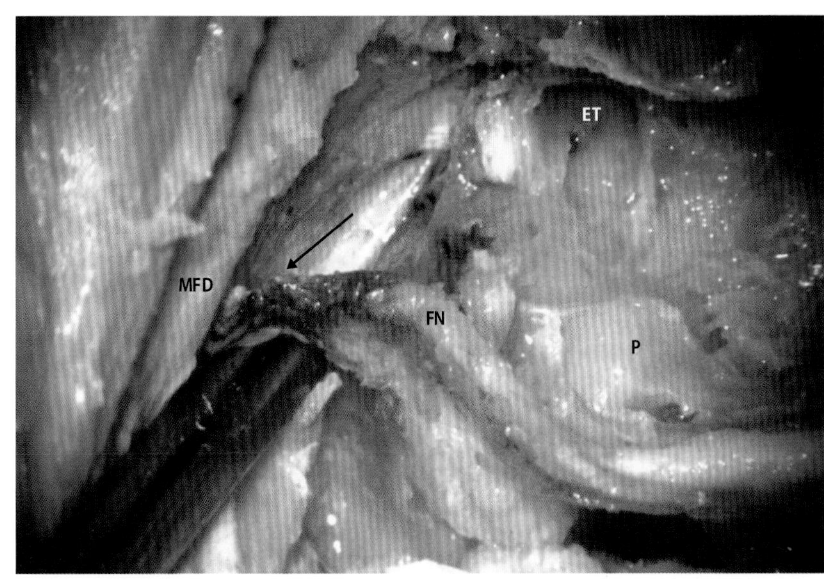

图 14.23 从膝状神经节至中颅窝硬脑膜的岩浅大神经（箭头）被切断。为避免术中出血，切断岩浅大神经前需预先使用双极电凝。ET：咽鼓管；FN：面神经；MFD：中颅窝硬脑膜；P：鼓岬

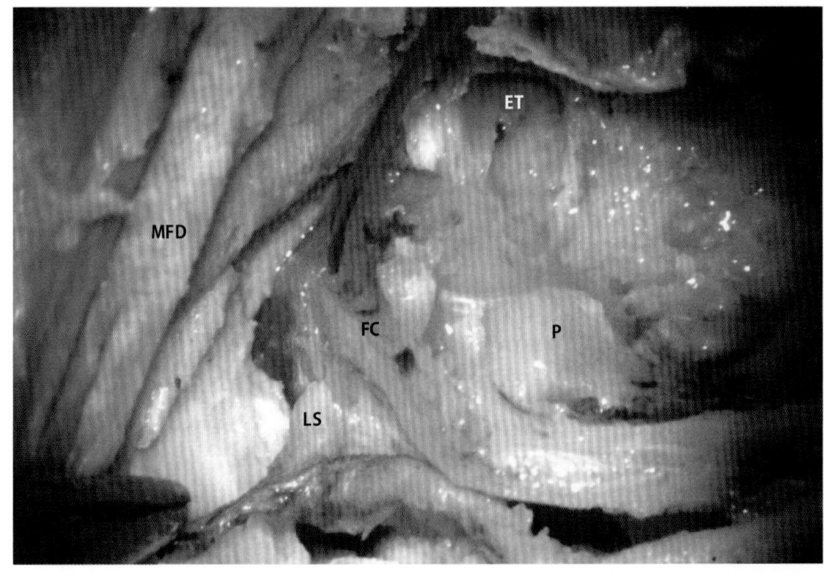

图 14.24 注意避免过度牵拉面神经，面神经鼓室及迷路段已从骨管上游离。ET：咽鼓管；FC：面神经骨管；LS：迷路段（面神经）；MFD：中颅窝硬脑膜；P：鼓岬

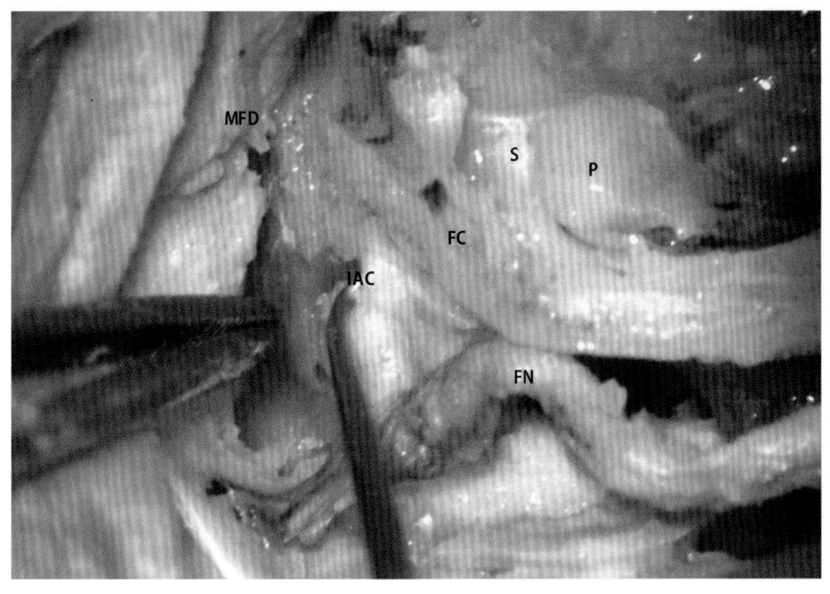

图 14.25 将内听道段面神经向后反折。FC：面神经骨管；FN：面神经；IAC：内听道；MFD：中颅窝硬脑膜；P：鼓岬；S：镫骨

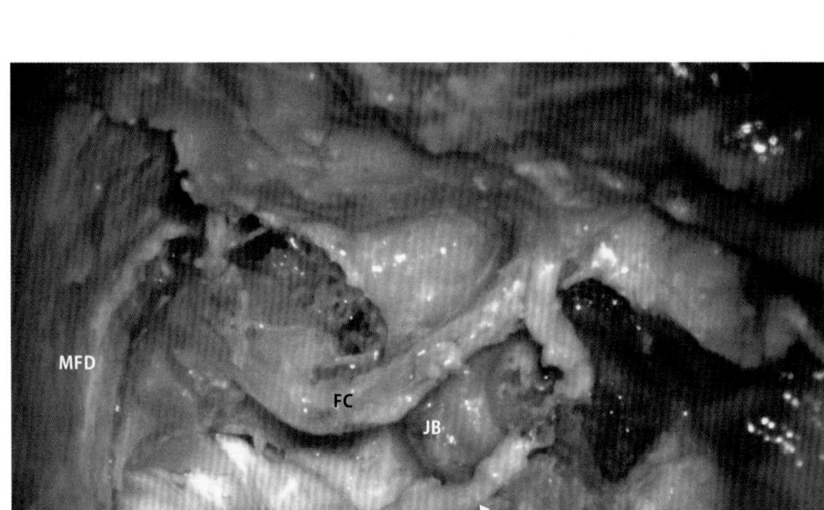

图 14.26 面神经（箭头）移位已完成。FC：面神经骨管；JB：颈静脉球；MFD：中颅窝硬脑膜

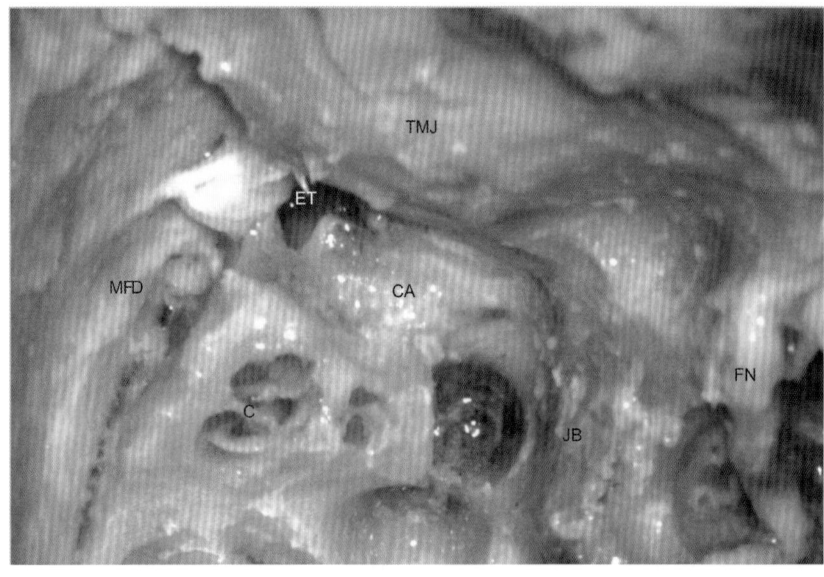

图 14.27 开始磨除耳蜗。C：耳蜗；CA: 颈内动脉; ET: 咽鼓管; FN: 面神经; JB：颈静脉球；MFD：中颅窝硬脑膜；TMJ：颞下颌关节

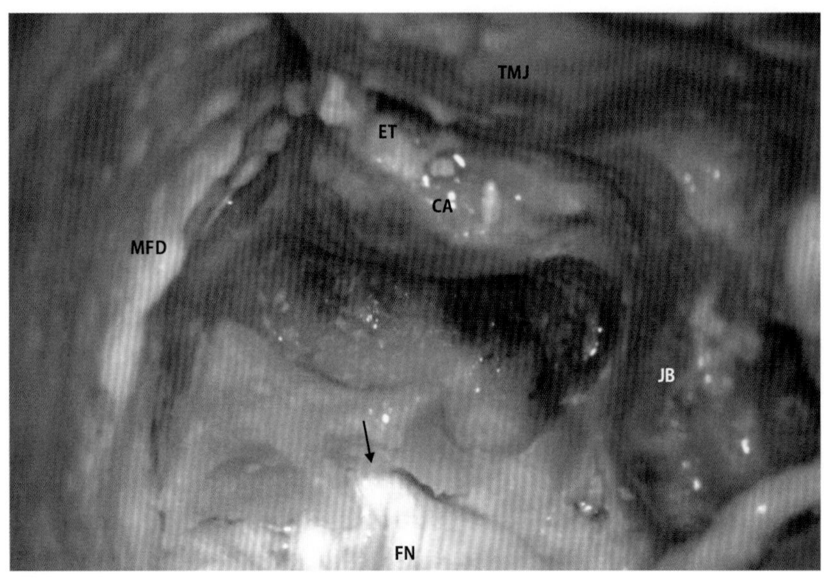

图 14.28 面神经骨管及耳蜗已被磨除，可见内耳门（箭头）。CA：颈内动脉；ET：咽鼓管；FN：面神经；JB：颈静脉球；MFD：中颅窝硬脑膜；TMJ：颞下颌关节

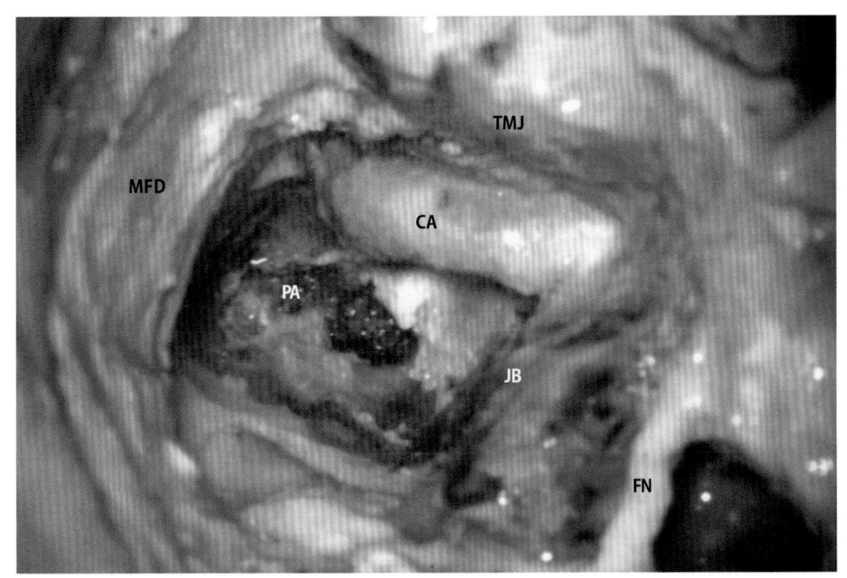

图 14.29 注意应充分暴露岩尖。图中可见岩尖骨髓，颈内动脉垂直段及水平段后方是可控的。然而，由于颞下颌关节的限制，颈内动脉的前方控制是困难的。CA：颈内动脉；FN：面神经；JB：颈静脉球；MFD：中颅窝硬脑膜；PA：岩尖；TMJ：颞下颌关节

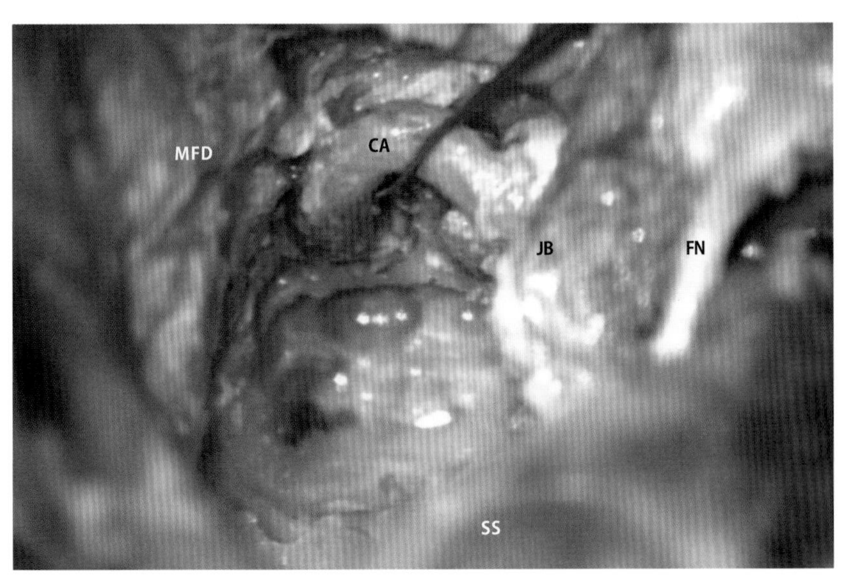

图 14.30 移除颈内动脉垂直段前方的骨质可使颈内动脉向前移动，以便更好地对其进行控制。CA：颈内动脉；FN：面神经；JB：颈静脉球；MFD：中颅窝硬脑膜；SS：乙状窦

14.6.4 颞下窝 B 径路的外科解剖

在岩尖部广泛型胆脂瘤的病例中，需控制岩骨内的水平段颈内动脉。为确保这一部位的安全性，术腔需进一步向前方暴露。颞下窝径路通过向下暴露颞下颌关节窝以处理岩尖部和斜坡中部的病变。该径路可磨除颞下颌关节窝内侧壁，切断颈内动脉水平段的毗邻结构，如脑膜中动脉、三叉神经的第三支神经（下颌神经）及咽鼓管。在岩骨胆脂瘤手术中，该径路经常需要磨除迷路和重建面神经。参见图 14.31 ~ 图 14.36。

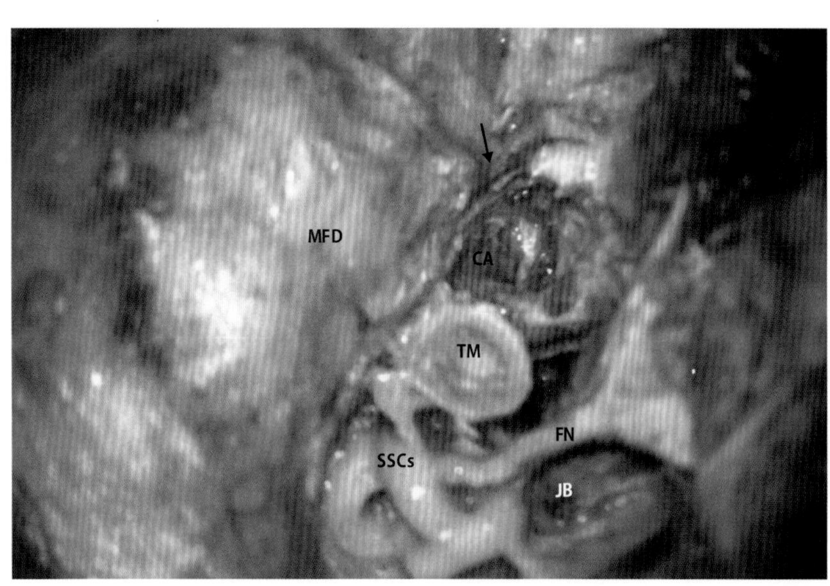

图 14.31 磨除颞下颌关节盘及咽鼓管骨部，暴露岩骨内颈内动脉水平段的前方。脑膜中动脉（箭头）从上颌动脉分出，穿过棘孔。CA：颈内动脉；FN：面神经；JB：颈静脉球；MFD：中颅窝硬脑膜；SSCs：半规管；TM：鼓膜

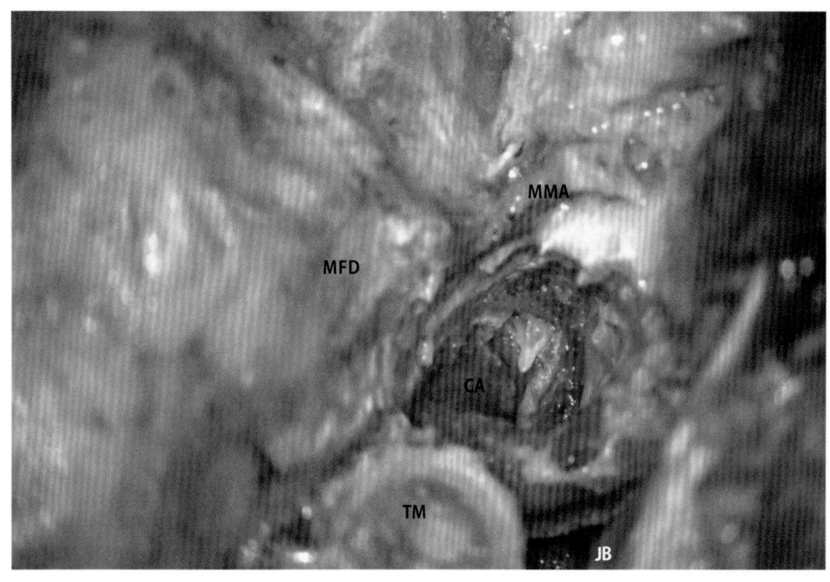

图 14.32 上图近观。此时对于颈内动脉水平段的后方是可控的，脑膜中动脉及下颌神经限制了进一步向前的暴露。CA：颈内动脉（水平段）；JB：颈静脉球；MFD：中颅窝硬脑膜；MMA：脑膜中动脉；TM：鼓膜

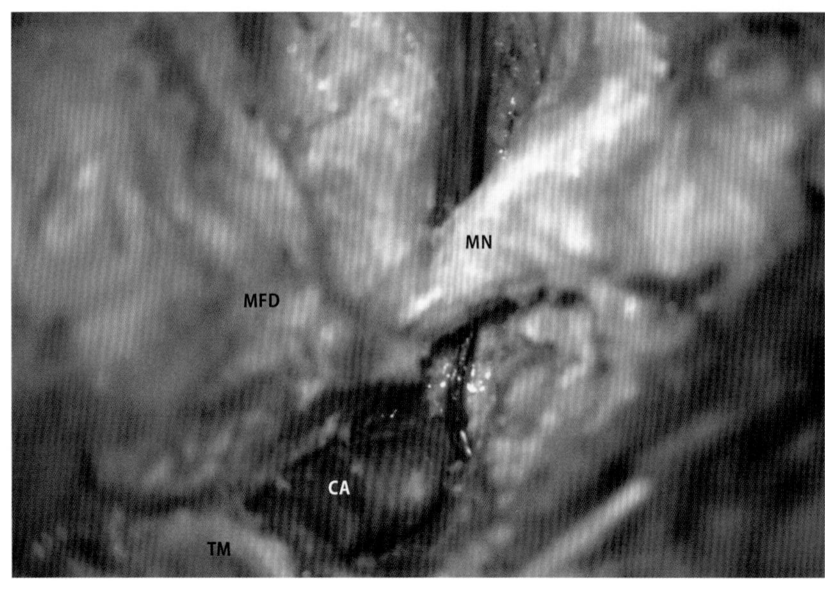

图 14.33 切断脑膜中动脉，进一步磨除骨质暴露穿过卵圆孔的下颌神经。CA：颈内动脉；MFD：中颅窝硬脑膜；MN：下颌神经；TM：鼓膜

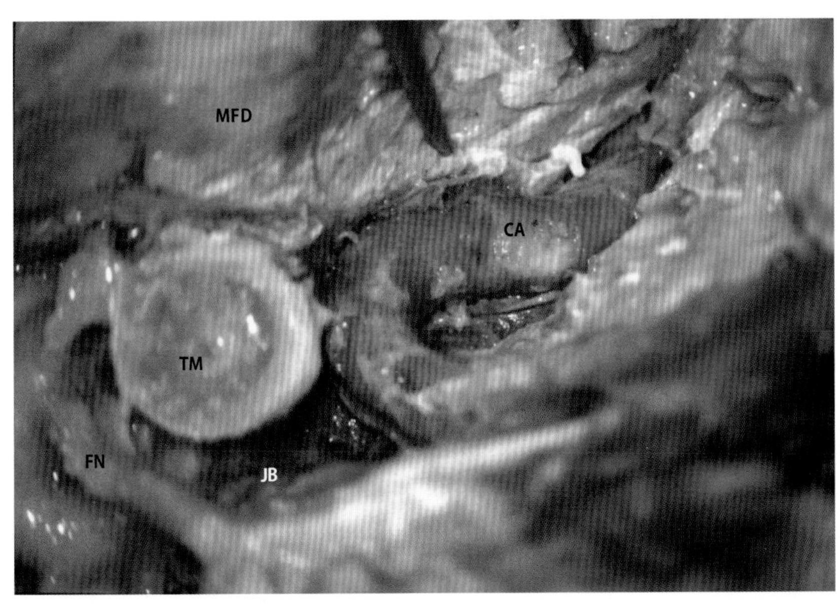

图 14.34　切断下颌神经，磨除咽鼓管骨部以暴露颈内动脉内侧。CA：颈内动脉；FN：面神经；JB：颈静脉球；MFD：中颅窝硬脑膜；TM：鼓膜

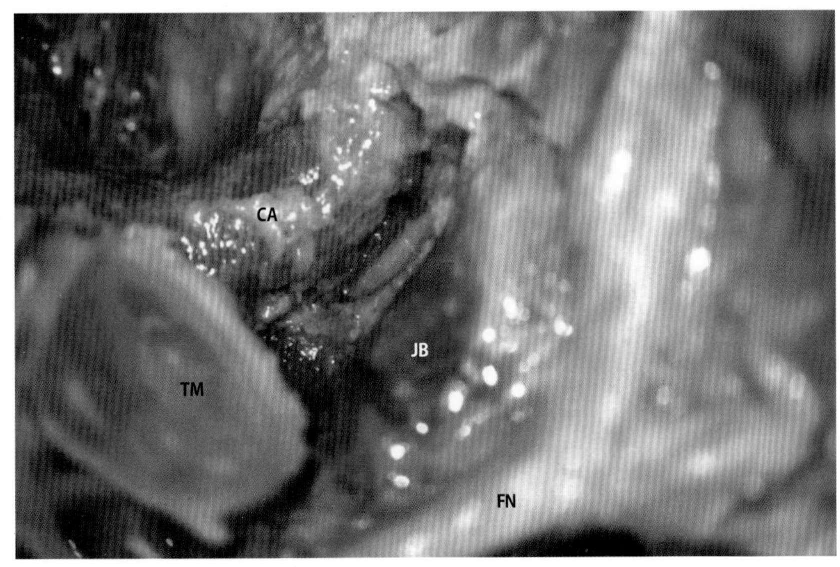

图 14.35　图中示舌咽神经穿行于颈静脉球的前方及颈内动脉的后方。CA：颈内动脉；FN：面神经；JB：颈静脉球；TM：鼓膜

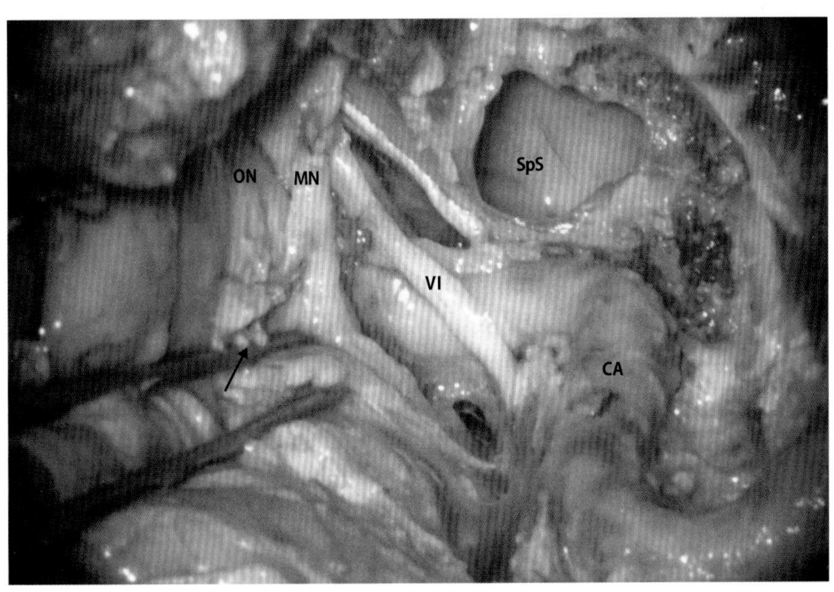

图 14.36　颞下窝 C 径路通过切除翼突可向前延伸以暴露蝶窦及鼻咽部。三叉神经节表面包被硬脑膜形成的向前开放的 Meckel 腔（箭头）。开放海绵窦，暴露颈内动脉海绵窦段和外侧的外展神经。CA：颈内动脉；MN：下颌神经；ON：眼神经；SpS：蝶窦；VI：外展神经

14.7 岩部胆脂瘤手术的手术室布置

岩部胆脂瘤切除术属于侧颅底手术范畴，需要特殊的颅底及麻醉术区准备。手术室的布置与中耳手术基本相同，麻醉机放置在手术床腿侧（图 3.3）；中颅窝径路时，术者需坐在患者头侧（图 14.37）。患者的手腕和大腿需安全地固定在手术床上（图 14.38）。

14.7.1 神经监护

神经监视器 -2（NIM-2）（Xomed Treace，Jacksonville，FL）用于面神经监测。在眼轮匝肌和口轮匝肌上放置一对电极，以便持续对面神经肌电图进行监测。若以听力保存为手术目的，术中同侧耳需放置电极，进行听觉脑干反应和第八对脑神经刺激及监测（图 14.39）。

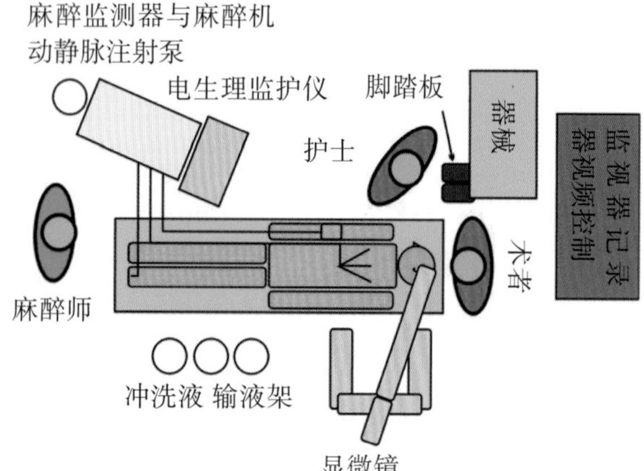

图 14.37 中颅窝径路手术室布局

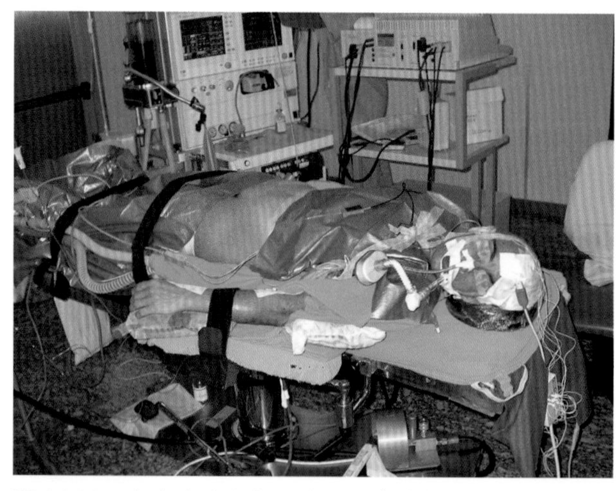

图 14.38 患者手腕和大腿被固定在手术台上。麻醉机放在手术床腿侧，在多种不同手术径路中保持相同位置

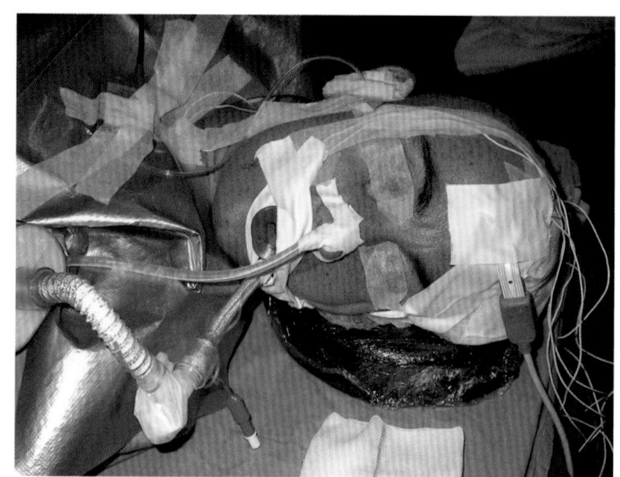

图 14.39 患者进行听力保存手术。可以看到用于面神经监测电极。另一电极和麦克风放在患者耳内用于监测第八对脑神经

14.7.2 术野的准备

手术部位备皮，用 70% 乙醇和苯扎溴铵（Glaxo, Italy）消毒该区域，以同样的方式准备腹部。用多层无菌单覆盖(图 14.40)，铺孔巾暴露手术区，并粘贴透明膜和液体收集袋。

14.7.3 手术器械

中耳胆脂瘤手术使用的大部分手术器械也在岩部胆脂瘤手术中应用。但为了处理中耳手术中不会出现的颅内组织和精细的重要结构，需准备某些特殊器械。

吸引和冲洗

在精细的神经血管结构附近使用传统的吸引器是非常危险。Brackmann 吸引器在钝头处设有侧孔（图 2.16），用于硬膜内或精细结构的操作，如显露面神经时。

双极电凝

双极电凝是颅底手术的必需工具。应准备不同尺寸的电凝头。显微电凝头（0.3mm）被应用于大多数精细的操作，如电凝颅内血管。较大的电凝头（1 mm 和 1.3mm）用于电凝硬脑膜附近较大的血管（图 14.41a,b）。

在我们的实际工作中，更喜欢使用 Vesalius 机器（分子共振生成仪）。这台机器限制了温度的上升，以保护附近重要结构的功能，避免电凝时烧灼部位的组织与双极电凝尖端发生粘连及可能导致的组织损伤。

显微器械

尽可能使用最少数量的器械。在较长时间的手术过程中，一张较小的器械台上放着不常用的器械，会干扰洗手护士寻找其他器械。器械台应按相同的顺序摆放器械，以便洗手护士准确快速地操作(图 14.42 ~图 14.48）。

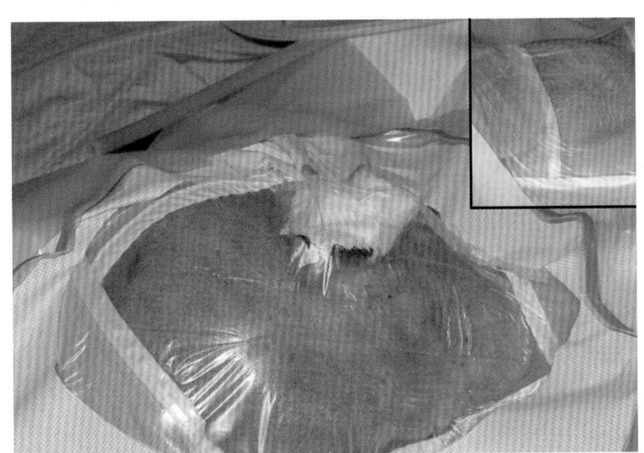

图 14.40 患者术区覆盖贴膜。插图（右上角）显示了腹部术野准备，用于获取脂肪并行术腔填塞

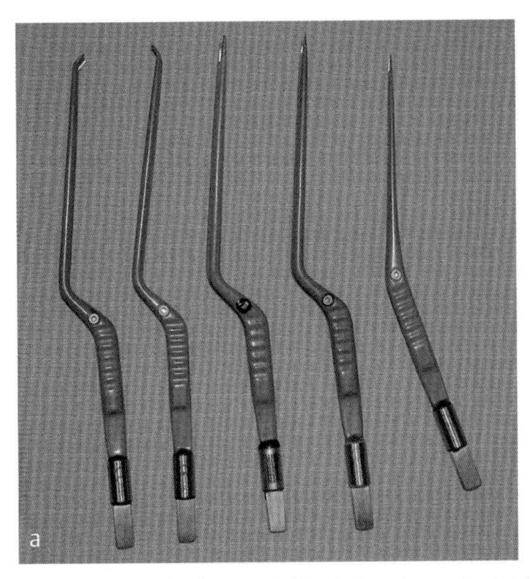

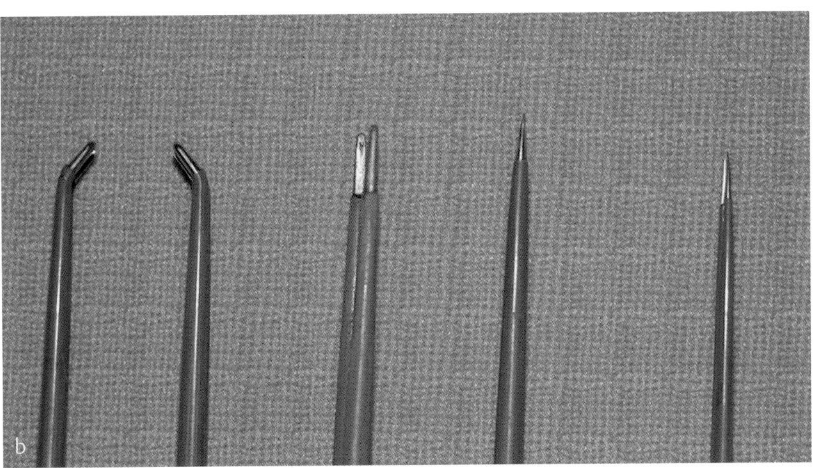

图 14.41 （a）不同类型的双极。弯头的，直尖头的和有角度尖头的。（b）高倍显微镜下显示不同种类的双极尖端

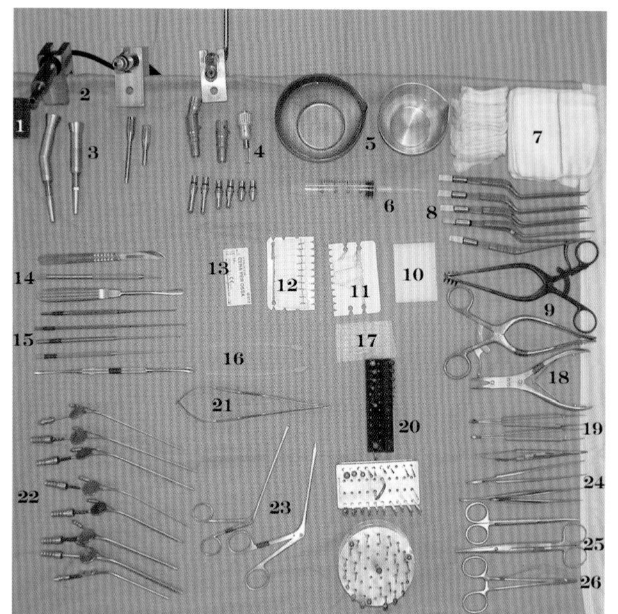

图 14.42 颅底外科手术台的布置。1. 固定架。2. 显微马达。3. 手柄。4. 迈达斯开颅手柄。5. 用于放置生理盐水和腹部脂肪的金属杯。6.20mL 注射器。7. 纱布。8. 不同类型的双极。9. 自固定牵开器。10. 可吸收明胶海绵（Spongstan, Ferrosan）。11. 外科止血棉片（Merocel, Connecticut, CT）。12. 美国外科明胶海绵（American Silk Sutures Inc.,Lynn, MA）。13. 骨蜡。14. 手术刀

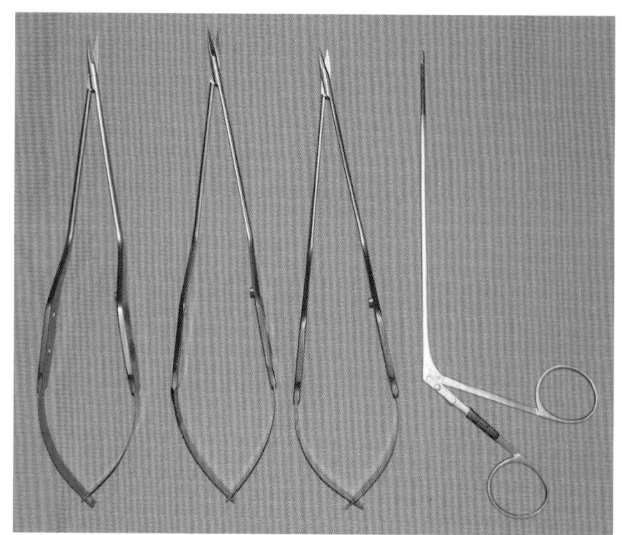

图 14.44 不同类型的显微剪

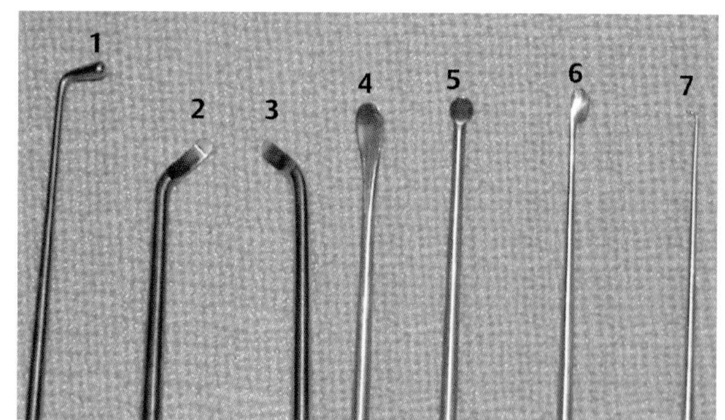

图 14.43 显微器械放大图。1. 钝头右弯直角钩。2. 双弯分离子（右侧）。3. 双弯分离子（左侧）。4. 直式显微剥离子。5.45 度圆形切刀。6. 垂直切刀。7.90 度角尖针

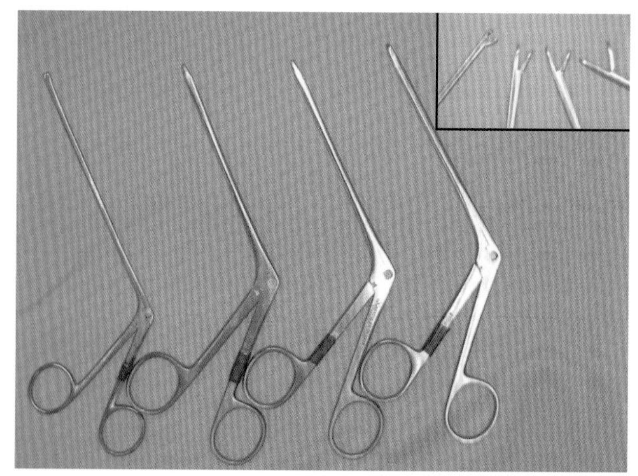

图 14.45 不同类型的显微镊。右上侧的插图显示了不同类型和尺寸的尖端放大图

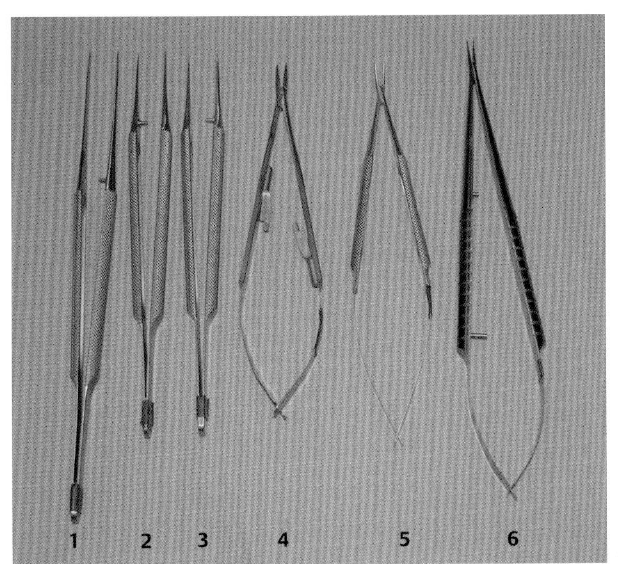

图 14.46　面神经和其他脑神经吻合的显微外科器械。1 和 2. 不同长度的直形显微镊。3. 尖头显微镊。4. 带卡扣的显微外科针持。5. 显微剪。6. 显微镊

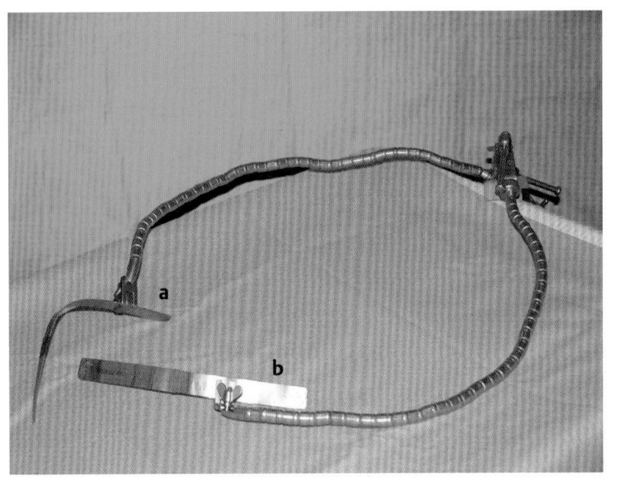

图 14.47　带脑压板可调节 Leyla 牵开器

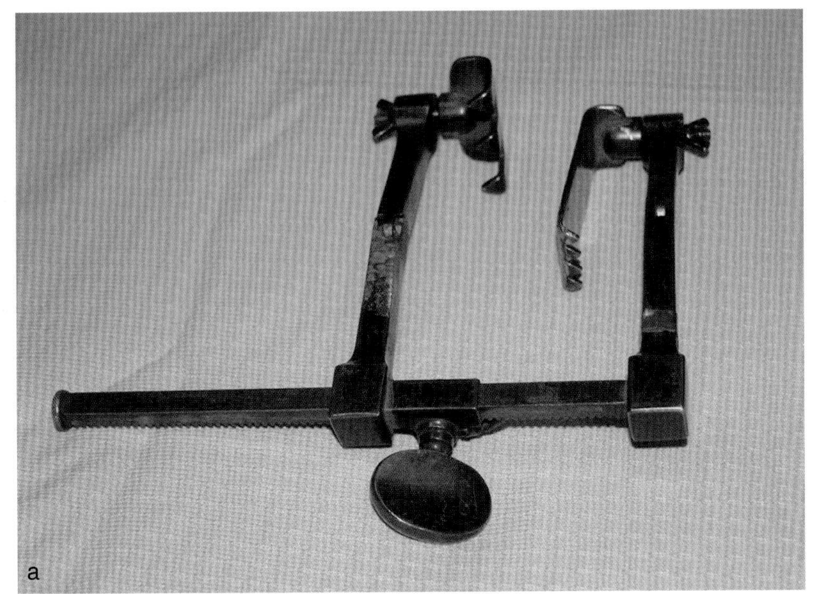

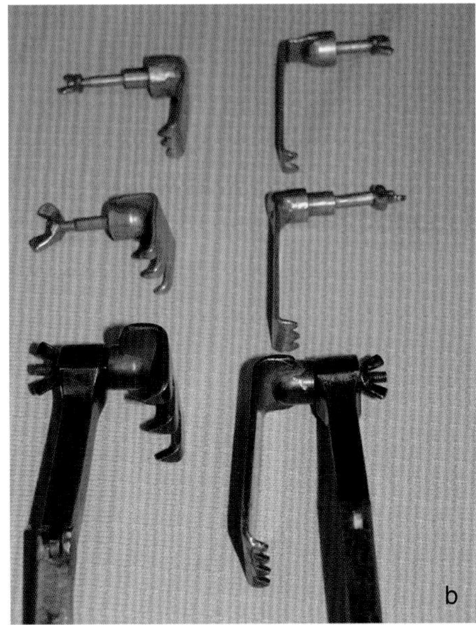

图 14.48　（a）高倍镜显示不同尖端和尺寸双极钳。（b）不同牵开器头的颞下窝牵开器，以适应各种术野

病例 14.1（右耳）

参见图 14.49 ~ 图 41.63。

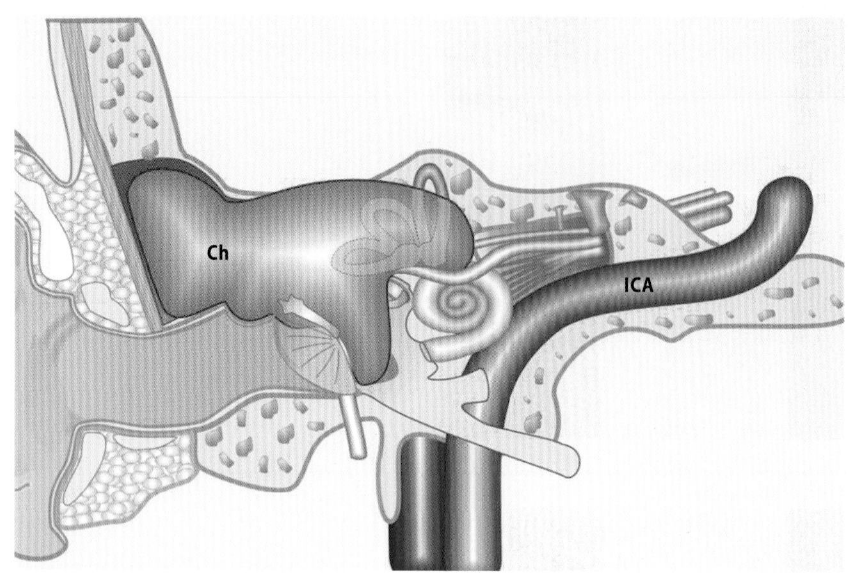

图 14.49 此病例为经迷路径路切除完壁鼓室成形术后岩骨胆脂瘤。病变累及乳突、上鼓室、后鼓室及迷路后方。Ch：胆脂瘤；ICA：颈内动脉

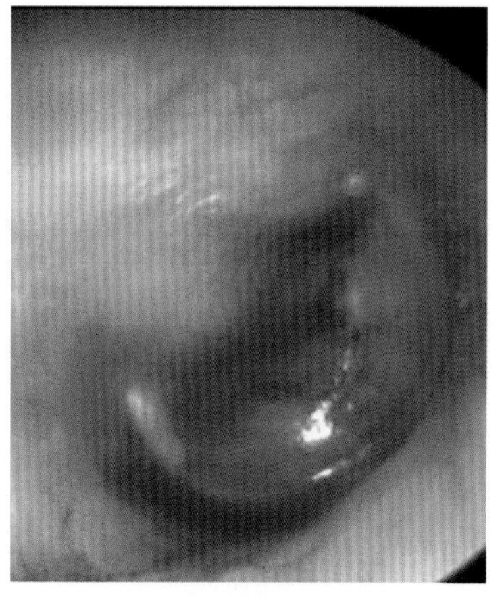

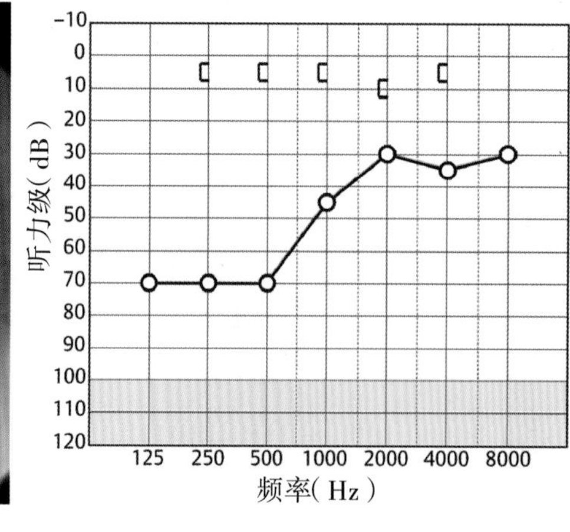

图 14.50 24 岁男性患者，12 年前接受了两次右耳鼓室成形术。反复耳漏加重 1 年，听力减退伴头晕和间断耳鸣。耳镜检查显示鼓膜完整，鼓膜后上象限后方白色团块。术前听力图显示低频气骨导差，骨传导正常

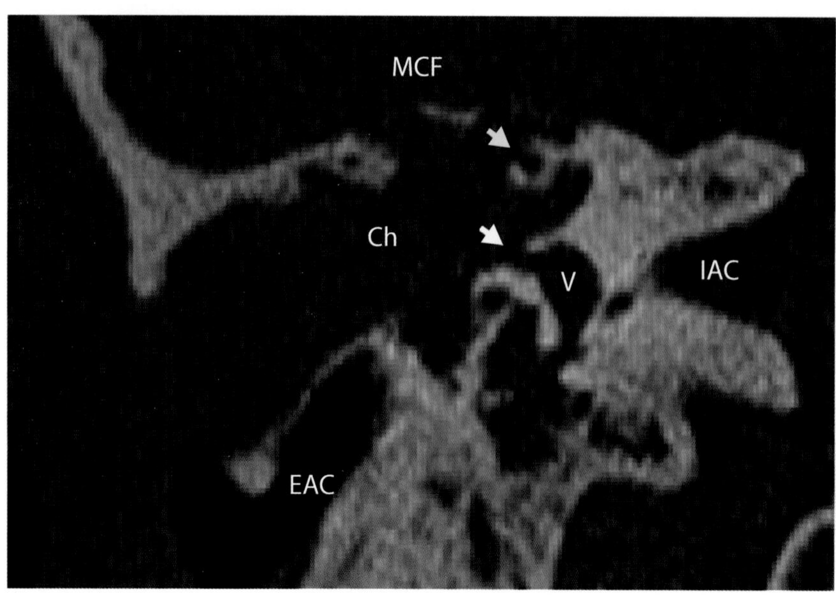

图 14.51 冠状位 CT 扫描显示软组织密度填充乳突腔，严重侵蚀鼓窦内壁。上半规管（黄色箭头）和外半规管（白色箭头）均可见瘘管。Ch：胆脂瘤；EAC：外耳道；IAC：内听道；MCF：中颅窝；V：前庭

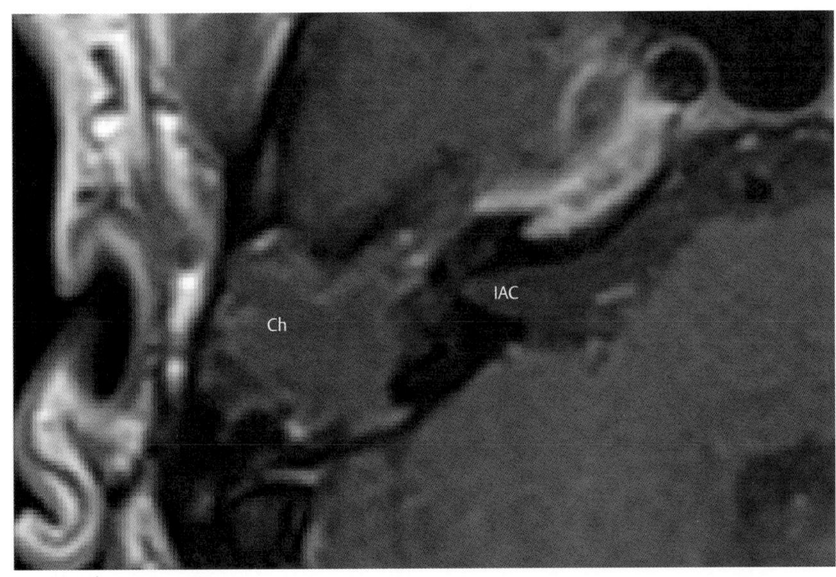

图 14.52 MRI 轴位 T1 加权像显示乳突中等强度信号。Ch：胆脂瘤；IAC：内听道

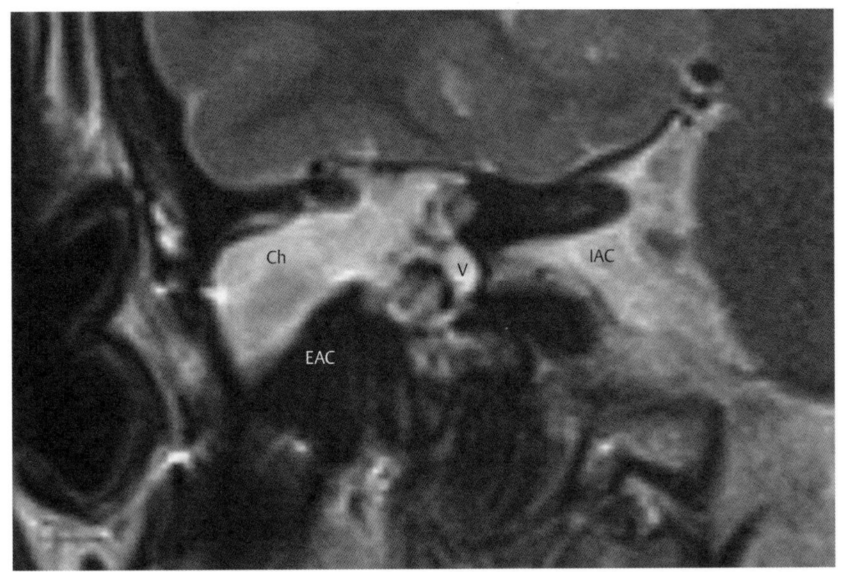

图 14.53 T2 加权像的冠状面显示乳突腔高信号。高分辨率 CT 能更好地识别瘘管的存在。Ch: 胆脂瘤; EAC: 外耳道; IAC：内听道；V：前庭

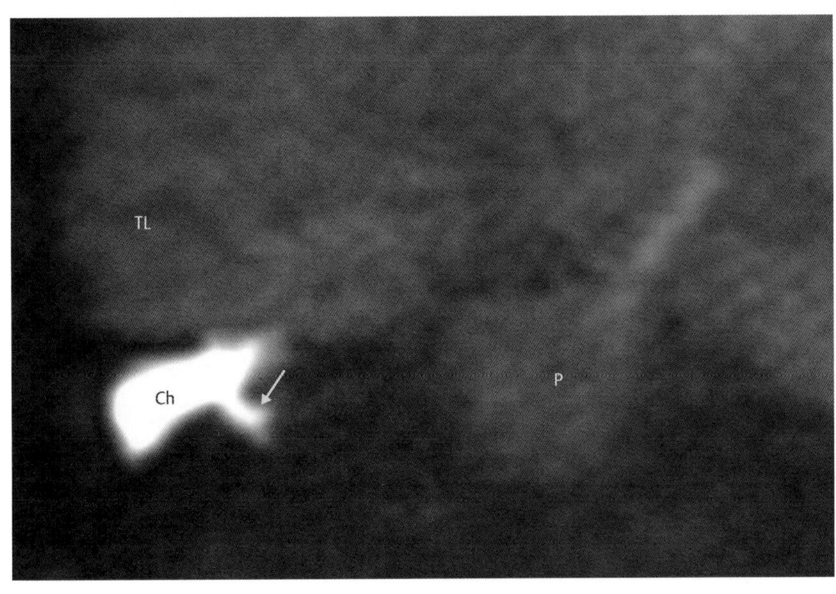

图 14.54 磁共振弥散加权成像在冠状面上的高信号提示胆脂瘤。小突起提示胆脂瘤累及后鼓室（箭头）。Ch: 胆脂瘤; P：桥脑；TL：颞叶

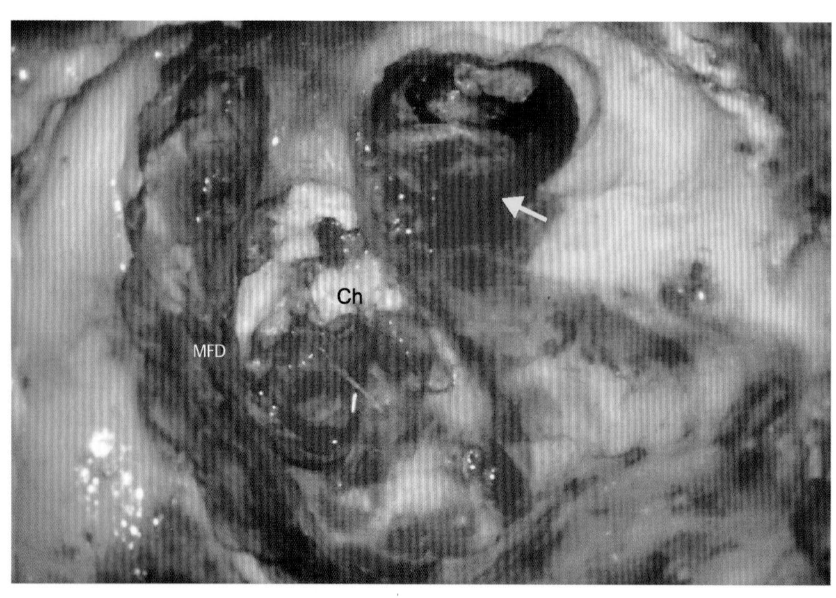

图 14.55　因迷路破坏严重，行迷路切除。在切除外耳道鼓膜瓣和封闭外耳道后，行开放式乳突切除术，暴露中颅窝硬脑膜以便于清除迷路上胆脂瘤。胆脂瘤减容，暴露鼓窦内侧壁，可见胆脂瘤累及中后鼓室（箭头）。Ch：胆脂瘤；MFD：中颅窝硬脑膜

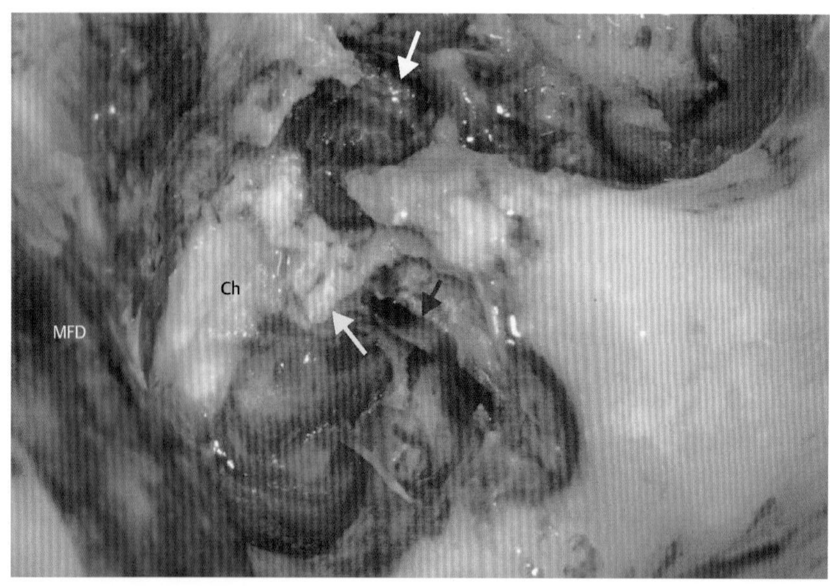

图 14.56　切除胆脂瘤，显露外半规管的巨大瘘口（蓝色箭头），胆脂瘤内的肉芽组织位于鼓室内（白色箭头）。外半规管和上半规管壶腹被胆脂瘤侵犯（黄色箭头）。Ch：胆脂瘤；MFD：中颅窝硬脑膜

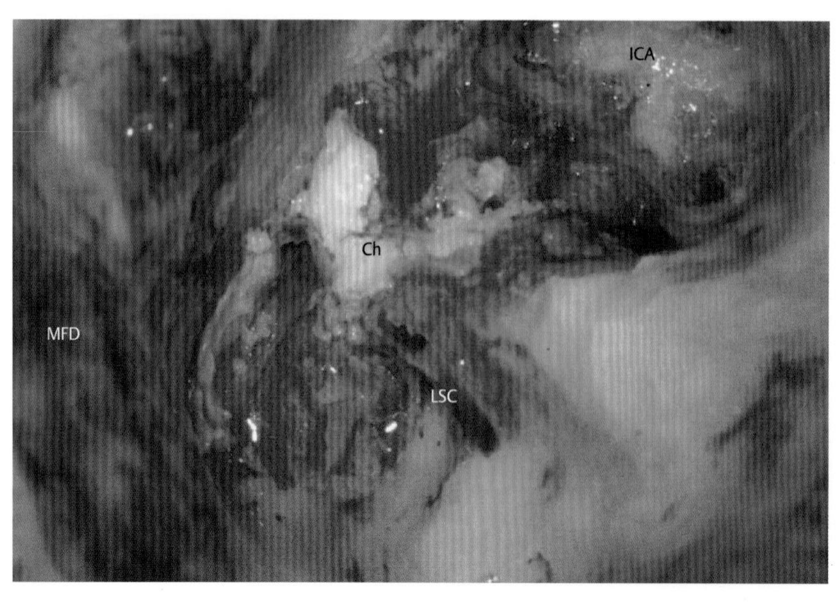

图 14.57　胆脂瘤侵蚀两个壶腹，覆盖面神经鼓室段。颈内动脉位于鼓室前下壁。Ch：胆脂瘤；ICA：颈内动脉；LSC：外半规管；MFD：中颅窝硬脑膜

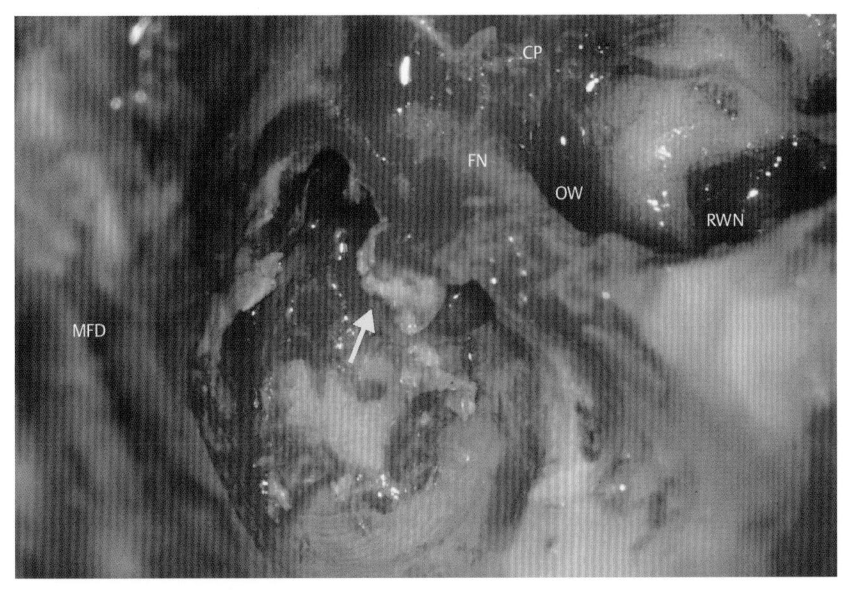

图 14.58 磨开外半规管，打开外半规管和上半规管壶腹，可见胆脂瘤侵入前庭（箭头）。清除鼓室胆脂瘤显示面神经鼓室段和卵圆窗。镫骨上结构被完全侵蚀。CP：匙突；FN：面神经；MFD：中颅窝硬脑膜；OW：卵圆窗；RWN：圆窗龛

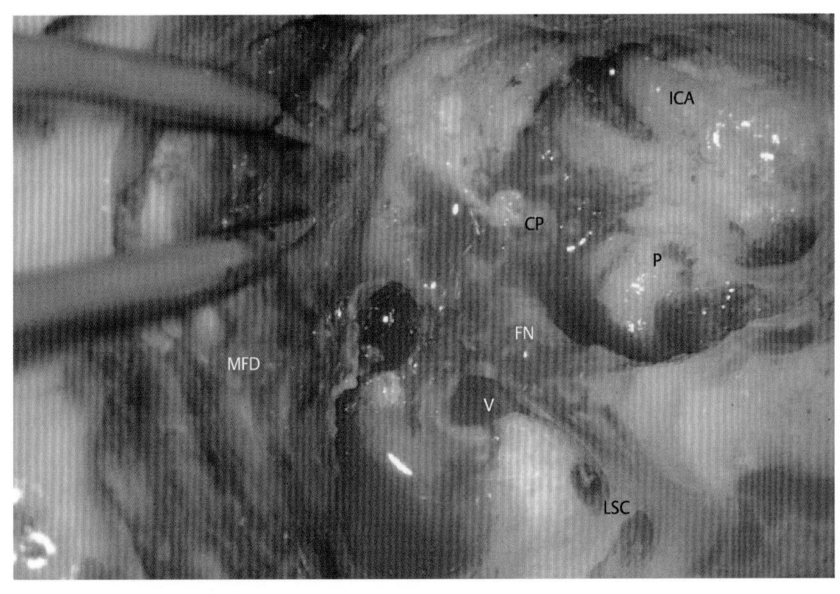

图 14.59 双极电凝烧灼硬脑膜既可清除胆脂瘤基质，又可紧缩硬脑膜，进一步分离扩大空间。CP：匙突；FN：面神经；ICA：颈内动脉；LSC：外半规管；MFD：中颅窝硬脑膜；P：鼓岬；V：前庭

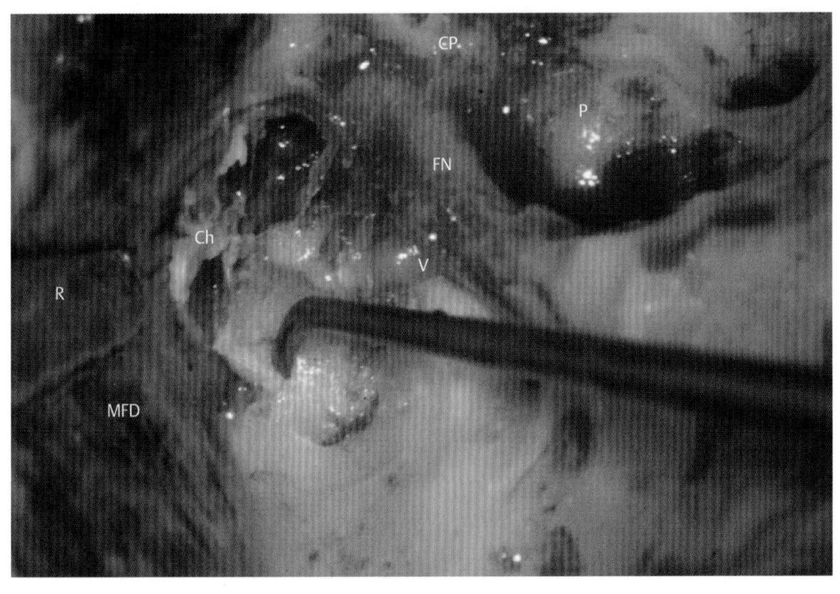

图 14.60 显微剥离子剥离上半规管内胆脂瘤。使用中颅窝牵开器以充分暴露该区域。Ch：胆脂瘤；CP：匙突；FN：面神经；MFD：中颅窝硬脑膜；P：鼓岬；R：牵开器；V：前庭

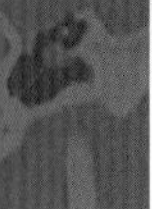

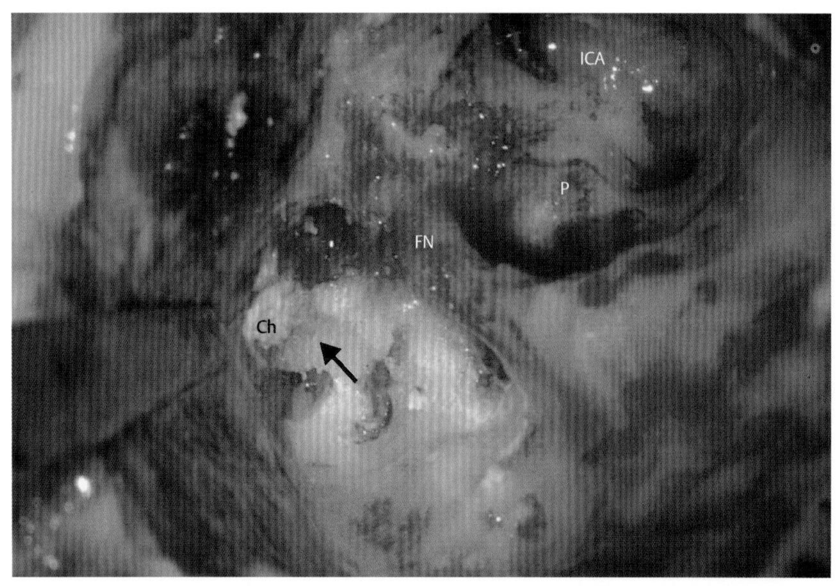

图 14.61 胆脂瘤向内延伸至中颅窝硬脑膜下方。应在不损伤硬脑膜的情况下磨除覆盖胆脂瘤的骨质（箭头）。Ch：胆脂瘤；FN：面神经；ICA：颈内动脉；P：鼓岬

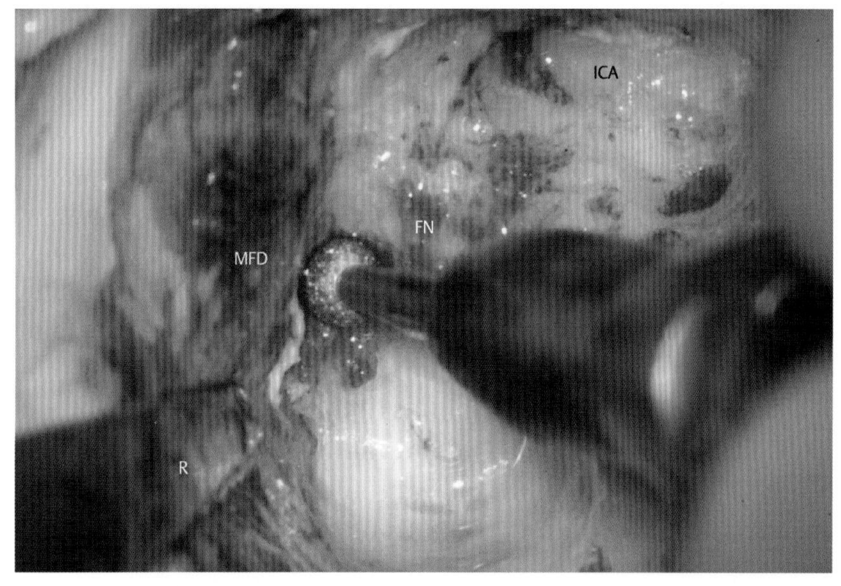

图 14.62 用金刚钻磨除覆盖胆脂瘤的残留骨质。避免在该区域使用小号切割钻，易损伤硬脑膜。FN：面神经；ICA：颈内动脉；MFD：中颅窝硬脑膜；R：牵开器

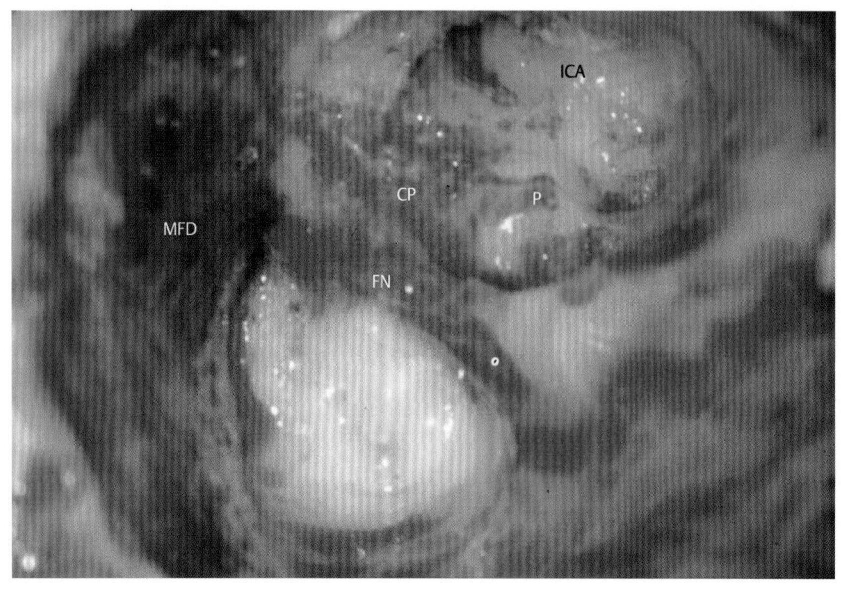

图 14.63 胆脂瘤已根除，用骨膜封闭咽鼓管，腹部取脂肪术腔填塞。CP：匙突；FN：面神经；ICA：颈内动脉；MFD：中颅窝硬脑膜；P：鼓岬

病例 14.2（左耳）

参见图 14.64 ~ 图 14.75。

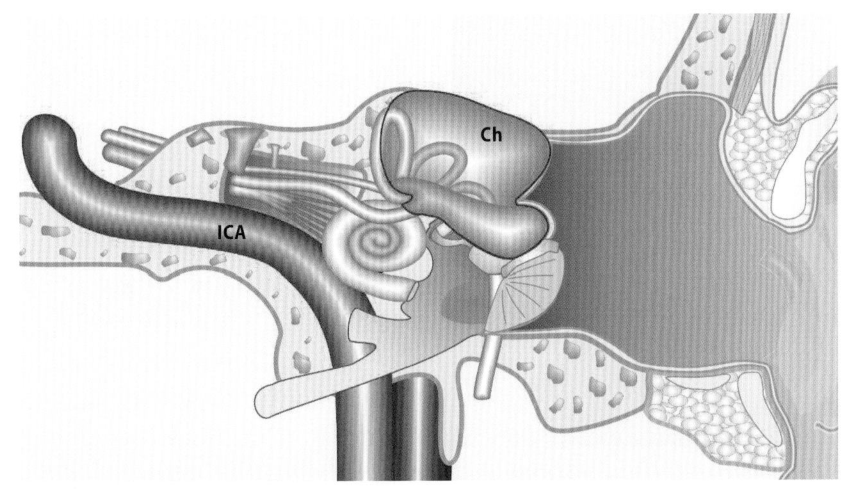

图 14.64 此病例为开放式鼓室成形术后残留胆脂瘤累及迷路上的岩部胆脂瘤，经迷路经路切除侵蚀后半规管胆脂瘤。Ch：胆脂瘤；ICA：颈内动脉

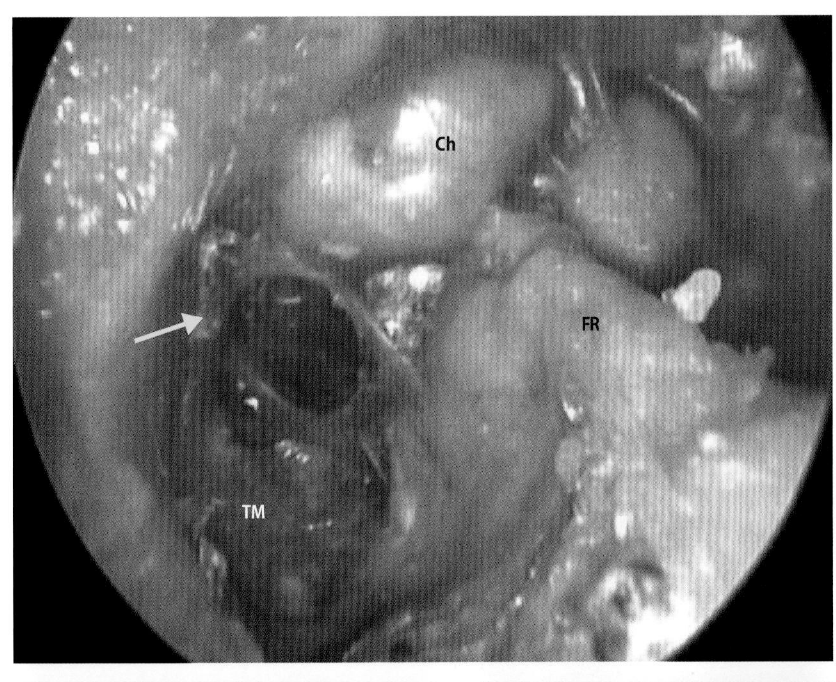

图 14.65 患者在外院接受过开放式鼓室成形术治疗胆脂瘤。术腔天盖残留胆脂瘤（Ch）在鼓膜的上方。鼓膜上方可见一深坑（箭头），面神经嵴保留的很高

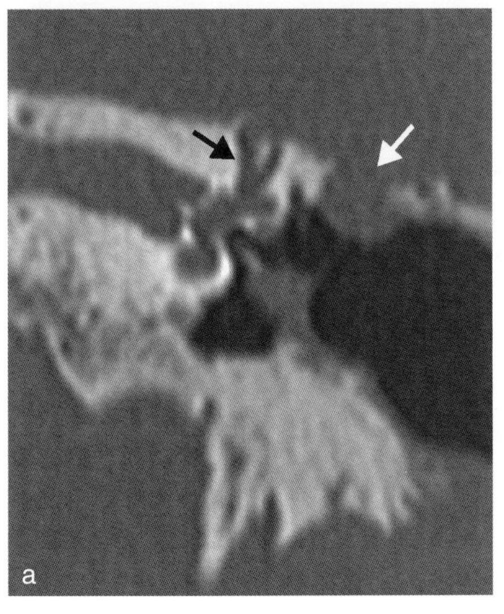

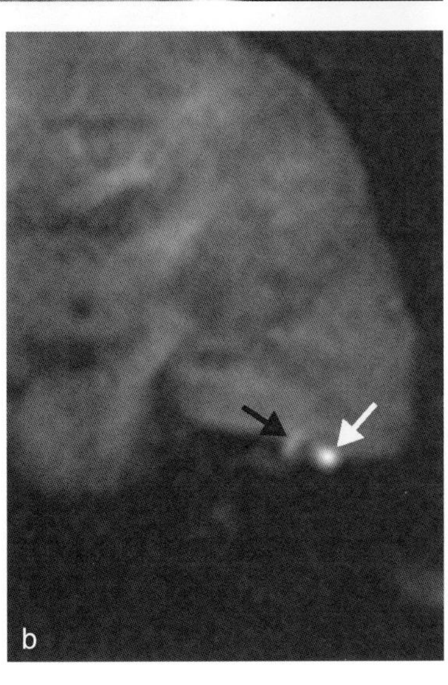

图 14.66 冠状位 CT（a）显露鼓窦天盖有软组织侵蚀（白色箭头），向内侧侵蚀上半规壶腹（黑色箭头）。冠状位的弥散加权 MRI（b）显示上述部位均有高信号影，提示胆脂瘤

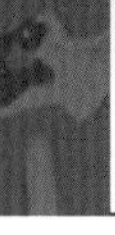

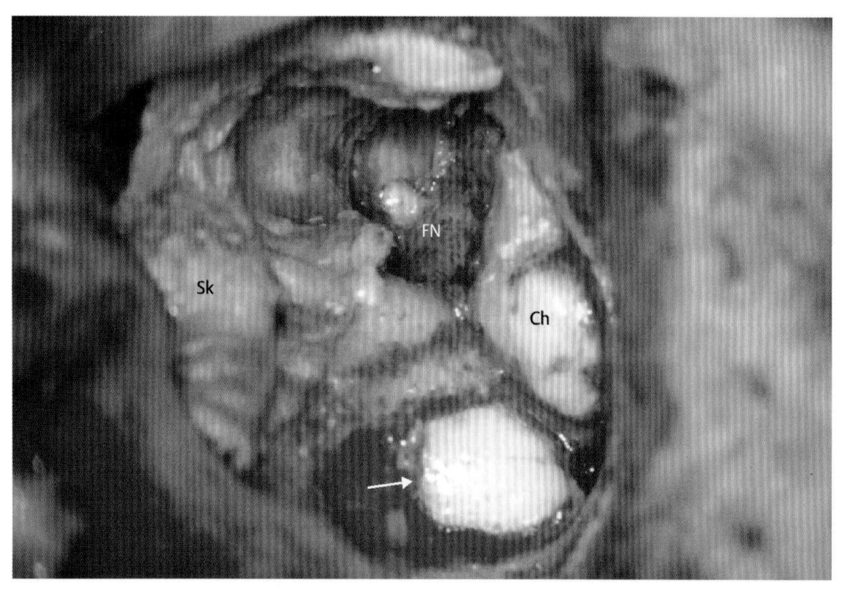

图 14.67　通过去除既往手术遗留边缘的悬骨及削低面神经嵴，使术腔呈平滑的碟形。掀起覆盖胆脂瘤的皮肤，以暴露胆脂瘤。注意裸露的面神经鼓室段，以及胆脂瘤后方的白色新生骨（箭头）。Ch：胆脂瘤；FN：面神经；Sk：皮肤

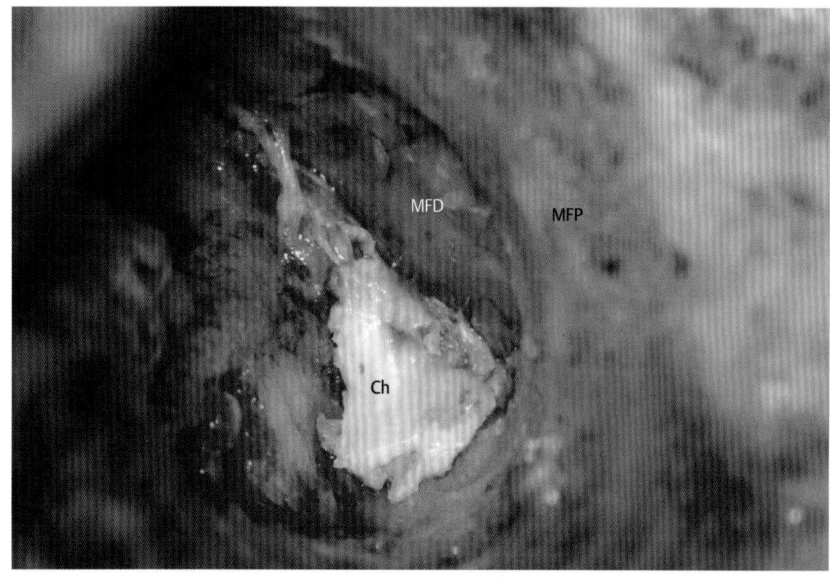

图 14.68　从鼓室天盖分离胆脂瘤，充分暴露中颅窝硬脑膜。Ch：胆脂瘤；MFD：中颅窝硬脑膜；MFP：中颅窝脑板

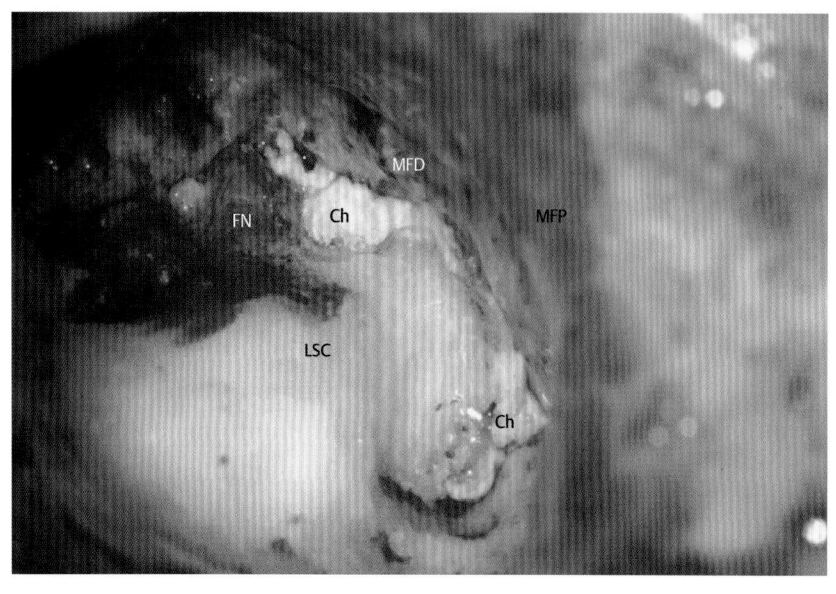

图 14.69　继续向内磨除覆盖在胆脂瘤上的骨质，到达内侧硬脑膜表面和上半规管。在该特殊病例中，因病变范围有限，中颅窝外侧骨板未予切除，但若胆脂瘤暴露和切除受限，该区域需磨除。Ch：胆脂瘤；FN：面神经；LSC：外半规管；MFD：中颅窝硬脑膜；MFP：中颅窝脑板

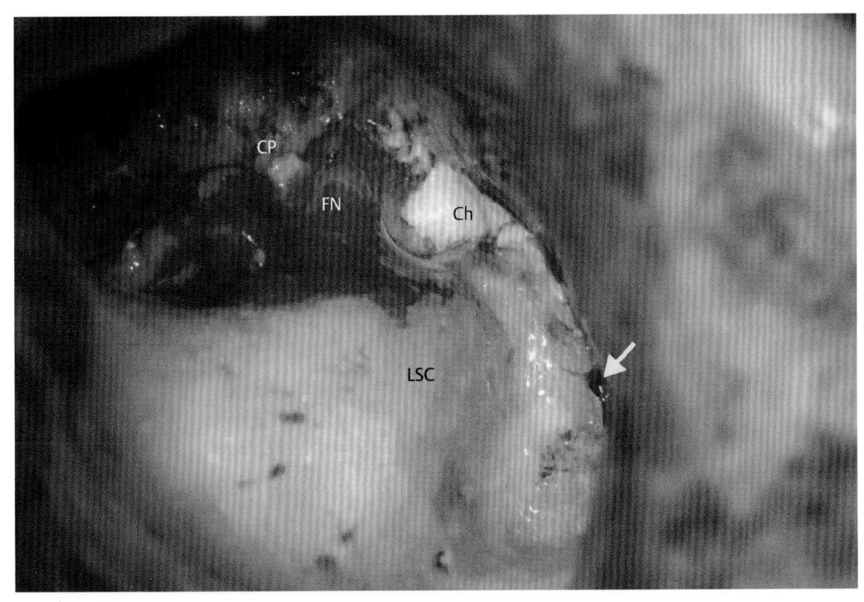

图 14.70 上半规管开放（箭头），以去除上半规管前内侧的胆脂瘤基质。面神经的鼓室段恰好位于匙突上方。Ch：胆脂瘤；CP：匙突；FN：面神经；LSC：外半规管

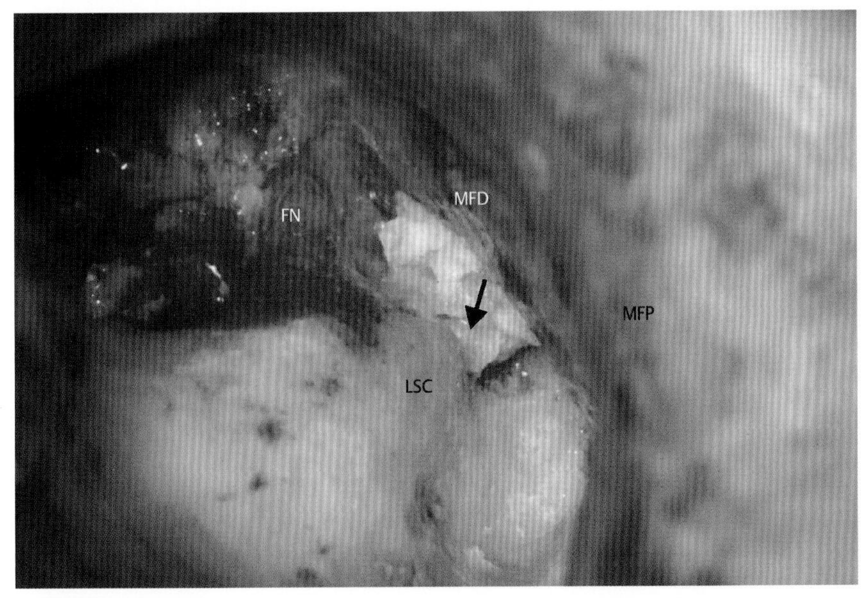

图 14.71 磨除上半规管以暴露侵犯上半规管壶腹的胆脂瘤（箭头）。胆脂瘤仍在上鼓室内侧。FN：面神经；MFD：中颅窝硬脑膜；MFP：中颅窝脑板；LSC：外半规管

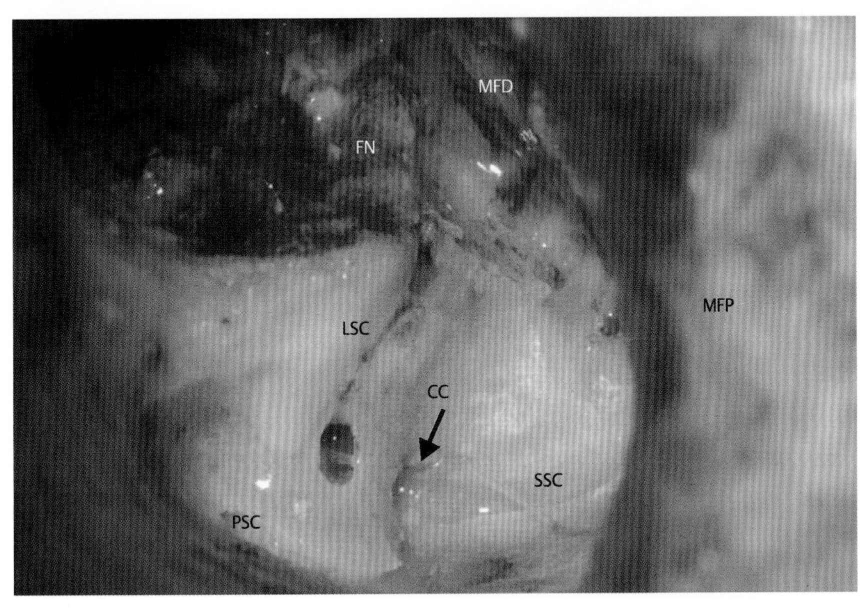

图 14.72 磨除外半规管和后半规管，从上鼓室进一步清除胆脂瘤。CC：总脚；FN：面神经；LSC：外半规管；MFD：中颅窝硬脑膜；MFP：中颅窝脑板；PSC：后半规管；SSC：上半规管

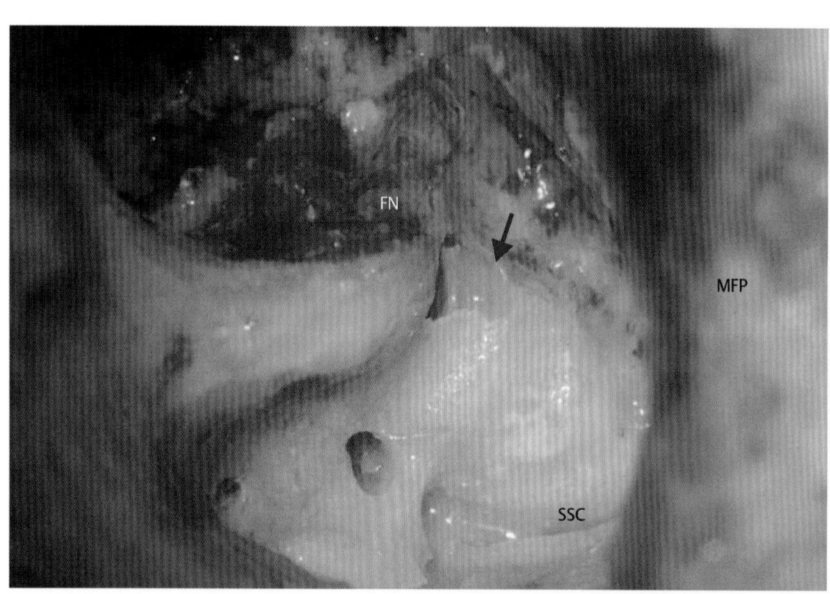

图 14.73 磨除外半规管和后半规管。打开外半规管和上半规管壶腹。箭头所示上半规管壶腹和胆脂瘤的交界。FN：面神经；MFP：中颅窝脑板；SSC：上半规管

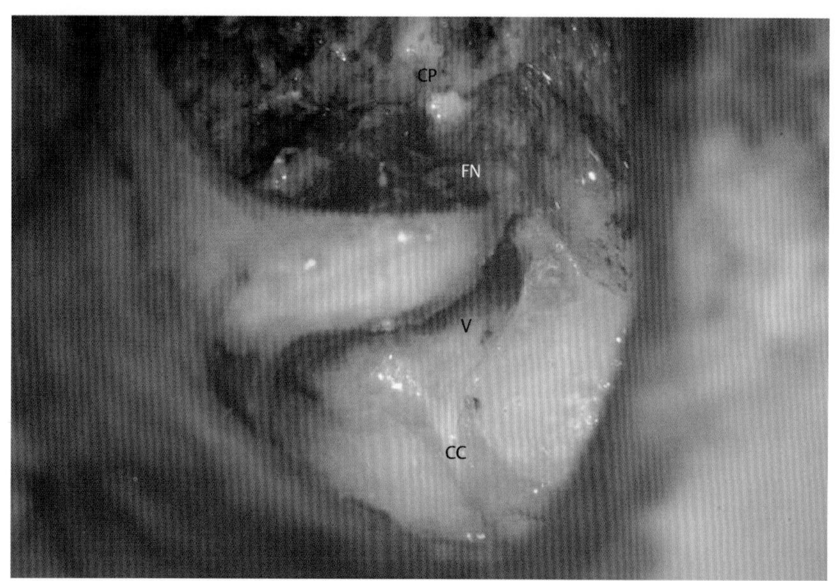

图 14.74 开放前庭，去除膜迷路，完成迷路切除术。用骨膜封闭咽鼓管后，取腹部脂肪填塞术腔。CC：总脚；CP：匙突；FN：面神经；V：前庭

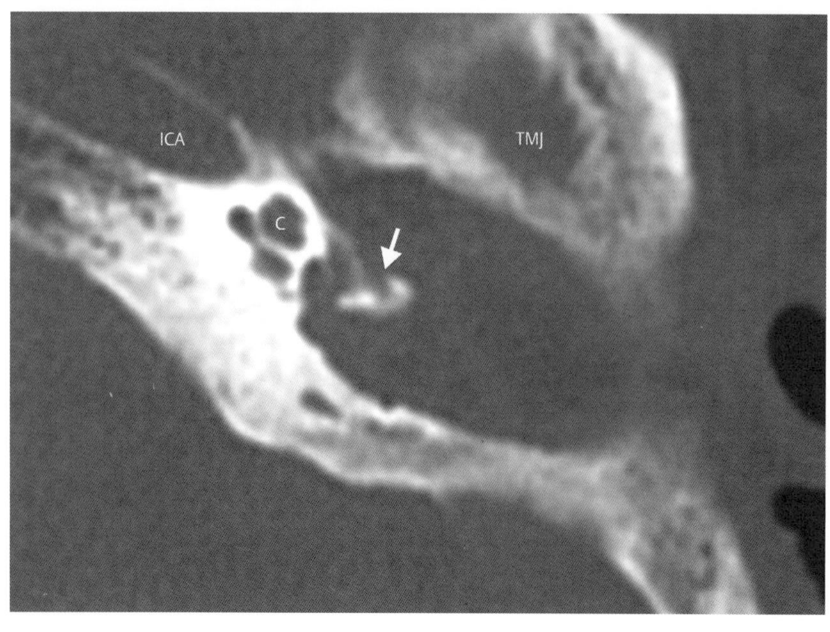

图 14.75 术后 CT 显示切除后迷路并保留面神经（箭头）。C：耳蜗；ICA：颈内动脉；TMJ：颞颌关节

病例 14.3（右耳）

参见图 14.76 ~ 图 14.93。

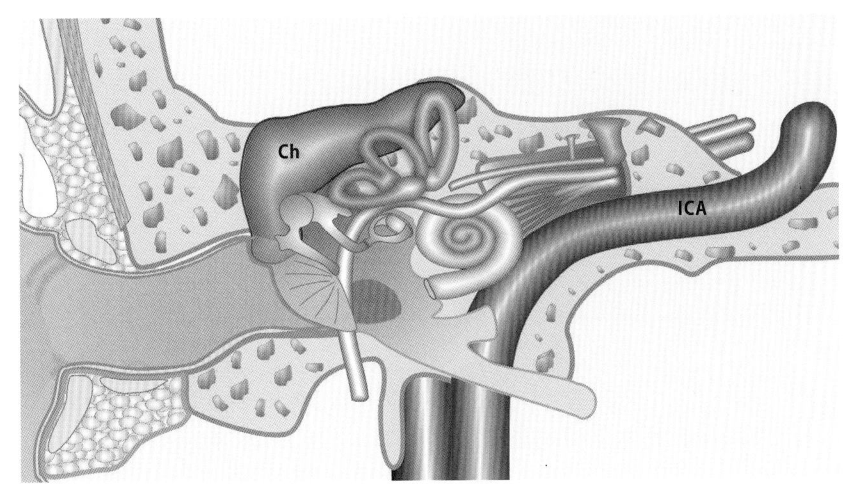

图 14.76 此病例为经迷路径路切除先天性迷路上岩部胆脂瘤。上半规管和外半规管均被侵蚀。Ch：胆脂瘤；ICA：颈内动脉

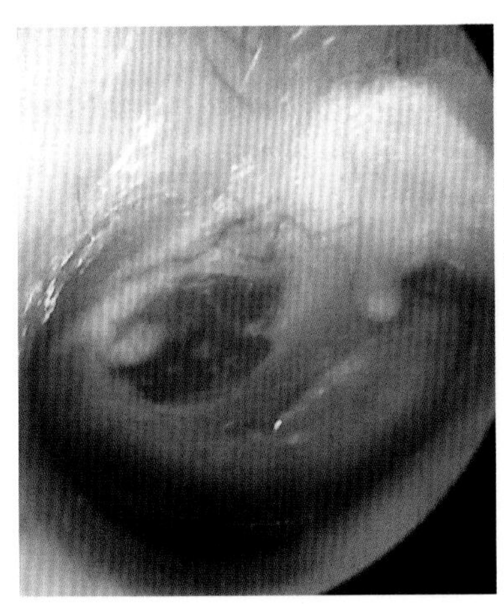
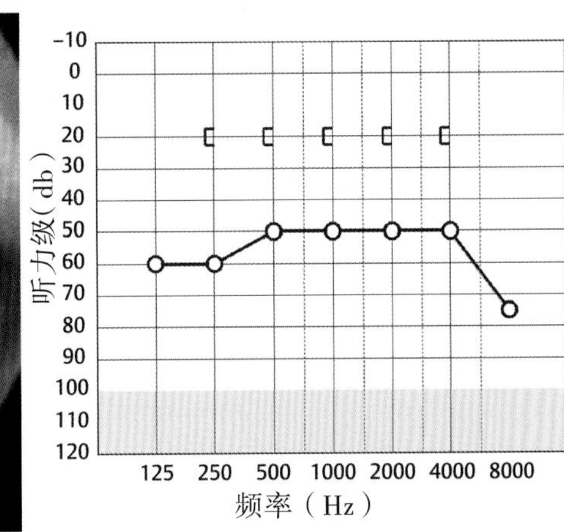

图 14.77 耳内镜检查（左）显示上鼓室区域白色隆起，未见上鼓室内陷袋。鼓膜后上象限菲薄，鼓膜紧张部完整。术前听力图显示气骨导差为 30 dB，骨传导正常

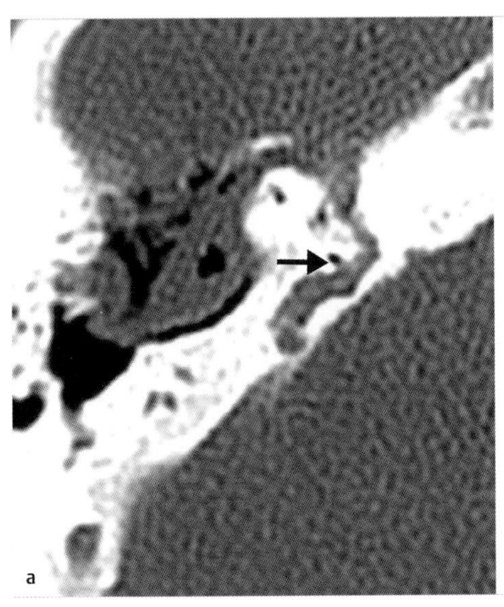

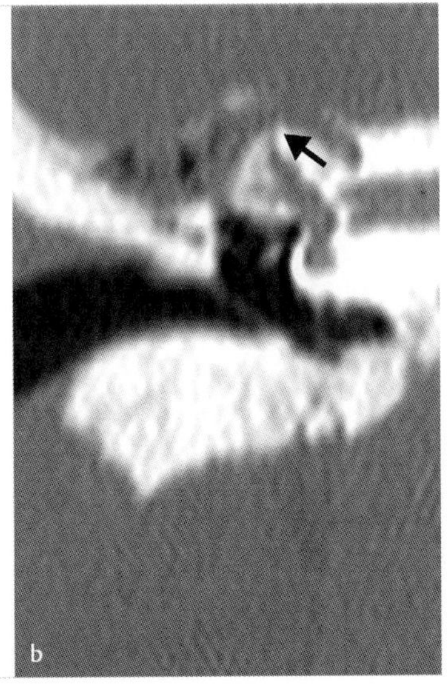

图 14.78 轴位（a）和冠状位（b）CT 显示胆脂瘤向上半规管内侧延伸，并可见迷路瘘形成（黑色箭头），在冠状位可见鼓室天盖广泛受侵

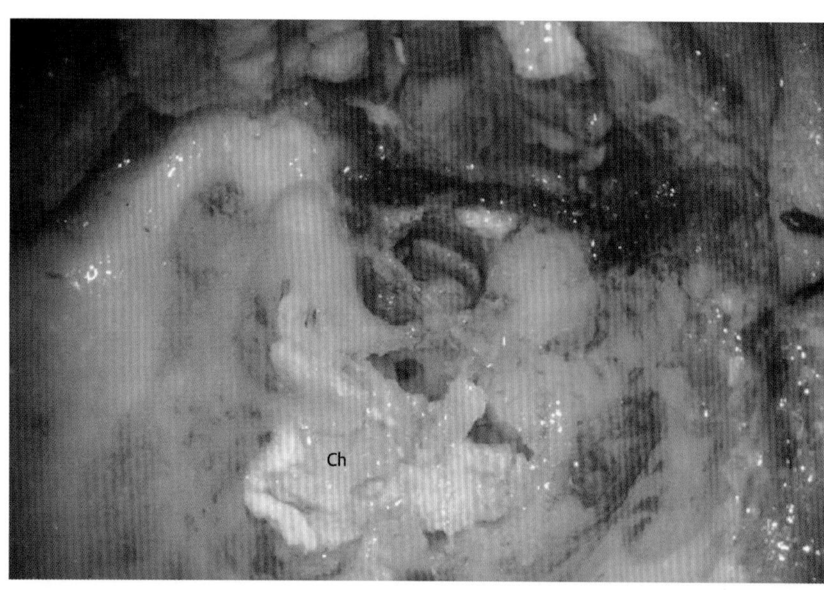

图 14.79 封闭外耳道后，行乳突切除术以暴露充满乳突腔的胆脂瘤。Ch：胆脂瘤

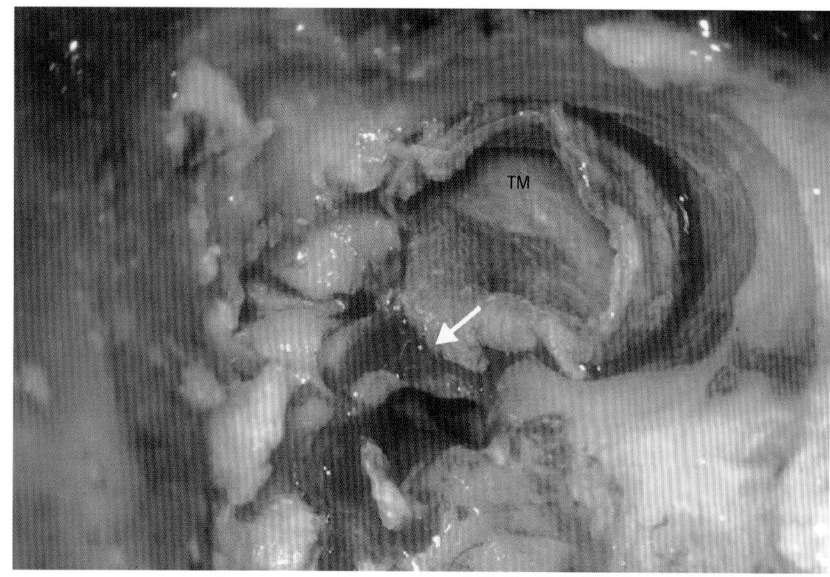

图 14.80 胆脂瘤位于完整的鼓膜后方上鼓室区域，可见砧骨骨质破坏（箭头）。TM：鼓膜

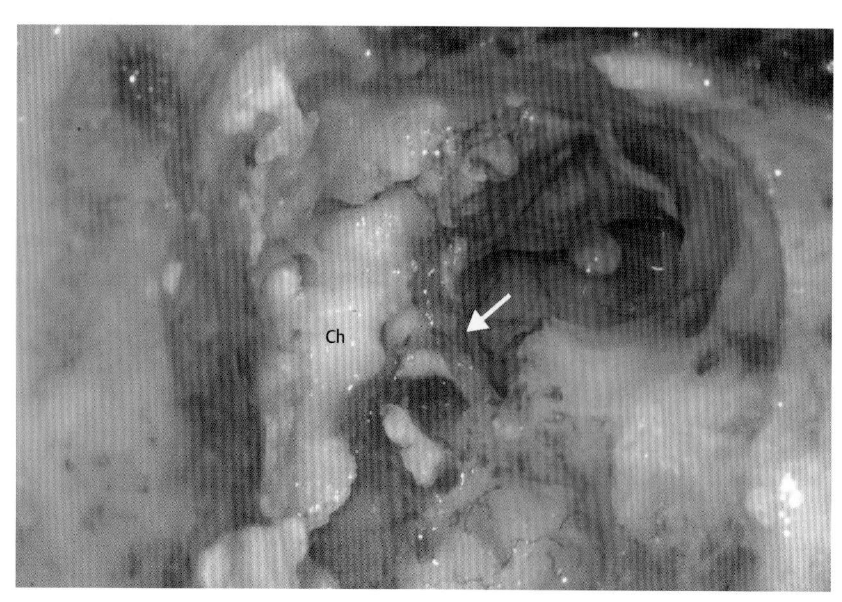

图 14.81 向前掀起鼓膜，暴露鼓室，胆脂瘤局限性累及中鼓室。胆脂瘤位于砧骨残端内侧（箭头）。Ch：胆脂瘤

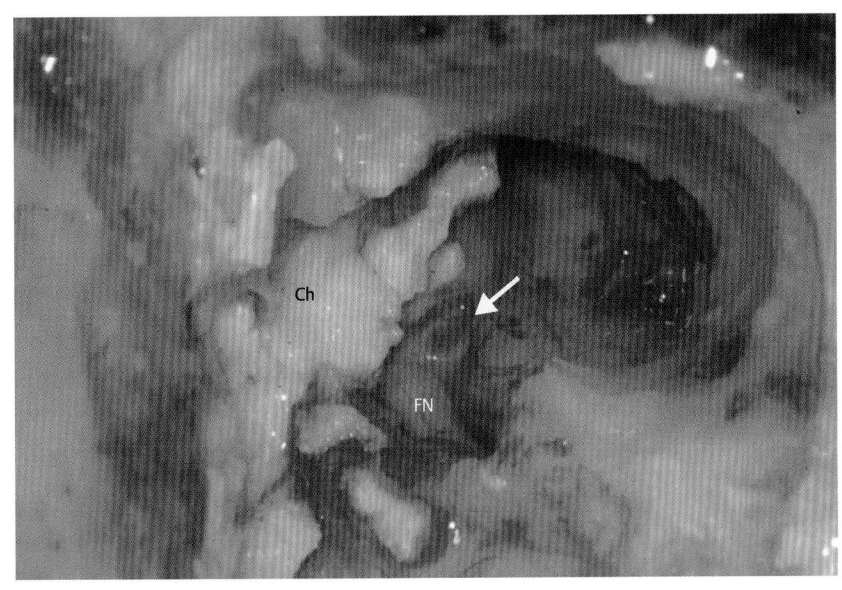

图 14.82 剪断鼓膜张肌腱，连同锤骨一起切除鼓膜耳道瓣。面神经走行于匙突（箭头）正上方。Ch：胆脂瘤；FN：面神经

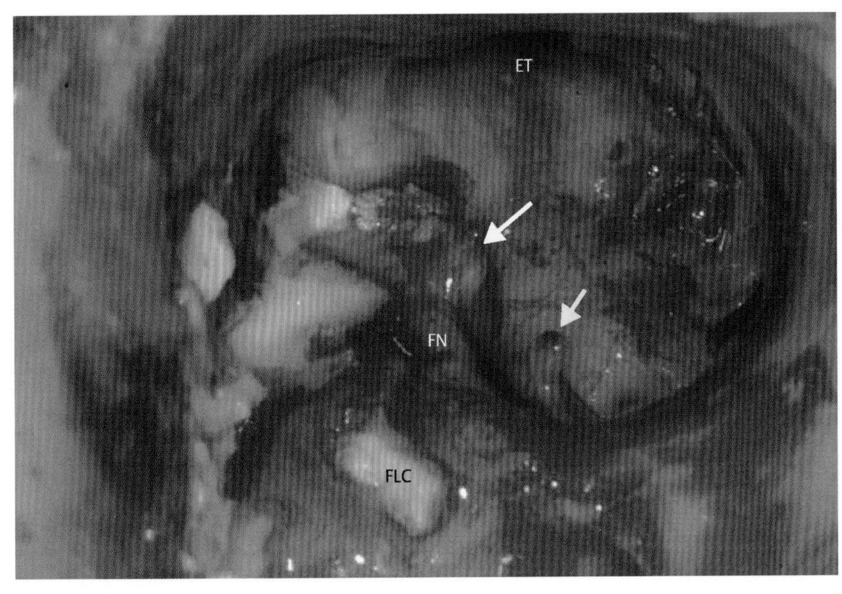

图 14.83 削低面神经嵴，从上鼓室开始切除胆脂瘤。注意匙突（白色箭头）和面神经之间的关系。镫骨上结构（黄色箭头）位于匙突后方、面神经下方。可见外半规管瘘。ET：咽鼓管；FLC：外半规管瘘；FN：面神经

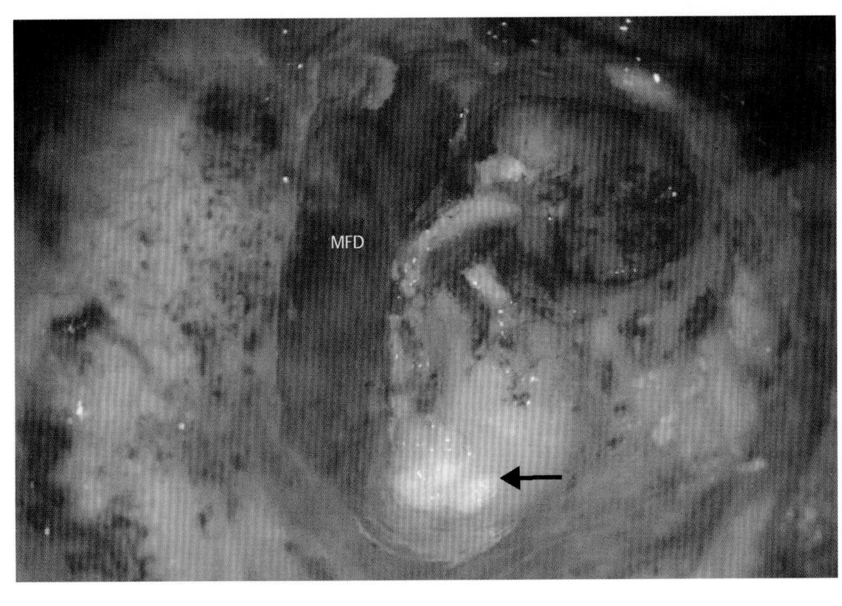

图 14.84 胆脂瘤侵犯中颅窝脑板和耳囊之间区域，直至累及上半规管内侧。窦脑膜角（箭头）亦可见胆脂瘤。充分暴露中颅窝硬脑膜以彻底清除胆脂瘤。MFD：中颅窝硬脑膜

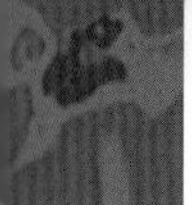

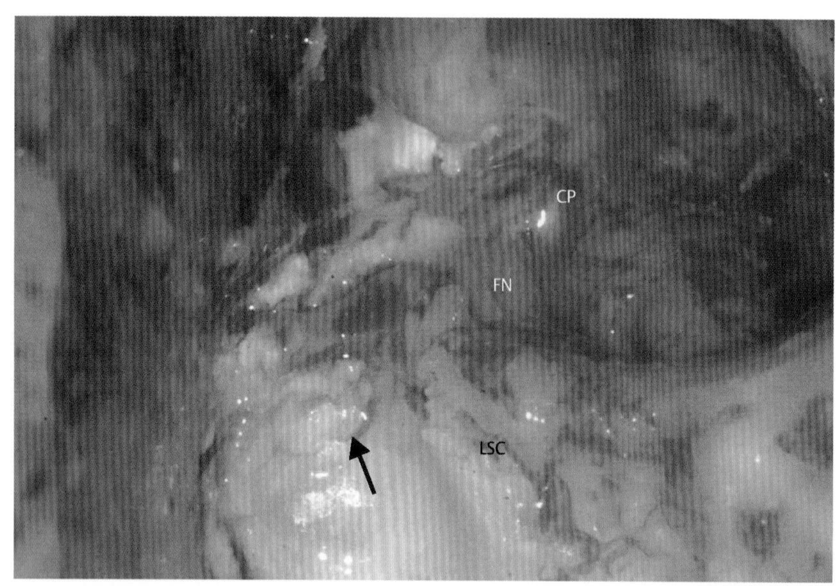

图 14.85 行迷路切除术。胆脂瘤侵及上半规管壶腹（箭头）。CP：匙突；FN：面神经；LSC：外半规管

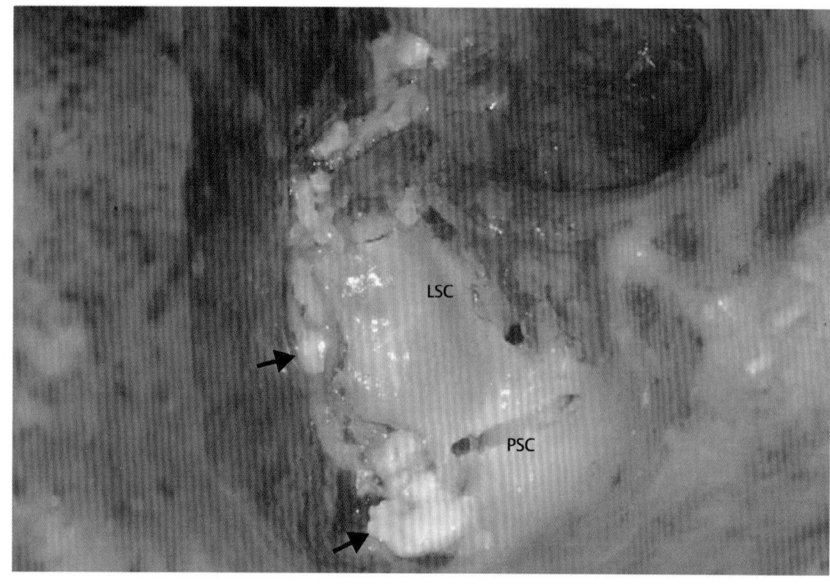

图 14.86 打开外半规管和后半规管。胆脂瘤向内侵犯迷路（箭头）。LSC：外半规管；PSC：后半规管

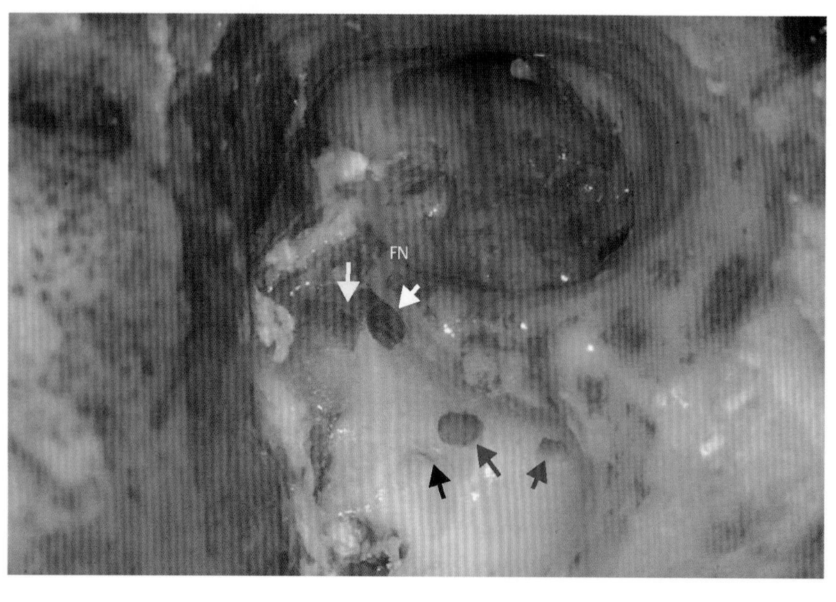

图 14.87 进一步向内切除迷路。在外半规管的后方，可见前庭的开口（红色箭头），位于它后上方的总脚（黑色箭头），外半规管壶腹（白色箭头）、上半规管（黄色箭头）的壶腹和后半规管的下残端（蓝色箭头）。FN：面神经

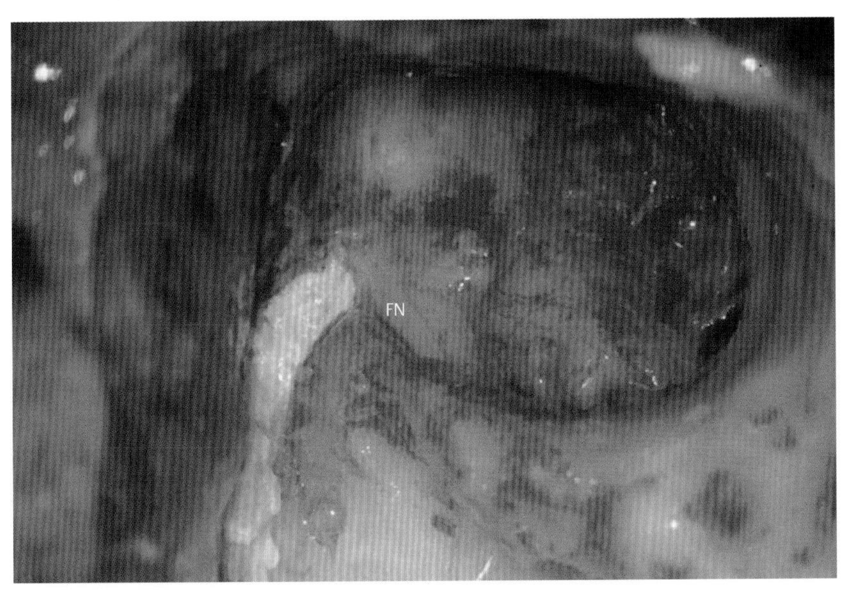

图 14.88 迷路切除术显示胆脂瘤侵犯上鼓室内侧壁。FN：面神经

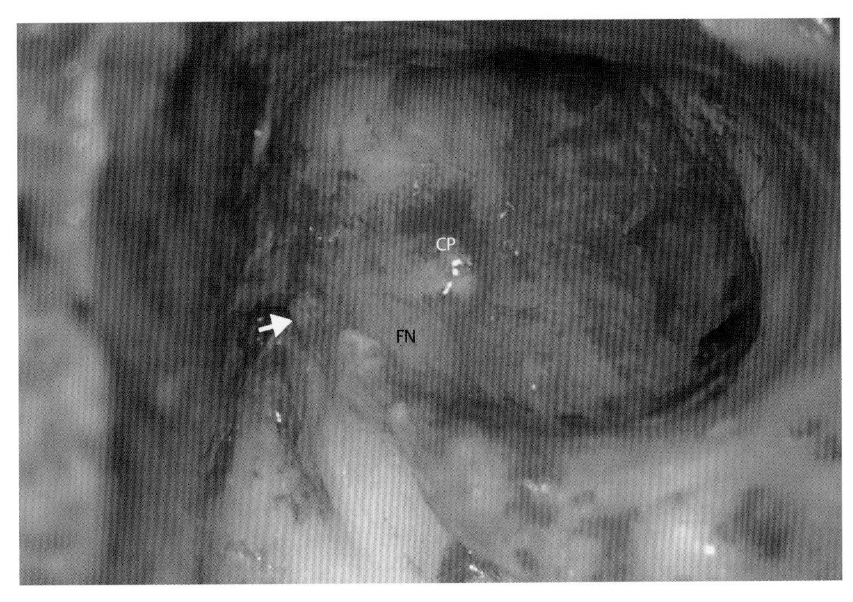

图 14.89 上鼓室胆脂瘤清除完成。箭头指示面神经迷路段裸露。注意面神经和匙突之间的关系。CP：匙突；FN：面神经

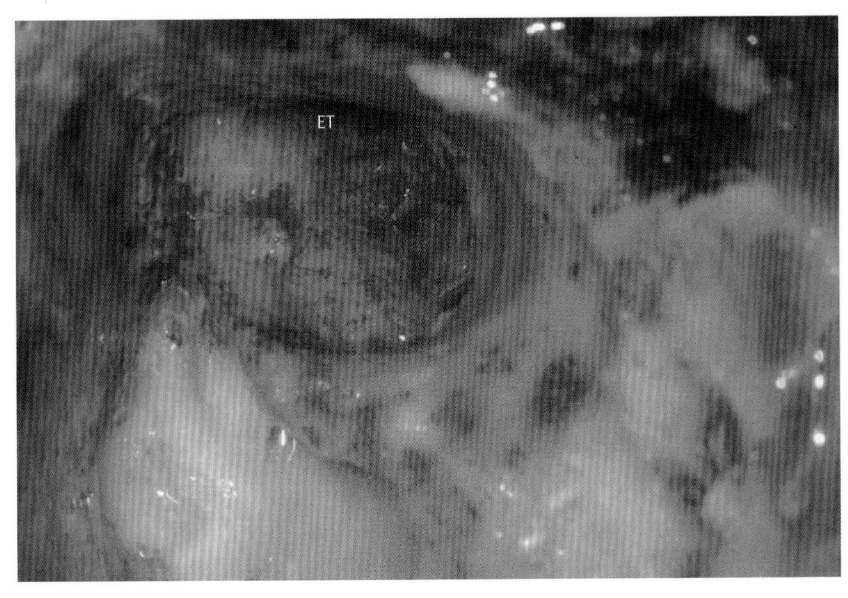

图 14.90 完成迷路切除术，根除胆脂瘤。ET：咽鼓管

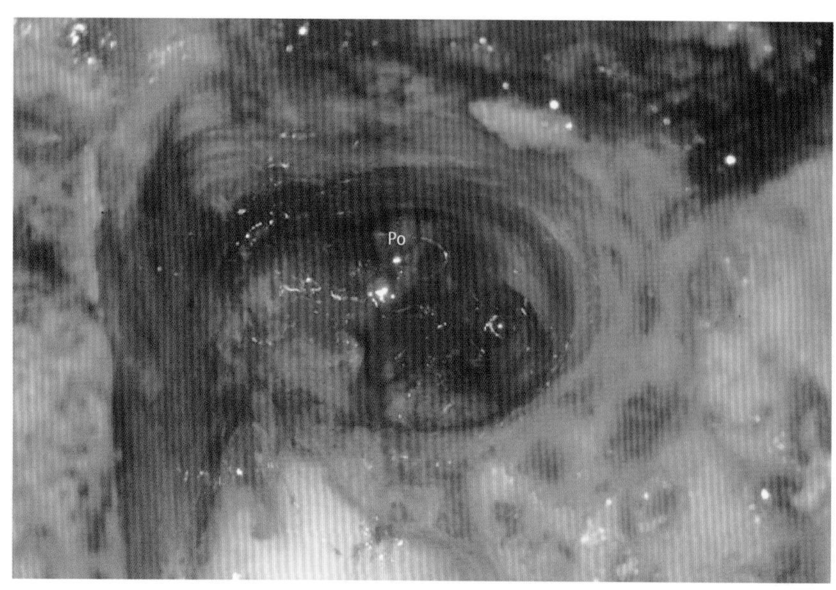

图 14.91　用骨膜填塞咽鼓管。Po：骨膜

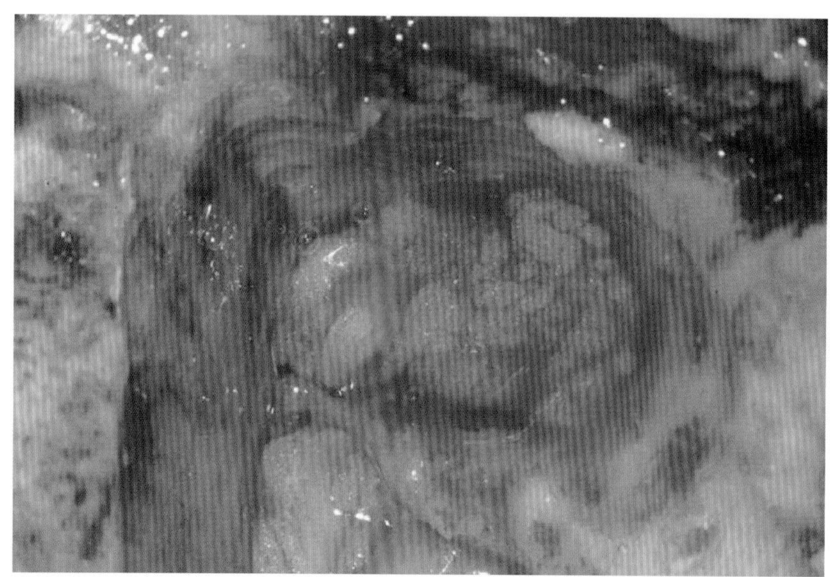

图 14.92　取腹部脂肪填塞术腔

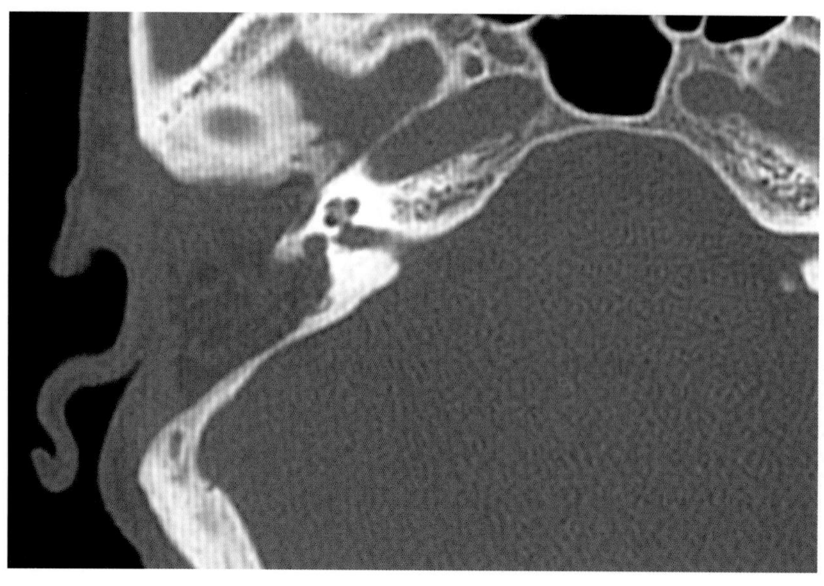

图 14.93　术后 CT 显示后迷路完全被切除。因胆脂瘤范围较为局限，覆盖后颅窝硬脑膜的薄层骨质予以保留

病例 14.4（右耳）

参见图 14.94 ~ 14.120。

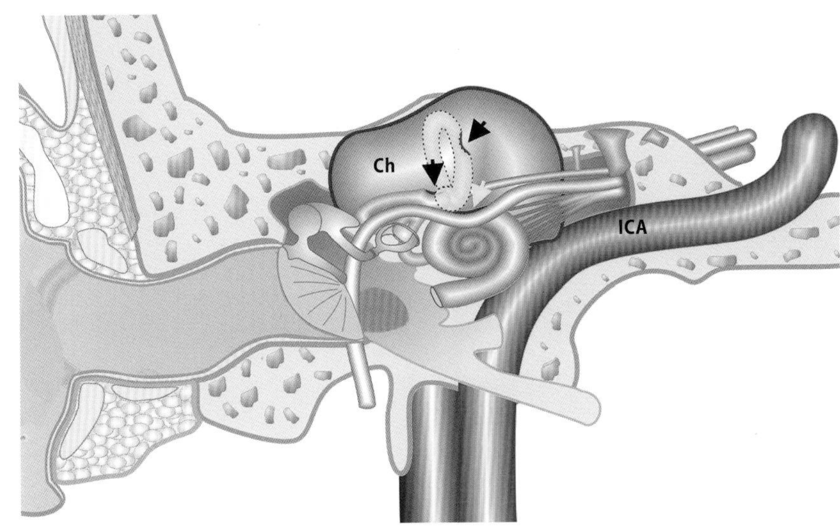

图 14.94　此病例为经耳囊径路切除先天性迷路上型岩部胆脂瘤。胆脂瘤侵蚀上半规管和外半规管，胆脂瘤侵蚀耳蜗上方，向外侧面推移面神经。Ch：胆脂瘤；ICA：颈内动脉

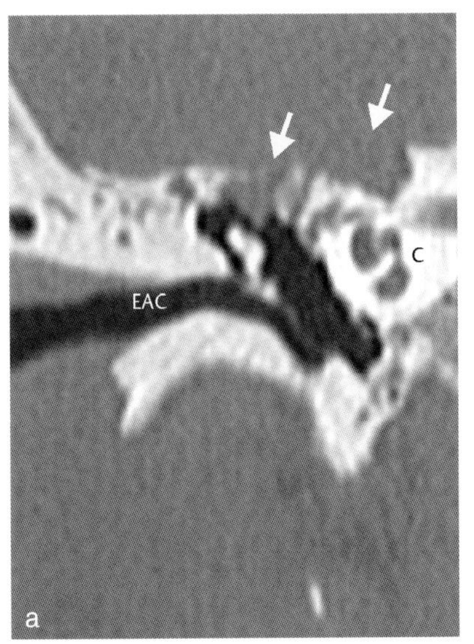

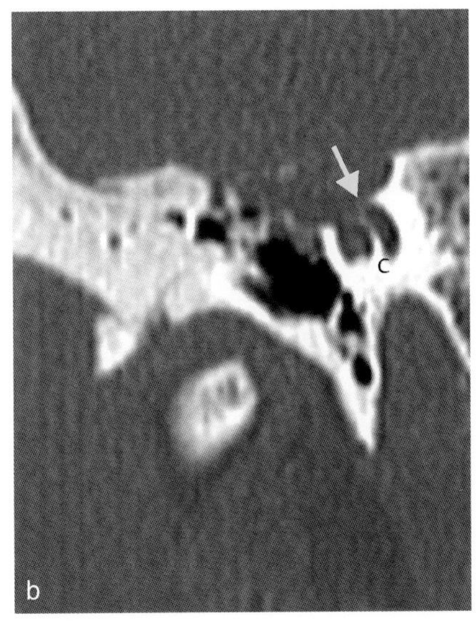

图 14.95　冠状位 CT（a）显示锤骨头层面胆脂瘤破坏中颅窝脑板（白色箭头），鼓膜完整。较前层面（b）显示耳蜗（黄色箭头）严重侵蚀，位于耳蜗上方的面神经亦受累。C：耳蜗；EAC：外耳道

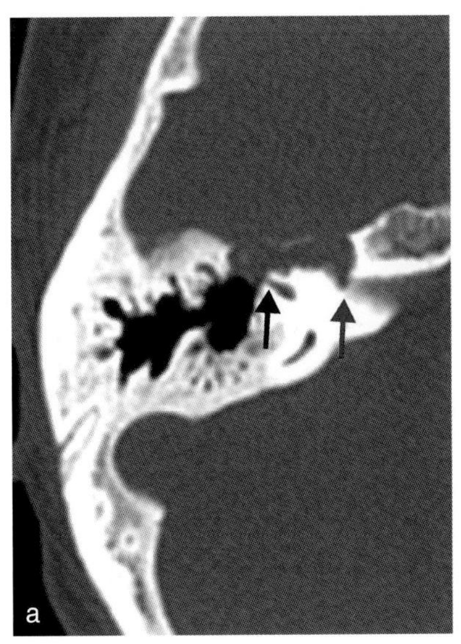

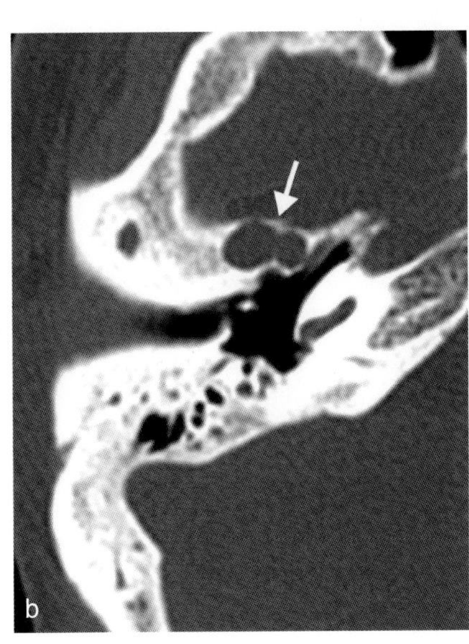

图 14.96　轴位 CT（a）显示胆脂瘤侵犯上半规管（黑色箭头）到达内听道底部（红色箭头）。CT 耳蜗底转层面（b）显示胆脂瘤向前延伸（白色箭头）未累及中鼓室

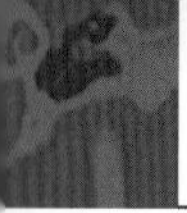

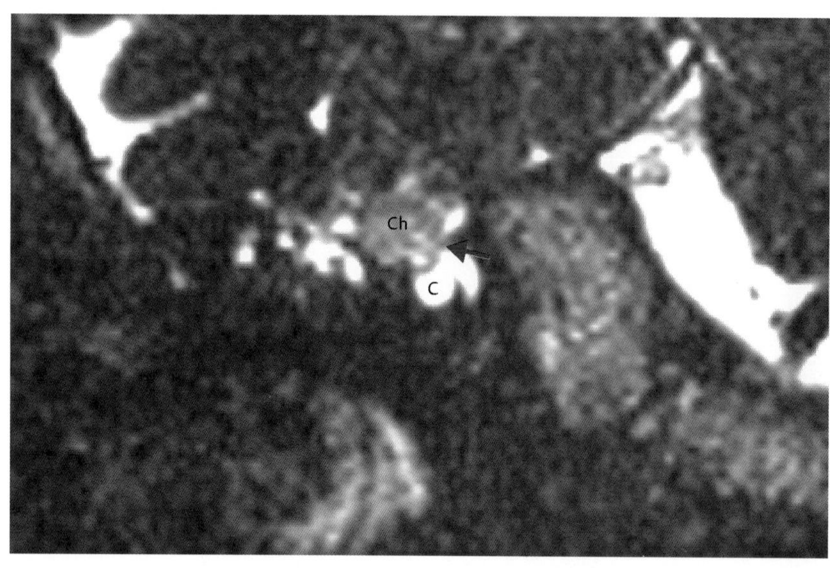

图 14.97　术前冠状位 MRIT2 加权像显示胆脂瘤侵犯耳蜗（箭头）。C：耳蜗；Ch：胆脂瘤

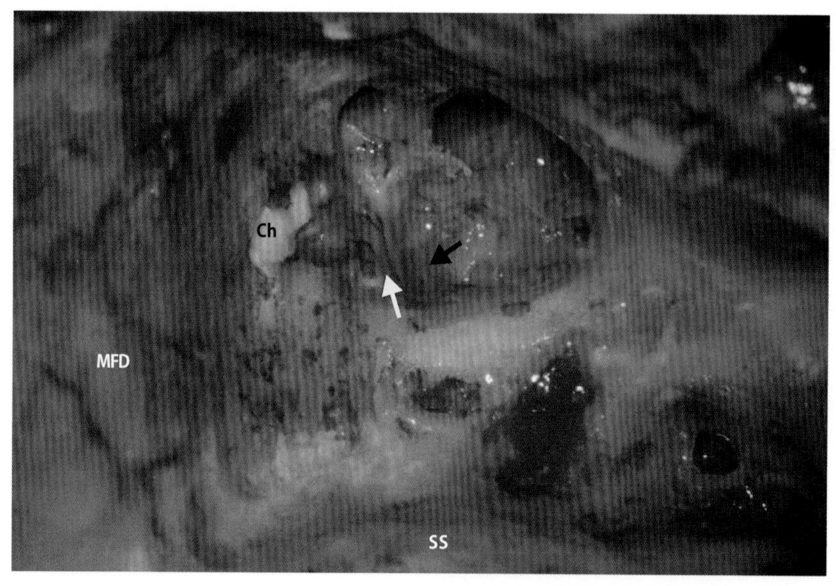

图 14.98　开放式乳突切除术完成，轮廓化中颅窝硬脑膜和乙状窦。切除外耳道皮肤、鼓膜、听骨链（包括镫骨）。鼓室内无胆脂瘤病变。卵圆窗（黑色箭头）位于面神经鼓室段下方（黄色箭头）。上鼓室胆脂瘤外侧部分被部分清除。Ch：胆脂瘤；MFD：中颅窝硬脑膜；SS：乙状窦

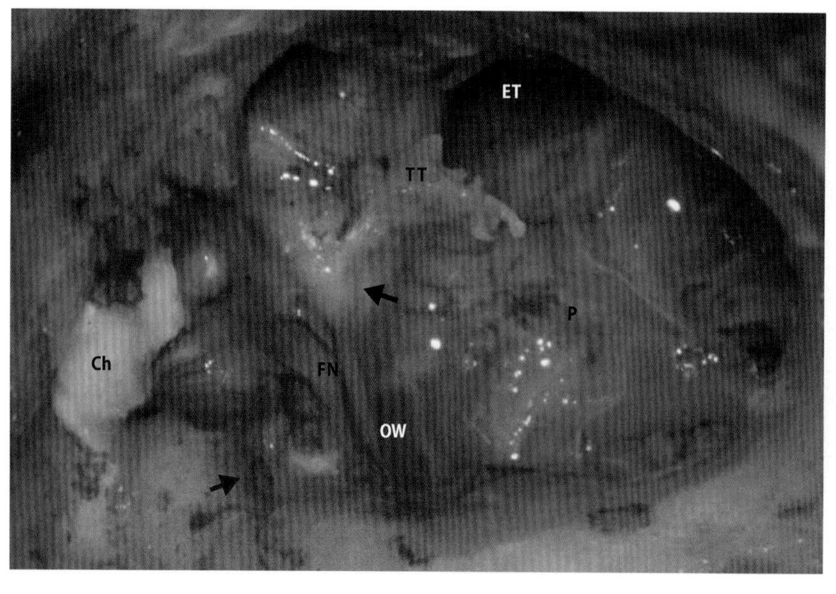

图 14.99　高倍镜下中耳内侧壁结构清晰可见。面神经鼓室段暴露。迷路瘘位于外半规管壶腹水平（蓝色箭头），摘除镫骨后可见卵圆窗。胆脂瘤侵犯上鼓室内侧壁。Ch：胆脂瘤；ET：咽鼓管；FN：面神经；TT：鼓膜张肌腱；OW：卵圆窗；P：鼓岬

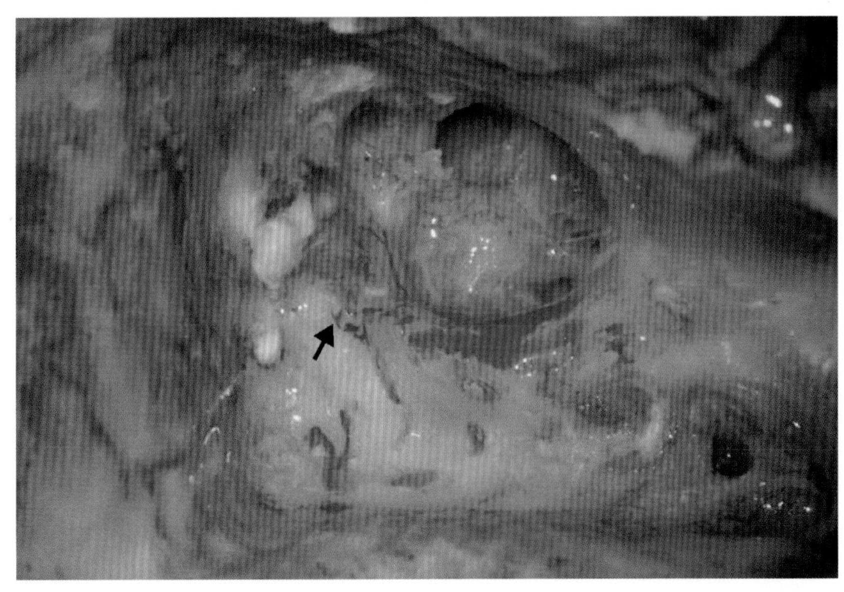

图 14.100 继续向后钻磨显露位迷路内侧的胆脂瘤。开放外半规管，可见位于半规管前端的壶腹（箭头）

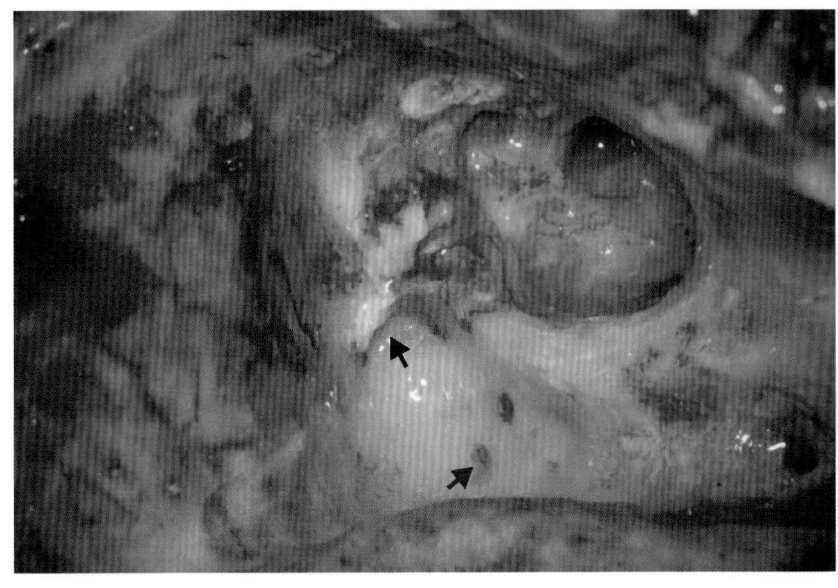

图 14.101 轮廓化上半规管可见周围胆脂瘤（黑色箭头）侵犯。暴露后半规管直至其上端（蓝色箭头）

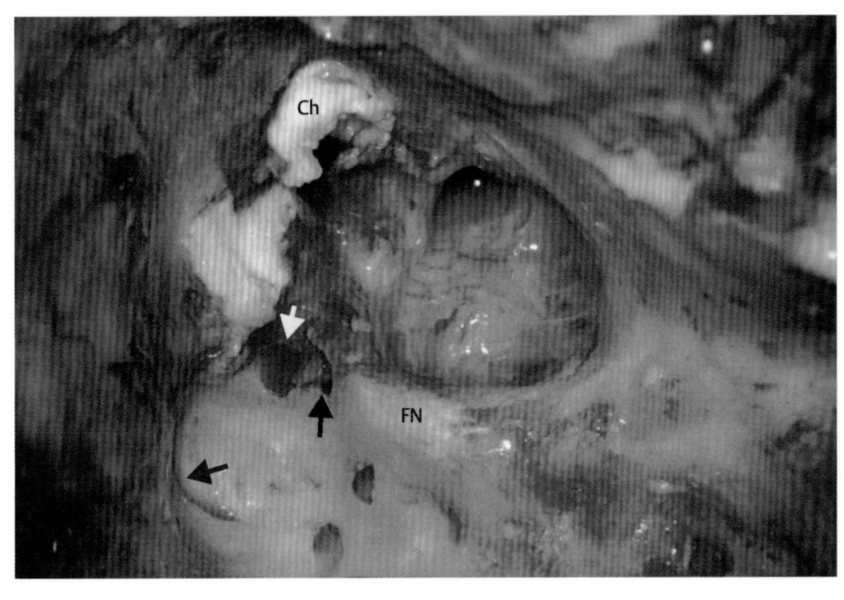

图 14.102 继续向内向前磨除骨质。胆脂瘤侵犯咽鼓管上隐窝。开放外半规管（黑色箭头）和上半规管（黄色箭头）壶腹。上半规管（蓝色箭头）位于中颅窝硬脑膜附近。Ch：胆脂瘤；FN：面神经

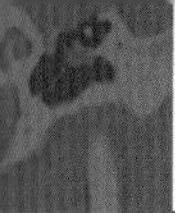

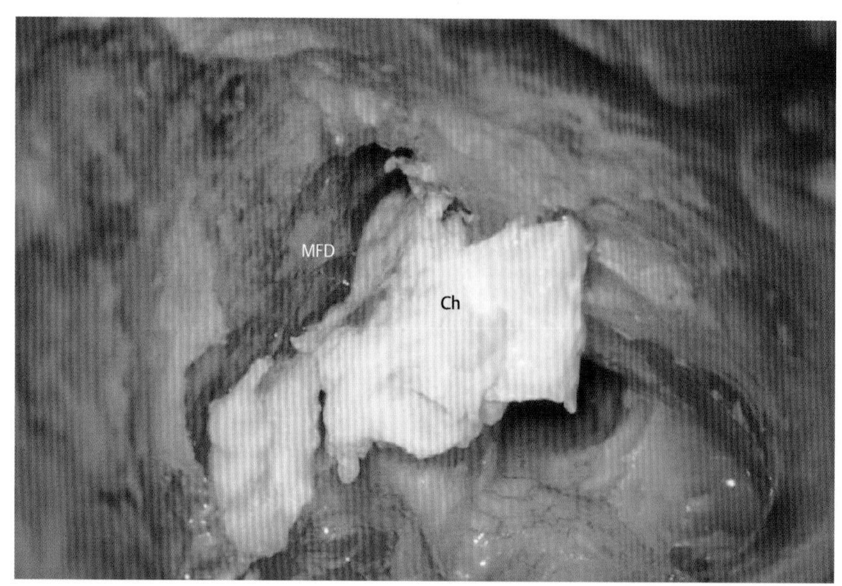

图 14.103　从中颅窝硬脑膜分离胆脂瘤基质至前方咽鼓管上隐窝区域。Ch：胆脂瘤；MFD：中颅窝硬脑膜

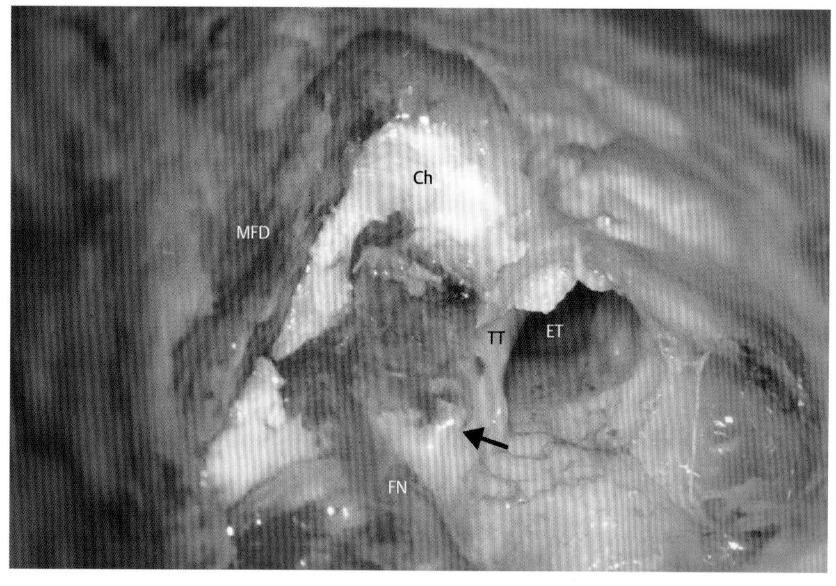

图 14.104　胆脂瘤前方大部分已被显露。箭头所示为匙突，是面神经鼓室段走行的可靠标志。鼓膜张肌腱绕匙突后附着于锤骨柄上端。Ch：胆脂瘤；ET：咽鼓管；FN：面神经；MFD：中颅窝硬脑膜；TT：鼓膜张肌（半管）

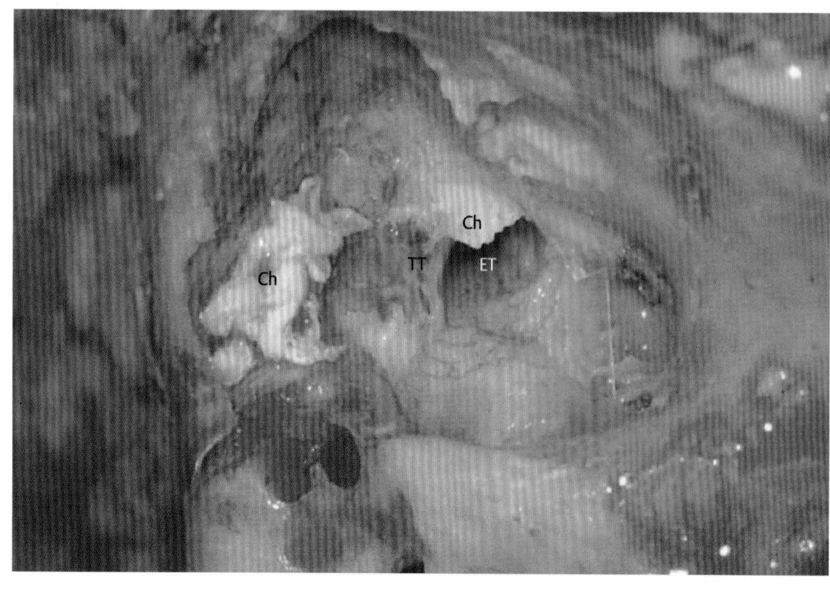

图 14.105　向前和向内清除咽鼓管上隐窝胆脂瘤。胆脂瘤跨越鼓膜张肌到达咽鼓管，侵犯至上鼓室内侧壁。Ch：胆脂瘤；ET：咽鼓管；TT：鼓膜张肌（半管）

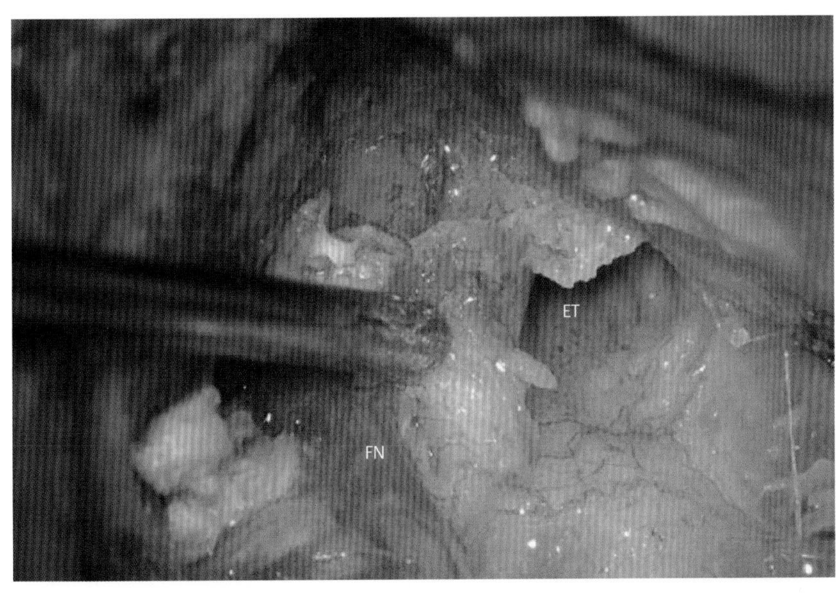

图 14.106 一并切除匙突和鼓膜张肌，注意不要损伤面神经。ET：咽鼓管；FN：面神经

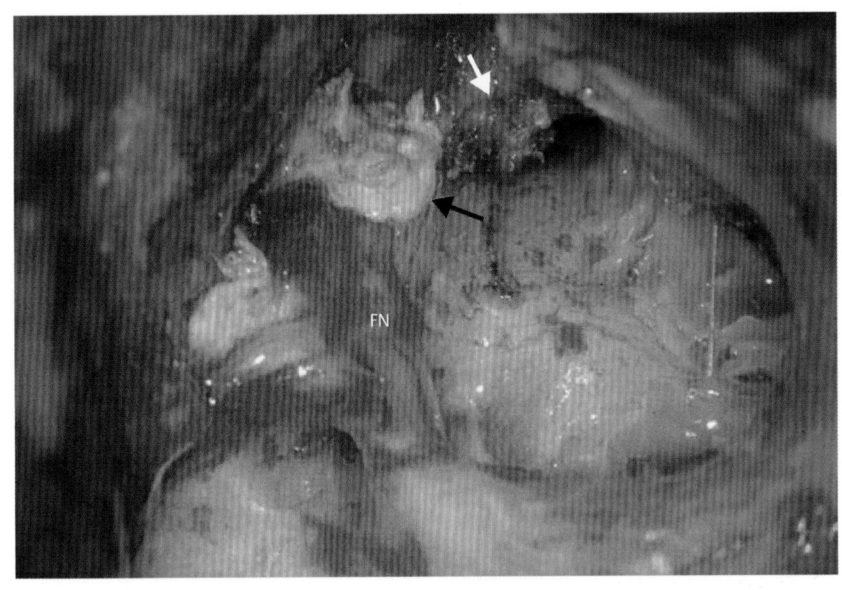

图 14.107 切断鼓膜张肌，用双极电凝止血（白色箭头）。术野显露胆脂瘤下界位于面神经外侧（黑色箭头）。FN：面神经

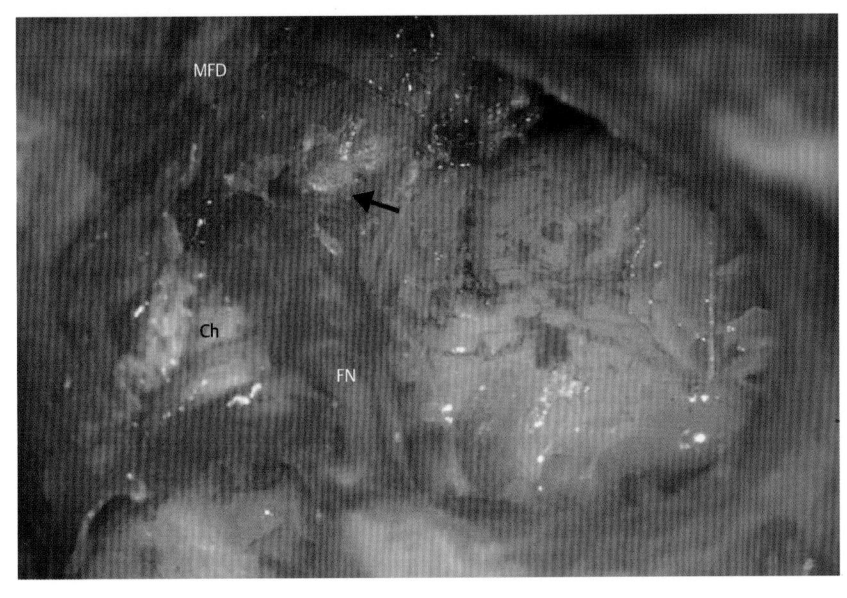

图 14.108 胆脂瘤基质薄层残留于面神经和中颅窝硬脑膜表面（箭头）。注意此胆脂瘤基质菲薄，该区域暴露不足可能导致术后胆脂瘤残留。Ch：胆脂瘤；MFD：中颅窝硬脑膜；FN：面神经

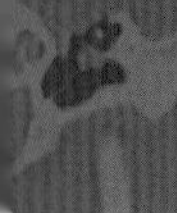

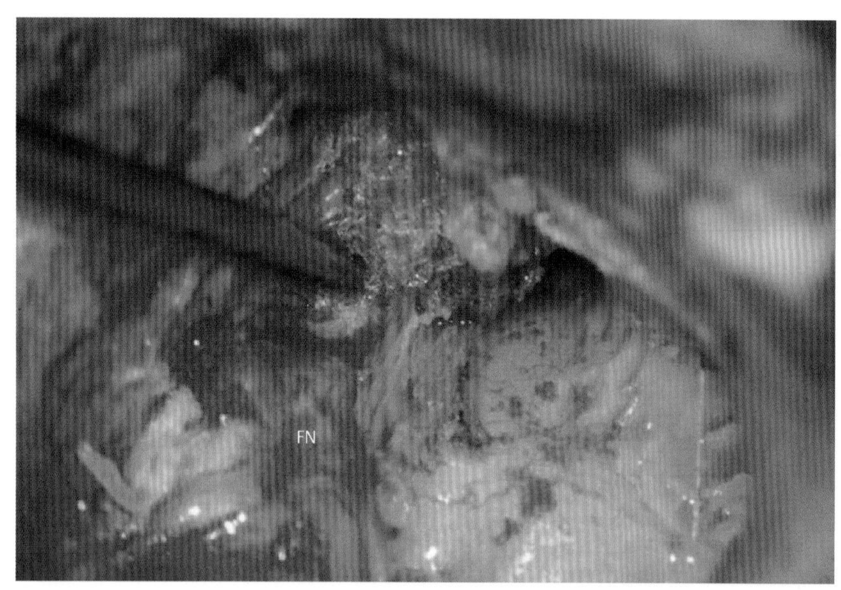

图 14.109　最前方的胆脂瘤覆盖面神经膝状神经节，用棉球辅助剥除。FN：面神经

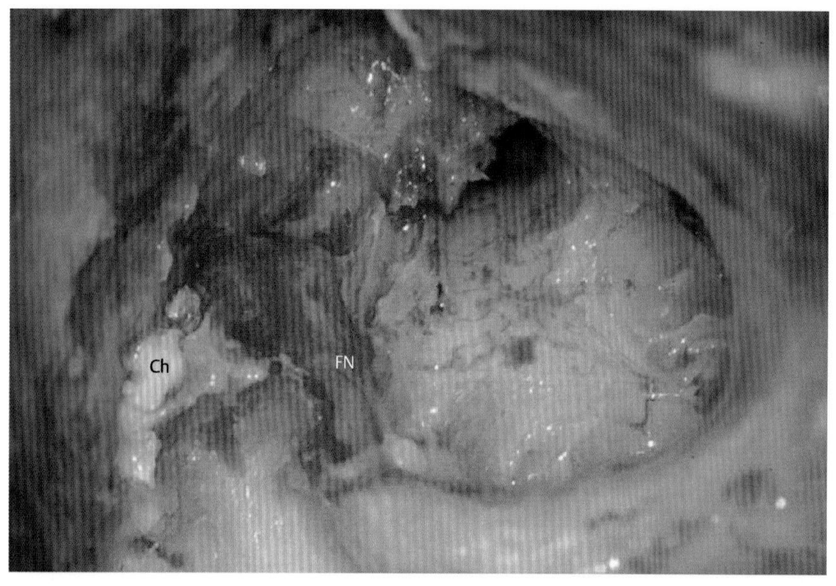

图 14.110　从咽鼓管上隐窝清除胆脂瘤基质。Ch：胆脂瘤；FN：面神经

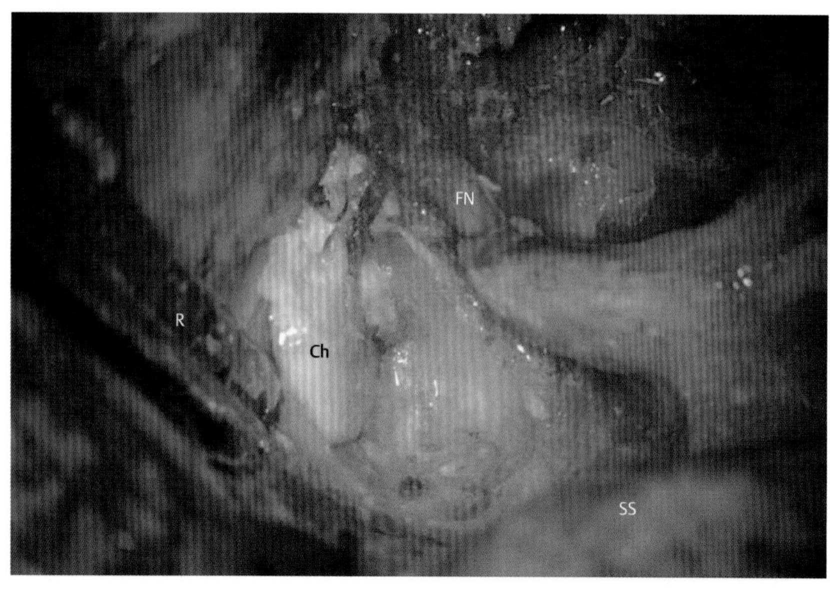

图 14.111　完全磨除外半规管和上半规管壶腹，以显露上鼓室内侧胆脂瘤。应用中颅窝牵开器以充分显露胆脂瘤。Ch：胆脂瘤；FN：面神经；R：中颅窝牵开器；SS：乙状窦

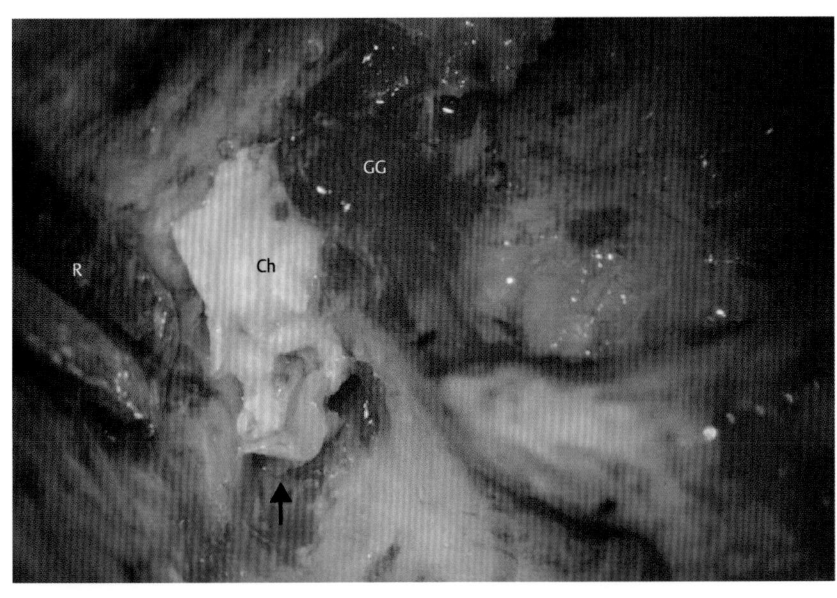

图 14.112 进一步磨除骨质以显露胆脂瘤内侧（箭头）。肉芽组织覆盖膝状神经节上方。Ch：胆脂瘤；GG：膝状神经节；R：牵开器

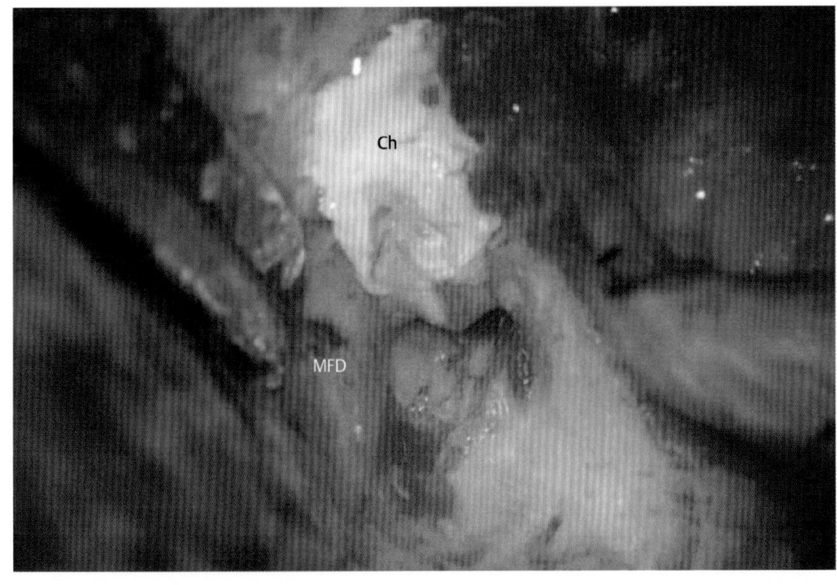

图 14.113 从后向前自中颅窝硬脑膜表面剥离胆脂瘤基质。Ch：胆脂瘤；MFD：中颅窝硬脑膜

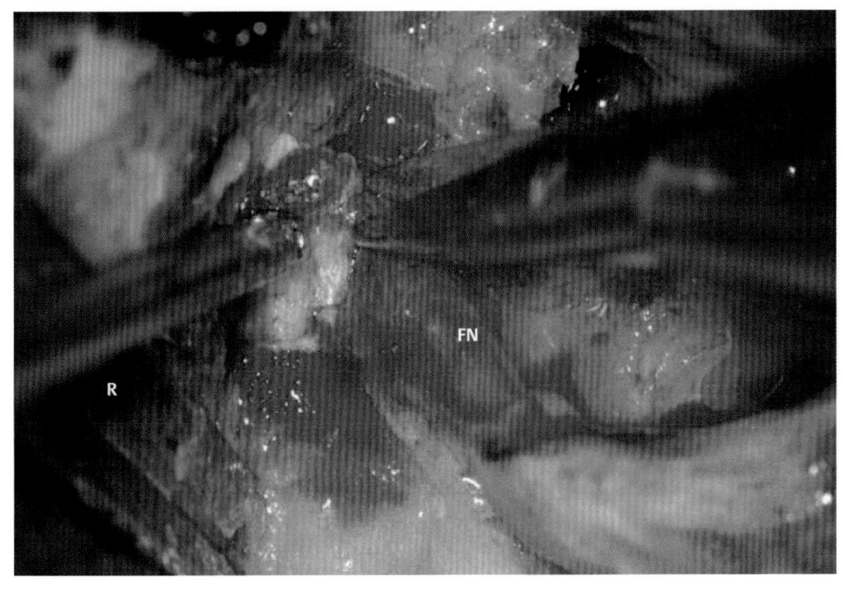

图 14.114 用显微剪去除覆盖面神经表面的肉芽组织。FN：面神经；R：牵开器

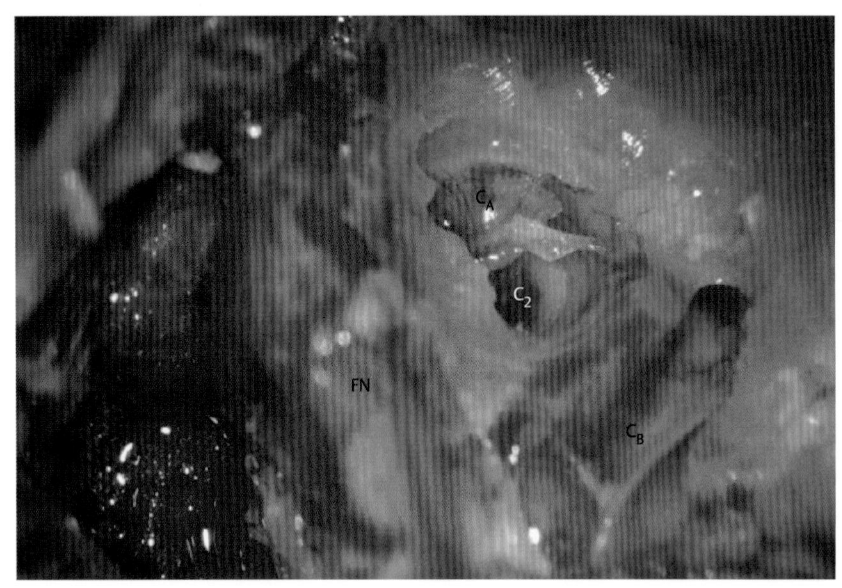

图 14.115 为了更好地显露面神经内侧区域，需切除耳蜗。C_A：耳蜗顶转；C_B：耳蜗底转；C_2：耳蜗第二转；FN：面神经

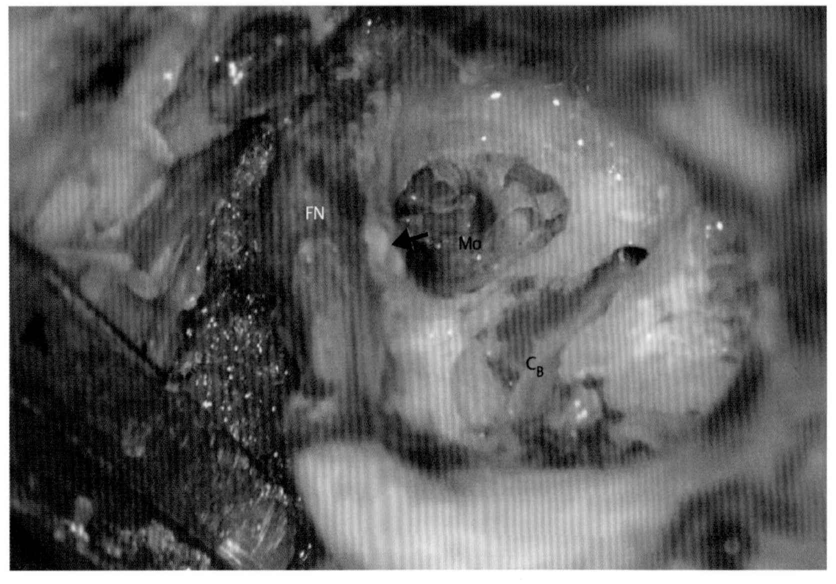

图 14.116 向上向前磨除耳蜗顶转，以从下方开放面神经下区域。识别面神经下方胆脂瘤的下界（箭头）。由于面神经迷路段下方视野受面神经鼓室段遮挡，在从上鼓室识别面神经迷路段之前，避免在面神经下方磨骨。C_B：耳蜗底旋；FN：面神经；Mo：蜗轴

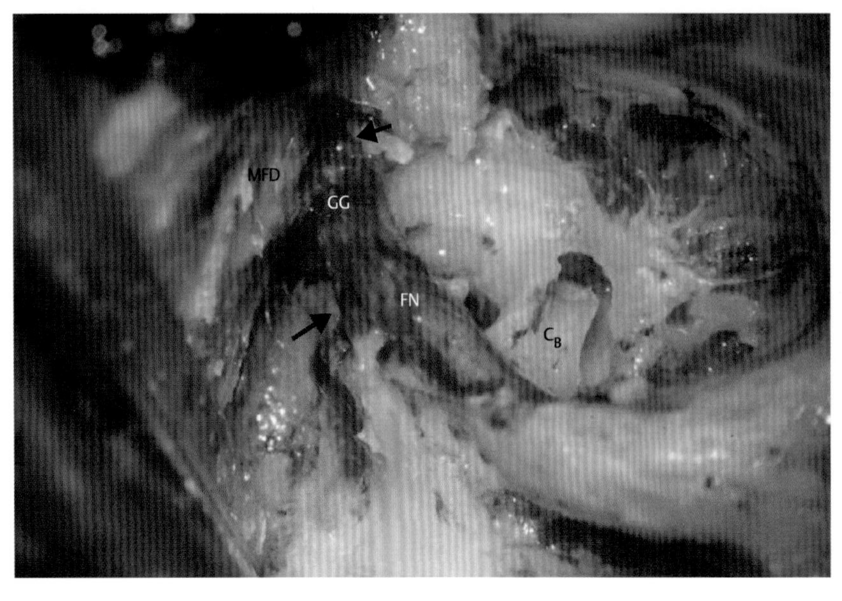

图 14.117 识别面神经迷路段（蓝色箭头）。岩浅大神经（黑色箭头）从膝状神经节分支至中颅窝硬脑膜。注意：自后方角度观察时，面神经覆盖耳蜗顶转。C_B：耳蜗底转；FN：面神经；GG：膝状神经节；MFD：中颅窝硬脑膜

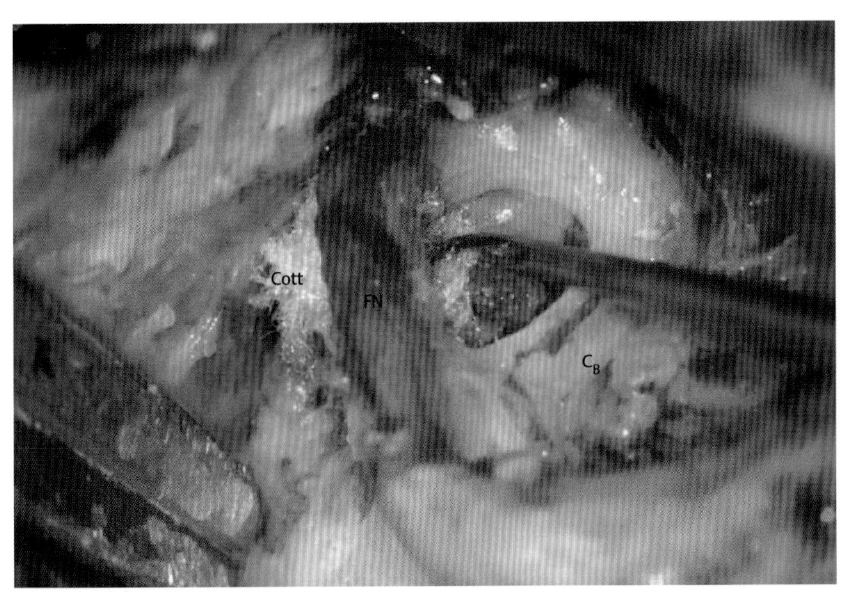

图 14.118 开放膝状神经节下方、迷路段前方区域，并清除胆脂瘤。用棉球清除面神经下方可能残留的胆脂瘤基质。C_B：耳蜗底转；Cott：棉球；FN：面神经

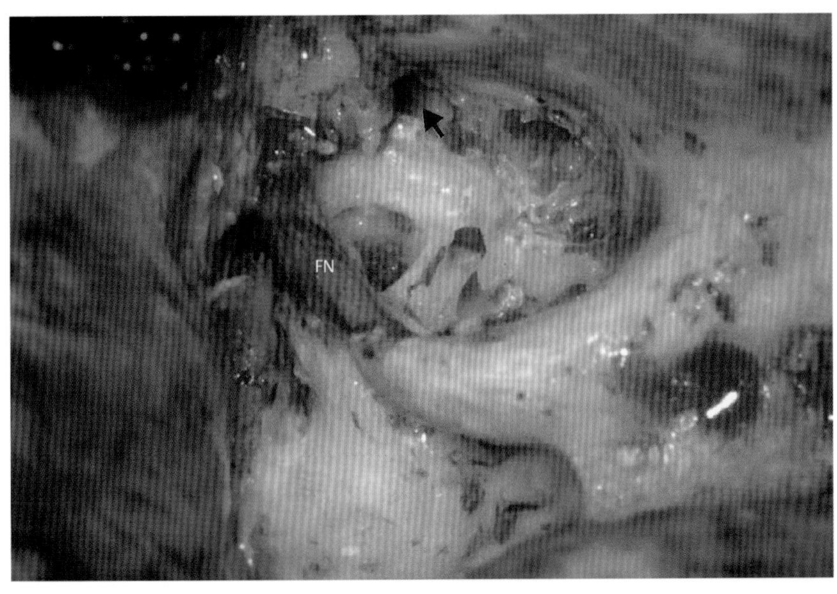

图 14.119 最终的术腔。用软骨膜封闭咽鼓管（箭头），取腹部脂肪填塞术腔。FN：面神经

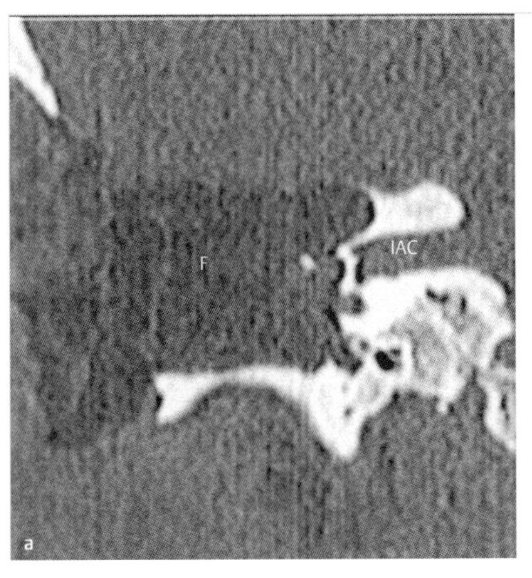

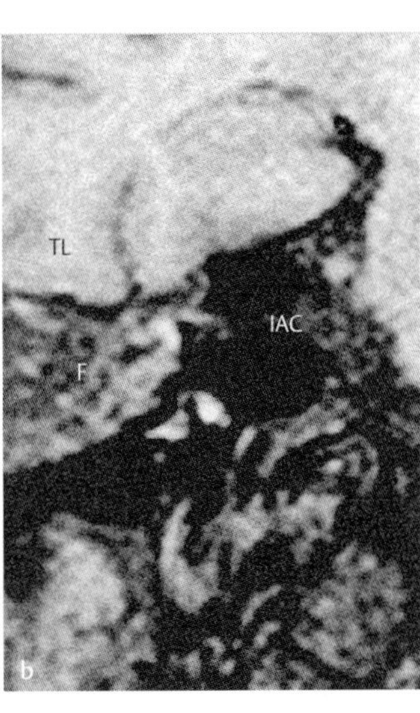

图 14.120 术后冠状位 CT（a）和 MRI（b）显示广泛切除中颅窝脑板后从上方充分显露胆脂瘤。注意：内听道底未受损。F：腹部脂肪；IAC：内听道；TL：颞叶

病例 14.5（左耳）

参见图 14.121 ~ 图 14.138。

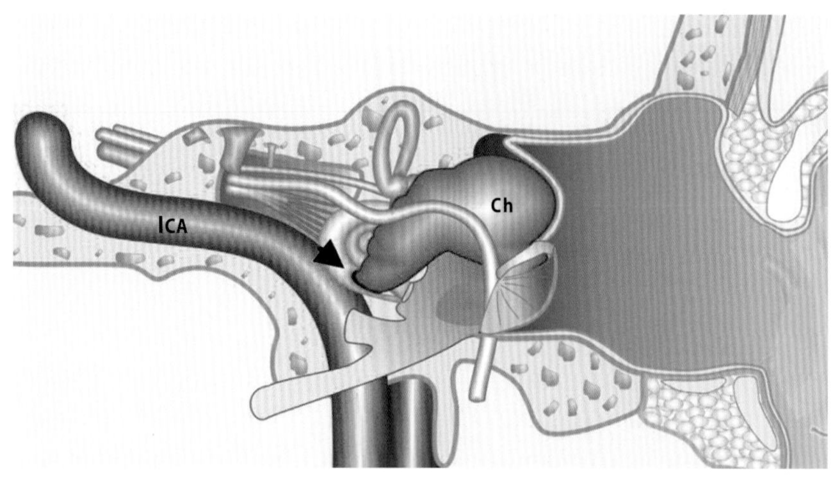

图 14.121 经耳囊径路切除迷路上型岩部胆脂瘤，此例为开放成形术后胆脂瘤残留所致。胆脂瘤侵犯迷路后方和耳蜗，向面神经鼓室段下方扩展。Ch：胆脂瘤；IAC：内听道

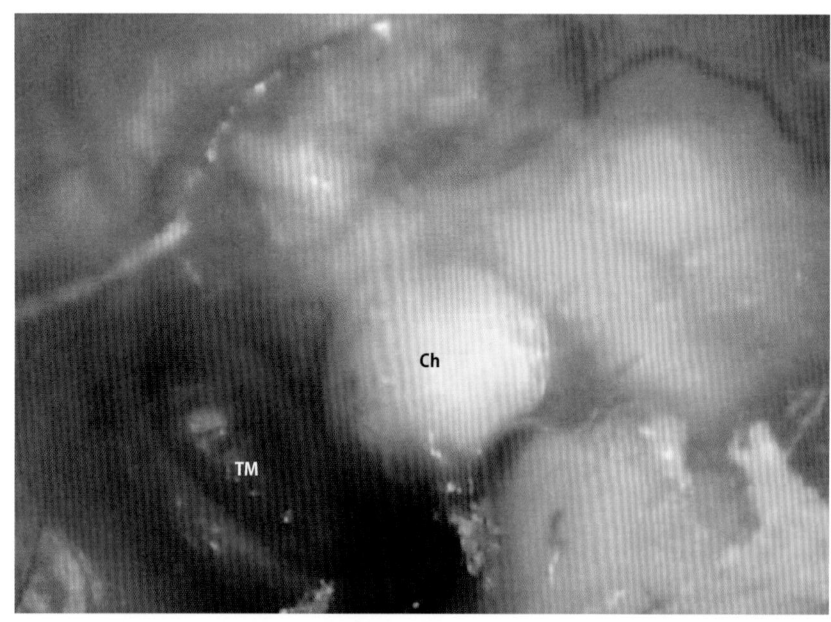

图 14.122 患者曾行开放式鼓室成形术。术前耳内镜检查显示鼓膜后上象限白色肿块，提示胆脂瘤复发。Ch：胆脂瘤；TM：鼓膜

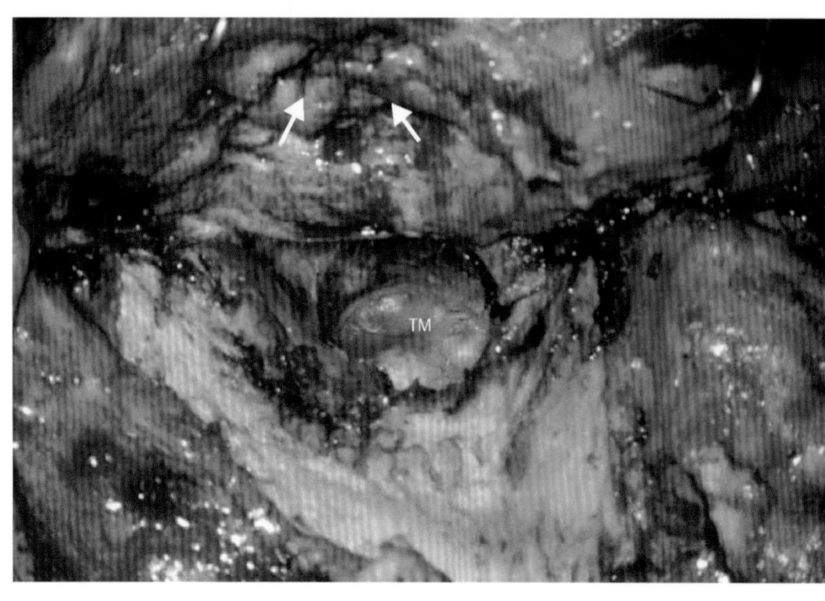

图 14.123 采用 U 形皮肤切口，皮下组织行 T 形肌骨膜瓣，充分暴露术野和皮质骨。双层（箭头）封闭外耳道后，皮肤拉钩固定耳廓。TM：鼓膜

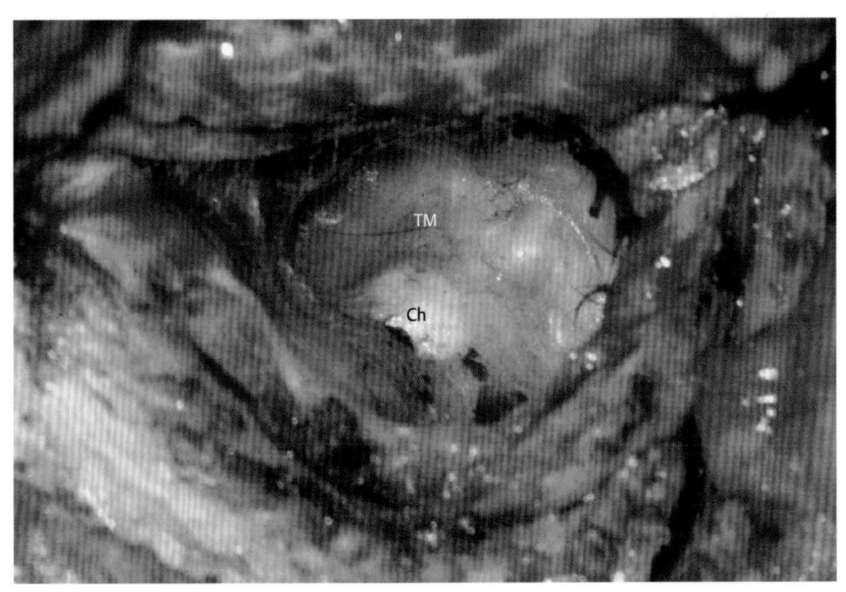

图 14.124　放大视图。术腔上皮化良好。鼓膜后上象限可见白色隆起，显示为胆脂瘤。Ch：胆脂瘤；TM：鼓膜

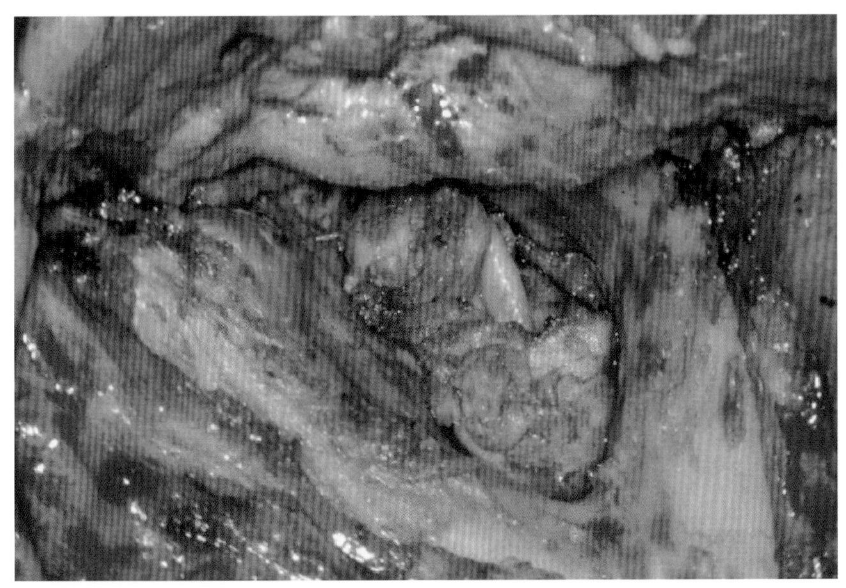

图 14.125　覆盖术腔的皮肤向内侧分离，并磨除限制视野的锐利骨缘

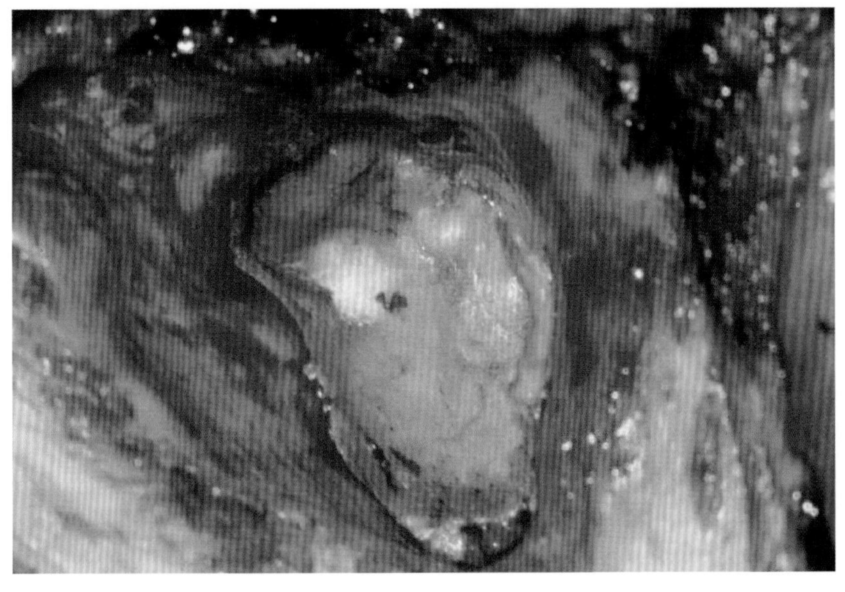

图 14.126　术腔内侧暴露良好

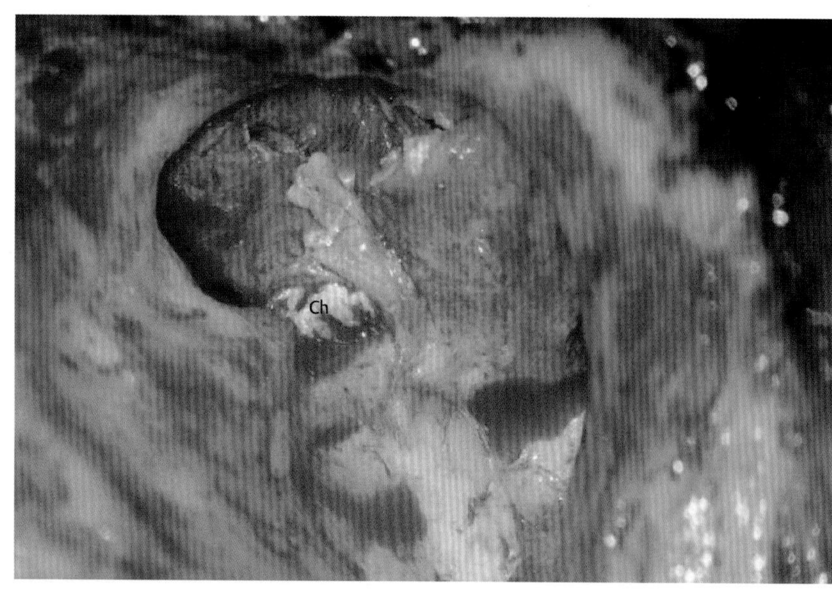

图 14.127　向前分离乳突内侧壁皮肤，自后方进入鼓室腔，可见鼓室后上方胆脂瘤。Ch：胆脂瘤

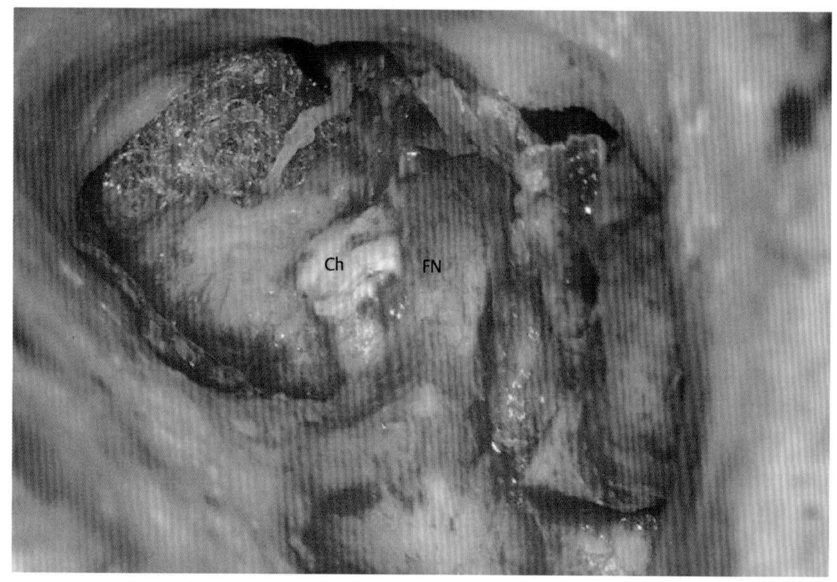

图 14.128　自骨性鼓环分离鼓膜，向上翻转充分暴露鼓室腔。胆脂瘤位于镫骨周围、裸露的面神经水平段下方。Ch：胆脂瘤；FN：面神经

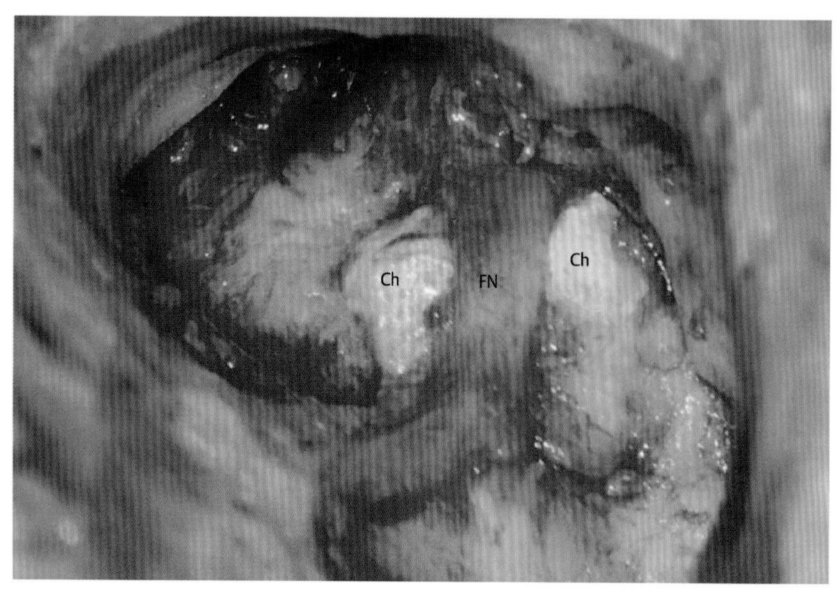

图 14.129　清除术腔皮肤，可见胆脂瘤主要位于面神经鼓室段内侧。胆脂瘤分布于上鼓室内侧和镫骨区域，面神经受压外移。Ch：胆脂瘤；FN：面神经

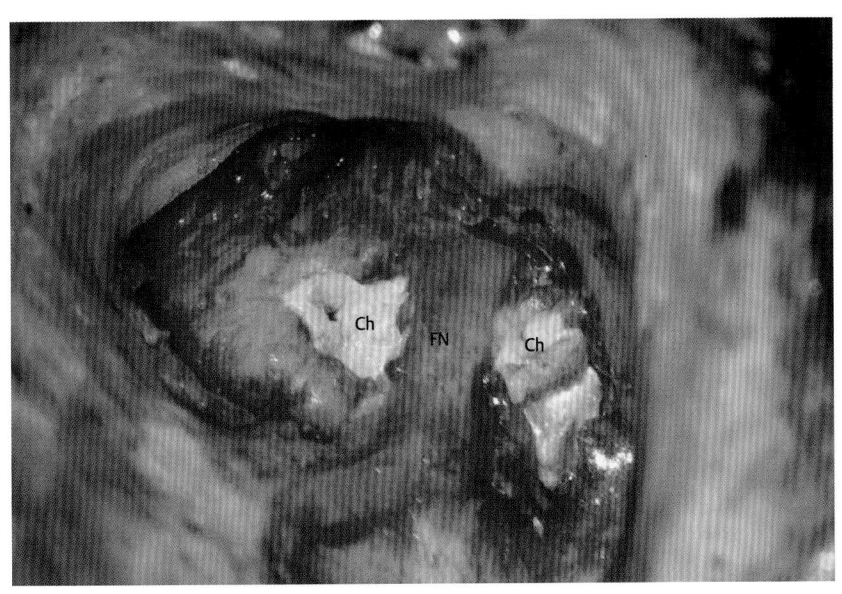

图 14.130 胆脂瘤减容，进一步清除胆脂瘤基质。Ch：胆脂瘤；FN：面神经

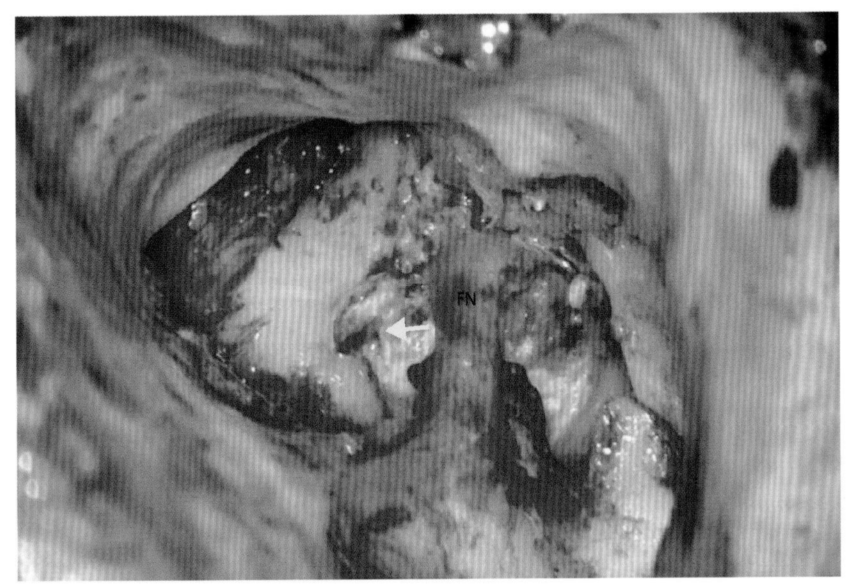

图 14.131 胆脂瘤侵犯前庭至耳蜗底转（箭头）。FN：面神经

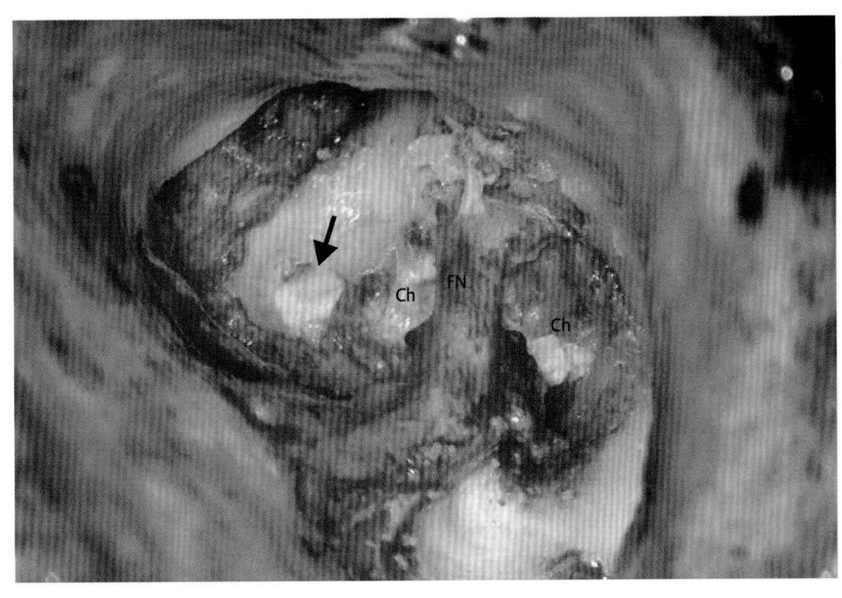

图 14.132 磨除中鼓室内侧壁以开放耳蜗。胆脂瘤充满耳蜗底转（箭头）。磨除半规管以开放前庭。Ch：胆脂瘤；FN：面神经

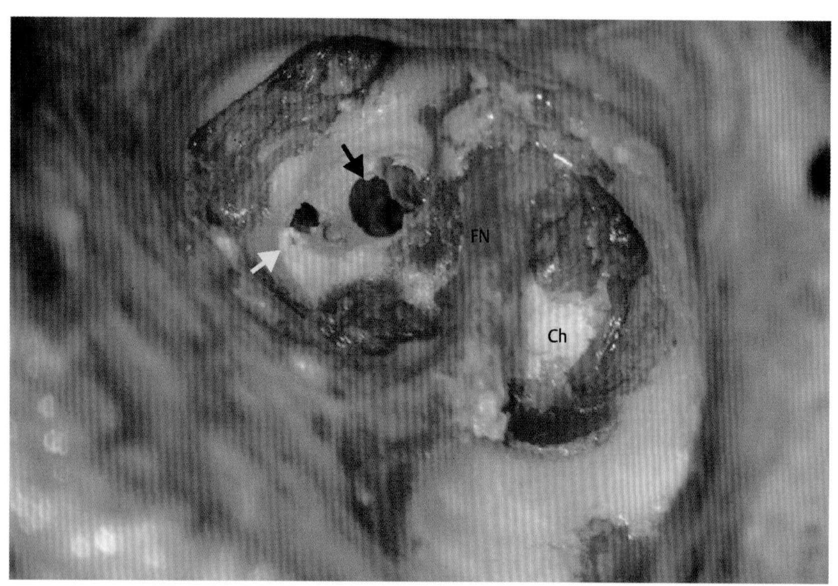

图 14.133 胆脂瘤侵及耳蜗底转起始处。注意：胆脂瘤前方仅侵犯底转前庭阶（黄色箭头），耳蜗第二转未见胆脂瘤（黑色箭头）。Ch：胆脂瘤；FN：面神经

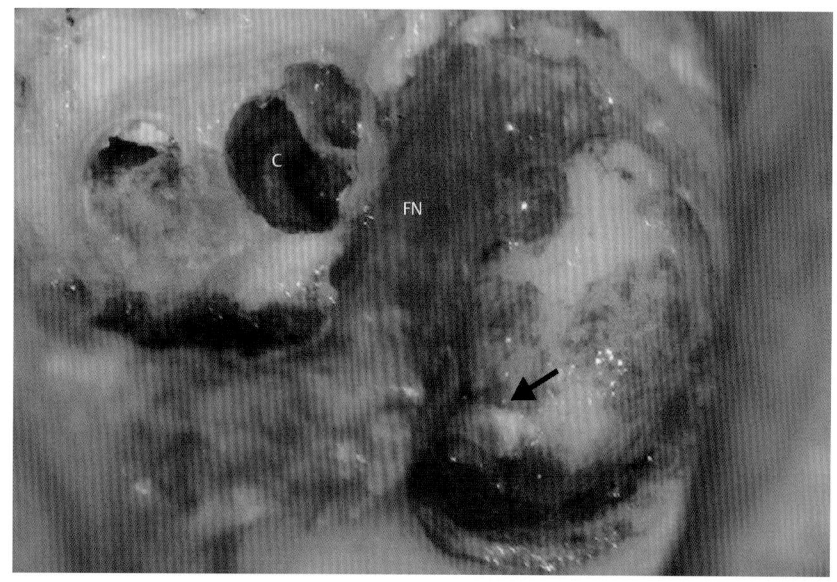

图 14.134 进一步磨除耳蜗以去除耳蜗底转胆脂瘤。前庭内仍可见胆脂瘤残留（箭头）。C：耳蜗；FN：面神经

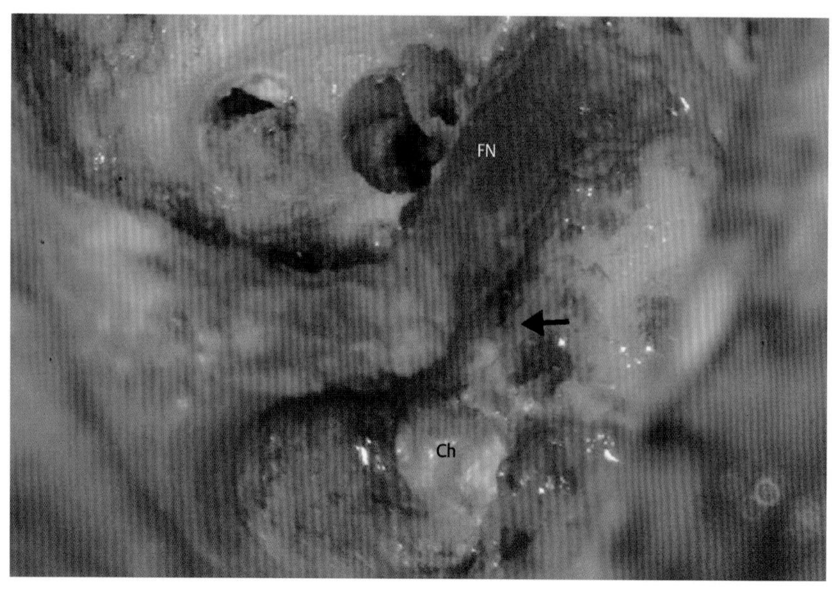

图 14.135 磨除面神经下方骨质，以显露前庭至内听道底的胆脂瘤内侧界（箭头）。Ch：胆脂瘤；FN：面神经

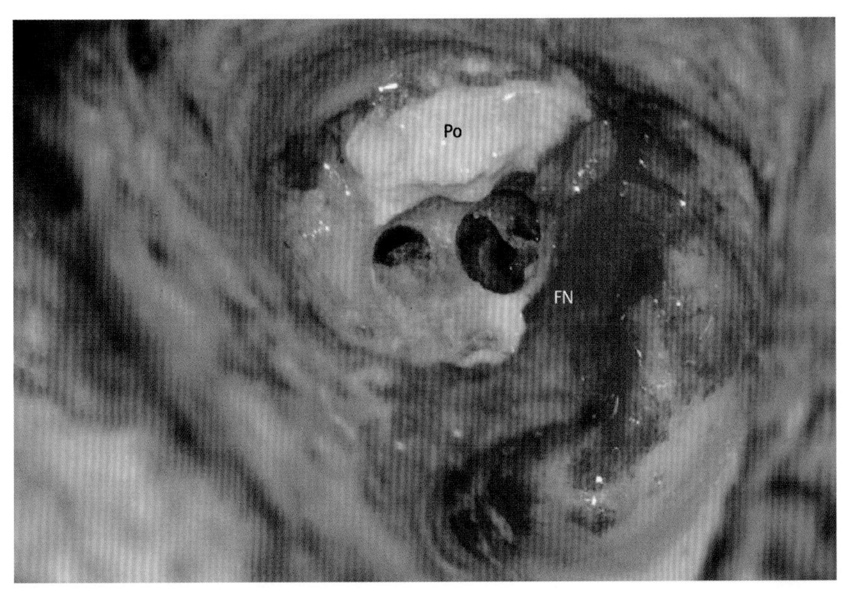

图 14.136　磨除内听道后气房，切除颞骨胆脂瘤。用骨膜封闭咽鼓管。FN：面神经；Po：骨膜

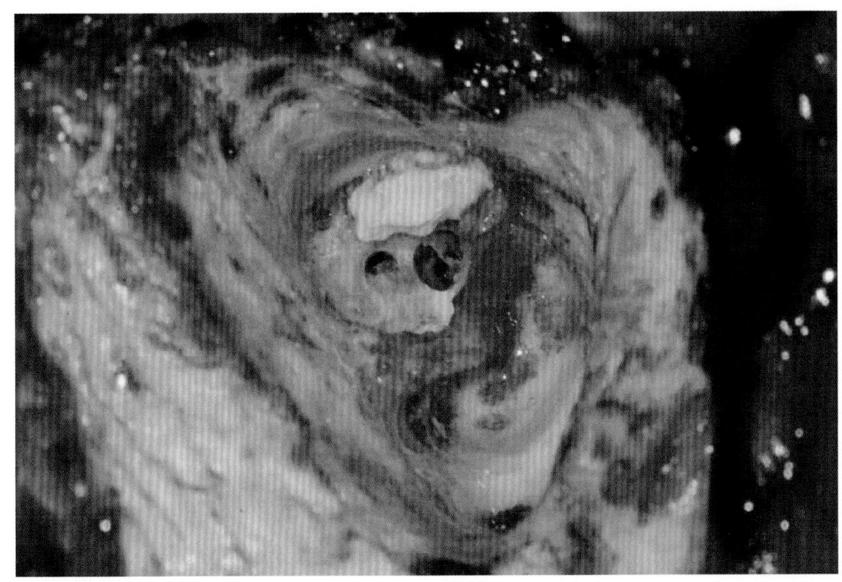

图 14.137　最终的术腔。由于胆脂瘤局限于迷路周围，中颅窝和后颅窝硬脑膜未充分显露

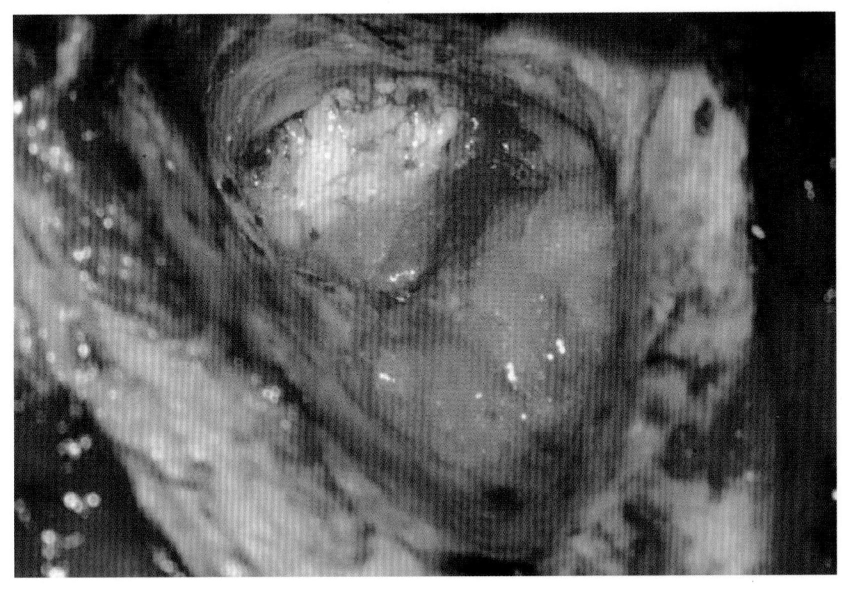

图 14.138　取腹部脂肪填塞术腔

病例 14.6（右耳）

参见图 14.139 ~ 图 14.173。

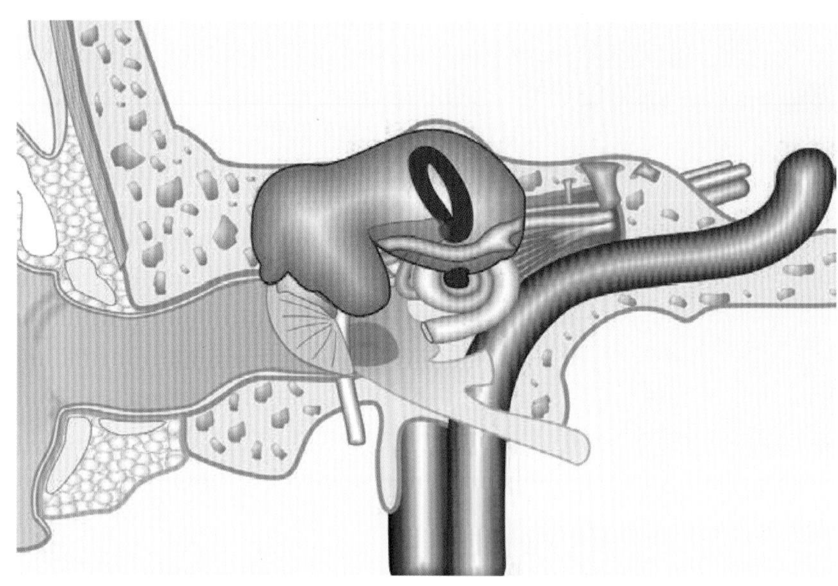

图 14.139　经耳囊径路切除获得性迷路上岩部胆脂瘤伴后迷路广泛破坏和耳蜗小部分破坏

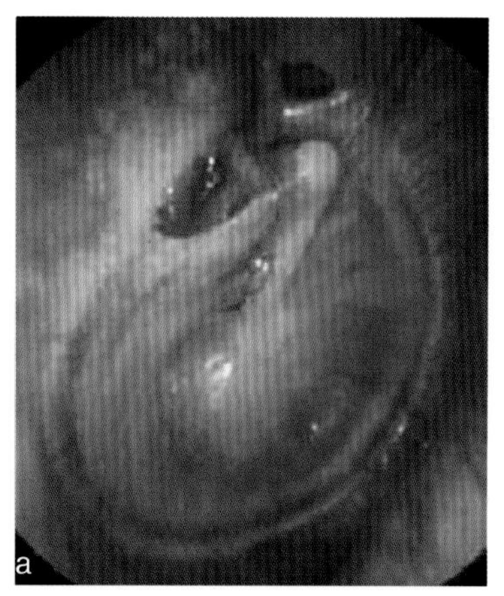

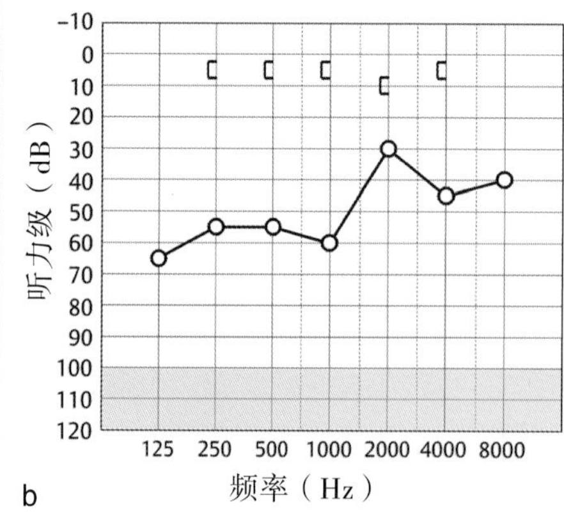

图 14.140　57 岁患者，右耳听力下降多年、无其他症状，直至 2 月前出现完全性面神经麻痹。耳内镜显示松弛部小而深的内陷袋形成，但并无胆脂瘤迹象。术前听力图显示右耳中度传导性耳聋，骨传导良好。对侧耳听力正常

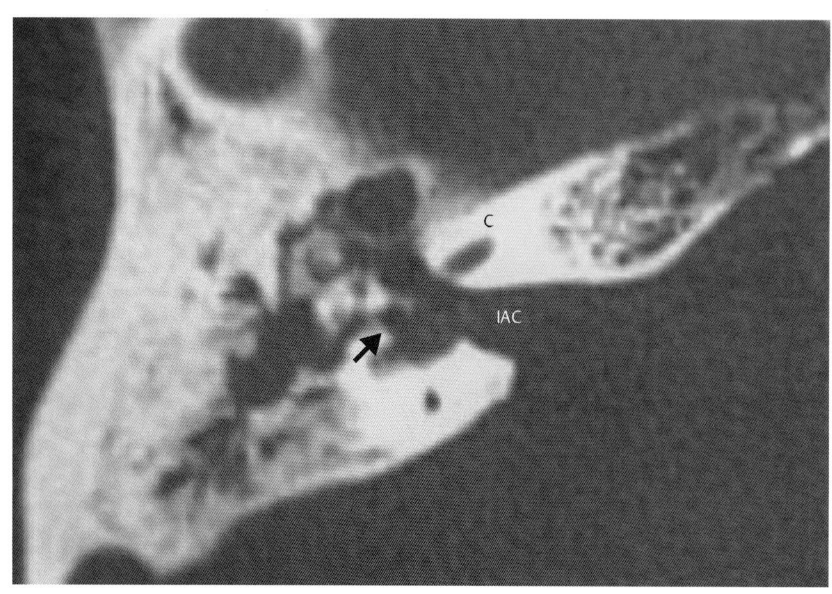

图 14.141　术前轴位 CT 显示胆脂瘤基质向内听道底部进展，侵蚀面神经迷路段骨管及上半规管壶腹内侧骨质（箭头）。C：耳蜗；IAC：内听道

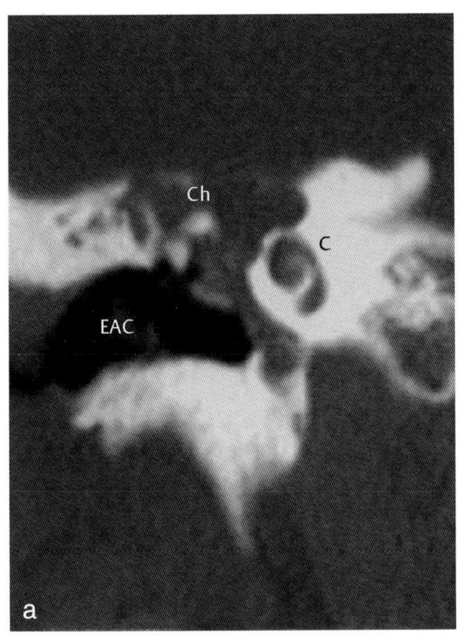

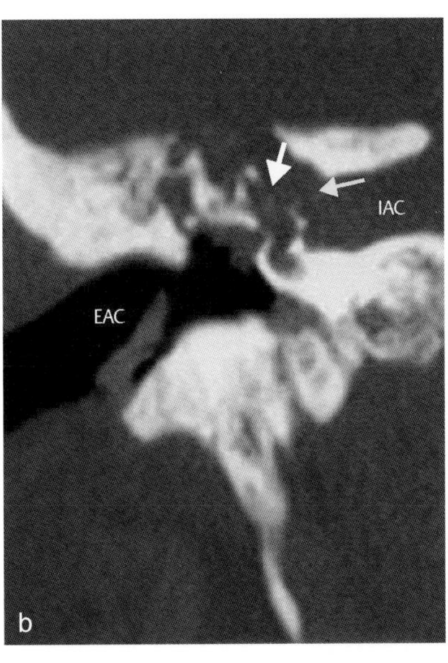

图 14.142 冠状位 CT 显示胆脂瘤位于耳蜗上方，累及膝状神经节。后方层面（b）显示内听道底部（黄色箭头）和前庭（白色箭头）有广泛的骨质侵蚀。C：耳蜗；Ch：胆脂瘤；EAC：外耳道；IAC：内听道

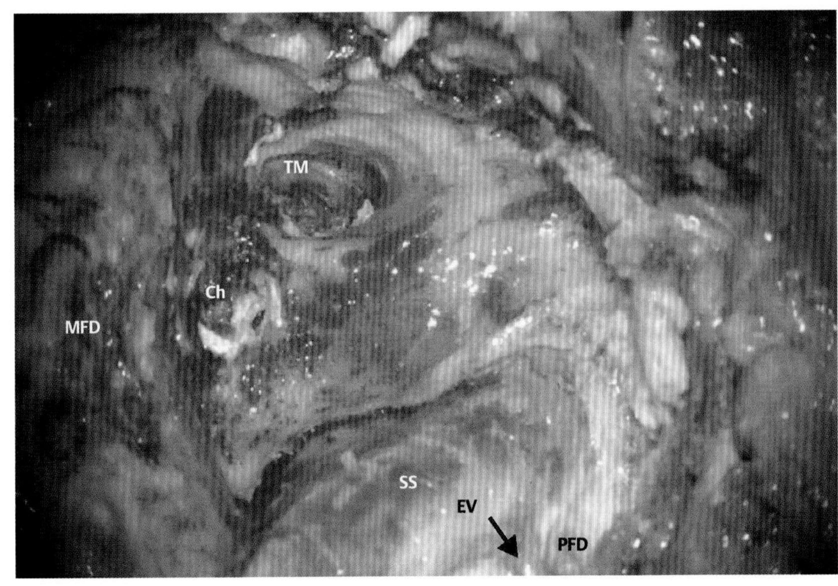

图 14.143 广泛岩部胆脂瘤的处理。轮廓化并磨除中颅窝硬脑膜和乙状窦表面骨质及乙状窦后方后颅窝硬脑膜，以便充分后移乙状窦。Ch：胆脂瘤；EV：导静脉；MFD：中颅窝硬脑膜；PFD：后颅窝硬脑膜；SS：乙状窦；TM：鼓膜

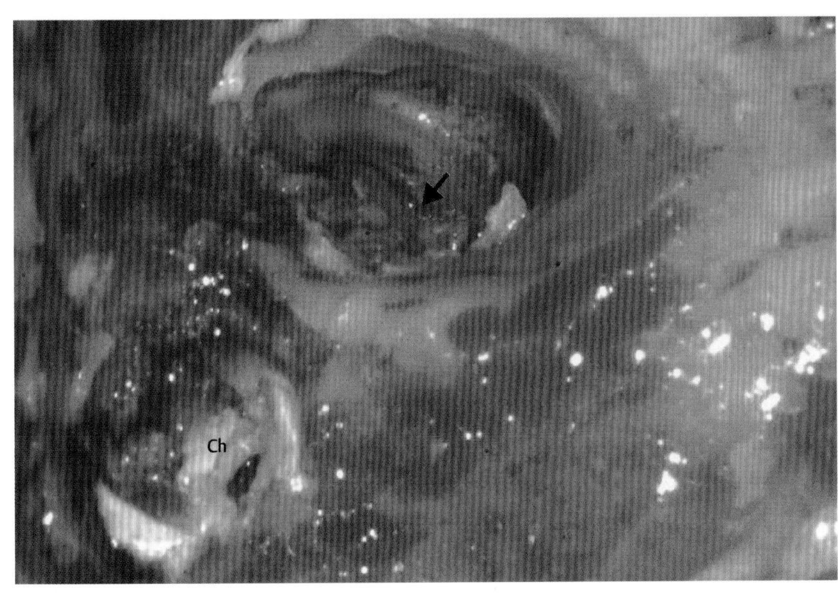

图 14.144 外耳道后壁部分切除，去除外耳道皮肤。磨除外耳道前壁和下壁，以利于显露鼓室腔。此时鼓膜仍在原位，胆脂瘤从鼓膜后上象限（箭头）内陷并填充上鼓室。Ch：胆脂瘤

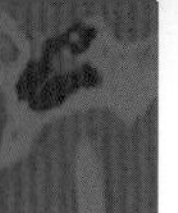

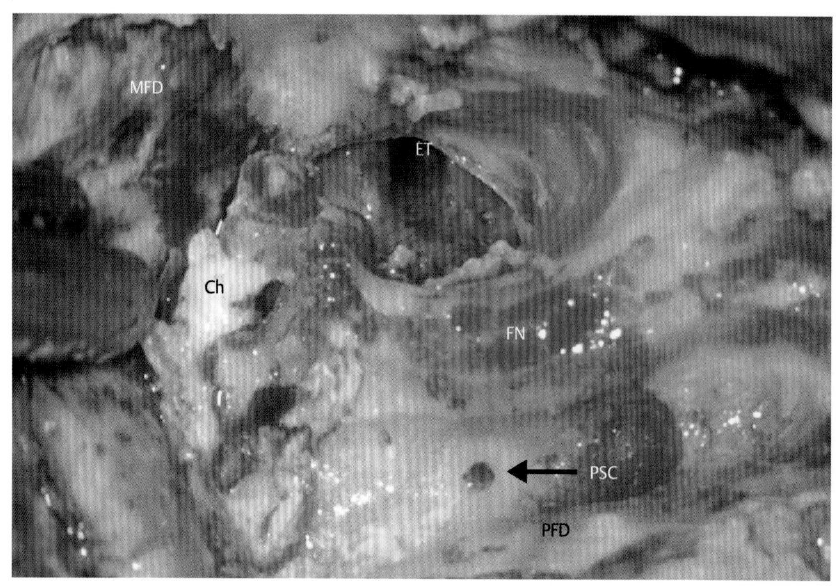

图 14.145 胆脂瘤从上鼓室向后内侧侵犯至半规管内方气房。用吸引器向上推中颅窝硬脑膜以充分显露胆脂瘤。Ch：胆脂瘤；ET：咽鼓管；FN：面神经；MFD：中颅窝硬膜；PFD：后颅窝硬脑膜；PSC：后半规管

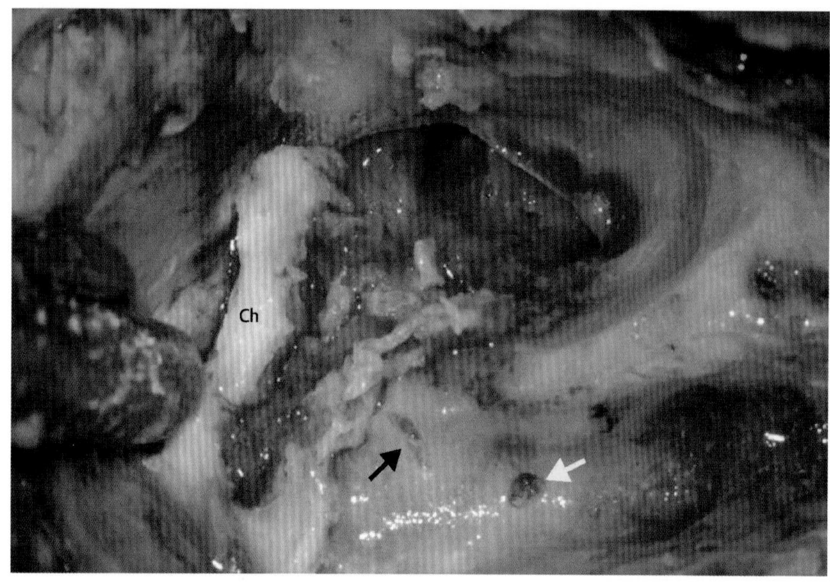

图 14.146 迷路切除术首先清理位于迷路内侧的胆脂瘤。胆脂瘤主要侵蚀迷路的前上部分。打开外半规管（黑色箭头），钻开后半规管（黄色箭头）。Ch：胆脂瘤

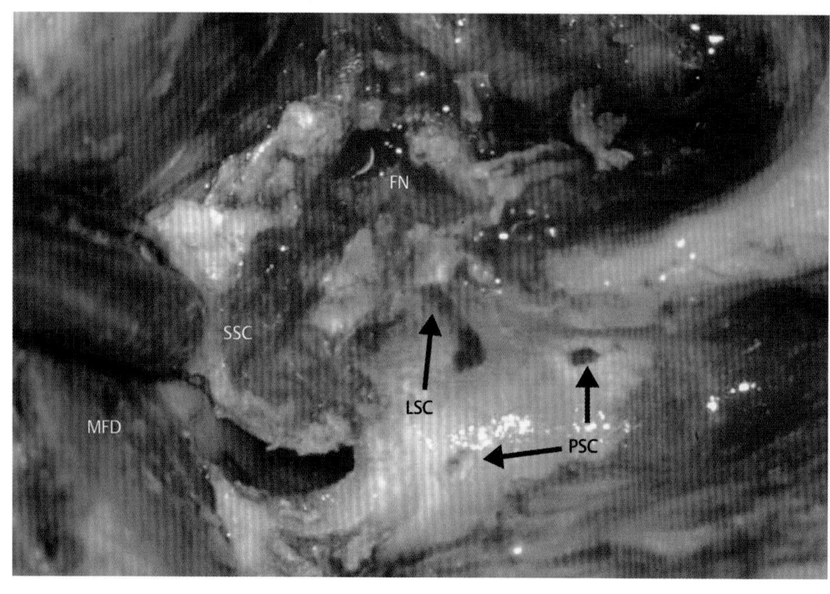

图 14.147 进一步切除后迷路。外半规管的前部分被胆脂瘤侵犯。FN：面神经；LSC：外半规管；MFD：中颅窝硬膜；PSC：后半规管；SSC：上半规管

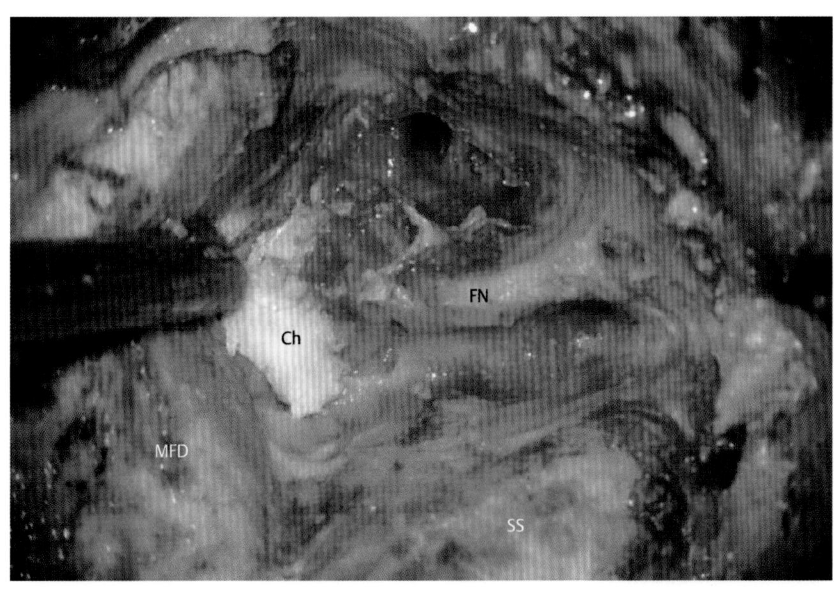

图 14.148 磨除外半规管和后半规管。胆脂瘤侵犯上鼓室内侧壁并向内听道方向生长。Ch：胆脂瘤；FN：面神经；MFD：中颅窝硬膜；SS：乙状窦

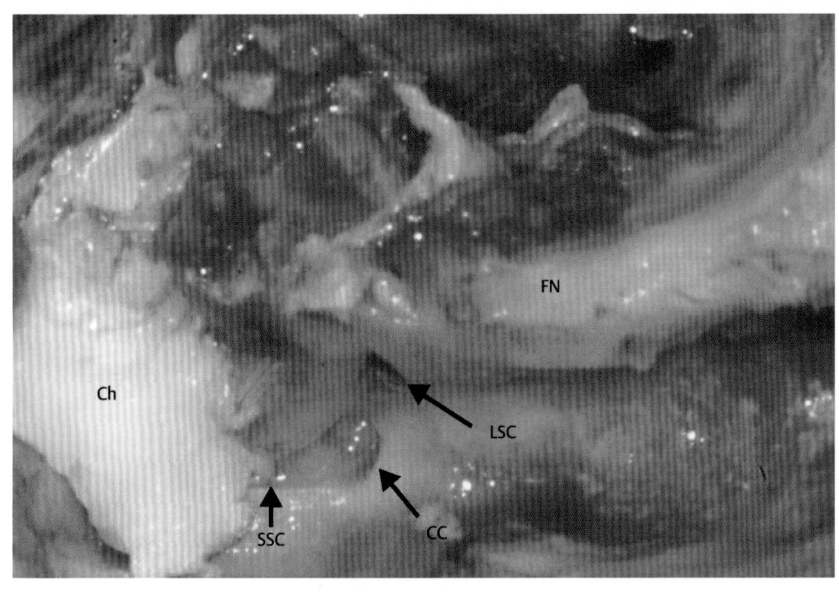

图 14.149 放大视图。后半规管磨除后可见总脚。注意：上半规管被胆脂瘤填充，可见外半规管后脚。CC：总脚；Ch：胆脂瘤；FN：面神经；LSC：外半规管；SSC：上半规管

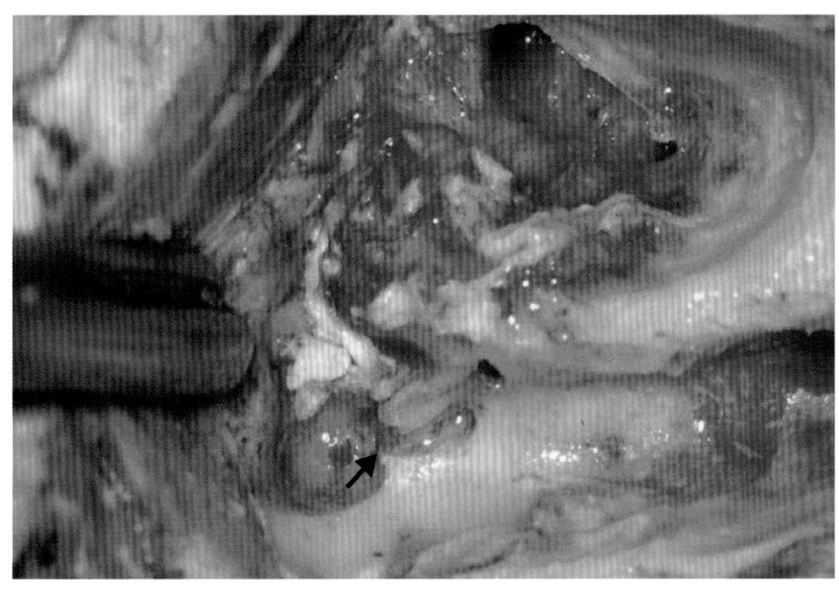

图 14.150 上半规管被胆脂瘤破坏（箭头）

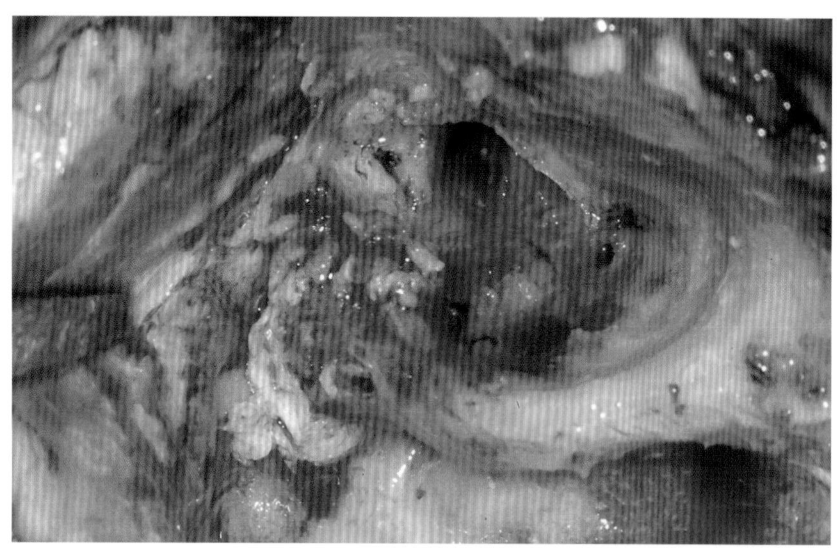

图 14.151 膝状神经节完全被胆脂瘤包裹

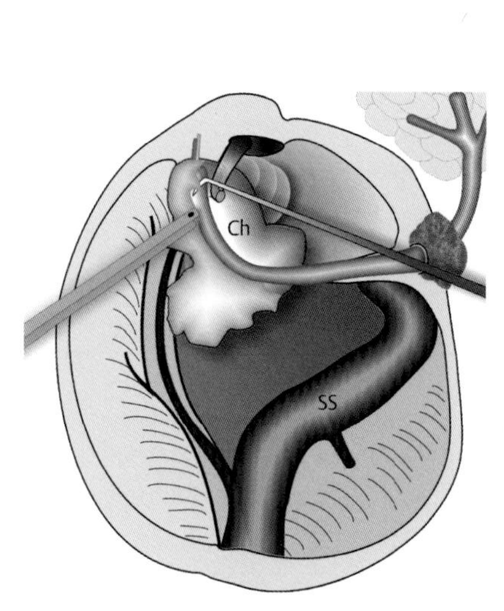

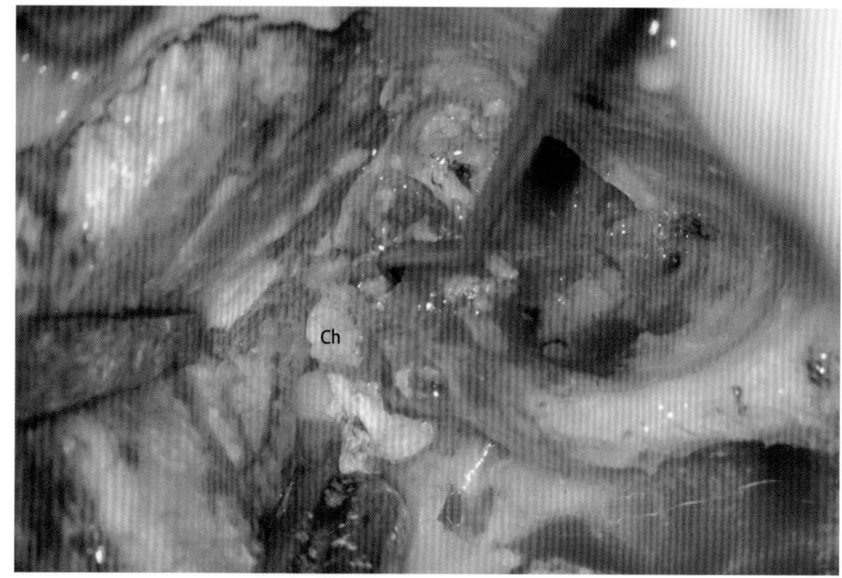

图 14.152 面神经下方胆脂瘤用钩针去除减容，注意不要损伤面神经迷路段。Ch：胆脂瘤；SS：乙状窦

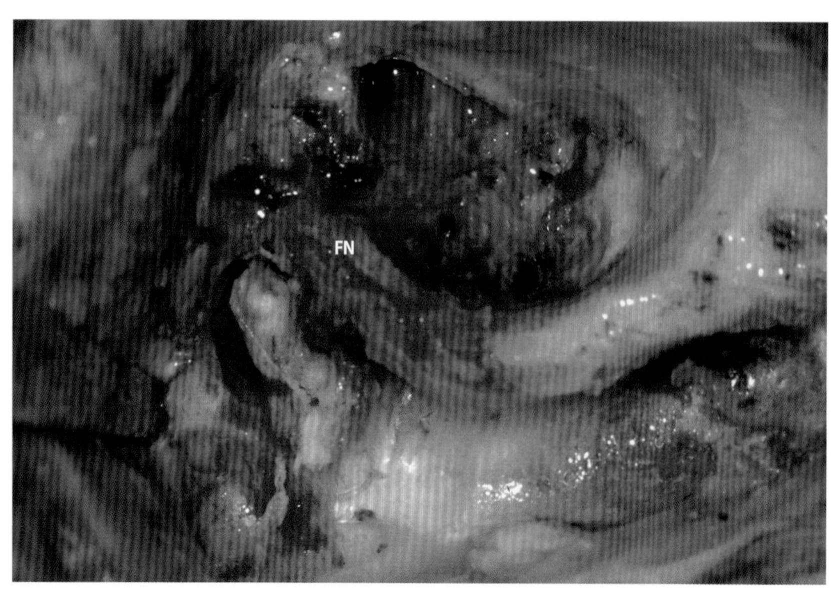

图 14.153 从中颅窝脑板开始清理胆脂瘤基质。胆脂瘤基质覆盖内听道上方。FN：面神经

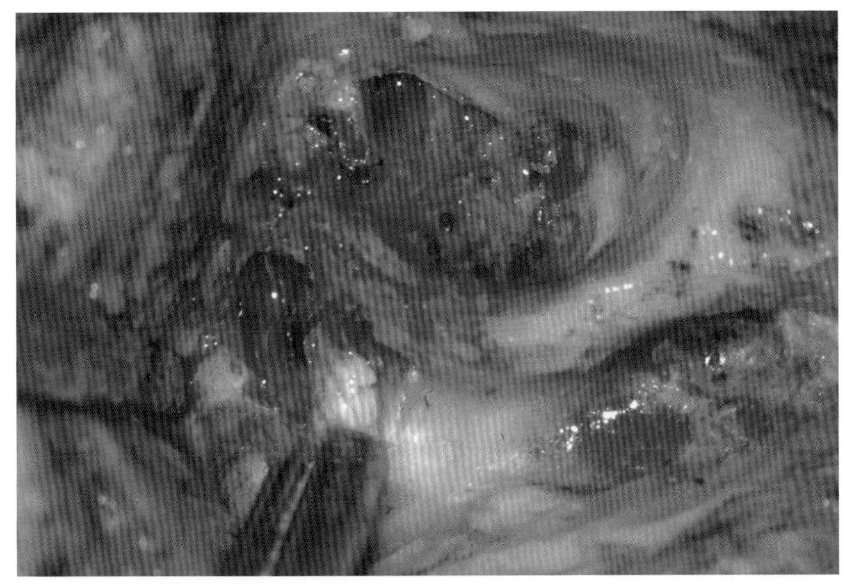

图 14.154　用吸引器将胆脂瘤基质从内听道中吸除

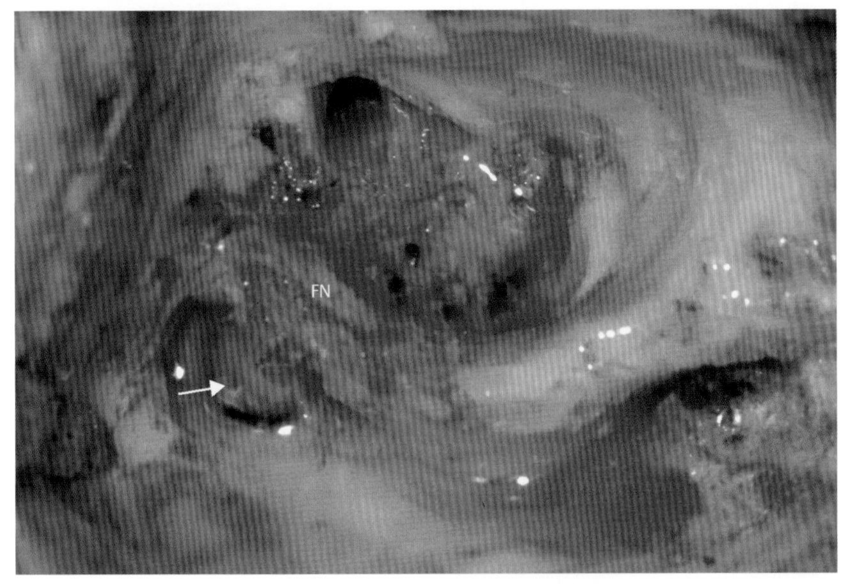

图 14.155　移除胆脂瘤基质后显露内听道上方（箭头）。脑脊液从内听道底流出。FN：面神经

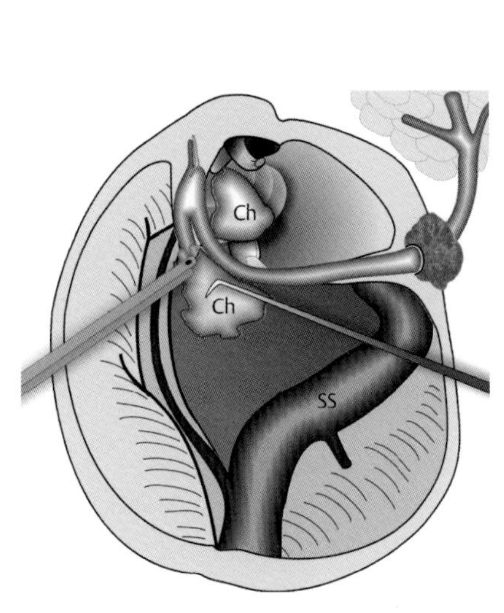

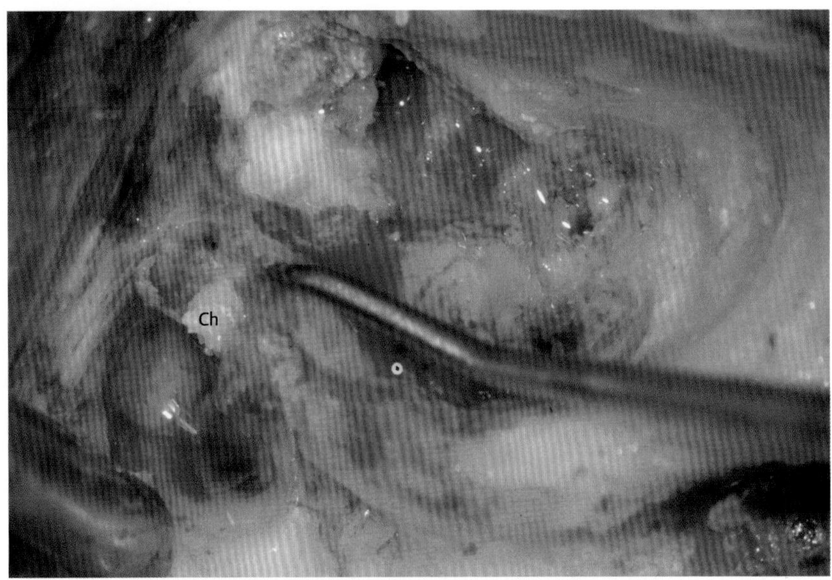

图 14.156　膝状神经节向下方推移可更好地显露胆脂瘤和面神经迷路段。Ch：胆脂瘤；SS：乙状窦

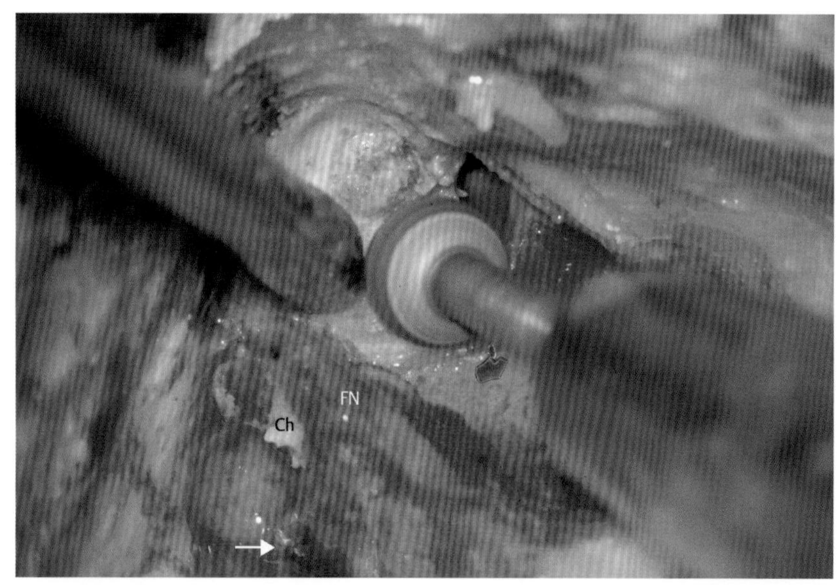

图14.157 为了更好地暴露胆脂瘤下界，需磨除耳蜗，可见内听道底薄层硬脑膜（箭头）。Ch：胆脂瘤；FN：面神经

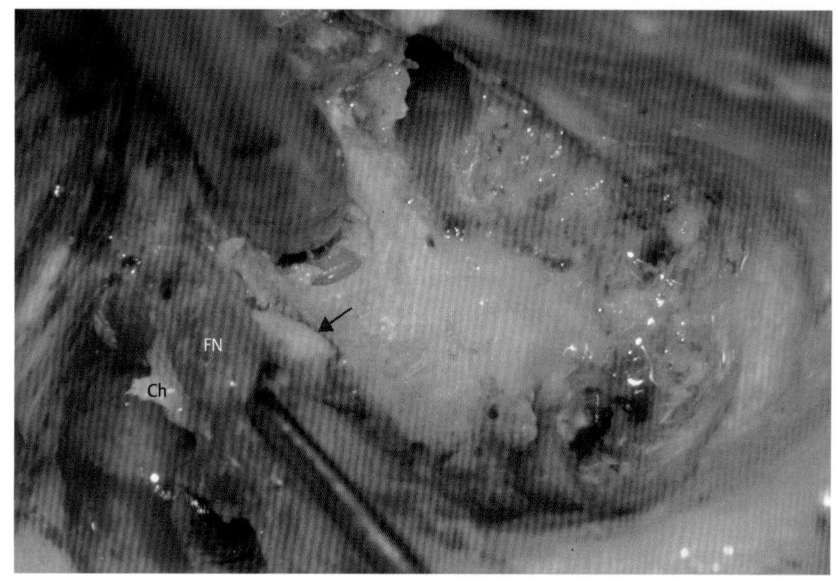

图14.158 面神经下方的胆脂瘤下界位于耳蜗和前庭之间（箭头）。吸引器指示为耳蜗顶转开口。Ch：胆脂瘤；FN：面神经

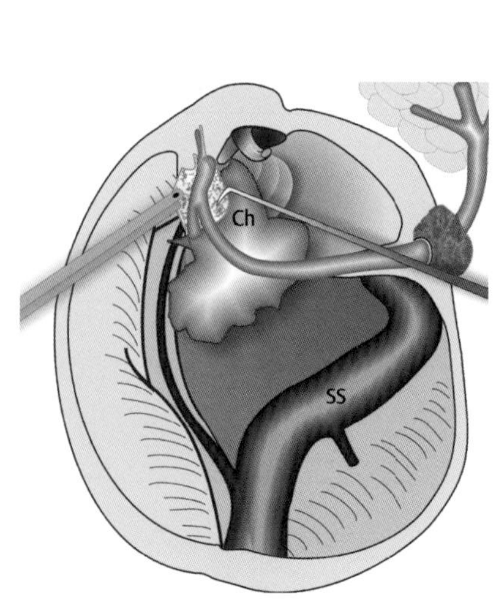

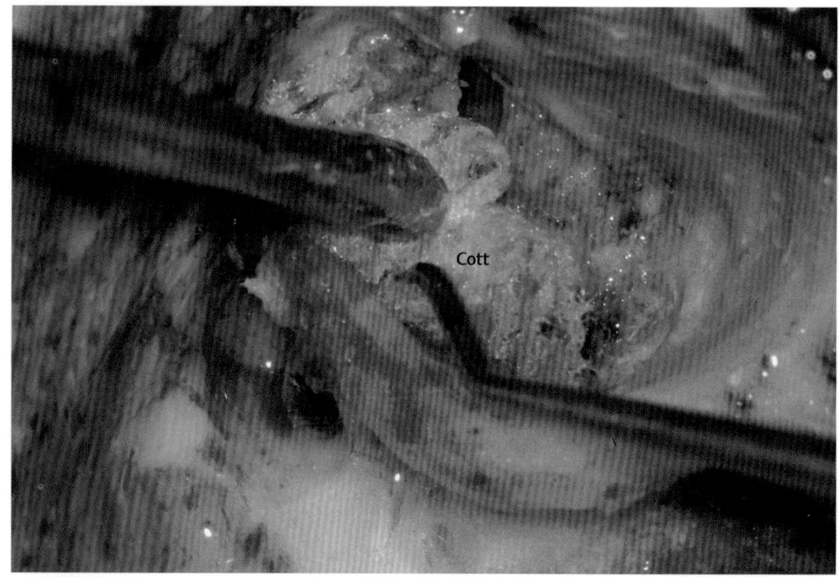

图14.159 用棉球清理膝状神经节下方胆脂瘤基质。Ch：胆脂瘤；Cott：棉球；SS：乙状窦

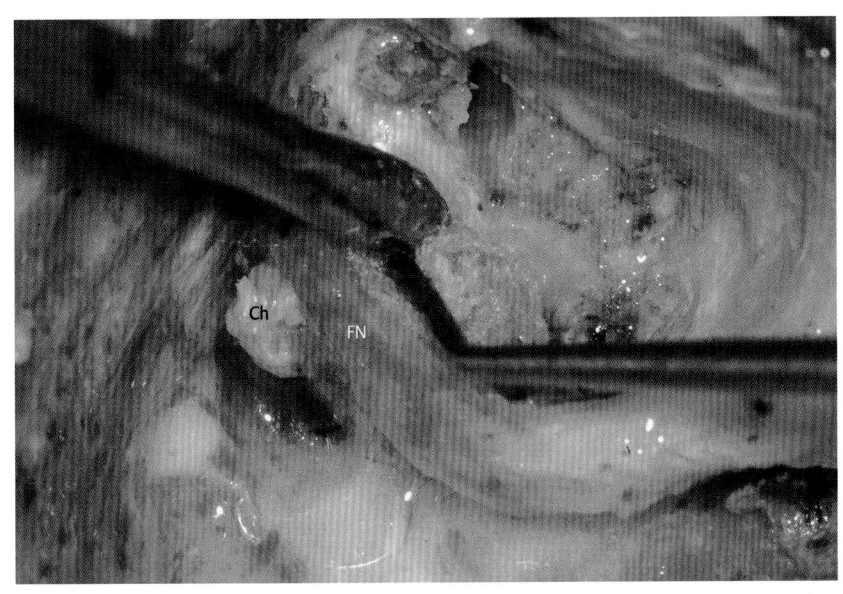

图 14.160 位于膝状神经节至面神经迷路段的胆脂瘤基质用棉球辅助予以清理。Ch：胆脂瘤；FN：面神经

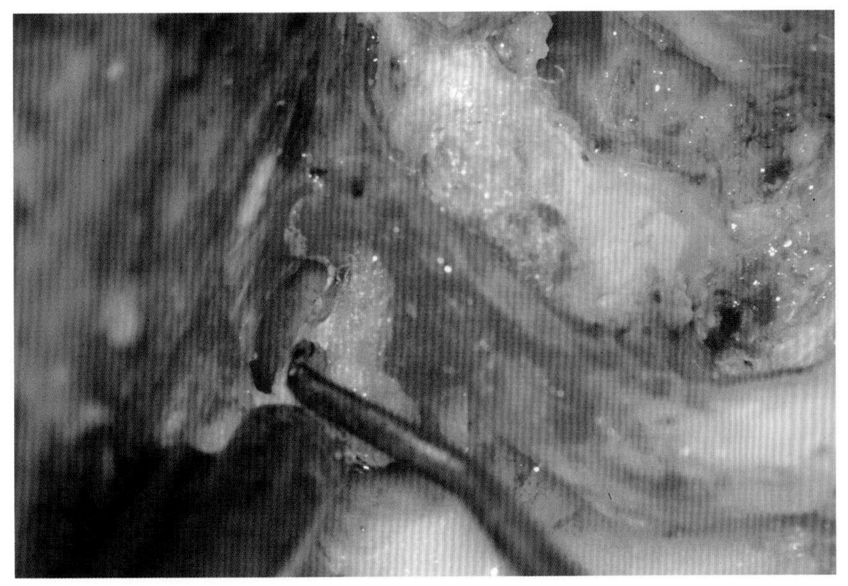

图 14.161 仔细剥离覆盖面神经表面的残余胆脂瘤基质

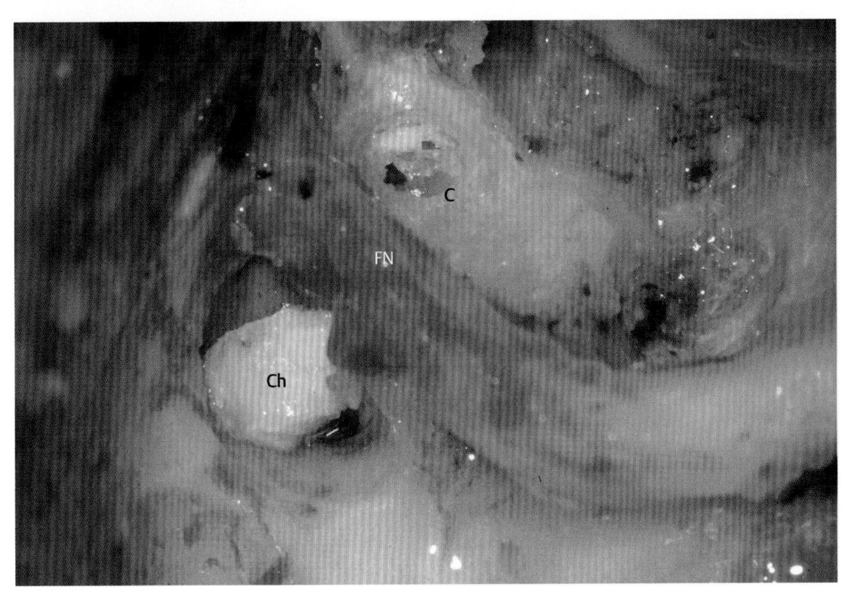

图 14.162 胆脂瘤后方粘附于面神经迷路段。C：耳蜗；Ch：胆脂瘤；FN：面神经

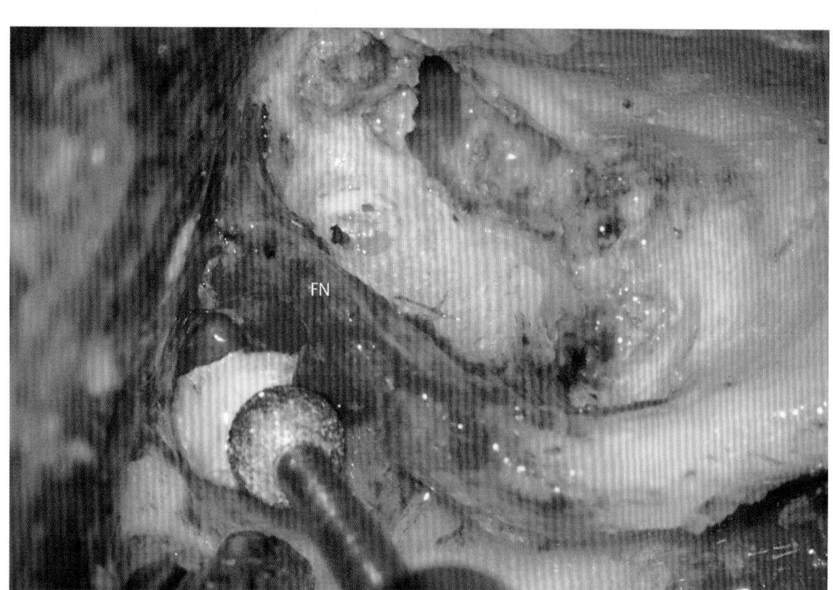

图 14.163　为了更好地显露面神经迷路段和内听道底，用大号金刚钻磨除内听道后上壁即前庭的前上壁骨质。FN：面神经

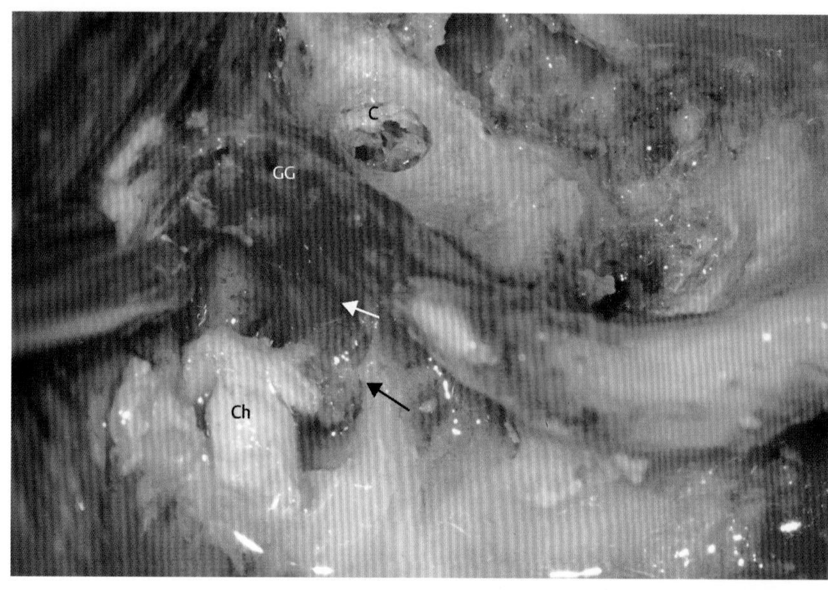

图 14.164　从面神经迷路段（白色箭头）后方分离胆脂瘤，可见横断的前庭神经（黑色箭头）位于面神经后方。C：耳蜗；Ch：胆脂瘤；GG：膝状神经节

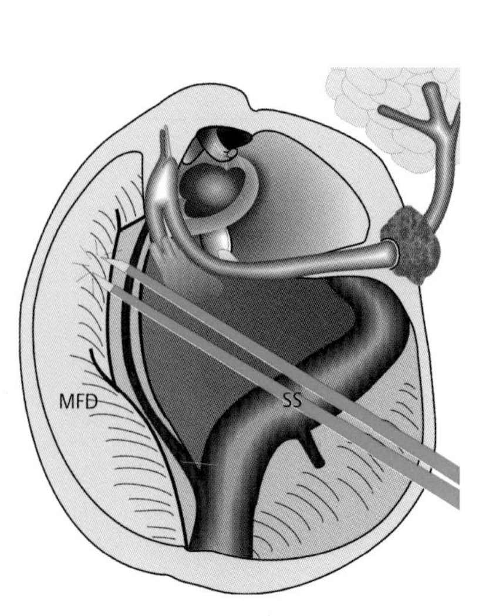

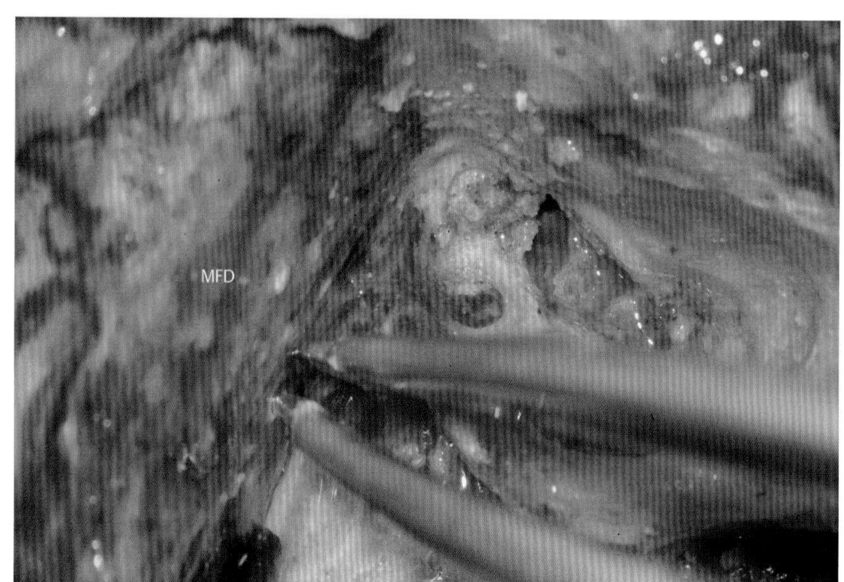

图 14.165　用双极电凝烧灼硬脑膜表面可疑的残余胆脂瘤基质。MFD：中颅窝硬脑膜；SS：乙状窦

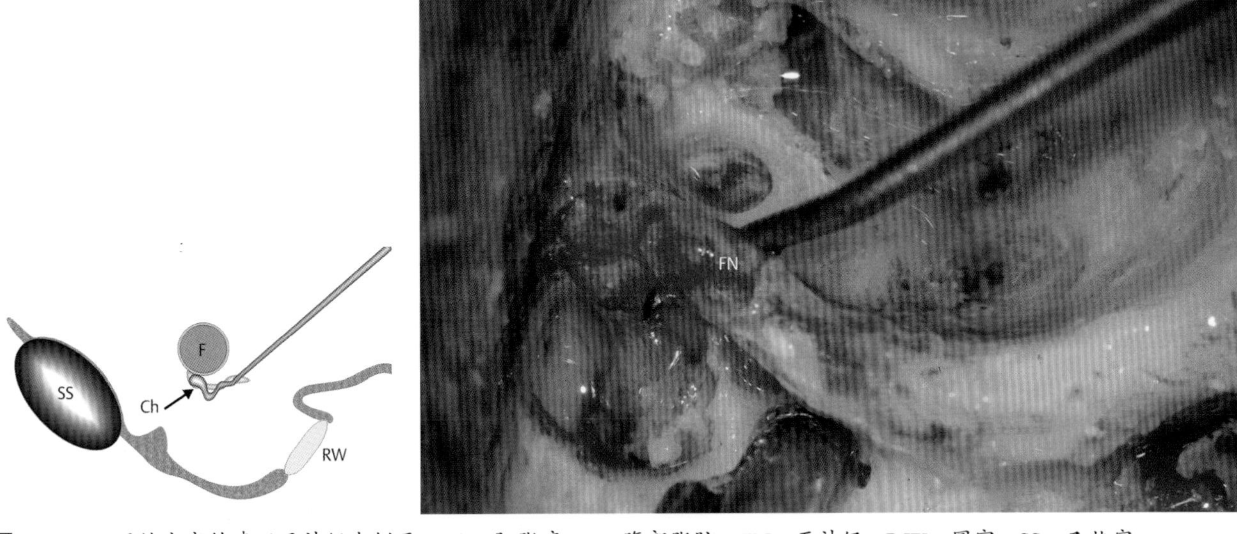

图 14.166 用鼓室窦钩清理面神经内侧面。Ch：胆脂瘤；F：腹部脂肪；FN：面神经；RW：圆窗；SS：乙状窦

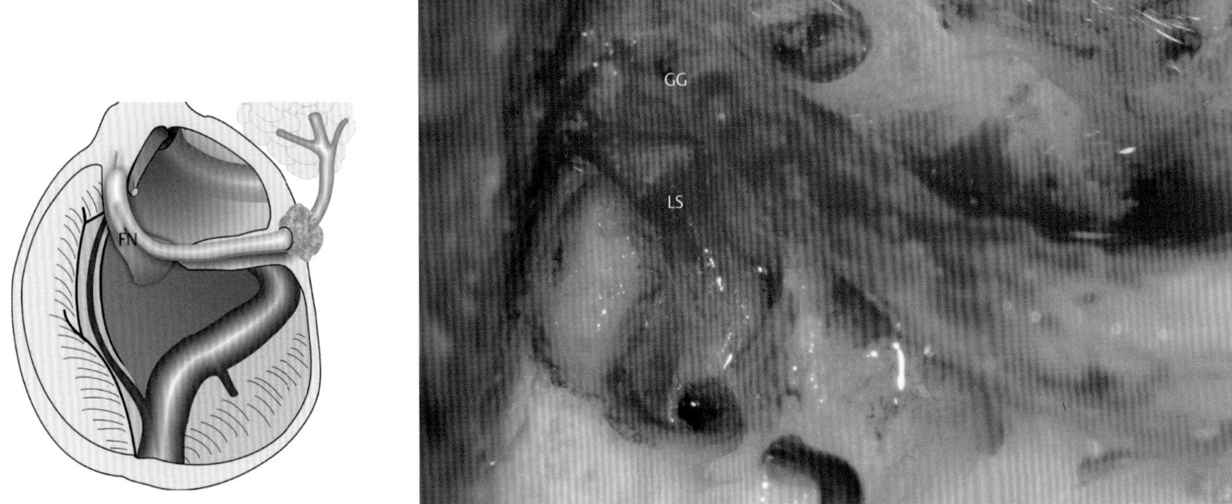

图 14.167 完全暴露内听道底的前上部。FN：面神经；GG：膝状神经节；LS：面神经迷路段

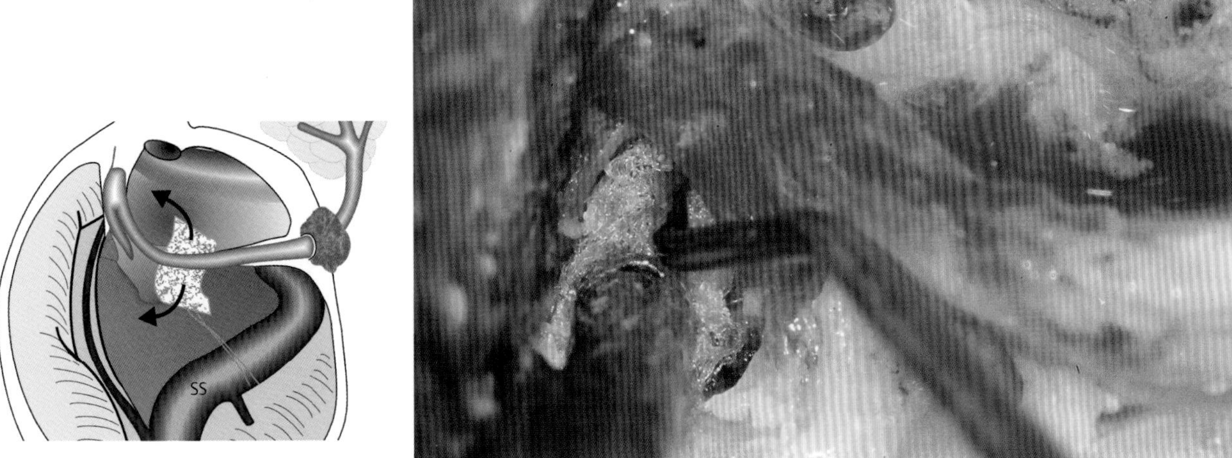

图 14.168 用棉球辅助清理迷路段前方可疑胆脂瘤基质部位。SS：乙状窦

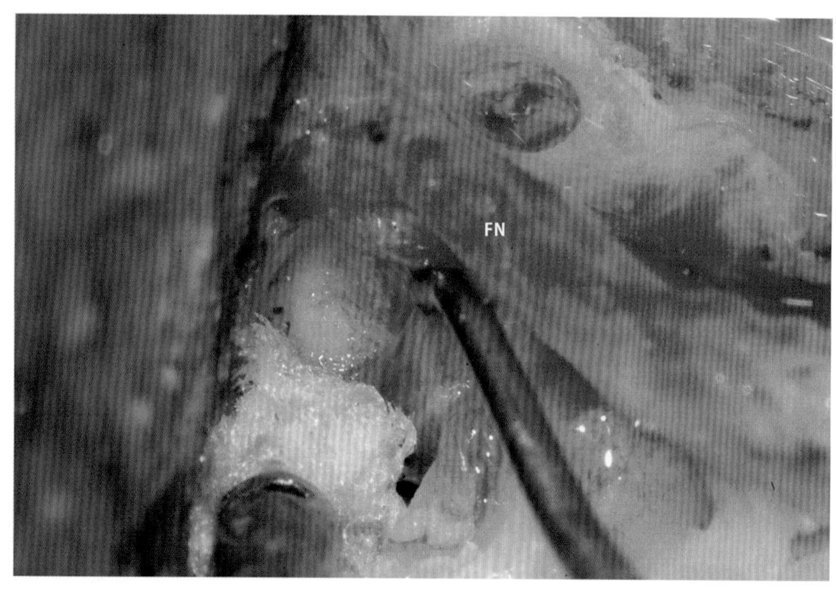

图 14.169 向下推移面神经迷路段，检查胆脂瘤是否完全切除。FN：面神经

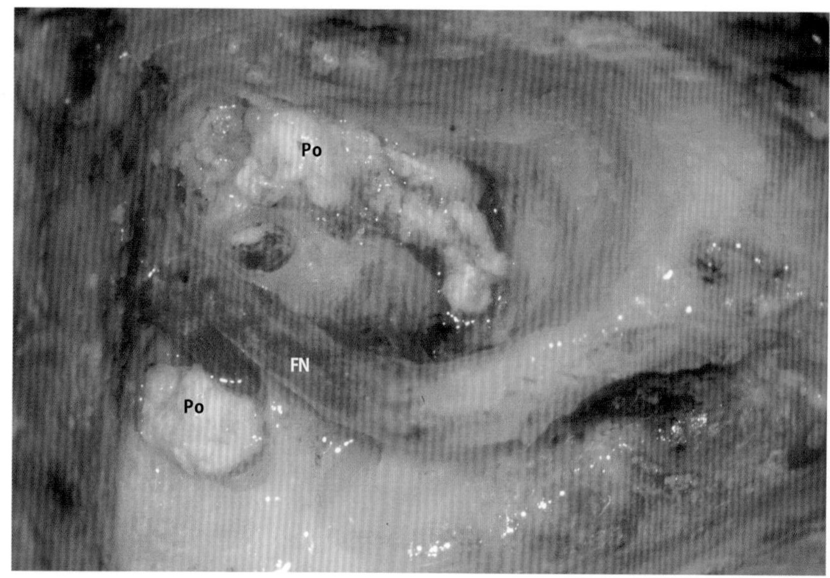

图 14.170 用骨膜填塞内听道开口并封闭咽鼓管。FN：面神经；Po：骨膜

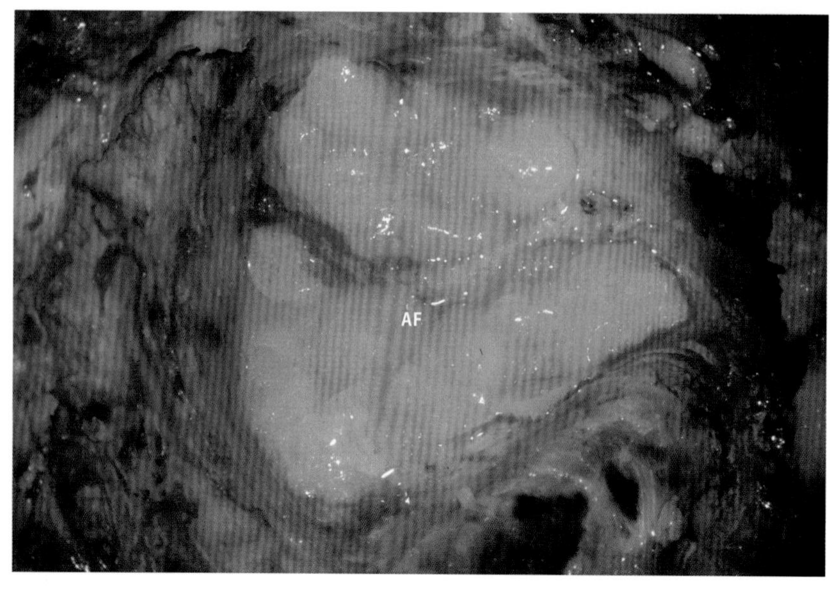

图 14.171 用腹部脂肪填塞术腔。AF：腹部脂肪

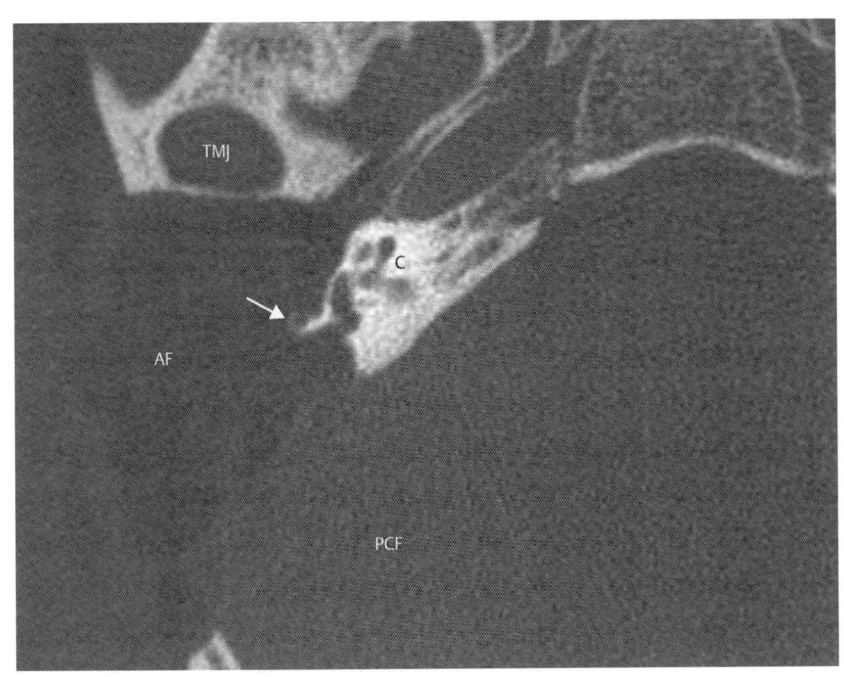

图 14.172 术后轴位 CT 显示迷路广泛切除，在此层面显示耳蜗后外侧部分磨除。面神经乳突段位于耳蜗后方（箭头）。AF：腹部脂肪；C：耳蜗；PCF：后颅窝；TMJ：颞下颌关节

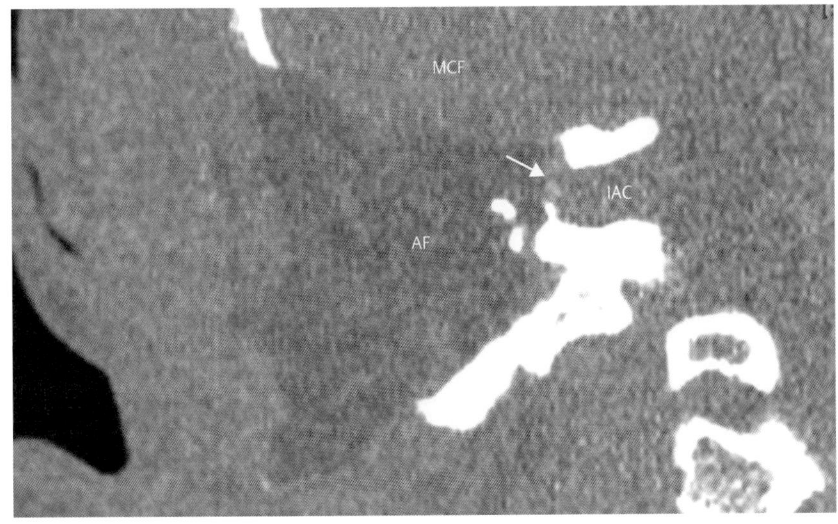

图 14.173 术后冠状位 CT 显示中颅窝硬脑膜广泛暴露，内听道底开放（箭头）。AF：腹部脂肪；IAC：内听道；MCF：中颅窝

病例 14.7（右耳）

参见图 14.174 ~ 图 14.195。

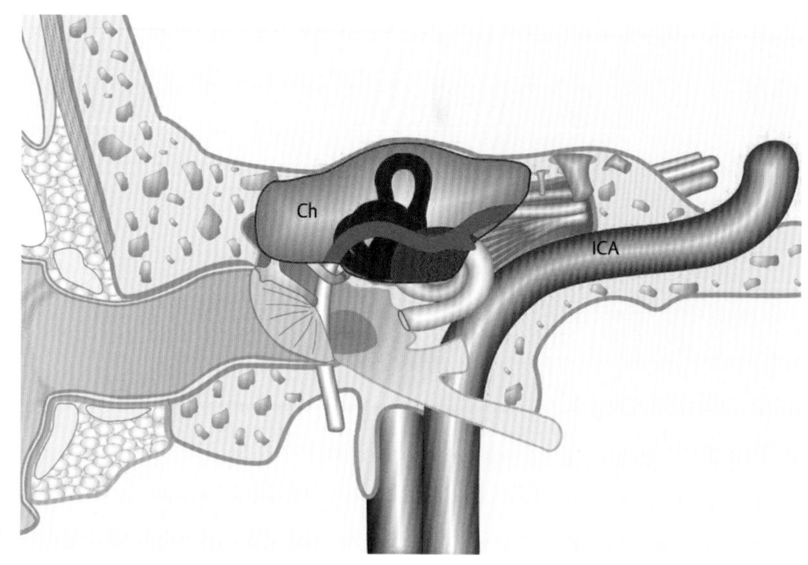

图 14.174　经耳囊径路切除累及耳蜗、前庭及内听道的先天性迷路上型岩部胆脂瘤。Ch：胆脂瘤；ICA：颈内动脉

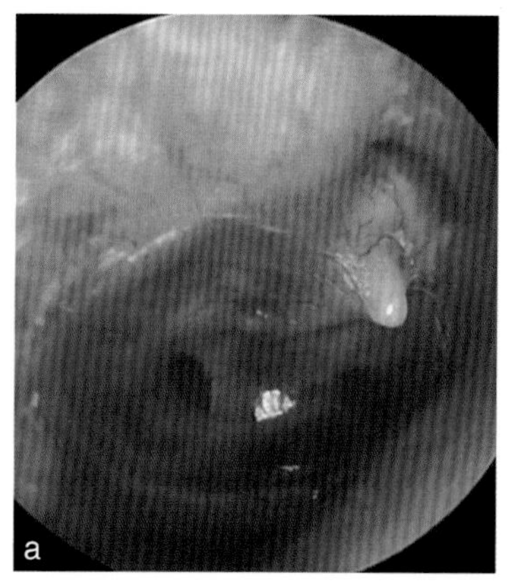

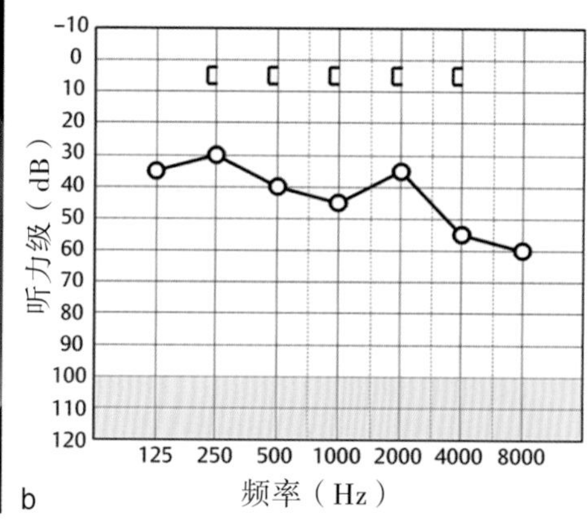

图 14.175　耳内镜检查显示鼓室内积液。鼓膜松弛部形成内陷囊袋，但未见胆脂瘤迹象。听力图显示传导性耳聋，骨传导良好，与对侧耳相当。患者无头晕，面神经功能正常

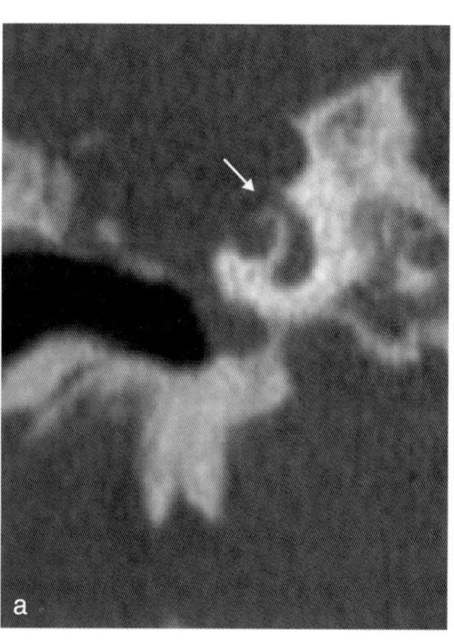

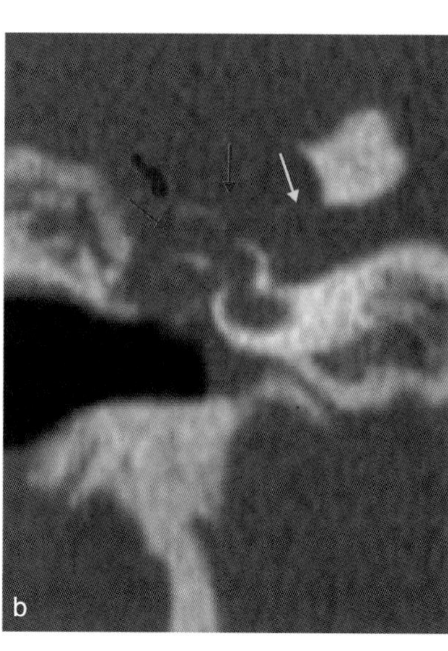

图 14.176　尽管内耳功能良好，耳内镜检查尚可，但冠状位 CT 显示耳蜗（白色箭头）、半规管（红色箭头）和内听道（黄色箭头）被胆脂瘤广泛侵犯

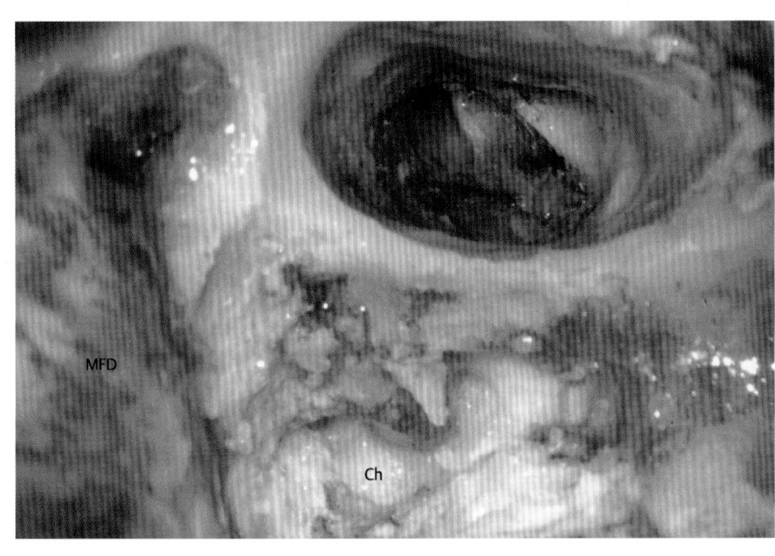

图 14.177　切除外耳道皮肤和鼓膜，封闭外耳道。暴露中颅窝硬脑膜以从上方清理迷路周围胆脂瘤。胆脂瘤充满乳突腔，累及部分鼓室。Ch：胆脂瘤；MFD：中颅窝硬脑膜

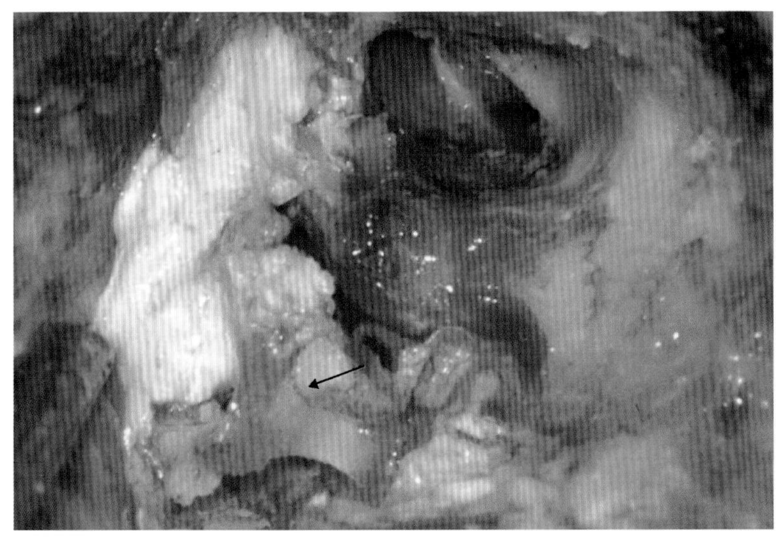

图 14.178　磨低外耳道后壁，打开上鼓室。上鼓室充满胆脂瘤。用刮匙清除覆盖鼓窦内侧壁的胆脂瘤（箭头）

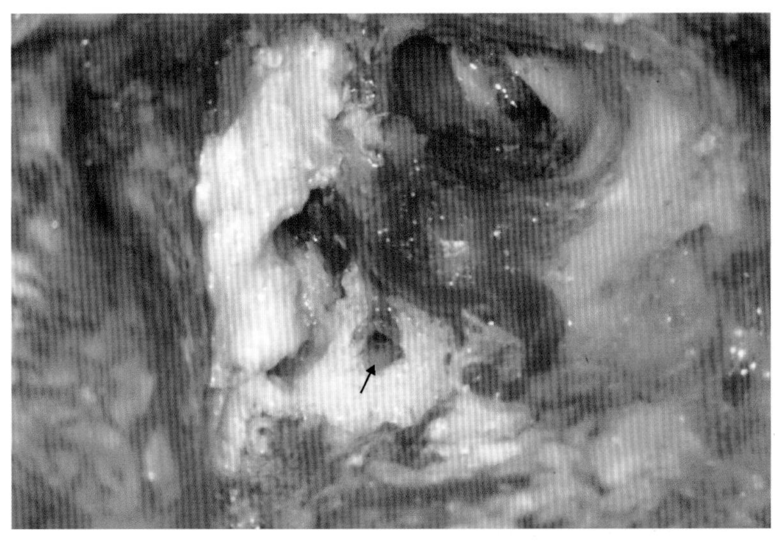

图 14.179　半规管完全被胆脂瘤破坏，可见外半规管后脚（箭头）

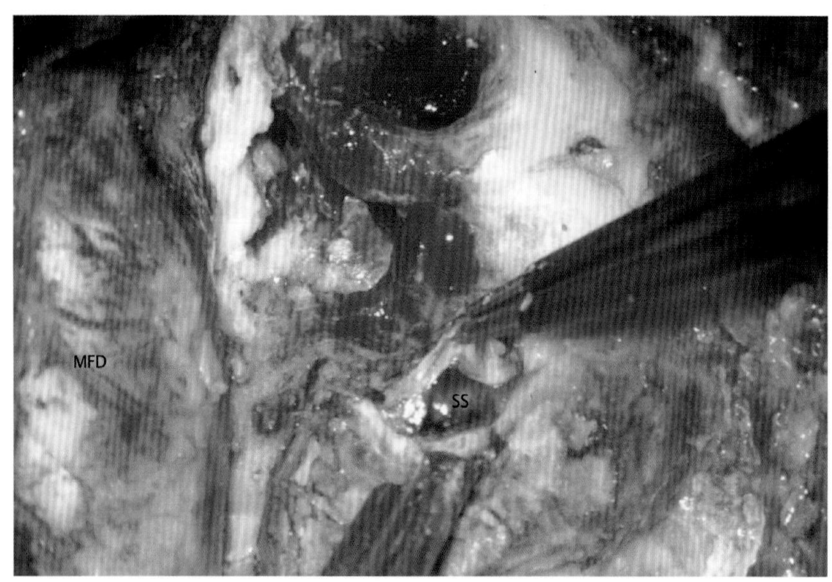

图 14.180 后方的乙状窦和后颅窝硬脑膜被胆脂瘤广泛覆盖。仔细分离胆脂瘤基质，避免撕裂上述结构。MFD：中颅窝硬脑膜；SS：乙状窦

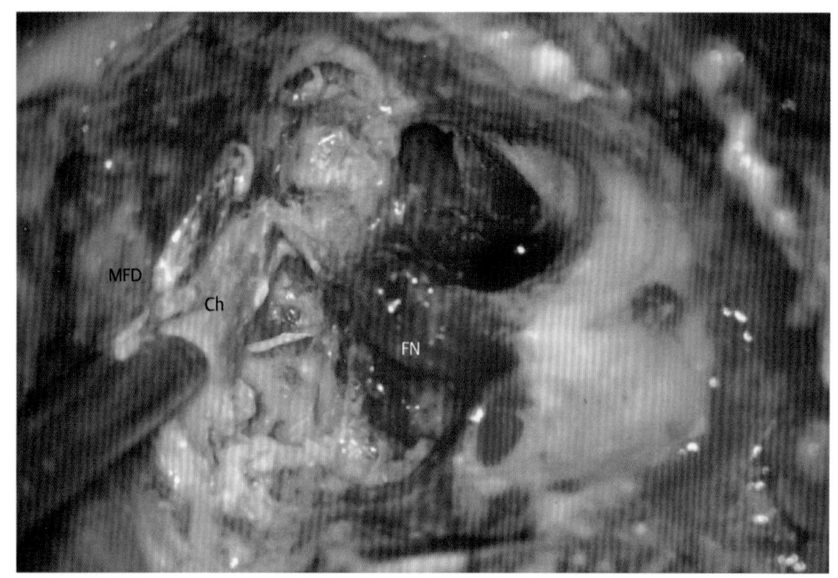

图 14.181 胆脂瘤基质侵犯迷路后方。Ch：胆脂瘤；FN：面神经；MFD：中颅窝硬脑膜

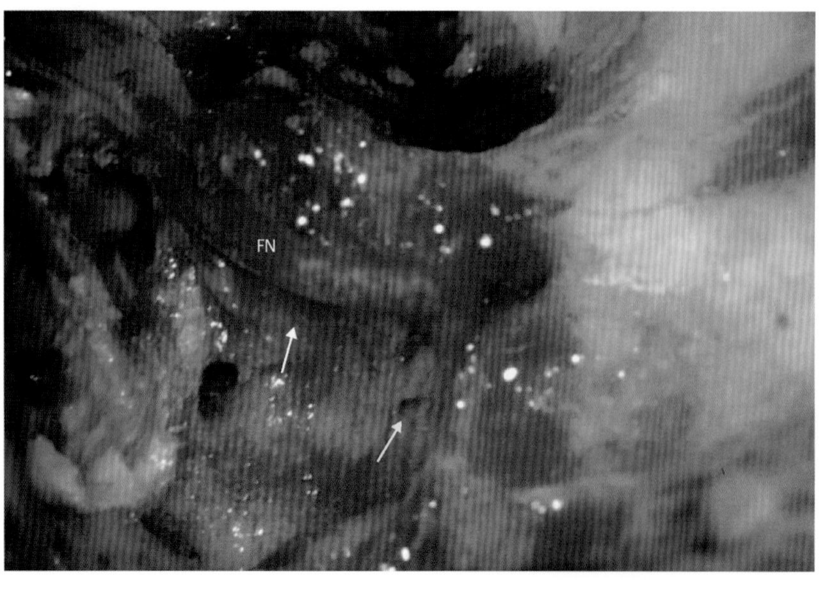

图 14.182 清除迷路后方胆脂瘤基质，可见前庭（黄色箭头）和后半规管下脚（白色箭头）。面神经因表面骨质被胆脂瘤破坏而广泛裸露。FN：面神经

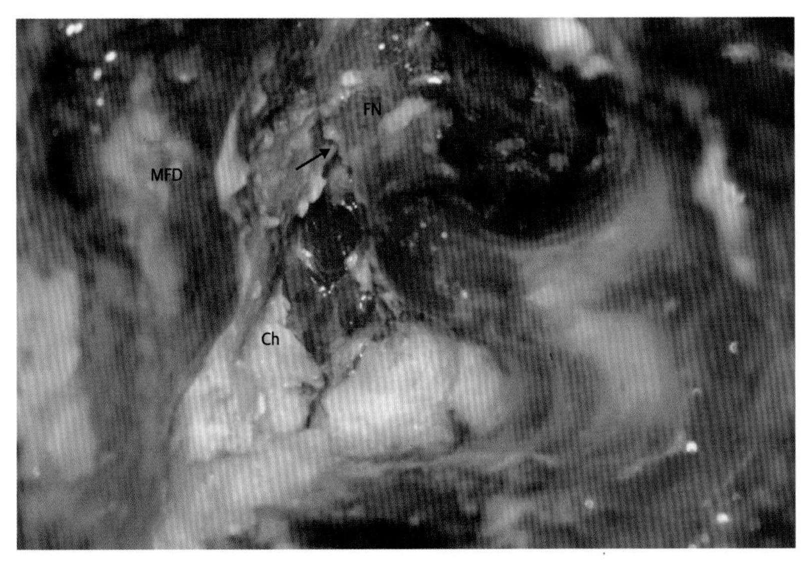

图 14.183 迷路切除完成。胆脂瘤深入上鼓室内侧壁，到达耳蜗上方（箭头）。Ch：胆脂瘤；FN：面神经；MFD：中颅窝硬脑膜

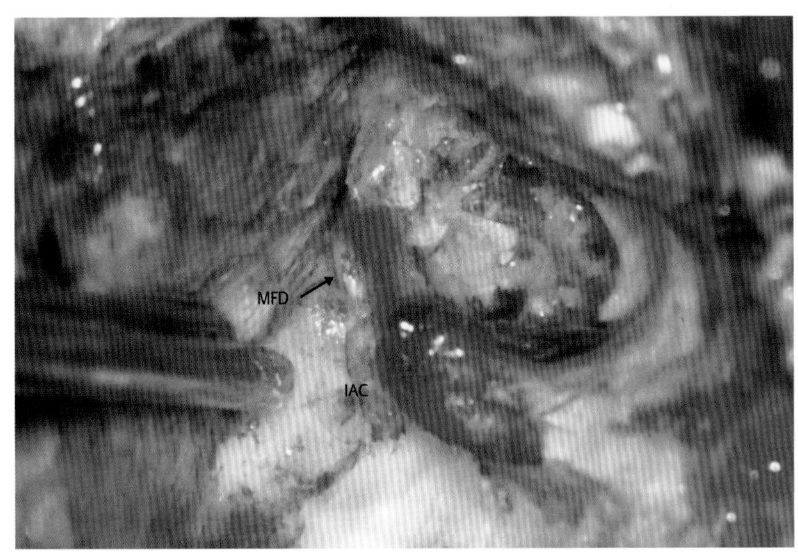

图 14.184 上鼓室内侧壁的大部分胆脂瘤被切除，可见覆盖面神经迷路段（箭头）和内听道上方的胆脂瘤基质。为了暴露胆脂瘤下界，需磨除耳蜗。IAC：内听道；MFD：中颅窝硬脑膜

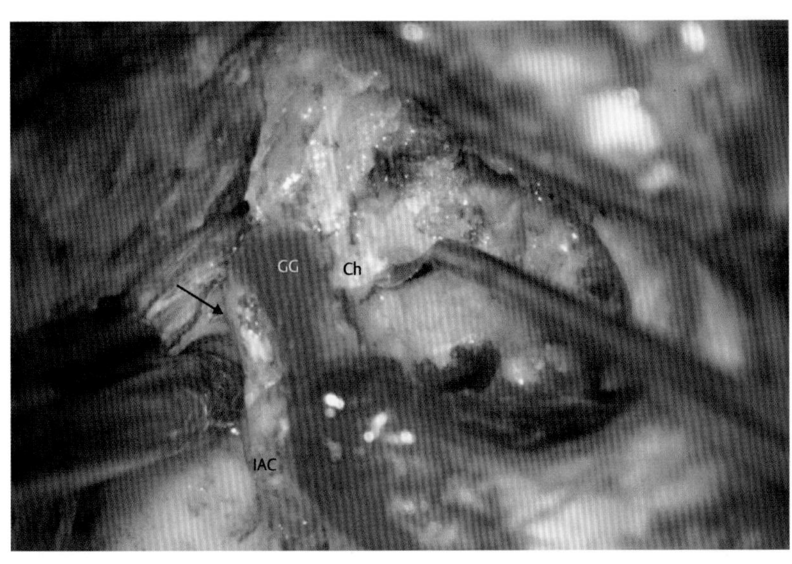

图 14.185 膝状神经节和耳蜗下方可见胆脂瘤下界。面神经迷路段（箭头）连接膝状神经节和内听道。Ch：胆脂瘤；GG：膝状神经节；IAC：内听道

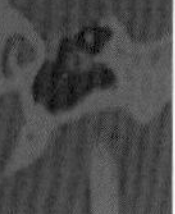

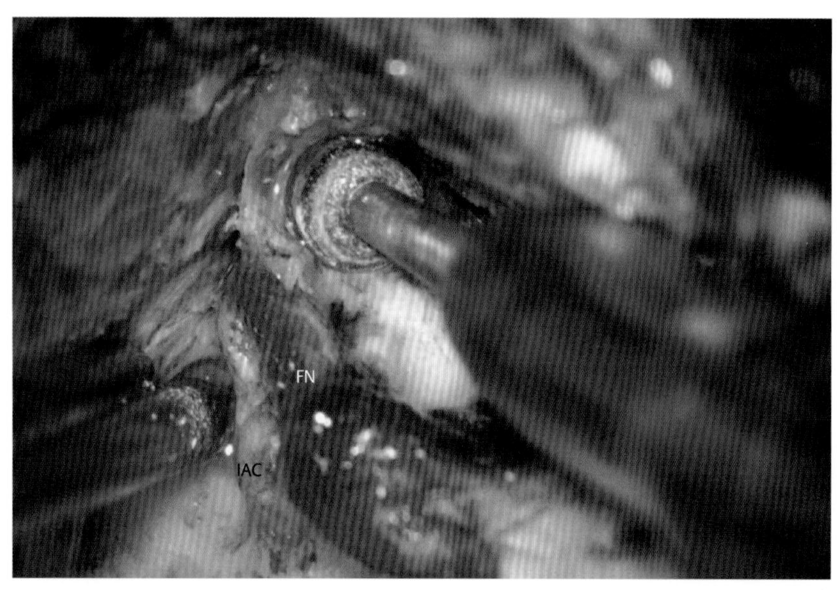

图 14.186　为了进一步清理面神经下方胆脂瘤，磨除耳蜗及膝状神经节表面骨质，注意避免损伤岩浅大神经。FN：面神经；IAC：内听道

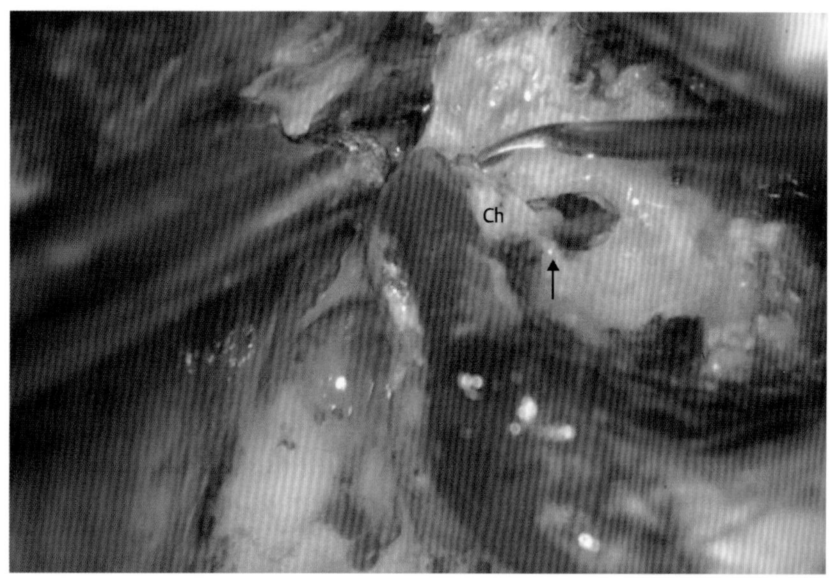

图 14.187　打开耳蜗顶转，显露侵犯耳蜗的胆脂瘤的下界（箭头）。Ch：胆脂瘤

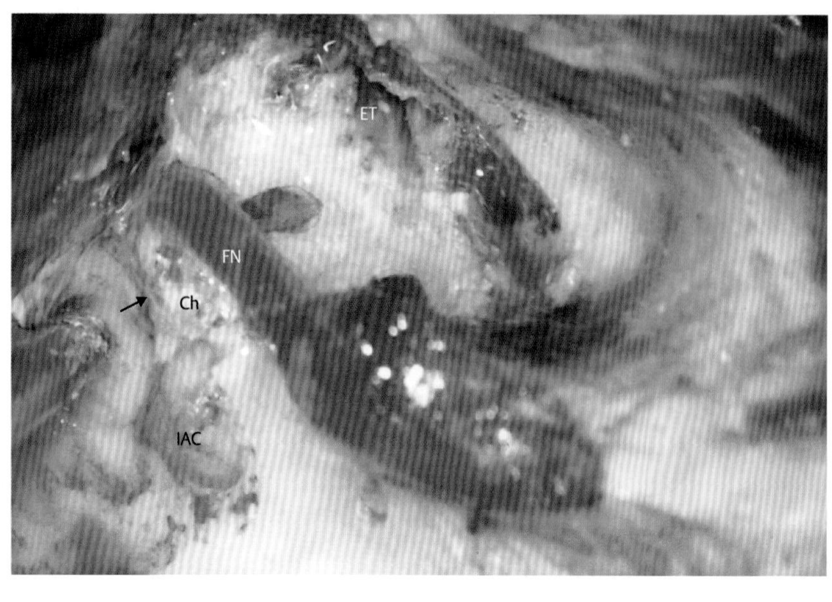

图 14.188　显示面神经迷路段后下方的胆脂瘤（箭头）。Ch：胆脂瘤；ET：咽鼓管；FN：面神经；IAC：内听道

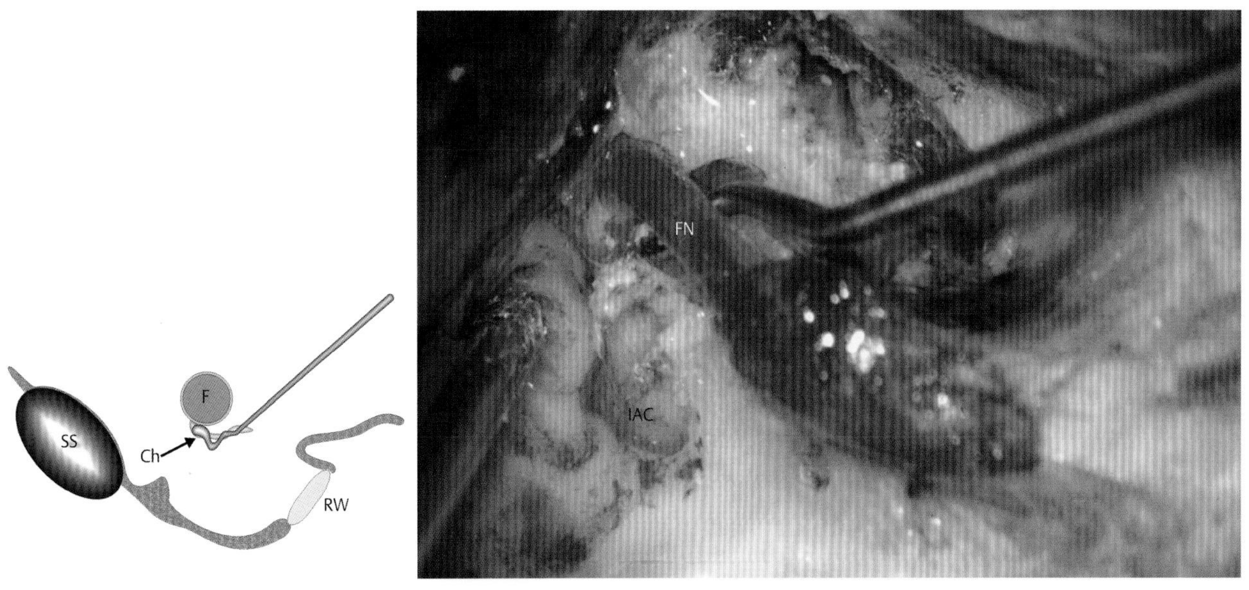

图 14.189 用鼓室窦钩从面神经内侧面清理胆脂瘤基质。Ch：胆脂瘤；F：腹部脂肪；FN：面神经；IAC：内听道；RW：圆窗；SS：乙状窦

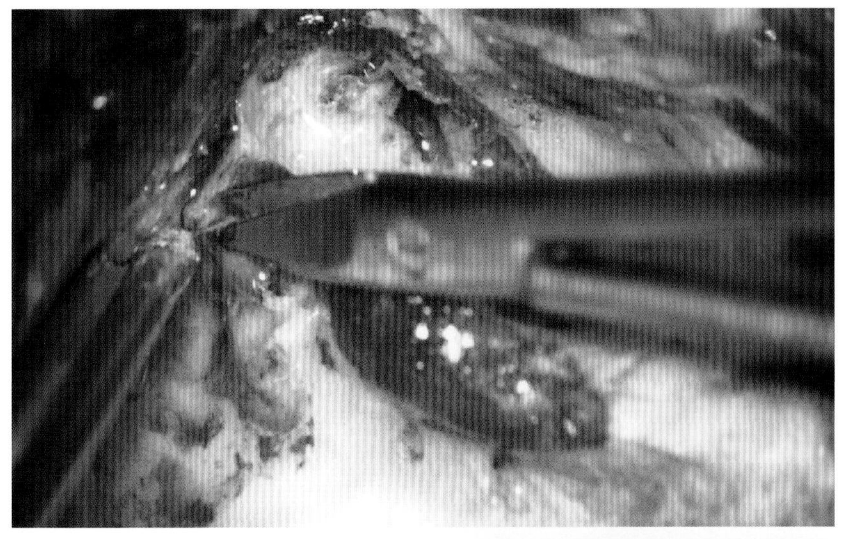

图 14.190 有时面神经表面胆脂瘤基质需锐性分离

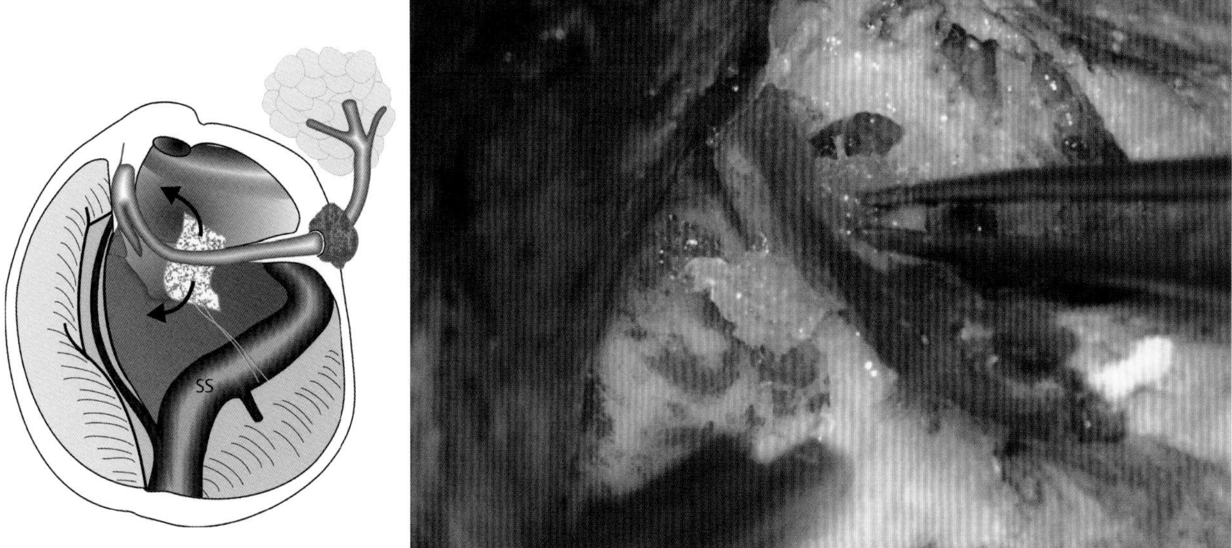

图 14.191 用棉球辅助清理可疑的胆脂瘤基质，注意不要损伤面神经。SS：乙状窦

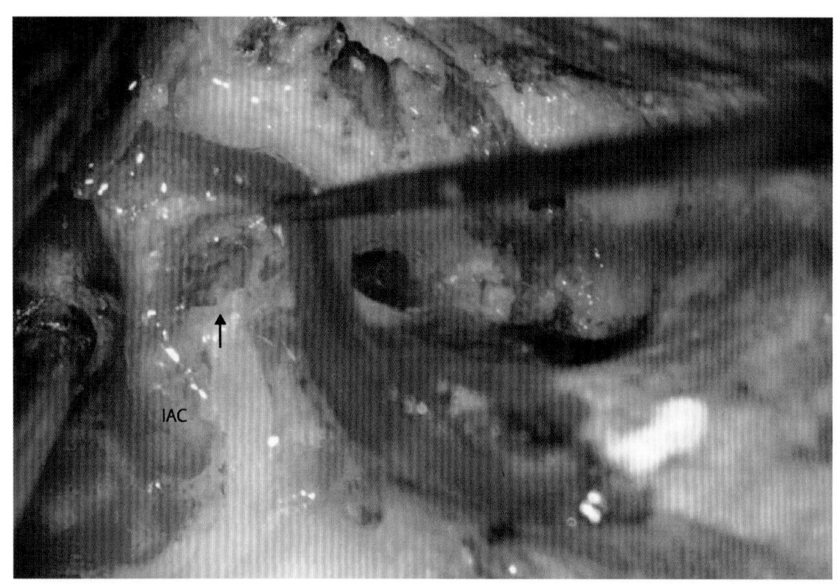

图 14.192 面神经鼓室段向下推移，检查面神经下方有无胆脂瘤上皮残留，可见耳蜗第二转（箭头）。IAC：内听道

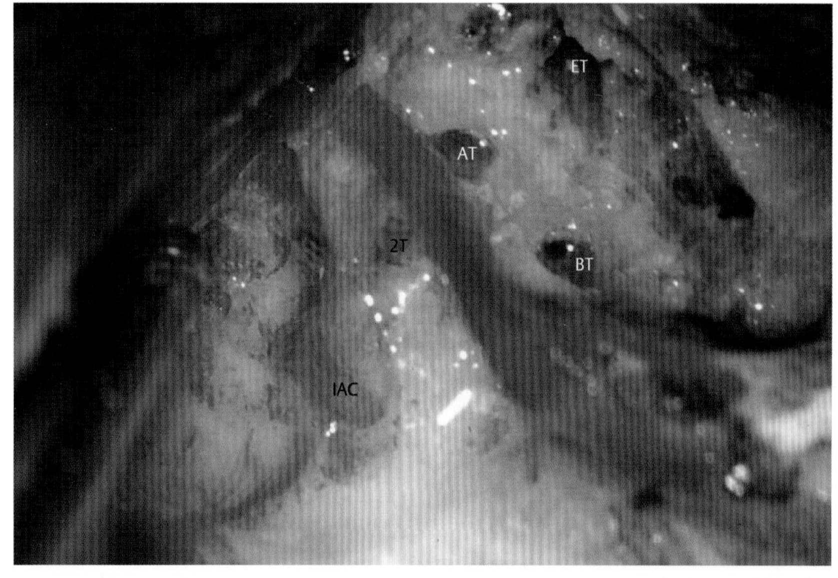

图 14.193 面神经周围结构的最终术野。AT：耳蜗顶转；BT：耳蜗底转；ET：咽鼓管；IAC：内听道；2T：耳蜗第二转

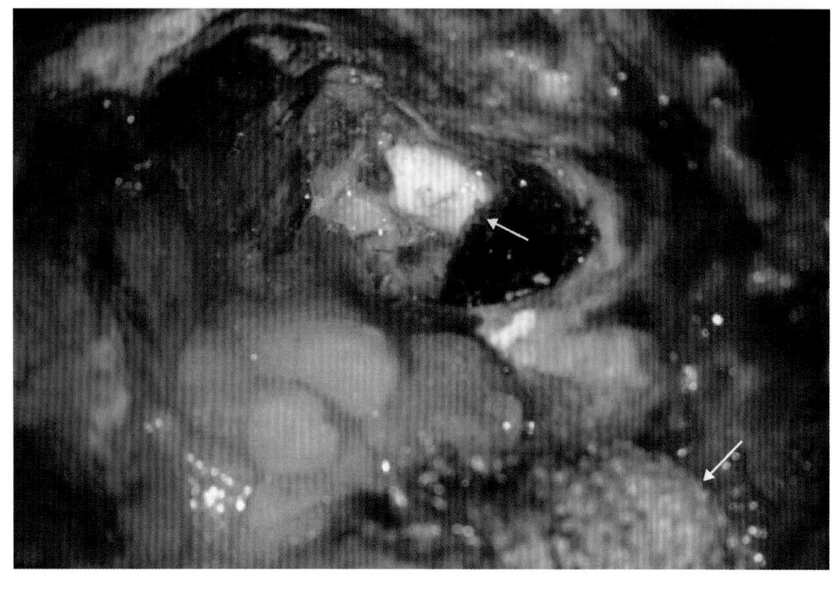

图 14.194 用于乙状窦止血的速即纱可原位留存一段时间（白色箭头）。咽鼓管用骨膜（黄色箭头）封闭，取腹部脂肪填塞术腔。术后面神经功能正常

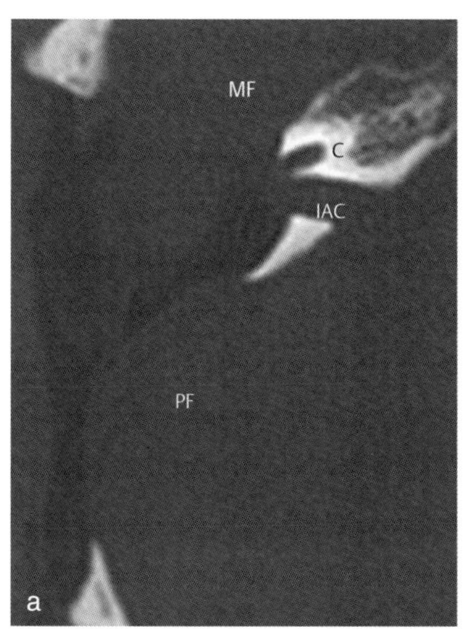

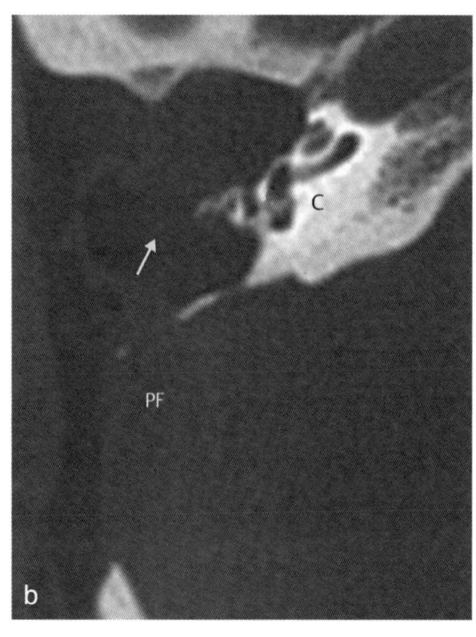

图 14.195 左耳术后轴位 CT 显示部分磨除的耳蜗和内听道，充分暴露的中颅窝和后颅窝硬脑膜。靠近下方的层面（右）可识别面神经（箭头）。C：耳蜗；IAC：内听道；MF：中颅窝；PF：后颅窝

病例 14.8（右耳）

参见图 14.196 ~ 图 14.209。

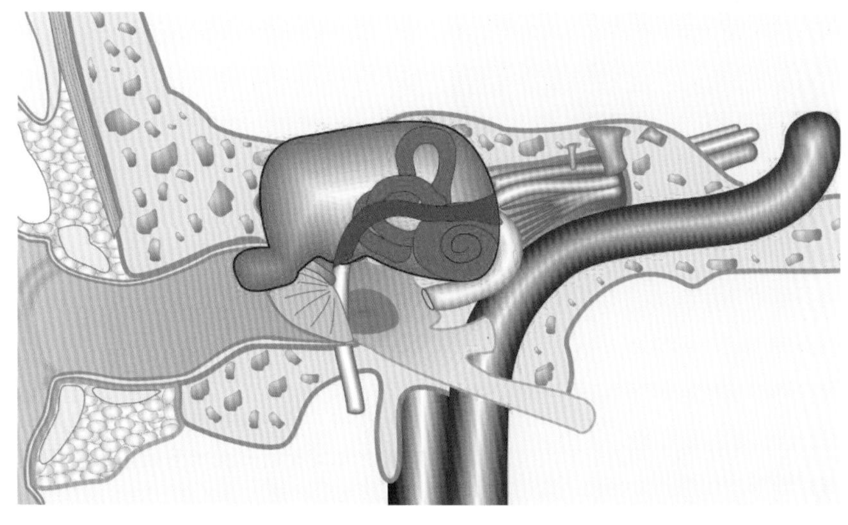

图 14.196 获得性迷路上型岩部胆脂瘤侵蚀耳蜗和迷路，面神经被包绕，行岩骨次全切除术

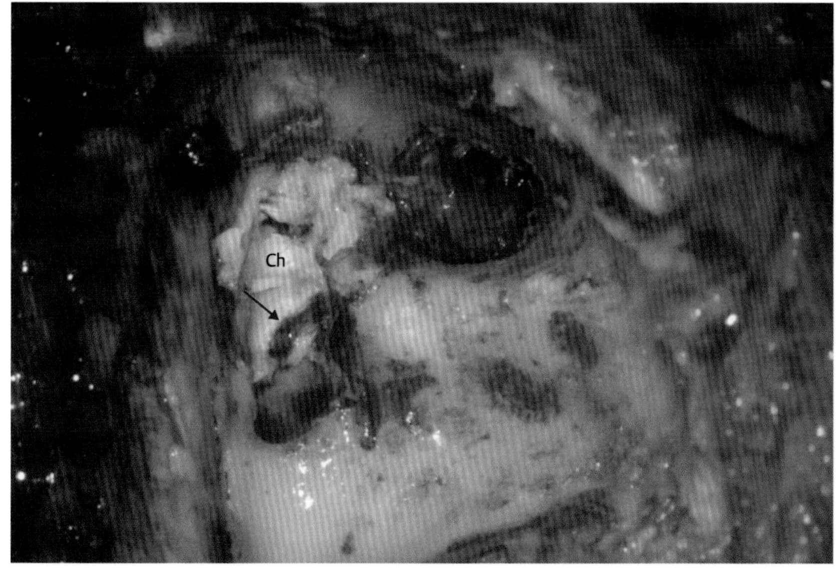

图 14.197 胆脂瘤侵袭中耳，从鼓室后上象限至乳突。外耳道双层封闭，行开放式乳突切除术。清除上鼓室胆脂瘤显露出上半规管瘘（箭头）。Ch：胆脂瘤

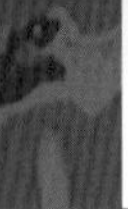

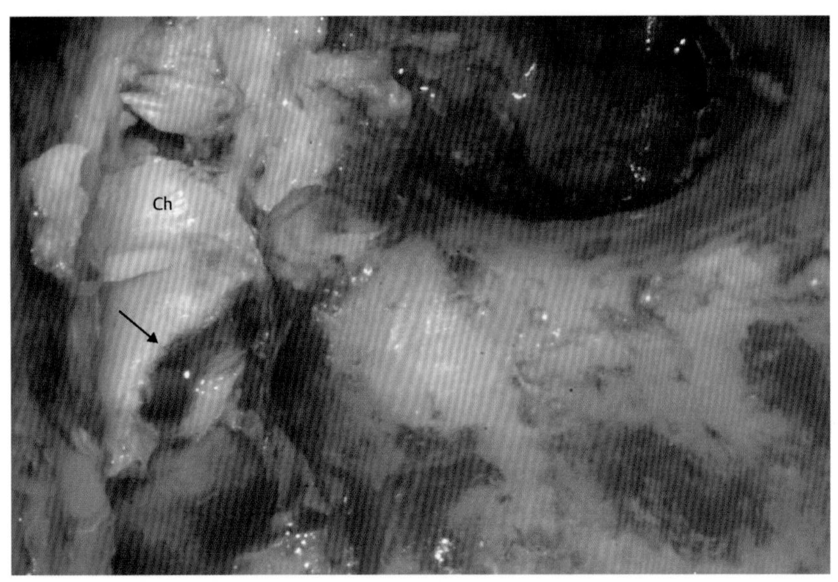

图 14.198 放大视图。上半规管被胆脂瘤完全侵犯，迷路瘘形成（箭头）。Ch：胆脂瘤

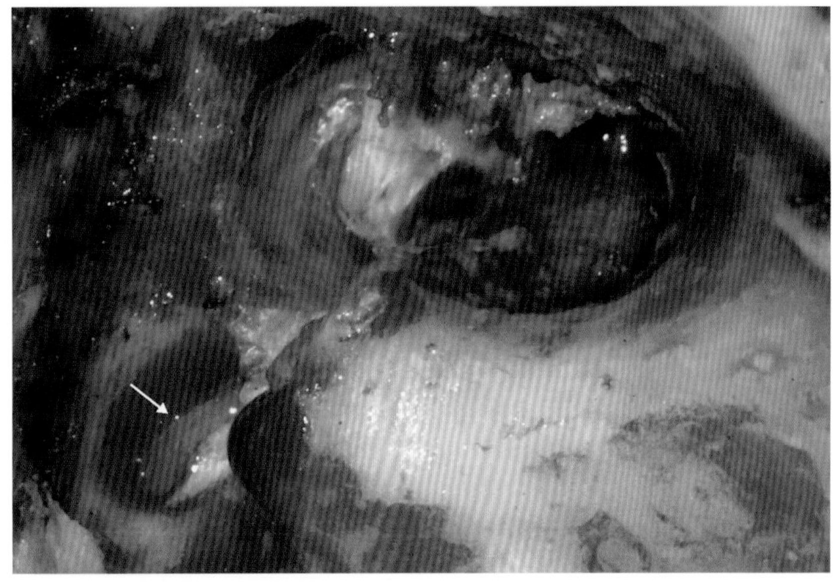

图 14.199 清除胆脂瘤碎屑，从迷路去除覆盖内侧壁的胆脂瘤基质。箭头显示开放的上半规管

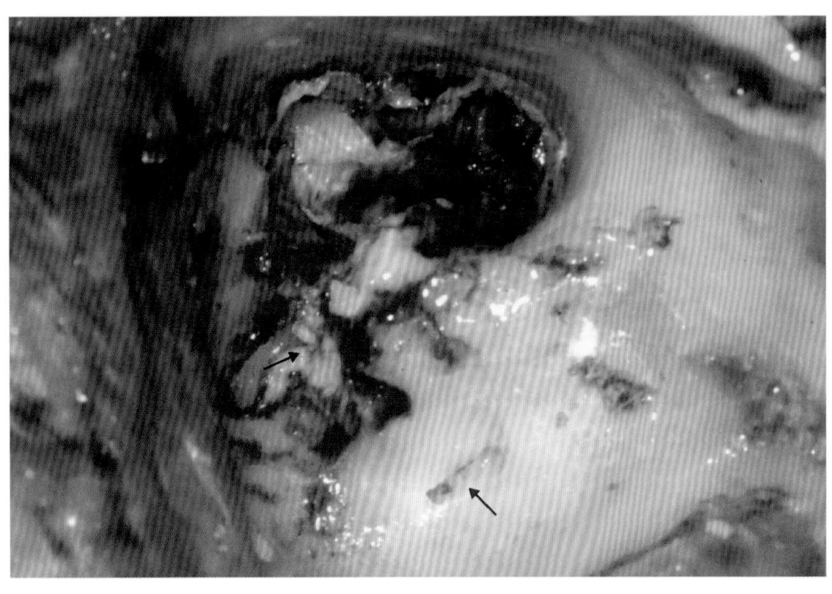

图 14.200 胆脂瘤侵犯半规管（黑色箭头）。打开后半规管（红色箭头），注意充分暴露中颅窝硬脑膜和乙状窦

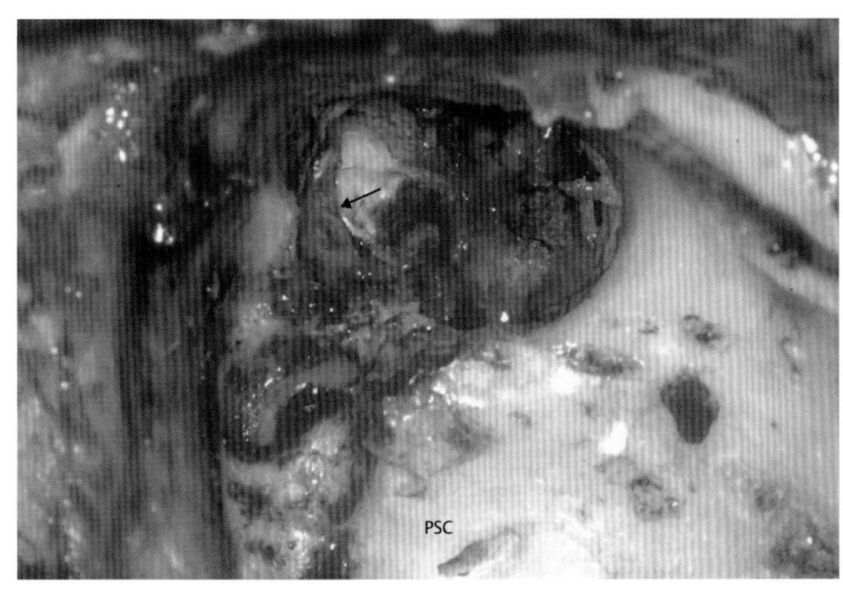

图 14.201　去除侵犯外半规管的胆脂瘤基质，暴露胆脂瘤基质下方的面神经（箭头）。PSC：后半规管

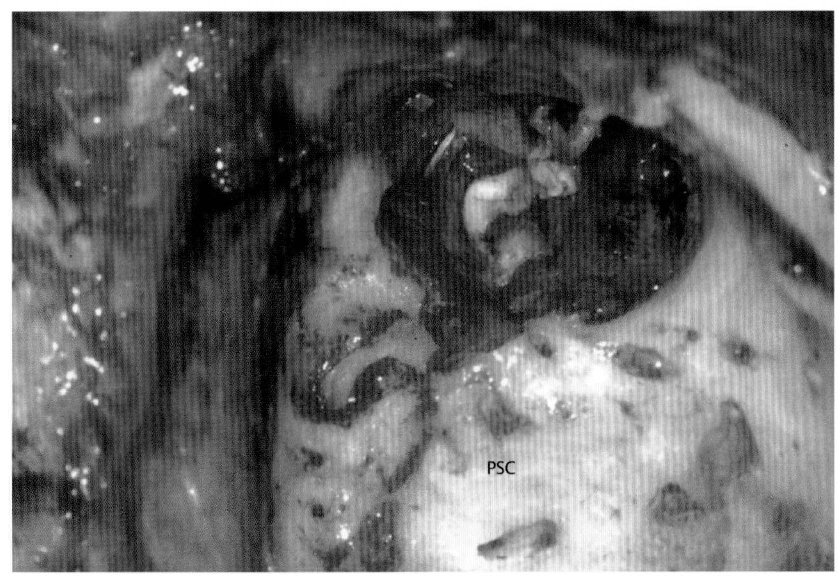

图 14.202　胆脂瘤侵蚀耳蜗顶转。PSC：后半规管

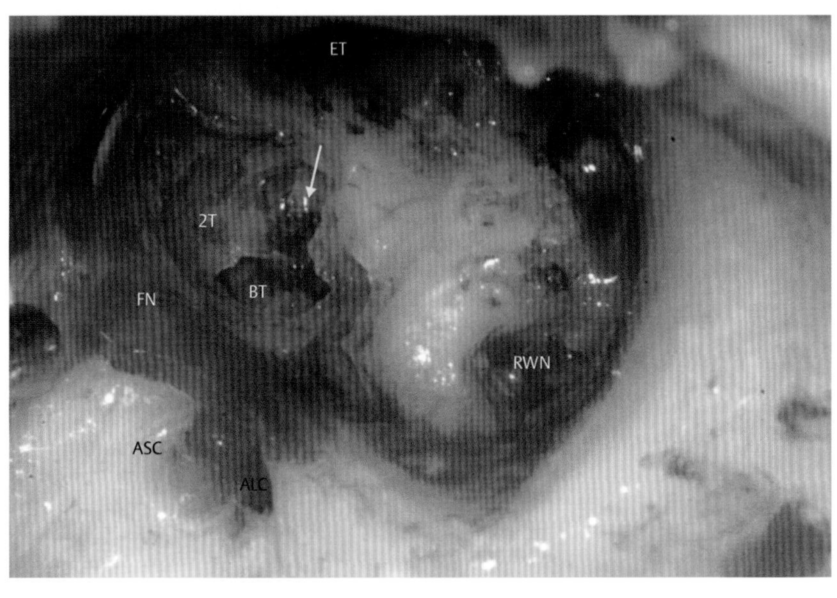

图 14.203　去除耳蜗内胆脂瘤基质。可见围绕蜗轴（箭头）的第二转和底转。ALC：外半规管壶腹；ASC：上半规管壶腹；BT：耳蜗底转；ET：咽鼓管；FN：面神经；RWN：圆窗龛；2T：耳蜗第二转

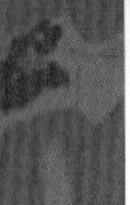

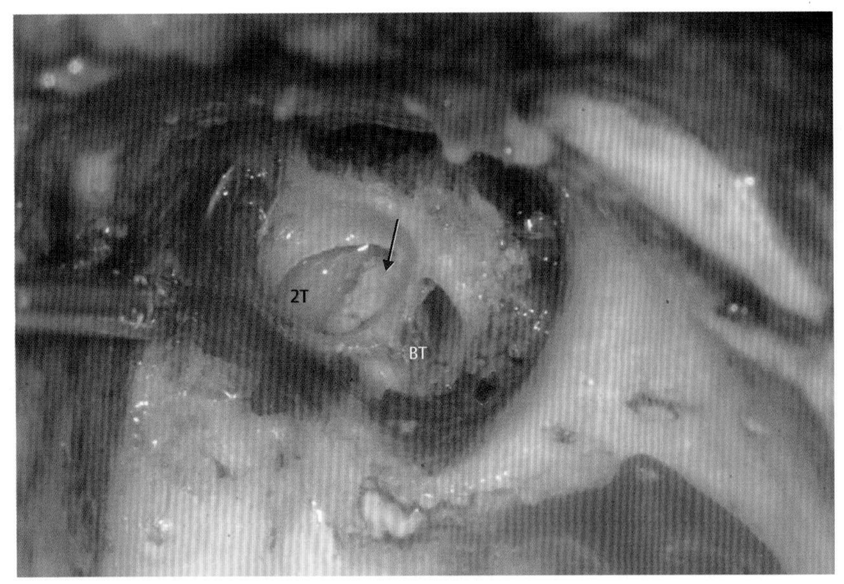

图 14.204 进一步钻磨蜗轴导致脑脊液漏，可见耳蜗神经（箭头）。BT：耳蜗底转；CN：耳蜗神经；2T：耳蜗第二转

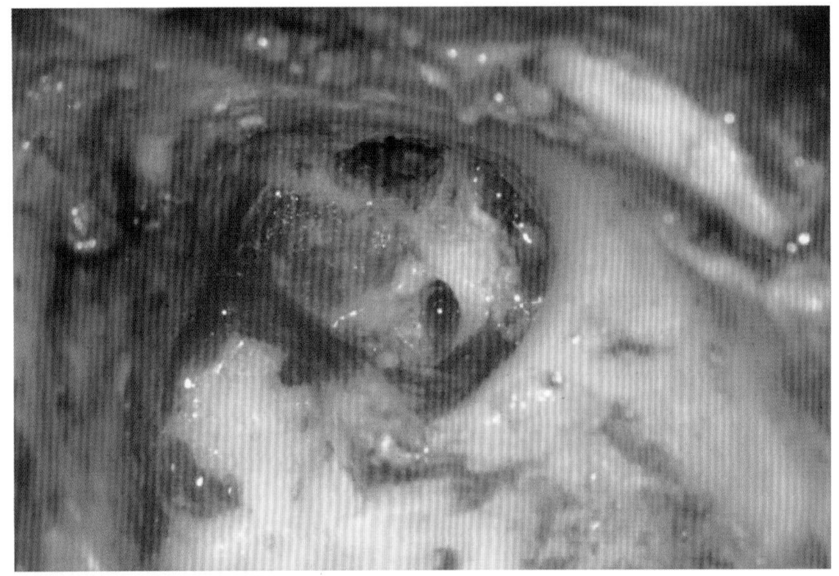

图 14.205 取一小块颞肌置于蜗轴处封闭内听道

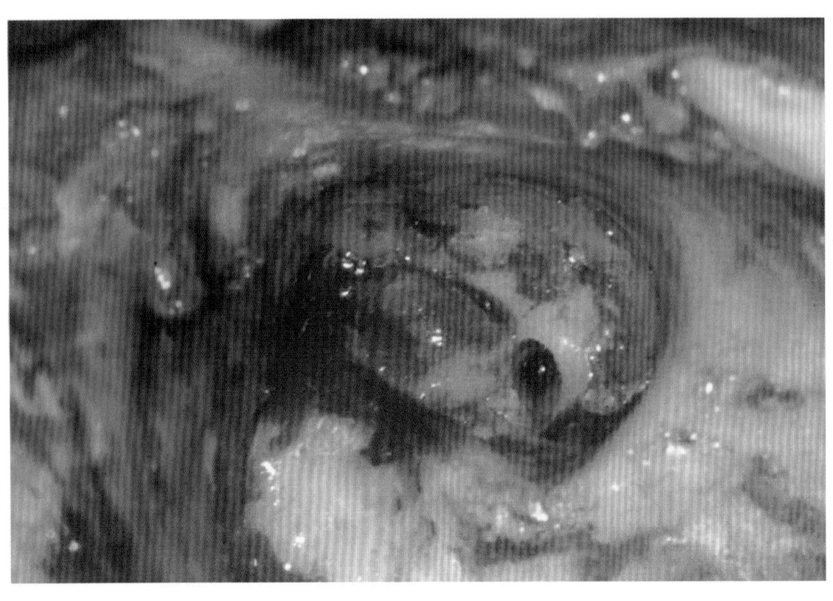

图 14.206 骨蜡封闭咽鼓管和下鼓室气房

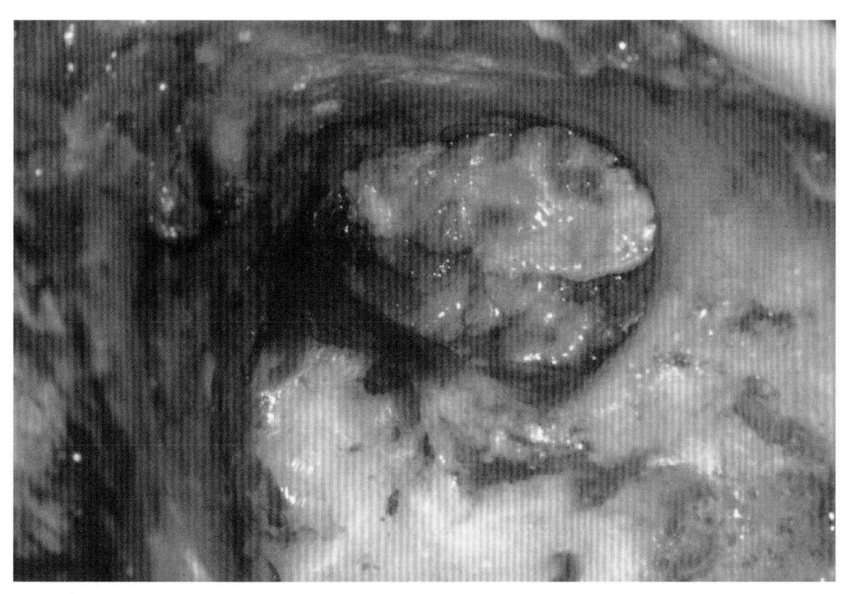
图 14.207　骨膜填充中鼓室内侧壁

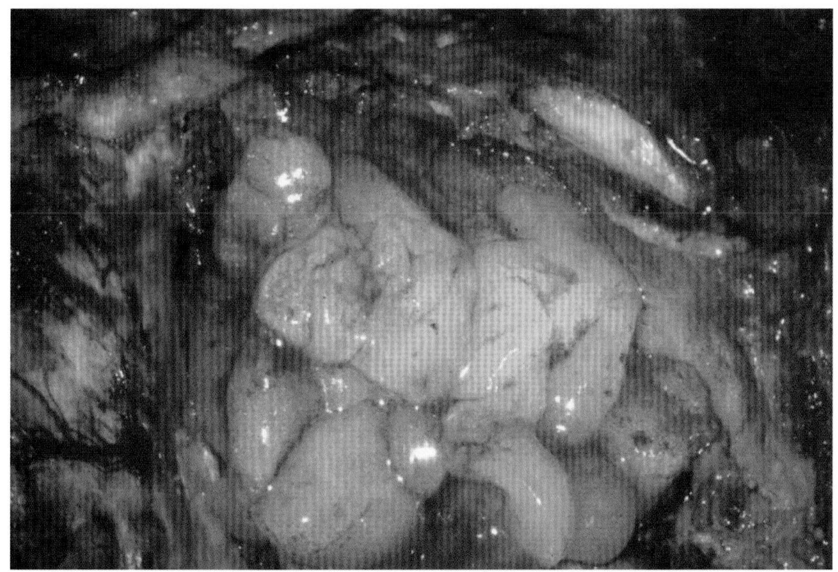
图 14.208　取腹部脂肪填塞术腔

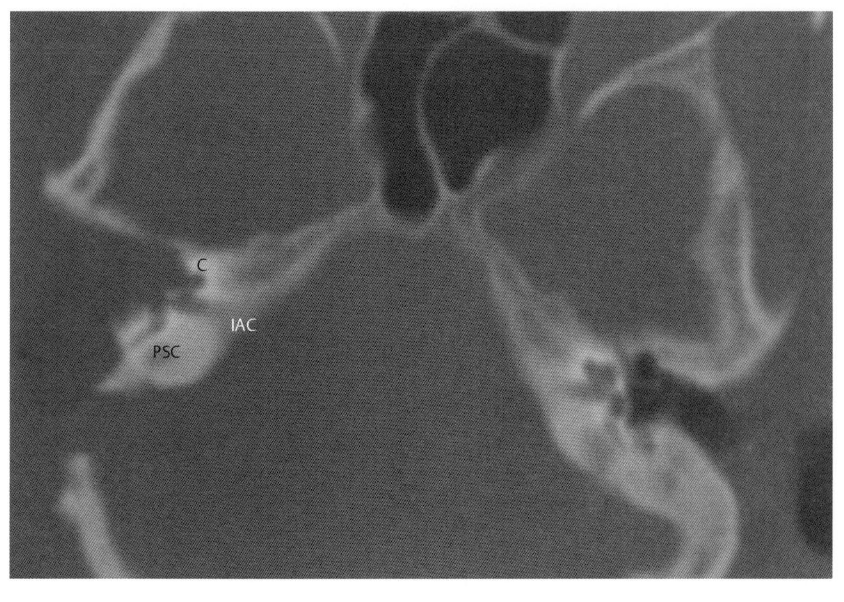

图 14.209　术后 CT 显示部分耳蜗和前庭被磨除。C：耳蜗；IAC：内听道；PSC：后半规管

病例 14.9（左耳）

参见图 14.210 ~ 图 14.231。

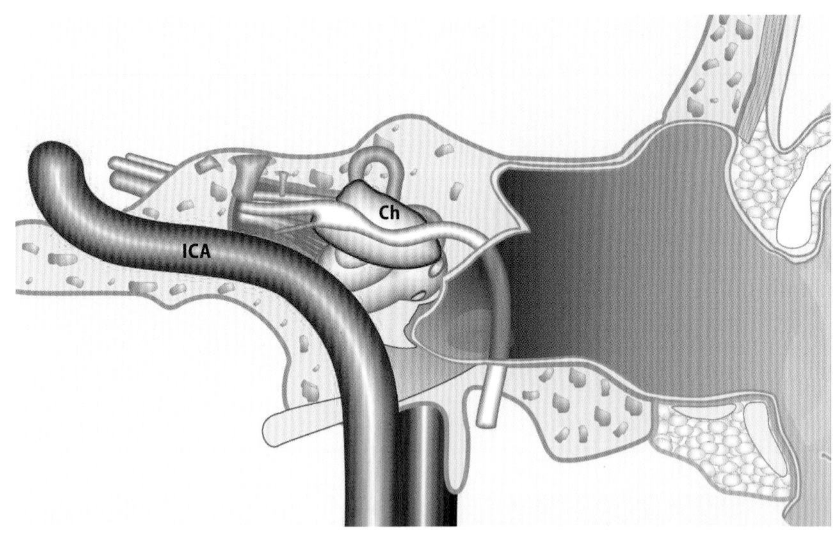

图 14.210 经耳囊径路根治获得性迷路上型胆脂瘤手术。胆脂瘤侵犯耳蜗和前庭并侵入内听道。Ch：胆脂瘤；ICA：颈内动脉

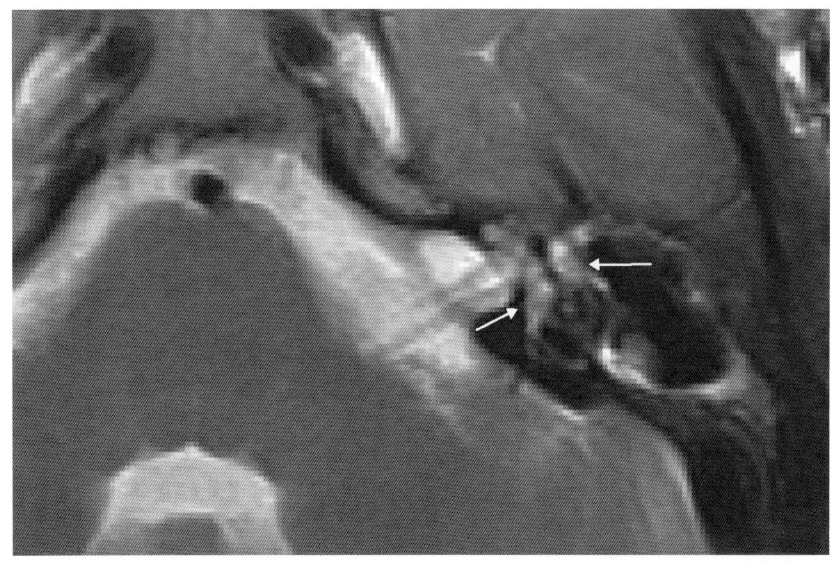

图 14.211 15 岁患者，双耳流脓伴左耳听力下降，外院确诊左侧中耳胆脂瘤，并行乳突根治术，术中因脑脊液漏导致胆脂瘤基质无法彻底切除，手术导致左耳听力丧失。患者术后 1 年就诊于我中心行胆脂瘤彻底切除。术前 MRI 的 T2 加权像显示内耳结构周围高信号影（箭头）

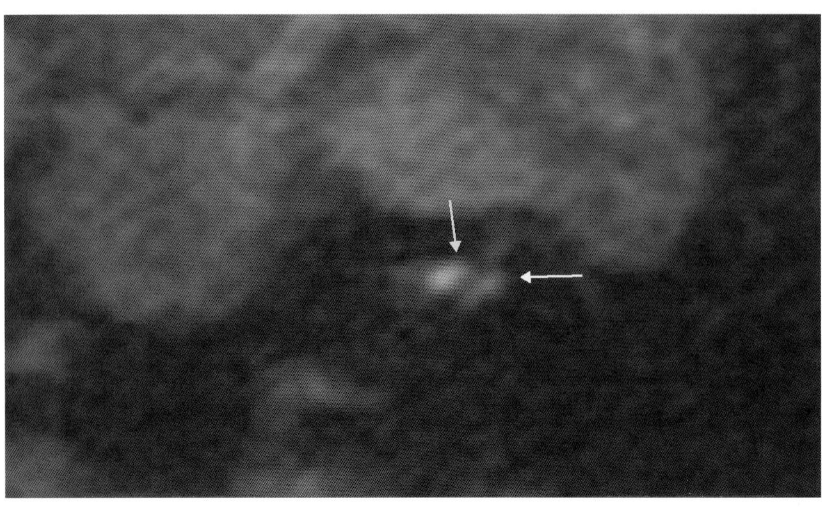

图 14.212 MRI 冠状位弥散加权显示胆脂瘤残留的高信号影。高信号位于内听道底部（黄色箭头），内耳其他信号位于内听道外侧（白色箭头）

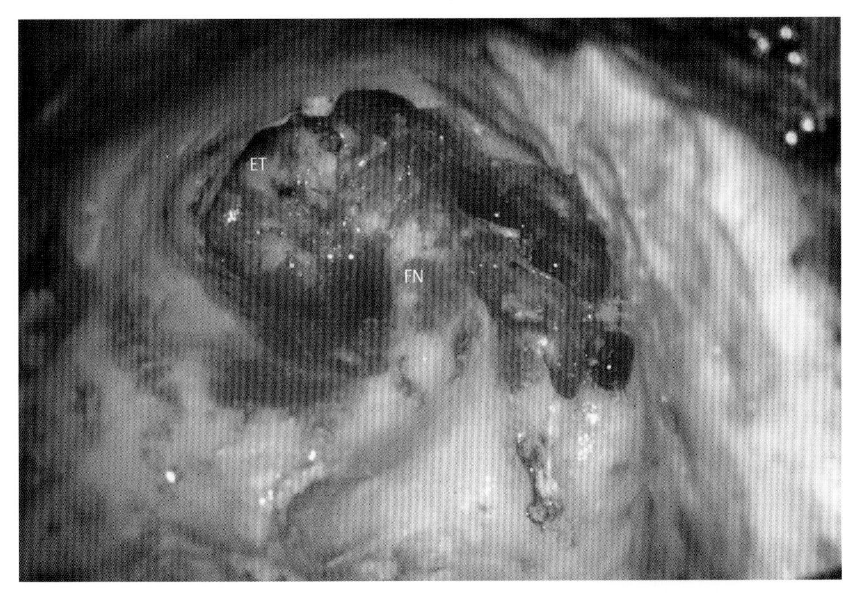

图 14.213 将覆盖术腔的皮肤完全去除后，磨除悬骨使术腔光滑，轮廓化面神经。切除部分半规管以显露上鼓室内侧壁胆脂瘤。ET：咽鼓管；FN：面神经

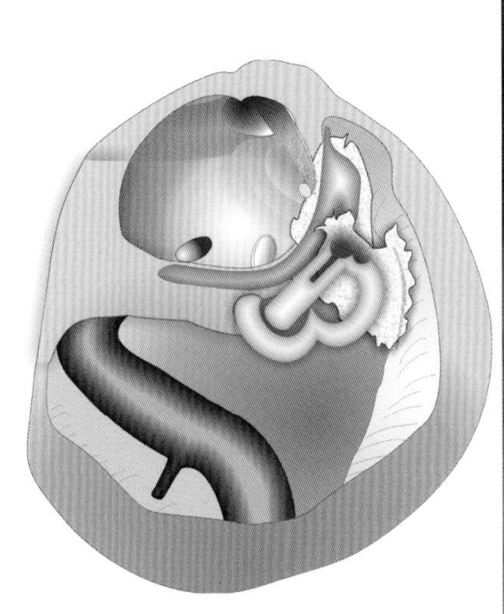

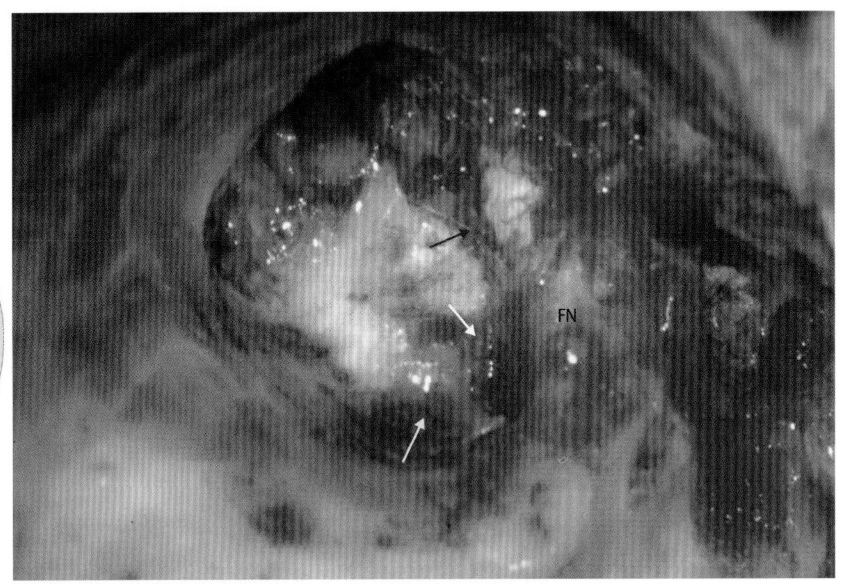

图 14.214 钻磨鼓室内侧壁，显露卵圆窗（白色箭头）和圆窗（黄色箭头）。面神经下方可见胆脂瘤（黑色箭头）。FN：面神经

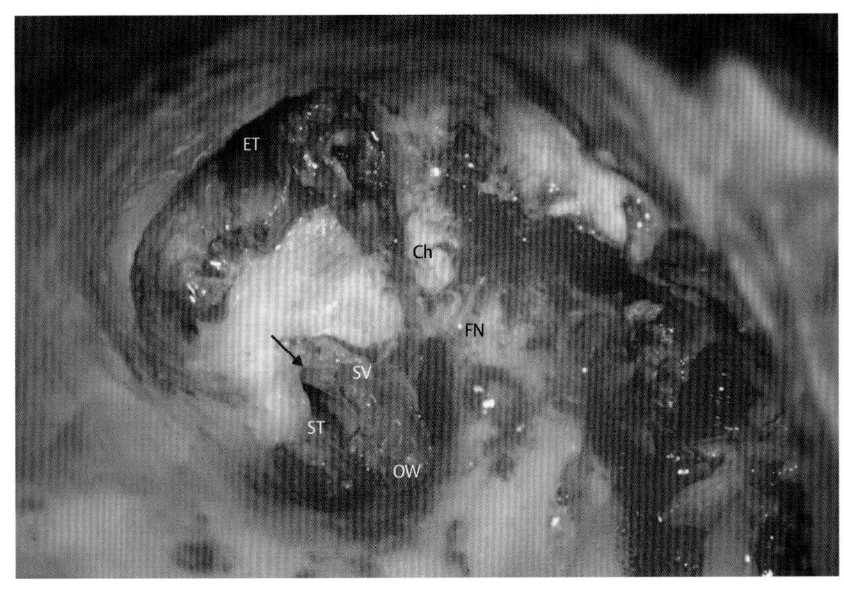

图 14.215 钻磨耳蜗内侧壁以开放耳蜗底转。注意卵圆窗和前庭对应于前庭阶，位于螺旋板之上（箭头）；圆窗对应于鼓阶，位于螺旋板之下。Ch：胆脂瘤；ET：咽鼓管；FN：面神经；OW：卵圆窗；ST：鼓阶；SV：前庭阶

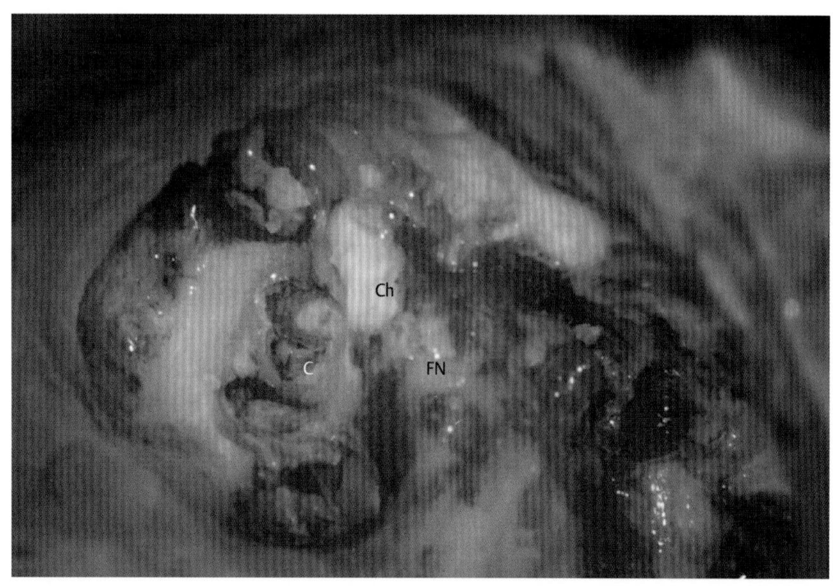

图 14.216 钻磨耳蜗至耳蜗顶转区域，可见胆脂瘤位于面神经和耳蜗之间。C：耳蜗；Ch：胆脂瘤；FN：面神经

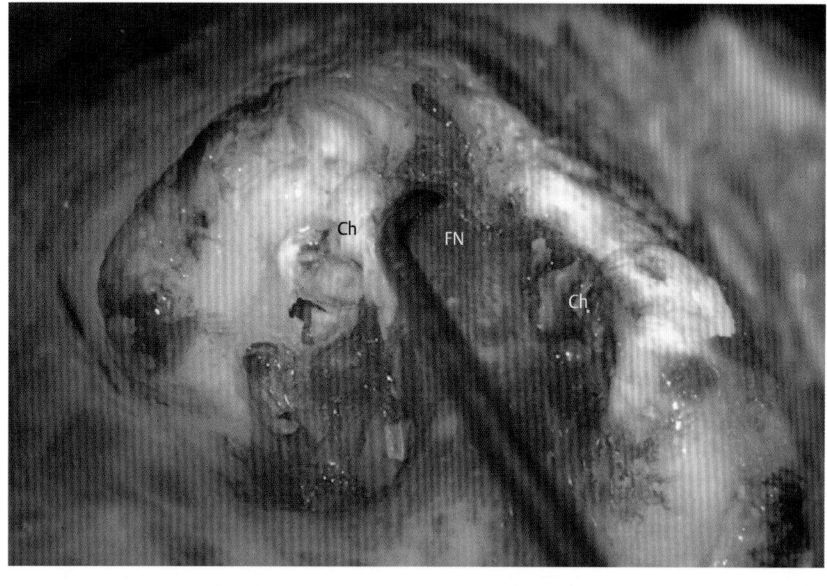

图 14.217 为清除面神经下方胆脂瘤，需磨除骨质以暴露并游离面神经。注意术中需直视下轻柔操作，避免牵拉面神经，并尽可能提供操作空间。因此，去除器械所示的岩浅大神经表面骨质。Ch：胆脂瘤；FN：面神经

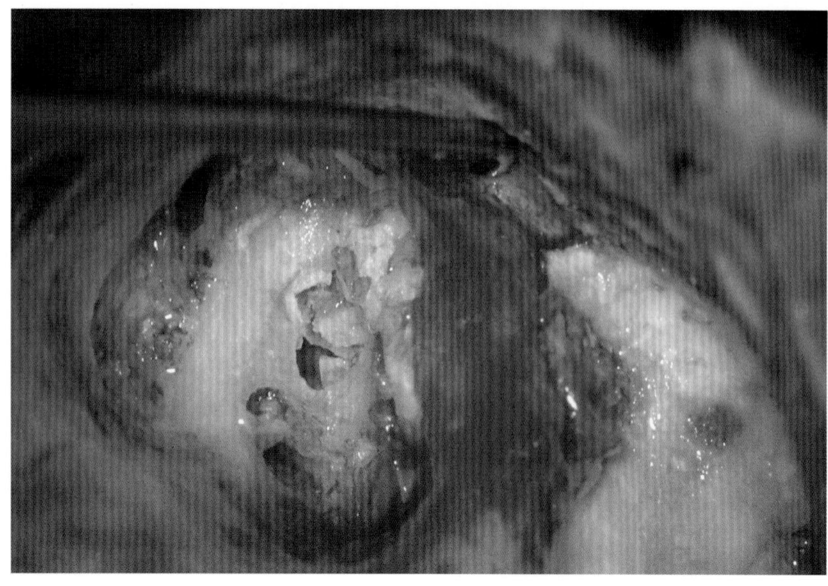

图 14.218 向前方充分显露膝状神经节和岩浅大神经。器械推移中颅窝硬脑膜。在这个层面，膝状神经节和岩浅大神经的上方可能与中颅窝硬脑膜接近。保留岩浅大神经的血管对维持面神经功能至关重要

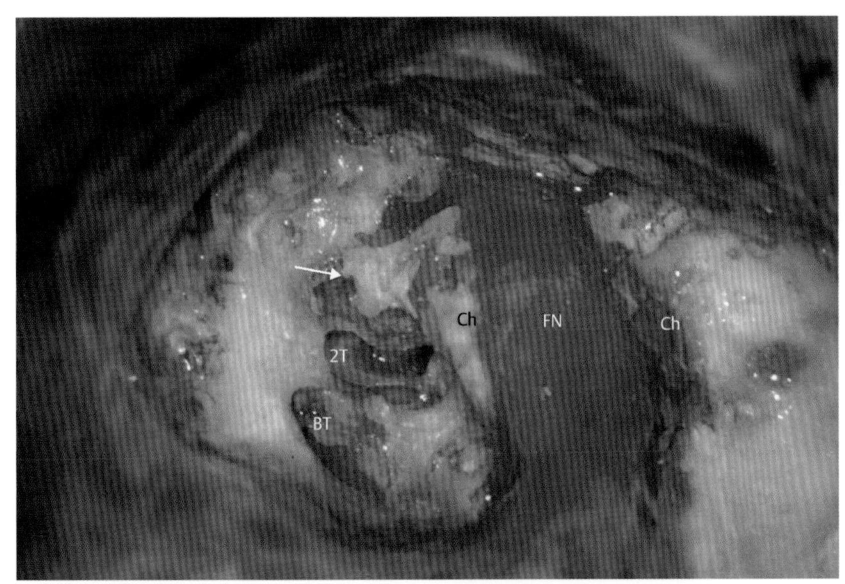

图 14.219　可见胆脂瘤侵犯耳蜗顶转（箭头），面神经被抬高。2T：耳蜗第二转；BT：耳蜗底转；Ch：胆脂瘤；FN：面神经

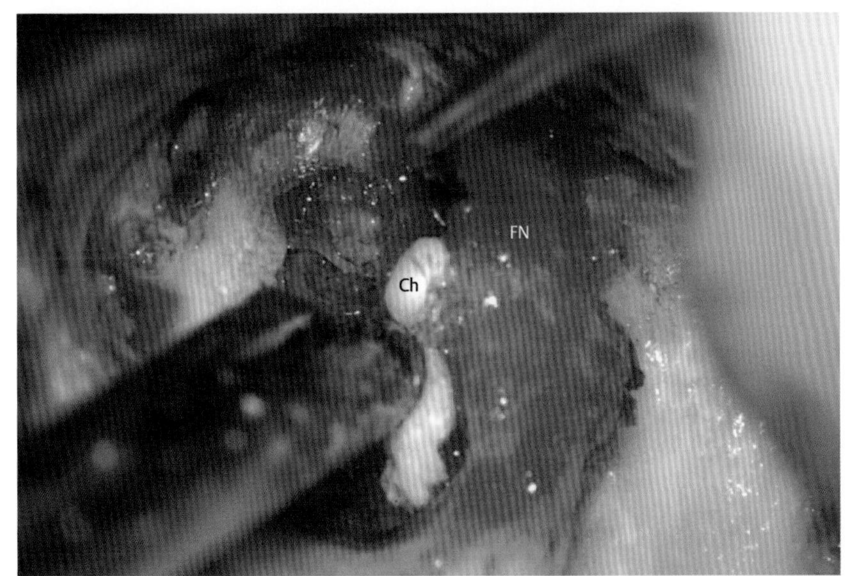

图 14.220　从膝状神经节下方的面神经迷路段剥离胆脂瘤。Ch：胆脂瘤；FN：面神经

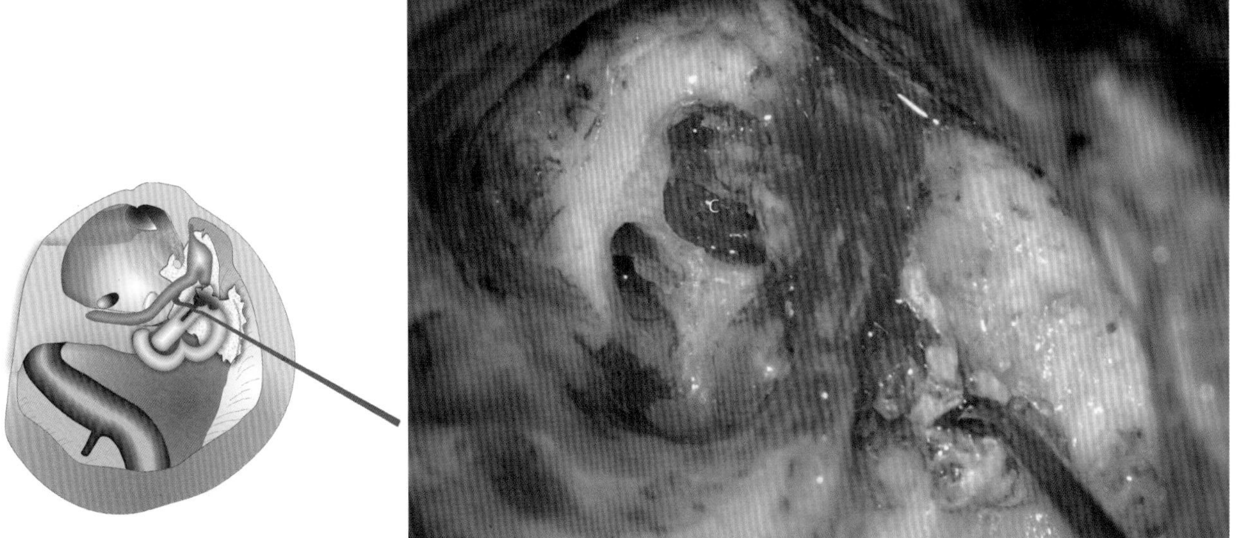

图 14.221　用剥离子将胆脂瘤从面神经管内侧分离。C：耳蜗

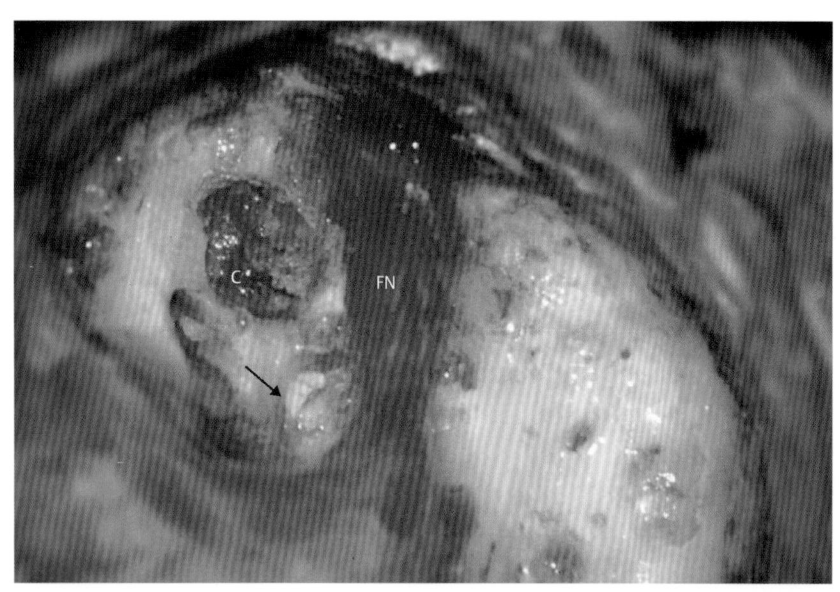

图 14.222　减容前庭处胆脂瘤，见胆脂瘤基质侵犯内听道（箭头）。C：耳蜗；FN：面神经

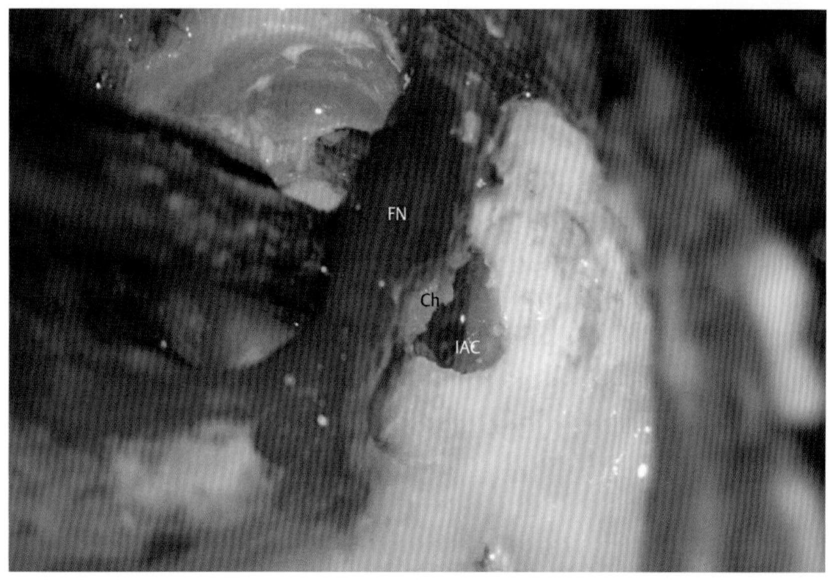

图 14.223　为清除侵犯内听道底的胆脂瘤，从后上方开放内听道外侧壁，注意不要损伤面神经迷路段。Ch：胆脂瘤；FN：面神经；IAC：内听道

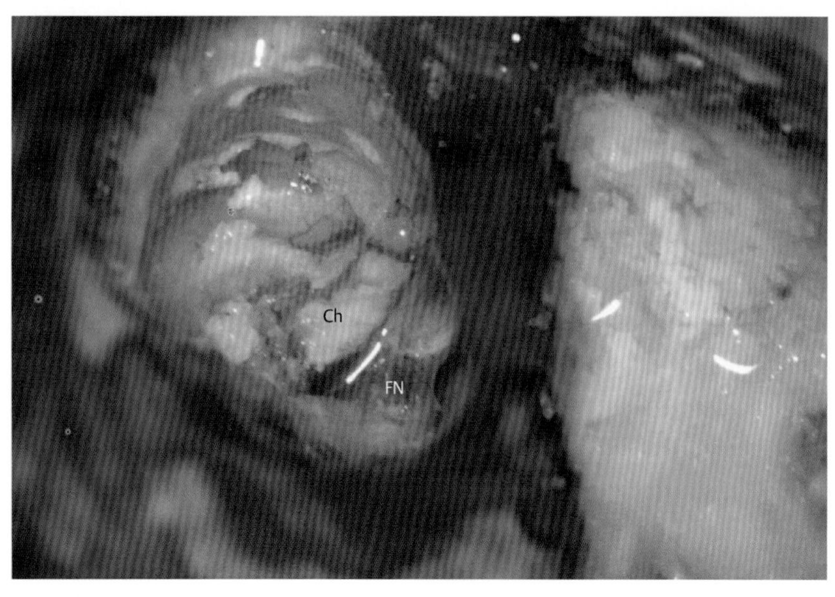

图 14.224　可见最后一块胆脂瘤位于内听道面神经前方。Ch：胆脂瘤；FN：面神经（内听道段）

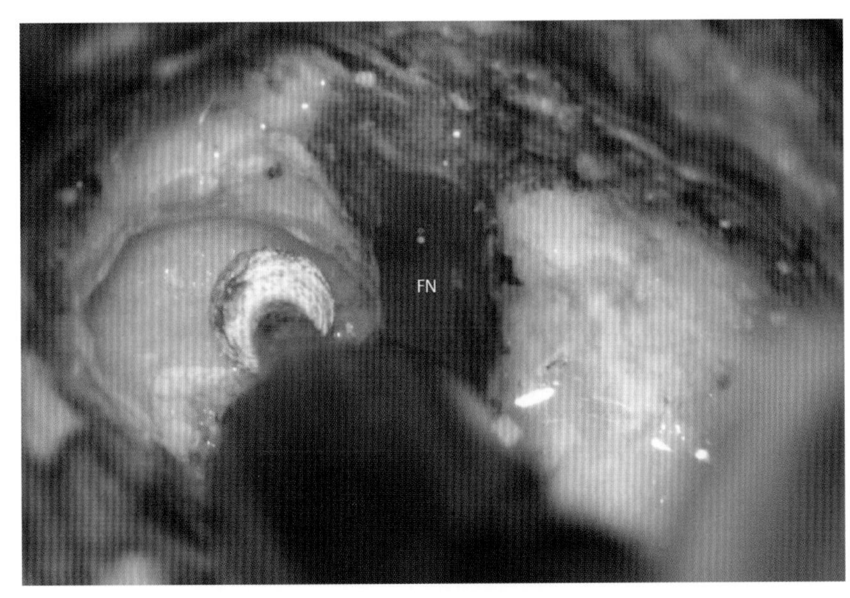

图 14.225 磨除内听道前方骨质，进一步暴露胆脂瘤。在钻磨过程中，避免钻头滑入内听道，应尽可能使用大号金刚钻，且避免向内听道方向用力钻磨。FN：面神经

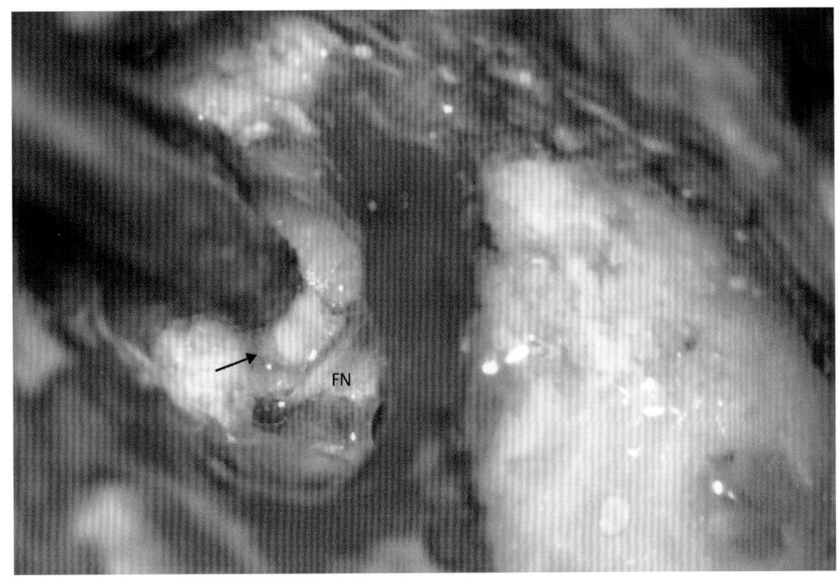

图 14.226 可见面神经前方（箭头）最后一块胆脂瘤。FN：面神经（内听道段）

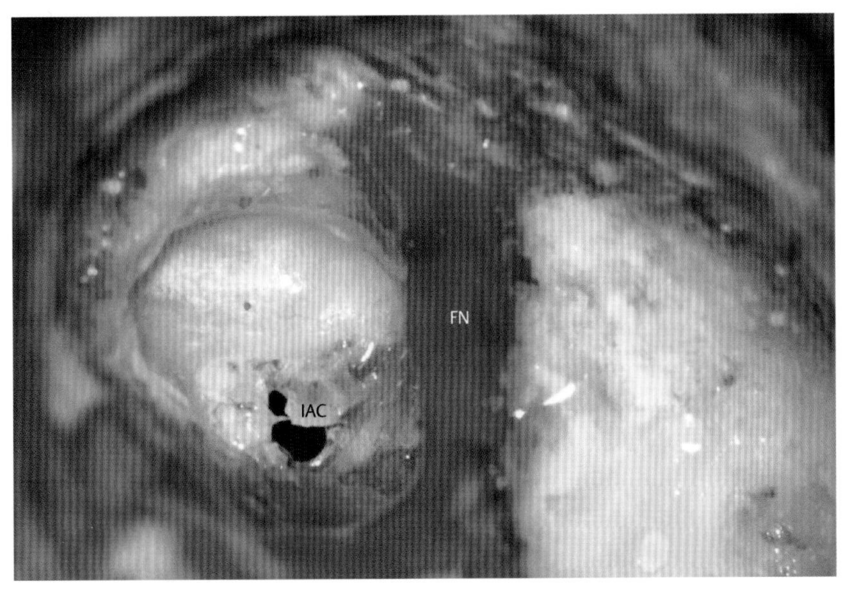

图 14.227 从内听道完全清除胆脂瘤。FN：面神经；IAC：内听道

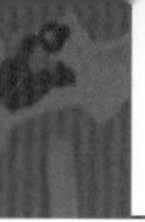

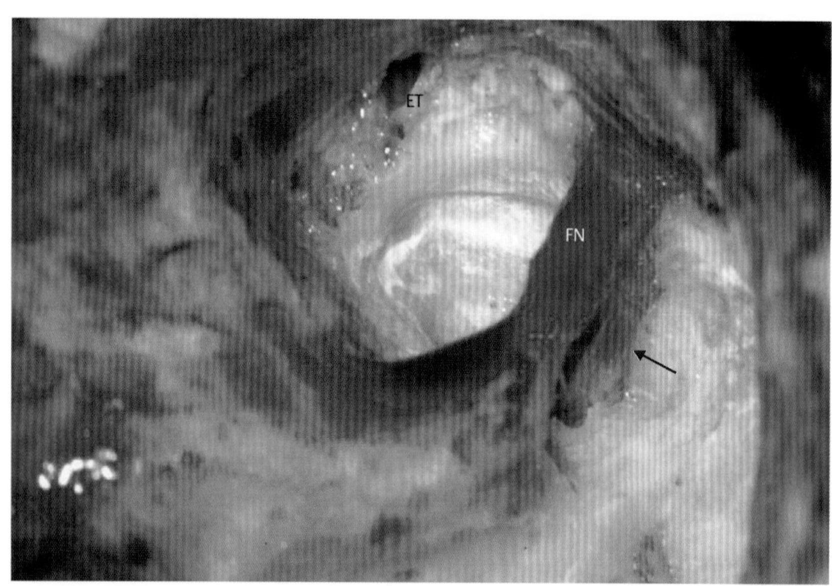

图 14.228 胆脂瘤被完全切除。面神经内听道段和迷路段清晰可见（箭头）。ET：咽鼓管；FN：面神经（鼓室段）

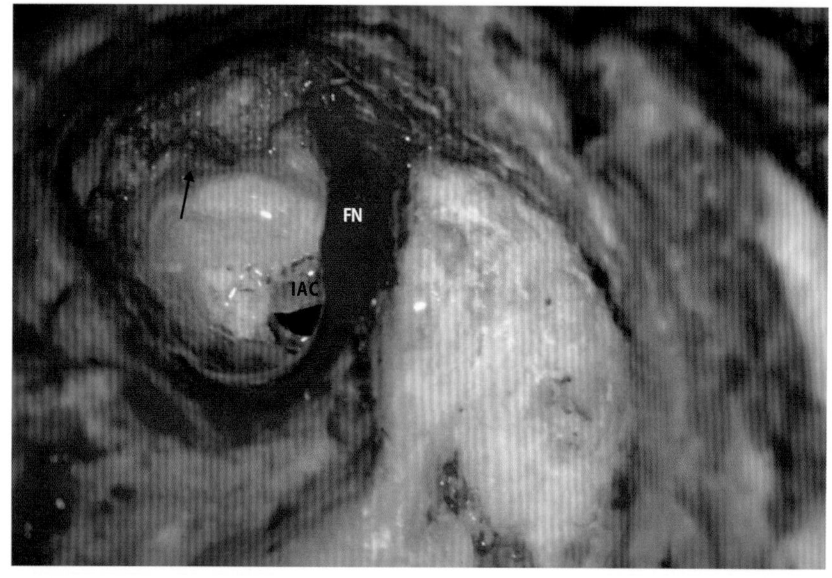

图 14.229 用骨膜封闭咽鼓管（箭头）防止术后脑脊液鼻瘘。FN：面神经；IAC：内听道

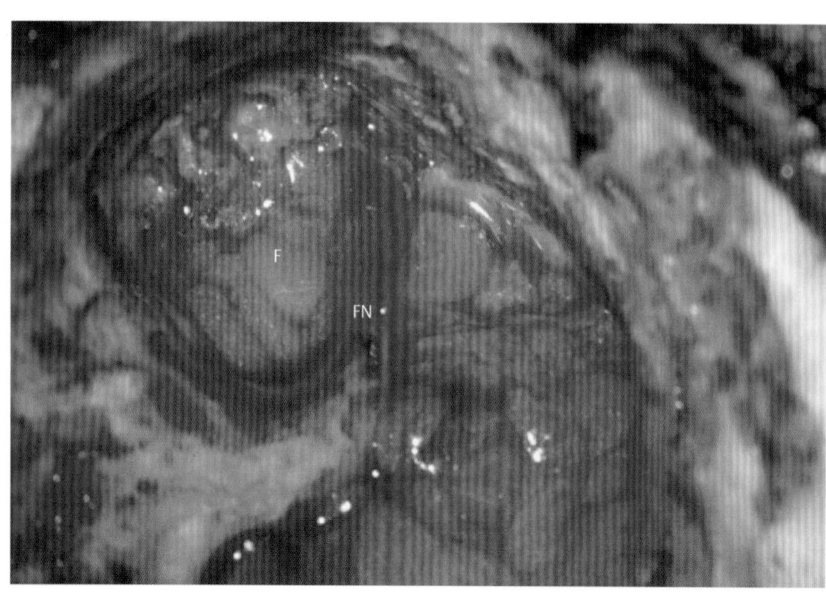

图 14.230 用小块腹部脂肪填充内听道，并用大块脂肪填塞术腔。F：腹部脂肪；FN：面神经

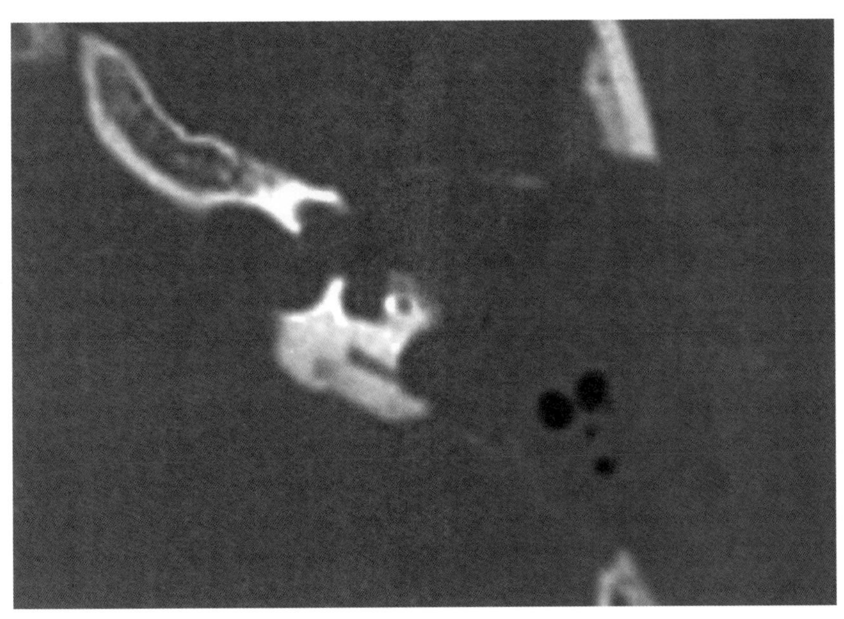

图 14.231 术后 CT 显示耳蜗迷路外侧部分被切除

病例 14.10（右耳）

参见图 14.232 ~图 14.259。

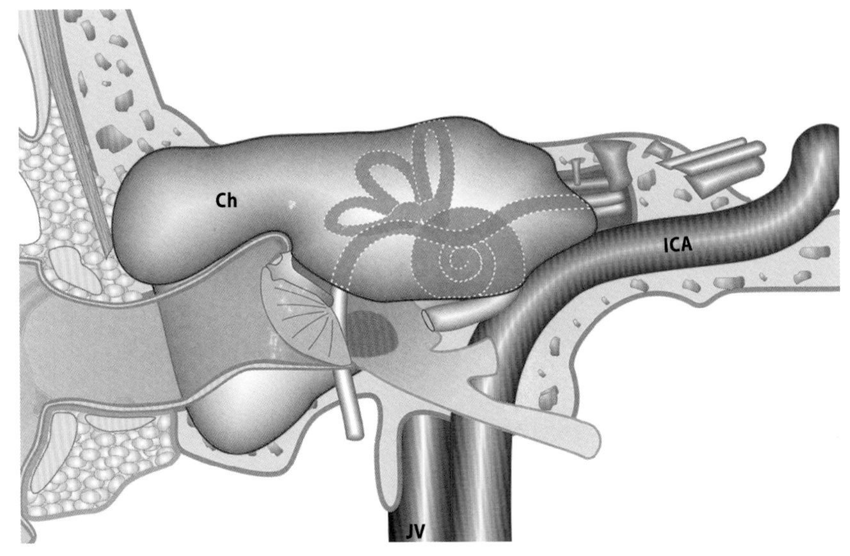

图 14.232 改良经耳蜗径路治疗获得性迷路上型胆脂瘤，伴耳蜗、迷路及内听道被部分侵蚀。Ch：胆脂瘤；ICA：颈内动脉；JV：颈静脉

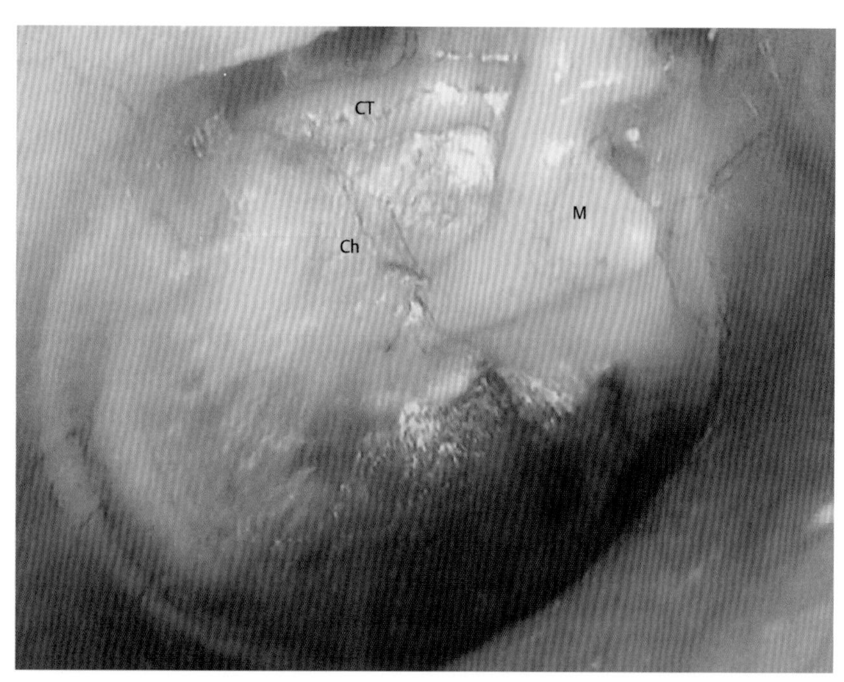

图 14.233 60 岁男性患者，以全聋和面神经麻痹就诊。耳内镜显示上鼓室清洁干燥内陷袋。鼓膜后方白色团块是胆脂瘤存在的唯一依据。Ch：胆脂瘤；CT：鼓索神经；M：锤骨

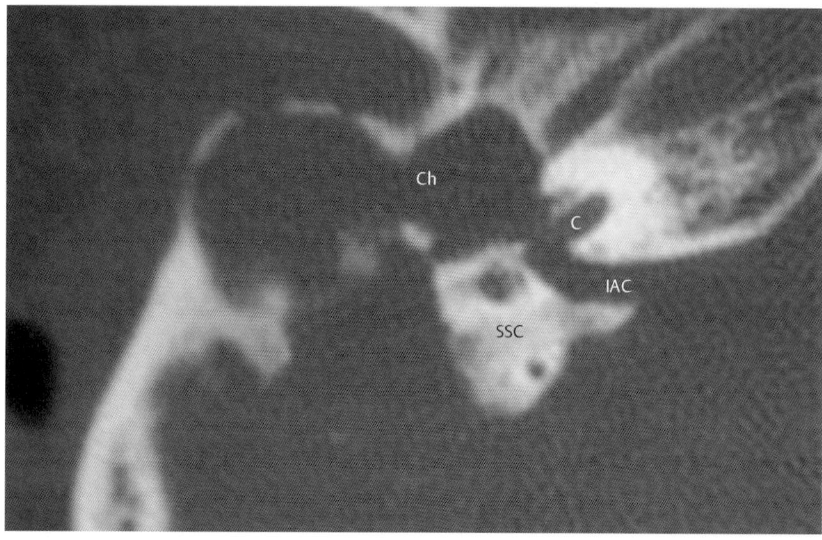

图 14.234 轴位 CT 显示胆脂瘤侵蚀耳蜗、累及面神经。C：耳蜗；Ch：胆脂瘤；IAC：内听道；SSC：上半规管

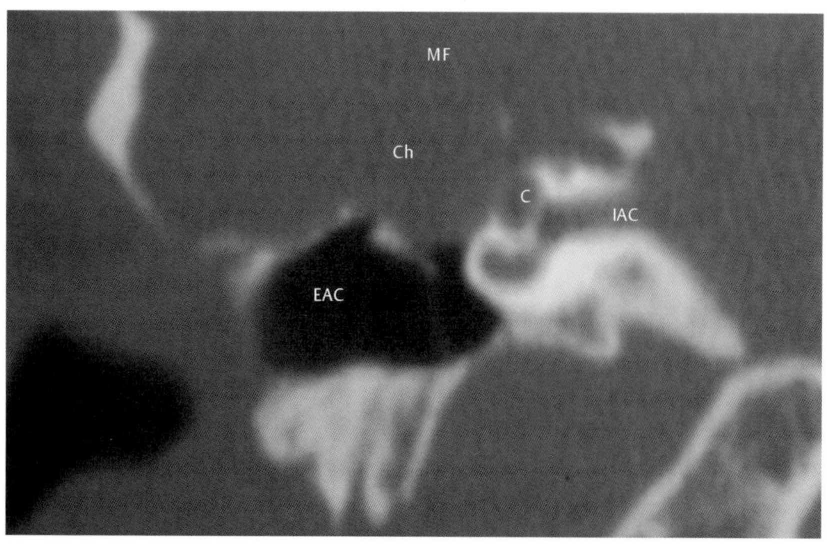

图 14.235 冠状位 CT 显示胆脂瘤严重破坏耳囊，向内延伸广泛累及迷路。C：耳蜗；Ch：胆脂瘤；EAC：外耳道；IAC：内听道；MF：中颅窝

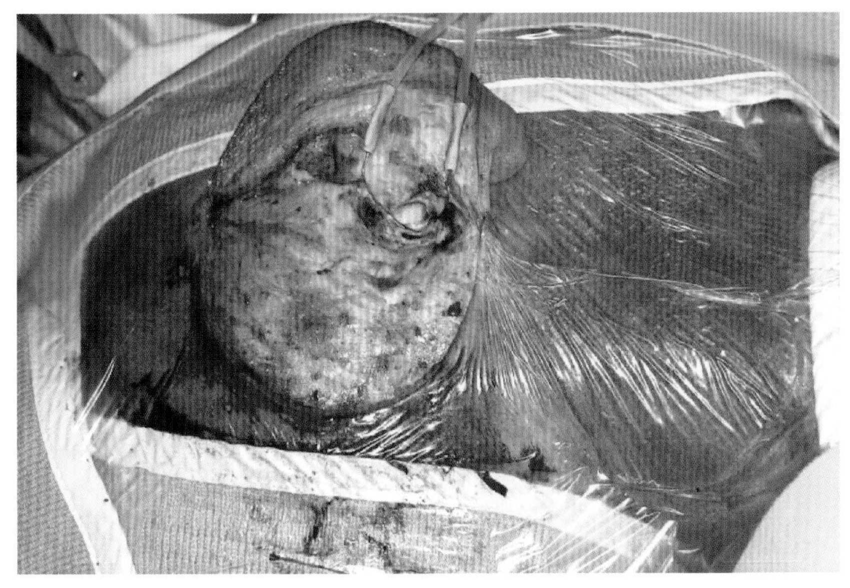

图 14.236　按照前述方法准备术区，做一个大的 U 形皮肤切口，并做蒂在前方的皮瓣。为防止术后脑脊液从切口漏出，保持肌骨膜瓣的完整是非常重要的。在肌骨膜瓣水平横断外耳道，用皮肤拉钩牵拉固定皮瓣连同耳廓

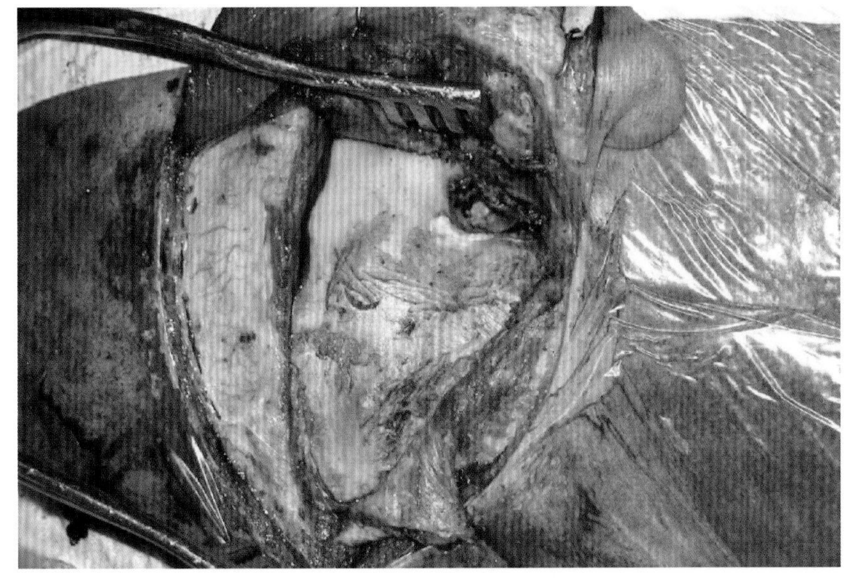

图 14.237　分两层做切口，为防止术后脑脊液漏，肌骨膜层的切口要远离皮肤切口。手术起始应先行外耳道封闭

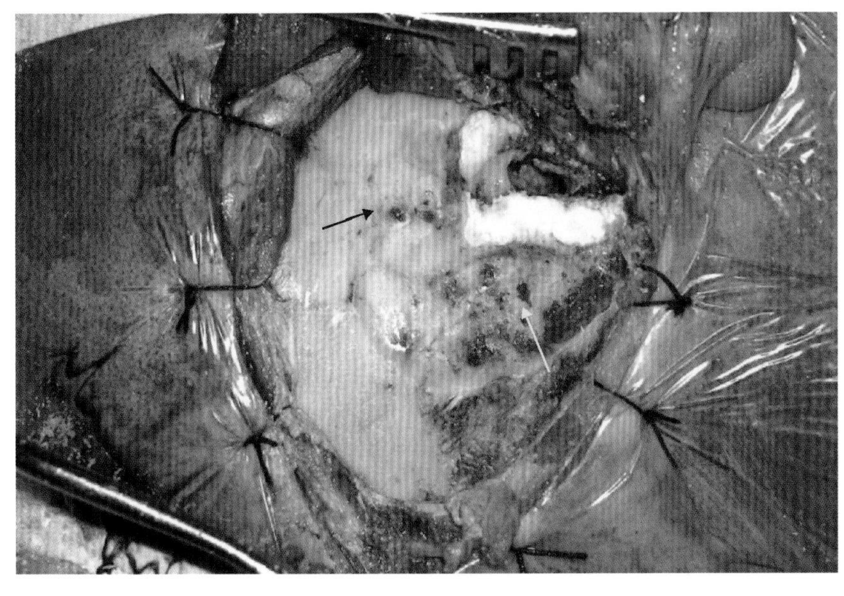

图 14.238　为了最大限度地暴露颅骨，用缝线替代皮肤牵开器牵拉肌骨膜瓣远离手术术野。乳突切除术前，确认后方乙状窦（黄色箭头）和上方中颅窝脑板，显示胆脂瘤充满乳突气房和覆盖中颅窝硬脑膜

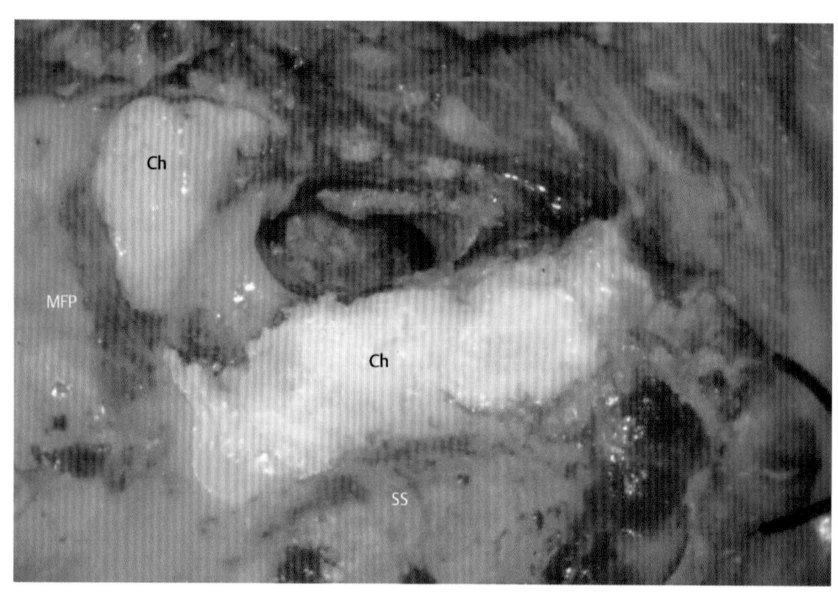

图 14.239 切除乳突皮质骨即显露胆脂瘤充满中耳腔。胆脂瘤从鼓膜松弛部陷入，鼓膜紧张部尚完整。Ch：胆脂瘤；MFP：中颅窝脑板；SS：乙状窦

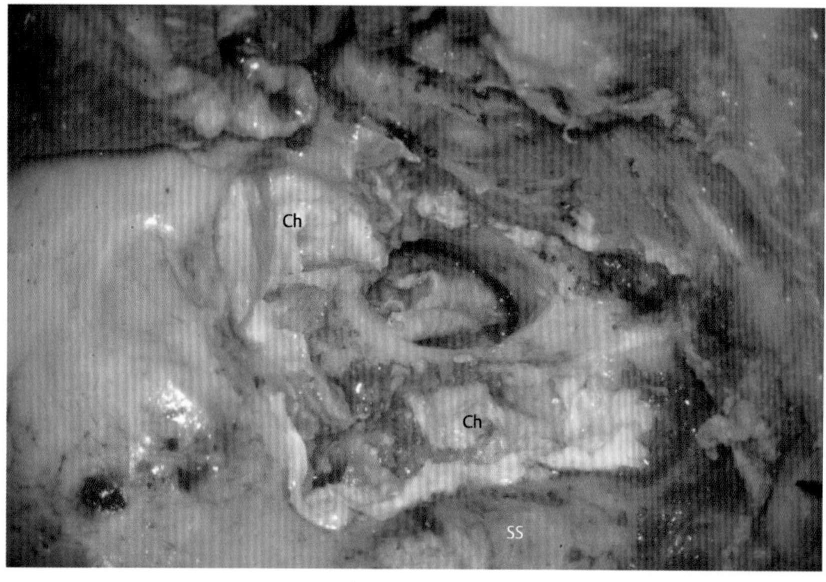

图 14.240 打开胆脂瘤基质，清理部分胆脂瘤。乳突和上鼓室充满胆脂瘤。向内侧分离外耳道皮肤。Ch：胆脂瘤；SS：乙状窦

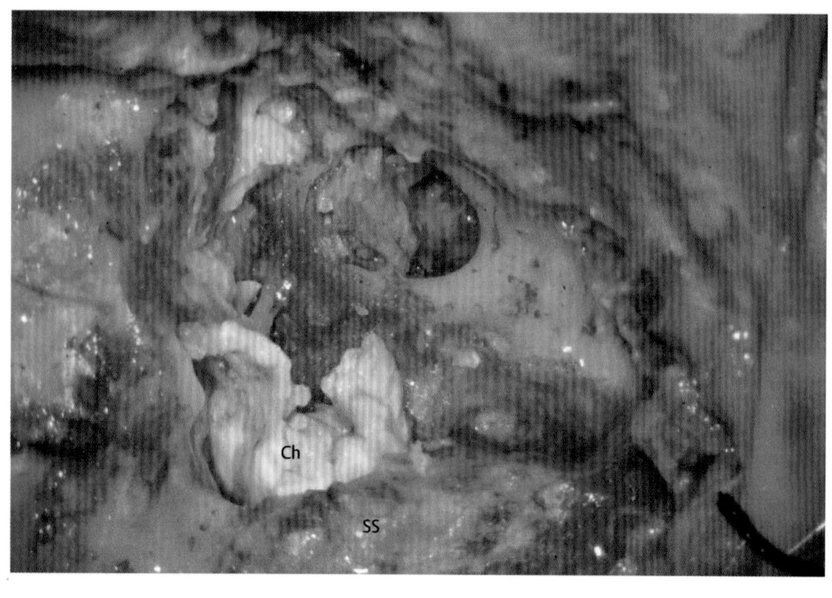

图 14.241 胆脂瘤广泛侵犯中颅窝硬脑膜骨质。下鼓室未见胆脂瘤。Ch：胆脂瘤；SS：乙状窦

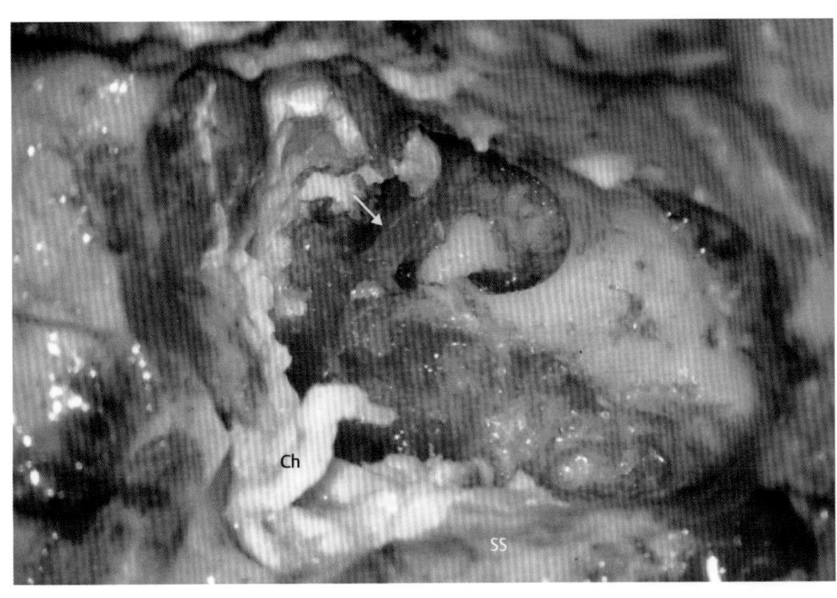

图 14.242 切除耳道后壁，从中颅窝硬脑膜进一步剥离胆脂瘤。去除耳道鼓膜瓣。胆脂瘤严重侵蚀上鼓室内侧壁，广泛暴露面神经鼓室段的上侧面（箭头）。Ch：胆脂瘤；SS：乙状窦

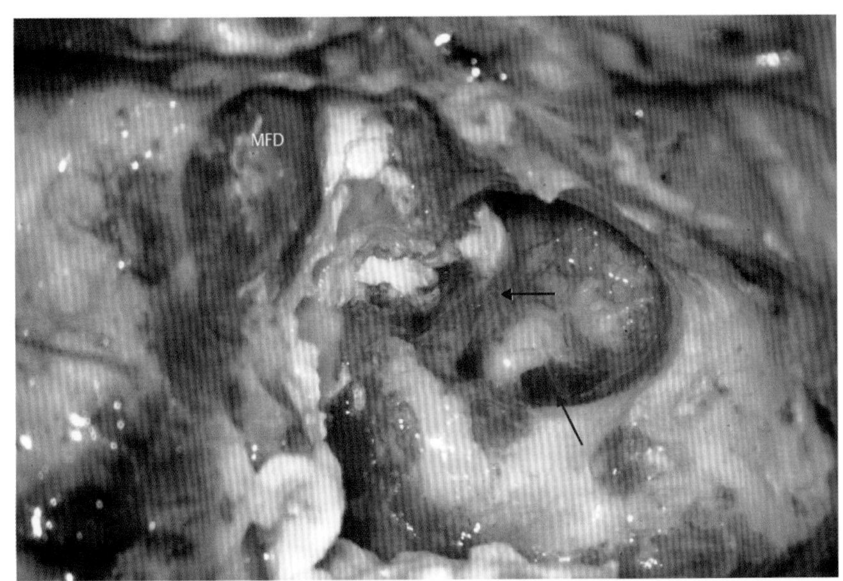

图 14.243 放大视图。面神经在匙突（黑色箭头）上方走行。圆窗龛（蓝色箭头）在鼓岬后下方。MFD：中颅窝硬脑膜

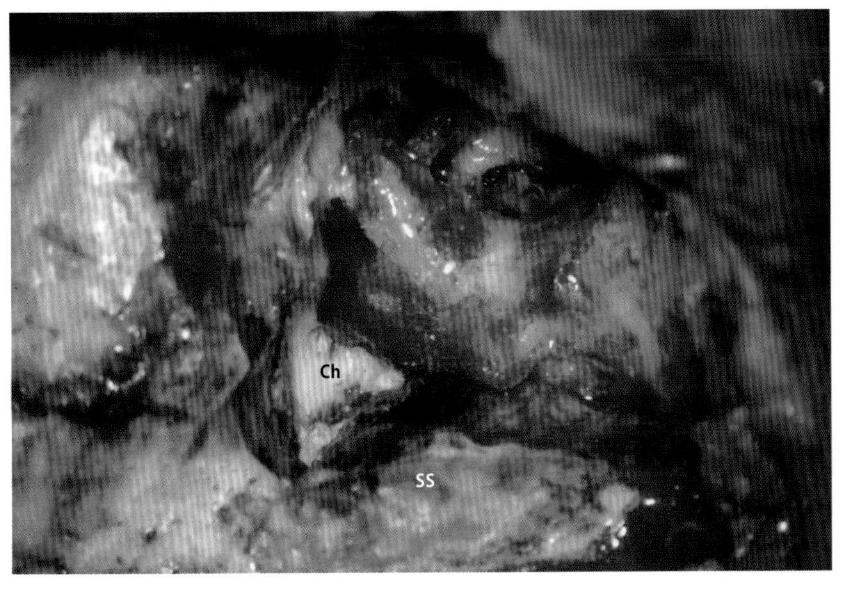

图 14.244 胆脂瘤填充窦脑膜角。天盖骨质完全被破坏吸收，后颅窝硬脑膜亦完全暴露。胆脂瘤向内超过耳囊。Ch：胆脂瘤；SS：乙状窦

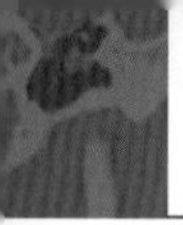

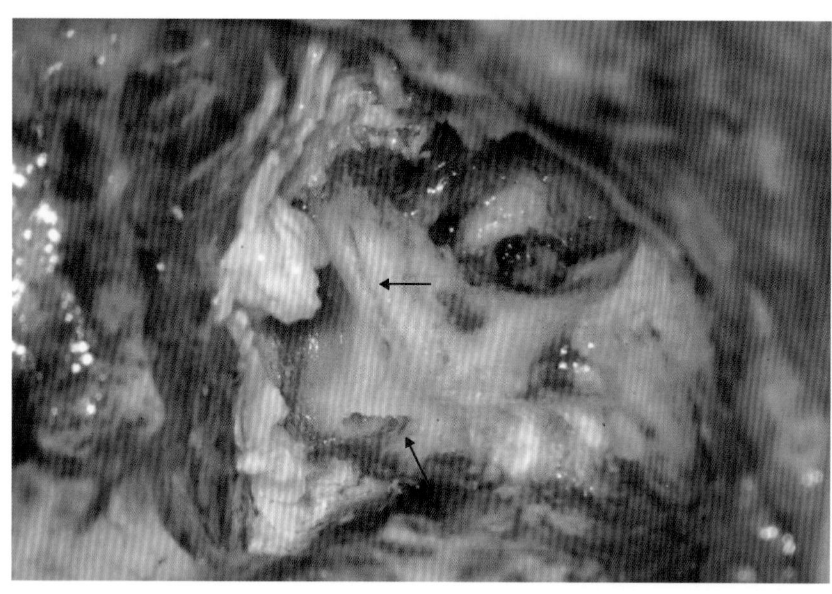

图 14.245 为了处理迷路内侧胆脂瘤，需行迷路切除术。可见外半规管（黑色箭头）和后半规管（蓝色箭头）。注意胆脂瘤基质完全包绕迷路

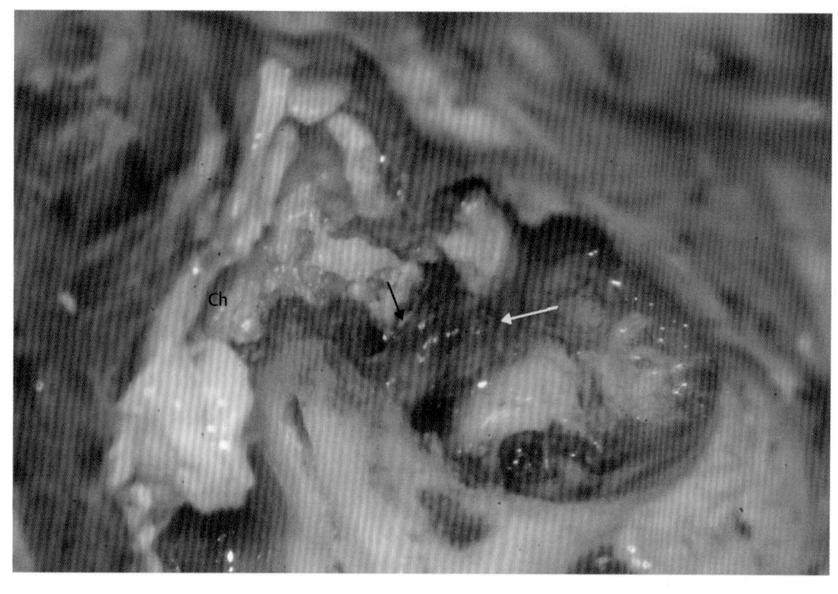

图 14.246 近距离视图。面神经（黑色箭头）正好位于外半规管内下方，匙突正上方（黄色箭头）。胆脂瘤向内侵犯，致面神经的上侧面完全裸露。注意从上外侧打开外半规管，以免损伤面神经。Ch：胆脂瘤

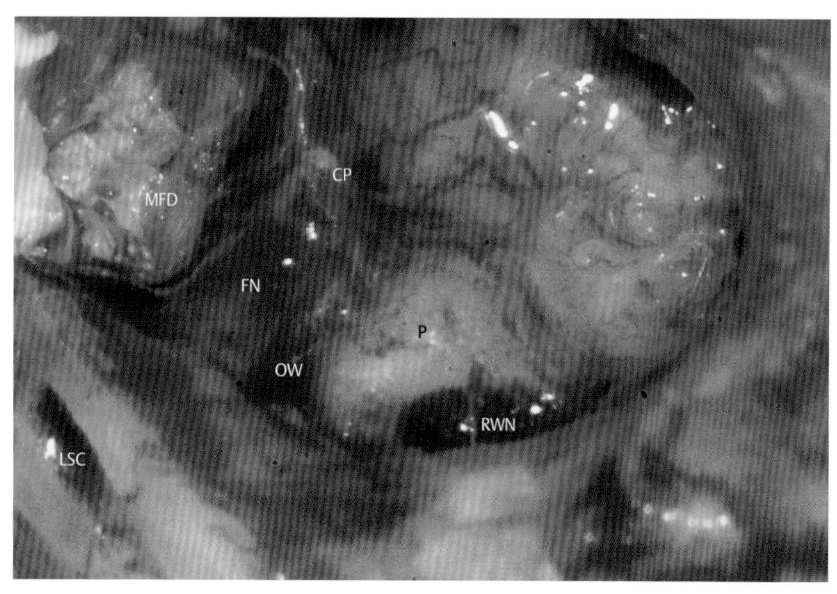

图 14.247 裸露的面神经周围结构。注意胆脂瘤覆盖的中颅窝硬脑膜位置很低。CP：匙突；FN：面神经；LSC：外半规管；MFD：中颅窝硬脑膜；OW：卵圆窗；P：鼓岬；RWN：圆窗龛

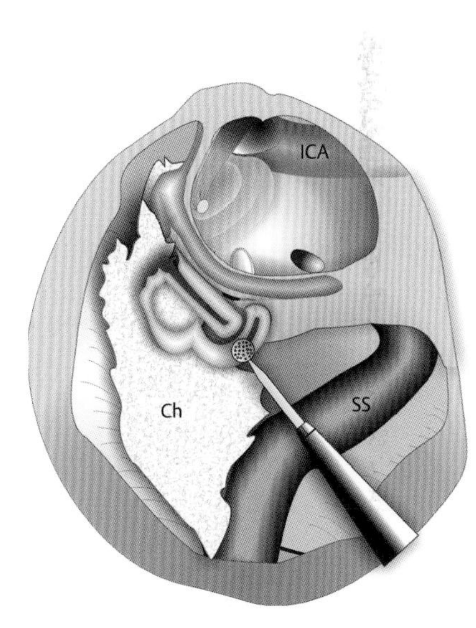

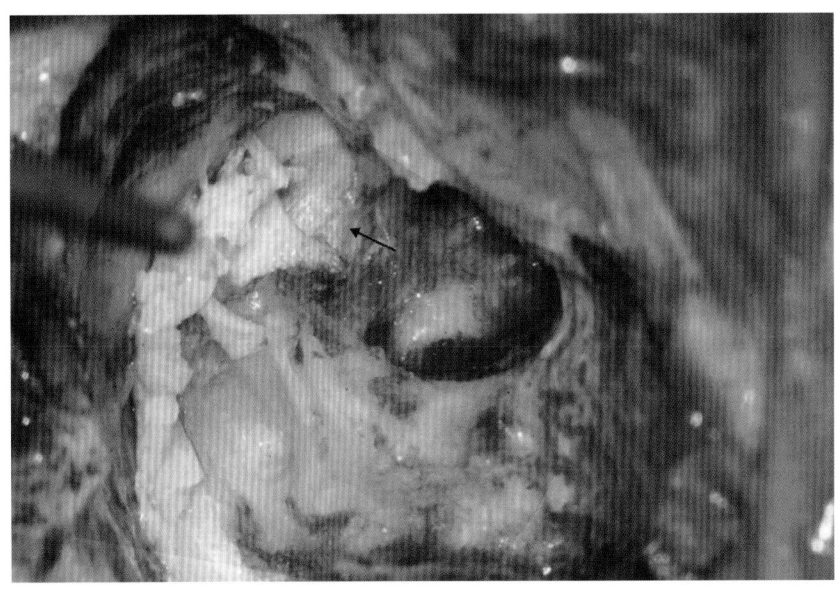

图 14.248 上半规管和外半规管阻断了胆脂瘤向内侧进展。注意中颅窝硬脑膜仍有薄层胆脂瘤基质覆盖（箭头）。Ch：胆脂瘤；ICA：颈内动脉；SS：乙状窦

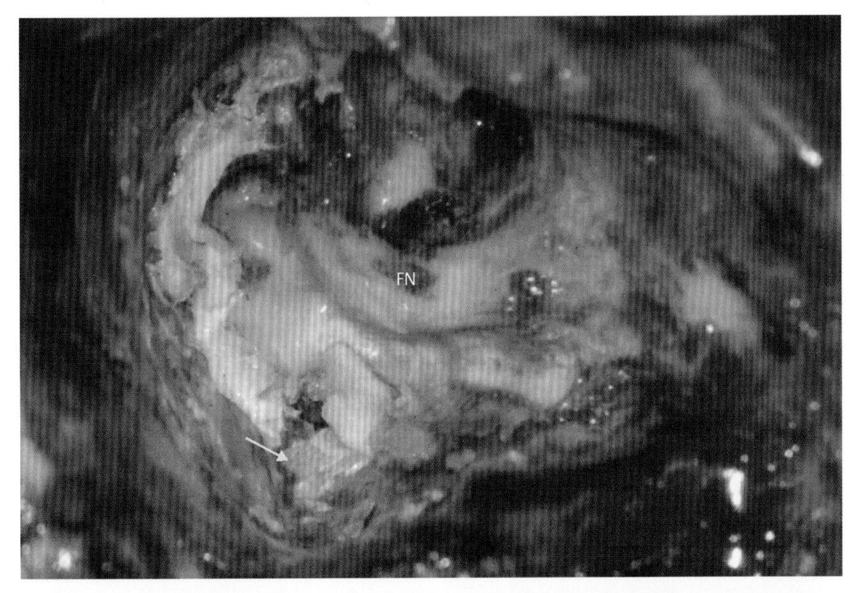

图 14.249 胆脂瘤包绕迷路。胆脂瘤基质亦覆盖后颅窝硬脑膜（箭头）。FN：面神经

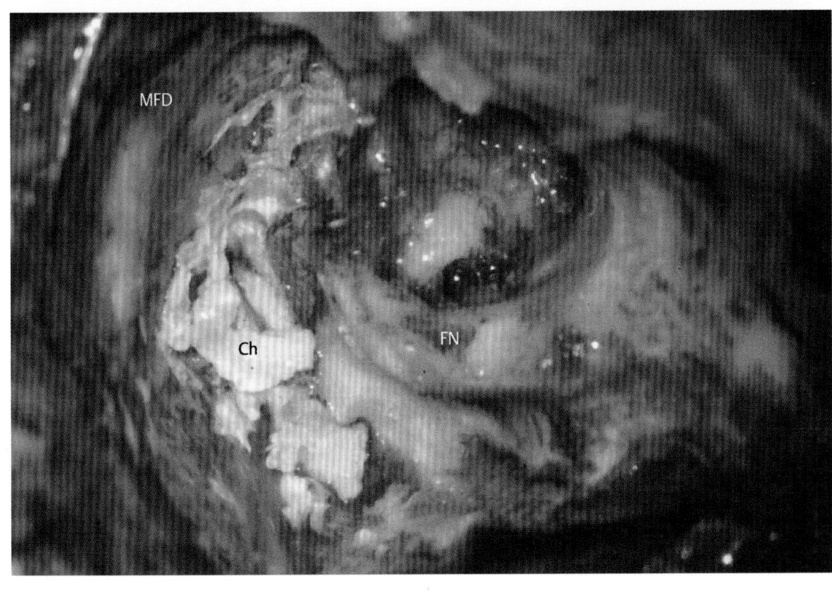

图 14.250 切除上半规管。显露沿中颅窝硬脑膜到达耳蜗前内侧的胆脂瘤。向内侧进一步剥离覆盖中颅窝硬脑膜的薄层胆脂瘤基质，可用双极电凝烧灼可疑残留胆脂瘤基质的中颅窝硬脑膜，但严禁使用单极电凝。Ch：胆脂瘤；FN：面神经；MFD：中颅窝硬脑膜

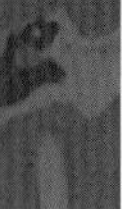

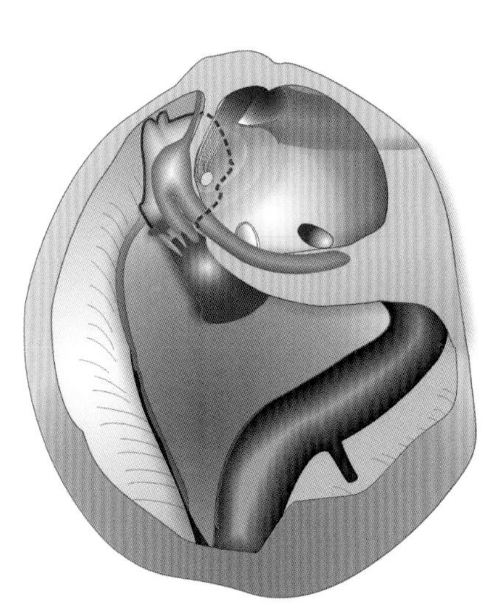

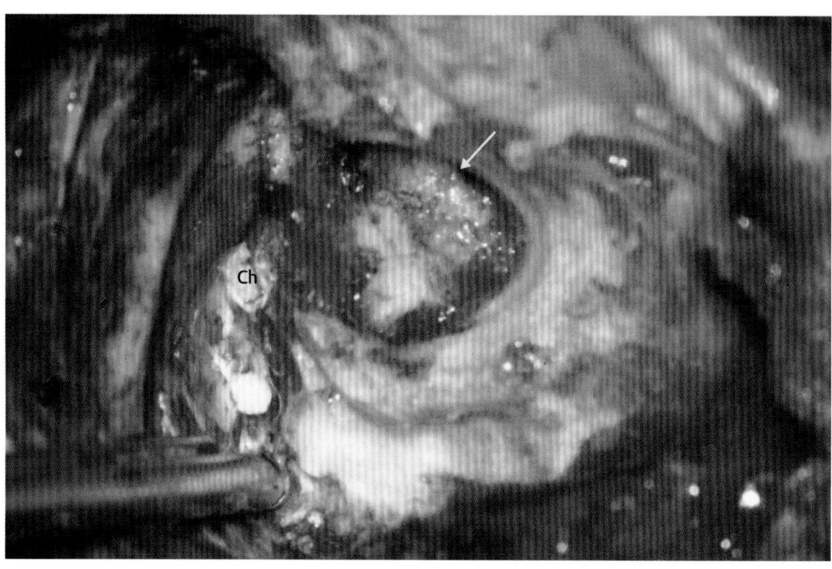

图 14.251　从膝状神经节表面剥离胆脂瘤基质，可见颈内动脉（箭头）。Ch：胆脂瘤

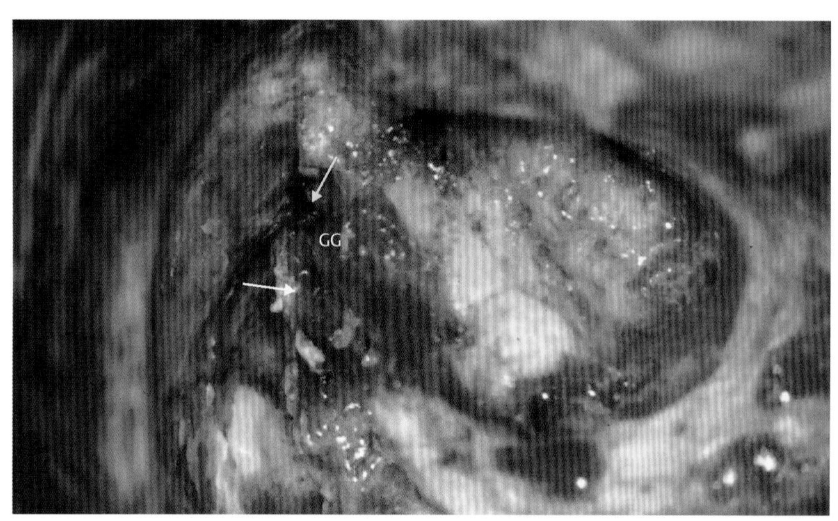

图 14.252　面神经迷路段（白色箭头）和膝状神经节段骨质被胆脂瘤侵蚀裸露。为了处理胆脂瘤的前内侧，面神经需向后方改道。显露面神经鼓室段；电凝并切断连接膝状神经节和中颅窝硬脑膜的岩浅大神经（黄色箭头）。GG：膝状神经节

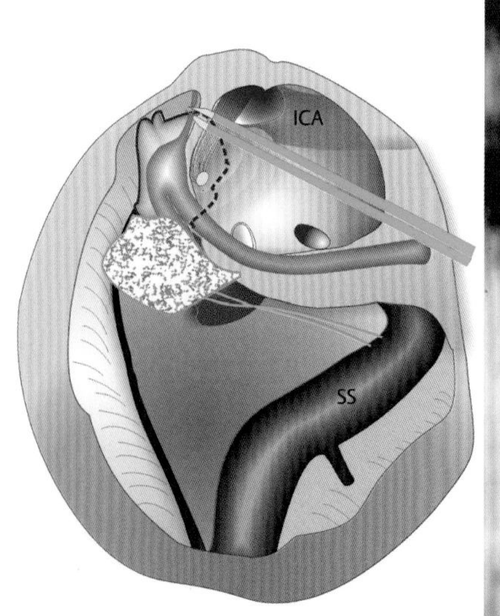

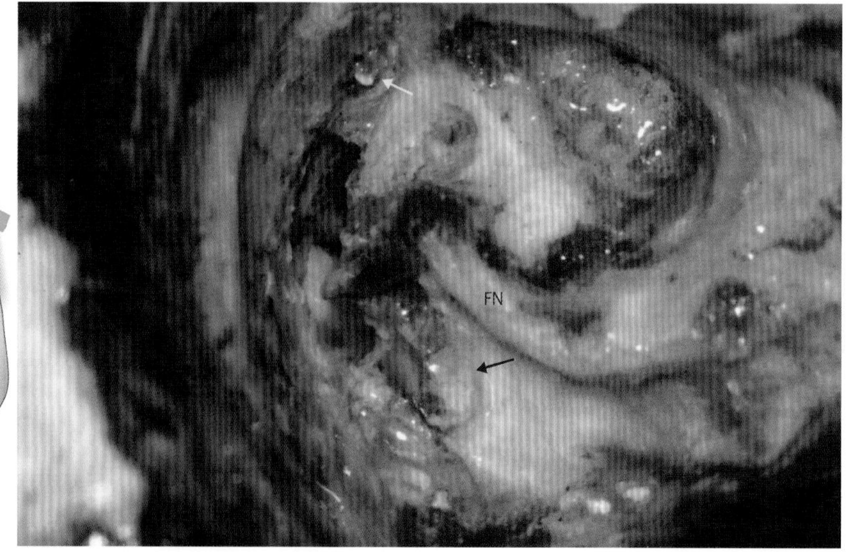

图 14.253　钻磨耳蜗，到达内听道的底部（黑色箭头），可见岩浅大神经的远端（黄色箭头）。FN：面神经；ICA：颈内动脉；SS：乙状窦

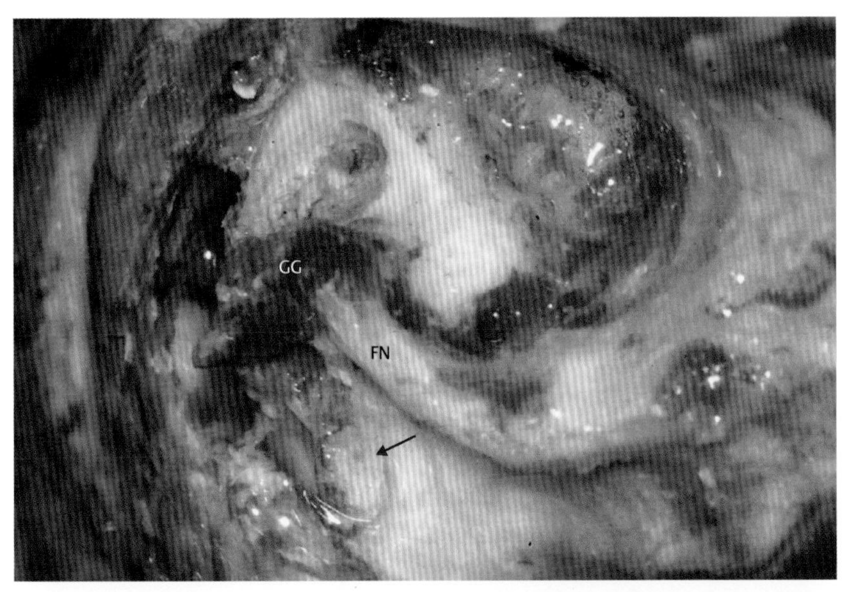

图 14.254　近距离视图。膝状神经节向后移位，可见切断的前庭上神经（箭头）。FN：面神经；GG：膝状神经节

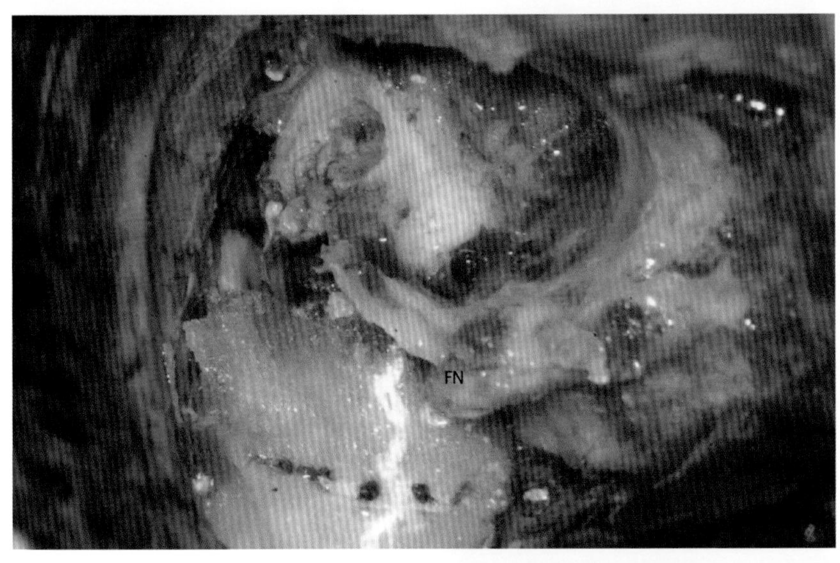

图 14.255　从骨管中分离面神经鼓室段。用脑棉片覆盖内听道口，以避免钻磨过程中碎屑进入颅内腔隙。FN：面神经

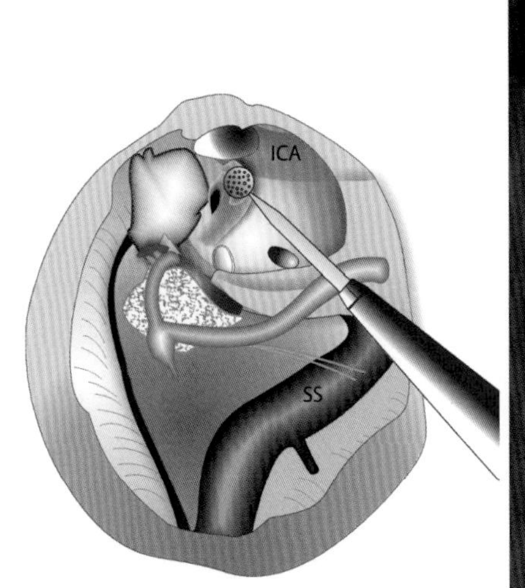

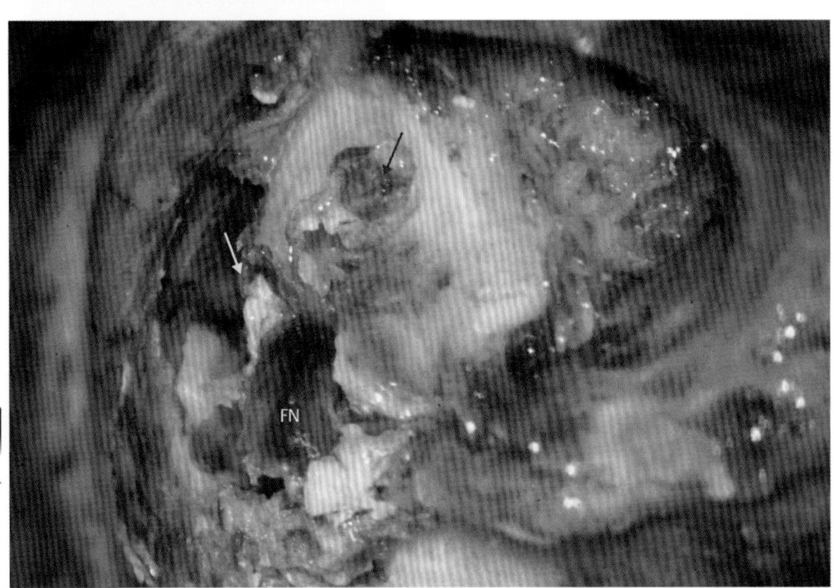

图 14.256　面神经向后移位，进一步钻磨耳蜗，可见胆脂瘤基质位于耳蜗前内侧（黄色箭头）。可见耳蜗顶转（黑色箭头）。FN：面神经；ICA：颈内动脉；SS：乙状窦

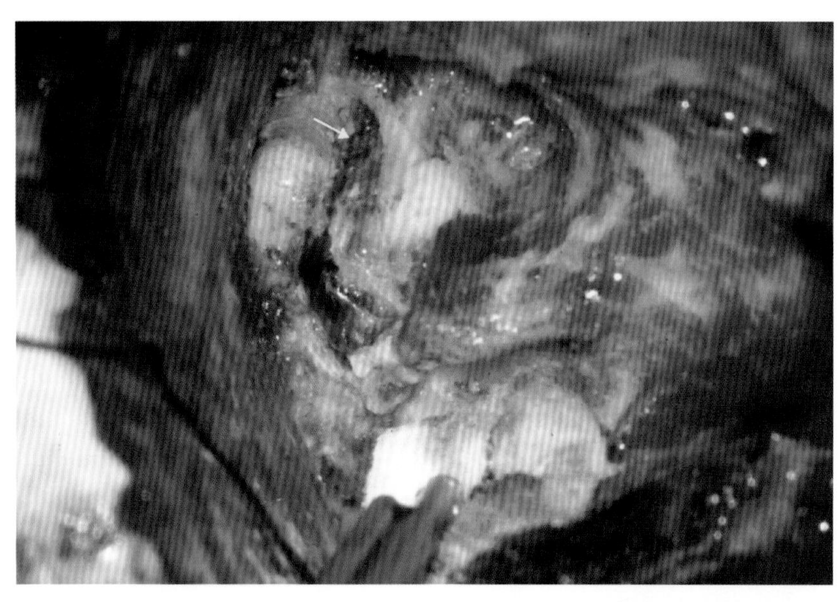

图 14.257　面神经向后改道，有利于钻磨耳蜗并暴露面神经后方覆盖的胆脂瘤基质。取一块肌肉填塞耳蜗底转残留部分（箭头）

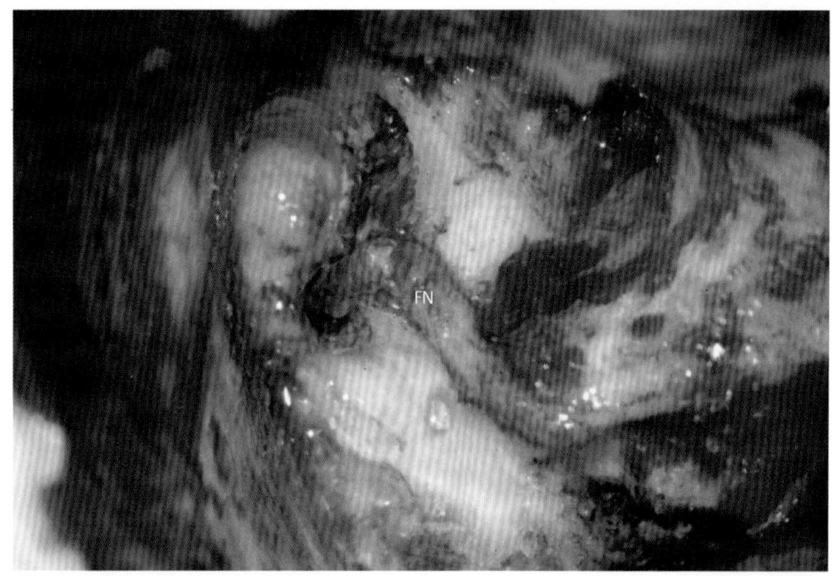

图 14.258　保留面神经的连续性，并完全切除胆脂瘤。注意耳蜗的切除使耳蜗前内侧区域有足够的空间。用一块软骨膜填塞面神经后方的内听道开口。FN：面神经

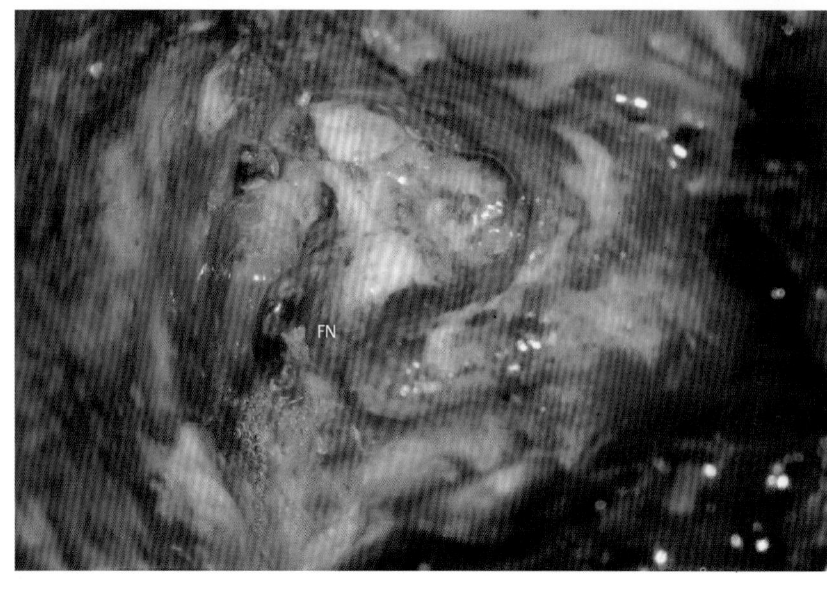

图 14.259　骨膜封闭咽鼓管。用纤维蛋白胶固定面神经走行。用腹部脂肪填充术腔。术后 1 年面神经功能恢复为Ⅲ级。FN：面神经

病例 14.11（左耳）

参见图 14.260 ~图 14.275。

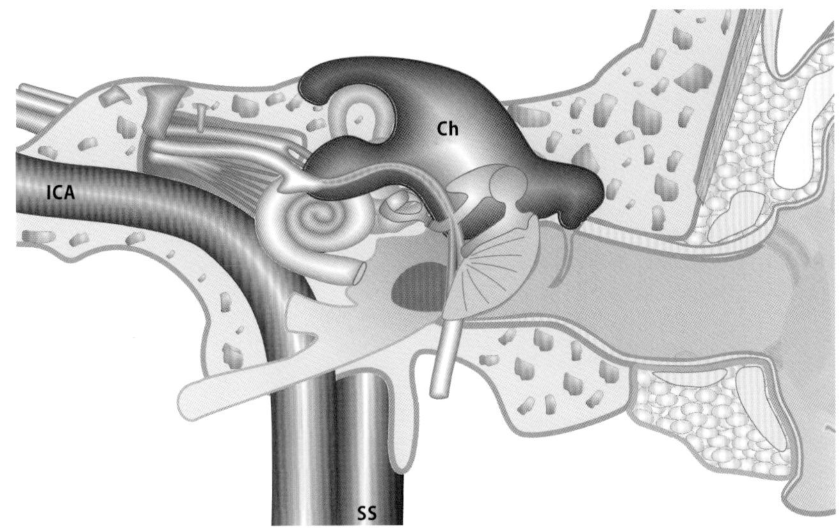

图 14.260 颞骨骨折后获得性迷路上型胆脂瘤，合并耳蜗瘘及面瘫，采用经耳囊径路胆脂瘤切除、面神经重建术。Ch：胆脂瘤；ICA：颈内动脉；SS：乙状窦

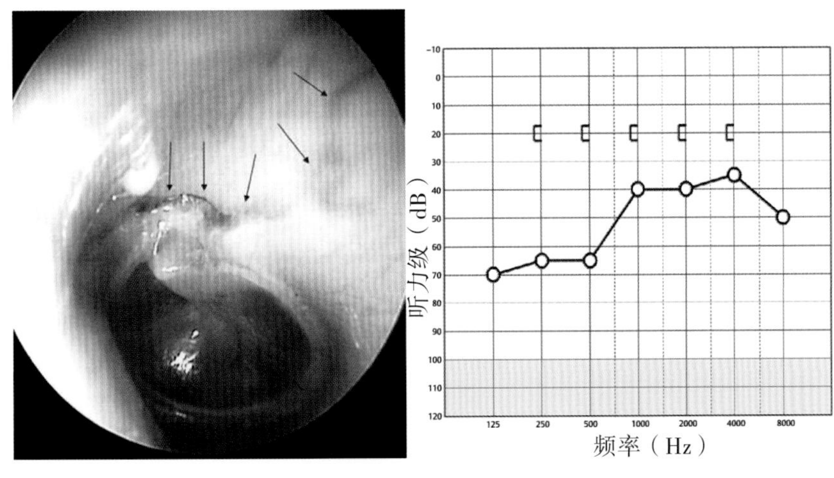

图 14.261 26 岁女性患者，10 年前左侧颞骨骨折，伴有暂时性左侧面瘫，此后完全康复。6 个月前患者出现左侧进行性面神经麻痹 V 级（House-Brackman 分级）而就诊。耳内镜检查显示骨折线位于骨性外耳道上壁（箭头）。听力检查示左耳传导性听力损失

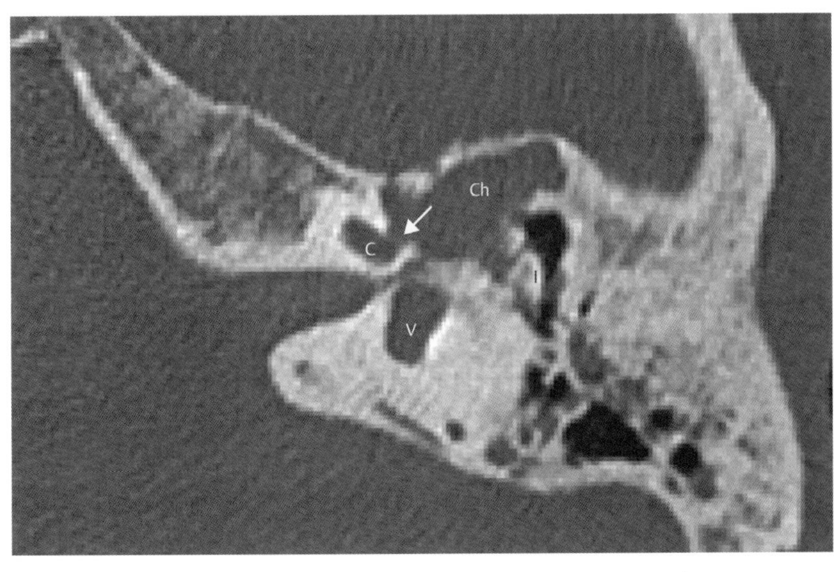

图 14.262 轴位 CT 前庭层面显示胆脂瘤破坏了锤骨头内侧面。耳蜗有瘘管（箭头）。C：耳蜗；Ch：胆脂瘤；I：砧骨；V：前庭

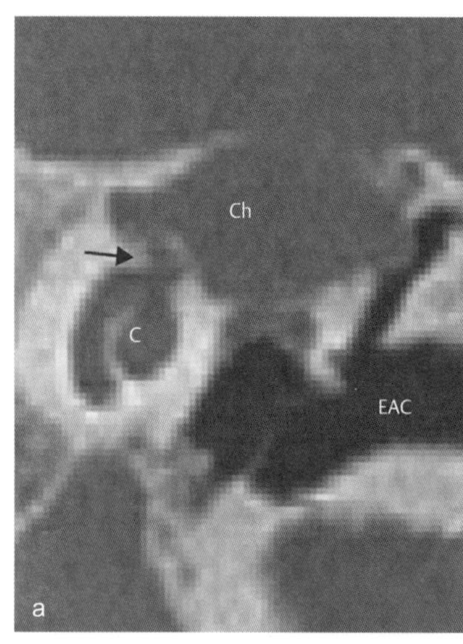

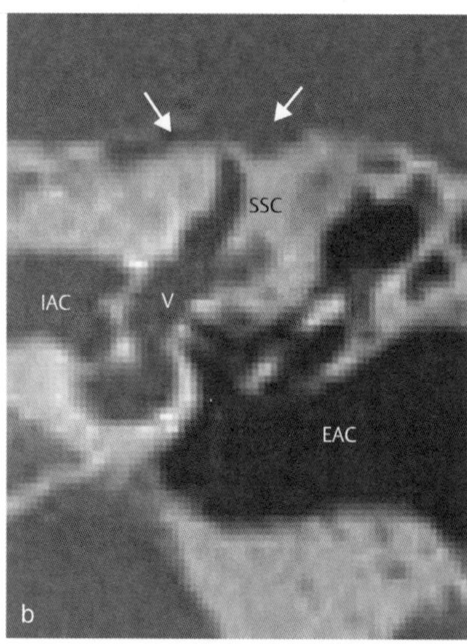

图 14.263 （a）冠状位耳蜗层面显示胆脂瘤侵蚀上鼓室内侧壁至面神经迷路段的内侧（黑色箭头）。（b）后方层面可见胆脂瘤（白色箭头）沿中颅窝硬脑膜侵犯，跨越上半规管。C：耳蜗；Ch：胆脂瘤；EAC：外耳道；IAC：内听道；SSC：上半规管；V：前庭

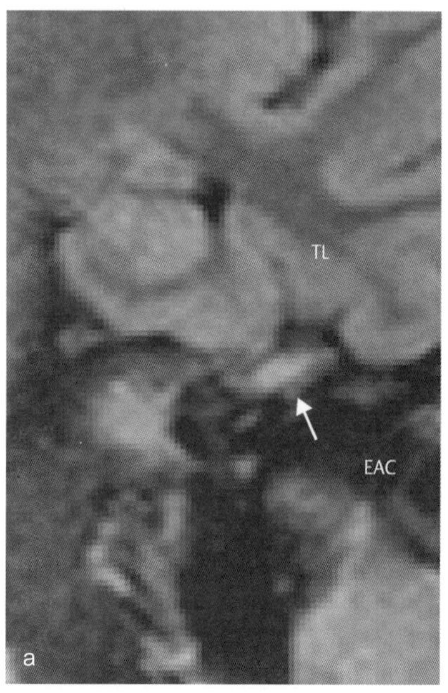

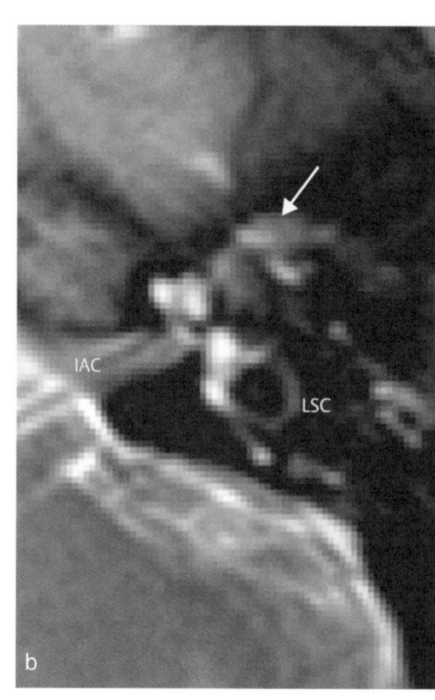

图 14.264 （a）MRI 冠状位 T1 加权像显示颞叶下的中信号强度，（b）MRI 轴位 T2 加权像在外半规管层面显示耳蜗外侧的高信号影，提示胆脂瘤存在（箭头）。EAC：外耳道；IAC：内听道；LSC：外半规管；TL：颞叶

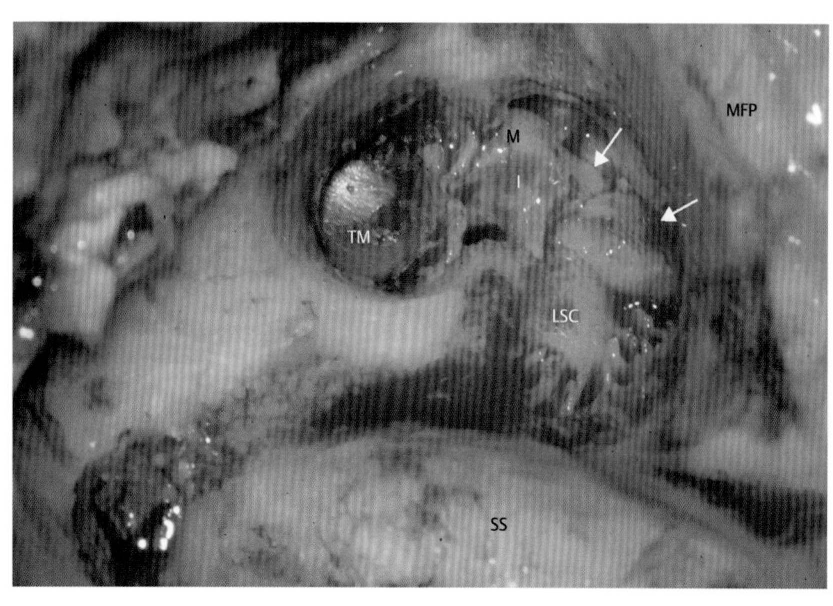

图 14.265 切除外耳道后壁，轮廓化中颅窝硬脑膜和乙状窦，可见胆脂瘤位于听骨链内侧。I：砧骨；LSC：外半规管；M：锤骨；MFP：中颅窝脑板；SS：乙状窦；TM：鼓膜

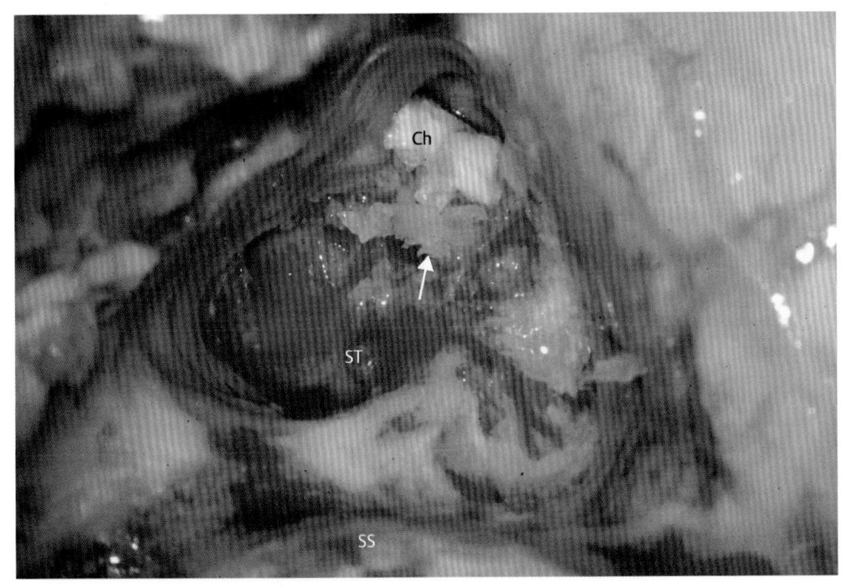

图 14.266 为显露上鼓室内侧壁胆脂瘤，一并切除鼓膜连同锤骨、砧骨。覆盖胆脂瘤的骨板（箭头）向侧方骨折，磨开填充胆脂瘤并被其侵蚀的咽鼓管上隐窝。Ch：胆脂瘤；SS：乙状窦；ST：镫骨

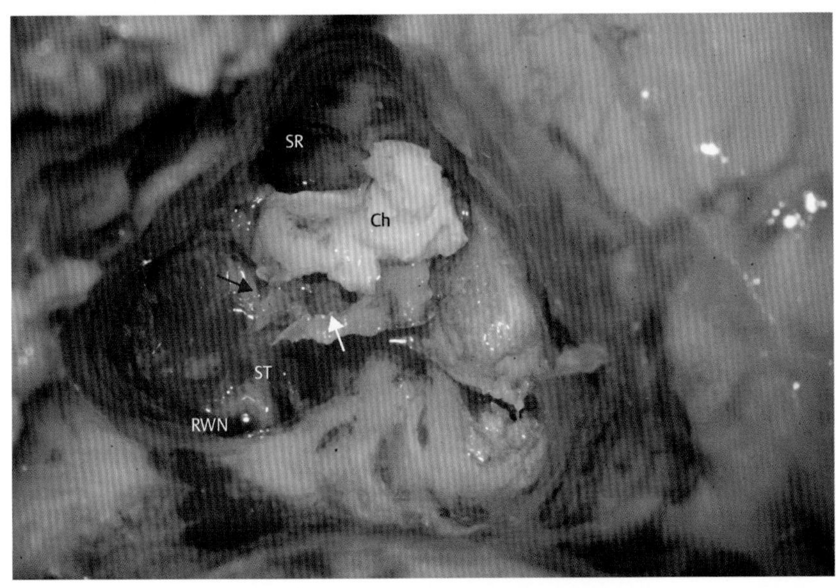

图 14.267 进一步打开咽鼓管上隐窝，内侧面可见胆脂瘤。面神经鼓室段（白色箭头）在匙突（黑色箭头）上方走行。Ch：胆脂瘤；RWN：圆窗龛；SR：咽鼓管上隐窝；ST：镫骨

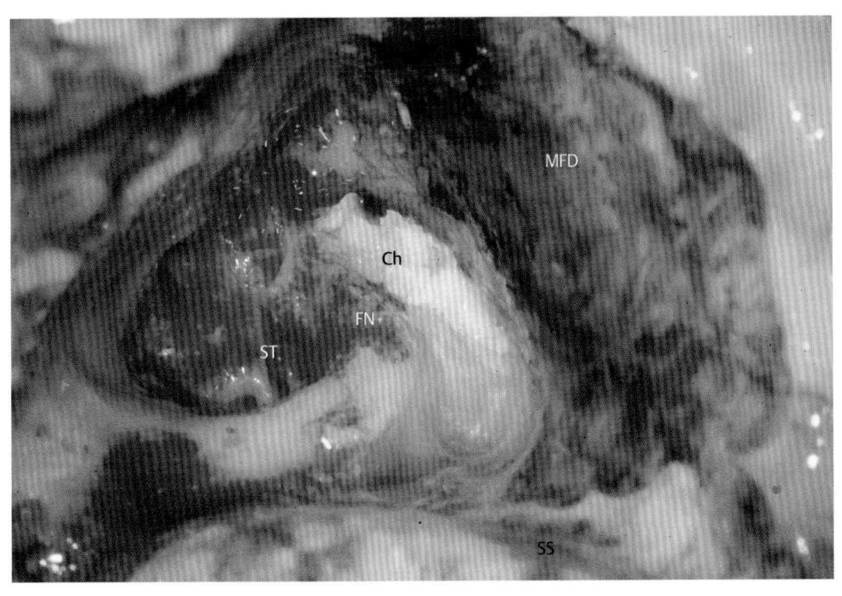

图 14.268 胆脂瘤位于面神经内侧。为了显露中颅窝脑板内下方的胆脂瘤，磨除胆脂瘤外侧的中颅窝脑板，注意不要损伤硬脑膜。用双极电凝烧灼收缩硬脑膜以扩大术野空间。Ch：胆脂瘤；FN：面神经；MFD：中颅窝硬脑膜；ST：镫骨；SS：乙状窦

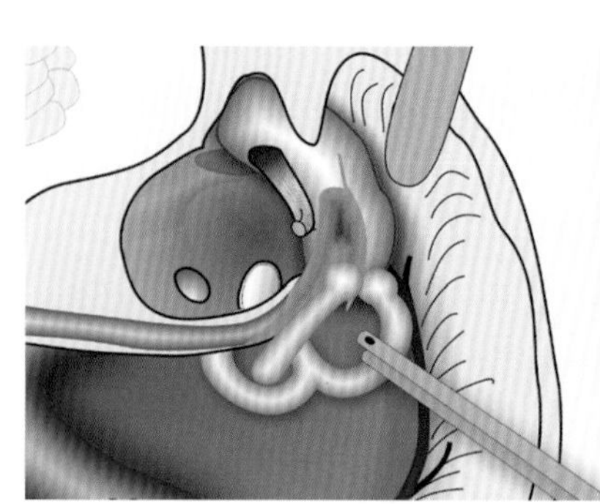

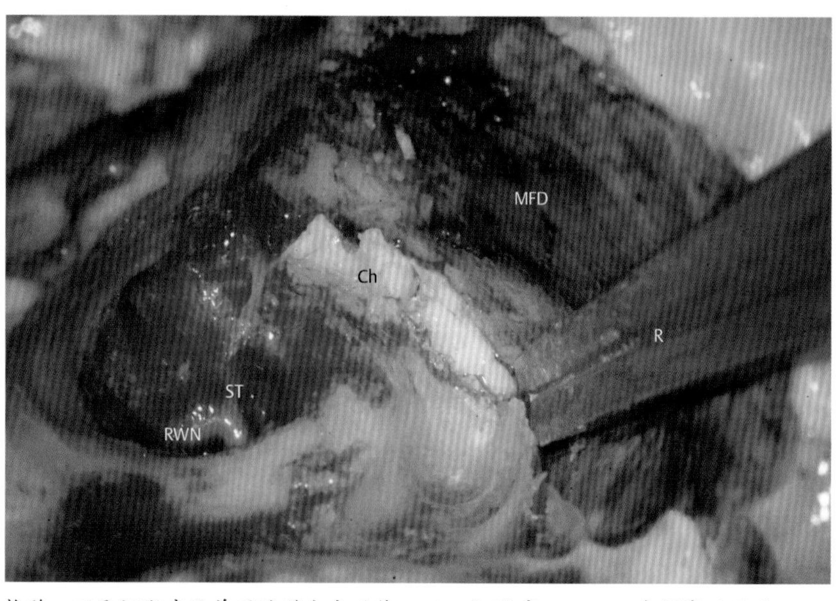

图 14.269　用中颅窝撑开器将硬脑膜向上推移，可见胆脂瘤沿着硬脑膜向内延伸。Ch：胆脂瘤；MFD：中颅窝硬脑膜；R：牵开器；RWN：圆窗龛；ST：镫骨

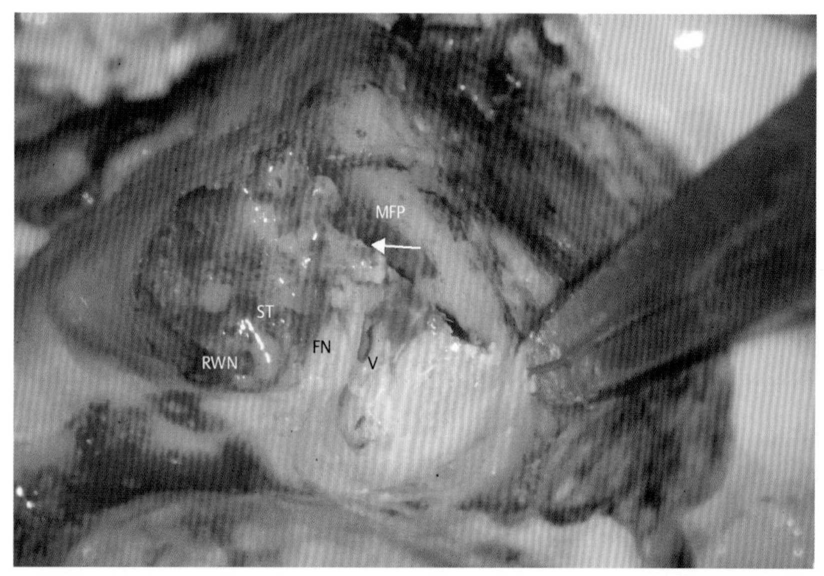

图 14.270　切除半规管，打开前庭，以清除面神经和中颅窝脑板间的胆脂瘤。面神经广泛暴露，并可见膝状神经节处存在损伤（箭头）。FN：面神经；MFP：中颅窝脑板；RWN：圆窗龛；ST：镫骨；V：前庭

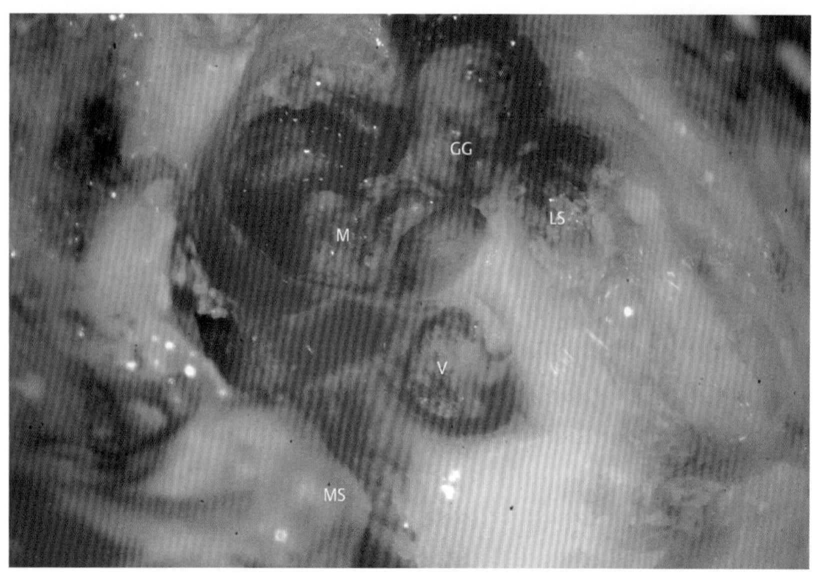

图 14.271　切断面神经（乳突段向外翻转），沿面神经迷路段内侧磨除耳蜗和前庭，以暴露出健康的面神经。GG：膝状神经节；LS：面神经（迷路段）；M：蜗轴；MS：面神经（乳突段）；V：前庭

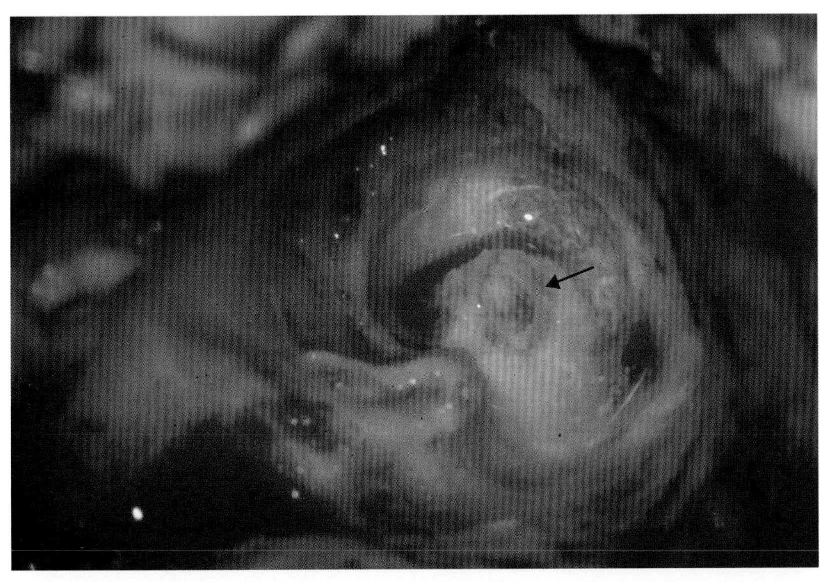

图 14.272　切除迷路到达内听道底(箭头)

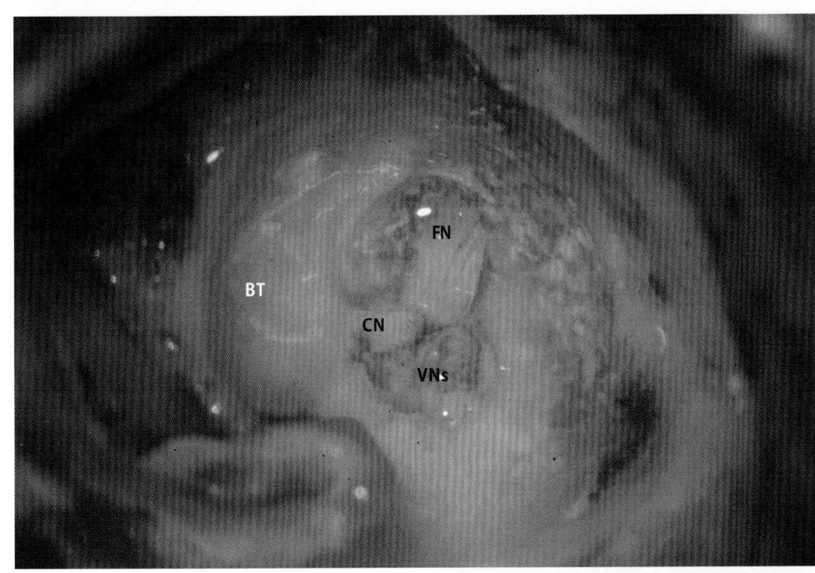

图 14.273　磨除内听道底骨板，暴露底部的神经。为了重建面神经，应清楚地识别每根神经，在不损伤的情况下暴露足够长的面神经。BT：耳蜗底转；CN：耳蜗神经；FN：面神经；VNs：前庭神经

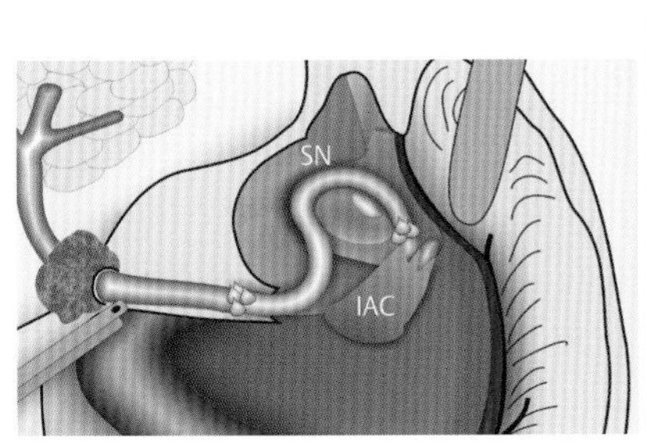

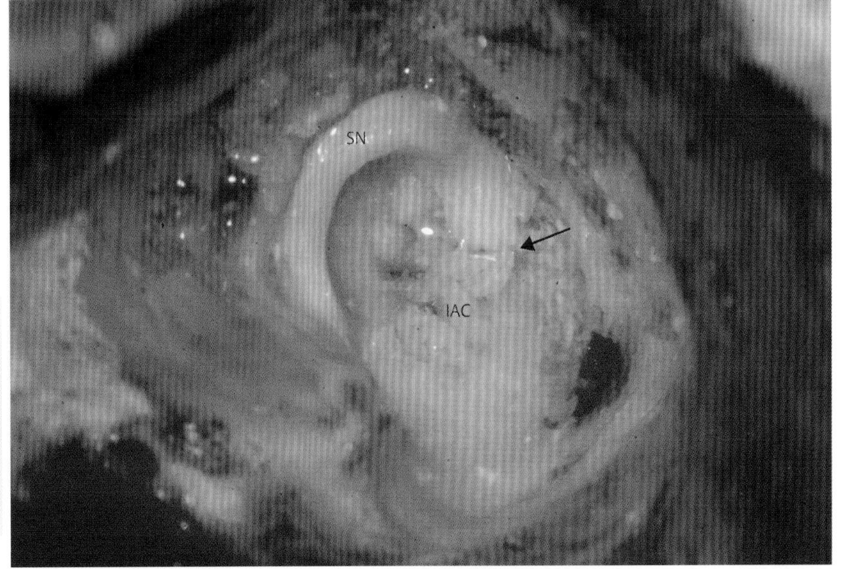

图 14.274　采用腓肠神经重建面神经，以耳蜗底转沟槽稳固移植的神经。近端吻合口清晰可见（箭头）。IAC：内听道；SN：腓肠神经移植

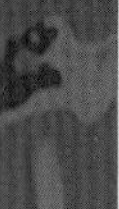

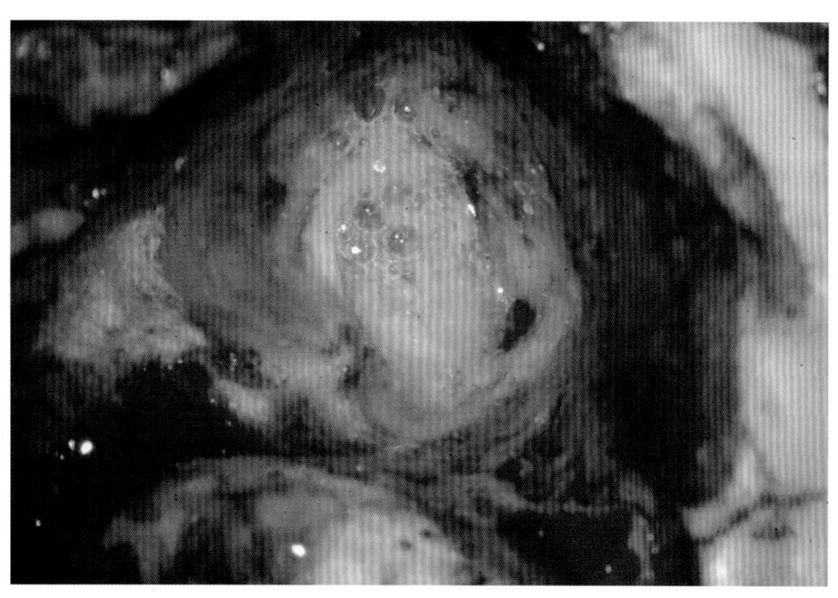

图 14.275 用筋膜覆盖两个吻合口，并用纤维蛋白胶固定

病例 14.12（右耳）

参见图 14.276 ~ 图 14.293。

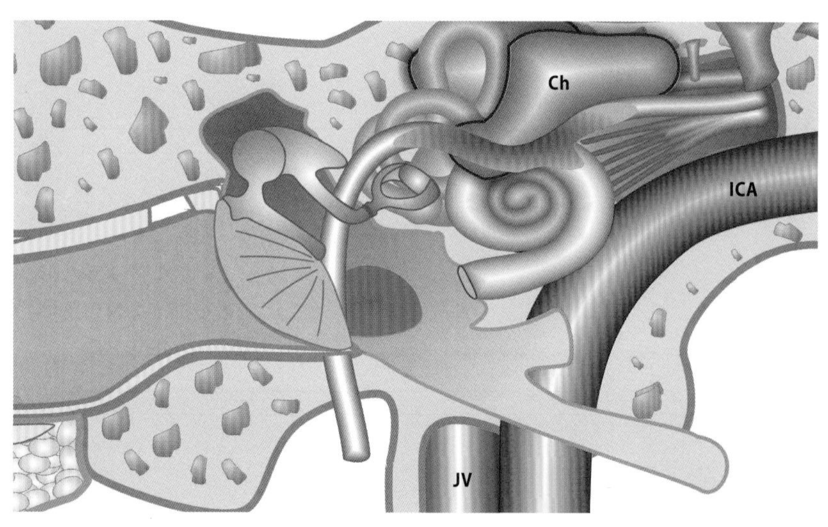

图 14.276 先天性迷路上型岩部胆脂瘤，合并不完全性面神经麻痹，伴耳蜗、后迷路及内听道受侵，采用经耳囊径路联合面神经重建术。Ch：胆脂瘤；ICA：颈内动脉；JV：颈内静脉

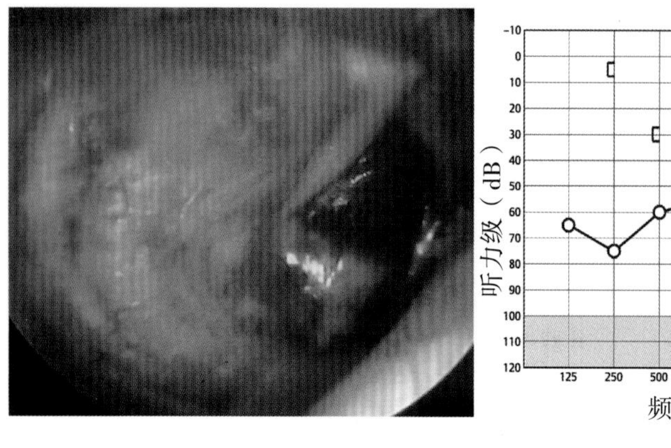

图 14.277 48 岁患者，缓慢进行性听力下降伴面神经麻痹多年，影像学检查提示岩部胆脂瘤。术前面神经麻痹伴联动 HB Ⅲ级，耳内镜检查显示鼓膜正常。术前听力显示患耳传导性听力损失 50 dB，骨传导良好。对侧耳听力水平正常

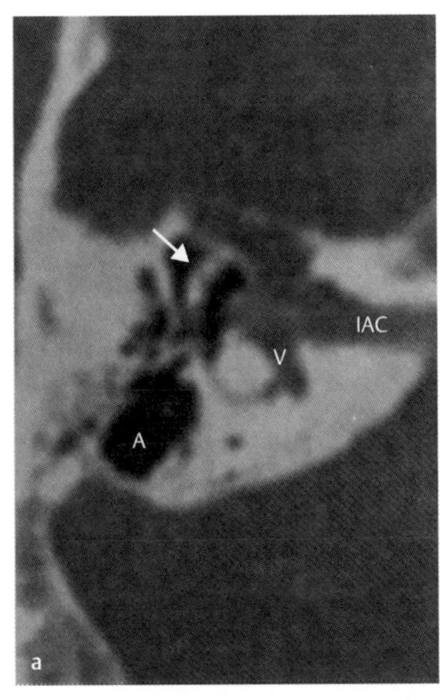

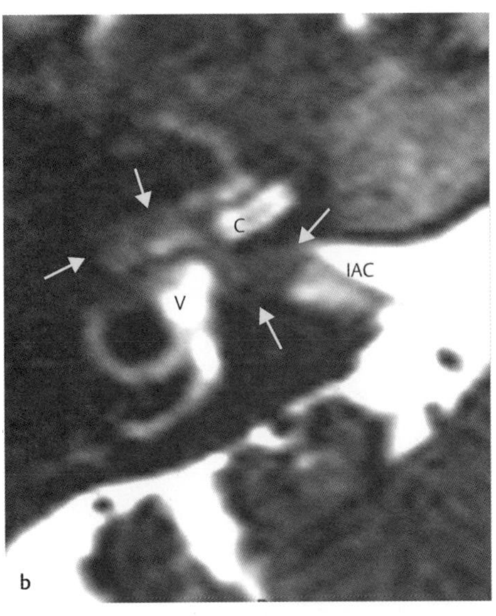

图 14.278 （a）术前轴位 CT 显示前庭和内听道外侧部骨质受侵。在听骨链（白色箭头）和鼓窦周围未见胆脂瘤。（b）MRI 的 T2 加权像显示胆脂瘤向内侧延伸（黄色箭头），跨越迷路至外耳道。A：鼓窦；C：耳蜗；IAC：内听道；V：前庭

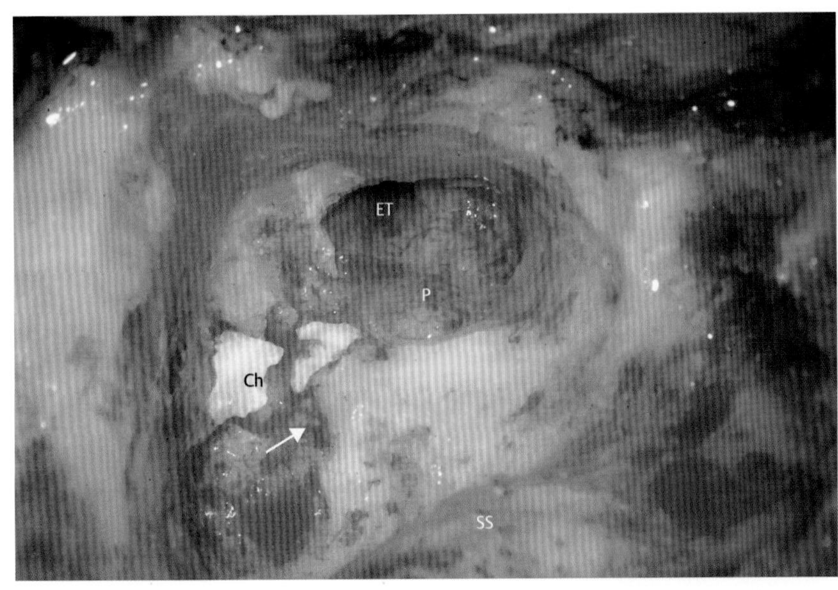

图 14.279 去除鼓膜耳道瓣后，行开放式乳突切除术，可见上鼓室内侧壁胆脂瘤，外半规管可见一瘘口（箭头）。Ch：胆脂瘤；ET：咽鼓管；P：鼓岬；SS：乙状窦

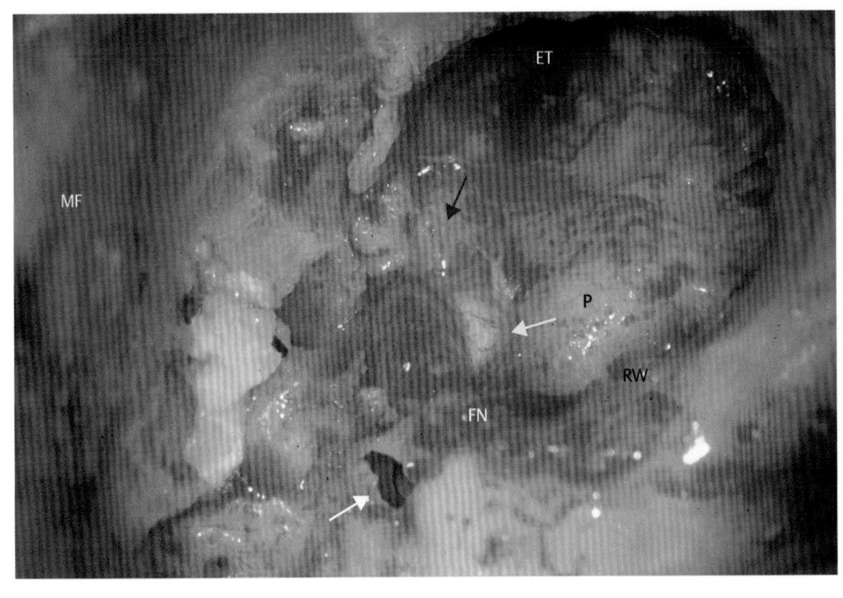

图 14.280 去除覆盖面神经鼓室段的胆脂瘤，可见面神经裸露呈炎症表现。前庭和卵圆窗处的胆脂瘤（黄色箭头）将面神经鼓室段向外侧推移，后方乳突段面神经尚正常。外半规管（白色箭头）可见一个大的瘘口。ET：咽鼓管；FN：面神经；MF：中颅窝；P：鼓岬；RW：圆窗

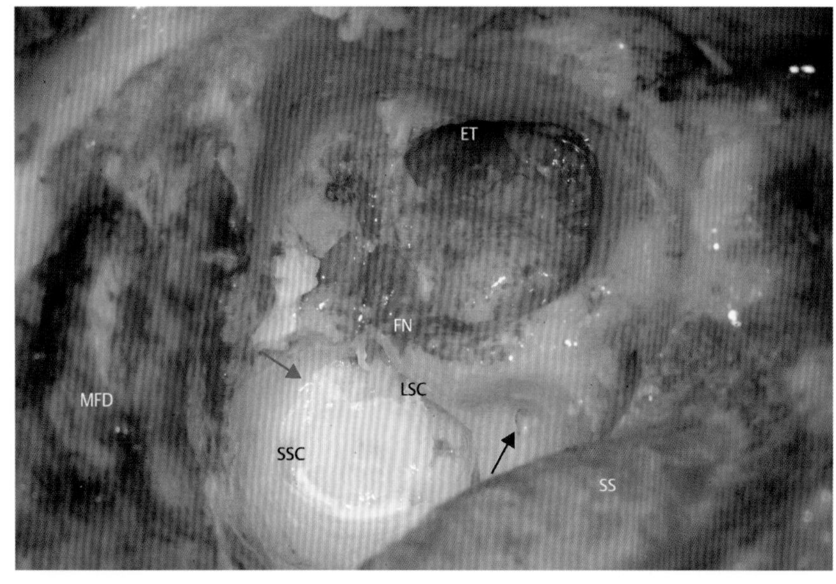

图 14.281 行迷路切除术，可见后半规管开口（黑色箭头）。胆脂瘤侵犯上半规管（蓝色箭头）。ET：咽鼓管；FN：面神经；LSC：外半规管；MFD：中颅窝硬脑膜；SS：乙状窦；SSC：上半规管

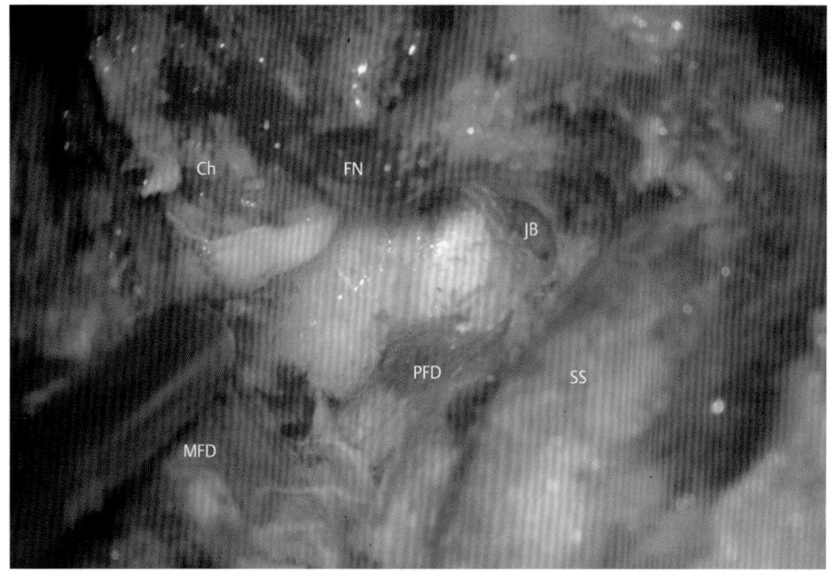

图 14.282 为显露内听道区域，磨除面神经和后颅窝硬脑膜之间骨质。颈静脉球位于面神经下方的蓝色区域。Ch：胆脂瘤；FN：面神经；JB：颈静脉球；MFD：中颅窝硬脑膜；PFD：后颅窝硬脑膜；SS：乙状窦

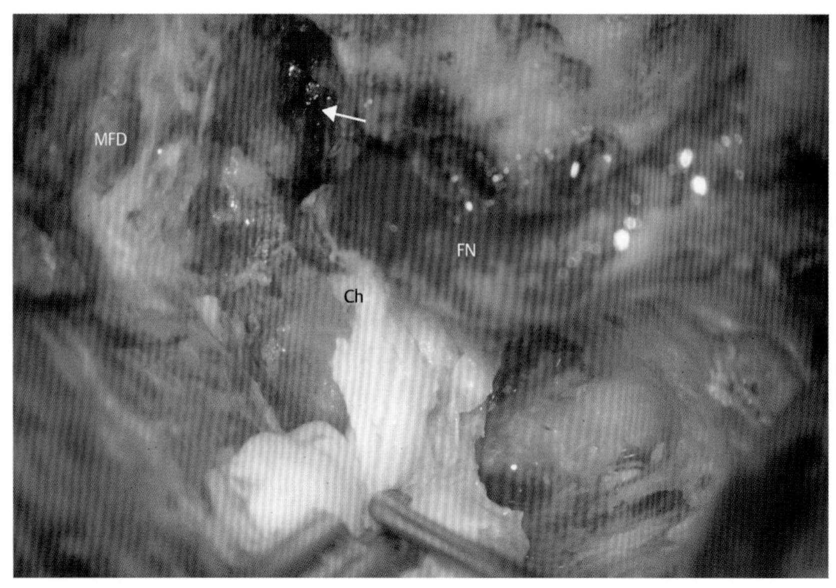

图 14.283 前方为中颅窝硬脑膜，显露上鼓室胆脂瘤。胆脂瘤减容后发现面神经明显变细，很难在不移位的情况下，完全清除面神经表面的薄层胆脂瘤基质，遂行面神经改道，在中颅窝硬脑膜附近切断岩浅大神经（箭头）后将面神经向后移位。Ch：胆脂瘤；FN：面神经；MFD：中颅窝硬脑膜

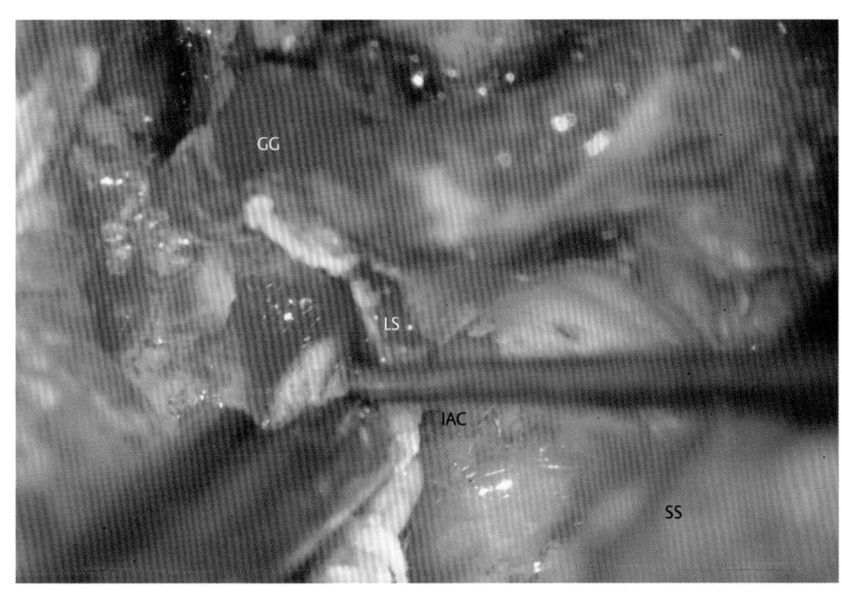

图 14.284　从内听道的后方剥离胆脂瘤。GG：膝状神经节；IAC：内听道；LS：横窦；SS：乙状窦

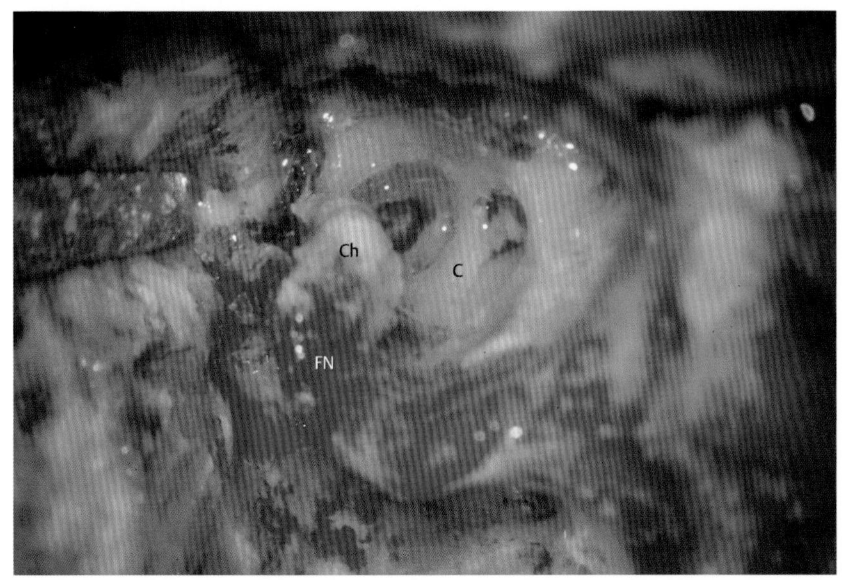

图 14.285　面神经下方的胆脂瘤向下侵犯耳蜗。C：耳蜗；Ch：胆脂瘤；FN：面神经

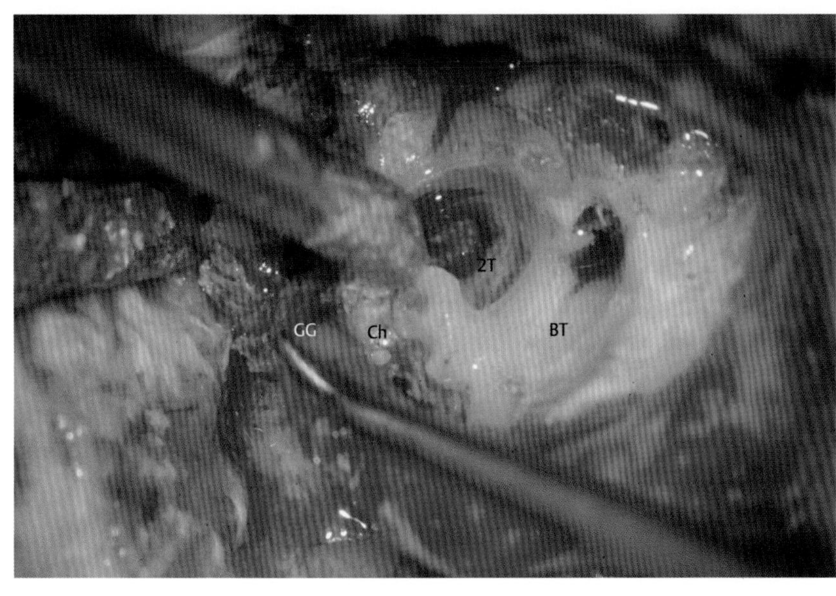

图 14.286　可见膝状神经节和耳蜗间的胆脂瘤基质。BT：耳蜗底转；2T：耳蜗第二转；Ch：胆脂瘤；GG：膝状神经节

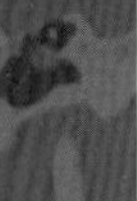

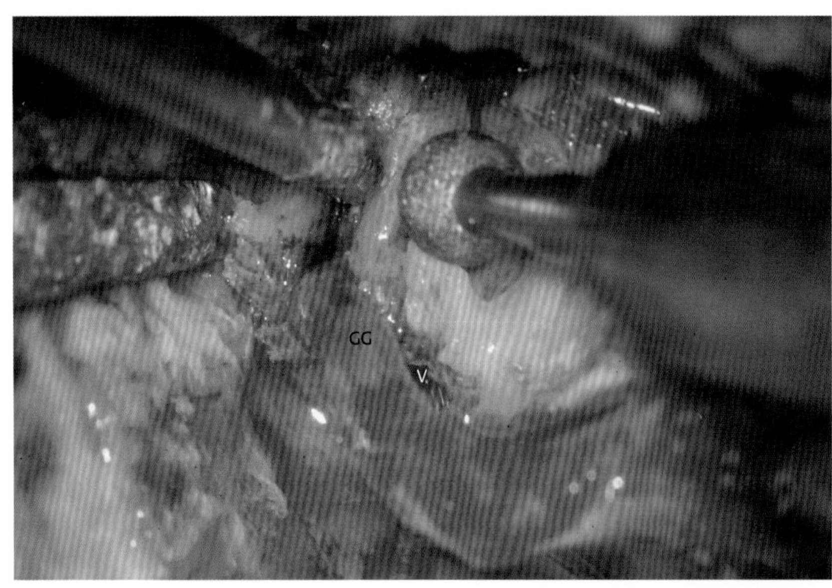

图 14.287 磨除耳蜗以清除内耳中胆脂瘤。GG：膝状神经节；V：前庭

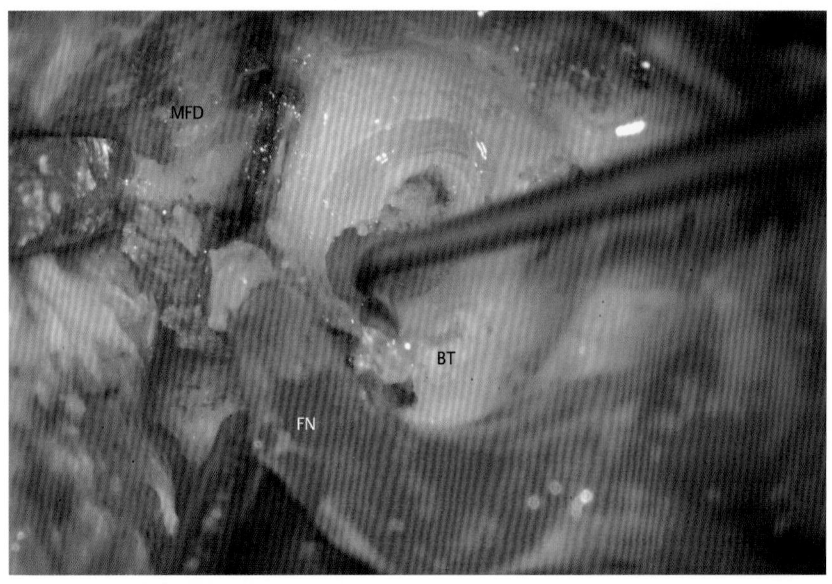

图 14.288 剥离侵犯耳蜗底转和前庭的胆脂瘤。BT：耳蜗底转；FN：面神经；MFD：中颅窝硬脑膜

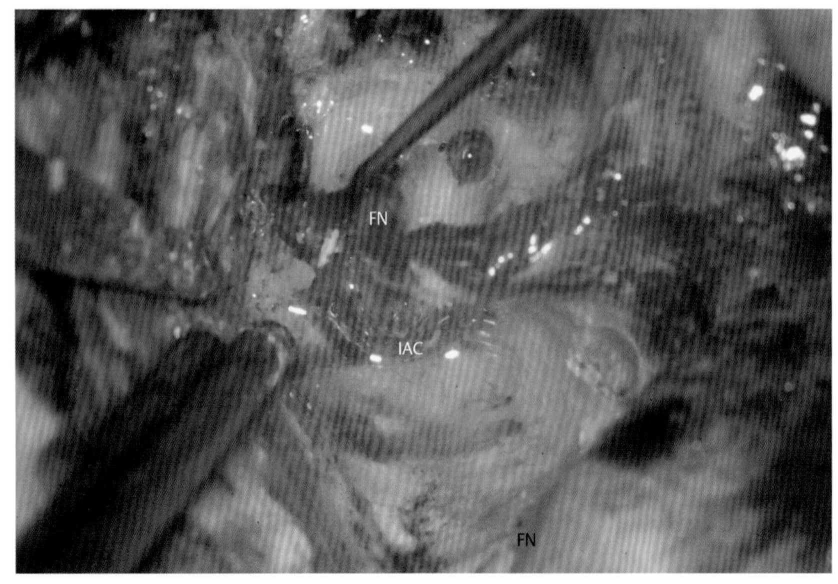

图 14.289 检查面神经显示胆脂瘤未被完全切除。根据患者年龄和面神经损伤情况决定术中将面神经横断。FN：面神经；IAC：内听道

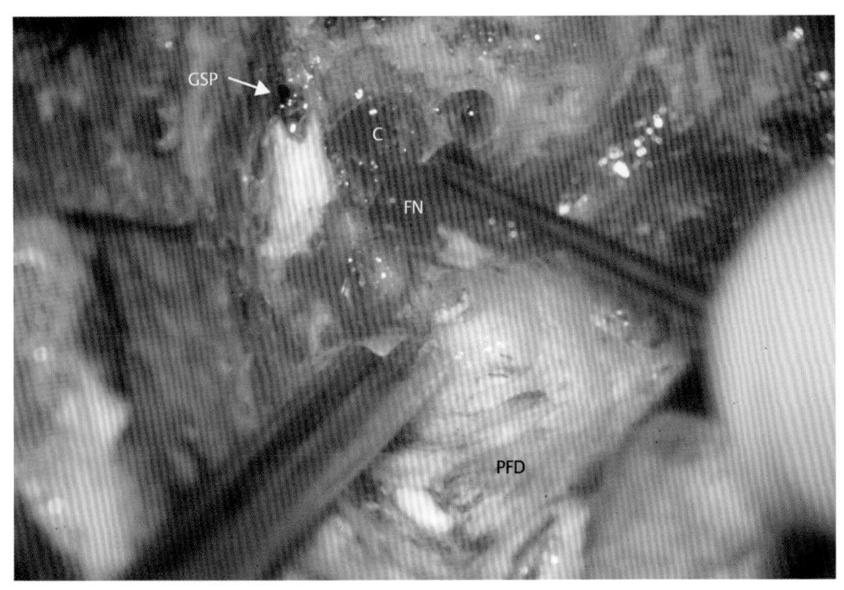

图 14.290 面神经迷路段非常纤细，完全清除此段薄层胆脂瘤基质似乎十分困难。考虑到术前面神经功能（HB Ⅲ级），为了根除胆脂瘤，最终切除受损段面神经。C：耳蜗；FN：面神经；GSP：岩浅大神经；PFD：后颅窝硬脑膜

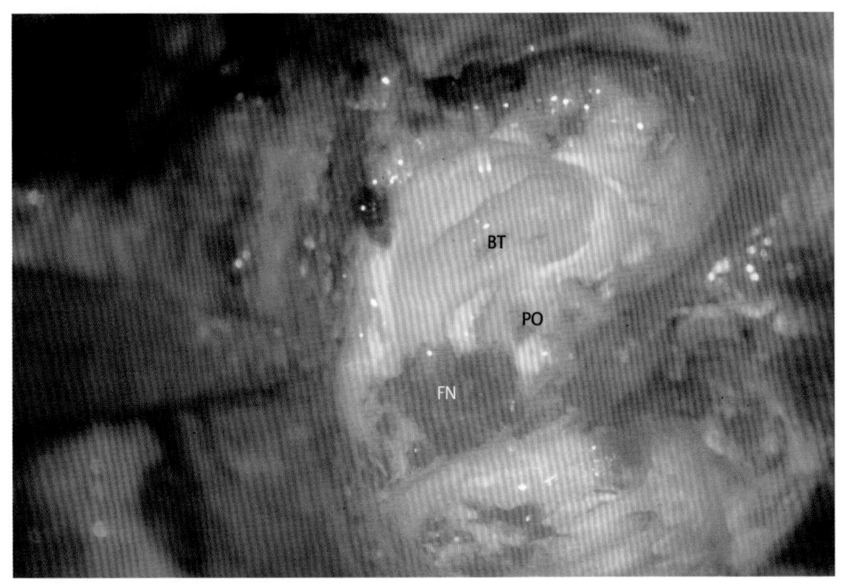

图 14.291 进一步钻磨耳蜗，为神经移植制造移植床。对应耳蜗底转的凹槽用来容纳神经移植物。锐性剪断病变面神经至显露正常面神经组织。为避免术后脑脊液漏，用骨膜填塞内听道，显露面神经远端残端。BT：耳蜗底转；FN：面神经；PO：骨膜

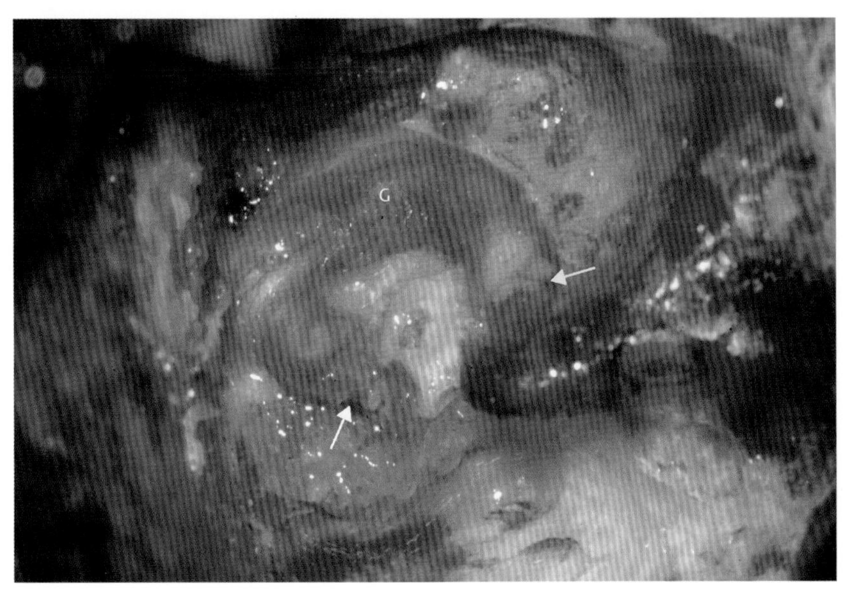

图 14.292 用耳蜗底转来固定神经移植物，可见面神经远端（黄色箭头）和近端（白色箭头）吻合口。用纤维蛋白胶固定吻合口和移植物，用腹部脂肪填充术腔。G：神经移植

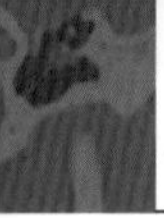

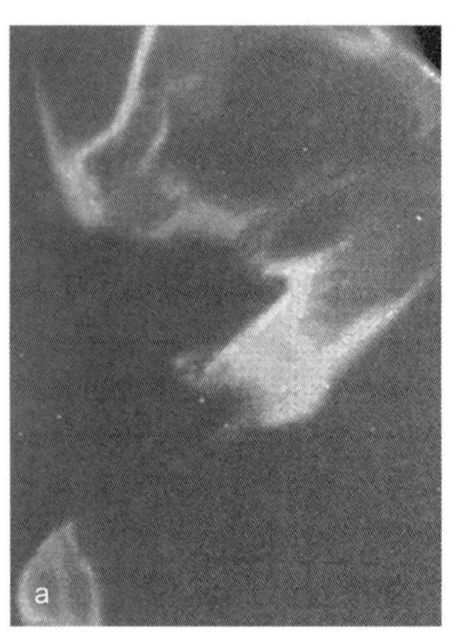

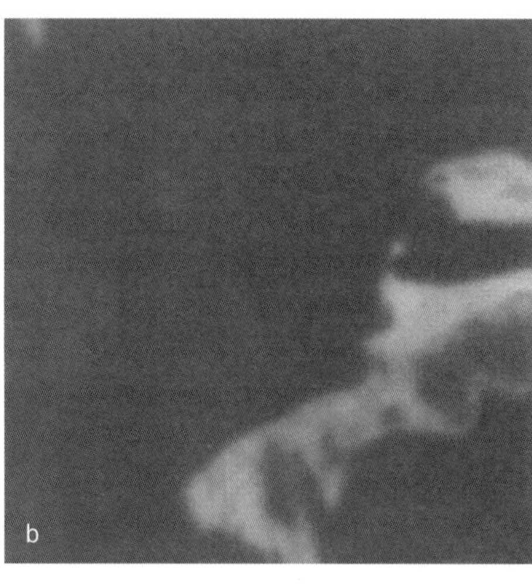

图 14.293 术后颞骨 CT 显示后颅窝（a；轴位切面）和中颅窝（b；冠状位切面）骨质广泛被磨除。术后 1 年面神经功能恢复至 HB Ⅲ级，伴联带运动

病例 14.13（左耳）

参见图 14.294 ~ 图 14.349。

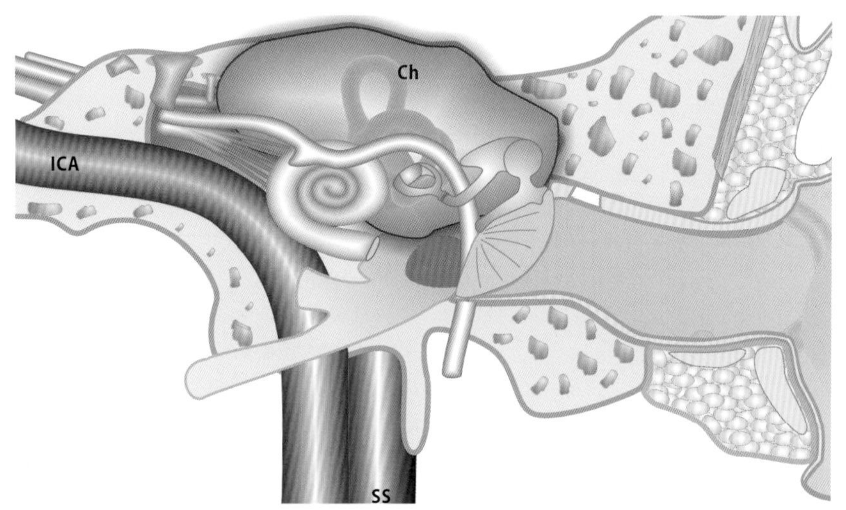

图 14.294 先天性迷路上型岩部胆脂瘤，侵犯至内听道，破坏耳蜗和后迷路，采用经耳囊径路联合面神经重建术。Ch：胆脂瘤；ICA：颈内动脉；SS：乙状窦

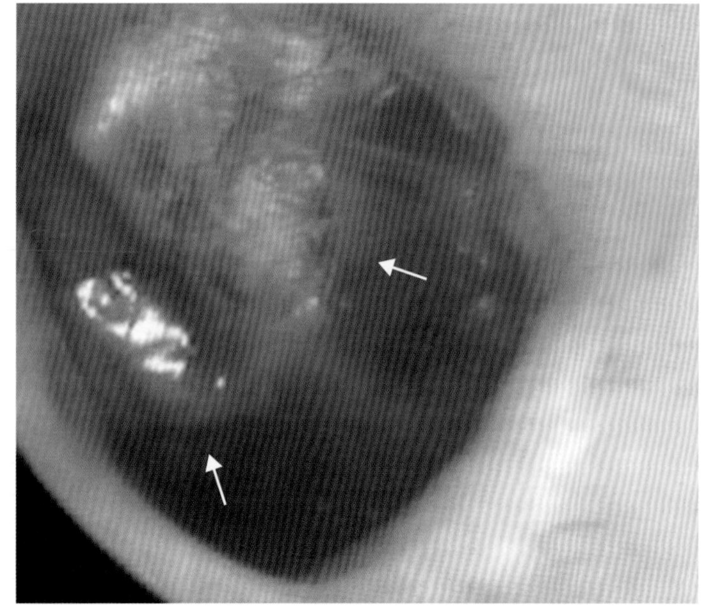

图 14.295 该患者曾于神经外科采用中颅窝径路行岩部胆脂瘤切除，但术后出现不完全面瘫。胆脂瘤复发致患者出现完全性面瘫，遂行此修正手术。术前耳内镜检查发现锤骨柄下方有白色团块（箭头）。面神经 HB 分级为Ⅳ级

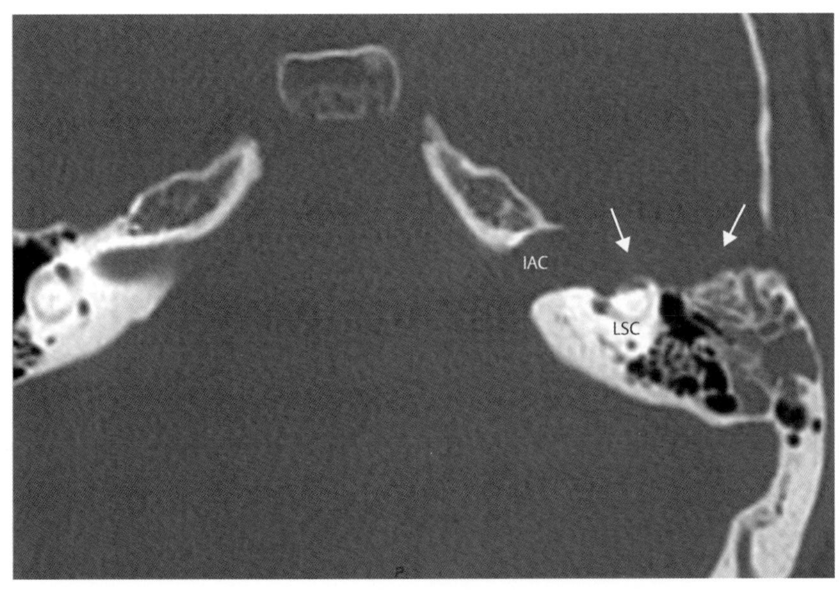

图 14.296 术前 CT 显示岩锥骨前方骨质受侵蚀（箭头），外半规管受累，内听道扩大。IAC：内听道；LSC：外半规管

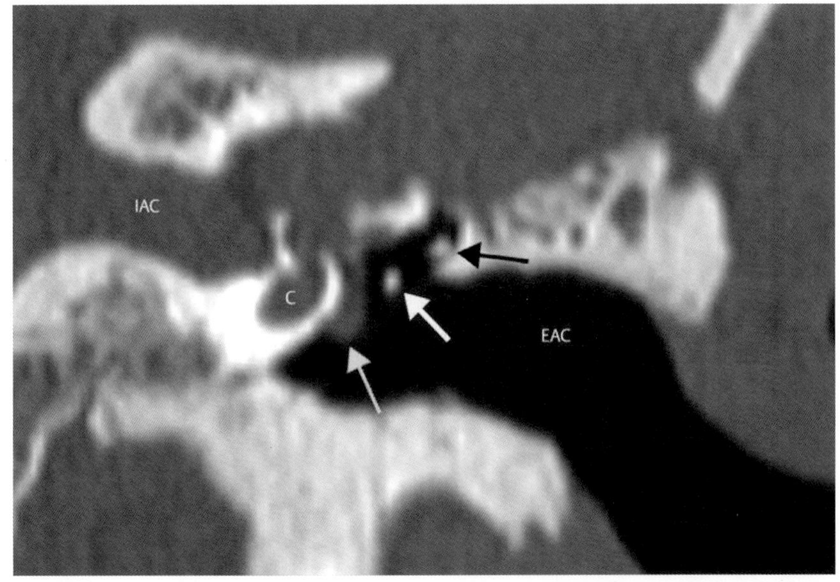

图 14.297 冠状位 CT 砧骨短突（黑色箭头）和砧镫关节（白色箭头）层面显示耳蜗和内听道底部有广泛的骨质缺损。可见胆脂瘤从鼓室内侧壁突出覆盖鼓岬（黄色箭头）。中颅窝表面骨片存在 。C：耳蜗；EAC：外耳道；IAC：内听道

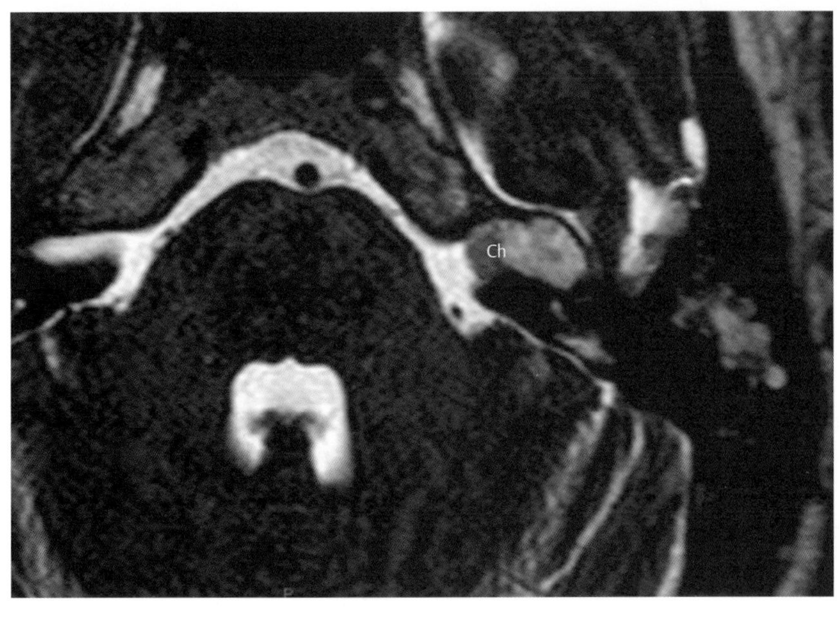

图 14.298 增强 MRI 的 T2 加权像轴位层面清楚地显示胆脂瘤延伸入内听道。Ch：胆脂瘤

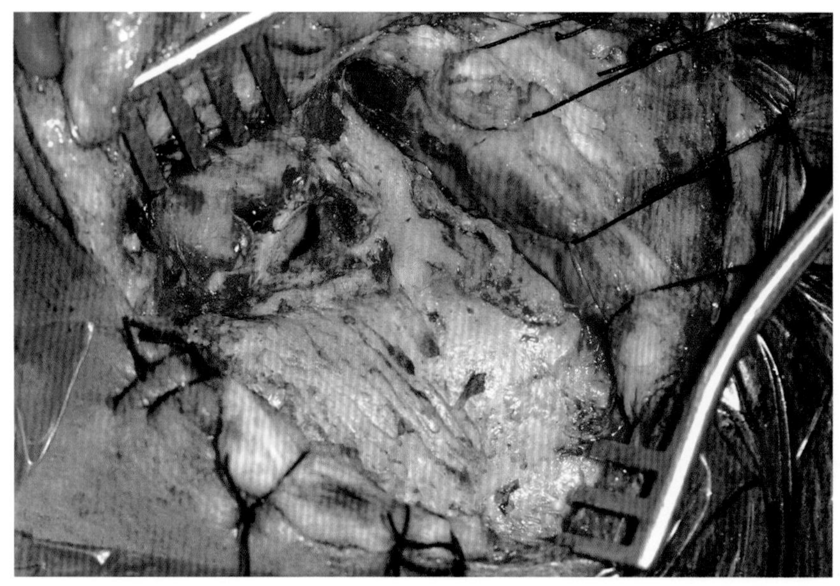

图 14.299　岩部胆脂瘤术的术腔准备。为暴露岩尖提供足够术野，需充分暴露颅骨外侧面，包括枕骨前上部分和顶骨前下部分。注意与常规中耳手术的区别

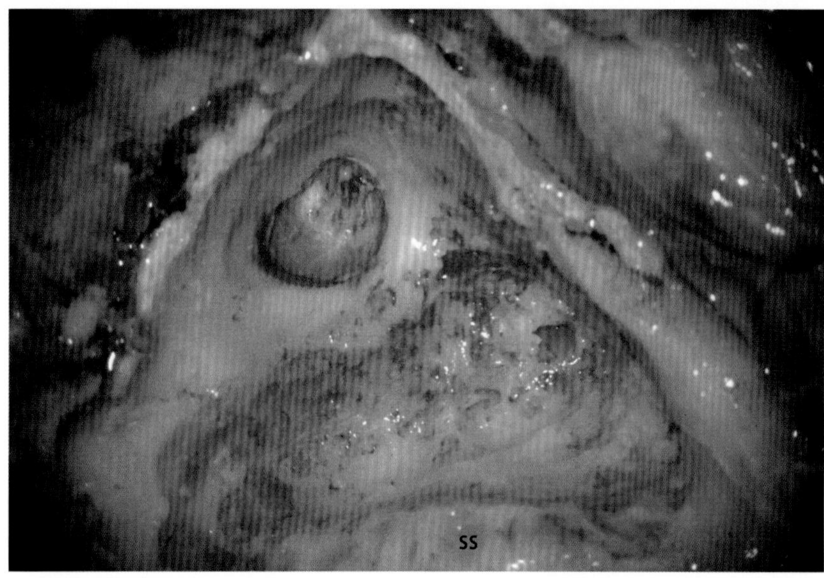

图 14.300　开放式乳突切除术。部分骨性外耳道后壁被切除，乳突区无胆脂瘤。SS：乙状窦

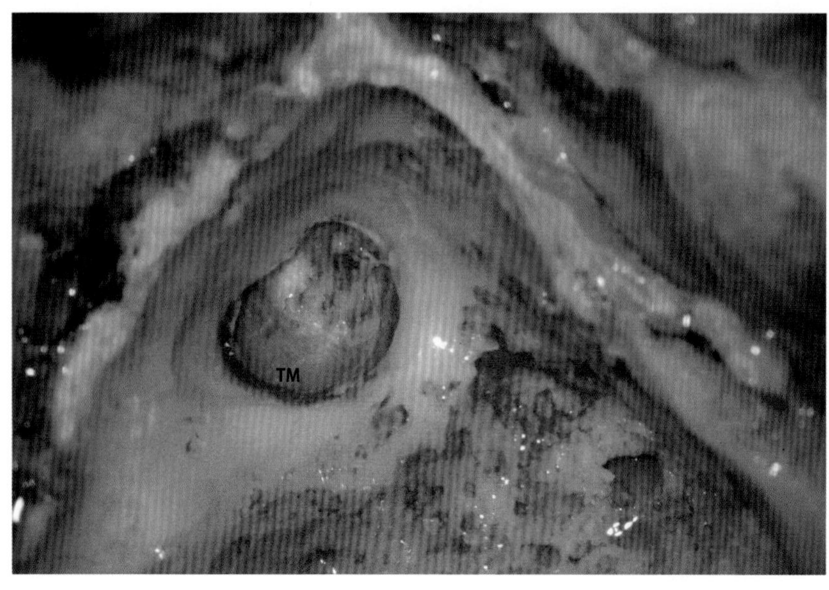

图 14.301　在完整鼓膜后可见白色团块，提示先天性胆脂瘤。TM：鼓膜

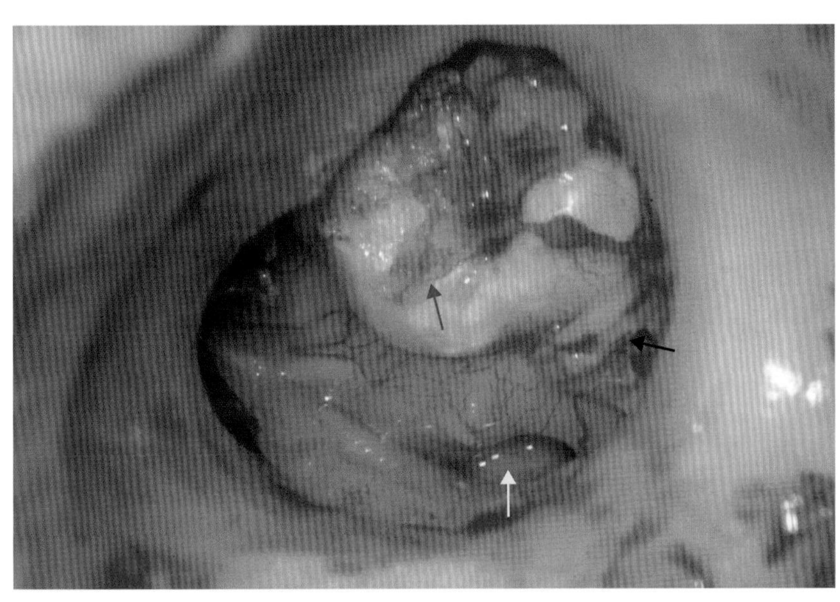

图 14.302 完全切除鼓膜耳道瓣以暴露鼓室腔。胆脂瘤在锤骨柄（蓝色箭头）下方，可见砧骨长脚（黑色箭头）和圆窗龛（黄色箭头）

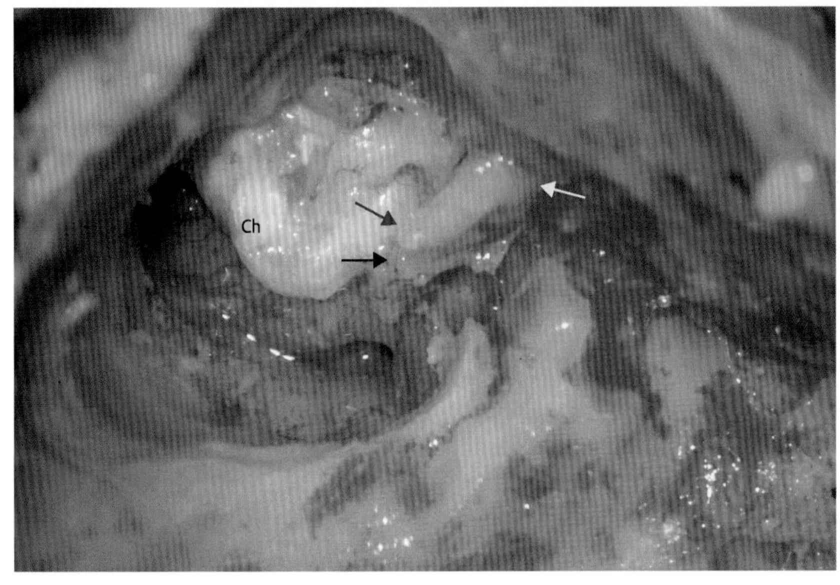

图 14.303 去除外耳道后壁，开放部分上鼓室。砧骨（蓝色箭头：短脚；黄色箭头：砧骨体；黑色箭头：长脚；）由于前次手术而移位。Ch：胆脂瘤

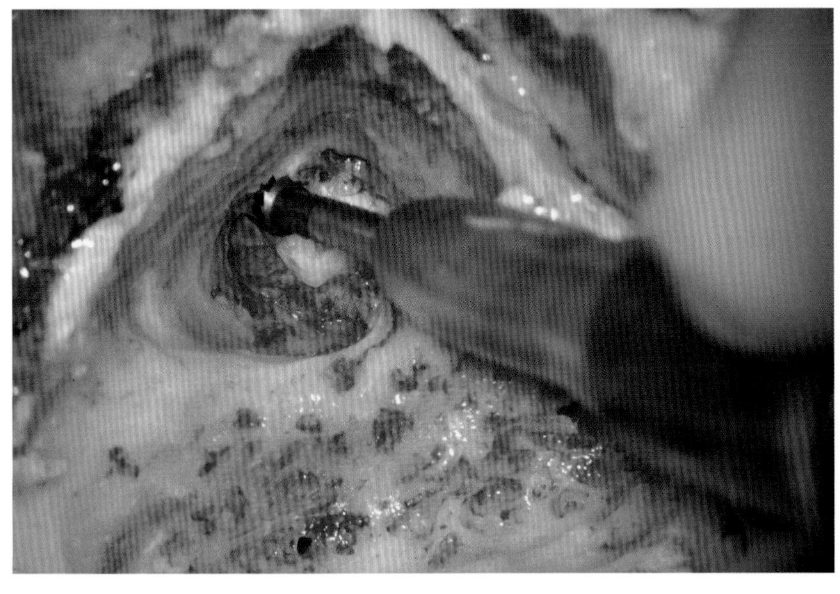

图 14.304 钻磨上鼓室向前至咽鼓管上隐窝

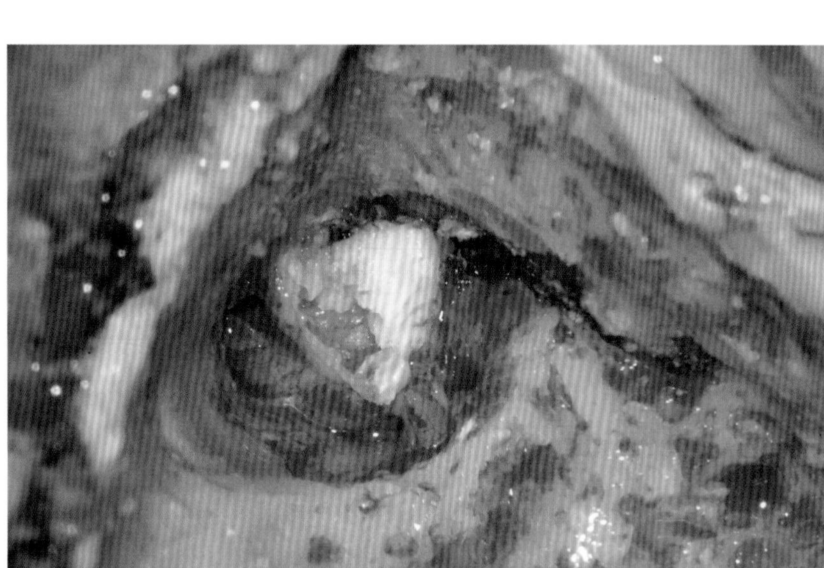

图 14.305 胆脂瘤累及中鼓室和上鼓室内侧壁

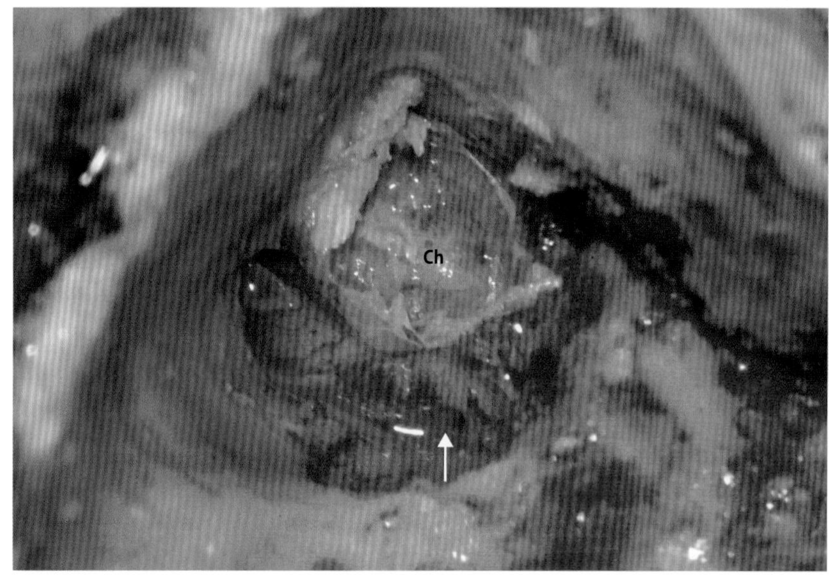

图 14.306 去除部分胆脂瘤上皮，可见覆盖内侧壁的胆脂瘤基质侵蚀圆窗（箭头）前方的鼓岬。Ch：胆脂瘤

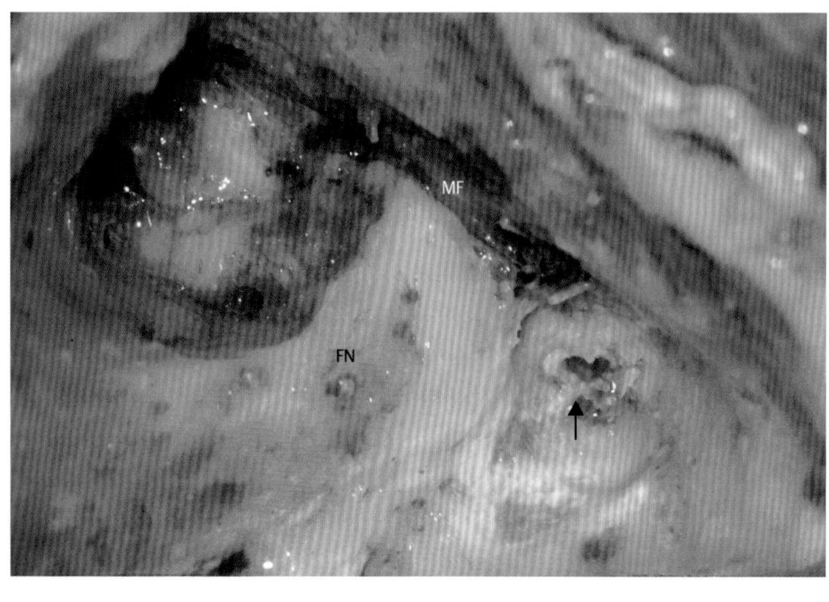

图 14.307 将胆脂瘤基质从鼓室内侧壁清除。钻磨半规管显露迷路广泛骨化。如图所示，显露上半规管周围迷路气房内的胆脂瘤（箭头）。上鼓室天盖的中颅窝脑板骨质已于前次手术被磨除。FN：面神经；MF：中颅窝硬脑膜

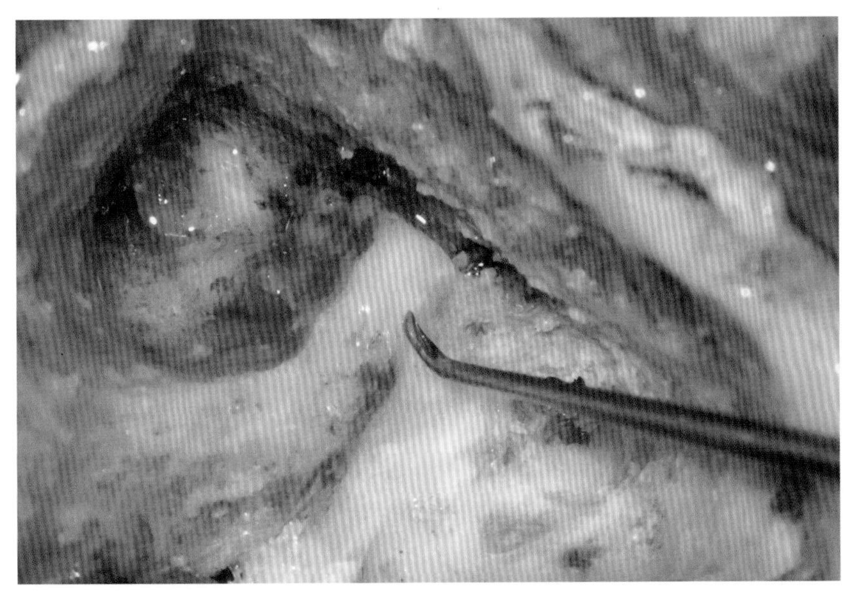

图 14.308 器械所指为完全骨化的外半规管

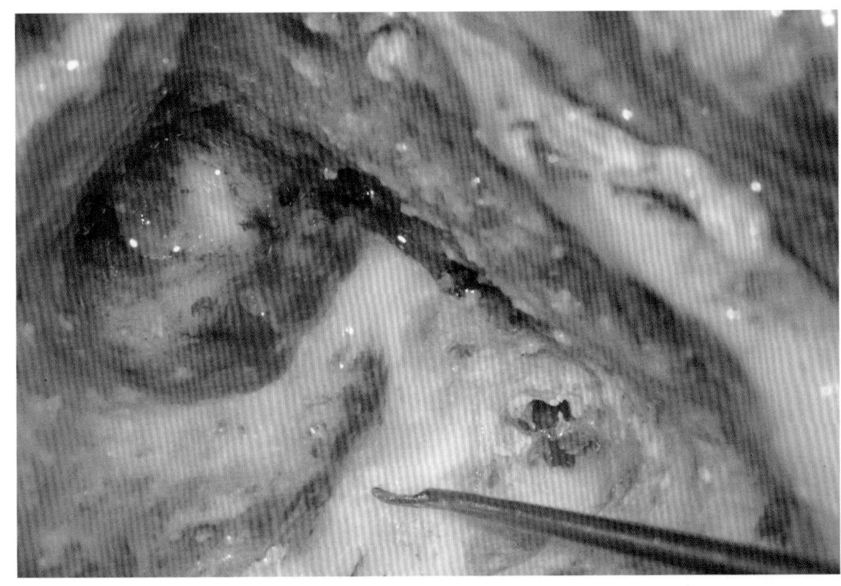

图 14.309 器械所指为完全骨化的后半规管

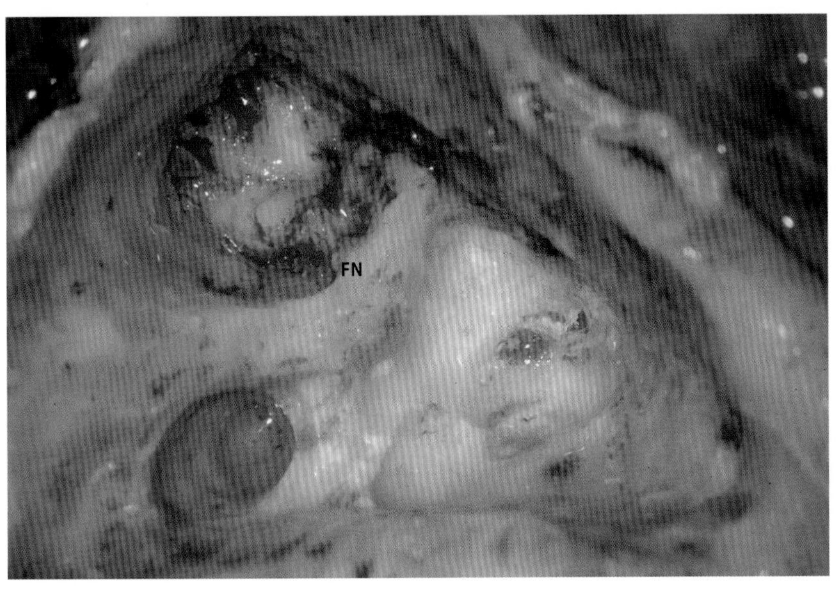

图 14.310 面神经下方行鼓室探查以切除下鼓室气房内胆脂瘤，完全清除胆脂瘤。注意充分暴露面神经下方的中下鼓室区域。FN：面神经

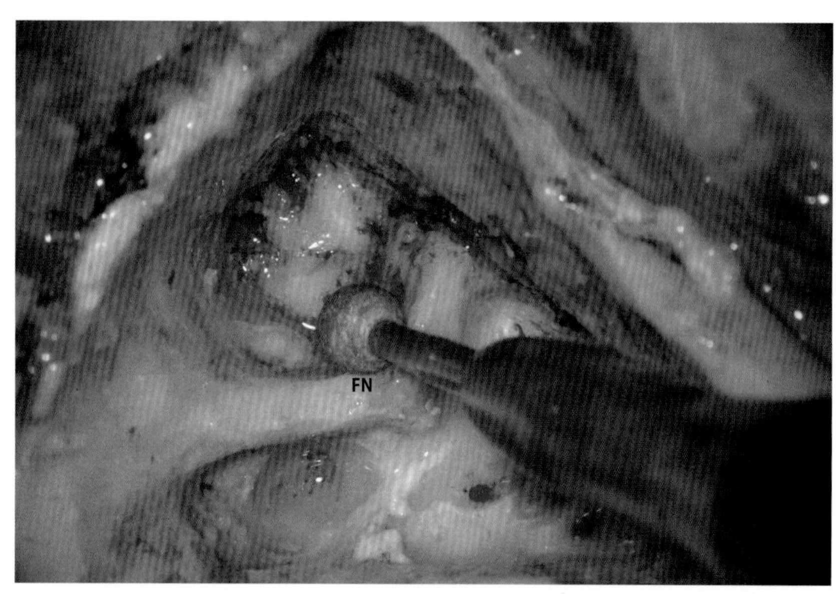

图 14.311　用大号金刚钻头磨薄面神经表面骨质。FN：面神经

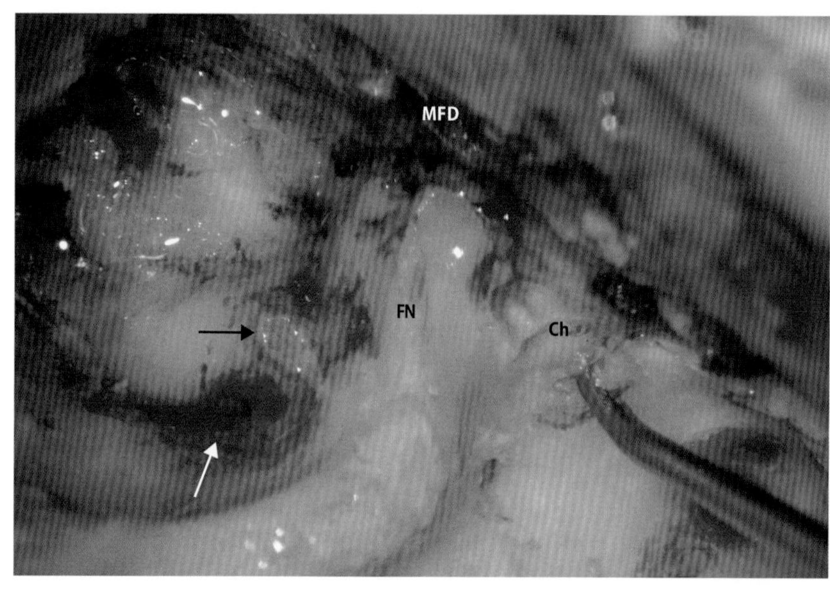

图 14.312　向前钻磨以切除上鼓室内侧壁。胆脂瘤基质沿中颅窝硬脑膜向深部扩展。可见镫骨（黑色箭头）位于面神经和圆窗龛（白色箭头）之间。Ch：胆脂瘤；FN：面神经；MFD：中颅窝硬脑膜

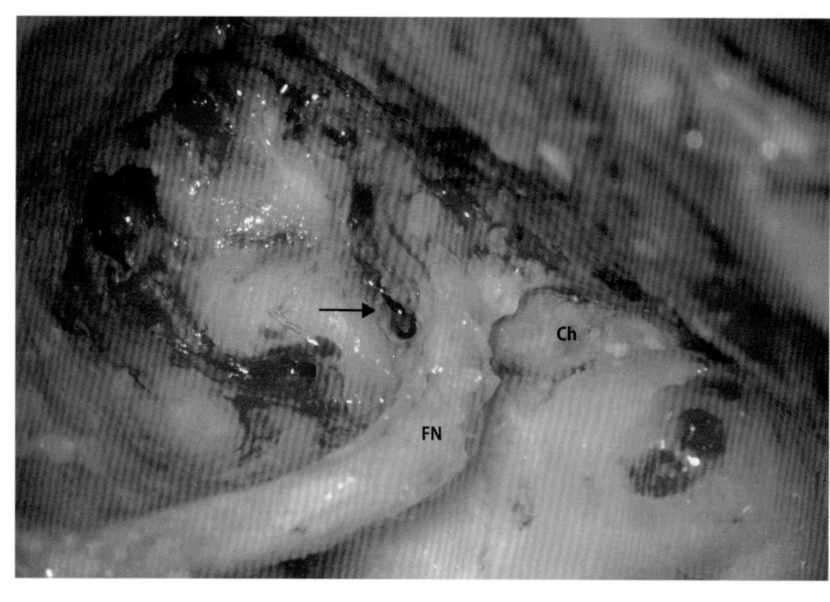

图 14.313　显露面神经鼓室段，注意卵圆窗上方肿胀的面神经（箭头）。Ch：胆脂瘤；FN：面神经

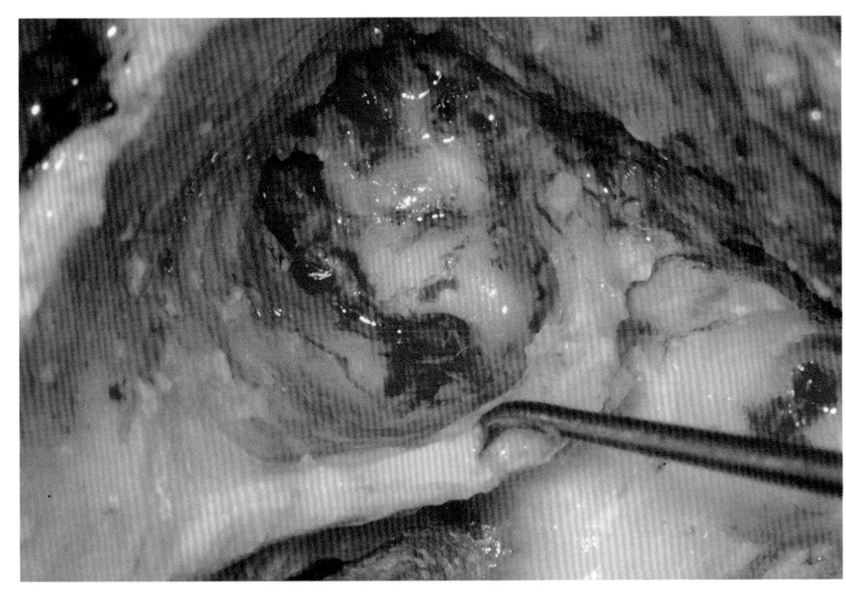

图 14.314　去除面神经乳突段表面薄层骨壳

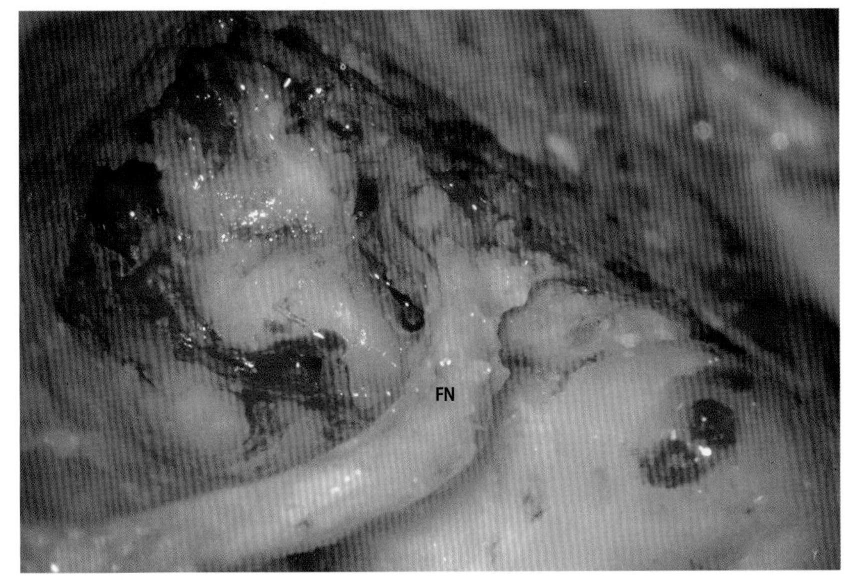

图 14.315　显露岩浅大神经到乳突段的面神经。FN：面神经

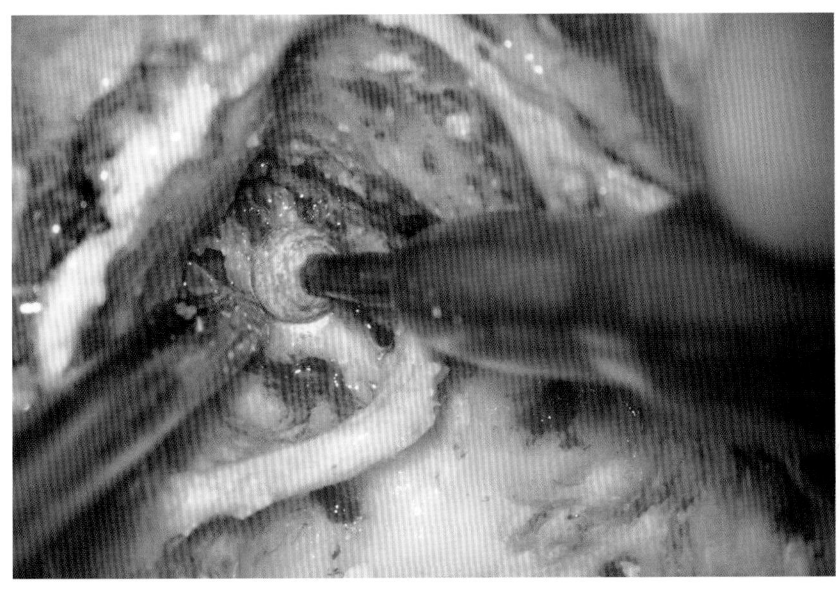

图 14.316　用大号金刚钻磨耳蜗

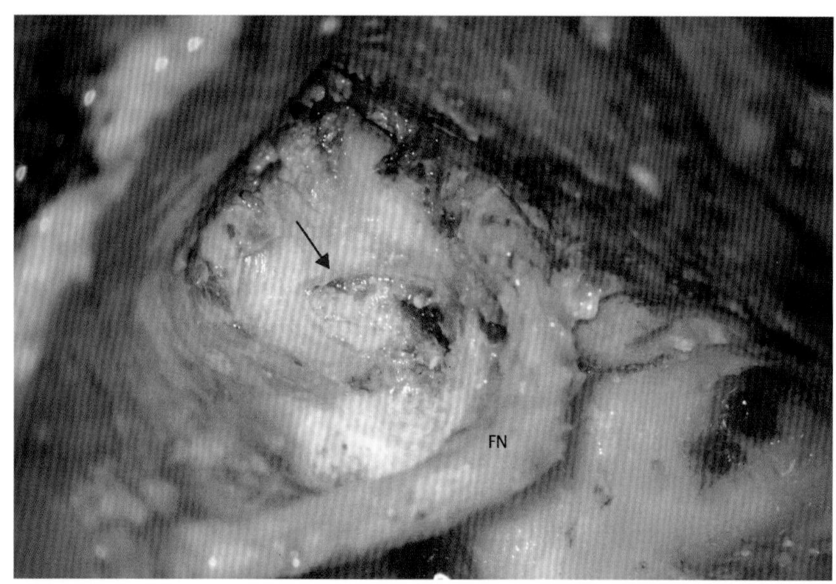

图 14.317 开放充满纤维组织的耳蜗底转（箭头）。FN：面神经

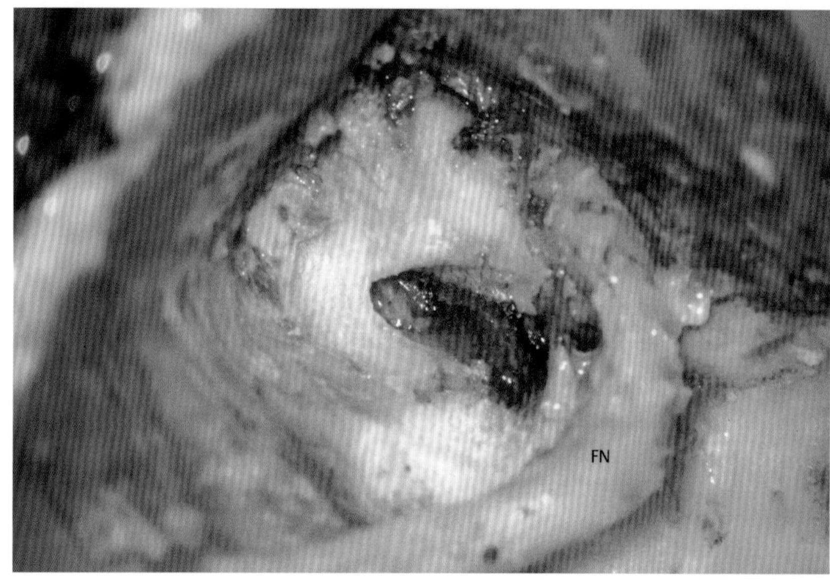

图 14.318 去除充满纤维组织的耳蜗底转以显露底转内腔。FN：面神经

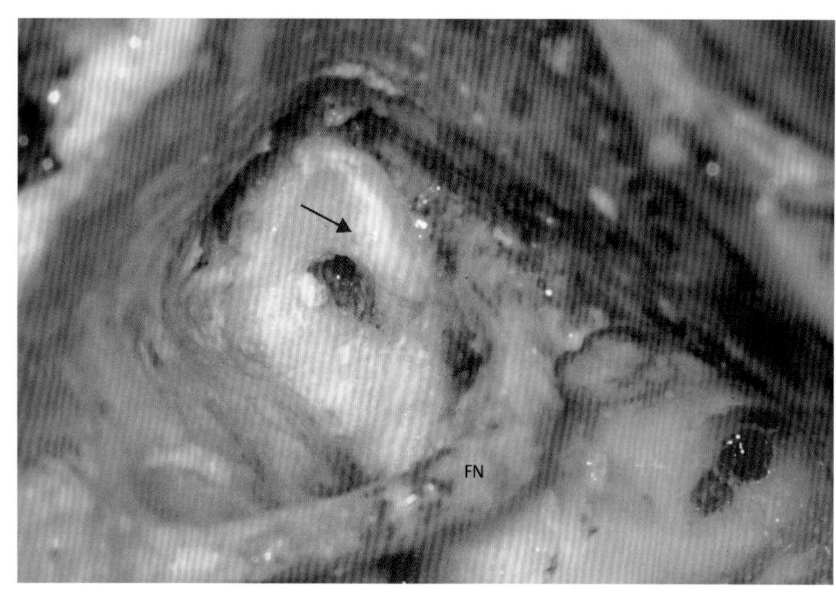

图 14.319 进一步钻磨耳蜗，可见耳蜗上中转和顶转完全骨化、闭塞（箭头）

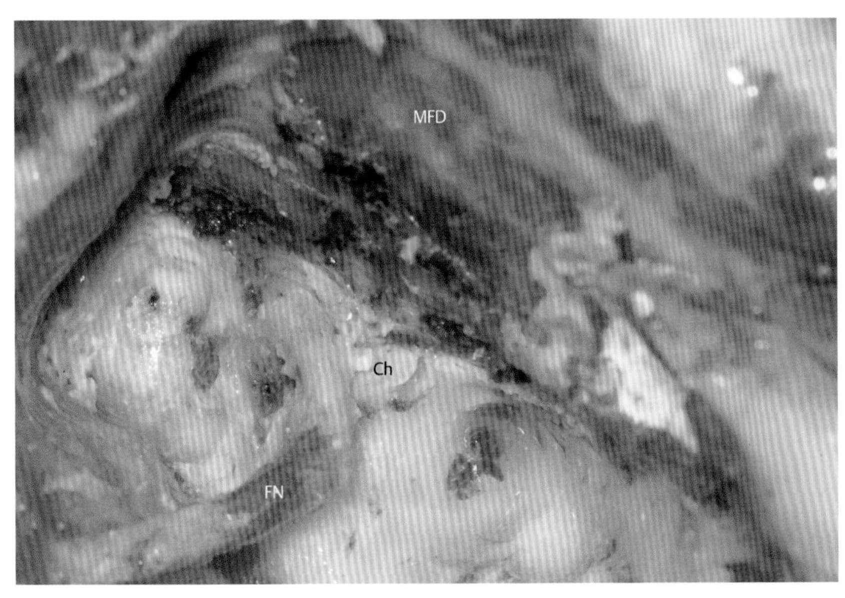

图 14.320 去除中颅窝硬脑膜外侧骨质以显露岩尖。硬脑膜上疑似残留的胆脂瘤基质可用双极电凝小心地烧灼。Ch：胆脂瘤；FN：面神经；MFD：中颅窝硬脑膜

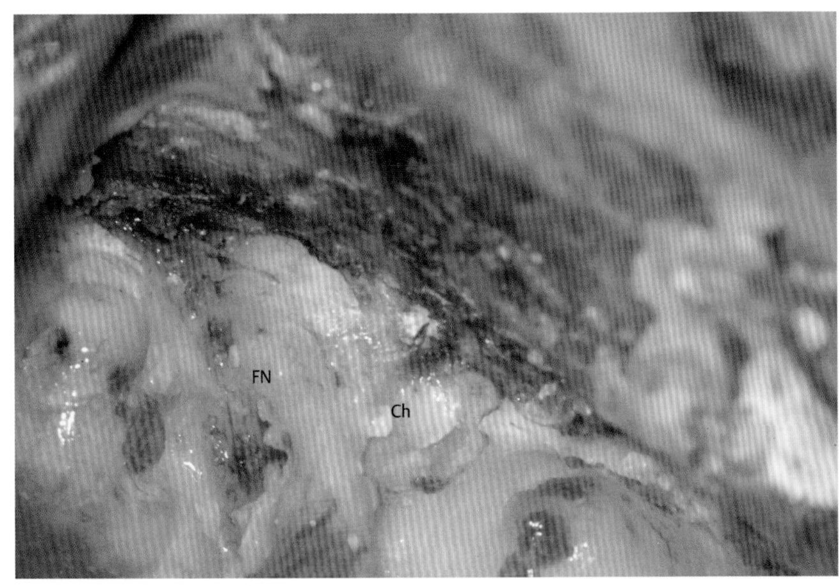

图 14.321 显示膝状神经节上内侧的巨大胆脂瘤。Ch：胆脂瘤；FN：面神经

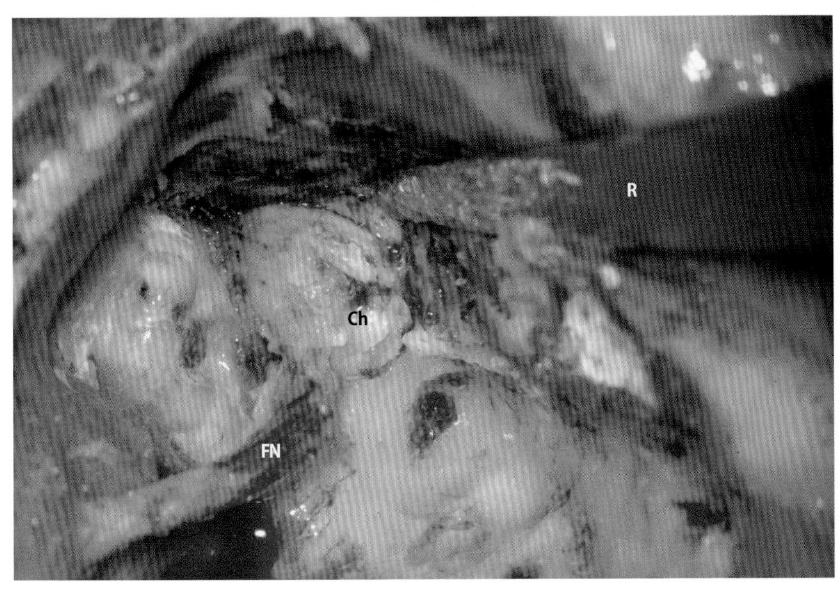

图 14.322 应用中颅窝牵开器以充分暴露迷路上区域胆脂瘤。Ch：胆脂瘤；FN：面神经；R：牵开器

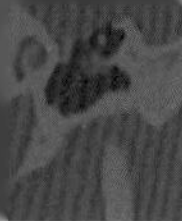

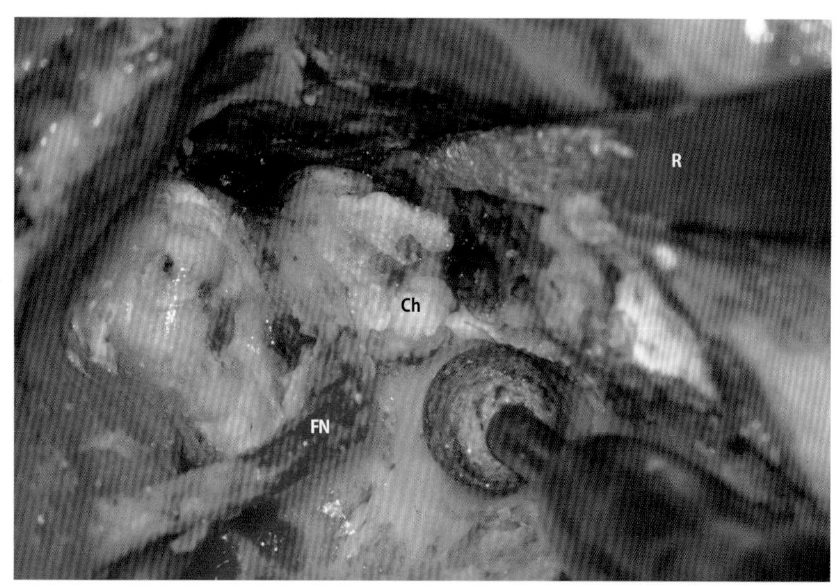

图 14.323 用大号金刚钻磨除内听道上方区域骨质。Ch：胆脂瘤；FN：面神经；R：中颅窝牵开器

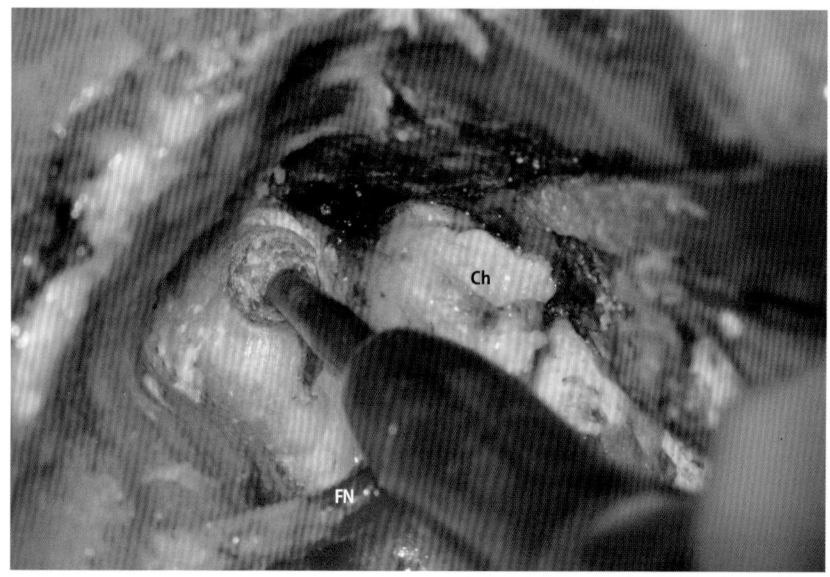

图 14.324 钻磨骨化的耳蜗。Ch：胆脂瘤；FN：面神经

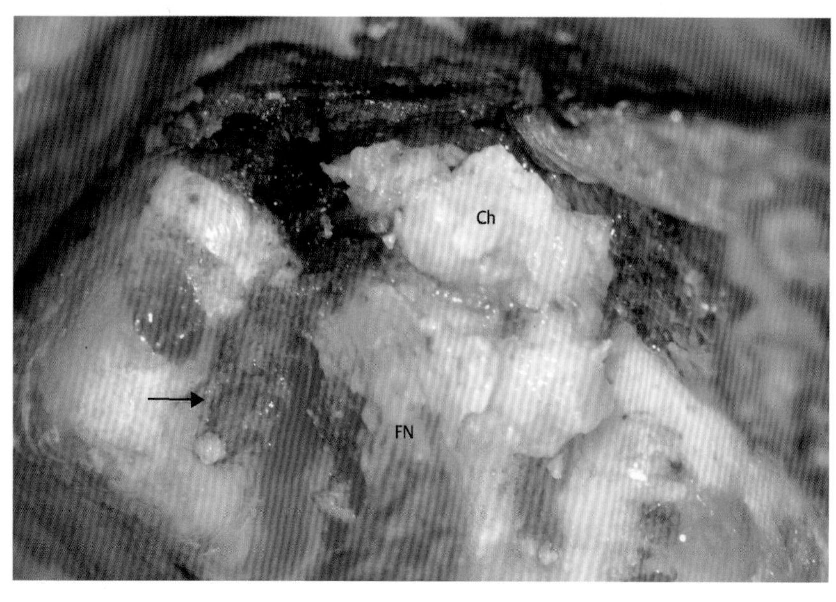

图 14.325 显露面神经下方、内听道底耳蜗区域，胆脂瘤被肉芽组织覆盖。Ch：胆脂瘤；FN：面神经

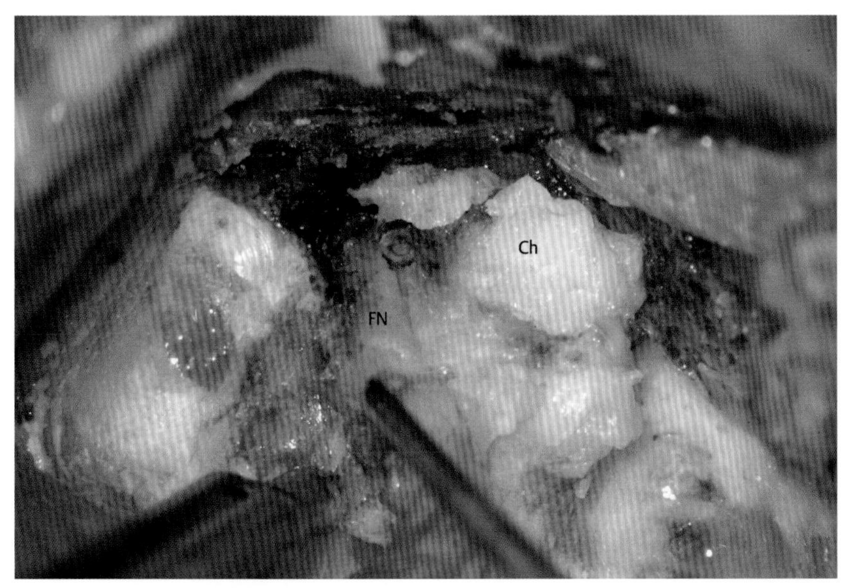

图 14.326 显示面神经下方巨大胆脂瘤。Ch：胆脂瘤；FN：面神经

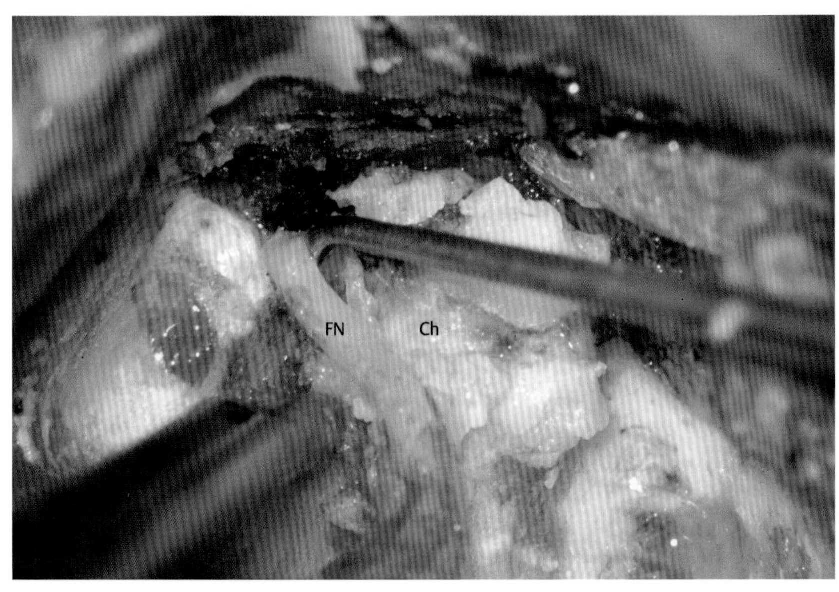

图 14.327 为了评估面神经的受累情况，用显微剥离子小心地将面神经从骨管分离。Ch：胆脂瘤；FN：面神经

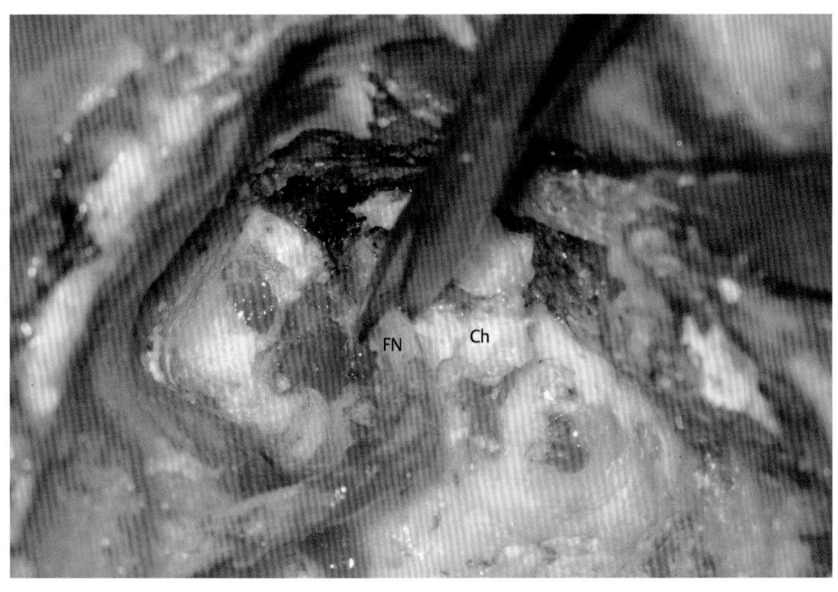

图 14.328 由于在膝状神经节周围面神经存在瘢痕，需进行神经移植修复。自镫骨上方面神经鼓室段横断面神经。Ch：胆脂瘤；FN：面神经

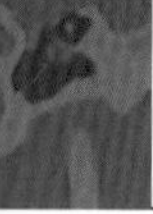

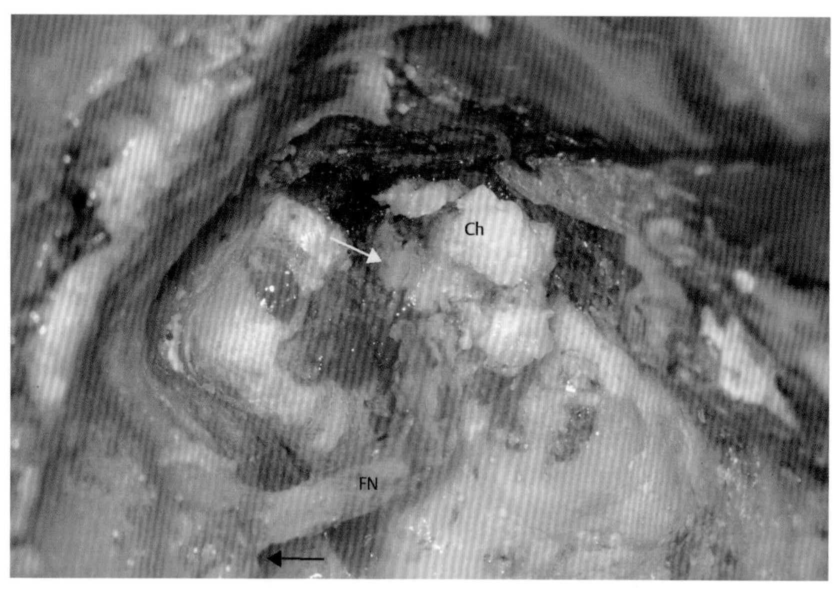

图 14.329 面神经远端（黄色箭头）与面神经骨管分离、向后牵拉。面神经近端（黑色箭头）保持原位。Ch：胆脂瘤；FN：面神经

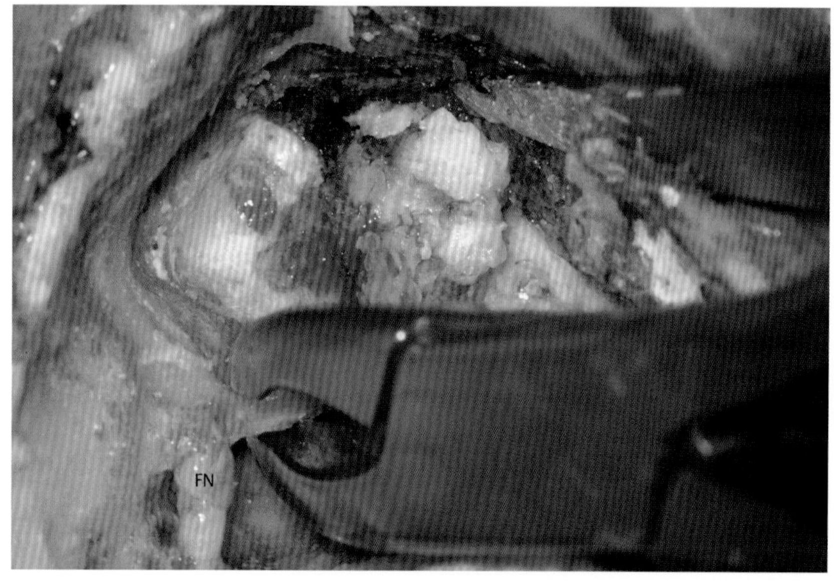

图 14.330 用咬骨钳去除面神经骨管下方的骨质。FN：面神经

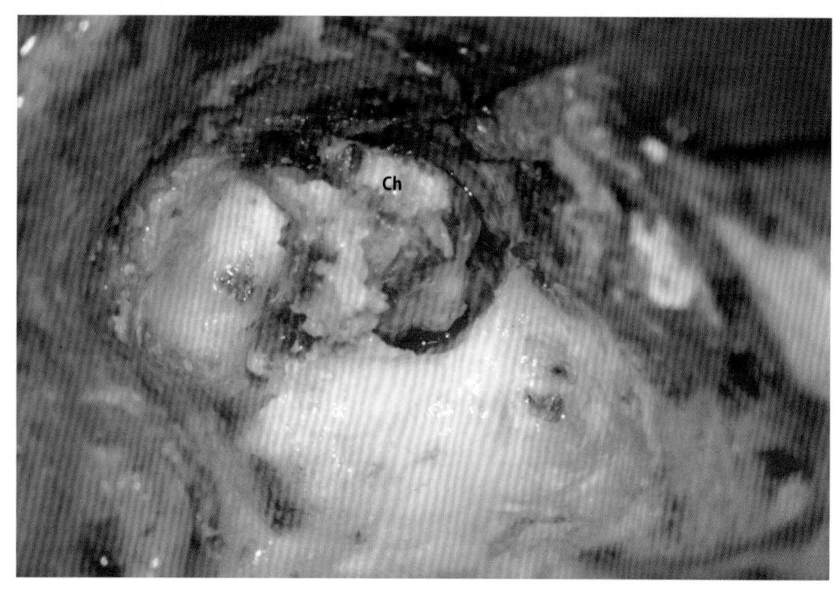

图 14.331 横断面神经，去除神经下方骨质，以充分暴露胆脂瘤。逐步向内剥离中颅窝硬脑膜表面的胆脂瘤。Ch：胆脂瘤

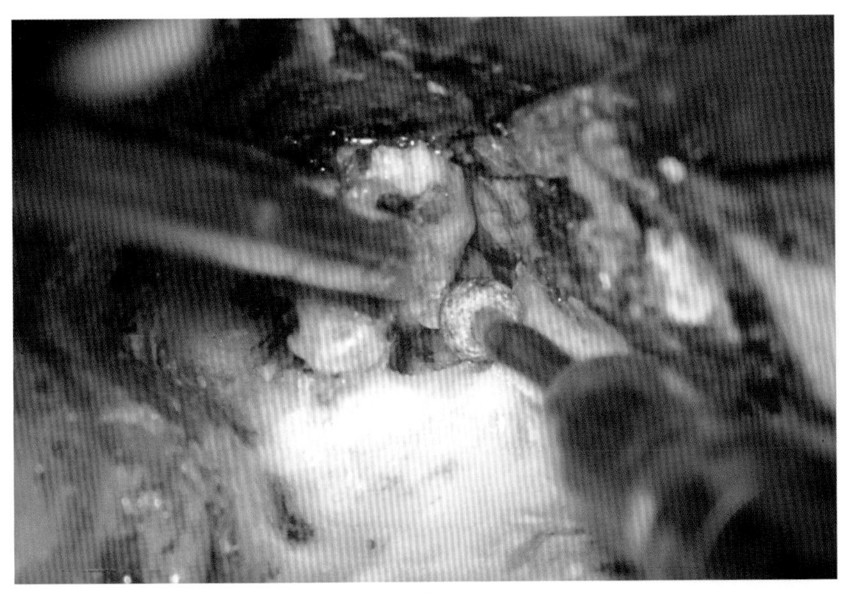

图 14.332 磨除胆脂瘤周围骨质以充分显露，可见内听道内组织

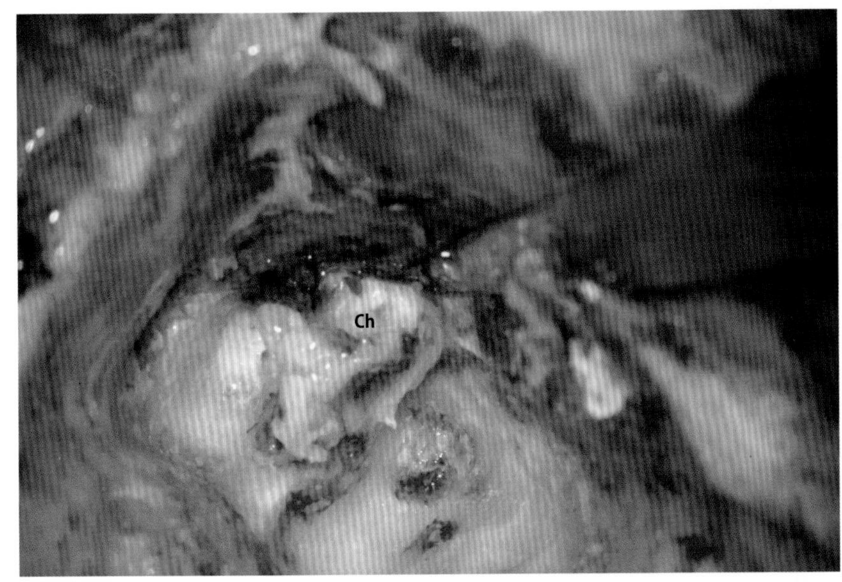

图 14.333 可见内听道内的胆脂瘤基质和肉芽组织。Ch：胆脂瘤

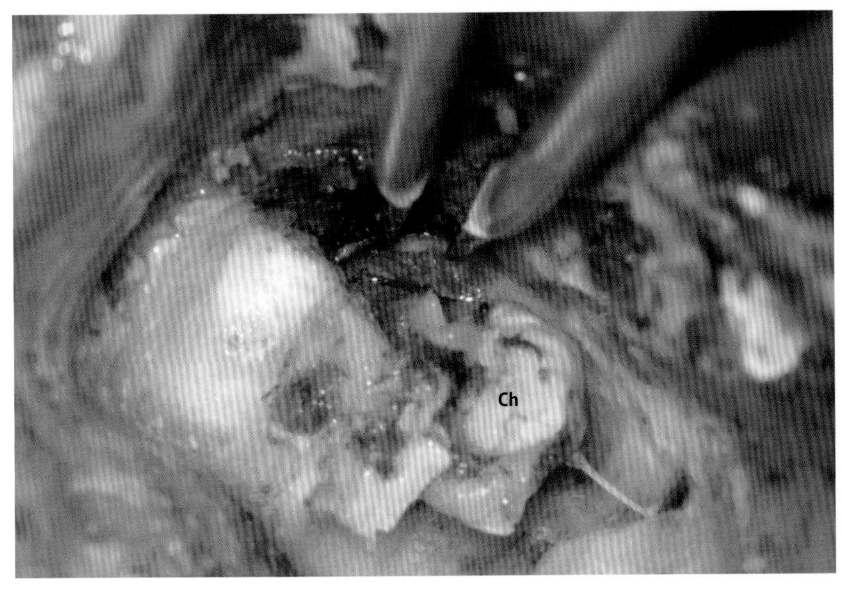

图 14.334 胆脂瘤基质与中颅窝硬脑膜紧密附着，可使用双极电凝广泛烧灼。Ch：胆脂瘤

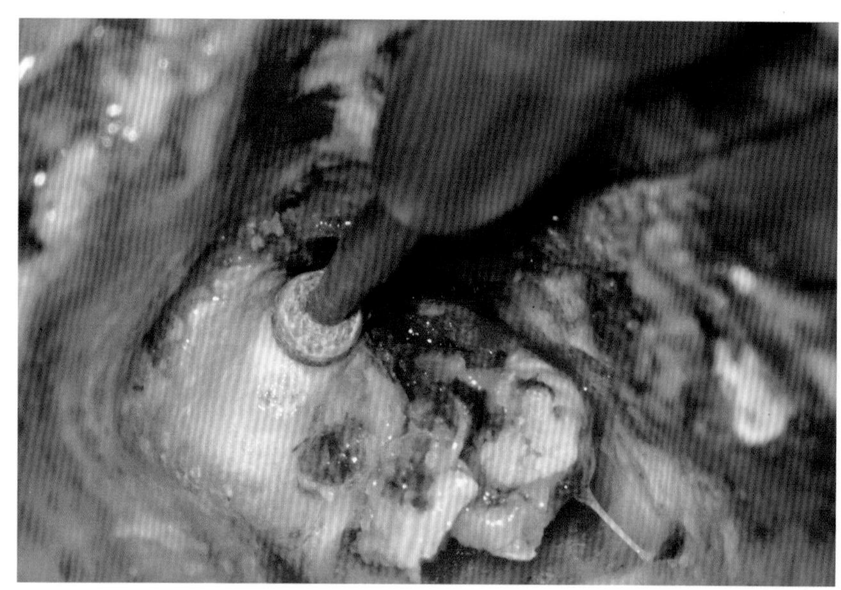

图 14.335　去除内听道前方骨质，以暴露胆脂瘤内界

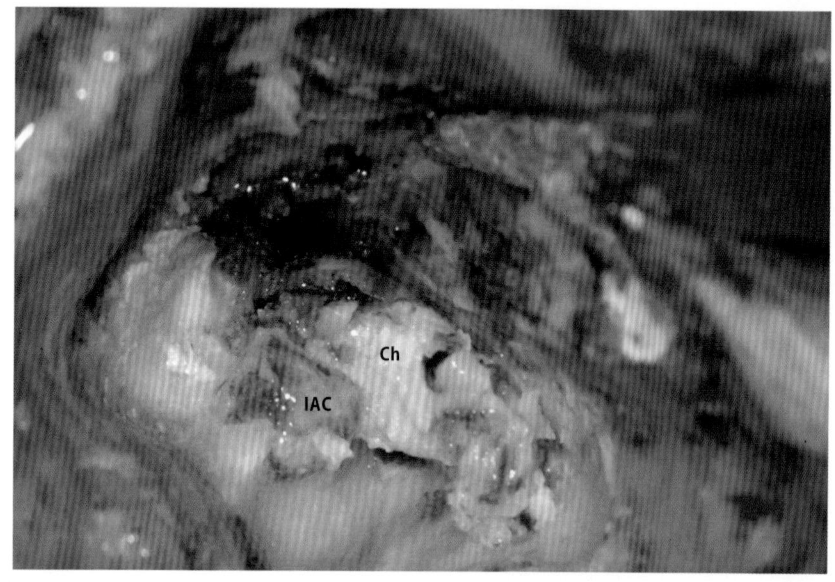

图 14.336　钻磨内听道上方骨质以暴露胆脂瘤，见胆脂瘤侵入内听道。Ch：胆脂瘤；IAC：内听道内的神经

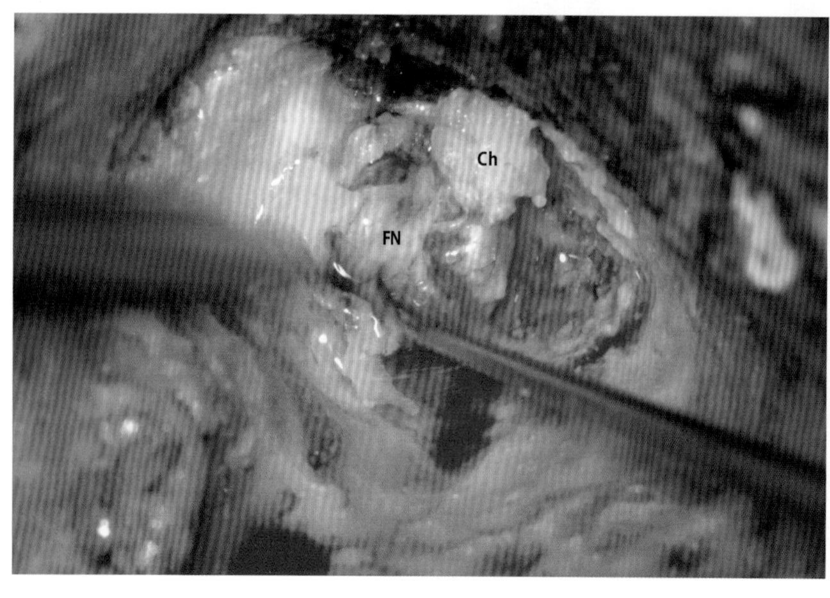

图 14.337　将覆盖着骨膜的内听道下方与骨壁分离。注意内听道内胆脂瘤压迫其内容物。Ch：胆脂瘤；FN：面神经

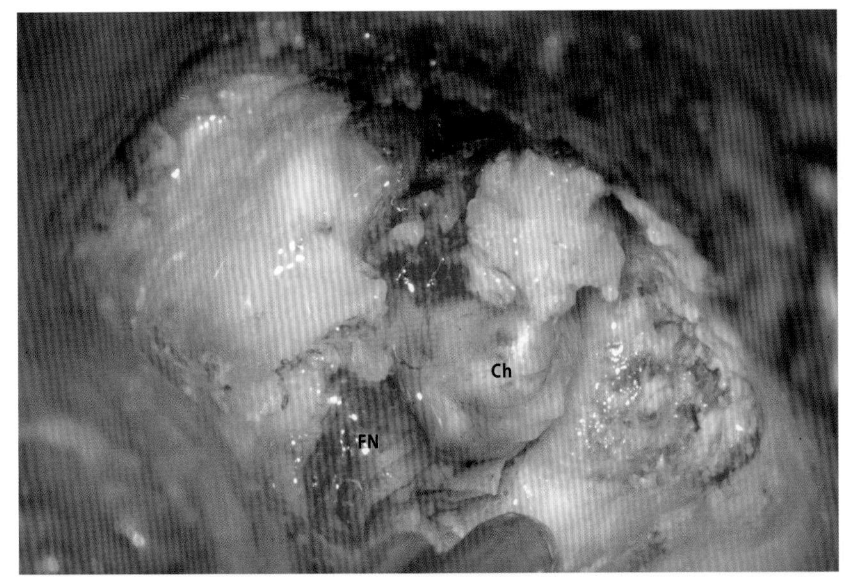

图 14.338 大部分侵及内听道的胆脂瘤内侧部分已显露。块状玻璃光泽感呈白色的外观是脑膜内胆脂瘤或桥小脑角表皮样囊肿内容物的特征表现。Ch：胆脂瘤；FN：面神经

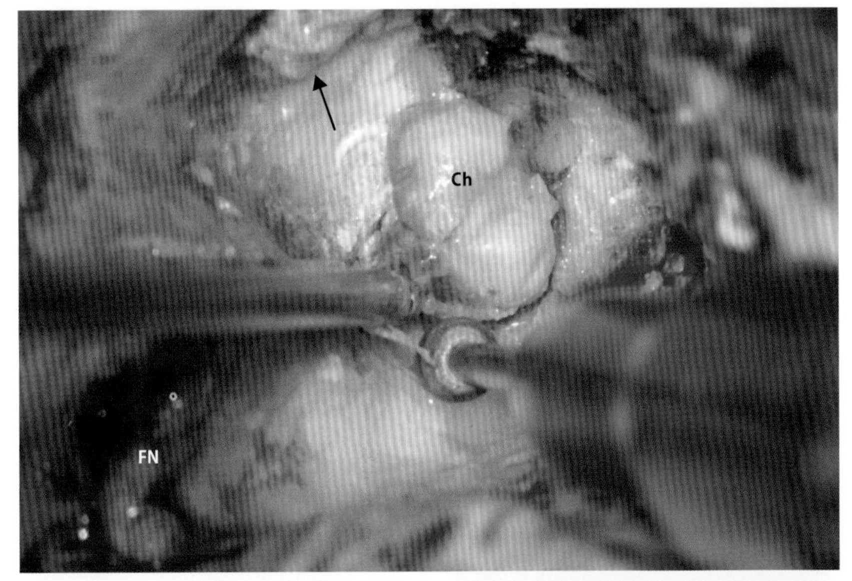

图 14.339 用结缔组织块（箭头）封闭咽鼓管后，用金刚钻磨出新的面神经骨槽以容纳移植的面神经。胆脂瘤内侧部分可先保留在原位，以防止骨粉落入桥小脑角。Ch：胆脂瘤；FN：面神经，远端末梢段

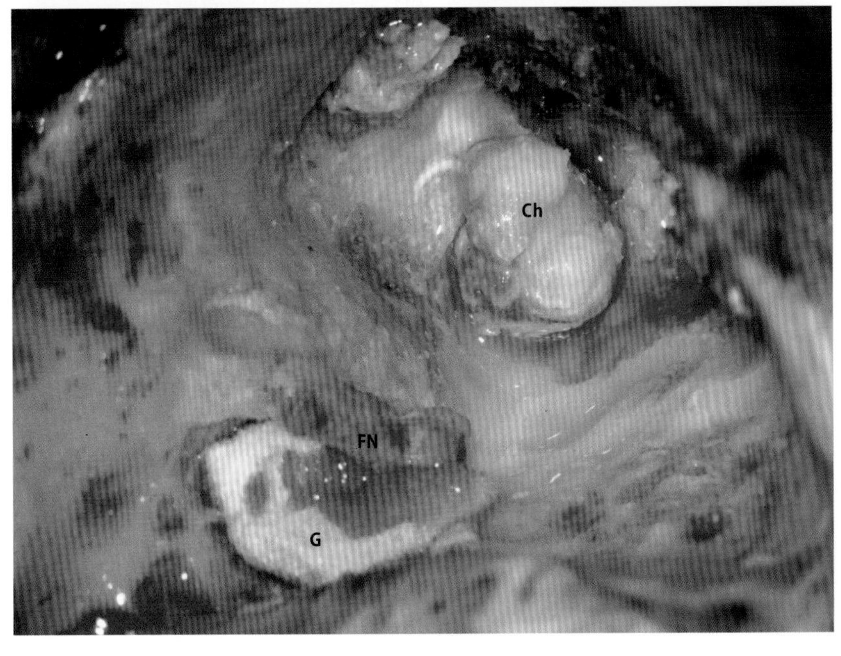

图 14.340 用一大块明胶海绵固定面神经远端断端。Ch：胆脂瘤；FN：面神经；G：明胶海绵

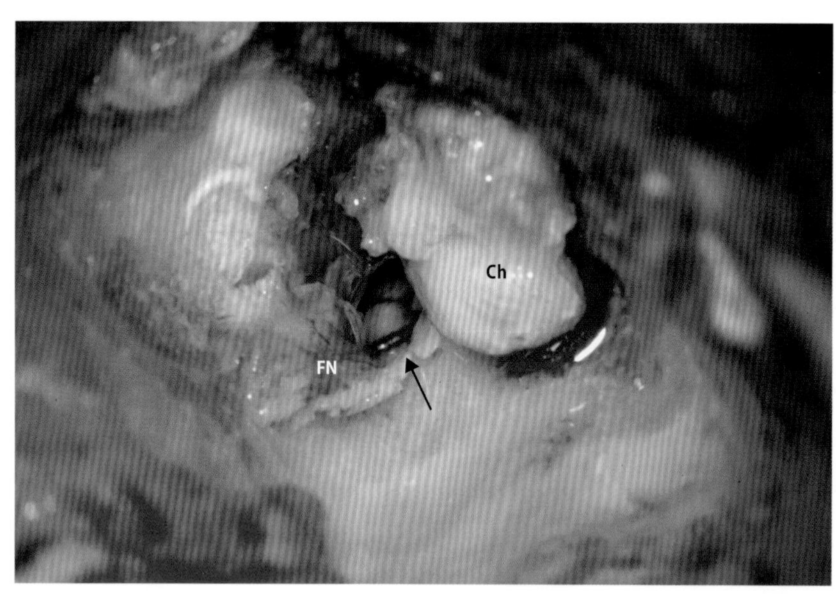

图 14.341　从内听道剥离最后一部分胆脂瘤，通过内听道孔可见桥小脑角（箭头）。Ch：胆脂瘤；FN：面神经

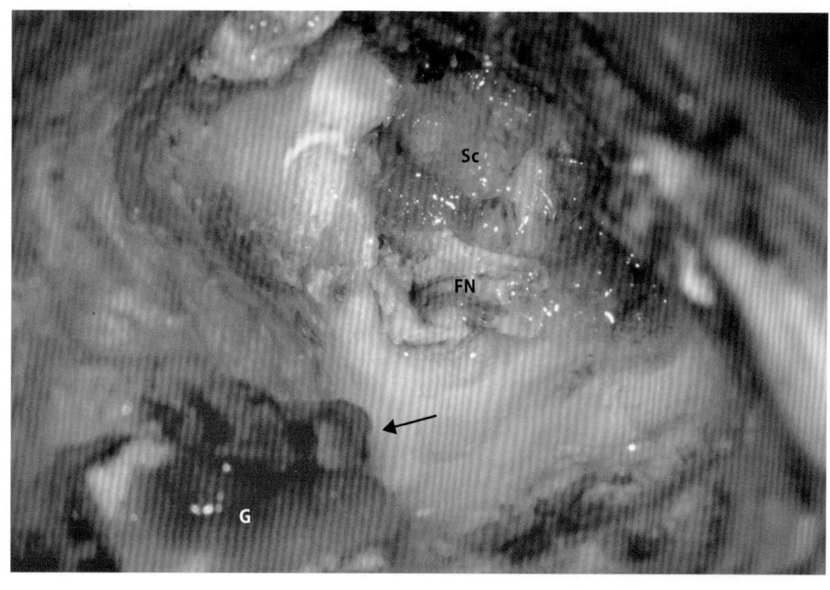

图 14.342　完全切除胆脂瘤。用骨膜封堵内听道，固定面神经近端（箭头），避免其回缩至桥小脑角。在面神经远端制造新鲜创面，以备重建（箭头）。FN：面神经；G：明胶海绵；Sc：速即纱

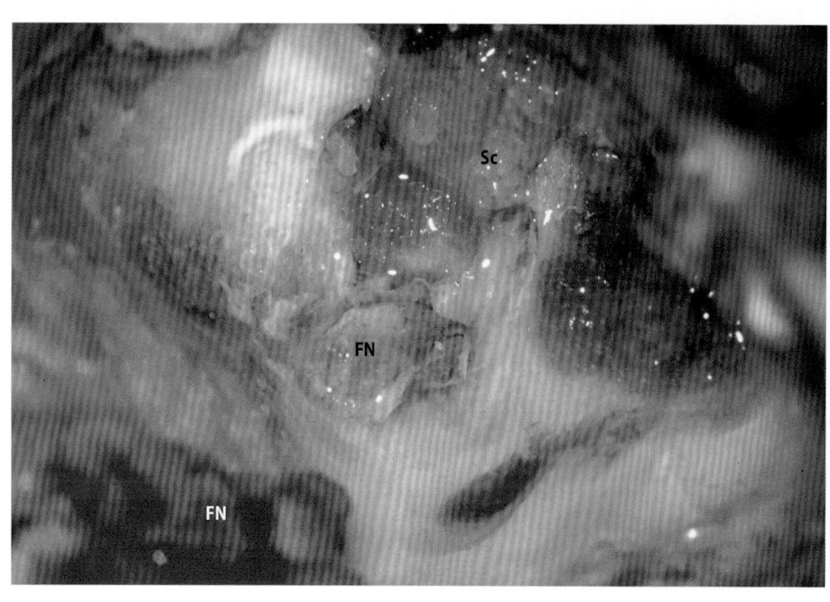

图 14.343　放大视图。显示面神经近端残端。FN：面神经；Sc：速即纱

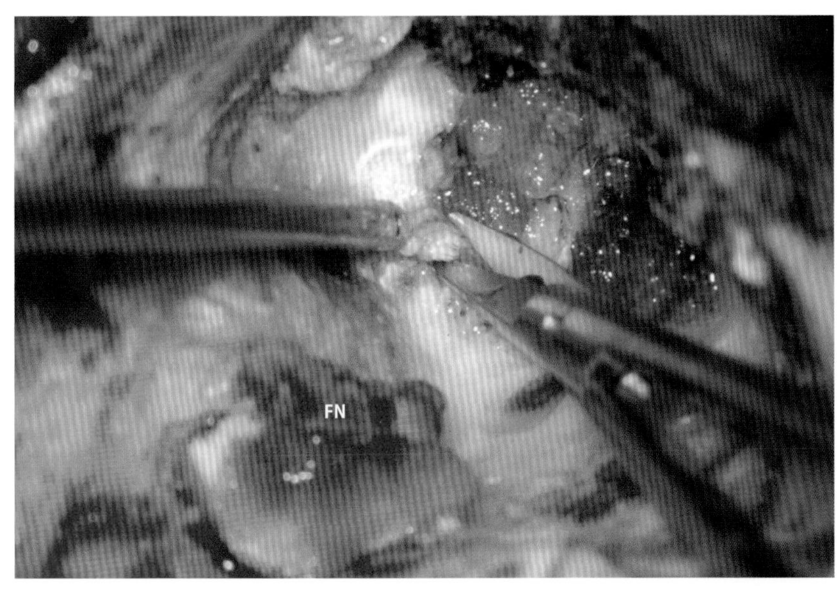

图 14.344 用显微剪修剪面神经近端残端。FN：面神经

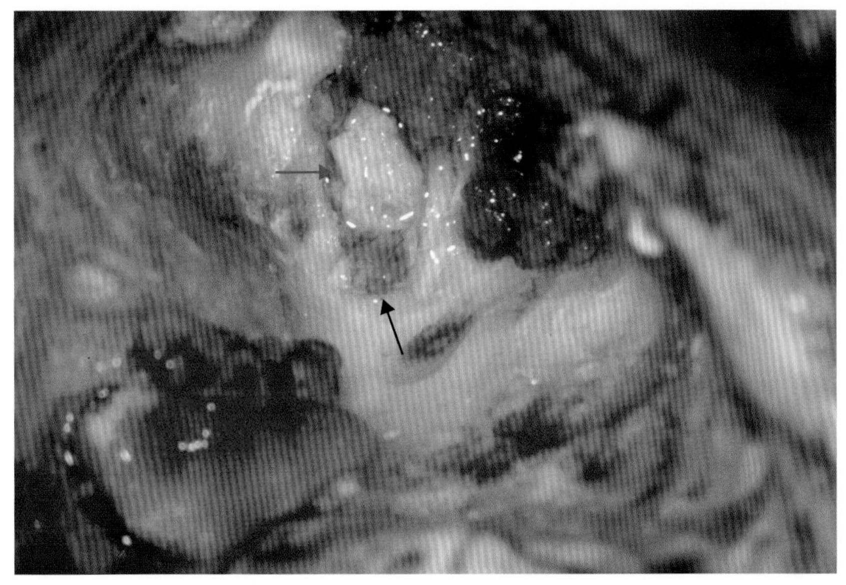

图 14.345 为了固定面神经近端（黑色箭头），取一块结缔组织（蓝色箭头）覆盖在神经上

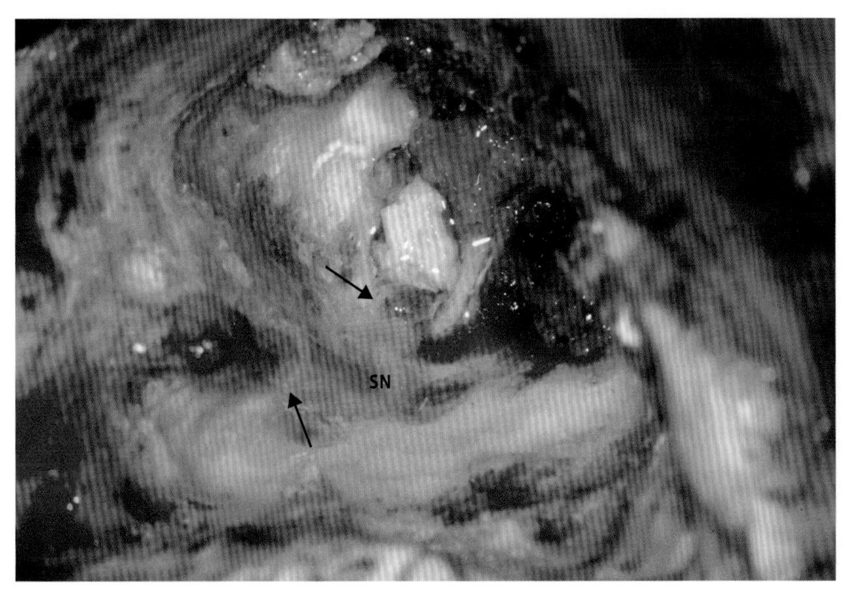

图 14.346 腓肠神经作为移植材料。将移植物紧贴面神经两端（箭头），用纤维蛋白胶将移植物固定在骨槽上。SN：腓肠神经移植物

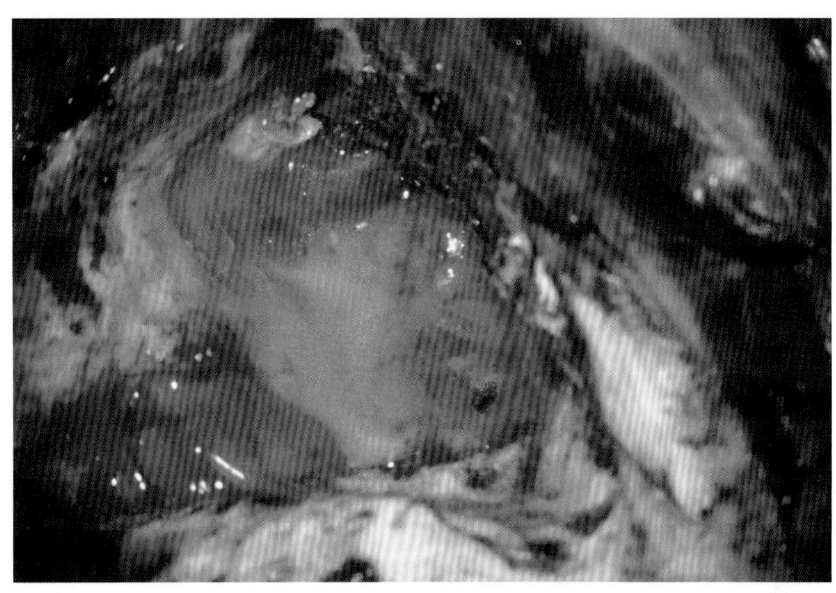

图 14.347 用腹部脂肪填充术腔

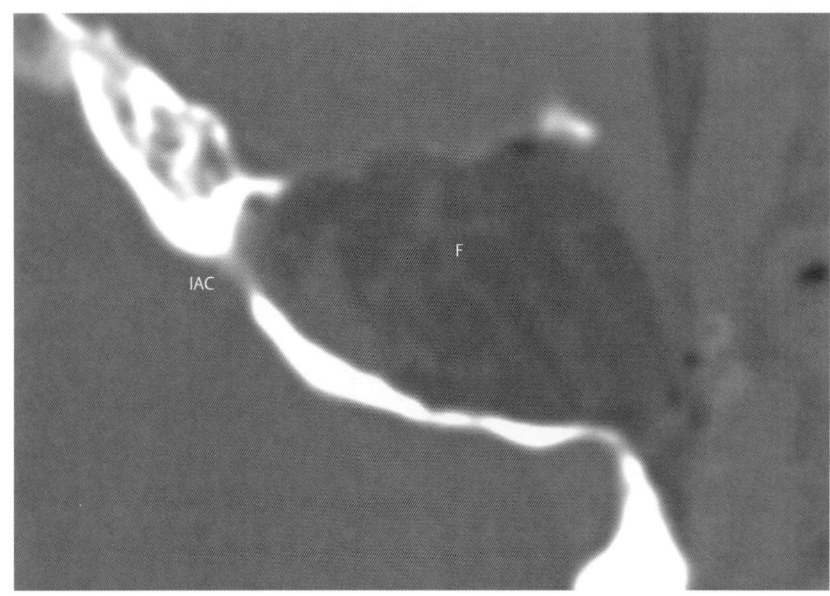

图 14.348 术后 CT 显示迷路被完全切除，因病变主要位于前上方，后颅窝硬脑膜表面骨质完好。F：腹部脂肪；IAC：内听道

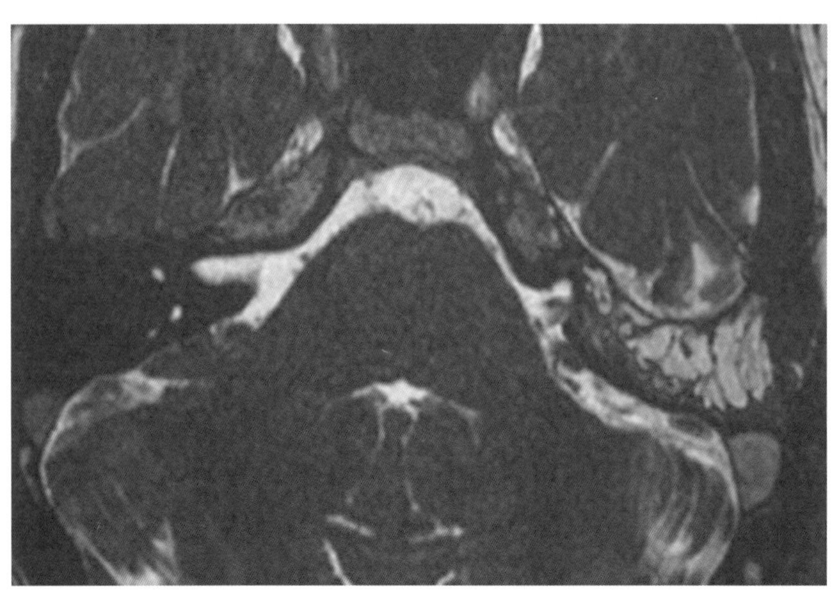

图 14.349 术后 MRI 显示颞骨骨质被广泛切除

病例 14.14（右耳）

参见图 14.350 ~ 图 14.361。

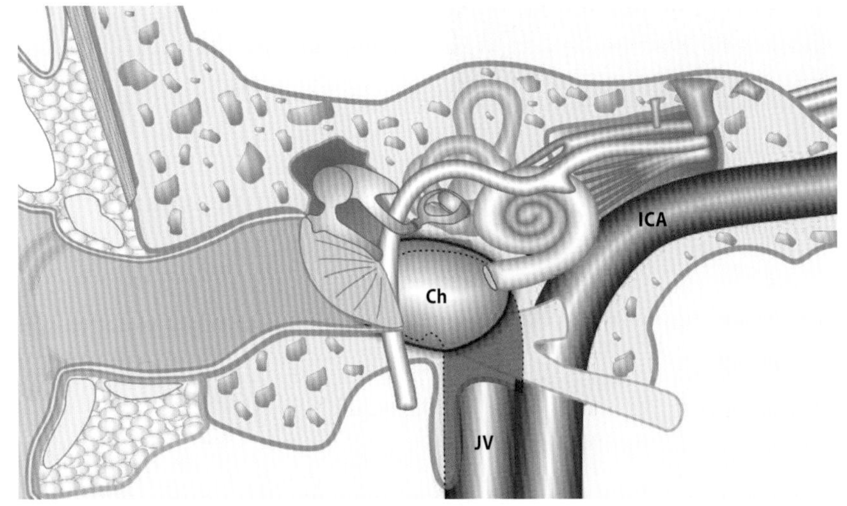

图 14.350 小的迷路下型岩部胆脂瘤，侵及下鼓室气房至面神经内侧。Ch：胆脂瘤；ICA：颈内动脉；JV：颈静脉

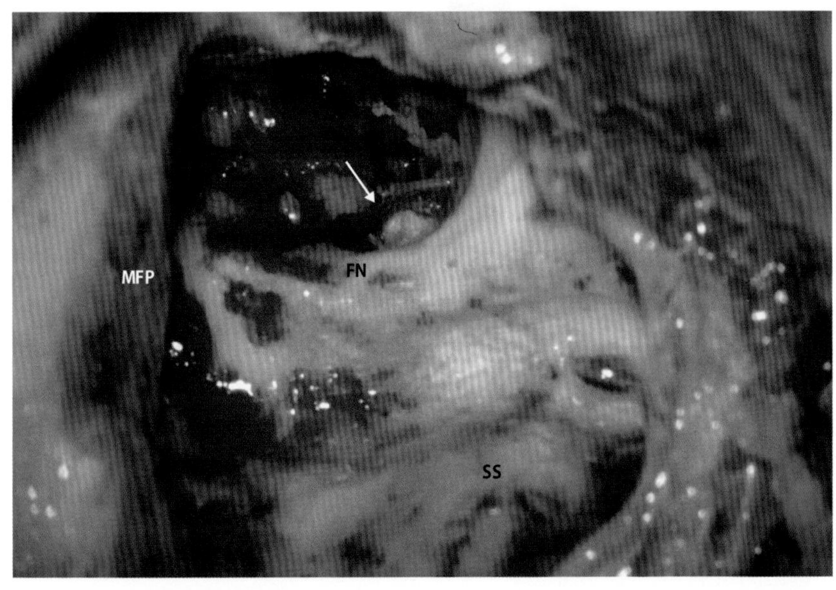

图 14.351 去除术腔中的皮肤，轮廓化乙状窦和中颅窝脑板，切除耳道后壁，轮廓化面神经，钻磨骨性外耳道前壁和下壁，为根除胆脂瘤提供足够宽敞的术腔，可见胆脂瘤侵犯下鼓室气房（箭头）。FN：面神经；MFP：中颅窝脑板；SS：乙状窦

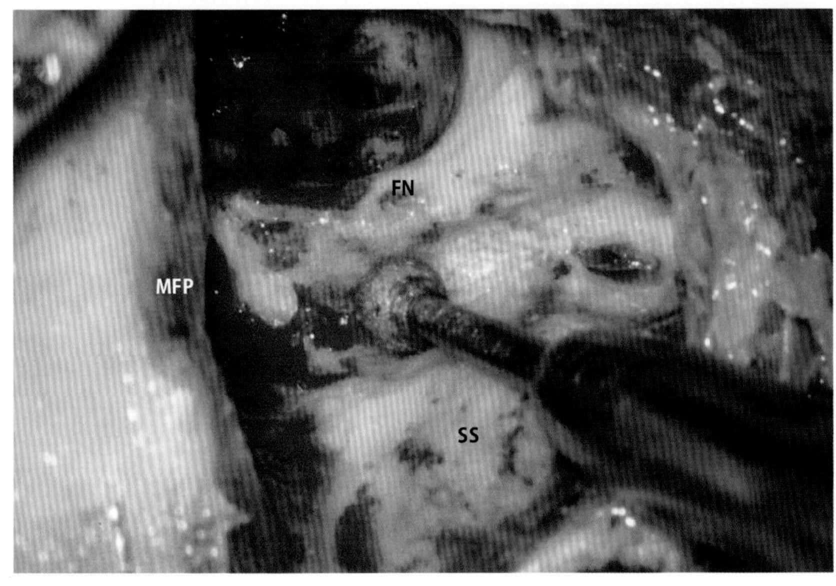

图 14.352 由于胆脂瘤位于面神经下方区域，需行面后鼓室切开术。为避免面神经损伤，在磨除面神经下方骨质前，应主动定位并轮廓化面神经。采用大号金刚钻头和充分冲洗，避免对神经造成物理和热损伤。FN：面神经；MFP：中颅窝脑板；SS：乙状窦

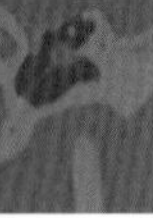

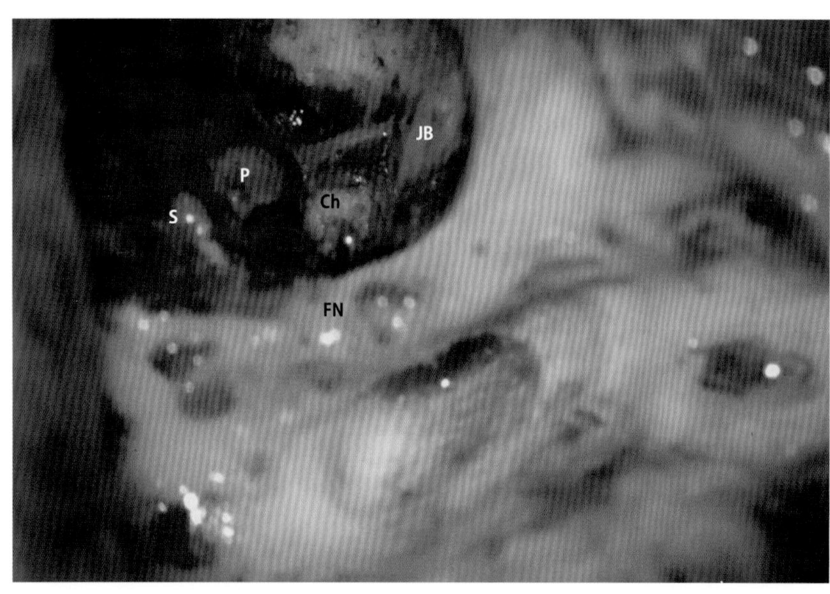

图 14.353　胆脂瘤侵及下鼓室气房，可见鼓室下壁高位颈静脉球。Ch：胆脂瘤；FN：面神经；JB：颈静脉球；P：鼓岬；S：镫骨

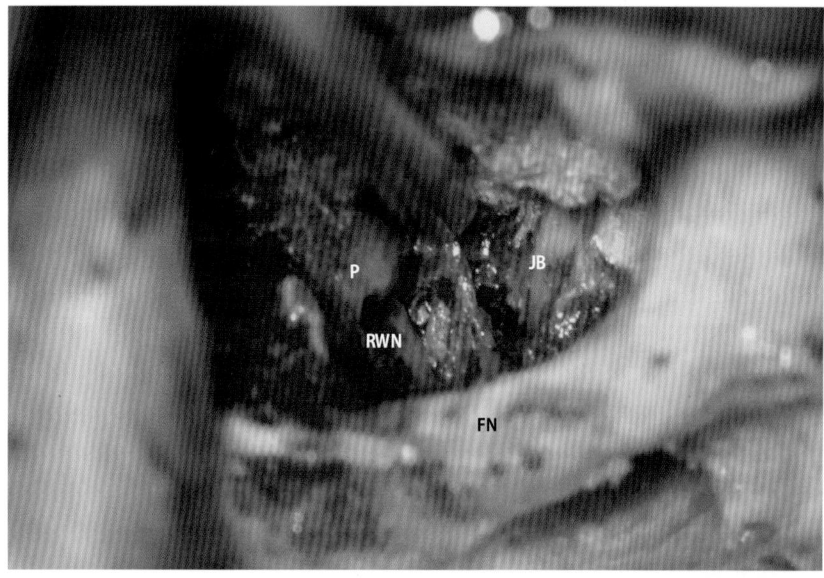

图 14.354　剥离下鼓室气房内胆脂瘤。FN：面神经；JB：颈静脉球；P：鼓岬；RWN：圆窗龛

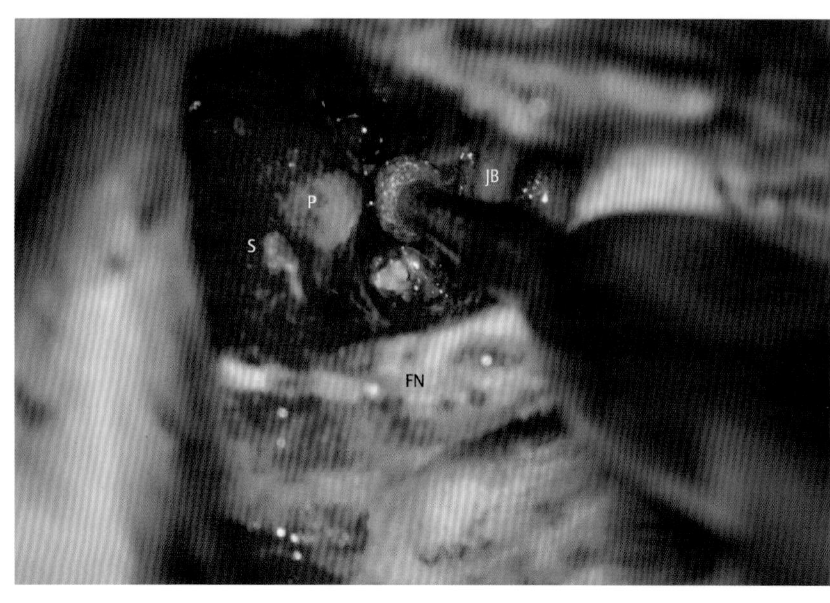

图 14.355　用小号金刚钻磨除下鼓室气房，注意不要损伤颈静脉球。FN：面神经；JB：颈静脉球；P：鼓岬；S：镫骨

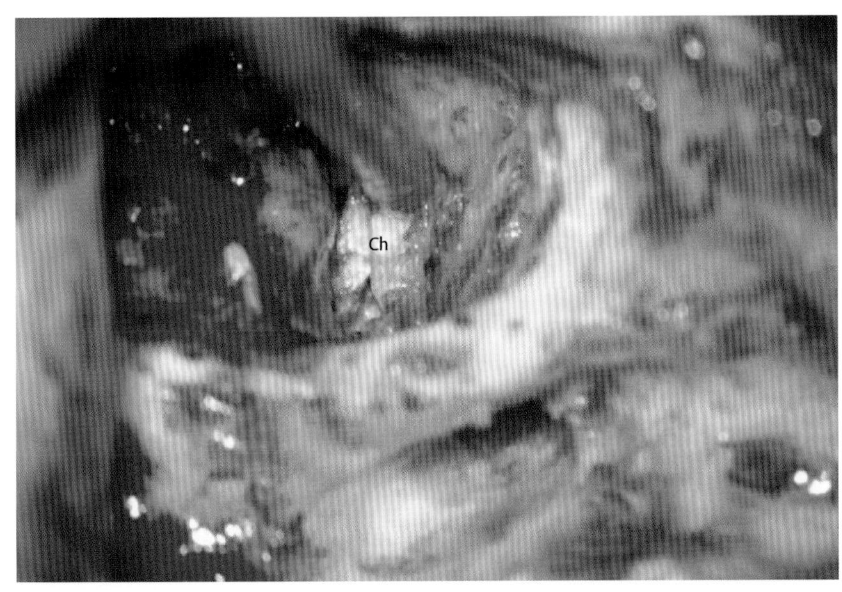

图 14.356 可见胆脂瘤侵犯下鼓室气房。Ch：胆脂瘤

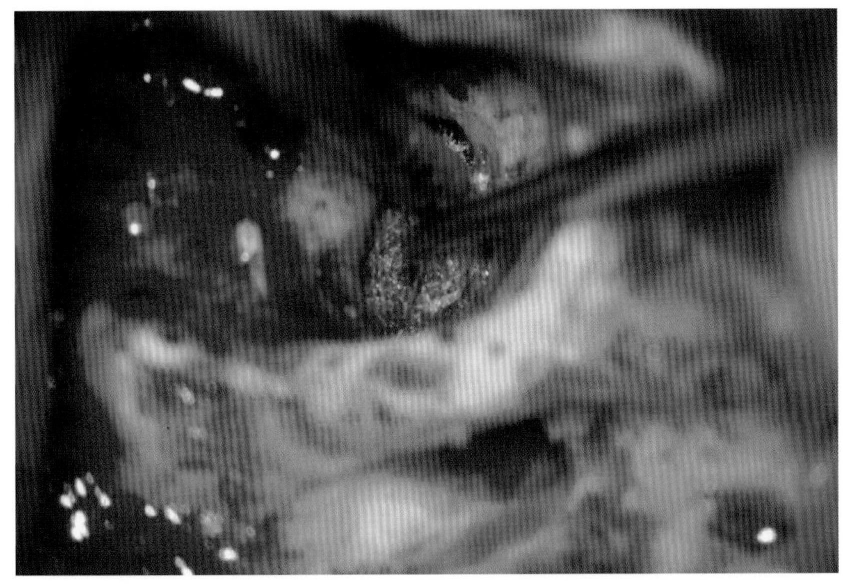

图 14.357 在棉球协助下剥离下鼓室胆脂瘤基质

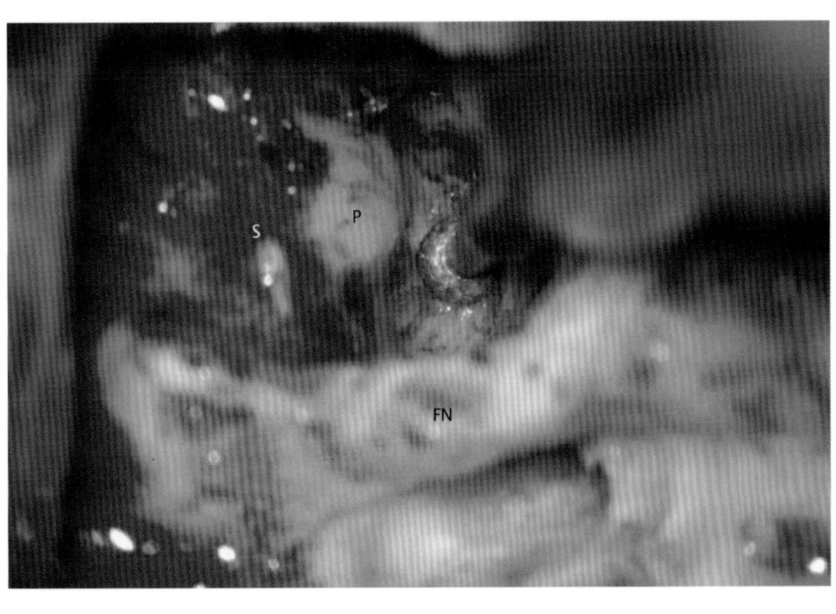

图 14.358 应彻底磨除疑似残余胆脂瘤基质的气房。FN：面神经；P：鼓岬；S：镫骨

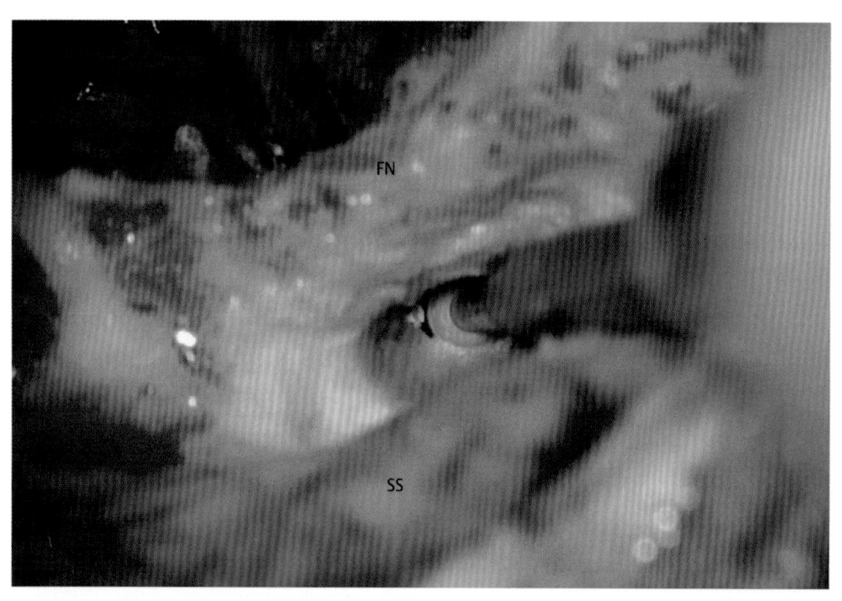

图 14.359　为了显露胆脂瘤后界，用小号金刚钻行面后鼓室切开术。注意钻头不要损伤到面神经和乙状窦。外侧的面神经、下方的颈静脉球和后方的后半规管壶腹限制后鼓室开放的空间。FN：面神经；SS：乙状窦

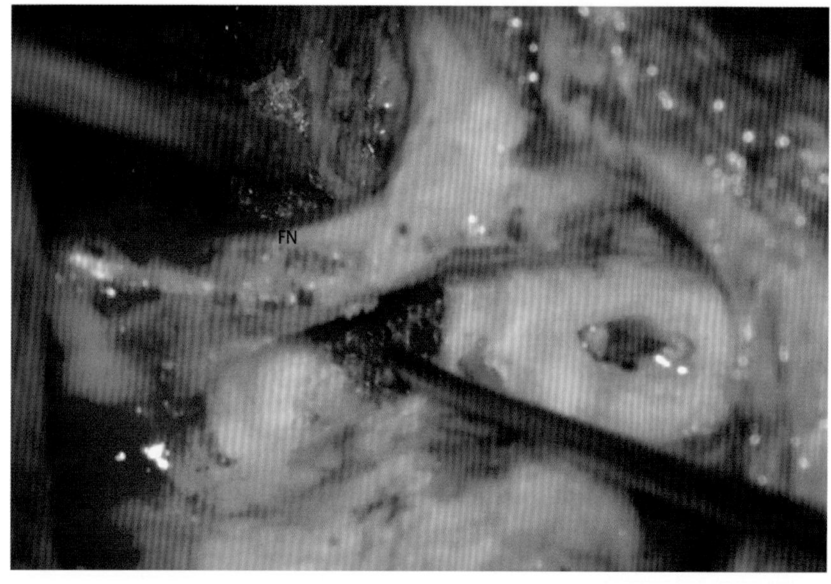

图 14.360　用棉球擦拭骨壁以确认胆脂瘤基质被完全切除。FN：面神经

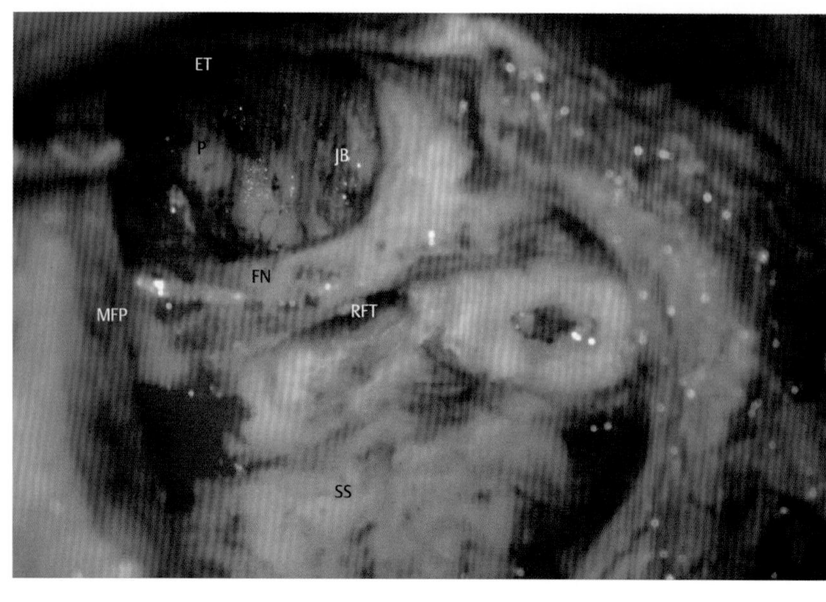

图 14.361　彻底切除胆脂瘤，用骨膜封堵咽鼓管后，用腹部脂肪术腔填塞。ET：咽鼓管；FN：面神经；JB：颈静脉球；MFP：中颅窝脑板；P：鼓岬；RFT：面后鼓室切开术；SS：乙状窦

病例 14.15（左耳）

参见图 14.362 ~ 图 14.377。

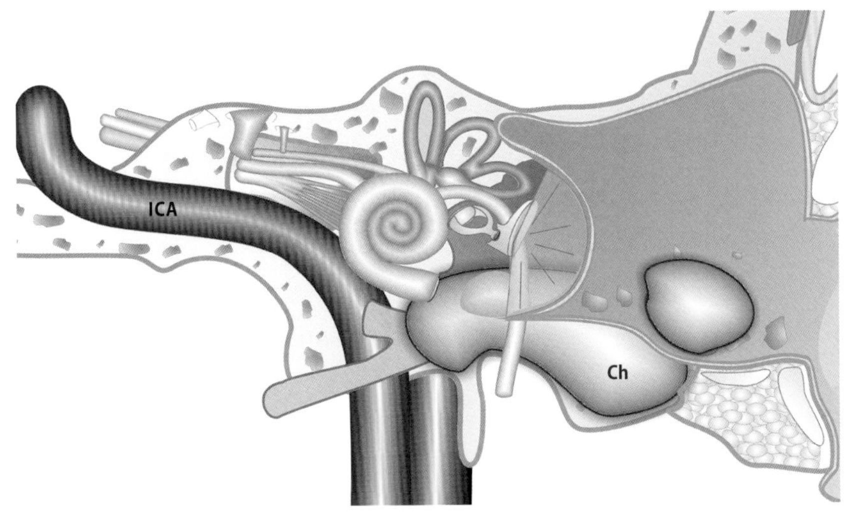

图 14.362 迷路下型岩部胆脂瘤，此患者为根治术腔胆脂瘤复发病例，行岩骨次全切除术。胆脂瘤从乳突尖起始，经面神经下方达下鼓室气房，未累及耳囊。Ch：胆脂瘤；ICA：颈内动脉

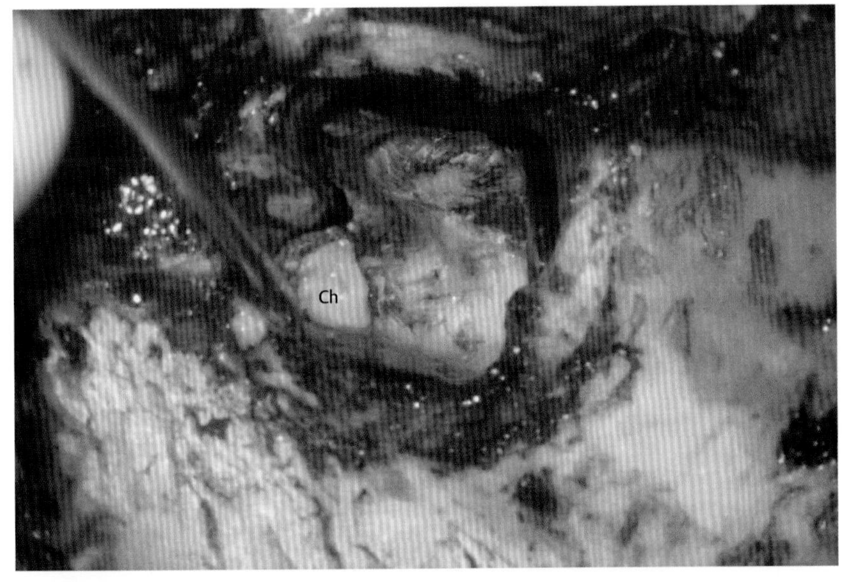

图 14.363 患者曾行开放式鼓室成形术，术后出现持续性耳漏。术前 CT 显示软组织影位于面神经内侧，向前延伸至颈静脉球。因患者无实用性听力，采用腹部脂肪填充术腔封闭外耳道，可见胆脂瘤上皮填充乳突尖。Ch：胆脂瘤

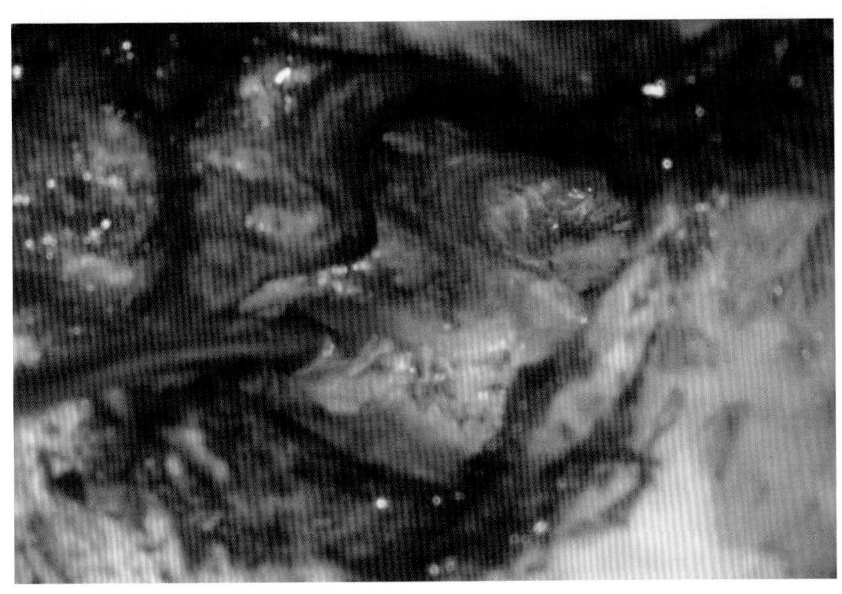

图 14.364 用吸引器吸除胆脂瘤上皮

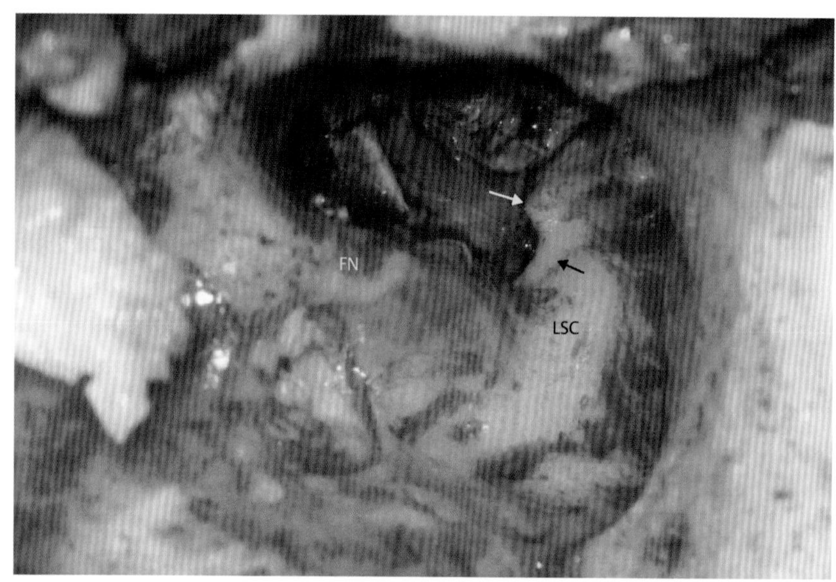

图 14.365 去除覆盖术腔的皮肤，磨除术腔锐性边缘，向前翻起鼓膜。面神经鼓室段（黑色箭头）走行于匙突上方（黄色箭头）、外半规管下方。FN：面神经；LSC：外半规管

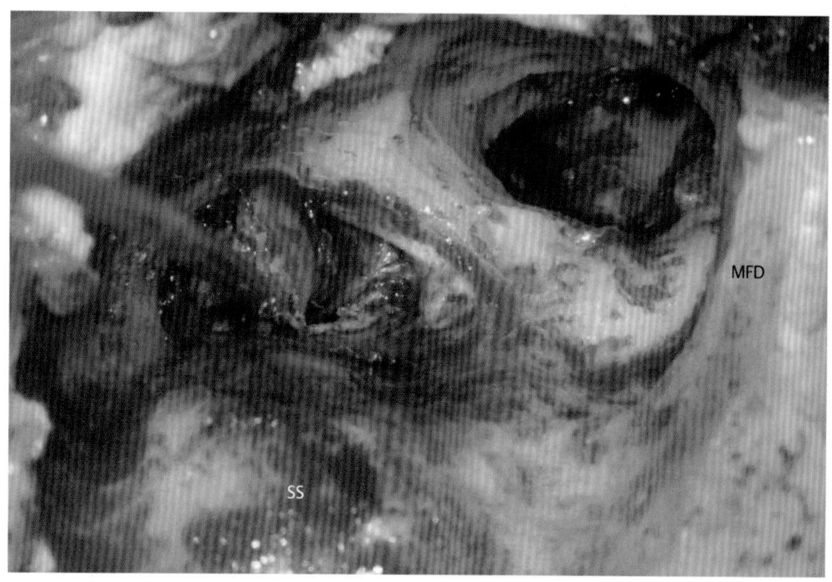

图 14.366 剥离胆脂瘤前，需轮廓化乙状窦和中颅窝脑板，最大显露术腔以利于安全彻底地清除胆脂瘤。MFD：中颅窝硬脑膜；SS：乙状窦

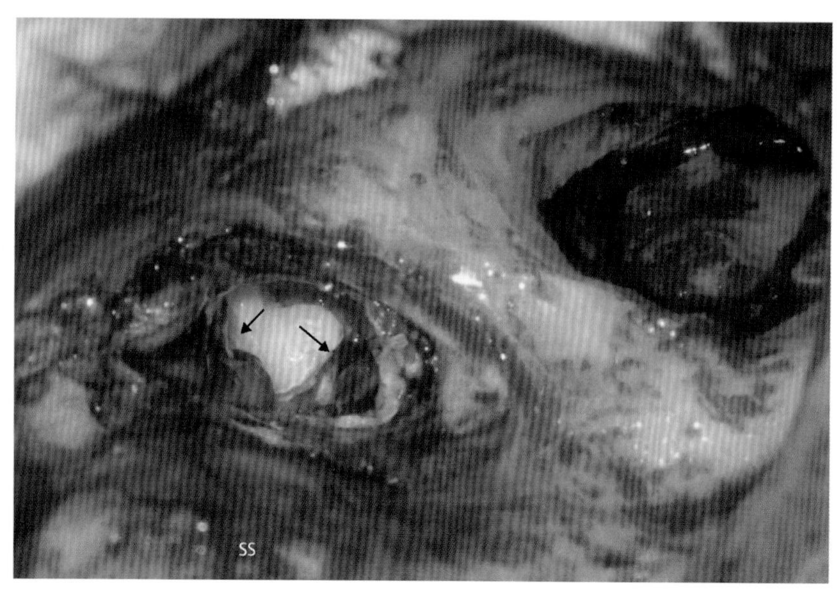

图 14.367 胆脂瘤在面神经嵴下向前向下扩展，其内可见肉芽组织（箭头）。SS：乙状窦

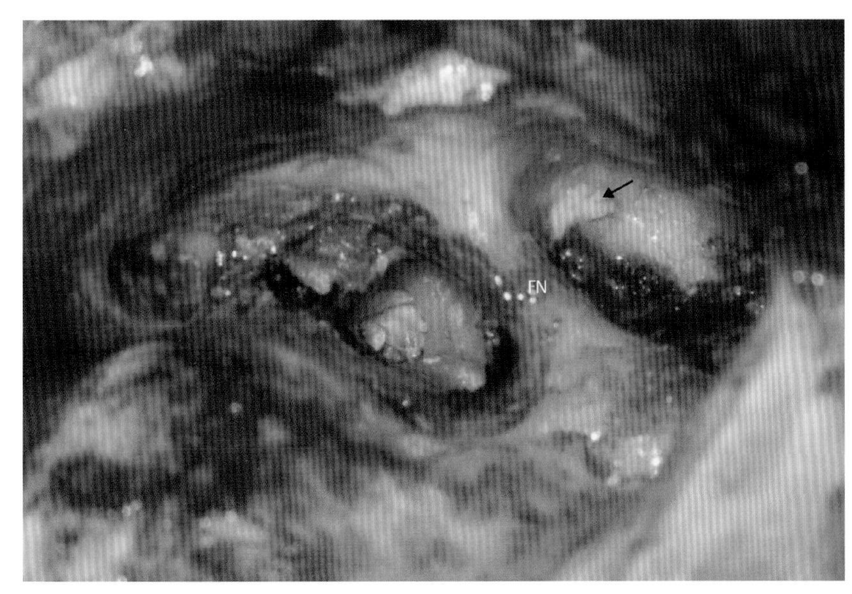

图 14.368　清除胆脂瘤上皮后发现胆脂瘤侵及邻近组织气房。去除骨性鼓环，钻磨胆脂瘤累及的下鼓室气房（箭头）。FN：面神经

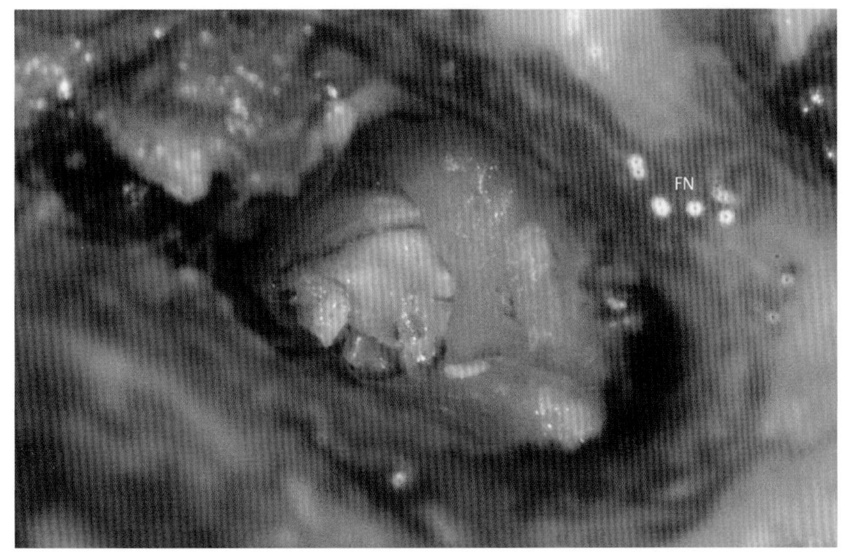

图 14.369　放大视图。胆脂瘤向前侵入深部气房。FN：面神经

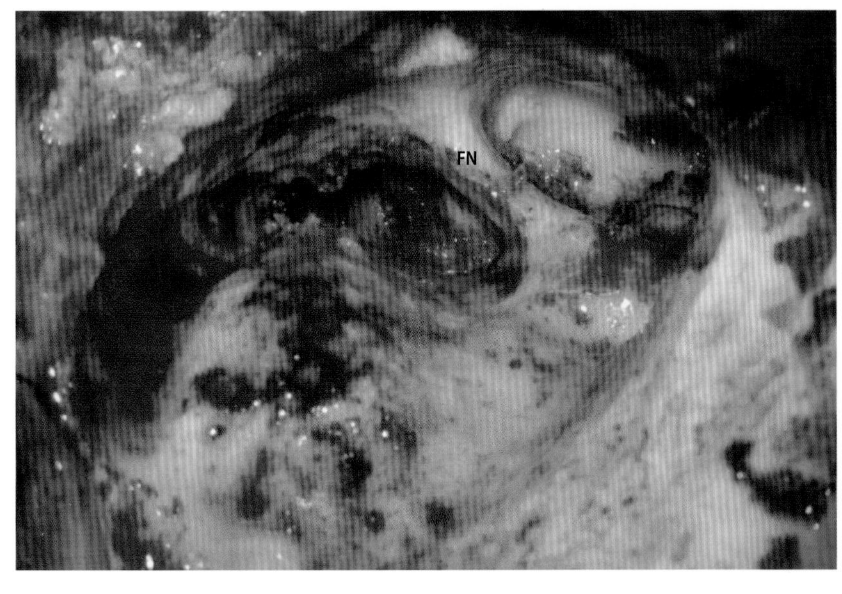

图 14.370　扩大气房，切除其内胆脂瘤。注意尽可能扩大术腔以拓宽胆脂瘤手术操作视野。FN：面神经

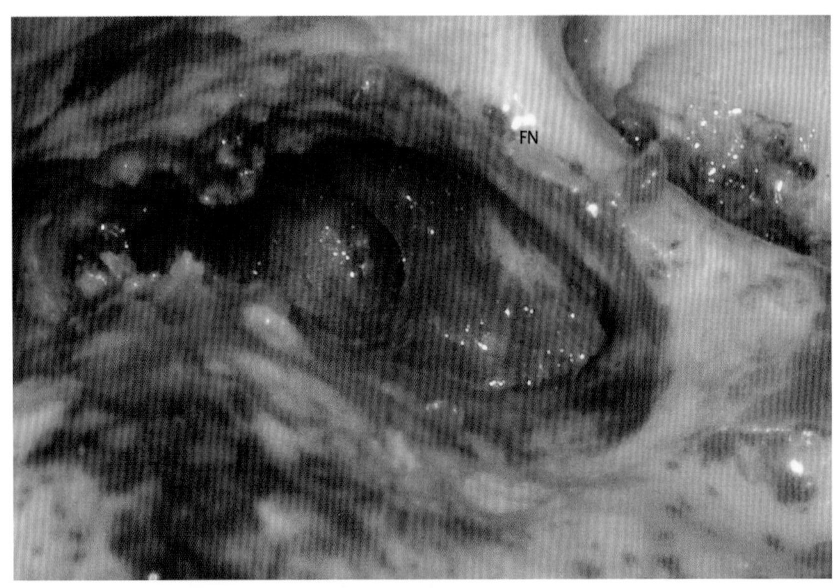

图 14.371 放大视图。完全清除气房内胆脂瘤。FN：面神经

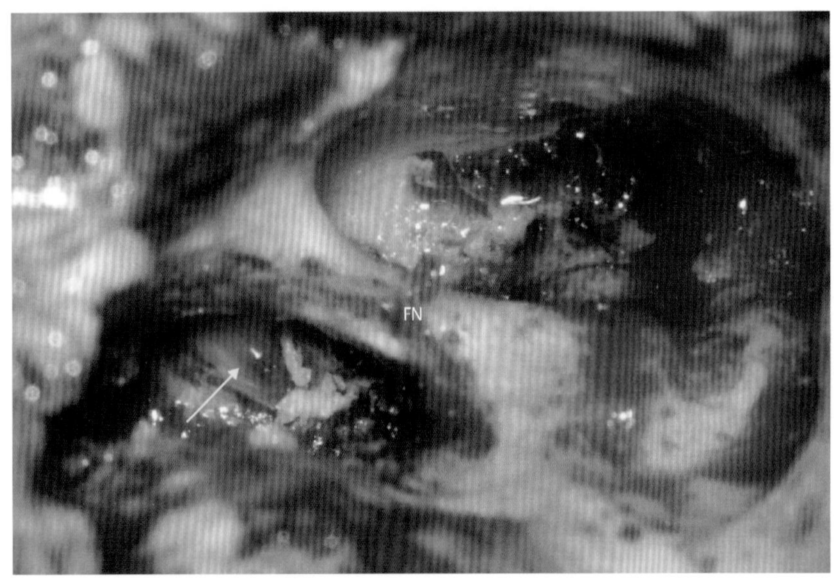

图 14.372 覆盖颈静脉球（箭头）的胆脂瘤基质侵及下鼓室气房。FN：面神经

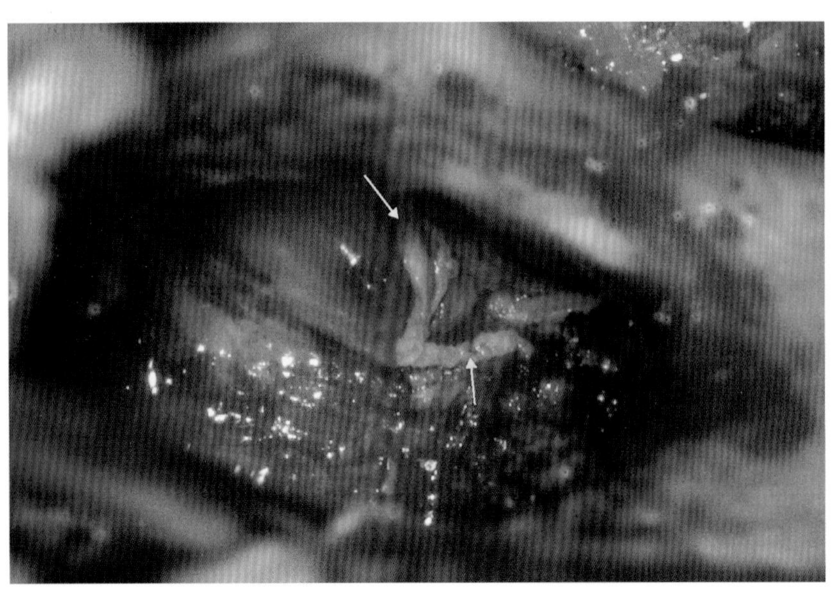

图 14.373 放大视图。胆脂瘤上皮跨越颈静脉球至下鼓室区域（箭头）

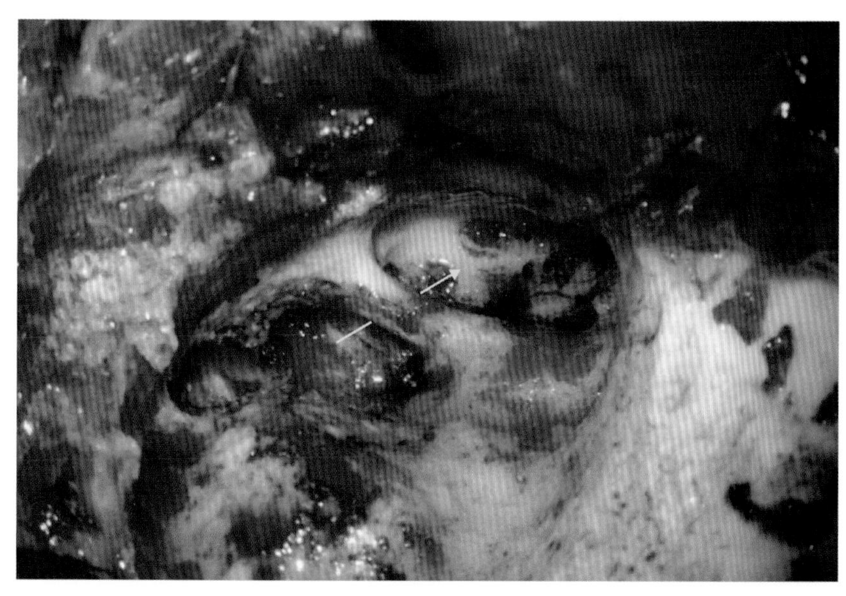

图 14.374　面下入路鼓室切开术用于清除下鼓室气房的胆脂瘤。如图所示，胆脂瘤已被完全清除，注意，广泛暴露面后区域用于开放下鼓室（箭头）

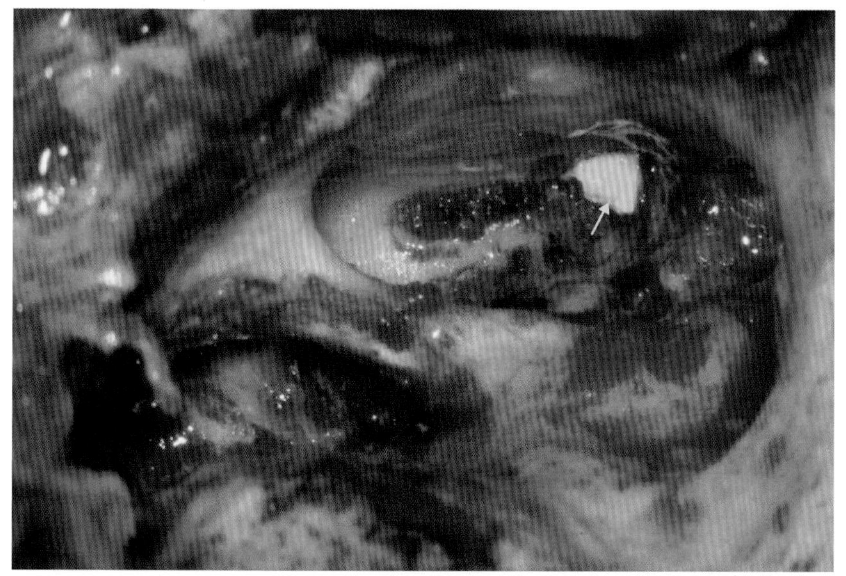

图 14.375　用骨膜封堵咽鼓管口（箭头）

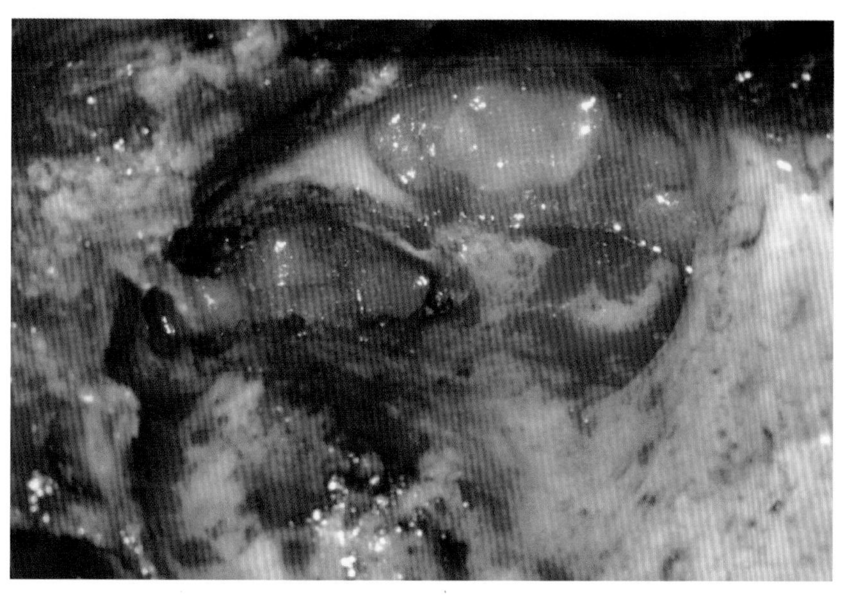

图 14.376　术腔内填塞腹部脂肪防止产生积液，影响听力

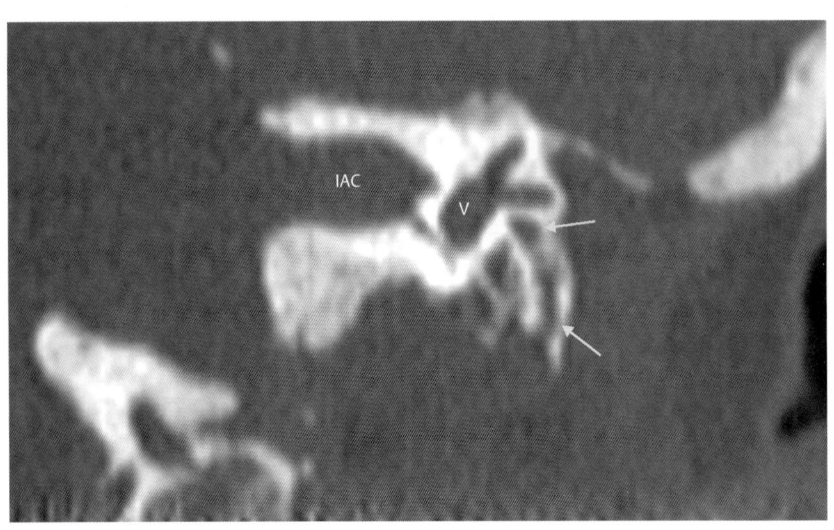

图 14.377　术后冠状位 CT 显示下鼓室区充分显露，箭头表示穿行出外半规管下方的轮廓化的面神经骨管。IAC：内听道；V：前庭

病例 14.16　（右耳）

参见图 14.378 ~ 图 14.411。

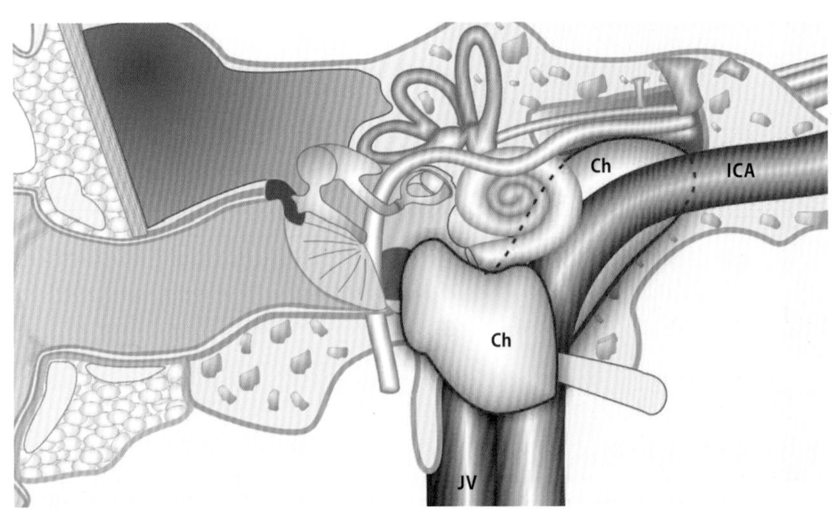

图 14.378　经耳囊入路手术的迷路下 - 岩尖胆脂瘤侵犯内听道及颈静脉孔区。患者 40 岁，3 年前曾因胆脂瘤行鼓室成形术。现耳漏和耳痛复发，影像学检查显示岩骨胆脂瘤侵犯岩尖。耳内镜显示鼓膜内陷，后上象限有一个小穿孔。Ch：胆脂瘤；ICA：颈内动脉；JV：颈静脉

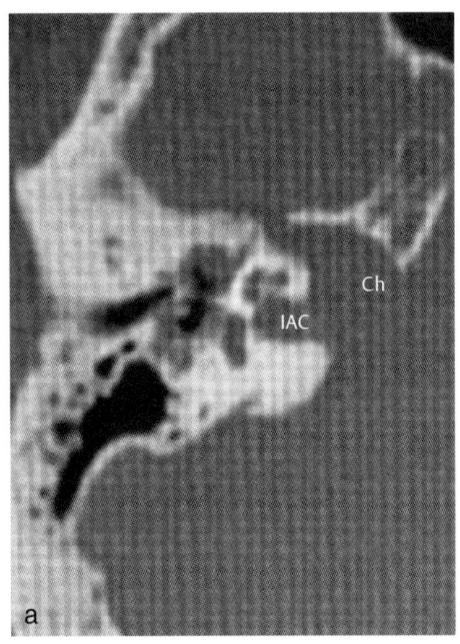

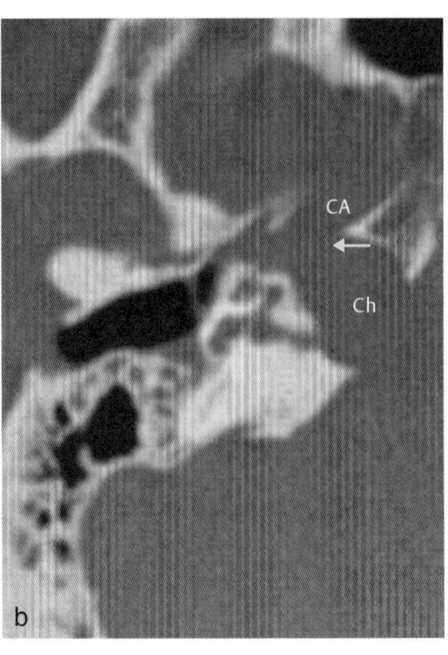

图 14.379　轴位 CT（a）显示来源于岩尖的低密度软组织影从下方侵犯内听道。颈动脉的后下部同样也被侵犯（b）。Ch：胆脂瘤；CA：颈动脉；IAC：内听道

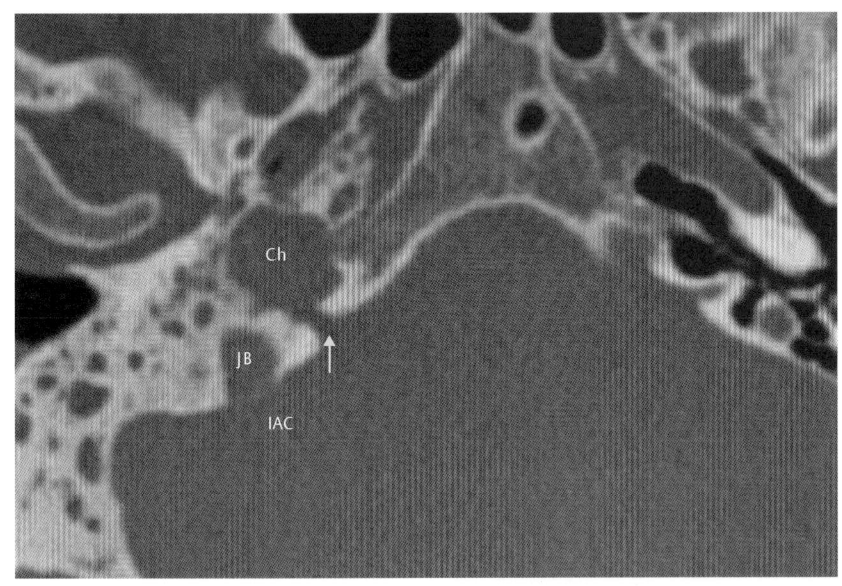

图 14.380 更低位的层面显示胆脂瘤已侵犯颈静脉孔区的神经组织（箭头）。Ch：胆脂瘤；IAC：内听道；JB：颈静脉球

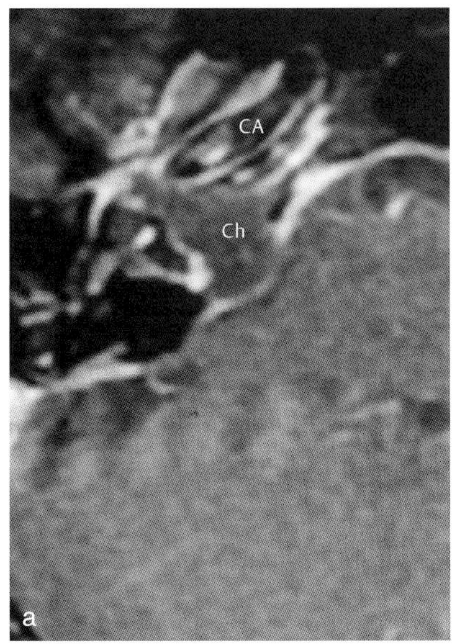

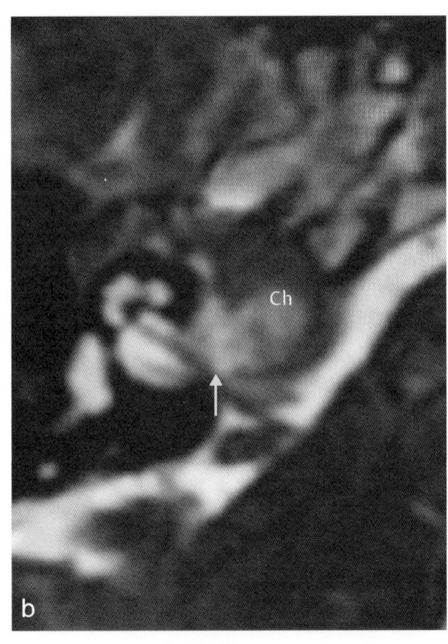

图 14.381 钆增强 MRI 显示，病灶在 T1 像呈中等信号，不伴有强化。在 T2 像呈中高信号混杂。内听道（黄色箭头）被胆脂瘤侵犯。耳蜗在 T2 像信号强度降低提示耳蜗骨化或纤维化。CA：颈动脉；Ch：胆脂瘤

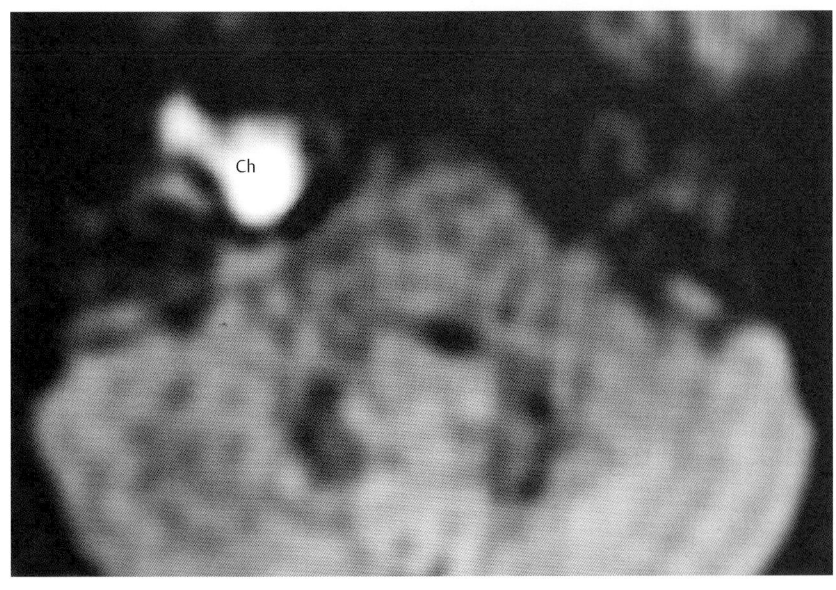

图 14.382 磁共振弥散加权成像（DWI）上胆脂瘤呈高信号，与周围组织分界清晰。Ch：胆脂瘤

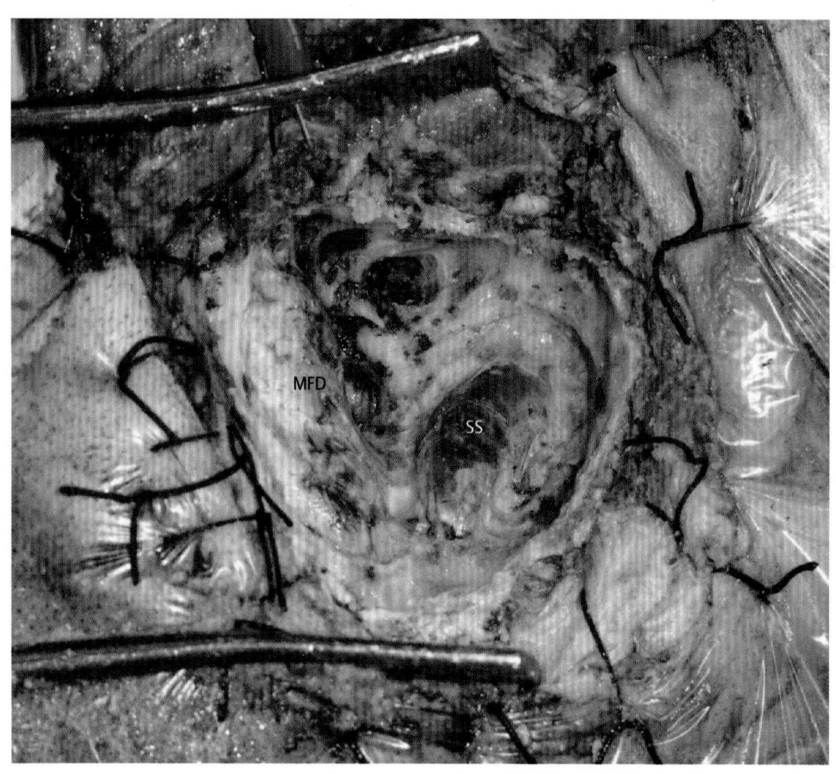

图 14.383 去除岩骨胆脂瘤前的准备工作为最大化暴露术区，可以缝合肌肉骨膜使其远离术区。在使用磨钻继续暴露之前，应取出皮肤牵开器。为方便处理岩尖部，外耳道后壁已被磨除，乙状窦和中颅窝硬脑膜已充分暴露。MFD：中颅窝硬脑膜；SS：乙状窦

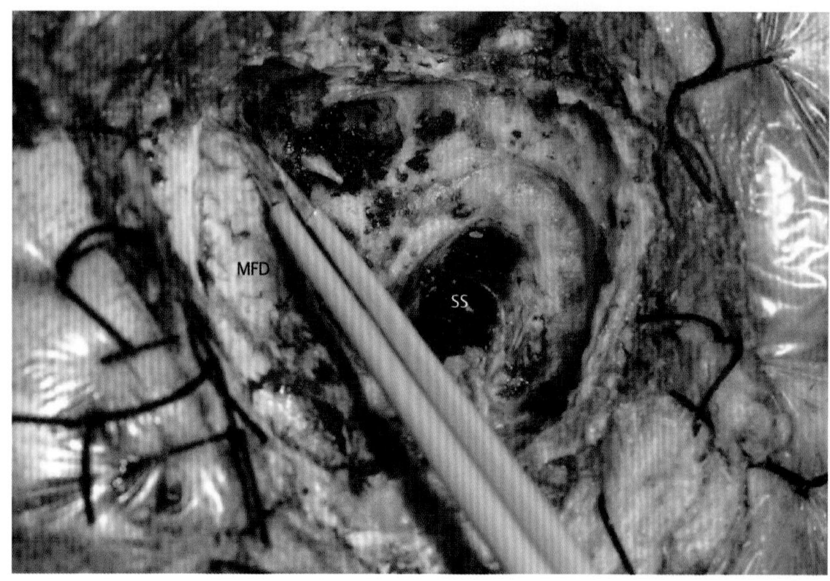

图 14.384 可用双极电凝收缩中颅窝硬脑膜，减少其膨出，更有利于显露内侧结构。这种方法也适用于乙状窦，对于硬脑膜止血以及去除残余胆脂瘤基质均有意义。MFD：中颅窝硬脑膜；SS：乙状窦

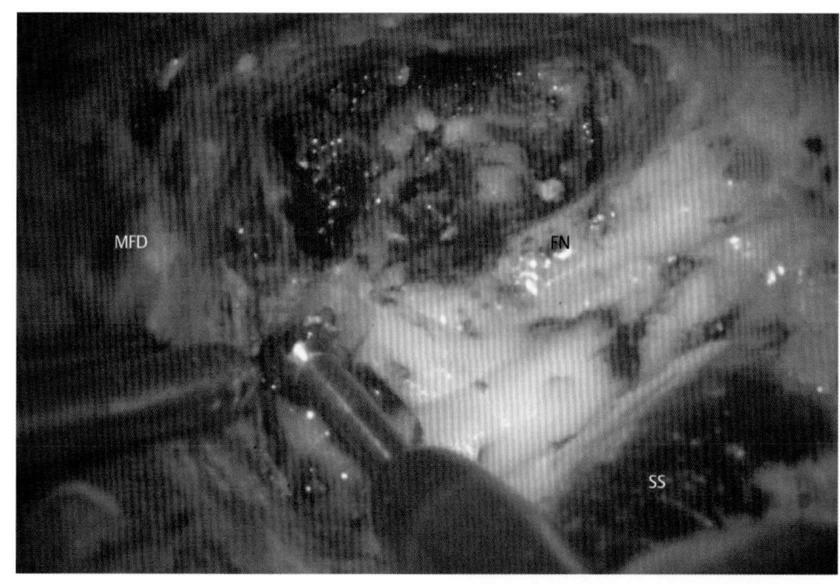

图 14.385 肌鼓膜瓣和听骨链已被去除。面神经已轮廓化。迷路切开术时选用较大的切割钻头，注意不要损伤面神经。FN：面神经；MFD：中颅窝硬脑膜；SS：乙状窦

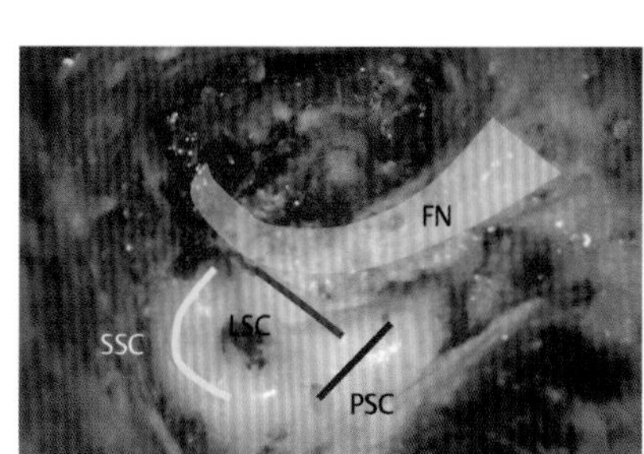

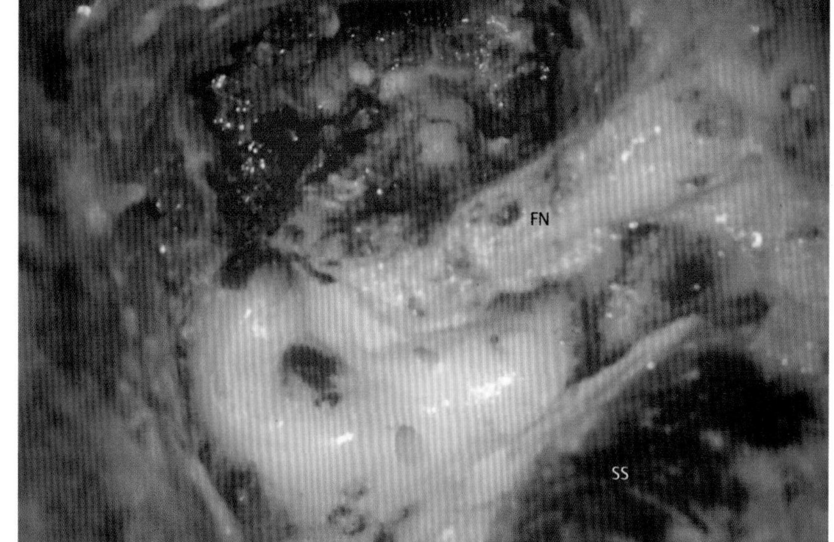

图 14.386 三个半规管已显露。FN：面神经；LSC：外半规管；PSC：后半规管；SS：乙状窦；SSC：上半规管

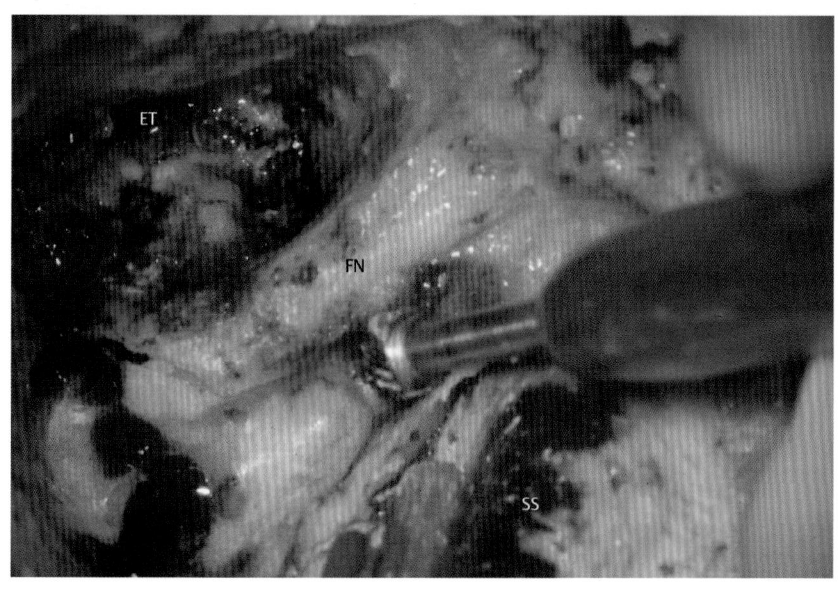

图 14.387 为进入岩尖，需要磨除面神经下方的骨质。ET：咽鼓管；FN：面神经；SS：乙状窦

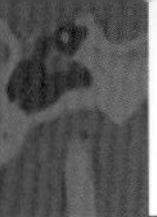

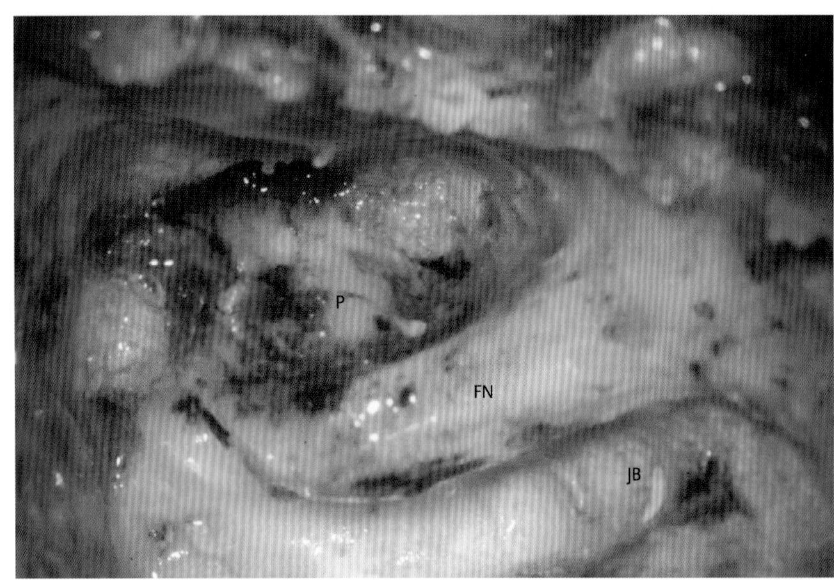

图 14.388 颈静脉球位于面神经内侧，为逐渐呈蓝色区域。FN：面神经；JB：颈静脉球；P：鼓岬

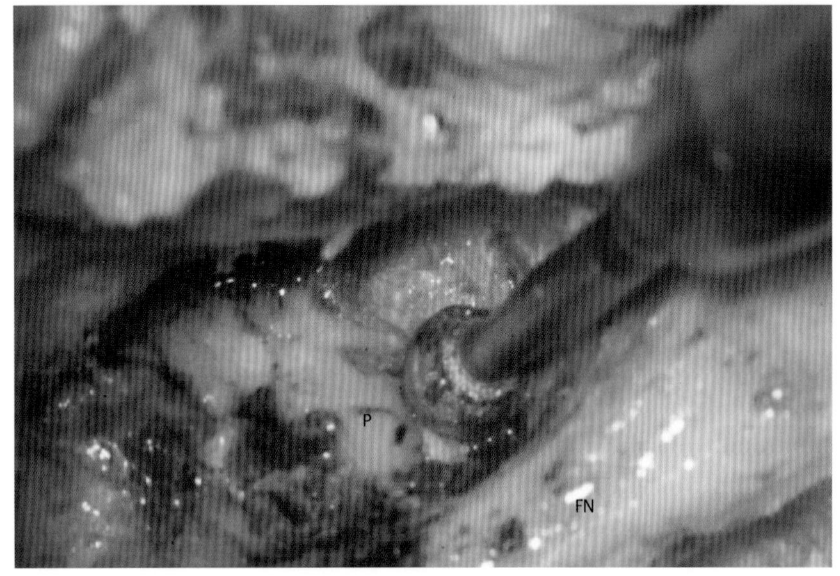

图 14.389 用金刚钻磨除下鼓室气房，从而暴露最外侧的胆脂瘤。FN：面神经；P：鼓岬

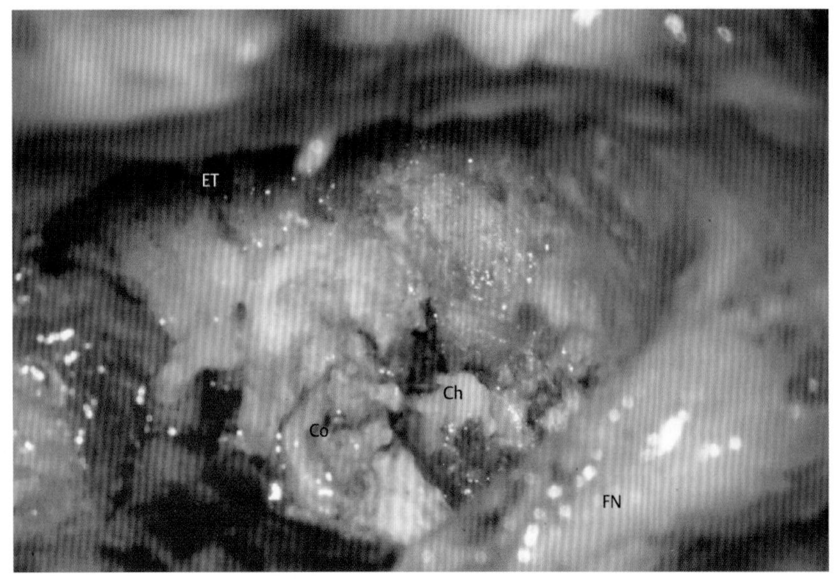

图 14.390 磨除并显露受胆脂瘤侵犯的鼓室内侧壁，进一步向上方磨除耳蜗。注意，耳蜗底转已纤维化。Ch：胆脂瘤；Co：耳蜗；ET：咽鼓管；FN：面神经

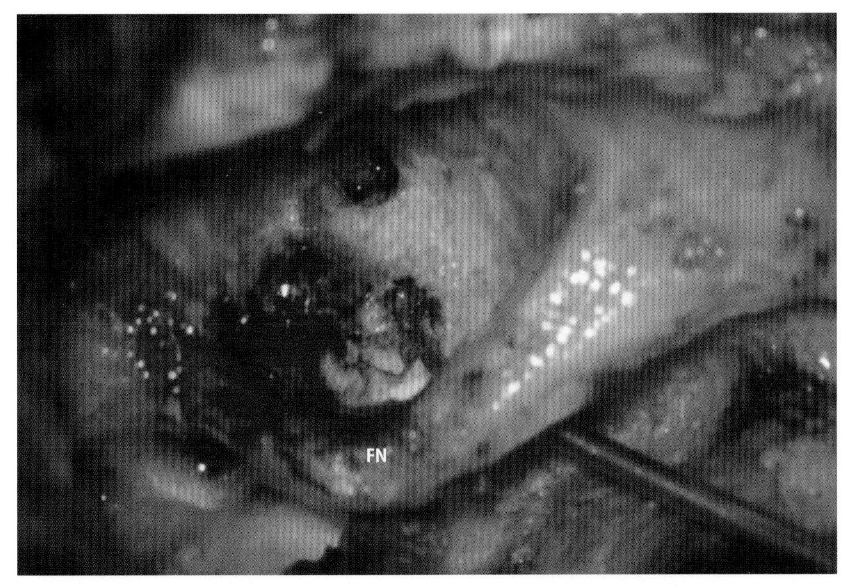

图 14.391 进一步磨除耳蜗，磨除面神经下方的骨质。小剥离子可经该区域进行操作。胆脂瘤位于面神经内侧深面，需要向各个方向继续扩大手术径路。FN：面神经

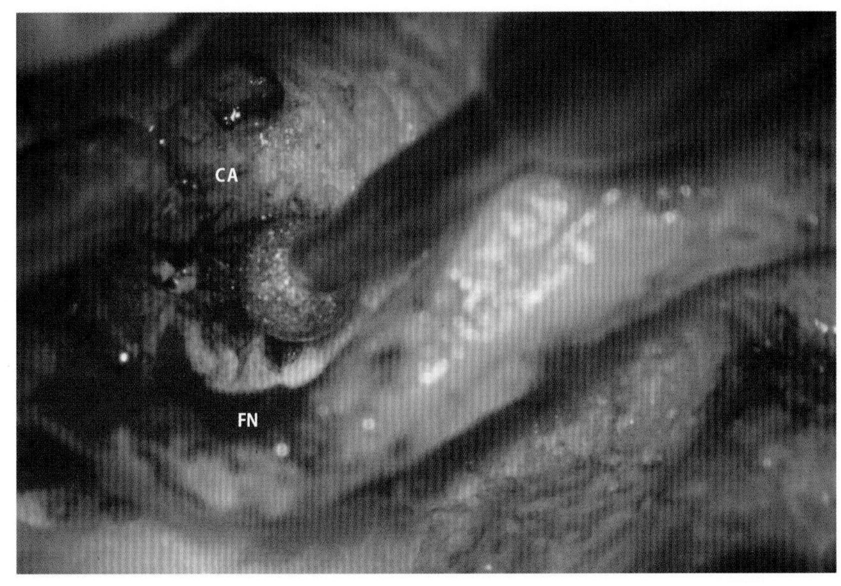

图 14.392 用金刚钻将内侧的骨质进一步磨除。前方可见颈动脉被菲薄的骨质覆盖。在此过程中应注意电钻的杆部不要损伤面神经。FN：面神经；CA：颈动脉

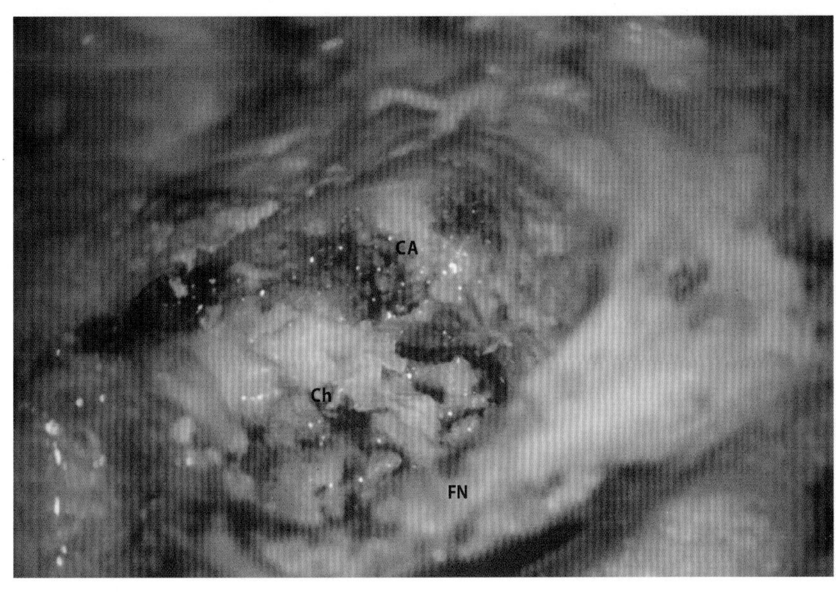

图 14.393 岩尖胆脂瘤的主体部分已暴露。CA：颈动脉；Ch：胆脂瘤；FN：面神经

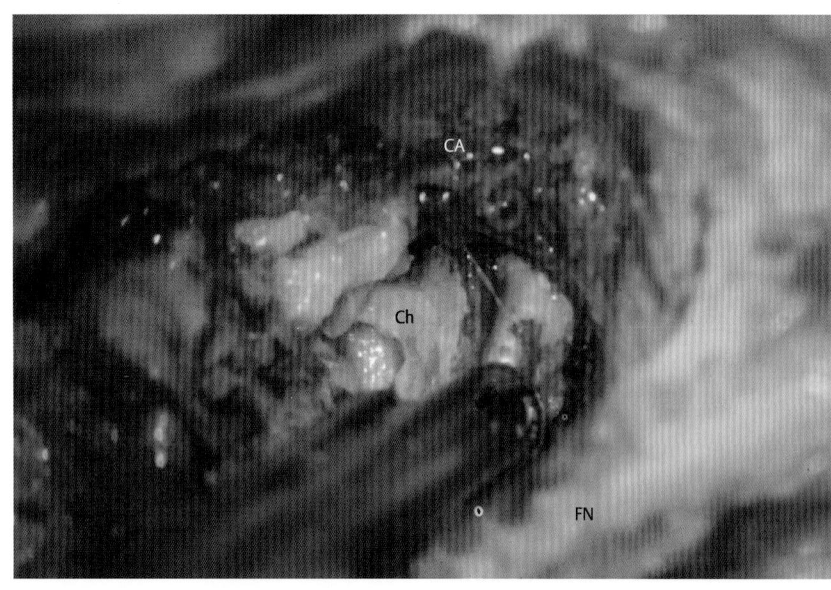

图 14.394　暴露并去除颈动脉下方的胆脂瘤。CA：颈动脉；Ch：胆脂瘤；FN：面神经

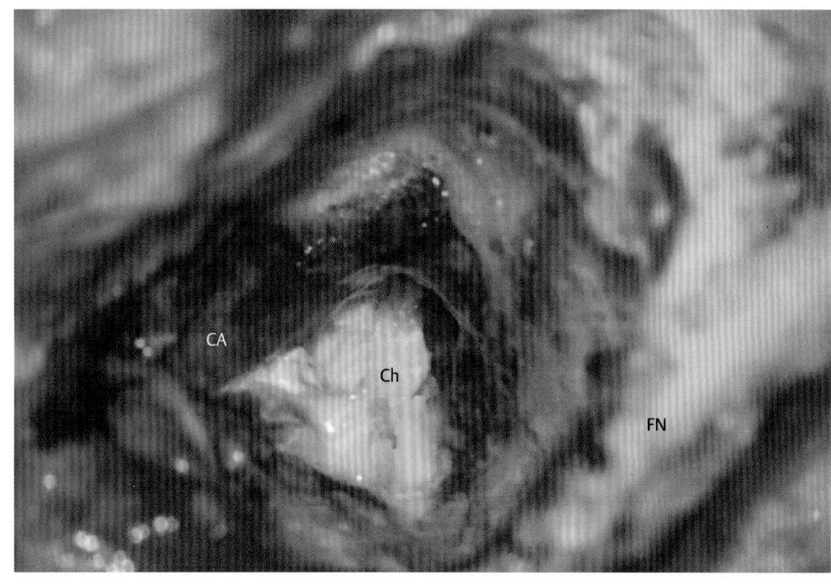

图 14.395　图示胆脂瘤位于颈动脉水平段下方。CA：颈动脉水平段；Ch：胆脂瘤；FN：面神经

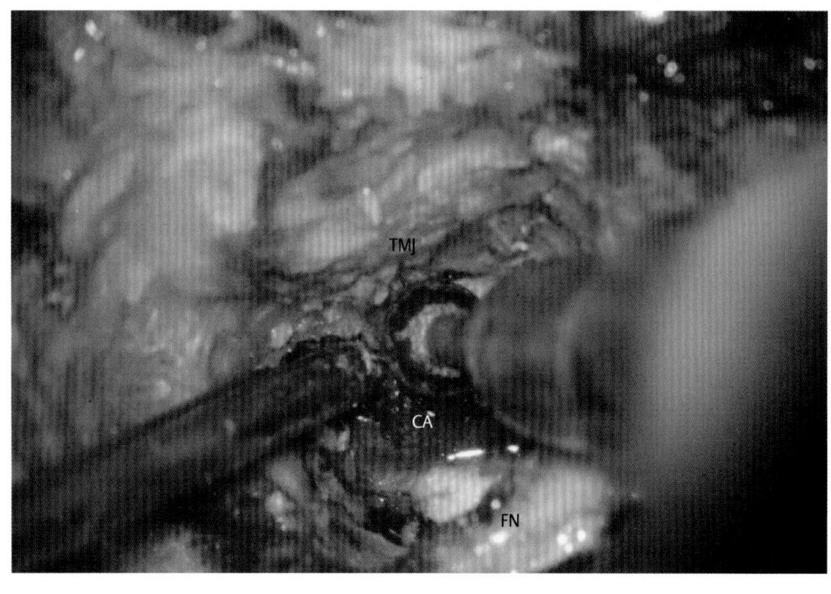

图 14.396　为更好地处理颈动脉，已用金刚钻磨除外耳道前壁并显露颞颌关节。CA：颈动脉；FN：面神经；TMJ：颞颌关节

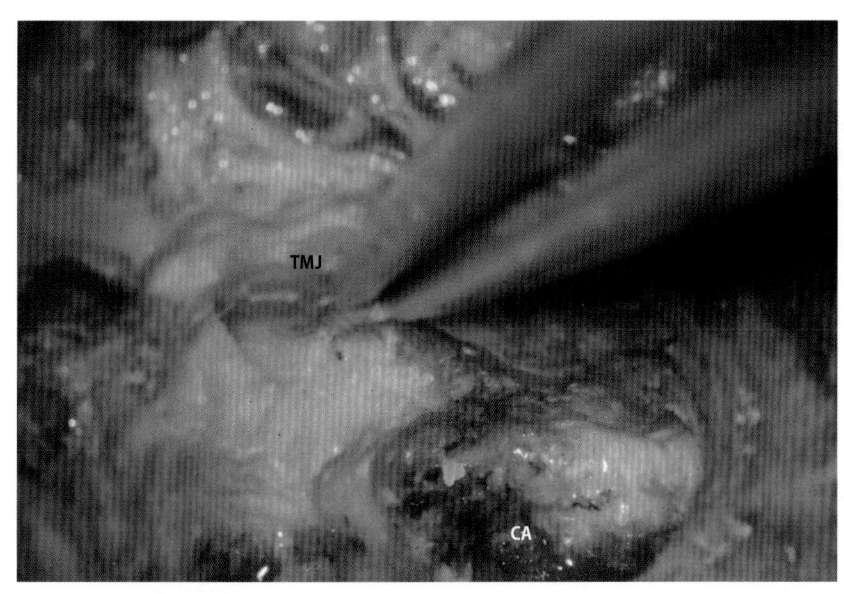

图 14.397 颞颌关节后面已完全暴露，并用双极电凝使其收缩。CA：颈动脉；TMJ：颞颌关节

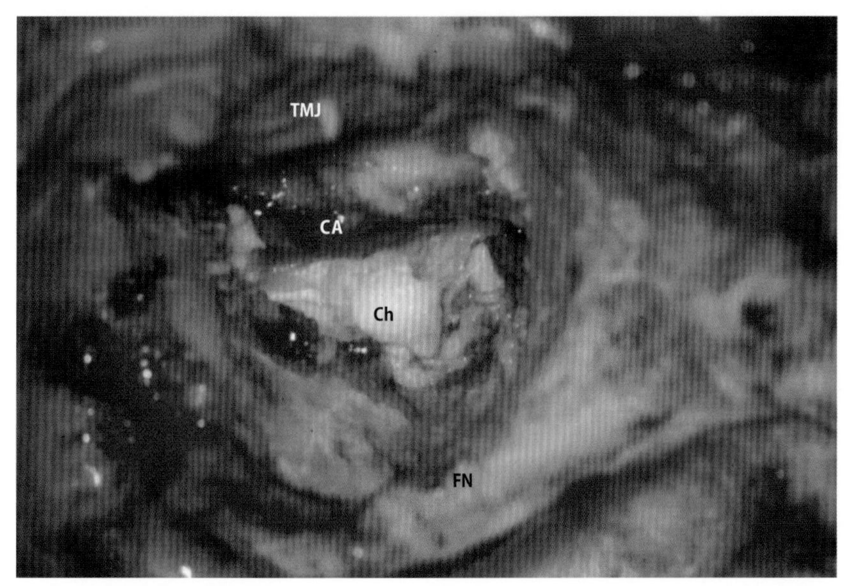

图 14.398 图示胆脂瘤位于颈动脉下方，内听道前方。CA：颈动脉；Ch：胆脂瘤；FN：面神经；TMJ：颞颌关节

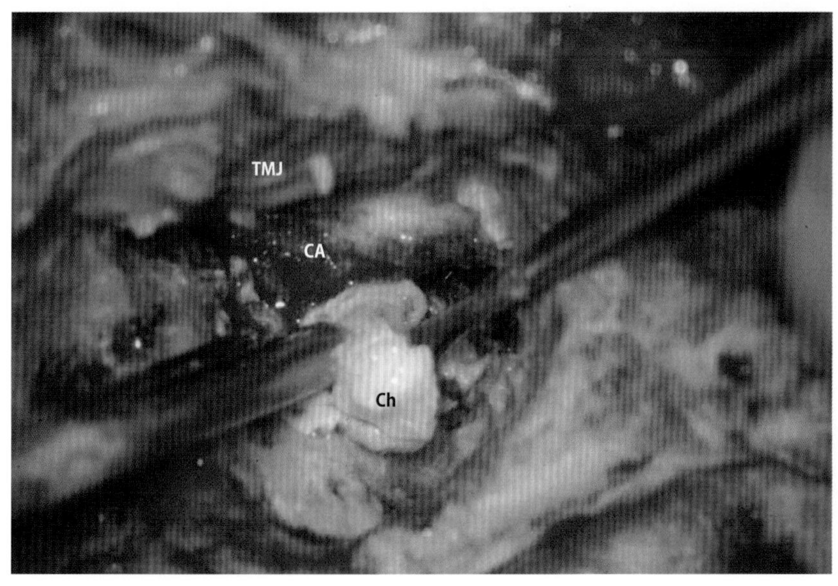

图 14.399 有时需要清理部分胆脂瘤上皮，以便更好地显露深部结构和清除基质。CA：颈动脉；Ch：胆脂瘤；TMJ：颞颌关节

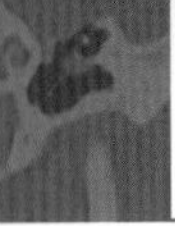

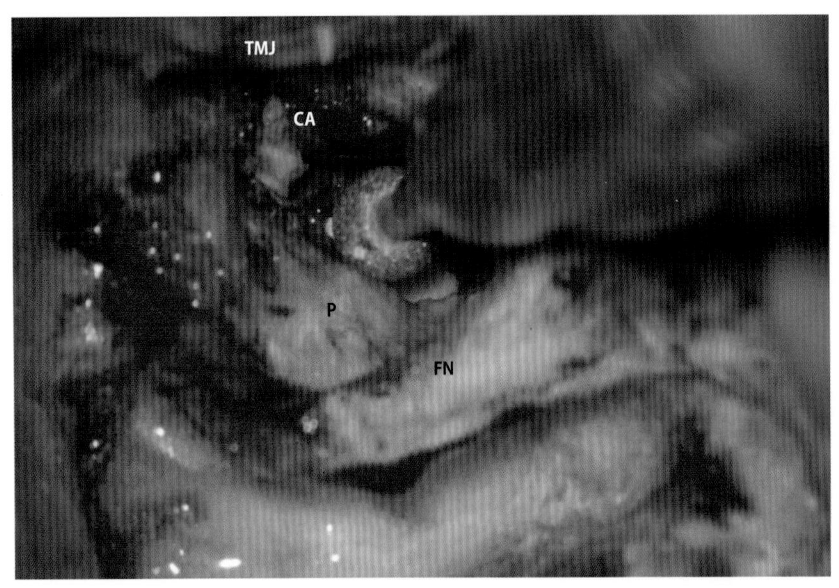

图 14.400 用较大的金刚钻磨除内听道前方的骨质，注意不要损伤内听道内容物。CA：颈动脉；FN：面神经；P：骨岬；TMJ：颞下颌关节

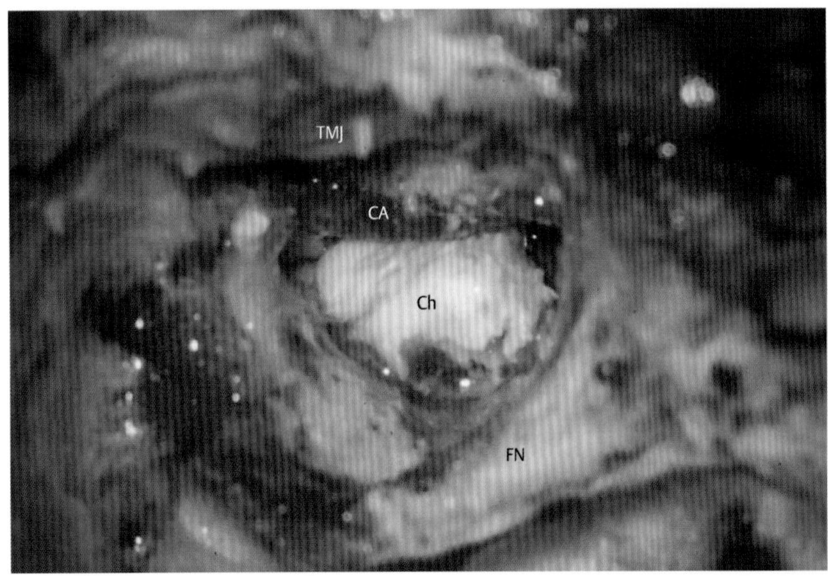

图 14.401 从岩尖部清除胆脂瘤上皮。CA：颈动脉；Ch：胆脂瘤；FN：面神经；TMJ：颞下颌关节

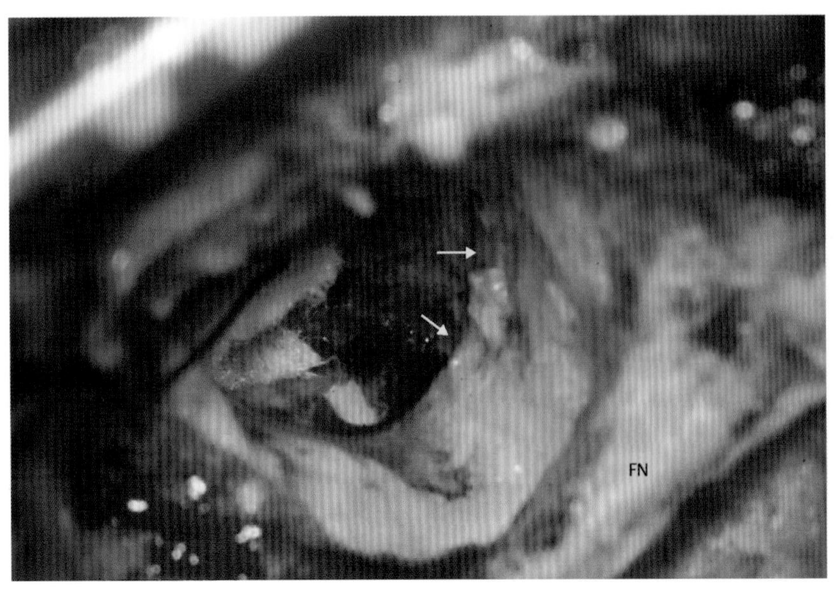

图 14.402 舌咽神经位于颈静脉孔的前上部分，由上内侧向下外侧走行（箭头），迷走神经位于其正下方。在颈静脉球前方钻磨时，应小心不要损伤这些神经。舌咽神经损伤可能会导致严重的吞咽障碍，尤其是老年人。FN：面神经

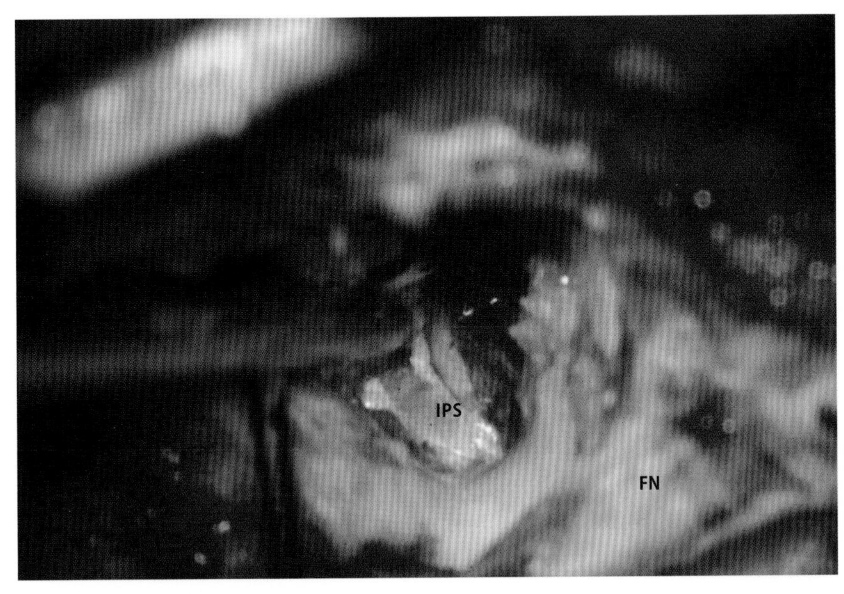

图 14.403 从后颅窝硬脑膜上清除胆脂瘤。在连接颈静脉球和海绵窦的岩下窦表面仍残留少许胆脂瘤基质。FN：面神经；IPS：岩下窦

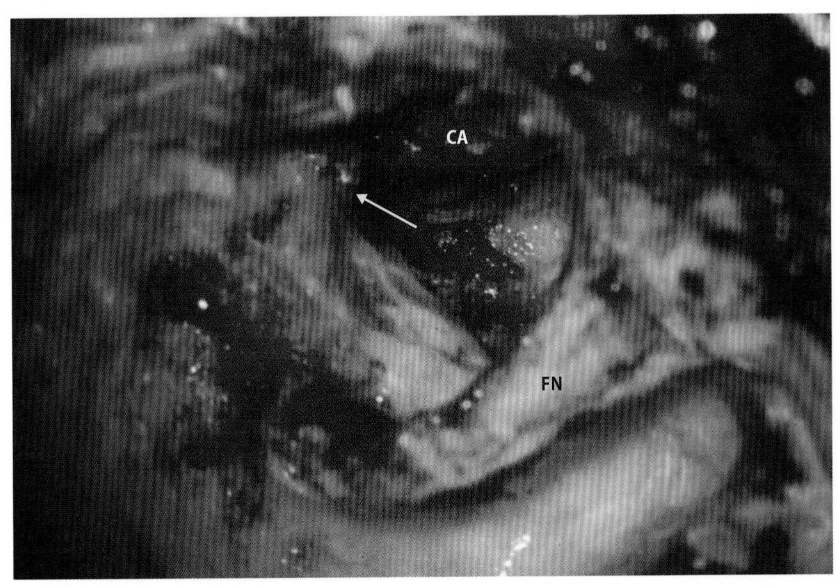

图 14.404 从岩尖清除胆脂瘤主体，但覆盖该区域的骨质（箭头）限制了胆脂瘤上缘和颈动脉水平段的暴露。CA：颈动脉；FN：面神经

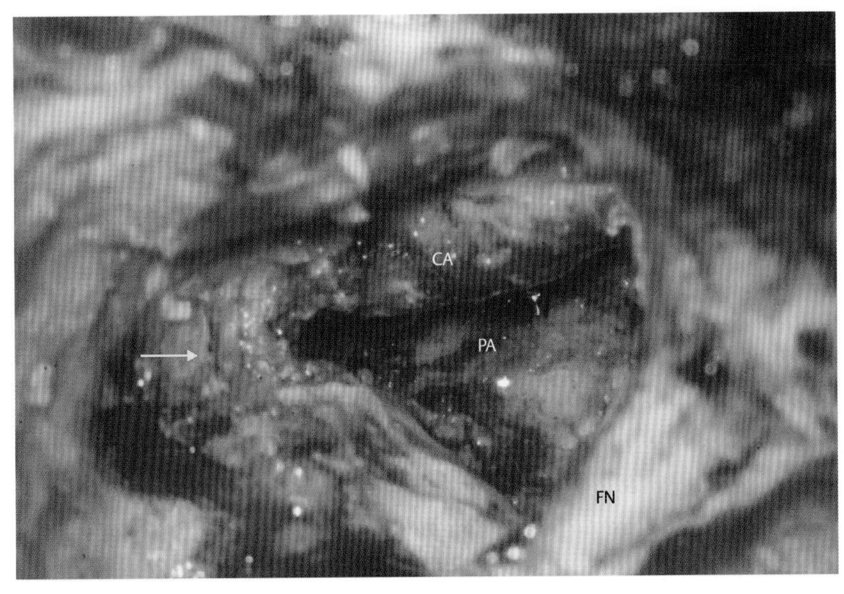

图 14.405 岩大神经（箭头）自面神经膝状神经节发出后向前走行，为钻磨的上界，由于破坏其血供会导致难以恢复的周围性面瘫，在这种情况下，可磨除神经下（即内侧）的部分骨质以便进入岩尖。CA：颈动脉；FN：面神经；PA：岩尖

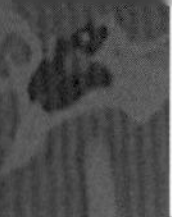

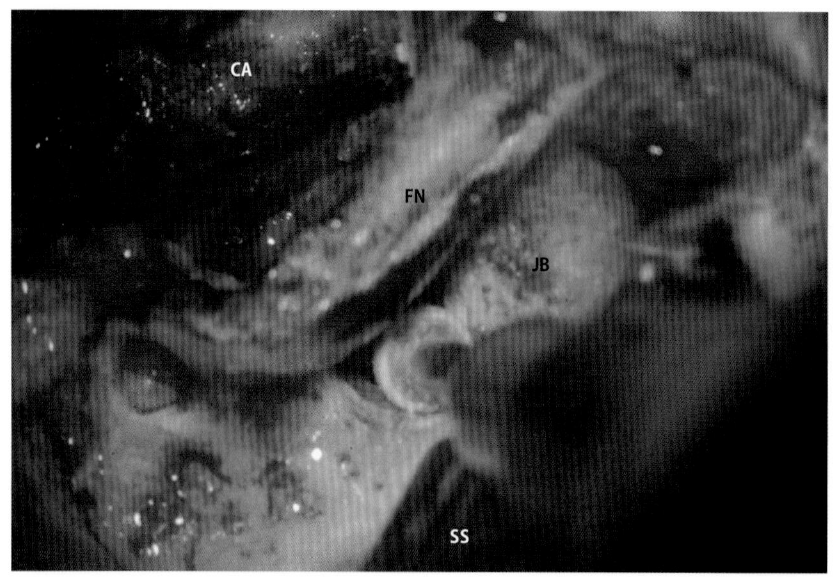

图 14.406　采用面下入路磨除面神经下（即内侧）、内听道与颈静脉球之间的骨质。耳蜗导水管被切开后引起蛛网膜下腔脑脊液流出，耳蜗导水管从颈静脉孔神经部上缘分出，是后组脑神经的重要标志，舌咽神经在其下方走行。CA：颈动脉；FN：面神经；JB：颈静脉球；SS：乙状窦

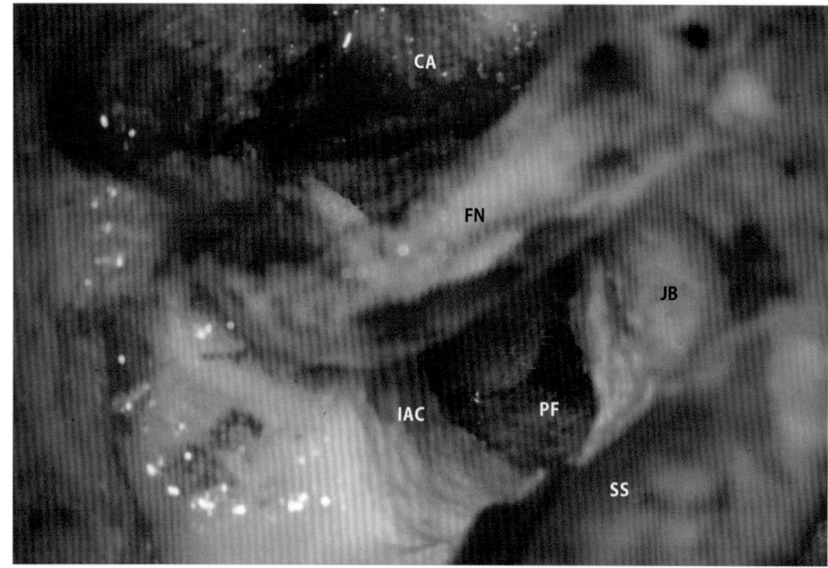

图 14.407　术中切断颈静脉孔到耳蜗底转的耳蜗导水管，随后，蛛网膜下腔流出脑脊液。CA：颈动脉；FN：面神经；IAC：内听道；JB：颈静脉球；PF：后颅窝硬脑膜；SS：乙状窦

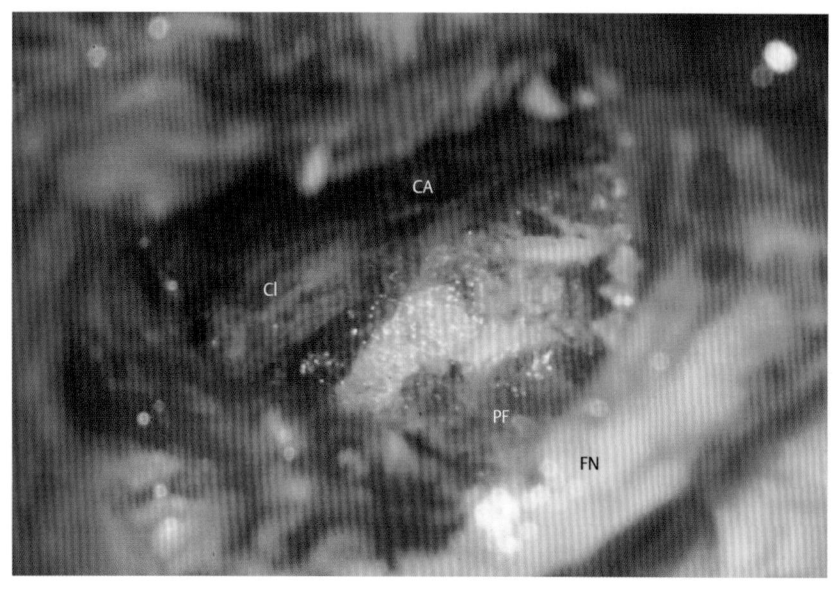

图 14.408　图示清除胆脂瘤后的斜坡区域。CA：颈动脉；Cl：斜坡；FN：面神经；PF：后颅窝硬脑膜

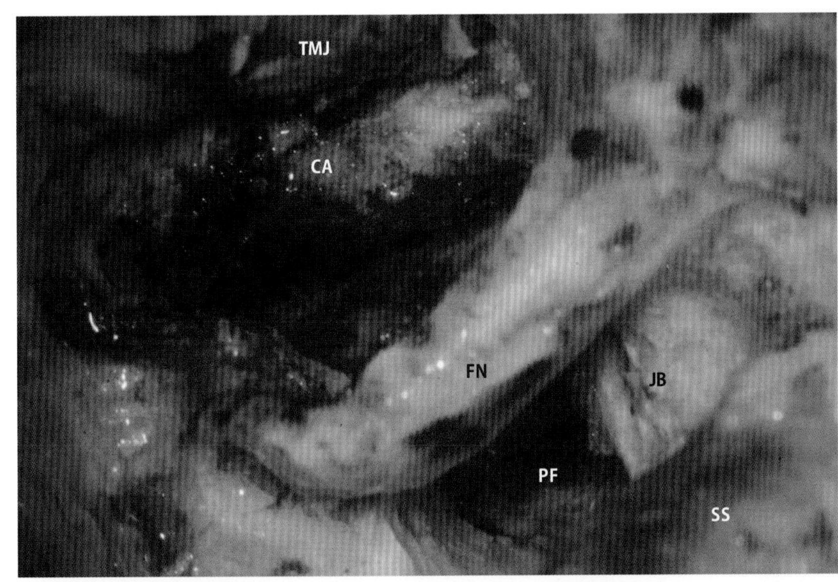

图 14.409 图示术腔的最终形态。CA：颈动脉；FN：面神经；JB：颈静脉球；PF：后颅窝硬脑膜；SS：乙状窦；TMJ：颞颌关节

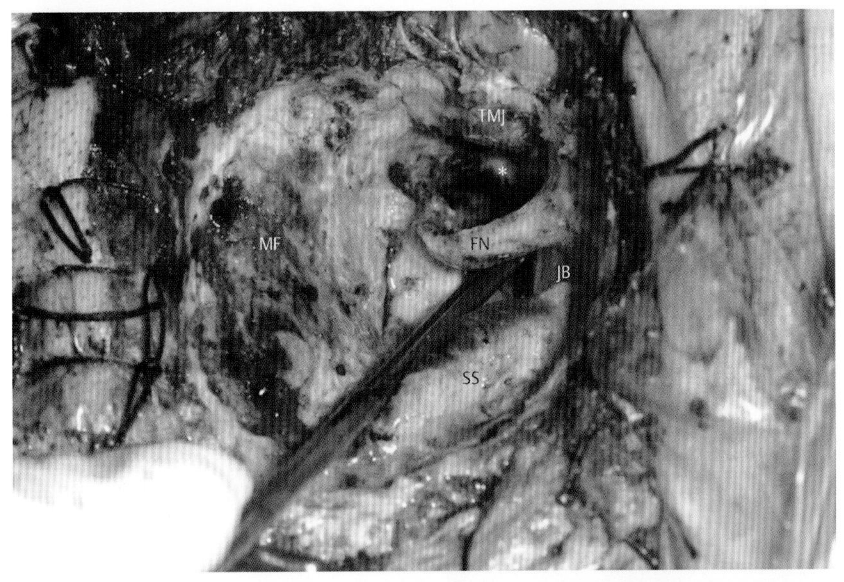

图 14.410 为安全到达岩尖，应充暴露相关结构。直接按压乙状窦，便于显露深部结构。*：颈动脉；FN：面神经；JB：颈静脉球；MF：中颅窝硬脑膜；SS：乙状窦；TMJ：颞下颌关节

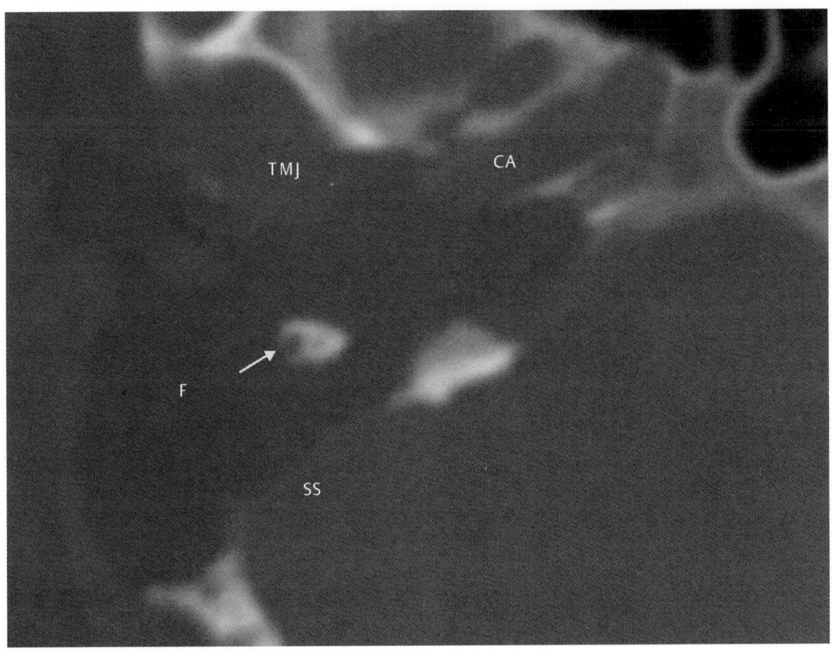

图 14.411 术后 CT 显示岩尖骨质被广泛切除，显露出颈动脉后外侧和颞下颌关节后面。图示在面神经骨管中走行的神经（箭头）。CA：颈动脉；F：腹部脂肪；SS：乙状窦；TMJ：颞颌关节

病例 14.17（右耳）

参见图 14.412 ~ 图 14.425。

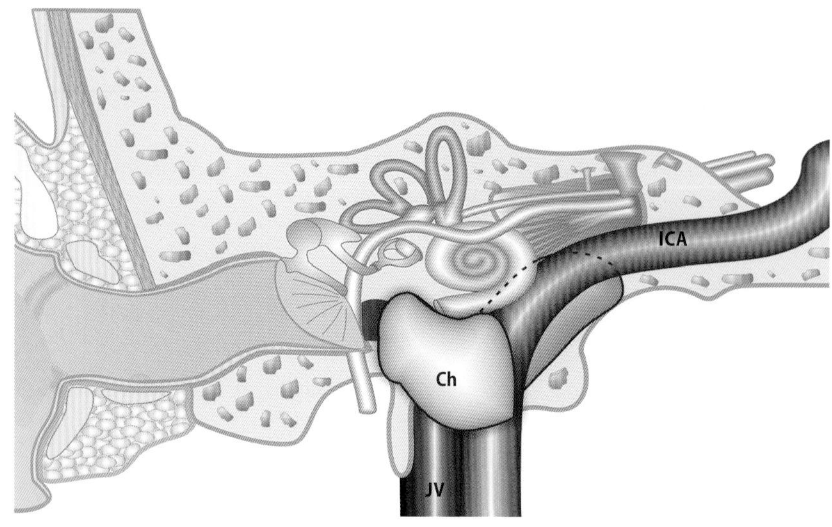

图 14.412　先天性迷路下－岩尖胆脂瘤并侵犯内听道和颈静脉孔。Ch：胆脂瘤；ICA：颈内动脉；JV：颈静脉

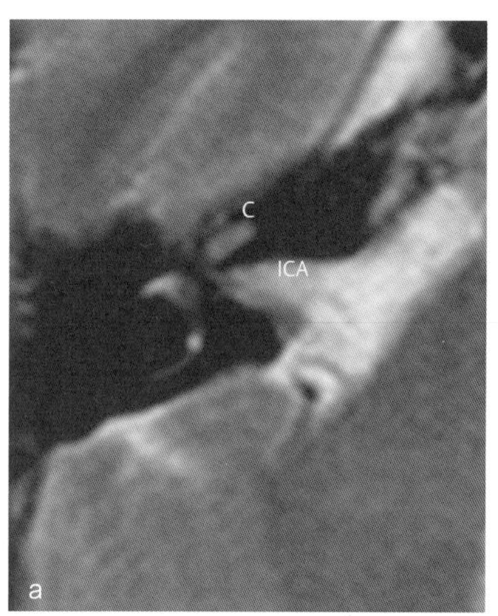

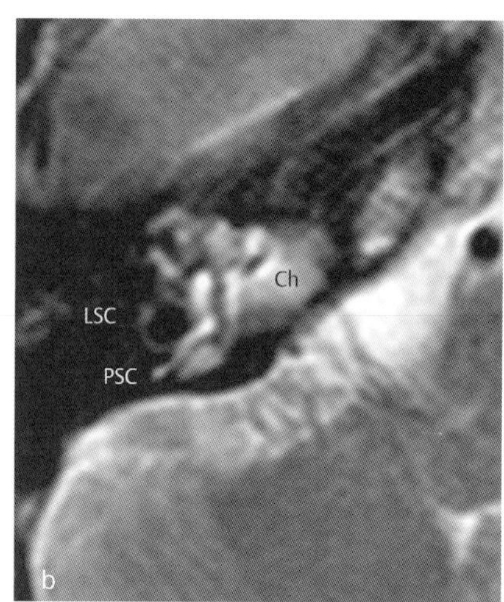

图 14.413　MRI T2 像显示颞骨上部包括内听道无病变（a），位于迷路内侧的岩尖病变开始出现在其下一层面（b）。在这一层面可识别半规管。C：耳蜗；Ch：胆脂瘤；ICA：颈内动脉；LSC：外侧半规管；PSC：后半规管

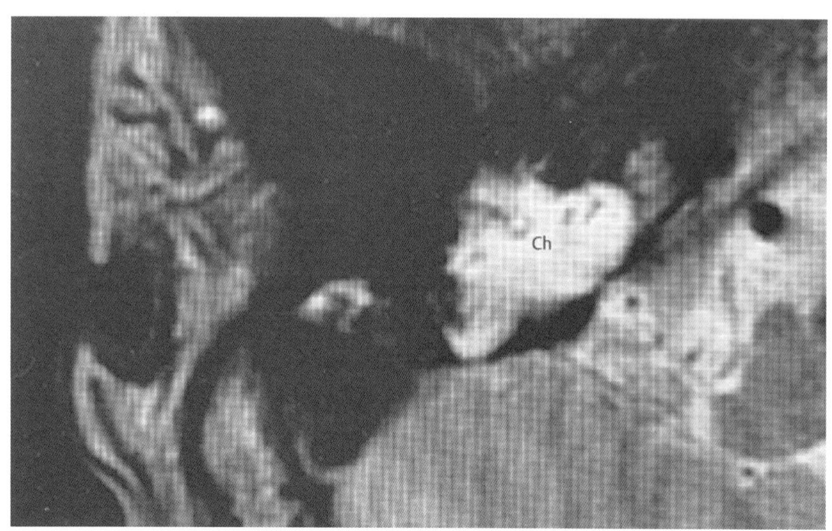

图 14.414　其他低位层面显示胆脂瘤向内侧深部延伸。Ch：胆脂瘤

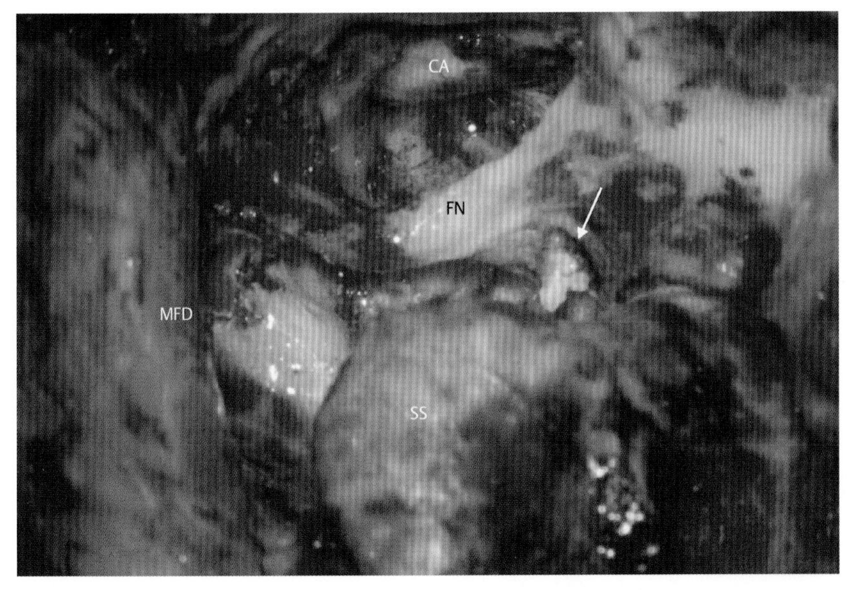

图 14.415 为了进入岩尖区，需要显露中颅窝和后颅窝硬脑膜，除了嵌入面神经鼓室和迷路段的前上方部分，其他耳囊结构已被切除。胆脂瘤主体已被从岩尖清除，仅颈静脉球区残留（箭头）。图示突出的乙状窦限制了该区域的视野。CA：颈动脉；FN：面神经；MFD：颅中窝硬脑膜；SS：乙状窦

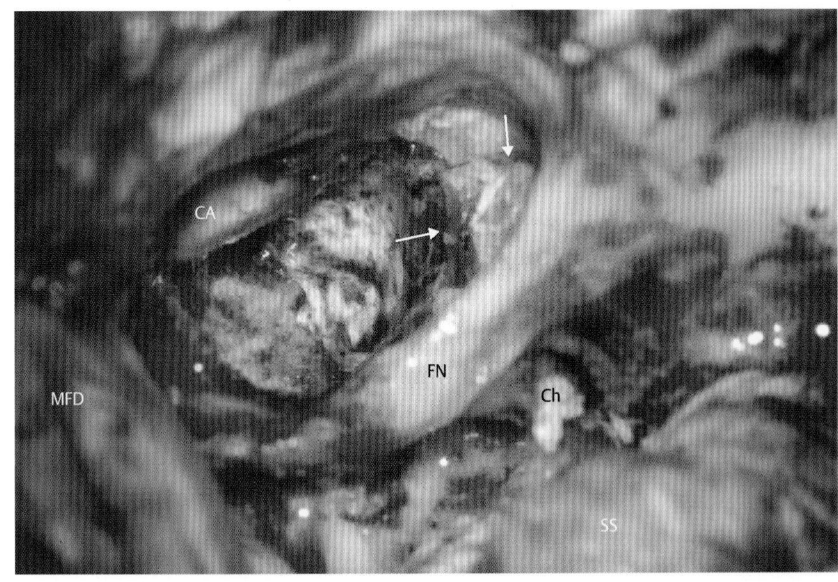

图 14.416 放大后可见，颈静脉球区被胆脂瘤基质覆盖（箭头）。CA：颈动脉；Ch：胆脂瘤；FN：面神经；MFD：中颅窝硬脑膜；SS：乙状窦

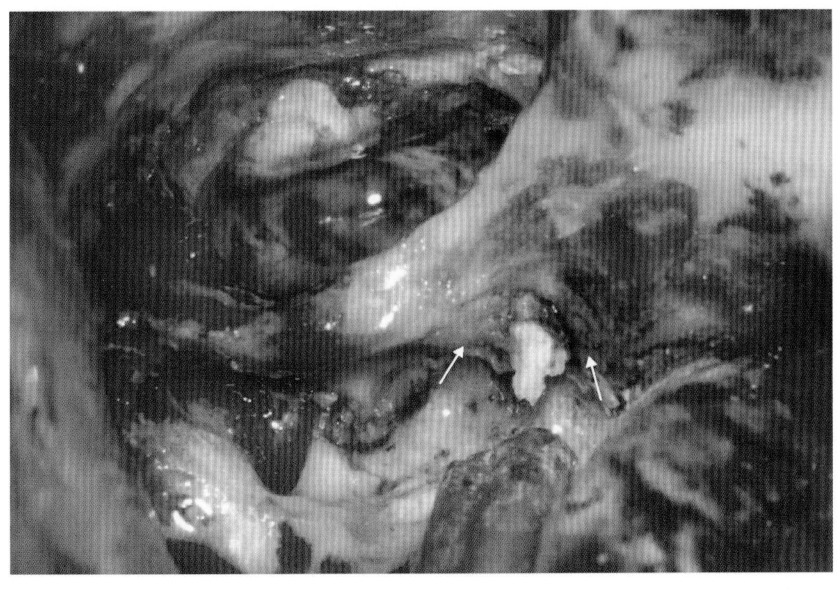

图 14.417 为暴露颈静脉球区，应去除面神经后方的骨质（箭头）

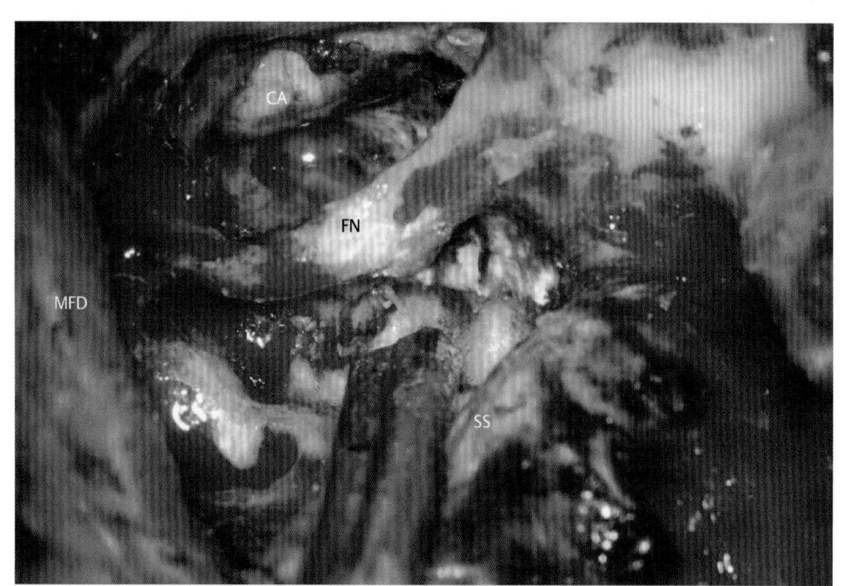

图 14.418 覆盖颈静脉球区的骨质已被去除。解决突出的乙状窦对于从面神经下方清除胆脂瘤十分重要。CA：颈动脉；FN：面神经；MFD：中颅窝硬脑膜；SS：乙状窦

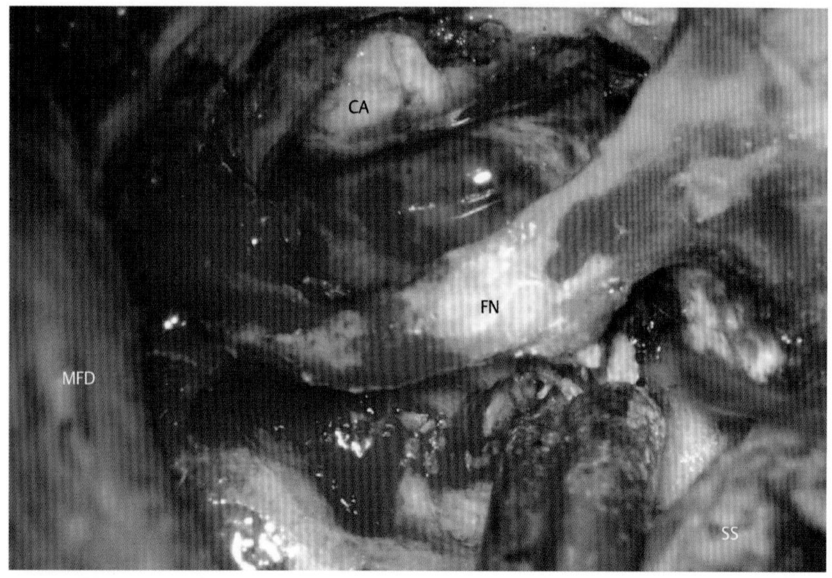

图 14.419 图示开始从面神经下方（内侧）清除覆盖颈静脉球区的胆脂瘤。CA：颈动脉；FN：面神经；MFD：中颅窝硬脑膜；SS：乙状窦

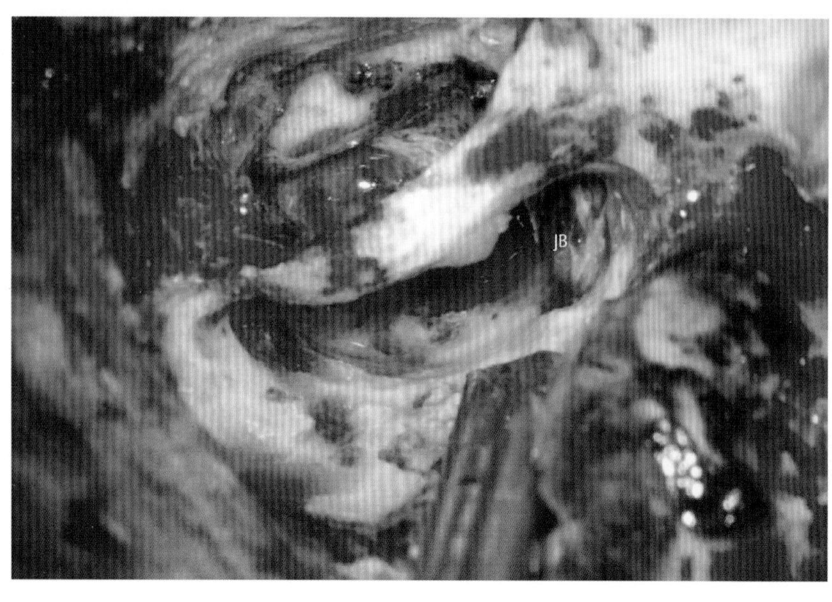

图 14.420 完全清理覆盖颈静脉球后部的胆脂瘤基质。JB：颈静脉球

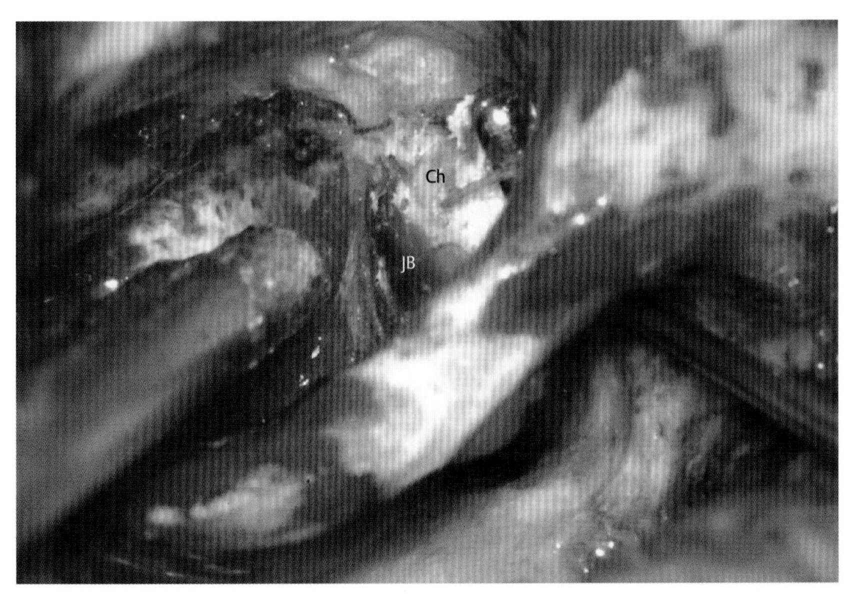

图 14.421　穿过面神经管下方，用剥离子清除覆盖颈静脉球前部的胆脂瘤基质。Ch：胆脂瘤；JB：颈静脉球

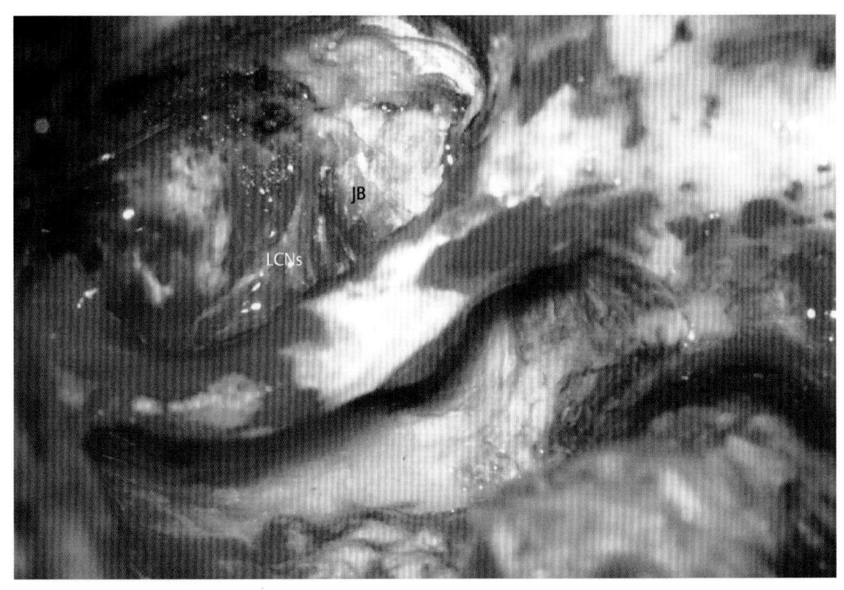

图 14.422　清理完颈静脉球区的胆脂瘤后，可以在颈静脉球的正前方识别穿行于颈静脉孔神经部的后组脑神经束。JB：颈静脉球；LCNs：后组脑神经

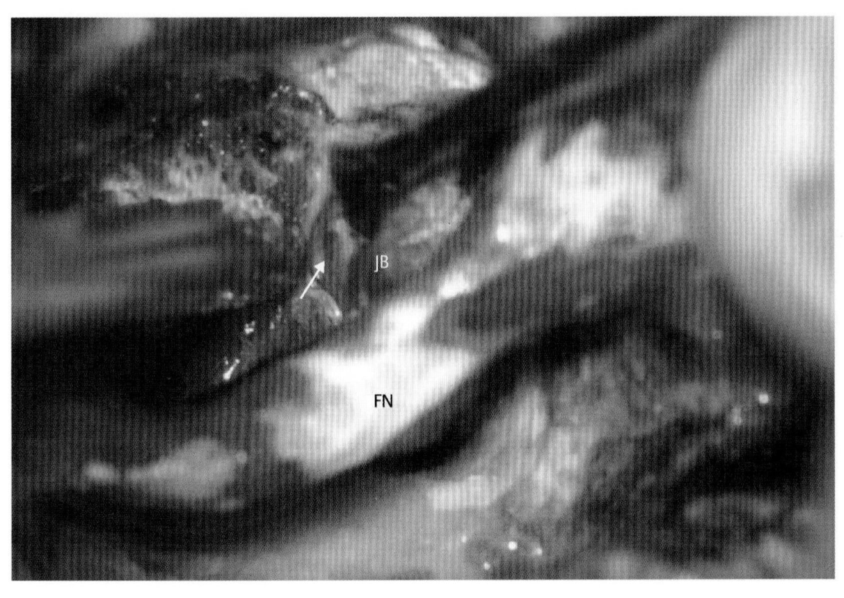

图 14.423　轻轻将颈静脉球的顶部推向下方。可以看到恰好在颈静脉球前方的舌咽神经（箭头）。FN：面神经；JB：颈静脉球

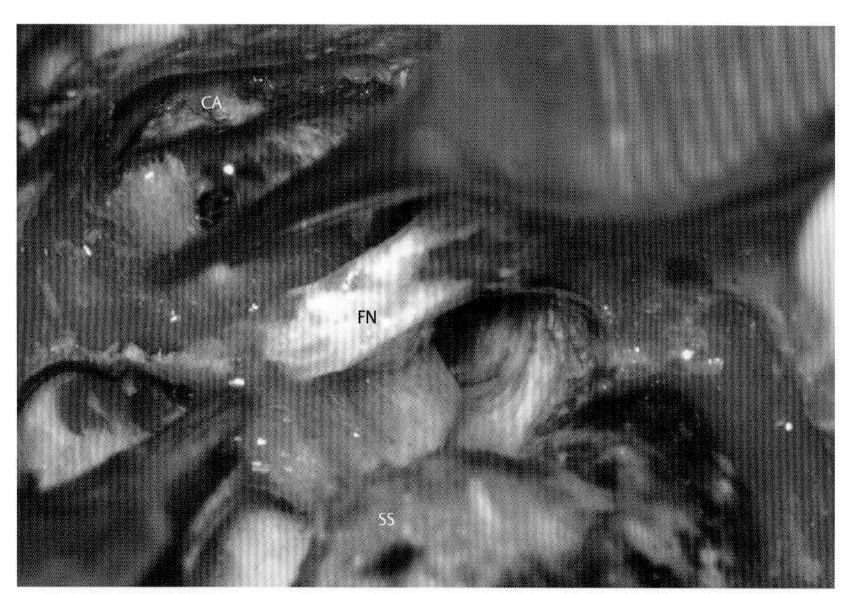

图 14.424 用棉球彻底清理面神经管下方可疑残留胆脂瘤的区域，其后的步骤包括封堵咽鼓管口和用腹部脂肪封闭术腔。CA：颈动脉；FN：面神经；SS：乙状窦

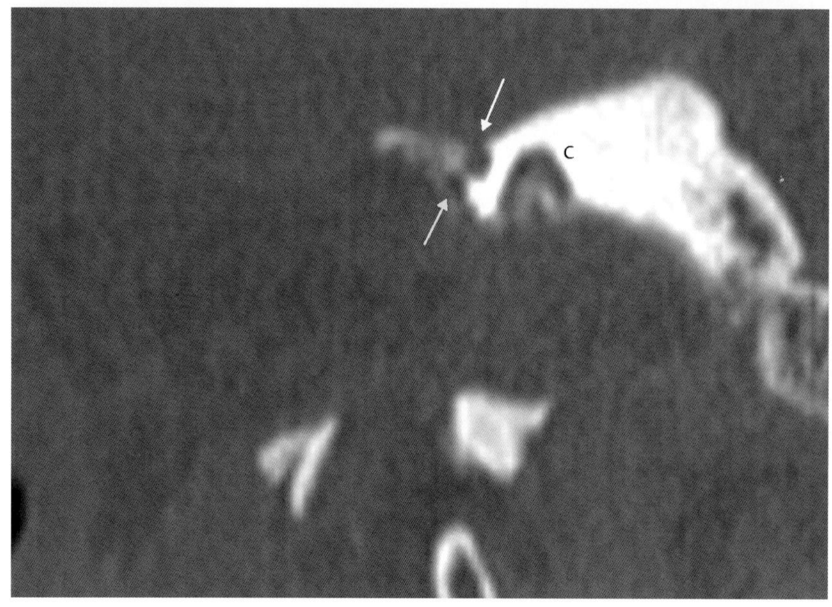

图 14.425 术后 CT 显示颞骨下部的骨质被广泛切除，可以看到被部分切除的耳蜗和面神经的迷路段(白色箭头)和鼓室段(黄色箭头)。C：耳蜗

病例 14.18 右耳

参见图 14.426 ~ 图 14.452。

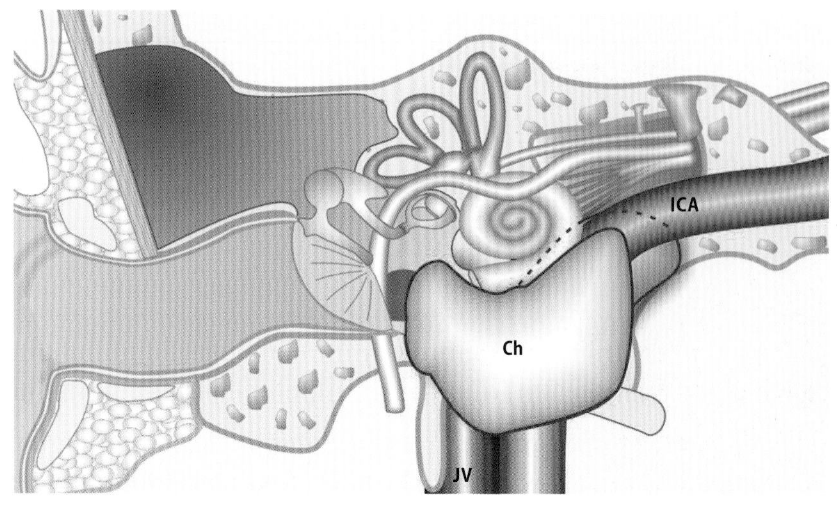

图 14.426 完壁式鼓室成形术后迷路下岩尖胆脂瘤侵犯内听道和颈静脉孔。Ch：胆脂瘤；ICA：颈内动脉；JV：颈静脉球

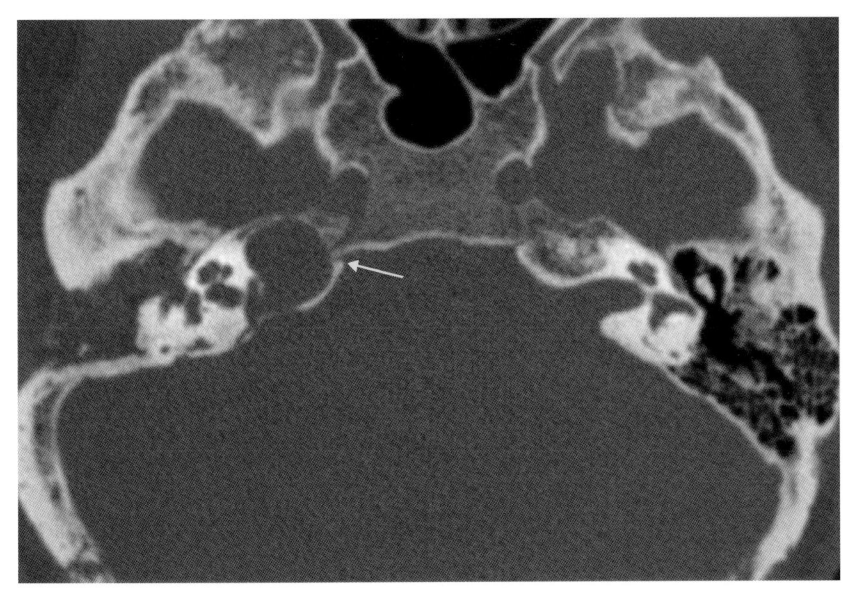

图14.427　患者曾在外院行乳突根治术。放射学检查显示右侧岩尖有巨大胆脂瘤，边界可达岩骨和斜坡的交界处（箭头）

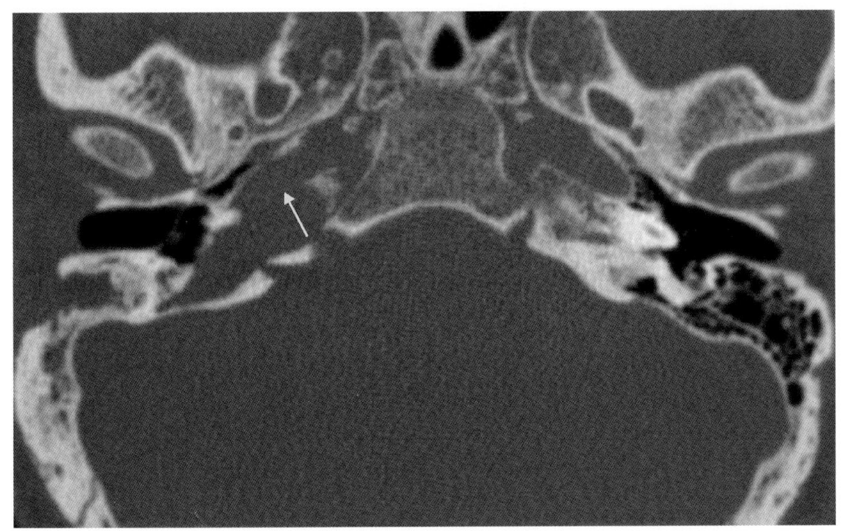

图 14.428　胆脂瘤侵及颈动脉（箭头）

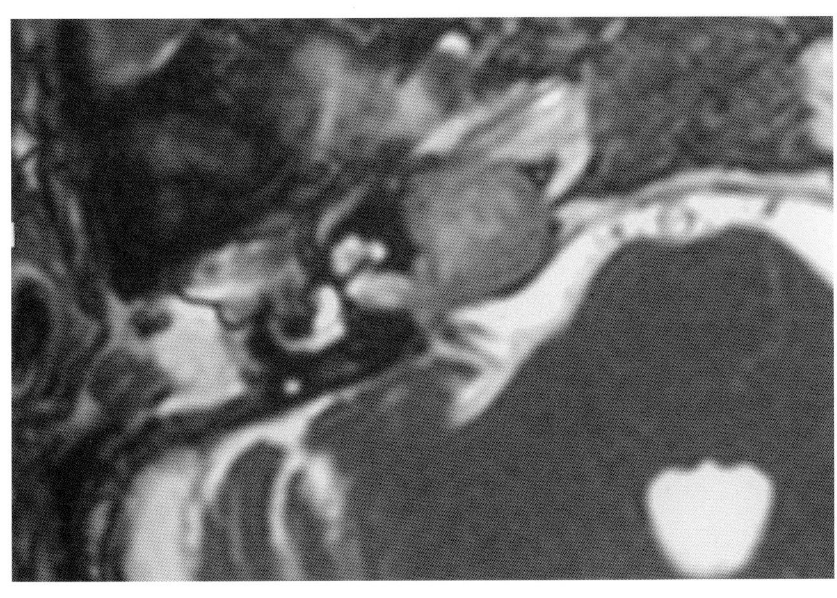

图 14.429　MRI T2 像显示内听道受压

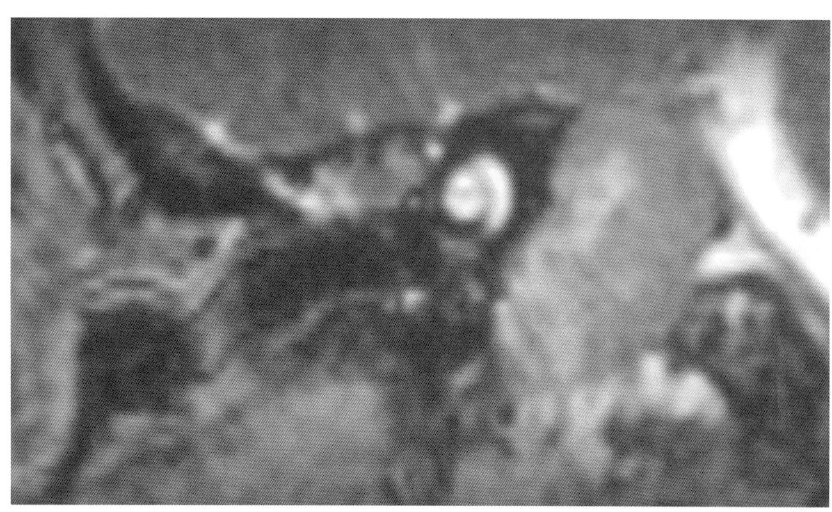

图 14.430　冠状位 MRI 显示胆脂瘤侵蚀岩尖

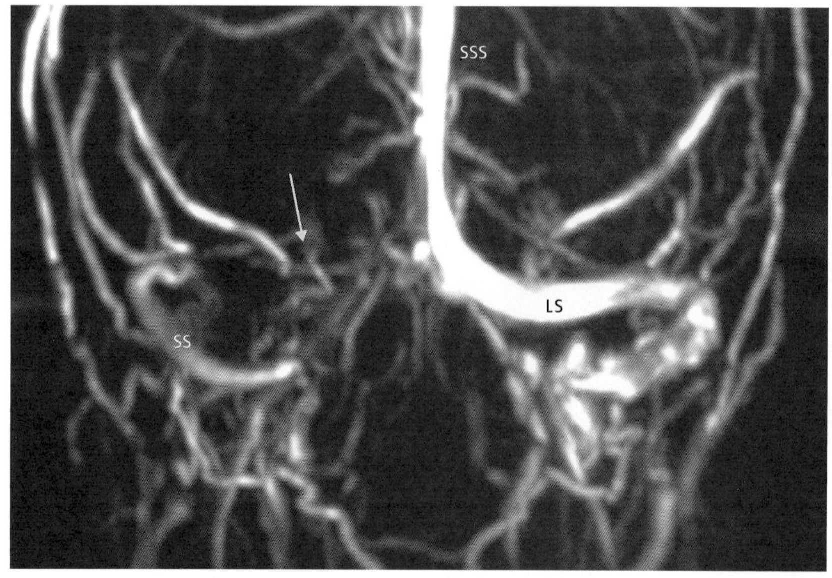

图 14.431　术前 MR 静脉造影显示病变同侧横窦血流中断（箭头）。原因可能是乙状窦感染后继发侧窦血栓形成。LS：横窦；SS：乙状窦；SSS：上矢状窦

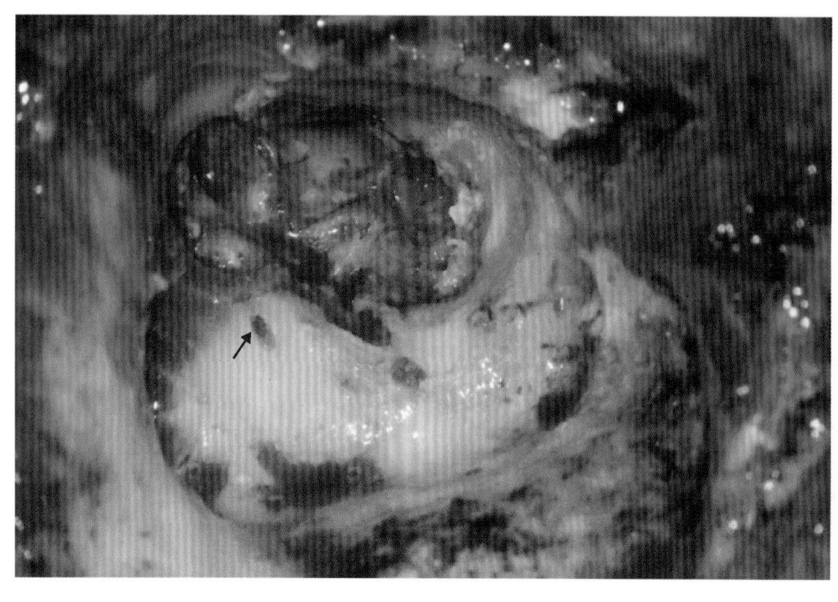

图 14.432　轮廓化中颅窝硬脑膜和乙状窦。迷路切除术首先磨除外半规管。外半规管的最外侧部分被打开（箭头）

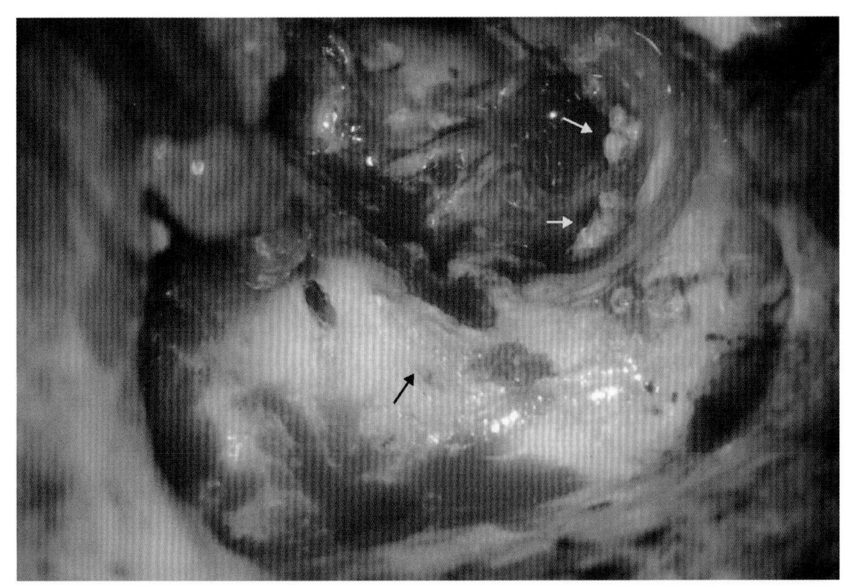

图 14.433　可见胆脂瘤上皮侵犯下鼓室气房（黄色箭头）。粉色线（黑色箭头）对应面神经第二膝。在水平半规管后方行迷路切除过程时，应注意勿损伤面神经。如图所示，外半规管位于内侧稍靠后，面神经在稍外侧走行。沿着外半规管钻磨可能会伤及面神经，特别是在面神经锥段比通常更向后弯曲的情况下

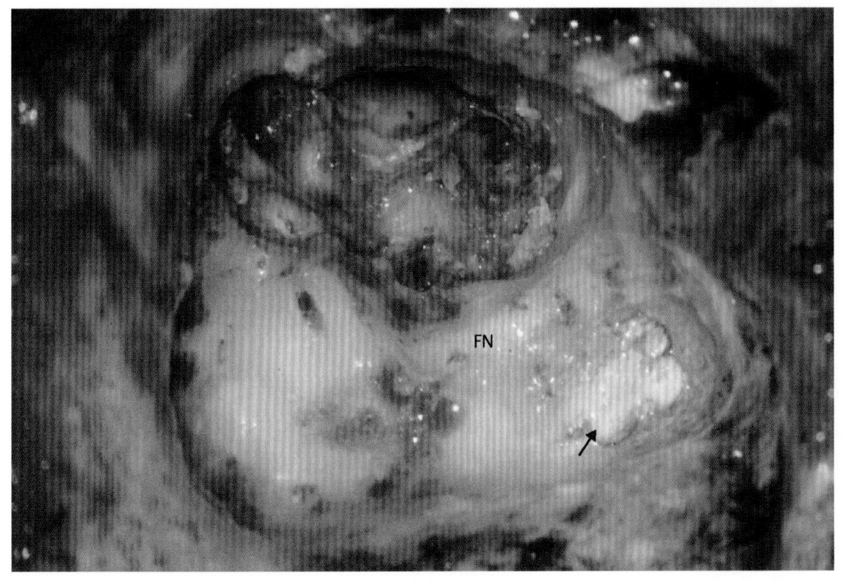

图 14.434　钻磨乳突尖内侧壁以暴露胆脂瘤（箭头）。削低面神经嵴，直至暴露胆脂瘤外侧的面神经乳突段。FN：面神经

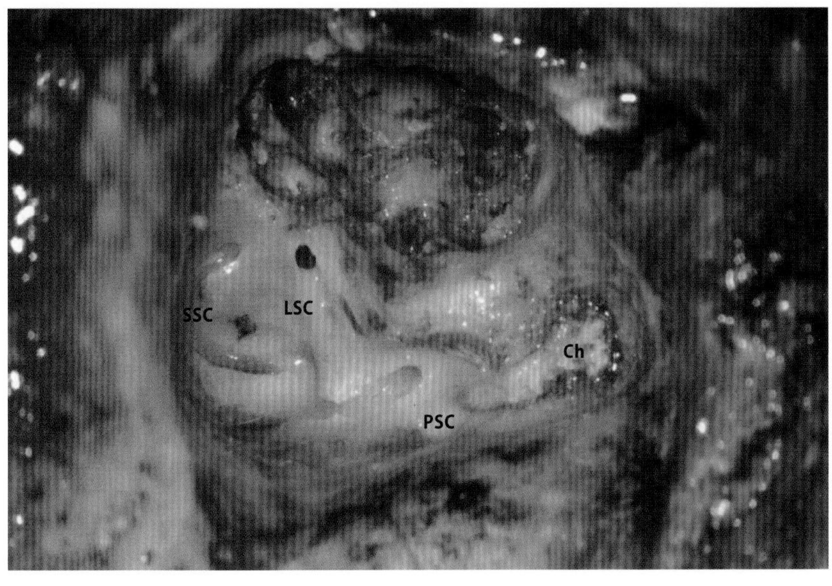

图 14.435　已开放所有半规管。Ch：胆脂瘤；LSC：外半规管；PSC：后半规管；SSC：上半规管

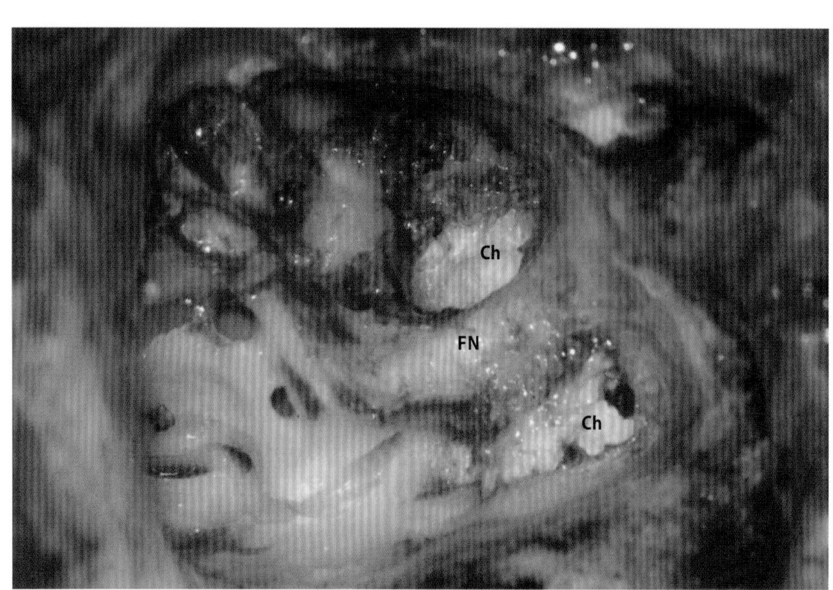

图 14.436　磨除下鼓室气房以清除巨大迷路下胆脂瘤。从鼓室和乳突清除胆脂瘤上皮。Ch：胆脂瘤；FN：面神经

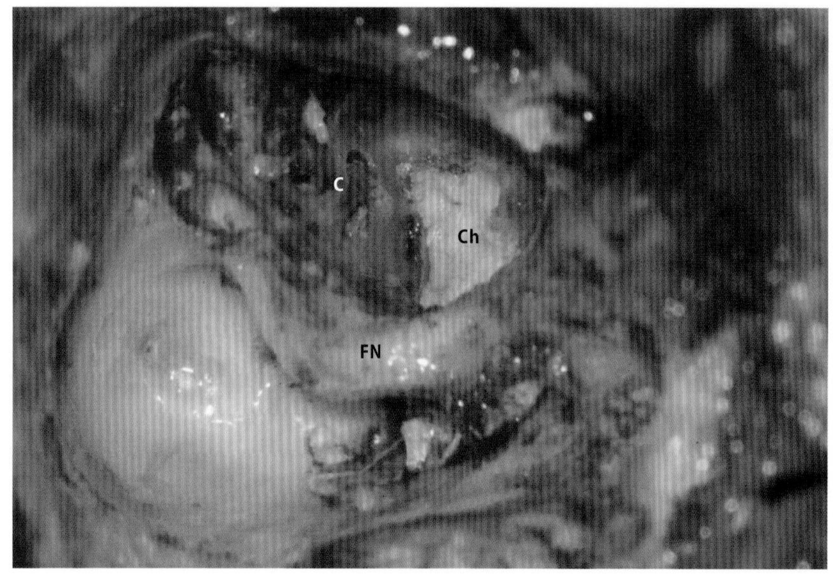

图 14.437　开放耳蜗以扩大下鼓室开口。C：耳蜗；Ch：胆脂瘤；FN：面神经

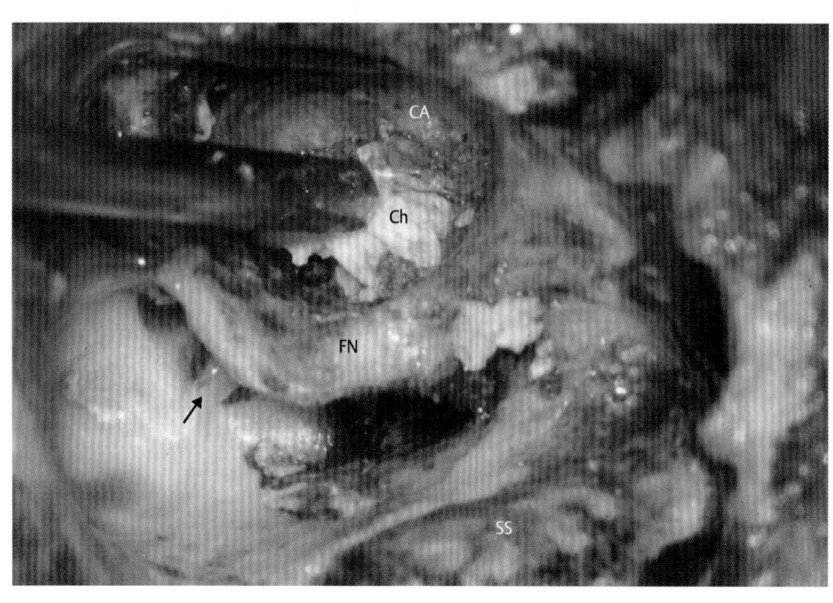

图 14.438　前鼓室可见颈动脉的垂直段。胆脂瘤从下鼓室的开口中被清除。继续进行迷路切除术，从开放的乳突腔接近胆脂瘤。半规管已被磨除，前庭已开放（箭头）。CA：颈动脉；Ch：胆脂瘤；FN：面神经；SS：乙状窦

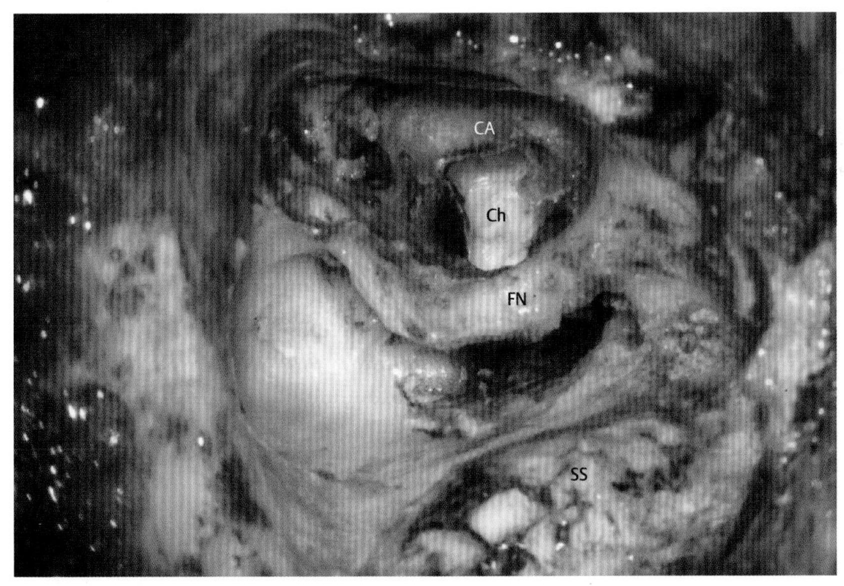

图 14.439 从面神经骨桥下方的后颅窝硬脑膜上剥离胆脂瘤。CA：颈动脉；Ch：胆脂瘤；FN：面神经；SS：乙状窦

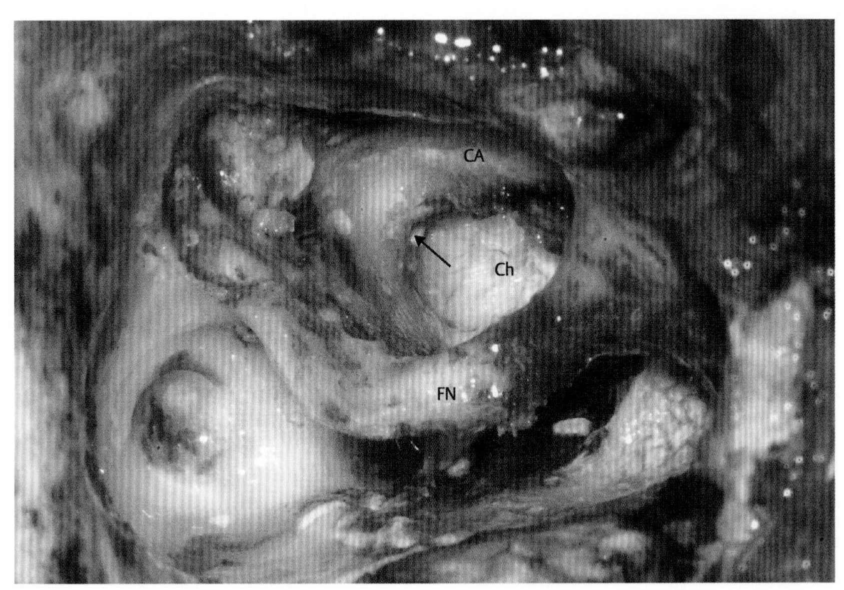

图 14.440 进一步磨除耳蜗，颈动脉后方仍残留少量骨质限制岩尖入路。CA：颈动脉；Ch：胆脂瘤；FN：面神经

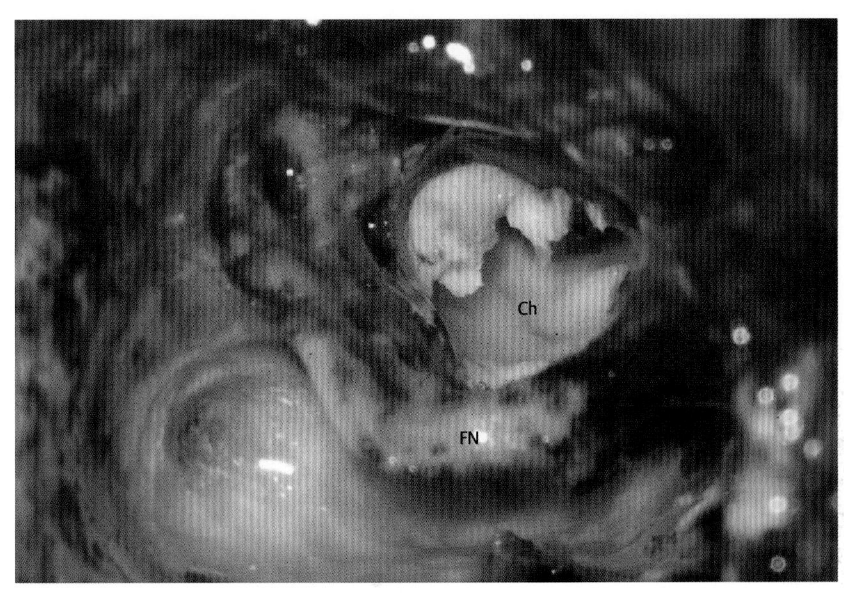

图 14.441 磨除骨质以扩大岩尖入路。显露被骨质覆盖的胆脂瘤基质。清除胆脂瘤上皮，随后剥离术腔壁的胆脂瘤基质。Ch：胆脂瘤；FN：面神经

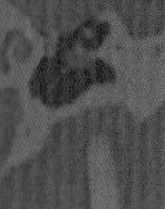

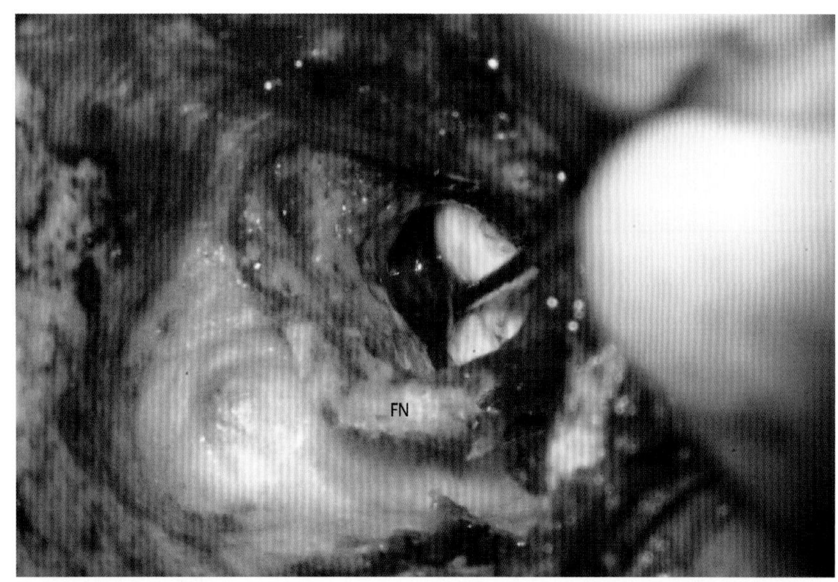

图 14.442 从上方顶壁剥离胆脂瘤基质。FN：面神经

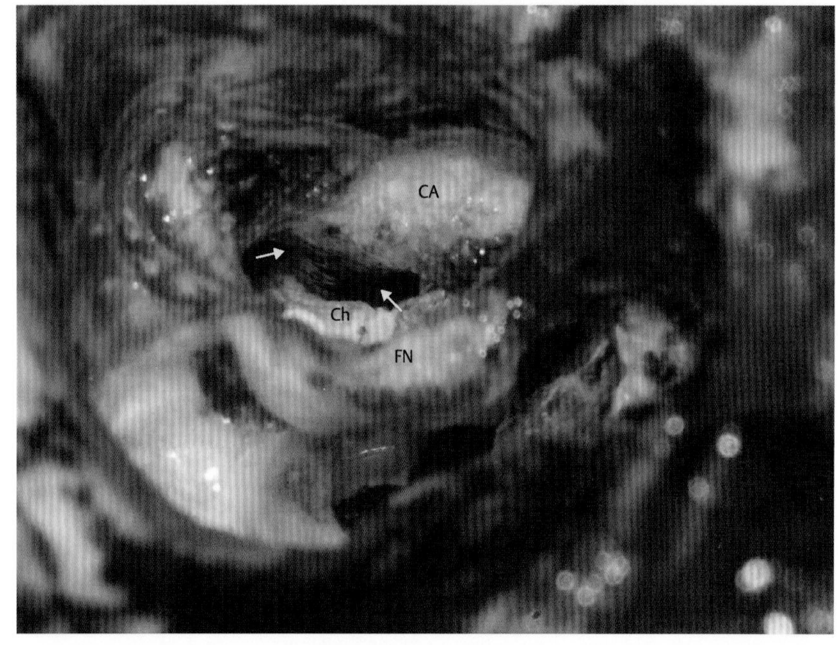

图 14.443 可见颈内动脉的垂直段和水平段构成术腔的前壁（箭头）。CA：颈动脉；Ch：胆脂瘤；FN：面神经

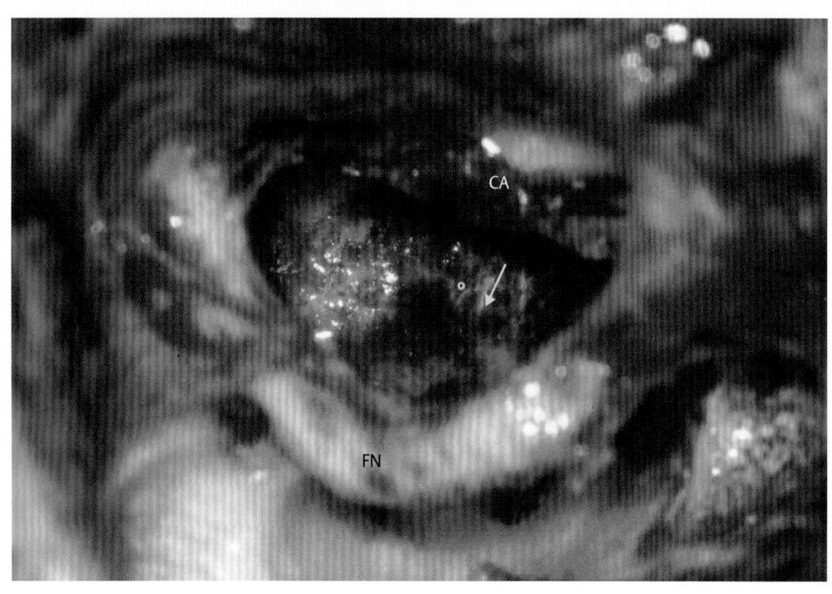

图 14.444 蓝线（箭头）对应于岩骨和斜坡交界处的岩下窦。CA：颈动脉；FN：面神经

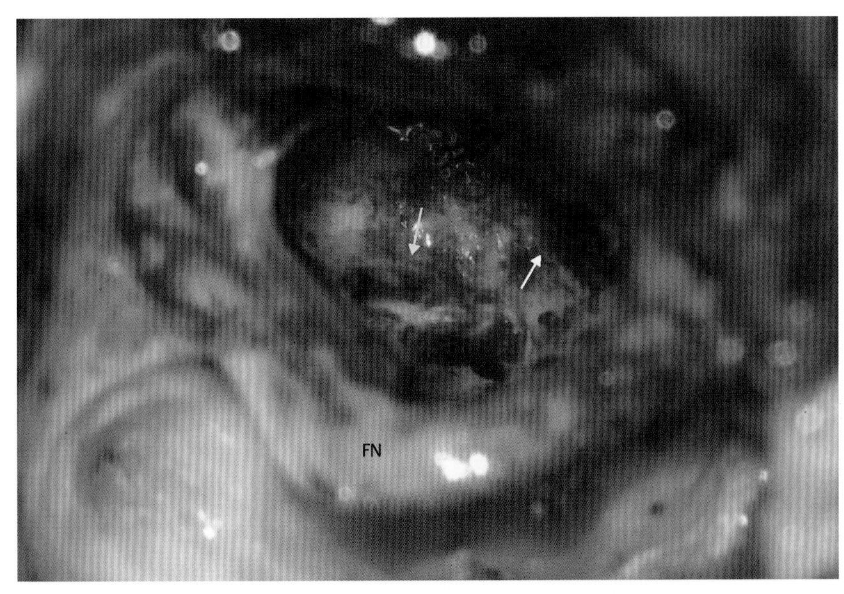

图 14.445 蓝色区域（黄色箭头）对应于内听道菲薄的硬脑膜。在内下方，另一个三角形的蓝色区域（白色箭头）对应于颈静脉孔的神经部。FN：面神经

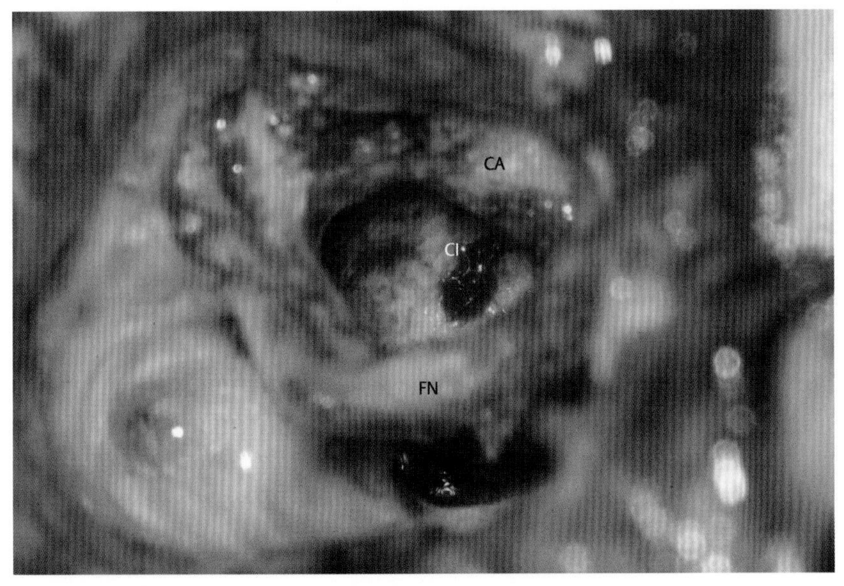

图 14.446 可见斜坡区。CA：颈动脉；Cl：斜坡；FN：面神经

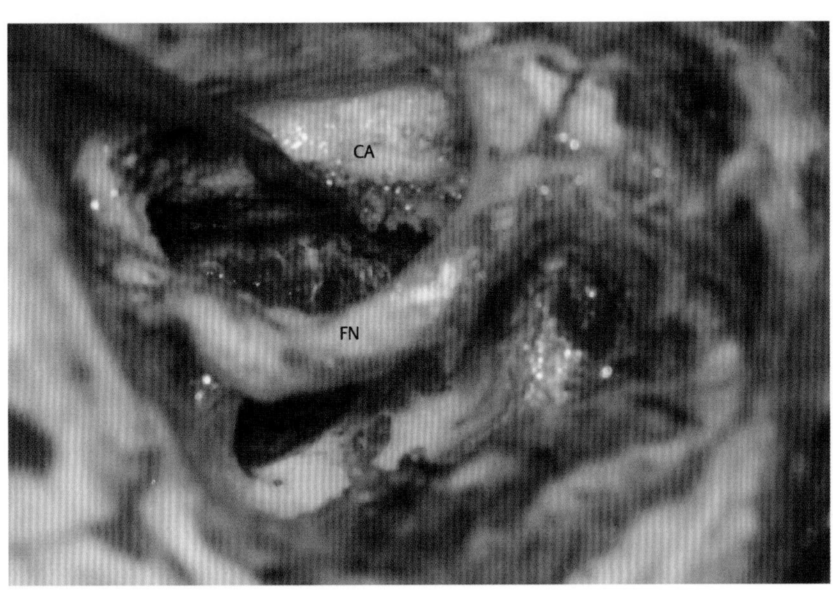

图 14.447 轻轻地将颈动脉向前推，确认岩尖无胆脂瘤残留。CA：颈动脉；FN：面神经

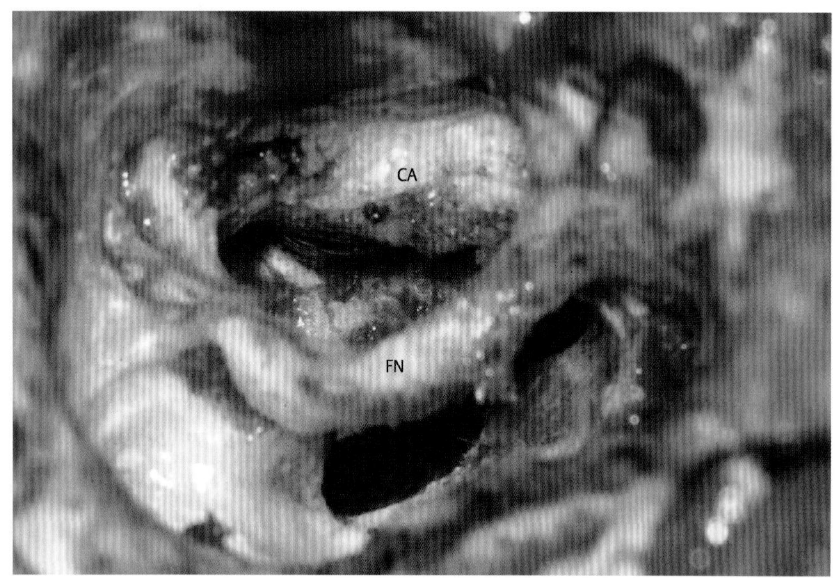

图 14.448 岩尖胆脂瘤已被完全清除。CA：颈动脉；FN：面神经

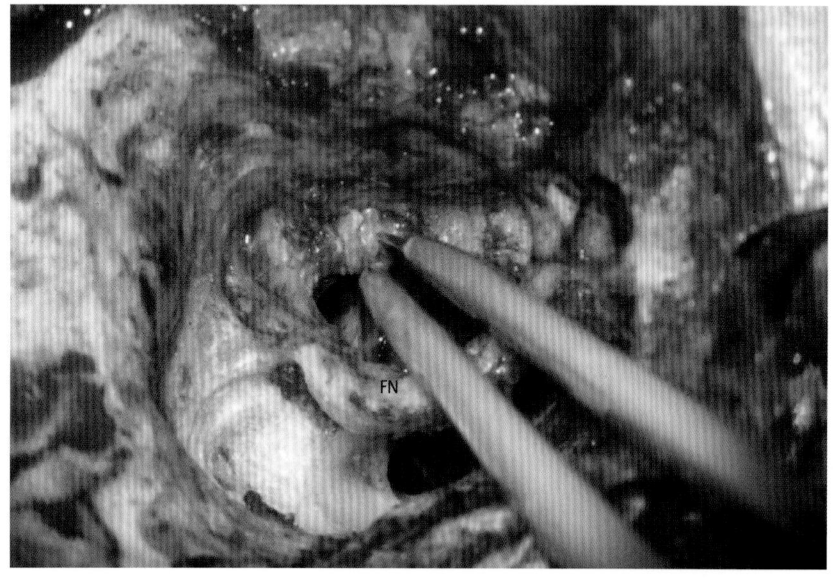

图 14.449 用肌骨膜封闭咽鼓管口。FN：面神经

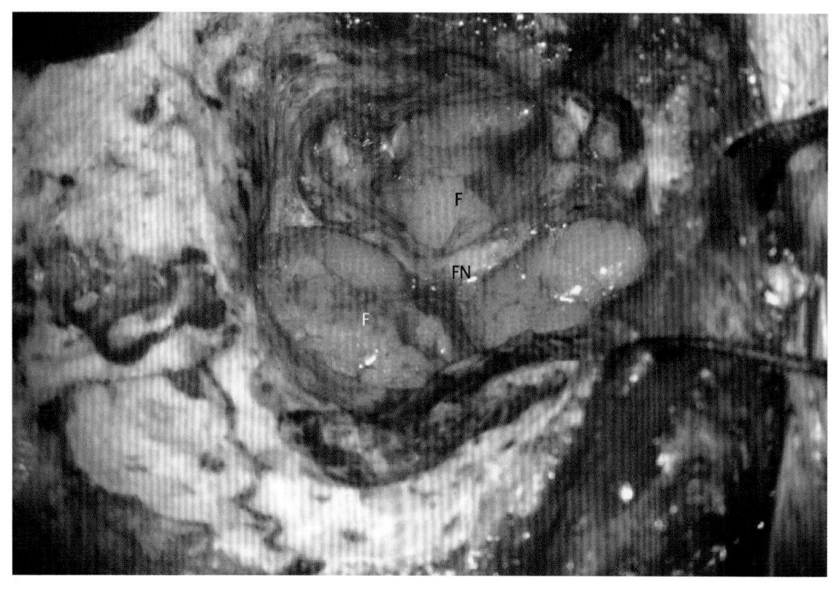

图 14.450 用肌骨膜封闭咽鼓管口，用腹部脂肪封闭术腔。F：腹部脂肪；FN：面神经

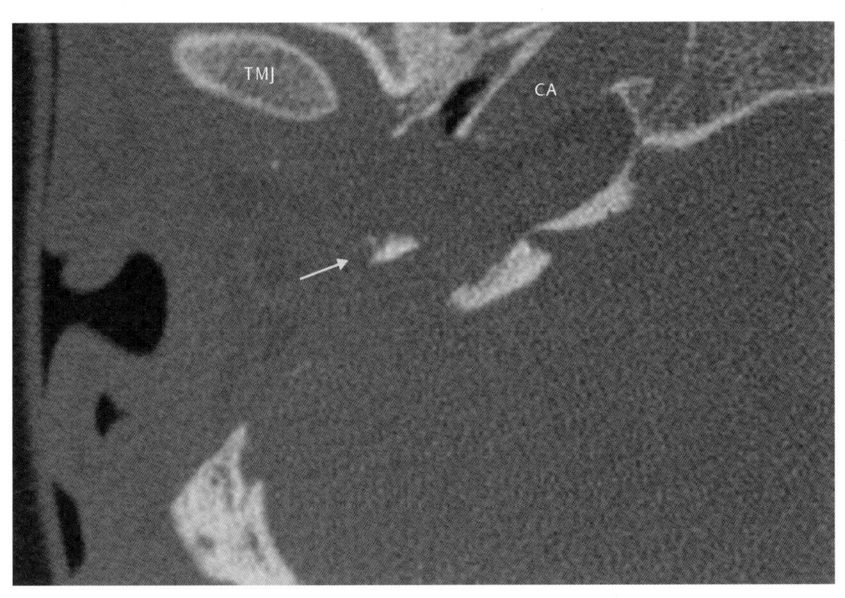

图 14.451 术后 CT 显示颈内动脉的后表面无骨质覆盖，面神经乳突段显示为其内侧的骨桥上的软组织（箭头）。CA：颈动脉；TMJ：颞颌关节

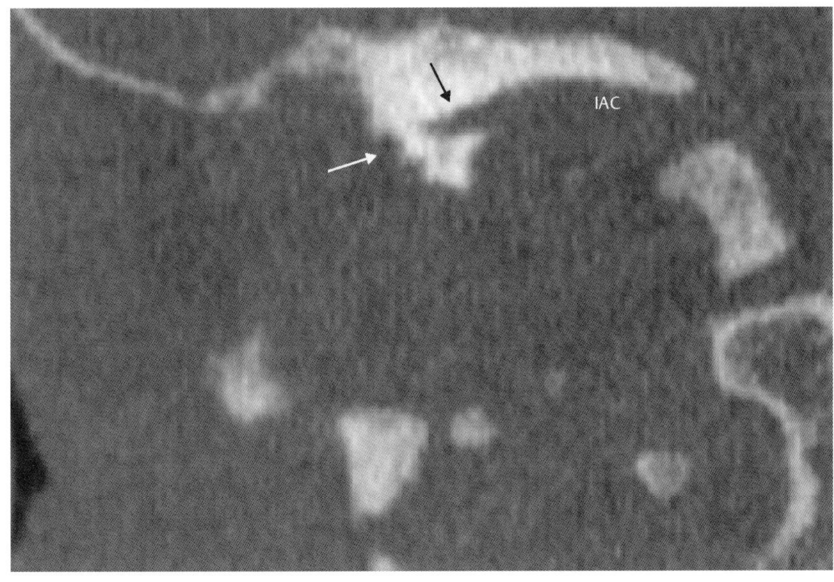

图 14.452 冠状位 CT 显示内听道下方通向岩尖的宽大入路，可以识别出面神经迷路段（黑色箭头）和鼓室段（白色箭头）。IAC：内听道

病例 14.19（右耳）

参见图 14.453 ~图 14.483。

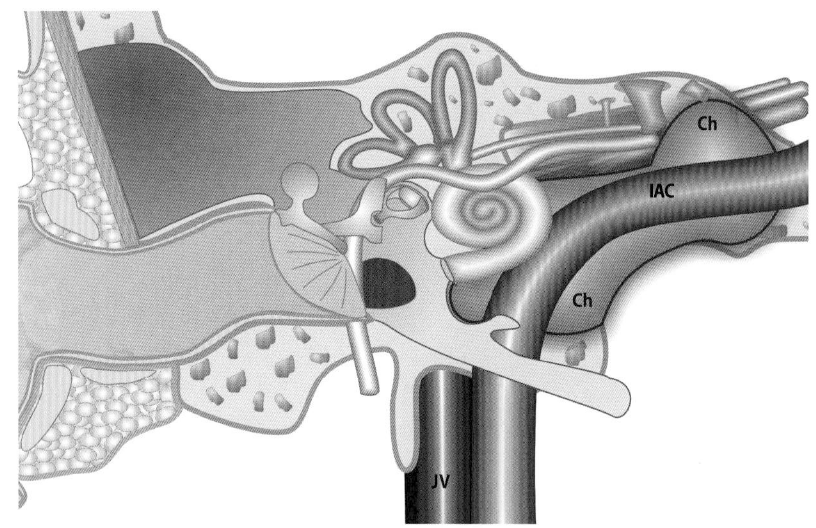

图 14.453　既往曾行改良经耳蜗 – 颞下窝 B 型联合入路面神经重建术治疗的岩尖胆脂瘤。Ch：胆脂瘤；ICA：颈内动脉；JV：颈静脉

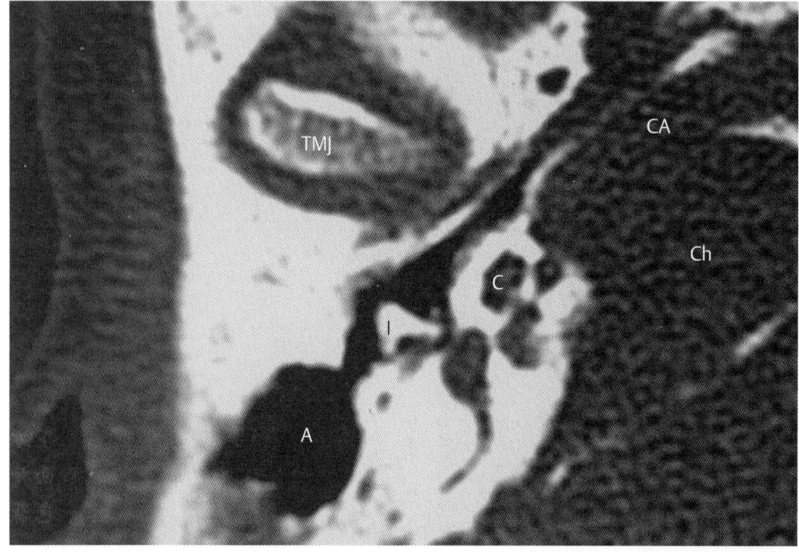

图 14.454　32 岁女性患者曾在外院两次行鼓室成形术，术后湿耳并伴有极重度感音神经性耳聋。轴位 CT 显示岩尖软组织密度影侵蚀耳蜗。在既往手术中曾使用塑型砧骨为骨小柱。岩尖区域与中耳的气房隔离。A：乳突腔；C：耳蜗；CA：颈动脉；Ch：胆脂瘤；I：砧骨小柱；TMJ：颞颌关节

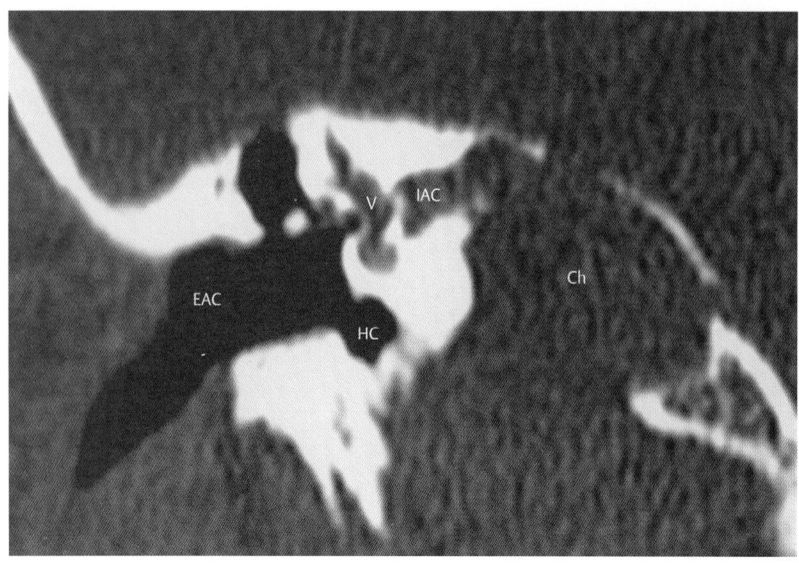

图 14.455　冠状位 CT 显示软组织低密影侵及下鼓室气房，内听道也被侵蚀。值得注意的是，在中耳裂和乳突没有发现病灶。Ch：胆脂瘤；EAC：外耳道；HC：下鼓室气房；IAC：内听道；V：前庭

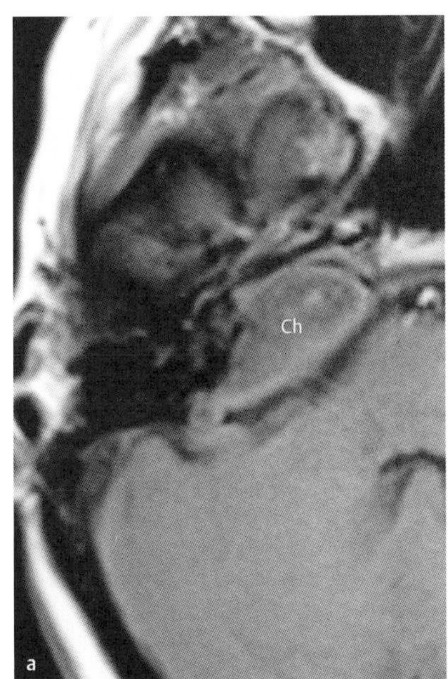

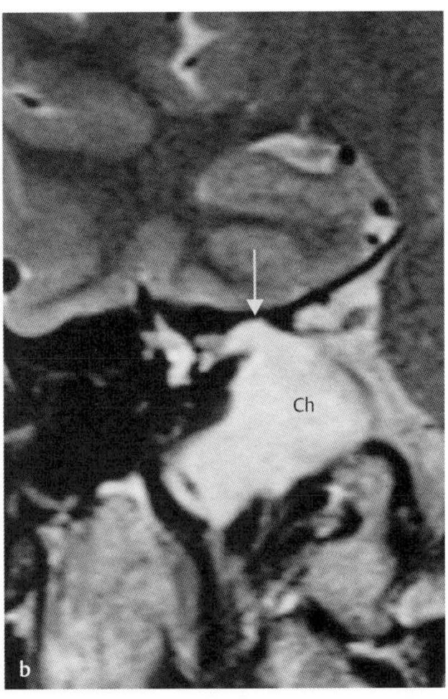

图 14.456 病灶在 MRI T1 像呈低信号（a），在 T2 像呈高信号（b）。图示胆脂瘤侵犯内听道（箭头）。Ch：胆脂瘤

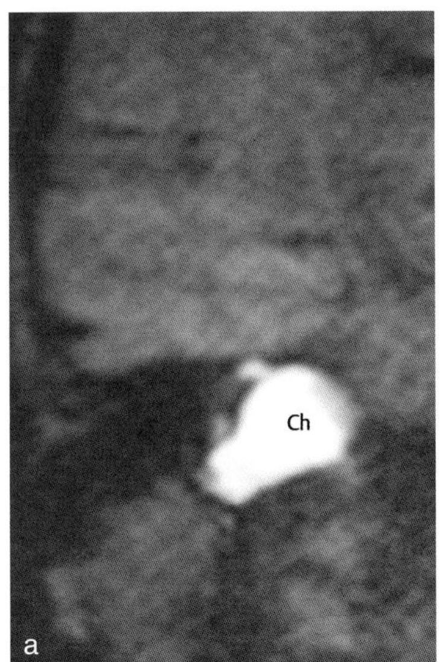

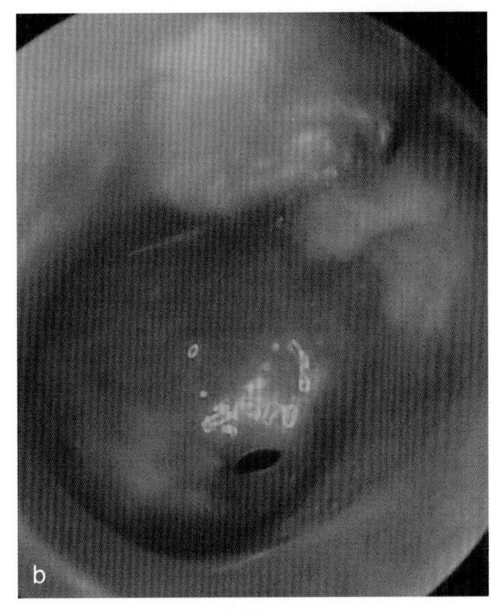

图 14.457 （a）冠状位 MRI DWI 上岩尖胆脂瘤呈极高信号。（b）尽管颞骨广泛受累，但其在耳内镜的表现仅为鼓膜炎症伴小穿孔。Ch：胆脂瘤

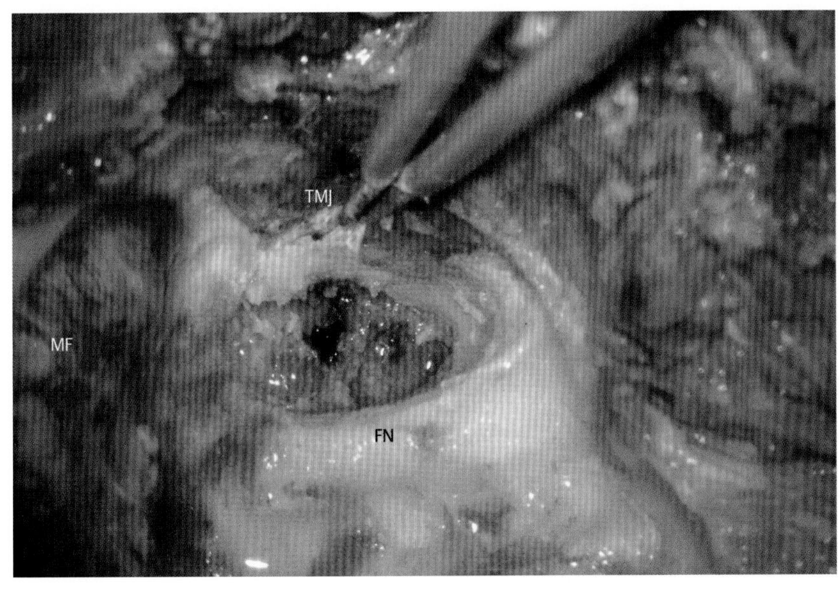

图 14.458 去除外耳道皮肤和鼓膜，磨除外耳道后壁，暴露中颅窝硬脑膜从而明确岩部病灶。暴露颞颌关节并用双极电凝使其收缩，从而进入颈动脉区域。FN：面神经；MF：中颅窝硬脑膜；TMJ：颞颌关节

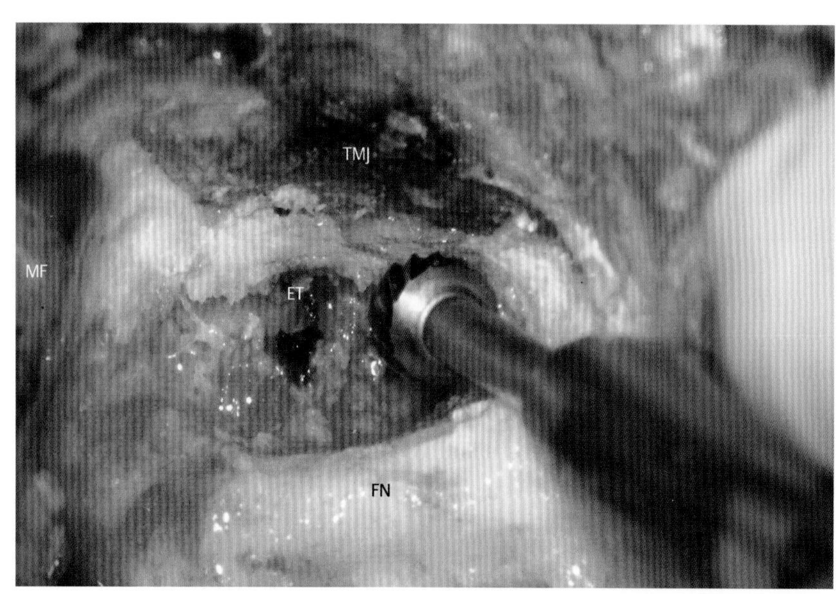

图 14.459　磨除骨性鼓环，暴露被胆脂瘤侵蚀的下鼓室气房。ET：咽鼓管；FN：面神经；MF：中颅窝硬脑膜；TMJ：颞颌关节

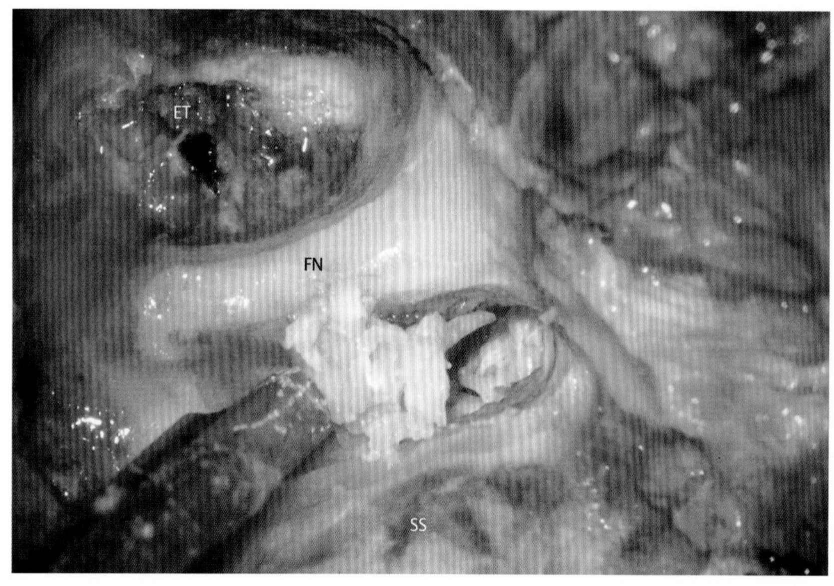

图 14.460　暴露乙状窦，沿着后颅窝硬脑膜进入内侧被胆脂瘤侵蚀的面后气房。ET：咽鼓管；FN：面神经；SS：乙状窦

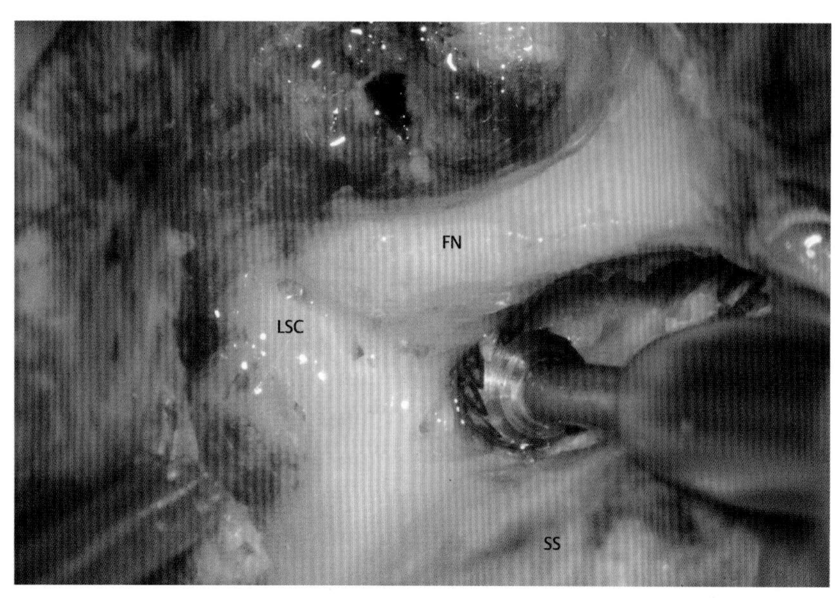

图 14.461　胆脂瘤后上部分被迷路遮挡。为进入该区域，应磨除后半规管和外半规管。FN：面神经；LSC：外半规管；SS：乙状窦

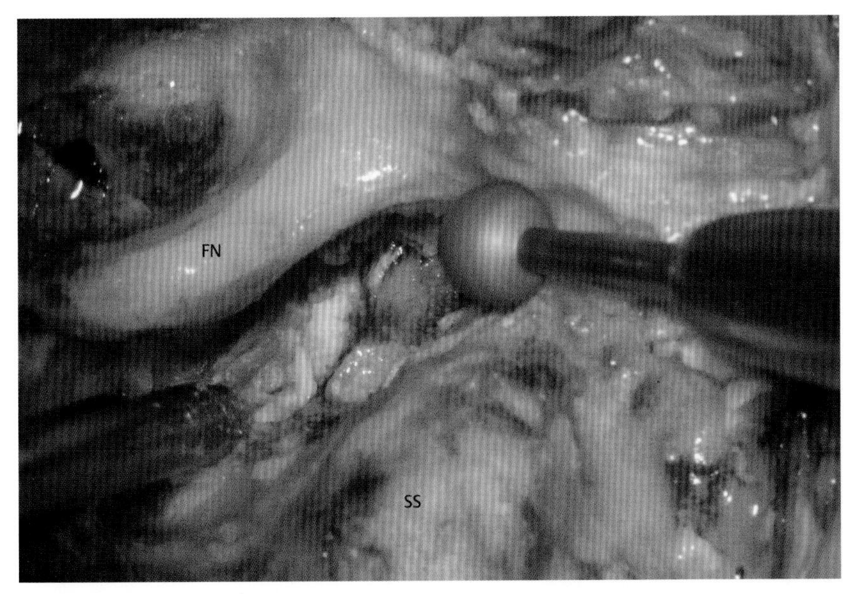

图 14.462　为暴露覆盖颈静脉球的胆脂瘤的下部，使用一个较大的金刚钻在前下方钻磨面神经和乙状窦之间的骨质。FN：面神经；SS：乙状窦

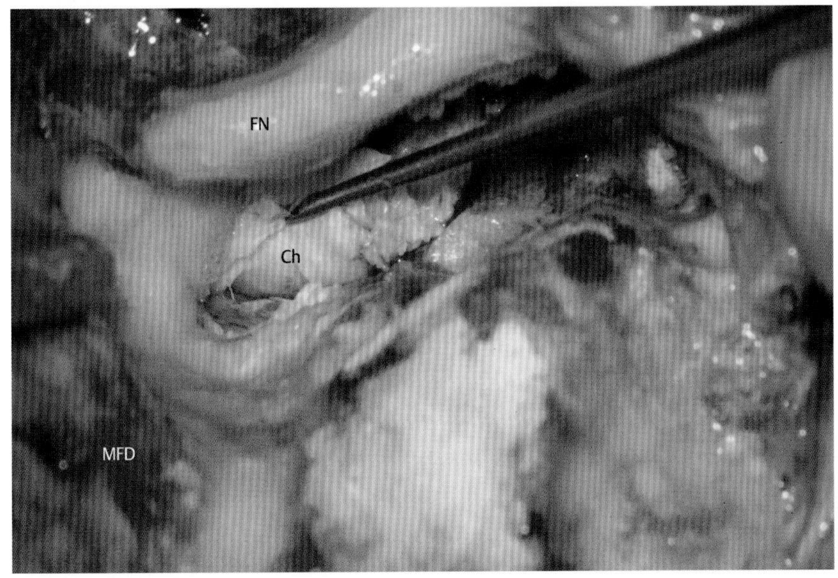

图 14.463　去除内听道后方区域的胆脂瘤团块，可见被胆脂瘤基质覆盖的后颅窝硬脑膜。Ch：胆脂瘤；FN：面神经；MFD：中颅窝硬脑膜

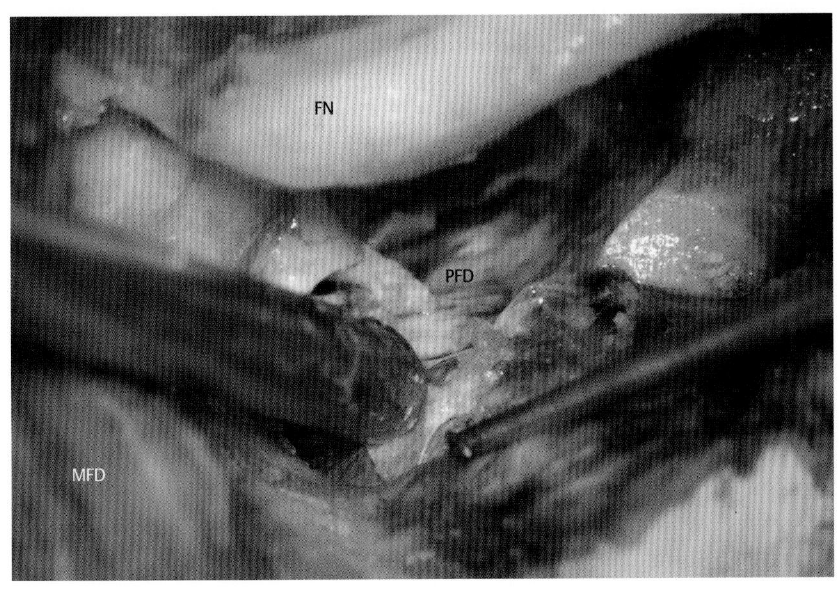

图 14.464　剥离覆盖后颅窝硬脑膜的胆脂瘤基质，注意不要损伤硬脑膜。怀疑有胆脂瘤残留的区域应使用双极电凝。FN：面神经；MFD：中颅窝硬脑膜；PFD：后颅窝硬脑膜

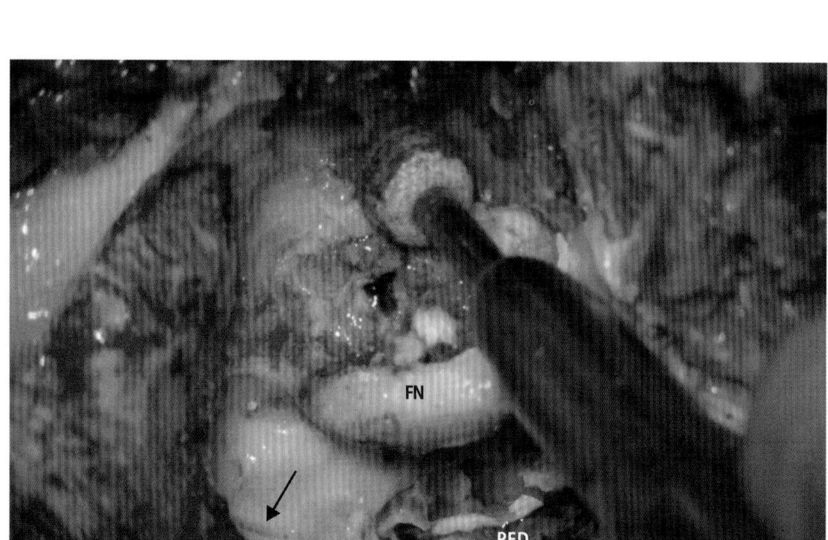

图 14.465　开始钻磨被胆脂瘤浸润的下鼓室气房。外半规管和后半规管已被磨除，显露上半规管（箭头）。FN：面神经；PFD：后颅窝硬膜

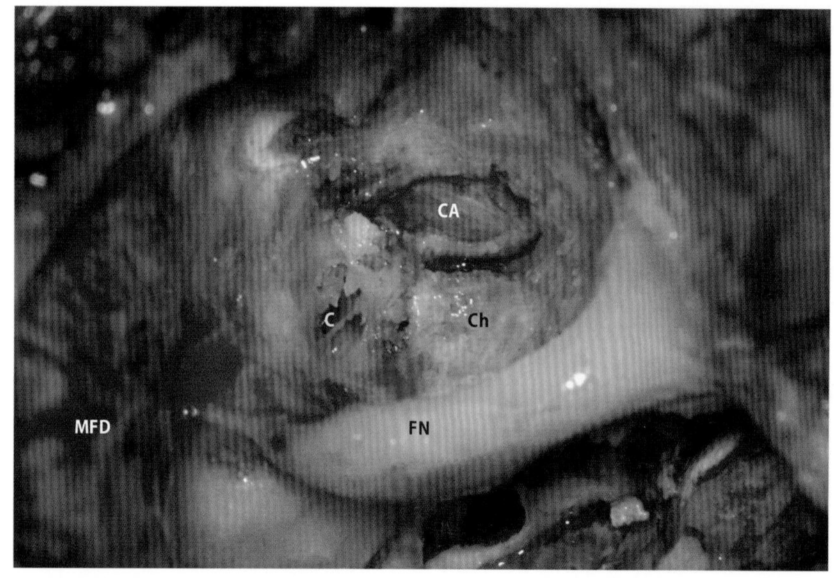

图 14.466　钻磨耳蜗从而扩大面神经前方至岩尖的入路。C：耳蜗；CA：颈动脉；Ch：胆脂瘤；FN：面神经；MFD：中颅窝硬脑膜

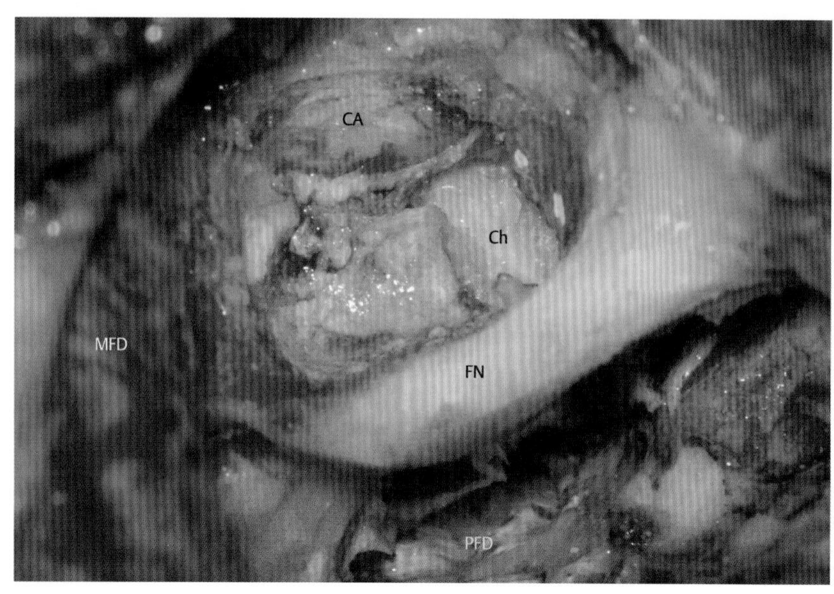

图 14.467　颞颌关节后表面已完全暴露，用双极电凝使其收缩。CA：颈动脉；Ch：胆脂瘤；FN：面神经；MFD：中颅窝硬脑膜；PFD：后颅窝硬脑膜

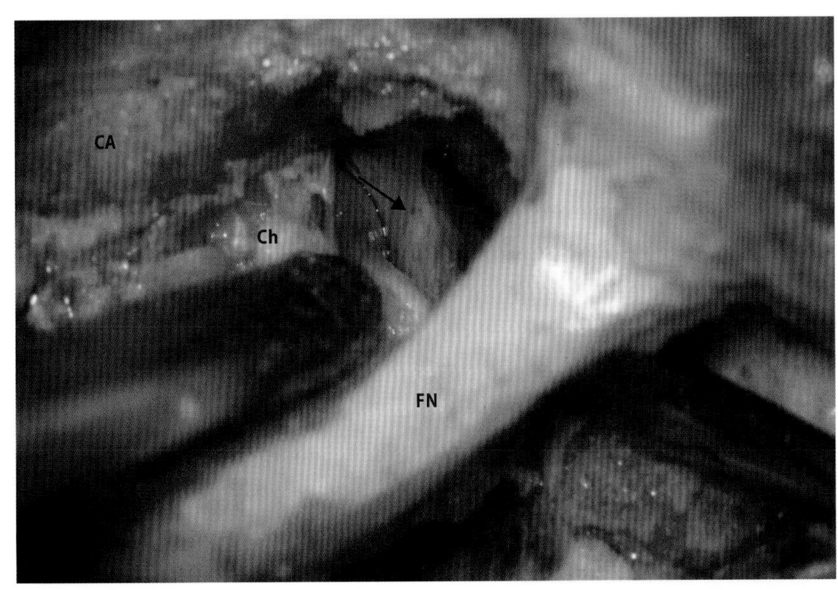

图 14.468 将胆脂瘤推向上方，并从岩锥下表面的骨膜上将其剥离。由内向外的白线是舌咽神经（箭头），它走行于颈静脉孔神经部分顶端。CA：颈动脉；Ch：胆脂瘤；FN：面神经

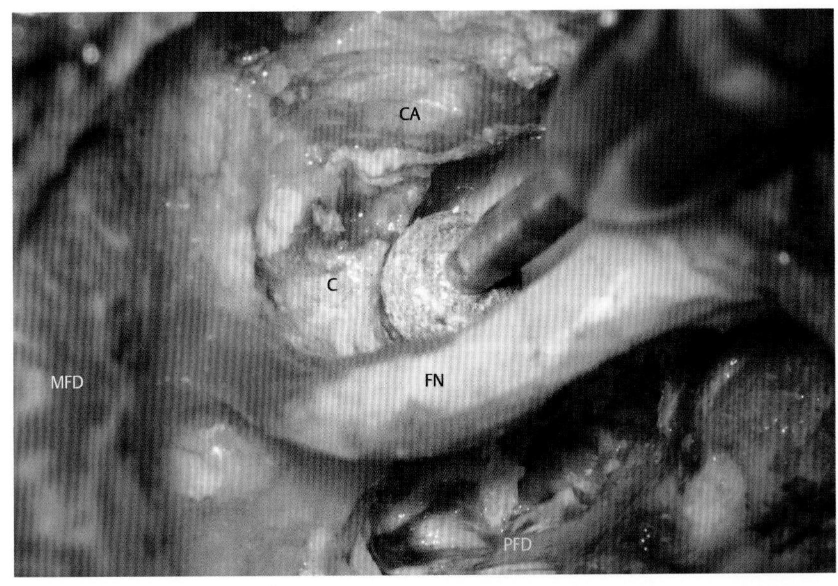

图 14.469 用较大的金刚钻磨除耳囊的耳蜗致密骨质，这个过程应十分小心，因为一个小钻头一旦打滑就会导致颈动脉损伤，而且过度磨除耳蜗顶转的骨质可能会损伤面神经迷路段。C：耳蜗；CA：颈动脉；FN：面神经；MFD：中颅窝硬脑膜；PFD：后颅窝硬脑膜

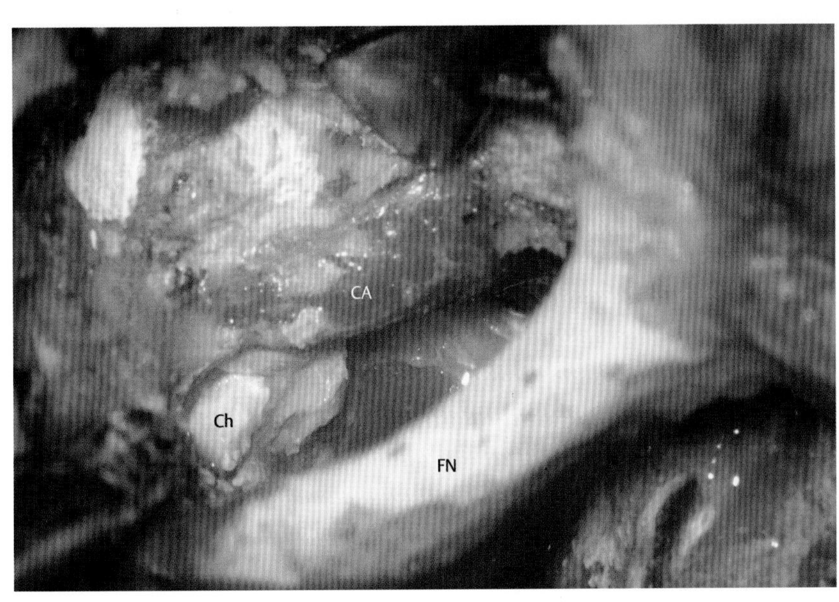

图 14.470 磨除耳蜗可暴露颈动脉水平段后方的胆脂瘤的前上部分。CA：颈动脉；Ch：胆脂瘤；FN：面神经

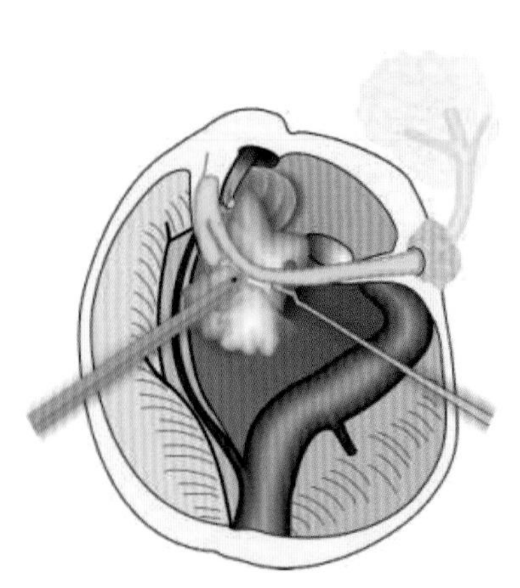

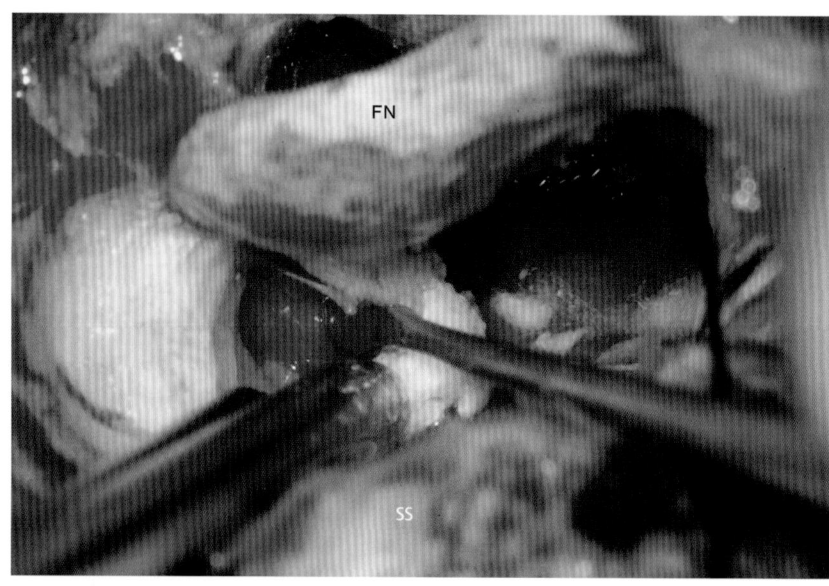

图 14.471 磨除半规管，从内听道区剥离胆脂瘤的后上部分。FN：面神经；SS：乙状窦`

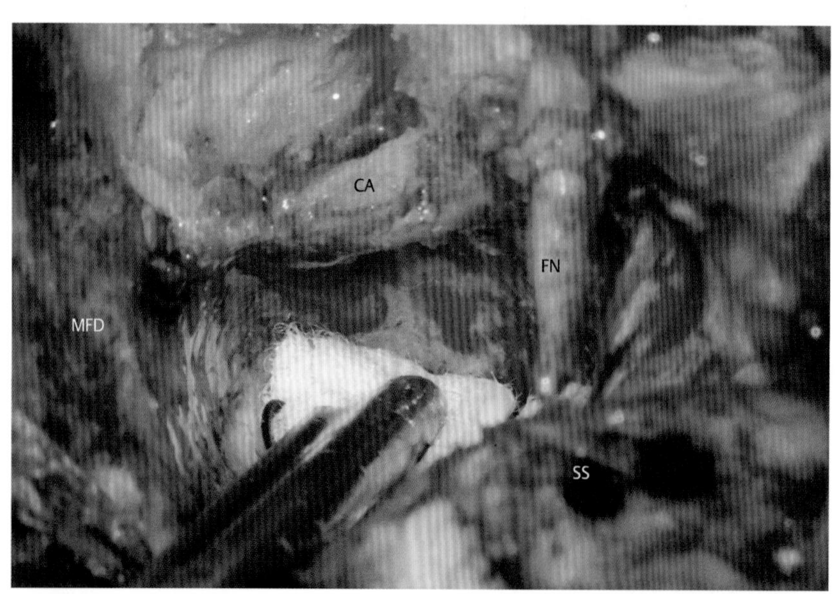

图 14.472 面神经迷路段严重损伤时需离断牺牲面神经。图示面神经的远端残端。该步骤确保了非常宽大的岩尖入路。用吸引器按压棉片封闭桥小脑角的开口。CA：颈动脉；FN：面神经；MFD：中颅窝硬脑膜；SS：乙状窦

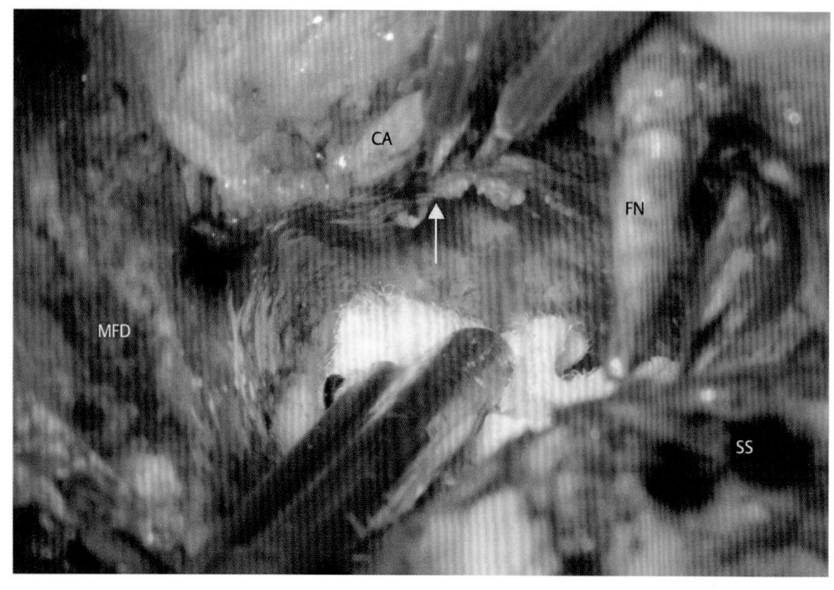

图 14.473 用双极电凝烧灼怀疑有胆脂瘤基质残留的颈动脉区，该操作请勿使用单极电凝。胆脂瘤残留在颈动脉垂直段的内侧（箭头）。CA：颈动脉；FN：面神经；MFD：中颅窝硬脑膜；SS：乙状窦

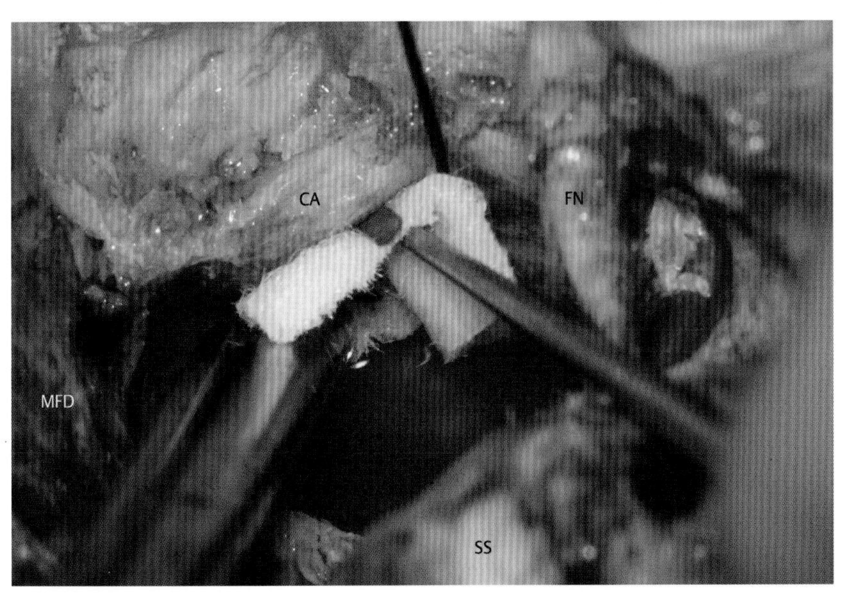

图 14.474 用棉球擦拭疑有胆脂瘤基质残留的颈动脉垂直段内侧面，从而完全去除基质。CA：颈动脉；FN：面神经；MFD：中颅窝硬脑膜；SS：乙状窦

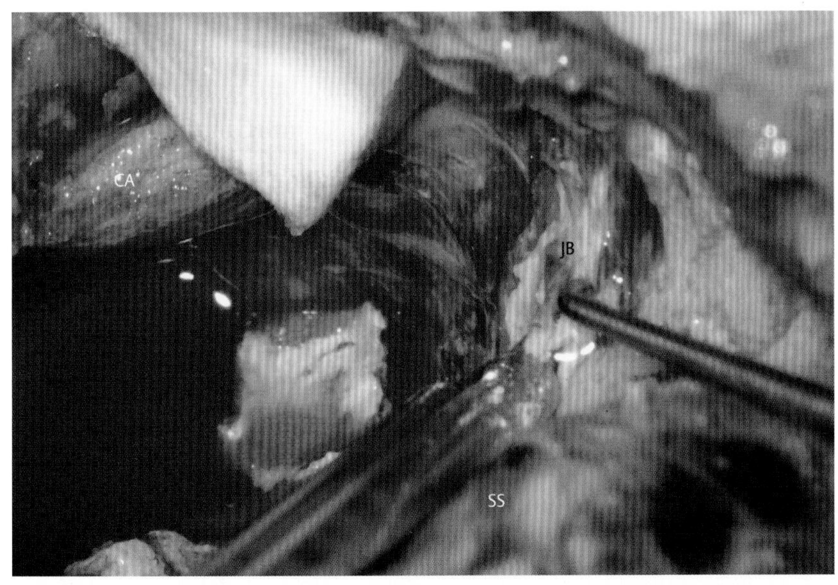

图 14.475 剥离覆盖颈静脉球的胆脂瘤基质。由于颈静脉球非常脆弱，应避免损伤引起大出血。JB：颈静脉球；SS：乙状窦

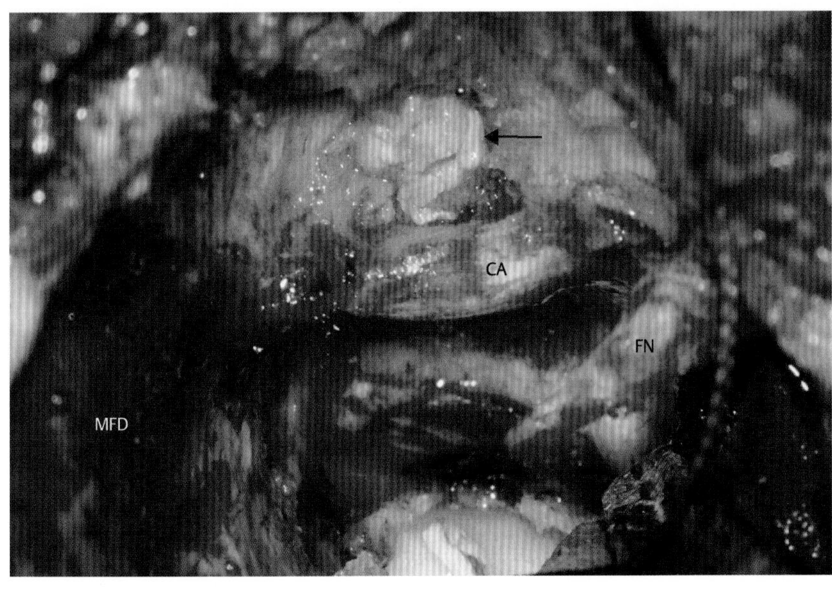

图 14.476 已完全清除颞骨内胆脂瘤。用肌骨膜（箭头）封堵咽鼓管口，防止术后脑脊液漏。CA：颈动脉；FN：面神经；MFD：中颅窝硬脑膜

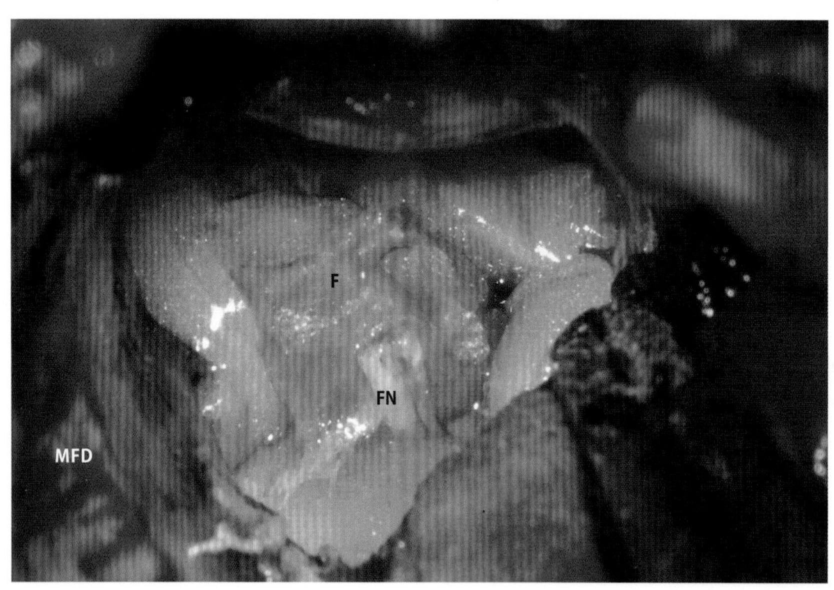

图 14.477　将一小块腹部脂肪放置在桥小脑角。将一块颞肌筋膜放置在脂肪表面以承托待吻合重建的面神经。用锋利的剪刀修剪好面神经近端残端。F：筋膜；FN：面神经；MFD：中颅窝硬脑膜

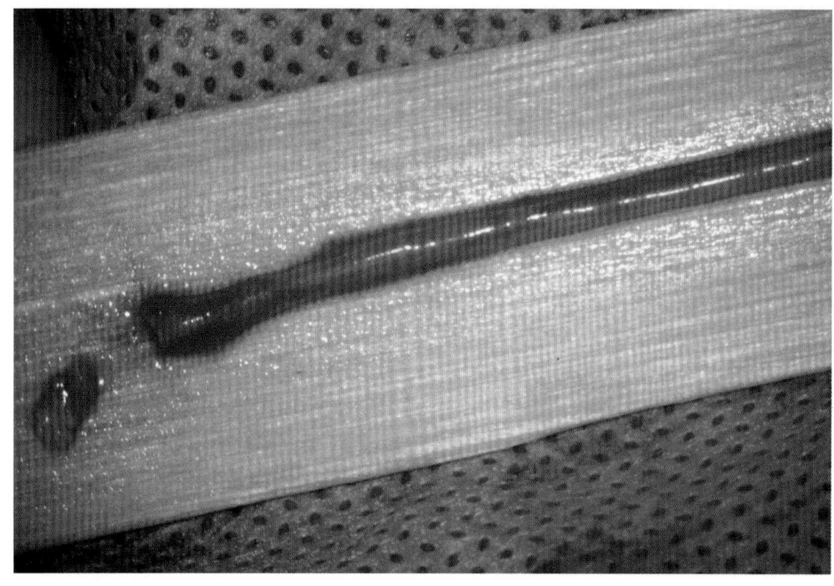

图 14.478　取腓肠神经作为移植物。将其放置在压舌板上，并用刀切开神经两端以获得清晰的断端

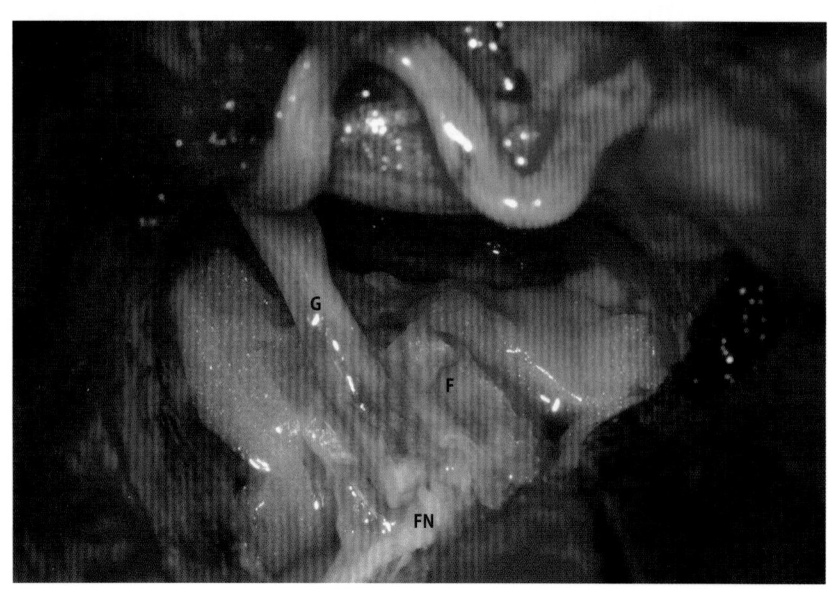

图 14.479　移植物的一端与面神经的近端吻合。F：筋膜；FN：面神经；G：移植物

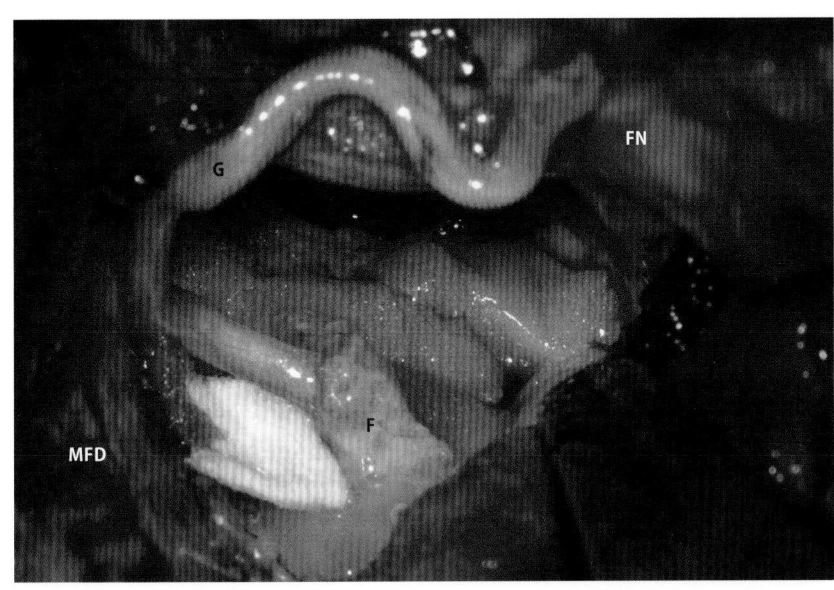

图 14.480 面神经近端吻合后用筋膜包裹并用纤维蛋白胶固定。F：筋膜；FN：面神经；G：移植物；MFD：中颅窝硬脑膜

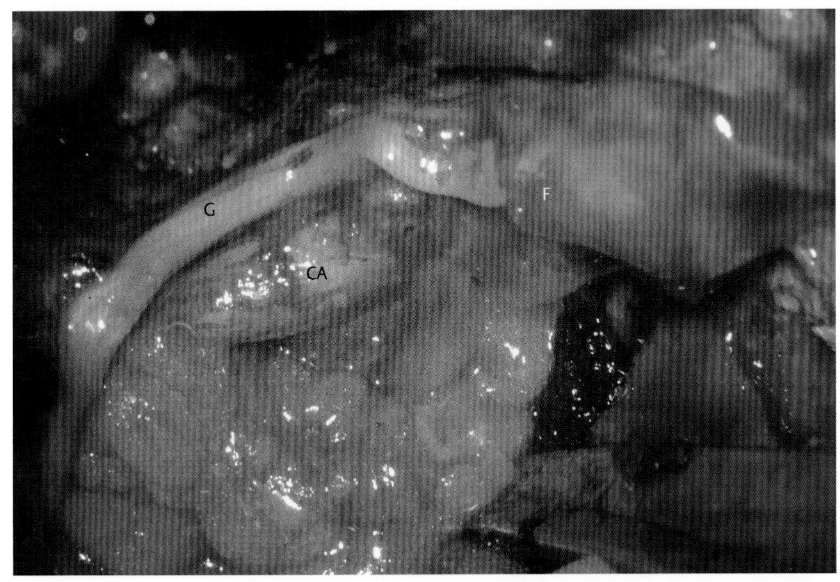

图 14.481 移植神经的远端与面神经远端残端吻合，吻合部位覆盖筋膜。用腹部脂肪填充术腔。CA：颈动脉；G：移植物

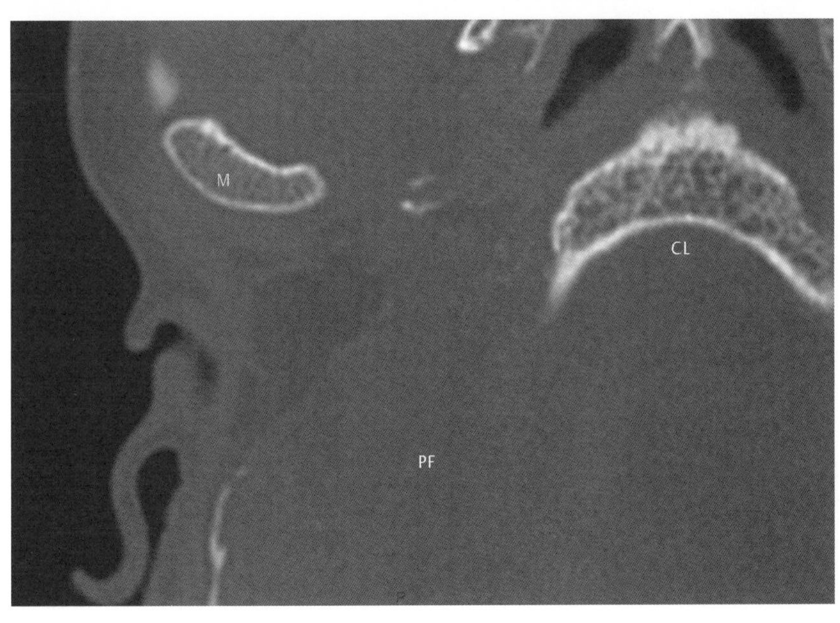

图 14.482 术后 CT 显示岩骨被广泛切除。CL：斜坡；M：下颌骨；PF：后颅窝

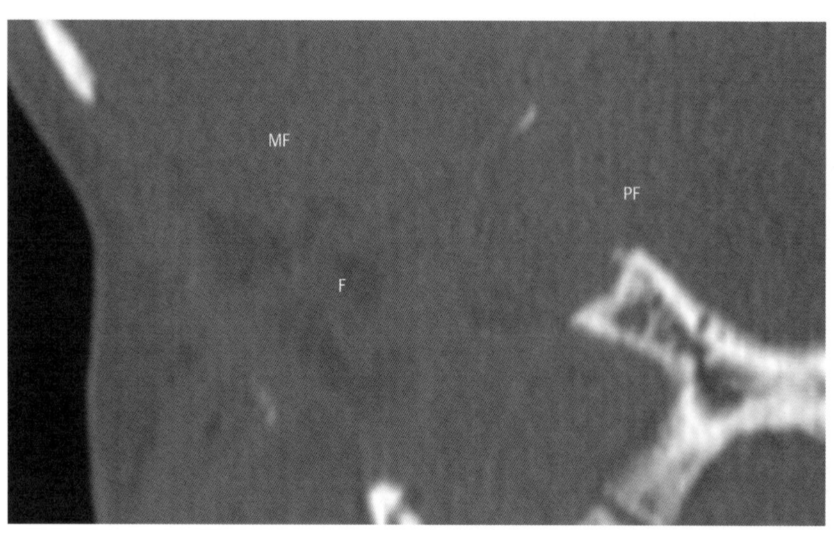

图 14.483　冠状位 CT 显示中颅窝到后颅窝硬脑膜广泛暴露。F：腹部脂肪；MF：中颅窝；PF：后颅窝

病例 14.20（左耳）

参见图 14.484 ~ 图 14.503。

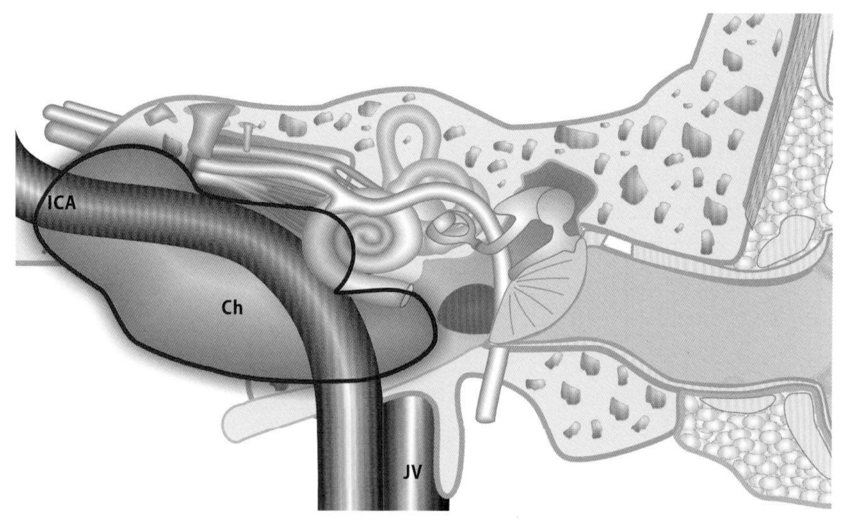

图 14.484　改良经耳蜗－颞下窝 B 型联合入路治疗岩尖胆脂瘤伴斜坡受侵。Ch：胆脂瘤；IAC：内听道；JV：颈静脉球

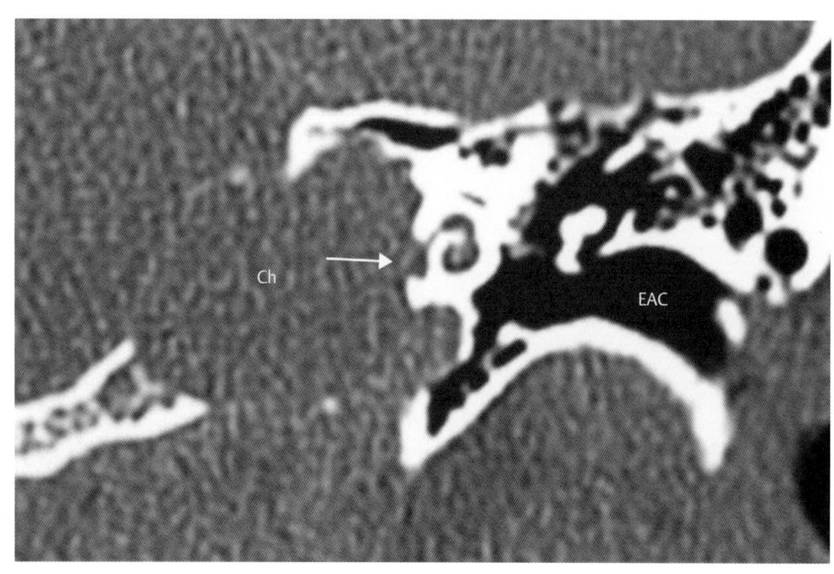

图 14.485　冠状位 CT 显示岩尖巨大病灶侵蚀耳蜗（箭头），完全累及内耳。鼓室仍保持完整。Ch：胆脂瘤；EAC：外耳道

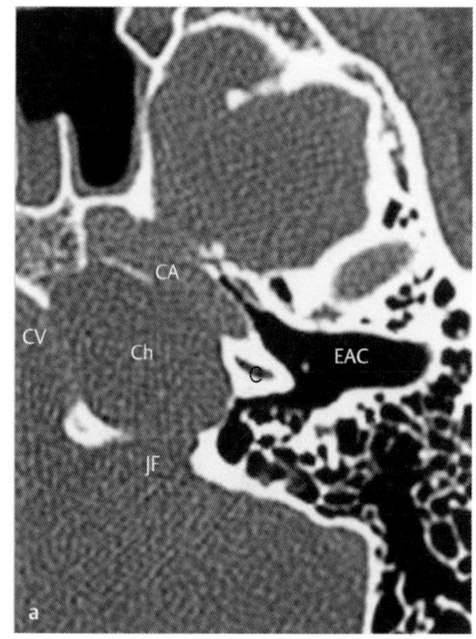

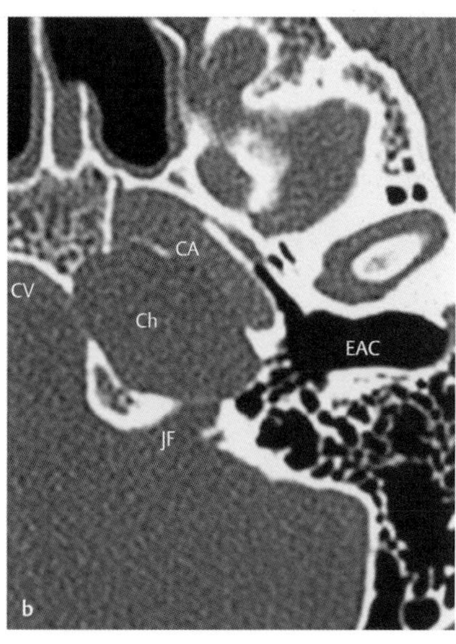

图 14.486 轴位 CT 显示斜坡、颈静脉孔和颈动脉被病灶浸润。C：耳蜗；CA：颈动脉；Ch：胆脂瘤；CV：斜坡；EAC：外耳道；JF：颈静脉球

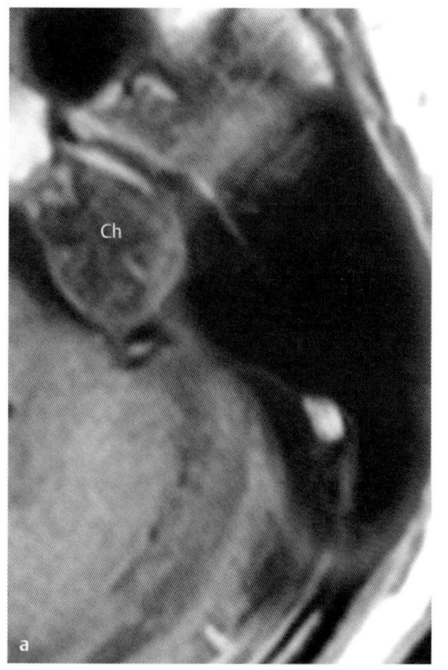

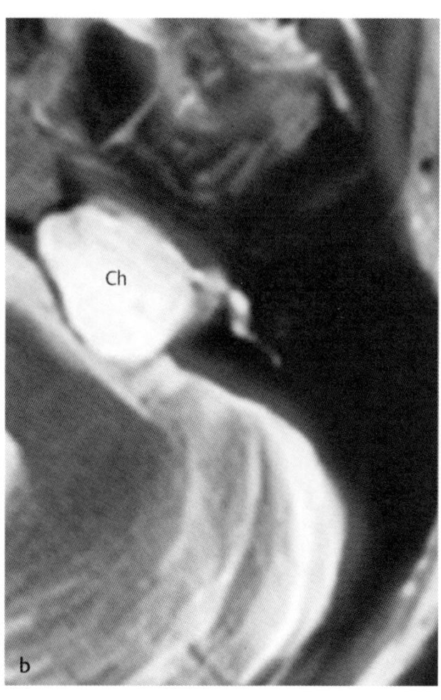

图 14.487 病灶在 T1 像呈低信号（a），在 T2 像呈高信号（b），对应岩部胆脂瘤。Ch：胆脂瘤

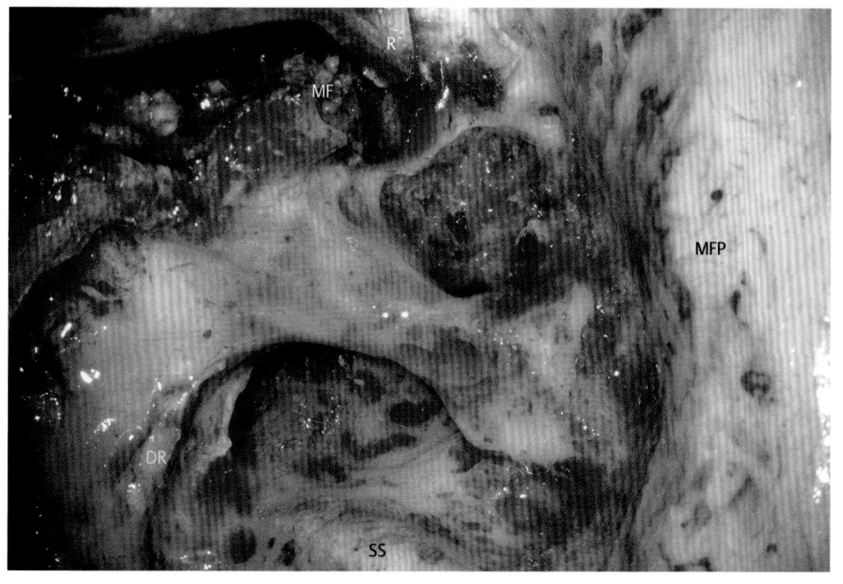

图 14.488 为了处理胆脂瘤前内侧部分所在的斜坡，建议使用改良耳囊入路，向下推移颞颌关节继而向前延伸入路。用 Fisch 颞下窝牵开器固定下颌髁下方。磨除耳道前壁，便于钻头向下继续深入。DR：二腹肌嵴；MF：下颌窝；MFP：中颅窝板；R：费氏牵开器；SS：乙状窦

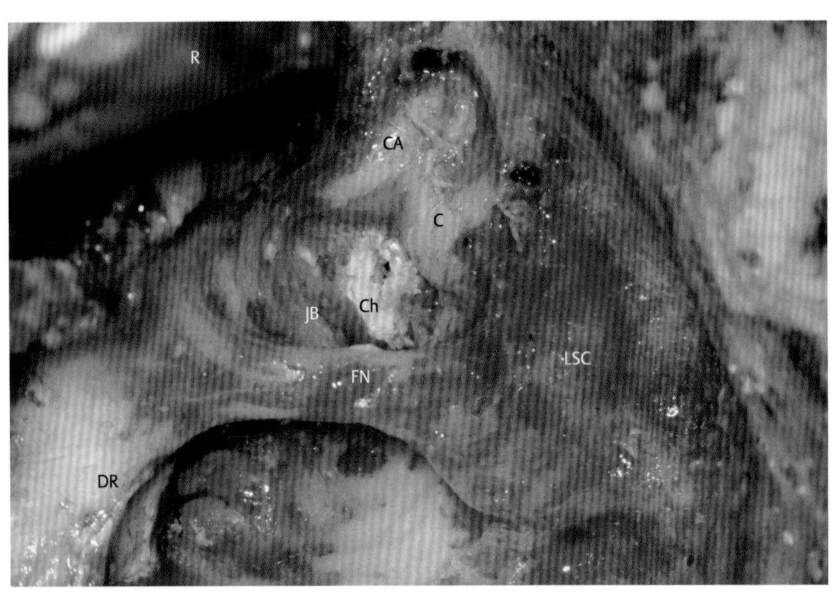

图 14.489　钻磨下鼓室气房，暴露耳蜗下方侵及下鼓室气房的胆脂瘤。面神经的下方可见颈静脉球的隆起。C：耳蜗；CA：颈动脉；Ch：胆脂瘤；DR：二腹肌嵴；FN：面神经；JB：颈静脉球；LSC：外半规管；R：费氏牵开器

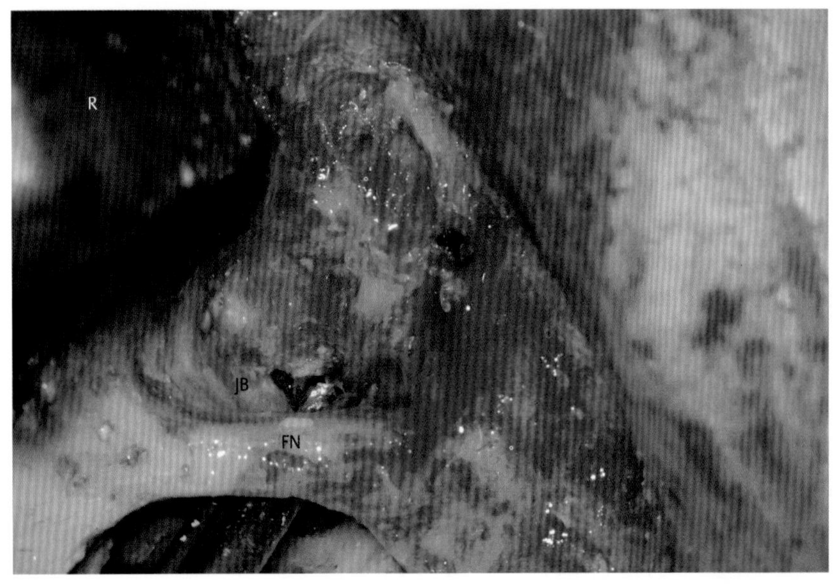

图 14.490　由于颈静脉球不大，可在面神经和颈静脉球之间建立另一个到达胆脂瘤的入路。FN：面神经；JB：颈静脉球；R：费氏牵开器

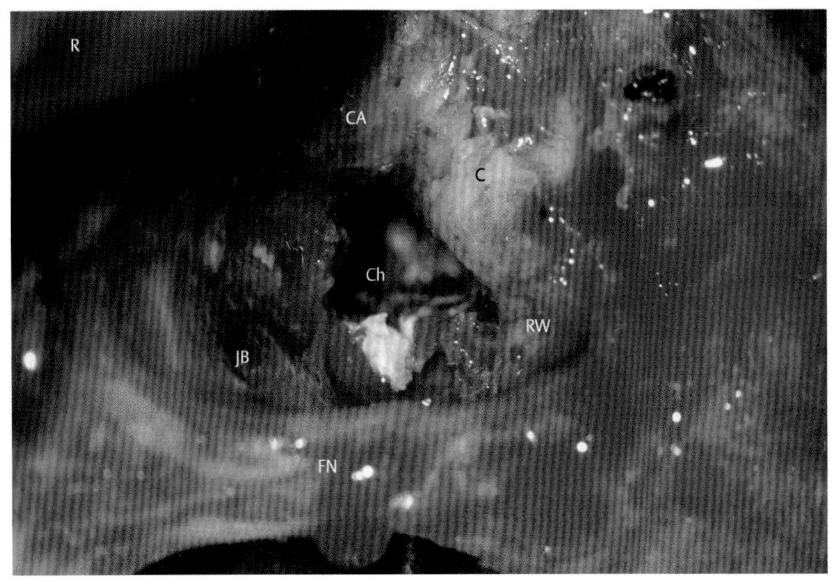

图 14.491　通过下鼓室气房到达岩尖的入路受上方的耳蜗、前方的颈动脉、下方的颈静脉球和后方的面神经的限制。C：耳蜗；CA：颈动脉；Ch：胆脂瘤；FN：面神经；JB：颈静脉球；R：费氏牵开器；RW：圆窗

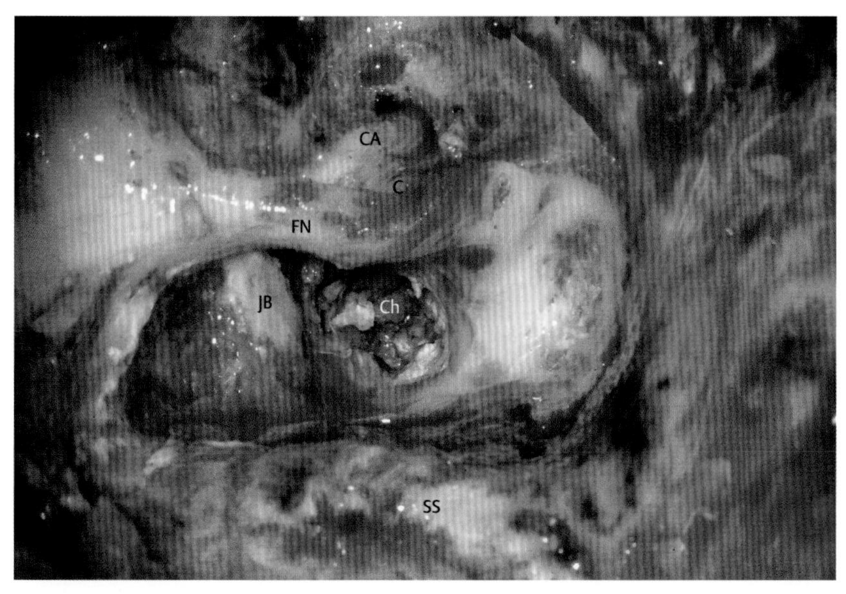

图 14.492 部分磨除耳蜗和半规管。从面神经下方进入岩尖的入路被上方的迷路后部（后半规管）、前方的面神经、下方的颈静脉球、后方的后颅窝硬脑膜阻挡。C：耳蜗；CA：颈动脉；Ch：胆脂瘤；FN：面神经；JB：颈静脉球；SS：乙状窦

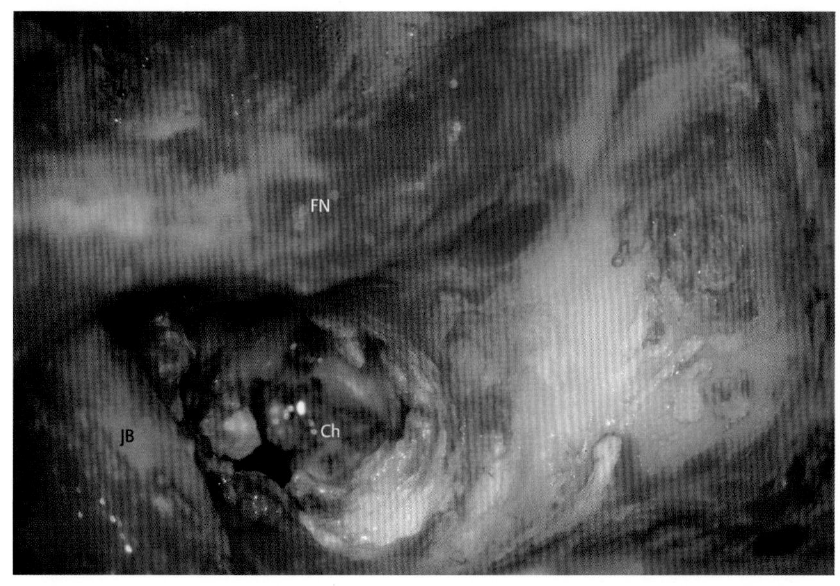

图 14.493 胆脂瘤的深部可以通过面神经下方的开口看到。由于手术入路受阻，需要磨除半规管。Ch：胆脂瘤；FN：面神经；JB：颈静脉球

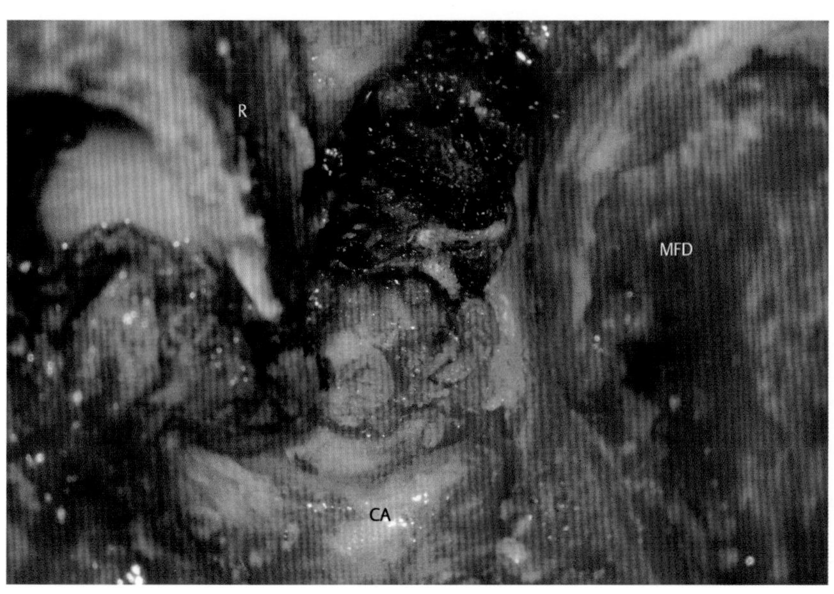

图 14.494 为了钻磨颈动脉前方的区域，即下颌关节窝的内侧面，将颞颌关节向下推，并用颞下窝牵引器固定。CA：颈动脉；MFD：中颅窝硬脑膜；R：费氏牵引器

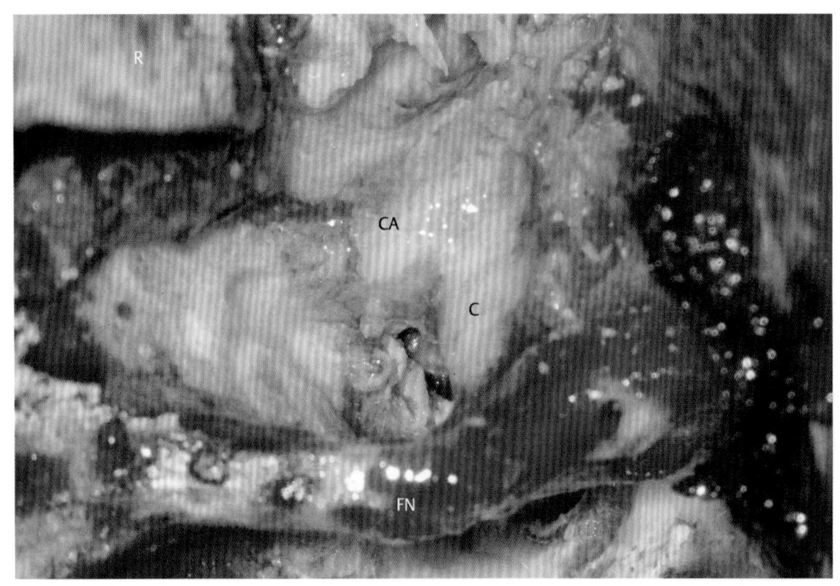

图 14.495 开始钻磨颈动脉前方的骨质。耳蜗下入路口径较小，难以完全清除胆脂瘤。由于胆脂瘤严重侵及面神经，术中应离断受累的神经，然后进行重建。C：耳蜗；CA：颈动脉；FN：面神经；R：费氏牵引器

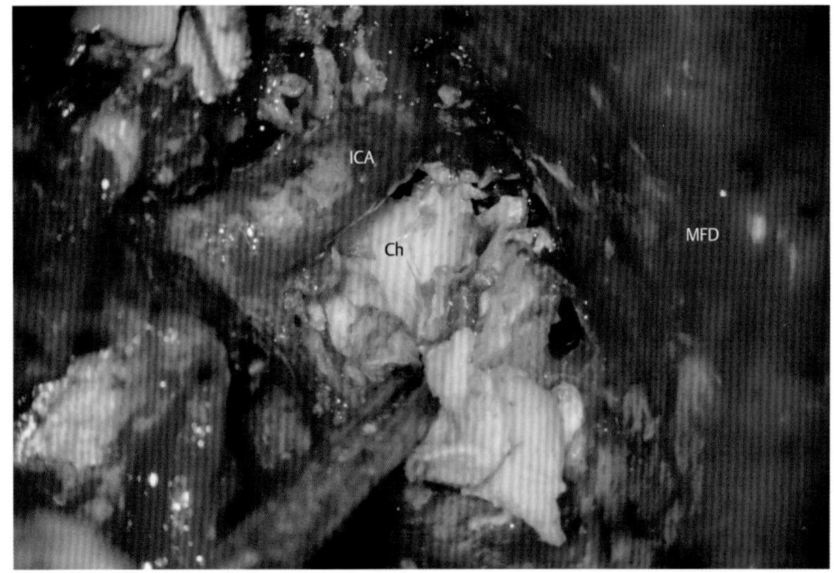

图 14.496 离断面神经，并完全去除骨迷路和颈动脉前方的骨质。从而扩大入路以获得最佳的手术视野，为清除岩尖胆脂瘤提供足够的空间。Ch：胆脂瘤；ICA：颈内动脉；MFD：中颅窝硬脑膜

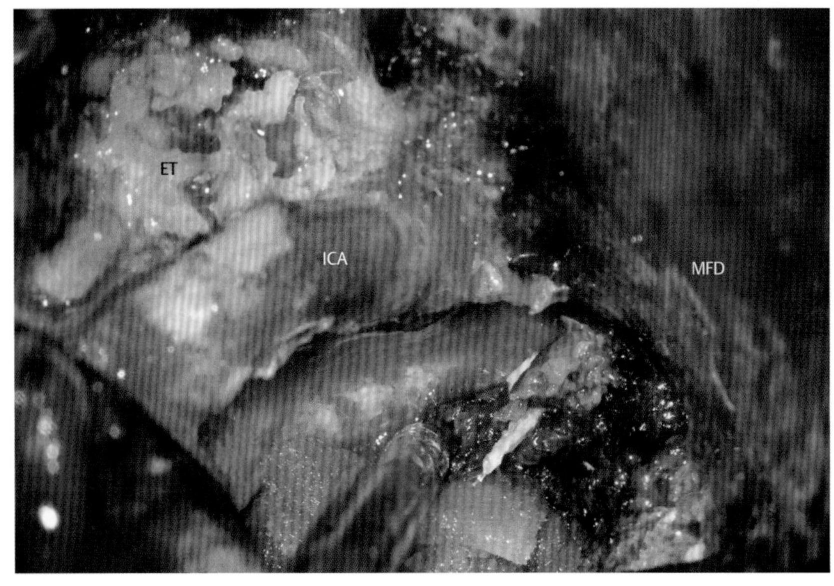

图 14.497 图示未受胆脂瘤侵犯的岩尖前壁。咽鼓管软骨部分周围的结缔组织位于颈内动脉的前方。ET：咽鼓管；ICA：颈内动脉；MFD：中颅窝硬脑膜

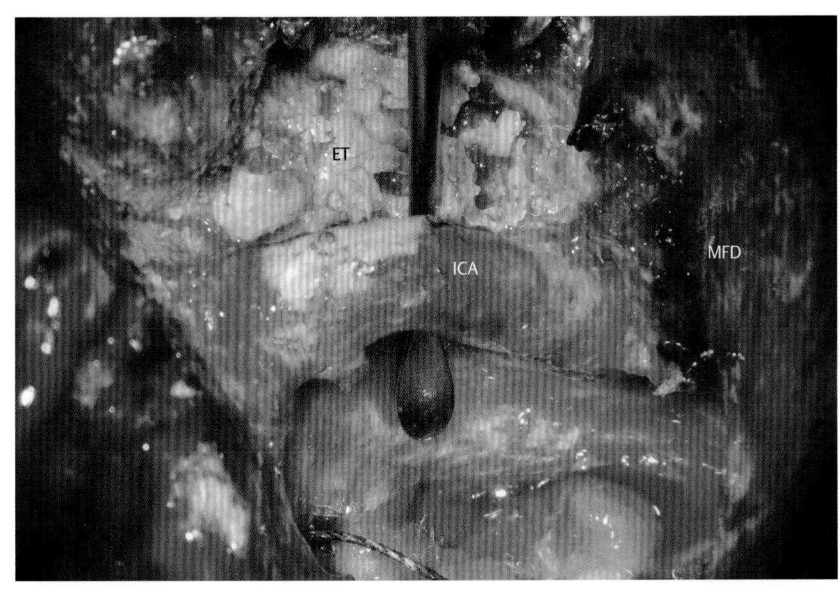

图 14.498 图示去除颈动脉前方的骨质后形成的下颌窝内侧的开口。ET：咽鼓管；ICA：颈内动脉；MFD：中颅窝硬脑膜

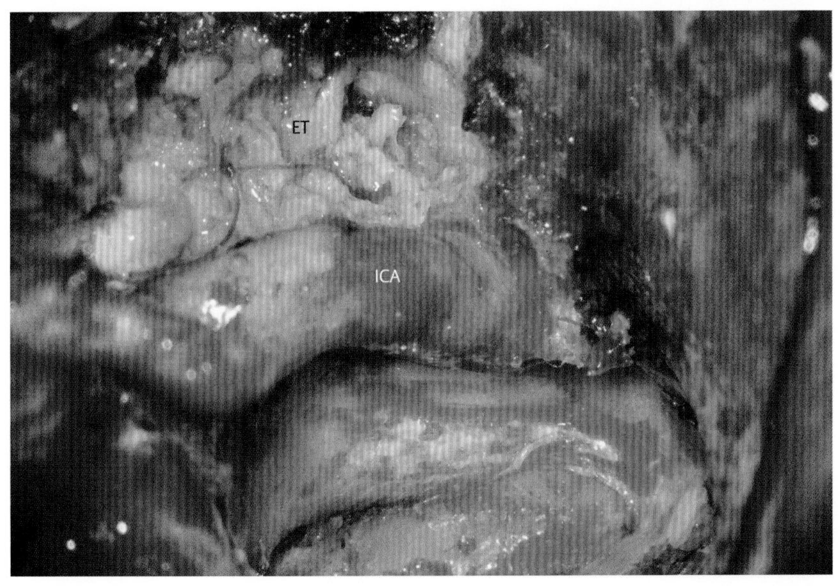

图 14.499 图示用上述方法建立的较宽的岩尖入路。ET：咽鼓管；ICA：颈内动脉

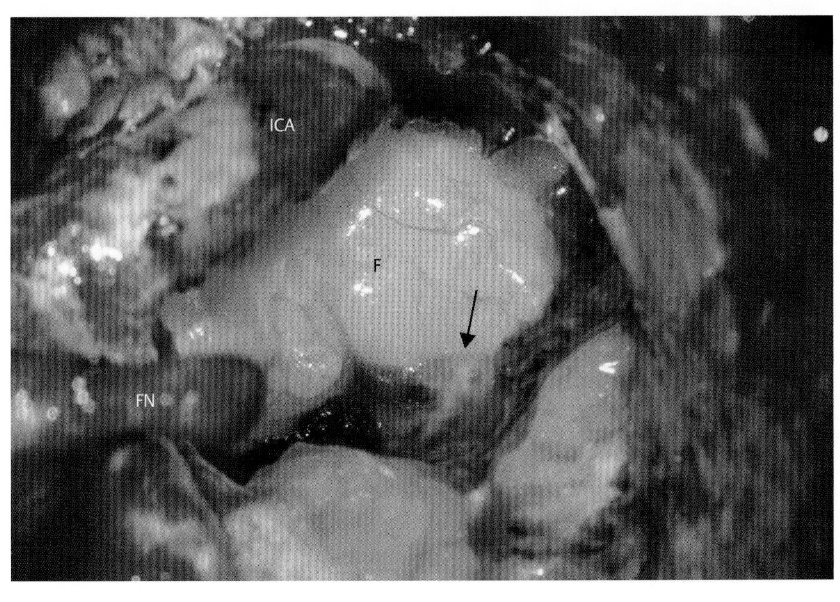

图 14.500 用腹部脂肪填塞部分术腔，显露内听道（箭头）的开口。F：腹部脂肪；FN：面神经；ICA：颈内动脉

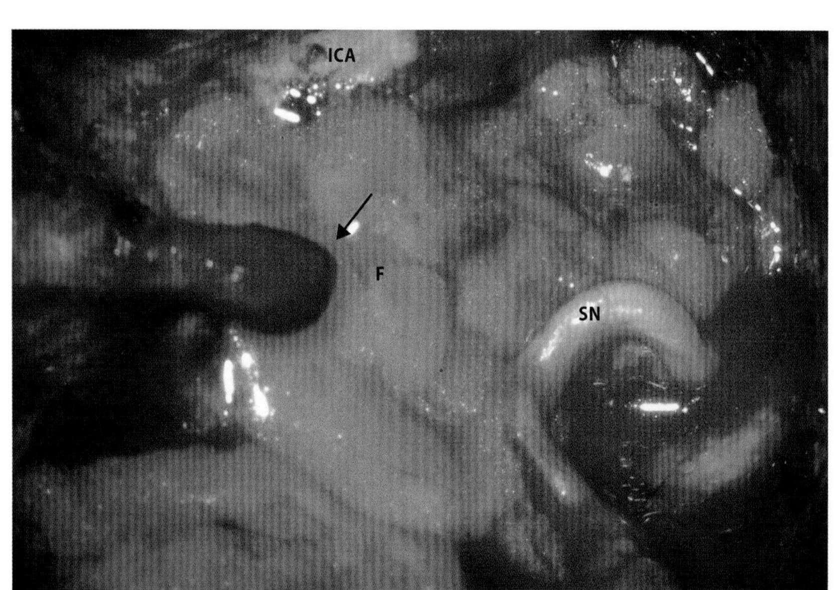

图 14.501 移植腓肠神经用于重建面神经。用纤维蛋白胶固定面神经近端残端，下方可见远端残端（箭头）。F：腹部脂肪；ICA：颈内动脉；SN：腓肠神经移植物

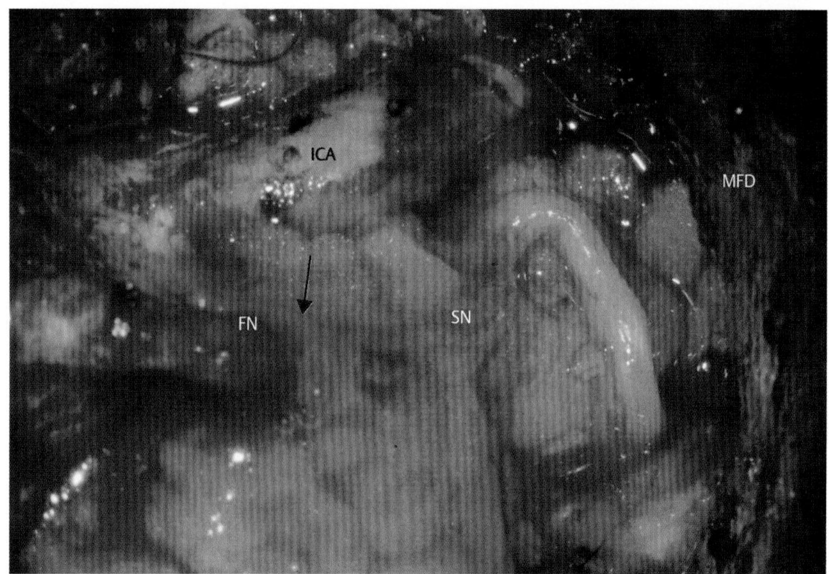

图 14.502 已完成面神经重建，用纤维蛋白胶固定远端残端（箭头），用筋膜覆盖连接处。FN：面神经；ICA：颈内动脉；MFD：中颅窝硬脑膜；SN：腓肠神经移植物

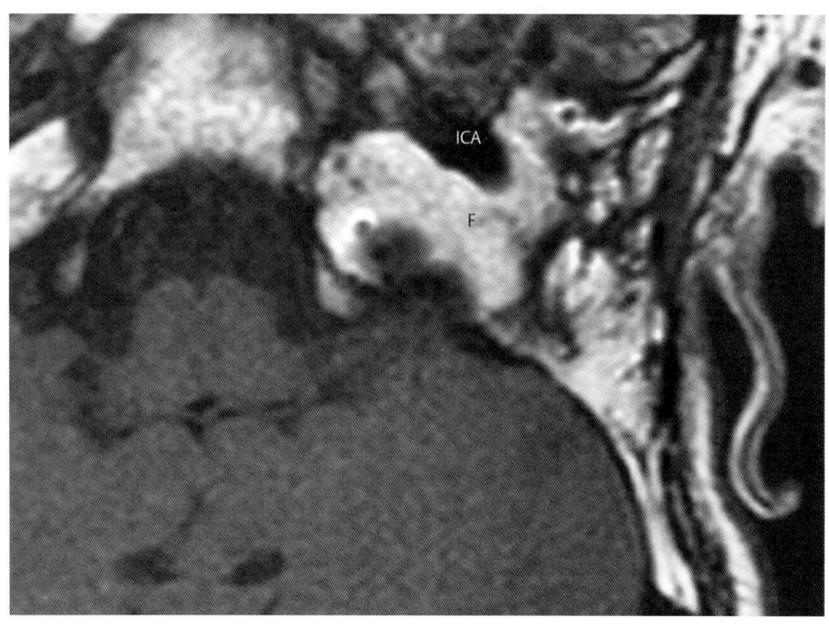

图 14.503 术后 MRI 显示岩尖病变以及颈动脉前区的骨质被广泛切除。ICA：颈内动脉；F：腹部脂肪

病例 14.21（右耳）

参见图 14.504 ~ 14.517。

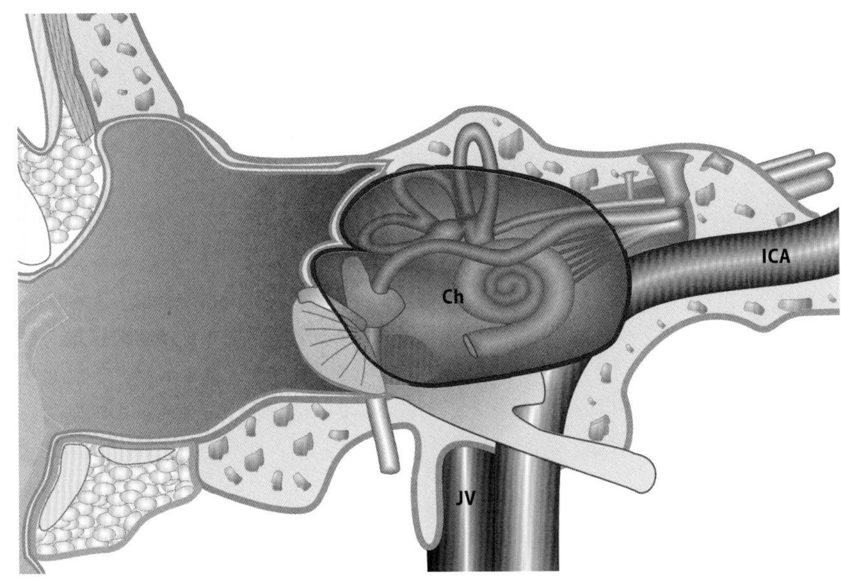

图 14.504　经耳囊入路治疗后术腔内巨大岩部胆脂瘤。Ch：胆脂瘤；ICA：颈内动脉；JV：颈静脉球

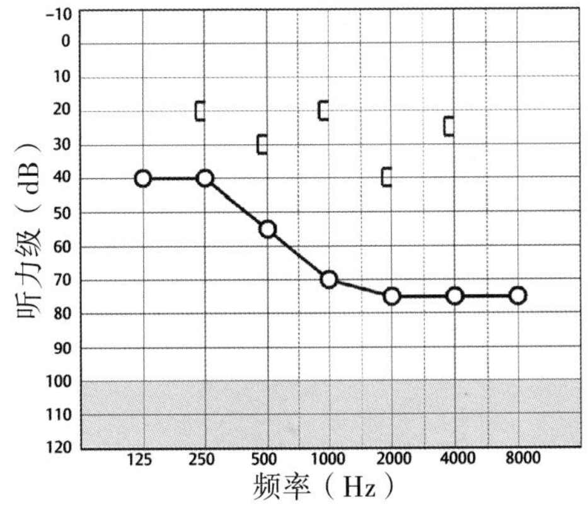

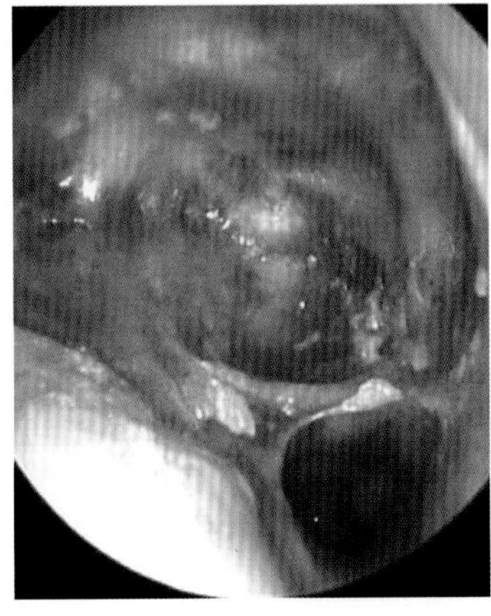

图 14.505　患者右耳耳漏病史 20 年，在外院行 6 次耳部手术。现患者持续性耳漏 6 年，并伴有头晕和耳鸣。术前听力检查显示右耳混合性耳聋，并伴有较大的气骨导差。耳内镜显示迷路区域发白膨隆，提示胆脂瘤复发。鼓膜发炎并外移。术前面神经功能正常

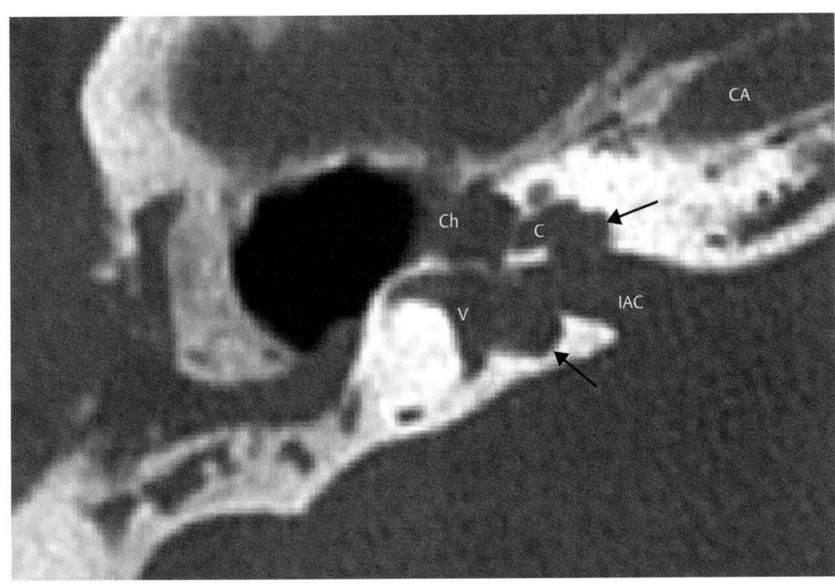

图 14.506　尽管骨导听力尚可，但轴位 CT 显示胆脂瘤向内侵及骨迷路，耳蜗和前庭都受累。C：耳蜗；CA：颈动脉；Ch：胆脂瘤；IAC：内听道；V：前庭

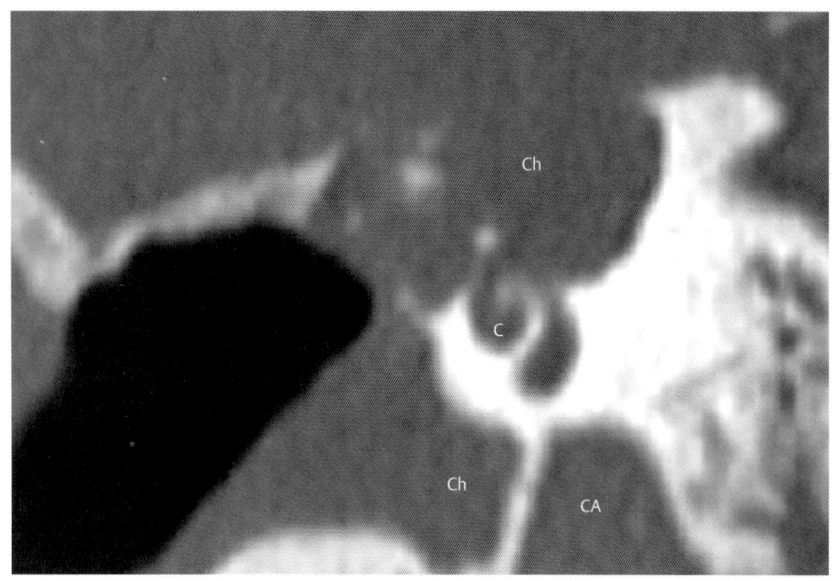

图 14.507 冠状位 CT 显示耳蜗被严重侵蚀，中颅窝硬脑膜广泛暴露。面神经膝状神经节和迷路段完全被胆脂瘤侵蚀。鼓室内充满（低密度）软组织影，下鼓室气房也被侵蚀，表明下鼓室也存在胆脂瘤。C：耳蜗；CA：颈动脉；Ch：胆脂瘤

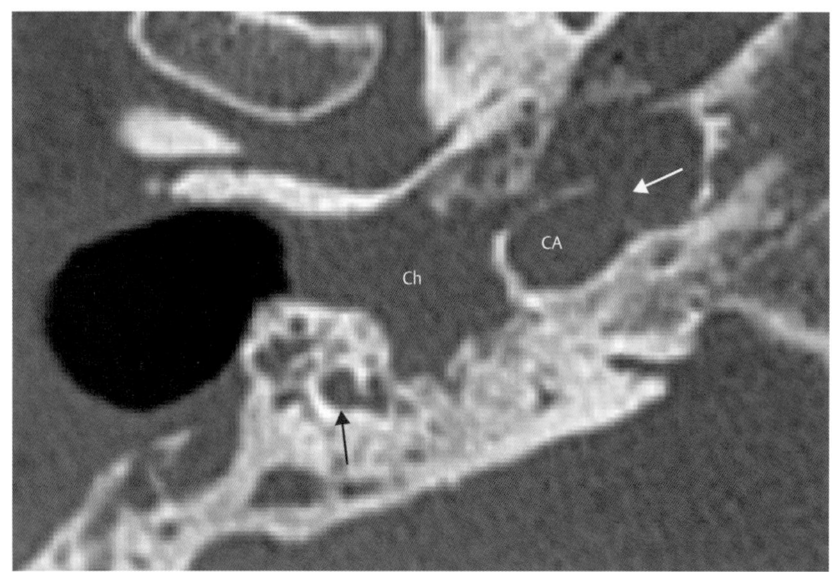

图 14.508 图示下鼓室区域充满（低密度）软组织影，鼓膜外移。颈动脉垂直段前方的骨质（白色箭头）也可疑受到侵蚀。红色箭头指示面神经的乳突段。CA：颈动脉（垂直段）；Ch：胆脂瘤

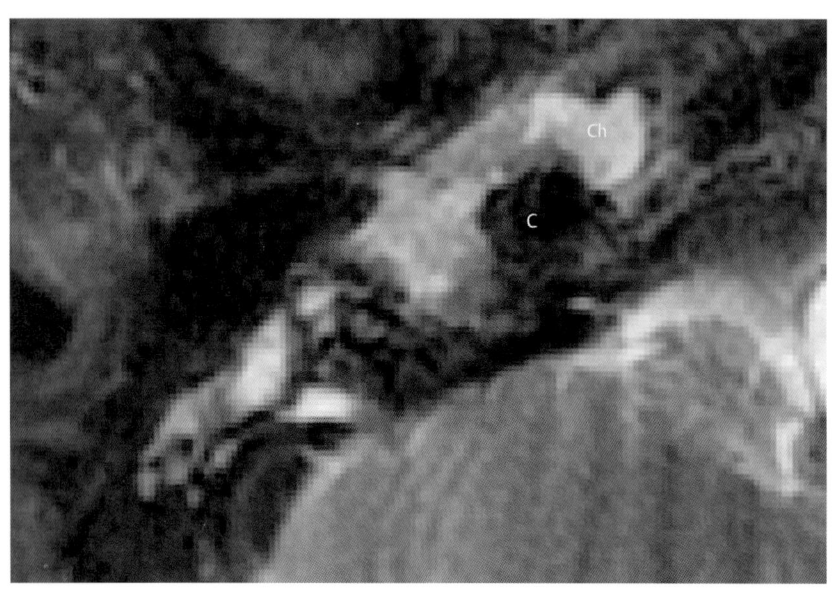

图 14.509 与图 14.508 相同平面的轴位 MRI T2 像可见颈动脉流空信号周围的高信号影，提示迷路下胆脂瘤向内侧延伸。C：耳蜗；Ch：胆脂瘤

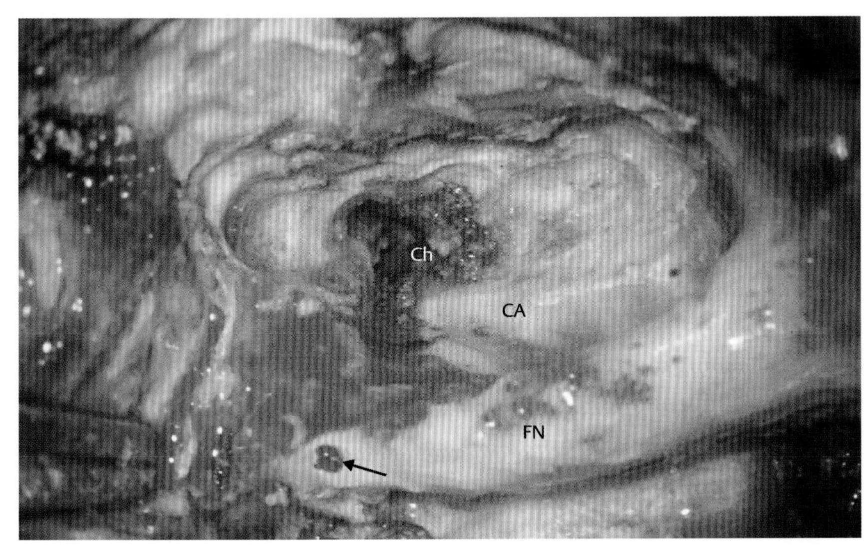

图 14.510 去除覆盖术腔的皮肤，暴露颞颌关节后表面，显露中颅窝和后颅窝硬脑膜，轮廓化面神经，图示正在行迷路切开，可见外半规管开口（黑色箭头）。去除鼓室骨质和受累的下鼓室气房以便更好地显露颈动脉垂直段。胆脂瘤位于垂直段的内侧。CA：颈动脉；Ch：胆脂瘤；FN：面神经

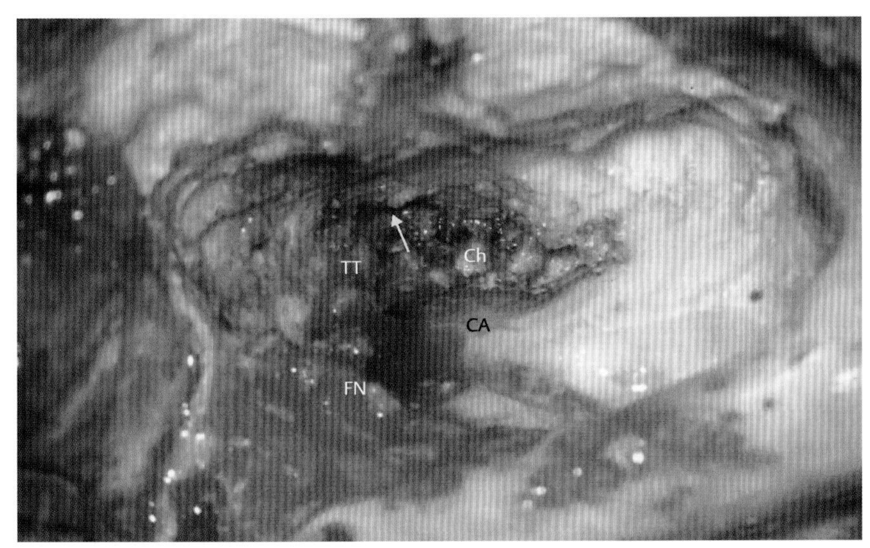

图 14.511 可见胆脂瘤侵及颈动脉垂直段的前内侧。咽鼓管位于胆脂瘤的外侧面（箭头）。鼓膜张肌构成其上壁。面神经鼓室段被肉芽组织覆盖。为接近颈动脉水平段，耳蜗的下半部分已被磨除。CA：颈动脉；Ch：胆脂瘤；FN：面神经；TT：鼓膜张肌

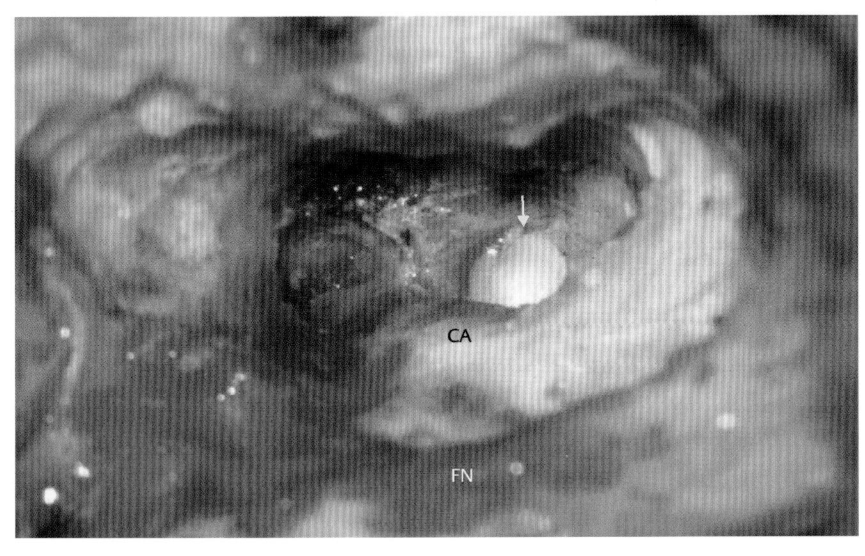

图 14.512 为处理颈动脉垂直段内侧区域，先离断鼓膜张肌，进一步钻磨耳蜗和前鼓室内侧壁，显露位于内侧的颈动脉水平段，继而显露侵及该区域的胆脂瘤（箭头）。CA：颈动脉；FN：面神经

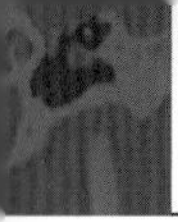

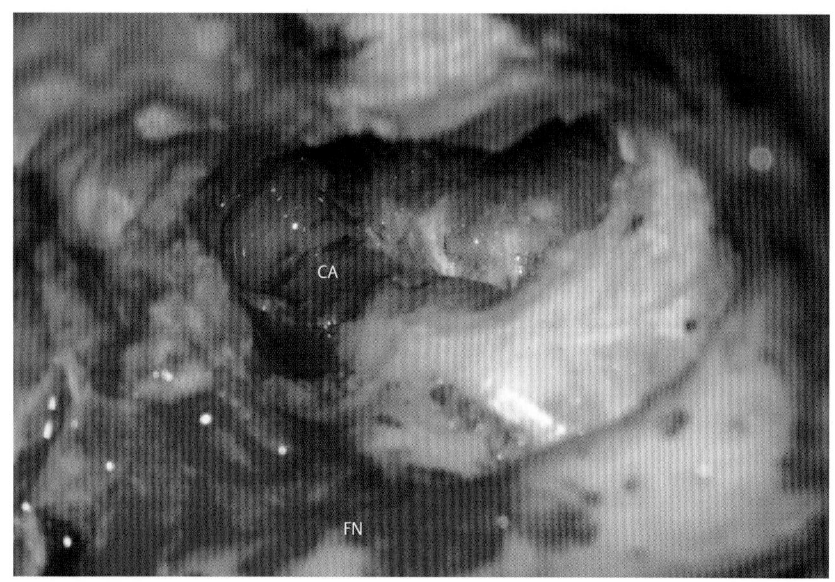

图 14.513 清除向前内侧延伸至颈动脉区的胆脂瘤。CA：颈动脉（水平段）；FN：面神经

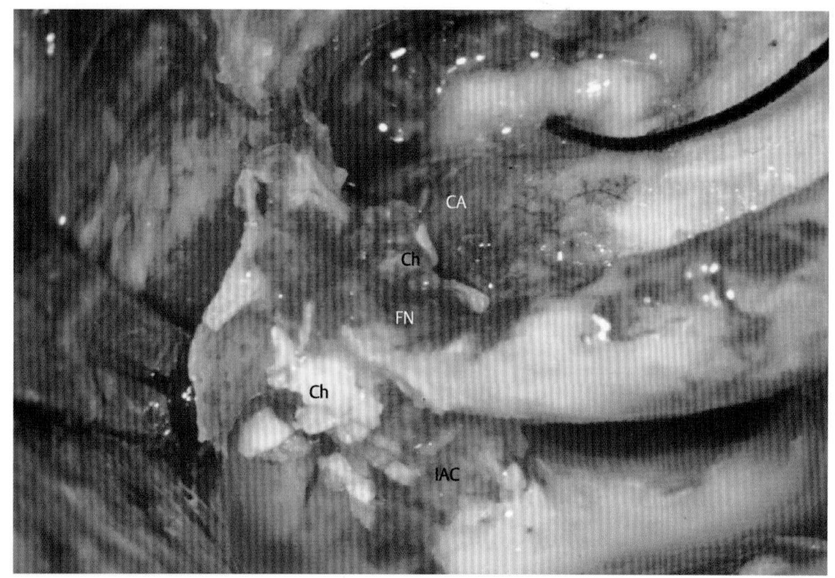

图 14.514 可见胆脂瘤经面神经下方侵蚀耳蜗。CA：颈动脉；Ch：胆脂瘤；FN：面神经（鼓室段）；IAC：内听道

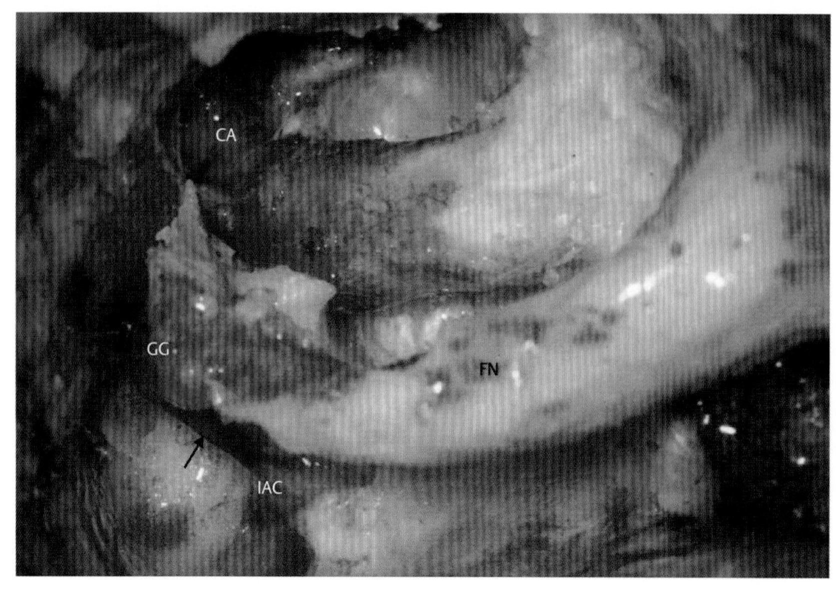

图 14.515 已去除侵蚀耳囊内侧及内听道的胆脂瘤，保留了面神经。已完全清除胆脂瘤。箭头指示面神经迷路段。CA：颈动脉（水平段）；FN：面神经（乳突段）；GG：膝状神经节；IAC：内听道

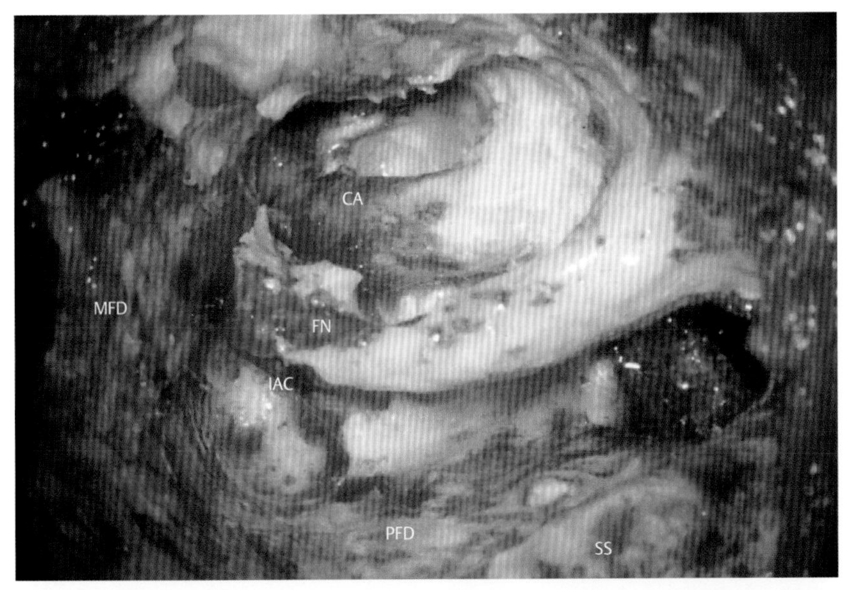

图 14.516　图示术腔的最终形态。为进入内听道上方区域，并处理颈动脉前方区域，应充分暴露中颅窝硬脑膜和后颅窝硬脑膜。用肌骨膜封堵咽鼓管口，用腹部脂肪填塞术腔。CA：颈动脉；FN：面神经；IAC：内听道；MFD：颅中窝硬脑膜；PFD：后颅窝硬脑膜；SS：乙状窦

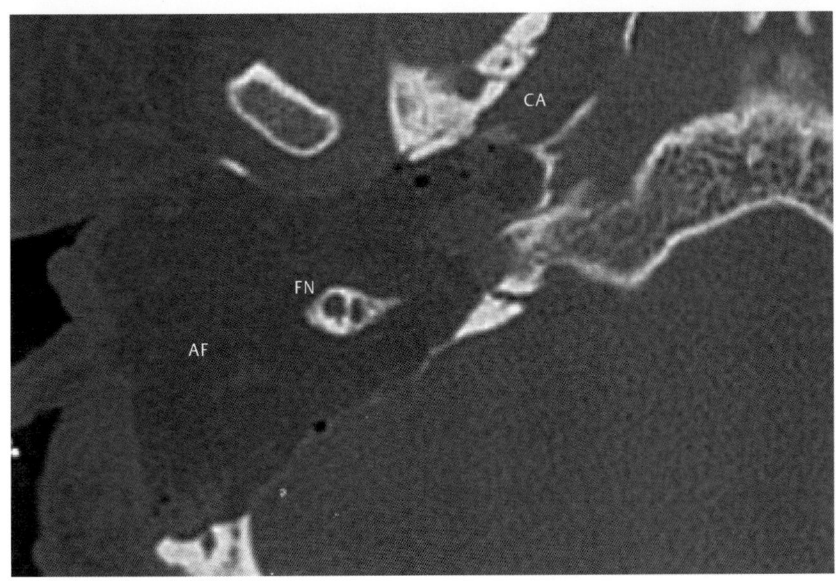

图 14.517　术后 CT 显示了术腔的形态。在前方暴露颞颌关节，在后方暴露后颅窝硬脑膜，可扩大进入颈动脉区域的入路。图示保留的面神经管乳突段和暴露的颈动脉。AF：腹部脂肪；CA：颈动脉；FN：面神经

病例 14.22（左耳）

参见图 14.518 ~ 14.531。

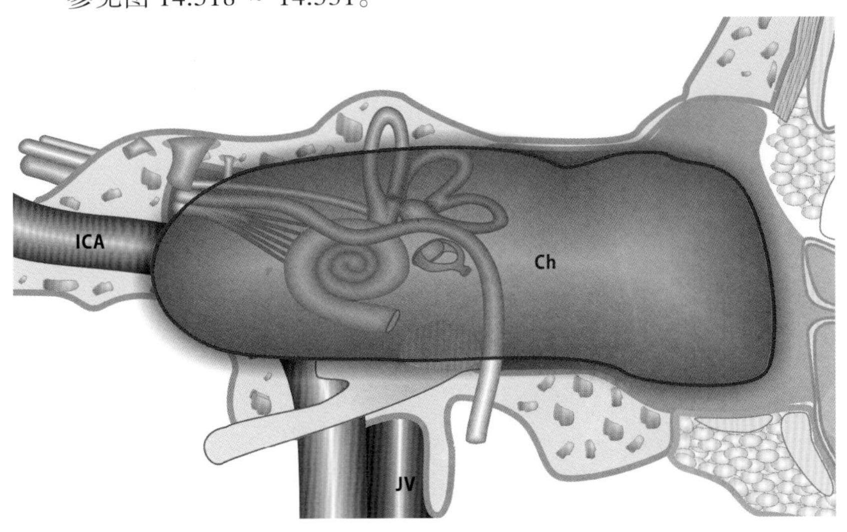

图 14.518　既往经后颅窝入路，再次经耳囊入路手术治疗岩部巨大胆脂瘤。Ch：胆脂瘤；ICA：颈内动脉；JV：颈静脉球

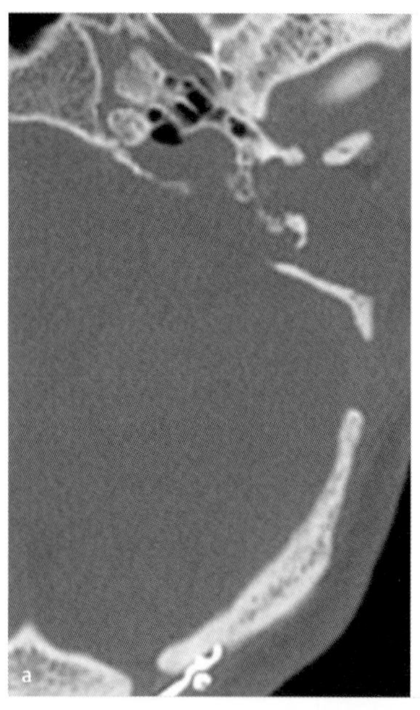

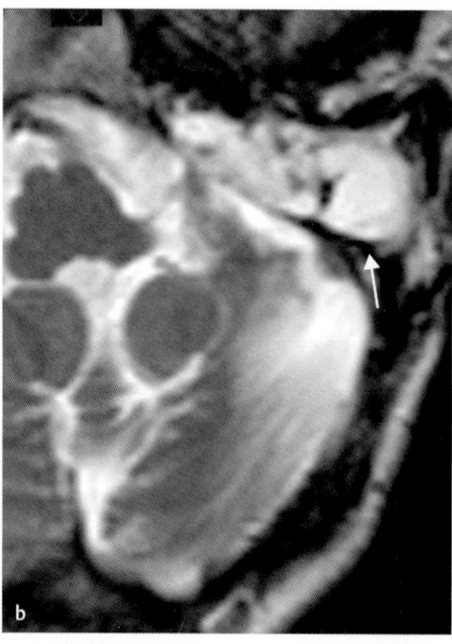

图 14.519 患者 2 年前被诊断为脑膜炎，伴有面瘫和听力丧失，曾在外院行 2 次耳部手术，分别是经乳突入路和经乙状窦后入路。（a）轴位 CT 显示从外侧和内侧均未完全进入岩尖。（b）MRI T2 像显示由于乙状窦后入路时小脑受压，左侧小脑半球出现大面积缺血性改变。广泛侵蚀及颞骨的复发胆脂瘤呈高信号（箭头）

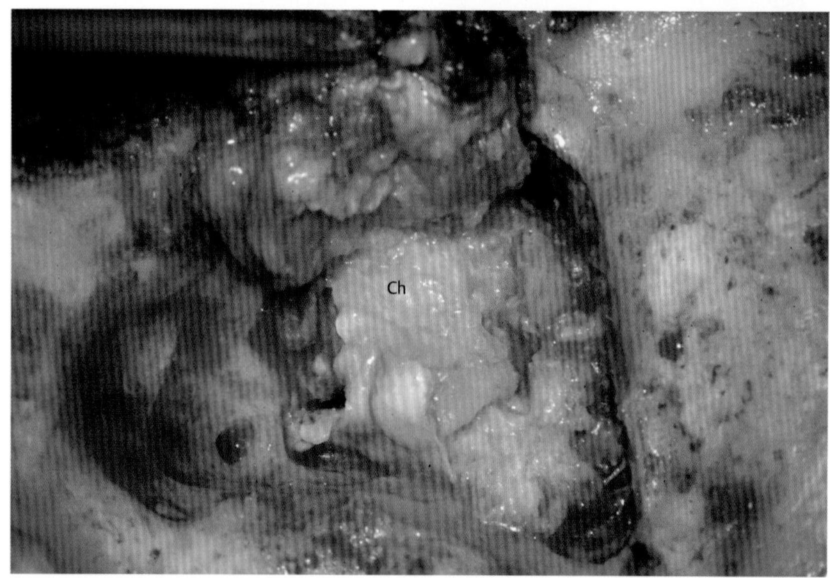

图 14.520 既往手术中已封闭外耳道。移除位于鼓室和乳突腔的瘢痕组织，从侧面显露胆脂瘤。Ch：胆脂瘤

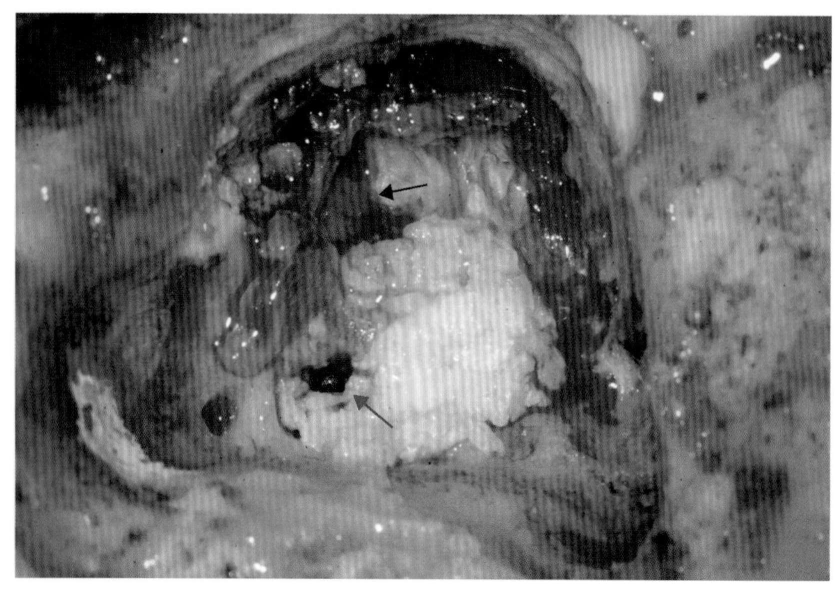

图 14.521 胆脂瘤上皮已被部分清除。确定了进入岩尖的入路（蓝色箭头），显露覆盖下鼓室区域的肉芽组织（黑色箭头）

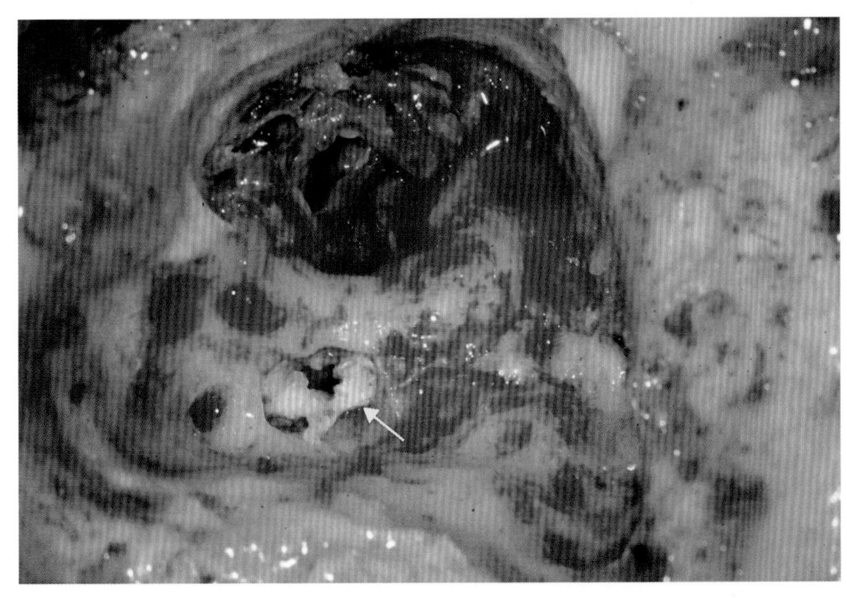

图 14.522 乳突区的胆脂瘤通过面后气房与岩尖区相通（箭头）。覆盖鼓室内侧壁的瘢痕组织被推向下方。

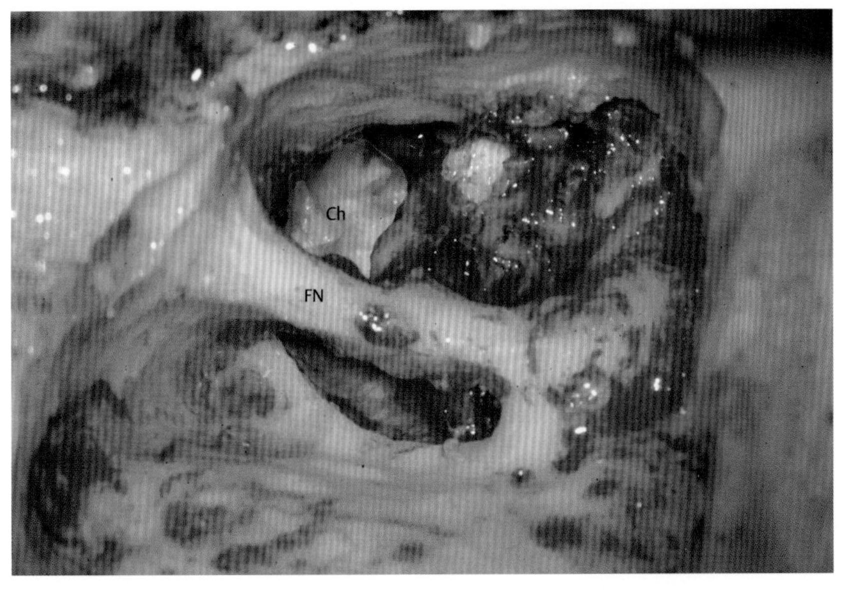

图 14.523 切除覆盖下鼓室的肉芽组织后可见胆脂瘤占据岩尖。轮廓化面神经，磨除面后气房从而扩大入路。Ch：胆脂瘤；FN：面神经

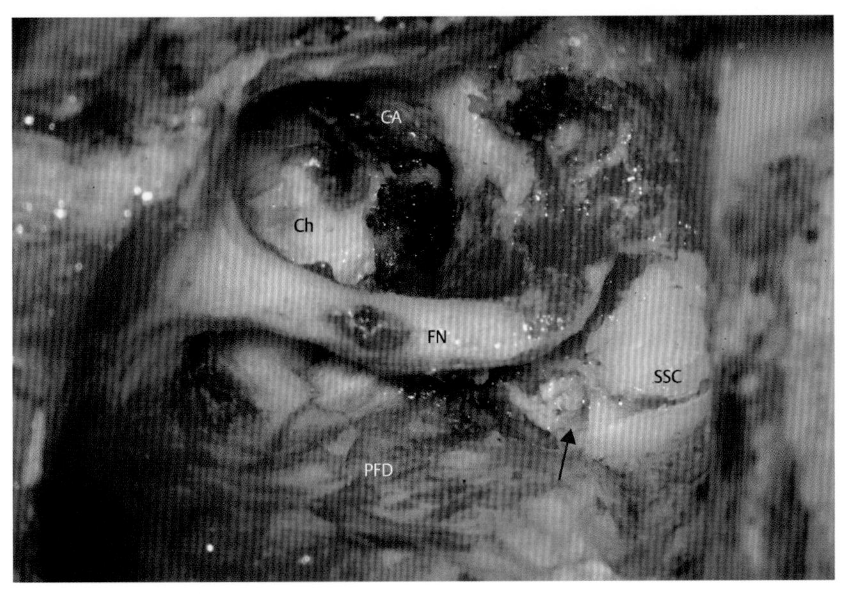

图 14.524 磨除耳蜗下部，轮廓化颈动脉，扩大面神经前入路。显露后颅窝硬脑膜，继而向上向内延伸。磨除后半规管和外半规管，开放上半规管，可见胆脂瘤侵及后迷路的内侧（箭头）。CA：颈动脉；Ch：胆脂瘤；FN：面神经；PFD：硬脑膜后窝；SSC：上半规管

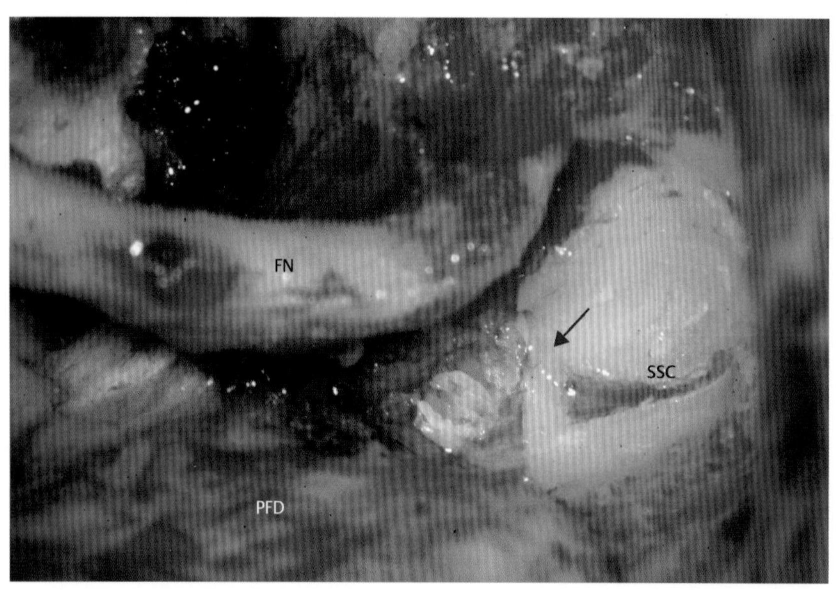

图 14.525 图示位于总脚（箭头）内侧的胆脂瘤。FN：面神经；PFD：硬脑膜后窝；SSC：上半规管

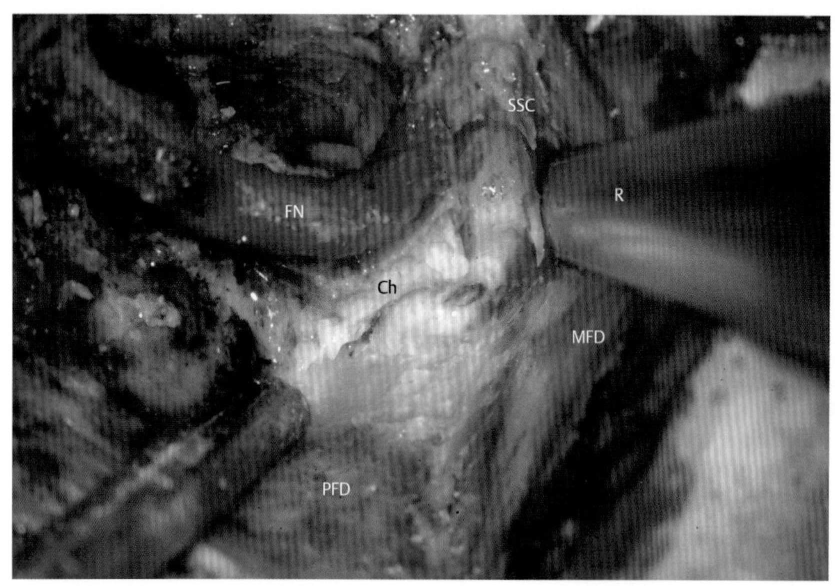

图 14.526 磨除上半规管后半部分，显露位于内听道和迷路之间的胆脂瘤。用自留撑开器固定中颅窝硬脑膜。Ch：胆脂瘤；FN：面神经；MFD：中颅窝硬脑膜；PFD：后颅窝硬脑膜；R：自动拉钩；SSC：上半规管

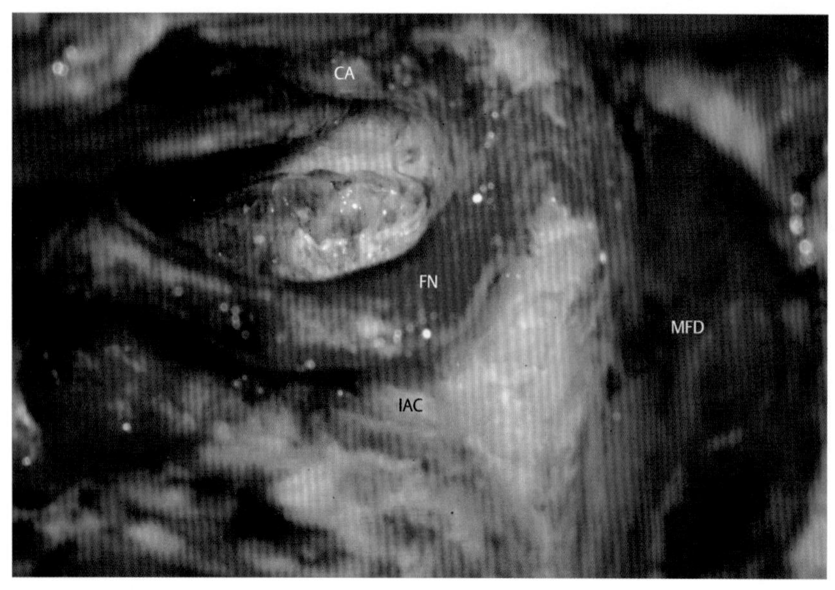

图 14.527 完全清除侵及内听道后上方的胆脂瘤，并去除覆盖颈动脉的胆脂瘤基质。利用吸引器尖端显露进入颈动脉内侧的入路。CA：颈动脉；FN：面神经；IAC：内听道；MFD：中颅窝硬脑膜

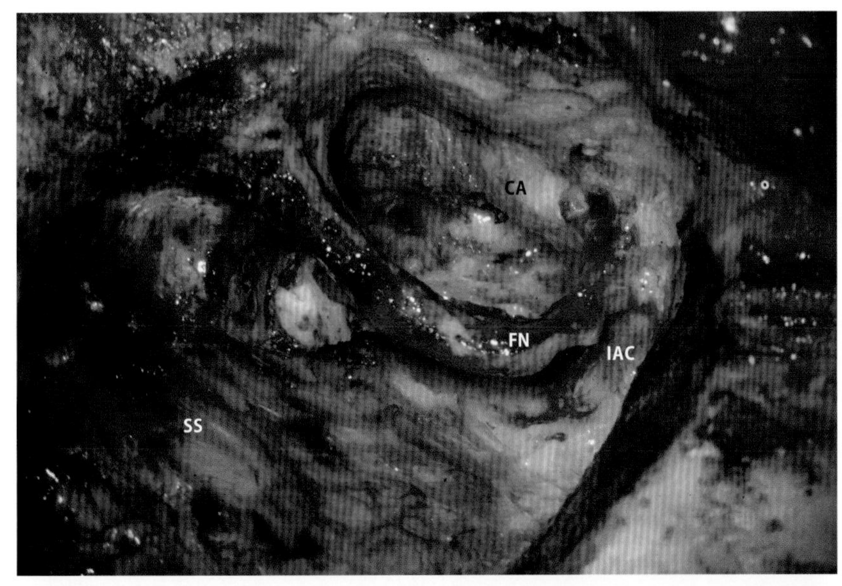

图 14.528 图示术腔的最终形态，充分轮廓化颈动脉和面神经，显露耳蜗下顶端的病变。CA：颈动脉；FN：面神经；IAC：内听道；SS：乙状窦

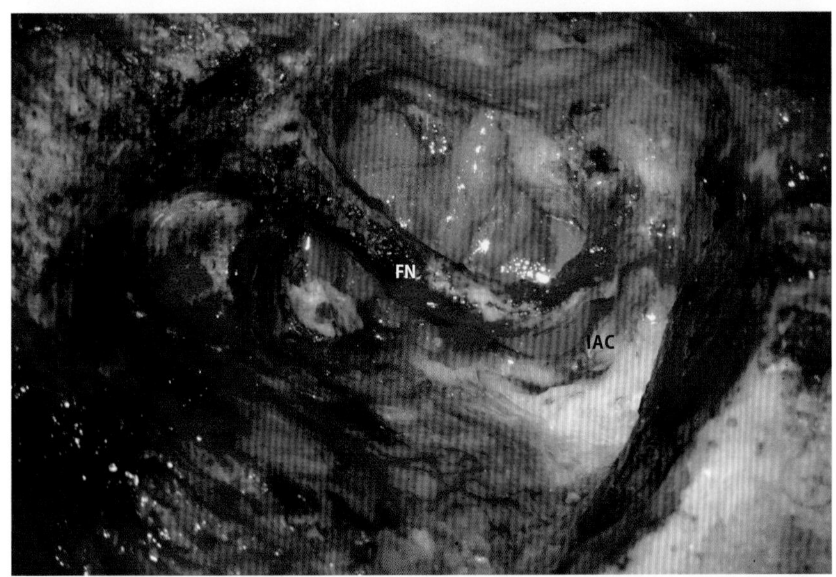

图 14.529 用腹部脂肪填充术腔，分 3 层关闭术腔。FN：面神经；IAC：内听道

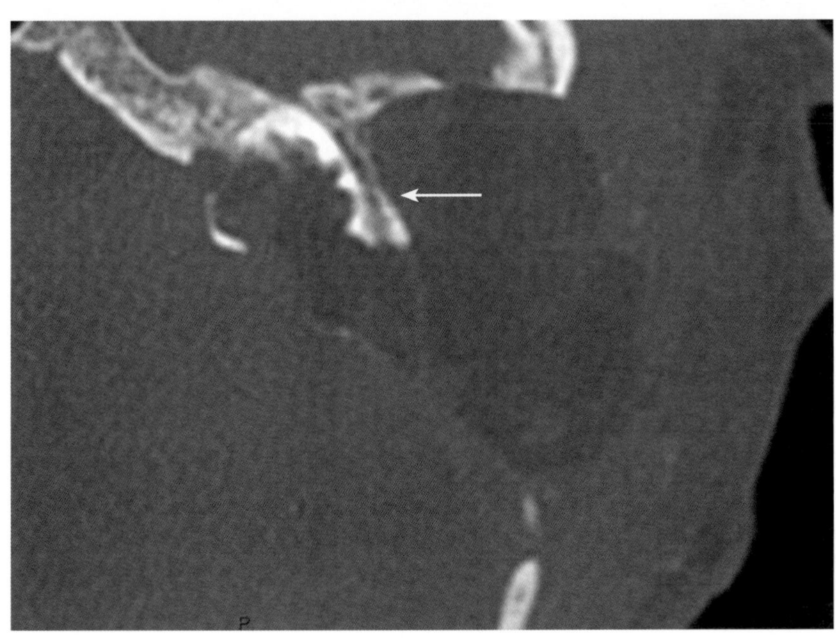

图 14.530 图示颞骨骨质被广泛切除，可见包裹面神经鼓室段的一层薄骨质

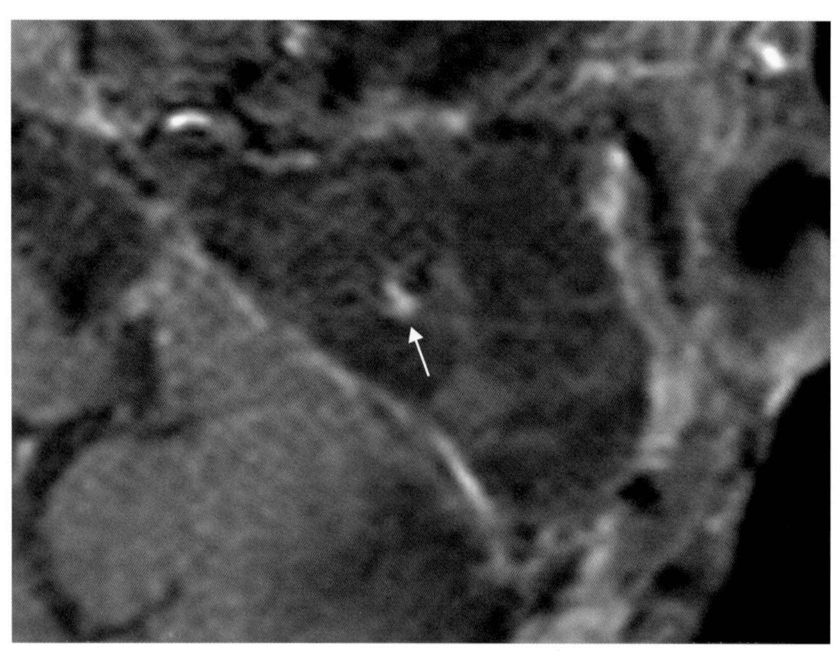

图 14.531　所示为术后 1 周的 MRI。面神经在填充的脂肪中增强显影（箭头），而患者面神经功能的 H-B 分级仍为Ⅰ级

病例 14.23　（右耳）

参见图 14.532 ~ 图 14.562。

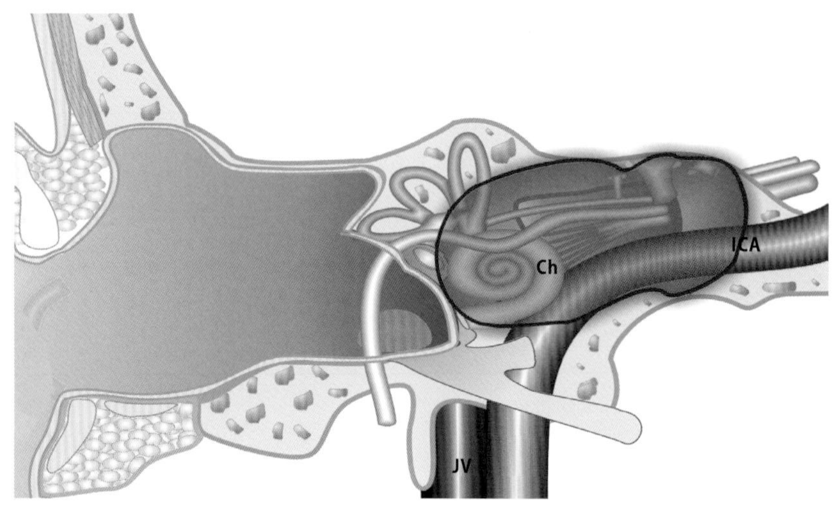

图 14.532　一例已行经耳囊入路开放式鼓室成形术的巨大岩骨胆脂瘤病例。Ch：胆脂瘤；ICA：颈内动脉；JV：颈静脉

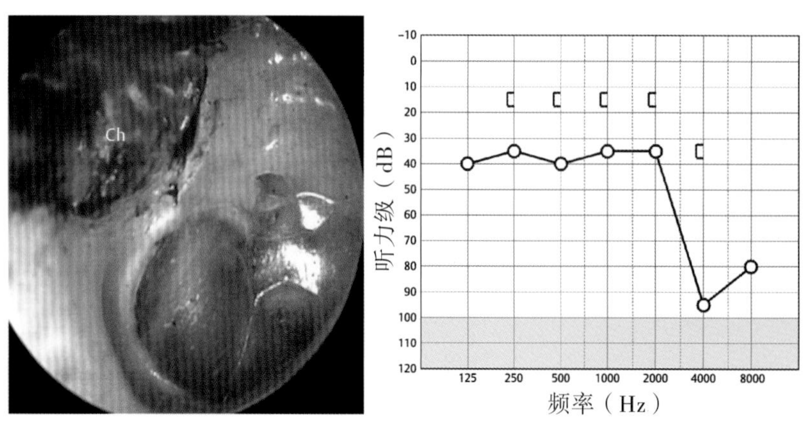

图 14.533　患者在别处接受了开放式鼓室成形术，乳突腔内充满了胆脂瘤上皮。鼓室未见胆脂瘤。听力图显示轻度传导性耳聋，骨导良好。Ch：胆脂瘤

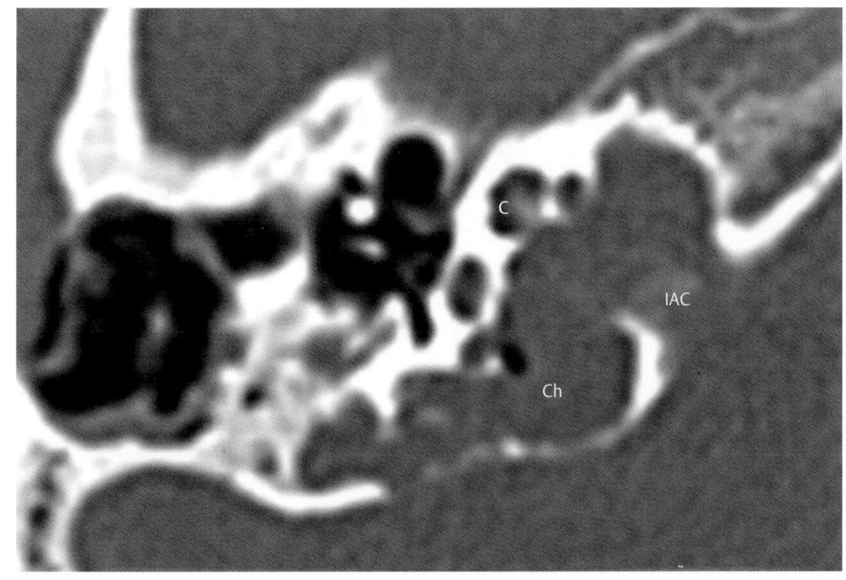

图 14.534 术前轴位 CT 显示，胆脂瘤已从部分开放的乳突腔向更深处侵犯后迷路、耳蜗和内听道，到达岩尖。C：耳蜗；Ch：胆脂瘤；IAC：内听道

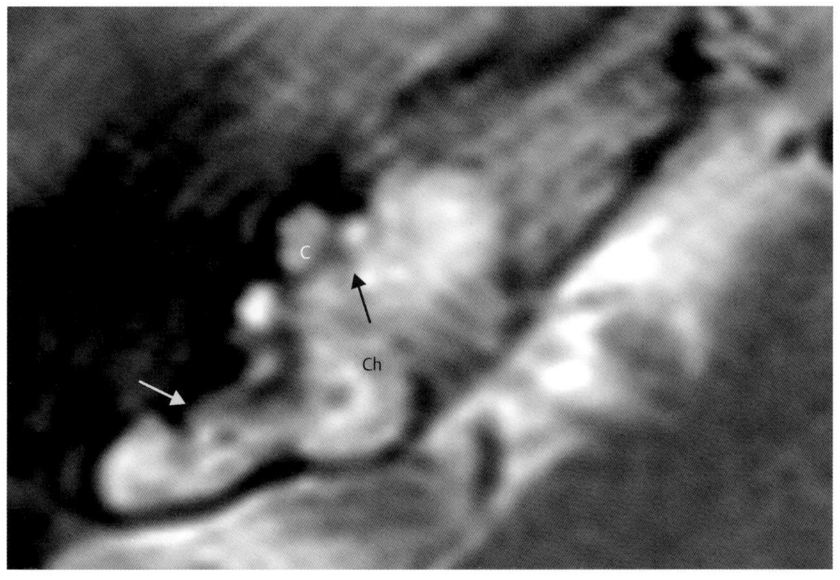

图 14.535 术前 MRI 显示高信号的胆脂瘤已侵犯后半规管（黄色箭头）和耳蜗（黑色箭头）。C：耳蜗；Ch：胆脂瘤

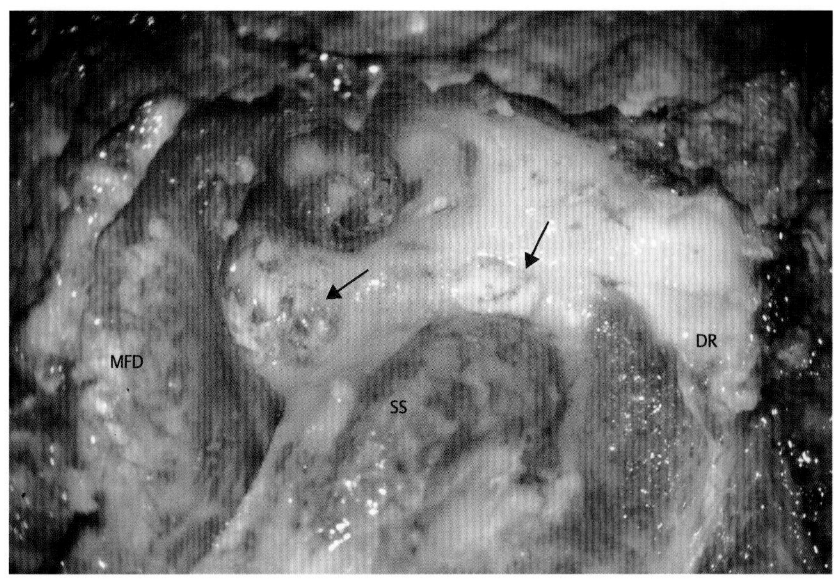

图 14.536 图中所示颅中窝硬脑膜暴露，乙状窦轮廓化。注意，乙状窦后方的骨质已被磨除，乳突尖被开放，露出二腹肌嵴。已去除外耳道后壁，从乳突气房可以窥及侵犯至岩尖的胆脂瘤（箭头）。DR：二腹肌嵴；MFD：颅中窝硬脑膜；SS：乙状窦

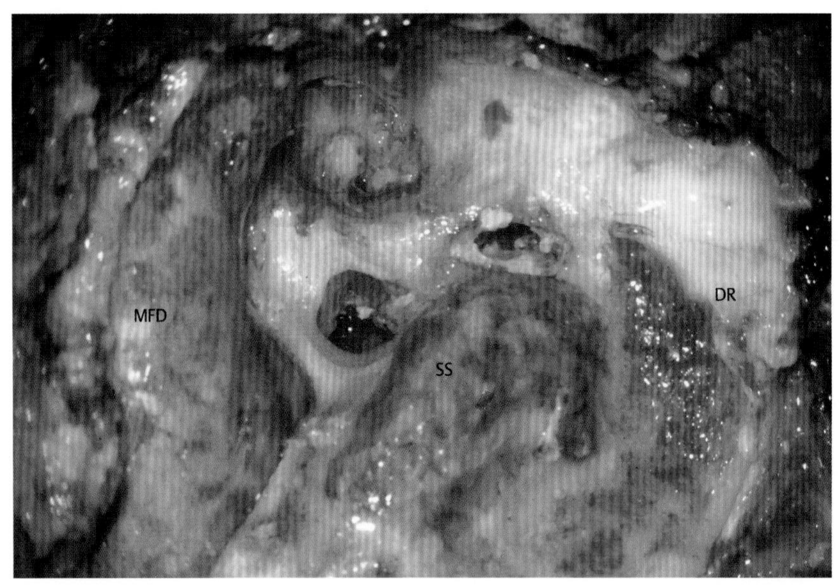

图 14.537　磨钻继续向深部推进，可以明显观察到被胆脂瘤侵犯的乳突气房。DR：二腹肌嵴；MFD：颅中窝硬脑膜；SS：乙状窦

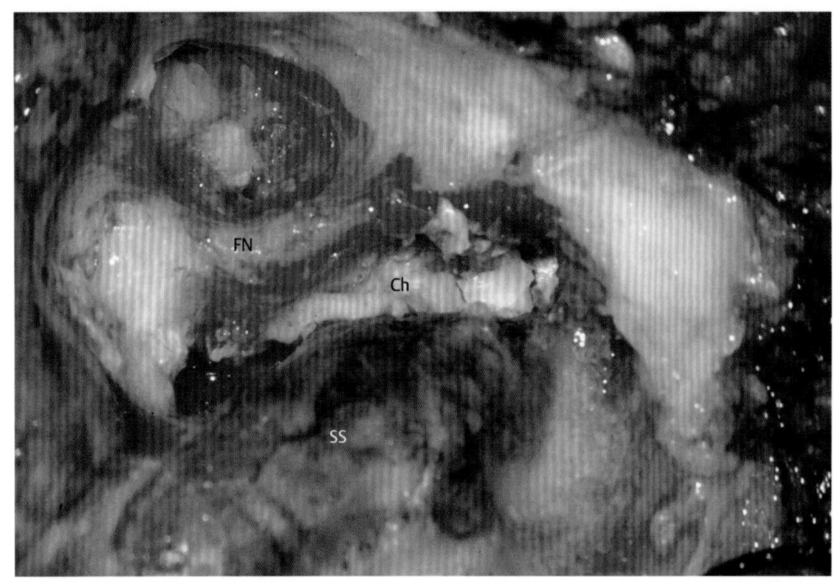

图 14.538　进一步去除骨质以暴露位于迷路内侧的巨大胆脂瘤。进一步暴露乙状窦以便接近二腹肌嵴（DR）。Ch：胆脂瘤；FN：面神经；SS：乙状窦

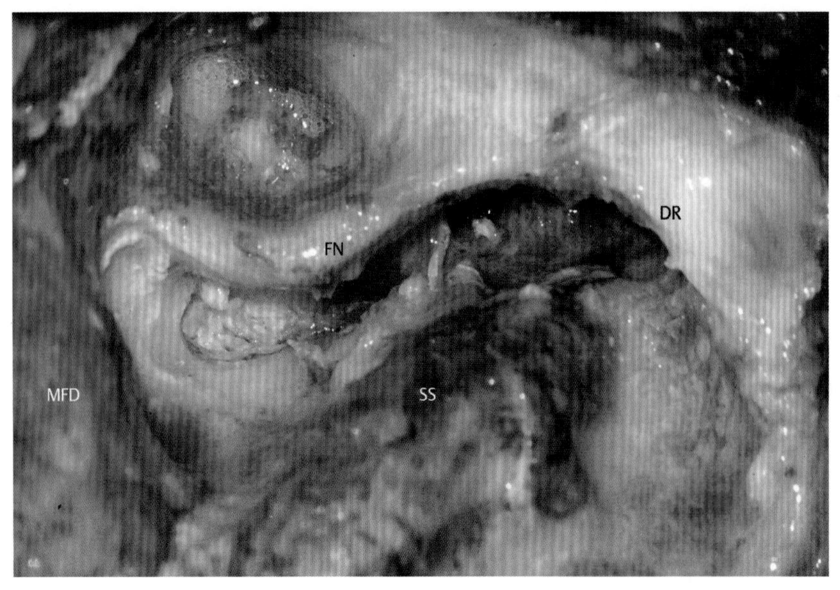

图 14.539　进一步向上磨除外半规管和后半规管，轮廓化面神经。注意二腹肌嵴直接指向面神经。DR：二腹肌嵴；FN：面神经；MFD：颅中窝硬脑膜；SS：乙状窦

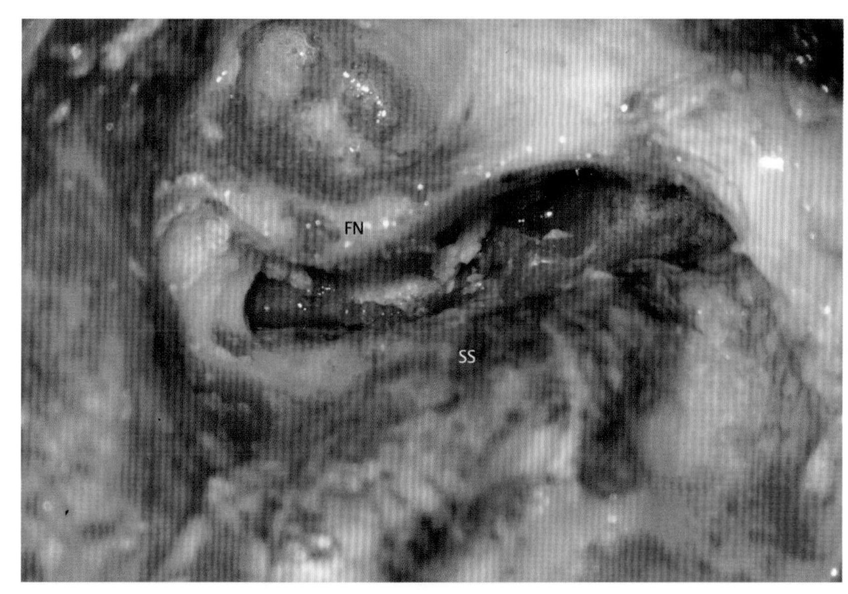

图 14.540　清理胆脂瘤上皮，充分暴露后颅窝硬脑膜。FN：面神经；SS：乙状窦

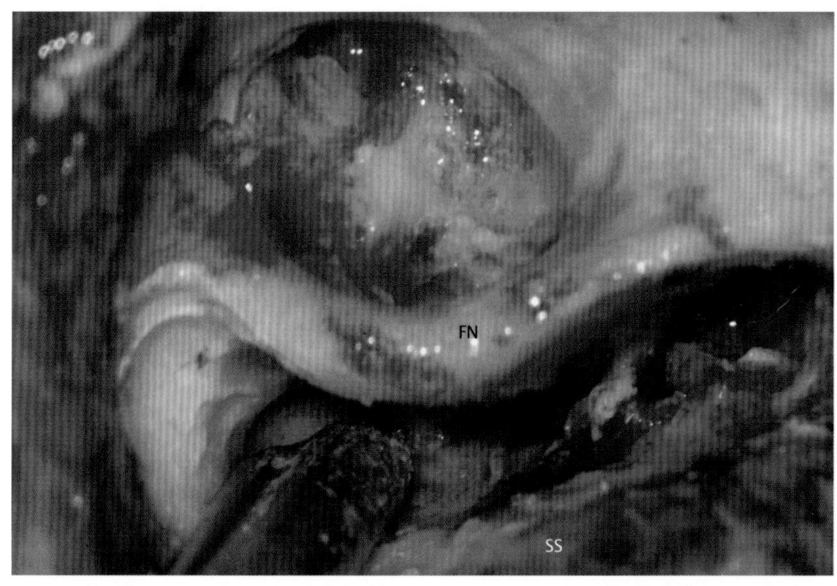

图 14.541　钻磨鼓室内壁以便于进入岩尖部。FN：面神经；SS：乙状窦

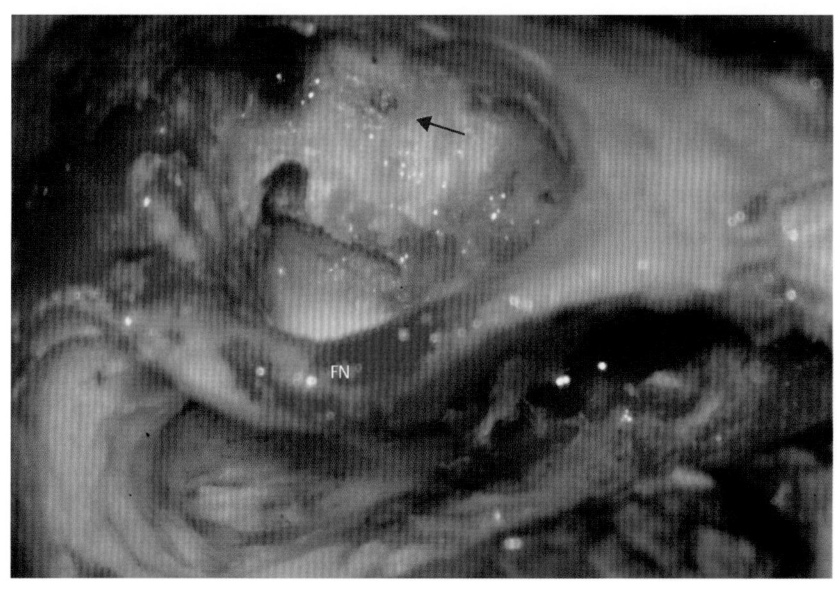

图 14.542　耳蜗已骨化，可见胆脂瘤从内侧侵蚀耳蜗。箭头指示耳蜗顶转。为了保护面神经，应在其表面保留一层薄骨壳。FN：面神经

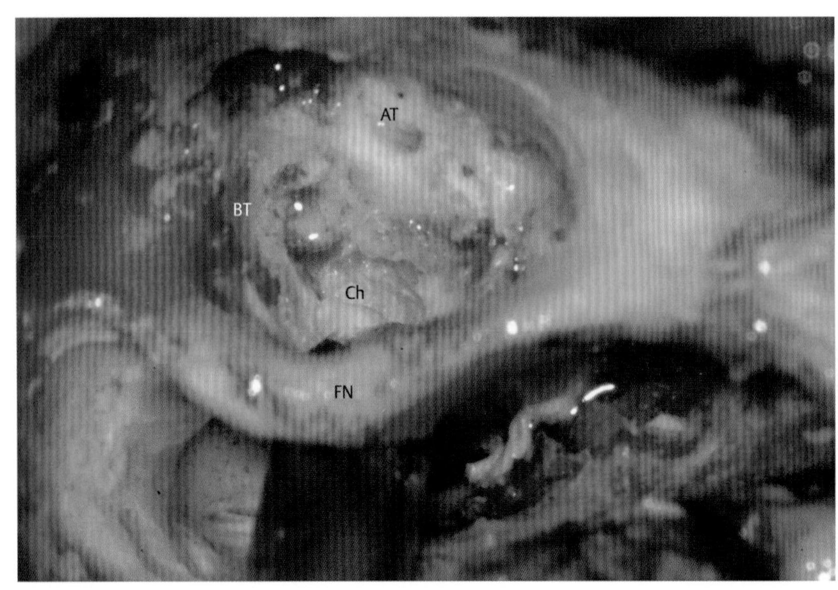

图 14.543　可见胆脂瘤侵蚀耳蜗蜗轴。AT：耳蜗顶转；BT：耳蜗底转（上极）；Ch：胆脂瘤；FN：面神经

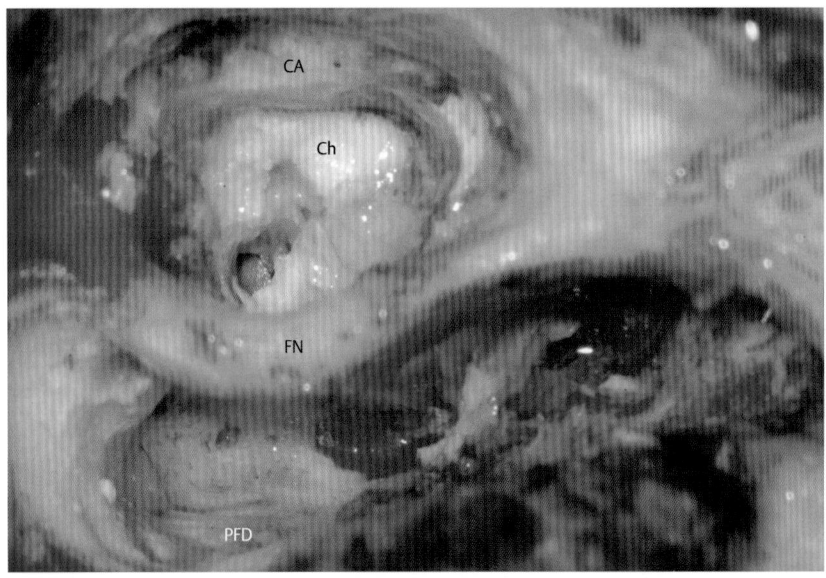

图 14.544　可见胆脂瘤位于耳蜗内侧。CA：颈动脉；Ch：胆脂瘤；FN：面神经；PFD：颅后窝硬脑膜

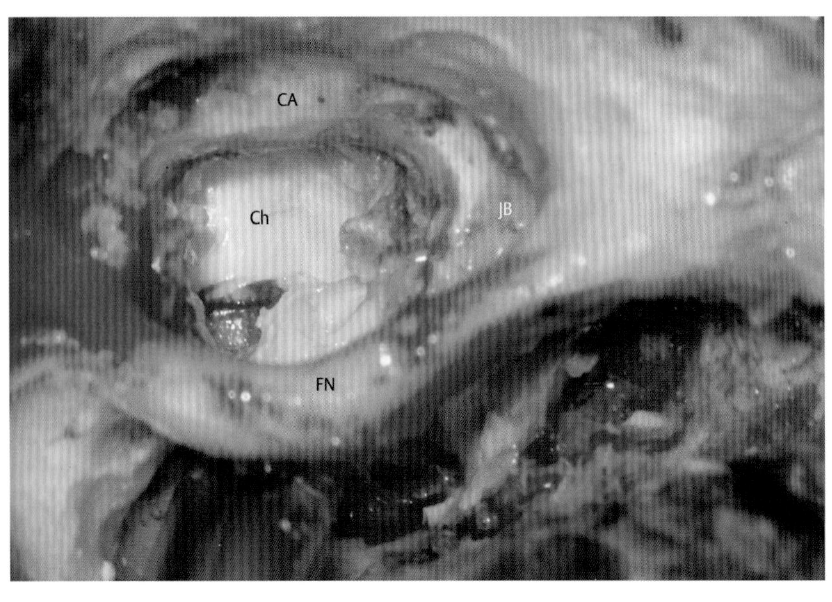

图 14.545　侵及岩尖的胆脂瘤上皮已被部分清除。颈静脉球的位置相对较低，可以从面神经下方进入岩尖。CA：颈内动脉；Ch：胆脂瘤；FN：面神经；JB：颈静脉球

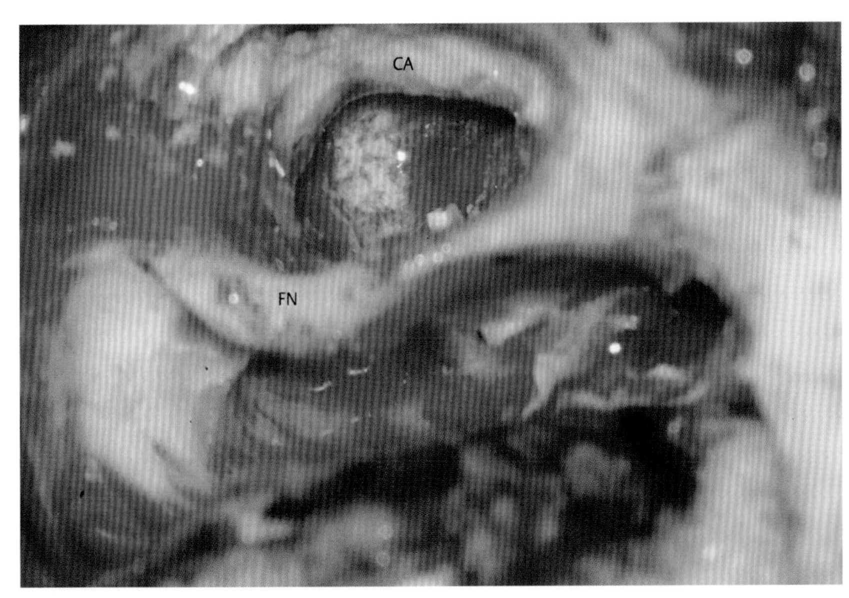

图 14.546 胆脂瘤的上极被颈内动脉后上方的骨质遮挡。CA：颈内动脉；FN：面神经

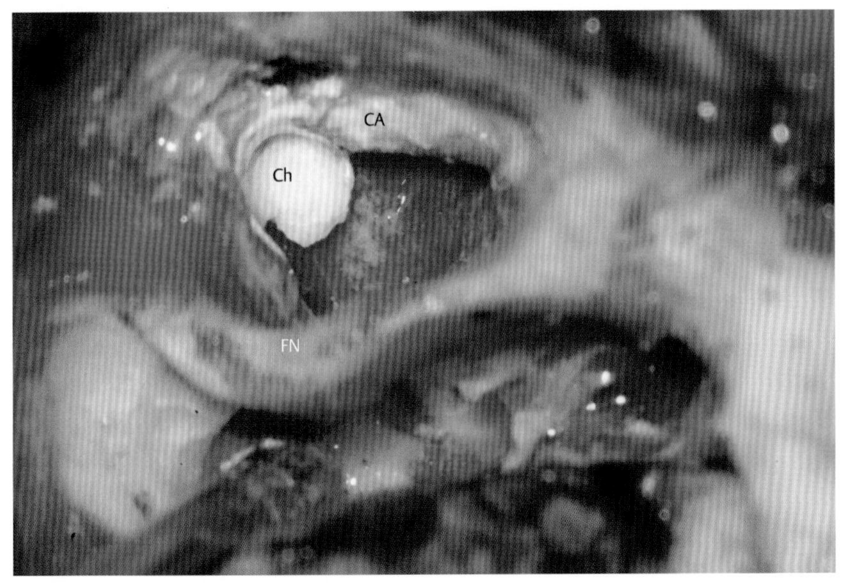

图 14.547 磨除颈内动脉后方的骨质，显露胆脂瘤的上极。CA：颈内动脉；Ch：胆脂瘤；FN：面神经

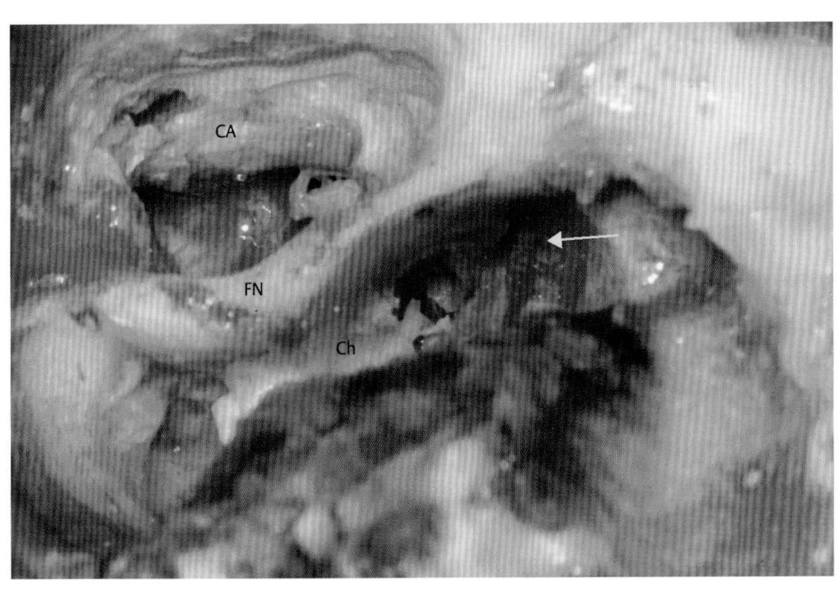

图 14.548 除颈静脉球区（箭头）外，胆脂瘤主体已被清除。CA：颈内动脉；Ch：胆脂瘤；FN：面神经

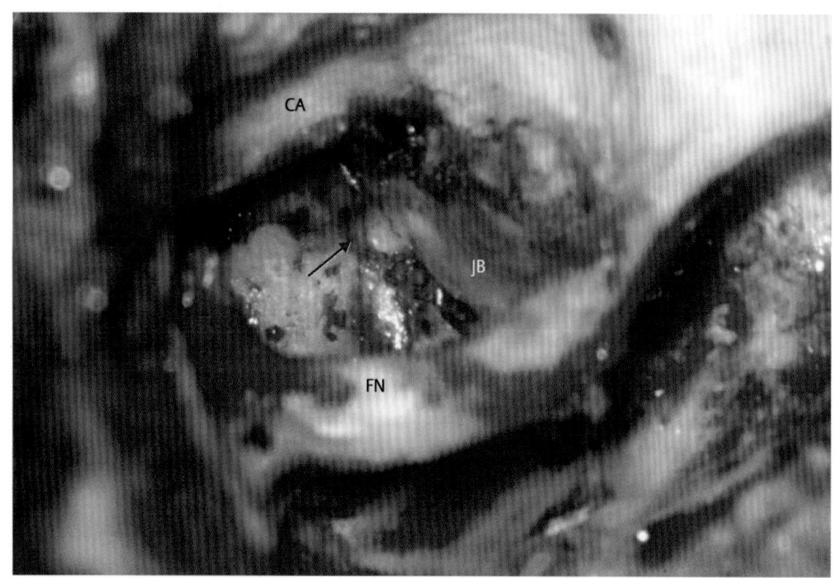

图 14.549　在颈静脉球前方，可见第九脑神经（舌咽神经）穿过颈静脉孔（神经部）前部（箭头）。CA：颈内动脉；FN：面神经；JB：颈静脉球

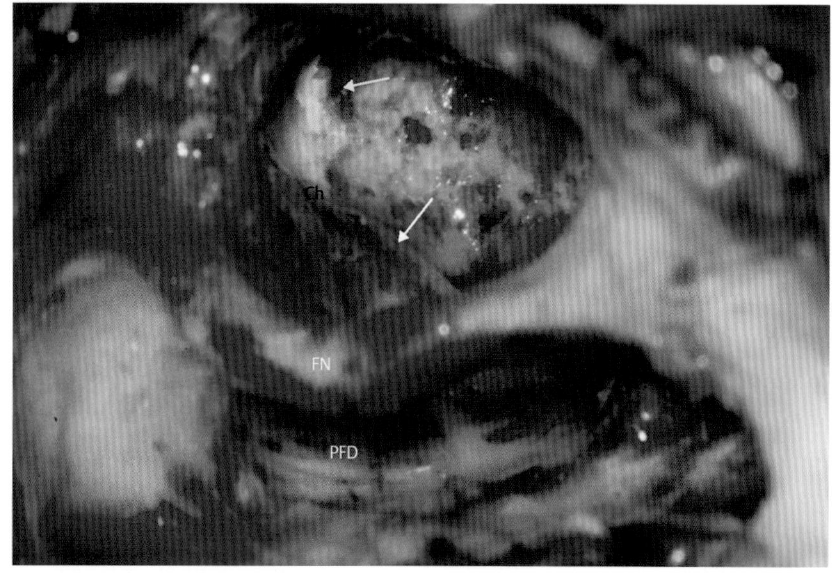

图 14.550　内听道的下方暴露于胆脂瘤中（白色箭头）。它的前方也存在胆脂瘤基质（黄色箭头）。Ch：胆脂瘤；FN：面神经；PFD：颅后窝硬脑膜

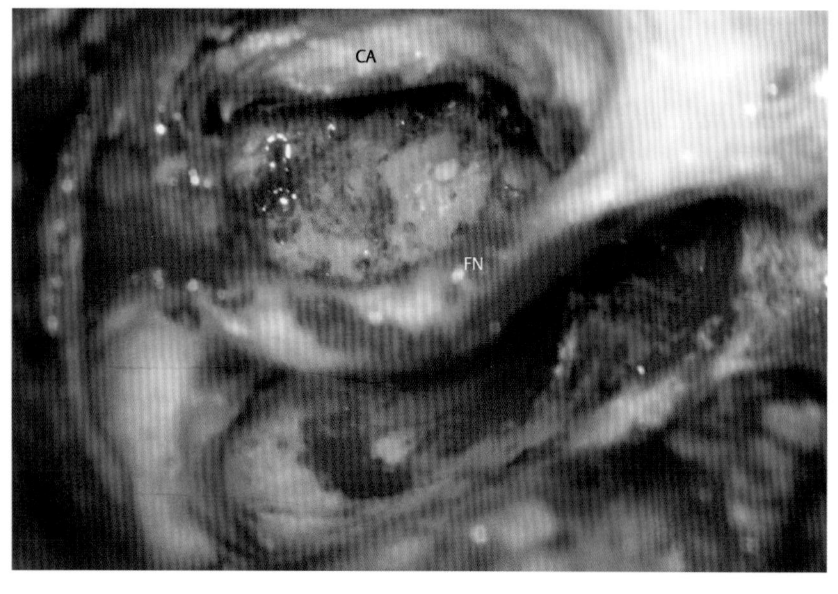

图 14.551　清理完内听道前方区域的胆脂瘤。CA：颈内动脉；FN：面神经

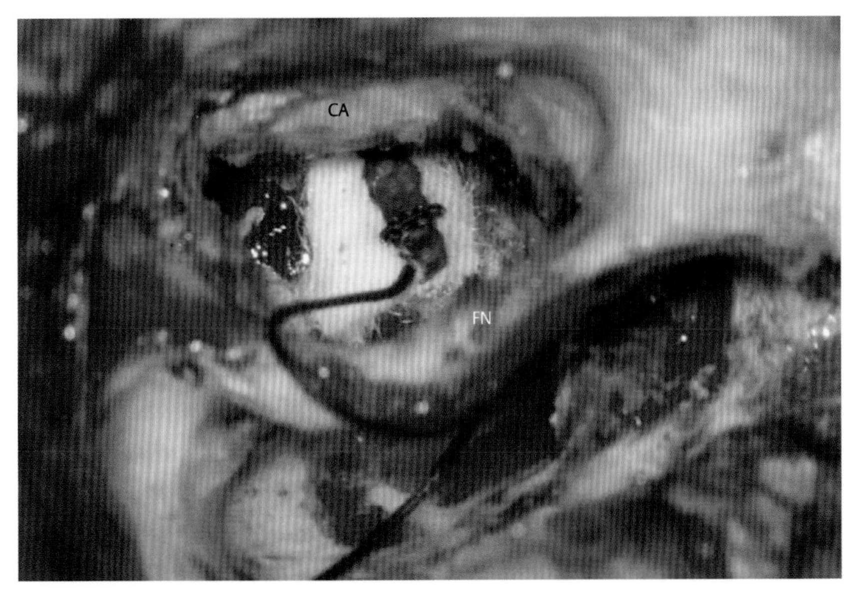

图 14.552 用棉片轻轻擦拭岩尖部的骨壁清理胆脂瘤。CA：颈内动脉；FN：面神经

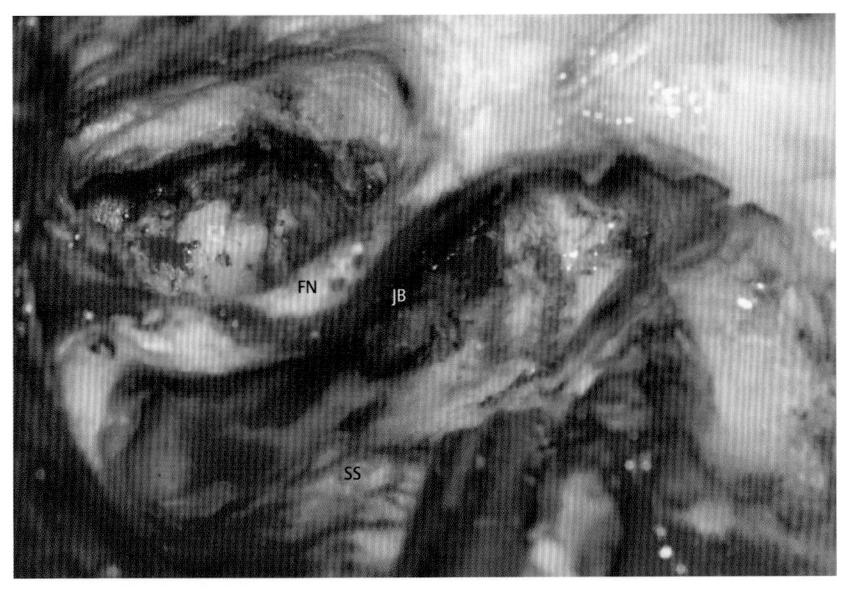

图 14.553 用吸引器轻轻后推暴露的乙状窦，以扩大进入颈静脉球区的入路。FN：面神经；JB：颈静脉球；SS：乙状窦

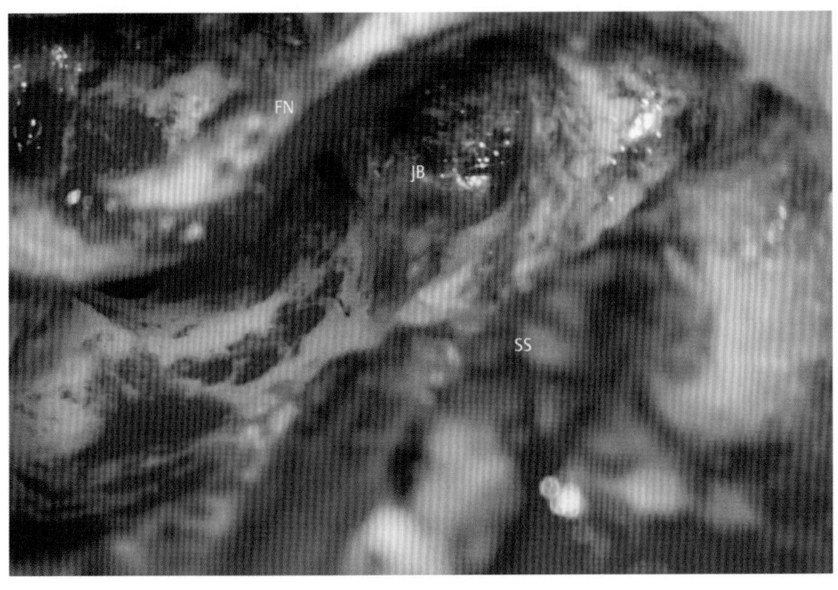

图 14.554 放大视图。显示颈静脉球区域。FN：面神经；JB：颈静脉球；SS：乙状窦

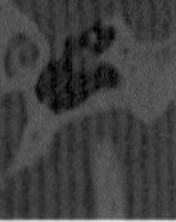

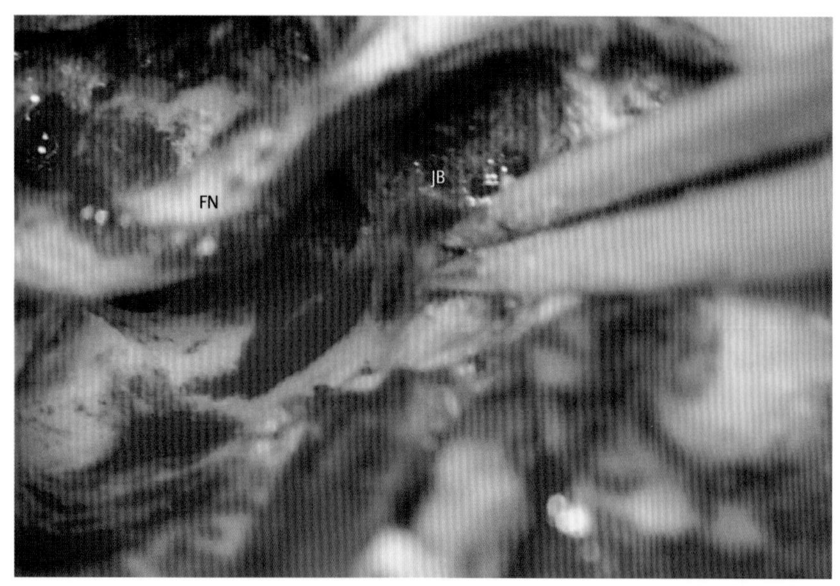

图 14.555 骨质边缘可疑胆脂瘤上皮残留的区域可以用双极电凝凝固。在本病例中，颈静脉球和骨质间的边界可以用双极电凝凝固。FN：面神经；JB：颈静脉球

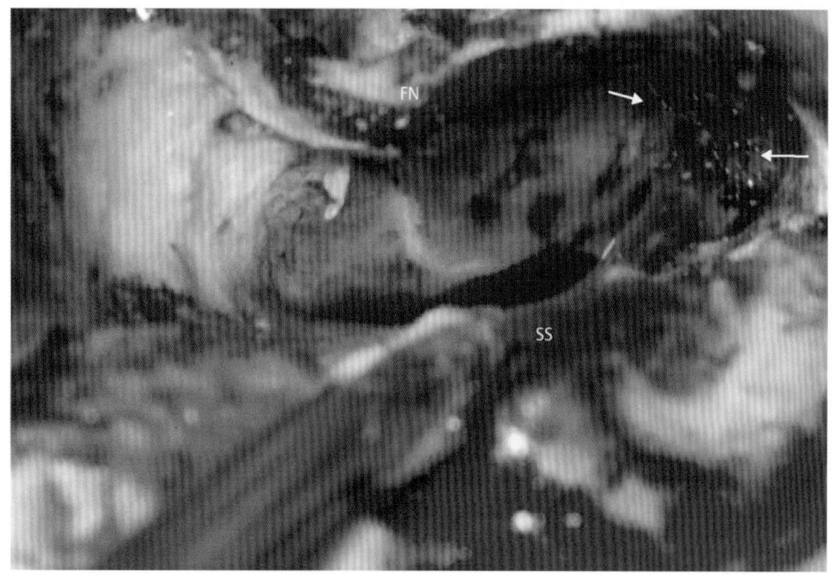

图 14.556 双极电凝凝固该区域（箭头），避免上皮残留。FN：面神经；SS：乙状窦

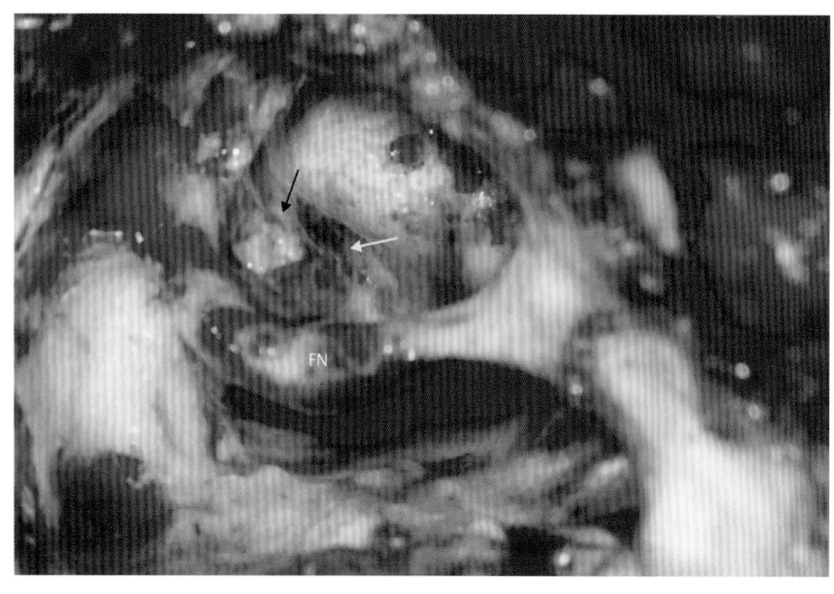

图 14.557 如图显示内耳道的下表面。暴露于硬脑膜（黄色箭头）外侧的骨质对应的是内耳道的底部（黑色箭头）。FN：面神经

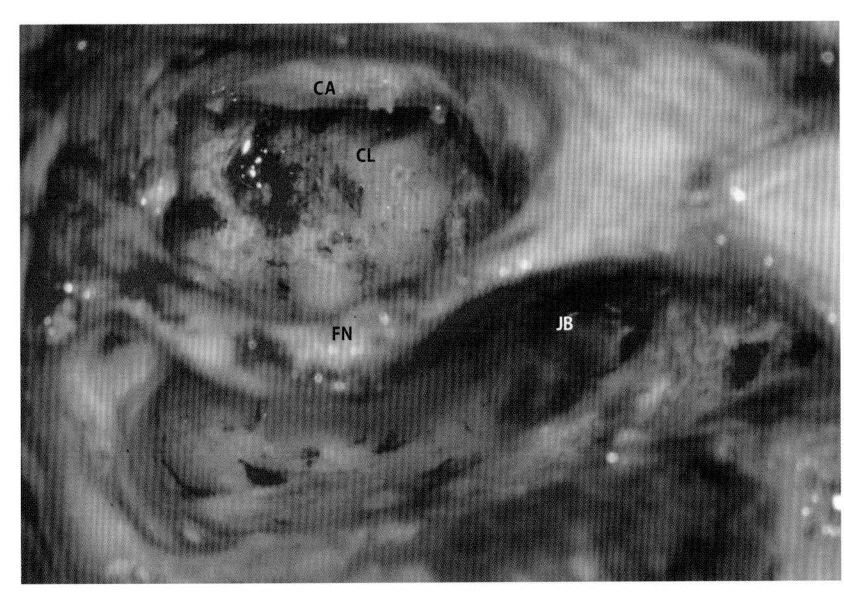

图 14.558　岩尖部的最终形态如图所示。CA：颈动脉；CL：斜坡；FN：面神经；JB：颈静脉球

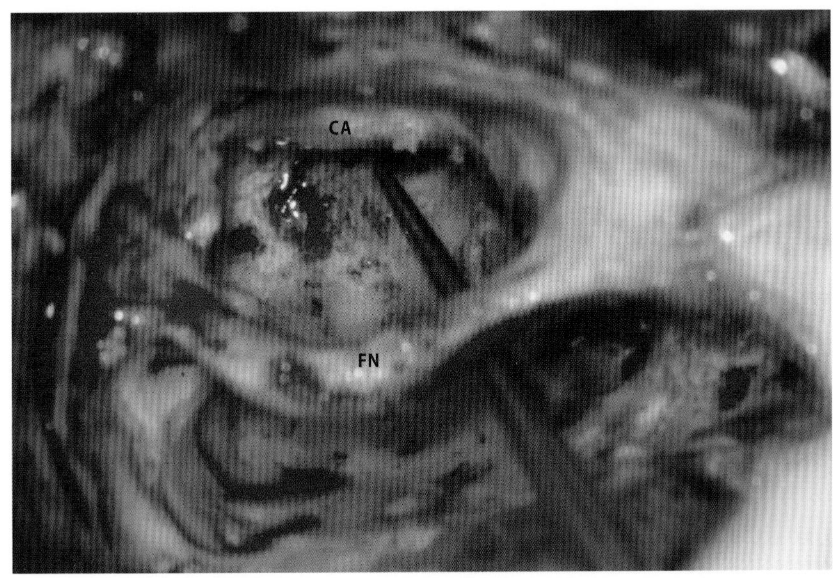

图 14.559　彻底清理颈内动脉下区的可疑区域内上皮。CA：颈内动脉；FN：面神经

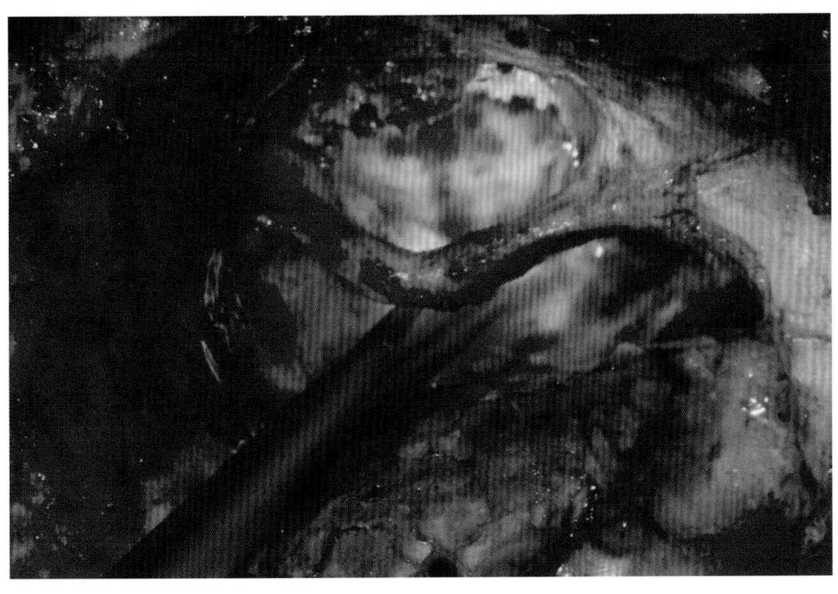

图 14.560　使用内镜检查上皮是否清理彻底

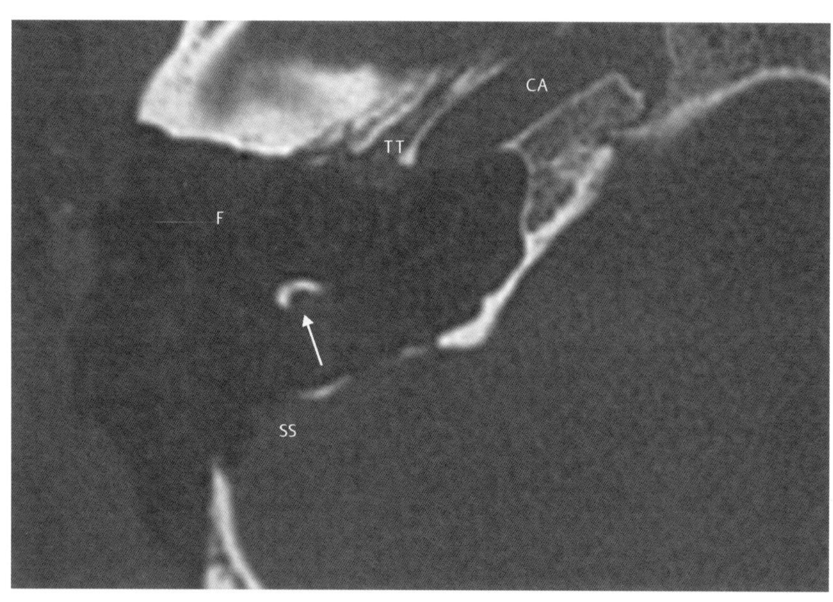

图 14.561 术后 CT 显示岩尖骨质被广泛切除。面神经乳突段保留于面神经管内（箭头）。颅后窝硬脑膜部分暴露，颈动脉后外侧显露。CA：颈内动脉；F：腹部脂肪；SS：乙状窦；TT：鼓膜张肌

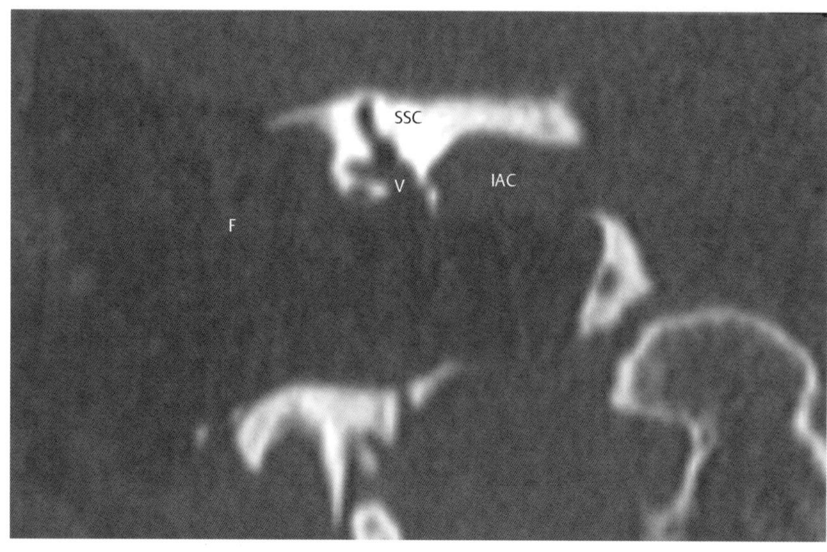

图 14.562 冠状位切面显示了暴露的内听道下表面。尽管内耳主体已被切除，但后迷路最前面的部分仍可见。F：腹部脂肪；IAC：内听道；SSC：上半规管；V：前庭

病例 14.24（左耳）

参见图 14.563 ~ 图 14.582。

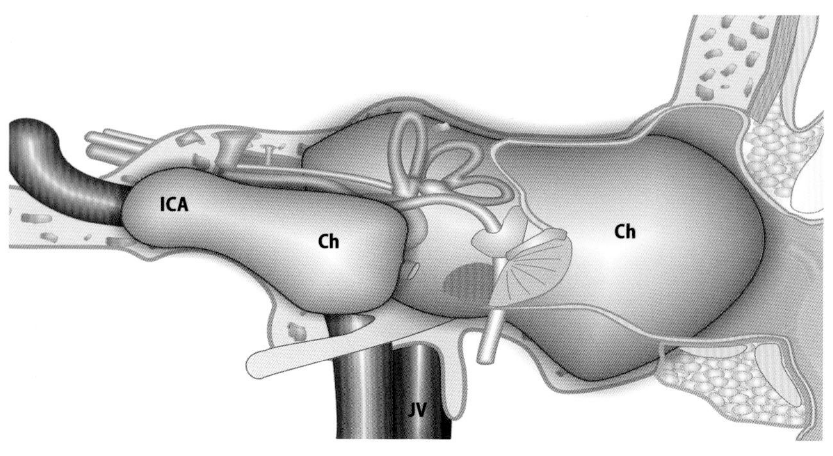

图 14.563 一例已行开放式鼓室成形的巨大岩骨胆脂瘤病例。耳囊已完全被破坏，胆脂瘤侵及颈内动脉水平段的前方区域。Ch：胆脂瘤；ICA：颈内动脉；JV：颈静脉

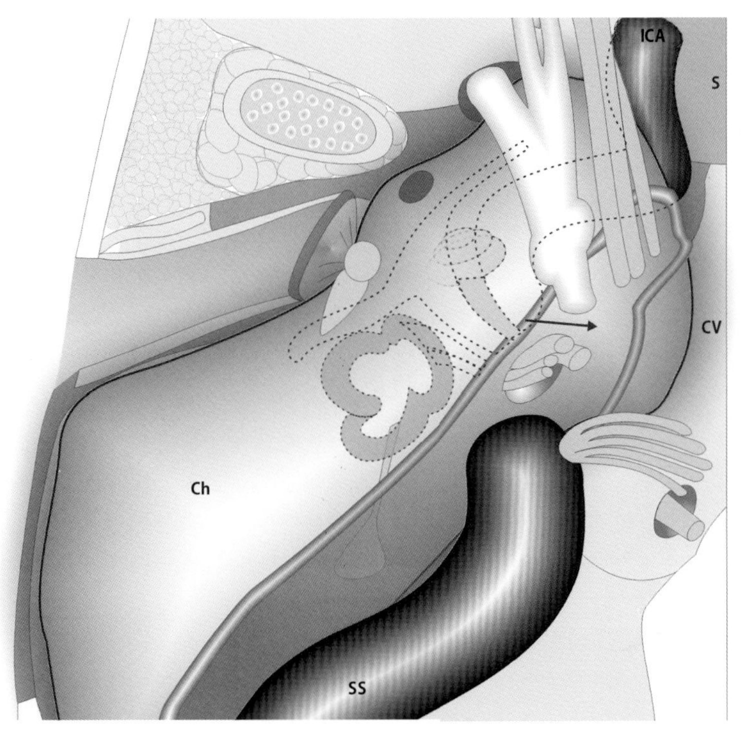

图 14.564 胆脂瘤向深部侵及斜坡（箭头）。为处理颈内动脉水平段，改良经耳蜗联合颞下窝 B 型入路最为合适。Ch：胆脂瘤；CV：斜坡；ICA：颈内动脉；S：蝶窦；SS：乙状窦

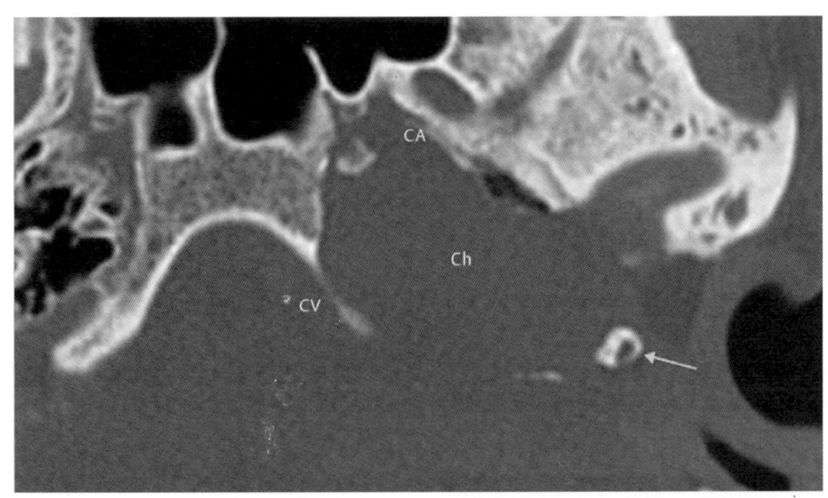

图 14.565 患者在外院接受了四次手术，包括颅中窝入路手术，但仍没有彻底清除胆脂瘤。轴位 CT 显示岩尖部有一个巨大的圆形肿块。除面神经管（箭头）外，颞骨大部分结构已消失。CA：颈动脉；Ch：胆脂瘤；CV：斜坡

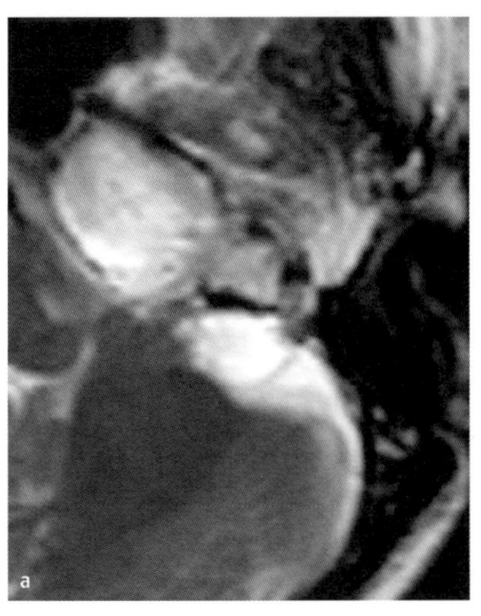

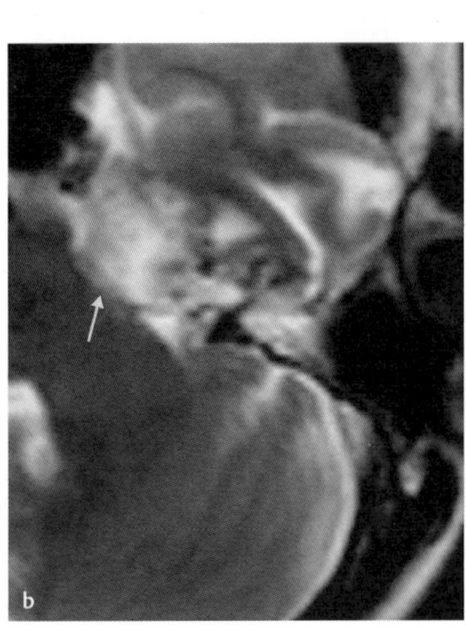

图 14.566 T2 加权像轴位 MRI（a）图像显示了巨大的高信号病变，提示胆脂瘤。更多层面颅脑 MR（b）显示胆脂瘤突向桥小脑角，并挤压脑干（箭头）

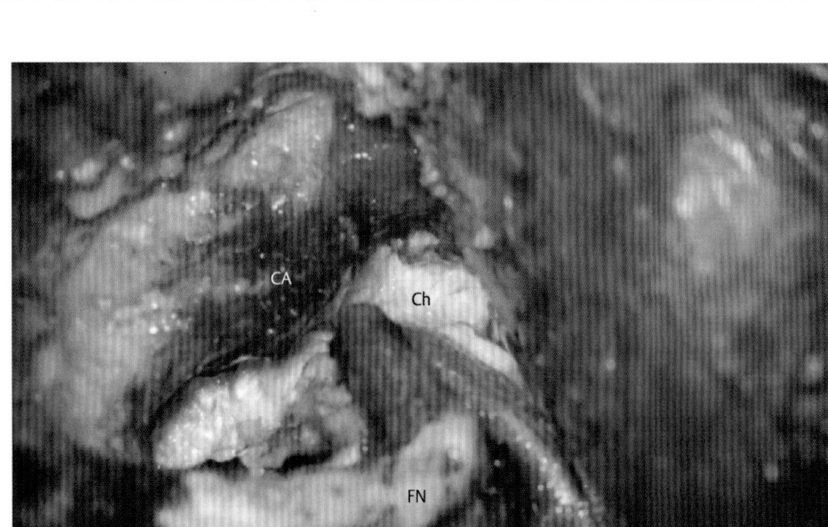

图 14.567　经耳囊入路的大部分手术已完成，包括切除迷路和耳蜗。已完成面神经轮廓化。岩浅大神经已被切除。颈内动脉也已轮廓化。CA：颈动脉；Ch：胆脂瘤；FN：面神经

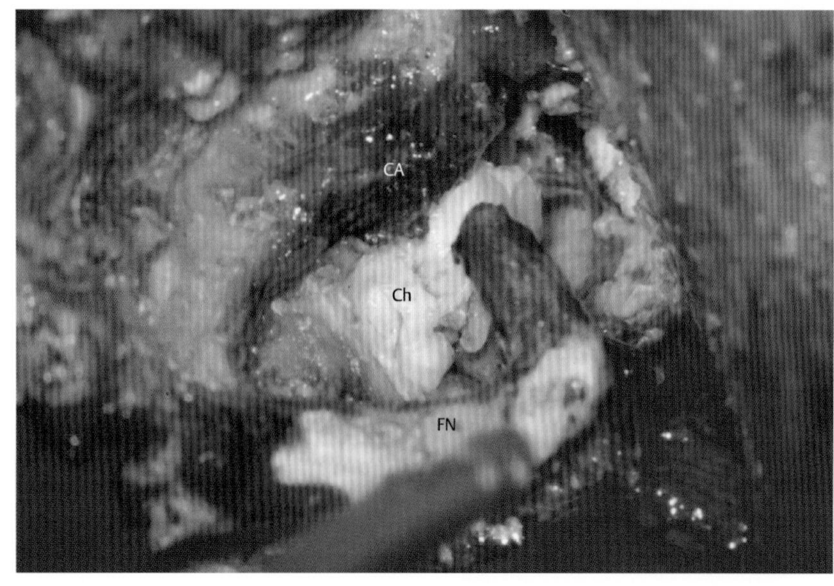

图 14.568　颅中窝和颅后窝硬脑膜均被胆脂瘤覆盖。已从内侧分离覆盖颅中窝、颅后窝硬脑膜的胆脂瘤基质。CA：颈动脉；Ch：胆脂瘤；FN：面神经

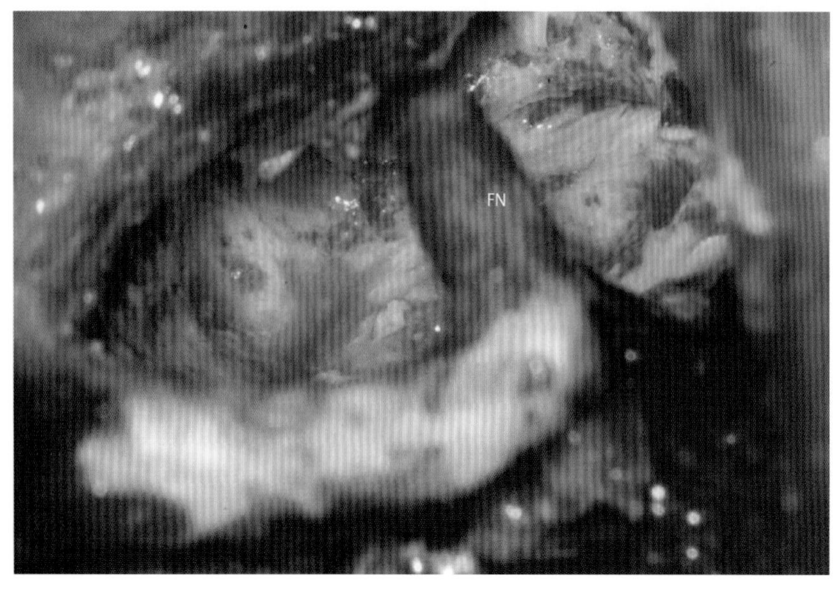

图 14.569　胆脂瘤已从颅后窝硬脑膜清除。FN：面神经

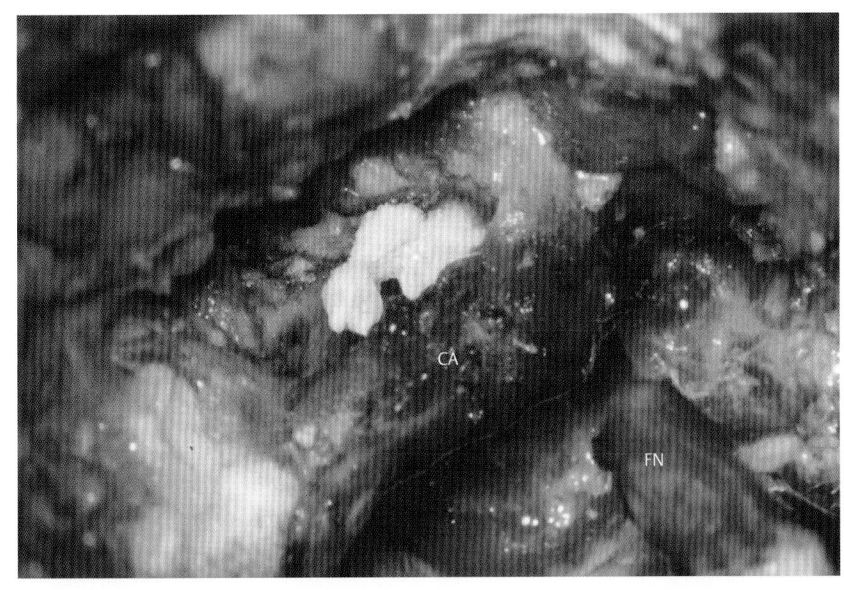

图 14.570 磨除颈内动脉前方的骨质，便于扩大进入岩尖的入路。在该视野下清理覆盖岩尖侧壁的胆脂瘤基质。FN：面神经；CA：颈动脉

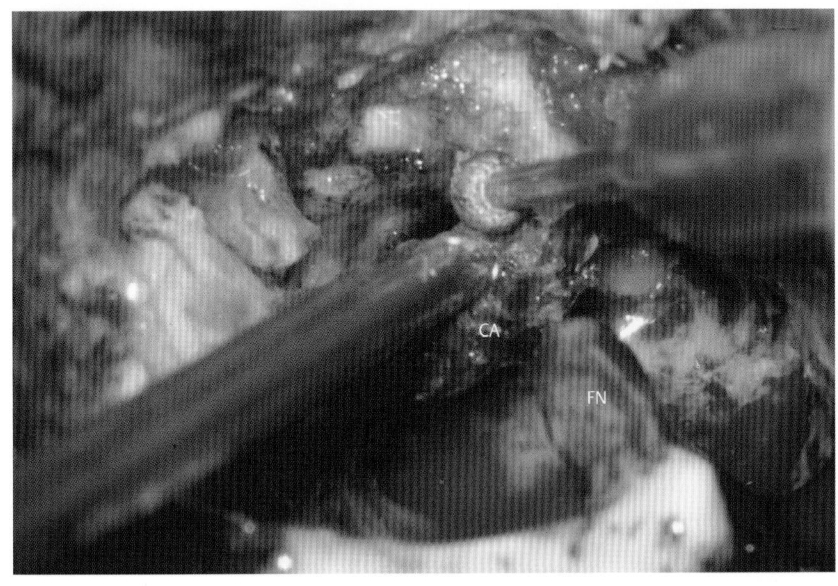

图 14.571 颈内动脉轮廓化可以使用大号金刚钻安全地进行。CA：颈内动脉；FN：面神经

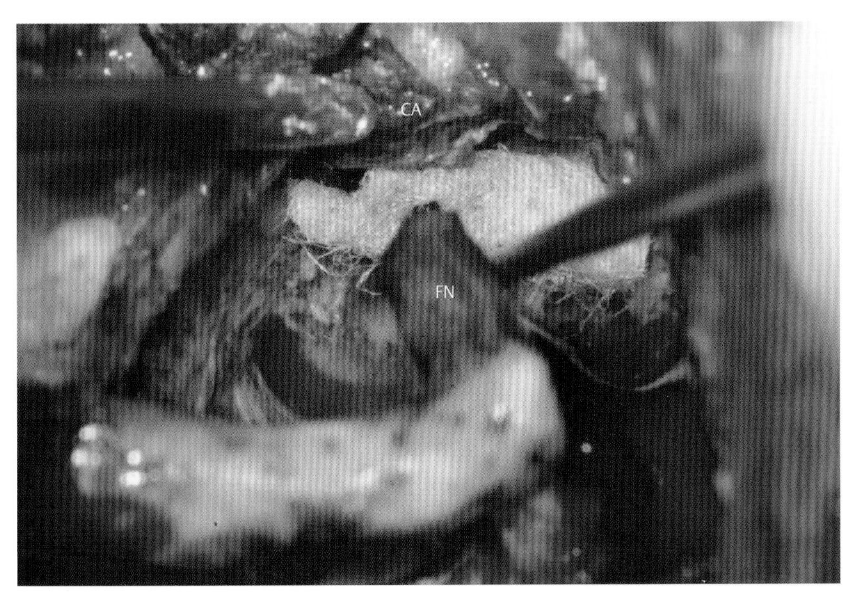

图 14.572 为减少胆脂瘤基质残留在骨壁的可能性，用一片棉片擦拭骨壁和一些不可见部位，如颈内动脉和面神经的内侧面、内听道前面等。CA：颈内动脉；FN：面神经

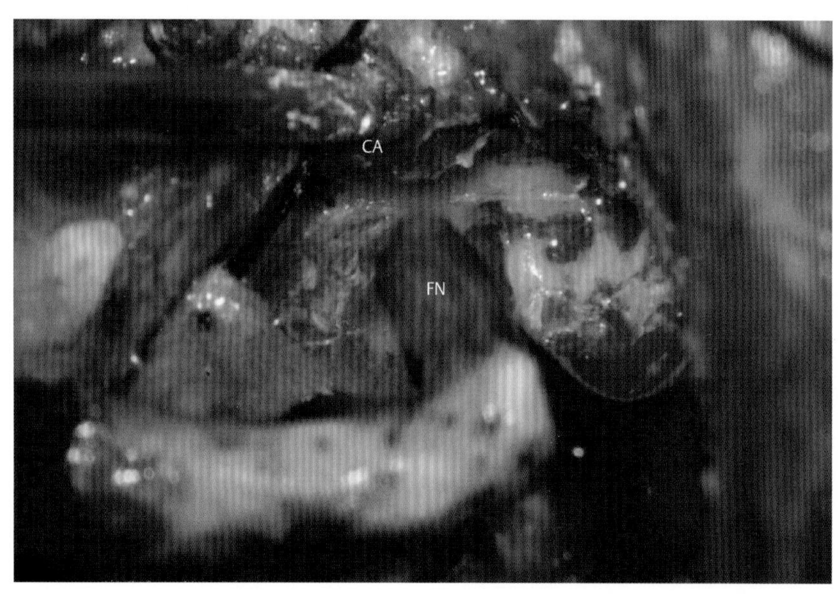

图 14.573　面神经前方突出的骨质覆盖颈内动脉，阻挡了进入岩尖的视野。CA：颈内动脉；FN：面神经

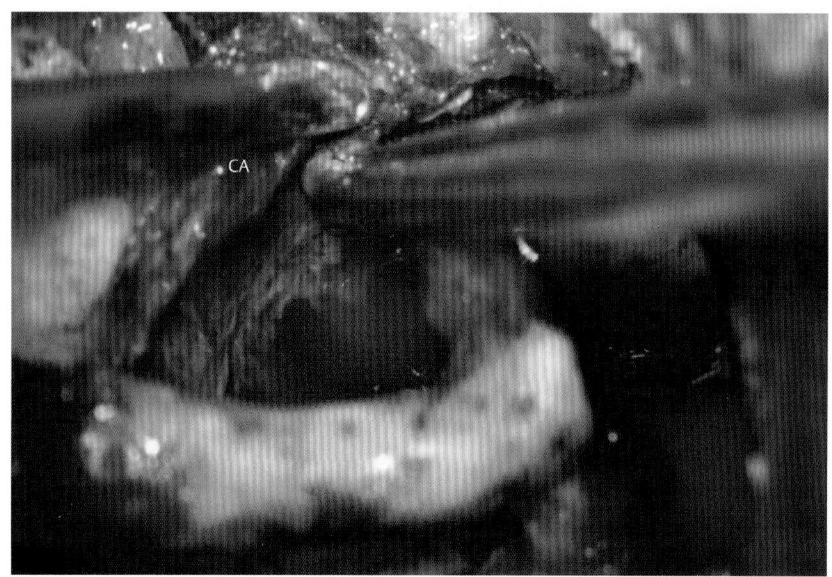

图 14.574　颈内动脉后上骨壁的骨质可以使用刮匙安全地刮除。CA：颈内动脉

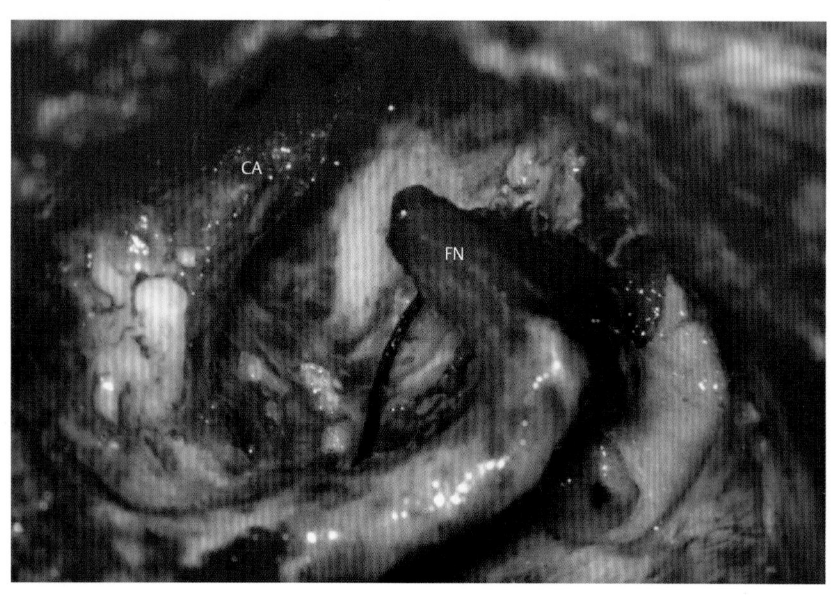

图 14.575　这样通往岩尖底部径路就会变得更通畅。CA：颈内动脉；FN：面神经

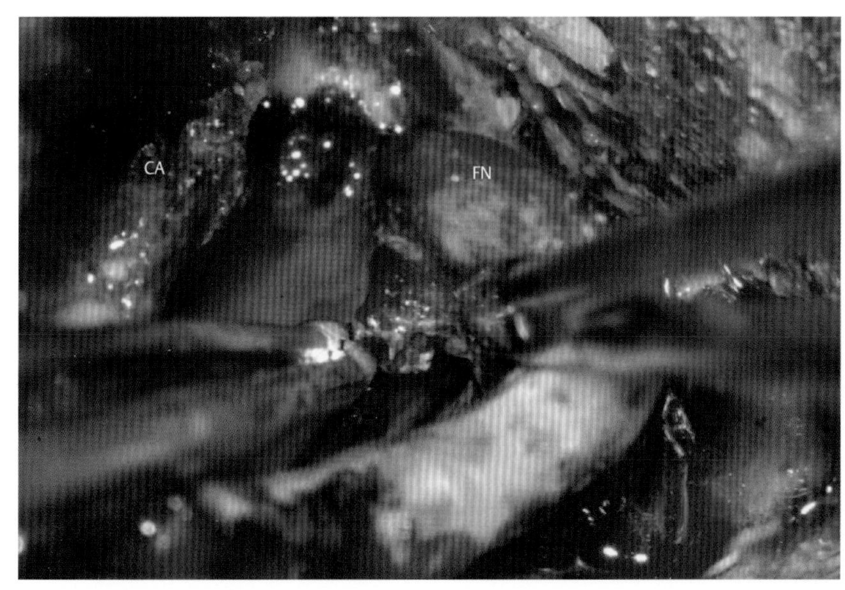

图14.576 使用显微剪刀进行锐性解剖，以去除附着于内听道下壁的最后一块胆脂瘤。CA：颈内动脉；FN：面神经

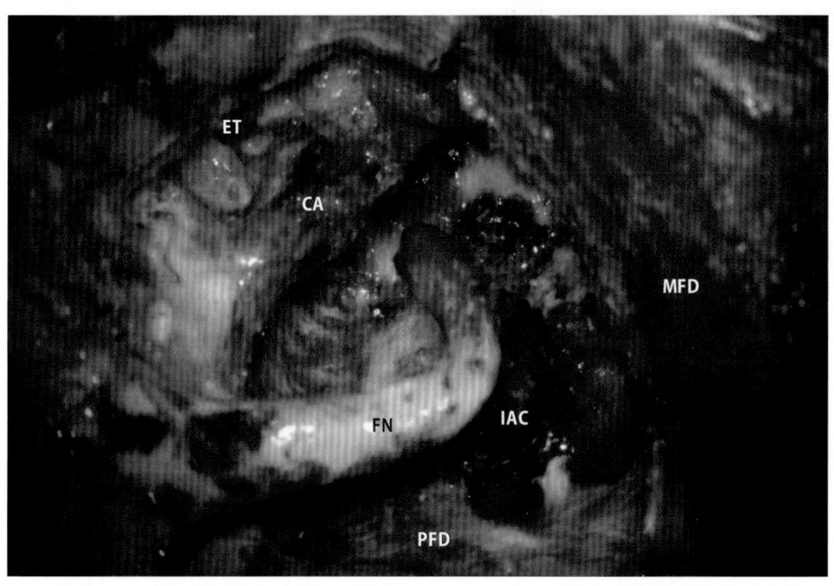

图14.577 将胆脂瘤从颞骨完全清除。CA：颈内动脉；ET：咽鼓管；FN：面神经；IAC：内听道；MFD：颅中窝硬脑膜；PFD：颅后窝

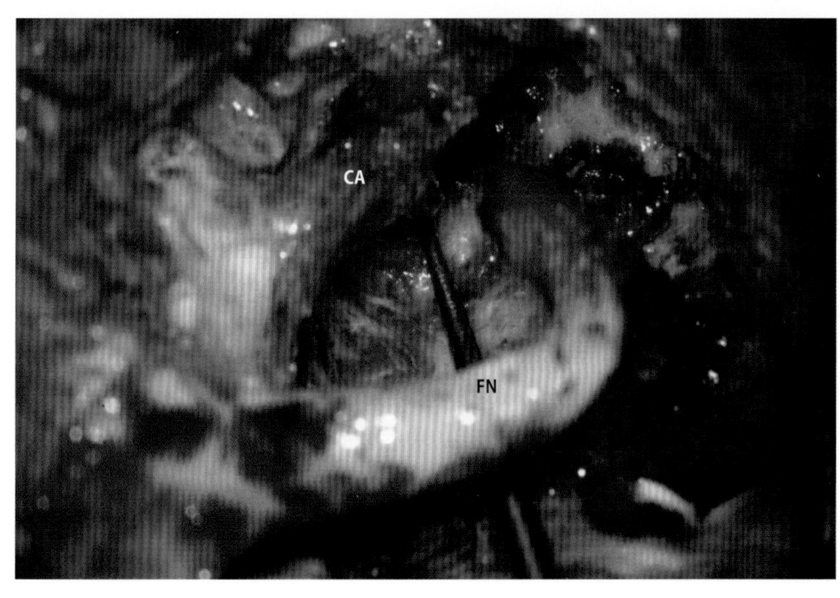

图14.578 因为本病例中颈静脉球位置较低，面神经下方容易形成一个较大的间隙。CA：颈内动脉；FN：面神经

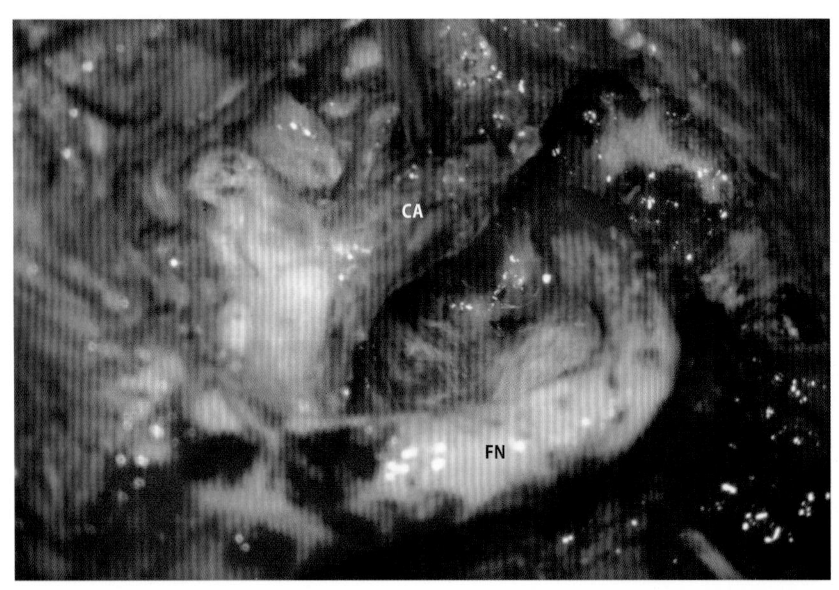

图 14.579 所示为颈内动脉前方的操作空间。CA：颈内动脉；FN：面神经

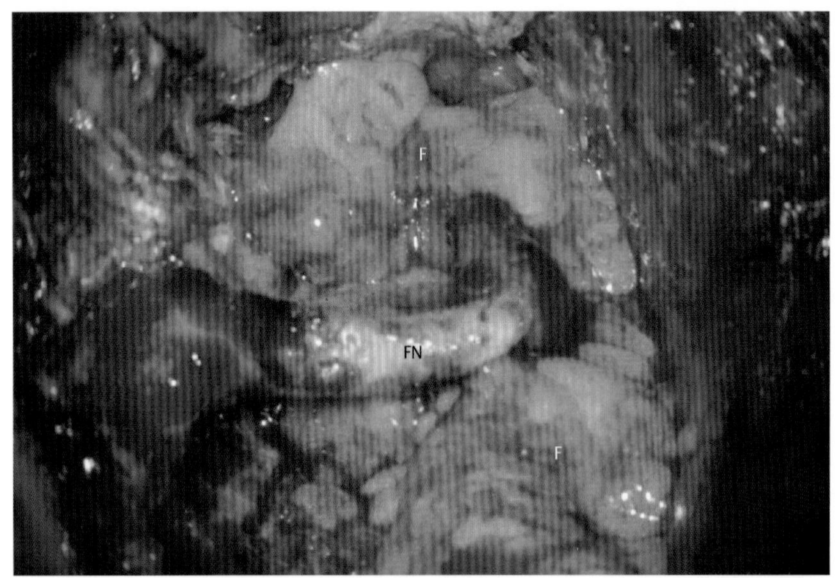

图 14.580 用骨膜封闭咽鼓管后，术腔取腹部脂肪填塞。F：腹部脂肪；FN：面神经

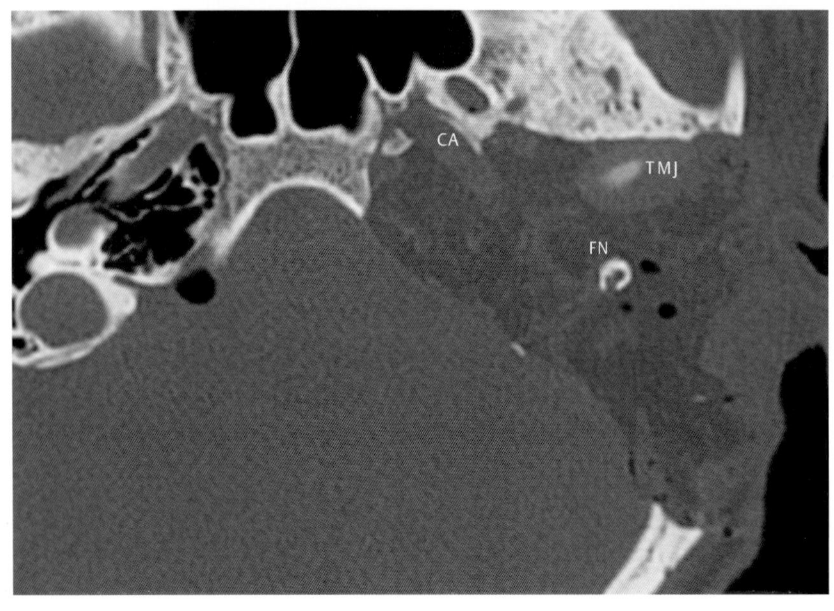

图 14.581 术后 CT 显示颞骨被广泛切除。轴位切面显示腹部脂肪中的颈内动脉、颞颌关节和面神经骨管内的面神经。注意钻磨区域已非常接近蝶窦。CA：颈内动脉；FN：面神经；TMJ：颞颌关节

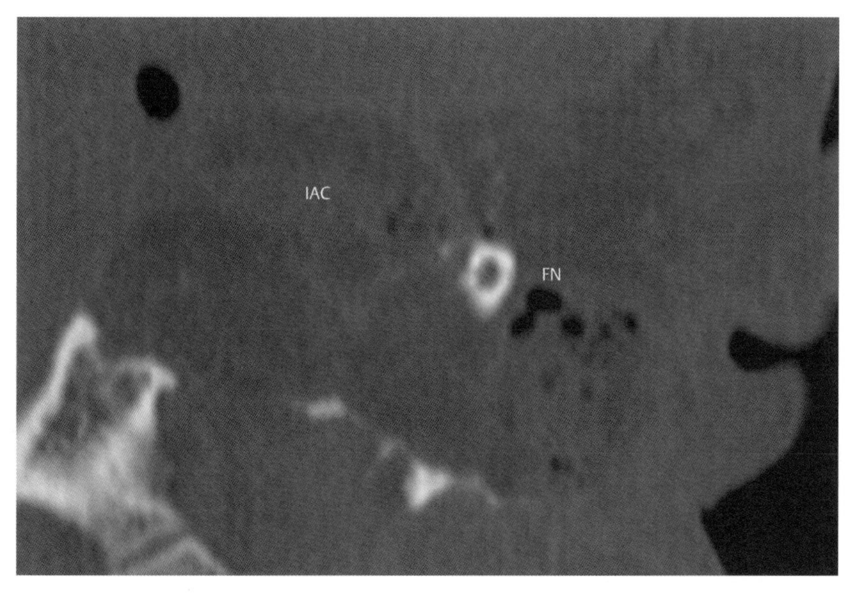

图 14.582　在冠状位切面中，暴露的内听道很容易被辨识。面神经鼓室段仍在面神经骨管中。注意充分暴露颅中窝和颅后窝硬脑膜，以最大限度地进入岩尖部位。IAC：内听道；FN：面神经

病例 14.25（双侧）

参见图 14.583 ~ 图 14.616。

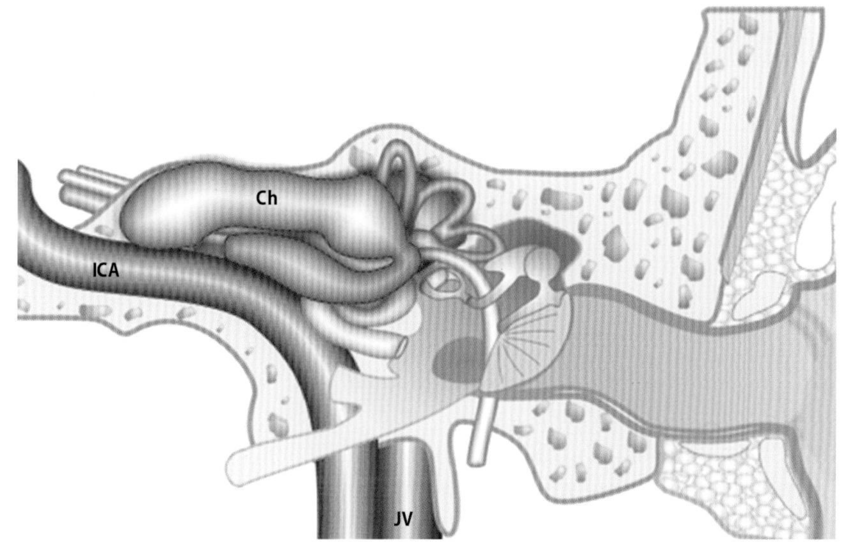

图 14.583　左耳。双侧先天性岩骨胆脂瘤，左耳巨大型，右耳迷路上型。左耳首次手术采用的是改良经耳蜗入路。Ch：胆脂瘤；ICA：颈内动脉；JV：颈静脉

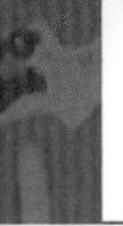

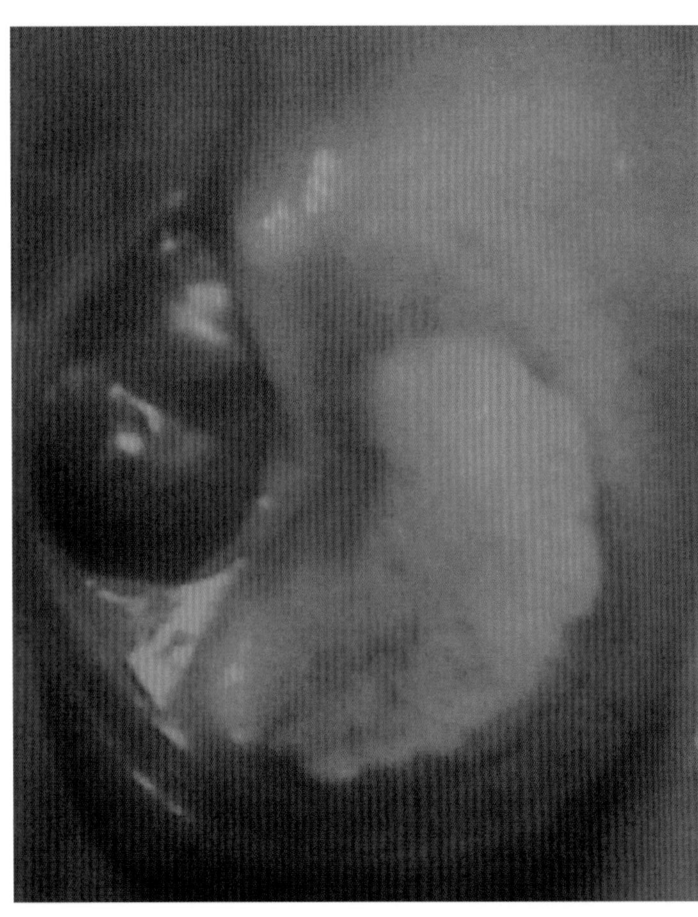

图 14.584 患者因双耳疑有岩骨胆脂瘤被转诊。患者自 2 年前出现左耳进行性耳聋伴同侧面神经麻痹。听力损伤和面神经麻痹均恶化为就诊时的死耳状态。耳镜检查仅显示小异常，左耳鼓膜前上象限内陷

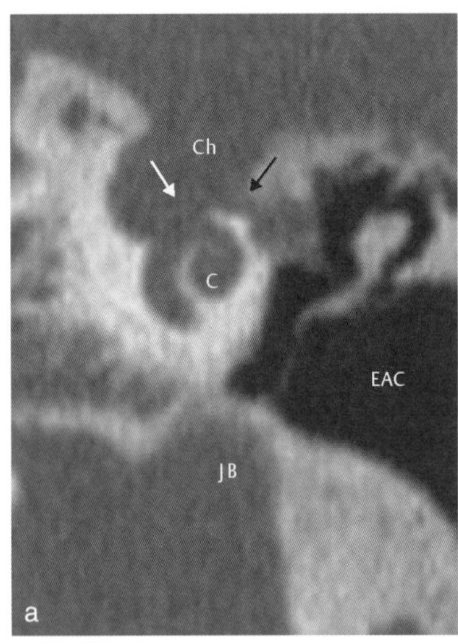

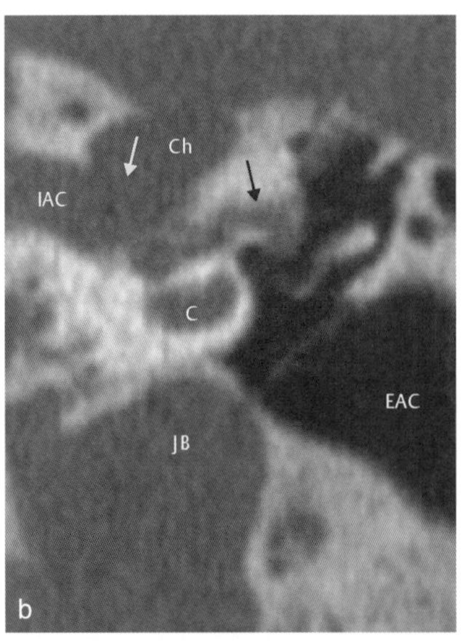

图 14.585 冠状位 CT 在耳蜗顶转水平（a）和镫骨足板前方（b）仅显示胆脂瘤侵及耳蜗（白色箭头）和内听道（黄色箭头）。面神经管迷路段（红色箭头）和鼓室段（黑色箭头）也侵蚀。上鼓室内侧壁的粗糙骨质也提示骨质被侵蚀。鼓室底部可见一个非常大，靠前的颈静脉球。C：耳蜗；Ch：胆脂瘤；EAC：外耳道；IAC：内耳道；JB：颈静脉球

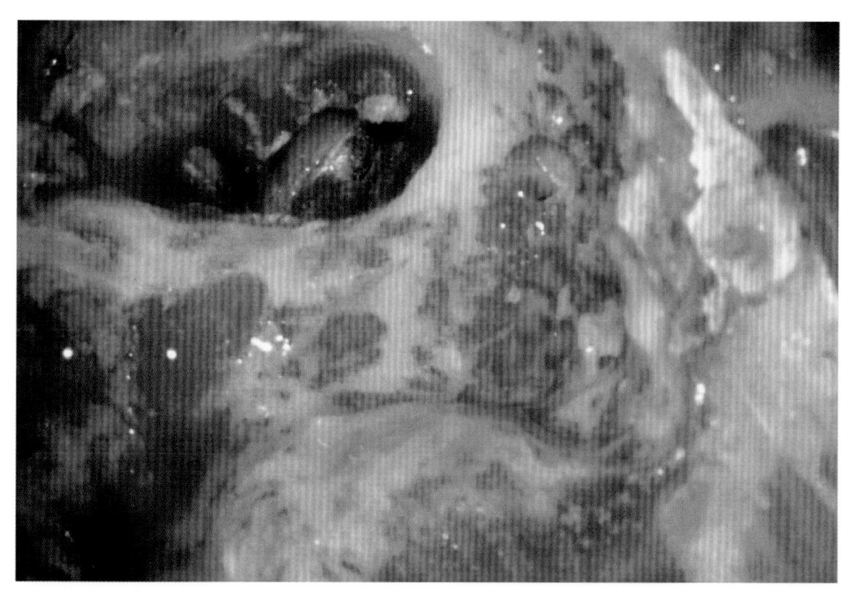

图 14.586 在刚开始进行乳突切除术时，就可见乙状窦和颅中窝硬脑膜，但乳突内未见胆脂瘤

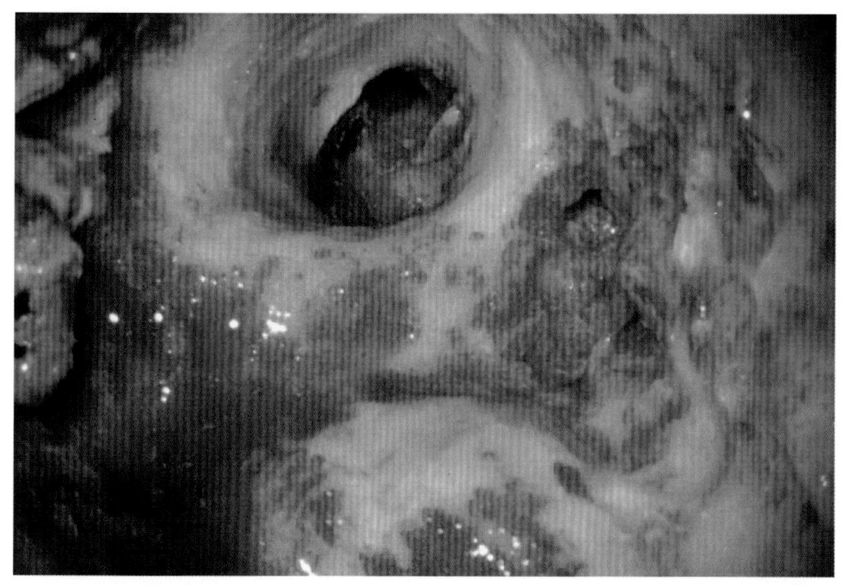

图 14.587 去除耳道皮肤和鼓膜，鼓室腔内也未见胆脂瘤

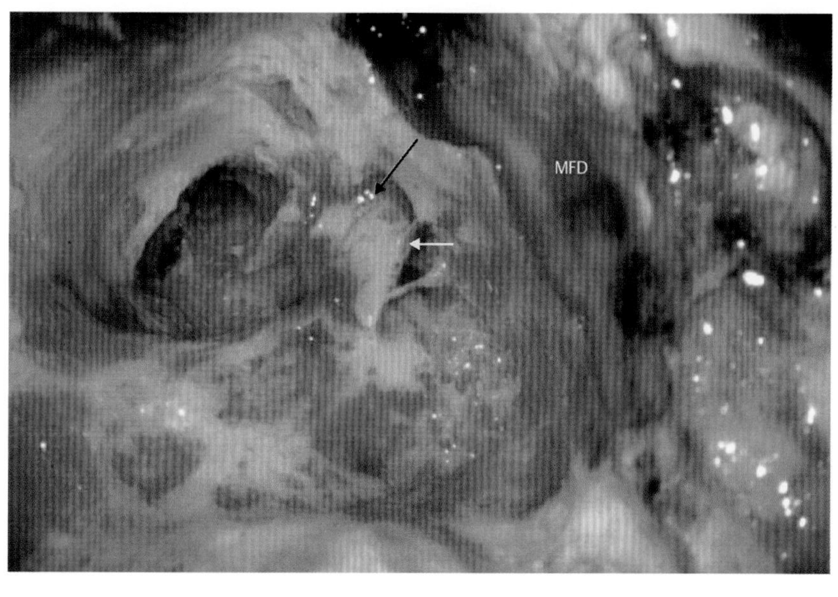

图 14.588 颅中窝硬脑膜已显露，上鼓室已部分开放。听骨链周围未见胆脂瘤，可见砧骨（黄色箭头）和锤骨头（黑色箭头）。MFD：颅中窝硬脑膜

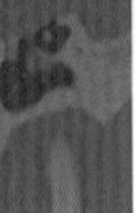

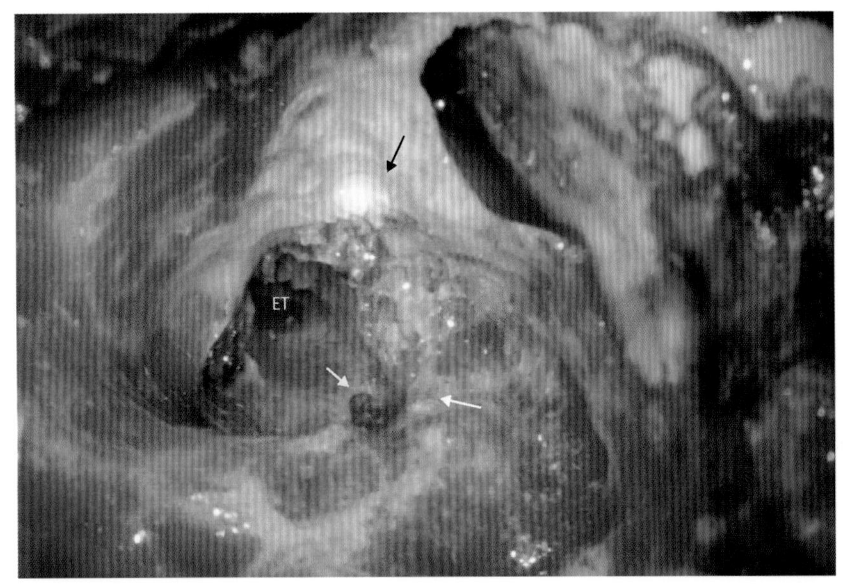

图 14.589　去除锤骨和砧骨。镫骨（黄色箭头）位于面神经下方（白色箭头）。磨除部分外耳道前上骨壁，显露胆脂瘤的外侧。ET：咽鼓管

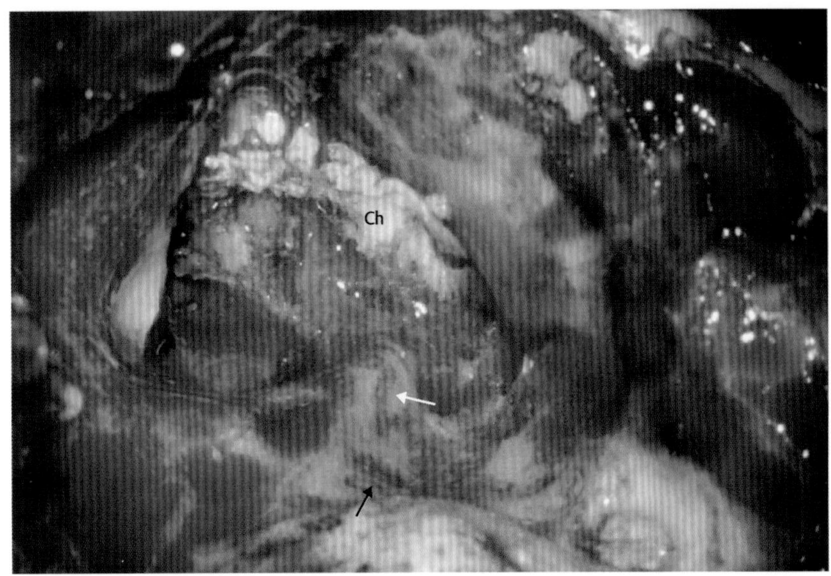

图 14.590　去除上鼓室前上壁，暴露胆脂瘤，可见胆脂瘤位于岩骨和颅中窝硬脑膜之间。行迷路切除，暴露外半规管（白色箭头）和后半规管（黑色箭头）。Ch：胆脂瘤

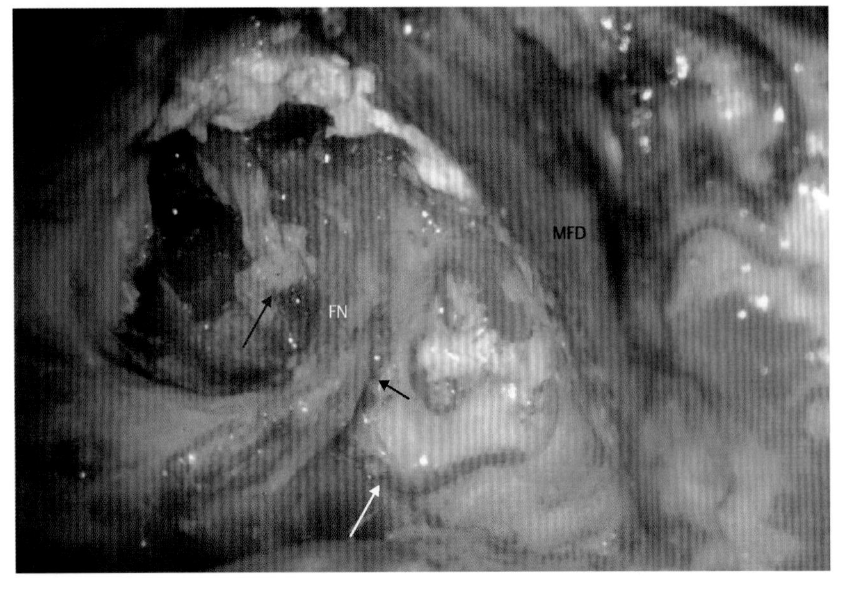

图 14.591　胆脂瘤通过面神经下方侵蚀耳蜗（蓝色箭头）。进一步磨除半规管，暴露位于迷路内侧的胆脂瘤，可见前庭（黑色箭头）和总脚（白色箭头）。面神经暴露后，随后进行重建。FN：面神经；MFD：颅中窝

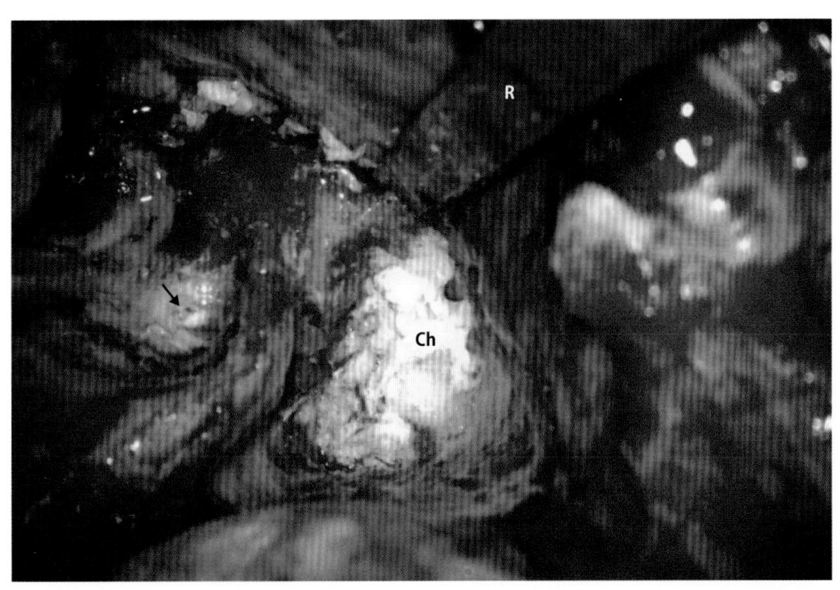

图 14.592 切除迷路显示岩尖部广泛的胆脂瘤。开始磨除鼓室内侧壁，可见部分开放的耳蜗（箭头）。Ch：胆脂瘤；R：撑开器

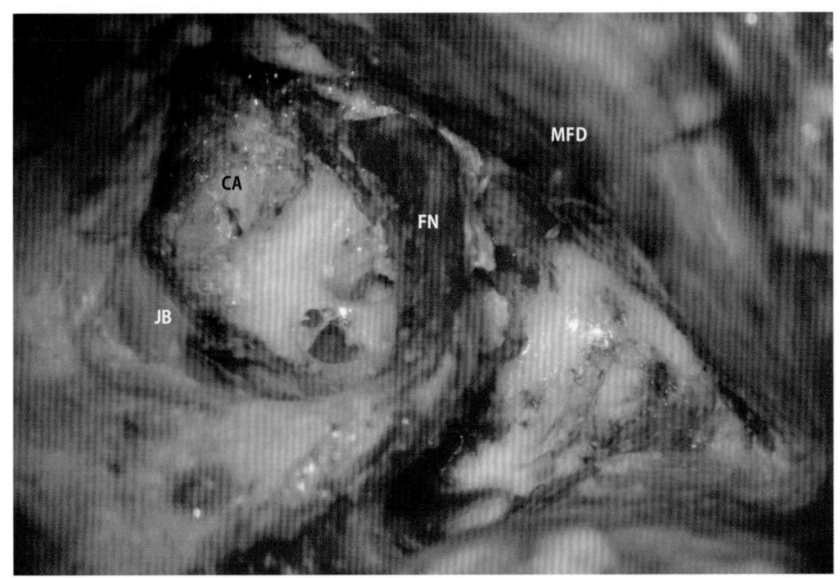

图 14.593 将颅后窝硬脑膜上的胆脂瘤清除。注意面神经鼓室段的内侧面也有胆脂瘤附着，可见邻近耳蜗的颈内动脉（箭头）。CA：颈内动脉；FN：面神经；JB：颈静脉球；MFD：颅中窝

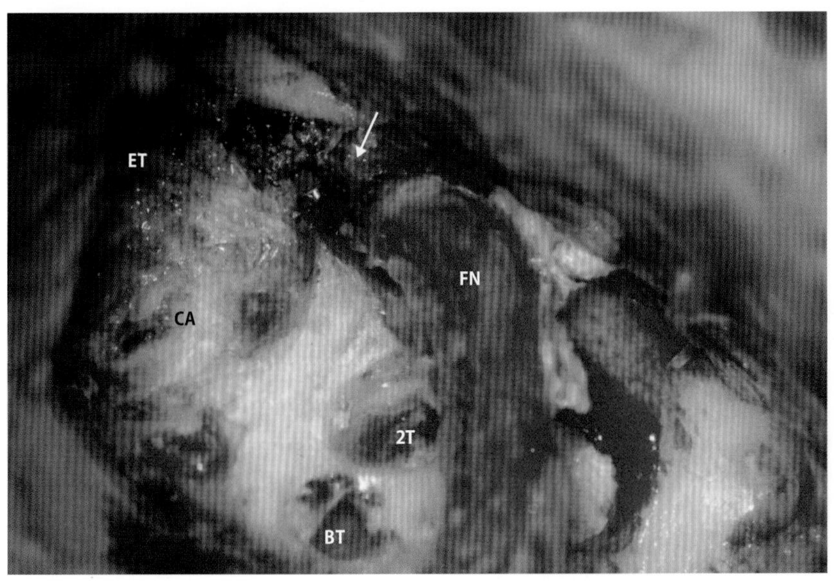

图 14.594 因为面神经损伤严重，建议用神经移植桥接重建的方式。切除受损部分面神经并清除内侧的胆脂瘤，用双极电凝烧灼岩浅大神经到颅中窝硬脑膜部分（箭头）。BT：耳蜗底转；CA：颈内动脉；ET：咽鼓管；FN：面神经；2T：耳蜗中转

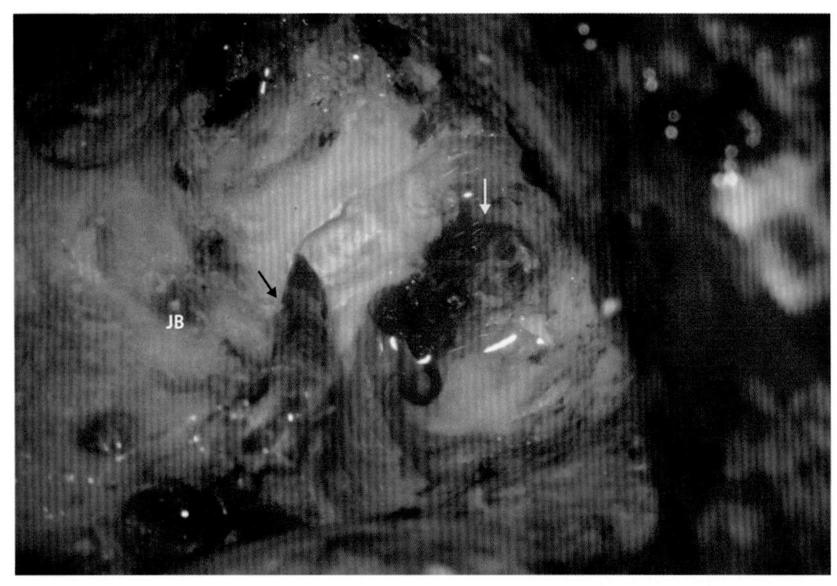

图 14.595 切断面神经有助于从颞骨完全清除胆脂瘤。如图可见面神经的健康的远段（黑色箭头）和包含面神经近端的内听道底孔（黄色箭头）。JB：颈静脉球

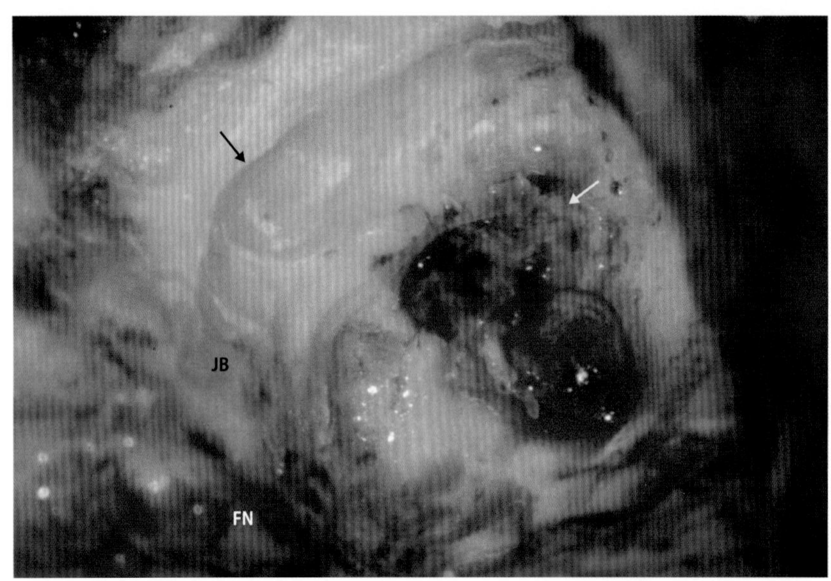

图 14.596 内听道的前上部是面神经近段残端（黄色箭头）。后方的神经是前庭神经。利用耳蜗的基底转，制作一个凹槽来容纳重建的面神经（黑色箭头）。FN：面神经（远心段残端）；JB：颈静脉球

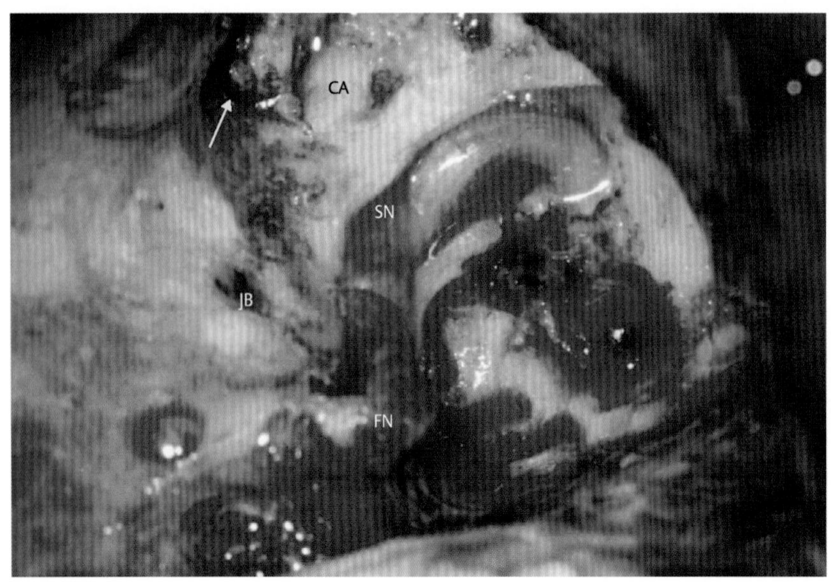

图 14.597 用腓肠神经重建面神经。重建后的面神经被放置在耳蜗基底转形成的凹槽中，以保持稳定。两处连接用纤维蛋白胶固定。咽鼓管用软骨膜封闭（箭头）。继而取腹部脂肪封闭术腔。CA：颈内动脉；FN：面神经；JB：颈静脉球；SN：移植的腓肠神经

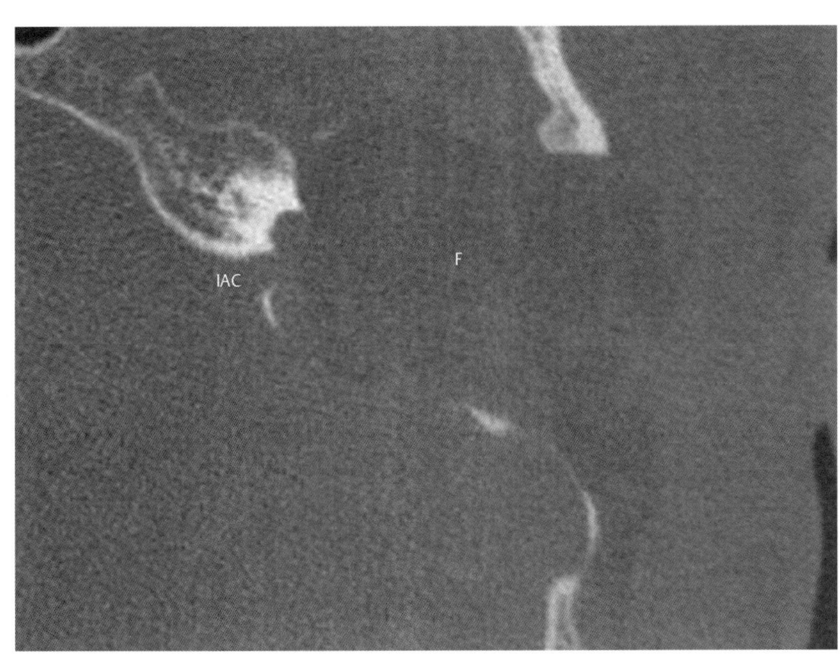

图 14.598　内听道水平的轴位 CT 显示岩尖骨质被广泛切除。F：腹部脂肪；IAC：内听道

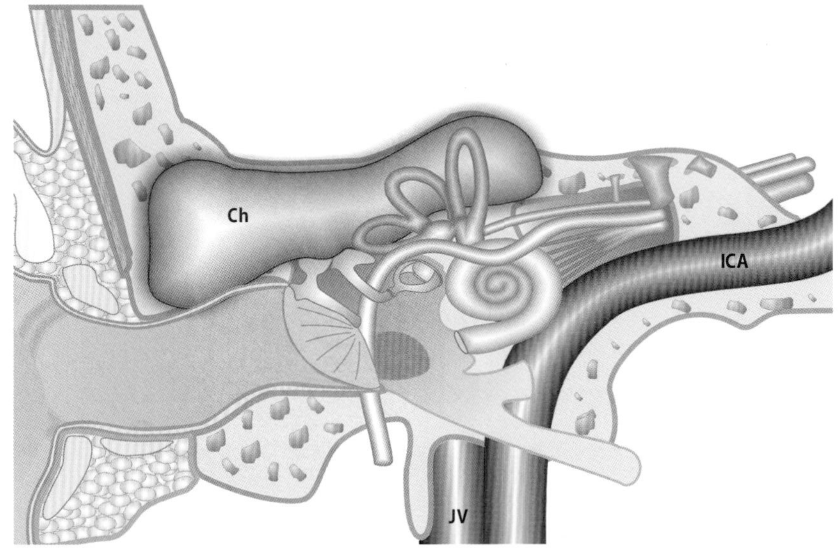

图 14.599　继发性迷路上型岩骨胆脂瘤，并部分侵及上半规管和外半规管，手术拟采用颅中窝联合经乳突入路治疗。为了保留此耳听力，计划在左耳手术恢复后立即进行右耳手术。Ch：胆脂瘤；ICA：颈内动脉；JV：颈静脉

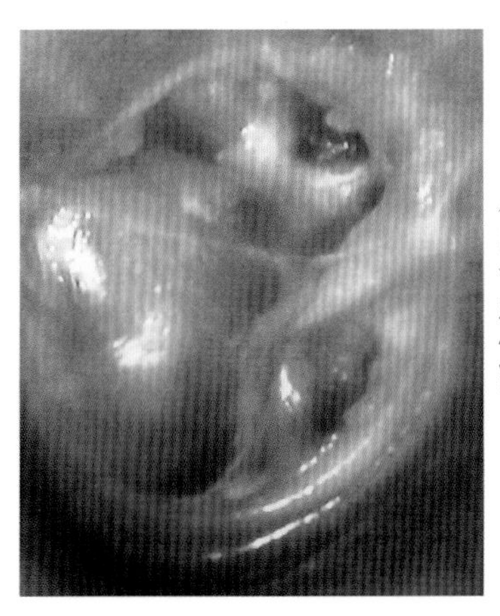

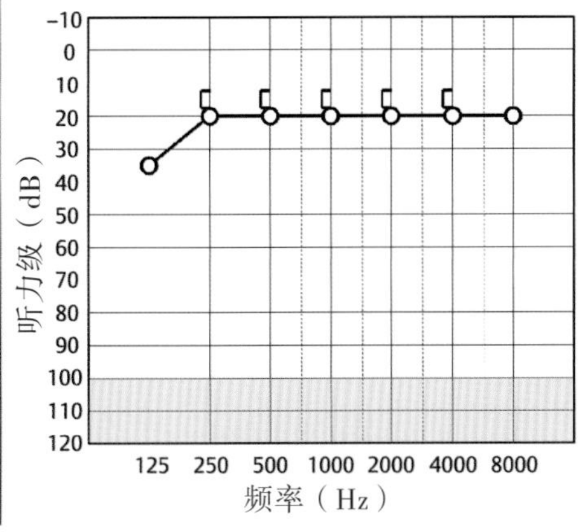

图 14.600　患者右耳的耳镜提示，鼓膜的后半部分瘢痕形成，并与鼓岬表面黏连；后上象限凹陷入上鼓室，触及镫骨上结构（箭头）。这种自发性的鼓膜镫骨连接能很好地解释术前非常好的听力结果

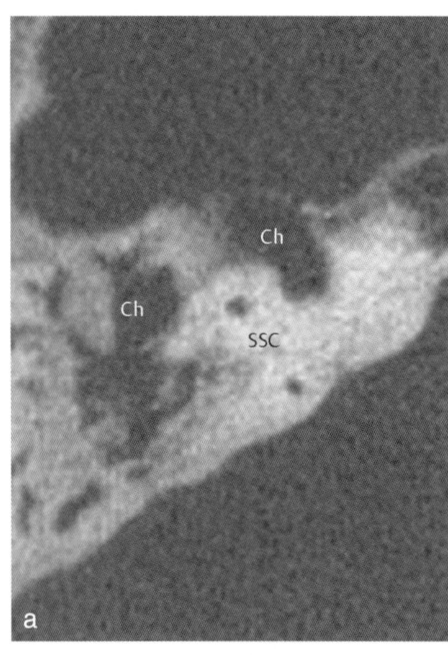

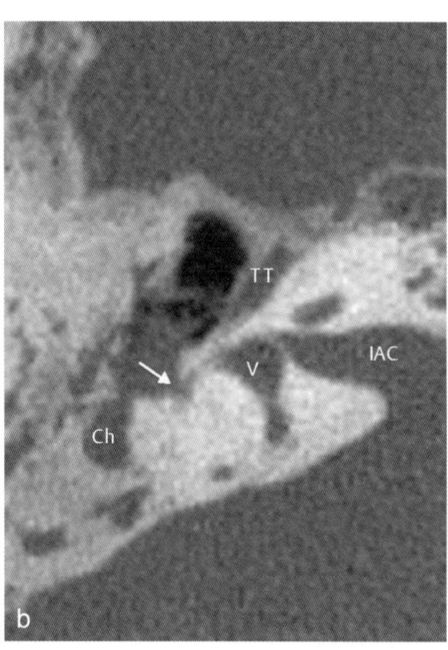

图 14.601 轴位 CT 显示胆脂瘤向内延伸越过上半规管。尽管鼓室腔有一定程度的气化，但在外半规管还是发现了一个小的迷路瘘（箭头）。上鼓室中锤骨头和整个砧骨均缺失。Ch：胆脂瘤；IAC：内听道；SSC：上半规管；TT：鼓膜张肌；V：前庭

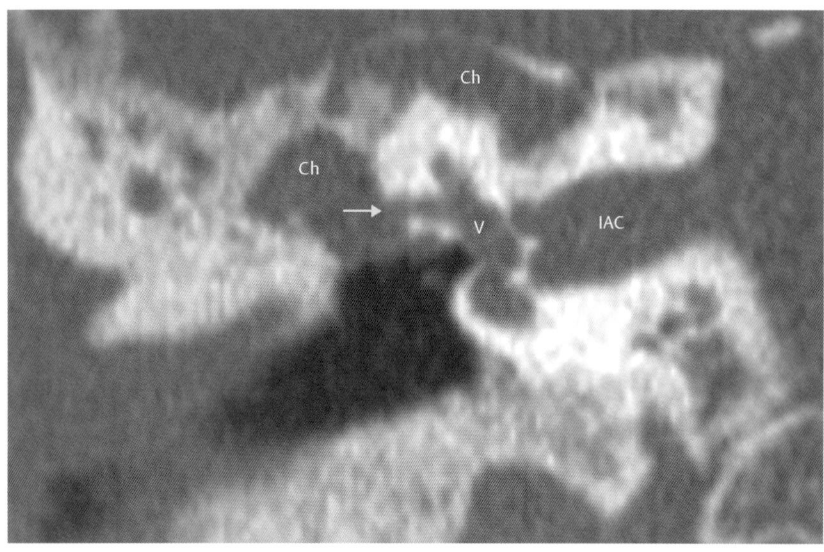

图 14.602 冠状位 CT 中，可以清楚地看到外半规管内的瘘口（箭头）。胆脂瘤沿颅中窝骨板向内侧侵犯，到达岩尖。Ch：胆脂瘤；IAC：内听道；V：前庭

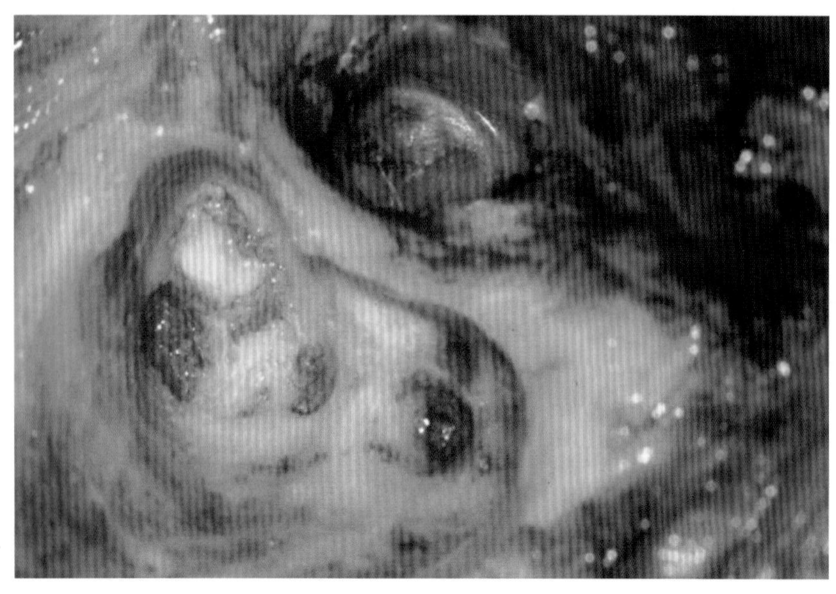

图 14.603 由于患者已经完成左耳经耳囊入路手术，并重建面神经，目前最重要的是保存听力。为此建议采用经乳突联合颅中窝入路。此刻乳突的骨质已磨除，乳突的胆脂瘤已被清除干净

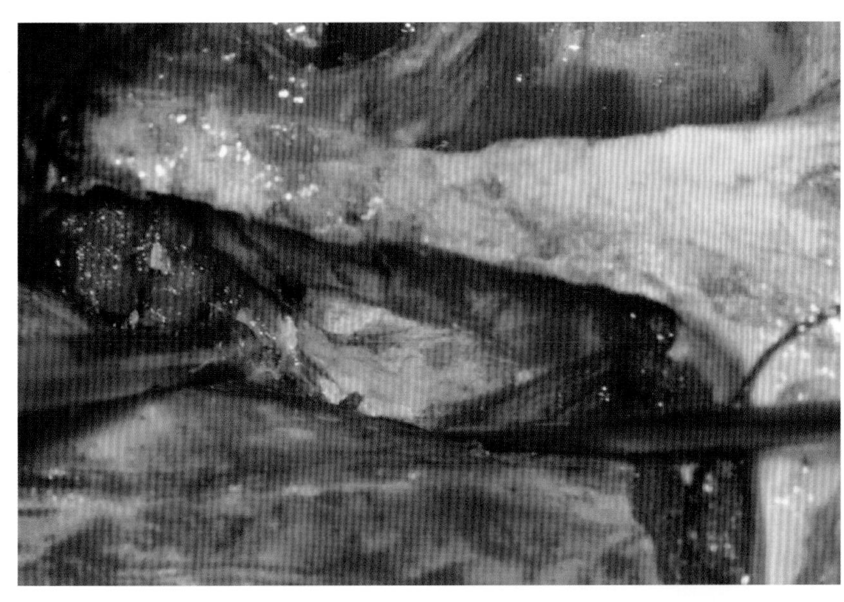

图 14.604　经颅中窝入路，由上方显露岩骨表面，可见胆脂瘤侵蚀乳突天盖。图片的左侧对应于患者前部，顶部对应尾端，底部对应头端

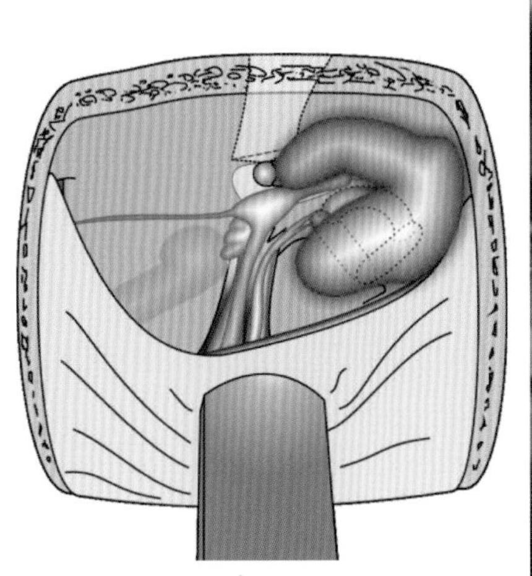

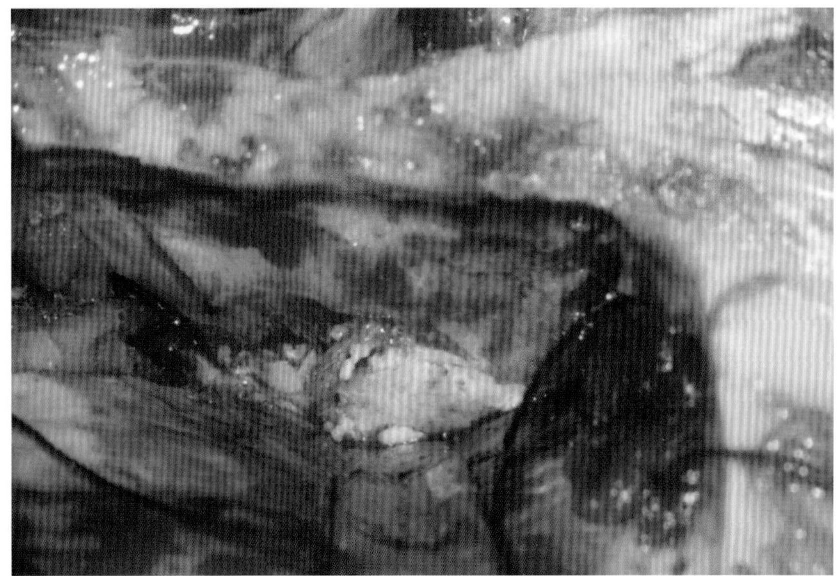

图 14.605　使用撑开器固定上方颅中窝硬脑膜

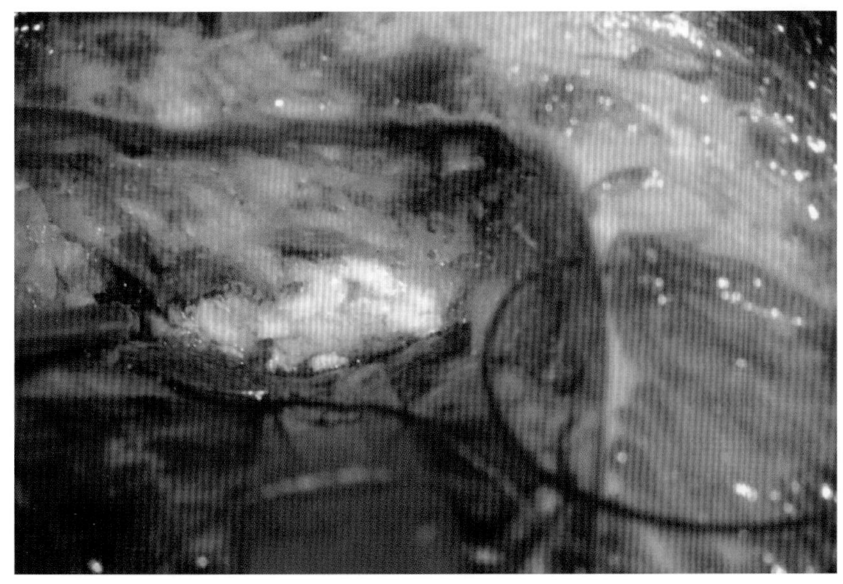

图 14.606　开始清理胆脂瘤

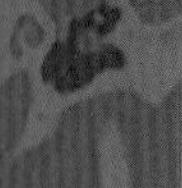

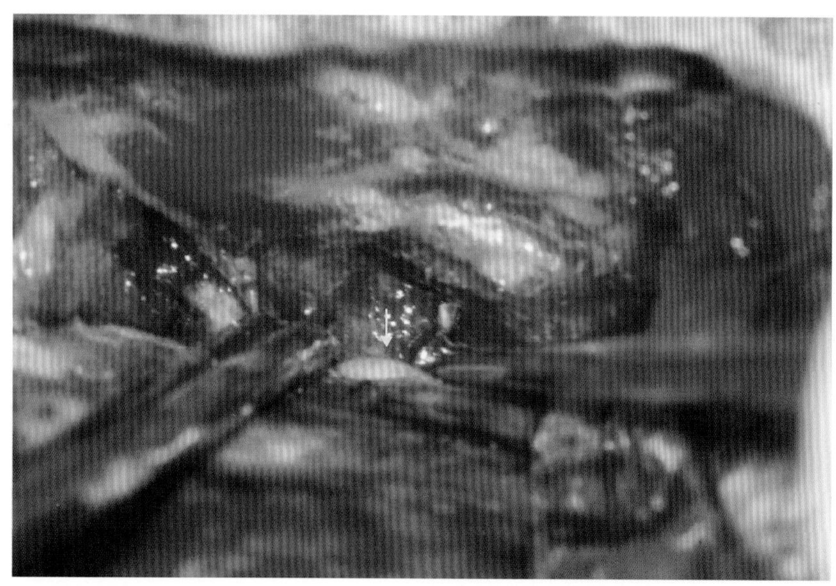

图 14.607　硬脑膜处仍有胆脂瘤覆盖（箭头）

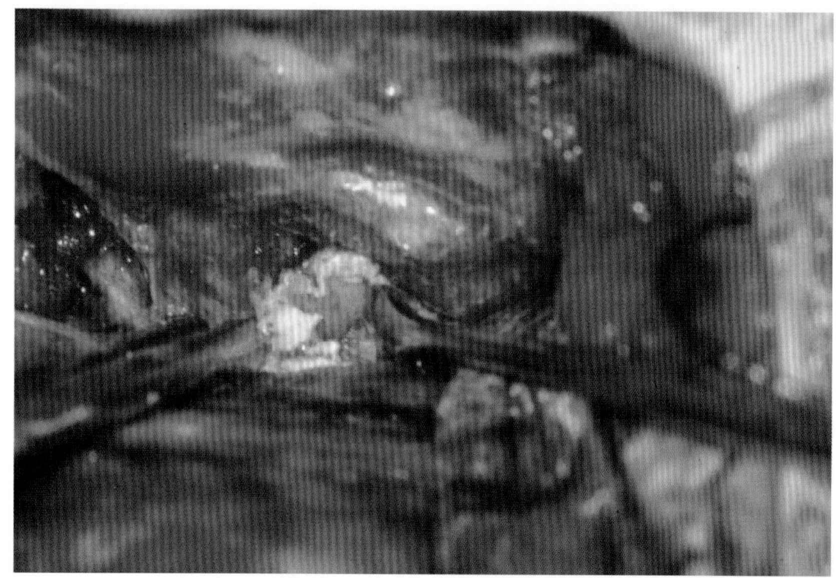

图 14.608　将胆脂瘤从硬脑膜上分离

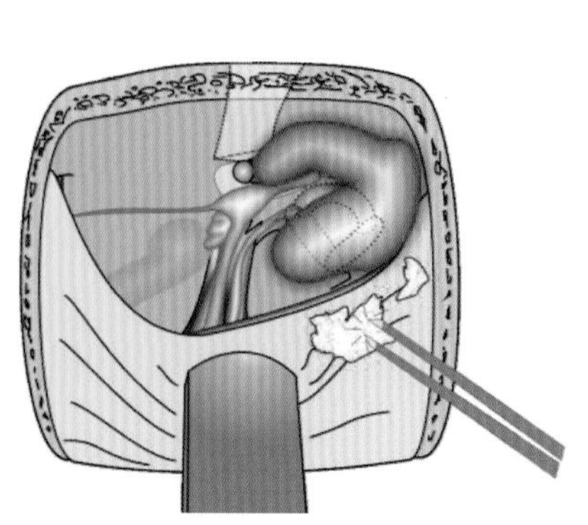

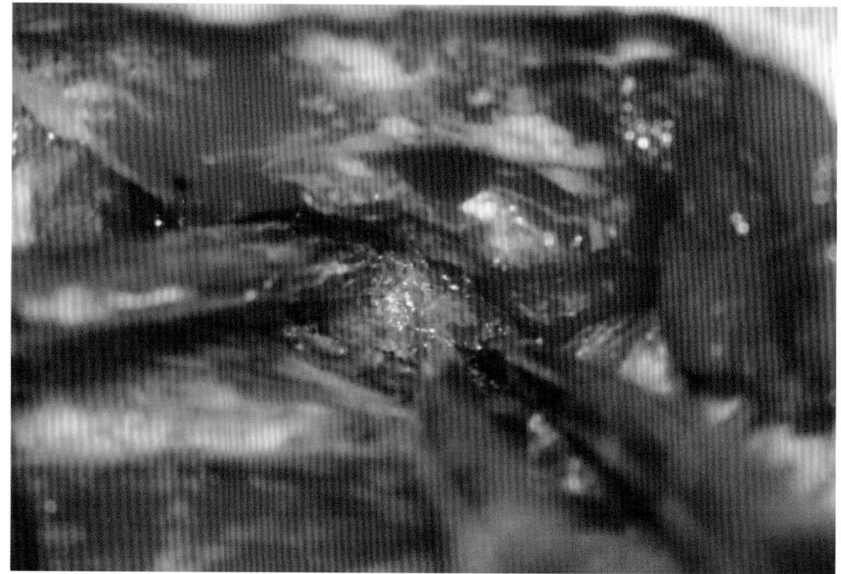

图 14.609　应使用双极电凝烧灼硬脑膜上可疑残余胆脂瘤基质的区域

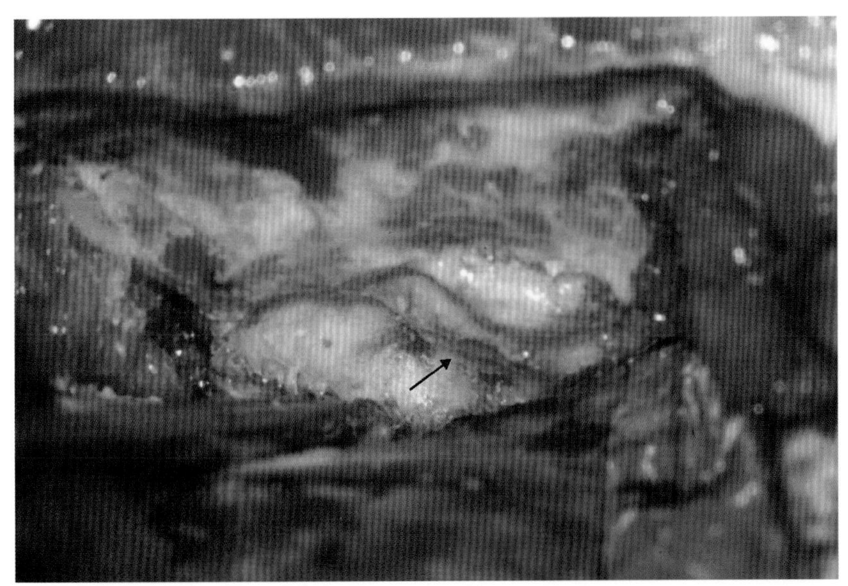

图 14.610 彻底清除侵及上半规管（箭头）的胆脂瘤

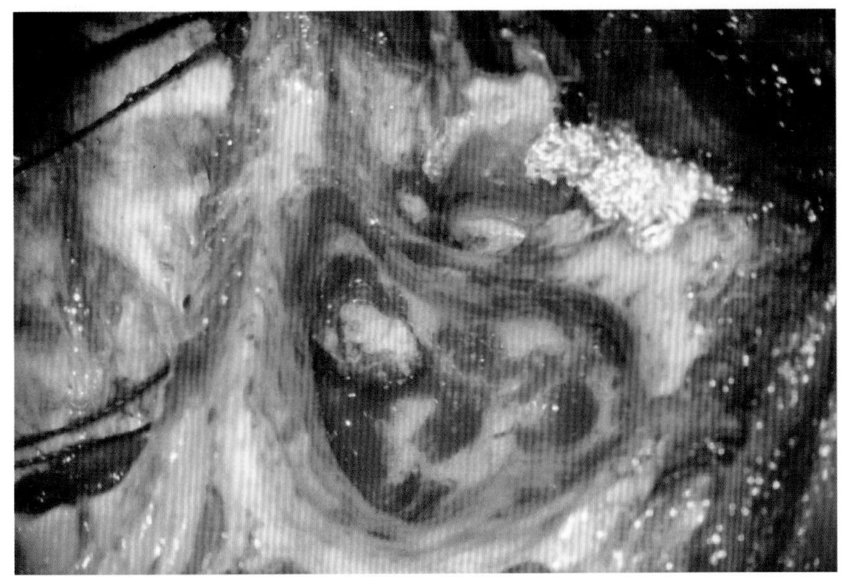

图 14.611 取下撑开器，再次从乳突区进行手术。图为上鼓室内胆脂瘤

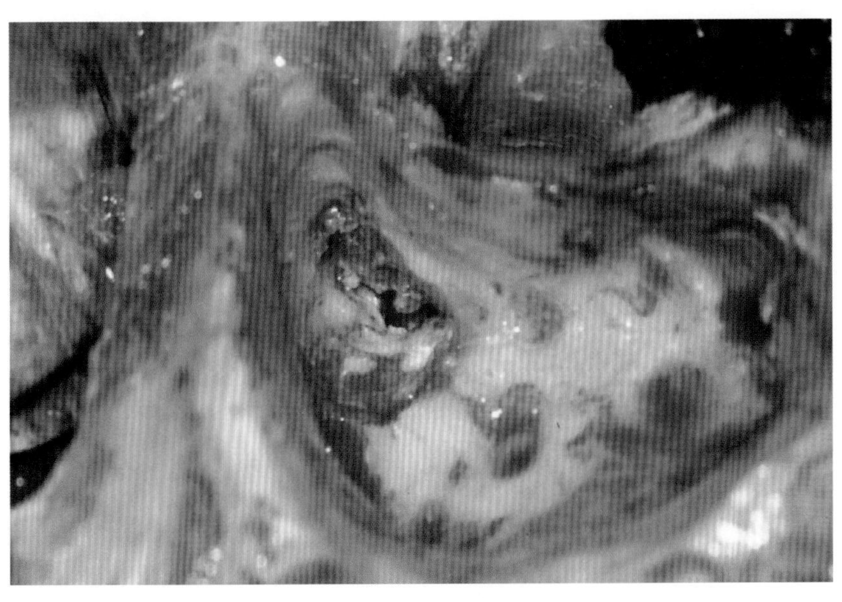

图 14.612 已从乳突区取出一些胆脂瘤上皮。如图所示胆脂瘤遍布整个上鼓室

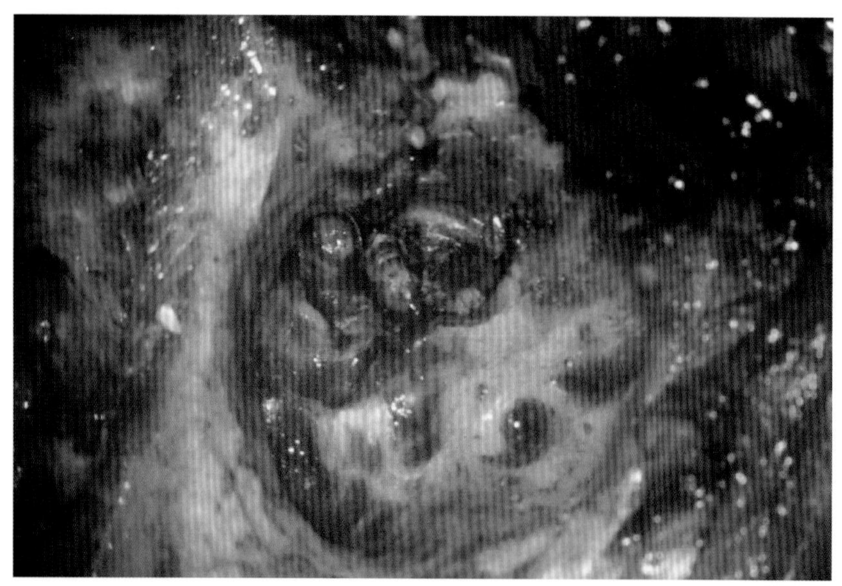

图 14.613 从中耳腔彻底清除胆脂瘤。因为这是唯一听力耳的胆脂瘤手术，切除外耳道后壁可以减少胆脂瘤复发和残留的可能性。但由于术前此耳听力良好，鼓膜未做处理

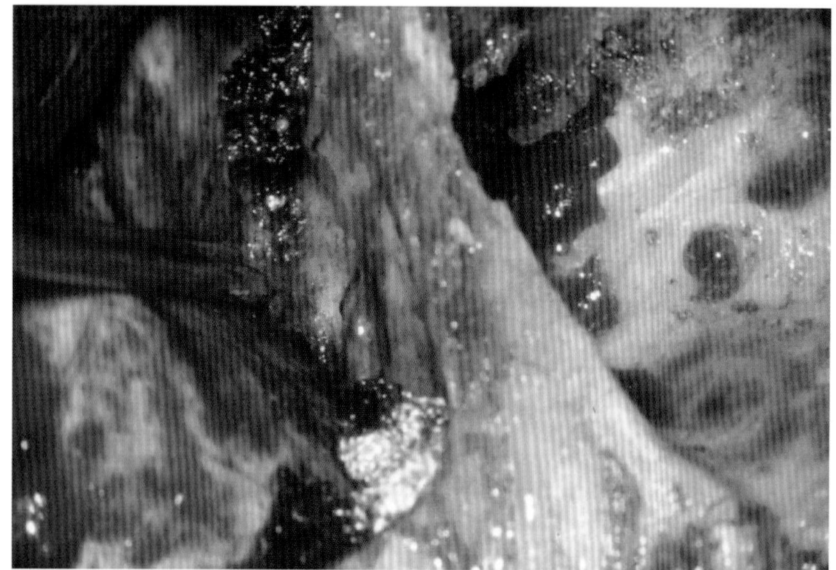

图 14.614 从颅中窝视角观察。确认无残留上皮

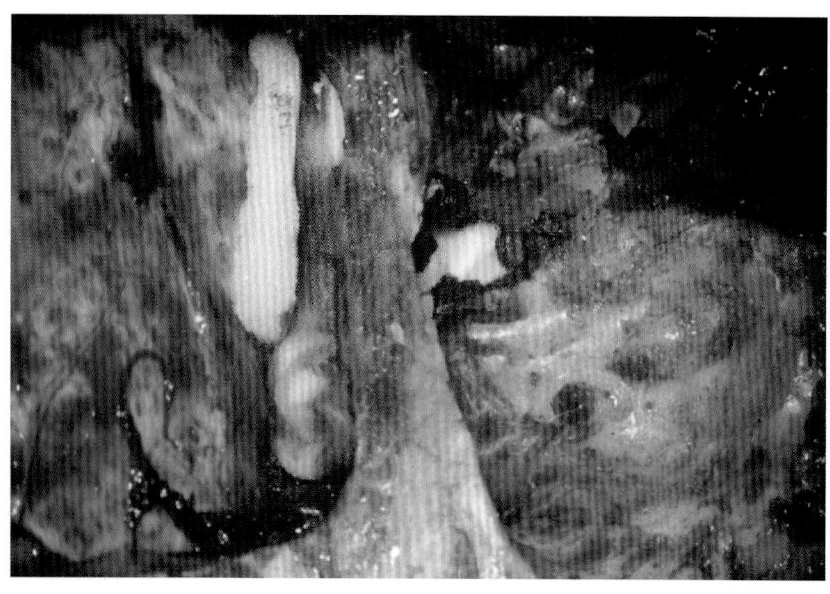

图 14.615 从颅中窝视角观察，可用大块的筋膜和软骨重建乳突天盖。用明胶海绵固定软骨。用软骨瓣覆盖于颅中窝的侧面。乳突腔用筋膜覆盖，术腔的重建方式按照开放式鼓室成形的方法

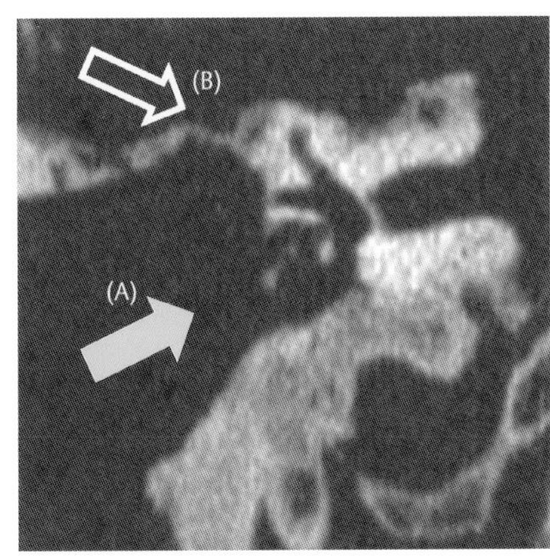

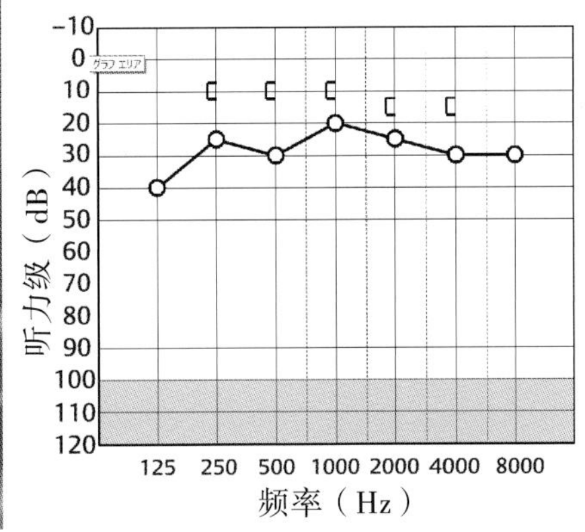

图 14.616 术后即刻进行的 CT 显示了两种手术入路，经乳突入路（a）和颅中窝入路（b）。由于鼓室结构保留，术后此耳的听力基本保持正常

病例 14.26（左耳）

参见图 14.617 ~ 图 14.631。

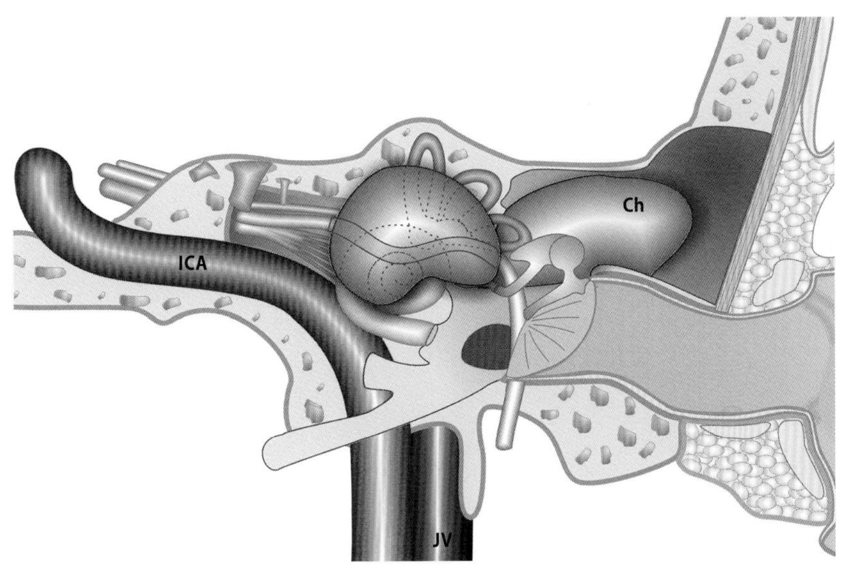

图 14.617 巨大岩骨胆脂瘤，手术方式为改良经耳蜗入路联合颞下窝 B 型入路，同时重建面神经。术前面神经功能的 H-B 分级为Ⅵ级。Ch: 胆脂瘤; ICA: 颈内动脉; JV：颈静脉

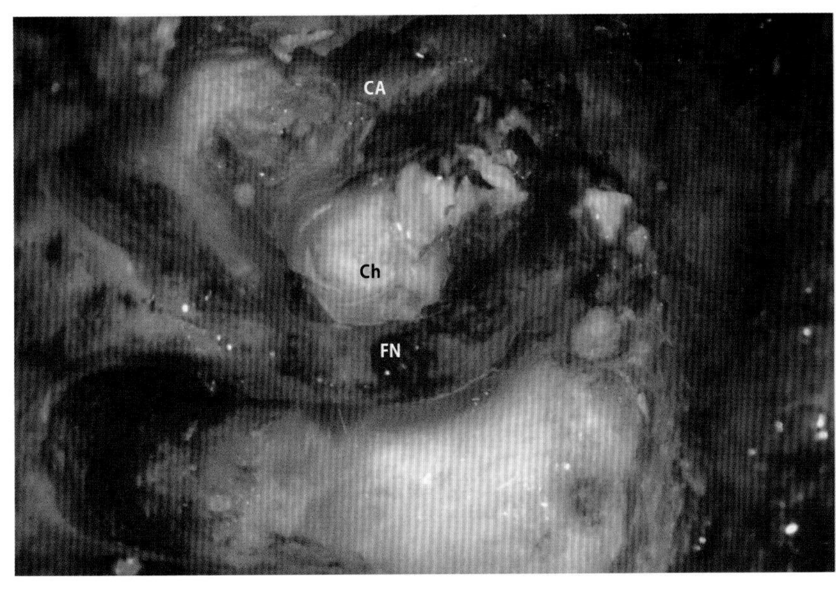

图 14.618 耳囊已经去除，包括耳蜗。整个面神经骨管走行的面神经和颈内动脉垂直段都已被轮廓化。注意巨大胆脂瘤占据了颞骨的内侧部分。CA：颈内动脉；Ch：胆脂瘤；FN：面神经

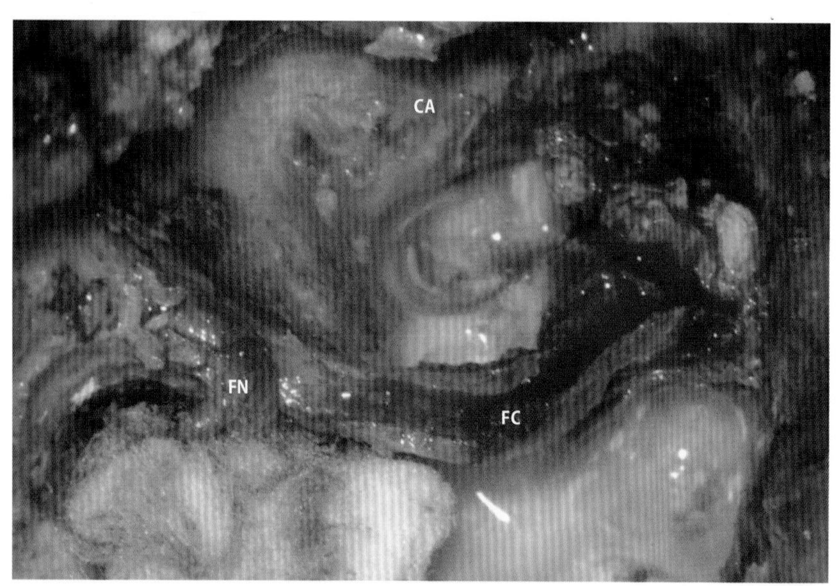

图 14.619 由于面神经在膝状神经节和迷路段严重受损，因此切断鼓室段。自面神经管解剖出神经的远端，并用棉片衬垫。CA：颈内动脉；FC：面神经管；FN：面神经

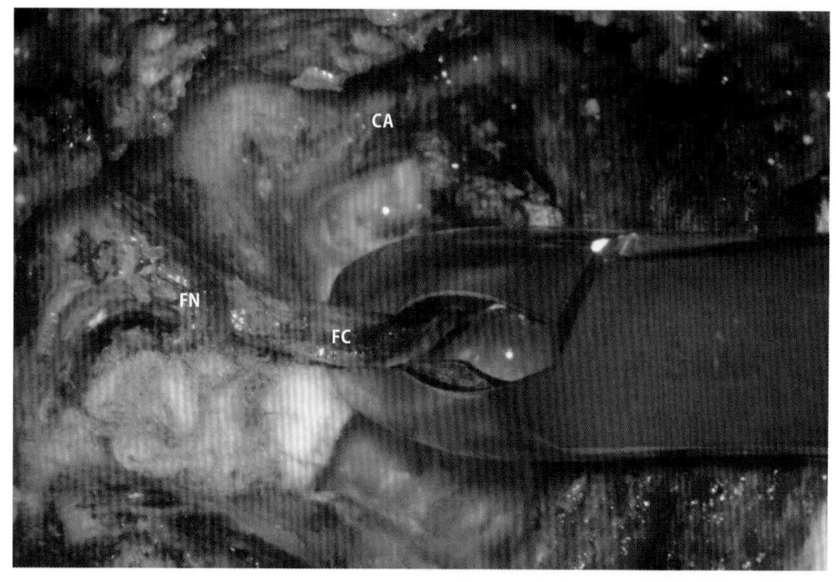

图 14.620 用咬骨钳切断面神经管。CA：颈内动脉；FC：面神经管；FN：面神经

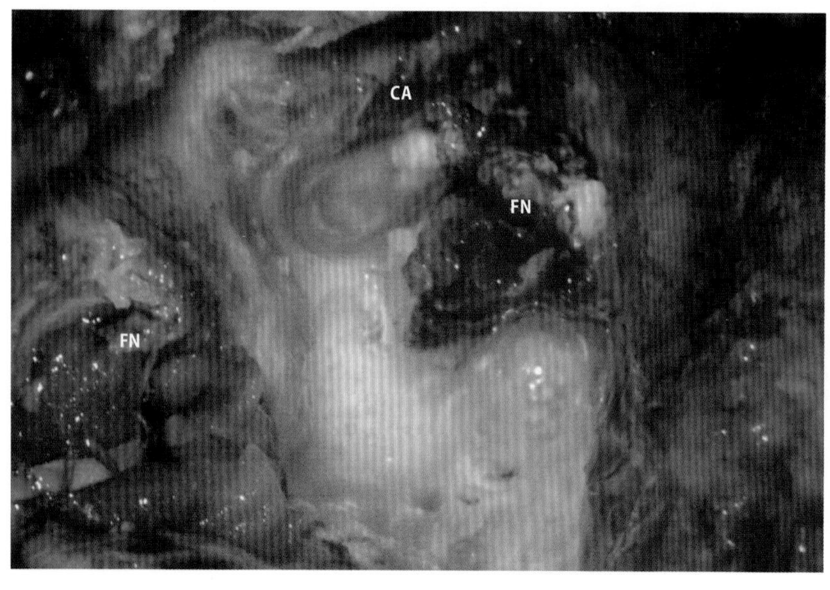

图 14.621 如图所示面神经近端被胆脂瘤侵犯后发炎并严重受损。CA：颈内动脉；FN：面神经

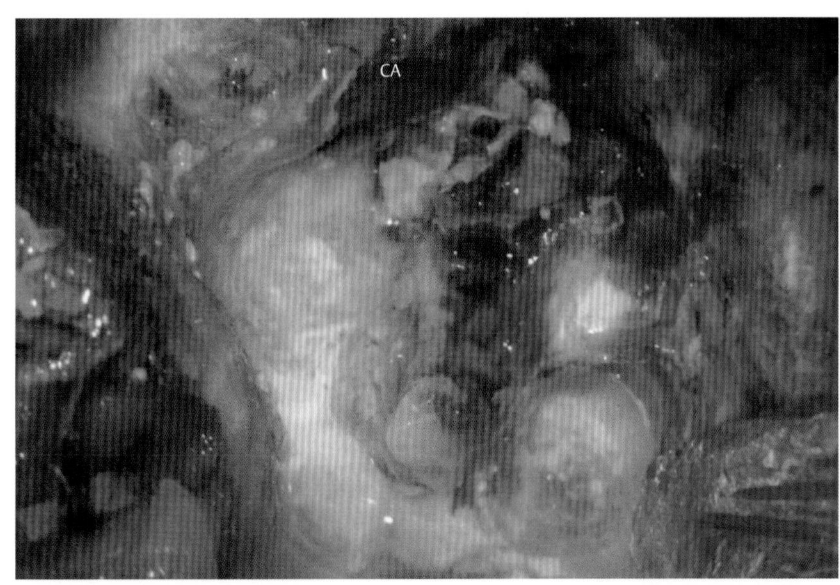

图 14.622　胆脂瘤包绕膝状神经节，并向内侧侵蚀。CA：颈内动脉

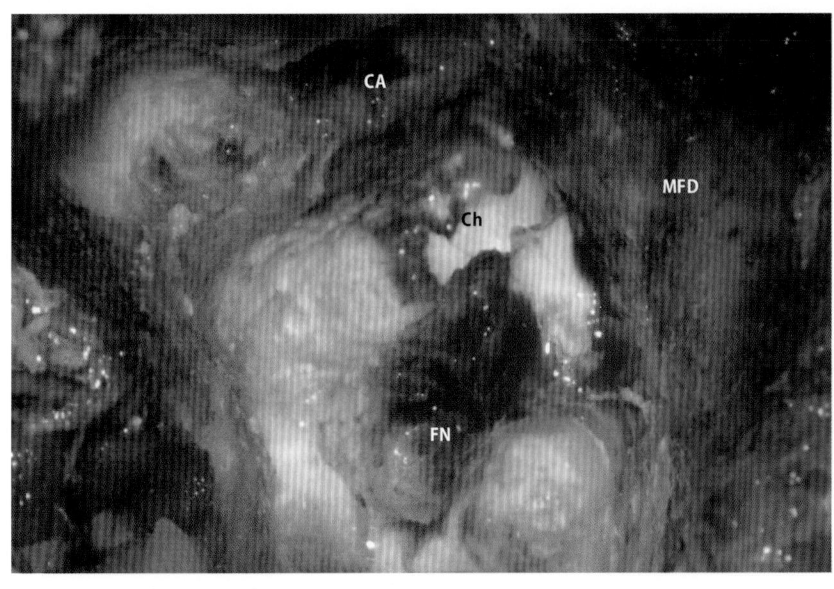

图 14.623　从膝状神经节周围开始清理胆脂瘤。CA：颈内动脉；Ch：胆脂瘤；FN：面神经（近端）；MFD：颅中窝硬脑膜

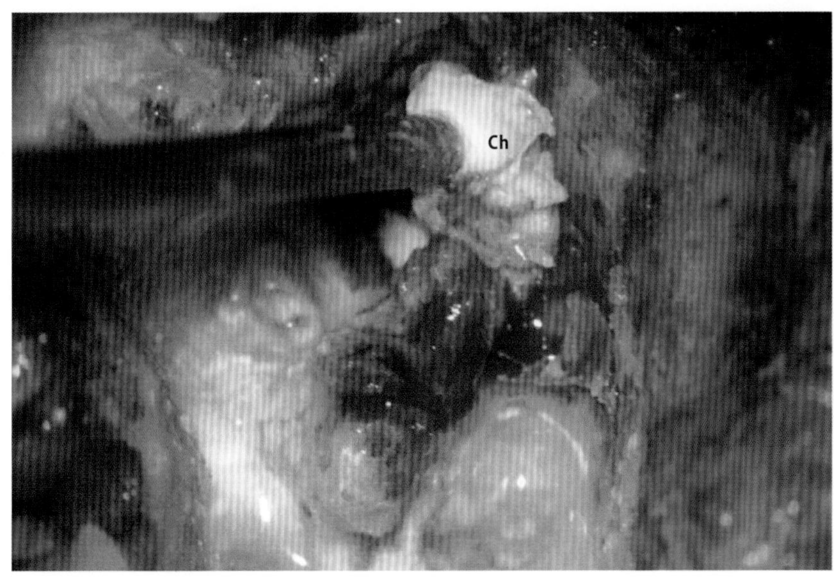

图 14.624　清理硬脑膜和面神经之间的胆脂瘤上皮，小心地将胆脂瘤基质从硬脑膜上分离出来。Ch：胆脂瘤

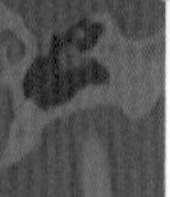

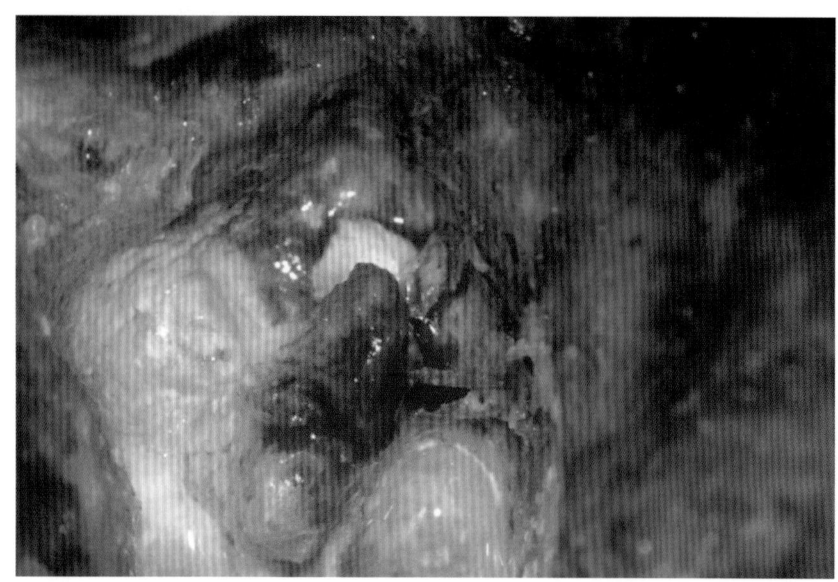

图 14.625 如图显示了膝状神经节前内侧的胆脂瘤上皮

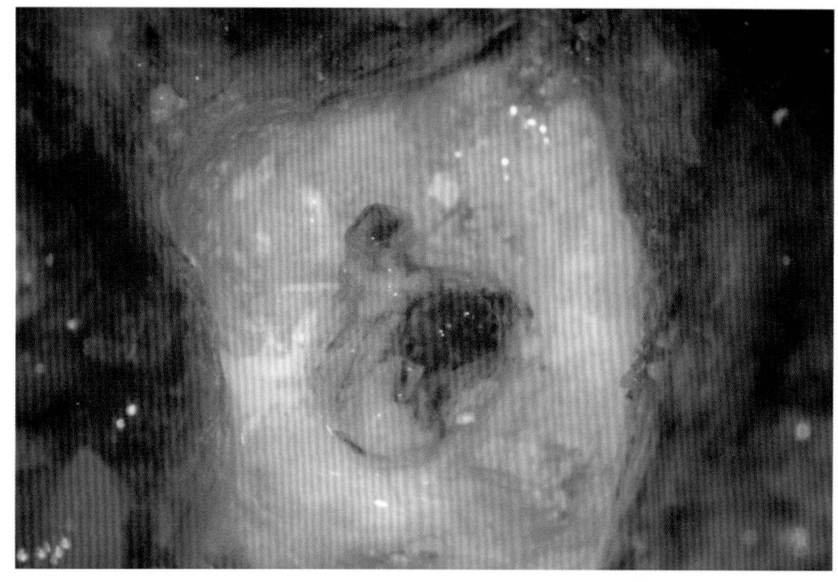

图 14.626 去除内听道前方的骨质，以彻底清除胆脂瘤。内听道下半部分及其内容物清晰可见

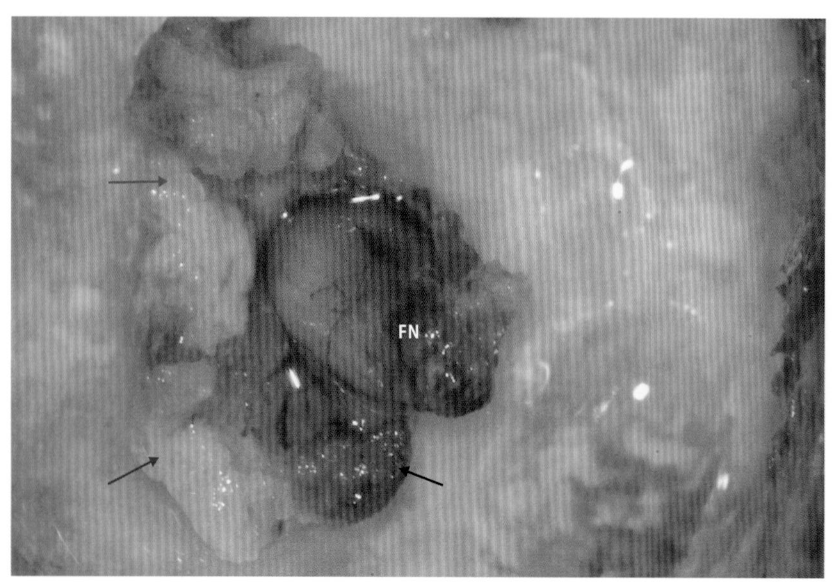

图 14.627 解剖出内听道外侧的内容物。进一步暴露面神经（FN）的近心端，使用锋利的显微剪刀修剪断端。黑色箭头指示位于面神经后部的前庭上神经。面神经下方的软组织对应蜗神经的远端（蓝色箭头）。前庭下神经（红色箭头）位于蜗神经后方

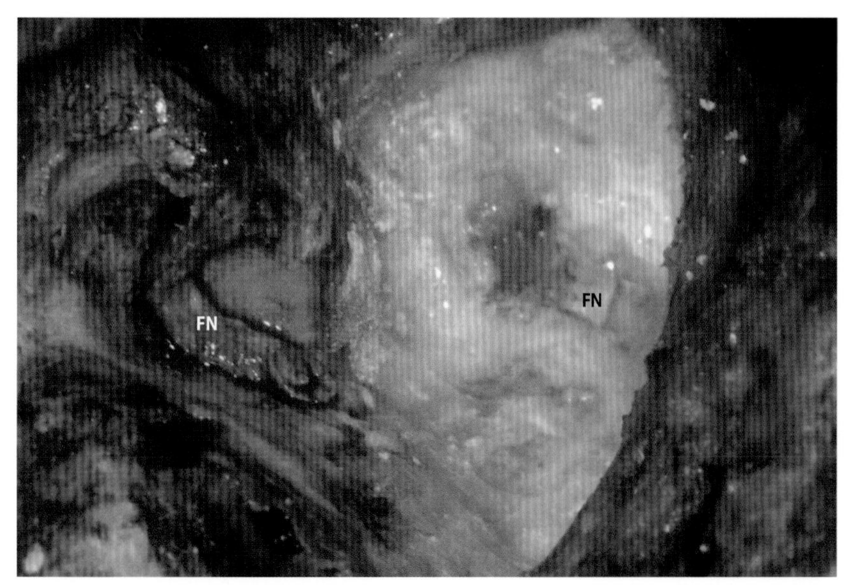

图 14.628　所示为面神经远心端，即面神经乳突段。FN：面神经

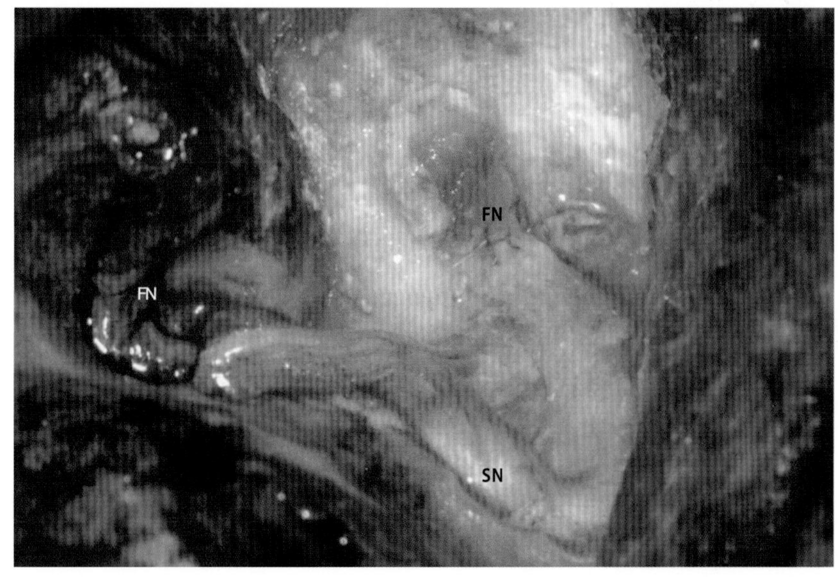

图 14.629　腓肠神经就位。FN：面神经；SN：腓肠神经

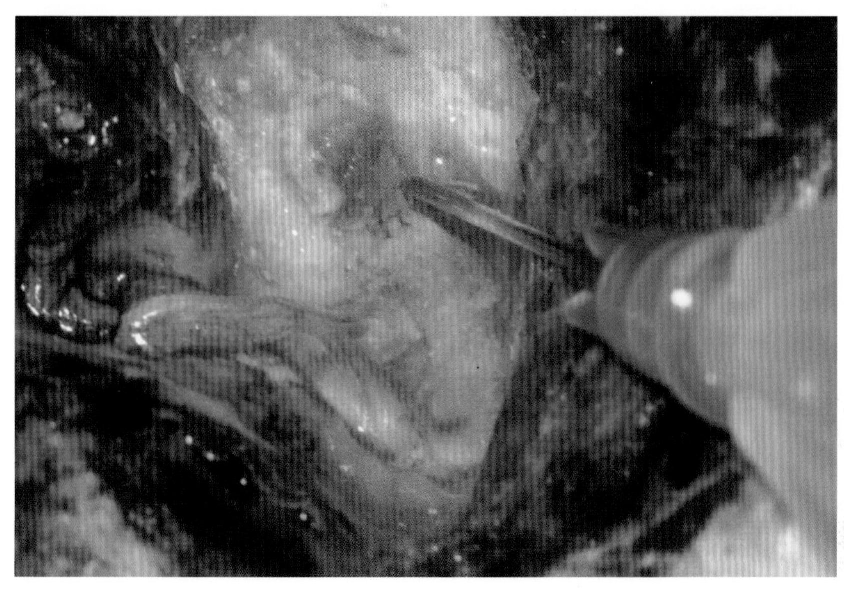

图 14.630　神经近端吻合口用纤维蛋白胶固定

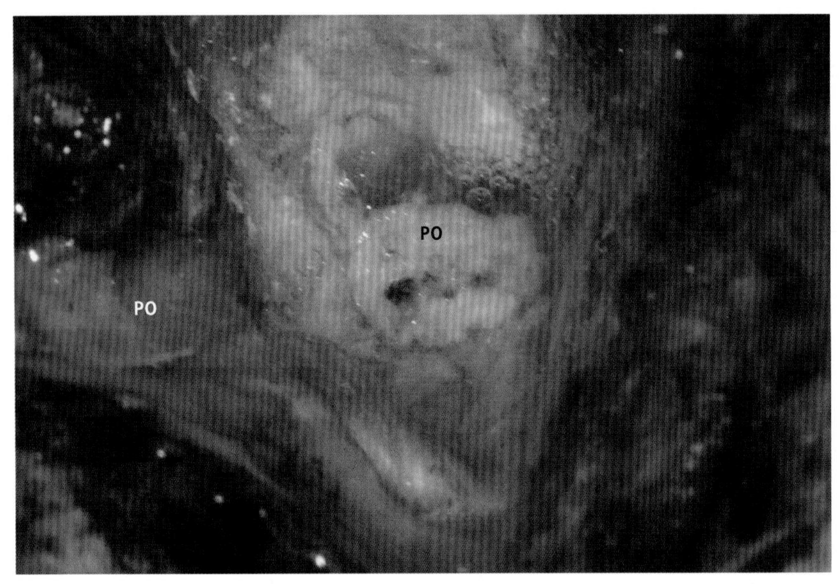

图 14.631　两个吻合口用骨膜固定保护，将纤维蛋白胶涂抹在上面。PO：骨膜

病例 14.27（左耳）

参见图 14.632 ~图 14.649。

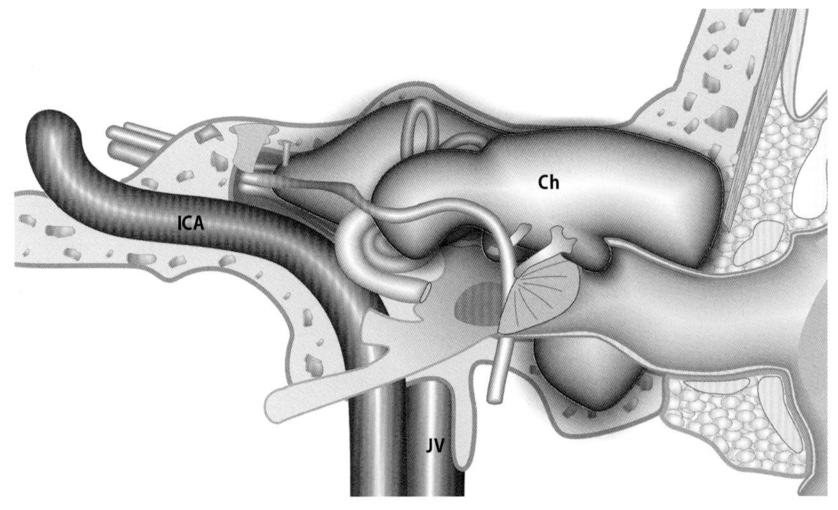

图 14.632　起源于鼓膜松弛部的巨大继发性岩骨胆脂瘤，治疗采用经耳囊入路联合颞下窝 B 型入路，并进行面神经重建。术前面神经功能为 H-B 分级 Ⅵ级。Ch：胆脂瘤；ICA：颈内动脉；JV：颈静脉

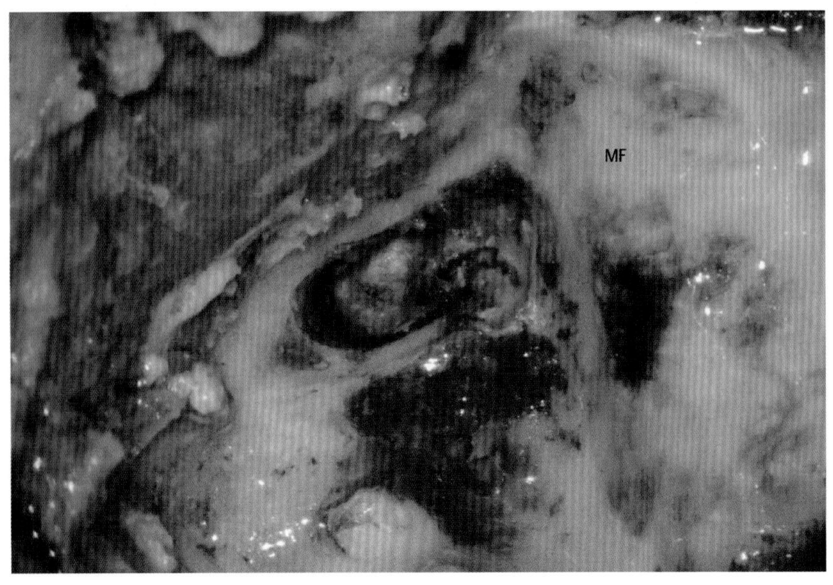

图 14.633　外耳道后壁已部分切除，前壁已标定。在松驰部有一个小的受侵区。已清理侵犯整个乳突的胆脂瘤。鼓膜紧张部形态良好。颅中窝硬脑膜和乙状窦已轮廓化，但此时未暴露。MF：颅中窝

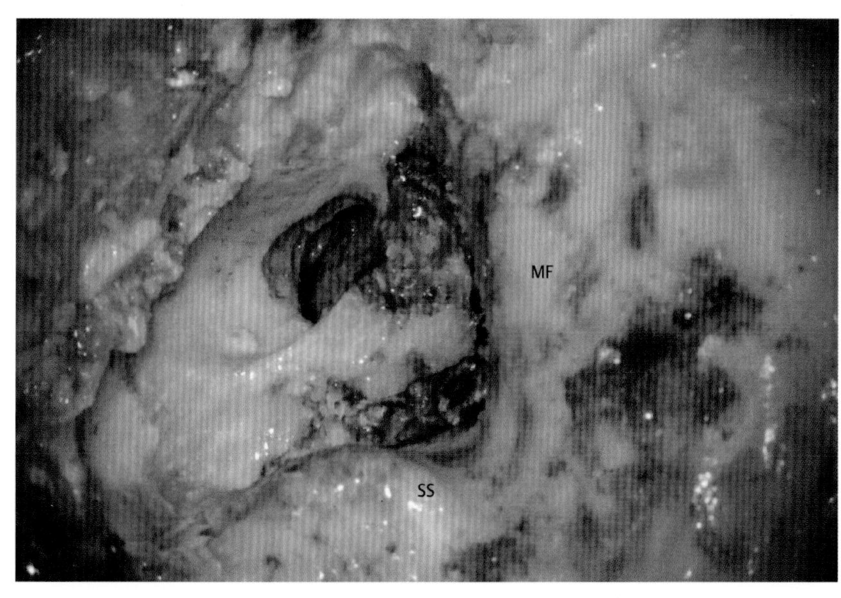

图 14.634 所示为进入中耳的入路。注意充分显露颅中窝外侧和乙状窦后方的后颅窝硬脑膜。MF：颅中窝；SS：乙状窦

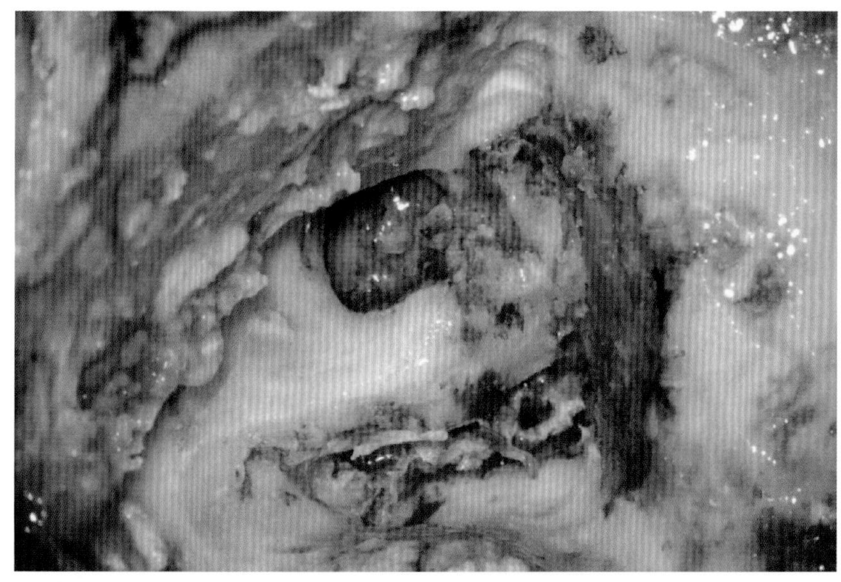

图 14.635 颅中窝硬脑膜已显露，用双极电凝凝固收缩硬脑膜以留出足够的手术空间。胆脂瘤广泛侵及半规管及面神经内侧的气房

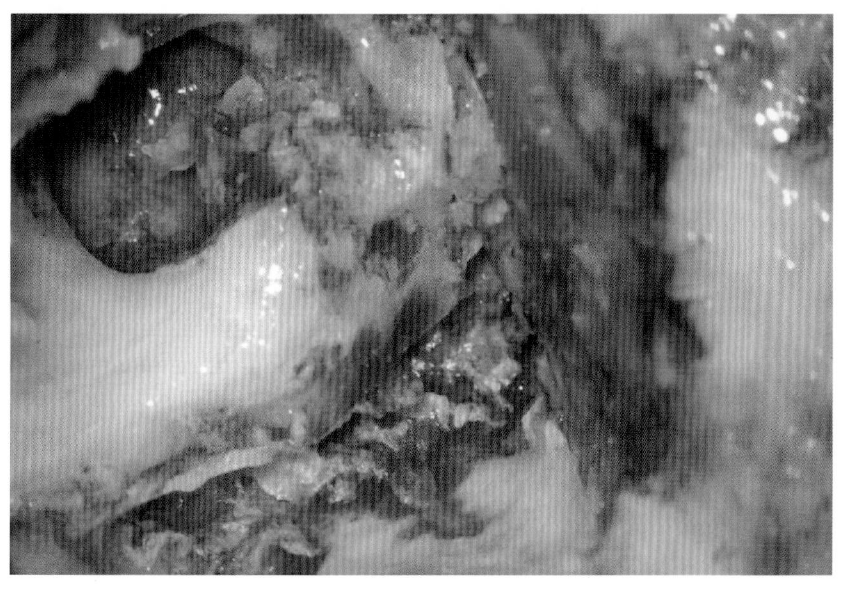

图 14.636 放大图。胆脂瘤几乎未侵犯中鼓室。半规管无开口，因为它们已完全骨化。在某些岩骨胆脂瘤病例中，胆脂瘤基质侵犯的严重程度与耳镜检查并无相关性，这对术前评估病变范围造成困难

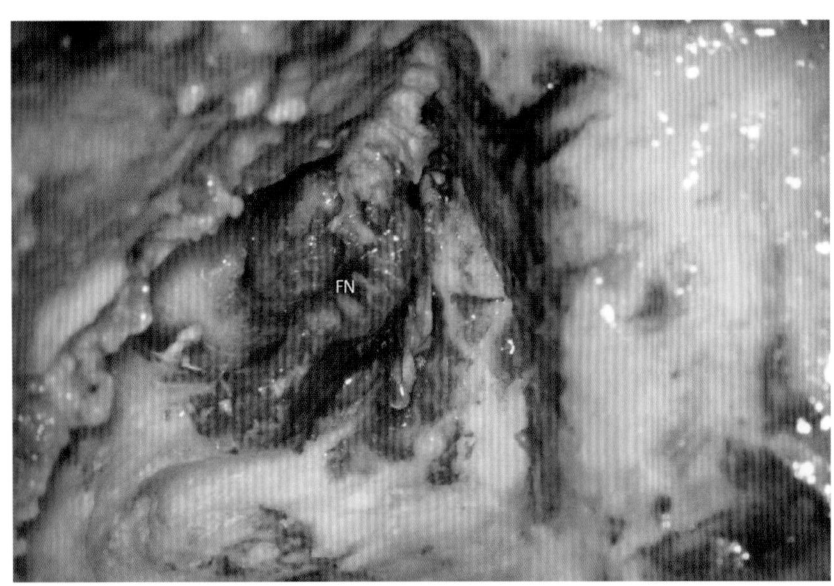

图 14.637　已完成迷路切除，显露面神经，并为后期面神经改道做好准备。FN：面神经

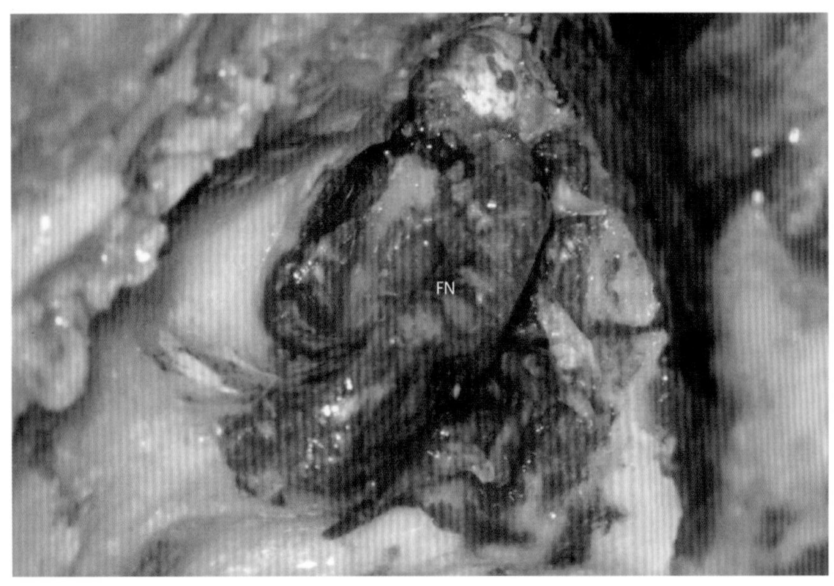

图 14.638　胆脂瘤位于面神经内侧。已开始磨除中鼓室内侧壁。FN：面神经

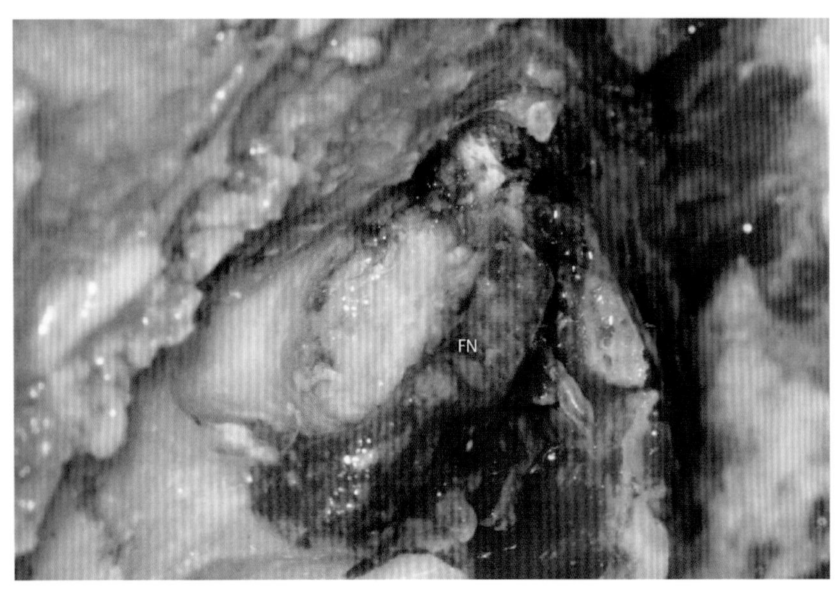

图 14.639　磨钻继续向内侧推进，耳蜗由于骨化未显示其内的间隙。FN：面神经

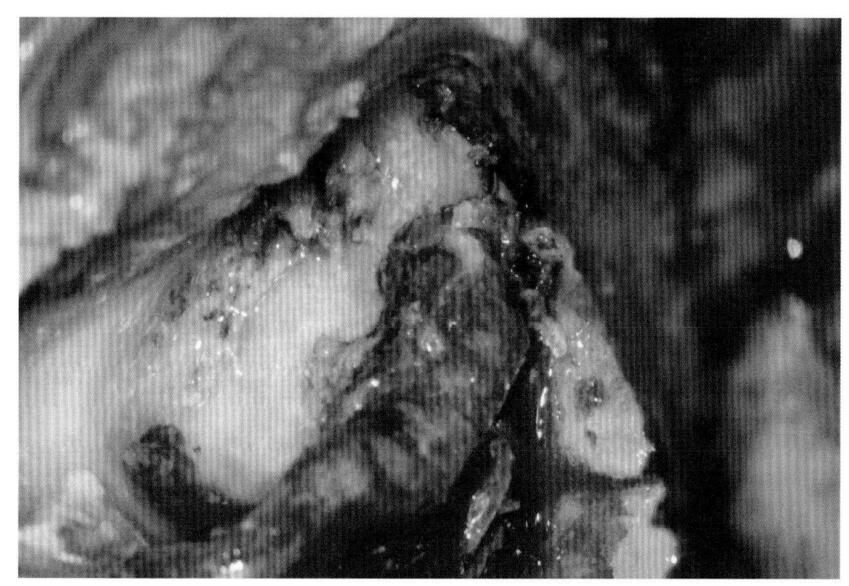

图 14.640　磨除膝状神经节周围骨质

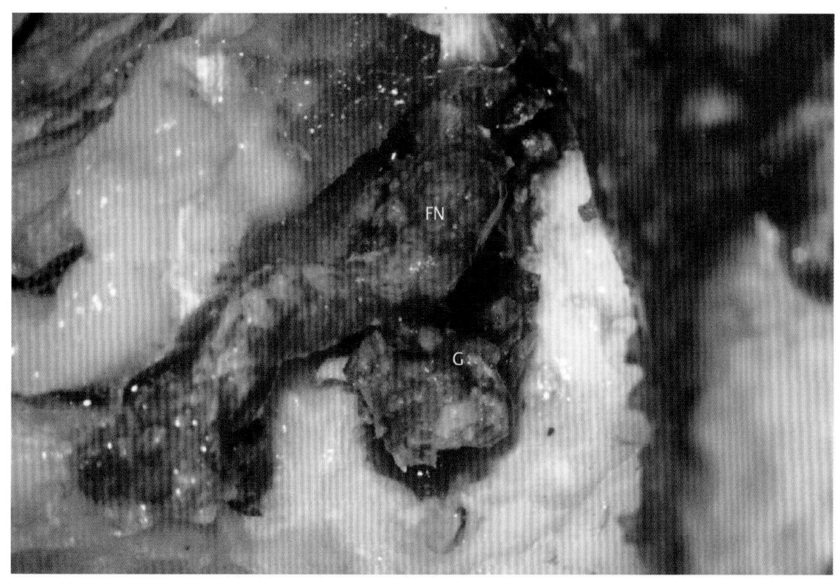

图 14.641　从后方打开内听道，可见肉芽组织混合胆脂瘤基质侵蚀内听道。FN：面神经；G：肉芽组织

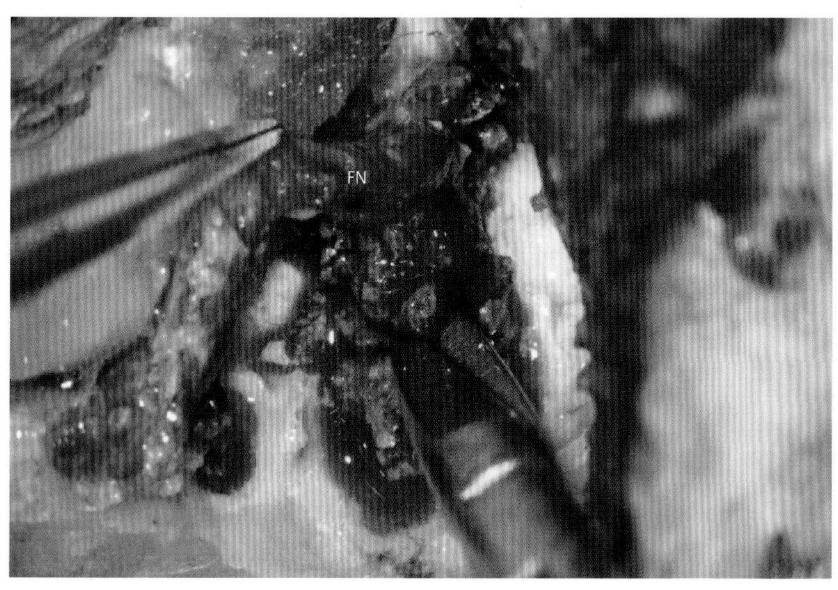

图 14.642　用剪刀去除肉芽组织。FN：面神经

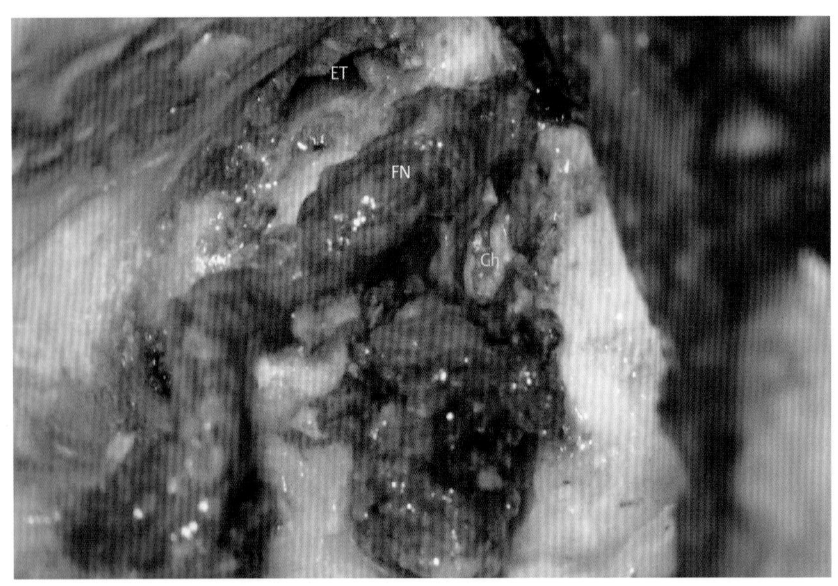

图 14.643　继续向内清理。Ch：胆脂瘤；ET：咽鼓管；FN：面神经

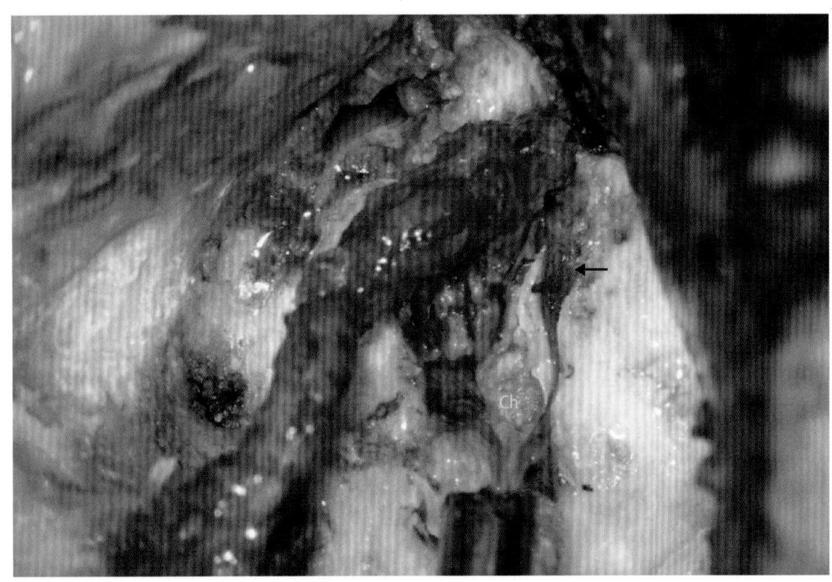

图 14.644　可见胆脂瘤侵犯内听道，覆盖面神经（箭头）。Ch：胆脂瘤

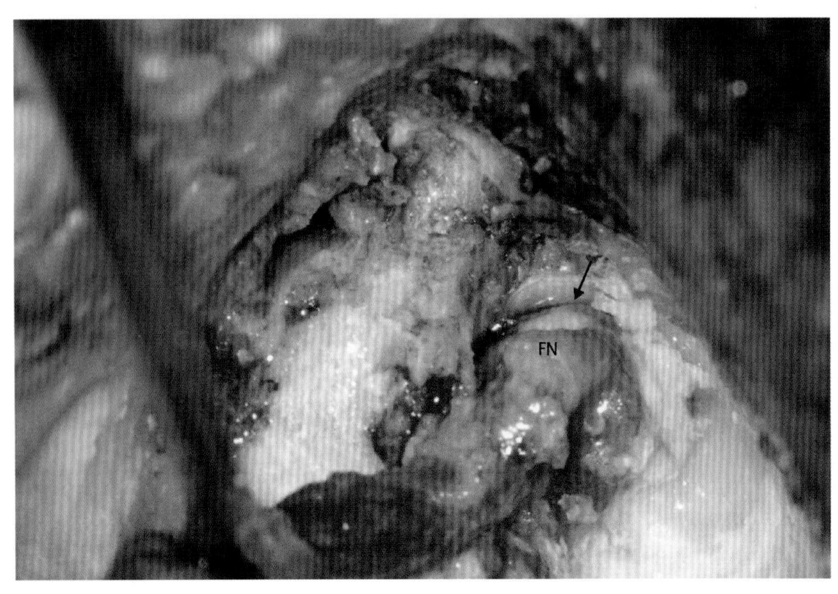

图 14.645　切断岩浅大神经后，将面神经向后移位。术中显露的胆脂瘤位于内听道的前方（箭头）。FN：面神经

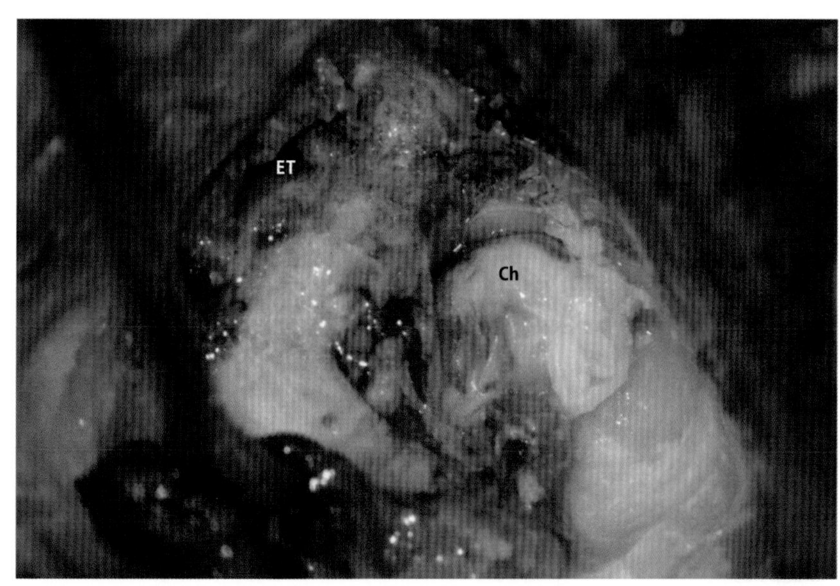

图 14.646 胆脂瘤在内听道前方形成一个巨大占位。此时面神经已经向后移位。Ch：胆脂瘤；ET：咽鼓管

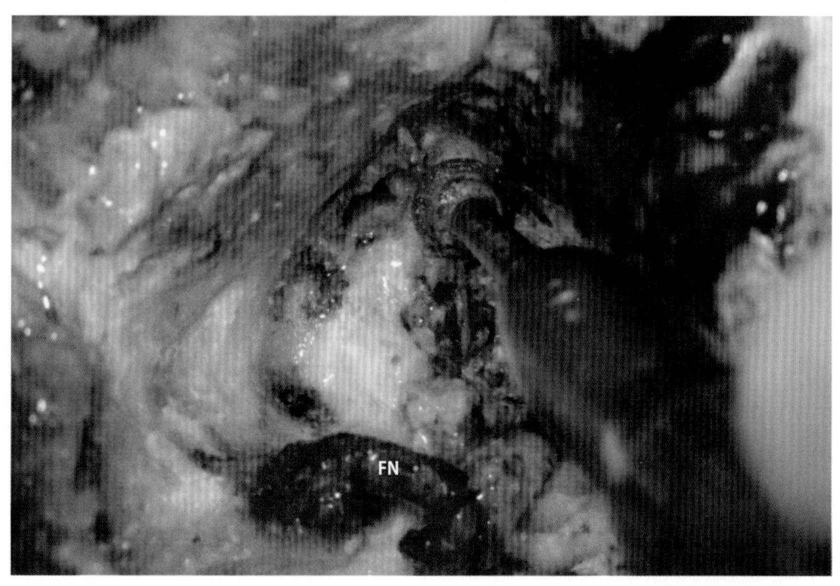

图 14.647 磨除膝状神经节下方的骨质以扩大接近内听道前方的胆脂瘤的入路。FN：面神经

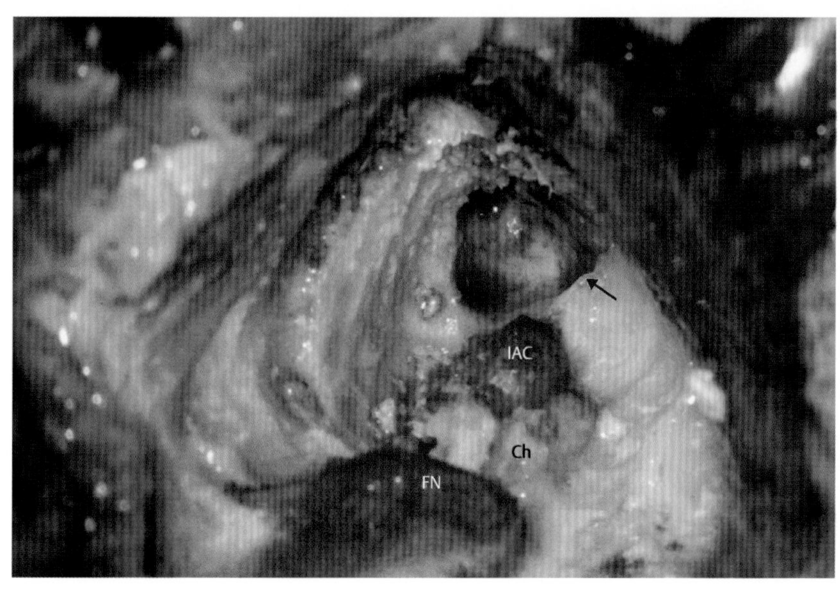

图 14.648 切断面神经，将胆脂瘤及内听道前方的受侵蚀骨质一并去除(箭头)，可见内听道后下方仍有胆脂瘤。Ch：胆脂瘤；FN：面神经；IAC：内听道

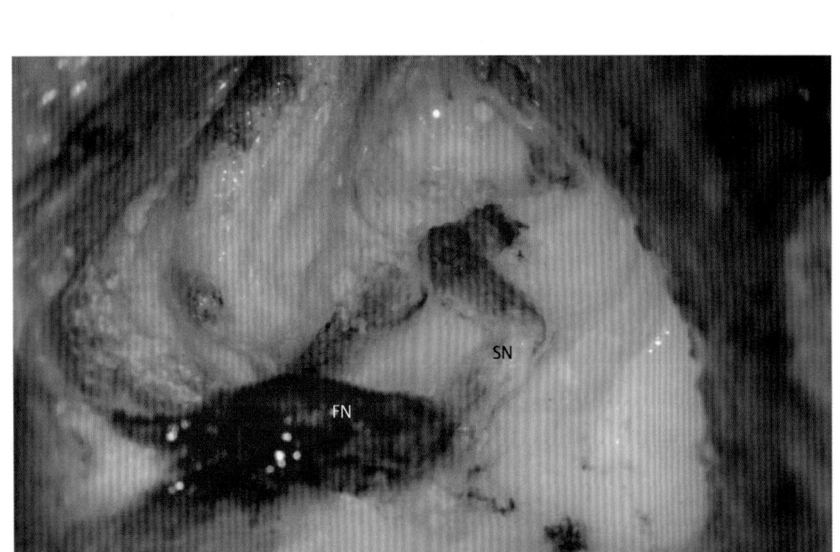

图 14.649　胆脂瘤完全切除后，用腓肠神经重建面神经。术后左侧面神经功能恢复至 H-B 分级Ⅲ级。FN：面神经；SN：移植的腓肠神经

病例 14.28（左耳）

参见图 14.650 ~ 图 14.671。

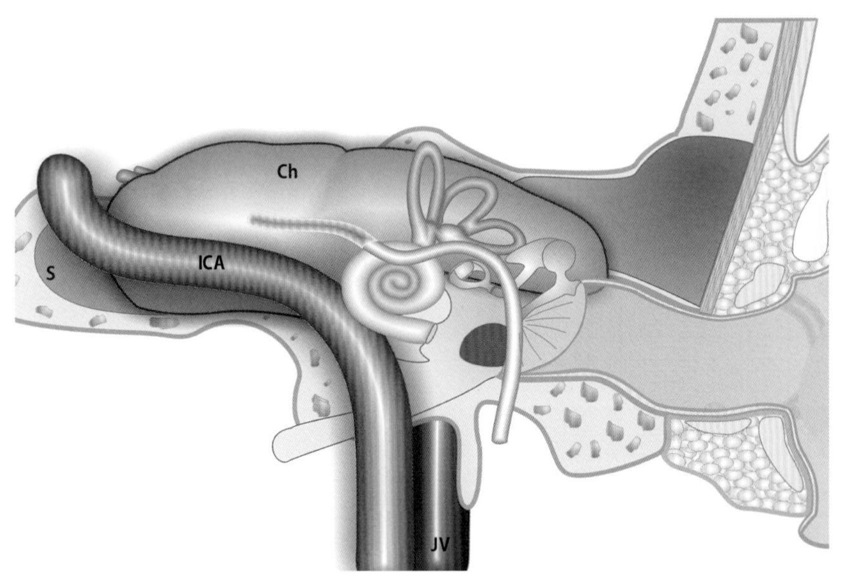

图 14.650　巨大的岩骨胆脂瘤侵及颅内及蝶骨。这位 60 岁的患者 10 年前在外院做了鼓室成形术。虽然没有出现耳漏，但术后 5 年患者出现面神经麻痹和听力障碍。查体见左耳耳聋、左侧完全性面神经麻痹和代偿良好的左声带麻痹。耳镜检查显示松弛部胆脂瘤复发。Ch：胆脂瘤；ICA：颈内动脉；JV：颈静脉球；S：蝶窦

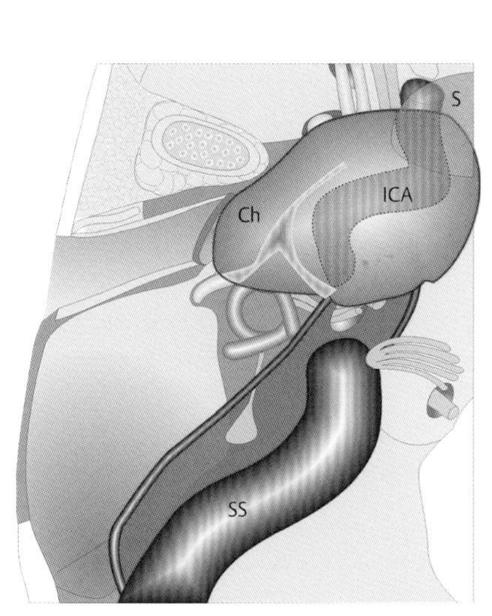

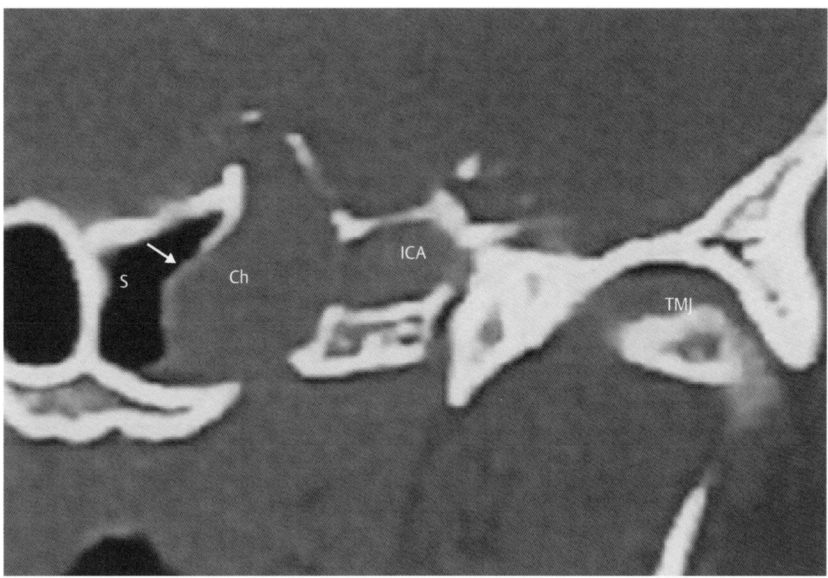

图 14.651 冠状位 CT 显示胆脂瘤向颈内动脉水平段延伸至左侧蝶窦（箭头）。ICA：颈内动脉；Ch：胆脂瘤；S：蝶窦；SS：乙状窦；TMJ：颞下颌关节

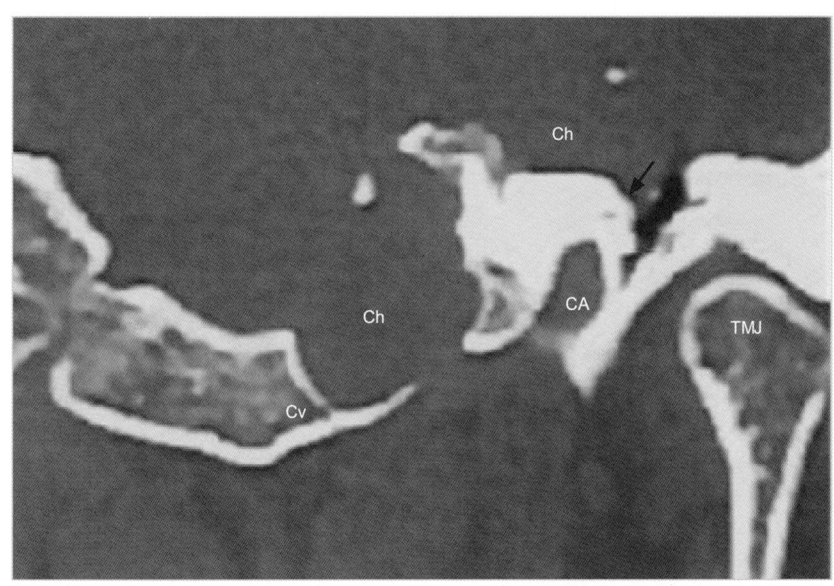

图 14.652 颈动脉垂直段水平的后侧更多层面 CT 片显示，前鼓室侧面有胆脂瘤（红色箭头），向下向内侵及斜坡。CA：颈动脉；Ch：胆脂瘤；Cv：斜坡；TMJ：颞领关节

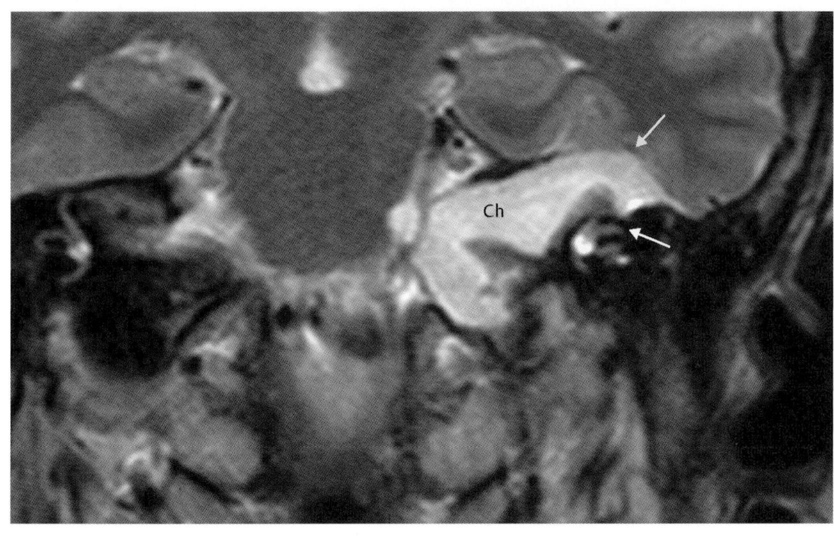

图 14.653 MRI（冠状位）显示，岩骨胆脂瘤从迷路上间隙（白色箭头）向上延伸至颞叶（黄色箭头）。Ch：胆脂瘤

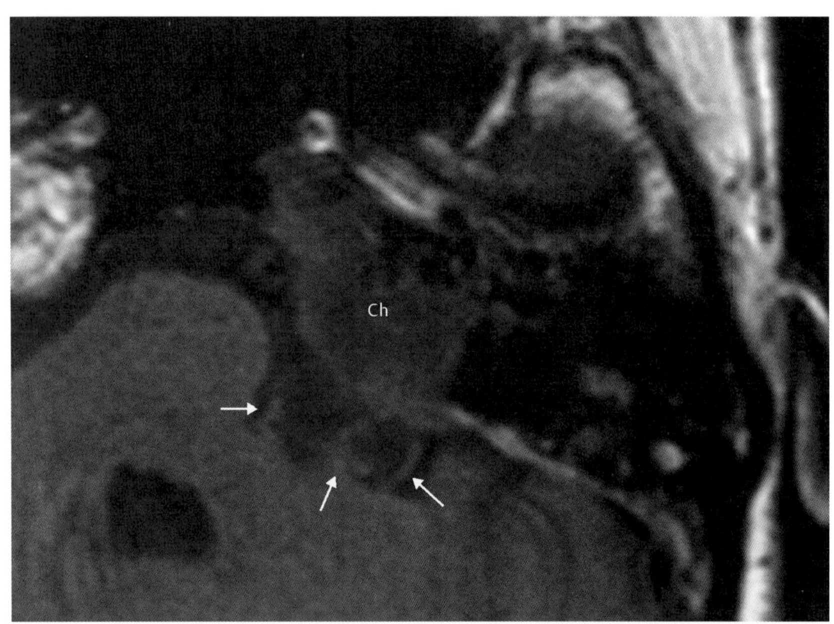

图 14.654 MRI 显示胆脂瘤从岩尖突出压迫脑干（箭头）。Ch：胆脂瘤

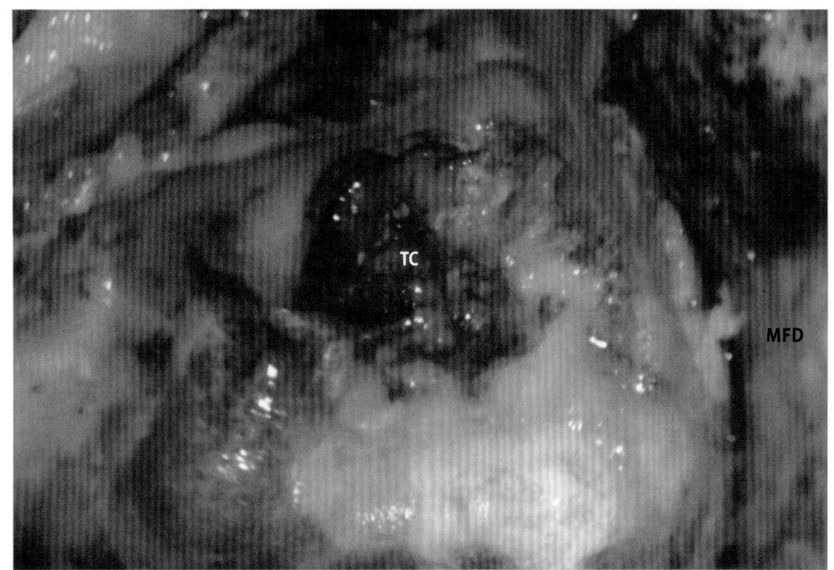

图 14.655 患者有长时间的左耳听力下降和面神经麻痹病史。影像学检查显示胆脂瘤广泛累及整个颞骨并向桥小脑角延伸。因此，本例患者手术方式选择磨除内耳结构并切断面神经，不需要重建面神经。已行开放式鼓室成形术，并显露了颅中窝硬脑膜。MFD：颅中窝硬脑膜；TC：鼓室

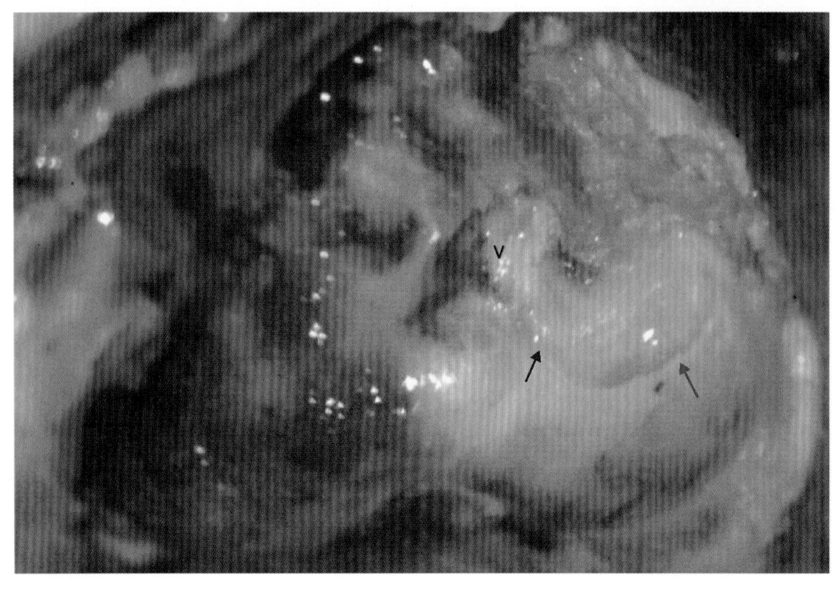

图 14.656 切除萎缩的面神经，磨除外半规管和后半规管。将耳道后壁外侧磨低，开放前庭，并开放上鼓室。在内侧壁（黑色箭头）连接上半规管（蓝色箭头）和后半规管并指向前庭的总脚清晰可见。V：前庭

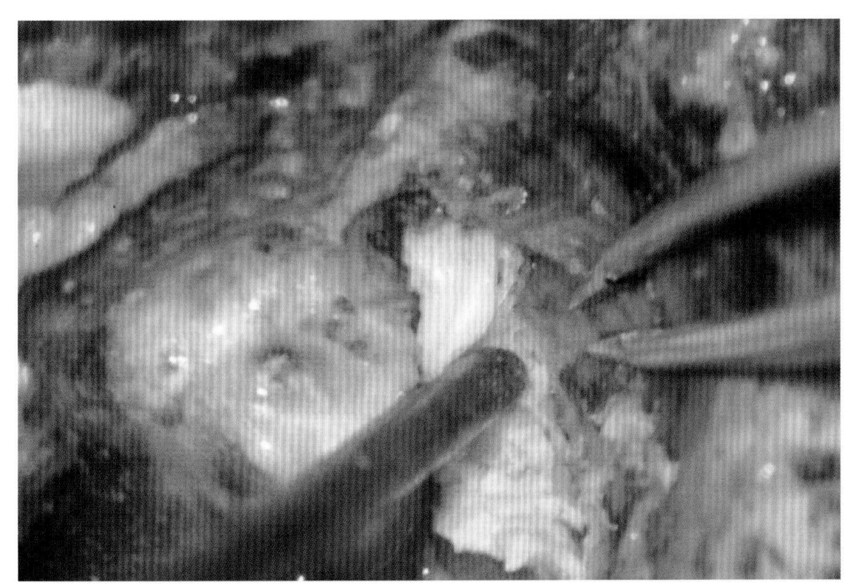

图 14.657 一层菲薄的基质胆脂瘤广泛覆盖颅中窝硬脑膜。用双极电凝凝固硬脑膜，以减少在硬脑膜上残留上皮的可能性，并通过收缩硬脑膜为手术留足空间

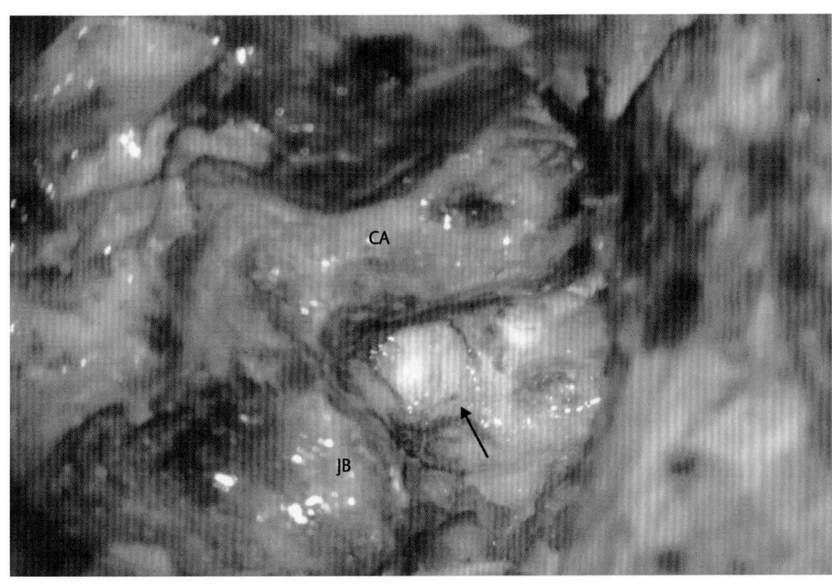

图 14.658 磨除鼓室内侧壁（包括耳蜗），将颈内动脉和颈静脉球轮廓化。颈动脉内侧可见胆脂瘤占据岩尖（箭头）。CA：颈内动脉；JB：颈静脉球

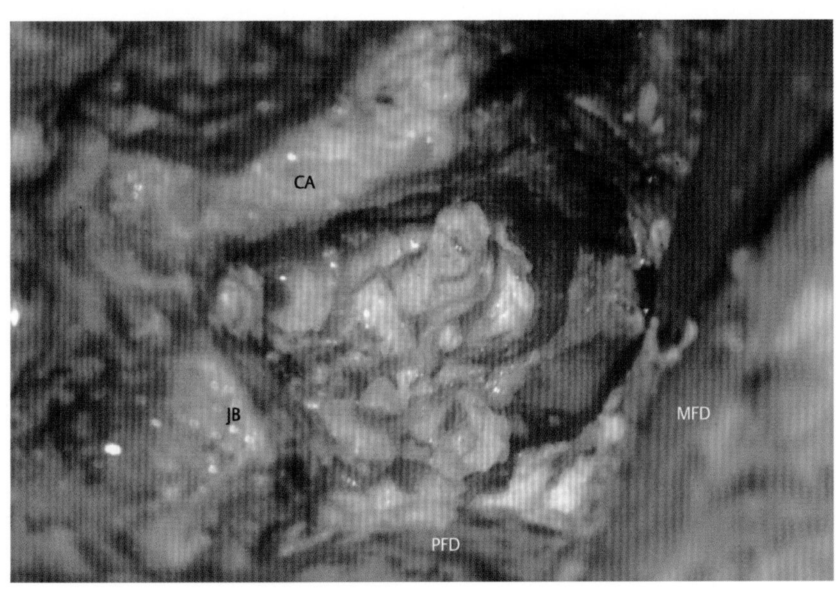

图 14.659 进一步向内钻磨，显露岩尖的巨大胆脂瘤。CA：颈内动脉；JB：颈静脉球；MFD：颅中窝硬脑膜；PFD：颅后窝

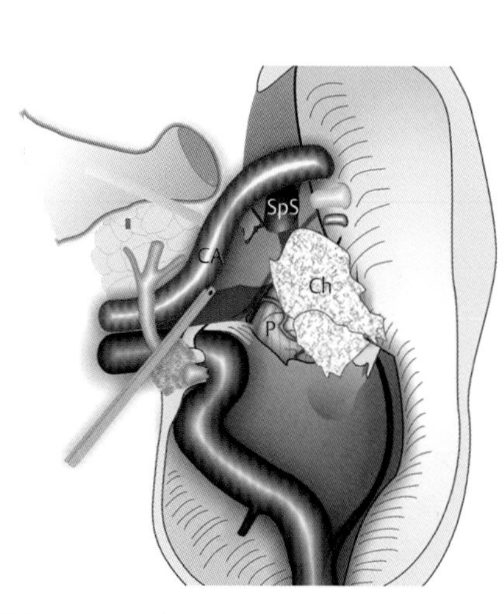

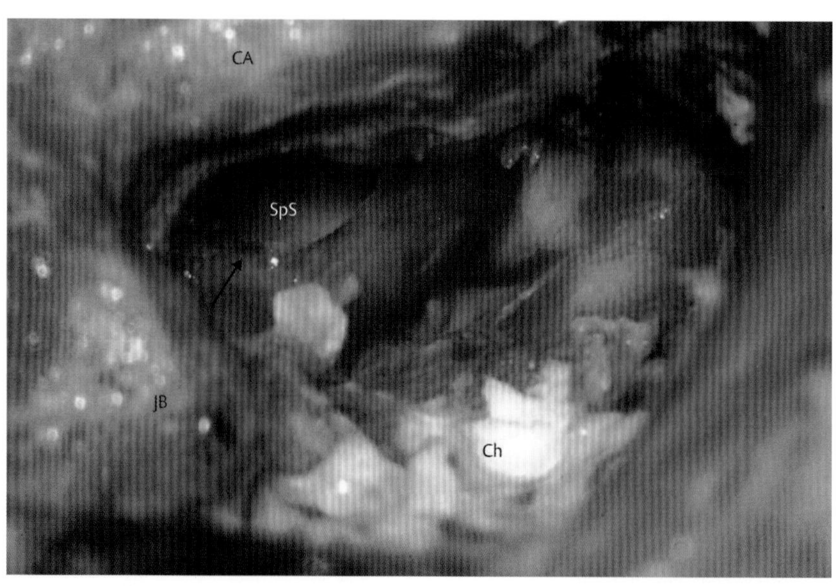

图 14.660 在岩斜区向颈动脉内侧可见开放的蝶窦（箭头）。保留蝶骨内的黏膜并向内侧推进，同时用一块肌肉填塞窦腔。CA：颈内动脉；Ch：胆脂瘤；JB：颈静脉球；SpS：蝶窦；P：脑桥

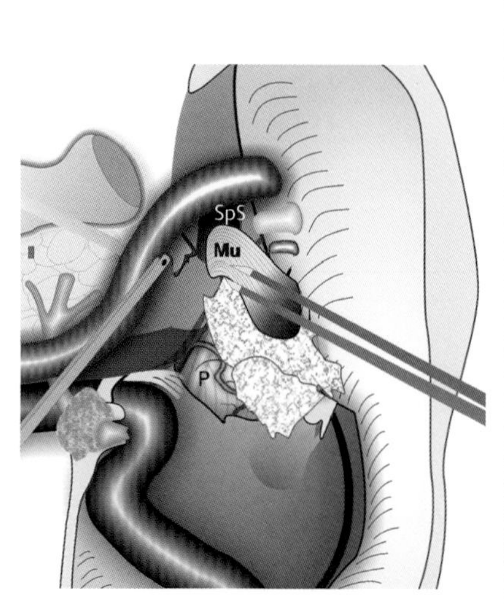

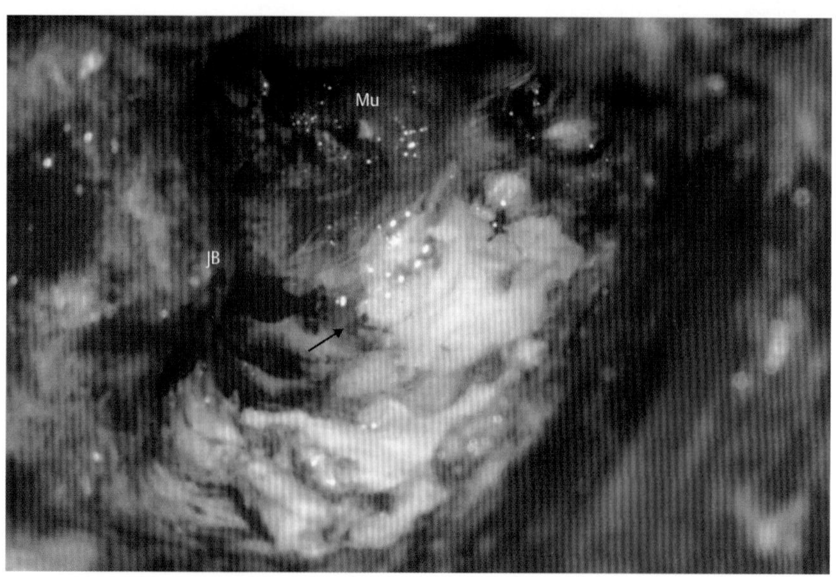

图 14.661 如图可见一块肌肉填塞蝶窦开口。内听道（箭头）区域仍然覆盖有厚厚的胆脂瘤上皮。JB：颈静脉球；Mu：蝶窦内的肌肉；SpS：蝶窦；P：脑桥

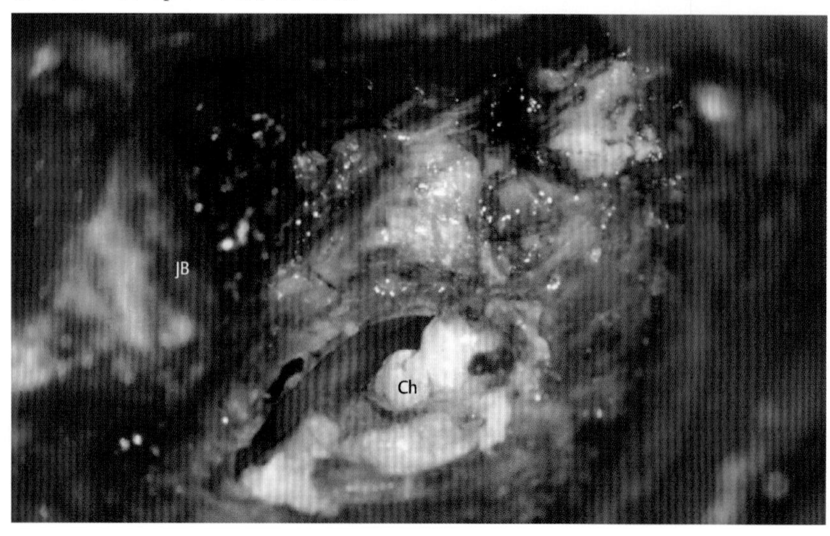

图 14.662 去除覆盖颅后窝硬脑膜的胆脂瘤上皮，显露内听道区域的另一个开口。从这个开口可以看到胆脂瘤向桥小脑角延伸。Ch：胆脂瘤；JB：颈静脉球

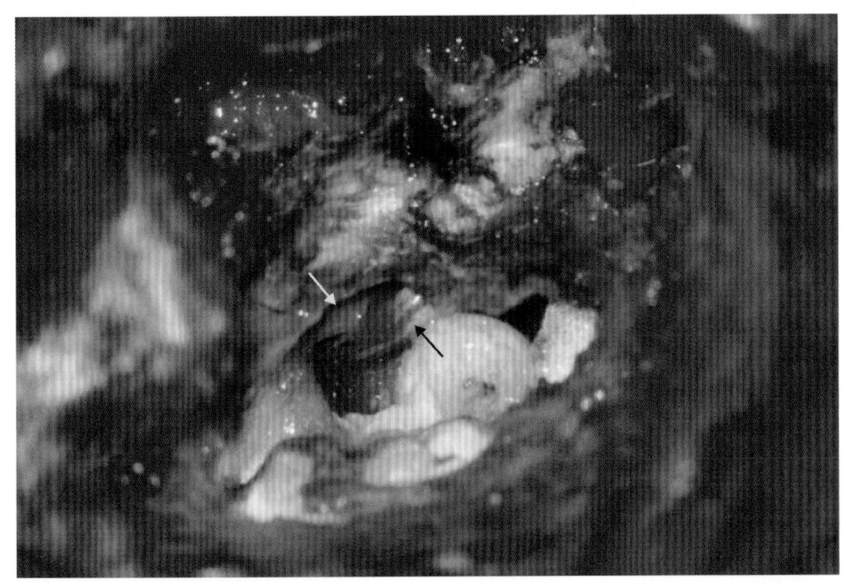

图 14.663 扩大硬脑膜开口，以更好地显露和处理桥小脑角。第六脑神经（外展神经；黑色箭头）从延髓脑桥角斜行至上斜坡。此神经与小脑前上动脉（AICA；黄色箭头）关系密切。颅内空间的手术处理不同于中耳手术，需要不同的技巧和解剖学知识。为了处理颅内病变，外科医生应该做好充分的准备

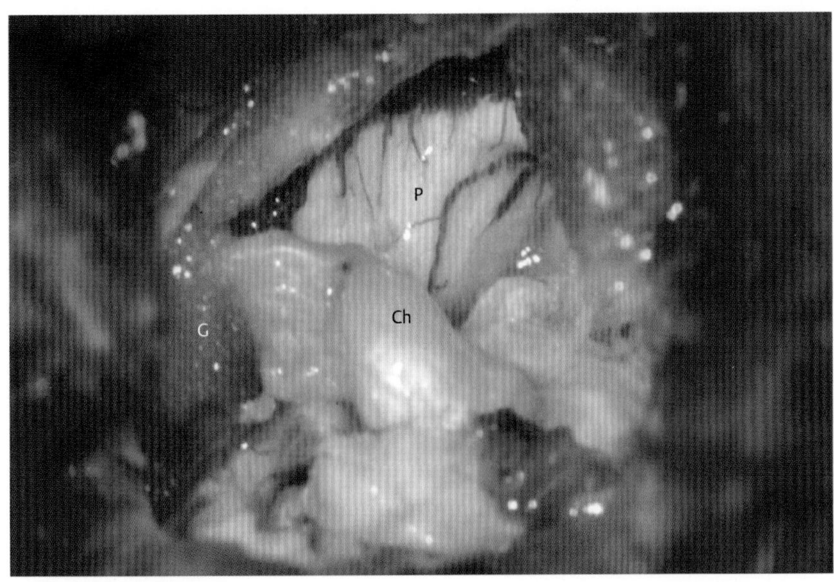

图 14.664 所示为贴近脑桥的胆脂瘤。Ch：胆脂瘤；G：明胶海绵；P：脑桥

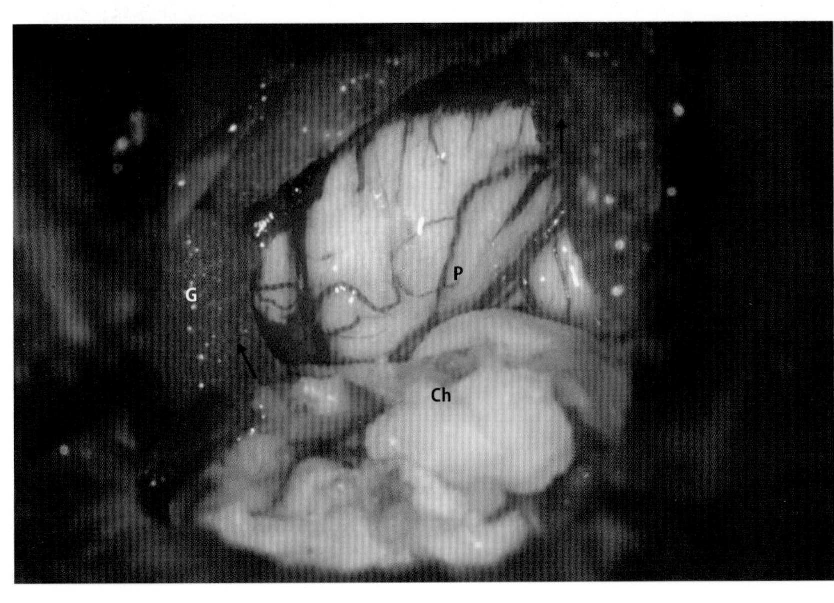

图 14.665 去除胆脂瘤，从桥脑仔细剥离出胆脂瘤基质。在桥小脑角处应小心操作，不要破坏和凝固主要血管，尤其是小脑前上动脉和桥脑的穿通支，否则会出现致命的并发症。Ch：胆脂瘤；G：明胶海绵；P：脑桥

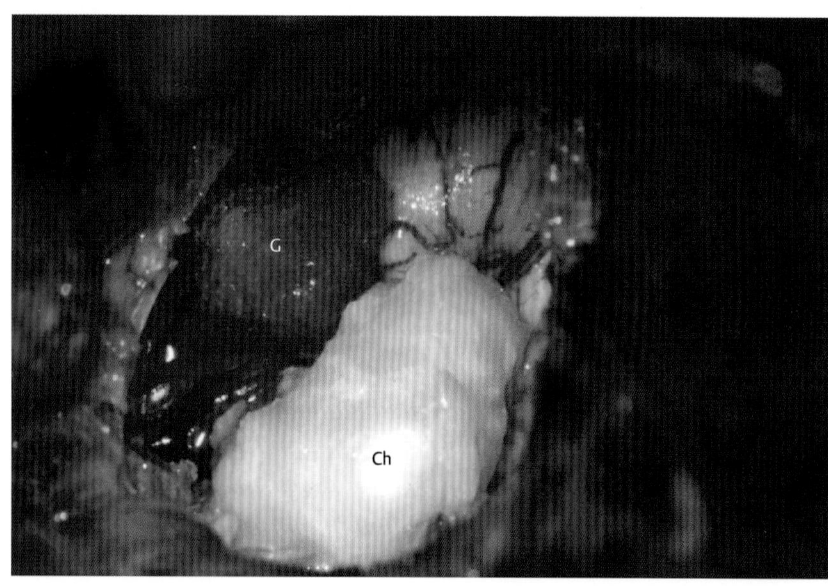

图 14.666　从桥小脑角处进一步解剖去除胆脂瘤，注意不要残留胆脂瘤上皮。Ch：胆脂瘤；G：明胶海绵

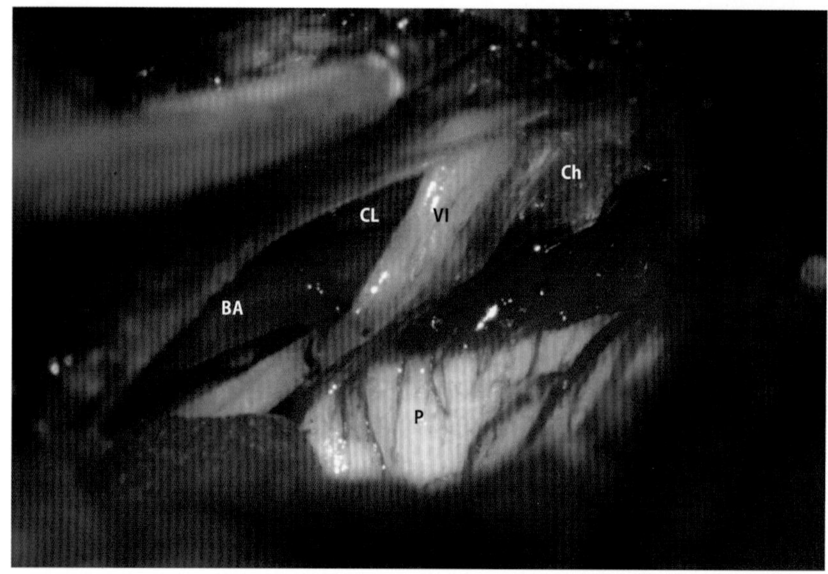

图 14.667　除第六脑神经上内侧的一块胆脂瘤基质，已从桥小脑角处清除大部分胆脂瘤。BA：基底动脉；Ch：胆脂瘤；CL：斜坡；P：脑桥；Ⅵ：外展神经

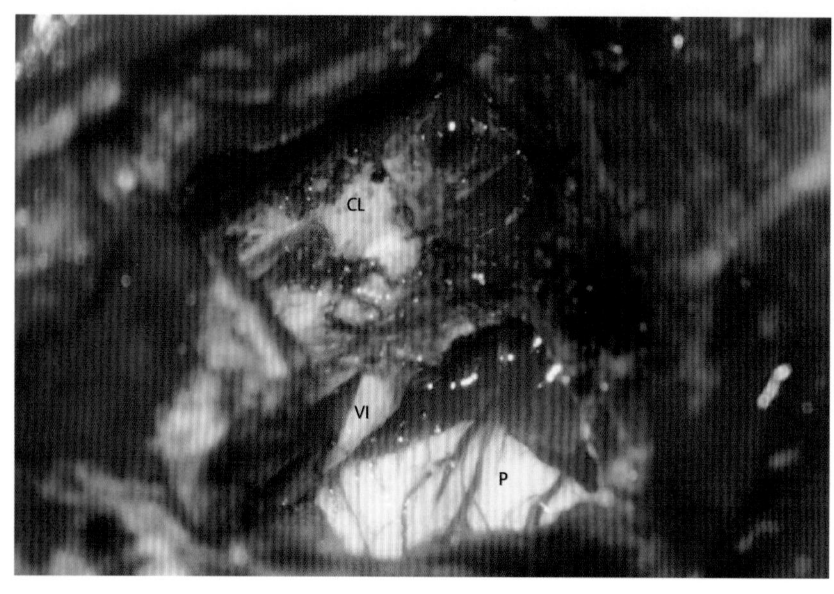

图 14.668　第六脑神经上方残余的胆脂瘤已被清理。CL：斜坡；P：脑桥；Ⅵ：外展神经

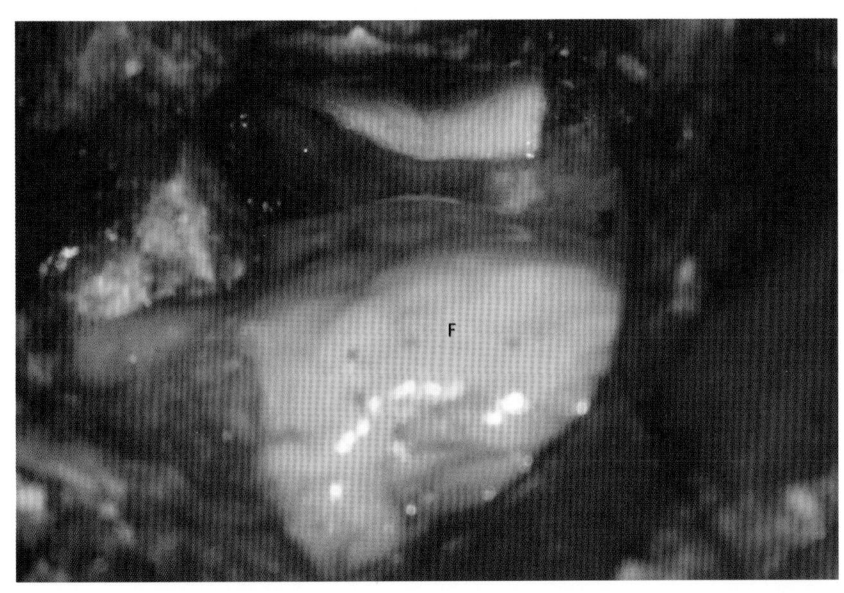

图 14.669 用一小块腹部脂肪封闭硬脑膜的开口。用腹部脂肪进一步封闭术腔。整个术腔都填充了相同的材料。F：腹部脂肪

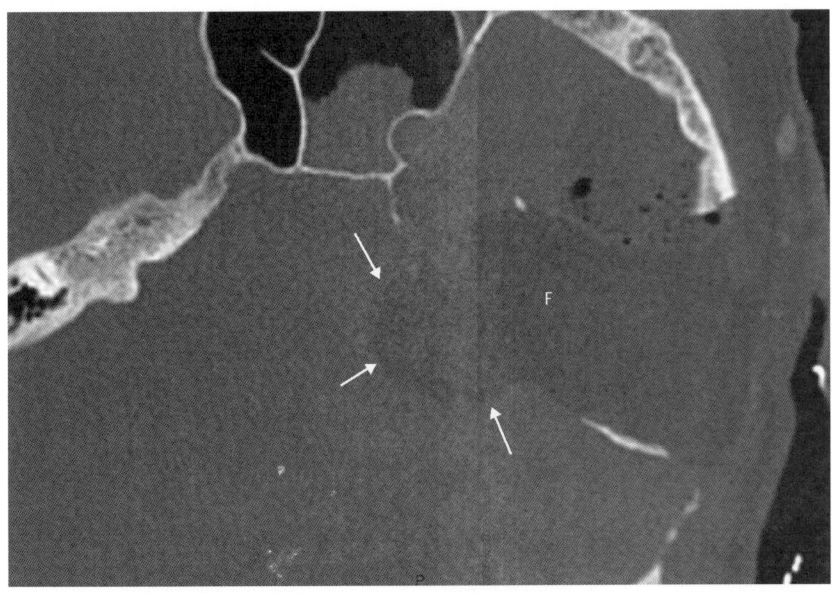

图 14.670 术后即时的 CT 显示颞骨被广泛切除。注意腹部脂肪被推入桥小脑角（箭头），以紧紧地封住硬脑膜的开口，避免脑脊液漏发生。F：腹部脂肪

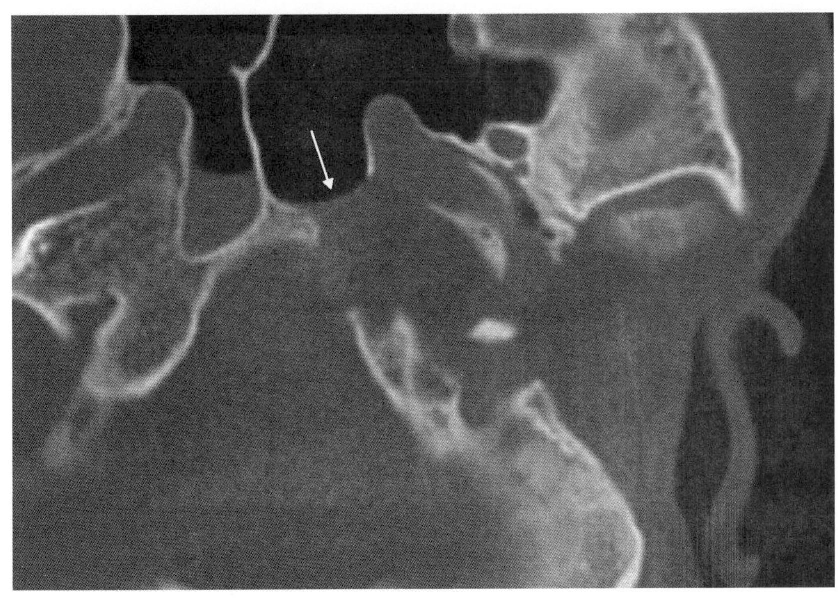

图 14.671 术后 4 年 CT 影像显示岩尖至蝶窦的开口已完全闭合（箭头）

病例 14.29（右耳）

参见图 14.672 ~图 14.698。

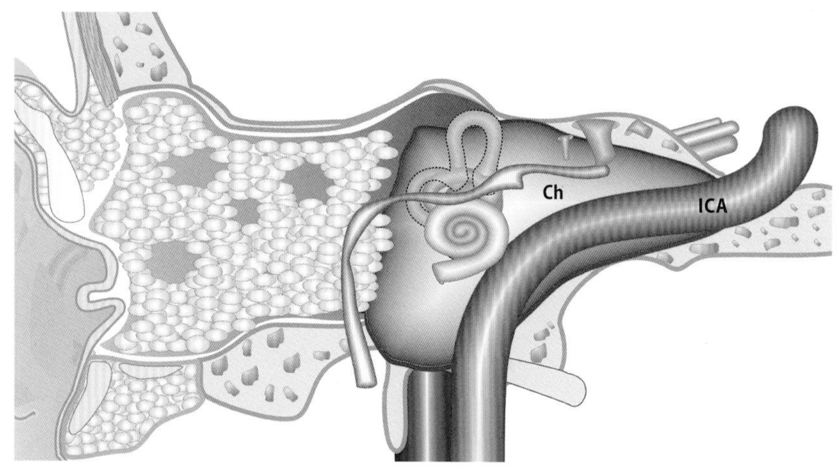

图 14.672　巨大胆脂瘤，已在外院行经迷路入路手术，拟行改良经耳蜗联合颞下窝 B 型入路手术。Ch：胆脂瘤；ICA：颈内动脉

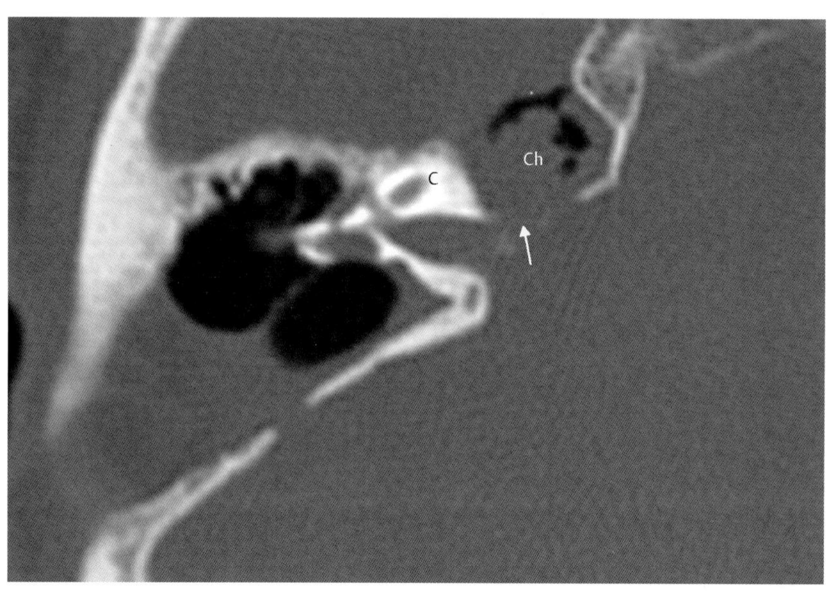

图 14.673　患者在就诊我院前 6 年在外院接受了手术。外耳道已被封闭，术腔填充了腹部脂肪，导致一侧死耳伴面肌无力。轴位 CT 显示面神经迷路段层面胆脂瘤复发，从岩尖部侵蚀内听道（箭头）。C：耳蜗；Ch：胆脂瘤

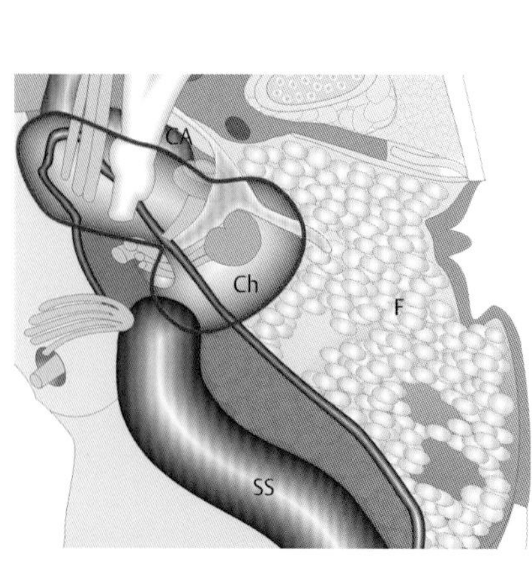

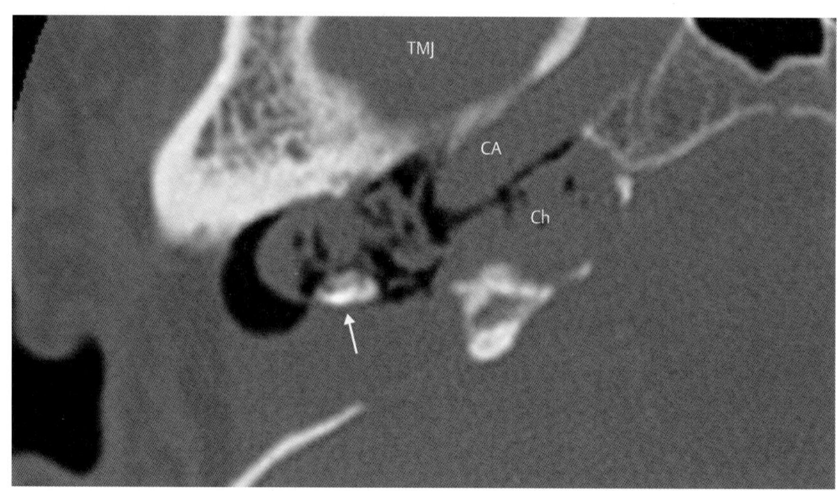

图 14.674　颈内动脉水平段的后表面广泛暴露于术腔，并被胆脂瘤覆盖。轮廓化的面神经（箭头）被胆脂瘤包绕。F：腹部脂肪；CA：颈内动脉；Ch：胆脂瘤；S：蝶骨；SS：乙状窦；TMJ：颞颌关节

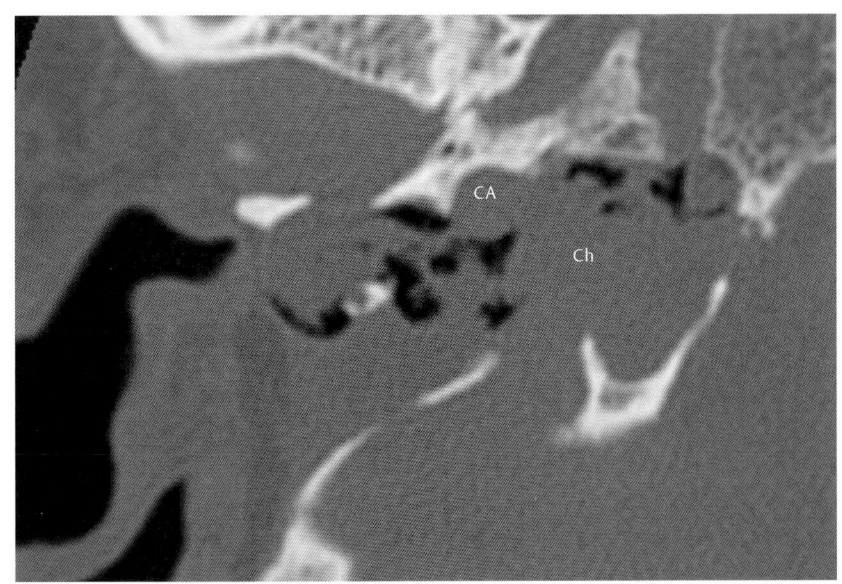

图 14.675 更多低位层面 CT 示胆脂瘤（Ch）完全占据岩尖，可见暴露于胆脂瘤的颈静脉球（JB）和颈动脉垂直段。箭头指示轮廓化的面神经。CA：颈内动脉；Ch：胆脂瘤

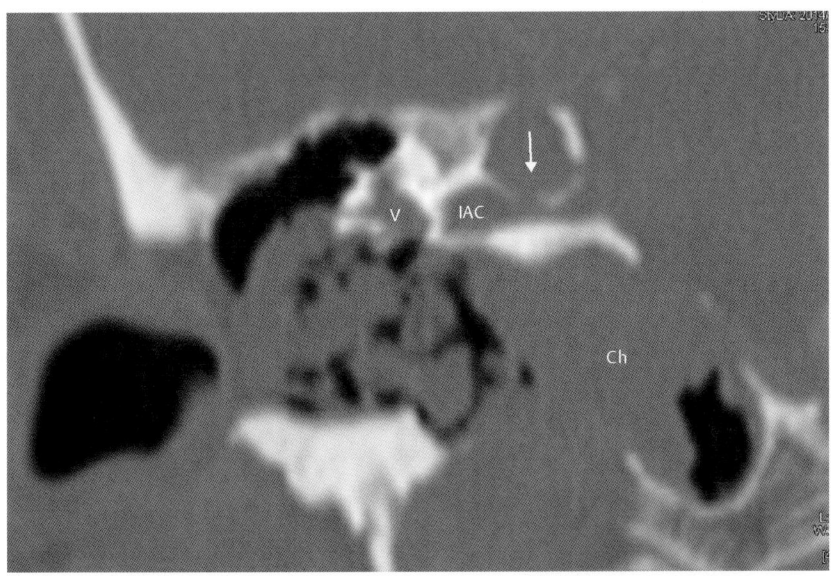

图 14.676 冠状位 CT 显示胆脂瘤（Ch）累及斜坡。内听道也被胆脂瘤侵蚀（箭头），可见位于内听道外侧的少许残留后迷路。注意到覆盖颅中窝的残余骨质限制了进入深部区域的入路。Ch：胆脂瘤；IAC：内听道；V：前庭

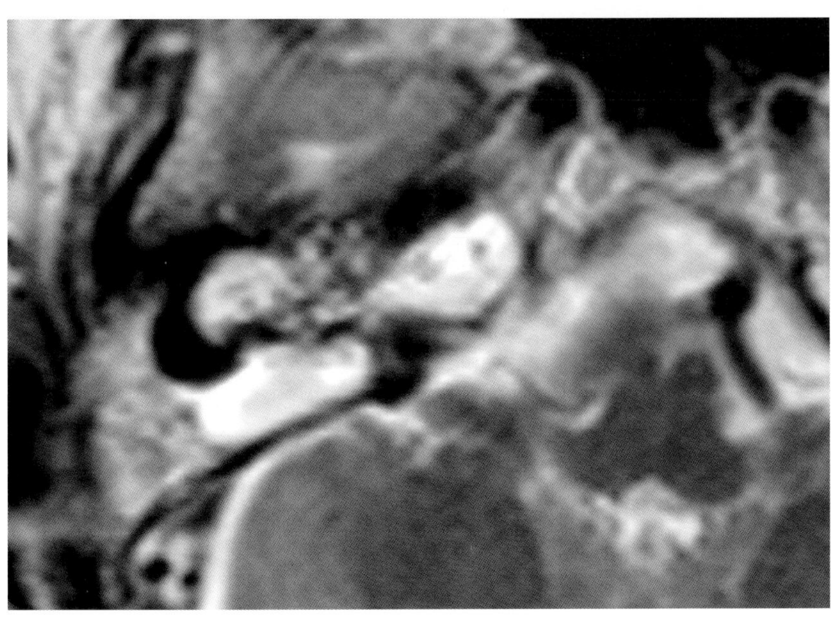

图 14.677 MRIT2 加权像可见如图的高信号，提示充满颞骨岩部广泛的胆脂瘤

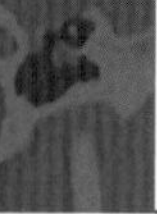

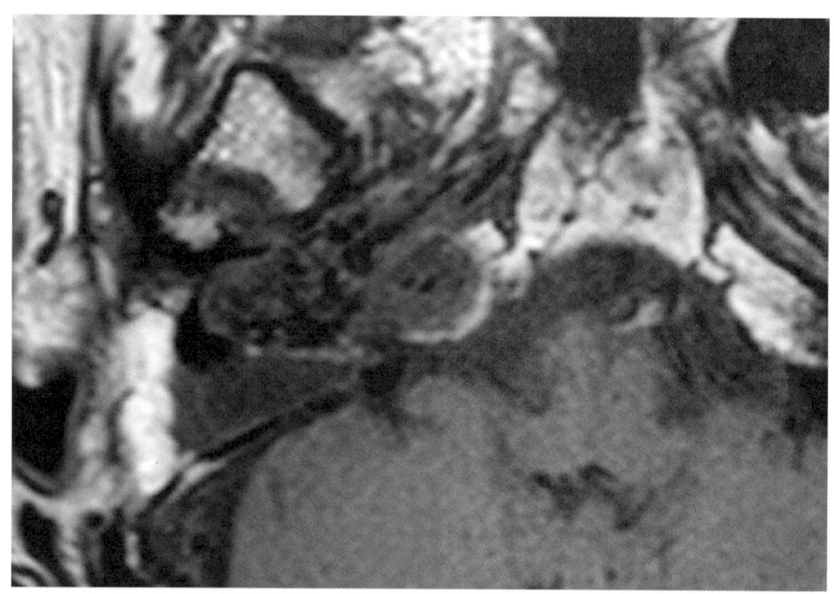

图 14.678　在 MRIT1 加权像可见该区域呈低信号影。因此无法辨认出颞骨内部的逐个结构

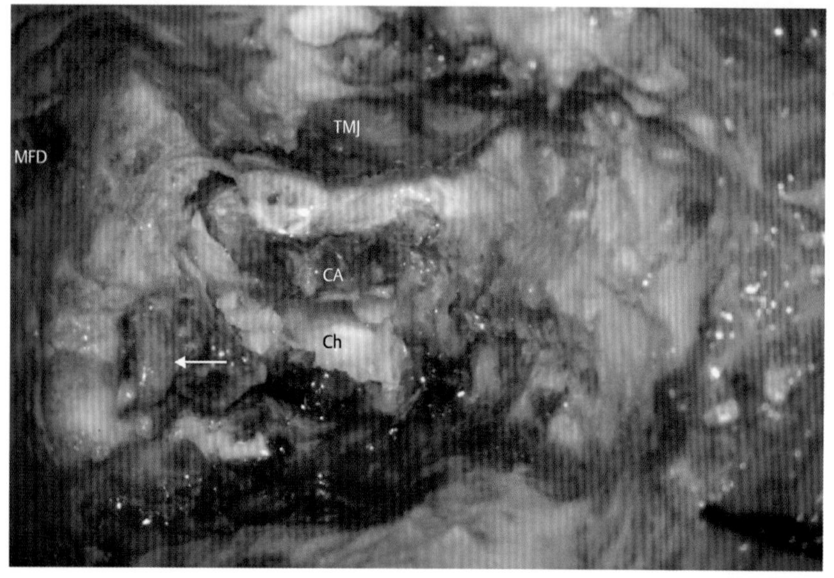

图 14.679　由于面神经长期失去功能，胆脂瘤向深部区域侵犯（Ch），并且覆盖了整个面神经骨壁的表面，因此决定牺牲面神经。箭头指示面神经的近端残端。为了处理巨大术腔和颈动脉，先暴露硬脑膜和颞颌关节。显露的颈内动脉如图所见。CA：颈内动脉；Ch：胆脂瘤；MFD：颅中窝；TMJ：颞颌关节

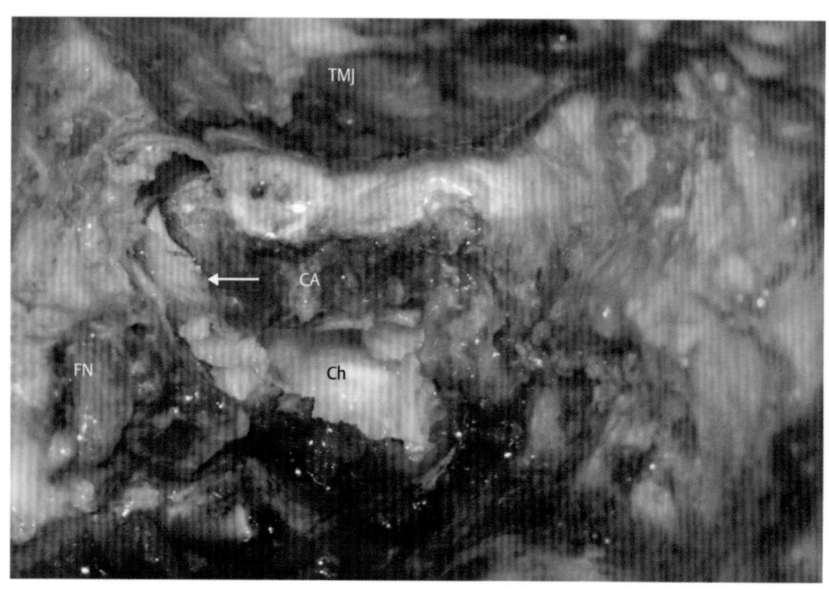

图 14.680　抵近观察。胆脂瘤向内部侵犯，颈内动脉被胆脂瘤基质覆盖（箭头）。CA：颈内动脉垂直端；Ch：胆脂瘤；FN：面神经近端残端；TMJ：颞颌关节

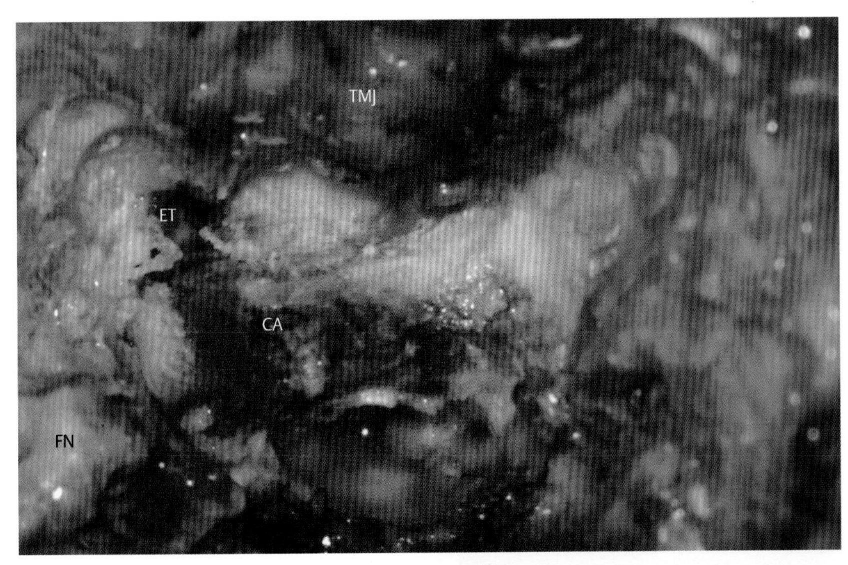

图 14.681 为了更好地处理斜坡，应将颈内动脉移位。应从去除颈内动脉后方、下方和前方的骨质开始将其显露。CA：颈内动脉；ET：咽鼓管；FN：面神经；TMJ：颞颌关节

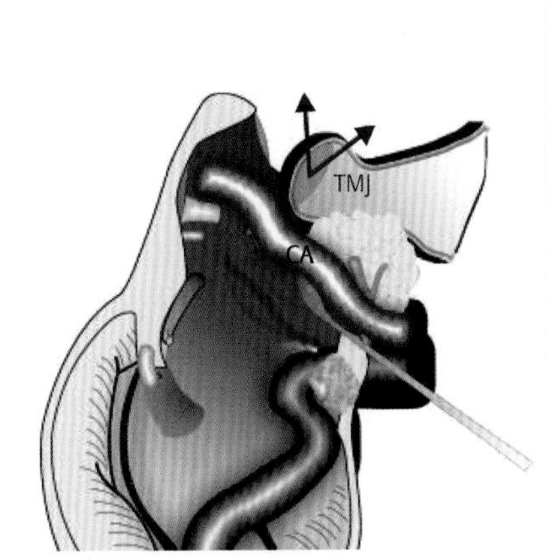

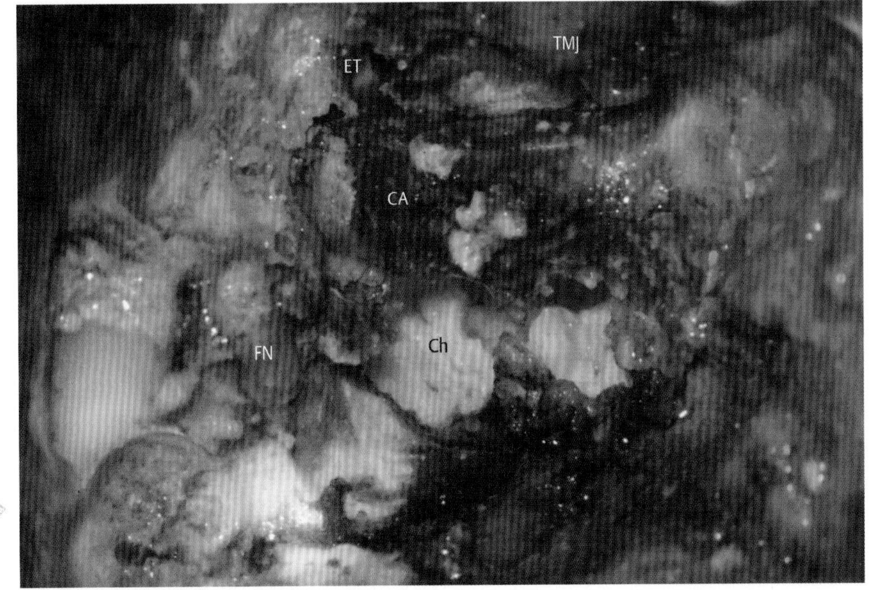

图 14.682 为了处理颈内动脉的前表面，用自持式牵开器向前下推颞颌关节。CA：颈内动脉；Ch：胆脂瘤；ET：咽鼓管；FN：面神经；TMJ：颞颌关节

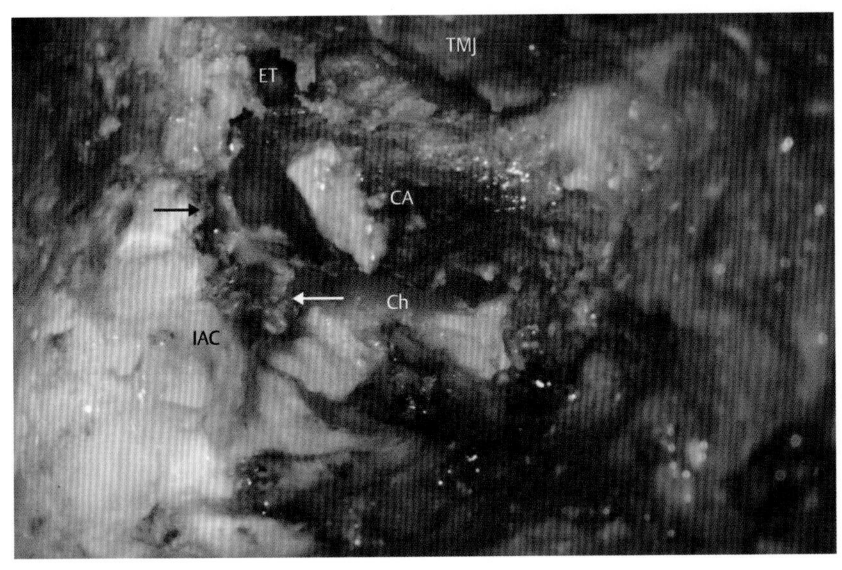

图 14.683 耳蜗残端位于颈内动脉后方，磨钻磨除耳蜗残端后显露内听道的外侧端。在内听道底部用双极电凝凝固内听道内的神经（白色箭头）。注意胆脂瘤基质覆盖了颈内动脉水平段的后上表面（黑色箭头）。CA：颈内动脉；Ch：胆脂瘤；ET：咽鼓管；IAC：内听道；TMJ：颞颌关节

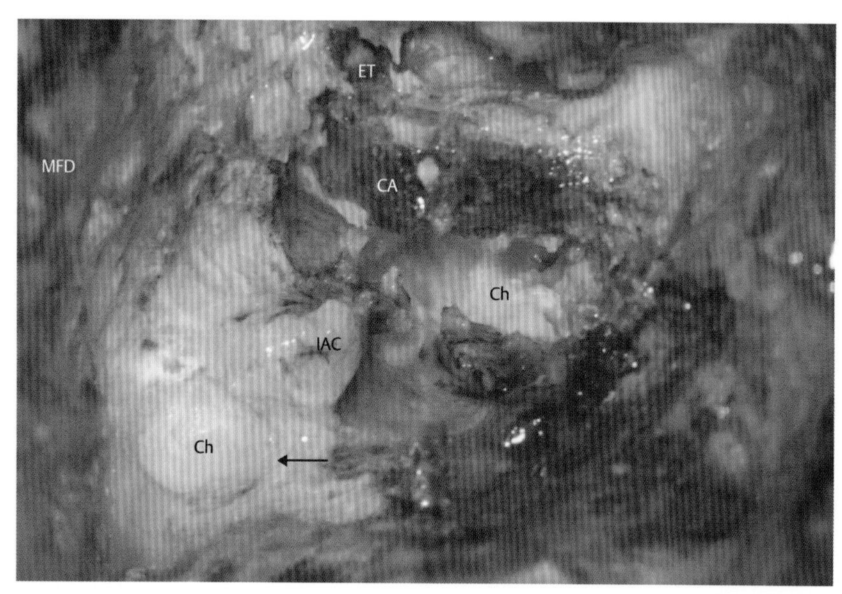

图 14.684　去除内听道外侧的骨壁，显露侵蚀颅中窝硬脑膜和内听道之间空隙的胆脂瘤（箭头）。CA：颈内动脉；Ch：胆脂瘤；ET：咽鼓管；IAC：内听道；MFD：颅中窝硬脑膜

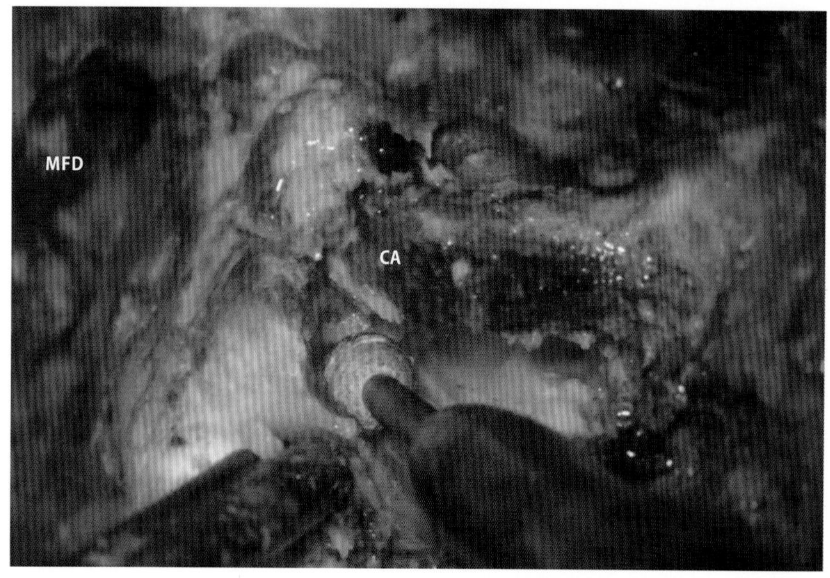

图 14.685　去除颈内动脉水平段与颅后窝硬脑膜之间、内听道前方的骨质，以开放岩尖的上部。用吸引器压制内听道内容物。CA：颈内动脉；MFD：中颅窝

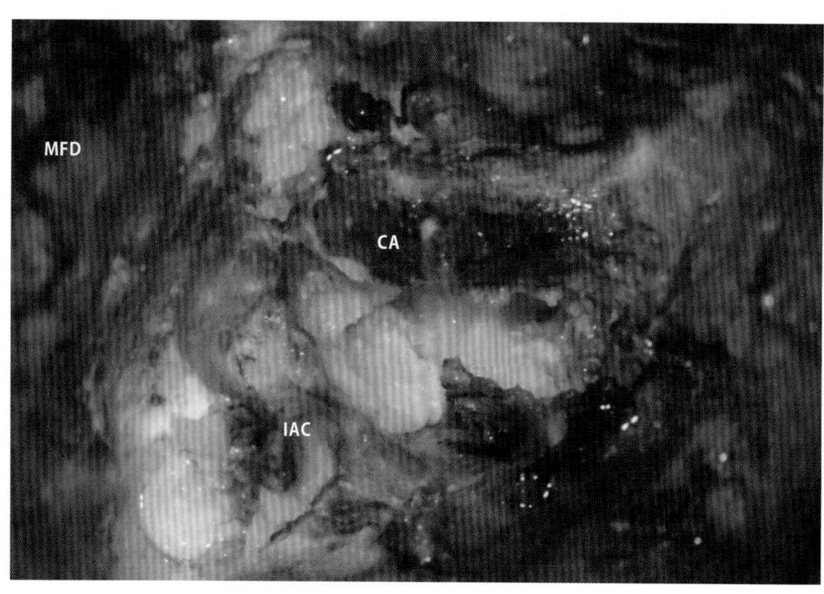

图 14.686　开始开放岩尖上部。用金刚钻进一步磨薄颅中窝脑板，注意不要损伤颈内动脉。CA：颈内动脉；IAC：内听道；MFD：颅中窝

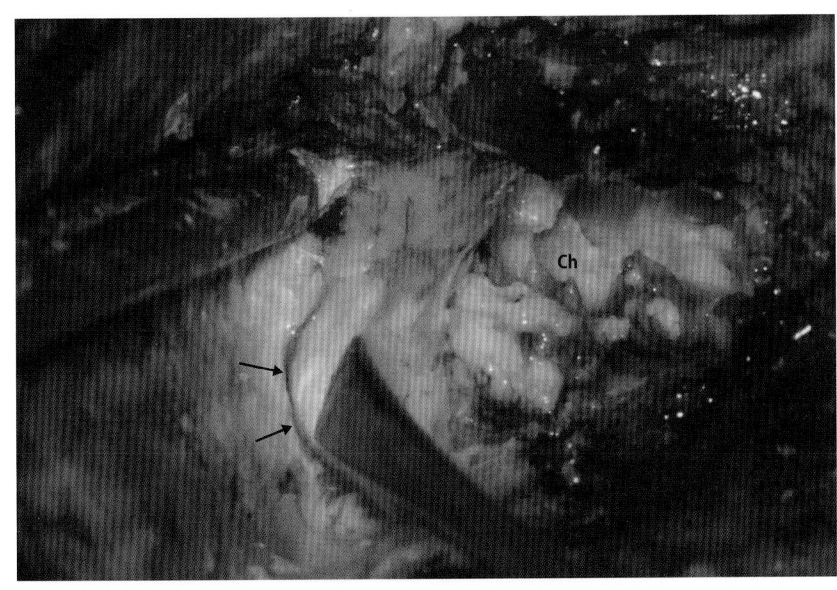

图 14.687 覆盖在颅中窝硬脑膜的薄骨板位于内听道的上方和内侧，使用骨剥慢慢将其从硬脑膜上分离，显露位于内听道和颅中窝硬脑膜之间的胆脂瘤上极（箭头）。Ch：胆脂瘤

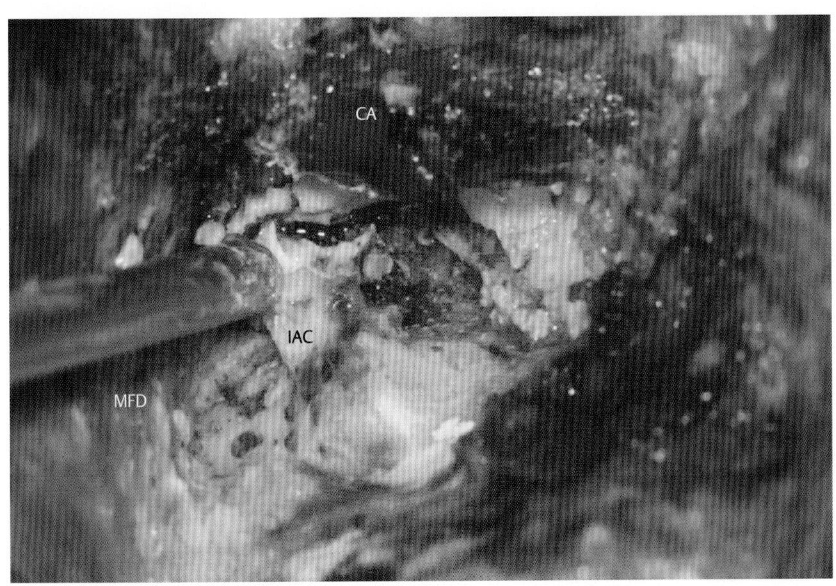

图 14.688 进一步向内清除颅中窝硬脑膜和颅后窝脑板的胆脂瘤。为确保从内听道完全清除胆脂瘤，用双极电凝凝固硬脑膜并将内听道内容物一并取出，注意不要损伤内听道内的小脑前下动脉。CA：颈内动脉；IAC：内听道；MFD：颅中窝

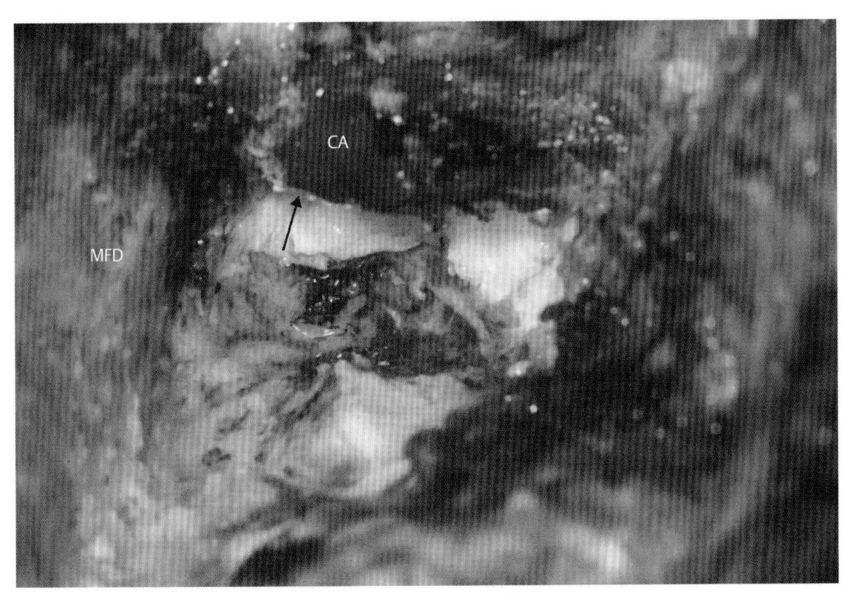

图 14.689 如图所见胆脂瘤最前上部位于颈内动脉内侧。注意颈内动脉的后表面仍然覆盖着胆脂瘤基质（箭头）。如果颈内动脉仍在原位，则很难直接看到该区域。CA：颈内动脉；MFD：颅中窝

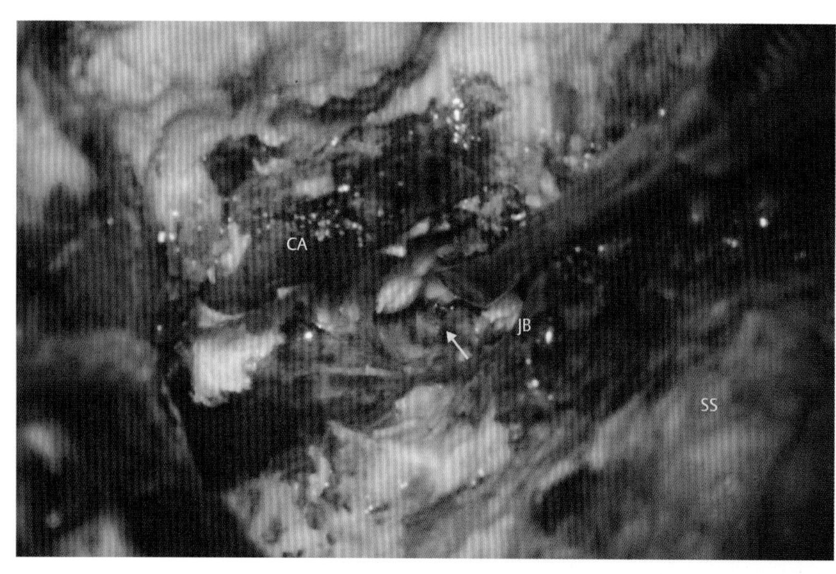

图 14.690　如图所示胆脂瘤最前下部分位于斜坡深处，颈静脉球的前方（箭头），将此部分胆脂瘤小心地从颅后窝硬脑膜分离出。CA：颈内动脉；JB：颈静脉球；SS：乙状窦

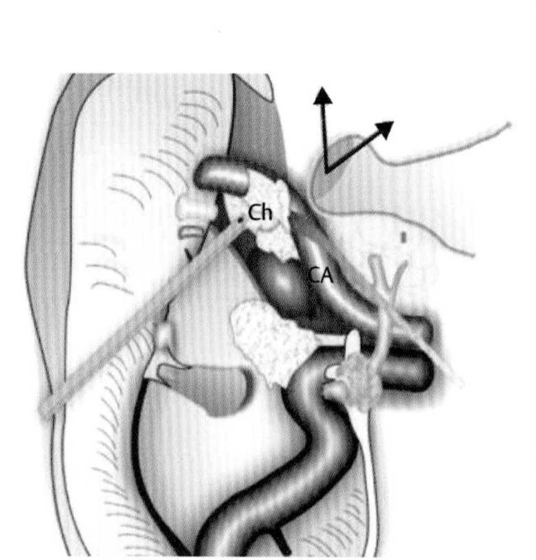

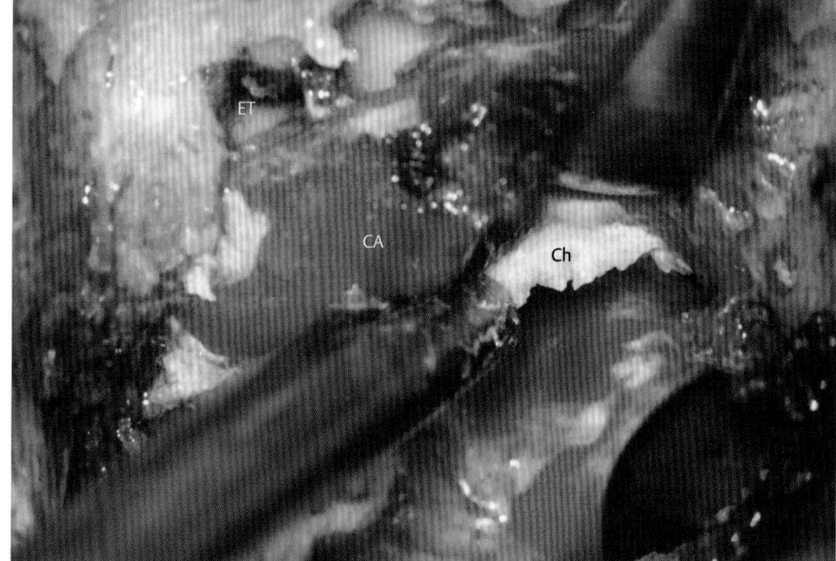

图 14.691　移位颈内动脉，使颈内动脉内侧和斜坡深处的视野更佳。CA：颈内动脉；Ch：胆脂瘤；ET：咽鼓管

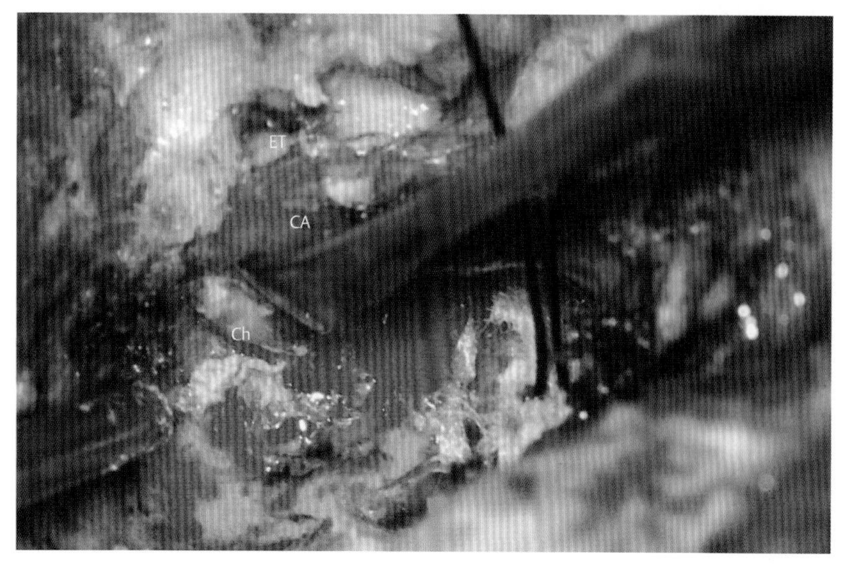

图 14.692　胆脂瘤的最后部分是覆盖在颈内动脉水平段后表面的部分，用骨刮匙仔细清理。CA：颈内动脉；Ch：胆脂瘤；ET：咽鼓管

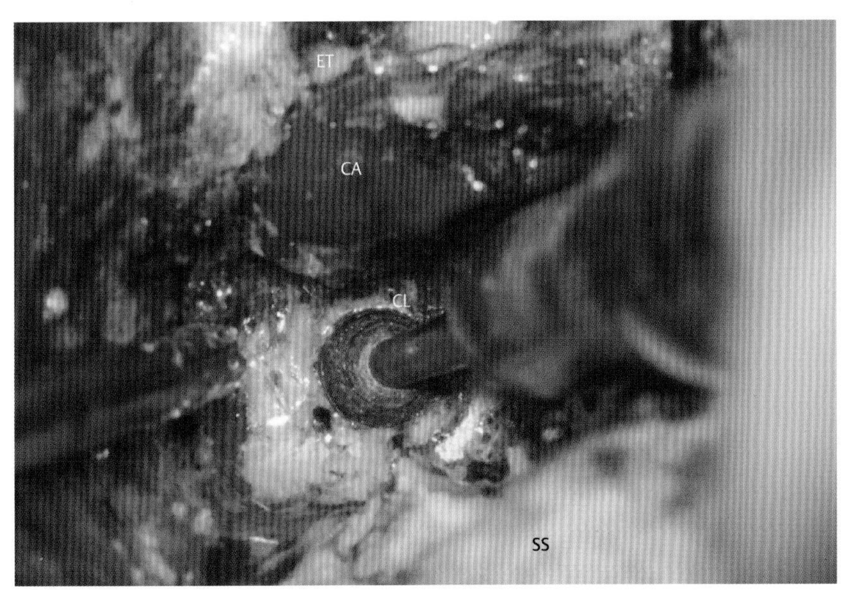

图 14.693 用磨钻磨除胆脂瘤侵蚀的斜坡骨质。CA：颈内动脉；CL：斜坡；ET：咽鼓管；SS：乙状窦

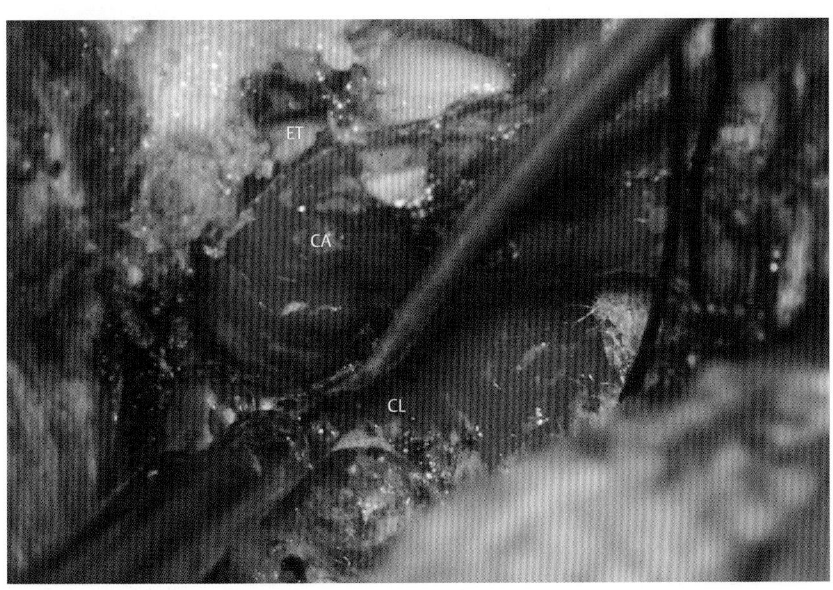

图 14.694 用显微剥离子去除最后一片覆盖颈内动脉的胆脂瘤。CA：颈内动脉；CL：斜坡；ET：咽鼓管

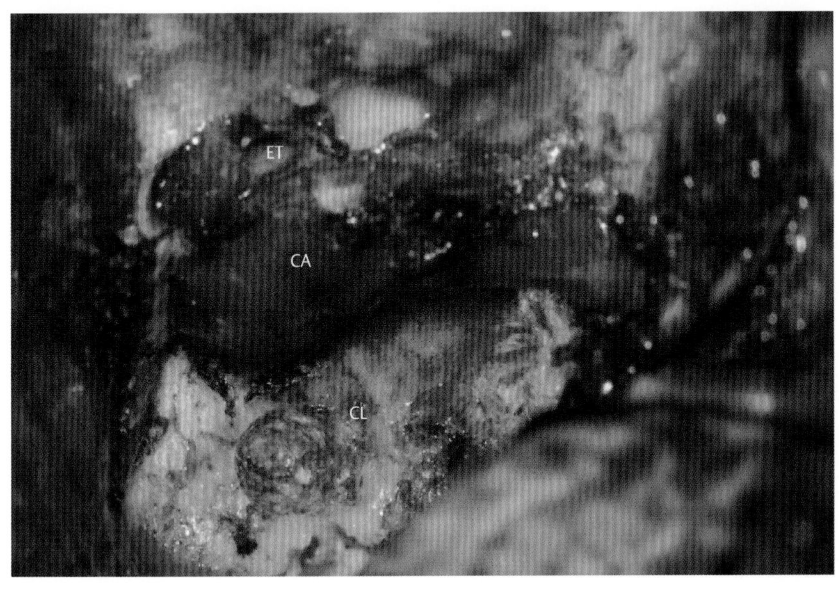

图 14.695 胆脂瘤清理完成。引入强运动神经元来激活长期失功能的面神经，选择舌下神经与面神经吻合以恢复面神经的功能。CA：颈内动脉；CL：斜坡；ET：咽鼓管

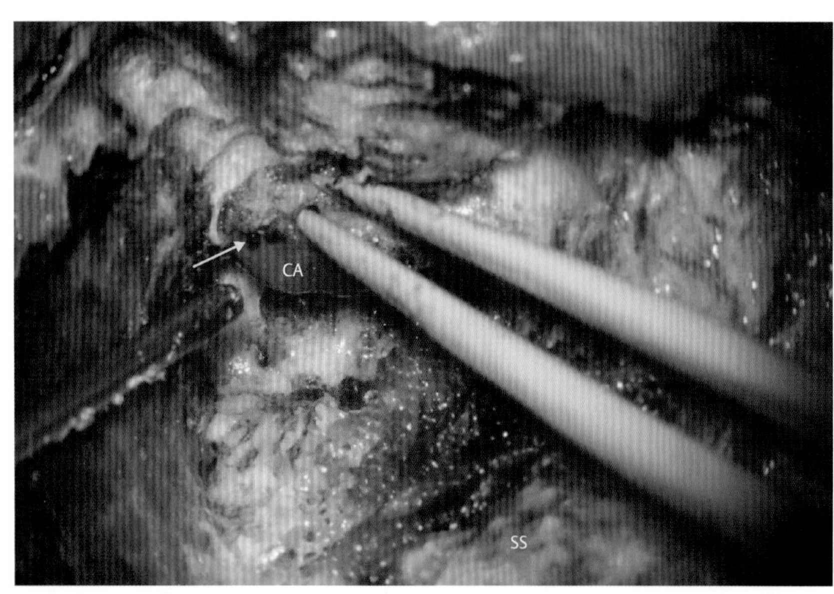

图 14.696　用骨膜填塞咽鼓管（箭头），用腹部脂肪填塞术腔。CA：颈内动脉；SS：乙状窦

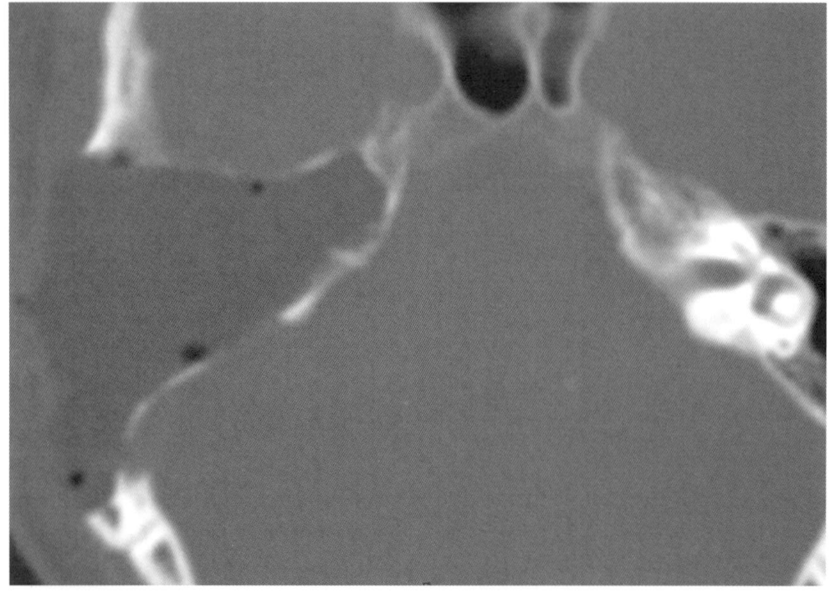

图 14.697　术后 CT 显示内耳完全被切除

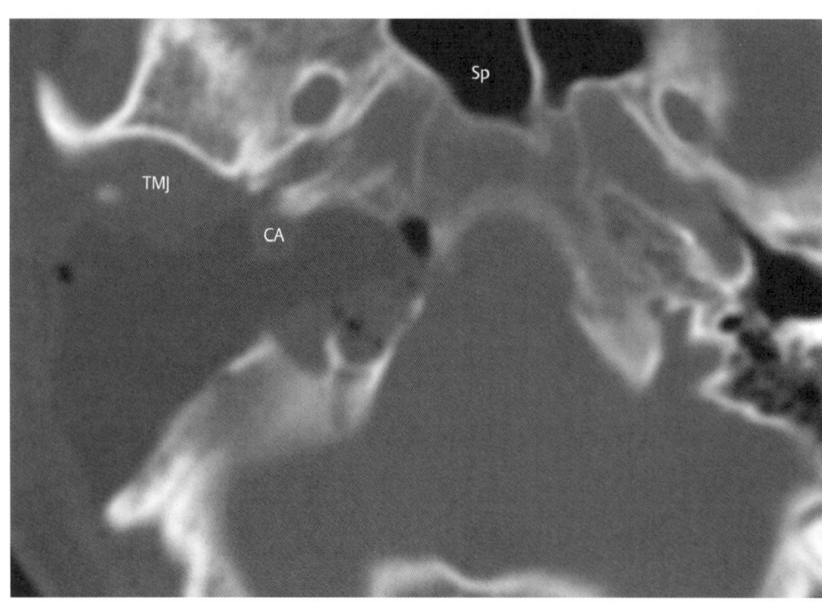

图 14.698　如图所示颈内动脉垂直段完全裸露，颞颌关节囊裸露。CA：颈内动脉；SpS：蝶窦；TMJ：颞颌关节

14.8 治疗岩部胆脂瘤的提示与误区

14.8.1 提　示

1. 只有遵循分型标准才能实现正确诊断，应用处理流程的依据是先对胆脂瘤进行分型。

2. 计划手术时，彻底清除病变优先于保留听力。对于大多数岩部胆脂瘤病例，保留听力十分困难。

3. 如果能保留患者的耳蜗，可植入人工耳蜗。患耳是唯一听力耳时可以使用设备，健侧听力尚可时，植入的人工耳蜗可以暂不开机使用。

4. 如果患者术前面神经功能正常，必须尽力保护面神经，术中很少需要面神经改道。如果面神经被意外离断或损伤，必须取其他神经移植物进行桥接的面神经重建。

5. 如果病变未侵及硬脑膜内，请勿打开硬脑膜，因为存在术后感性染脑膜炎以及病灶扩散的风险。

6. 当病变靠近或侵及颈静脉球时，务必使用血管 MRI 评估对侧静脉血流情况。如果清除病变时刺破颈静脉球，可能需要结扎乙状窦 – 颈内静脉复合体。

7. 岩部胆脂瘤几乎不会累及岩部颈内动脉。轻柔地将胆脂瘤基质从动脉上剥离，如果胆脂瘤基质某些部分黏附于颈内动脉上，可用双极电凝烧灼。在大多数情况下，病变都包绕颈动脉的垂直段，累及其内侧，甚至前侧。病变范围更广时，会累及颈动脉水平段的下方；为了暴露颈动脉，磨除鼓室骨质显示至关重要。颈动脉的垂直段、膝部、水平段都可以通过磨除血管周围骨质来显露。随后，可以使用动脉带牵拉颈动脉，从而暴露其内侧的岩部区域。

8. 建议对所有岩部胆脂瘤清除术的患者进行为期 10 年的随访。

14.8.2 误　区

1. 不进行分类就行手术可能会导致术中发现意外情况。

2. 对该区域神经影像学知识了解不足可能会导致术中危险情况。建议术前听取神经影像学专家的意见。

3. 岩部胆脂瘤手术几乎不会选择保留听力。即使是局限性岩部胆脂瘤，其通常也会累及耳蜗，很少能保留听力。

4. 禁止对这类病变采用开放术腔的手术。该类手术的术腔很大，会给患者带来持续性的术腔相关问题。用腹部脂肪填充术腔后，最好行外耳道封闭。

5. 切勿用力剥离硬脑膜上的胆脂瘤基质，因为可能会导致硬脑膜破裂以及随后的脑脊液漏。相反，遗留胆脂瘤基质一定会导致复发。因此，解决硬脑膜上黏连的胆脂瘤基质的唯一方法是使用双极电凝。

6. 必须小心处理颈静脉球上的基质。颈静脉球十分脆弱，必须用神经外科止血棉片将其小心剥离。如果残留基质很少，可用双极电凝烧灼。

7. 如果剥离过程中颈静脉球被意外刺破，可以使用速即纱轻柔地处理凝固。如果有一个大破口，必须夹闭乙状窦，并在破口附近进行外科结扎。远侧颈内静脉必须在颈部快速结扎，颈静脉球内腔可使用速即纱填压。

8. 切除岩部胆脂瘤后会遗留一较大术腔，术腔须用腹部脂肪充分填充。咽鼓管须使用肌骨膜、肌肉和骨蜡封闭。

9. 对于较大的岩部胆脂瘤，术者必须经过严格的颅底手术训练。在这种情况下不可冒险。如果术者在处理岩部胆脂瘤方面没有足够的经验，最好将患者转院至常规开展此类手术的医院。

10. 最大的误区是认为这是一个中耳手术。岩部胆脂瘤属于颅底外科手术范围。

视　频

参见视频 14.1，视频 14.2。

参考文献

Aslan A, Balyan FR, Taibah A, et al. M. Anatomic relationships between surgical landmarks in type b and type c infratemporal fossa approaches. Eur Arch Otorhinolaryngol, 1998, 255(5):259–264

Aslan A, Falcioni M, Balyan FR, et al. The cochlear aqueduct: an important landmark in lateral skull base surgery. Otolaryngol Head Neck Surg, 1998, 118(4):532–536

Bacciu A, Falcioni M, Pasanisi E, et al. Intracranial facial nerve grafting after removal of vestibular schwannoma. Am J Otolaryngol, 2009, 30(2):83–88

Celikkanat SM, Saleh E, Khashaba A, et al. Cerebrospinal fluid leak after translabyrinthine acoustic neuroma surgery. Otolaryngol Head Neck Surg, 1995, 112(6):654–658

Falcioni M, Mulder JJ, Taibah A, et al. No cerebrospinal fluid leaks in translabyrinthine vestibular schwannoma removal: reappraisal of 200 consecutive patients. Am J Otol, 1999, 20(5):660–666

Falcioni M, Taibah A, Russo A, et al. Facial nerve grafting. Otol Neurotol, 2003, 24(3):486–489

Khrais TH, Falcioni M, Taibah A, et al. Cerebrospinal fluid leak prevention after translabyrinthine removal of vestibular schwannoma. Laryngoscope, 2004, 114(6):1015–1020

Merkus P, Taibah A, Sequino G, et al. Less than 1% cerebrospinal fluid leakage in 1,803 translabyrinthine vestibular schwannoma surgery cases. Otol Neurotol, 2010, 31(2):276–283

Omran A, De Denato G, Piccirillo E, et al. Petrous bone cholesteatoma: management and outcomes. Laryngoscope, 2006, 116(4):619–626

Ozmen OA, Falcioni M, Lauda L, et al. Outcomes of facial nerve grafting in 155 cases: predictive value of history and preoperative function. Otol Neurotol, 2011, 32(8):1341–1346

Pandya Y, Piccirillo E, Mancini F, et al. Management of complex cases of petrous bone cholesteatoma. Ann Otol Rhinol Laryngol, 2010, 119(8):514–525

Sanna M, De Donato G, Russo A, et al. Lateral approaches to the clivus and surrounding areas. Otol Jpn, 1999, 9:116–134

Sanna M, De Donato G, Taibah A, et al. Infratemporal fossa approaches to the lateral skull base. Keio J Med,1999, 48(4):189–200

Sanna M, Jain Y, Falcioni M, et al. Facial nerve grafting in the cerebellopontine angle. Laryngoscope, 2004, 114(4):782–785

Sanna M, Khrais T, Mancini F, et al. The Facial Nerve in Temporal Bone and Lateral Skull Base Surgery. Stuttgart: Thieme, 2006

Sanna M, Mancini F, Russo A, et al. Atlas of Acoustic Neuroma Microsurgery. 2nd ed. Stuttgart: Thieme, 2010

Sanna M, Mazzoni A, Saleh EA, et al . Lateral approaches to the median skull base through the petrous bone: the system of the modified transcochlear approach. J Laryngol Otol, 1994, 108(12):1036–1044

Sanna M, Pandya Y, Mancini F, et al. Petrous bone cholesteatoma: classification, management and review of the literature. Audiol Neurootol, 2011, 16(2):124–136

Sanna M, Rohit MS, Skinner LJ, et al. Technique to prevent post-operative CSF leak in the translabyrinthine excision of vestibular schwannoma. J Laryngol Otol, 2003, 117(12):965–968

Sanna M, Saleh E, Khrais T, et al. Atlas of Microsurgery of the Lateral Skull Base. 2nd ed. Stuttgart: Thieme, 2008

Sanna M, Saleh E, Russo A, et al. Identification of the facial nerve in the translabyrinthine approach: an alternative technique. Otolaryngol Head Neck Surg, 2001, 124(1):105–106

Sanna M, Sunose H, Mancini F, et al. Middle Ear and Mastoid Microsurgery. 2nd ed. Stuttgart: Thieme; 2012

Sanna M, Zini C, Gamoletti R, et al. Petrous bone cholesteatoma. Skull Base Surg, 1993, 3(4):201–213

索 引

Index

E

F

G

H

J

K

L

M

N

Y

Z